H. Stolecke (Hrsg.)

Endokrinologie des Kindes- und Jugendalters

Springer-Verlag Berlin Heidelberg GmbH

H. Stolecke (Hrsg.)

Endokrinologie des Kindes- und Jugendalters

Mit Beiträgen von
V. Eysselein, J. Girard, H. Goebell, D. Grandt, B.P. Hauffa, P. Hürter, H. Jüppner, M. Klett, H.-P. Krohn, P. Mullis, W. Rascher, D. Reinwein, I. Rey-Stocker und H. Stolecke

Dritte, vollständig überarbeitete Auflage

Mit 181 Abbildungen und 98 Tabellen

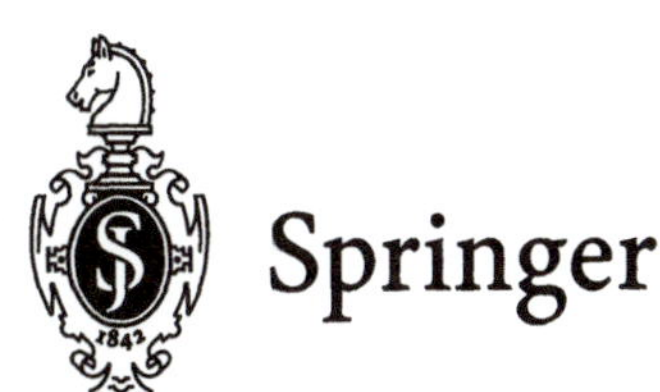
Springer

Stolecke, H., Professor Dr. med.
Ehem. Direktor der Abt. Pädiatrische Endokrinologie
Klinik für Kinder- und Jugendmedizin
Klinikum der Universität Essen (GHS)
Hufelandstraße 55, D-45122 Essen

Korrespondenzanschrift:
Postfach 1302, D-49574 Ankum

ISBN 978-3-642-63829-9 ISBN 978-3-642-59043-6 (eBook)
DOI 10.1007/978-3-642-59043-6

Die Deutsche Bibliothek - CIP-Einheitsaufnahme
Endokrinologie des Kindes- und Jugendalters / Hrsg.: Herbert Stolecke. Mit Beitr. von V. Eysselein ... - 3., vollst. überarb. Aufl. - Berlin ; Heidelberg ; New York ; Barcelona ; Budapest; Hongkong ; London ; Mailand ; Paris ; Santa Clara ; Singapur; Tokio : Springer, 1997

Herstellung: PRO EDIT GmbH, D-69126 Heidelberg
Umschlaggestaltung: design & production GmbH, D-69121 Heidelberg
Satz: Mitterweger Werksatz GmbH, D-68723 Plankstadt
SPIN: 10133897 13/3135 - 5 4 3 2 1 0 -
Gedruckt auf säurefreiem Papier

Wissen ist Tat.
Wissen ist Erlebnis.
Es beharrt nicht.
Seine Dauer heißt Augenblick.

Hermann Hesse, *Betrachtungen*, 1929

Vorwort

Die 3. Auflage der *Endokrinologie des Kindes- und Jugendalters* zeigt zunächst an, daß die 1992 erschienene 2. Auflage ein lebhaftes Interesse gefunden hat. Dies bestätigt erneut das vorgegebene Konzept, ein Buch zu der speziellen und zugleich alle Bereiche der Medizin einbindenden Arbeitsrichtung Endokrinologie vorzulegen, das thematisch ganz auf die Diagnostik und eine eventuell notwendige Therapie endokrinologisch strukturierter Abläufe des Kindes- und Jugendalters ausgerichtet ist. Die Grundlage einer derartigen Zielsetzung war von vornherein und als Conditio sine qua non die Überzeugung, daß eine qualifizierte Arbeit in Praxis und Klinik nur in einer integrierenden Verknüpfung von klinischem Befund, physiologischer und pathophysiologischer Sachkunde, labortechnischer Erfahrung und engagierter ärztlicher und menschlicher Zuwendung gelingen kann. Um den Anspruch dieser Arbeitsweise zu erfüllen, wird folgerichtig eine wissenschaftlich begründete kritische Diskussion vorausgesetzt; so entspricht es auch dem Konzept des Buches, Möglichkeiten anzubieten, wissenschaftliche Fragestellungen zu erkennen und auf klinischer oder experimenteller Ebene anzugehen. Dies wiederum fordert zu vielschichtiger fachübergreifender Zusammenarbeit auf.

Das skizzierte Konzept ist 15 Jahre nach dem erstmaligen Erscheinen des Buches nicht nur für neue Auflagen aktuell geblieben, es ist von viel weitergehender Bedeutung für die Entwicklung, die eine medizinisch sinnvolle wie verantwortbare Patientenbetreuung in der täglichen Arbeit definiert. Leistungsfähige, auf die speziellen Erfordernisse der jeweiligen Inhalte ausgerichtete organisatorische Strukturen, fachliche und persönliche Kompetenz und damit zielgerichtete Entscheidungen können sich heute nicht nur an überkommenen Abläufen, einem der vielen, kleinen allgemeinen Nenner oder schwerläufigen Entscheidungsfindungen bei unzureichend innovativen Vorgaben orientieren.

Die neue Auflage bietet eine Reihe erwähnenswerter Neuerungen. Das größere Buchformat und ein neu gestaltetes, farbiges Innenlayout sind sinnvolle optische Vorzüge, die die bewährte Gliederung des Buches betonen und auch gezieltes Lesen erleichtern. Inhaltlich sind alle Kapitel ausführlich überarbeitet, zum Teil neu ausformuliert worden; sie entsprechen den jüngsten wissenschaftlichen und klinischen Erkenntnissen. Dies spiegelt sich auch in der aktuellen und bewußt ausführlichen Bibliographie wider. Zudem wurden auch orientierende Darstellungen der prinzipiellen molekularbiologischen Abläufe und der wichtigsten endokrinologischen Analyseverfahren, ohne deren Kenntnis und Gewichtung moderne Endokrinologie nicht möglich ist, aufgenommen.

Im Sinne einer unmittelbar titelbezogenen Ausrichtung wurde auf das Kapitel „Genetische Beratung" verzichtet; diese in besonderer Weise bedeutsame Thematik muß in der heutigen Medizin als eigenständige und fachübergreifende Disziplin Humangenetik vertreten werden. Aus ähnlichen Erwägungen ergab sich die Entscheidung, das bisherige Kapitel „Intersexualität" aus klinisch-endokrinologischer und pädiatrischer Zuständigkeit unter dem Titel „Gestörte Geschlechtsdifferenzierung" darzustellen.

Es ist mir als Herausgeber ein besonderes Anliegen, allen Autoren für ihre Zusage zur Mitarbeit und ihre ganz hervorragende Bearbeitung des jeweiligen Themas in besonders herzlicher Weise zu danken; sie haben ihre umfassende Erfahrung, die eigenen Forschungsergebnisse und eine kritische Analyse der umfangreichen Literatur eingebracht, um die Darstellung inhaltlich und didaktisch kompetent zu gestalten.

Die verlagsseitige Bearbeitung und die Herstellung des Buches lag wiederum bei den Mitarbeiterinnen und Mitarbeitern des Springer-Verlages in besten Händen; ihnen sei ebenfalls sehr für ihre Kooperation gedankt. Besonders anerkennend hervorzuheben sind weiterführende Diskussionen zu vielen inhaltlich gestaltenden und formalen Details, aus denen sich gut begründete Entscheidungen zum Vorteil des Werkes ergaben.

Ankum, März 1997 H. Stolecke

Aus dem Vorwort zur 2. Auflage

Endokrinologie als biologisches Grundphänomen ist wissenschaftlich und klinisch eine in allen Fachrichtungen aktuelle Thematik, die zwar durch fachspezifische Schwerpunkte geprägt wird, in wesentlichem Maße aber interdisziplinär ausgerichtet ist. Wenn trotzdem heute die Ansicht breite Zustimmung findet, daß die Endokrinologie innerhalb des Faches Pädiatrie einen recht eigenständigen Stellenwert haben muß, so bedurfte es ähnlich wie vor fast 100 Jahren für die Kinderheilkunde insgesamt einer überzeugenden inhaltlichen Begründung. Diese ergab sich zunächst aus dem der Pädiatrie selbst inhärenten Ereignis der Entwicklung, also der Wachstums- und Differenzierungsprozesse, die die ersten beiden Lebensjahrzehnte prägen. Die Erkenntnis, daß eigentlich alle regelhaften Entwicklungsfortschritte des Kindes- und Jugendalters in entscheidendem Maße hormonal gesteuert werden, begründete dann in spezieller Weise die Arbeitsrichtung *Pädiatrische Endokrinologie*.

Heute gilt es als selbstverständlich, daß Kenntnisse über die normalen und gestörten hormonalen Ereignisse von der Geburt bis zum jugendlichen Erwachsenenalter Voraussetzung für grundlegende ärztliche Entscheidungen sind. Dies gilt für umschriebene medizinische Inhalte ebenso wie für psychologische und psychosoziale Besonderheiten der betreuten Kinder und Jugendlichen.

Die eminente klinische Bedeutung der pädiatrischen Endokrinologie zeigt sich auch darin, daß in der Kinder- und Jugendmedizin in praktisch allen speziellen Arbeitsrichtungen endokrinologische Probleme entstehen, die unterschiedlich spezialisierte Pädiater wiederum zu gemeinsamer Arbeit verbinden. In den verschiedenen Kapiteln dieses Buches wird dieser pädiatrisch-klinische Aspekt ebenso deutlich wie die umfassende wissenschaftliche Bandbreite endokrinologischer Arbeit, die fachübergreifend ist. Sie beinhaltet molekularbiologische Forschung ebenso wie gentechnische Verfahrensweisen, z. B. zur Herstellung von Proteohormonen, oder spezielle biochemisch-theoretische Untersuchungen und methodische Fortentwicklung.

Die 2. Auflage der *Endokrinologie des Kindes- und Jugendalters* gründet sich auf die erfreuliche Aufnahme, die das Buch über Jahre gefunden hat. Mittlerweile war es aber notwendig, neue Fakten und Erfahrungen zu berücksichtigen. Die bewährte Grundkonzeption wurde beibehalten. Die Autoren haben ihre Kapitel kritisch durchgesehen, in den meisten Fällen sehr eingehend bearbeitet und ganz oder größtenteils neu ausformuliert. Neu sind ein Kapitel über die Hormonregulation des Salz-Wasser-Haushaltes, eine in sich geschlossene Darstellung über endokrinologische Notfälle und ein Kapitel, in dem auxologische Dokumentation, Testverfahren und Normalwerte zusammengestellt sind. Wiederum wurde auf eine ausführliche Bibliographie besonderer Wert gelegt.

Essen, im Winter 1991 H. Stolecke

Inhalt

Teil I
Grundlagen der Endokrinologie

Teil II
Normale und gestörte Funktionen endokriner Drüsen und Organsysteme

Teil IV
Klinik, Diagnostik und Therapie spezieller Entitäten

Teil V
Anthropometrische Dokumentation, Funktionstests und Normalwerte

* Die Literaturreferenzen stehen am Ende jedes Unterkapitels.

Mitarbeiterverzeichnis

EYSSELEIN, V., Professor Dr. med.
Abt. Gastroenterologie
Zentrum für Innere Medizin
Medizinische Klinik und Poliklinik
der Universität Essen (GHS)
Hufelandstraße 55, D-45122 Essen

GIRARD, J., Professor Dr. med.
Praxis und Hormonlabor für
Kinder- und Jugendmedizin,
speziell Endokrinologie
Hirzbodenweg 48, CH-4052 Basel

GOEBELL, H., Professor Dr. med.
Direktor der Abt. für Gastroenterologie
Zentrum für Innere Medizin
Medizinische Klinik und Poliklinik
der Universität Essen (GHS)
Hufelandstraße 55, D-45122 Essen

GRANDT, D., Priv.-Doz. Dr. med.
Zentrum für Innere Medizin
Medizinische Klinik und Poliklinik
der Universität Essen (GHS)
Hufelandstraße 55, D-45122 Essen

HAUFFA, B. P., Priv.-Doz. Dr. med.
Abt. für Onkologie, Hämatologie
und Endokrinologie
Zentrum für Kinderheilkunde
Klinik und Poliklinik
für Kinder- und Jugendmedizin
der Universität Essen (GHS)
Hufelandstr. 55, D-45122 Essen

HÜRTER, P., Professor Dr. med.
Chefarzt der Abt. Pädiatrie III
Zentrum für diabetische Kinder
und Jugendliche
Kinderkrankenhaus auf der Bult
Janusz-Korczak-Allee 12
D-30173 Hannover

JÜPPNER, H., M.D.
Professor of Pediatrics
Endocrine Unit
Massachusetts General Hospital
Havard Medical School
Boston, MA 02114
USA

KLETT, M., Professor Dr. med.
Ltd. Medizinaldirektor
Landratsamt Rhein-Neckar-Kreis
Gesundheitsamt
Kurfürstenanlage 38
D-69115 Heidelberg

KROHN, H.-P., Professor Dr. med.
Chefarzt der Kinderklinik
am Reinhard-Nieter-Krankenhaus
Friedrich-Paffrath-Straße 100
D-26389 Wilhelmshaven

MULLIS, P., Professor Dr. med.
Kinderklinik
Inselspital der Universität
CH-3010 Bern

RASCHER, W., Professor Dr. med.
Direktor der Abt. für Allgemeine Pädiatrie
und Neonatologie
Zentrum für Kinderheilkunde
Klinikum der Justus-Liebig-Universität
Feulgenstraße 12
D-35385 Gießen

REINWEIN, D., Professor Dr. med.
Ehem. Direktor der Abt. für Klinische Endokrinologie
Zentrum für Innere Medizin
Medizinische Klinik und Poliklinik
der Universität Essen (GHS)
Hufelandstraße 55
D-45122 Essen

Docteur Irmi Rey-Stocker
Spécialiste FMH Gynécologie et Obstétrique
Agrégé de la Faculté de Médecine de l'Université de Lausanne
Ancien médecin-chef
service de gynécologie et obstétrique
Hôpital de Sierre

Korrespondenzanschrift:
30, Chemin des Ages
CH-2533 Evilard sur Bienne

Stolecke, H., Professor Dr. med.
Ehem. Direktor der Abt. für Pädiatrische Endokrinologie
Klinik für Kinder- und Jugendmedizin
Klinikum der Universität Essen (GHS)
Hufelandstraße 55, D-45122 Essen

Korrespondenzanschrift:
Postfach 1302, D-49574 Ankum

Teil I Grundlagen der Endokrinologie

Hormone: Eigenschaften und Mechanismen ihrer Wirkung 1

H. STOLECKE

Hormone sind Botenstoffe, die maßgeblich an der regulativen Verknüpfung von Stoffwechselleistungen innerhalb eines komplexen biologischen Systems beteiligt sind. Hormone haben eine Signalfunktion; Organe oder Zellen mit entsprechender „Adresse“ nehmen das Signal auf und setzen es in eine metabolische Funktion um.

Die prinzipiell durch Hormone gesteuerten Vorgänge, wie Wachstum und Differenzierung, Ausreifung funktioneller Konzepte, metabolische Homöostase und situative Anpassung, apostrophieren Merkmale, die in der klinischen Pädiatrie Leitbildcharakter haben, wenn ein individueller Status als physiologisch oder als krankhaft gestört beurteilt werden soll.

Der klinische Bezug fragt aber stets auch nach erklärenden und diagnostisch umsetzbaren Grundlagenerkenntnissen, die in jüngerer Zeit, v. a. durch die moderne molekulargenetische Forschung, außerordentlich erweitert werden konnten. Gleichzeitig stehen heute hochtechnisierte Meßmethoden für hormonelle Parameter zur Verfügung, die hinsichtlich Spezifität und Sensibilität sehr hohen Ansprüchen genügen (s. Kap. 2).

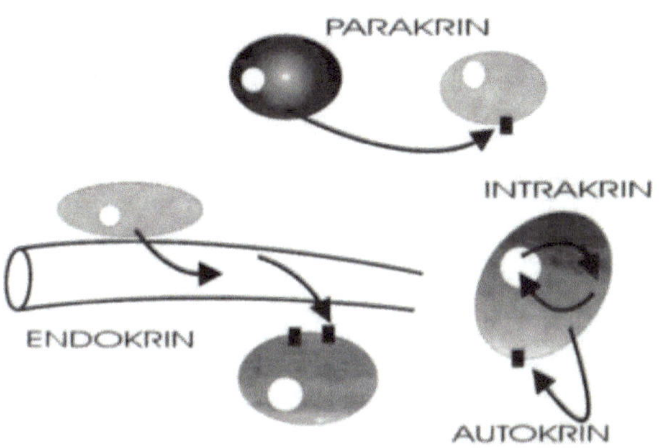

Abb. 1.1. Modalitäten der hormonellen Kommunikation zwischen hormonbildenden und hormonsensitiven Organen oder Zellsystemen:
endokrin: hormonbildende(s) Organ/Zelle → Zirkulation → Zielorgan/-zelle;
parakrin: hormonbildende Zelle → lokaler Transport zu benachbarter Zelle von differenter Funktion;
autokrin: hormonbildende Zelle → lokaler Transport zu Rezeptor der Ursprungs- oder gleichartigen benachbarten Zelle;
intrakrin: Hormonbildung und -effekt finden innerhalb einer Zelle statt; ■ (Membran-)Rezeptor

1.1 Endokrinologie: erweiterte Definition

Endokrinologie bedeutete früher die „Lehre von den Drüsen mit innerer Sekretion“: die gebildeten Hormone werden in die Blutbahn abgegeben und erreichen so die Organe und zellulären Strukturen, in denen sich ihre Wirkung entfaltet. Heute wissen wir, daß diese Wirkung vieler Hormone und hormonell agierender Substanzen nicht an einen Transport in der Zirkulation gebunden ist. Neben der nach wie vor klassischen *endokrinen* Sekretion werden die hormonellen Botenstoffe *parakrin, autokrin* oder *intrakrin* gebildet und wirken somit innerhalb des lokalen Bereiches der Zellen, in denen sie entstehen (Abb. 1.1)

Hormone werden nicht ausschließlich in den exklusiven *drüsigen Organen*, die nur dieser einen Funktion dienen, synthetisiert. Auch zu anderen Funktionen spezialisierte Organe oder Zelltypen können Hormone bilden, deren Wirkungskaskade in typischer Weise abläuft (s. 1.4). Als Beispiele seien genannt die Gonaden (Sexualhormone), die Leber (IGF), der Gastrointestinaltrakt (Gastrin, Cholecystokinin, Somatostatin u. v. a.), das Herz (ANP) und die Niere (Erythropoetin, aktives Vitamin D_3), das ZNS (Neurotransmitter) oder die Knochenzellen und Zellen des Immunsystems (IGF).

1.2 Hormonbildung

Hormone entstehen auf zwei prinzipiell unterschiedlichen Wegen. Einmal werden die Peptide, die als spezifische Hormone wirksam sind, entsprechend den Regeln der durch spezifische Gene kontrollierten

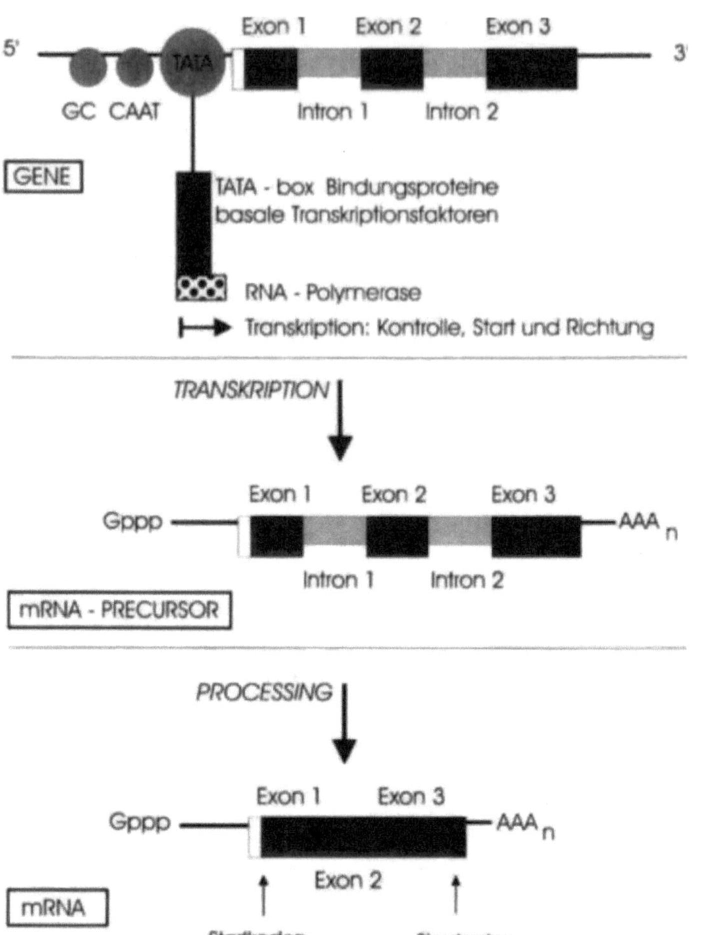

Abb. 1.2. *Oben:* prinzipielle *Genstruktur* mit Exons (DNA-Sequenzen, die als Transkripte in der reifen mRNA erscheinen), Introns (Zwischensequenzen, die bis zur „mRNA-precursor-Ebene" transkribiert werden) und den 3'- bzw. 5'-Flanking-DNA-Abschnitten. Die *Transkription* wird durch einen aktiven Komplex spezieller Peptide strukturiert: „TATA-box" = Promotor mit basalen Transkriptionsfaktoren, RNA-Polymerase II und an 5'-Flanking-DNA-Sequenzen („enhancer") bindende Regulatorproteine (z. B. „GC-box, CAAT-box"). Dabei entsteht der *„mRNA-precursor".* Das hier nicht gesondert ausgeführte primäre Transkript zeigt bereits vor der Polyadenylation die typische Abspaltung am 3'-Terminus. *Unten:* das sich an die Transkription anschließende *„processing"* führt über „Splicingvorgänge", dem „capping" an 5' und über die Anfügung eines „Poly-A-tail" an 3' zur *mRNA.* Die weiß und schwarz markierten Sequenzen an 5' und 3' bleiben bei der Translation unberücksichtigt

Eiweißsynthese direkt aufgebaut (*Proteohormone*; Beispiele: Hypophysenvorderlappenhormone, Insulin, Wachstumsfaktoren wie IGF). Zum anderen erfolgt die Synthese über einen schrittweisen enzymatischen Aufbau. Die katalysierenden Enzyme, ihrerseits durch die genetisch determinierte Eiweißsynthese entstanden, sind hier Mittlersubstanzen (Beispiele: Schilddrüsenhormone, Steroidhormone, Katecholamine).

Im folgenden sollen die prinzipiellen Abläufe der *mRNA-Synthese* und der *Translation*, wie sie allen Proteinen zugrundeliegen, skizziert werden. Die spezielle Hormonsynthese, insbesondere diejenige mit enzymatisch strukturiertem Aufbau, wird in den jeweiligen Kapiteln des Teils II besprochen.

1.2.1 mRNA-Synthese

Gene, die für die Bildung von Eiweißen kodieren, sind in typischer Weise strukturiert (Abb. 1.2). DNA-Sequenzen, die transkribiert werden und somit in der „reifen" mRNA vorhanden sind, nennt man *Exons*. Diese Sequenzen werden von *Introns* unterbrochen, deren Transkripte zusammen mit denen der Exons und der 3'-Flanking-DNA mRNA-Vorläufer bilden.

Peptidkodierende Gene werden durch die RNA-Polymerase II transkribiert. Dieses Enzym beginnt die Transkription an typischer Stelle („initiation site"); diese liegt vor einer sog. Leadersequenz und dem folgenden ersten Aminosäurenkodon (AUG) in der späteren mRNA. AUG ist das Startsignal für die Translation.

Die prinzipielle Kontrolle der Transkription als die für die Genexpression entscheidende Ebene erfolgt durch spezielle Faktoren, die an einen Promotor binden und so mit generellen Initiationsfaktoren und der RNA-Polymerase II einen aktiven „transcription initiation complex" bilden. Ein sehr häufig vorkommender Promotor ist die „TATA-box" (s. Abb. 1.2). Die in dieser Sequenz zusammengefaßten Transkriptionsfaktoren erleichtern die Bindung der RNA-Polymerase II und gewährleisten den korrekten Beginn der Transkription an einem definierten Downstream-Startpunkt [9, 21, 22, 34, 36, 42, 46].

Die Expression vieler eiweißkodierender Gene wird desweiteren über das Ausmaß des Transkriptionsbeginns moduliert. Dies geschieht über eine Reihe von Regulatorproteinen, die ebenfalls an spezifische 5'-Flanking-DNA-Sequenzen („enhancer") binden, allerdings auch an anderen Genorten liegen können [21, 34]. Die Transkription endet am 3'-Stoppkodon, wodurch also die Länge des Proteins bestimmt ist.

Das nun folgende „processing" der Prä-mRNA besteht zusammengefaßt aus 3 systematischen Schritten:

- Introns („splicing") und 3-'Flanking-Sequenzen werden entfernt;
- an 5-' wird terminal eine an N_7 methylierte Guanosintriphosphatgruppe (Gppp) angefügt („capping") [43];
- an 3-' entsteht durch Polyadenylation ein „Poly-A-tail" (AAA_n) [50, 55].

Nach diesem „processing", bei dem „capping" und Polyadenylation als die mRNA-stabilisierenden Vorgänge diskutiert werden, gelangt die genetisch konzipierte mRNA in das Zytoplasma, wo die Translation in das spezifische Protein stattfindet.

Ein einzelnes Gen kann für verschiedene Peptide kodieren; sie entstehen z. B. aus Vorstufen über ein proteolytisches „processing". Andere Möglichkeiten sind multiple Orte für eine Polyadenylation und veränderte „Splicingvorgänge", wodurch zahlreiche mRNA gebildet werden können.

1.2.2 Translation der mRNA

Die systematischen Abläufe der Translation, also der intrazellulären Synthese von sekretorischen Peptidhormonen oder transmembranen Rezeptoren, lassen sich folgendermaßen zusammenfassen (Abb. 1.3) [11, 23, 44, 45, 51]:

- Die Synthese erfolgt, beginnend an der 1. Aminosäure (AUG = Methionin, Startkodon), an den Ribosomen im endoplasmatischen Retikulum.
- Die wachsende Peptidkette hat am N-Terminus eine Leader- oder Signalsequenz hydrophober Aminosäuren, die nach ihrer Synthese an das „signal recognition particle" (SRP) bindet; damit wird die zytoplasmatische Translation vorübergehend unterbrochen.
- Der Signalpeptid-SRP-Komplex wird an ein in der endoplasmatischen Membran befindliches „Recognitionprotein" gebunden.
- Über eine GTP-abhängige Reaktion wird SRP vom Signalpeptid getrennt.
- Die Translation wird dann fortgesetzt, wobei sich die wachsende Polypeptidkette über einen Proteinkanal in den Raum des endoplasmatischen Retikulums orientiert.
- Ist die Synthese des Peptids beendet, trennen sich die Ribosomen von der Membran ab, und die Proteinkanäle werden geschlossen.
- Bei der Synthese eines transmembranen Rezeptorproteins wird der Transport der wachsenden Polypeptidkette durch die Membran über Stoppsequenzen beendet. So entstehen Ektodomänen

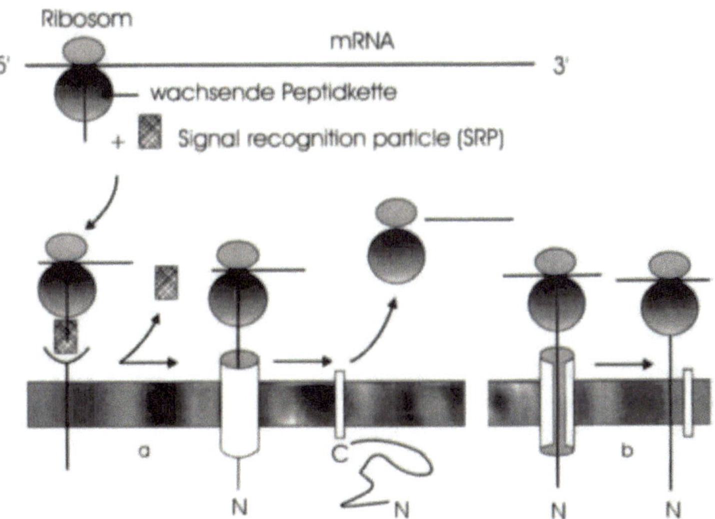

Abb. 1.3a, b. Schema zur Translation der mRNA bei der Synthese von **a** sekretorischen Peptidhormonen und von **b** Transmembranrezeptoren

innerhalb des endoplasmatischen Raums und Endodomänen im Zytoplasma. Man nimmt an, daß die transmembranen Proteinanteile die Kanäle seitlich verlassen können.

- Schließlich wird von den „Precursorhormonen (-Proteinen)“ die Signalsequenz entfernt. Größere Prohormone werden durch proteolytische Spaltung in die endgültigen Substanzen überführt. Zur C-terminalen Amidbildung dient Glycin.

Varianten oder andere Abläufe des translationalen „processing“ sind anzunehmen, da das skizzierte Schema nicht für alle Peptidhormone oder Rezeptoren zutrifft, insbesondere, was Signal- und Transferstoppsequenzen angeht.

1.3 Sekretion und Transport von Hormonen

Die im ribosomalen endoplasmatischen Retikulum gebildeten *Proteohormone* und *Rezeptorproteine* werden innerhalb von Membranen zum Golgi-Komplex transportiert und innerhalb seiner cis-, medial und trans-Kompartimente weitertransportiert. Auf diesem Wege entstehen teilweise zusätzliche enzymgebundene Modifikationen, wie Glykosylierung und Sulfatierung.

Sekretorische Eiweißhormone werden in Vakuolen und nach Wasserreduktion in reifen sekretorischen Granula in größeren Mengen bevorratet, wobei die funktionelle Sekretionsaktivität die Menge der Granula bestimmt. Die Sekretion erfolgt durch Exozytose. Auch Zelloberflächenrezeptoren werden über Vesikel zur basolateralen Oberfläche gebracht. Dieser Vorgang ist in polarisierten Zellen, in denen die Rezeptoren eine asymmetrische Verteilung haben, durch die zytoplasmatische Domäne des Rezeptors reguliert [28].

Die meisten Peptidhormone zirkulieren in nativer Form, andere sind an Transportproteine im Sinne einer Vorratsform gebunden. Transportproteine können allerdings auch weitergehende interaktive, gewebespezifische Funktionen haben.

Die Sekretion und der Transport von *Steroid- und Schilddrüsenhormonen* sowie von aktivem *Vitamin* D_3 sind in den entsprechenden Kapiteln des Teils II dargestellt. Spezifische Transportproteine schützen die Hormone vor früher Degradation in der Zirkulation. In gebundener Form sind die Steroide und die Schilddrüsenhormone biologisch inaktiv.

1.4 Mechanismen der Hormonwirkung

Ein Hormon wirkt über eine Kaskade, die an einem *Rezeptor* beginnt und sich in einer intrazellulären *Signalverarbeitung* fortsetzt. Spezifität und Affinität von Hormon und Rezeptor realisieren die genetischen Vorgaben für eine bestimmte Funktion.

Rezeptoren sind nicht als konstante Strukturen anzusehen. Dies trifft sowohl für ihre Funktion als auch für ihre Zahl zu. Auch ist unstrittig, daß die lineare Proportion zwischen metabolischer Hormonwirkung und Rezeptorbindung allenfalls eine Ausnahme darstellt. Die biologische Reaktion auf einen hormonellen Stimulus erscheint vielmehr abhängig von der Kinetik in der Reaktionsmodalität Hormon - Rezeptor - Signaltransduktion. Schließlich unterliegt die Rezeptorenzahl einer funktionell bedingten Variabilität. Gut bekannt ist das Phänomen der „Downregulation“, bei der ein unphysiologisch hohes oder dynamisch verändertes Hormonangebot die Rezeptorenzahl, zumindest aber ihre funktionelle Präsenz, reduziert.

Prinzipiell sind *membrangebundene* und *intrazellulär gelegene* Rezeptorsysteme zu unterscheiden. Proteohormone agieren über Membranrezeptoren, Steroide und Schilddrüsenhormone über Zytosol- bzw. nukleäre Rezeptoren.

1.4.1 Proteohormone

Lange Zeit galt die Vorstellung, daß Proteohormone an einen Membranrezeptor binden, der ein Enzym (Adenylcyclase, Phospholipase C) aktiviert und so einen Signalablauf in der Zelle bewirkt. Dieses Konzept ist nach wie vor richtig, sofern es sich um transmembrane Rezeptoren handelt, deren Ligandenbindung eine intrinsische Enzymaktivierung bewirkt. Diese Aktivität [Protein- (speziell Tyrosin-) Kinasen, Guanylcyclase] entsteht innerhalb der zytoplasmatischen Domäne des Rezeptors, so daß dieser entsprechend der klassischen Auffassung die regulierende Einheit für sein Effektorsystem ist. Beispiele hierfür sind die Rezeptoren für die *Wachstumsfaktoren* [IGF (s. Kap. 12), „epithelian growth factor“ (EGF), „platelet derived growth factor“ (PDGF), „fibroblast growth factor“ (FGF) u. a.] und für das *Insulin* [4, 53, 54, 58].

Die Rezeptoren für *Prolaktin, Wachstumshormon, Erythropoetin, „colony-stimulating factors“ sowie für einige Zytokine* stellen durch ihre spezifische Struktur der intrazellulären Domäne eine eigene Familie dar. Diese Struktur ist durch eine hohe Variabilität gekennzeichnet, v. a. fehlen Sequenzen, die mit der Tyrosinkinase oder anderen Signalenzymen verbunden sind. Vielfach haben Fragmente der Rezeptoren die Funktion von extrazellulär löslichen Bindungsproteinen.

Ausführliche Untersuchungen zum wachstumshormonbindenden Peptid (GHBP) und dem GH-Rezeptor ergaben, daß das GHBP als extrazelluläre Domäne des Rezeptors anzusehen ist, wobei das GH-Molekül mit 2 Bindungsproteinmolekülen einen trimeren Komplex bildet. Diese Bindung induziert über die Aktivierung der nicht zum Rezeptor gehörenden Tyrosinkinase JAK2 eine spontane Tyrosinphosphorylierung des Rezeptors selbst und zahlreicher mit dem Rezeptor verbundener und anderer zytoplasmatischer Proteine, und damit offenbar die intrazelluläre Signalverarbeitung [1, 12, 18, 26, 29, 32, 35, 39, 52].

Eine Interaktion der zitierten Wachstumsfaktoren, Hormone und Zytokine mit den im folgenden diskutierten G-Proteinen ist nicht oder allenfalls vereinzelt und funktionell assoziativ zu vermuten.

Für viele andere Proteohormone hat jedoch die Signalaktivierung durch die Entdeckung der *G-Proteine* eine grundlegende Differenzierung im Verständnis der Proteohormonwirkung erfahren [2, 3, 5, 10, 17, 25, 37, 47]. Eine Vielzahl von entsprechenden Untersuchungen hat zu einer umfassenden Einsicht in die Vorgänge der Signaltransduktion geführt. Hier soll nur eine kurze Skizze mit den wesentlichen Punkten gegeben werden, die die Hintergrundstruktur der hormonellen Wirkung von Proteohormonen erwähnt. Ansonsten sei auf die spezielle Literatur der molekularen Biochemie und Endokrinologie verwiesen.

1.4.1.1 Signalübermittlung durch G-Proteine

Hinweise auf diese G-Proteine haben sich zunächst aus Befunden ergeben, die eine sowohl stimulatorische als auch hemmende Wirkung des GTP auf die Adenylcyclaseaktivität zeigten. Zudem beeinflußte GTP die Bindungseigenschaften von Rezeptoren, auch von solchen, die nicht über die Adenylcyclase wirkten, und von anderen, die mit der Phospholipase C oder anderen Effektorsystemen gekoppelt waren. Es entstand schließlich eine systematische Ergänzung der Kenntnisse zur Signaltransduktion mit folgenden Punkten (Abb. 1.4):

- G-Proteine sind *Signalübermittler* zwischen agonistbesetztem *Rezeptor* und dem *Effektorsystem* in der Plasmamembran. Sie bestehen unter Basalbedingungen aus heterotrimeren Komplexen von 3 Proteinen (α-, β- und γ-Untereinheit; αβγ-Komplex, 80–90 kD). Sie können durch die Hormonbindung an Rezeptoren mit 7 transmembranen Domänen aktiviert werden und mehrere Effektorsysteme modulieren.
- Proteohormone bewirken nach Bindung an ihren Membranrezeptor eine Aktivierung der G-Proteine; dabei kommt es zu einer Mg^{2+}-abhängigen Dissoziation des GDP von der α-Untereinheit des G-Proteins und zu einer Bindung von GTP.
- Nachfolgend dissoziieren die heterotrimeren Komplexe in α- und βγ-Untereinheiten. So entstehen 2 regulative Wege, die die Aktivität der Effektorsysteme modulieren.
- Die Aktivierung der α-Untereinheit wird durch die Hydrolyse des gebundenen GTP über eine intrinsische GTPase beendet. Die inaktive heterodimere Struktur des G-Proteins stellt sich wieder her.

Von den bekannten G-Proteinen sind im Zusammenhang mit den klinisch bedeutsamen Proteohormonen bzw. Neurotransmittersubstanzen folgende hervorzuheben:

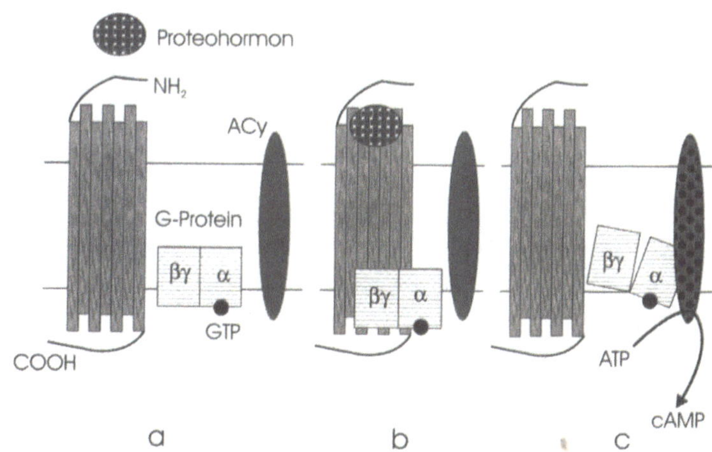

Abb. 1.4a–c. Aktivierung des G-Protein-Zyklus. **a** Lokalisation der reaktiven Komponenten: Rezeptor mit 7 transmembranen Domänen, inaktives heterotrimeres G-Protein; das Effektorsystem ist hier die Adenylcyclase (*ACy*). **b** Die Hormonbindung an den Rezeptor stimuliert die Bindung von GTP an G-Proteine in einem regulativen Bereich der katalytischen Region einer intrinsischen GTPase-Domäne. **c** Es folgt eine Dissoziation in einen α-GTP- und einen βγ-Komplex mit 2 Wegen zur Modulation der Effektorsysteme. Der Austausch von GTP zu GDP an der α-Untereinheit des G-Proteins über eine GTP-Hydrolyse beendet die Aktivierung

- G_s
  - Interaktion mit Rezeptoren für:
    β-adrenerge Substanzen,
    GHRH,
    CRH und ACTH,
    Vasopressin V_2,
    LH, hCG, FSH,
    TSH,
    Glukagon,
    VIP.
  - Effektorsysteme:
    Adenylcyclase (Stimulation),
    Ca^{2+}-Kanäle, Phospholipase C (Stimulation).
- G_{i1}
  - Interaktion mit Rezeptoren für:
    Noradrenalin (α_2),
    5-Hydroxytryptamin ($5HT_1$).
- G_{i2}
  - Interaktion mit Rezeptoren für:
    Somatostatin,
    Angiotensin (AT_1),
    Opiate.
  - Effektorsysteme (G_{i1} und G_{i2}):
    Adenylcyclase (Hemmung),
    Phospholipase C,
    Phospholipase A_2.
- G_q
  - Interaktion mit Rezeptoren für:
    α_1-adrenerge Substanzen,
    5-Hydroxytryptamin ($5HT_2$).
- G_{14}
  - Interaktion mit Rezeptoren für:
    GnRH (LHRH),
    TRH,
    Angiotensin II,
    Vasopressin V_1,
    Oxytocin,
    Cholecystokinin, Bombesin,
    Leukotriene.
  - Effektorsystem (G_q und G_{14}):
    Phospholipase C (Aktivierung).

1.4.1.2 Signalverarbeitung über „second messenger"

Das Ligand-Rezeptor-System mit zahlreichen Varianten und Modulationsmöglichkeiten induziert die intrazellulären Vorgänge, die das durch die Hormonausschüttung projektierte biologische Wirkungsmuster realisieren. Diese Signalverarbeitung bedient sich verschiedener Effektorsysteme („second messenger"), die eine metabolische Antwort bis zur nukleären Ebene mit der genetisch vorgegebenen Syntheseleistung strukturieren.

Für wichtige Proteohormone, deren Rezeptoren funktionell mit G-Proteinen verbunden sind, sind die Effektorsysteme oben genannt. Die folgende Zusammenstellung gibt eine Übersicht zu den durch die Effektorsysteme induzierten metabolischen Signalenzymen, die, der hormonspezifischen Wirkung entsprechend, stimulierend oder inhibierend wirken können:

- Adenylcyclase → zyklisches Adenosinmonophosphat (cAMP)
- Guanylcyclase → zyklisches Guanosinmonophosphat (cGMP)
- Phospholipase C → Inositol-(1,4,5)-Triphosphat → Diacylglycerol (DAG) → Ca^{2+}
- Phospholipase A_2 → Arachinodat

1.4.2 Steroidhormone

Die geläufige Klassifizierung von Steroidhormonen berücksichtigt ihre vorherrschende Wirkung. Da diese durch eine Bindung an spezifische Rezeptoren eingeleitet wird, ist die Einteilung in Glucocorticoide, Mineralocorticoide, Androgene, Östrogene, Progestagene gleichzeitig eine Definition der Rezeptoren. Vitamin D kann in diesem Zusammenhang mitgenannt werden, obwohl es als 1,25-Dihydroxycalciferol streng genommen kein Steroid ist, sein Rezeptor aber als solcher anzusehen ist.

Die für die Rezeptoren dieser Hormone kodierenden Gene zeigen vielfach strukturelle Ähnlichkeiten und Produktaktivitäten, die auf transkriptioneller Ebene die Expression spezifischer Gene modulieren. Bis auf den Progesteronrezeptor (2 aminoterminal differente Formen) liegt jeder Rezeptortyp als Monoform vor. Die vielschichtige biologische Wirkung von Steroiden in verschiedenen Geweben ist das Ergebnis der jeweiligen intrazellulären Prozesse.

Der Wirkungsmechanismus der Steroidhormone ist in Abb. 1.5 skizziert und umfaßt die folgenden Abläufe [6, 7, 15, 19, 24, 30, 31, 38, 40, 41, 48, 49, 56]:

- Steroide diffundieren als lipophile Substanzen durch die Zellmembran.
- In der Zielzelle bindet das Steroid mit hoher Affinität an einen löslichen Rezeptor (*Zytosolrezeptor*), der die Zelle als die für das jeweils richtige Steroid spezifiziert.
- Der Zytosolrezeptor ist vor der Bindung des Steroids mit einem *„Chaperoneprotein"* („heat shock protein") assoziiert.
- Nach der Bindung des Steroids an den Rezeptor-Chaperoneprotein-Komplex dissoziiert das „Chaperoneprotein" („Aktivierung" oder „Transformation").

Abb. 1.5. Wirkungsmechanismus der Steroidhormone

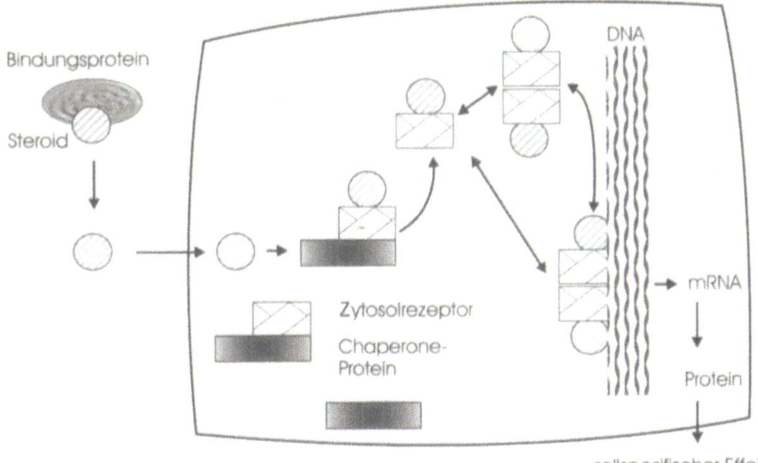

- Der Rezeptor mit gebundenem Steroid bildet Dimere, was die Affinität zur Bindung an die genomische DNA erhöht (Dimerisation = „gesteigerte Nukleotropie").
- Bindung des Steroidrezeptorproteins an spezifische DNA-Sequenzen.
- Damit werden interaktive Abläufe mit verschiedenen Transkriptionsfaktoren und dem primären transkriptionellen Komplex möglich und differenzieren die biologischen Hormoneffekte in den verschiedenen Zielzellen.

1.4.3 Schilddrüsenhormone

Die Wirkungsweise der Schilddrüsenhormone entspricht in wesentlichen Aspekten derjenigen der Steroidhormone. Andererseits gibt es einige grundsätzliche Unterschiede. So kodieren verschiedene Gene für die Schilddrüsenhormonrezeptoren, die – ebenso im Gegensatz zu den Verhältnissen bei der Steroidhormonbindung – nicht an „Chaperoneproteine" assoziiert sind. Sie können auch ohne Hormonbindung an die genomische DNA binden. Dies ist der wahrscheinlich bedeutsamste Unterschied insofern, als die Rezeptoren ohne Hormonbindung als Repressoren der hormonbindenden Rezeptorisoformen und damit der Transkription funktionieren. Die schilddrüsenhormonbindenden Isoformen des Rezeptors werden gewebespezifisch und in Abhängigkeit vom biologischen Entwicklungsstatus exprimiert. Es wird derzeit diskutiert, ob diese Besonderheiten für die physiologische Regulation der Sensitivität gegenüber Schilddrüsenhormonen und für die Expression bestimmter „Targetgene" grundsätzlich bedeutsam sind [8, 13, 14, 16, 20, 27, 33, 57].

1.5 Regulation der Hormonausschüttung

Die physiologische Basalsituation metabolischer Abläufe wird durch funktionelle Beanspruchung ständig verändert. In allen derartigen Vorgängen sind Hormonwirkungen essentiell integriert. Im vorange-

Abb. 1.6. Feedbackregelkreis zwischen Hypothalamus, Hypophyse und Nebennierenrinde

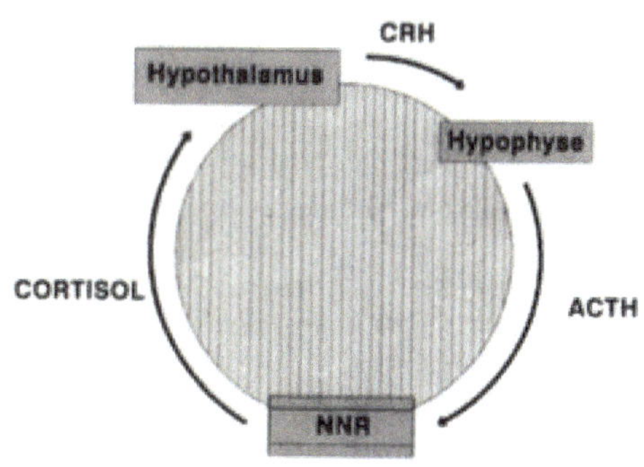

henden Text und im Teil II sind die regulativen Prinzipien letztlich als molekularbiologische Ereignisse skizziert.

Die Summe dieser Ereignisse und der funktionelle Charakter von Synthese, Ausschüttung, Wirkung und Abbau von Hormonen läßt sich durch Hormonbestimmungen unter verschiedenen Bedingungen erkennen. Dabei ist der *Feedbackregelkreis* als ein federführendes Regulationsprinzip herauszustellen. Neben der Eigenart des Feedback (negativ, positiv, zeitlich definiert) orientiert sich diese Rückkopplung fast ausschließlich an den dynamisch von der Basalwertkonstellation abweichenden systemischen oder lokalen Hormonkonzentrationen. Auf dieser Basis entstehen funktionelle Systeme von Organen oder vergleichbaren Strukturen. Als ebenso klassisches wie hier vereinfachtes Beispiel sei das Regelkreissystem CRH (Hypothalamus) - ACTH (Hypophyse) - Cortisol (Nebennierenrinde) genannt und in Abb. 1.6 dargestellt.

Literatur

1. Argetsinger LS, Campbell GS, Yang X et al. (1993) Identification of JAK2 as a growth hormone receptor-associated tyrosine kinase. Cell 74: 237
2. Birnbaumer L (1990) G proteins in signal transduction. Ann Rev Pharmacol Toxicol 30: 675
3. Burne HR, Sanders DA, McCormick F (1991) The GTPase superfamily: conserved structure and molecular mechanism. Nature 349: 117
4. Campos-Gonzalez R, Glenney JR (1991) Temperature-dependent tyrosine phosphorylation of microtubule-associated protein kinase in epidermal growth factor stimulated human fibroblasts. Cell Regul 2: 663
5. Casey PJ, Gilman AG (1988) G protein involvement in receptor-effector coupling. J. Biol. Chem. 263, 2577 2580.
6. Catelli MG, Binart N, Jung-Testas L et al. (1985) The common 90-kD protein component of non-transformed „8S" steroid receptor is a heat shock protein. EMBO J 4: 3131
7. Chalepakis G, Schauer M, Cao X, Beato M (1990) Efficient binding of glucocorticoid receptor to its responsive elements requires a dimer and DNA flanking sequences. DNA Cell Biol 9: 355
8. Chin WW (1991) Nuclear thyroid hormone receptors. In: Parker MG (ed) Nuclear hormone receptors. Academic Press, London, p 79
9. Conaway JK, Conaway RC (1991) Initiation of eukaryotic messenger RNA synthesis. J Biol Chem 266: 17721
10. Conklin BR, Bourne HR (1993) Structural elements of Gα subunits that interact with G β/γ, receptors, and effectors. Cell 73: 631
11. Connolly T, Gilmore R (1989) The signal recognition particle receptor mediates the GTP-dependent displacement of SRP from the signal sequence of the nascent polypeptide. Cell 599: 610
12. Cunningham BC, Ultsch M, de Voss AM, Mulkerrin MG, Clauser KR, Wells JA (1991) Dimerization of the extracellular domain of the human growth hormone receptor by a single hormone molecule. Science 254: 821
13. Dalman FC, Koenig RJ, Perdew GH, Massa E, Pratt WB (1990) In contrast to the glucocorticoid receptor, the thyroid hormone receptor is translated in the DNA binding state and is not associated with hsp 90. J Biol Chem 265: 3615
14. Dalman FC, Sturzenbecker LJ, Levin AA et al. (1991) Retinoic acid belongs to a subclass of nuclear receptors that do not form docking complexes with hsp 90. Biochemistry 30: 5605
15. DeMarzo AM, Beck CA, Onate SA, Edwards DP (1991) Dimerization of mammalian progesterone receptors occurs in the absence of DNA and is related to the release of the 90-kDa heat shock protein. Proc Natl Acad Sci USA 88: 72
16. DeNayer P (1992) The thyroid hormone receptors: molecular basis of thyroid hormone resistance. Horm Res 38: 57-61.
17. DeVivo M, Iyengar R (1994) G protein pathways: signal processing by effectors. Mol Cell Endocrinol 100: 65-70
18. Dinerstein H, Lago F, Goujon L et al. (1995) The proline-rich region of the GH receptor is essential for JAK2 phosphorylation, activation of cell proliferation, and gene transcription. Mol Endocrinol 9: 1701-1707
19. Fawell SE, Lees JA, White R, Parker MG (1990) Characterization and colocalization of steroid binding and dimerization activities in the mouse estrogen receptor. Cell 60: 953
20. Forrest D, Hallbook F, Persson H, Vennström B (1991) Distinct functions for thyroid hormone receptors alpha and beta in brain development indicated by differential expression of receptor genes. EMBO J 10: 269
21. Frankel AD, Kim PS (1991) Modular structure of transcriptional factors: implication for gene regulation. Cell 65: 727-729
22. Gidoni D, Dynan WS, Tjian R (1984) Multiple specific contacts between a mammalian transcription factor and its cognate promotors. Nature 321: 409
23. Gilmore R, Walter P, Blobel G (1982) Protein translocation across the endoplasmatic reticulum: isolation and characterization of the signal recognition receptor. J Cell Biol 96: 470-477
24. Gordeladze JO, Johansen PW, Paulssen RH, Paulssen EJ, Gautvik KM (1994) G-proteins: implications for pathophysiology and disease. Eur J Endocrinol 131: 557-574
25. Hepler JR, Gilman AG (1992) G proteins. Trends Biochem Sci 17: 383
26. Hochberg Z, Amit T, Youdim MBH (1991) The growth hormone binding protein as a paradigm of the erythropoetin superfamily of receptors. Cell Signal 3: 85
27. Hodin RA, Lazar MA, Wintmann BI et al. (1989) Identification of a thyroid hormone receptor that is pituitary-specific. Science 244: 76
28. Hunziker W, Harter C, Matter K, Mellman I (1991) Basolateral sorting in MDCK cells requires a distinct cytoplasmic domain determinant. Cell 66: 907
29. Kelly PA, Ali S, Rozakis M et al. (1993) The growth hormone/prolactin receptor family. Recent Prog Horm Res 48: 123
30. Kumar V, Chambon P (1988) The estrogen receptor binds tightly to its responsive element as a ligand-induced homodimer. Cell 55: 145
31. Mendel DB, Bodwell JE, Gametchu B, Harrison RW, Munk A (1986) Molybdate-stabilized nonactivated glucocorticoid receptor complexes contain a 90-kDa non-steroid

binding phosphoprotein that is lost on activation. J Biol Chem 261: 3758

32. Nielsen JH, Billestrup N, Allevato G et al. (1995) Molecular dissection of the growth hormone receptor – identification of distinct cytoplasmic domains corresponding to different signaling pathways. Ann NY Acad Sci 766: 481–483
33. North D, Fisher DA (1990) Thyroid hormone receptor and receptor-related RNA in developing rat brain. Pediatr Res 28: 622
34. Pabo CO, Saver RT (1992) Transcription factors: structural families and principles of recognition. Annu Rev Biochem 61: 1053
35. Postel-Vinay MC, Finidori J (1995) Growth hormone receptor: structure and signal transduction. Eur J Endocrinol 133: 654–659
36. Pugh BF, Tjian R (1990) Mechanism of transcriptional activation by Sp1: evidence for coactivators. Cell 61: 1187
37. Ross EM (1990) Signal sorting and amplification through G protein coupled receptors. Neuron 5: 141–152
38. Rotwein P, Gronowski AM, Thomas MJ (1994) Rapid nuclear actions of growth hormone. Horm Res 42: 170–175
39. Rui H, Kirken RA, Farrar WL (1994) Activation of receptor-associated tyrosin kinase JAK2 by prolactin. J Biol Chem 269: 5364
40. Sanchez ER (1990) Hsp 56: a novel heat shock protein associated with untransformed steroid receptor complexes. J Biol Chem 265: 22067
41. Sanchez ER, Hirst M, Scherrer LC et al. (1990) Hormone-free mouse glucocorticoid receptors overexpressed in chinese hamster ovary cells are located to the nucleus and are associated with both hsp 70 and hsp 90. J Biol Chem 265: 20123
42. Sawagodo M, Sentenac A (1990) RNA polymerase B (II) and general transcription factors. Ann Rev Biochem 59: 711
43. Shatkin AJ (1976) Capping of eukaryotic mRNAs. Cell 9: 645
44. Simon SM, Blobel G (1991) A protein conducting channel in the endoplasmatic reticulum. Cell 65: 371–380
45. Singer SJ (1990) The structure and insertion of integral proteins in membranes. Ann Rev Cell Biol 6. 247–296
46. Smale ST, Baltimore D (1989) The initiator as a transcription control element. Cell 57: 103
47. Spiegel AM (1987) Signal transduction by guanine nucleotide binding proteins. Mol Cell Endocrinol 49: 1–16
48. Spiegel AM, Shenker A, Weinstein LS (1992) Receptor-effector coupling by G proteins: implications for normal and abnormal signal transduction. Endocr Rev 13: 536–565
49. Tsai S, Carlstedt-Duke J, Weigel N, et al. (1988) Molecular interaction of steroid hormone receptors with its enhancer element: Evidence for receptor dimer formation. Cell, 55, 361
50. Wahle E, Keller W (1992) The biochemistry of 3'-end cleavage and polyadenylation of messenger RNA precursors. Ann Rev Biochem 61: 419
51. Walter P, Blobel G (1982) Signal recognition particle contains a 7S RNA essential for protein translocation across the endoplasmatic reticulum. Nature 299: 691–698
52. Wells JA (1996) Binding in the growth hormone receptor complex. Proc Natl Acad Sci USA 93: 1–6
53. White MF (1991) Structure and function of tyrosin kinase receptors. J Bioenerg Biomembr 23: 63
54. White MF, Kahn CR (1994) The insulin signaling system. J Biol Chem 269: 1
55. Wickens M (1990) How the messenger got its tail: Addition of poly(A) in the nucleus. TIBS 15: 277
56. Wrange Ö, Eriksson P, Perlmann T (1989) The purified activated glucocorticoid receptor is a homodimer. J Biol Chem 265: 5253
57. Yen PM, Chin WW (1994) New advances in understanding the molecular mechanisms of thyroid hormone action. Trends Endocrinol Metab 5: 65–72
58. Yipp CC (1993) Insulin receptor: aspects of its structure and function. Adv Exp Med Biol 334: 79

2 Untersuchungsmethoden in der pädiatrischen Endokrinologie

B. P. Hauffa

Gegenüber anderen Teilgebieten der Pädiatrie ist die pädiatrisch-endokrinologische Denkweise geprägt durch den hierarchischen Aufbau des endokrinen Systems und die Vernetzung seiner Bestandteile in Regelkreisen, in denen Information durch Änderungen der Hormonkonzentrationen im Blut vermittelt wird. Bis zum Aufkommen molekulargenetischer Techniken waren neue Erkenntnisse in der pädiatrischen Endokrinologie daher häufig mit der Entwicklung neuer Hormonmeßverfahren verbunden. Dies führt bis heute dazu, daß v. a. klinisch-chemische und -biochemische Methoden als für die Endokrinologie typisch angesehen werden.

Diese Betrachtungsweise wird jedoch der pädiatrischen Endokrinologie als vorrangig klinischem Fach nicht gerecht. Ohne Berücksichtigung der Anamnese und der klinischen, insbesondere der auxologischen Befunde und der weitergehenden Beurteilung des biologischen Entwicklungsstandes läuft die Messung hormoneller Parameter Gefahr, durch ein unzureichendes diagnostisches Konzept nicht optimal ausgewählte Daten oder Verfahren zu berücksichtigen, so daß eine auf die individuelle Situation der Kinder und Jugendlichen bezogene Interpretation erschwert wird oder nicht möglich ist. Die Erfahrung zeigt darüber hinaus, daß sich die klinische Endokrinologie am besten entfalten kann, wenn die Verantwortung für die Patientenbetreuung und das Hormonlabor in einer Hand liegen.

2.1 Anamnese

Fast alle endokrinen Erkrankungen des Kindesalters wirken sich auf das körperliche Wachstum aus. Daher sind Fragen zum Wachstum des Patienten und seiner Familienangehörigen Gegenstand jeder Anamneseerhebung bei Verdacht auf Vorliegen einer Endokrinopathie. Weitere Fragen müssen sich nach dem vorliegenden Beschwerdebild richten. Wichtige Punkte der Anamneseerhebung bei endokrinologischen Fragestellungen in der Wachstums- und Entwicklungsphase der beiden ersten Lebensjahrzehnte sind in den folgenden Übersichten zusammengestellt.

Familienanamnese

- Gibt es auffällig große oder auffällig kleine Menschen in den Familien der Eltern?
- Wie ist die Körperhöhe beider Eltern? Wenn möglich, aktuelle Messung der Eltern selbst durchführen; daraus Berechnung der Zielgröße (ZG) nach Tanner [58] nach der Formel:

  ZG [cm] = MEG (mittlere Elterngröße) − 6,5 cm (Mädchen)/ + 6,5 cm (Jungen).

- Sind Besonderheiten des Pubertätsverlaufs bei Vater, Mutter oder Geschwistern bekannt?
- Pubertätsbeginn der Eltern auffällig früh bzw. auffällig spät? (Menarchetermin der Mutter? Pubertätswachstumsschub bei Vater bzw. Mutter?)
- Gibt es andere „Frühentwickler" bzw. „Spätentwickler" in der Familie?
- Hinweise auf Endokrinopathien in der Familie (Zustand nach Schilddrüsenoperationen, Auffälligkeiten der Körperbehaarung, ungewollte Kinderlosigkeit, unklarer Kindstod in den ersten Lebensmonaten etc.)?
- Bekannte bestehende Endokrinopathien (Struma, Schilddrüsenfunktionsstörung, Diabetes mellitus etc.)? Hormonmedikation bei Familienmitgliedern?

Eigenanamnese

- Schwangerschaftsverlauf (Beckenendlage?)
- Hinweise auf Androgenexzeß der Mutter?
- Gestationsdiabetes?
- Hormontherapie während der Schwangerschaft?
- Früher bestehende, autoimmunologisch bedingte Schilddrüsenerkrankung der Mutter?
- Geburtstermin, Apgar? Geburtsgewicht, Geburtslänge, Kopfumfang?
- Zusammenstellung der Ergebnisse aller bisher im Rahmen von ärztlichen Untersuchungen vor-

genommenen Körpermessungen in einer Wachstumskurve (Quellen: Vorsorgeuntersuchungsheft, Messungen anderer behandelnder Ärzte, Schuluntersuchungen)
- Hat es einen Wachstumsstillstand gegeben?
- War der Patient früher sehr groß und ist jetzt bei den kleinsten seines Jahrgangs?
- Zeitpunkt des Pubertätswachstumsschubs?
- Knaben: Stimmbruch? Ggf. seit wann?
- Gab es unerklärte Gewichtszunahmen oder -abnahmen?
- Werden besondere Ernährungsformen eingehalten?
- Auffälliges Eßverhalten?
- Hat ein früher Hodenhochstand, eine Erkrankung mit Hodenbeteiligung (Mumps, Torsion) vorgelegen? Bei Kryptorchismus: waren die Hoden jemals im Skrotum tastbar? Bei Hodenhochstand: liegen die Hoden bei entspannter Situation (warmes Bad etc.) intraskrotal?
- Beginn von Brustentwicklung, Schambehaarung, Menarche? Vaginaler Ausfluß? Zyklus?
- Vita sexualis: Erektionen, Ejakulationen, Fertilität?
- Leistungssport (Marathon, Ballett, Kunstturnen o. ä.)?
- Hormonmedikation (hormonelle Kontrazeption; bei anderen Grunderkrankungen; auch lokale Applikation östrogen-, androgen- oder glucocorticoidhaltiger Externa)?
- Unbeabsichtigte Aufnahme von Hormonen über Nahrungsmittel, Kosmetika, Medikamente?
- Kopfschmerzen, Visusverschlechterung, Doppelbilder, Gesichtsfeldausfälle; auffällige Trinkmengen, auffällige Urinproduktion?
- Abnahme der körperlichen oder geistigen Leistungsbereitschaft? Zunahme des Halsumfangs? Stuhlgang? Nervosität, Einschlaf- oder Durchschlafstörungen, überhöhtes Schlafbedürfnis? Globusgefühl, Palpitationen? Temperaturpräferenz? Haarausfall?
- Vorausgegangene Radiatio, onkologische Therapie? Knochenschmerzen, Frakturen?
- Salzhunger?

2.2 Klinischer Untersuchungsbefund

Klinische Zeichen und Befunde der pädiatrischen Endokrinologie sind in den meisten Fällen sensitiv, dabei aber wenig spezifisch. So gehen fast alle Formen des Wachstumshormonmangels mit einer verminderten Wachstumsgeschwindigkeit einher. Eine verminderte Wachstumsgeschwindigkeit ist jedoch auch Kennzeichen vieler nichtendokrinologischer Erkrankungen, die vor Beginn einer aufwendigen Diagnostik zum Nachweis eines Wachstumshormonmangels ausgeschlossen werden müssen. Erst die Kombination mehrerer Zeichen und Befunde erlaubt die Stellung einer klinischen Diagnose. Mit wenigen Ausnahmen (Schilddrüse, Hoden) sind die endokrinen Drüsen einer direkten Untersuchung nicht zugänglich. Funktionsstörungen der endokrinen Drüsen müssen klinisch anhand der Auswirkungen auf die Zielorgane erschlossen werden. Im Kindesalter ist hierbei den Abweichungen der Körpergröße und -form besondere Aufmerksamkeit zu widmen. Diese entwickeln sich in der Regel langsam: Nur lange Beobachtungszeiten mit sorgfältiger vergleichender Messung der körperlichen Dimensionen ermöglichen gute klinische Diagnosen. Daraus erklärt sich die große Bedeutung auxologischer Techniken in der pädiatrischen Endokrinologie.

2.2.1 Allgemeine auxologische Techniken

Die Messung der *Körperlänge* (im Liegen) oder der *Körperhöhe* (im Stehen) erscheint trivial. Voraussetzung für ein richtiges und reproduzierbares Meßergebnis ist jedoch die Wahl eines geeigneten Meßgerätes (Meßbrett bzw. wandmontiertes Stadiometer mit 1 mm Ablesegenauigkeit) und eine korrekte Anwendung der Meßtechnik (s. 25.1.1). Nur unter diesen Bedingungen kann der Meßfehler bei unterschiedlichen Untersuchern und Kindern verschiedener Altersgruppen im Mittel bei 0,25–0,5 cm gehalten werden [42, 63]. Die Wachstumsgeschwindigkeit (cm/Jahr) ist eine abgeleitete Größe, die aus der Differenz zweier Körperlängen bzw. -höhenmessungen im Abstand von 1 Jahr berechnet wird. Werden kürzere Beobachtungsintervalle zugrundegelegt, wächst die Ungenauigkeit der Berechnung durch den dann relativ größeren Einfluß des Meßfehlers und den Einfluß episodischen Wachstums auf das Ergebnis. Die Berechnung der Wachstumsgeschwindigkeit aus einem 6-Monats-Intervall stellt bereits einen Kompromiß zwischen wünschenswerter Genauigkeit und den Notwendigkeiten des klinischen Alltags dar [40]. Ergeben sich vom Aspekt her Hinweise auf dysproportioniertes Wachstum, müssen Teilmaße wie die Armspanne, die Unterlänge oder die Sitzhöhe bestimmt werden. Für das Oberlängen-Unterlängen-Verhältnis (s. 25.1.4) und die Sitzhöhe liegen Referenzkurven vor [35, 42].

Die Messung des *Körpergewichts* mit einer geeichten Waage ergibt ein Maß, das bei Kindern und Jugendlichen, die ihr Wachstum noch nicht abgeschlossen haben, oft nur in Zusammenhang mit der Körperhöhe richtig bewertet werden kann. Hierbei helfen körperhöhenbezogene Gewichtsperzentilenkurven [42]. Eine andere Form der Darstellung ist der Körpermassenindex („body mass index"), der mit für das Kindesalter erstellten Perzentilen verglichen werden muß [8, 20, 47, 64]. Häufig stellt sich die Frage, ob das Fettgewebe überproportional an einer Abweichung des Körpergewichts von der Norm beteiligt ist. Dies kann in erster Linie vom Aspekt her entschieden werden. Auf Besonderheiten der Verteilung ist zu achten. Die quantitative Einschätzung der Fettgewebedicke an verschiedenen Körperstellen gelingt mit dem Holtain-Kaliper. Reproduzierbare Messungen sind hier nur vom geübten Untersucher zu erwarten. Die Perzentilenkurven für verschiedene Körperregionen liegen vor (Trizeps- und Subskapularfettfaltendicke s. 25.1.3).

Zur Beurteilung der Geschlechtsentwicklung und des Pubertätsfortschritts benutzte Standards (Pubertätsstadien nach Tanner, Hodenvolumen, Penislänge) sind in 25.1.6–25.1.8 dargestellt.

2.2.2 Spezielle auxologische Techniken: Knemometrie

Zu den auxologischen Techniken, die aufwendige technische Apparaturen erfordern, gehört die *Kniehöhenmessung*. Ursprünglich hatte man wegen der großen Genauigkeit dieses Meßverfahrens (technischer Meßfehler 0,09 mm [62]) gehofft, daß sich durch seine Anwendung die Zeit zur Ermittlung von Wachstumsgeschwindigkeiten verkürzen ließe [25]. Der Vorhersagewert von knemometrisch bestimmten Kurzzeitwachstumsraten für 6- oder 12monatige Wachstumsgeschwindigkeiten ist jedoch gering, selbst wenn Serien von wöchentlichen Messungen mit besonderen Rechenverfahren ausgewertet werden [22]. Die Bedeutung dieses Verfahrens liegt im Nachweis periodischer Änderungen des Kurzzeitwachstums, sog. *Miniaturwachstumsschübe* („mini growth spurts") [26], die sich bei wachstumsbeeinflussenden Erkrankungen oder Therapien bereits in kurzer Zeit ändern [23, 24]. Mittlerweile ist diese Meßtechnik miniaturisiert worden; Geräte zum Einsatz bei Früh- und Neugeborenen wurden beschrieben [17, 27].

2.3 Elektrophysiologische Methoden

Die Messung der *bioelektrischen Impedanz* (Widerstand eines biologischen Leiters gegen Wechselstrom) stellt eine Möglichkeit zur Beurteilung der Körperzusammensetzung dar. Diese einfache, nichtinvasive Technik (Messung über Klebeelektroden) nutzt den Zusammenhang zwischen dem Widerstand des Körpergewebes gegenüber Strömen verschiedener Frequenz und dem Gesamtkörperwasser (und somit indirekt auch der fettfreien Körpermasse) [12]. Gemessen wird meist der *Ohm-Widerstand* („resistance") des Körperelektrolytwassers und der *kapazitive Widerstand* („reactance"), also der Wechselstromwiderstand an den Zellen. Da unterschiedliche Algorithmen beschrieben sind, um diese Meßdaten in Angaben über die fettfreie Körpermasse umzuwandeln, muß sich der Anwender davon überzeugen, daß die geräteeigene Software mit Algorithmen arbeitet, die für die pädiatrische Population validiert sind [45].

2.4 Bildgebende Verfahren

Die Bedeutung traditioneller Röntgenmethoden für die pädiatrische Endokrinologie ist eher gering. Eine Ausnahme stellt die *Röntgenuntersuchung* der linken Hand für die *Knochenalterbestimmung* dar. Das Konzept dieses Verfahrens geht davon aus, daß der Stand radiologisch nachweisbarer Reifemerkmale der Hand (Verknöcherung von Ossifikationszentren, Epiphysenschluß etc.), aber auch dynamische Veränderungen, wie ein beschleunigtes oder verzögertes Auftreten dieser Reifemerkmale, die Entwicklung der biologischen Reife des gesamten Körpers widerspiegeln. Das Knochenalter wird technisch bestimmt durch den Vergleich einzelner Regionen des Handskeletts mit Altersstandards. Voraussetzung einer Auswertung ist, daß die gesamte linke Hand, einschließlich Phalangen und distaler Radius- und Ulnarepiphyse, abgebildet wird. Eine weite Verbreitung haben die Methoden nach Greulich und Pyle [18] sowie nach Tanner und Whitehouse [60] gefunden. Die Knochenalterbestimmung ist eine subjektive Methode, die eine erhebliche untersucherbedingte Variabilität aufweist [11].

Versuche, diese Variabilität durch den Einsatz von Expertensystemen zu reduzieren, wurden in 2 Richtungen unternommen. Eine Möglichkeit besteht darin, den optischen Auswertevorgang mit einer Digitalisierungskamera und dem Vergleich mit digitalisierten Standardbildvorlagen computergerecht zu gestalten. Technische Fehlermöglichkeiten (falsche Bildvorlage, Fehler beim Errechnen der Scores) werden so ausgeschlossen; der Computer interpoliert automatisch zwischen den Reifestadien einzelner Knochen [57, 59]. Das 2. weitergehende Verfahren [28] löst sich von der Röntgenbildvorlage, indem die relevanten Bildinformationen (Knochengrenzen der Ossifikationszentren, Dichtewerte etc.) zunächst isoliert, dann mathematisch umgesetzt und in „Sprache“ verwandelt werden. Die „Sprache“ des Patientenbildes wird anhand verschiedener „Grammatiken“ mit derjenigen von Standards verglichen. Bei diesem Verfahren entfällt die Untersuchervariabilität praktisch völlig [10].

Bayley und Pinneau haben Tabellen veröffentlicht, mit denen anhand des nach Greulich und Pyle bestimmten Knochenalters und einer gleichzeitigen Körperhöhenmessung die *prospektive Endgröße* geschätzt werden kann (s. 25.1.5 und Tabelle 25.3) [2]. Auch die Methode nach Tanner und Whitehouse enthält eine Option zur Schätzung der prospektiven Endgröße [59]. Die Schätzung der prospektiven Endgröße ist für die Therapieplanung in der pädiatrischen Endokrinologie wichtig. Auch in klinischen Studien ist dieses Maß beliebt, wird es hierdurch doch scheinbar möglich, den Patienten bezüglich einer das Längenwachstum beeinflussenden Therapie als seine eigene Kontrolle zu behandeln. Man vergleicht die nach der Therapie eingetretene Endgröße mit dem Schätzergebnis der prospektiven Endgröße zu Beginn der Therapie. Es darf im klinischen Alltag und bei der Betrachtung der Ergebnisse solcher Studien jedoch nicht vergessen werden, daß die Schätzung der prospektiven Endgröße von Annahmen ausgeht, deren Nichteintreten das Ergebnis signifikant verändern können. Änderungen im spontanen Pubertätsverlauf können die Endgrößenprognose beeinflussen. Beide Verfahren sind nicht für alle Endokrinopathien gleichgut geeignet [66].

Die *Ultrasonographie* ist eine ubiquitär verfügbare, nichtinvasive und zur Beurteilung der endokrinen Drüsen und ihrer Erfolgsorgane gut geeignete Technik. Objektivierung der Schilddrüsengröße, Beurteilung ihrer Binnenstruktur, Nachweis von Nebenschilddrüsenadenomen, Größenbeurteilung der Nebennieren, Suche nach kryptorchen Hoden, Volumenbestimmung von Ovarien und Uterus sowie Beurteilung der Binnenstruktur (s. 25.1.10) sind Beispiele für die vielfältigen Anwendungsmöglichkeiten im Bereich der pädiatrischen Endokrinologie [36, 39]. Wenn diese Methode an ihre Grenzen stößt (ungenügende Auflösung, unzureichende Visualisierung der Nebennieren bei Adipositas, der intrakraniellen Strukturen bei geschlossener Fontanelle, unklare Organzuordnung von Tumoren des kleinen Beckens), helfen *computertomographische* oder *kernspintomographische Verfahren* weiter. Die Grenzen der Kernspintomographie der Hypothalamus- und Hypophysenregion liegen heute noch im Nachweis kleiner intrahypophysärer Läsionen. Bei endokrin aktiven Hypophysenadenomen (Morbus Cushing) ist die endokrinologische Funktionsdiagnostik der kernspintomographischen Technik bei der Lokalisation der Störung (Etagendiagnostik) überlegen [33].

Auch die *Osteodensitometrie* kann im weiteren Sinn als bildgebendes Verfahren aufgefaßt werden. Sie erhält ihre Bedeutung in der Kinderendokrinologie dadurch, daß einige Krankheitsbilder (Hypogonadismus, Hyperthyreose), aber auch Therapien (LHRH-Superagonist-Therapie der Pubertas praecox) mit Veränderungen der Knochendichte einhergehen können [4, 43, 50].

> **!** Für das Kindes- und Jugendalter geeignete Techniken müssen nicht nur präzise, richtig und kostengünstig sein, sie müssen auch eine geringe Strahlenbelastung aufweisen und Schlüsse auf die Knochenfestigkeit zulassen [52].

Bei allen Methoden wird von Absorptionsmessungen des Knochengewebes auf die Knochenmasse geschlossen. Die verfügbaren Methoden sind mit ihren Eigenschaften in Tabelle 2.1 dargestellt.

Zu den bildgebenden Verfahren, die Zusatzinformationen über die Funktion endokriner Organe liefern, gehört die Szintigraphie. Mit dieser Technik kann nach Injektion isotopenmarkierter Substanzen, die sich im Drüsengewebe mehr als im übrigen Körpergewebe anreichern, funktionierendes Drüsengewebe mit Spezialkameras (Scanner) über der betreffenden Körperregion abgebildet werden.

In der Endokrinologie kommt die *Funktionsszintigraphie* v.a. zur Untersuchung der Schilddrüse (Isotopen: ^{99m}Tc, ^{131}J, ^{125}J, ^{123}J), der Nebenschilddrüsen (^{99m}Tc-Methoxyisobutylisonitril; „sestamibi“) und der Nebennieren (^{131}J-Cholesterol) zum Einsatz. Die diagnostische Treffsicherheit kann bei bestimmten Indikationen durch kinetische Studien unter gleichzeitiger pharmakologischer Beeinflussung der Drüsenfunktion (Suppressionsszintigramm: Schilddrüse/Trijodthyronin, Nebenniere/Dexamethason; Freisetzungsszintigramm: Schilddrüse/Perchlorat) erhöht werden [19].

2.5 Labormethoden

Vor der Beschreibung des Prinzips des Radioimmunoassays durch Yalow und Berson [65] standen der Endokrinologie zur Messung von Hormonaktivitäten oder -konzentrationen in Körperflüssigkeiten im wesentlichen nur aufwendige Bioassays (Proteohormone, Steroidhormone: Ganztier, Gewebe) oder chemische Analysemethoden (Steroidhormone: Gruppenreaktionen) zur Verfügung. Danach wurden für fast alle Hormone Immunoassaysysteme beschrieben. Ähnliche Impulse wie durch das Immunoassay hat

Tabelle 2.1. Nichtinvasive Methoden zur Bestimmung der Knochendichte. (Nach Reiners 1991 und Schneider 1992 [46, 51])

Methode	Einenergie-(Photonen-)Absorptiometrie (SPA)	Zweienergie-(Photonen-)Absorptiometrie (DPA)	Zweienergie-(Röntgen-)Absorptiometrie (DXA)	Quantitative Computertomographie (Ein-/Zweienergie, SE-/DEQCT)	Hochauflösende periphere quantitative Computertomographie (pQCT)
Meßort	Radius/ Calcaneus	LWS/Femur, Ganzkörper	LWS/Femur, Ganzkörper	LWS (Femur)	Radius, Tibia
Spongiosaanteil	5-80%	50-60%	50-60%	100%	100%
Dichteäquivalent/ Dimension	Längenwert (g/cm)	Flächenwert (g/cm^2)	Flächenwert (g/cm^2)	Volumenwert (mg/cm^3)	Volumenwert (mg/cm^3)
Strahlenquelle/ Energie (KeV)	J-125 (28)	Gd-153 (44/100)	Rö-Röhre (40/70)	Rö-Röhre (40/70)	J-125/Rö-Röhre (28)/(40)
Strahlenexposition (Knochenmark, mGy)	≤ 0,1	≤ 0,15	≤ 0,05	1-10	≤ 0,1
Reproduzierbarkeit (Variationskoeffizient)	1-3%	2-5%	1-2%	SE: 1-3% DE: 3-10%	0,5-1%
Richtigkeit (Fehler %)	2-4%	5-15%	5-15%	3-15%	1-3%

Tabelle 2.2. Bioassay- und Radiorezeptorassaymethoden am Beispiel der Bestimmung von Wachstumshormon

Assaytyp	Prinzip	Untere Nachweisgrenze (ng)	Literatur
Bioassays *in vivo*	Hypophysektomierte Ratten: Körpergewichtszunahme	5000 (× 10)	[34]
	lit/lit-Mäuse (C57BL/6J-Stamm): Körpergewichtszunahme	5000 (× 4)	[3]
	Tibiatest (Ratte): Tibiabreite	2000 (× 4)	[15]
Rezeptorassays	Radiorezeptorassay (Leber)	20,0	[7]
	Radiorezeptorassay (IM9-Lymphozyten)	10,0	[30]
	Rezeptormodulationsassay (IM9-Lymphozyten)	2,0	[48]
Bioassays *in vitro*	Mausadipozytenassay (3T3-F442A)	5,0	[16]
	NB2-Lymphomzellen	0,5	[56]

die Endokrinologie erst wieder in den 80er Jahren durch die molekularbiologischen Techniken erhalten. Die neu hinzugekommenen molekulargenetischen Methoden machen die älteren Methoden jedoch nicht überflüssig. In der Diagnostik komplexer kinderendokrinologischer Krankheitsbilder müssen physikalische, chemische, immunologische und molekularbiologische Methoden gemeinsam eingesetzt werden.

2.5.1 Bioassays und Radiorezeptorassays

In den Anfängen der endokrinologischen Forschung konnten Hormone oft nur anhand ihrer Wirkung im *In-vivo-Bioassay* nachgewiesen werden. Historische Beispiele sind der Tibiabreitentest an der Ratte (STH), die Rattenovargewichtsbestimmung (Gonadotropine) und der Kapaunenkammtest (Androgene) [13]. Zur Durchführung dieser Tests wurden große Hormonmengen benötigt. Dies verhinderte den Einsatz im klinischen Alltag. Heute werden Bioassays v.a. zur Charakterisierung der biologischen Aktivität von Standardpräparationen eingesetzt. In-vivo-Bioassays nutzen nur Teilaspekte der biologischen Wirksamkeit des untersuchten Hormons an bestimmten Geweben oder Zellinien. Dabei kann es sich um die hormoninduzierte Synthese von Stoffwechselprodukten, um die Änderung der Mitosehäufigkeit eines Gewebes bzw. der Zellen einer Zellkultur oder um Änderungen der Rezeptorzahl handeln. Einige neuere In-vivo-Bioassays weisen eine gute Sensitivität auf (Tabelle 2.2).

Radiorezeptorassays nutzen das Gewebe schließlich nur noch zur Messung der Interaktion des untersuchten Hormons (Ligand) mit spezifischen Rezeptoren an

Zelloberflächen oder subzellulären Strukturen. Beispiele für Bioassays oder Radiorezeptorassays zur Messung von Wachstumshormon (-aktivität) sind in Tabelle 2.2 zu finden.

2.5.2 Immunoassays und immunometrische Assays

Gemeinsame Basis der Immunoassays ist die Reaktion zwischen dem zu messenden Hormon (Analyt) und spezifischen Antikörpern, die im Falle größerer Peptidhormone gegen einzelne Molekülregionen (Epitope) des Analyten, im Falle kleinmolekularer Hormone (Steroide) gegen eine Verbindung des Analyten mit einer immunogen Substanz (Hapten) gerichtet sind [9, 38].

Diese Antikörper können nach wiederholter kutaner Applikation des Analyten gemäß eines geeigneten Immunisierungsschemas aus dem Serum von Mäusen, Ratten oder Kaninchen gewonnen werden (polyklonale Antikörper). Polyklonale Antikörper stellen eine Mischung unterschiedlicher Antikörperpopulationen dar, die meist gegen unterschiedliche Epitope des Analyten gerichtet sind. Selbst bei Einhaltung einer identischen Immunisierungsprozedur bei der gleichen Tierspezies kann die Qualität der gewonnenen Antiseren von Produktionszyklus zu Produktionszyklus schwanken [6]. Eine praktisch unbegrenzte Menge identischer Antikörper, die nur gegen ein Epitop des Analyten gerichtet ist, kann mit dem Produktionsverfahren für monoklonale Antikörper erzeugt werden. Hierbei werden geeigneten Tierspezies (Mäuse, Ratten) nach Immunisierung einzelne Lymphozyten, die einen Antikörper produzieren, entnommen und mit Myelomzellen fusioniert. Die so entstandenen Hybridzellen, welche die Fähigkeit zur Antikörperproduktion von den Lymphozyten und die Fähigkeit des praktisch unbegrenzten Wachstums von den Myelomzellen übernommen haben, werden zur weiteren Vermehrung in der Zellkultur oder am Mäuseperitoneum ausgewählt. Diese Zellen geben, da sie alle von einer gemeinsamen Vorläuferzelle abstammen, nur eine einzige Antikörperpopulation in die Zellkulturflüssigkeit oder den Aszites ab. Aus diesen Flüssigkeiten kann der Antikörper dann geerntet werden.

Im *Radioimmunoassay* (RIA) wird ein spezifisches Antiserum, oft mit polyklonalen Antikörpern, im Sinne einer kompetitiven Bindung eingesetzt. Das im Patientenserum zu messende Hormon (Erstantigen) konkurriert dabei mit einem dem Untersuchungsansatz zugesetzten radioaktiv markierten Zweitantigen um die Bindungstellen am Antikörper (Abb. 2.1). Je mehr Hormon das Patientenserum enthält, desto mehr radioaktiv markiertes Zweitantigen wird aus den Bindungsstellen des Antikörpers verdrängt; die gebundene Radioaktivität nimmt ab. Nach Abtrennung der in der Ansatzflüssigkeit vorhandenen freien Radioaktivität kann die gebundene Radioaktivität über die Impulsrate gemessen und anhand der Eichkurve einer Hormonkonzentration zugewiesen werden. Die erreichbare Präzision (*Variationskoeffizient*) hängt von den verwendeten Antikörpern und von der Stärke des radioaktiven Signals (spezifische Radioaktivität) ab. Sie ist im steilen Teil der Eichkurve am höchsten (geringster Variationskoeffizient).

Zur Trennung von freier und antikörpergebundener Radioaktivität eignen sich, je nach Assaysystem,

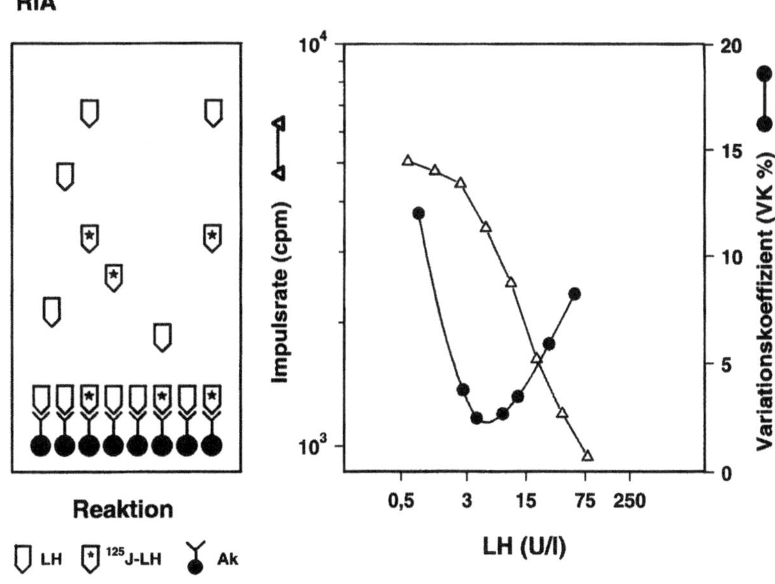

Abb. 2.1. Reaktionsprinzip, Eichkurve (Δ) und Präzisionsprofil (•) eines Radioimmunoassays (*RIA*) am Beispiel des luteinisierenden Hormons (*LH*). *^{125}J-LH* mit radioaktivem Jod (^{125}J) markiertes LH, *Ak* Antikörper

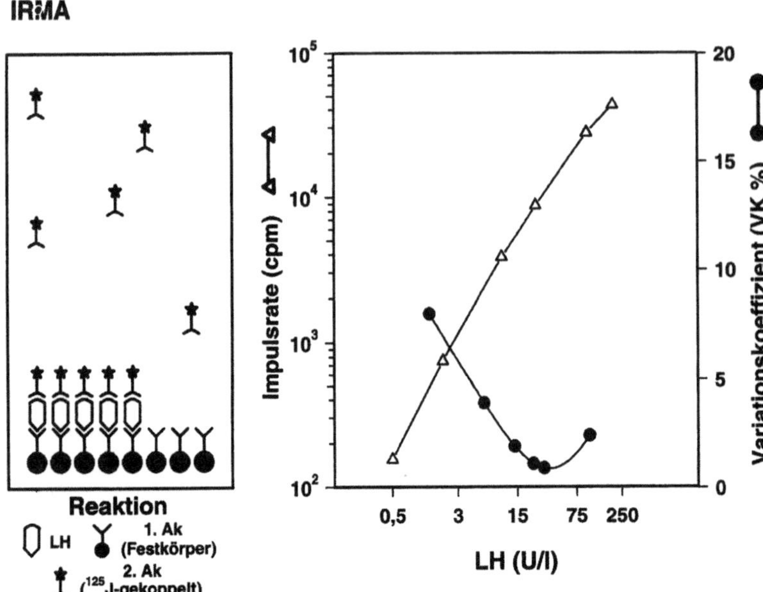

Abb. 2.2. Reaktionsprinzip, Eichkurve (Δ) und Präzisionsprofil (•) eines immunoradiometrischen Assays (*IRMA*) am Beispiel des luteinisierenden Hormons (*LH*). *^{125}J* radioaktives Jod, *Ak* Antikörper

Aktivkohle (Aufnahme der nicht antikörpergebundenen Radioaktivität), Polyäthylenglykol (Fällung des Hormon-Antikörper-Komplexes) und festkörper- (z. B. Sephadex) oder magnetpartikelgebundene, gegen den 1. Antikörper gerichtete Zweitantikörper. Der Antikörper kann auch kovalent an die Röhrchenwand gebunden sein (*Coated-tube-Technik*).

Einem anderen Prinzip folgen das *immunoradiometrische Assay* (IRMA) und das *immunofluorometrische Assay* (trIFMA, „time-resolved immunofluorometric assay"). Hierbei wird das im Patientenserum enthaltene Hormon gleichzeitig (Sandwichtechnik) von 2 gegen unterschiedliche Epitope gerichteten, meist monoklonalen Antikörpern gebunden. Einer dieser Antikörper dient der Trennung des Hormon-Antikörper-Komplexes und ist festkörper- oder magnetpartikelgebunden; der 2. Antikörper ist radioaktiv markiert (Abb. 2.2). Im Reaktionsansatz sind die Antikörper gegenüber dem Analyten im Überschuß enthalten. Das an den Komplex gebundene radioaktive Signal wird desto höher, je größer die Hormonkonzentration im Patientenserum ist.

Bei den immunometrischen Assayverfahren gibt es auch Alternativen zum radioaktiven Signal. Im *ELISA* („enzyme-linked immunosorbent assay") ist der 2. Antikörper statt an ein radioaktives Isotop an ein Enzym (z. B. Peroxidase, alkalische Phosphatase) gekoppelt. Dieses Enzym führt durch Oxidation eines

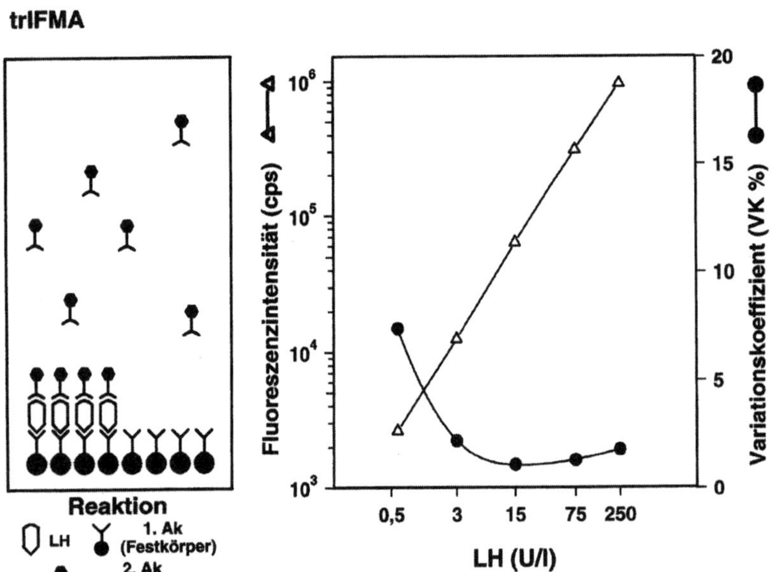

Abb. 2.3. Reaktionsprinzip, Eichkurve (Δ) und Präzisionsprofil (•) eines immunofluorometrischen Assays (*trIFMA*, „time-resolved") am Beispiel des luteinisierenden Hormons (*LH*). *Eu* Europium, *Ak* Antikörper

Substrats (Tetramethylbenzidin, NADPH) eine Farbreaktion herbei, deren Intensität photometrisch gemessen werden kann und direkt proportional zur Menge des im Reaktionsansatz vorhandenen antikörpergebundenen Hormons ist [61].

Ein elegantes Verfahren stellt das immunofluorometrische Assay (trIFMA) dar (Abb. 2.3). Hier ist der 2. Antikörper an Europiumchelat gekoppelt. Im Gegensatz zum konventionellen Fluoreszenzsignal, das eine ähnliche Abklingzeit (1 - 20 ns) aufweist wie die natürliche Fluoreszenz vieler natürlich vorkommender Substanzen und somit mit dieser interferiert, klingt die Fluoreszenz der Europiumchelate erst später ab (10 - 1000 µs). Die zeitliche Auflösung der natürlichen und europiumbedingten Fluoreszenz kann von geeigneten Detektoren ausgenutzt werden. Die Vorteile des trIFMA liegen in der signalbedingten höheren Sensitivität und im breiteren Meßbereich [21, 32, 55].

2.5.3 Chromatographische Verfahren

Viele kleinmolekulare Hormone liegen in biologischen Proben in Form eines Gemisches von originärer Substanz und Metaboliten oder als Gruppe chemisch eng verwandter intermediärer Stoffwechselprodukte vor (Katecholamine, Steroide). Hier stoßen Immunoassayverfahren wegen der schlechten Immunogenität einzelner Analyten und der unzureichenden Spezifität der Antikörper an ihre Grenzen. Die unzureichende Spezifität der immunologischen oder chemischen Endpunktbestimmung eines Analyten kann aber durch die Abtrennung interferierender Substanzen auf ein Minimum reduziert werden. Dies ist die Domäne der chromatographischen Verfahren.

Frühe Beispiele sind die Auftrennung von Steroidgemischen aus biologischen Proben (Serum, Urin, Organextrakt) mittels der Papierchromatographie oder Dünnschichtchromatographie (Plattenchromatographie; *„Thin-layer-Chromatographie“*, TLC) [5, 44].

Das Prinzip der Chromatographie beruht auf den unterschiedlichen Interaktionen der Bestandteile eines in mobiler Phase (Lösungsmittel) gelösten Stoffgemisches mit der stationären Phase (Papier, Silikat etc.). Diese Interaktionen führen dazu, daß sich die einzelnen Bestandteile des Stoffgemisches, nach Wanderung der mobilen Phase durch die stationäre Phase und Erreichen des Äquilibriums über eine bestimmte Strecke des chromatographischen Systems, zwischen den beiden Phasen verteilen. Die Einzelsubstanzen können dann schrittweise aus ihren unterschiedlichen Positionen eluiert und im Idealfall, ohne eine Interferenz befürchten zu müssen, mit einfachen Endpunktbestimmungsmethoden quantifiziert werden [5].

Am Beispiel der Stoffklasse der Steroide lassen sich typische Anwendungen der unterschiedlichen chromatographischen Verfahren erläutern. Der 1. Schritt zur chromatographischen Aufbereitung einer Plasmaprobe ist die Extraktion der Steroide mit Äther oder einem anderen geeigneten Lösungsmittel. Die extrahierten Steroide werden dann in der mobilen Phase, meist einem Gemisch organischer Lösungsmittel unterschiedlicher Polarität, aufgenommen.

Bei der *Säulenchromatographie* werden die zu trennenden Steroide in mobiler Phase gelöst auf eine Säule aufgegeben, deren mechanisches Trägermaterial (meist Silikate) mit einer stationären Phase (z. B. hochpolare organische Verbindungen) gekoppelt ist. Bei stetem Fluß der mobilen Phase über die Säule werden die Steroide, je nach ihrer Polarität und dadurch bedingter unterschiedlich intensiver Interaktion mit der stationären Phase, früher oder später (Retentionszeit) von der Säule eluiert, können einzeln aufgefangen und quantifiziert werden. Trennsysteme reichen von einfachen, selbst zu füllenden Glassäulen mit Füllung auf Silikatbasis [1] über Glassäulen mit lösungsmittelresistenten Kunstharzträgern (LH-20; Niederdrucksysteme) [54] bis zu maschinell gepackten Metallsäulen mit beschichteter Silikatfüllung einheitlicher Geometrie und Korngröße, die in aufwendigen Apparaturen bei Anwendung hoher Drucke auf kurzer Stecke gute Trennungen gewährleisten (HPLC; „high pressure/performance liquid chromatography“, *Hochdruck-/Hochleistungsflüssigkeitschromatographie*) [29].

Bei komplizierteren Stoffgemischen (z. B. Steroidmetabolite im Urin) reicht die Trennleistung der in der Flüssigkeitschromatographie verwendeten Säulen nicht aus. Hier wird die *kapillare Gaschromatographie* eingesetzt. Ihr Vorteil liegt darin, daß durch Verwendung von langen, auf Trommeln gewickelten, biegsamen, innen beschichteten Glaskapillaren als „Säule“ die Trennstrecke auf 25 - 50 m ausgedehnt werden kann. Auch bei dieser Technik werden die Steroide zunächst aus dem Urin extrahiert. Um im Gasstrom durch die Glaskapillare geführt werden zu können, müssen die Steroide dann in die Gasphase überführt werden. Bei den dazu erforderlichen Temperaturen würden sich die Steroide allerdings zersetzen. Dies wird durch Derivatisierung verhindert: Durch Anbringung von Silylgruppen am Steroidmolekül läßt sich der Siedepunkt unter die Zersetzungstemperatur absenken. Das derivatisierte Steroidgemisch wird durch Erhitzen in die Gasphase überführt und vom Trägergas (mobile Phase) durch die Kapillarsäule geführt. Je nach Interaktion mit der Innenbeschichtung der Säule werden die Steroidderivate auf der Säule retiniert. Am Ende der Säule können unterschiedliche Detektoren angebracht werden. Ein häufig verwendeter Detektor ist der *Flammenionisationsdetektor*. In ihm werden die eluierten Steroidderivate in einer Wasserstoffflamme verbrannt. Die dabei entstehenden Ionen führen zu einem Strom, dessen Stärke proportional zu der Steroidmenge in der eluierten Fraktion ist. Die Steroide müssen durch Vergleich mit den Retentionszeiten eines Standardgemisches identifiziert werden. Zur Quantifizierung dienen mitgeführte innere Standards und das Standardgemisch [53].

Für die Messung von Östrogenmetaboliten wird ein *Elektroneneinfangdetektor* eingesetzt. Bei der Identifizierung unbekannter Steroide kann die Kopplung des Gaschromatographen mit einem Massenspektrometer helfen (GC-MS, sog. *Bindestrichtechniken*, „hyphenated techniques“) [31].

2.5.4 Molekulargenetische Verfahren

Die Gene vieler Bestandteile des endokrinen Systems sind identifiziert, ihre chromosomale Zuordnung ist beschrieben und ihre Nukleotidsequenz bekannt. Bei einer zunehmenden Zahl von Krankheiten des Endokriniums ist die zugrundeliegende Störung auf Genebene (Gendeletion, Punktmutation, Genkonversion etc.) bekannt und kann molekulargenetisch diagnostiziert werden. Die Methoden der Molekulargenetik werden meist in Strategien kombiniert eingesetzt und sind derzeit einem raschen technischen Wandel unterworfen. Daher soll hier nur auf 2 häufig angewandte Verfahren eingegangen werden.

2.5.4.1 Polymerasekettenreaktion

Die Polymerasekettenreaktion (PCR, „polymerase chain reaction“) ist eine In-vitro-Methode zur Synthese ausgewählter DNA-Abschnitte. Wenn die Nukleotidsequenz der den gewünschten DNA-Abschnitt flankierenden Fragmente bekannt ist, können dazu komplementäre einsträngige Oligonukleotide, sog. „primer“, chemisch synthetisiert werden. Unter kurzzeitigem Erhitzen schmilzt das DNA-Ausgangsmaterial und trennt sich in seine Einzelstränge. Nun erhalten die im Reaktionsgemisch befindlichen „primer“ Zugang zu ihren komplementären Nukleotidsequenzen der DNA-Einzelstränge und können mit ihnen hybridisieren. In Gegenwart von einzelnen Nukleotidbasen fügt dann eine hitzestabile Polymerase zusätzliche Nukleotide an den Enden der „primer“ an, bis aus jedem der beiden DNA-Einzelstränge wieder ein Doppelstrang entstanden ist. Die Menge des DNA-Ausgangsmaterials hat sich dann verdoppelt. Dieser Vorgang läßt sich über mehrere Zyklen wiederholen (Abb. 2.4). Von einem einzigen DNA-Segment lassen sich so innerhalb von Stunden Millionen Kopien herstellen [14, 37].

Bei Verdacht auf Vorliegen einer Punktmutation im amplifizierten Genabschnitt läßt sich dieser dann mit der nachfolgenden Methode weiter untersuchen.

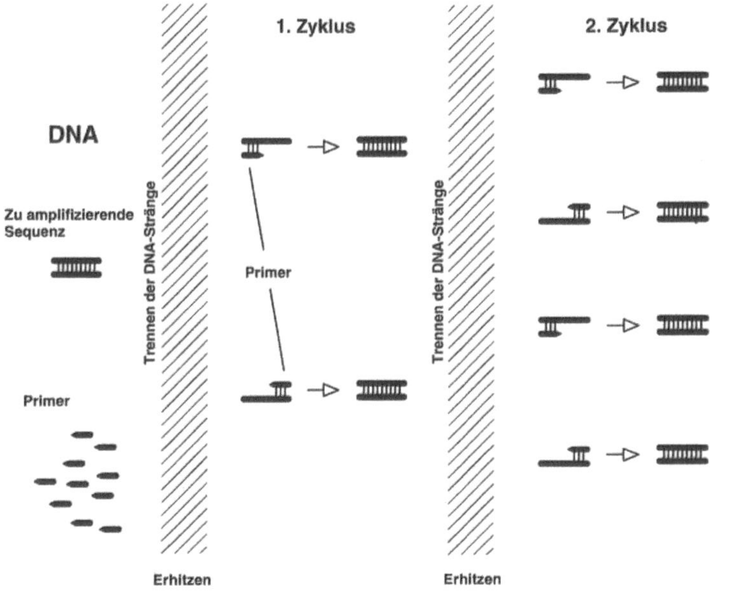

Abb. 2.4. Prinzip der Polymerasekettenreaktion. (Mod. nach Rosenthal 1994 [49])

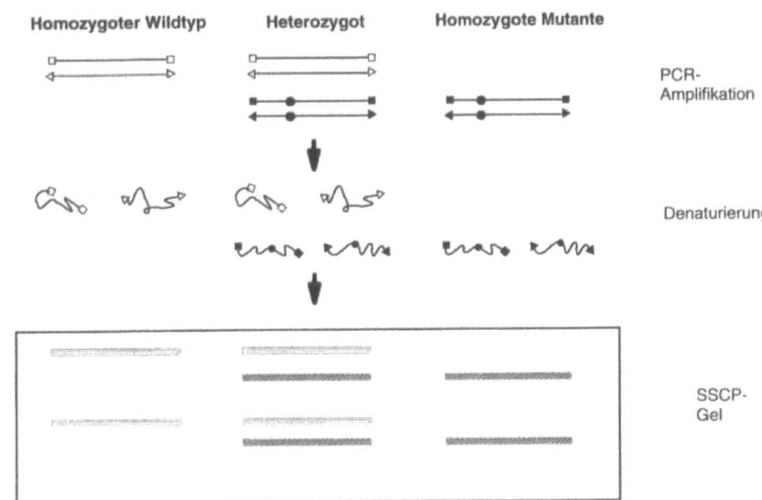

Abb. 2.5. Prinzip der SSCP-Analyse, *PCR* Polymerasekettenreaktion. (Nach Pfäffle 1995 [41])

2.5.4.2 SSCP-Analyse

Die SSCP-Analyse („single-stranded conformation polymorphism") stellt eine Screeningmethode für die Suche nach Punktmutationen in einem PCR-amplifizierten Genabschnitt dar. PCR-amplifizierte DNA-Abschnitte werden einer Kombination aus denaturierender und nichtdenaturierender Acrylamidgelelektrophorese unterworfen: Durch Anwendung eines denaturierenden Ladepuffers und kurzzeitiges Erhitzen auf 95 °C werden die PCR-Fragmente in Einzelstränge getrennt und auf das Acrylamidgel geladen. Während die DNA-Einzelstränge in das Gel eintreten und das denaturierende Milieu des Ladepuffers wieder verlassen, nehmen sie eine ihrer Basensequenz entsprechende Sekundärstruktur an und knäuelen sich auf. Das Wanderungsverhalten dieser geknäuelten DNA-Einzelstränge ist träge. Treten Veränderungen in der Basensequenz auf, kommt es über eine leichte Änderung der Sekundärstruktur zu einem veränderten Wanderungsverhalten des Fragments, einem „gel shift" (Abb. 2.5). Eine homozygote Mutation ist gekennzeichnet durch 2 verändert laufende DNA-Fragmente (Banden), eine heterozygote Mutation dagegen durch 4 unterschiedlich laufende DNA-Fragmente [41].

Literatur

1. Abraham GE, Manlimos FS, Garza R (1977) Radioimmunoassay of steroids. In: Abraham GE (ed) Handbook of radioimmunoassay. Marcel Dekker, New York, pp 591-656
2. Bayley N, Pinneau SR (1952) Tables for predicting adult height from skeletal age: revised for use with the Greulich-Pyle hand standards. J Pediatr 40: 423-441
3. Bellini MH, Bartolini P (1993) *In vivo* bioassay for the potency determination of human growth hormone in dwarf „little" mice. Endocrinology 132: 2051-2055
4. Bertelloni S, Baroncelli GI, Battini R, Perri G, Saggese G (1995) Short-term effect of testosterone treatment on reduced bone density in boys with constitutional delay of puberty. J Bone Miner Res 10: 1488-1495
5. Bush IE (1961) The chromatography of steroids, 2. edn. Pergamon, Oxford London New York Paris
6. Butt WR, Lynch SS, Sage J, Williams J (1983) The multisite immunization technique. In: Hunter WM, Corrie JET (eds) Immunoassays for clinical chemistry, 2nd edn. Churchill Livingstone, Edinburgh London Melbourne, pp 443-445
7. Carr D, Friesen HG (1976) Growth hormone and insulin binding to human liver. J Clin Endocrinol Metab 42: 484-493
8. Cole TJ, Freeman JV, Preece MA (1995) Body mass index reference curves for the UK, 1990. Arch Dis Child 73: 25-29
9. Corrie JET (1983) Production of anti-hapten sera in rabbits. In: Hunter WM, Corrie JET (eds) Immunoassays for clinical chemistry, 2nd edn. Churchill Livingstone, Edinburgh London Melbourne, pp 469-472
10. Cox LA (1994) Preliminary report on the validation of a grammar-based computer system for assessing skeletal maturity with the Tanner-Whitehouse 2 method. Acta Paediatr 83 (Suppl) 406: 84-85
11. Cox LA (1996) Tanner-Whitehouse method of assessing skeletal maturity: problems and common errors. Horm Res 45: 53-55
12. Davies PSW (1993) Body composition assessment. Arch Dis Child 69: 337-338
13. Dorfman RI (1962) Methods in hormone research. Vol II: Bioassay. Academic Press, New York London
14. Eisenstein BI (1990) The polymerase chain reaction. A new method of using molecular genetics for medical diagnosis. N Engl J Med 322: 178-183
15. Evans HM, Simpson ME, Marx W, Kibrick EA (1943) Bioassay of the pituitary growth hormone. Width of the proximal epiphysial cartilage of the tibia in hypophysectomized rats. Endocrinology 32: 13-16

16. Foster CM, Borondy M, Padmanabhan V, Schwartz J, Kletter GB, Hopwood NJ, Beitins IZ (1993) Bioactivity of human growth hormone in serum: validation of an *in vitro* bioassay. Endocrinology 132: 2073-2082
17. Gibson AT, Pearse RG, Wales JKH (1993) Knemometry and the assessment of growth in premature babies. Arch Dis Child Fetal Neonatal 69: 498-504
18. Greulich WW, Pyle SI (1959) Radiographic atlas of skeletal development of the hand and wrist, 2nd edn. Stanford University Press, Stanford
19. Gross MD, Shapiro B, Thrall JH, Freitas JE, Beierwaltes WH (1984) The scintigraphic imaging of endocrine organs. Endocr Rev 5: 221-281
20. Hammer LD, Kraemer HC, Wilson DM, Ritter PL, Dornbusch SM (1991) Standardized percentile curves of body mass index for children and adolescents. Am J Dis Child 145: 259-263
21. Hemmilä I, Dakubu S, Mukkala VM, Siitari H, Lövgren T (1984) Europium as a label in time-resolved immunofluorometric assays. Anal Biochem 137: 335-343
22. Hermanussen M, Burmeister J (1989) Standards for the predictive accuracy of short term body height and lower leg length measurements on half annual growth rates. Arch Dis Child 64: 259-263
23. Hermanussen M, Geiger-Benoit K, Sippell WG (1985) Catch-up growth following transfer from three times weekly im to daily sc administration of hGH in GH deficient patients, monitored by knemometry. Acta Endocrinol (Copenh) 109: 163-168
24. Hermanussen M, Geiger-Benoit K, Sippell WG (1986) GH deficient children receiving GH replacement do not grow during intermittent infectious illness. Acta Paediatr Scand 75: 601-604
25. Hermanussen M, Geiger-Benoit K, Burmeister J, Sippell WG (1987) Can the knemometer shorten the time for growth rate assessment? Acta Paediatr Scand (Suppl) 337: 30-36
26. Hermanussen M, Geiger-Benoit K, Burmeister J, Sippell WG (1988) Periodical changes of short term growth velocity („mini growth spurts") in human growth. Ann Hum Biol 15: 103-109
27. Hermanussen M, Bugiel S, Aronson S, Moell C (1992) A non-invasive technique for the accurate measurement of leg length in animals. Growth Develop Aging 56: 129-140
28. Hill K, Pynsent PB (1994) A fully automated bone-ageing system. Acta Paediatr 83 (Suppl 406): 81-83
29. Honour JW (1986) Steroids. In: Lim CK (ed) HPLC of small molecules. A practical approach. IRL, Oxford Washington, pp 117-155
30. Lesniak MA, Gorden P, Roth J, Gavin JR III (1977) Binding of ^{125}I-human growth hormone to specific receptors in human cultured lymphocytes. J Biol Chem 249: 1661-1667
31. Liberato DJ, Yergey AL, Esteban N, Gomez-Sanchez CE, Shackleton CHL (1987) Thermospray HPLC/MS: a new mass spectrometric technique for the profiling of steroids. J Steroid Biochem 27: 61-70
32. Madersbacher S, Shu-Chen T, Schwarz S, Dirnhofer S, Wick G, Berger P (1993) Time-resolved immunofluorometry and other frequently used immunoassay types for follicle-stimulating hormone compared by using identical monoclonal antibodies. Clin Chem 39: 1435-1439
33. Magiakou MA, Mastorakos G, Oldfield EH et al. (1994) Cushing's syndrome in children and adolescents - presentation, diagnosis, and therapy. N Engl J Med 331: 629-636
34. Marx W, Simpson ME, Evans HM (1942) Bioassay of the growth hormone of the anterior pituitary. Endocrinology 30: 1-10
35. McKusick VA (1966) Heritable disorders of connective tissue. Mosby, St. Louis
36. Menzel D, Hauffa BP (1990) Changes in size and sonographic characteristics of the adrenal glands during the first year of life and the sonographic diagnosis of adrenal hyperplasia in infants with 21-hydroxylase deficiency. J Clin Ultrasound 18: 619-625
37. Mullis KB, Faloona FA (1987) Specific synthesis of DNA in vitro via a polymerase-catalysed chain reaction. Methods Enzymol 155: 335-350
38. Munro AC, Chapman RS, Templeton JG, Fatori D (1983) Production of primary antisera for radioimmunoassay. In: Hunter WM, Corrie JET (eds) Immunoassays for clinical chemistry, 2nd edn. Churchill Livingstone, Edinburgh London Melbourne, pp 447-455
39. Neu A (1992) Sonographic size of endocrine tissue. In: Ranke MB (ed) Functional endocrinologic diagnostics in children and adolescents. J & J, Mannheim, pp 21-36
40. Neyzi O, Bundak R, Molzan J, Günöz H, Darendeliler F, Saka N (1993) Estimation of annual height velocity based on short- versus long-term measurements. Acta Paediatr 82: 239-244
41. Pfäffle RW, Kentrup H, Blankenstein O (1995) Molekulargenetisches Praktikum für pädiatrische Endokrinologen. Eigenverlag, Aachen
42. Prader A, Largo RH, Molinari L, Issler C (1989) Physical growth of Swiss children from birth to 20 years of age. First Zurich longitudinal study of growth and development. Helv Paediatr Acta (Suppl) 52: 1-125
43. Radetti G, Castellan C, Tatò L, Platter K, Gentili L, Adami S (1993) Bone mineral density in children and adolescent females treated with high doses of *L*-thyroxine. Horm Res 39: 127-131
44. Randerath K (1962) Dünnschicht-Chromatographie. VCH, Weinheim
45. Reilly JJ, Wilson J, McColl JH, Carmichael M, Durnin JVGA (1996) Ability of biolectric impedance to predict fat-free mass in prepubertal children. Pediatr Res 39: 176-179
46. Reiners C (1991) Nicht-invasive quantitative Knochendichtebestimmung. In: Ringe JD (Hrsg) Osteoporose. Walter de Gruyter, Berlin New York, S 157-216
47. Rolland-Cachera MF (1993) Body composition during adolescence: methods, limitations and determinants. Horm Res 39 (Suppl 3): 25-40
48. Rosenfeld RG, Hintz RL (1980) Modulation of homologous receptor concentrations - sensitive radioassay for human growth hormone in acromegalic, newborn, and stimulated plasma. J Clin Endocrinol Metab 50: 62-69
49. Rosenthal N (1994) Molecular medicine. Tools of the trade - recombinant DNA. N Engl J Med 331: 315-317
50. Saggese G, Bertelloni S, Baroncelli GI, Battini R, Franchi G (1993) Reduction of bone density: an effect of gonadotropin-releasing hormone analogue treatment in central precocious puberty. Eur J Pediatr 152: 717-720
51. Schneider P (1992) Knochendichtebestimmung, Indikation und Stellenwert. Nuklearmediziner 15: 253-260

52. Schönau E, Wentzlik U, Radermacher A, Keuth B, Michalk D, Scheidhauer K (1994) Measurement of density and structure in bones. Lancet 343: 1635-1636
53. Shackleton CHL (1986) Profiling steroid hormones and urinary steroids. J Chromatogr 379: 91-156
54. Sippell WG, Dörr HG, Bidlingmaier F, Knorr D (1980) Plasma levels of aldosterone, corticosterone, 11-deoxycorticosterone, progesterone, 17-hydroxyprogesterone, cortisol, and cortisone during infancy and childhood. Pediatr Res 14: 39-46
55. Soini E, Kojola H (1983) Time-resolved fluorometer for lanthanide chelates - a new generation of nonisotopic immunoassays. Clin Chem 29: 65-68
56. Tanaka T, Shiu RPC, Gout PW, Beer CT, Noble RL, Friesen HG (1980) A new sensitive and specific bioassay for lactogenic hormones: measurement of prolactin and growth hormone in human serum. J Clin Endocrinol Metab 51: 1058-1063
57. Tanner JM, Gibbons RD (1994) A computerized image analysis system for estimating Tanner-Whitehouse 2 bone age. Horm Res 42: 282-287
58. Tanner JM, Goldstein H, Whitehouse RH (1970) Standards for children's height at age 2-9 years allowing for height of parents. Arch Dis Child 45: 755-762
59. Tanner JM, Whitehouse RH, Marshall WA, Healy MJR, Goldstein H (1983) Assessment of skeletal maturity and prediction of adult height (TW2 method), 2nd edn. Academic Press, New York
60. Tanner JM, Oshman D, Lindgren G, Grunbaum JA, Elsouki R, Labarthe D (1994) Reliability and validity of computer-assisted estimates of Tanner-Whitehouse skeletal maturity (CASAS): comparison with the manual method. Horm Res 42: 288-294
61. Tijssen P (1985) Practice and theory of enzyme immunoassays. In: Burdon RH, Van Knippenberg PH (eds) Laboratory techniques in biochemistry and molecular biology. Elsevier, Amsterdam, pp 221-278
62. Valk IM, Langhout-Chabloz AME, Smals AGH, Kloppenborg PWC, Cassorla FG, Schutte EAST (1983) Accurate measurement of the lower leg length and the ulnar length and its application in short term growth measurement. Growth 47: 53-66
63. Voss LD, Bailey BJR, Cumming K, Wilkin TJ, Betts PR (1990) The reliability of height measurement (The Wessex growth study). Arch Dis Child 65: 1340-1344
64. White EM, Wilson AC, Greene SA, McCowan C, Thomas GE, Cairns AY, Ricketts IW (1995) Body mass index centile charts to assess fatness of British children. Arch Dis Child 72: 38-41
65. Yalow RS, Berson SA (1959) Assay of plasma insulin in human subjects by immunological methods. Nature 184: 1648-1649
66. Zachmann M, Sobradillo B, Frank M, Frisch H, Prader A (1978) Bayley-Pinneau, Roche-Wainer-Thissen, and Tanner height predictions in normal children and in patients with various pathologic conditions. J Pediatr 93: 749-755

Teil II

Normale und gestörte Funktionen endokriner Drüsen und Organsysteme

Hypothalamus-Hypophysen-System 3

J. Girard, P. Mullis

3.1 Topographische Anatomie und Prinzipien der funktionellen Verknüpfung [11, 22, 38, 49]

Das hypothalamohypophysäre System ist eine zentrale Schaltstelle für die Regulation einer Vielzahl vitaler Vorgänge, die neural oder endokrin reguliert werden. Die anatomisch nahe Verbindung zum autonomen Nervensystem wird durch die Neurotransmittersteuerung hypothalamischer Hormone auch funktionell ergänzt. Die enge Verflechtung des neuralen und humoralen Regulationssystems wird zudem durch die intrazerebrale Verteilung von Releasinghormonen, Hypophysenvorderlappen- (HVL-) Peptiden und gastrointestinalen Hormonen („brain gut hormones") auch außerhalb des Hypothalamus unterstrichen [59].

Wechselwirkungen zwischen Neurotransmittersubstanzen und hypothalamischen Hormonen beeinflussen die HVL-Funktion und die kortikale Aktivität [31]. Biochemische Hinweise zeigen eine Verknüpfung der hormonalen Regulation sowohl mit der Neurologie und Immunologie [3] (Neuroendokrinologie und Neuroimmunologie) als auch mit der Verhaltensforschung und Psychiatrie [42, 86]. Damit eröffnet sich ein vielschichtiges Spektrum hormonaler Einflüsse. Das Bild wird dadurch noch komplexer, daß Reifungsprozesse während der postnatalen Entwicklung bis zum Erwachsenenstatus eine wechselnde hormonale Homöostase bedingen [22]. Die Regulationsvorgänge von Wachstum und Entwicklung gehen vom zentralen Nervensystem aus und werden über das hypothalamohypophysäre System an die Peripherie vermittelt.

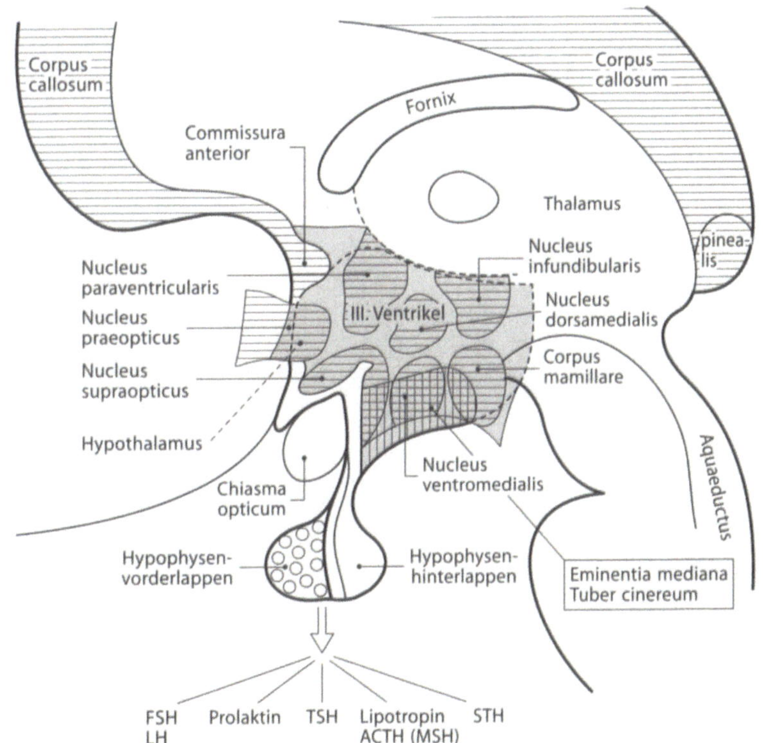

Abb. 3.1. Topographie des hypothalamo-hypophysären Systems

Abbildung 3.1 zeigt ein Schema der Topographie des hypothalamohypophysären Systems. Der Hypothalamus als Teil des Dienzephalons entwickelt sich bereits beim 5 Wochen alten Embryo. Im Erwachsenengehirn mißt der Hypothalamus etwa 2,5 cm im Durchmesser und macht 1/3000 des Gehirngewichtes aus. Anatomisch bildet er den Boden und einen Teil der seitlichen Wand des 3. Ventrikels. Die vordere Begrenzung ist durch das Chiasma opticum gegeben.

Das Tuber cinereum (Eminentia mediana) am Boden des Dienzephalons geht in das Infundibulum der Hypophyse über. Die funktionelle und anatomische Integrität des hypothalamohypophysären Systems ist Voraussetzung für eine Reihe vitaler Funktionen. Die selektive experimentelle Läsion einzelner hypothalamischer Regionen kann im Tierversuch Krankheitsbilder auslösen, die z. T. gegensätzliche Symptomenkomplexe aufweisen; als Beispiele seien genannt:

- hyperphagiebedingte Adipositas oder Anorexie [11],
- Pubertas praecox oder Ausbleiben der Reifeentwicklung,
- Schlafsucht oder Schlaflosigkeit mit Überaktivität und Erregungszuständen,
- Hyperthermie und
- Diabetes insipidus.

Wir unterscheiden ein großzelliges neurohypophysäres System mit der Hypothalamus-Hypophysenhinterlappen-Einheit und ein kleinzelliges System der adenohypophysären Regulation. Die Neurohypophyse stammt aus dem Infundibulum des Dienzephalons und ist direkt neural mit dem Nucleus supraopticus und dem Nucleus paraventricularis des vorderen Hypothalamus verbunden. Die Neuronen der kleinzelligen Systeme finden sich in der Seitenwand des III. Ventrikels und diffuser verteilt im lateralen Hypothalamus. Die Nervenfasern dieser Neuronen enden alle am Gefäßsystem der Eminentia mediana. Tabelle 3.1 gibt eine Übersicht über die hypothalamopeptidergen Neuronensysteme.

Am Transport der hypothalamischen Hormone zum HVL nimmt neben dem vaskulären Weg über die Portalgefäße das ventrikuläre System teil. Die im Liquor zirkulierenden Hormone werden durch Ependymzellen der Eminentia mediana aufgenommen und über die Tannizyten in die Kapillaren abgegeben. Für eine unmittelbare regulatorische Beeinflussung zwischen Hinter- und Vorderlappen spricht eine direkte Gefäßverbindung zwischen Neuro- und Adenohypophyse.

Die hypophysäre Zirkulation ist ein entscheidender Bestandteil der Funktionseinheit. Die obere und untere Hypophysenarterie sind für die Blutversorgung verantwortlich. Sie enden in einem feinen Kapillarnetzwerk, das um eine zentrale Arterie mit starker Muskulatur angeordnet ist. Die Funktion dürfte in einer Durchblutungsregelung des Vorderlappens bestehen. Die primären Kapillaren enden in der Eminentia mediana und im Hypophysenstiel. Von diesem Kapillarnetzwerk aus verlaufen die langen Portalgefäße, die sich in den Hypophysenstiel fortsetzen und in den Kapillaren des Vorderlappens enden. Kurze Portalgefäße entspringen im distalen Teil des Hypophysenstiels und im Hinterlappen.

Der HVL entsteht aus ektodermalem Mundbuchtepithel aus der Rathke-Tasche. Vom 3. Fetalmonat an

Tabelle 3.1. Hypothalamische peptiderge Neuronensysteme

Großzelliges System (Nucleus supraopticus paraventricularis)	Neurohypophysär	Oxytocin Antidiuretisches Hormon Arginin-Vasopressin (Neurophysin 1,2)
Kleinzelliges System Seitenwand III. Ventrikel Lateraler Hypothalamus	Adenohypophysäre	Thyreotropin-releasing-Hormon (TRH) Gonadotropin-releasing-Hormon (LHRH) Somatostatin (GHRIH) GHRH CRH
Potentielle peptiderge Transmitter oder Modulatoren (in Kortex, Hypothalamus und extrahypothalamisch nachweisbar)		
Substanz P Neurotensin Angeiotensin Endorphine (α-, β-, γ-Endorphin) Encephaline (Leu-, Met-Encephalin) Cholecystokinin VIP („vasoactive intestinal peptide") Gastrin		

ist die Hypophyse deutlich sichtbar. Am Ende des 1. Schwangerschaftstrimenons finden sich elektronenmikroskopisch sichtbare Granula. Akzessorisches HVL-Gewebe liegt in der Tiefe der Sella turcica, im Keilbeinkörper und am Rachendach (pharyngeale Hypophyse). Außerdem finden sich im Hinterlappen adenohypophysäre Zellhaufen. Das versprengte HVL-Gewebe kann nach Untergang der Adenohypophyse endokrin aktiv werden. Das embryonale Mundbuchtepithel ist Ausgangspunkt für das Kraniopharyngeom, dem häufigsten Tumor der hypothalamohypophysären Region.

Die Hypophyse mißt beim Erwachsenen 12×9× 6 mm und wiegt 600 mg. Die Adenohypophyse stellt 80 % der Drüsenmasse. Funktionell am bedeutendsten ist die Pars distalis. Im HVL sind 5 Zelltypen unterscheidbar. Die somatotropen Zellen machen etwa 50 % aus, die prolaktinbildenden Zellen 10–20 %, die Lipoprotein-ACTH-produzierenden Zellen weitere 20 %. Mit je 5 % tragen die TSH- und die Gonadotropin- (LH- und FSH-) produzierenden Zellen zur Gesamtpopulation bei. Die hormonproduzierenden Zellen sind aufgrund der ultrastrukturellen Aspekte und der Granulamorphologie identifizierbar.

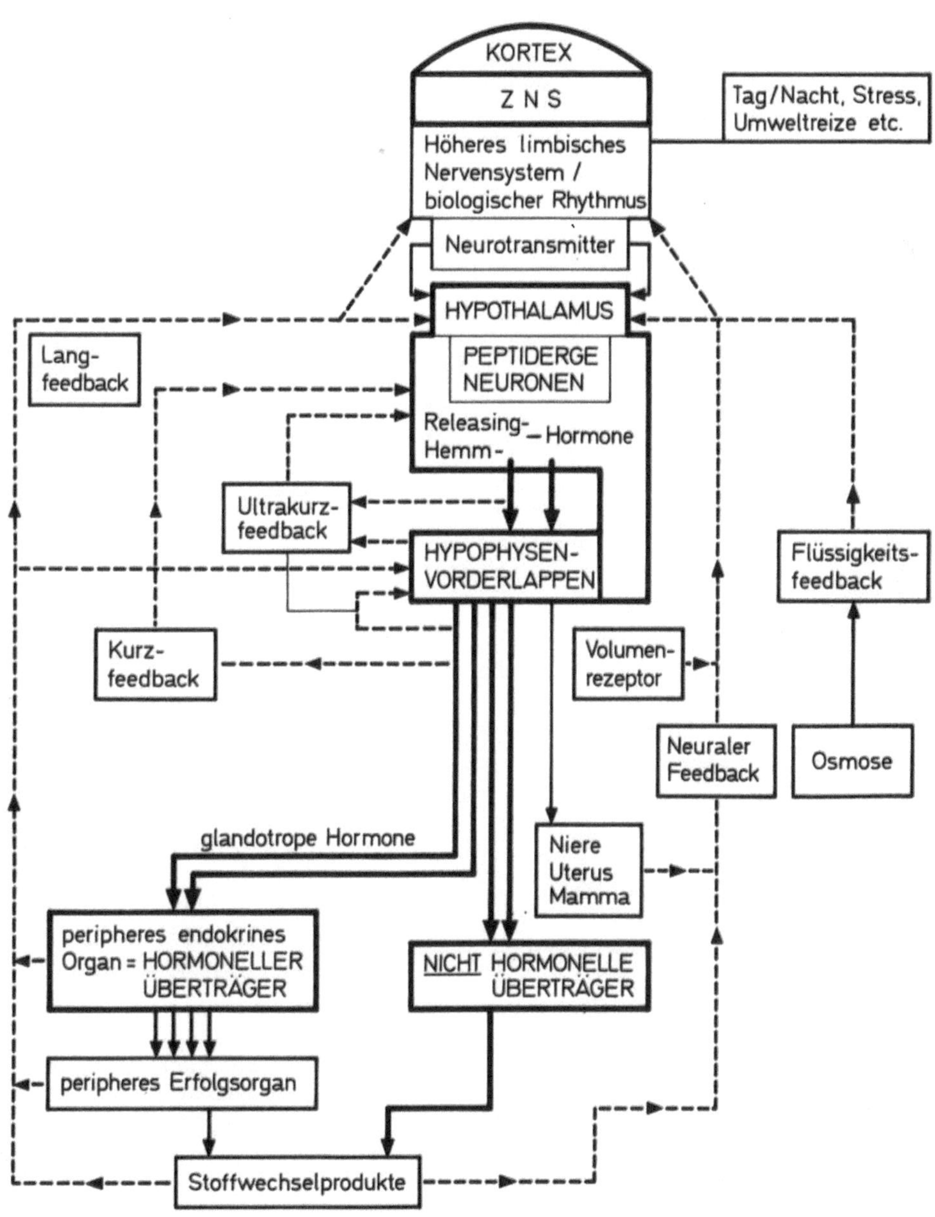

Abb. 3.2. Komplexität des Regelkreises vom zentralen Signal über die hypothalamohypophysäre Achse zum peripheren Erfolgsorgan und den Feedbacksignalen

Die Komplexität des Regelkreises vom zentralen Signal über die hypothalamohypophysäre Achse bis zum peripheren Erfolgsorgan und die Feedbacksignale sind in Abb. 3.2 zusammengefaßt.

3.2 Hypothalamische Hormone und Neurotransmitter [66]

In Tabelle 3.1 sind die Peptide der peptidergen Neuronen des Hypothalamus-Hypophysen-Systems zusammengefaßt. Alle Releasinghormone und das Hemmhormon GHRIH (Somatostatin) sind strukturell analysiert, synthetisiert und in ihrer physiologischen und pharmakologischen Wirkung breit untersucht. Insbesondere für GnRH, aber auch für Somatostatin wurden eine Reihe von Analoga synthetisiert.

3.2.1 Thyreotropin-releasing-Hormon (TRH)

Das Tripeptid Thyro-(Glu-His-Pro-NH_2) stimuliert beim Menschen das thyreoideastimulierende Hormon (TSH) und das Prolaktin. Beim Mann ist auch eine FSH-Freisetzung beschrieben worden. Der TRH-Effekt auf den HVL tritt innerhalb von 2 min ein und ist nicht proteinsyntheseabhängig. Die intravenöse Injektion von 200 µg TRH führt zu einer TSH-Freisetzung, die innerhalb von 30 min die Plasmahöchstkonzentration erreicht. Mit einer nasalen Applikation ist derselbe Effekt zu erzielen. Eine orale Applikation von 20 mg TRH/m^2 KO hat einen protrahierten TSH-Anstieg mit maximalen TSH-Werten 3 h nach Einnahme zur Folge.

Die peripheren Schilddrüsenhormone T_4 und T_3 bewirken einen negativen Rückkopplungseffekt nicht nur auf die TSH-Freisetzung, sondern auch auf die TRH-Synthese und -Freisetzung. Vor der Einführung sog. ultrasensitiver TSH-Bestimmungen war der TRH-Test ein Routinediagnostikum in der Differentialdiagnose der Hyperthyreose.

TRH ist im Gehirn auch außerhalb des Hypothalamus nachweisbar. Membranrezeptoren weisen auf eine biologische Wirkung hin. Eine mikroiontophoretische Applikation von TRH hemmt die glutamatinduzierte Feuerungsraten von Neuronen. Im Tierexperiment können mit hohen TRH-Dosen eindeutig analeptische Wirkungen erzeugt werden. Eine anfänglich vermutete Wirkung des TRH auf mentale Depressionszustände hat sich nicht definitiv bestätigen lassen und ist heute umstritten. Bei der Anwendung von TRH bei depressiven Zuständen wurde aber gefunden, daß ein großer Teil dieser Patienten eine subnormale TSH-Reaktion auf TRH zeigt. Aus dieser Beobachtung kann eine übergeordnete Neurotransmitterstörung vermutet werden.

Beim Gesunden hemmt L-Dopa die hypophysäre Reaktion auf exogenes TRH. Die TRH-Sekretion ihrerseits wird durch Serotonin gehemmt und durch Noradrenalin stimuliert.

3.2.2 Gonadotropin-releasing-Hormon (GnRH, LHRH, LH-FSH-RH)

Dieses als 2. hypothalamisches Neuropeptid isolierte und synthetisierte Hormon ist ein Dekapeptid. Eine Vielzahl von Analoga mit antagonistischer und agonistischer Wirkung sind synthetisch hergestellt und untersucht worden. GnRH wird offenbar im Nucleus arcuatus und in der Eminentia medialis synthetisiert und gespeichert und bewirkt an den gonadotropen Zellen des HVL sowohl eine Freisetzung als auch eine De-novo-Synthese von Luteinisierungshormon (LH) und Follikelstimulierungshormon (FSH).

Die differenzierte Abgabe von FSH und LH wird teilweise durch die Feedbacksignale der Steroide und Steroidmetaboliten auf den HVL erklärt [16, 23, 80, 81]. Eine pulsatile Sekretion von GnRH ist für die entsprechende LH- und FSH-Ausschüttung verantwortlich. Dabei ist im Laufe der Entwicklung *eher die Pulsamplitude als die Frequenz* für die Reifung des Gonadotropin-Gonaden-Systems verantwortlich. Beim erwachsenen Mann beträgt die Pulsationsfrequenz etwa 2 h, während bei der Frau in der follikulären Phase Frequenzen von 60–90 min beobachtet werden, die in der Lutealphase deutlich langsamer werden.

Eine längerdauernde Gabe von GnRH- (LHRH-) Agonisten führt zu einer Hemmung der Gonadotropinsekretion und damit zu einer Unterdrückung der gonadalen Steroidsynthese und -sekretion. Die Behandlung mit GnRH-Agonisten zur Unterdrückung der Gonadotropinsekretion ist in der Pädiatrie die Methode der Wahl bei der Behandlung der zentralen Pubertas praecox [17, 28, 33, 39, 48, 73]. Mit einem GnRH-Analog ist möglicherweise eine Differenzierung zwischen Pubertas tarda und sekundärem Hypogonadismus möglich (s. auch Kap. 15) [1].

Die Neurotransmitterregulation des GnRH ist noch nicht abschließend geklärt. Noradrenalin und Dopamin scheinen die GnRH-Sekretion zu stimulieren, während 5-Hydroxytryptamin und Melatonin Hemmfaktoren darstellen. Ein kurzer Feedback von LH ist ebenfalls wirksam.

3.2.3 Somatostatin (GHRIH)

Auf der Suche nach dem Wachstumshormon-releasing-Hormon (GHRH) wurde das Tetradekapeptid Somatostatin entdeckt und die Struktur aufgeklärt. Das Peptid wurde in zyklischer und linearer Form in verschiedenen Hirnregionen, aber auch in Pankreas, Magen und Darm nachgewiesen. Seine Verteilung im Gehirn, in den D-Zellen der Pankreasinseln und im gesamten Gastrointestinaltrakt weist auf eine mögliche parakrine Regulationsfunktion des Somatostatins hin [26].

Somatostatin ist ein wichtiger Regulationsfaktor der Synthese und Sekretion des Wachstumshormons und spielt zusammen mit dem entgegengesetzt wirkenden GHRH eine zentrale Rolle in der Regulation der Wachstumshormonsekretion [25, 78]. Somatostatin hemmt die TSH-Freisetzung auf TRH und die ACTH-Sekretion. Die Hemmung der Prolaktinsekretion hingegen ist variabel. Insulin, Glukagon, Gastrin und Sekretin werden in vivo und in vitro supprimiert. Die Wirkungsdauer ist kurz. Nach Infusionsabbruch ist ein Reboundphänomen zu beobachten. Somatostatin hemmt die Magensäuresekretion, in hoher Dosis auch die Plättchenaggregation und reduziert die gastrointestinale Durchblutung.

Somatostatinanaloga mit längerer Wirkungsdauer werden mit Erfolg bei gewissen Formen der Akromegalie eingesetzt. In der Pädiatrie findet das Peptid eine therapeutische Anwendung bei Nesidioblastosen, mit dem Ziel, die Insulinsekretion zu supprimieren. Allerdings sind die für eine Insulinsekretionshemmung benötigten Dosen wesentlich höher als die für die Suppression der Wachstumshormonsekretion. Das Hemmhormon wurde auch bei der Hochwuchsbehandlung versucht [79].

3.2.4 Wachstumshormon-releasing-Hormon (GHRH)

(bzw. Wachstumshormon freisetzende Peptide)

1982 gelang die Strukturaufklärung des GHRH bei der Untersuchung von 2 Patienten mit Akromegalie; diese konnte pathophysiologisch durch eine ektope GHRH-Sekretion erklärt werden. Zwei Peptide mit 40 und 44 Aminosäuren wurden identifiziert. Beide Aminosäurensequenzen (1-40 und 1-44) führen ausschließlich zu einer Freisetzung des Wachstumshormons.

Die biologische Aktivität ist in den *ersten 27 Aminosäuren* enthalten. Eine intranasal applizierbare Form des GHRH 1-29 als auch ein subkutan intermittent injizierbares Präparat sind therapeutisch verwendet worden. Das Peptid führt zu einer dosisabhängigen Freisetzung von Wachstumshormon. Die maximale Wirksamkeit wird mit einer Dosierung von etwa 1 µg/kg KG erreicht. Ausgedehnte Untersuchungen haben gezeigt, daß GHRH *diagnostisch nur eine limitierte Bedeutung* bei der Beurteilung der Wachstumshormonsekretion hat. Die Behandlung mit GHRH bei vermutetem hypothalamischen Wachstumshormonmangel ist derzeit in einem *experimentellen Stadium.*

Eine Reihe von Peptiden mit wachstumshormonfreisetzender Wirkung wurden synthetisiert und als Testsubstanzen oder im Therapieversuch eingesetzt. Neben dem endogenen Galanin ist das Hexapeptid Hexarelin ein vielversprechendes Produkt, das auf einem GHRH-unabhängigen Weg Wachstumshormon freisetzen kann. Das 6-Aminosäuren-Peptid wurde intravenös, subkutan, oral und nasal angewendet. Während die GHRH-Behandlung rein experimentellen Charakter hat, sind die ersten Versuche mit Hexarelin erfolgversprechend. Eine Reihe weiterer Peptide und Nichtpeptide mit wachstumshormonstimulierender Wirkung wurden beschrieben [8, 34, 41, 54, 55].

3.2.5 Corticotropin-releasing-Hormon (CRH)

1981 gelang die Strukturaufklärung von CRH aus Hypothalami von Schafen. Das Peptid setzt sich aus 41 Aminosäuren zusammen. CRH stimuliert die Freisetzung von Hormonen aus dem Proopiomelanocortinmolekül. Dazu gehören neben ACTH melanozytenstimulierende Hormone und Endorphine. Beim Menschen gelangen nicht alle Peptide in meßbarer Menge in die periphere Zirkulation.

CRH ist der potenteste ACTH-Freisetzer. Das Peptid findet sich auch außerhalb des Gehirns: in Rükkenmark, Nebenniere, Lungen, Leber, Plazenta, sowie im Gastrointestinaltrakt und im Pankreas. Außer der ACTH-Freisetzung hat das Peptid offensichtlich eine Wirkung auf das Zentralnervensystem (ZNS). Nach intravenöser Applikation wirkt es hypotensiv.

Der *CRH-Test* (s. auch 25.2.6) hat eine diagnostische Bedeutung bei der Differentialdiagnose des Cushing-Syndroms und bei der Evaluation der „ACTH-Reserve", wenn der Verdacht auf eine sekundäre Nebennierenrindeninsuffizienz besteht [13, 32, 67]. CRH führt zu einer dosisabhängigen ACTH- und Cortisolfreisetzung. Die Schwellendosis liegt bei etwa 0,03 µg CRH/kg KG. Die maximal wirksame Dosis dürfte bei etwa 10 µg/kg KG liegen. Für diagnostische Zwecke scheint eine Dosierung von 1 µg/kg KG optimal zu sein [32]. CRH hat bisher keine therapeutische Anwendung gefunden.

3.2.6 Neuropeptide als Modulatoren und nichtpeptiderge Neurotransmitter

Neben den klassischen Neurotransmittern, den synaptischen Überträgersubstanzen wie Dopamin, Norepinephrin, 5-Hydroxytryptophan und Serotonin, Acetylcholin, γ-Aminobuttersäure sowie Histamin, wird die hormonale Funktion durch mehr als 30 Peptidneurotransmitter oder -modulatoren mitbeeinflußt (Tabelle 3.2). Prostaglandine wirken als Modulatoren, nicht aber als synaptische Transmitter.

Manche dieser Substanzen sind nicht nur im ZNS, sondern auch im Gastrointestinaltrakt nachweisbar. Sie beeinflussen neben den hormonalen Funktionen auch das kardiovaskuläre und intestinale System. Auch Stimmungs- und Verhaltensveränderungen stehen in Zusammenhang mit der Freisetzung dieser Peptide. Die Bedeutung der Opiatpeptide in der Streßreaktion führt zur pathophysiologischen Bedeutung der Neuropeptide bei psychiatrischen Erkrankungen.

Die Abbildungen 3.3 und 3.4 zeigen die Wege der Regulation und Modulation durch Neurotransmitter. Eine Neurotransmittersubstanz kann direkt auf die peptidergen Neuronen des Hypothalamus stimulierend oder hemmend wirken oder als Modulator einer Reaktion der HVL-Zelle auf einen peptidergen Reiz angesehen werden. Ein Neurotransmitter im peptidergen Neuron selbst kann innerhalb dieser Zelle die Peptidfreisetzung beeinflussen. Eine axonale Wirkung auf die Peptidabgabe an der Endigung des peptidergen Neurons ist ebenfalls möglich. Schließlich ist eine indirekte Wirkung von Neurotransmittern über eine weitere synaptische Verbindung aus dem limbischen oder einem extrahypothalamischen System denkbar.

Tabelle 3.2. Nichtpeptiderge Neurotransmitter (v.a. biogene Amine)

Tyrosin	Dopamin Noradrenalin
Trypophan	5-Hydroxytryptamin (5-HT, Serotonin)
Glutaminsäure	γ-Aminobuttersäure (GABA)
Histidin	Histamin Acetylcholin
Prostaglandine wirken als Modulatoren und nicht als synaptische Transmitter	

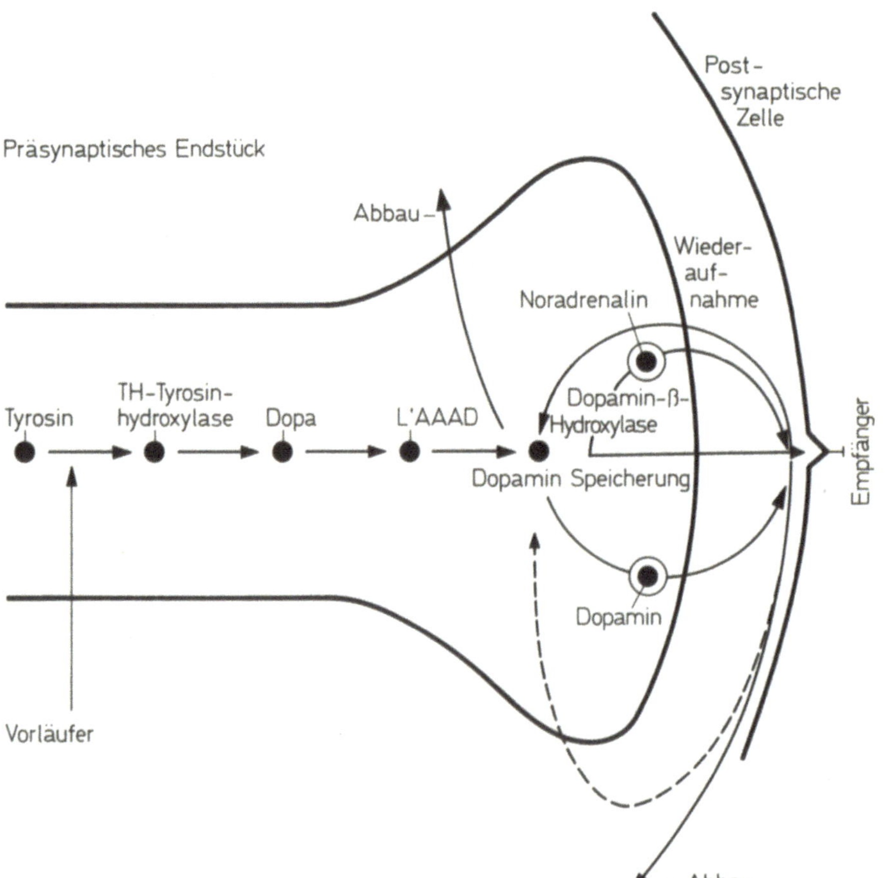

Abb. 3.3. Dopaminerge und noradrenerge synaptische Übertragung. *TH* Tyrosinhydrolase, *L'AAAD* Dopa-Decarboxylase

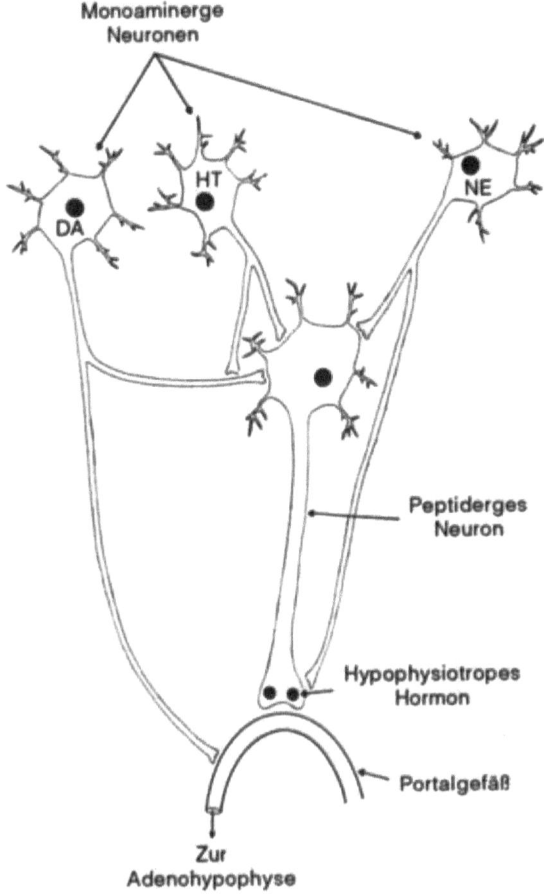

Abb. 3.4. Monoaminerge Neurotransmitterregulation/-modulation peptiderger Neuronen des Hypothalamus. *DA* Dopamin, *HT* Serotonin, *NE* (= NA) Noradrenalin

Die unterschiedlichen Wirkungsorte, die vielfältigen Interaktionen und die große Zahl der potentiellen Neurotransmitter und -modulatoren führen zu einer komplizierten Vernetzung des ganzen endokrinen Regulationssystems. Dieses Fakt ist u. a. bei der Interpretation von Stimulations- und Hemmtests sowie bei der Beurteilung hormonaler Sekretionsfunktionen zu berücksichtigen.

3.3 Hypothalamus – Hypophysenvorderlappen

In jeweils spezifischen Zellen des HVL werden Wachstumshormon, Prolaktin, die Gonadotropine LH und FSH, TSH sowie ACTH gebildet. Synthese und Sekretion von Wachstumshormon, Prolaktin und TSH sind u. a. von dem Transskriptionsfaktor PIT-1 abhängig. PIT-1 ist ein zellspezifischer Aktivator der somatotropen, lactotropen und thyreotropen Zellen im HVL [2, 62, 63, 70].

3.3.1 Wachstumshormon

Die „Wachstumshormonachse" umfaßt die hypothalamischen Neuropeptide Somatostatin und GHRH, das Wachstumshormon selbst, sein Bindungsprotein, die durch Wachstumshormon induzierten IGF und deren Bindungsproteine.

Die sekretorischen Granula der somatotropen Zellen messen 300–400 nm. Der hypophysäre Wachstumshormongehalt von etwa 3–5 mg/Hypophyse ist im Verlauf des Lebens konstant. Wachstumshormon [WH, „(human) growth hormone", (h)GH] besteht aus 191 Aminosäuren mit 2 intramolekularen Disulfidbrücken. Der isoelektrische Punkt liegt bei pH 4,9, das Molekulargewicht bei 21900. Die biosynthetische Herstellung menschlichen Wachstumshormons hat die Ära der Anwendung extraaktiven Hormons für die Therapie beim Kind beendet. Damit wurde auch die Gefahr eliminiert, die Creutzfeldt-Jacob-Krankheit zu übertragen (s. auch Kap. 13). Wachstumshormon wird in pulsatiler Weise sezerniert. Seine Ausschüttung modulieren das hypothalamische GHRH und Somatostatin (s. auch S. 31) [10, 21, 77, 78].

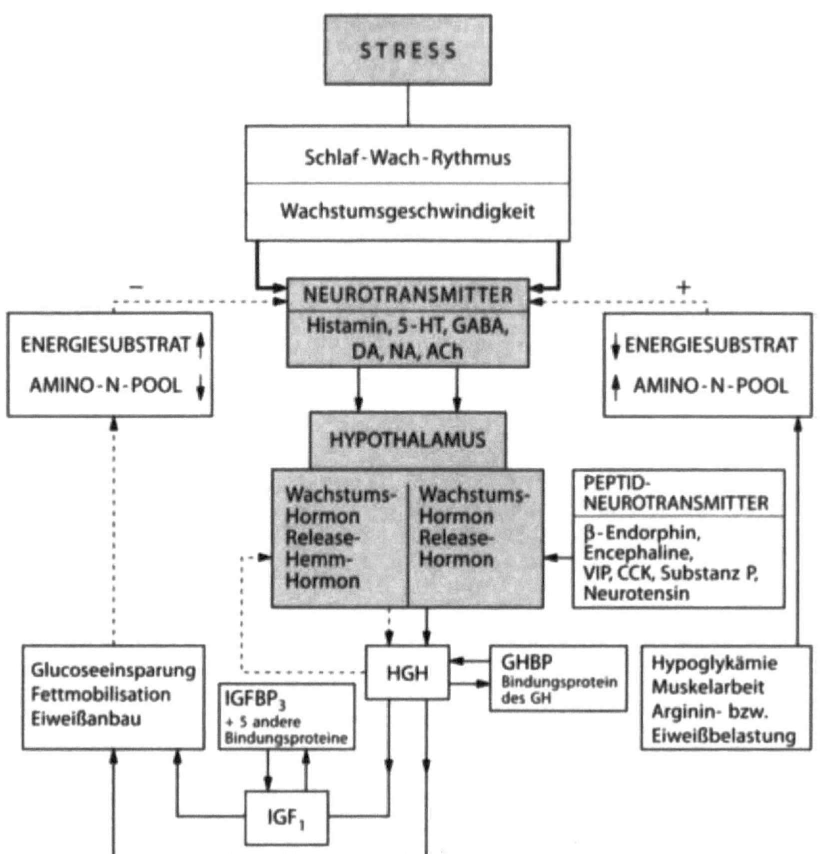

Abb. 3.5. Kreislauf der Wachstumshormonsekretionsregulation über Stoffwechselvorgänge. *GHBP* Bindungsprotein des hGH, *5-HT* 5-Hydroxytryptamin, *GABA* γ-Aminobuttersäure, *DA* Dopamin, *NA* Noradrenalin, *ACh* Acetylcholin, *VIP* „vasoactive intestinal peptide“, *CCK* Cholecystokinin

Die vielfältigen Stoffwechseleffekte des Wachstumshormons lassen sich einerseits als *anabol*, auf der anderen Seite als *kohlenhydrateinsparend, lipolytisch und wachstumsfördernd* zusammenfassen. Die Hormonwirkungen sind nur teilweise direkt durch das Wachstumshormonmolekül bedingt. Ein Großteil der Effekte wird über die „insulin-like growth factors“ (IGF) vermittelt (Abb. 3.5; s. auch Kap. 12).

Kohlenhydratstoffwechsel

In physiologischer Konzentration hat das Wachstumshormon einen dem Insulin entgegengesetzten Effekt. Die Glucoseeinsparung erfolgt über eine Hemmung der Glucoseaufnahme im Gewebe. Das Hormon hat aber auch einen insulinotropen Effekt insofern, als das pankreatische Insulin unter Wachstumshormon auf eine Reihe von Stimuli hin vermehrt ausgeschüttet wird. Exogen zugeführtes Wachstumshormon steigert die Insulinsekretion; diese Wirkung ist mit Östrogenen hemmbar. Eine endogene Steigerung der Wachstumshormonreaktion durch eine Östradiolbehandlung hat demgegenüber keine gesteigerte Insulinsekretion zur Folge. Östrogene scheinen somit eine oder mehrere Wachstumshormonwirkungen zu hemmen, entweder durch die direkte Blockierung oder durch die Hemmung der IGF-Synthese.

Mit pharmakologischen Wachstumshormonkonzentrationen ist ein insulinähnlicher Effekt induzierbar. Kurz nach Hormonapplikation kann ein Blutzuckerabfall durch gesteigerte Gewebepermeabilität und Zuckeraufnahme beobachtet werden. Gleichzeitig sinken die freien Fettsäuren und die Aminosäurenaufnahme ins Muskelgewebe nimmt zu. Dieser insulinähnliche Effekt hält etwa 4 h an [14].

Fettstoffwechsel

Die lipolytische Wirkung des Wachstumshormons zeigt sich in einer zunehmenden Konzentration der freien Fettsäuren. Die dadurch gesteigerte Gluconeogenese trägt zur Verminderung der Glucosetoleranz bei. Die lipolytische und ketogene Wirkung ist bei Patienten mit einem Wachstumshormondefizit, einer Situation, in der auch Insulin vermindert sezerniert wird, am ausgeprägtesten. Mit pharmakologischen Dosen wird eine insulinähnliche Wirkung mit Abfall der freien Fettsäuren erzeugt [14].

Eiweißstoffwechsel

Die anabole Wirkung des Wachstumshormons ist durch eine vermehrte Aufnahme von Aminosäuren in die Zelle ausgewiesen. Diese Wirkung ist synergistisch mit Insulin und wird zumindest teilweise über IGF erreicht. Ausdruck der anabolen Funktion sind ein Absinken des Harnstoffstickstoffs im Serum und dessen Ausscheidung. Die Bilanzen für Stickstoff, Natrium, Kalium und Phosphor sowie für Calcium werden positiv.

Wachstumstimulierender Effekt

Wachstumshormon fördert das Wachstum vieler Organe. Das enchondrale Knochenwachstum wird durch eine stimulierte Bildung des epiphysären Säulenknorpels gesteigert. Die Hydroxyprolinausscheidung spiegelt den Kollagenumsatz wider. Ein biochemisches Äquivalent der Wachstumsförderung ist die Stimulation des ^{35}S-Einbaus in Chondroitinsulfat und des ^{3}H-Thymidin-Einbaus in die DNA.

In Gewebekulturen hat Wachstumshormon in vitro eine direkt mitogene Wirkung. Das Hormon selbst ist kaum ein wachstumsregulierender Faktor. Vielmehr schaffen seine Stoffwechselwirkungen eine Homöostase des Energiehaushalts, die in Zusammenwirkung mit einer Reihe anderer Hormone, namentlich Insulin, den Wachstumsprozeß ermöglicht. Die energetischen Bedürfnisse des Organismus ändern sich in verschiedenen Wachstumsphasen dramatisch und führen auf einem unbekannten und komplexen Weg zur Regulation der Wachstumshormonsekretion. Daß die Stoffwechselregulation für akute Veränderungen die Mitwirkung des Wachstumshormons notwendig macht, zeigt sich an seinem Anstieg in Streßreaktionen.

Die IGF-Peptide übertragen einen Großteil der Wachstumshormonwirkungen. Diese Peptidhormone zirkulieren in einer etwa 1000mal höheren Konzentration als das Wachstumshormon selbst; ihre Wirkungsdauer von bis zu 40 h erklärt, daß die früher durchgeführten Wachstumshormonsubstitutionen mit einem Injektionsintervall von 4 und mehr Tagen effektiv waren. Kurzfristige Wachstumshormonfluktuationen, wie sie etwa durch Stimulationstests erreicht werden, spiegeln sich nicht in den IGF-Konzentrationen des Plasmas wider.

Niedrige IGF-Werte werden bei hypothalamohypophysärer Insuffizienz, erhöhte bei Akromegalie gefunden. Ein Zusammenhang mit der mittleren Wachstumshormonsekretion ergibt sich aus den erhöhten Werten während des puberalen Wachstumsschubes [47]. Eine zentrale Rolle bei der Wirkung der IGF-Peptide spielen die Bindungsproteine (IGFBP). Das IGFBP-3 wird dabei direkt vom Wachstumshormon gesteuert und kann als Diagnostikum dienen (Einzelheiten s. Kap. 12 u. 13) [7, 43].

Regulation der Wachstumshormonsekretion

Die somatotropen Zellen des HVL stehen unter 2facher hypothalamischer Neuropeptidkontrolle. Stimulierend wirkt das *GHRH* und hemmend das *Somatostatin*. Beide Neuropeptide werden in der Eminentia medialis angereichert und dort synthetisiert. Sie vermitteln Neurotransmitter- und Stoffwechselregulationssignale und sind für die pulsatile Sekretion des Wachstumshormons verantwortlich [10, 77, 78]. Abbildung 3.5 gibt eine Übersicht über die derzeit bekannten Regulationsmechanismen.

GHRH und Somatostatin stehen unter Neurotransmittereinfluß. Dabei kann als gesichert gelten, daß die Somatostatinneuronen unter einem positiven Einfluß von $\alpha 1$- und $\beta 2$-adrenergen Übermittlern stehen, während GHRH positiv von einer $\alpha 2$-adrenergen Regulation gesteuert wird. Dopamin führt über eine Stimulation des GHRH zur Wachstumshormonausschüttung. GABAerge Nervenfasern hemmen die Somatostatin- und die GHRH-Neuronen. Eine direkte „Short-loop-feedback-Kontrolle" von Wachstumshormon auf seine eigene Sekretion erfolgt über eine Stimulation von Somatostatin. Derselbe Rückkopplungsweg gilt für die hemmende Wirkung von IGF-1 [10]. Neuropeptide, wie β-Endorphin, Encephaline, VIP, Neurotensin und Substanz P, stimulieren im Tierexperiment die Wachstumshormonsekretion. Der ventromediale Nukleus, der Nucleus arcuatus und das limbische System sind die Integrationsstellen für die Regulatoren. Der Realisation einiger Sekretionsstimuli und Hemmfaktoren liegen verschiedene Mechanismen zugrunde. Dies erklärt die unterschiedliche Reaktion bei einem Individuum auf verschiedene Stimuli (s. auch Tabelle 3.4) [21].

Neuentdeckte GH-freisetzende Peptide, wie Galanin, Hexarelin und andere Peptide mit 4–7 Aminosäuren, sind von GHRH selbst unabhängig und haben eine potente GH-stimulierende Wirkung [8, 34, 51, 54, 55].

Wachstumshormon in der Zirkulation

Wachstumshormon zirkuliert in *verschiedenen molekularen Formen*, die in Monomeren bis zu Polymeren vorliegen können. Ein *Wachstumshormonbindungsprotein* (GHBP) ist als der extramembranöse Anteil des Wachstumshormonzellrezeptors definiert [5, 37, 46, 65]. Das Verhältnis des Bindungsproteins zum totalen, respektive freien, Hormon spielt für die Pathophysiologie eine wichtige Rolle [68]. Diese biologischen Faktoren allein bieten schon eine Erklärung

Tabelle 3.3. Beurteilung der Wachstumshormonstimulationstests

Eine verminderte Reaktion des Wachstumshormons auf Insulinhypoglykämie und andere Stimuli ist zu erwarten bei folgenden, nicht direkt die Wachstumshormonsekretion betreffenden, Erkrankungen:		
	Primärer Hypogonadismus/Pubertas tarda Kallman-Syndrom Psychosoziale Wachstumsretardierung („maternal deprivation") Adipositas Cushing-Syndrom Anorexia nervosa Entzündliche Darmerkrankungen Pankreasfibrose	
Pharmakologische Beeinflussung der Stimulation der Wachstumshormonsekretion		
	Verminderte Reaktion	Gesteigerte Reaktion
Insulin	Minimaler Blutzucker ≧ 40 mg%	Propranolol
	L-Tryptophan Chlorpromazin Phentolamin Methysergid Cyproheptadin Glucocorticoide, HGH, TRH	Adrenalin
Arginin	Phentolamin Primozid Glucocorticoide, HGH, TRH Progesteron	Östrogene
L-Dopa	Pyridoxin Chlorpromazin Phentolamin TRH	Propranolol
Muskelarbeit	Hypoglykämie Cyproheptadin Primozid HGH	

für die großen Variationen der Wachstumshormonmessung im Blut mit verschiedenen Methoden bzw. Reagenzienkits. Über 80 % der im Plasma gemessenen Wachstumshormonwerte während eines 24-h-Profils in 20minütigen Abständen liegen sehr niedrig oder unter der Nachweisgrenze üblicher immunochemischer Nachweismethoden.

Wachstumshormonpulse sind ausgeprägter *im Schlaf* nachweisbar. Die integrale Wachstumshormonsekretion, abgeleitet aus 24-h-Profilen, verdoppelt bis verdreifacht sich während der *Pubertät* gegenüber den Werten im 1. Lebensjahrzehnt. Die vermehrte Produktion in der Pubertätsperiode ist durch die in Gang kommende Bildung der Sexualsteroide mitbedingt. Die Modulation der Menge des produzierten Wachstumshormons scheint eher über eine Pulsamplitudenveränderung als über eine variante Pulsfrequenz reguliert zu werden. Nach der Adoleszenz und im Erwachsenenalter sinkt die totale Wachstumshormonproduktion wieder ab.

Die Definition einer normalen Wachstumshormonproduktion für einen bestimmten Reifungsgrad oder ein bestimmtes Lebensalter ist weder mit Stimulationstests [40] noch mit der direkten Freisetzung des Wachstumshormons über GHRH möglich. Auch die aufwendigen Profile mit seriellen Bestimmungen lassen nur bedingt Schlüsse über die physiologische Sekretion bzw. Produktion von Wachstumshormon zu [69]. Die mit empfindlichen Methoden mögliche Bestimmung des Hormons im Urin eröffnet eine nichtinvasive Möglichkeit zur wiederholten Bestimmung [35, 36], allerdings kann über die Pulsatilität und Physiologie des Ansprechens auf einen bekannten Stimulus oder eine Hemmsubstanz wenig ausgesagt werden. In Tabelle 3.3 sind einige der bekannten Einflüsse auf die Wachstumshormonsekretion und/oder auf die Ergebnisse von Stimulationstests zusammengefaßt.

Für die Beurteilung von Meßwerten sind neben den genannten Faktoren auch Alter, Reifezustand, Geschlecht, Tageszeit, Ernährungszustand und eine Reihe weiterer Faktoren einzubeziehen. Die in der Zirkulation gemessene Wachstumshormonkonzentration ist das Resultat einer komplexen Interaktion verschiedenster Faktoren. Die Reaktion auf eine, z. B. zu Testzwecken, durchgeführte Stimulation der Sekretion hängt zudem von dem dem Test vorausgehenden oder diesen begleitenden aktuellen *Wachstumshormonstatus* ab. Dieser setzt sich zusammen aus den vorhergehenden oder momentanen metabolischen, hormonalen und neuronalen Einflüssen sowie der dadurch erfolgten Freisetzung von Somatostatin oder GHRH [21, 64, 69, 77].

3.3.2 Prolaktin

Eigenschaften und Wirkungen

Prolaktin ist ein dem Wachstumshormon nahe verwandtes HVL-Peptid mit einem Molekulargewicht von 26364. Der hypophysäre Gehalt ist mit 200 μg pro Erwachsenenhypophyse sehr viel kleiner als der des Wachstumshormons. Die Sekretgranula messen 600–1200 nm. Die 198 Aminosäuren des Peptids sind durch 3 Disulfidbrücken verbunden. Eine physiologische Bedeutung des Prolaktins ist mit Sicherheit nur für die *Laktation* bekannt. In physiologischen Konzentrationen scheint Prolaktin auch für eine *normale ovarielle Funktion* notwendig zu sein.

Unter den gonadalen Effekten ist v. a. der Effekt eines *Prolaktinüberschusses* gut belegt. Die Progesteronproduktion der Granulosazellen wird durch Prolaktin auch in vitro reduziert. Die steroidogene Antwort auf Gonadotropine ist vermindert, wenn eine Hyperprolaktinämie besteht. Gesichert ist ebenfalls, daß ein Prolaktinexzeß die Gonadotropinproduktion und -sekretion unterdrückt. Diagnostisch ist eine Hyperprolaktinämie im Zusammenhang mit einer *Pubertas tarda* von Bedeutung [45, 61].

Eine biologisch bekannte Folge ist der *Schwangerschaftsschutz* während der Lakatation. Dabei nimmt aber die Prolaktinsekretion und damit die Hemmung der Gonadotropinsekretion mit zunehmender Laktationsdauer ab.

Symptome eines *Prolaktinmangels* sind nicht bekannt. Diagnostisch relevant sind *unterschiedliche molekulare Formen* des Hormons in der Zirkulation [72].

Regulation der Sekretion [9]

Die Prolaktinsekretion wird weitgehend durch eine tonische hypothalamische Hemmung kontrolliert. *Dopamin* selbst und noch unzureichend bekannte zusätzliche Faktoren sind für diese Regulation verantwortlich, wie z. B. „prolactin-inhibiting factor(s)" (PIF). Das Tripeptid TRH ist ein gut wirksamer Stimulus. Tabelle 3.4 faßt die bekannten Stimuli und Hemmfaktoren der Prolaktinsekretion zusammen.

Tabelle 3.4. Prolaktinstimulationstests

Das Plasmaprolaktin wird stimuliert bzw. der Basalwert *erhöht*	Das Plasmaprolaktin wird *erniedrigt* bzw. die Reaktion auf Stimuli (v.a. TRH) supprimiert
Schlaf	Dopamin
Streß	L-Dopa
Schwangerschaft	Apomorphin
Brustfütterung	Methysergid
Brustwandtrauma	Bromoergocryptin
Primäre Hypothyreose	Thyroxin und Trijodthyronin
TRH (üblicher Stimulationstest)	Glucocorticoide
Phenothiazine	
Trizyklische Antidepressiva	
Chlorpromazin (üblicher Stimulationstest)	
Metochlopramid	
Haloperidol	
α-Methyldopa	
Arginin	
Insulin	
Östrogene	

Der steigernde Effekt von Östrogenen auf die Prolaktinsekretion und Provokationsstimuli gleicht demjenigen des Wachstumshormons. Schilddrüsenhormone und Glucocorticoide bremsen den Effekt einiger Stimulanzien. Eine meßbare Plasmaprolaktinkonzentration und deren Stimulierbarkeit unter TRH durch Chlorpromazin beweisen, daß funktionsfähiges HVL-Gewebe vorhanden ist. Die Serumprolaktinkonzentration zeigt nur pränatal eine Altersabhängigkeit: die Werte steigen bis zur Geburt auf etwa 200 ng/ml an. Anschließend fällt die Konzentration rasch ab und erreicht mit 1-2 Monaten die Erwachsenenwerte von weniger als 15 μg/l.

Prolaktin steigt unter Streß, ähnlich wie Wachstumshormon, an - allerdings sind die Anstiege nicht parallel und auch im Ausmaß nicht vergleichbar. Bei Mädchen sind in frühen Pubertätsstadien erhöhte zirkulierende Prolaktinkonzentrationen beschrieben worden; eine grundlegende Veränderung der Prolaktinsekretion während der Pubertät gilt aber nicht als bewiesen. Eine Östrogenexposition, z. B. in der Schwangerschaft, führt zu höheren Prolaktinkonzentrationen; ebenso bedingt eine hormonale Antikonzeption einen leicht erhöhten Prolaktinwert.

3.3.3 Glykoproteinhormone (TSH, LH, FSH, hCG)

Die 3 glandotropen Hormone des HVL wie auch das plazentare Choriongonadotropin hCG besitzen eine *gemeinsame α-Peptidkette* aus 96 Aminosäuren (α-Untereinheit). Das Molekulargewicht dieser α-Untereinheit beträgt 14700. Für die biologische Wirkung der Hormone ist die Kombination der α-Untereinheit mit einer für jedes Hormon *eigenständigen β-Untereinheit* verantwortlich.

Unter physiologischen und pathophysiologischen Bedingungen wird die α-Untereinheit nur zu einem geringen Anteil in der Zirkulation gefunden. Bei endokrin aktiven Tumoren, aber auch bei inaktiven Hypophysenadenomen kann die α-Untereinheit in der Zirkulation mit höheren Werten nachgewiesen werden und dient als „Tumormarker".

Für die Interpretation immunochemisch bestimmter Hormonwerte muß die Spezifität für die β-Untereinheit nachgewiesen sein. Bei immunometrischen Methoden wird i. allg. mit 2 spezifischen Antikörpern gearbeitet, die entweder die α-oder die β-Untereinheit binden.

Thyreoideastimulierendes Hormon (TSH)

Die thyreotropen Zellen des HVL enthalten die kleinsten Sekretgranula mit 150-300 nm. Die β-Kette des

TSH besteht aus 110 Aminosäuren bei einem Molekulargewicht von 15600. Jedes TSH-Molekül enthält 3 Oligosaccharideinheiten.

Regulation der TSH-Sekretion

Die thyreotropen Zellen des HVL werden in ihrer Aktivität durch die Schilddrüsenhormone Thyroxin (T_4) und Trijodthyronin (T_3) ausgeprägt beeinflußt. T_4 blockiert in diesen Zellen die Proteinsynthese, während ein T_4-Mangel ein nachhaltig positiver Stimulus im Sinne eines negativen Rückkopplungsmechanismus ist. Dabei muß Thyroxin als solches wirksam sein, da z. B. bei hypothyreoten Patienten mit niedrigem Thyroxin und normalem T_3 das TSH maximal erhöht sein kann, während beim Neugeborenen mit „normaler" T_4-Konzentration und niedrigem T_3 TSH höchstens geringgradig und vorübergehend ansteigt.

Das Tripeptid TRH des Hypothalamus stimuliert die TSH-Synthese und -Sekretion. Geringe Konzentrationsänderungen von T_4 und T_3 beeinflussen die TSH-Reaktion auf TRH. Unter den Nichtpeptidneurotransmittern stimuliert Noradrenalin die TRH-TSH-Achse. Dopamin und L-Dopa haben eine hemmende Wirkung, sowohl auf dem Niveau des TRH als auch auf der Ebene des HVL. Glucocorticoide in pharmakologischer Dosierung reduzieren die TSH-Reaktion auf TRH. Auch eine Wachstumshormonbehandlung kann die durch TRH induzierte Stimulation der TSH-Reaktion supprimieren.

TSH-Konzentration im Serum

Mit ultrasensitiven immunometrischen Methoden kann ein Normbereich der TSH-Konzentration definiert werden. Bei einem TSH-Wert zwischen 0,3 und 3,6 mE/l darf ein euthyreoter Status angenommen werden. Mit den neuen Methoden ist damit auch ein hyperthyreoter Status mit supprimiertem TSH meßtechnisch zu erfassen. Die Steigerung der methodischen Sensitivität ist ein großer Schritt vorwärts in der Diagnostik und Überwachung einer pathologisch veränderten Schilddrüsenfunktion: in kleinsten, kapillär entnommenen Blutmengen kann die TSH-Konzentration präzise gemessen werden. Der für die Pädiatrie wichtige Bereich der primären Hypothyreose läßt sich ohne weiteres diagnostizieren.

Bereits eine geringe Erniedrigung der Thyroxinkonzentration im Serum führt zu einer erhöhten TSH-Sekretion. Der TRH-Test (Design s. 25.2.7) hat damit in der pädiatrischen Praxis erheblich an Bedeutung verloren. Allerdings kann bei Verdacht auf eine hypothalamohypophysäre Insuffizienz die Stimulierbarkeit des TSH über den TRH-Test weiterhin eine diagnostische Hilfe sein. Bei der Therapieüberwachung der hyper- oder hypothyreoten Stoffwechsellage gilt die TSH-Konzentration im Serum als Langzeitmaß für die Qualität der Einstellung, etwa vergleichbar mit dem glykosylierten Hämoglobin bei Diabetes mellitus (s. auch Kap. 4).

Gonadotropine: LH und FSH

Die gemeinsame α-Kette der Gonadotropine wird im LH-Molekül mit einer β-Kette von 118, im FSH-Molekül von 115 Aminosäuren ergänzt. Die sekretorischen Granula der Gonadotropine messen 250–400 nm.

Regulation der Sekretion

Wie in 3.2.2 dargestellt, stehen beide Gonadotropine unter der hypothalamischen Kontrolle ein und desselben Dekapeptids, nämlich *GnRH (LHRH).*

Das *positive Feedback* von Östrogenen auf die LH-Sekretion bildet sich erst in der Pubertät aus. Das *negative Feedback* von Östrogenen auf beide Gonadotropine ist dosis- und altersabhängig. Clomifen, ein Antiöstrogen mit geringer intrinsischer Östrogenaktivität, hemmt in der frühen Kindheit die LH- und FSH-Sekretion durch seinen östrogenen Wirkungsanteil. Erst bei Pubertätsbeginn löst Clomifen eine LH- und FSH-Sekretion aus.

Das *Testosteronfeedback* wirkt hauptsächlich auf LH. Dabei scheint die Rückkopplung über Dihydrotestosteron zu funktionieren und von der Aromatisierung zu Östradiol unabhängig zu sein. Für eine 50 %ige Suppression des LH genügen beim Erwachsenen 7 μg Testosteron/1,7 m^2 KO. Östradiol supprimiert in einer Dosis von 40 μg. Testosteron vermag FSH erst nach Aromatisierung zu Östradiol zu unterdrücken. Für diesen Feedbackeffekt ist eine wesentlich höhere Konzentration des Testosterons erforderlich als für die entsprechende Wirkung auf LH.

Die Regulation der FSH-Synthese und -Sekretion ist ebenso komplex wie die des LH und mit diesem Hormon eng verknüpft (s. auch Kap. 14). *Inhibin*, eine den Gewebewachstumsfaktoren verwandte hormonale Substanz, wird in den Sertoli-Zellen der Testes und in den Granulosazellen der Ovarien synthetisiert und sezerniert [29, 87]. Inhibin hat eine selektive Hemmwirkung auf die FSH-Sekretion [16].

Serumkonzentrationen

Die Pulsatilität der LH- und FSH-Sekretion schränkt den diagnostischen Wert einzelner Meßdaten für die Gonadotropine wesentlich ein. Eine Aussagekraft ist nur gegeben bei erhöhten Konzentrationen, die auf eine ungenügende Feedbackbremsung, also auf einen primären Hypogonadismus, hinweisen. Zudem ist das strukturell gemessene immunoaktive LH nicht identisch mit dem bioaktiven LH [81]. Die bisherigen

Erkenntnisse stützen sich aber weitgehend auf radioimmunologisch bestimmte Gonadotropinwerte.

LH wird in der 18. Fetalwoche nachweisbar. Postnatal steigt die LH-Sekretion bis zum 2. Lebensmonat an. Diese Aktivierung mit durchschnittlich höheren LH-Werten läuft bei Knaben parallel mit der Aktivierung der Leydig-Zellen und der Testosteronsynthese, so daß im 2.–3. Lebensmonat Serumwerte für Testosteron bis in den „pubertären Bereich“ gemessen werden. In der Folge sinkt die LH-Sekretion auf die tieferen Konzentrationen, die für die kindliche Hypothalamus-Hypophyse-Gonaden-Achse charakteristisch sind. Die episodische Sekretion und die in der Präpubertät typische, schlafinduzierte pulsatile LH-Abgabe leitet den Übergang zu den LH-Werten des Jugend- und schließlich Erwachsenenalters ein: Die Pulsatilität ist dann über 24 h erhalten.

FSH ist ab der 14. Fetalwoche in der Hypophyse nachweisbar. Beim Mädchen steigt postnatal die FSH-Sekretion über die ersten 2 Monate stärker an als beim Knaben, auch auf Stimulation mit LHRH. Die Plasmawerte des FSH sind wegen der geringeren metabolischen Clearance weniger inkonstant als die LH-Werte. FSH ist schwerer supprimierbar als LH und steigt nach Gonadektomie rascher an. Entsprechend ist eine erhöhte FSH-Konzentration und eine vermehrte Ausschüttung nach LHRH charakteristisch für den Zustand des primären Hypogonadismus.

3.3.4 Lipotropine bzw. ACTH [57, 76]

Die sog. basophilen Zellen des HVL produzieren über das Prohormon Proopiomelanocortin (POMC) einerseits die Lipotropine (LPH) sowie die opiataktiven Peptide Endorphin und Encephalin, andererseits ACTH und - beim Menschen nur fetal - das ACTH-Fragment „corticotropin-like intermediate lobe peptide 18-39“ (CLIP).

Die beiden Pentapeptide der Encephalingruppe und das Endorphin haben morphinagonistische Wirkung und binden an Opiatrezeptoren. Die Peptide wirken zudem als Regulatoren der HVL-Funktion. Die physiologische Bedeutung des β-LPH ist nicht bekannt. ACTH findet seine spezifischen Rezeptoren in der Nebennierenrinde. Zentrale Effekte von ACTH und ACTH-Bruchstücken beeinflussen offenbar das Lernverhalten. Die Regulation der Hormonsekretion von ACTH und der verwandten Peptide scheint übereinstimmend zu sein und spricht für eine gemeinsame Prohormonquelle.

Regulation der Lipotropin- bzw. ACTH-Sekretion

Die Regulationsmechanismen für die ACTH-Sekretion sind in Abb. 3.6 zusammenfassend dargestellt. Die ACTH-Sekretion wird durch Vasopressin und das hypothalamische Corticotropin-releasing-Hormon (CRH; s. 3.2.5) additiv stimuliert. Eine α1-Rezeptor-Stimulation führt über CRH zur ACTH-Freisetzung, entsprechend hemmt Phentolamin und stimuliert Propranolol die ACTH-Reaktion bei einer insulininduzierten Hypoglykämie. 5-Hydroxytryptamin kann die ACTH-Sekretion hemmen. Metergolin, ein Serotoninblocker, hemmt die ACTH-Reaktion auf Metopiron.

Das Glucocorticoidfeedback funktioniert über eine rasche und eine verzögerte Komponente. Verschiedene Corticoide zeigen unterschiedliche Hemmlokalisationen. So sind die Dexamethasonrezeptoren in der Hypophyse zu finden, während (bei der Ratte) die Corticosteronrezeptoren im Gehirn lokalisiert sind. Die im ZNS lokalisierten Feedbacksignale werden über das CRH moduliert, wie die Abnahme der CRH-Konzentration bei Implantation von Steroiden an den sensiblen Stellen zeigt.

Die Empfindlichkeit der CRH-Neuronen ist modulierbar. Diphenylhydantoin und Chlorpromazin hemmen die ZNS-Empfindlichkeit auf das Steroidfeedback. Diphenylhydantoin steigert die pulsatile ACTH-Sekretion und hemmt dessen Reaktion auf Metopiron. Die mit dem ACTH abgespaltenen Opiatpeptide aus dem Lipotropinvorläufermolekül werden i. allg. in äquimolaren Konzentrationen ausgeschüttet und in der Zirkulation gefunden.

ACTH-Konzentrationen im Serum

Die ACTH-Bestimmung ist für die Pathophysiologie und die Diagnostik der Nebennierenrindenfunktion ein ebenso wertvolles und bedeutungsvolles Hormon wie TSH für die Schilddrüsenfunktion. Mit modernen Methoden ist ACTH im physiologischen Bereich meßbar. Eine CRH-Stimulation dient als gefahrloser Test zur Evaluation der „ACTH-Reserve“ [32]. Die Prüfung der Sekretion stützt sich auf Streß- und Feedbackmechanismen. Die am häufigsten verwendeten Stimuli mit indirekter Erfassung der ACTH-Sekretion über die Bestimmung des Cortisolanstiegs ist die insulininduzierte Hypoglykämie. Die Blockierung der Cortisolsynthese mit dem 11β-Hydroxylase-Hemmer Metopiron erlaubt über die Bestimmung der Hydroxycorticoide im Urin oder besser über die Bestimmung des 11-Desoxycortisols und des ACTH im Plasma auch nach einmaliger Applikation die Erfassung der „ACTH-Reserve“ (s. auch Kap. 25) [67].

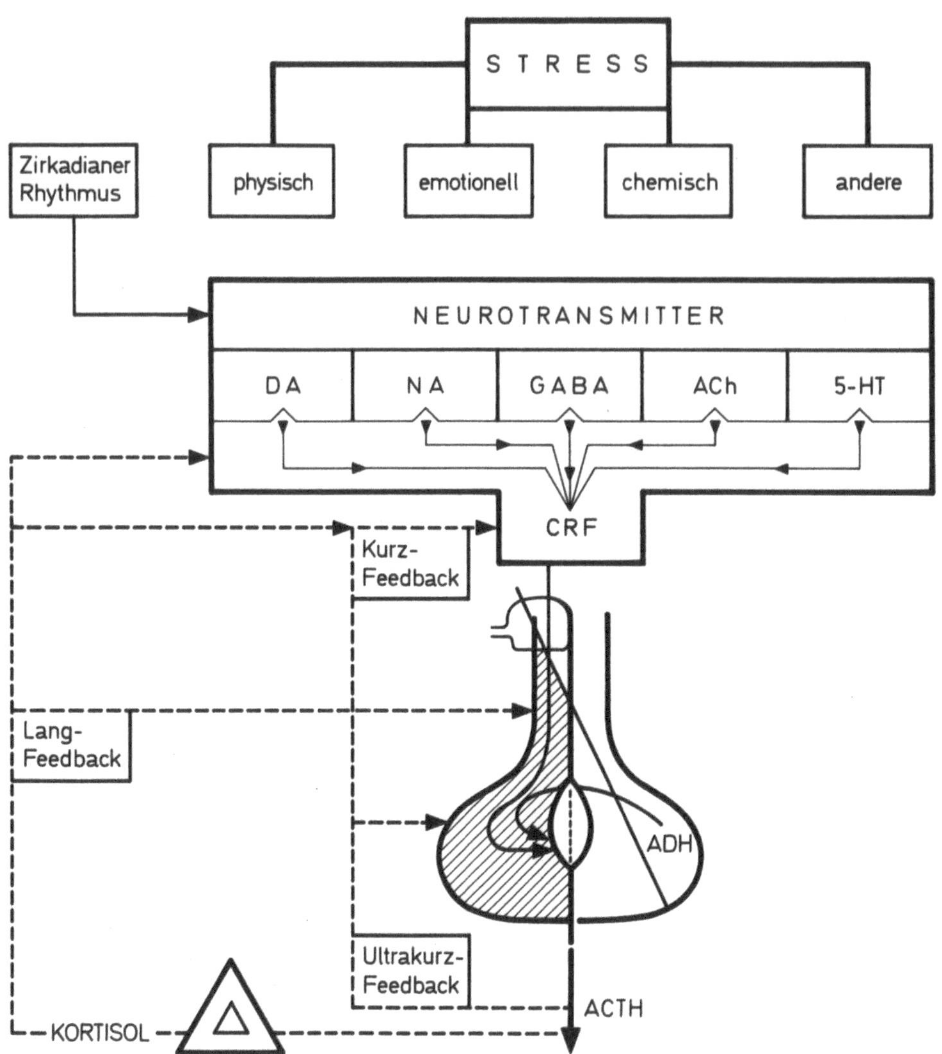

Abb. 3.6. Regulationsmechanismen der ACTH-Sekretion. *DA* Dopamin, *NA* Noradrenalin, *GABA* γ-Aminobuttersäure, *ACh* Acetylcholin, *5-HT* 5-Hydroxytryptamin, *CRF* (= CRH) Corticotropin-releasing-Hormon, *ADH* antidiuretisches Hormon

3.4 Hypothalamus – Hypophysenhinterlappen [20]

3.4.1 Oxytocin und ADH

Die Neurosekrete der hypothalamoneurohypophysären Einheit sind Oxytocin und Arginin-Vasopressin (antidiuretisches Hormon, ADH). Beide Hormone sind aus 9 Aminosäuren aufgebaut. Die zyklischen Polypeptide sind an das Trägereiweiß Neurophysin gebunden. Beide Hormone werden in den Ganglienzellen der supraoptischen und paraventrikulären Kerne synthetisiert.

Eine physiologische Wirkung des Oxytocins beim Menschen ist nicht sicher nachgewiesen. Die Beteiligung an der Uteruskontraktion und der Milchejektion durch die Kontraktion der Muskelfasern der Ausführungsgänge wird analog zum Tierexperiment vermutet. ADH steigert die Wasserrückresorption im distalen Tubulus (Henle-Schleife). Die enormen Differenzen der ADH-kontrollierten Wasserpermeabilität bewegen sich zwischen 0,5 und 20 l/Tag für einen Erwachsenen. Die maximale Konzentration liegt bei 1200 mosmol, so daß für eine Ausscheidung von 600–900 mosmol/24 h mindestens 500–750 ml Urin produziert werden müssen.

Regulation der ADH-Sekretion [6, 20]

Die Nuclei supraoptici und paraventriculares regulieren die Vasopressinabgabe. Die Durstperzeption ist

Tabelle 3.5. Regulation des antidiuretischen Hormons

Stimulation		Hemmung
Osmolarität Liquor-Na	Osmolar	Osmolarität Liquor-Na
Volumenreduktion Blutdruck Herzminutenvolumen	Hämodynamisch	Volumenzunahme Blutdruck Herzminutenvolumen
β-adrenerge Stimulation (Angiotensin II, Glucocorticoidmangel T_4-Mangel?)	Hormonal	α-adrenerge Stimulation
Wärme Emotionaler, physikalischer Streß	Temperatur	Kälte
Nikotin Barbiturate Analgetika Antineoplastische Medikamente		Alkohol Diphenylhydantoin

eine kortikale Funktion. Trotz der engen anatomischen und funktionellen Verbindung kann ein Kern allein ausfallen und damit trotz Hyperosmolarität das Durstgefühl fehlen. Umgekehrt kann eine Polydipsie bis zur Wasserintoxikation auftreten. Für den dipsogenen Stimulus ist die Natriumkonzentration maßgebender als die Osmolarität; äquimolare Lösungen von Glycerol und Harnstoff sind im Gegensatz zur Injektion einer hypertonischen Kochsalzlösung nicht dipsogen. Die Neurosekretion des Vasopressins wird auch hämodynamisch und hormonal β-adrenerg reguliert; diese Einflüsse sind vorwiegend hemmend. Die Rezeptoren sind im linken Vorhof und im Karotissinus lokalisiert. Tabelle 3.5 faßt die Stimulations- und Hemmechanismen der ADH-Sekretion zusammen (s. auch Kap. 11).

ADH-Konzentrationen im Serum

Eine direkte Bestimmung des antidiuretischen Hormons ist mit immunochemischen Methoden möglich, aber zu diagnostischen Zwecken selten notwendig. Die normale ADH-Konzentration schwankt zwischen nicht meßbaren Werten und etwa 5 pg/ml. Eine Erhöhung der Plasmaosmolarität um 1 % führt zu einer Plasma-ADH-Erhöhung um etwa 1 pg/ml. Diese ADH-Menge genügt zur Steigerung der Urinosmolarität um 250 mosmol/l. Bei einem Wert des ADH von 5 pg/ml wird die maximale Urinkonzentrationsfähigkeit erreicht. Das Durstzentrum wird erst bei einer Plasmaosmolarität von mehr als 290 mosmol/l aktiviert.

Für die Funktionsprüfung des ADH-Systems wird i. allg. nicht die ADH-Bestimmung, sondern die Gegenüberstellung von Plasma- und Urinosmolarität gewählt (Durstversuch, DDAVP-Test [6, 20, 83], s. Kap. 11 und 25.2.18).

3.5 Störungen der hypothalamohypophysären Funktion

Eine einzelne Ursache, wie z. B. ein Kraniopharyngeom [19, 74, 75] oder ein anderer raumfordernder Prozeß in der hypothalamohypophysären Region, kann zunächst zu einem einzelnen Hormonausfall führen und sukzessive weitere Ausfälle verursachen. In der Regel ist die Bildung des Wachstumshormons früh betroffen. Die gegenseitige Beeinflussung der hormonalen Regelkreise erklärt, daß eine Dysfunktion eines Systems zu einer funktionellen Beeinträchtigung eines anderen Reglersystems führen kann. Eine hypothyreote Stoffwechsellage z. B. reduziert die Wachstumshormonreaktion auf eine Reihe von Stimuli.

Die Differenzierung zwischen hypothalamischer und hypophysärer Läsion ist zwar mit Hilfe der Releasinghormone eher möglich, kann aber auch mit diesen Hilfsmitteln häufig nicht eindeutig gestellt werden.

3.5.1 Dienzephales Syndrom

Auf die gegensätzliche Über- und Unterfunktionssymptomatik bei hypothalamischen Funktionsstörungen wurde bereits hingewiesen. Die vegetativen Regulationen von Körpertemperatur, Appetit, Schlaf-Wach-Rhythmus, von euphorischen und dysphorischen Verstimmungen usw. können durch anatomische oder funktionelle Störungen des hypothalamischen „Integrators“ hervorgerufen werden. Beim Säugling führt das dienzephale Syndrom – bedingt durch ein Gliom im Hypothalamus – zu einer charakteristischen Abmagerung und Hyperkinesie bei euphorischer Verstimmung. Diese Symptomatik entwickelt sich, bevor der Tumor aufgrund ophthalmoneurologischer Untersuchungen faßbar wird. Jenseits des Säuglingsalters führen destruktive oder raumfordernde Prozesse im hypothalamischen Bereich zu sekundären Nebennierenrinden- und Schilddrüseninsuffizienzen, zu einem Ausfall der Wachstumshormonsekretion und zur Verzögerung der Pubertätsentwicklung.

Neben den faßbaren Ursachen wie Tumoren (Kraniopharyngeom, Gliom, Hamartom und Pinealistumoren) sind gröbere Mißbildungen oder anatomisch nicht faßbare Störungen im Rahmen einer Zerebralparese für ein hypothalamisches Syndrom in Betracht zu ziehen. Unter den raumfordernden Prozessen, die die hypothalamohypophysäre Funktion betreffen, steht das Kraniopharyngeom im Vordergrund.

3.5.2 Unterfunktionssyndrome

Wachstumshormon

Das Leitsymptom einer verminderten Wachstumshormonsekretion ist die Verlangsamung der Wachstumsgeschwindigkeit (Perzentilenwechsel). Sind andere differentialdiagnostisch zu diskutierende Ursachen eines unzureichenden Wachstums auszuschließen, muß die Wachstumshormonsekretion untersucht werden, einschließlich der seltenen genetisch bedingten Formen [18, 82].

Die Beurteilung der Resultate von Stimulationstests ist außerordentlich schwierig. Das Kontinuum zwischen normaler auf Alter und Reifungsgrad bezogener und fehlender Sekretion bei komplettem Ausfall der somatotropen Funktion kann weder mit Provokationstests noch mit den aufwendigen seriellen Bestimmungen der Spontansekretion in jedem Fall zweifelsfrei aufgelöst werden. Schon die Erstellung von alters- und reifegradabhängigen Normwerten ist diffizil, weil verschiedene Bestimmungsmethoden sehr unterschiedliche Resultate für die Werte des Wachstumshormons ergeben [27, 35, 36, 40, 69]. Die Zusammenarbeit zwischen Klinik und Labor muß die Erfahrung bringen, auf die eine Entscheidung für oder gegen eine Substitutionsbehandlung gestützt werden kann.

Die pathophysiologischen, diagnostischen und therapeutischen Einzelheiten des Wachstumshormonmangels werden in Kap. 13 ausführlich besprochen.

Prolaktin

Eine klinisch feststellbare Symptomatik bei insuffizienter Ausschüttung des Prolaktins ist im Kindesalter nicht bekannt. Eine fehlende Prolaktinreaktion auf einen provokativen Stimulus kann ein Hinweis auf eine Schädigung des HVL-Gewebes sein.

Gonadotropine

Der sekundäre, sog. hypogonadotrope (zentrale) Hypogonadismus ist wahrscheinlich die häufigste hypothalamohypophysäre Insuffizienz, wobei als spezielle Entität das Kallmann-Syndrom und seine Varianten herauszustellen sind [4]. Einzelheiten zu Diagnostik und Therapie finden sich in Kap. 15.

TSH

Der isolierte Ausfall des TSH oder seines regulierenden hypothalamischen Tripeptids TRH ist eine Rarität. Hingegen ist die Kombination mit anderen hypothalamohypophysären Insuffizienzen, v. a. im Zusammenhang mit einem Wachstumshormonmangel, ungleich häufiger zu diagnostizieren. Die klinische Symptomatik entspricht im Prinzip derjenigen bei primärer Hypothyreose, bleibt aber sehr viel geringgradiger ausgeprägt. Die pathophysiologische Konstellation macht die Diagnose leicht, da trotz erniedrigter T_4-Konzentrationen die Plasma-TSH-Konzentration nicht erhöht ist. Ein Stimulationsversuch mit TRH kann im Einzelfall für die Differentialdiagnose hilfreich sein (s. Kap. 4).

ACTH (Lipotropine)

Aus dem Kreis der Lipotropine ist nur der Ausfall des ACTH bekannt und klinisch von Bedeutung. Die sekundäre Nebennierenrindeninsuffizienz durch ACTH-Defizit ist ein häufiges Syndrom als funktionelle Folge einer Steroidbehandlung. Der kongenitale, isolierte ACTH-Ausfall ist ebenso eine Rarität wie die erworbene isolierte ACTH-Insuffizienz ohne Steroidbehandlung.

Im Rahmen einer Hypothalamus-Hypophysen-Insuffizienz nimmt der ACTH-Ausfall wegen der vitalen Funktion der Glucocorticoide eine für therapeutische und prophylaktische Maßnahmen zentrale Stelle ein. Bei jedem chirurgischen oder strahlentherapeutischen Eingriff in der hypothalamohypophysären Region ist mit einer Insuffizienz des ACTH-NNR-Systems zu rechnen und eine prophylaktische perioperative Behandlung einzuleiten. Die Differenzierung zwischen therapieinduziertem funktionellem und definitivem Ausfall in der Folge eines Eingriffs ist komplex und muß mit Sorgfalt abgeklärt werden, um einerseits eine unnötige permanente Cortisolabhängigkeit zu vermeiden, und andererseits die potentielle Gefahr einer Nebennierenrindenkrise in Streßsituationen auszuschließen. Einzelheiten zu Systematik, Diagnose und Therapie sind in den Kap. 5 und 13 eingehend beschrieben.

3.5.3 Überfunktionssyndrome

Erhöhung glandotroper Hormone bei peripherer Insuffizienz

Für jedes der glandotropen Hormone ist die Überfunktion des Hypothalamus-HVL-Systems als Kompensation bei einer auch partiellen primären Insuffizienz der zugeordneten peripheren Zieldrüse ein empfindlicher und verläßlicher diagnostischer Indikator. Mit Hilfe der Releasinghormone lassen sich die erhöhten hypophysären „Reserven" bestätigen.

Beispielsweise steigt die TSH-Konzentration im Serum schon bei sich entwickelnder primärer Hypothyreose mäßig bis deutlich an, auch wenn die peripheren Schilddrüsenhormonwerte noch im Normbereich liegen. Die TSH-Bestimmung ist der empfindlichste Parameter für eine hypothyreote Stoffwechsellage.

Bei der primären Nebennierenrindeninsuffizienz, also auch bei genetisch bedingten Störungen der Cortisolsynthese (s. Kap. 5 und 21), ist die ACTH-Konzentration erhöht und führt in diesen Situationen kompensatorisch zu einer z. T. noch ausreichenden Cortisolproduktion. Dabei ist die Tagesrhythmik zu berücksichtigen, d. h., die ACTH-Bestimmung muß am frühen Vormittag erfolgen.

Ähnlich sind die FSH- und weniger eindeutig die LH-Konzentrationen im Serum bei primärer Gonadeninsuffizienz über die dem chronologischen Alter entsprechenden Normwerte erhöht. Wie bei Patientinnen mit Ullrich-Turner-Syndrom gezeigt werden kann, ist nur im Säuglingsalter und wieder ab etwa dem 11. Lebensjahr mit einer Erhöhung der Gonadotropine bei primärer Gonadeninsuffizienz zu rechnen. Eine fehlende Erhöhung der Gonadotropine schließt also im Kindesalter eine primäre Gonadeninsuffizienz nicht aus.

Primär erhöhte Bildung von HVL-Hormonen

Wachstumshormon

Eine Dysregulation der Wachstumshormonsekretion mit überschießender und dauernd erhöhter Plasmakonzentration ist im Kindesalter eine Rarität. Das klinische Zeichen ist vor Epiphysenschluß die auf das Alter bezogene hohe Wachstumsgeschwindigkeit (→ *Gigantismus*). Die bei der *Akromegalie* des Erwachsenen bekannten Stoffwechseleffekte sind auch bei Kindern und Jugendlichen zu erwarten.

Das biochemische Leitsymptom ist die massiv erhöhte Wachstumshormonkonzentration. Da auch bei der Akromegalie bzw. beim Gigantismus die Hormonkonzentrationen schwanken, sind zur Diagnose mehrere Bestimmungen im Sinne einer seriellen Datenerhebung notwendig. Als Ausdruck der erhöhten Wachstumshormonproduktion ist die IGF-1-Konzentration deutlich erhöht. Die IGF-1-Werte überschneiden sich allerdings in der Pubertätsphase mit möglichen Werten bei Akromegalie. Der physiologische Stimulationsmechanismus über insulininduzierte Hypoglykämie oder Argininfusion kann erhalten sein. Nicht obligat, aber diagnostisch wertvoll sind die Zeichen der Dysregulation:

- eine fehlende Suppression des Wachstumshormons auf eine Glucosebelastung; zur Kontrolle eines Streßdurchbruchs empfiehlt es sich, Cortisol mitzubestimmen;
- eine paradoxe Freisetzung des Wachstumshormons mit den Releasinghormonen TRH und LHRH.

Bei den Syndromen der *Wachstumshormonresistenz* handelt es sich um Rezeptor- oder Postrezeptordefekte, die durch die Diskrepanz zwischen erhöhten Wachstumshormonwerten und tiefen IGF-Konzentrationen bei klinisch eindrücklichen typischen Bildern auffällig werden (s. auch Kap. 13) [50, 71]

Prolaktin

Die Syndrome des sekundären Hypogonadismus beim Erwachsenen, insbesondere das *Galaktorrhö-Amenorrhö-Syndrom*, haben seit der Isolierung des menschlichen Prolaktins und der Möglichkeit seiner Bestimmung im Plasma nicht nur eine pathophysiologische Erklärung gefunden, sondern über die dopaminagonistische Beeinflussung eine konservative, erfolgversprechende Therapie erhalten. Da dieselbe Ätiologie, die *Hyperprolaktinämie*, funktionell oder als Folge eines Mikro- oder Makroadenoms zur Pubertas tarda führen kann, ist eine Untersuchung der Prolaktinsekretion bei solchen Patienten angezeigt. Unbedingt indiziert ist die Prolaktinbestimmung, wenn eine Galaktorrhö spontan oder bei Druck auf die Brustdrüse besteht.

Prolaktin reagiert auf *Streß* und kann so nur vorübergehend erhöht sein. Eine Blutentnahme 30 min nach Einlegen der Kanüle und/oder die gleichzeitige Cortisolbestimmung lassen eine Streßreaktion erkennen.

Bei Verdacht auf ein *Prolaktinom* kann die Höhe des Prolaktinexzesses als Indikator für die Adenomgröße angenommen werden. Aber auch geringe Erhöhungen des Prolaktinwertes lassen ein Adenom nicht ausschliessen [30, 45, 60, 61]. Die Diagnostik über eine ophthalmologische und bildgebende Untersuchung ist deshalb bei eindeutiger Hyperprolaktinämie stets indiziert. Besonders bei Jugendlichen ist die konservative Therapie mit einem Dopaminagonisten die Behandlung der ersten Wahl. Da durch Verdrängung die anderen HVL-Funktionen beeinflußt sein können, ist eine entsprechende Ausweitung der Diagnostik notwendig.

Gonadotropine

Als Rarität sind LH- und FSH-produzierende Adenome beschrieben worden. Eine primäre Überproduktion von hCG ist bei einer Vielzahl von in der Regel malignen Tumoren bekannt. Eine Struktur aus ektop angesiedelten LHRH-bildenden Neuronen im Tuber cinerium ist als Hamartom bekannt und führt zur hypophysären Stimulation der LH- und FSH-Produktion.

Mit spezifischen β-hCG- oder β-LH-Bestimmungen ist eine immunochemische Analyse zur Differenzierung zwischen hCG und LH verläßlich möglich. In der Pädiatrie sind klinisch-ätiologisch entsprechend unterschiedliche Formen einer Pubertas praecox bzw. einer vorzeitigen Geschlechtsentwicklung Folge der pathologischen Gonadotropininkretion (s. Kap. 15).

TSH

Eine TSH-bedingte Hyperthyreose ist beim Kind äußerst selten, kann aber auch in diesem Lebensalter vorkommen. Diskutiert wird in diesem Zusammenhang auch eine Schilddrüsenhormonresistenz bei bestimmten Formen von „attention deficit hyperactive disorder“ (ADHD), die an mäßig erhöhten TSH-Werten bei normalen T_4-Konzentrationen erkannt werden kann [24, 53, 85].

ACTH

Das typische Überfunktionssyndrom der ACTH-NNR-Achse ist das zentrale Cushing-Syndrom [12, 44, 52, 56, 58]; eine ausführliche Darstellung findet sich in Kap. 5.

3.6 Störung der hypothalamoneurohypophysären Achse (s. auch Kap. 11)

3.6.1 Unterfunktion: Diabetes insipidus (neurohormonalis) [15, 20, 84]

Eine verminderte oder fehlende Produktion des ADH durch die hypothalamischen Neuronen führt rasch zu einem Wasserverlust mit entsprechendem Flüssigkeitsbedarf und Durstgefühl. Die Ursachen sind in Tabelle 3.6 dargestellt.

Tabelle 3.6. Ätiologie bei 118 Patienten mit Diabetes insipidus

Ursache	Zahl der Patienten	%
Tumoren	32	27,1
Histiozytose	18	15,3
Idiopathisch		
- sporadische Fälle	27	22,9
- familiär	7	5,9
Postoperativ	24	20,3

Klinik

Beim Neugeborenen und beim Säugling äußert sich die Störung in einer hypernatriämischen Dehydratation. *Leitsymptome* sind Durstfieber, Exsikkose und gleichzeitige Ausscheidung eines hypoosmolaren, hellen Urins. Durst und Exsikkose führen beim Säugling zur Anorexie. Zusammen mit den zusätzlichen Symptomen, wie Irritabilität, Erbrechen, Obstipation oder Diarrhö, resultiert ein Entwicklungsstillstand. Beim älteren Kind kann eine sekundäre Enuresis die Polyurie und Polydipsie begleiten.

Der Wasserbedarf kann exzessiv bis zu 300–400 ml/kg KG/Tag erreichen. Im diagnostischen Vorgehen steht die Wasserbilanz an erster Stelle. Die Urinvolumina sollten mit der Normausscheidung für ein gegebenes Alter verglichen werden (Tabelle 3.7).

Tabelle 3.7. Altersabhängigkeit der Harnausscheidung im Kindesalter (ml/24 h) unter physiologischen Bedingungen (Extremwerte)

Alter	Ausscheidung (ml/24 h)
1– 2 Tage	30– 60
3–10 Tage	100– 300
10 Tage – 2 Monate	250– 450
2 Monate – 1 Jahr	400– 500
1–3 Jahre	500– 600
3–5 Jahre	600– 700
5–8 Jahre	650–1000
8–14 Jahre	800–1400

Tabelle 3.8. Plasma- und Harnosmolaritäten nach einem Durstversuch über 14 h (18.00–8.00 Uhr); Bestimmung der Osmolarität um 8.00 Uhr

	Osmolarität (mosmol/kg H_2O)	
	Plasma	Harn
Vollständiger Diabetes insipidus (n = 11)	306 ± 6	105 ± 12
Partieller Diabetes insipidus (n = 9)	292 ± 4	434 ± 74
Gesunde Probanden (n = 22)	282 ± 1	1056 ± 47

Faustregel für die Umrechnung des spezifischen Gewichts in Osmolarität: Urin spez. Gewicht − 1000 × 40 = Osmolarität.

Diagnostik [20]

Eine Gegenüberstellung von Plasma- und Urinosmolarität ist ein gutes (differential-) diagnostisches Kriterium, das zu entscheiden erlaubt, ob ein Durstversuch notwendig ist oder nicht. Wird eine Flüssigkeitsrestriktion durchgeführt, sollte ein ADH-Test angeschlossen werden (Tabelle 3.8; s. auch Kap. 11 und 25). Jenseits des Säuglingsalters, wenn das Kind freien Zugang zur Flüssigkeit hat, wird zwar die Plasmaosmolarität in der Norm gehalten, als Hinweis auf die Konzentrationsstörung findet sich aber am Morgen eine leichte Erhöhung der Plasmaosmolarität zusammen mit einer tiefen Urinosmolarität.

> ! *Als Faustregel für die Verdachtsdiagnose gilt:*
> - Erhöhter Wasserbedarf,
> - Plasmaosmolarität am Morgen: leicht erhöht,
> - gleichzeitig Urinosmolarität: < 100 mosmol/l,
> - Relation Urin- zu Plasmaosmolarität < 1,0.

Begründen diese Untersuchungen den Verdacht weiterhin, wird ein *Durstversuch* durchgeführt, wobei das *Urinvolumen* auf weniger als 0,5 ml/min absinken sollte. Die *Urinosmolarität* steigt auf über 800 mosmol/l an, die *Plasmaosmolarität* bleibt normalerweise unter 300 mosmol/l. Das Verhältnis Urin- zu Plasmaosmolarität liegt über 1,0.

Wenn in 2 folgenden Urinportionen die Osmolarität weniger als 30 mosmol/l ansteigt, wird *ADH* (als DDAVP, Arginin-Vasopressinderivat) intranasal appliziert. Eine dadurch erzeugte Steigerung der Urinosmolarität um mehr als 5 % weist auf ein *ADH-Defizit* hin. Richtwerte für Urinvolumina sowie Plasma- und Urinosmolaritäten beim Durstversuch sind in Tabelle 3.8 zusammengefaßt.

Zusammenfassung der Diabetes-insipidus-Diagnostik

- 1. Beurteilung der Wasserbalance
  - Polydipsie → Polyurie
  - Wasserbedarf bis 400 ml/kg KG/Tag
  - Neugeborene und Säuglinge:
    Gefahr der hypernatriämischen Dehydratation!
    Klinisch: Erbrechen, Durchfall, Nahrungsverweigerung, Fieber
- 2. Moderate Hämokonzentration am Morgen
  - Plasmaosmolarität
  - Natriumkonzentration im Serum
  - Harnosmolarität: ≤ 100 mosmol/l
  - Quotient Harnosmolarität : Plasmaosmolarität < 1,0
- 3. Flüssigkeitsentzugsversuch (physiologische Reaktion in Klammern)
  - Dauer 14 h (18–8 Uhr)
  - Sorgfältige Überwachung!
    Zeichen der Dehydratation, Gewicht, Körpertemperatur, Blutdruck
  - Plasmaosmolarität (< 300 mosmol/l)
  - Harnvolumen (< 0,5 ml/min)
  - Harnosmolarität (bis 800 mosmol/l)
  - Quotient Harnosmolarität : Plasmaosmolarität < 1,0
  - Falls Δ-Osmolarität im Harn aus 2 aufeinanderfolgenden Harnproben > 30 mosmol:
    DDAVP intranasal
    Bestimmungen der Osmolarität im Harn nach 1–2 h (Δ-Osmolarität vor und nach DDAVP < 5 %)

Differentialdiagnose

Tumoren, Histiozytosen und andere organische Läsionen stehen im Vordergrund differentialdiagnostischer Überlegungen zur Ätiologie des zentralen Diabetes insipidus. Auch postoperativ (Kraniopharyngeom) kann, oft passager, ein Diabetes insipidus entstehen. Bildgebende Techniken, wie CT und MRT, müssen über lange Zeit zu Verlaufsuntersuchungen eingesetzt werden, da vom klinischem Beginn eines Diabetes insipidus an bis zur Entdeckung eines intrazerebralen Tumors 4–9 Jahre vergehen können. Bei Malignomverdacht sollte im Liquor nach malignen Zellen gesucht und eine β-hCG-Bestimmung durchgeführt werden.

Therapie

Für die Behandlung hat sich das synthetische Arginin-Vasopressinderivat (DDAVP) bewährt. Das Peptid kann intranasal, parenteral oder oral zugeführt werden. Als Richtdosis gilt bei intranasaler Applikation eine Tagesmenge von 0,5–0,3 ml einer Lösung, die

0,1 mg DDAVP in 1,0 ml enthält und in 1-3 Einzeldosen zu geben ist. Die Dosisäquivalente liegen bei etwa 20 µg intranasal = 1 µg intravenös = 100 µg oral. Neben dem raschen Wirkungseintritt innerhalb von etwa 30-60 min ist die individuell sehr unterschiedliche Wirkungsdauer zu beachten. Sie variiert zwischen 5 und 24 h und ist nur sehr partiell dosisabhängig. Das Ende der ADH-Wirkung tritt abrupt ein und äußert sich in einer Urinschwemme.

Bei der *psychogenen Polydipsie* kann die Konzentrationsfähigkeit der Nieren vorübergehend eingeschränkt sein. Die Reduktion des Flüssigkeitsvolumens gelingt leichter bei begleitender Behandlung mit DDAVP.

! Die Dosierung des ADH muß äußerst vorsichtig erfolgen, da die Gefahr einer Wasserintoxikation auch bei ausschließlich oraler Flüssigkeitszufuhr besteht!

3.6.2 Überfunktion: inadäquate ADH-Sekretion

Eine ADH-Ausschüttung bei Normovolämie und ungestörter Plasmaosmolarität kann zu Wasserintoxikation, Verdünnungshyponatriämie und Hirnödem führen. Beim Kind ist dieses *Schwartz-Bartter-Syndrom* nach Schädeltraumata, Meningitiden, Enzephalitiden und bei Hirntumoren bekannt (s. auch Kap. 11). Eine generelle Anästhesie kann ebenfalls zur ADH-Freisetzung führen. Bei Bronchopneumonien, Asthma, Emphysem oder bei Beatmung mit positivem Druck wird durch die verminderte Füllung des linken Vorhofs über den erhöhten Strömungswiderstand im pulmonalen Kreislauf eine ADH-Sekretion ausgelöst.

Diagnose

Sie wird bei ungeklärtem Körpergewichtsanstieg und einer positiven Flüssigkeitsbilanz vermutet. Den Beweis erbringt ein hypoosmolares Plasma (<285 mosmol/l) und gleichzeitig ein hyperosmolarer Urin mit Natriurese.

Therapie

Bei der Behandlung steht die Flüssigkeitsrestriktion im Vordergrund. Eine Natriumkorrektur ist erst angezeigt, wenn neurologische Symptome oder Krämpfe auftreten, die durch die Hyponatriämie erklärt werden können; als Grenzwert gelten Natriumwerte von 120 nmol/l. Furosemid (1-6 mg/kg KG) kann die Wasserausscheidung fördern.

Literatur

1. Albanese A, Stanhope R (1995) Investigation of delayed puberty. Clin Endocrinol (Oxf) 43(1): 105-110
2. Andersen B, Rosenfeld MG (1994) Pit-1 determines cell types during development of the anterior pituitary gland. A model for transcriptional regulation of cell phenotypes in mammalian organogenesis. J Biol Chem 269(47): 29335-29338
3. Andrew B, Singh A, Kral T, Solomon S (1989) The immune-hypothalamic-pituitary-adrenal axis. Endocr Rev 10: 92-112
4. Ballabio A, Camerino G (1992) The gen for x-linked Kallmann's syndrome: a human neuronal migration defect. eCurr Opin Genet Dev 2: 417-421
5. Baumann G (1995) Growth hormone binding to a circulating receptor fragment - the concept of receptor shedding and receptor splicing. Exp Clin Endocrinol Diabetes 103(1): 2-6
6. Bayiis PH, Thompson CJ (1988) Osmoregulation of vasopressin secretion and thirst in health and disease. Clin Endocrinol (Oxf) 29: 549-576
7. Baxter RC (1994) Insulin-like growth factor binding proteins in the human circulation: a review. Horm Res 42(4-5): 140-144
8. Bellone J, Ghizzoni L, Aimaretti G et al. (1995) Growth hormone-releasing effect of oral growth hormone-releasing peptide 6. (GHRP-6) administration in children with short stature. Eur J Endocrinol 133(4): 425-429
9. Benker G, Jaspers C, Häusler G, Reinwein D (1990) Control of prolactin secretion. Klin Wochenschr 68(23): 1157-1167
10. Bermann M, Jaffe CA, Tsai W, DeMott Friberg R, Barkan AL (1994) Negative feedback regulation of pulsatile growth hormone secretion by insulin-like growth factor I. Involvement of hypothalamic somatostatin. J Clin Invest 94(1): 138-145
11. Bernardis LL, Bellinger LL (1993) The lateral hypothalamic area revisited: neuroanatomy, body weight regulation, neuroendocrinology and metabolism. Neurosci Biobehav Rev 17(2): 141-193
12. Bickler SW, McMahon TJ, Campbell JR, Mandel S, Piatt JH, Harrison MW (1994) Preoperative diagnostic evaluation of children with Cushing's syndrome. J Pediatr Surg 29(5): 671-676
13. Boscaro M, Rampazzo A, Paoletta A et al. (1994) Patterns of ACTH response to CRH in Cushing's disease: correlation with histological/immunocytochemical findings Neuroendocrinology 60(3): 237-242
14. Bougnres PF (1993) Growth hormone effects on carbohydrate and lipid metabolism in childhood. Horm Res 40: 31-33
15. Buonocore CM, Robinson AG (1993) The diagnosis and management of diabetes insipidus during medical emergencies. Endocrinol Metab Clin North Am 22(2): 411-423
16. Burger HG (1993) Evidence for a negative feedback role of inhibin in follicle stimulating hormone regulation in women. Hum Reprod 8 (Suppl 2): 129-132
17. Chaussain JL, Bost M, Roger M (1994) Final height in precocious puberty patients. Arch Pediatr 1(4): 368-370
18. Cogan JD, Phillips JA III, Schenkman SS, Milner RD, Sakati N (1994) Familial growth hormone deficiency: a model of dominant and recessive mutations affecting a monomeric protein. J Clin Endocrinol Metab 79(5): 1261-1265

19. Curtis J, Daneman D, Hoffman HJ, Ehrlich RM (1994) The endocrine outcome after surgical removal of craniopharyngiomas. Pediatr Neurosurg 21 (Suppl 1): 24-27
20. Czernichow P, Robinson A (1985) Diabetes insipidus in man. In: van Wimersma Greidanus TB (ed) Frontiers of hormone research, vol 12. Diabetes insipidus in man. Karger, Basel
21. Dieguez C, Page MD, Scanlon MF (1988) Growth hormone neuroregulation and its alterations in disease states. Clin Endocrinol (Oxf) 28: 109-143
22. Dubois PM, Hemming FJ (1991) Fetal development and regulation of pituitary cell types. J Electron Microsci Tech 19(1): 2-20
23. Eli H, Conn M (1988) Molecular mechanism of gonadotropin releasing hormone (GnRH) action. 1. The GnRH receptor. Endocr Rev 9: 379-386
24. Elia J, Gulotta C, Rose SR, Marin G, Rapoport JL (1994) Thyroid function and attention-deficit hyperactivity disorder. J Am Acad Child Adolesc Psychiatry 33(2): 169-172
25. Enjalbert A (1989) Multiple transduction mechanisms of dopamine, somatostatin and angiotensin II receptors in anterior pituitary cells. Horm Res 31: 6-12
26. Epelbaum J, Agid F, Agid Y et al. (1989) Somatostatin receptors in brain and pituitary. Horm Res 31: 45-50
27. Evans AJ (1995) Screening tests for growth hormone deficiency. J R Soc Med 88(3): 161-165
28. Filicori M (1994) Gonadotrophin-releasing hormone agonists. A guide to use and selection. Drugs 48(1): 41-58
29. Findlay JK (1993) An update on the roles of inhibin, activin, and follistatin as local regulators of folliculogenesis. Biol Reprod 48(1): 15-23
30. Fisher BJ, Gaspar LE, Stitt LW, Noone BE (1994) Pituitary adenoma in adolescents: a biologically more aggressive disease? Radiology 192(3): 869-872
31. Fodor M, de Wied D, Diamant M (1993) Central nervous system effects of the neurohypophyseal hormones and related peptides. Front Neuroendocrinol 14(4): 251-302
32. Fukata J, Shimizu N, Imura H et al. (1993) Human corticotropin-releasing hormone test in patients with hypothalamo-pituitary-adrenocortical disorders. Endocrinol J 40(5): 597-606
33. Garner C (1994) Uses of GnRH agonists. J Obstet Gynecol Neonatal Nurs 23(7): 563-570
34. Ghigo E, Arvat E, Gianotti L et al. (1994) Growth hormone-releasing activity of hexarelin, a new synthetic hexapeptide, after intravenous, subcutaneous, intranasal, and oral administration in manJ Clin Endocrinol Metab 78(3): 693-698
35. Girard J (1990) Urinary growth hormone. Horm Res 40: 66-69
36. Girard J (1996) Urinary growth hormone. In: Ranke MB (ed) Functional endocrinologic diagnostics in children and adolescents. J & J, Mannheim, pp 234-254
37. Gourmelen M, Postel-Vinay MC (1995) Nutritional status and growth hormone-binding protein. Horm Res 44(4): 177-181
38. Grossmann A (1989) Anatomy and physiology of the hypothalamic-pituitary axis. In: Brook CGD (ed) Clinical paediatric endocrinology. Blackwell, Oxford, pp 233-244
39. Heinrichs C, Craen M, Vanderschueren-Lodeweyckx M, Malvaux P, Fawe L, Bourguignon JP (1994) Variations in pituitary-gonadal suppression during intranasal buserelin and intramuscular depot-triptorelin therapy for central precocious puberty. Belgian Study Group for Pediatric Endocrinology. Acta Paediatr 83(6): 627-633
40. Hindmarsh PC, Swift PG (1995) An assessment of growth hormone provocation tests. Arch Dis Child 72(4): 362-367
41. Huhn WC, Hartman ML, Pezzoli SS, Thorner MO (1993) Twenty-four-hour growth hormone (GH)-releasing peptide (GHRP) infusion enhances pulsatile GH secretion and specifically attenuates the response to a subsequent GHRP bolus. J Clin Endocrinol Metab 76(5): 1202-1208
42. Jensen JB, Garfinkel BD (1988) Neuroendocrine aspects of attention deficit hyperactivity disorder. In: Brown WA (ed) Endocrinology and metabolism - Clinics of North America. Saunders, Philadelphia, pp 111-130
43. Juul A, Main K, Blum WF, Lindholm J, Ranke MB, Skakkebaek NE (1994) The ratio between serum levels of insulin-like growth factor (IGF)-I and the IGF binding proteins (IGFBP-1, 2 and 3) decreases with age in healthy adults and is increased in acromegalic patients. Clin Endocrinol (Oxf) 41(1): 85-93
44. Kalifa G, Adamsbaum C, Carel JC, Andre C, Bougneres PE, Chaussain JL (1994) Diagnosis of Cushing's disease in children: a challenge for the radiologist. Pediatr Radiol 24(8): 547-549
45. Kane LA, Leinung MC, Scheithauer BW et al. (1994) Pituitary adenomas in childhood and adolescence. J Clin Endocrinol Metab 79(4): 1135-1140
46. Ketelslegers JM, Maes M, Maiter D, Massa G (1995) Recepteur et proteine de liaison de l'hormone de croissance: roles dans la receptivite cellulaire l'hormone de croissance. Ann Endocrinol (Paris) 56(4): 253-258
47. Kiess W, Weimann E (1990) Grundlagen und klinische Bedeutung der Insulin-like Growth Factors/Somatomedine. Klin Wochenschr 68(20): 985-1002
48. Kletter GB, Kelch RP (1994) Clinical review 60: effects of gonadotropin-releasing hormone analog therapy on adult stature in precocious puberty. J Clin Endocrinol Metab 79(2): 331-334
49. Kollias SS, Ball WS, Prenger EC (1995) Review of the embryologic development of the pituitary gland and report of a case of hypophyseal duplication detected by MRI. Neuroradiology 37(1): 3-12
50. Laron Z (1993) Disorders of growth hormone resistance in childhood. Curr Opin Pediatr 5(4): 474-480
51. Laron Z, Frenkel J, Deghenghi R, Anin S, Klinger B, Silbergeld A (1995) Intranasal administration of the GHRP hexarelin accelerates growth in short children. Clin Endocrinol (Oxf) 43(5): 631-635
52. Leinung MC, Zimmerman D (1994) Cushing's disease in children. Endocrinol Metab Clin North Am 23(3): 629-639
53. Leonard CM, Martinez P, Weintraub BD, Hauser P (1995) Magnetic resonance imaging of cerebral anomalies in subjects with resistance to thyroid hormone. Am J Med Genet 60(3): 238-243
54. Loche S, Cambiaso P, Merola B et al. (1995) The effect of hexarelin on growth hormone (GH) secretion in patients with GH deficiency. J Clin Endocrinol Metab 80(9): 2692-2696
55. Loche S, Cambiaso P, Carta D et al. (1995) The growth hormone-releasing activity of hexarelin, a new synthetic hexapeptide, in short normal and obese children and in

hypopituitary subjects. J Clin Endocrinol Metab 80(2): 674-678

56. Magiakou MA, Mastorakos G, Oldfield EH et al. (1994) Cushing's syndrome in children and adolescents. Presentation, diagnosis, and therapy. N Engl J Med 331(10): 629-636
57. Manning AB, Chronwall BM, Millington WR (1993) POMC-derived peptide immunoreactivity in neural lobe axons of the human pituitary. Peptides 14(4): 857-860
58. McLean M, Smith R (1995) Cushing's syndrome: how should we investigate in 1995? Med J Aust 163(3): 153-154
59. Meister B (1993) Gene expression and chemical diversity in hypothalamic neurosecretory neurons. Mol Neurobiol 7(2): 87-110
60. Mindermann T, Wilson CB (1994) Age-related and gender-related occurrence of pituitary adenomas. Clin Endocrinol (Oxf) 41(3): 359-364
61. Mindermann T, Wilson CB (1995) Pituitary adenomas in childhood and adolescence. J Pediatr Endocrinol Metab 8(2): 79-83 (39 Ref)
62. Pellegrini I, Barlier A, Gunz G et al. (1994) Pit-1 gene expression in the human pituitary and pituitary adenomas. J Clin Endocrinol Metab 79(1): 189-196
63. Pfäffle RW, Parks JS, Brown MR, Heimann G (1993) Pit-1 and pituitary function. J Pediatr Endocrinol 6(3-4): 229-233
64. Ponte C, Weill J (1994) Evaluation of somatotropin function in children with short stature: an often difficult task (editorial). Arch Pediatr 1(2): 124-127
65. Postel-Vinay MC (1996) Growth hormone- and prolactin-binding proteins: soluble forms of receptors. Horm Res 45: 178-181
66. Reichlin S (1987) Neuroendocrine control of pituitary function in clinical endocrinology. In: Besser GM, Cudworth AG (ed) Clinical endocrinology. Chapman & Hall, London, pp 120-125
67. Riddick L, Chrousos GP, Jeffries S, Pang S (1994) Comparison of adrenocorticotropin and adrenal steroid responses to corticotropin-releasing hormone versus metyrapone testing in patients with hypopituitarism. Pediatr Res 36(2): 215-220
68. Rosenfeld RG (1994) Circulating growth hormone binding proteins. Horm Res 42(4-5): 129-132
69. Rosenfeld RG, Albertsson-Wikland K, Cassorla F et al. (1995) Diagnostic controversy: the diagnosis of childhood growth hormone deficiency revisited. J Clin Endocrinol Metab 80(5): 1532-1540
70. Sanno N, Teramoto A, Matsuno A, Osamura RY (1996) Expression of human Pit-1 product in the human pituitary and pituitary adenomas. Immunohistochemical studies using an antibody against synthetic human Pit-1 product. Arch Pathol Lab Med 120(1): 73-77
71. Savage MO, Carlsson LM, Chatelain PG, Ranke MB, Rosenfeld RG (1995) Growth hormone insensitivity syndromes. Acta Paediatr (Suppl) 411: 87-90
72. Sinha YN (1995) Structural variants of prolactin: occurrence and physiological significance. Endocr Rev 16(3): 354-369
73. Sippell WG (1994) Diagnosis and treatment of central precocious puberty - can final height be improved? German/Dutch Central Precocious Puberty Study Group. Horm Res 41 (Suppl 2): 14-15
74. Sklar CA (1994) Craniopharyngioma: endocrine abnormalities at presentation. Pediatr Neurosurg 21 (Suppl 1): 18-20
75. Sklar CA (1994) Craniopharyngioma: endocrine sequelae of treatment. Pediatr Neurosurg 21 (Suppl 1): 120-123
76. Smith AI, Funder JW (1988) Proopiomelanocortin processing in the pituitary central nervous system and peripheral tissues. Endocr Rev 9: 159-179
77. Tannenbaum GS (1991) Neuroendocrine control of growth hormone secretion. Acta Paediatr Scand (Suppl) 372: 5-16
78. Tannenbaum GS, Painson JC, Lapointe M, Gurd W, McCarthy GF (1990) Interplay of somatostatin and growth hormone-releasing hormone in genesis of episodic growth hormone secretion. Metabolism 39 (9 Suppl 2): 35-39
79. Tauber MT, Harris AG, Rochiccioli P (1994) Clinical use of the long acting somatostatin analogue octreotide in pediatrics. Eur J Pediatr 153(5): 304-310
80. Veldhuis J (1987) Contemporary insights into the regulation of luteinizing hormone secretion in man. Horm Res 28: 126-138
81. Veldhuis JD, Dufau ML (1993) Steroidal regulation of biologically active luteinizing hormone secretion in men and women. Hum Reprod 8 (Suppl 2): 84-96
82. Vnencak-Jones CL, Philipps J, Chen E, Seeburg P (1988) Molecular basis of human growth hormone gene deletions. Science 85: 5615-5619
83. Wang LC, Cohen ME, Duffner PK (1994) Etiologies of central diabetes insipidus in children. Pediatr Neurol 11(4): 273-277
84. Wang LC, Cohen ME, Duffner PK (1994) Etiologies of central diabetes insipidus in children. Pediatr Neurol 11(4): 273-277
85. Weiss RE, Stein MA, Trommer B, Refetoff S (1993) Attention-deficit hyperactivity disorder and thyroid function. J Pediatr 123(4): 539-545
86. Weller EB, Weller RA (1988) Neuroendocrine changes in affectively ill children and adolescents In: Brown WA (ed) Endocrinology and metabolism - Clinics of North America, endocrinology of neuropsychiatric disorders. Saunders, Philadelphia, pp 41-54
87. Woodruff TK, Mather JP (1995) Inhibin, activin and the female reproductive axis. Ann Rev Physiol 57: 219-244

Schilddrüse 4

D. Reinwein, M. Klett

4.1 Allgemeine Daten

Der follikuläre Anteil der menschlichen Schilddrüse entwickelt sich von einer Anlage am Boden der Mundbucht aus. Ein endodermaler Epithelwulst senkt sich zunächst kolbenförmig in das anliegende Mesenchym ein. Embryologisch unterscheidet man zwischen dem Ursprung der medialen Drüsenanteile und den Seitenlappen. Der mediale Anteil entsteht als eine zweilappige, vesikuläre Struktur am Foramen coecum der Zunge; er ist mit der Zunge durch den Ductus thyreoglossus verbunden. Zu Beginn der 5. Fetalwoche wandert die Schilddrüse nach kaudal und erreicht ihre Erwachsenenlokalisation im unteren vorderen Halsbereich (Abb. 4.1). Diese Abwanderung der Schilddrüse wird ermöglicht durch Verlängerung des D. thyreoglossus, der normalerweise atrophiert. Reste von Schilddrüsengewebe können überall entlang dieses Weges liegenbleiben. Atrophiert der D. thyreoglossus nicht, wird er zystisch dilatiert, gelegentlich auch infiziert. Sein persistierender distaler Anteil differenziert sich in die Schilddrüse und wird Mittellappen. Die Hauptmasse der Schilddrüse wird durch die beiden Seitenlappen geformt, die bereits am Ende des 3. Fetalmonats Follikel und Kolloid enthalten. Um die gleiche Zeit beginnt die Hormonsynthese.

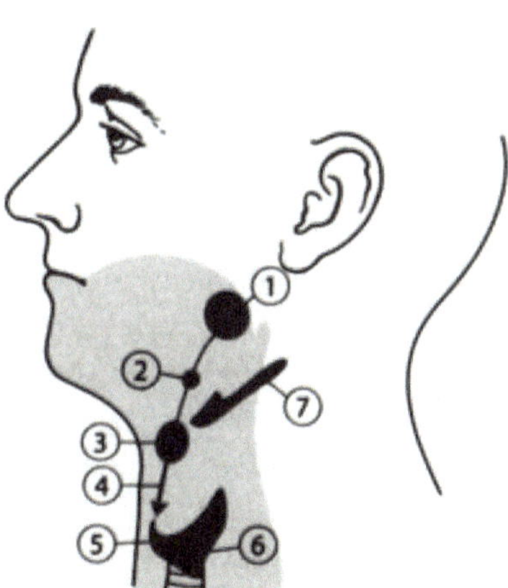

Abb. 4.1. Häufige Lokalisation ektopen Schilddrüsengewebes. *1* Zungendrüse am Foramen caecum, *2* akzessorisches Schilddrüsengewebe, *3* zervikale Schilddrüse, *4* kaudale Reste des Ductus thyreoglossus, *5* Lobus pyramidalis, *6* normale Position der Schilddrüse, *7* Os hyoideum

Für die Entwicklung der calcitoninbildenden Zellen der Schilddrüse (C-Zellen) scheinen die aus der 5. Kiementasche stammenden Ultimobranchialkörper eine Rolle zu spielen, indem nämlich die aus der Neuralleiste stammenden C-Zellen zunächst in die Gegend dieser Ultimobranchialkörper und erst mit diesen zusammen in die Schilddrüse einwandern sollen.

Die Schilddrüse des *Neugeborenen* wiegt 1,5 – 2 g und macht im 1. Halbjahr nach der Geburt einen 10 %igen Gewichtsabfall durch. Das Geburtsgewicht wird nach einem weiteren halben Jahr wieder erreicht.

Im *Kindesalter* nimmt die Schilddrüse erheblich an Größe zu. Hierbei vermehren sich die Follikel durch Knospung und Teilung bestehender Follikel. Das histologische Schilddrüsenbild des Kindes entspricht weitgehend demjenigen der Erwachsenen. Im Alter von 6 – 10 Jahren wiegt die Schilddrüse durchschnittlich 8 g, von 11 – 15 Jahren 12 g und von 16 – 20 Jahren 22 g in Abhängigkeit von der Jodzufuhr [24, 86].

Eine zweiblättrige Kapsel umhüllt die Schilddrüse, die als schmetterlingsförmiges Gebilde vor der Trachea liegt. Der beide Lappen verbindende Isthmus kreuzt die Trachea in Höhe des 2.–4. Trachealknorpels. Er kann verschieden groß sein oder sogar vollkommen fehlen. In mehr als der Hälfte der Fälle ist ein kegelförmiger Lobus pyramidalis ausgebildet, dessen Spitze gegen das Zungenbein zieht. Durch 4 reichlich anastomisierte Arterien erfolgt die arterielle Versorgung.

4.2 Physiologie

4.2.1 Hormone der Schilddrüse

Schilddrüsenhormone wirken entscheidend auf den Energiestoffwechsel sowie auf den Stoffwechsel von Nährstoffen und anorganischen Ionen. Diese Wirkungen sind bei Kindern und Erwachsenen qualitativ gleich. Schilddrüsenhormone üben auch eine wichtige Wirkung auf das Wachstum und die Entwicklung aus, und zwar insbesondere während der beiden ersten Lebensdekaden. Beide Schilddrüsenhormone, *L-3,5,3',5'-Tetrajodthyronin* (T_4) und *L-3,5,3'-Trijodthyronin* (T_3), werden in den Thyreozyten synthetisiert, im Kolloid der Follikel gespeichert und nach Bedarf durch Inozytose über die Zellen an das Blut abgegeben. Der spezifische Bestandteil der Schilddrüsenhormone ist Jod. Da kein anderes Organ auf dieses Element angewiesen ist, steht die Schilddrüse somit im Zentrum des endogenen Jodstoffwechsels. Der Jodbedarf liegt bei 0,1-0,2 mg tgl. und wird durch Nahrung und Flüssigkeit gedeckt.

4.2.2 Jodstoffwechsel

Jod ist für die Schilddrüsenhormonsynthese essentiell. Jod macht gewichtsmäßig 66 % des T_4 und 58 % des T_3 aus. Normalerweise werden tgl. 90 µg (ca. 120 nmol) T_4 und 6,5 µg (ca. 10 nmol) T_3 sezerniert, daher müssen 60-80 µg Jod tgl. in die Schilddrüse transportiert werden, um die normale tägliche Hormonproduktion zu gewährleisten. Jod steht nicht immer in ausreichender Menge aus der Nahrung zur Verfügung. Wirksame Systeme, wie Jodkonzentrierung und -speicherung in der Schilddrüse, sind daher notwendig, um dem absoluten Jodbedarf für die Hormonsynthese nachzukommen. 5-10 mg Jod werden in der Schilddrüse gespeichert und dienen als Reserve bei Jodmangel. Innerhalb eines bestimmten Bereichs kann sich die Schilddrüse den Schwankungen der alimentären Jodzufuhr durch ihre Jodclearance aus dem Plasma anpassen.

Jod aus der Nahrung wird zu *Jodid* reduziert und im Dünndarm resorbiert. 80 % des zirkulierenden Jodids wird durch die Nieren, 20 % durch die Schilddrüse aus dem Blut geklärt. Die Nierenausscheidung, gemessen im 24-h-Harn, reflektiert 97 % der Nahrungsaufnahme, nur 3 % geht über den Stuhl verloren. Hohe Joddosen, z. B. durch jodhaltige Kontrastmittel, verdünnen diagnostische Radiojodspürdosen und reduzieren dadurch den „uptake" des „tracers". Dies bedingt einen niedrigen *„RJ-uptake"* und eine verminderte Fähigkeit, die Schilddrüse szintigraphisch darzustellen. Exzessive Joddosen hemmen die Jodaufnahme, Organifikation und Hormonsekretion. Eine kranke Schilddrüse kann sich diesen Änderungen in der Jodzufuhr schlechter anpassen als eine gesunde. Schilddrüsenzellen transportieren Plasmajodid aktiv in ihr Zytoplasma; es wird in der Schilddrüse im *Thyreoglobulin* (Tg) gespeichert. Das Glykoprotein Tg ist wichtig für die Synthese und Speicherung der Schilddrüsenhormone. T_4 und T_3 werden durch proteolytische Enzyme in die Zirkulation freigesetzt. Die Sekretion anderer jodhaltiger Verbindungen ist nur minimal; sie werden dejodiert, und ihr Jod wird innerhalb der Schilddrüse wiederverwendet.

4.2.3 Synthese

Die Synthese von T_3 und T_4 erfolgt über mehrere Stufen, die sich isotopentechnisch verfolgen lassen (Abb. 4.2).

1. Jodination. Der Jodtransport ist ein kalium- und energieabhängiger Prozeß. Die molekulare Struktur und der Mechanismus dieses Systems sind bisher nicht geklärt. Das Transportsystem kann auch andere monovalente Ionen, einschließlich Perchlorat und Pertechnetat, konzentrieren. Thiocyanat hemmt kompetitiv den Jodtransport, wird aber nicht transportiert. Normalerweise erzeugt die Schilddrüsenfollikelzelle einen Konzentrationsgradienten von Schilddrüse zu Serum („T : S ratio") von 30-40. Dieser Gradient nimmt bei niedriger Jodzufuhr, durch TSH und durch *schilddrüsenstimulierende Immunglobuline* (TSI) erheblich zu. Die Konzentrierung des Jodids aus dem Blut erfolgt strukturgebunden im Inneren der Schilddrüsenzelle und im Kolloid.

2. Jodisation. Das Jodidion muß zunächst oxidiert werden, bevor es selbst als effektives Jodierungsagens wirken kann. Der genaue Mechanismus der hierzu erforderlichen H_2O_2-Entstehung ist noch nicht bekannt. Ein und dieselbe *Schilddrüsenperoxidase* (TPO) katalysiert 2 Reaktionsschritte:

- 1. Die Oxidation des Jodids und
- 2. den Transfer des oxidierten Jods in das Tyrosin zur Bildung von *3-Monojodtyrosin* (MJT) und *3,5-Dijodtyrosin* (DJT).

TPO entspricht dem mikrosomalen Antigen. Mikrosomale Antikörper findet man bei Patienten mit autoimmunen Schilddrüsenerkrankungen. Tg liefert das Tyrosin für die Jodtyrosinsynthese. MJT und DJT ver-

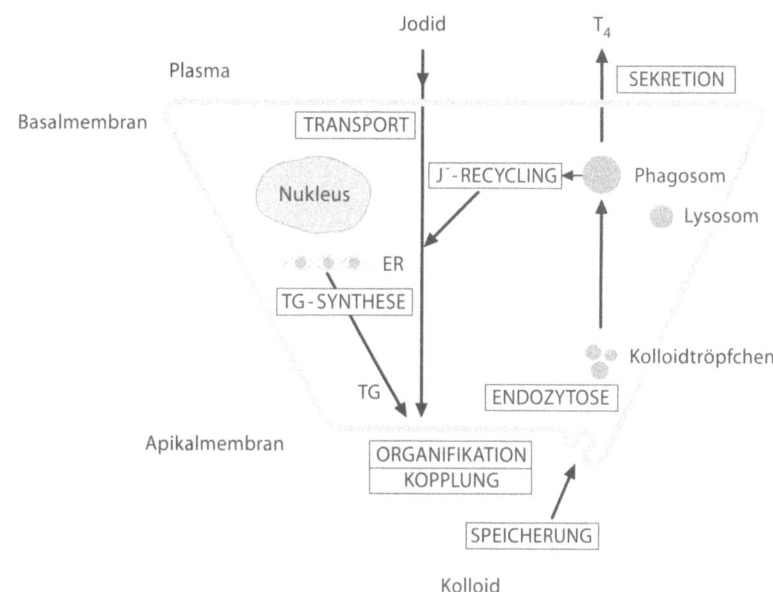

Abb. 4.2. Schilddrüsenhormonsynthese. Jod wird aus dem Plasma durch die Zelle zur Apikalmembran transportiert; dort wird es organifiziert und an Thyreoglobulin (*TG*) gekoppelt. TG wird innerhalb der Schilddrüse durch das endoplasmatische Retikulum (*ER*) synthetisiert. Das als Kolloid gespeicherte Hormon tritt wieder in die Zelle durch Endozytose ein und bewegt sich in Richtung Basalmembran, wo T_3 und T_4 sezerniert werden. Nichthormonales Jodid tritt wieder in den Zyklus ein. (Nach Reed 1992 [72])

lassen die Schilddrüse normalerweise nur in sehr geringen Konzentrationen. Die Peroxidase hilft bei der Autoregulation innerhalb der Drüse. Bei plötzlicher Zunahme der intrathyreoidalen Jodkonzentration nimmt die TPO-Aktivität ab. Die nach Jodexzeß folgende verminderte Organifizierung, bekannt als Wolff-Chaikoff-Effekt, kann gegen eine Hyperthyreose schützen. Die Wirkung ist passager und ein „Escape" erfolgt innerhalb weniger Tage. Ist dies, wie bei bestimmten Schilddrüsenerkrankungen nicht der Fall, führt die Reduktion bei der Organifizierung zur Hypothyreose.

3. Kondensation von Jodtyrosin (Kopplung). Durch Kondensation entstehen aus je 1 Molekül MJT und DJT unter Abspaltung einer Alaninseitenkette L-3,3',5-Trijodthyronin (T_3) und aus 2 Molekülen DJT das 3,3',5,5'-Tetrajodthyronin (L-Thyroxin, T_4). Die durch die Schilddrüsenperoxidase katalysierte Kopplungsreaktion ist ebenfalls TSH-abhängig und wird durch Thioharnstoff und exzessives Jod gehemmt. Nebenprodukte, wie 3',3-Dijodthyronin und 3',3,5'-Trijodthyronin (reverses T_3, rT_3) sind hormonal inaktiv.

4. Thyreoglobulin (Tg) ist die Proteinvorstufe der Schilddrüsenhormone T_4 und T_3 und wird im intrafollikulären Kolloid der Schilddrüse in großen Mengen gespeichert. Das Glykoprotein Tg mit einem Molekulargewicht von 670000 nimmt eine zentrale Stellung in der Biosynthese von Schilddrüsenhormonen ein. Es liefert bei niedriger Jodierung eine sehr viel bessere T_4-Ausbeute als andere Proteine. Defekte bei der Tg-Synthese sollen in seltenen Fällen für die Entstehung von Strumen verantwortlich sein. Thyreoglobulin enthält bis zu 1 % Jod, das sich zu 75 % auf Jodtyrosine und 25 % auf Jodthyronine verteilt. Nur etwa 1 % des gespeicherten Tg wird tgl. umgesetzt. Physiologisch ist das Vorkommen von Tg auf die Schilddrüse beschränkt; nur minimale Mengen werden von der Schilddrüse in den Blutkreislauf sezerniert.

5. Hormonsekretion. Durch Endozytose mit Hilfe apikaler Zellmembranpseudopodien wird Tg in Form von Kolloidtröpfchen in die Zelle gebracht. Sie vereinigen sich mit den Lysosomen und bilden *Phagolysosome* (s. Abb. 4.2). Auf dem weiteren Weg der Phagolysosome zur Basalmembran verdauen die sauren Proteasen und Peptidasen der Lysosome das Tg-Molekül. Von den freigesetzten Jodaminsäuren werden MJT und DJT praktisch vollständig in der Zelle dejodiert. Jod steht zur erneuten Hormonsynthese zur Verfügung. Die Schilddrüse enthält, wie auch andere Zellen, eine *Außenringdejodase*, die T_4 zu T_3 dejodiert. Dieses Enzym ist ebenfalls TSH-abhängig und bedingt bei entsprechender Stimulation durch TSH oder TSI ein erhöhtes T_3:T_4-Sekretionsverhältnis. Der größte Teil des T_3 entsteht durch extrathyreoide Konversion von T_4 durch eine *5'-Monodejodinase* (5'D-I). In den peripheren Zellen, v. a. der Leber, werden 15–25 % des T_4 durch Monodejodierung in T_3 konvertiert. Welche Rolle Tg in Plasma und Serum spielt, ist unbekannt. Die Tg-Spiegel bei gesunden Kindern liegen zwischen 1 und 80 ng/ml. Die Werte sind nach TSH-Gabe erhöht und nach Schilddrüsenmedikation erniedrigt.

Hohe Tg-Werte findet man bei Neugeborenen, besonders bei Frühgeburten während der ersten Lebenswochen. Die Tg-Konzentrationen sind erhöht bei Patienten mit verschiedenen Funktionsstörungen der Schilddrüse, die eine erhöhte Aktivität widerspiegeln, einschließlich Struma, subakute Thyreoiditis, Morbus Basedow und multinoduläre Struma. Sie sind auch erhöht bei Patienten mit differenziertem Schilddrüsenkarzinom. In Abwesenheit von TSH, dem wichtigsten Regulationsfaktor der Schilddrüsensekretion, bleibt die Hormonsekretion minimal.

4.2.4 Hormontransport [78]

Nach der Sekretion von T_4 und T_3 aus der Schilddrüse werden die Hormone zum weitaus größten Teil an Plasmaeiweiße gebunden und in dieser Form zu den peripheren Zellen transportiert. Weniger als 0,03 % des T_4 und weniger als 0,3 % des T_3 liegen in freier Form vor. Die sehr starke Bindung an Transportproteine hat folgende wichtige Konsequenzen:

- Das Plasma verfügt über eine hohe Kapazität, um Hormone zu speichern, gleichsam als Puffer gegenüber Fluktuationen der Blutspiegel.
- Wenig Hormon geht durch die Niere mittels glomerulärer Filtration freier Hormone verloren.
- Änderungen der Bindungsproteine beeinflussen das Serumreservoir, aber nicht die Menge an freien Hormonen.

Zwischen Hormon und Bindungsprotein besteht eine nichtkovalente, leicht reversible Bindung. Hierbei sind 3 Eiweiße beteiligt:

- 1. *T_4-bindendes Globulin* (TBG) mit einem Molekulargewicht von 64000 bindet etwa 80 % des zirkulierenden T_4 und hat eine Bindungskapazität von 20 mg T_4/100 ml.
- 2. *T_4-bindendes Präalbumin* (TBPA), jetzt *Transthyretin* (TTR) genannt, mit einem Molekulargewicht von etwa 70000 transportiert 15 % des T_4. Bei voller Sättigung hat es eine 10mal höhere Bindungskapazität als TBG. Es bindet kein T_3.
- 3. Albumin transportiert bis zu 10 % des Plasmahormons. T_3 wird vorzugsweise vom Albumin transportiert und steht daher der Peripherie schneller als T_4 zur Verfügung; es hat mit 8 h eine sehr viel kürzere Halbwertszeit als T_4 mit 8 Tagen.

Ohne Zweifel stimmt die Schilddrüsenfunktion besser mit der sehr kleinen freien Hormonfraktion überein als mit dem gesamten eiweißgebundenen Hormon. Die Transportproteine selbst sind nicht lebensnotwendig. Viele Substanzen oder Zustände sind in der Lage [74], T_4 an den Bindungsstellen des TBG zu verdrängen (z. B. Salicylat, Barbiturat, Diphenylhydantoin) oder die TBG-Synthese zu stören (z. B. TBG-Erhöhung durch Östrogene, TBG-Senkung durch Androgene, konsumierende Erkrankungen, angeborene Anomalien). Bei Erwachsenen befinden sich schätzungsweise 20 % des T_4 im Plasma, 30 % in Geweben mit schnellem Austausch (Leber, Niere, Lunge), 45 % in Geweben mit langsamem Austausch (Muskulatur, Haut) und 5 % in Geweben mit mittlerem Austausch (Knochen, Darm).

4.2.5 Stoffwechsel der Schilddrüsenhormone

Der normale T_4-Spiegel im Blut beträgt 4 – 11 µg/dl und der T_3-Spiegel 80 – 180 ng/dl. Bei Kindern weichen die Werte z. T. erheblich ab (s. 4.4). Bei gesunden Menschen beträgt die Utilisationsrate für T_4 80 µg und für T_3 60 µg tgl..

Thyrosin wird durch sequentielle Entfernung der Jodatome metabolisiert. Die Dejodierung erfolgt in allen parenchymatösen Organen; Leber und Nieren spielen dabei die größte Rolle [18]. Die schrittweise Entfernung der Jodatome von T_4 erfolgt enzymatisch und hängt von verfügbarem SH-Substrat ab. Als erstes ersetzt ein Wasserstoffatom Jod an 1 der 4 Positionen am T_4. Anschließend werden weitere Jodatome entfernt, so daß Thyronine mit 2, 1 und schließlich ohne Jodatom entstehen. Jod kann vom inneren (Tyrosylring) oder äußeren Ring (Phenolring) entfernt werden. Der gesamte Prozeß heißt *sequentielle Dejodierung* und ist in Abb. 4.3 wiedergegeben. Die Entfernung eines der Jodatome vom *Außenring* (d. h. von der 3'- oder 5'-Position) von T_4 ergibt T_3. Konventionell bezeichnet man diesen Weg als *5'-Dejodierung*. Zwei verschiedene Enzyme katalysieren den Prozeß: Typ I (5'-D-I) und Typ II (6'-D-II). Da T_3 stoffwechsel-

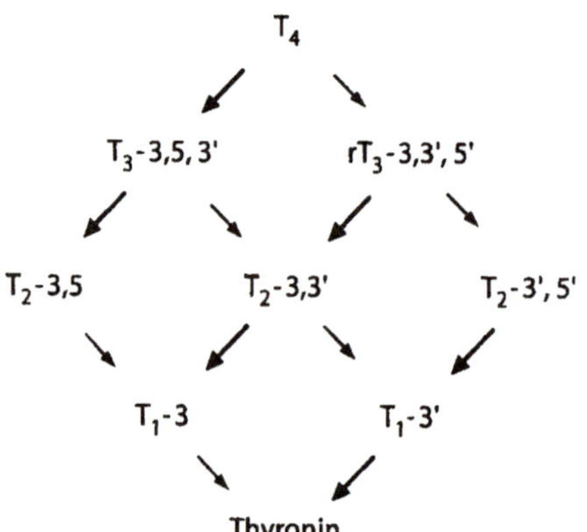

Abb. 4.3. Jodthyronindejodierung. Die sequentielle Dejodierung von T_4 durch Außenring-5'-D-I und -5'-D-II (*dicke Pfeile*) sowie Innenring- 5'-D-III und 5'-D-I (*dünne Pfeile*) ist dargestellt. (Nach Engler u. Burger 1984 [18])

aktiver als T_4 ist, repräsentiert dieser Weg die Aktivierung. Die intrahypophysäre T_4-nach-T_3-Konversion spielt eine wichtige Rolle für die TSH-Regulierung. Im Gegensatz zur Peripherie kommt im ZNS hauptsächlich das vor Ort aus T_4 gebildete T_3 zur Wirkung. Bei Entfernung des Jodatoms vom *inneren Ring* (d. h. von der Position 3 oder 5) von T_4 entsteht rT_3. Reverses T_3 ist stoffwechselinaktiv. Das gleiche gilt für die in Abb. 4.3 angegebenen *Dijodthyronine* (T_2) und *Monojodthyronine* (T_1). 80–85 % des T_3 und fast 100 % des rT_3 entstehen durch die periphere T_4-Dejodierung.

Die 5'-D-I ist ein selenabhängiges Enzym; es hat verminderte Aktivität bei Hypothyreose, Malnutrition, extrathyreoidalen Erkrankungen, Selenmangel und nach Propylthiouracilmedikation. Nimmt die Phenolringdejodierungsaktivität ab, vermindert sich die Produktion von T_3 und der Abbau von rT_3; es kommt zur Zunahme von rT_3 und Abnahme von T_3 im Plasma, wie man es beim Fasten und bei einigen nichtthyreoidalen Erkrankungen findet (Low-T_3-Syndrom). Eine ähnliche Konstellation sieht man bei Streß, akuten und chronischen Erkrankungen und nach Medikamenten (Glucocorticoide, Betablocker, Thionamide). Im Gegensatz zu der in Schilddrüse, Leber und Niere vorkommenden 5'-D-I ist die in der Hyophyse vorkommende 5'-D-II nicht selenabhängig. In vielen Jodmangelgebieten, v. a. in Zentralafrika, überwiegt der mit Jodmangel assoziierte myxödematöse Kretinismus; der neurologische Kretinismus ist selten. Einige dieser Regionen leiden gleichzeitig an Jod- und Selenmangel. Die hier entstehenden Hypothyreosen sind assoziiert mit veränderter selenabhängiger Aktivität der 5'-D-I, was offensichtlich die Inzidenz an neurologischem Kretinismus vermindert. Das Hirn-T_4 ist beim Fasten die Hauptquelle für das Hirn-T_3. Da zirkulierendes fetales T_4 nicht zu T_3 durch die 5'-D-I, dem selenabhängigen Enzym, konvertiert wird, bleibt mehr T_4 für die Aufnahme durch das fetale Gehirn während der frühen Schwangerschaft übrig. Auf diese Weise reduziert der selenvermittelte Abfall bei der peripheren T_4-Dejodierung das Auftreten des neurologischen Kretins. In diesen Fällen sollte man zunächst Jod substituieren, um eine vorzeitige Aktivierung der 5'-D-I durch Selensubstition zu vermeiden – und damit eine weitere Erniedrigung des Serum-T_4.

Andere Stoffwechselwege des T_4 spielen eine untergeordnete Rolle: Oxidation der Alaninseitenkette von T_4 und T_3 zur Bildung von den Essigsäurederivaten Tetrajodessigsäure (Tetrac) und Trijodessigsäure (Triac) mit geringer metabolischer Aktivität und Konjugation mit Glucuron- oder Schwefelsäure im enterohepatischen Kreislauf. Weniger als 10 % der Jodthyronine werden täglich unverändert im Harn ausgeschieden.

4.3 Die Schilddrüsenfunktion in der Fetalzeit, im Neugeborenen- und Säuglingsalter

M. Klett

4.3.1 Entwicklung der fetalen Schilddrüsenfunktion

Die Kolloidbildung und die Fähigkeit, Radiojod in meßbaren Mengen aufzunehmen, kennzeichnen um die 10.–12. Fetalwoche die beginnende Schilddrüsenfunktion. Die Konzentrationen von Gesamtthyroxin und freiem Thyroxin bleiben bis zur 26. Schwangerschaftswoche (SSW) sehr niedrig und zeigen erst danach einen kontinuierlichen Anstieg, der bis zur Geburt andauert.

Parallel zur Schilddrüsenentwicklung bilden sich die zentralnervösen Steuerstrukturen aus. In der 7. SSW der fetalen Entwicklung wird in der Hypophysenanlage eine Zelldifferenzierung erkennbar; in der 10. SSW ist TSH in nachweisbaren Mengen vorhanden, ebenfalls das hypothalamische Releasinghormon TRH.

Mit der weiteren funktionellen Reifung der hypothalamischen Strukturen erfolgt um die 20. SSW ein steiler Anstieg der hypophysären TSH-Konzentration. Zu diesem Zeitpunkt werden auch rasch ansteigende TSH-Serumkonzentrationen meßbar; sie erreichen ab der 24.–28. SSW eine stabile Plateauphase, die bis zur Geburt andauert [108, 115, 122, 150].

Die Schilddrüsenfunktion beim Feten erfolgt unabhängig vom Schilddrüsenstatus der Mutter. Von der 20. Woche an wird die funktionelle Steuerung der fetalen Thyreoidea erkennbar und begründet die autonome Schilddrüsenfunktion, die auch bei sehr kleinen Frühgeborenen bereits intakt ist. So reagieren Frühgeborene wie reife Neugeborene auf den Temperaturwechsel bei der Geburt mit einem steilen TSH-Anstieg, der wiederum zu den „erhöhten" Konzentrationen der peripheren Schilddrüsenhormone in den ersten Lebenstagen führt (s. 4.3.2) [120, 137].

Schilddrüsenhormone und TSH sind unter physiologischen Bedingungen nicht plazentagängig. Es gibt jedoch Hinweise dafür, daß bei großem Konzentrationsgefälle zwischen Mutter und Kind eine gewisse Passage von Schilddrüsenhormonen möglich ist. Dies scheint sowohl bei der unbehandelten Hyperthyreose der Mutter als auch bei fetaler Athyreose der Fall zu sein, wodurch erklärt werden kann, daß athyreote Neugeborene zum Zeitpunkt der Geburt noch keine erkennbaren Schädigungen aufweisen [121, 168].

Bei einer Immunhyperthyreose der Mutter passieren TSI die Plazentaschranke und bewirken bereits intrauterin eine fetale Hyperthyreose. Thyreostatika sind in gleicher Weise plazentagängig und erfüllen bei

Behandlung der Mutter dann auch eine therapeutische Funktion für den Feten [102].

4.3.2 Schilddrüsenfunktion bei Neugeborenen

Unmittelbar nach der Geburt lösen die veränderten Umgebungsverhältnisse beim Neugeborenen einen steilen Anstieg der Serum-TSH-Konzentration aus, die nach 30–90 min maximale Werte zwischen 70 und 100 mE/l erreicht; es folgt dann ein rascher Rückgang der Werte bis zur Normalisierung der TSH-Konzentrationen in der Regel nach 2–5 Tagen. Die *T_3-Konzentrationen* reagieren auf die TSH-Stimulation innerhalb der ersten 2–8 Lebensstunden mit einem deutlichen Anstieg (1,8–2,5 ng/ml), während die *T_4-Konzentrationen* nach etwa 24 h ihren maximalen Wert (12–25 µg/dl) erreichen.

Die *fT_4-Konzentrationen* liegen zwischen 2,0 und 6,0 ng/dl. Die gleichfalls erhöhten T_3-Werte liegen um 2 ng/ml und zeigen einen ganz allmählichen Rückgang auf die beim Erwachsenen bekannte Größenordnung; diese wird innerhalb von 2–3 Wochen erreicht.

Die physiologische Bedeutung der postnatalen Zunahme der Schilddrüsenhormonkonzentrationen dürften einem Anpassungsmechanismus entsprechen, der – vermutlich hypothalamisch gesteuert – der Wärmeproduktion dient [98, 116, 137].

Die peripheren Schilddrüsenhormonkonzentrationen liegen bei reifen Neugeborenen in den ersten Lebenswochen deutlich höher als bei älteren Säuglingen. In Abhängigkeit von der Jodversorgung werden die bei älteren Kindern bzw. Erwachsenen bekannten Normwerte nach 1–5 Jahren erreicht [123, 139].

4.3.2.1 Adaptationsstörungen der Schilddrüsenfunktion bei Neu- und Frühgeborenen

Die geburtsbedingten Besonderheiten der Schilddrüsenfunktion bei Neugeborenen sind gekennzeichnet durch eine Reihe von Verlaufsvarianten, die in der Regel als harmlose Anpassungsstörungen identifiziert werden können.

Abhängig vom Reifezustand findet man bei Neugeborenen Funktionszustände, die von der Norm abweichen können (Tabelle 4.1). Besonders häufig ist die *Hypothyroxinämie*; die Thyroxinwerte sind gegenüber der Norm deutlich erniedrigt. Die T_3- und TSH-Werte werden in normaler Konzentration gemessen. Besonders häufig ergibt sich diese Konstellation bei Frühgeborenen, deren T_4-Konzentrationen physiologisch mit dem Gestationsalter ansteigen. Dabei können auch die fT_4-Konzentrationen erniedrigt sein, unterscheiden sich aber noch immer deutlich von den bei angeborener Hypothyreose zu messenden Werten.

In diesem Zusammenhang wird man auch an einen erblichen *TBG-Mangel* denken, so daß das Bindungsprotein stets zur vollständigen Dokumentation der Schilddrüsenhormonsituation gehört.

Erniedrigte T_4-Konzentrationen finden sich auch bei Neugeborenen mit schweren *neonatalen Erkrankungen* (z. B. Sepsis, Meningitis, Atemnotsyndrom). Sie sind häufig kombiniert mit einer T_3-Erniedrigung. Eine Normalisierung dieses Zustandsbildes ist abhängig vom Krankheitsverlauf und kann meist innerhalb von 1–2 Wochen beobachtet werden.

Das entscheidende Kriterium für die Interpretation dieser Funktionszustände als Adaptationsstörung und nicht im Sinne einer primär thyreoidalen Fehlfunktion sind die jeweils normalen TSH-Werte. Somit ist vom Grundsatz her eine Behandlungsbedürftigkeit nicht gegeben.

Eine T_4-Erniedrigung in Kombination mit erhöhten Werten für TSH weist hingegen immer auf eine

Tabelle 4.1. Schematische Darstellung der Schilddrüsenfunktion bei Neugeborenen. *TSH* Thyreotropin, *TT_4* Gesamtthyroxin, *fT_4* freies Thyroxin, *TT_3* Gesamttrijodthyronin

	TSH-Screening 5. Lebenstag	Kontrolle im Serum etwa 10.–12. Tag			
	TSH (mE/l)	TSH (mE/l)	TT_4 (µg/dl)	fT_4 (ng/dl)	TT_3 (ng/ml)
Hyperthyreotropinämie	> 20	> 7	> 6	> 1	> 1
Hyperthyroxinämie	> 20	< 7	> 20	> 2,5	> 1
Hypertrijodthyroninämie	> 20	< 7	> 6	> 1	> 2,5
TSH-Mangel	> 20	< 7	< 6	> 0,8	≥ 1
Hypothyroxinämie	> 20	< 7	> 6	< 1	> 1
Hypotrijodthyroninämie	> 20	< 7	> 6	> 1	< 1
Transiente Hypothyreose	> 20	> 7	< 6	< 1	≥ 1
Permanente Hypothyreose	> 20	> 20	< 6	< 1	≥ 1

echte Dysfunktion hin, die einer entsprechenden Therapie bedarf. Im Zweifelsfall wird eine engmaschige Verlaufskontrolle zu einer klaren Entscheidung führen; hingegen ist der TRH-Test während der ersten Lebenswochen in seinen Ergebnissen oft irreführend, da in dieser Lebensphase meist ein überschießender „TSH-response" vorgegeben ist [117, 125, 134, 137, 163, 166].

Die häufigste Adaptationsstörung bei Neugeborenen ist die isolierte TSH-Erhöhung im Sinne einer *Hyperthyreotropinämie.* Diese *nicht* behandlungsbedürftige Funktionsvariante dauert in der Regel nur wenige Tage. In Einzelfällen werden jedoch auch länger dauernde TSH-Erhöhungen beobachtet. Sie sind immer dann harmlos, wenn sich die Konzentrationen für Thyroxin und Trijodthyronin im altersentsprechenden Normalbereich befinden.

Die *isolierte T_3-Erniedrigung,* das sog. *„Low-T_3-Syndrom"*, ist relativ selten und kommt in den meisten Fällen als zusätzlicher Aspekt bei der o. a. Hypothyroxinämie vor. Für die Beurteilung entscheidend ist auch hier, daß eine TSH-Erhöhung nicht festzustellen ist. Das „Low-T_3-Syndrom" ist offensichtlich eine Reaktion auf meist schwere nichtthyreoidale Erkrankungen. Gut bekannt sind entsprechende Befunde bei Früh- und Neugeborenen, deren klinischer Zustand intensivmedizinische Maßnahmen erfordert [104].

Andererseits wird eine isolierte T_3-Verminderung auch bei Kindern und im Erwachsenenalter gesehen, wobei schwerwiegende Mangelernährung, schwere Traumatisierung, hochfebrile Zustände, eine ausgeprägte Ketoazidose oder chronische Nierenerkrankungen beispielhaft als Ursache zu nennen sind.

Ein „Low-T_3-Syndrom" kann auch medikamentös ausgelöst werden. Es wurde im Zusammenhang mit Gaben von Dexamethason, Propylthiouracil, Propranolol, Amiodarone und bestimmten Röntgenkontrastmitteln gesehen.

Der niedrige Serum-T_3-Wert wird auf eine Hemmung der Jodthyronin-Betaringmonodejodinaseaktivität und eine verminderte Rate bei der T_3-Produktion zurückgeführt. Die Alpharingmonodejodinierung ist nicht beeinträchtigt, was dazu führt, daß die rT_3-Produktion nicht reduziert ist. Allerdings ist gleichzeitig der rT_3-Metabolismus gestört, weil für die Konversion von rT_3 zu T_2 die gleiche Dejodinase zuständig ist wie für die Konversion von T_4 zu T_3. Im Rahmen der beschriebenen Störungen können auch TBG-Konzentrationen erniedrigt sein, zudem scheint die Bindung an das TBG durch einen Hemmfaktor beeinträchtigt [109, 117, 119, 137, 138, 141, 163].

Relativ häufig findet sich die *Hyperthyroxinämie,* ein häufig als Folge einer längerdauernden TSH-Erhöhung beobachtetes Phänomen. Sie erklärt sich gewöhnlich aus einer verzögerten Anpassung der TSH-stimulierenden Rückkopplungsmechanismen und unterscheidet sich von der angeborenen Hyperthyreose durch normale TSH-Konzentrationen; die T_3-Werte sind ebenfalls oft normal.

Die angesprochenen Anpassungsstörungen können sowohl Folge einer Unreife des Regelsystems sein als auch durch Störungen der Jodversorgung induziert werden [137–139]. Bis zur Klärung oder Normalisierung entsprechender Befunde sind wöchentliche Verlaufskontrollen zu empfehlen. Im Hinblick auf eine zuweilen verzögerte Anpassung des hypophysärthyreoidalen Regelkreises sollte bei allen Frühgeborenen regelmäßig vor Entlassung eine TSH-Kontrolluntersuchung aus einer Trockenblutprobe vorgenommen werden [138].

Schließlich wird man differentialdiagnostisch auch an die zentralen Formen einer Hypothyreose denken, die durch einen TSH-Mangel gekennzeichnet sind. Hier sind die Konzentrationen für T_4 und T_3 meist grenzwertig niedrig. Zu diesem Punkt s. auch S. 74.

4.3.2.2 Funktionelle Bedeutung von Jod

Für die biologische Aktivität des Schilddrüsenhormonmoleküls ist Jod essentiell und gleichzeitig produktionslimitierender Faktor. Das Adaptationsvermögen der Schilddrüse an ein unterschiedliches Jodangebot erweist sich allerdings als ungewöhnlich breit. So umfaßt die mit *Euthyreose* zu vereinbarende tägliche Jodzufuhr den Bereich zwischen 50 μg und mehreren mg. In der Jodmangelsituation ist die Euthyreose allerdings nur dann gewährleistet, wenn die zugeführte Regeldosis keinen übermäßigen Schwankungen unterworfen ist, weil die plötzliche Zufuhr stark erhöhter Jodmengen eine Blockade der Schilddrüsenfunktion im Sinne eines Wolff-Chaikoff-Effektes auslösen würde.

Eine längerfristige Unterschreitung des nicht exakt definierbaren unteren Grenzwertes für die Jodzufuhr führt zur *Jodmangelhypothyreose.* Die kontinuierliche Verabreichung exzessiver Joddosen, wie sie z. B. in bestimmten Landstrichen Japans infolge übermäßigen Konsums von Seetang oder bei chronischer Einnahme jodhaltiger Medikamente beobachtet wird, kann hingegen zu einer Jodverwertungsstörung und auf diesem Wege zu einer hypothyreoten Stoffwechsellage führen [100, 110, 170].

4.3.2.3 Jodmangelbedingte Anpassungsstörungen der Schilddrüsenfunktion bei Neugeborenen

Abgesehen von den geschilderten besonderen Situationen gilt die Erfahrung, daß jodinduzierte Störungen der Schilddrüsenfunktion v. a. unter Bedingungen des Jodmangels beobachtet werden. In Abhängigkeit von dem jeweiligen Ausmaß eines solchen Jodmangels kann bei Neugeborenen, bei denen die funktionelle Entwicklung des Schilddrüsenregelkreises noch nicht abgeschlossen ist, eine funktionelle Störung entstehen, die zu einer *Hyperthyreotropinämie*, aber auch zu einer *transienten Hypothyreose* führt. Der relative Jodmangel wird dabei verstärkt durch den beim Neugeborenen deutlich erhöhten Jodumsatz, der trotz einer noch eingeschränkten Jodidclearance der Nieren zu vermehrten Jodverlusten führen dürfte.

In Jodmangelgebieten finden sich daher beim Neugeborenenscreening in vermehrtem Umfang erhöhte und damit kontrollpflichtige TSH-Werte. Während in Gebieten mit normaler Jodversorgung etwa 0,1 % der Neugeborenen im Screening auffällige TSH-Werte aufweisen, kann deren Rate in Jodmangelgebieten erheblich ansteigen und Größenordnungen um 10 % und darüber erreichen. Diese Zunahme wird regelmäßig dann beobachtet, wenn die Jodexkretion beim Neugeborenen weniger als 5 µg/dl beträgt.

Mäßiger Jodmangel führt demnach zu einem Anstieg der Zahl der Neugeborenen mit Hyperthyreotropinämie, deren Inzidenz im süddeutschen Raum etwa 1 : 2000 beträgt. Diese noch harmlose und nicht behandlungsbedürftige Störung wird in Gebieten mit normaler Jodversorgung kaum registriert. Dies gilt auch für das Auftreten der transienten Hypothyreose, deren relative Häufigkeit für die Bundesrepublik 1 : 8000 beträgt und für die USA mit etwa 1 : 200000 angegeben wird [111, 137, 138, 142, 145, 146, 162].

4.4 Schilddrüsenhormone bei Kindern und Jugendlichen

Am auffälligsten ändert sich bei Kindern der Gesamt-T_3-Spiegel im Serum. Bis zum 10. Lebensjahr liegt er um 42 % höher als beim Erwachsenen [20]; bis zum 17. Lebensjahr nimmt er ab, liegt aber immer noch um 20 % höher als bei Erwachsenen. In der Prämenarche ist der mittlere T_3-Spiegel gegenüber der Postmenarche signifikant höher. Das Serum-T_4 liegt bei Kindern im 1. Lebensjahr zwischen 8 und 12 µg%, vom 2. Lebensjahr an noch etwa 20 % höher als der mittlere Erwachsenenwert und fällt danach langsam auf Erwachsenenwerte ab. Signifikante Unterschiede zwischen den Geschlechtern während der ersten 10 Lebensjahre finden sich nicht. Vom 10.–13. Lebensjahr fällt das Serum-T_4 signifikant ab, um bis zum 17. Lebensjahr zum normalen Erwachsenenspiegel leicht anzusteigen. Dieses T_4-Profil resultiert wahrscheinlich aus dem mit der Menarche einsetzenden östrogenbedingten TBG-Anstieg. TSH fällt zwischen dem 7. und 17. Lebensjahr etwas ab [63]. Diese verschiedenen Änderungen reflektieren die graduelle Abnahme der Schilddrüsenhormonutilisation mit zunehmendem Alter und sind für die Abnahme der Substitutionsdosis verantwortlich. Die TBG-Konzentration entspricht mit 15 Jahren derjenigen des Erwachsenen. rT_3 steigt vom 1.–15. Lebensjahr im Mittel von 31 auf 43 ng/dl an, möglicherweise als Ausdruck einer altersabhängigen Änderung des peripheren T_4-Stoffwechsels.

4.5 Wirkung der Schilddrüsenhormone

Das Schilddrüsenhormon T_3 hat tiefgreifende und unterschiedliche Wirkungen auf Wachstum, Entwicklung und Stoffwechselvorgänge vieler verschiedener menschlicher Gewebe; z. B. ist das Schilddrüsenhormon für die normale Hirnentwicklung beim Neugeborenen und für das Längenwachstum sowie die Knochendifferenzierung beim Neugeborenen und Kind entscheidend wichtig.

Die Schilddrüsenhormonwirkungen variieren mit dem Alter. Während der Fetalzeit hat ein Schilddrüsenhormonmangel nur wenig ungünstige Effekte. Die Körpergröße ist normal und die Entwicklung der Knochen geht auch bei athyreoten Feten normal vor sich; die Knochenreifung ist nur minimal retardiert [20]. Das Hirnwachstum ist in diesem Fall nicht abnorm, die IQ-Messungen bei athyreoten Kindern von 6–8 Jahren sind dem Alter entsprechend normal.

Entscheidend für die Schilddrüsenhormonwirkung sind hochspezifische *schilddrüsenhormonbindende Proteine* im Nukleus, die sich eng um DNA binden und die Genexpression kontrollieren. Zum Verständnis der Schilddrüsenhormonwirkungen müssen z. Z. verschiedene Stoffwechselwege berücksichtigt werden [61].

Schilddrüsenhormone penetrieren die Zellmembran und binden sich an spezifisches nukleäres Rezeptorprotein (Abb. 4.4). Diese Rezeptoren haben große Ähnlichkeit mit Glucocorticoidrezeptoren. Der T_3-Rezeptor besteht aus den beiden Untereinheiten α und β, wobei das Gen für die α-Untereinheit auf Chromosom 17 und für die β-Untereinheit auf Chromosom 3 liegt [47]. T_3 bindet sich an den nukleären Rezeptor mit einer 10mal höheren Affinität als T_4. Es bindet sich auch an Plasmamembranen und mitochondriale Rezeptoren; der Haupteffekt der Schilddrüsenhormone scheint aber über die nukleären T_3-Rezeptoren vermittelt zu werden. Die T_3-Rezeptorbindung moduliert die Gentranskription, die Synthese von mRNA und zytoplasmatischen Proteinen (s. Abb. 4.4). Zwischen der Rezeptorkonzentration

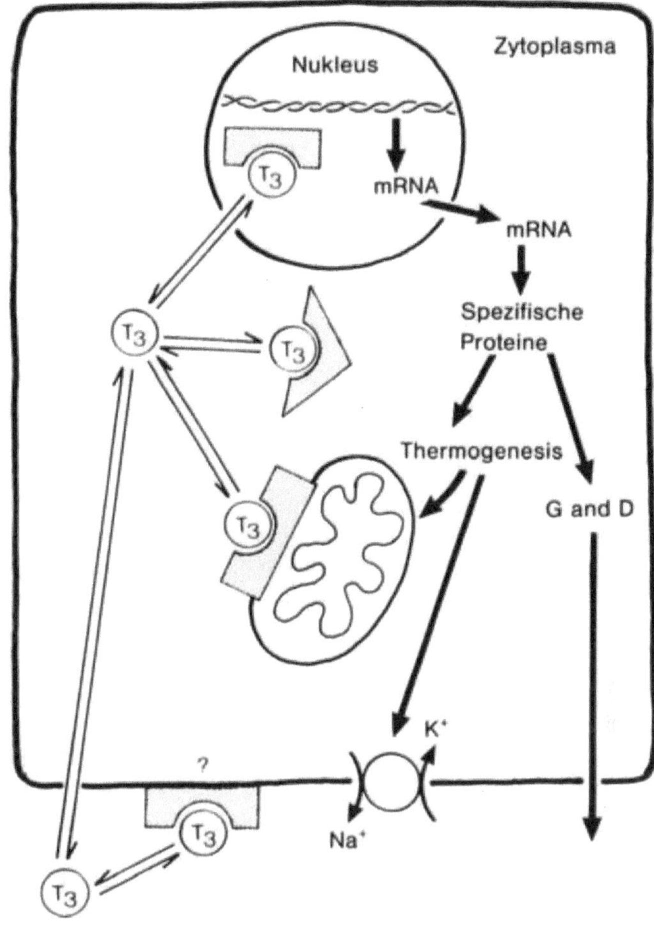

Abb. 4.4. Schilddrüsenhormonbindung und -wirkung. Schilddrüsenhormone üben ihre Wirkungen an der Zellebene durch Bindung an einen von mehreren T_3-Rezeptoren aus. Der wichtigste ist der nukleäre Rezeptor, ein Mitglied aus der Steroidrezeptorfamilie, der eine besondere Affinität für T_3 hat. Der T_3-Rezeptor-Komplex aktiviert die Gentranskription in mRNA- und Proteinsynthese. Insgesamt stimulieren die Schilddrüsenhormone Wachstum (*G*) und Entwicklung (*D*) unter Beteiligung verschiedener Proteine und der Thermogenese; diese involviert die Produktion mitochondrialer Proteine und die Na^+-K^+-Pumpen. T_3-Rezeptoren sind auch an den Zellplasmamembranen und an der inneren Mitochondrienmembran nachgewiesen worden. Die Bedeutung dieser Rezeptoren ist unklar. Zytoplasmatische T_3-bindende Proteine sind beschrieben worden, haben aber eine relativ niedrige Affinität. (Nach Fisher 1986 [20])

und der Empfindlichkeit gegenüber Schilddrüsenhormon besteht eine Korrelation. T_3-sensitive Nuklei haben etwa 250mal mehr Bindungsstellen als T_3-insensitive. Das Zeitintervall zwischen T_3-Okupation und nukleärer „response“ beträgt 1–24 h. Verschiedene Gewebe- und Zellfunktionen werden über unterschiedliche Muster der Genomaktivierung und Protein- sowie Rezeptorsynthese modifiziert und dadurch verantwortlich für die vielfachen physiologischen Wirkungen der Schilddrüsenhormone. Diese betreffen den Energieumsatz, Wasser- und Ionentransport, die Beschleunigung des Substratumsatzes, den Aminosäure- und Fettstoffwechsel sowie die Stimulation des Wachstums und der Entwicklung verschiedener Gewebe zu bestimmten kritischen Zeiten [67].

Schilddrüsenhormone potenzieren auch die Wirkung von Katecholaminen. Erhöhte Katecholamineffekte sind besondere Kennzeichen der Hyperthyreose. Diese Wirkungen werden durch erhöhte Betarezeptorenbindung wie auch durch Postrezeptorenantwort vermittelt.

Unter *physiologischen Wirkungen* der Schilddrüsenhormone versteht man diejenigen, die bei einem normalen Hormonangebot zustandekommen. Die euthyreote Stoffwechsellage resultiert aus dem gesamten Energiehaushalt (normaler Grundumsatz), d. h. durch ausgewogene Bilanzierungen des Eiweiß-, Kohlenhydrat- und Fettstoffwechsels. Während der Wachstumszeit stellen die Schilddrüsenhormone einen sog. Reifungsfaktor dar, ohne den somatische und geistige Fehlentwicklungen entstehen. Auf das fetale Wachstum haben Schilddrüsenhormone keinen Einfluß, d. h. die Geburtsgröße, die Knochenentwicklung und das Zellwachstum athyreoter Kinder sind normal.

Bei den *biologischen Wirkungen* wird unterschieden zwischen Wirkungen, die nur während des Wachstums eine Rolle spielen, und den vom Lebensalter unabhängigen Stoffwechselwirkungen.

Die kritische Periode, während der Schilddrüsenhormone die Hirnentwicklung beeinflussen, liegt in der postnatalen Periode und dem 1. postnatalen Jahr [20]. Während dieser Zeit kommt es zur schnellen Myelinisation, intensiven Proliferation der Dendriten und zum Wachstum der Gliazellen. 60–70 % des postnatalen Hirnwachstums und der Differenzierung erfolgen in den beiden ersten Lebensjahren. Gerade in dieser Periode besteht eine Abhängigkeit von Schilddrüsenhormonen. Nach 3 Jahren ist Schilddrüsenhormonmangel nicht mehr assoziiert mit geistiger Retardierung, sondern nur verzögerter somatischer Knochenlängen- und Zahnentwicklung. Untersuchungen bei der angeborenen Hypothyreose, auf die sich unsere Kenntnisse der Hormone sämtlich stützen, zeigen, daß die geistige Entwicklung der Kinder von der Dauer des postnatalen Hormonmangels abhängt und daß die geistige Retardierung, im Gegensatz zur Wachstumsretardierung im späteren Leben, nicht mehr aufgeholt werden kann. Heute wird durch das *Hypothyreosescreening* im Neugeborenenalter eine Behandlung innerhalb der ersten 2 Lebenswochen möglich (s. 4.9.1).

Eine unzureichende oder fehlende physiologische Wirkung der Schilddrüsenhormone findet man bei der *Schilddrüsenhormonresistenz*. Man unterscheidet die generalisierte, meist euthyreote Schilddrüsenhormonresistenz von der hypophysären, meist hyperthyreoten Schilddrüsenhormonresistenz. Es handelt sich dabei um einen Rezeptordefekt in der T_3-bindenden Domäne der β-Untereinheit des Schilddrüsenhormonrezeptors [47]. Molekularbiologische Untersuchungen zeigten eine Punktmutation im carboxyterminalen Ende der β-Untereinheit des T_3-Rezeptors. Bisher sind 28 Mutationen mit Verminderung der T_3-Bindung identifiziert worden [73].

4.6 Regulation der Schilddrüsenfunktion

Die gesunde Schilddrüse arbeitet nicht autonom, sondern eingebettet in verschiedene Regulationssysteme, die komplexer und ausgedehnter sind als diejenigen anderer Organe. Verglichen mit der Wirkung anderer Hormone, z.B. Insulin, Glucocorticoide, Parathormon, sind die Schilddrüsenhormonwirkungen weniger dramatisch, aber anhaltender. Homöostatisch gesehen ist es daher wichtig, Fluktuationen der Hormonsekretion möglichst zu vermeiden, besser als sie nachher zu kompensieren. Die Prävention wird z.T. durch intraglanduläre Hormonspeicherung, Autoregulationsmechanismen innerhalb der Schilddrüse und durch den klassischen Feedbackmechanismus erreicht [45].

4.6.1 Steuerung durch TSH

In Form eines Feedbackmechanismus mit Hypophysenvorderlappen und Hypothalamus wird die Schilddrüse reguliert. Ohne *TSH-Stimulierung* leistet die Schilddrüse lediglich eine Basalfunktion von ca. 10% der normalen Funktion. Die TSH-Stimulation wird moduliert durch das *TRH*; dies wiederum wird beeinflußt durch z.B. α-adrenerge Agonisten, Östrogene, Dopaminantagonisten, Glucocorticoide, Dopamin, Wachstumshormon sowie durch die Umgebungstemperatur auf dem Wege von peripheren zu zentralen (hypothalamischen) Wärmerezeptoren: abnehmende Umgebungstemperatur erhöht die TRH-Abgabe und stimuliert damit die TSH-Sekretion. Regulierte Größe ist die Konzentration von freien Schilddrüsenhormonen im Blut. Sinkt der freie Hormonspiegel unter die Norm ab, so ist dies zunächst ein Signal für die Hypophyse, TSH auszuschütten. Die Rückkopplung über die hypothalamische Ebene (TRH) ist in ihrem Ausmaß nicht ganz geklärt. TRH erreicht über den kleinen portalen Kreislauf den Hypophysenvorderlappen und wirkt über mehrere Mechanismen: akut durch Einfluß auf den Calciumkanal, chronisch durch Aktivierung der Phospholipase C und weniger wichtig via Erhöhung des cAMP [45]. TSH stimuliert schließlich die Schilddrüse so lange, bis das periphere Defizit an Schilddrüsenhormon gedeckt ist. Steigt der Spiegel an Schilddrüsenhormon im Blut an, so verhalten sich die beiden Zentren entgegengesetzt, so daß die thyreotrope Stimulierung abnimmt (Abb. 4.5).

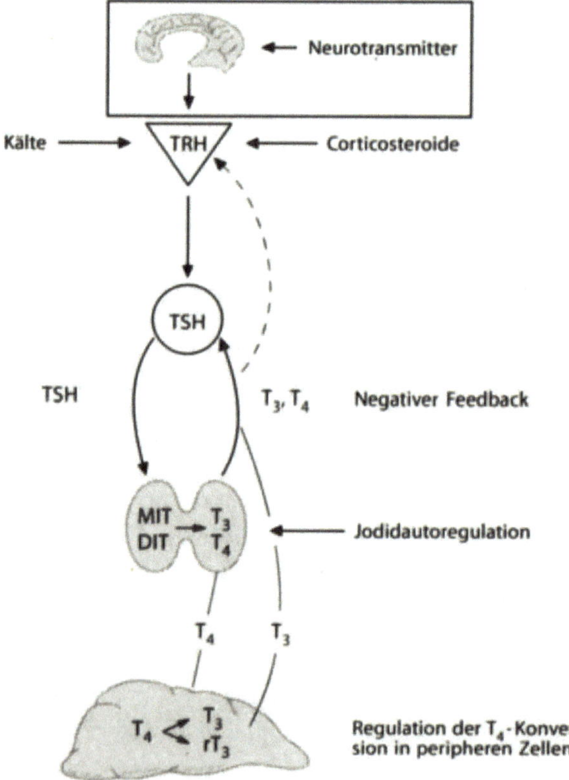

Abb. 4.5. Regulation der Schilddrüse und ihrer Hormone, *MIT* Monjodtyrosin, *DIT* Dijodtyrosin

TRH hat bei intravenöser Injektion eine Halbwertszeit von wenigen Minuten. Zwischen 10 und 400 µg i.v. besteht eine dosisabhängige Beziehung zwischen TRH- und TSH-Sekretion. TSH stammt aus den basophilen Zellen des Hypophysenvorderlappens, hat ein Molekulargewicht von 25000 und zeigt eine zirkadiane Rhythmik mit einem Gipfel um 6 Uhr und einem Tal um Mitternacht, also ein Muster, das der Cortisolrhythmik nicht vollständig entspricht. Nur 54 min beträgt die Plasmahalbwertszeit von TSH. Der endogene TSH-Pool liegt bei etwa 9 mE. Störungen der hier aufgezeigten Regulation können durch ein endogenes Fehlverhalten von Hypophyse, Hypothalamus oder Schilddrüse im Sinne einer Über-, Fehl- oder Unterfunktion zustandekommen.

4.6.2 Autonome Regulation

Vorwiegend in 2 Bereichen äußert sich die autonome Regulation der Schilddrüse: In der Erhaltung einer Minimalfunktion *ohne* TSH und in *Abwehrmechanismen* bei Jodüberschuß und Jodmangel mit dem Ziel, den Vorrat an Schilddrüsenhormon möglichst konstantzuhalten. Die unterschiedliche Jodaufnahme im physiologischen Bereich moduliert die Jodination. Fällt das Plasmajodid, wird der Jodidtransport intrazellulär stimuliert. Hohes Plasmajodid reduziert den Jodidtransport und die Jodaufnahme. Diese Adaptation gegenüber einer Änderung der mittleren Jodaufnahme braucht etwa 2–4 Wochen. Pharmakologische Dosen von Jodid hemmen die Schilddrüsenperoxidase und damit die Organifikation (Wolff-Chaikoff-Effekt). Außerdem hemmt Jodid direkt die Hormonsekretion, eine Wirkung, die man sich therapeutisch bei der Behandlung der thyreotoxischen Krise zunutze macht.

4.6.3 Extrathyreoidale Regulation

Die extrathyreoidalen Regulationen spielen wahrscheinlich eine geringere Rolle als die thyreoidalen. Hierzu gehört die Regulation über die *Transportproteine*, v. a. TBG [78]. Sie sorgt für einen über Stunden möglichst gleichbleibenden Hormonspiegel im Blut. Die Transportproteine ändern sich während der Schwangerschaft bei manchen extrathyreoidalen Krankheiten und der Medikation z. B. von Steroiden. Ein anderes, erst kürzlich entdecktes System reguliert den peripheren T_4-Stoffwechsel in der Weise, daß unter bestimmten physiologischen und pathophysiologischen Bedingungen Thyroxin entweder bevorzugt in Richtung T_3 oder in Richtung rT_3 abgebaut und somit inaktiviert wird.

4.6.4 Schilddrüsengröße

Mit Hilfe der Schilddrüsensonographie [25] konnten in den letzten Jahren Schilddrüsenvolumennormwerte aus dem deutschen Jodmangelgebiet erstellt werden (Tabelle 4.2). Bis zum 10. Lebensjahr besteht zwischen Jungen und Mädchen kein Unterschied, danach sind die Volumina bei Mädchen und nach dem 16. Lebensjahr bei Jungen größer. Das Schilddrüsenvolumen korreliert positiv mit der Körperoberfläche [56].

Tabelle 4.2. Schilddrüsenvolumen bei 2- bis 6jährigen Kindern (n = 76) [52] und 7- bis 20jährigen Schülern (n = 1080) [56]

Alter	Mittelwert (ml)	SD
2	2,0	0,5
3	2,4	0,7
4	2,9	1,1
5	3,2	1,0
6	4,2	1,9
7	4,34	1,55
8	5,02	1,97
9	5,64	2,00
10	6,91	2,70
11	8,30	2,60
12	8,71	2,90
13	9,67	3,32
14	11,76	4,10
15	13,03	4,48
16	13,60	6,20
17	14,09	5,12
18	14,13	5,35
19 + 20	16,58	7,02

4.7 Untersuchungsmethoden [74, 75]

Schilddrüsenkrankheiten äußern sich durch eine Änderung der Organgestalt, durch eine gestörte Funktion oder in einer Kombination beider Vorgänge. Dementsprechend gliedern sich die Untersuchungsmethoden in:

- *Lokalisationsdiagnostik* zur Feststellung von Größe und Beschaffenheit der Schilddrüse sowie ggf. von örtlichen Komplikationen im Halsbereich,
- *Funktionsdiagnostik*, um die Hormonleistung der Schilddrüse und der Hypophyse zu erfassen, und

- *Zusatzverfahren* bei Verdacht auf Thyreoiditis oder Schilddrüsenmalignom.

Alle speziellen Untersuchungsverfahren sind nur im Zusammenhang mit Anamnese und körperlicher Untersuchung anzuwenden und zu beurteilen. Andererseits bedarf die klinische Diagnose einer Schilddrüsenerkrankung *immer* der Ergänzung durch Labormethoden. Grundsätzlich ist eine bestimmte Methode einer anderen nicht überlegen. Oft reicht ein einzelnes Laborverfahren nicht aus, deshalb ist abhängig von der Fragestellung und von den besonderen anamnestisch-klinischen Problemen des Einzelfalls eine Auswahl mehrerer Verfahren zur Ergänzung des klinischen Befundes erforderlich.

Tabelle 4.3. Größeneinteilung der Struma

Stadium	
0	Keine Struma
I	Tastbare Struma
Ia	Bei normaler Kopfhaltung ist die Struma nicht sichtbar
Ib	Struma wird bei voll zurückgebeugtem Hals sichtbar; Strumaknoten jeder Größe
II	Struma bei normaler Kopfhaltung bereits sichtbar; die Palpation ist für die Diagnose nicht erforderlich
III	Sehr große, schon aus der Entfernung sichtbare Struma

4.7.1 Lokalisationsdiagnostik

Bei einer Struma sollten folgende Fragen beantwortet werden:

- Wann und wie schnell hat sich die Schilddrüse verändert?
- Ist Fieber (Thyreoiditis) aufgetreten?
- Welche lokalen Beschwerden (Druckgefühl, Heiserkeit, Dyspnö, Globusgefühl, Schmerzen) liegen vor?
- Wurden strumigen wirksame Substanzen eingenommen?

Ein wechselhaft auftretendes Globusgefühl ist immer Ausdruck einer vegetativen Labilität und nicht schilddrüsenspezifisch. Zur körperlichen Untersuchung gehören eine genaue Inspektion und *Palpation* des Halsgebietes unter besonderer Berücksichtigung von Lymphknotenschwellungen, Stauungszeichen, Hautveränderungen und Verlagerung der Trachea.

Die Strumagröße teilt man in 3 Größengrade ein (Tabelle 4.3). Durch Palpation ist die Beschaffenheit zu definieren, nämlich ob eine Struma diffus, einknotig oder mehrknotig ist.

Für die morphologische Darstellung der Schilddrüse hat sich die *Sonographie* bewährt. Auf der Basis der akustischen Dichte liefert sie Informationen über Echostruktur, Lage, Form und Größe der Schilddrüse. Die diffuse Struma zeigt eine charakteristische, gleichmäßig kleinfleckige Struktur. Die Knotenstruma ist durchsetzt von unscharf begrenzten homogenen, z. T. echoreicheren, z. T. aber auch echoärmeren Arealen, die regressiven Veränderungen entsprechen können. Solide maligne oder solide benigne Knoten lassen sich auch mit dieser Methode nicht voneinander differenzieren. Die Schilddrüsensonographie kommt als nichtinvasives Verfahren ohne Nebenwirkungen an erster Stelle für Kinder mit diffuser Struma in Betracht, bei denen ein Szintigramm nicht indiziert ist. Sie hat ihren Platz außerdem bei der Volumenmessung der Schilddrüse, insbesondere unter der medikamentösen Therapie. Ohne Zuhilfenahme anderer Methoden sind mit der Sonographie nur Zysten und Lappenaplasie nachzuweisen.

Bei pathologischem Tastbefund oder bei Verdacht auf eine Schilddrüsendystopie erlaubt die *Szintigraphie* ein direktes Bild [17]. Das Verfahren beruht darauf, daß nur funktionell aktives Schilddrüsengewebe Jod und somit auch Radiojod und Technetium speichert. Das kurzlebige *Radionuklid* ^{99m}*Tc (Pertechnetat)* und ^{123}Jod werden heute wegen der wesentlich geringeren Strahlenbelastung der Schilddrüse und der Gonaden dem ^{131}Jod vorgezogen. Man kann die Verteilung des Isotops in der Schilddrüse 2 h nach Gabe einer Spürdosis mit geeigneten Meßgeräten anhand seiner Gammastrahlung aufzeichnen (Szintigramm). Aktivitätsaussparungen entsprechen hormonal inaktiven Bezirken, z. B. bei Zysten und regressiven, entzündlichen oder malignen Veränderungen der Schilddrüse. Entspricht die Aussparung einem tastbaren Knoten, spricht man von einem „kalten" Knoten, bei über das Niveau der jodspeichernden Umgebung hinausgehender Aktivitätskonzentration von „warmen" und bei maximaler Speicherung in einem einzelnen Bereich von „heißen" Knoten. Konturen und ggf. Aktivitätsdefekte müssen noch während der Untersuchung genau dem Tastbefund zugeordnet werden, um die Veränderung richtig interpretieren zu können. Eine fehlende Speicherung schließt Schilddrüsengewebe nicht aus, wie substernale oder thorakale Strumen, die röntgenologisch nachweisbar, jedoch oft regressiv degenerativ oder auch maligne verändert sind und daher Jod nicht mehr speichern. Durch Röntgenuntersuchungen kann geklärt werden, ob die Trachea verdrängt oder eingeengt ist, ob sich Anhaltspunkte für eine substernal reichende Struma oder Metastasen eines Schilddrüsenmalignoms finden.

Die *Feinnadelpunktion mit Zytodiagnostik* ergänzt und erweitert die Diagnostik bei Verdacht auf entzündliche und maligne Prozesse. Sie spielt insbesondere bei der Abklärung szintigraphisch „kalter" Solitärknoten eine entscheidende Rolle [65]. Punktiert wird mit einer normalen Infektionskanüle der Größe 12 oder 2 mittels Y- oder Fächerstich. Nach Aspiration mit einer Einmalspritze streicht man das Gewebe oder die Zystenflüssigkeit bzw. deren Sediment auf einem Objektträger aus. Die Färbung erfolgt nach Giemsa oder May-Grünwald wie beim Blutausstrich. Das zytologische Bild wird anhand bestimmter Kriterien (Kern-Plasma-Relation, Kernatypie, Chromasie) bezüglich eines Malignomverdachts beurteilt. Entzündliche (Leukozyten, Riesenzellen) und lymphomatöse (immunologische) Prozesse sind auf diese Weise ebenfalls zu diagnostizieren.

4.7.2 Funktionsdiagnostik

4.7.2.1 Allgemeines

Die Funktionsdiagnostik hat sich heute durch die große Zahl der spezifischen Untersuchungsverfahren und die Genauigkeit ihrer Aussage gegenüber früher geändert. Nach wie vor ist aber die *Anamnese* und die *körperliche Untersuchung* ungeschmälertes Kernstück der Funktionsdiagnostik. Denn für die 5 großen Gruppen von Schilddrüsenkrankheiten gibt es keinen *einzelnen* pathognomonischen Laborwert. Bedeutungsvoll für die Diagnostik ist ferner, ob die Laboruntersuchungen zum *Ausschluß* von Funktionsstörungen oder zum *Nachweis* einer Hyper- oder Hypothyreose durchgeführt werden. Ersteres ist der Fall bei Strumen mit Euthyreose, die ohnehin über 90 % aller Schilddrüsenkrankheiten ausmachen. In diesem Fall ist die Diagnose anhand von Anamnese und körperlicher Untersuchung leicht zu stellen und der Laboraufwand relativ gering.

Von den klinischen Gesichtspunkten sind am aufschlußreichsten das Verhalten des Körpergewichts, der Haut (heiß, feucht und zart oder kühl, trocken oder rauh) und des Nervensystems (Motorik, Fingertremor, Reflexe); weniger aufschlußreich ist das Verhalten von Herz und Kreislauf. Ergeben sich in dieser Hinsicht keine Auffälligkeiten, ist eine Funktionsstörung sehr unwahrscheinlich. Endokrine Augensymptome kommen als Komplikation von Schilddrüsenkrankheiten bei Euthyreose, Hypothyreose oder Hyperthyreose vor. Wachstums- und Reifungsstörungen sind besonders zu beachten, weil sie Ausdruck einer hypothyreoten Stoffwechsellage oder eines Kretinismus sein können.

4.7.2.2 Labordiagnostik [74]

Sie gliedert sich in 4 Gruppen unterschiedlicher Aussagekraft, die abhängig von der Fragestellung bevorzugt eingesetzt werden. Als Basisinformation sind auch bei einfacher Fragestellung, z. B. einer Struma, mindestens 2 direkte Schilddrüsenparameter notwendig, erst danach kommen die in der Folge aufgezeigten Verfahren zum Zuge.

1. Direkte Schilddrüsenparameter

Die im folgenden näher beschriebenen Parameter geben Auskunft über das Ausmaß der Hormonproduktion bzw. des Hormonangebots an die Körperperipherie [87].

Bestimmung des Gesamtthyroxins im Serum (TT_4) mittels Radio- oder Enzymimmunoassay
Die T_4-Konzentration im Serum spiegelt die thyreoidale Hormonproduktion direkter wider als die T_3-Konzentration. Daher ist der T_4-Wert als Basisparameter zu bezeichnen, der nur gelegentlich durch eine T_3-Bestimmung ergänzt werden muß. Dies liegt daran, daß T_3 im Serum weniger von der thyreoidalen Sekretionsrate als von der peripheren Konversion von T_4 zu T_3 abhängt. Es gibt eine große Zahl extrathyreoidaler Ursachen, die zu einem „Low-T_3-Syndrom" führen (s. S. 53). Zahlreiche Faktoren können die Schilddrüsenhormonanalysen beeinflussen. Es sind in vivo wirksame Faktoren, wie Lebensalter, erhöhter Hormonbedarf, Fasten, schwere, nicht schilddrüsenspezifische Krankheiten, Medikamente (Phenytoin, Glucocorticoide) und methodenabhängige Störgrößen, wie Änderung der Serumproteinkonzentration, atypische Serumbestandteile, Metabolite im Serum und Medikamente (Heparin, Salicylate). Normalwerte liegen zwischen 4 und 11,5 µg/dl.

Bestimmung des Gesamttrijodthyronins im Serum (TT_3)
Der TT_3-Wert wird ebenfalls durch Änderungen des TBG beeinflußt. Normalwerte liegen zwischen 80 und 180 ng/dl, bei jüngeren Kindern bis 240 ng/dl.

Parameter zur Ermittlung der freien T_4-Konzentration (fT_4) im Serum
Die Ermittlung freier T_4-Konzentrationen ist bei Veränderungen der Bindungsfähigkeit und Konzentration der Transportproteine notwendig. Dies ist z. B. der Fall bei Gravidität, Östrogenmedikation, Hepatitis oder Proteinverlustsyndromen.

Es stehen direkte und indirekte Verfahren zur Verfügung. Für eine direkte Messung eignet sich ein RIA, der die Bestimmung eines fT_4 auf kinetischem Wege gestattet. Die indirekten Verfahren messen die T_4-Bindung im Serum durch sog. *T_3-in-vitro-Tests*. Bei hohen Hormonkonzentrationen, wie bei einer Hyperthyreose, sind nur wenige, bei niedrigen Konzentrationen, wie bei einer Hypothyreose, sind noch viele Valenzen für die Bindung von in vitro zugefügtem, radioaktiv markiertem T_3 frei. Die Normalwerte liegen z. B. für den fT_4-Index zwischen 1,1 und 4,5 („$T_4 \times T_3$ uptake" in %/100). Niedrige Werte sprechen für eine Hyperthyreose, höhere für eine Hypothyreose. Für die Kombination dieses Tests mit dem T_4-Test gibt es zahlreiche Modifikationen: fT_4-Index, T_7-Index, „effective thyroxine ratio" (ETR). Außerdem kann man TBG direkt messen und das fT_4 durch den Quotienten TBG/TT_4 ausdrücken. Die heute verwendeten Verfahren zur sog. direkten Bestimmung freier Hormonkonzentrationen können in der Regel die Schilddrüsenfunktion bei der in der ambulanten Praxis am häufigsten anzutreffenden TBG-Vermehrung infolge Östrogenmedikation richtig beurteilen. Allerdings sind die fT_4-Bestimmungsverfahren methodenabhängig unterschiedlich störanfällig, was besonders bei Schwerkranken zu Störgrößen führt. Zweischrittmethoden zur fT_4-Bestimmung liefern z. Z. diesbezüglich zuverlässigere Ergebnisse als die sog. Einschrittmethoden.

Bestimmung des fT_3
fT_3 diskriminiert besser als andere Methoden hyperthyreote Zustände von der Euthyreose, andererseits ist dieser Parameter empfindlicher gegenüber Schwankungen und Einflüssen bei Nichtschilddrüsenerkrankungen.

Radiojodzweiphasentest mit ^{131}Jod bzw. ^{123}Jod
Dies ist das einzige Verfahren, mit dem der thyreoidale Jodstoffwechsel direkt verfolgt werden kann. Der Radiojodtest liefert keine quantitativen Daten und muß daher mit wenigstens 2 der oben genannten Methoden kombiniert werden. Er ist wegen der Strahlenbelastung bei Kindern kontraindiziert; bei Jugendlichen kommt er nur unter besonderen Bedingungen (Thyreoiditis, Malignom) zur Anwendung. Als *Jodidphase* wird die Geschwindigkeit, mit der eine Spürdosis von ^{131}J nach 2, 24 und 48 h von der Schilddrüse aufgenommen wird, bezeichnet. Über die Hormonsynthese orientiert die *Hormonphase* (PB^{131}J), die ihrerseits vom Jodangebot, intrathyreoidalen Jodpool (Operationsfolge, Entzündung) und von der Drüsenaktivität abhängt. Heute ist anstelle des ^{131}J das Jodisotop ^{123}Jod mit einer sehr viel geringeren Strahlenbelastung einzusetzen.

4.7.2.3 Regulationsparameter

Diese informieren über reaktives Verhalten des Hypophysenvorderlappens auf Funktionsstörungen der Schilddrüse. Sie sind empfindlicher als die oben aufgeführten Verfahren und werden exogen, etwa durch Jodzufuhr, nicht beeinflußt; hierzu gehören die im folgenden beschriebenen Parameter.

Bestimmung des TSH-Spiegels im Serum mittels Radioimmunoassay
Normwerte liegen unter 4 µE/ml. Darüberliegende Werte sind Ausdruck einer hypophysären Mehrinkretion bei subklinischer oder klinischer Hypothyreose. Die Methode ist vorzugsweise von Bedeutung für den TRH-Test.

Stimulationstest mit Thyreotropin-releasing-Hormon (TRH-Test)
Nach intravenöser Injektion von 200–400 µg TRH (bei Kindern 7 µg/kg KG oder nach oraler Gabe von 100 µg/kg KG) wird 30 min später erneut Blut für eine TSH-Bestimmung abgenommen. Bei euthyreoter Situation beträgt die TSH-Differenz (ΔTSH) 4–20 µE TSH/ml Serum (positiver TRH-Test). Ist die Differenz geringer oder fehlt der TSH-Anstieg nach TRH (negativer TRH-Test), ist die Sekretion durch erhöhte Schilddrüsenhormonkonzentrationen blockiert (subklinische oder manifeste Hyperthyreose). Bei subklinischer oder manifester Hypothyreose kommt es zu einem überschießenden Anstieg, es sei denn, eine HVL-Insuffizienz ist Ursache der Hypothyreose. Bei einem TRH-Mangel kommt es oft zu einem verzögerten Anstieg des TSH, dessen Maximum erst nach 40 min eintritt; gelegentlich ist diese Antwort nicht nur verspätet, sondern auch überhöht („hypothalamisches Muster").

Suppressionstest
Dieser Test besteht in der Aufnahmemessung der Schilddrüse 20 min nach der i. v.-Applikation von Pertechnetat unter der Einwirkung einer kurzfristigen Medikation von Schilddrüsenhormonen (7 Tage lang 60–80 µg T_3 oder 7 Tage vor dem Test 1mal 3 mg T_4).

Der Suppressionstest dient zum Beleg (fehlende Suppression) oder Ausschluß einer Hyperthyreose (Suppression der Pertechnetataufnahme unter 2 % der verabfolgten Dosis). In Verbindung mit einem Szintigramm kann bei Verdacht auf Autonomie eines Solitärknotens diese ausgeschlossen (keine bevorzugte Suppression des paranodulären Gewebes) oder gesichert werden (Suppression von paranodulärem Gewebe).

2. Indirekte (periphere) Parameter

Mit ihrer Hilfe lassen sich die Auswirkungen der Schilddrüsenhormone in der Körperperipherie beurteilen. Da sie sehr oft durch extrathyreoidale Erkrankungen in gleichem Sinn wie bei der Hyperthyreose oder Hypothyreose verändert sind, handelt es sich um unspezifische Befunde. Sie sind aber wertvoll für Verlaufskontrollen der Behandlung einer Funktionsstörung.

Cholesterin und Triglyceride
Cholesterin und Triglyceride sind bei Hypothyreosen stets erhöht und bei Hyperthyreosen gelegentlich vermindert oder niedrig-normal. Die Normalwerte (altersabhängig) liegen zwischen 150 und 250 ml/dl für Cholesterin, 80–200 mg/dl für Triglyceride. Bei Säuglingen sind diese Parameter weitgehend, im 1. Schwangerschaftstrimenon absolut unbrauchbar.

SHBG
Sexualhormonbindendes Globulin ist ein brauchbarer peripherer Parameter der Schilddrüsenfunktion. Er ist bei Hyperthyreose erniedrigt.

Achillessehnenrelaxationszeit
Dieser Parameter ist bei Hypothyreose als Ausdruck der Reaktion der Muskulatur verlängert, bei Hyperthyreose meist unverändert. Die Achillessehnenrelaxationszeit kann photoelektrisch registriert werden. Normalwerte (altersabhängig) liegen zwischen 225 und 370 ms.

Grundumsatz
Er ist ein Maß für den gesamten Energiestoffwechsel und daher nicht nur von der Versorgung der Körpergewebe mit Schilddrüsenhormonen abhängig. Registriert werden in einem geschlossenen (Sauerstoffatmung) oder offenen (Luftatmung) System die aufgenommenen Sauerstoffmengen pro Zeiteinheit. Der Grundumsatz beträgt normalerweise -10 bis +30 % des aus Tabellen ersichtlichen Sollwertes. Für die Erstdiagnose ist die Grundumsatzbestimmung ungeeignet. Begrenzten diagnostischen Wert hat sie gelegentlich zur Therapiekontrolle.

3. Immunologische Methoden

Für die weitere Differentialdiagnose der Hyperthyreose, einschließlich der endokrinen Ophthalmopathie, Hypothyreose und Thyreoiditis, sind immunologische Methoden notwendig. Hier geht es um den Nachweis autoimmunologischer Prozesse. Von den zahlreichen Autoantikörpern werden praktisch nur die *mikrosomalen Antikörper* (MAK, TPO) und die *Thyreoglobulinantikörper* (TAK) durch immunometrische Verfahren (RIA, ELISA) bestimmt. Hierbei gelten als Grenzwerte Titerstufen für MAK von 1:6400 und für TAK 1:160. Beim ELISA ist der Grenzwert 350 E/ml.

Thyreotropin-Rezeptor-Autoantikörper richten sich gegen die auf jeder Epithelzelle der Follikel lokalisierten TSH-Rezeptoren. Bei Morbus Basedow kommen verschiedene pathologische Immunglobuline vor; sie heißen „thyreotropin binding inhibiting immunglobulin" (TBII) bzw. „thyroid-stimulating immunglobulin" (TSI) oder früher „long acting thyroid stimulator" (LATS). Diese Antikörper kann man mit vielen Methoden messen; eine Methode beruht auf der Stimulierung der Schilddrüsenfunktion in vitro. Die hiermit gemessenen Antikörper heißen „thyroid-stimulating antibodies" (TSAb). Mit dem Radioligandenrezeptorassay erfaßt man stimulierende und blokkierende Antikörper gegen den TSH-Rezeptor. Für die Klinik hat sich der TRAK-Assay bewährt. Er erfaßt die pathologischen Immunglobuline bei Morbus Basedow zu etwa 90 %.

Tg kann direkt im Serum nachgewiesen werden; es repräsentiert die Funktion der Schilddrüsenfollikel, ähnlich wie die Schilddrüsenhormone und die Morphologie der Follikel. Erhöhte Tg-Spiegel sind demnach bei entsprechenden Störungen der Funktion wie auch bei einer Störung der Morphologie der Schilddrüse zu erwarten. Normalwerte liegen unter 40 ng/ml. Nicht meßbare Tg-Spiegel findet man bei Athyreose und bei der Hypothyreosis factitia. Bei Hypothyreose mit erhöhtem Tg-Spiegel ist an einen Jodinationsdefekt zu denken [93]. Die wichtigste klinische Anwendung der Tg-Bestimmung liegt in der Verlaufskontrolle des differenzierten Schilddrüsenkarzinoms.

4.8 Erkrankungen mit Überproduktion von Schilddrüsenhormonen (Hyperthyreosen)

Häufigkeit und Einteilung

Als Hyperthyreose bezeichnen wir Krankheitsbilder, bei denen es durch einen Überschuß der Schilddrüsenhormone zu einem Hypermetabolismus der Gewebe kommt. Sie unterscheiden sich klinisch durch unterschiedliche Größen der Schilddrüse, die Reaktion der verschiedenen Organsysteme auf den Hormonüberschuß und evtl. Komplikationen durch eine begleitende endokrine Ophthalmopathie oder Dermopathie. Im Gegensatz zu Erwachsenen ist die Hyperthyreose bei Kindern und Jugendlichen seltener als die Hypothyreose und stellt nach der einfachen Struma die dritthäufigste Schilddrüsenkrankheit dar. Das Verhältnis von hypothyreoten zu hyperthyreoten Kindern beträgt etwa 5,2–7:1. Vorzugsweise werden Jugendliche in der Pubertät betroffen, Mädchen etwa 5mal häufiger als Jungen. 68 % aller hyperthyreoten Kinder sind zwischen 11 und 15 Jahre alt. Abgesehen von der neonatalen Form ist der eigentliche Beginn der Hyperthyreose mit dem 3.–4. Lebensjahr anzusetzen.

Autonome Adenome mit Hyperthyreose sind bei Kindern unter 10 Jahren unbekannt, bei Jugendlichen eine Rarität [10]. Die Ätiologie der Hyperthyreose ist unbekannt.

Bei der Klassifikation der verschiedenen Hyperthyreoseformen hält man sich an ihre Pathogenese. In Anlehnung an die von der *Sektion Schilddrüse der Deutschen Gesellschaft für Endokrinologie* vorgelegten Einteilung der Schilddrüsenkrankheiten [43] unterscheidet man die in der folgenden Übersicht gelisteten Erkrankungen, die mit einer Hyperthyreose einhergehen können.

Erkrankungen, die mit einer Hyperthyreose einhergehen können

- 1. Immunthyreopathie bei
  - Morbus Basedow oder
  - anderen (z. B. Hashimoto)
- 2. Andere Entzündungen, wie
  - subakute Thyreoiditis de Quervain oder
  - Strahlenthyreoiditis
- 3. Funktionelle Autonomie
  - Unifokal
  - Multifokal
  - Disseminiert
- 4. Neoplasien
  - Adenome
  - Karzinome
- 5. Durch TSH oder TSH-ähnliche Aktivitäten
  - Hypophysär
  - Paraneoplastisch
- 6. In Zusammenhang mit Jodexzeß durch endogene Jodzufuhr
  - Thyreotoxicosis factitia

Pathophysiologie

Bei *Morbus Basedow* handelt es sich um eine genetisch determinierte Erkrankung, bei der Autoantikörper – wahrscheinlich gegen den TSH-Rezeptor – unkontrolliert alle Zellen der Schilddrüse stimulieren [14]. Diese Immunhyperthyreose ist aufgrund der genetischen Prädisposition, besonders von Patienten mit den HLA-Typen B 8 und DRW 8, oft mit anderen Autoimmunerkrankungen assoziiert. Hierzu gehören die endokrine *Ophthalmopathie, Dermopathie* und die *Hashimoto-Thyreoiditis.* Die autoimmunologischen Prozesse sind an Lymphozyteninfiltrationen in dem durch kleine, kolloidarme Follikel mit hohem Epithel ausgezeichneten Drüsengewebe zu erkennen. In vivo führt die Infusion von antikörperaktivem Serum zu einer Steigerung des thyreoidalen Jodumsatzes ($PBI^{131}J$) bei Versuchspersonen. Autoantikörper können die Plazenta passieren und die neonatale Hyperthyreose induzieren. Eine Besserung des klinischen Bildes verläuft parallel mit dem Abfall der Antikörperaktivität beim Kind. Die Ursache für die Entstehung Basedow-spezifischer Autoantikörper ist noch unklar. Zur Zeit gilt folgende Vorstellung [84]:

Bei jedem Menschen können durch spontane Mutationen „forbidden clones" von B-Lymphozyten entstehen, die jedoch durch eine bestimmte Gruppe von T-Lymphozyten, die Suppressorzellen, an einer fortgesetzten Antikörperbildung gehindert werden. Ist die Interaktion zwischen B- und T-Lymphozyten gestört, kommt es zu einer Vermehrung der B-Lymphozyten und im Zusammenhang mit einer anderen Gruppe von T-Lymphozyten, den Helferzellen, zur Produktion des Autoantikörpers, der für die volle Expression dieser Erkrankung notwendig ist. Welche Umweltfaktoren (z. B. Streß, Infektionen) zu einer Störung der Suppressorzellfunktion führen können, ist noch nicht bekannt. Diskutiert wird auch noch die Möglichkeit, daß z. B. durch Virusinfekte strukturell veränderte Moleküle (z. B. der TSH-Rezeptor) Anlaß zur Antikörperbildung geben [84].

Die Sekretion von TSH ist, mit Ausnahme der seltenen Krankheitsformen der Gruppe 5, bei allen übrigen Hyperthyreosen durch die erhöhte Schilddrüsenhormonkonzentration im Blut gehemmt. Ursache des erhöhten T_4- und T_3-Spiegels ist bei den Hyperthyreosen der Gruppe 1 die durch Autoantikörper bedingte Stimulierung des Organs, bei denen der Gruppe 3 eine Autonomie des hormonproduzierenden Gewebes (fokale oder disseminierte Autonomie). Im seltenen Fall der Gruppe-2-Thyreoiditiden und Neoplasien (Gruppe 4) wirkt ein vorübergehender Verlust des Hormonvorrats der Schilddrüse und bei der unter Punkt 6 genannten Hyperthyreosis factitia die überdosierte exogene Zufuhr von Schilddrüsenhormonen ursächlich.

Bei allen Formen der Hyperthyreose ist das wichtigste gemeinsame Kriterium der *erhöhte Spiegel an freien Schilddrüsenhormonen* im Blut. Ob nun im Einzelfall das erhöhte Hormonangebot aus T_4 *und* T_3 oder nur aus T_4 *oder* T_3 besteht, ist für die Krankheitsform, den Verlauf, die Therapie und damit auch für die Diagnostik belanglos.

Entsprechend der Einteilung der Hyperthyreosen kann die Schilddrüse bei den Formen 1–5 normal groß, diffus oder knotig vergrößert sein. Der Jodumsatz, und damit Hormonsynthese und Hormonsekretion, sind um ein Vielfaches beschleunigt. Das thyreoidale Jodreservoir ist kleiner als normal und die Drüse damit entsprechend kolloidarm. Einen erhöhten TSH-Spiegel im Blut sieht man nur bei den seltenen, meist durch ein Hypophysenadenom bedingten Fällen. Bei allen übrigen Hyperthyreoseformen dagegen ist TSH auf nicht meßbare Werte supprimiert und auch durch TRH nicht mehr stimulierbar, da ja der negative Feedbackmechanismus intakt ist.

Das *autonome Adenom mit Hyperthyreose* (frühere Bezeichnung: toxisches Adenom) als Sonderform der funktionellen Autonomie unterscheidet sich von den eben genannten Formen dadurch, daß nur das Adenom oder die Adenome ungeregelt überfunktionieren. Dies hat eine Suppression der TSH-Sekretion und damit auch eine Suppression des noch intakten Schilddrüsengewebes zur Folge.

Bei einer *akuten und subakuten Thyreoiditis* kann es initial zu einem thyreoidalen Verlust von Tg, und damit T_4 und T_3, kommen. Hierdurch kann bei entsprechender Hormonkonzentration vorübergehend eine Hyperthyreose auftreten. Das Krankheitsbild ist deswegen spontan passager, weil mit sistierender Entzündung auch die vermehrte Sekretion von Schilddrüsenhormonen aufhört.

Klinik

Hyperthyreose Typ Basedow

Diese Form der Hyperthyreose ist bei Kindern mit mehr als 90 % aller Hyperthyreoseformen die häufigste. Sie macht etwa 10 % aller pädiatrischen Schilddrüsenstörungen aus [31]. Ihr Auftreten vor dem 3. Lebensjahr ist ungewöhnlich. Hyperthyreosen bei Patienten vor dem 16. Lebensjahr machen etwa 1–5 % aller Hyperthyreosen aus (mittleres Alter bei Knaben 10,8 und bei Mädchen 12,4 Jahre) [58]. Das Krankheitsbild ist gekennzeichnet durch die Auswirkung der Stoffwechselsteigerung auf die Organe und wird kompliziert durch die endokrine Ophthalmopathie. In fast allen Fällen ist bei Kindern im Gegensatz zu Erwachsenen eine Struma und eine endokrine Ophthalmopathie nachzuweisen; eine maligne Ophthalmopathie ist dagegen selten.

Die *subjektiven* und *objektiven Symptome* unterscheiden sich nicht sehr von denen der Erwachsenen; die vegetativ-nervösen Erscheinungen, wie allgemeine Unruhe, Schlafstörungen, vermehrter Aktivitätsdrang, psychische Labilität und gesteigerter Appetit bei Gewichtsabnahme stehen bei allen Formen der Hyperthyreose im Vordergrund. Verglichen mit der Erwachsenenhyperthyreose beobachtet man häufiger eine Enuresis. Als erste Krankheitszeichen werden oft von den Eltern und Lehrern zurückgehende Leistungen in der Schule trotz guter Intelligenz beobachtet. Die Konzentrationsfähigkeit läßt nach. Die Stimmungslage ist sehr labil. Es kommt oft zu Spannungen im Elternhaus und in der Schule.

Äußere Zeichen. Das *Halsrelief* ist durch eine feste, weiche, diffuse Struma deformiert. Eine Struma kann aber auch fehlen. Lokale Beschwerden liegen nicht vor. Die *Haut* ist feucht und warm bis heiß. Es bestehen daher Wärmeintoleranz, vermehrte Schweißsekretion und Haarausfall.

Herz und Kreislauf. Es tritt eine Sinustachykardie bei relativ hoher Blutdruckamplitude (Schlagvolumenhochdruck) auf. Rhythmusstörungen kommen nur bei vorgeschädigtem Herzen vor und sind im Gegensatz zu den Erwachsenen selten.

Ophthalmopathie bei Morbus Basedow kommt bei Kindern häufiger als bei Erwachsenen vor, verursacht aber weniger Komplikationen [31]. Die häufigsten Zeichen sind Lidretraktion und starrer Blick, gelegentlich Lichtempfindlichkeit und vermehrtes Augentränen. Die Protrusio bulborum ist meist nur gering.

Nervensystem. Auffällig sind die allgemeine Unruhe, der feinschlägige Fingertremor, die gesteigerten Reflexe und die verbreiterten reflexogenen Zonen. Der Kranke neigt zum Dissimulieren. Es bestehen Schlafstörungen.

Verdauungstrakt. Beschleunigter Stuhlgang (gegenüber früher), auch Neigung zu Durchfällen. Unstillbares Erbrechen und Defäkationen eines sehr fetthaltigen Stuhls sind selten. Uncharakteristische Oberbauchbeschwerden treten auf.

Muskulatur. Vorschnelle Ermüdbarkeit bis zur Adynomie in schweren Fällen und periodische Paralysen. Nicht selten Schmerzen in der Schulter und der Region unterhalb des Akromions mit Symptomen einer Bursitis oder Tendinitis.

Stoffwechsel. Der Eiweißstoffwechsel ist katabol, wodurch eine Osteoporose entsteht, die durch einen exzessiven Calciumverlust via Gastrointestinaltrakt und Nieren noch verstärkt wird. Wasserverluste unterhalten eine Dehydratation. Infolge von Störungen des Eiweißstoffwechsels entwickelt sich eine hypochrome Anämie. Im Falle eines Diabetes mellitus steigt der Insulinbedarf. Bei längerem Krankheitsverlauf, v. a. wenn die Hyperthyreose vor dem 10. Lebensjahr auftritt, ist bei 10 % der Fälle die Längen- und Skelettentwicklung beschleunigt. Nach erfolgreicher Therapie stellt sich meist eine relativ normale Körpergröße wieder ein. Eine verfrühte Knochenreifung bei Hyperthyreose im frühen Kindesalter führt zu einer vorzeitigen Schädelnahtsynostose mit gelegentlich auftretender intrakranieller Druckerhöhung; sie wurde auch bei übermäßiger Substitution mit Schilddrüsenhormonen bei Hypothyreose beschrieben [38].

Besonderheiten des Krankheitsbildes gegenüber denjenigen bei Erwachsenen sind das seltene Auftreten von prätibialem Myxödem, Myasthenia gravis und thyreotoxischer Krise [97].

Neonatale Hyperthyreose

Die neonatale Hyperthyreose, 1919 erstmals beschrieben, macht weniger als 1 % der Hyperthyreosen in der

Pädiatrie aus [32]. Klinisch ist sie wegen ihrer Seltenheit wenig bedeutungsvoll. Ihr kommt aber ein hohes pathogenetisches Interesse zu, da hier TSI als ätiologische Faktoren, welche die Mutter auf das Kind überträgt, diskutiert werden. Die Halbwertszeit dieser Antikörper liegt bei etwa 15 Tagen [89].

In den meisten Fällen hat die Mutter während der Schwangerschaft eine Hyperthyreose; ist diese schlecht kontrolliert, liegt das Geburtsgewicht unter 2500 g [54]. Vier Risikofaktoren für Neugeborene bei Schwangerschaften mit M. Basedow sind bekannt:

- 1. Mütterliche Hyperthyreose von mehr als 3 Monaten Dauer während der Schwangerschaft,
- 2. Dauer des M. Basedow > 10 Jahre,
- 3. Beginn des M. Basedow vor dem 20. Lebensjahr und
- 4. TSH-Rezeptor-Autoantikörperspiegel von > 30 % bei der Geburt [55].

Gelegentlich wird die Hyperthyreose der Mutter erst durch das Auftreten der neonatalen Hyperthyreose diagnostiziert [42]. Die Neugeborenen sind oft unreif; es werden aber auch Synostosen und akzeleriertes Knochenalter beobachtet. Struma und endokrine Ophthalmopathie kommen oft, aber nicht immer vor. Der Schweregrad der Erkrankung wechselt sehr. Meist haben die Neugeborenen erhebliche hypermetabolische Symptome. Die Krankheitsdauer liegt zwischen 8 Wochen und 6 Monaten, nur ausnahmsweise persistiert die Hyperthyreose über einige Jahre. Komplikationen entstehen durch Asphyxie und tracheale Kompression. In seltenen Fällen beginnt die Hyperthyreose erst Wochen nach der Geburt mit klinischen Erscheinungen. Die Mütter dieser Kinder haben oft keinen Morbus Basedow. In diesen Fällen ist das Krankheitsbild schwerer und die Krankheit endet nicht von selbst. Wahrscheinlich wird die neonatale Hyperthyreose durch „TSH receptor-stimulating-" und „TSH receptor-blocking antibodies" der Mutter hervorgerufen. Im Laufe der Schwangerschaft scheint der Spiegel der TSI-Antikörper abzufallen, wobei die Werte im Nabelschnurblut und mütterlichen Serum gleich sind.

Das seltene Vorkommen der neonatalen Hyperthyreose hängt wahrscheinlich mit der niedrigen Inzidenz (0,1 – 0,2 %) der Hyperthyreosen in der Schwangerschaft zusammen.

Nichtimmunogene Hyperthyreose

Der wichtigste und häufigste Vertreter dieser Gruppe ist das *autonome Adenom der Schilddrüse* [27]. Im Gegensatz zur Hyperthyreose vom Typ Basedow handelt es sich hier um eine Krankheit der Schilddrüse selbst, und zwar der Follikel, die aus noch nicht bekannten Gründen autonom sind, sich vergrößern, vermehren und Thyroxin sowie Trijodthyronin überschießend produzieren. Meistens erscheint ein einziges, nicht tastbar vergrößertes Adenom, dessen paranoduläres Gewebe in der Funktion unterdrückt ist. Charakteristikum des Adenoms ist der Verlust der Koordination zwischen der Multiplikation der Epithelien, dem Jodstoffwechsel, der Thyreoglobulinsynthese und der Kolloidendozytose. Jede der Funktionen kann mehr oder weniger individuell aktiv werden, unabhängig vom aktuellen TSH-Spiegel. Histologisch unterscheidet sich diese Form der Hyperthyreose vom Typ Basedow durch das Fehlen lymphozytärer Infiltrationen. Selbstverständlich fehlen auch die extrathyreoidalen Manifestationen, wie endokrine Ophthalmopathie und Dermopathie.

Das Krankheitsbild verläuft i. allg. milder als das der Hyperthyreose vom Typ Basedow. Während bei Erwachsenen hierzulande jeder 3. Patient mit Hyperthyreose ein autonomes Adenom hat, dürfte die entsprechende Zahl bei Kindern über 10 Jahren bei jedem 10.–15. Patienten liegen.

Ungewöhnliche Formen der Hyperthyreose

Hierzu gehören die *jodinduzierte Hyperthyreose* und die sog. *sekundäre Hyperthyreose*. Die jodinduzierte Hyperthyreose kommt zwar überwiegend in Endemiegebieten vor, ist aber keineswegs auf sie beschränkt. Gefährdet sind Patienten mit einem autonomen Adenom oder Patienten mit einem multinodulären Kropf. Angaben über die Höhe der Jodzufuhrdosis, die zur Hyperthyreose führt, schwanken zwischen 180 und 500 μg tgl. Jodinduzierte Hyperthyreosen entstehen erst einige Monate nach der Jodexposition. Sie können sich nach einer Dauer von mehreren Wochen bis Monaten spontan zurückbilden, sind aber keineswegs als harmlos anzusehen, da Übergänge in thyreotoxische Krisen beobachtet werden.

Sehr selten sind Hyperthyreosen durch *TSH-produzierende Adenome* und bei *hypophysärer Schilddrüsenhormonresistenz des Hypophysenvorderlappens*. Das TSH unterscheidet sich immunologisch vom normalen TSH. Die α-Untereinheit ist normal.

Diagnostik

Die Diagnose Hyperthyreose wird im Kindesalter sicher zu oft gestellt, weil Strumen einerseits und Zeichen der Übererregbarkeit andererseits gerade zu bestimmten Zeiten der Entwicklung oft zusammen vorkommen und fehlgedeutet werden. Besonders bei diesem Krankheitsbild ist eine klare Diagnose und Charakterisierung der Hyperthyreose mit Labormethoden notwendig.

Die Symptomatik des Hypermetabolismus kann vielseitig sein und oft richtungsmäßig mit derjenigen extrathyreoidaler Krankheiten übereinstimmen. Wichtig ist, daß es kein einzelnes für Hyperthyreose typisches Symptom gibt und daß nur Befundkonstellationen aufschlußreich sind. *Anamnestisch* ist die Kombination von Wärmeintoleranz, Gewichtsabnahme, verstärktem Schwitzen, zunehmendem Händezittern, Auftreten oder Größerwerden einer Struma und Augenveränderungen mit Lichtempfindlichkeit und Augentränen hervorzuheben. Zur *Symptomenkombination* gehört die Ruhetachykardie, eine heißfeuchte Haut und ein Schlagvolumenhochdruck (Blutdruckamplitude über 60 mmHg).

Eine Hyperthyreose wird nachgewiesen durch ein erhöhtes Serum-T_4 und einen Parameter für das fT_4 sowie durch ein erhöhtes Serum-T_3. Bei grenzwertigen Befunden oder einem isoliert erhöhten T_3-Wert ist die Bestimmung des TSH, gemessen mit einem ultrasensiblen Assay, indiziert. Der TRH-Test erübrigt sich in den meisten Fällen. Ein T_3-Suppressionstest ist ausnahmsweise notwendig (s. S. 62). Zur weiteren Charakterisierung der Hyperthyreose ist ein Sonogramm der Schilddrüse erforderlich (Echogenität?), auch wenn keine Struma besteht. Ein Szintigramm ist nur bei knotiger Veränderung indiziert. Tg und mikrosomale Schilddrüsenantikörper sowie TBII helfen bei der Differenzierung einer Hyperthyreose vom Typ Basedow (beide Antikörper geringgradig erhöht, TRAK positiv), einer Immunthyreoiditis mit hyperthyreotem Schub (beide Antikörper extrem erhöht) und Hyperthyreosen auf dem Boden einer funktionellen Autonomie der Schilddrüse (Fehlen der Antikörper). Sekundäre Hyperthyreosen sind überaus selten und nur durch einen erhöhten TSH-Spiegel mit wechselnd ausfallendem TRH-Test zu diagnostizieren.

Differentialdiagnose

Abzugrenzen ist eine Hyperthyreose v. a. gegenüber der vegetativen Dystonie mit und ohne Struma. Die bei hyperthyreoten Kindern oft anzutreffende Hyperkinetik läßt gelegentlich an eine Chorea minor denken. Andererseits kann auch eine Chorea durch eine Hyperthyreose induziert werden [68]. Seltener kommt eine Myokarditis, ein Phäochromozytom oder eine Herzrhythmusstörung differentialdiagnostisch in Betracht. Eine temporäre Hyperthyreose kann als flüchtiger Zustand im Laufe der Entwicklung einer Hashimoto-Struma und einer subakuten Thyreoiditis auftreten. Letztere unterscheidet sich durch die heftigen lokalen, bis in die Ohren ausstrahlenden Schmerzen. Ein erhöhter T_3-Wert ohne klinische Symptomatik einer Hyperthyreose spricht für eine jodavide Struma. In diesem Fall klärt das basale TSH oder der TRH-Test die Stoffwechselsituation.

Eine sog. T_3-Hyperthyreose unterscheidet sich nicht von der üblichen Hyperthyreose. Bei einer endokrinen Ophthalmopathie ist eine scharfe Trennung des Stoffwechselzustandes unverzichtbar, weil die Ophthalmopathie auch ohne Hyperthyreose vorkommt.

Zu beachten ist, daß es für das Krankheitsbild der *euthyreoten endokrinen Ophthalmopathie* keinen pathognomonischen Laborbefund gibt. Bei etwa der Hälfte dieser Fälle findet man einen negativen TRH-Test und negativen Suppressionstest der ^{99m}Tc-Aufnahme. Insbesondere bei einseitiger Protrusio bulborum ist ein Computertomogramm, ggf. eine spezielle Sonographie, zum Ausschluß eines raumverdrängenden Prozesses (Meningiom, Neurofibrom, Zyste, Orbitaltumor, Aneurysma der A. carotis u. a. m.) notwendig. Als wichtigstes Zeichen für eine endokrine Genese der Ophthalmopathie gelten die Kombination Lidretraktion, Protrusio bulborum und Parese, eine Kombination, wie sie bei keiner anderen Augenerkrankung vorkommt.

Die Hyperthyreose kann gelegentlich zur Akzeleration und zu einer verfrühten Knochenreifung führen und muß differentialdiagnostisch bei dieser Befundkonstellation berücksichtigt werden.

Kombination der Hyperthyreose mit anderen Erkrankungen

Das Syndrom der polyostischen fibrösen Dysplasie (McCune-Albright-Syndrom) ist charakterisiert durch disseminierte braune, nicht erhabene pigmentierte Areale der Haut und eine endokrine Hyperfunktion. Sie äußert sich in Pubertas praecox, Hyperthyreose, Hyperparathyreoidismus, Akromegalie und Cushing-Syndrom. Die Krankheit kommt häufiger bei Mädchen als bei Jungen vor. Möglicherweise repräsentiert dieses Syndrom eine Variation der multiplen endokrinen Adenomatose.

Eine erhöhte Inzidenz folgender Krankheiten bei Morbus Basedow ist bekannt: Diabetes mellitus (4,6 % der Patienten), Down-Syndrom (2,3 %), Vitiligo, rheumatische Arthritis, akute Nephritis, Zöliakie und Sarkoidose, außerdem Lupus erythematodes, Perniziosa sowie Sjögren-Syndrom als Autoimmunerkrankung.

Therapie

Für die differentialdiagnostischen Erwägungen sind Schwere und Dauer der Erkrankung, v. a. die Größe der Struma, und etwa vorhandene Komplikationen zu berücksichtigen. Zu den *allgemeinen Behandlungsmaßnahmen* zählt die ausgesprochen kalorien- und eiweißreiche Kost, um dem Katabolismus zu begegnen. Ggf. ist wegen der hochgradigen Tachykardie eine Therapie mit Betarezeptorenblocker (z. B. Propranolol) notwendig. Ziel der *speziellen Maßnahmen* ist es, die übermäßige Sekretion von Schilddrüsenhormonen einzudämmen und aufkommende Komplikationen zu beherrschen. Eine kausale Behandlung ist nur beim autonomen Adenom der Schilddrüse, nicht aber bei Morbus Basedow bekannt. Standardverfahren sind die Therapie mit antithyreoidalen Substanzen und die Strumaresektion. Dagegen scheidet die beim Erwachsenen so erfolgreiche Radiojodtherapie im kindlichen Alter wegen des karzinogenen Risikos aus.

Entscheidend für die einzuschlagende Behandlung ist, ob die Eltern zuverlässig und kooperativ sind und ob ein erfahrener Chirurg zur Verfügung steht. Keine Methode kann in allen Fällen der Krankheit als allein erfolgreich bezeichnet werden. Die Eltern müssen unterrichtet werden, daß eine Kompensation der Stoffwechsellage durch die antihyreoidalen Substanzen nicht Heilung heißt und daß eine lebenslange Kontrolle notwendig ist. Eine Hypothyreose andererseits tritt zu etwa 5 % nach der medikamentösen Therapie und zu 10 - 40 % nach den operativen Verfahren auf.

Medikamentöse Behandlung

Die medikamentöse Behandlung bewirkt eine Hemmung der Hormonsynthese, die sich aber frühestens nach 5 Tagen bemerkbar machen kann, da die Schilddrüse zunächst noch ihren Hormonvorrat sezerniert. Zwei Gruppen von Substanzen stehen zur Verfügung: anorganische Perchlorate und organische Thioharnstoffderivate. Perchlorate hemmen die Jodaufnahme der Schilddrüse und sind daher besonders strumigen. Sie sind im Falle einer gleichzeitigen Behandlung mit Jod (Plummerung oder Operation) oder in der Präkrise nicht geeignet (kompetitive Hemmung). Zu den wichtigsten organischen Thioharnstoffderivaten zählen die Imidazole, Methimazol, Carbimazol und das Propylthiouracil. Diese Substanzen hemmen die Jodisation und Kondensation der Hormonvorläufer. Carbimazol wirkt durch Konversion in Methimazol.

Alle antithyreoidalen Substanzen bewirken einen Abfall des T_4- und T_3-Spiegels im Blut, der u. U. subnormale Werte erreicht. Durch den negativen Feedbackmechanismus wird dann eine vermehrte TSH-Sekretion angeregt, die zwar nicht die blockierte Hormonsynthese, wohl aber das Schilddrüsengewebe zur weiteren Hyperplasie stimuliert. Man kombiniert daher jede thyreostatische Behandlung von diesem, um die 4. Woche liegenden Zeitpunkt an mit Levothyroxin oder einem Kombinationspräparat, um die TSH-Stimulation zu vermeiden. Ob der Medikation mit Imidazol ein direkter Effekt auf das Krankheitsgeschehen selbst bei Morbus Basedow, etwa durch Änderung der immunogenen Antwort zukommt, ist z. Z. noch nicht bekannt.

Nebenwirkungen sind seltener, als man früher befürchtete; sie sind konzentrationsabhängig und treten praktisch nur in den ersten 6 Monaten auf. Man rechnet mit etwa 4 % toxischen oder allergischen Reaktionen, wie Exanthemen, Zytopenie, gastrointestinalen Erscheinungen, Neuritis und gelegentlich Schwellungen der Gelenke und Lymphknoten. Bei 1 % der mit Propylthiouracil behandelten Kindern können sich ANCA[1]-positive Vaskulitiden entwickeln [37]. Eine Agranulozytose kommt bei 0,2 % der Fälle vor [53].

Tabelle 4.4. Dosierung von antithyreoidalen Substanzen für die Initialbehandlung der Hyperthyreose

Thyreostatikum	mg/kg KG/Tag
Propylthiouracil	5 - 7
Methimazol	0,5 - 0,7
Carbimazol	0,8 - 1,12

Für die medikamentöse Behandlung gelten folgende Richtlinien. Man dosiert anfangs höher, wobei man sich mehr nach dem klinischen Schweregrad und weniger nach der Höhe des Hormonspiegels richtet. Die Dosierung für die Langzeitbehandlung ist in Tabelle 4.4 wiedergegeben. Nach einer Umfrage der *Europäischen Pädiatrischen Endokrinen Gesellschaft* ist die Vorgehensweise unterschiedlich [64]. Im allgemeinen verwendet man 20 - 30 mg Carbimazol. Diese Dosis entspricht 15 - 20 mg Thiamazol, 150 mg Propycil und 1200 mg Perchlorat. Von Woche zu Woche wird die Tagesdosis etwas reduziert, so daß man nach 6 - 10 Wochen die sog. Erhaltungsdosis von etwa 5 mg Carbimazol erreicht hat. Eine maßgerecht Einstellung ist nur anhand des T_4-Spiegels und der Kenntnis des klinischen Befundes (Gewichtsverhalten, Pulsfrequenz, Halsumfang, Schwirren, subjektives Befinden) möglich. Die additive Therapie mit Levothyroxin wird kontrovers diskutiert. Die medikamentöse Behandlung sollte mindestens 1 Jahr lang durchgeführt werden. Die Remissionsrate liegt im Gegensatz zu früheren Beobachtungen [27, 89, 97] mit 20 % deutlich niedriger als bei Erwachsenen [62, 92]. Ob die Remission einer exponentiellen Verteilung folgt [48], bleibt abzuwarten. Die Zahl langfristig beobachteter Gruppen von Patienten mit Hyperthyreose im Kindesalter ist relativ begrenzt [71]. Gegen eine längerdauernde Medikation ist unter der Bedingung entspechender Kontrollen nichts einzuwenden. Bei Strumen größer als Stadium I und schnellem Rezidiv nach Absetzen der Medikation ist keine Remission zu erwarten und die Operation indiziert. Von einer Erhöhung der Thiamazolerhaltungsdosis ist kein besserer Effekt auf die Remissionsrate, dagegen eine drastische Zunahme der Nebenwirkungen zu erwarten [76]. Bei allen stärkeren endokrinen Ophthalmopathien mit Hyperthyreo-

[1] ANCA: antineutrophile zytoplasmatische Antikörper.

se bewährt sich eine initiale stoßartige Zusatzmedikation von Steroidderivaten über 4–6 Wochen in rückläufiger Dosierung.

Die Therapie muß sorgfältig überprüft werden, um Überdosierungen und ein zu frühes Absetzen der Medikamente zu vermeiden. Bei Hyperthyreose infolge hypophysärer Schilddrüsenhormonresistenz hat sich die Therapie mit Dextrathyroxin, TRIAC oder Bromotriptin bewährt [16, 28, 60].

Therapie bei neonataler Hyperthyreose

Eine neonatale Hyperthyreose ist meistens assoziiert mit einer Hyperthyreose vom Typ Basedow der Mutter entweder während oder vor der Schwangerschaft. Im Serum der Mutter kommen perinatal bei Morbus Basedow der Neugeborenen immer hohe TSI-Titer vor. Die neonatale Hyperthyreose endet von selbst und dauert i. allg. so lange, bis das mütterliche TSI im Serum des Kindes verschwunden ist, was mindestens 8 Wochen dauert. Gefürchtet sind hier der vorzeitige Knochenschluß des Schädels, die vorzeitige Skelettreifung und Verhaltensprobleme. Sofortige Therapie ist erforderlich, da sonst die Letalität 16 % beträgt. Empfohlen werden Propylthiouracil, etwa 5–10 mg/kg KG tgl. oder 0,5–1 mg/kg KG Thiamazol 3mal tgl. i. v.; Propranolol ist zur Kontrolle der Tachykardie notwendig. Gelegentlich wird zusätzlich Jodid in Form der Lugol-Lösung (4 Tropfen/12 h) erforderlich. Diese Kinder sind meist schwer krank. Sie benötigen ferner Corticosteroide, Flüssigkeit, Sedierung, Kühlung und Sauerstoff. In der Hoffnung, daß die Hyperthyreose von selbst endet, sollten die antihyreoidalen Substanzen nach etwa 2 Monaten langsam abgesetzt werden.

Fetale Hyperthyreose

Ohne Behandlung haben fetale Hyperthyreosen eine schlechte Prognose, weswegen eine thyreostatische Therapie unbedingt notwendig ist [12].

Prä- und postoperative Behandlung

Die Indikation zur operativen Behandlung ist bei über faustgroßen Strumen, bei über 2 Jahre erfolglos thyreostatisch behandelten Hyperthyreosen, bei Komplikationen der thyreostatischen Therapie (Agranulozytose) und bei mangelnder Kooperation während der medikamentösen Behandlung gegeben.

Vorbedingung für die Operation ist die mit Thiamazol eingestellte euthyreote Stoffwechsellage. Bei Morbus Basedow gibt man 8–10 Tage präoperativ zusätzlich Jodid in Form von Lugol-Lösung, um das Schilddrüsengewebe zu festigen und für die Operation geeigneter zu machen. Man testet zunächst die Jodempfindlichkeit durch 3 × 3 Tropfen Lugol-Lösung und behandelt dann mit höheren Dosierungen (i. allg. 2 × 15 Tropfen tgl.), bis insgesamt 600 Tropfen, was 600 mg Jod entspricht, verabreicht worden sind. Operativ kann die Medikation mit Jodid und Thiamazol ohne Ausschleichen abgesetzt werden. Im allgemeinen entsteht bei der Schilddrüsenresektion auf Daumenendgliedgröße eine subklinische Hyperthyreose. Es empfiehlt sich, zunächst einige Monate abzuwarten. Die Notwendigkeit zur weiteren Medikation hängt von der Stoffwechsellage (T_4 und TSH) ab. Jede operierte Hyperthyreose sollte in Jahresabständen im Hinblick auf eine postoperative Hypothyreose, ein Hyperthyreoserezidiv bzw. ein Strumarezidiv lebenslänglich kontrolliert werden.

Bei einer Follow-up-Untersuchung 13,7 Jahre nach der Operation waren von 60 Patienten 16,7 % hypothyreot, 45 % subklinisch hyothyreot, 8,3 % hyperthyreot und 30 % euthyreot [13].

4.9 Erkrankungen mit fehlender oder unzureichender Hormonproduktion (Hypothyreosen)

Hypothyreosen umfassen alle Krankheitsbilder mit einem Mangel an wirksamen Schilddrüsenhormonen im Organismus und können unterschiedlich stark ausgeprägt sein. Schilddrüsenunterfunktion ist die häufigste schwere endokrinologische Erkrankung im Kindesalter. Eine subklinische Hypothyreose liegt bei biochemischer sowie klinischer Euthyreose und erhöhtem Serum-TSH vor. Bei einfacher Struma besteht kein oder noch kein Hormondefizit der Körperperipherie, weil über den negativen Feedbackmechanismus (Hypophysenvorderlappen – Schilddrüse) das Hormondefizit kompensiert wird, allerdings dann nur auf Kosten einer Gewebezunahme.

Die Ursachen des Hormonmangels sind sehr unterschiedlich, wobei die Auswirkungen weitgehend vom Lebensalter abhängig sind, in dem die hormonale Insuffizienz einsetzt. Man teilt daher die Hypothyreose in angeborene und postnatal erworbene Formen ein [43].

4.9.1 Angeborene Hypothyreose

M. Klett

Bei der angeborenen primären Hypothyreose sind transiente und permanente Verlaufsformen zu unterscheiden. Beide sind charakterisiert durch eine deutliche Erhöhung des TSH im Neugeborenenscreening. Eine Differenzierung kann in der Regel nur durch eine Kontrolle des Verlaufs erfolgen (s. auch 4.9.1.1) [138].

Während eine transiente Hypothyreose eine vorübergehende Störung der Schilddrüsenfunktion darstellt, geht die permanente Form der angeborenen primären Hypothyreose in der Mehrzahl auf *Schilddrüsendysgenesien* zurück, die etwa 60–80 % ausmachen. Daneben finden sich 20–30 % *Agenesien* der Schilddrüse und bis zu 10 % *Störungen der Schilddrüsenhormonbiosynthese*. Die Inzidenz der angeborenen Hypothyreose liegt weltweit bei 1 : 4000 [119, 133].

Die bisher unklare Entstehung von Schilddrüsendysgenesien wird neuerdings überwiegend auf den Einfluß mütterlicher Antikörper gegen Schilddrüsengewebe zurückgeführt. Diese Antikörper gehören der IgG-Klasse an, sind plazentagängig und weisen zytotoxische oder wachstumsblockierende Wirkungen gegenüber dem Schilddrüsengewebe auf. Die genannten Immunantikörper finden sich bei Frauen mit autonomen Erkrankungen der Schilddrüse; sie bleiben dort typischerweise jahrelang nachweisbar, während die Antikörper bei Säuglingen nur 6–9 Monate nach der Geburt persistieren. Bei Neugeborenen mit angeborener Hypothyreose konnten in der Mehrzahl der Fälle Schilddrüsenautoantikörper nachgewiesen werden, ein Ergebnis, das einen ursächlichen Zusammenhang nahelegt [128, 164].

Die sehr rasch wachsenden Erkenntnisse der molekulargenetischen Forschung der letzten Jahre weisen auf die zunehmende Bedeutung von Störungen auf Rezeptorenebene hin. Sie treten häufig als Ergebnis von Punktmutationen auf, sind damit vererbbar und weisen bezüglich der so auslösbaren nichtimmunogenen Störungen der Schilddrüsenfunktion eine besonders große Bandbreite auf. Sie reicht von der auf dem Boden einer Schilddrüsenhormonresistenz ausgehenden Hypothyreose bis zu der durch Aktivierung des TSH-Rezeptors ausgelösten Hyperthyreose [148, 149, 161, 165].

4.9.1.1 Früherkennung der angeborenen Hypothyreose durch das TSH-Screening

Das TSH-Screening zur Früherkennung der angeborenen Hypothyreose wurde in Deutschland 1980 durch Erweiterung des an die Früherkennungsuntersuchung U2 angeschlossenen Screenings auf angeborene Stoffwechselerkrankungen allgemein eingeführt. Die Einführung des TSH-Screenings war im wesentlichen durch 3 Überlegungen bestimmt:

- 1. Irreversible geistige Schäden lassen sich durch eine Frühbehandlung, die innerhalb der ersten 4 Lebenswochen beginnt, verhüten.
- 2. Wegen der zunächst nur geringgradigen klinischen Symptomatik werden Säuglinge mit angeborener primärer Hypothyreose erst jenseits der Neugeborenenperiode klinisch auffällig; eine nach diesem Zeitpunkt einsetzende Behandlung kann bleibende geistige Schäden nicht mehr verhüten.
- 3. Die primäre Hypothyreose läßt sich unabhängig vom Gestationsalter durch TSH-Bestimmung bereits während der ersten Lebenstage zuverlässig nachweisen.

Im Gegensatz zur primären Hypothyreose weisen Kinder mit sekundärer Hypothyreose wegen der bei ihnen ungestörten autonomen Schilddrüsenfunktion eine normale geistige Entwicklung auf. Dieser Umstand erklärt auch die Ausrichtung auf die gegenüber der T_4-Bestimmung methodisch zuverlässigere TSH-Bestimmung.

Das TSH-Screening hat sich in den 16 Jahren seines Bestehens als kostengünstige und effektive Methode bewährt, um durch Frühdiagnose und Frühbehandlung hypothyreosebedingte geistige Behinderungen zu verhindern. Mit einer Auffindequote von 99 % kann das Hypothyreosescreening wohl als das zuverlässigste Screeningverfahren gelten. Bei nur 1 % der Fälle (entspricht 1 : 400 000) waren, jeweils hälftig, organisatorische und methodische Mängel Ursache der Nichtentdeckung. Während methodische Fehler auch in Zukunft kaum vollständig vermeidbar sein werden, sind organisatorische Fehlleistungen (z. B. Probenverwechslung, falsche Beschriftung) durch Optimierung der Abläufe weitestgehend vermeidbar.

Bis Ende 1995 erfolgte die Entnahme einer Probe für das TSH-Screening am 5. Lebenstag, dem bis dahin üblichen Entlassungstermin aus der Entbindungsklinik. Die seit Januar 1996 gültige pauschale Abgeltung der bei Geburt anfallenden Leistungen sieht die Entlassung nunmehr spätestens am 3. Lebenstag vor (Kostendämpfungsgesetz). Das am 5. Lebenstag bewährte Neugeborenenscreening mußte deshalb auf einen nicht generell bestimmbaren früheren Entlassungstag vorverlegt werden.

> **!** Um trotz dieser Veränderung auch künftig die Erfassung aller Klinikgeburten zu garantieren, soll nach Empfehlung der Fachgesellschaften bei allen Neugeborenen Blut in der bisherigen Art und Weise *unmittelbar vor der Entlassung, aber nicht später als am 5. Lebenstag* entnommen werden.
> Bei allen Neugeborenen, bei denen Blut bereits in den ersten 48 h abgenommen wurde (ambulante Entbindung), ist wegen der Unsicherheiten beim Phenylketonurie- und Galaktosämiescreening eine *2. Untersuchung am 5. Lebenstag* notwendig.

Beim TSH-Screening ist eine Zweituntersuchung nur erforderlich, wenn eine kontrollbedürftige TSH-Erhöhung (i. allg. > 15 mE/l) festgestellt wird. Weil die unter Geburt steil ansteigenden TSH-Werte während der ersten Lebensstunden physiologisch noch erhöht sein können, ist jedoch mit einer höheren Zahl falsch-positiver TSH-Ergebnisse zu rechnen. Ob die Verfahrensänderung Auswirkungen auf die Qualität und Vollständigkeit des Neugeborenenscreening haben wird, muß in geeigneter Weise überwacht werden. Weil nicht alle Neugeborenen während der 2 ersten Lebenswochen von einer Hebamme betreut oder einem Kinderarzt vorgestellt werden, wird auch der Kinderarzt sehr viel genauer auf das Ergebnis der U2 und eine etwa übersehene Hypothyreose achten müssen [131, 137, 138, 171].

Bewertung der Ergebnisse des Hypothyreosescreenings

TSH-Werte über 50 mE/l im Screening (bezogen auf Gesamtblut) zeigen immer eine vorübergehende oder permanente Unterfunktion der Schilddrüse an. Auch wenn sich der Verdacht auf eine permanente Hypothyreose in 70–90 % der Fälle bestätigt, muß vor Behandlungsbeginn unbedingt eine Serumprobe zur Kontrolluntersuchung entnommen werden.

> **!** Auf dem Ergebnis der Kontrolluntersuchung, in der neben TSH auch T_4 oder fT_4 bestimmt werden muß, basiert die Diagnose einer permanenten oder transienten Hypothyreose.

Im Regelfall finden sich gleichbleibend hohe oder weiter zunehmende TSH-Konzentrationen. Die T_4/fT_4-Konzentrationen sind deutlich erniedrigt, können in Einzelfällen aber noch im unteren Normbereich für das Lebensalter liegen (s. folgende Übersicht und Tabelle 4.5). Der klinisch-chemische Verdacht auf eine Athyreose wird durch niedrige Tg-Werte im Serum unterstützt. Durch Schilddrüsensonographie und die retardierte Knochenkernentwicklung des Knie- und Fußskeletts wird der Verdacht auf eine Aplasie oder Dysgenesie abgesichert.

Tabelle 4.5. Referenzwerte für Neu- und Frühgeborene. (Nach Klett 1983 [137] und Adams 1995 [99])

Gestationsalter (Wochen)	TT_4 (µg/dl) [28]	fT_4 (ng/dl) [2]
25–27	–	1,4 (0,8–2,2)
28–30	–	2,0 (0,9–3,0)
31–33	10,8 (5,1–11,0)	2,4 (0,9–4,4)
34–36	11,4 (6,1–12,2)	2,8 (1,2–7,0)
37–42	12,4 (7,0–18,6)	3,6 (2,0–5,6)

Früherkennung der angeborenen Hypothyreose durch das Neugeborenenscreening

- 1. Blutentnahme (3.–) 5. Lebenstag:
  - Aufbringen von 2–3 Blutstropfen auf einen speziellen Filterpapierträger zur TSH-Bestimmung aus Trockenblut; Blutentnahme erfolgt in Verbindung mit dem Guthrie-Test auf angeborene Stoffwechselerkrankungen
- 2. Bewertung der Ergebnisse:
  - 2.1 TSH-Konzentrationen < 15 mE/l sind normal (ca. 99,9 %)
  - 2.2 TSH-Konzentrationen > 15 mE/l sind kontrollbedürftig (ca. 0,1 %). Eine transiente oder permanente Hypothyreose ist möglich, daher
    → Anamneserhebung zur Erfassung von Störfaktoren (Frühgeburt, Sektio, Jodkontamination) und
    → Kontrolle der Serumwerte für TSH und T_4 oder fT_4
- 3. Bewertung der Ergebnisse der 1. Kontrolluntersuchung:
  - 3.1 Normale Serumwerte sind:
    TSH < 7 mE/l
    T_4 > 6–20 µg/dl
    fT_4 > 2–6 ng/dl
  - 3.2 Erneut kontrollbedürftig sind (Verdacht auf Adaptationsstörung oder transiente Hypothyreose):
    TSH > 7–20 mE/l
    T_4 < 6 µg/dl
    fT_4 < 2 ng/dl
  - 3.3 Kontroll- und behandlungsbedürftig sind (Verdacht auf permanente Hypothyreose):
    TSH > 20 mE/l
    T_4 < 6 µg/dl oder
    fT_4 < 2 ng/dl
- 4. Bewertung der Ergebnisse der 2. Kontrolluntersuchung:
  - 4.1 Ergebnis wie 3.1 → Normalbefund
  - 4.2 Isolierte TSH-Erhöhung > 7–20 mE/l → Adaptationsstörung, Therapie nicht erforderlich
  - 4.3 Ergebnis wie 3.2 → transiente Hypothyreose, vorübergehende Therapie sinnvoll (Störfaktoren?)
  - 4.4 Ergebnis wie 3.3 → permanente Hypothyreose sehr wahrscheinlich, sofern Jodkontamination ausgeschlossen, Dauertherapie bis zum Auslaßversuch (frühestens zum vollendeten 1. Lebensjahr)

Gelingt es nicht, eine endgültige Diagnose zu sichern, wird eine *Behandlung mit L-Thyroxin* für die Dauer der ersten beiden Lebensjahre empfohlen. Zur Verhütung hypothyreosebedingter Entwicklungsstörungen ist in diesen Fällen eine endgültige *Absicherung der Diagnose* erst nach dem vollendeten 2. Lebensjahr vorzusehen. Sie erfolgt durch Bestimmung der Serumkonzentrationen von TSH- und T_4 oder fT_4 vor und nach einer 4wöchigen Therapiepause [138, 171].

Screening-TSH-Werte zwischen 15 und 50 mE/l sind verdächtig auf eine vorübergehende Störung der Schilddrüsenfunktion, die im Sinne einer Adaptationsstörung als *Hyperthyreotropinämie* oder als *transiente Hypothyreose* auftreten kann.

Eine transiente Hypothyreose liegt vor, wenn im Screening und in der Kontrolluntersuchung bei reifen Neugeborenen erhöhte TSH-Werte in Kombination mit erniedrigten T_4- (< 6µg/dl) oder fT_4-Werten (< 2 ng/dl) vorliegen. Die Tg-Konzentrationen können normal oder erhöht, in seltenen Fällen auch erniedrigt sein. Im Unterschied zur permanenten Hypothyreose zeigt die TSH-Konzentration gegenüber dem Ausgangswert bei Kontrolle i. allg. eine deutlich rückläufige Tendenz.

Die Unterscheidung zwischen permanenter und transienter Hypothyreose ist schwierig und ergibt sich nur aus der Beobachtung des Verlaufs von TSH und T_4 bzw. fT_4. Im Unterschied zu der sehr gut mit Jod versorgten US-Bevölkerung (500–1000 µg Jodid/Tag) ist der TRH-Test in Deutschland wegen des hier vorherrschenden Jodmangels (50–100 µg/Tag) und der dadurch bei Neugeborenen fast immer erhöhten TSH-Antwort zur Diagnosefindung nicht geeignet. Die Beobachtung des Verlaufs von TSH und T_4 bzw. fT_4 im Serum ermöglicht fast immer eine zuverlässige Diagnose. So weisen Patienten mit Hyperthyreotropinämie bei der Kontrolluntersuchung normale T_4/fT_4-Werte in Verbindung mit noch erhöhtem, aber meist schon rückläufigem TSH-Wert auf, während die transiente und permanente Hypothyreose einen TSH-Anstieg in Verbindung mit deutlich erniedrigter T_4-/fT_4-Konzentration zeigen [98, 119, 127, 138, 140].

Besonderheiten bei Frühgeburt

Bei Frühgeborenen finden sich in Abhängigkeit vom Gestationsalter für T_4 und fT_4 deutlich niedrigere Serumkonzentrationen, die dem Unerfahrenen eine transiente Hypothyreose vortäuschen können (s. Tabelle 4.5). Die Unterscheidung physiologisch niedriger von pathologisch erniedrigten T_4- oder fT_4-Werten muß daher aufgrund der TSH-Konzentration getroffen werden. Bei mäßiger TSH-Erhöhung ist eine vorübergehende, bei ausgeprägter TSH-Erhöhung eine permanente Unterfunktion wahrscheinlich, wenn T_4/fT_4 niedrig sind (Tabelle 4.6). In jedem Fall sollte

Tabelle 4.6. Angeborene Schilddrüsenfunktionsstörungen und ihre Ursachen

Befund	Ursache	Vorgehen	Therapie
TSH normal, T_4 erniedrigt	- Frühgeburt - Schwere neonatale Erkrankung - Angeborener Herzfehler - TBG-Mangel - Verzögerter TSH-Anstieg bei angeborener Hypothyreose	- Verlaufskontrolle - TSH, T_4 oder fT_4, T_3, evtl. TBG, Tg	Keine
TSH erhöht, T_4 normal oder erniedrigt	- Jodkontamination - Jodmangel - Rekonvaleszenz nach schwerer neonataler Erkrankung - Primäre Hypothyreose - Adaptationsstörung	- Kontrolle - TSH, T_4/fT_4, T_3, Tg, Urin-Jod	L-Thyroxin, falls Kontrolle pathologisch
TSH stark erhöht, T_4 erniedrigt	- Primäre Hypothyreose (permanent und transient) - Jodkontamination	- Kontrolle - TSH, T_4/fT_4, T_3, Tg, Urin-Jod; - röntgenologisch: Fuß und Knie	Prophylaktisch L-Thyroxin bis Ergebnis der Kontrolle vorliegt
TSH erhöht, T_4 erhöht	- Intermittierende Jodkontamination - Periphere Schilddrüsenhormonresistenz - TSH-AK-bindende Immunglobuline	- Kontrolle - TSH, T_4/fT_4, T_3, TBG, Tg, Urin-Jod - Kontrolle der AK-Bindungsvalenzen im TSH-Assay	Keine T_3-Terapie Keine

die Verdachtsdiagnose durch Schilddrüsensonographie, Knochenkernentwicklung und Ausschluß einer Kontamination durch jodhaltige Substanzen oder Thyreostatika abgesichert werden.

Eine *Sonderstellung* nehmen schwerkranke Früh- und Neugeborene ein, die im Rahmen einer Intensivtherapie mit *Dopamin* behandelt werden, weil durch Dopamin eine TSH-Erhöhung unterdrückt werden kann. Eine vorübergehende Substitution mit L-Thyroxin (10 µg/kg KG) hat sich für die Dauer der Dopaminbehandlung als sinnvoll erwiesen [99, 104, 112, 125, 150, 157, 166].

Jodkontamination und TSH-Screening

Speziell Neugeborene aus Jodmangelgebieten reagieren besonders empfindlich auf eine plötzliche Veränderung des Jodangebots. Durch den Gebrauch jodhaltiger Antiseptika oder Röntgenkontrastmittel werden vergleichsweise große Mengen an Jod zugeführt, die oft zu längerdauernden Störungen der Schilddrüsenfunktion mit Hyperthyreotropinämie oder transienter Hypothyreose führen. Im Zweifelsfall ist wegen der nachteiligen Folgen auf die intellektuelle Entwicklung eine vorübergehende prophylaktische Behandlung angezeigt. Noch empfindlicher als reife Neugeborene reagieren Frühgeborene sowohl auf Jodmangel als auch auf Jodkontamination. Entsprechende Verlaufskontrollen geben Aufschluß über Dauer und Intensität der Störung [99, 100, 110, 139, 170].

Jodmangel erhöht Inzidenz der angeborenen Hypothyreose

Die Ausweisung von Jodmangelgebieten beruht auf epidemiologischen Beobachtungen, die einen Zusammenhang zwischen der regionalen Zufuhr von Jod und der Strumahäufigkeit herstellen. Danach führt eine Jodzufuhr von weniger als 100 µg tgl. sowohl zu einer Zunahme der Strumahäufigkeit als auch zu einem Anstieg der Zahl der Patienten mit jodmangelbedingter Schilddrüsenunterfunktion.

Bei ausgeprägtem Jodmangel oder der Anwesenheit strumigener Substanzen werden angeborene Hypothyreosen in zunehmender Häufigkeit beobachtet. In Endemiegebieten, in denen die Jodzufuhr die Tagesmenge von 50 µg deutlich unterschreitet, besteht bei Neugeborenen ein umgekehrt proportionales Verhältnis zwischen abnehmender Jodzufuhr und zunehmender Hypothyreoseinzidenz. Die Aufnahme strumigener Substanzen, z. B. mit der Nahrung, verstärkt diesen Effekt und führt im Einzelfall zu einem steilen Anstieg der normalerweise 1 : 4000 betragenden Inzidenz der angeborenen Hypothyreose bis zu einer Größenordnung von 1 : 10. Unter prophylaktischer Behandlung mit jodiertem Oleum Papaveris (Lipiodol®) läßt sich eine Normalisierung erreichen [101, 106, 110–112, 115, 127, 129, 130, 135, 140, 144, 145, 146, 147, 152, 155].

Unter den *indirekten Möglichkeiten* zum Nachweis von Jodmangel nimmt das *TSH-Screening* bei Neugeborenen einen hohen Stellenwert ein und bietet sich somit als Maß für regionale Vergleiche an. Aus vergleichenden Untersuchungen ist bekannt, daß unter den Bedingungen des Jodmangels in jodarmen Regionen durchschnittlich höhere TSH-Konzentrationen im Neugeborenenscreening auftreten als unter optimaler Jodversorgung. Auch der Einfluß von Störfaktoren auf die Schilddrüsenfunktion, z. B. durch geburtsbedingte Risiken und Jodüberladung ist ausgeprägter. Die Zahl kontrollbedürftiger Werte im TSH-Screening ist daher ein Maß für die *biologisch wirksame* Jodversorgung der Bevölkerung [140].

4.9.1.2 Angeborene Defekte der Schilddrüsenhormonbiosynthese

Angeborene Defekte des Schilddrüsenstoffwechsels können bei etwa 10 % der Neugeborenen mit angeborener Hypothyreose als Ursache identifiziert werden. Dabei werden folgende Störungen beobachtet:

- eine auf TSH-Stimulation verminderte Ansprechbarkeit der Schilddrüse,
- eine verminderte Jodaufnahme durch die Schilddrüse,
- eine Jodverwertungsstörung im Sinne einer verminderten Organifizierung,
- Störungen bei der Dejodierung von Jodtyrosinen,
- Störungen bei der Synthese, Speicherung und Freisetzung von Thyreoglobulin.

Diese *vererbten Anomalien* der auf allen Stufen der Hormonbildung nachgewiesenen Störungen sind genetisch inzwischen weitgehend charakterisierbar und betreffen [143, 148, 149, 154, 156, 165, 169]:

- die TSH-Resistenz durch Mutation der extrazellulären Domäne des TSH-Rezeptors (s. 4.9.1.3),
- Defekte der Jodidaufnahme und der Wasserstoffperoxidproduktion [111],
- Mutationen der für die Schilddrüsenhormonsynthese notwendigen Schilddrüsenperoxidase (TPO),
- Mutationen der für die Schilddrüsenhormonsynthese verantwortlichen Tyrosinreste am Tg-Molekül; durch die Jodierung von Tg-internen Tyrosinen wird die normale T_3- und T_4-Synthese verhindert;
- Defekte der Tg-Synthese und der proteolytisch gesteuerten Schilddrüsenhormonsynthese.

4.9.1.3 Schilddrüsenhormonresistenz

Patienten mit Schilddrüsenhormonresistenz, einer autosomal-dominant vererbten Störung, weisen eine *verminderte Ansprechbarkeit der Rezeptoren* gegenüber den peripheren Schilddrüsenhormonen T_4 und T_3 auf. Die Erkrankung geht zurück auf molekulare Defekte der Schilddrüsenhormonwirkung an den Zielgeweben. Die seltene Störung wird in unterschiedlicher Ausprägung beobachtet, wobei das klinische Bild von milden Symptomen bis zur schweren Hypothyreose reicht. Der Rezeptordefekt bewirkt auch eine verminderte Empfindlichkeit der T_3-Rezeptoren der Hypophyse.

Klinik

Laborchemisch resultiert bei Säuglingen trotz in der Altersnorm liegender T_3- und T_4-Konzentrationen eine persistierende TSH-Erhöhung, die klinisch meist mit einer Struma einhergeht. Die Stoffwechsellage kann klinisch je nach Ausprägung des Defekts zwischen Hyper- und Hypothyreose variieren.

Pathogenese

Die Syndrome der Schilddrüsenhormonresistenz beruhen meist auf *Mutationen in den nukleären T_3-Rezeptoren*, die durch das Proto-Onkogen *c-erbA* kodiert werden. Die Aktivität der T_3-Rezeptoren kann durch andere nukleäre Proteine moduliert werden und erklärt zumindest partiell die ausgeprägten intraindividuellen Unterschiede der Geweberesistenz. Die Mutationen können durch die Analyse von lymphozytärer genomischer DNA diagnostiziert werden. In seltenen Fällen können auch Mutationen auftreten, die einen Defekt des TSH-Rezeptors bedingen und sowohl zu einer Aktivierung - mit der Folge einer Hyperthyreose - als auch zur Resistenz - verbunden mit einer Hypothyreose - führen können [143, 148, 149, 165].

Therapie

Die *Behandlung* der peripheren Schilddrüsenhormonresistenz ist wirksam, wenn die Konzentration von T_3 am Rezeptor erhöht wird. Therapieerfolge sind empirisch durch Behandlung mit TRIAC, T_3 oder Dextrothyroxin (D-T_4) belegt und lassen sich an der Normalisierung von TSH, an dem Strumarückgang und der Entwicklung von Wachstum und Knochenalter ablesen. Ergebnisse aus In-vitro-Untersuchungen lassen die Schlußfolgerung zu, daß individuelle *c-erbA*-Varianten Unterschiede in der Wirksamkeit von TRIAC und T_3 erklären könnten [148, 149, 154, 156, 161, 169].

4.9.1.4 Sekundäre (hypophysäre) und tertiäre (hypothalamische) Hypothyreose

Hypophysär oder hypothalamisch bedingte angeborene Hypothyreosen sind selten und treten in einer Häufigkeit von 1:60000 auf. Irreversible geistige Schäden werden bei diesen Kindern nicht beobachtet. Offenbar reicht die autonome Schilddrüsenhormonproduktion aus, um den für die Gehirnentwicklung kritischen Bedarf zu decken. Anders als bei der erworbenen sekundären Hypothyreose besteht meist kein isolierter TSH-Mangel. Vielmehr findet er sich häufig im Gefolge anderer hypophysärer Störungen, wie z. B. eines Wachstumshormonmangels.

Unter den hypophysären Störungen finden sich auch genetische Defekte der TSH-Synthese, die entweder als Folge von Punktmutationen, z. B. der Veränderung eines Basenpaars in der kodierenden Region des TSH-β-Gens auftreten oder auf eine Störung von Transskriptionsfaktoren zurückzuführen sind.

Einer der zuerst nachgewiesenen gewebespezifischen Transskriptionsfaktoren ist der Faktor Pit-1, der für die hypophysenselektive Expression von Wachstumshormon (GH), Prolaktin (PRL) und TSH verantwortlich ist. Mutationen des Pit-1-Proteins wurden als Ursache der kongenitalen kombinierten hypophysären Hormondefizienz an GH, PRL und TSH beschrieben. Die Mutationen der Pit-1 und TSH-β-Gene sind vererbt und können in den Chromosomen aller Körperzellen nachgewiesen werden. Da die Entdeckung des Erbgangs erst wenige Jahre zurückliegt, wurden bislang die meisten Kinder mit sekundärer und tertiärer Hypothyreose im Rahmen der Diagnostik ihrer Wachstumsstörung entdeckt [107, 119, 143, 148, 156, 161, 169].

4.9.1.5 Klinische Zeichen der angeborenen Hypothyreose

Die angeborene primäre Hypothyreose weist während der Neugeborenenzeit nur sehr schwach ausgeprägte Symptome auf, die im Einzelfall nicht ausreichen, um mit Hilfe von klinischen Methoden die angeborene Schildrüsenfunktionsstörung rechtzeitig zu diagnostizieren.

Die am häufigsten beobachteten *Frühsymptome* sind verlängerter Ikterus neonatorum, auffällige Marmorierung der Haut, vergrößerte hintere Fontanelle und schlechtes Trinkverhalten (Tabelle 4.7). Die *später typischen Symptome* Nabelhernie, Obstipation und vergrößerte Zunge bilden sich erst in der Zeit zwischen dem 1. und 3. Lebensmonat aus. Bis dahin sind allerdings bleibende Störungen der Gehirnentwicklung eingetreten, die dann auch durch eine optimale

Tabelle 4.7. Klinische Zeichen der angeborenen Hypothyreose. (Angaben in Prozent nach Daten von Klett 1983 [137] und Fisher 1989 [119])

Klinische Zeichen	1. u. 2. Woche	1-3 Monate	4-6 Monate	7-24 Monate
Hyperbilirubinämie	42	28	17	15
Vergrößerte Zunge	25	65	91	100
Nabelhernie	29	68	65	44
Heiseres Schreien	17	23	30	21
Obstipation	21	65	48	59
Ernährungsprobleme	29	60	61	35
Verminderte Aktivität	25	55	48	31

Therapie nicht mehr rückgängig gemacht werden können.

Zur Frühdiagnose der angeborenen Hypothyreose ist daher eine Früherkennung durch einen Suchtest unvermeidlich notwendig, um die zur normalen Entwicklung des Gehirns notwendige Versorgung mit Thyroxin bereits innerhalb der ersten 4 Lebenswochen sicherzustellen. Inzwischen liegen sehr differenzierte Nachbeobachtungen bei im Screening entdeckten angeborenen Hypothyreosen vor, die den Nachweis erbringen, daß eine möglichst frühzeitige hochdosierte und kontinuierliche Therapie mit *L-Thyroxin* zu den besten Ergebnissen führt.

Trotzdem sind geringgradige bzw. subklinische neurologische Auffälligkeiten auch bei frühzeitiger Therapie in Abhängigkeit von der Art und dem Schweregrad der Hypothyreose in gewissem Umfang unvermeidlich; sie beeinträchtigen aber nicht den durch Frühbehandlung insgesamt erzielbaren Erfolg [103, 105, 112–114, 118, 124, 127, 132, 133, 151, 153, 155, 157, 158, 167, 168].

4.9.1.6 Therapie der angeborenen Hypothyreose

Prophylaktische Therapie

Neugeborene mit stark erhöhter Konzentration im Screening (TSH > 50 mE/l) müssen unmittelbar nach Entnahme einer Kontrollblutprobe prophylaktisch mit L-Thyroxin behandelt werden. Die Dosierung erfolgt entsprechend dem in Tabelle 4.8 angegebenen Schema. Über die Weiterführung der Therapie entscheidet das *Ergebnis der Kontrolluntersuchung*:

- Findet sich dort ein deutlich rückläufiges TSH in Kombination mit einer für das Lebensalter euthyreoten T_4-Konzentration, so kann die Therapie unter zunächst wöchentlicher Beobachtung des weiteren Verlaufs beendet werden.
- Bleibt das Ergebnis der Kontrolluntersuchung unklar, dann muß die Behandlung, entsprechend dem Vorgehen bei Dauertherapie, fortgeführt werden.

Tabelle 4.8. Schema zur Früh- und Dauerbehandlung der angeborenen Hypothyreose

	L-Thyroxin-Behandlung	
Alter	Reifgeborene	Frühgeborene
1. Lebensmonat	Anfänglich (für die Dauer von 2 Wochen) 50 μg tgl., danach evtl. 37,5 μg tgl.	15 μg/kg KG tgl.
2.–12. Lebensmonat	37,5–50 μg tgl.	10 μg/kg KG tgl. bis 50 μg
13.–24. Lebensmonat	50–75 μg tgl.	
3.–5. Lebensjahr	75 μg tgl.	
6.–12. Lebensjahr	ca. 100 μg tgl.	
ab 12. Lebensjahr	ca. 150 μg tgl.	

Wegen des nicht abschätzbaren Risikos einer möglichen Beeinträchtigung der intellektuellen Entwicklung, wird, wie bereits erwähnt, der zur Sicherung der Diagnose notwendige Auslaßversuch nicht vor dem vollendeten 2. Lebensjahr empfohlen. Ausnahmen sind nur zulässig, wenn mit Sicherheit klärbar ist, daß die Voraussetzungen für eine transiente Schilddrüsenfunktionsstörung vorgelegen haben [104, 119, 133, 138, 157]. Eine zeitlich auf die Exposition gegenüber Jod, Thyreostatika oder Dopamin begrenzte prophylaktische Therapie mit L-Thyroxin ist dann indiziert, wenn im Einzelfall eine Kontamination mit den genannten Substanzen nicht vermieden werden kann; besondere Beachtung verdient dabei die Jodkontamination, die häufig erst auf Nachfrage erkannt wird (peri- oder postnatale Anwendung jodhaltiger Antiseptika, Röntgenkontrastmittel) [100, 104, 114, 124, 128, 132, 133].

Dauertherapie

Die Indikation zur Dauertherapie wird gestellt

- bei eindeutiger permanenter Hypothyreose,
- in diagnostisch ungeklärten Fällen,
- bei postnatal erworbener Hypothyreose.

Alle Patienten, die einer Dauertherapie unterzogen werden, bedürfen der erwähnten Diagnoseüberprüfung nach dem 2. Lebensjahr. Zur näheren Beschreibung der Art des vorliegenden Defekts dient zunächst die *Schilddrüsensonographie.* Nur bei deren negativem Ausfall kann eine *Schilddrüsenszintigraphie* die Einordnung der vorliegenden Störung erleichtern; sie erfolgt im Anschluß an einen mindestens 4wöchigen Auslaßversuch, an dessen Anfang und Ende jeweils eine Bestimmung der TSH- und T_4-Konzentrationen stehen sollte.

Eine Lokalisierung und Typisierung des Defekts kann mit Hilfe von ^{123}Jod oder ^{99m}Tc erfolgen. Auch wenn mit Hilfe gentechnologischer Verfahren noch nicht alle genetisch verursachten Störungen des Schilddrüsenstoffwechsels erfaßbar sind, lohnt der Einsatz der neuen Untersuchungstechniken, da vererbbare Erkrankungen durch die Analyse von lymphozytärer genomischer DNA aufgedeckt werden können (vgl. 4.9.3) [113, 114, 119, 128, 138, 153, 158, 171].

Dosierung von L-Thyroxin

Die Dosierung erfolgt entsprechend der Tabelle 4.8 bei Reifgeborenen mit normalem Geburtsgewicht einheitlich mit 50 µg tgl. (ca. 15 µg/kg KG), bei Früh- und Mangelgeborenen unter 2500 g ist eine äquivalente Dosis zu errechnen. Die 1. Kontrolluntersuchung erfolgt 2 Wochen nach Therapiebeginn; während des 1. Trimenons sind monatliche Kontrollen angezeigt. Danach sind vierteljährliche, später halbjährliche und jährliche Kontrollen sinnvoll. Neben der Anpassung der L-Thyroxin-Dosierung empfiehlt sich die jährliche Kontrolle von Wachstum und Knochenkernentwicklung.

Die relativ hohe Anfangsdosierung für L-Thyroxin zielt auf einen raschen Ausgleich des Hormondefizits und sichert eine baldige Normalisierung der erhöhten TSH-Konzentrationen [128, 132, 138, 153]. Es gilt heute als erwiesen, daß Kinder mit rascher Rückbildung von TSH eine bessere intellektuelle Entwicklung aufweisen als mit niedrigeren Dosen behandelte. Nur in wenigen Fällen erweist sich wegen vermehrter Unruhe und Schlafstörungen eine vorübergehende Dosisanpassung nach unten als notwendig. Analog zum Wachstum muß die Dosierung in 1- bis 2jährigen Abständen dem Bedarf angepaßt werden. Als Maßstab dient die TSH-Konzentration. Ihr Anstieg zeigt eine Unterversorgung an. Dies gilt auch für Patienten, die scheinbar normale periphere Schilddrüsenhormonkonzentrationen, offenbar aber eine veränderte Stellgröße aufweisen.

Wie weit im Einzelfall auch eine partielle Schilddrüsenhormonresistenz eine Rolle spielen mag, ist bis heute nicht geklärt. Wir wissen jedoch, daß etwa 10 % der kongenitalen Hypothyreosen solche Auffälligkeiten bieten, die jedoch ohne weiteres durch eine Erhöhung der L-Thyroxin-Dosis zu einer Normalisierung von TSH führen [114, 118, 128, 132, 153, 171].

4.9.2 Postnatal erworbene Hypothyreose

Wir teilen die postnatal erworbenen Hypothyreosen ein in:

- 1. primäre Hypothyreose (mit und ohne Struma):
  - entzündlich,
  - postoperativ,
  - nach Strahlenbehandlung (Radiojod, externe Bestrahlung),
  - durch strumigene Substanzen (z. B. Jodexzeß, Medikamente),
  - bei extremem Jodmangel,
  - anderer Art (z. B. Neoplasie, bei hormonbindenen Antikörpern, bei extremem Hormonverlust);
- 2. periphere Hormonresistenz (Spätmanifestation);
- 3. sekundäre Hypothyreose (TSH-Mangel bei totaler oder partieller Hypophysenvorderlappeninsuffizienz oder bei Erkrankungen des Hypothalamus mit TRH-Ausfall).

Die erworbene Hypothyreose des Kindes ähnelt mehr der des Erwachsenen. Es gibt jedoch einige deutliche Besonderheiten, wie Wachstumsrückstand, Veränderungen der Proportionen, Störung der Skelettentwicklung und der Dentition sowie Behinderungen der geistigen Entwicklung. Je früher das Hormondefizit einsetzt, um so schwerwiegender sind die klinischen Symptome.

Von den hier aufgeführten Ursachen ist die *Immunthyreoiditis* die häufigste. Danach kommen die *Folgen therapeutischer Eingriffe.* Manchmal liegen aber auch *kongenitale Defekte* morphologischer Art oder *Jodfehlverwertungen* zugrunde, die zwar pränatal angelegt sind, sich aber erst im Kindesalter entwickeln, weil die Hormonproduktion in den ersten Jahren leidlich ausreichte. Die Begriffe „angeboren" und „erworben" sind deshalb nicht immer scharf zu trennen. In seltenen Fällen kann die kindliche Hypothyreose im fetalen Stadium durch Behandlung der Mutter mit antithyreoidalen Substanzen, Radiojod oder durch eine hochdosierte Jodidbehandlung hervorgerufen werden [20].

Pathophysiologie

Die *erworbenen primären Hypothyreosen* entstehen durch Schädigungen der Schilddrüse selbst. Die Hormonsynthese reicht nicht mehr aus, wobei die Drüse durch partielle Parenchymdefekte verkleinert oder bei der hyperplastisch-hypothyreoten Immunthyreoiditis (Hashimoto-Struma) und gelegentlich bei langdauernder Einwirkung antithyreoidaler Substanzen (Thyreostatika, Antirheumatika) kropfig vergrößert sein kann. Hierbei kann es dann zu Jodfehlverwertungen kommen, die im Gegensatz zu den angeborenen Formen reversibel sind. Gelegentlich entstehen Hypothyreosen durch renale und intestinale Hormonverluste. Transiente kongenitale Hypothyreosen können unterschiedlich lange bestehen. Die häufigste Ursache sind jodhaltige Medikamente der Mutter (Providonjod, Amniofetographie). Der Transfer von TSH-Rezeptor-blockierenden Antikörpern kann ebenfalls zu dieser passageren Störung führen: die Hypothyreose korreliert dabei mit dem Titer der TBII und TBAb [20]. Nicht selten kommt es hierbei zu Kompensationsversuchen der Schilddrüse, die sich durch Hyperplasie, beschleunigten Jodumsatz und erhöhtes Serum-TSH äußern.

Bei *erworbenen sekundären Hypothyreosen* leistet die an sich gesunde Schilddrüse infolge mangelnder physiologischer Stimulierung durch TSH eine für die Erhaltung des Lebens eben ausreichende Basalsekretion von etwa 10 % der Norm. Der Jodumsatz ist stark reduziert. Im Laufe der Zeit entwickelt sich eine Inaktivitätsatrophie des Organs. Man unterscheidet die sekundäre Hypothyreose von der primären durch TSH-Zufuhr, die hypothalamische von der hypophysären Hypothyreose durch TRH-Zufuhr. Bei hypophysären Formen liegt meist ein komplexeres Krankheitsbild als bei den primären vor. Hier bildet sich die körperliche Entwicklungsstörung fast immer komplett zurück.

4.9.3 Klinik der Hypothyreose bei versäumter oder zu später Diagnose

Bei allen unbehandelten Hypothyreosen kommt es zu einer Verzögerung aller biologischen Reifungsvorgänge (s. S. 157). Derartige Verläufe sollten in ärztlich ausreichend versorgten Gebieten jedoch nicht mehr vorkommen.

Eine versäumte Diagnose selbst bei negativem TSH-Screening, wie ein solches Ergebnis auch immer zu erklären ist, muß jenseits des 6.–9. Lebensmonats als *Kunstfehler* gelten!

Zu dieser Zeit sind auch bei weniger gravierenden Insuffizienzen in aller Regel klinische Hinweise für eine Schilddrüsenunterfunktion vorhanden. Auch der geringste Verdacht zwingt umgehend zu einer Bestimmung der hormonalen Parameter.

Die Vorsorgeuntersuchungen sollten eigentlich garantieren, daß an Hypothyreose erkrankte Kinder, bei denen ein organisatorischer oder technischer Fehler beim TSH-Screening entstanden ist, dennoch erfaßt werden: Es ist nicht zuviel verlangt, *bei der U3 das Screeningergebnis nachzufragen und einzutragen,* mindestens aber bei Symptomen, die mit einer Hypothyreose vereinbar sein können, seien diese auch noch so uncharakteristisch.

Pathophysiologisch ist die Entwicklung eines Hypophysenvorderlappenadenoms bei einer primären Hypothyreose mit vermehrter Produktion von LH, FSH, Prolaktin und FSH interessant. Bei schweren Formen kann es sogar zu einer Pubertas praecox kommen. Offenbar ist die durch den Schilddrüsenhormonmangel angeregte TSH-Produktion primum movens, das zu einer funktionellen „Überlappung" führt und eine Mehrproduktion anderer hypophysärer Hormone auslöst. Hierbei scheint insbesondere die Hyperprolaktinämie eine wichtige Rolle zu spielen. Das Knochenalter bleibt aber im Verhältnis zur erhöhten Gonadotropinkonzentration zurück.

Ausdruck der reduzierten Schilddrüsenhormonproduktion in der Körperperipherie ist die *Retardierung des Stoffwechsels.* Am stärksten betroffen sind:

Skelettsystem. Abhängig vom funktionellen Beginn der Hypothyreose kommt es zu Entwicklungsstörungen: verspäteter Zahndurchbruch, verspätete Zahnentwicklung, Störungen des Skelettwachstums und der -reifung mit konsekutivem Wachstumsrückstand (s. Minderwuchs), infantile Körperproportionen. Bei spätem Einsetzen der Erkrankung ähneln die Osteopathien (epiphysäre Dysgenesie beiderseits) denen des hypothyreoten Erwachsenen.

Entwicklung. Nabelhernie, Intelligenzdefekt und verzögerte Pubertät.

Haut. Charakteristisch verändert (kühl, trocken, verdickt, schuppig); glanzloses schuppiges Haar, Kälteintoleranz.

ZNS und Psyche. Geistige Verlangsamung bis zu schweren Intelligenzdefekten, auffällig ruhiges Verhalten, Ausfall der Trotzphase beim Kleinkind, verminderte Reaktivität, Apathie, Parästhesie und Schwerhörigkeit (→ Pendred-Syndrom), Störungen der Feinkoordination.

Herz und Kreislauf. Vermindertes Schlagvolumen und verminderte periphere Durchblutung; Neigung zu seröser Durchtränkung des Gewebes, Bradykardie, verbreitertes Herz; gelegentlich Hydroperikard.

Gastrointestinaltrakt. Anorexie und Obstipation; nicht selten diffuse Oberbauchbeschwerden; komplette Anazidität; infolge Resorptionsstörungen hyper-, normo- oder hypochrome Anämien.

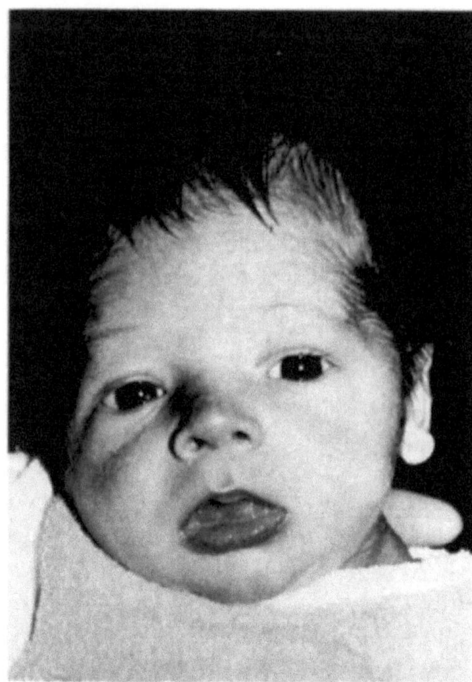

Abb. 4.6. Säugling mit typischem Aussehen bei konnataler Hypothyreose

Muskulatur. Muskuläre Schwäche, leichte Ermüdbarkeit, Krämpfe, Steifigkeit der Glieder, Verlangsamung der Reflexe; gelegentlich Muskelhypertrophie.

Facies. Große Zunge, offener Mund, stumpfer Gesichtsausdruck (Abb. 4.6).

Diagnostik und Suchtest

Ganz entscheidend hängt die Prognose der kongenitalen Hypothyreose von einem frühen Therapiebeginn ab, d. h. von der möglichst frühen Diagnose. Da es unmöglich ist, die Hypothyreose als eine der häufigsten angeborenen Stoffwechselstörungen in den ersten Lebenswochen allein klinisch zu stellen, sind Suchprogramme zuerst 1974 in Québec, nachfolgend dann in der Schweiz, in Österreich, Dänemark und seit 1976 in der Bundesrepublik Deutschland begonnen worden (s. 4.9.1.1).

4.9.4 Differentialdiagnose

Die verschiedenen Formen der Jodfehlverwertung lassen sich nur durch komplizierte Analysen des Jodstoffwechsels und/oder durch biochemische Aufarbeitung von Schilddrüsengewebe voneinander abgrenzen. Sie hat für die Praxis keine Bedeutung, da die Therapie ohnehin die gleiche ist. Als Faustregel kann gelten, daß Hypothyreosen mit Strumen, insbesondere bei familiärer Belastung, an erster Stelle auf eine Dyshormongenese zurückzuführen sind. Da eine normale neonatale Schilddrüse sonographisch immer nachweisbar ist, spricht ihr Fehlen für eine Athyreose. Die Abgrenzung einer primären von einer sekundären Hypothyreose erfolgt durch den TRH-Test. Der isolierte TSH-Ausfall ohne Beeinträchtigung anderer glandotroper Hormone des Hypophysenvorderlappens (HVL) ist eine Rarität. Meist handelt es sich um eine globale HVL-Insuffizienz mit Ausfall vorzugsweise der somatotropen, der gonadotropen und seltener auch der kortikotropen Achse (s. 13.4.1). Nicht selten demaskiert eine GH-Therapie eine vorher übersehene Hypothyreose [46].

Differentialdiagnostisch kommen gegenüber der Hypothyreose alle Krankheitsbilder mit Kleinwuchs, retardierter Entwicklung und Debilität in Betracht. Im Säuglingsalter wird die Hypothyreose bisweilen mit der Rachitis verwechselt, weil bei beiden Wachstum und Knochenentwicklung gehemmt sind. Auch Chondrodystrophie, Pseudohypoparathyreoidismus, Gargoylismus und Hüftgelenkluxationen [94] sind diesbezüglich zu nennen. Schwierig ist gelegentlich auch die Differentialdiagnose bei Patienten mit anderen, die zerebrale und körperliche Entwicklung beeinträchtigenden Stoffwechselstörungen, wie Mukopolysaccharidose und Phenylketonurie. Bei Adipositas wird eine Hypothyreose viel zu oft als Ursache vermutet. Das nephrotische Syndrom ähnelt der Hypothyreose im äußeren Erscheinungsbild, besonders wegen der Hautveränderungen, der Anämie und Zeichen des Hypometabolismus. Differentialdiagnostisch am nächsten kommt der Hypothyreose das Down-Syndrom (Trisomie 21). Es fehlen aber die motorische Trägheit und die Hautveränderungen. Andererseits findet man hier die auffallende Schrägstellung der Lidspalten mit einem Epikanthus. Die Kombination von mongoloider Idiotie mit klinischer Hypothyreose ist im Gegensatz zum Erwachsenenalter selten. Bei der genetisch bedingten Cystinspeicherkrankheit kommen Hypothyreosen gehäuft vor, wahrscheinlich infolge einer Schädigung der Schilddrüsenfollikel durch Cystinkristallablagerungen [6].

4.9.5 Dauertherapie

Ziel der Behandlung ist es, bei jenseits des Kindesalters erworbenen Hypothyreosen die klinischen Symptome mit einer möglichst geringen Menge von Schilddrüsenhormon zu beseitigen (s. auch S. 75). Eine Substitution muß *ohne Unterbrechung lebenslang* durchgeführt werden. Die Therapie der Hypothyreose ist ebenso einfach wie dankbar. Bei der erworbenen Form sind im Gegensatz zu den kongenitalen Hypothyreosen auch bei verspätetem Therapieeinsatz stets befriedigende Erfolge zu erzielen.

Tritt die Hypothyreose erst nach dem 2. Lebensjahr in Erscheinung, ist diese bei entsprechender und rechtzeitiger Substitution ohne das Risiko von Entwicklungsstörungen voll zu korrigieren. Wird eine angeborene Hypothyreose in den ersten 2–3 Lebenswochen diagnostiziert und adäquat behandelt, ist nach neuesten Erfahrungen [36] ebenfalls eine normale Entwicklung möglich.

Normales Körperwachstum und, entgegen früherer Ansichten, oft auch eine wesentliche Besserung des Intelligenzgrades sind zu erreichen. Liegt noch eine funktionierende Restschilddrüse oder eine Struma vor, kann man sogar nach Jahren dieses eindrucksvolle Ergebnis erzielen und einen mehrjährigen Rückstand im Knochenwachstum aufholen. Hier hängt alles vom Schweregrad und der Dauer einer Hypothyreose ab. Dabei kann die Skelettreifung schneller vor sich gehen, als es dem chronologischen Alter und Wachstum entspricht.

Der Übergang von einer in psychischer Hinsicht ruhigen zu einer lebhaften Phase kann sehr schnell, z. B. unter Nachholen der vorher vermißten Trotzphase, erfolgen. Die Eltern müssen auf diese Möglichkeit zu Beginn der Therapie hingewiesen werden, um ein konsequentes therapeutisches Vorgehen nicht zu gefährden.

Die *Dosierung* im Kindesalter richtet sich nach den in der Tabelle 4.8 wiedergegebenen Mengen an L-T_4. Levothyroxin ist wegen der uniformen Wirksamkeit und der verläßlichen Resorption das Mittel der Wahl. Konversionsstörungen von T_4 und T_3 sind selten, daher ist in der Regel keine Indikation zur T_3-Behandlung oder Medikation mit Kombinationspräparaten gegeben. Auf keinen Fall sollte die Dosierung nur schematisch erfolgen; körperliche und geistige Aktivität, Schlafdauer und Wachstum müssen bewertet und bei der Dosierung berücksichtigt werden.

Man gibt wegen der langen Thyroxinhalbwertszeit von 7–8 Tagen die gesamte Tagesmenge in einer Einzeldosis nüchtern vor dem ersten Frühstück. Nach neueren Gesichtspunkten braucht man initial nicht mit einer geringeren Dosis zu beginnen.

Bei hypothyreoten Jodmangelstrumen im Neugeborenenalter kann eine Normalisierung der Stoffwechsellage und der Schilddrüsengröße durch Jod allein erreicht werden. Wird pränatal bereits eine kongenitale Hypothyreose diagnostiziert, ist eine Therapie mit 500 µg L-Thyroxin in 2wöchigen Abständen, intraamniotisch injiziert, angezeigt. Eine subklinische Hypothyreose bedarf keiner Therapie, sondern nur der Überwachung. Transiente Hypothyreosen sollten nur behandelt werden, wenn T_4 und TSH länger als 2 Wochen pathologisch sind.

Bei *sekundärer Hypothyreose* muß die Insuffizienz anderer glandotroper Funktionen des Hypophysenvorderlappens berücksichtigt werden. L-Thyroxin ist zwar wirksam, kann aber eine gleichzeitig bestehende NNR-Insuffizienz verschlimmern und zum Abgleiten in eine Krise führen. Man muß daher zunächst eine ebenfalls vorliegende sekundäre NNR-Insuffizienz über 3 Wochen hin mit Cortison substituieren, ehe die volle L-Thyroxin-Dosis gegeben wird. Andernfalls riskiert man einen lebensbedrohlichen Steroidhormonmangel.

Verlaufskontrollen sollten anfangs alle 2 Wochen, später in größeren Abständen (alle 6 Monate) erfolgen. Hierfür haben sich das Serum-T_4 und TSH, im Zweifelsfall auch der TRH-Test, bewährt. Eine schnelle Übersicht über die Stoffwechsellage gibt die Achillessehnenrelaxationszeit. Der T_4-Spiegel sollte bei behandelter primärer Hypothyreose im oberen Normbereich liegen. Das Serum-TSH braucht hierbei nicht komplett supprimiert zu werden; es soll im mittleren Normbereich liegen. Ein negativer TRH-Test unter der Substitution zeigt eine Überdosierung an. Selbstverständlich ist bei Wachstumsrückstand eine röntgenologische Kontrolle des Knochenalters notwendig.

Die *Prognose der Hypothyreose* hängt vom Ausmaß und Zeitpunkt der Schädigung sowie von der Qualität, d. h. besonders auch von der Kontinuität, der Behandlung ab. Ohne Behandlung ist bei Athyreose eine hochgradige Idiotie zu erwarten. Die Kinder bleiben schwer retardiert und erreichen nicht das Erwachsenenalter, da sie an respiratorischer bzw. Herzinsuffizienz oder an interkurrenten Infektionen sterben. Der körperliche Rückstand läßt sich durch die L-Thyroxin-Behandlung in den meisten Fällen, auch bei Athyreotikern, noch bei Therapiebeginn im 2. Lebensjahr voll ausgleichen. Weniger günstig ist das statistische Resultat in intellektueller Hinsicht, wobei eine direkte Beziehung zwischen Therapiebeginn und erreichtem Intelligenzgrad besteht. Bei rechtzeitiger Substitution der kongenitalen Hypothyreose, wie sie heute durch das Früherkennungsprogramm in den ersten 2 Wochen möglich ist, läßt sich nach 7 Jahren keine verzögerte geistige Entwicklung feststellen [33, 35], auch nicht für Athyreose. Der bei der Geburt festgestellte T_4-Wert und die Knochenreife sind wichtige Prognoseparameter für die geistige Entwicklung [22].

Die Prognose der erworbenen juvenilen Hypothyreose ist gut, allerdings wird die Wachstumsretardierung durch die L-Thyroxin-Medikation nicht ausgeglichen [77]. Leider ist die Compliance oft schlecht; sie liegt nur bei 50 % [59].

4.10 Entzündliche Erkrankungen der Schilddrüse

Schilddrüsenentzündungen machen etwa 4% aller Schilddrüsenerkrankungen aus und verlaufen oft ohne Beschwerden. Nicht selten werden sie erst an Folgezuständen in Form einer Hypothyreose oder einer Struma erkannt. Chronische Entzündungen imponieren anfangs als einfache Strumen, akute und subakute Thyreoiditiden verursachen initial immer lokale Beschwerden. Die Entzündungen können fokal und diffus auftreten, wobei das weibliche Geschlecht und bestimmte Altersgruppen für die subakute und chronische Form prädisponiert sind. Im klinischen Bereich hat sich die Einteilung nach pathogenetischen Gesichtspunkten bewährt [43] (s. folgende Übersicht).

Einteilung entzündlicher Schilddrüsenerkrankungen

- Akute Thyreoiditis
  - Eitrig
  - Nichteitrig (bakteriell, viral, strahlenbedingt, traumatisch)
- Subakute Thyreoiditis de Quervain
  - Infektiös
  - Parainfektiös
- Chronische Thyreoiditis
  - Immunthyreopathie
    Struma lymphomatosa Hashimoto
    Atrophische Thyreoiditis
    Invasiv-sklerosierend (Riedel-Struma)
  - Spezifisch (z. B. Tuberkulose, Sarkoidose)
  - Andere Thyreoiditiden, wie
    „Silent thyroiditis"
    Postpartale Thyreoiditis

Diagnostik und Therapie

Zur Diagnostik gehören neben dem anamnestisch-körperlichen Status die Bestimmung der Blutkörperchensenkungsgeschwindigkeit, die Schilddrüsensonographie, das Szintigramm der Schilddrüse (nicht obligat) und nach Möglichkeit die Zytodiagnostik mittels Feinnadelpunktion. Die Bestimmung von Tg und mikrosomalen Schilddrüsenantikörpern kommt nur bei Verdacht auf eine chronische Thyreoiditis in Betracht. Zur Abklärung der Schilddrüsenfunktion ist je nach Symptomatik das Stufenprogramm wie bei Hypo- oder Hyperthyreose oder einfacher Struma durchzuführen. Sonographisch stellen sich die entzündlichen Areale echoarm dar, bei Abszeßbildung sieht man einen weitgehend echofreien runden oder ovalen Bezirk mit einzelnen Binnenechos. Nur szintigraphisch läßt sich eine fokale von einer diffusen Thyreoiditis differenzieren. Man findet dann entweder einen begrenzten Aktivitätsausfall in Form eines kalten Bezirks oder diffus verteilte, kleinere Aktivitätsdefekte, die durch eine gleichmäßige, aber geringere Aktivitätsansammlung imponieren. Zusätzliche Laboruntersuchungen sind Serumelektrophorese, Blutstatus mit Differentialblutbild und Bestimmung des Spektrums an Immunglobulinen.

4.10.1 Akute Thyreoiditis

Im Vordergrund dieses bei Kindern sehr seltenen Krankheitsbildes stehen starke örtliche Beschwerden, meist im Rahmen einer Infektion des Halsbereichs, mit Dysphagie, Heiserkeit, gelegentlich mit Schwellung der ganzen Drüse und Lymphknotenschwellungen. Die akute Thyreoiditis ist am häufigsten bakteriell (Staphylokokken, Streptokokken, Pneumokokken, Escherichia coli) und damit hämatogen oder lymphogen verursacht. Oft handelt es sich um eine Komplikation eines allgemeinen Infektes, der Tage oder Wochen zuvor aufgetreten war. Die BSG und die Leukozytose ist nur bei eitrigen, nicht traumatisch bedingten (Schleuderverletzungen) Thyreoiditiden erhöht. In 10% der akuten Thyreoiditisfälle kommt es infolge von Follikelrupturen zum Hormonaustritt mit passager auftretender Hyperthyreose.

Differentialdiagnose

Differentialdiagnostisch ist an die subakute Thyreoiditis oder an eine kongenitale Verbindung von Sinus pyriformis des Pharynx zur Schilddrüse (Nachweis durch Bariumbrei) zu denken. Blutungen in zystisch degenerierten Strumen unterscheiden sich durch ihren raschen Verlauf und das schnelle Abklingen der Beschwerden. Beim Schilddrüsenmalignom mit oder ohne Lymphknotenschwellungen stehen Schmerzen im Gegensatz zur Thyreoiditis nicht im Vordergrund.

Therapie

Die Behandlung der akuten Thyreoiditis erfolgt durch Antibiotika und Antiphlogistika sowie für kurze Zeit mit kalten Umschlägen auf die Halsregion. Abszesse werden besser durch Punktion als durch Inzision entleert. Zur Hemmung der thyreotropen Stimulierung der Schilddrüse sind Schilddrüsenhormone vorübergehend indiziert. Eine zwischenzeitlich auftretende Hyperthyreose bedarf i. allg. keiner besonderen Behandlung. Meist kommt es zu einer Restitutio ad integrum.

4.10.2
Subakute Thyreoiditis

Diese Form der granulomatösen Entzündung, zuerst von de Quervain beschrieben, kommt vorzugsweise bei Erwachsenen (Altersgipfel) vor und bevorzugt das weibliche Geschlecht in einem Verhältnis von 3–6:1.

Klinik

Die subakute Thyreoiditis ist wahrscheinlich die primär parainfektiöse Reaktion auf einen Virusinfekt; hierfür spricht:

- Die subakute, nichteitrige Thyreoiditis erfolgt oft im Anschluß an einen Infekt im oberen Rachenraum.
- Die Prodromalphase ist durch Muskelschmerzen, Abgespanntheit und Krankheitsgefühl charakterisiert.
- Die Krankheit tritt gehäuft bei einem Ausbruch spezifischer Viruserkrankungen (Grippe- oder Coxsackie-Viren) auf.
- Nach einigen Wochen bis Monaten kommt es zur kompletten Wiederherstellung.
- Eine Leukozytose fehlt.

Lokale Beschwerden entstehen weniger plötzlich als bei der akuten Thyreoiditis und häufig erst 2 Wochen nach einer Allgemeininfektion mit einem 2. Fieberanstieg. Im Vordergrund stehen diffuse Schmerzen im Nacken, Schluckbeschwerden und Allgemeinerscheinungen. Die Schilddrüse ist mäßig vergrößert, in der Hälfte der Fälle halbseitig. Klinisch besteht oft eine Hyperthyreose ohne endokrine Augensymptome. Typisch ist das erhöhte Serum-T_4 bei niedriger oder fehlender ^{131}J- bzw. Pertechnetataufnahme der Schilddrüse. Man findet ferner eine hohe BSG, erhöhtes α2-Globulin in der Serumelektrophorese und einen erhöhten Fibrinogenspiegel. HLA-Antigene vom Typ BW 35 und CW 4 werden in hoher Frequenz gefunden. Der Gesamtverlauf dauert 2–9 Monate [7].

Differentialdiagnose

Differentialdiagnostisch sind die seltene Tuberkulose der Schilddrüse, die akute Thyreoiditis sowie der akute Beginn eines Strumawachstums mit Fieber und Allgemeinerscheinungen in endemischen Kropfgebieten abzugrenzen. Blutungen kommen selten vor. Die Kombination einer Thyreoiditis mit Hyperthyreose (Hashitoxikosis) ist vorwiegend bei Erwachsenen bekannt. Das Syndrom einer „painless" (subakuten) Thyreoiditis mit einem ähnlichen Muster einer transienten Hyperthyreose ist beschrieben worden. Dieses Syndrom ähnelt jedoch histologisch der Hashimoto-Thyreoiditis und kommt oft in der postpartalen Periode bei Frauen mit einer Autoimmunthyreoiditis vor.

Therapie

Die leichte Thyreoiditis heilt spontan. In den schmerzhaften Fällen empfiehlt sich eine stoßweise Medikation von Prednison, zunächst mit 50 mg tgl. in der 1. Woche, dann langsam abfallend auf 5 mg tgl. innerhalb von 3 Monaten.

Salicylate und Phenylbutazon als Analgetika sind ergänzend einzusetzen, nur ausnahmsweise ersetzen sie die Steroide. Thyreostatika wirken bei einer begleitenden Hyperthyreose nicht, weil die thyreoidale Hormonsynthese nicht beschleunigt ist. Bei persistierender Struma kommt die Langzeitbehandlung mit Schilddrüsenhormonen in Betracht. Antibiotika sind nutzlos.

4.10.3
Chronische Thyreoiditis

Zu dieser Gruppe gehören die unter den Thyreoiditiden häufigsten, genetisch-immunologisch bedingten Entzündungsformen (Hashimoto-Thyreoiditis) und die selten und isoliert vorkommende, fibrosierende, invasive Entzündung ohne autoimmunologischen Charakter (Riedel-Struma).

Häufigkeit

Die Autoimmunthyreoiditis ist die häufigste Ursache der erworbenen Hypothyreose; sie bevorzugt das weibliche Geschlecht in einem Verhältnis von 4:1 bis 20:1 und kommt in jedem Alter einer genetisch prädisponierten Population vor. Etwa 2 Drittel der in der Kindheit und im Jugendalter beobachteten Strumen außerhalb von Jodmangelgebieten sind auf eine lymphozytäre Thyreoiditis zurückzuführen. Man rechnet hierzulande mit einem Vorkommen von 14 Fällen mit Hashimoto-Thyreoiditis auf 100 Fälle mit einer Struma juvenilis [90]. Die atrophische asymptomatische Thyreoiditis ist wahrscheinlich eine der vielen Varianten dieses Krankheitsbildes. Bei 30–40 % der Fälle findet man in der Familienanamnese Schilddrüsenerkrankungen und andere immunologisch bedingte Krankheiten. Eine Autoimmunthyreoiditis findet man bei 3,9–15 % der Typ-I-Diabetiker [70, 83].

Pathogenese

Die Ursache der lymphozytären Thyreoiditis ist unbekannt. Das morphologische Substrat ist eine diffuse oder fokale Infiltration aus Lymphozyten und Plasmazellen. Primär kommt es durch eine Noxe unter Mitwirkung von TSH zu einer Schädigung der Schilddrüsenfollikel. Zellbestandteile der Schilddrüse induzieren als Antigen spezifische Antikörperproduktionen, weil die dafür immunkompetenten Zellen aus genetisch determinierten Gründen ihre sog. Immuntoleranz verloren haben. Es entstehen humorale und zellständige Antikörper, die an Lymphozyten gebunden und für die autoaggressive Wirkung der Schilddrüse verantwortlich sind [14]. Folgen dieser Vorgänge sind Hormonsynthesestörungen bis zur Entwicklung einer primären Hypothyreose. Die häufigste Jodfehlverwertung ist der Jodisationsdefekt.

Diagnostik

Für die Diagnostik entscheidend ist der erhöhte Antikörpertiter gegen Tg und gegen die Mikrosomenfraktion (TPO-AK) sowie der zytologische Nachweis der lymphozytären Infiltration durch Feinnadelpunktion. Man findet ferner eine Gammaglobulinvermehrung in der Serumelektrophorese und damit eine mäßige Beschleunigung der BSG. Das Spektrum der Erkrankungen bei Kindern schließt euthyreote, hypothyreote und Knotenstruma sowie Hyperthyreose und multiple endokrine Erkrankungen ein. Als typisch gilt die diffuse Schwellung der Schilddrüse *ohne* lokale Beschwerden.

Klinik

Die Entzündungsformen können sich durch eine atrophische Immunthyreoiditis *ohne* und eine hyperthrophische Form *mit* Struma unterscheiden. Die Symptomatik entspricht der einer einfachen Struma. Gelegentlich, aber viel seltener als bei der subakuten Thyreoiditis, tritt eine Hyperthyreose auf.

Komplikationen in Form einer endokrinen Ophthalmopathie bzw. Dermopathie kommen vor. Im Verlauf nimmt die Strumagröße bei 50 % der Patienten ab, bei 26 % zu – ohne Korrelation zum Funktionszustand [49].

Differentialdiagnose

Es ist davon auszugehen, daß die chronische Thyreoiditis bei weitem die häufigste Thyreoiditis überhaupt ist und sich von der subakuten Form durch Geringfügigkeit der Beschwerden unterscheidet. Erhöhte Antikörpertiter ohne Thyreoiditis kommen bei 10 % der Patienten vor. Die endokrine Ophthalmopathie und Dermopathie lassen an einen Morbus Basedow denken. Etwa 10 % der Kinder mit Hashimoto-Thyreoiditis entwickeln eine leichte bis mittelschwere Hyperthyreose. Diese Kombination wird Hashitoxikosis genannt. Hierbei sind aber die Antikörpertiter nicht so hoch. Abzugrenzen sind weiter extrathyreoidale Autoimmunerkrankungen, die mit einer Thyreoiditis kombiniert sein können, wie z. B. idiopathisch erworbene hämolytische Anämie, idiopathische Thrombozytämie, rheumatoide Arthritis, Anaemia perniciosa, Morbus Addison, Sjögren-Syndrom und Diabetes mellitus. Umgekehrt findet man bei den genannten Erkrankungen oft Hinweise auf eine subklinische Hypothyreose mit gering erhöhten Antikörpertitern. Schilddrüsenlymphome kommen erhöht bei Patienten mit Autoimmunthyreoiditis vor. Die eisenharte Riedel-Struma als fibröse Thyreoiditis ist weniger von der chronischen lymphozytären Thyreoiditis als vom Malignom abzugrenzen. Sie ist eine Rarität und nur zytologisch oder histologisch zu klären.

Therapie

Die Behandlung der Immunthyreoiditis erfolgt wie bei der Struma mit Schilddrüsenhormonen in Form von Dauermedikation mit L-Thyroxin. Negative kardiovaskuläre Effekte treten dabei nicht auf [29, 69]. Bei thyreoidaler Insuffizienz kommt ohnehin nur die Substitutionstherapie in Betracht. In diesem Fall verkleinert sich auch die Struma [79]. Strumaoperationen sollten wegen der Rezidivgefahr bei Jugendlichen nicht oder noch nicht durchgeführt werden. Corticoide kommen nur bei gleichzeitiger endokriner Ophthalmopathie oder Dermopathie in Betracht. Etwa 10 % der Patienten werden innerhalb von 6,5 Jahren hypothyreot [49], ohne daß man mit einem Laborparameter individuell den natürlichen Verlauf voraussagen kann [2].

4.11 Schilddrüsenmalignome

Häufigkeit und Klinik

Schilddrüsenmalignome machen im Kindes- und Jugendalter weniger als 1 % aller Schilddrüsenkrankheiten aus. Sie sind unter endemischen und sporadischen sowie unter Rezidivstrumen nicht häufiger als sonst. Also spielt die Dauer einer bereits bestehenden Struma keine pathogenetische Rolle. Nur 5 % aller Schilddrüsenmalignome findet man bei unter 21jährigen [8]. Die Inzidenz beginnt nach dem 5. Lebensjahr anzusteigen [29]. In über der Hälfte der Fälle manifestiert sich das Malignom zu Beginn als solitärer Knoten. 21 – 37 % der Solitärknoten bei Jugendlichen sind maligne, das entspricht der doppelten Inzidenz wie bei Erwachsenen [3]. Vorwiegend handelt es sich um papilläre Adenokarzinome. Sie gelten als *das* typische Karzinom bei Jugendlichen und erreichen bei 20- bis 30jährigen ein Häufigkeitsplateau im Gegensatz zu den follikulären und undifferenzierten Karzinomen, die bei Jugendlichen sehr selten vorkommen. Knaben sind etwas häufiger betroffen als Mädchen [96].

Die externe Bestrahlungstherapie der Kopf-Hals-Region und die Exposition gegenüber ^{131}Jod [26] während der Kindheit prädisponiert zum Schilddrüsenkarzinom [81]. Bei einer Serie von Kindern mit Schilddrüsenkarzinomen in den 50er Jahren hatten 80% eine entsprechende Anamnese einer vorangegangenen Behandlung mit ionisierenden Strahlen. In den letzten Jahren ist diese Zahl unter 3% zurückgegangen [30]. Die mittlere Zeit zwischen der Bestrahlung und Erkennung des Tumors betrug 10 Jahre, dagegen nur einige wenige Jahre bei Kindern in Belarns nach dem Tschernobyl-Reaktorunfall [4, 95].

Das medulläre Schilddrüsenkarzinom macht 4-10% der Schilddrüsenkarzinome aus; es entsteht aus den parafollikulären Zellen der Schilddrüse. Sowohl sporadische als auch familiäre Fälle dieses Tumors sind bekannt. Die familiären Fälle werden autosomal-dominant übertragen, und zwar oft im Rahmen der MEA-Syndrome. MEA IIa besteht aus medullärem Schilddrüsenkarzinom, Phäochromozytom und Hyperparathyreoidismus; MEA IIb schließt medulläres Schilddrüsenkarzinom, Phäochromozytome und multiple Neurinome ein. Gemeinsam ist diesen Tumoren der neuroektodermale Ursprung. Medulläre Schilddrüsenkarzinome sezernieren exzessive Mengen von Calcitonin; gelegentlich werden zusätzlich ACTH, MSH, Histamin, Serotonin, Prostaglandin, Somatostatin und β-Endorphin produziert. Bei Patienten mit palpablen Tumoren sind die Calcitoninspiegel unterschiedlich hoch. Tumoren können bei Kindern vor deren Entwicklung durch das Messen des Calcitonins nach Pentagastrinstimulation entdeckt werden. In entsprechenden Familien sollten diese Untersuchungen regelmäßig alle 2 Jahre durchgeführt werden.

Die spezielle Problematik der Schilddrüsenkarzinome liegt in der Abgrenzung, weil nicht nur morphologische Merkmale, sondern auch biologische Eigenheiten der Tumorzellen das klinische Bild bestimmen. Für die Klinik hat sich die Einteilung der Schilddrüsentumoren (s. folgende Übersicht) in Anlehnung an die von der *Sektion Schilddrüse der Deutschen Gesellschaft für Endokrinologie* vorgeschlagene bewährt [43].

Einteilung der Schilddrüsentumoren

- 1. Karzinome
  - Karzinome der Thyreozyten
    - Differenziert
      - Follikulär
      - Papillär
    - Undifferenziert
  - Karzinome der C-Zellen
  - Plattenepithelkarzinom
- 2. Sarkome
  - Fibrosarkom
  - Andere Sarkome
- 3. Verschiedene Malignome
  - Karzinosarkom
  - Malignes Hämangioendotheliom
  - Malignes Lymphom
  - Malignes Teratom
- 4. Nicht klassifizierbare maligne Tumoren
- 5. Metastasen extrathyreoidaler Tumoren
- 6. Adenome
- 7. Andere benigne Tumoren

Diagnostik

Verdachtsmomente für ein Schilddrüsenmalignom sind:

- in der Anamnese Röntgenbestrahlung im Halsbereich,
- Solitärknoten,
- sehr schnelles und durch Schilddrüsenhormone nicht zu hemmendes Wachstum,
- harte unverschiebliche Beschaffenheit einer Struma,
- parathyreoidale Lymphknotenschwellungen, auch ohne Anwesenheit einer Struma. Es handelt sich dabei meist um die 1. Lymphknotenmetastase eines mikroskopisch kleinen Primärtumors im homolateralen Schilddrüsenlappen.

Fortgeschrittene Stadien sind durch lokale Komplikationen und Exulzerationen zu erkennen. Hierzu gehören auch die Rekurrensparese und Irritation des N. hypoglossus mit Schluckstörungen und Schmerzen am Hals sowie hinter der Ohrmuschel. Die Schilddrüsenfunktion bleibt für lange Zeit erhalten. Dementsprechend sind alle Werte für T_4, T_3 und fT_4 normal. Der wichtigste diagnostische Schritt ist die Lokalisationsdiagnostik.

Lokalisation

Hierzu gehört neben der Schilddrüsensonographie ein Szintigramm mit ^{99m}Tc bzw. ^{131}J, in dem sich maligne Drüsenanteile bzw. Knoten „kalt", ausnahmsweise allerdings auch „warm", darstellen. Die Zytodiagnostik mittels Feinnadelpunktion schließt sich dieser Untersuchung an. Die diagnostische Treffsicherheit liegt bei 90%. Tumormetastasen sind nur dann extrathyreoidal als Aktivitätsmaxima auszumachen, wenn es sich um ein geweblich differenziertes follikuläres Karzinom handelt. Bevorzugter Sitz von Fernmetastasen sind, ihrer Frequenz nach geordnet, Lungen, Schädel, Wirbelsäule, Sternum, Humerus, Femur, Rippen und Becken. Onkozytäre Karzinome als Sonderform des follikulären Karzinoms speichern kein Radiojod, produzieren aber vermehrt Tg; sie lassen sich durch die ^{201}Ti-Szintigraphie nachweisen.

Funktionelle Besonderheiten zeigt das medulläre C-Zell-Karzinom. Die C-Zellen produzieren exzessive Mengen an Calcitonin. Etwa 1 Drittel der Patienten leidet an starken wäßrigen Durchfällen. Das Calcitonin läßt sich radioimmunologisch nachweisen.

Differentialdiagnose

Sie entspricht derjenigen der einfachen Struma und insbesondere des kalten Knotens (s. S. 60). Fehldiagnosen entstehen immer wieder durch laterale Halszysten, atypische Ductus-thyreoglossus-Zysten [51], knotige Speicheldrüsenschwellungen und Thyreoiditiden. Grundsätzlich kommen differentialdiagnostisch alle Tumoren des Halsbereichs in Betracht. Das medulläre Karzinom der Schilddrüse ist häufig mit einem Phäochromozytom assoziiert (Sippel-Syndrom) und tritt nicht selten im Rahmen der MEA II auf.

Therapie

Die Behandlung der Schilddrüsenmalignome erfordert eine intensive Zusammenarbeit zwischen Chirurg, Endokrinologe und Strahlentherapeut. Für jeden individuellen Fall ergeben sich besondere Aspekte, die in einem Behandlungsplan berücksichtigt werden müssen. Die Operation ist indiziert bei positiver oder verdächtiger Biopsie. In jedem Fall ist eine Operation und eine Strahlentherapie kombiniert mit medikamentösen Maßnahmen angezeigt.

Die *Operation* soll so radikal wie nötig und so schonend wie möglich durchgeführt werden. Da selbst bei sehr kleinen Primärtumoren eines Schilddrüsenlappens bei genauer histologischer Prüfung in 70–80% der Fälle beide Lappen befallen sind, ist mindestens eine totale Thyreoidektomie erforderlich. Darüber hinaus muß bei jodspeichernden follikulären Primär- und metastatischen Tumoren das gesunde Schilddrüsengewebe entfernt werden, damit etwa belassenes malignes Gewebe mit radioaktivem Jod behandelt werden kann. Eine routinemäßige Radiojodtherapie ist allerdings von fraglichem Wert bei einem Kind mit einem kleinen (unter 2 cm Durchmesser), gut differenzierten Schilddrüsenkarzinom ohne Metastasen. Bei Kindern mit C-Zell-Hyperplasie und MEN-IIa-Syndrom sollte prophylaktisch eine totale Thyreoidektomie erfolgen [85].

Die *Bestrahlung* erfolgt postoperativ oder bei der sehr seltenen Inoperabilität als alleinige palliative Maßnahme.

Basis für die *Behandlung mit ^{131}Jod* ist die Fähigkeit eines Teils der Adenokarzinome, Radiojod zu konzentrieren. Hiermit ist die Möglichkeit gegeben, innerhalb des Tumors eine Bestrahlungsintensität zu bewirken – insbesondere beim follikulären Karzinom –, die durch eine externe Strahlentherapie mit Rücksicht auf das übrige Gewebe kaum zu erreichen wäre. Die Nachkontrollen erfolgen durch Messen des Tg als verläßlichem Tumormarker. Serum-Tg-Spiegel unter 4 ng/ml bzw. unter 10 ng/ml *ohne* T_4-Suppression sprechen für eine Remission.

Für die nicht jodspeichernden Schilddrüsenmalignome stellt die *Hochvolttherapie mit Telekobalt* oder schnelleren Elektronen heute ein schonendes Verfahren dar, mit dem postoperativ verbliebene Tumorreste zerstört und auch Fernmetastasen gelegentlich günstig beeinflußt werden können.

Die *medikamentöse Tumortherapie* besteht in der Dauermedikation von Schilddrüsenhormon, um das endogene TSH mit seinem wachstumsfördernden Effekt für differenzierte Karzinome komplett zu supprimieren. Hierbei dosiert man L-Thyroxin so, daß das Serum-TSH unter 0,2 µE/ml liegt. Eine Hormontherapie ist bei allen Malignomtypen und Tumorstadien notwendig. Über die zytostatische Therapie als Ultima ratio für operierte und ausbestrahlte jugendliche Patienten liegen noch keine Erfahrungen vor.

Bei früh diagnostizierten differenzierten Karzinomen beträgt die 10-Jahres-Überlebensrate heute etwa 95% [80]. Die Prognose bei Kindern mit differenzierten Schilddrüsenkarzinomen ist gut [44, 80]. Die Lebenserwartung dieser Patienten entspricht derjenigen einer normalen Population gleichen Alters. Mortalität kommt vorzugsweise bei medullären und undifferenzierten Karzinomen vor [82].

4.12 Störungen der Schilddrüsenhormonträgerproteine [78]

Thyroxinbindendes Globulin (TBG), TBPA und Albumin sind die Trägerproteine für T_4. Ihre Konzentrationen können v. a. bei Dysalbuminämie und Analbuminämie gestört sein. Da Albumin gewöhnlich nur etwa 10% des zirkulierenden T_4 und 30–50% des T_3 bindet und die Konzentrationen von TBG und TBPA normal sind, liegen die T_4-Spiegel bei diesen Patienten im Normbereich. Plasmaproteinstörungen mit pathologischem Serum-T_4-Spiegel kennt man nur bei TBG-Änderungen und der „familiären dysalbuminämischen Hyperthyroxinämie" [88]. Die Schilddrüsenhormonmuster bei diesen Trägerproteinstörungen sind in der Tabelle 4.9 wiedergegeben.

TBG-Mangel

Die Prävalenz des familiär vorkommenden TBG-Mangels liegt zwischen 1 : 5000 und 1 : 12000 Neugeborenen und ist an das X-Chromosom gebunden. Bei der

Tabelle 4.9. Muster von Schilddrüsenhormonänderungen im Serum bei Störungen der Hormonbindungsproteine; ↑ erhöht; *N* normal; ↓ erniedrigt; * Änderung geringer als für T_4

Störung	T_4	T_3	fT_4	TSH
TBG-Mangel	↓	↓*	N	N
Niedriges TBG	↓	↓*	N	N
TBG-Exzeß	↑	↑*	N	N
Familiäre dysalbuminämische Hyperthyroxinämie	↑	N	N	N

Hälfte der Familie sind die TBG- und T_4-Spiegel niedrig; bei der anderen Hälfte ist der Defekt nur partiell. Die betroffenen Kinder sind euthyreot mit normalem TSH und regelrechter Reaktion auf TRH. Eine Therapie ist nicht notwendig. Man kennt heute eine große Zahl struktureller Defekte des TBG-Moleküls, die für die verminderte TBG-T_4-Bindung verantwortlich sind [21, 57, 91].

TBG-Exzeß

Patienten mit erhöhtem TBG-Spiegel haben erhöhte TT_4-Konzentrationen bei normalen TSH-Konzentrationen. T_3 ist nur gering erhöht. Bei den betroffenen Individuen sind die TBG-Spiegel um das 4- bis 5fache erhöht. Auch hier handelt es sich um eine X-chromosomale Vererbung.

Familiäre dysalbuminämische Hyperthyroxinämie

Hierbei handelt es sich um eine erhöhte Bindung von T_4 an Albumin, wobei das Albumin dieser Patienten eine Affinität für ein T_4-bindendes Zwischenprodukt zwischen TBG und TBPA hat. T_3 ist weniger stark gebunden. Auch diese Patienten sind euthyreot. Die Übertragung erfolgt autosomal-dominant. Die Diagnose wird gestellt durch die Eiweißelektrophorese des T_4-markierten Serums.

4.13 Hypothyreotes Koma

Das hypothyreote Koma ist selten und meist der Endzustand eines sich über lange Zeit hinziehenden Krankheitsgeschehens. Bei Kindern wurde dieses Krankheitsbild nur in 1 Fall eines 4 Monate alten Mädchens beschrieben. Dem Koma liegt ein schwerer Schilddrüsenhormonmangel zugrunde. Fast immer kommen andere auslösende Ursachen hinzu.

Als auslösende Faktoren sind die Kälteexposition, die Infektion, das Trauma sowie Sedativa, Barbiturate und Tranquilizer zu nennen. Ein entscheidender, oft übersehener Faktor ist die Unterlassung der Substitutionstherapie. Pathophysiologisch stehen Hypothermie, Schwäche der Atemmuskulatur, Hypoxie und Hyperkapnie im Vordergrund. Die Bewußtseinstrübung entwickelt sich langsam aus einer zunehmenden Müdigkeit, über eine tagelange Apathie und Desorientiertheit. Differentialdiagnostisch ist v. a. eine Hypophysenvorderlappeninsuffizienz zu berücksichtigen.

Literatur

Literatur zu den Beiträgen von D. Reinwein

1. Aiello DP, Duplessis AJ, Plattishall EG, Kulin HE (1989) Thyroid storm: presenting with coma and seizures in a 3-year old girl. Clin Pediatr 28: 571
2. Battelino T, Krzisnik C, Kottschalk ME, Zella WP (1994) Testing for thyroid function recovery in children and adolescents with Hashimoto thyroiditis. Am Clin Lab Sci 24: 489
3. Belfiore A, Giuffsida D, La Rosa GL et al. (1989) High frequency of cancer in cold thyroid nodules occurring at young age. Acta Endocrinol (Copenh) 121: 197
4. Bertin M, Lallemand J (1992) Augmentation des cancers de la thyreoide de l'enfent en Belarus. Ann d'Endocrinologie 53: 173
5. Brent GA, Hershman JM (1986) Thyroxine therapy in patients with severe nonthyroidal illness and low-serum thyroxine concentration. J Clin Endocrinol Metab 63: 1
6. Burke JR, El-Bishbi MM, Maisey NN, Chantler C (1978) Hypothyroidism in children with cystinosis. Arch Dis Child 53: 947
7. Cassidy CE (1986) Subacute painful thyroiditis. In: van Middelsworth, Giolus JR (eds) The thyroid gland, a practical clinical treatise. Year Book, Chicago, p 363
8. Chen WK, Lee CH, Wang HC, Lui WY, Wei CF (1994) Thyroid cancer in children and adolescents. Chin Med J 54: 400
9. Chopra IJ, Hershman JM, Pardridge WM, Nicoloff JT (1983) Thyroid function in nonthyroidal illness. Ann Intern Med 98: 946
10. Clark PA, Rogers BM, Rogol AD (1995) Radiological case of the month. Autonomous hyperfunctioning thyroid nodules in an adolescent. Arch Pediatr Adolesc Med 149: 697
11. Couch RM, Dean HJ, Winter JSD (1985) Congenital hypothyroidism caused by defective iodide transport. J Pediatr 106: 950
12. Cove DH, Johnston P (1985) Fetal hyperthyroidism: experience of treatment in four siblings. Lancet I: 430
13. Csaky G, Belazs G, Bako G, Ilyes I, Kalman K, Szabo J (1991) Late results of thyroid surgery of hyperthyroidism performed in childhood. Progr Pediatr Surg 26: 31
14. DeGroot LJ, Quintas J (1989) The causes of autoimmune thyroid discase. Endocr Rev 10: 537
15. DeNayer Ph, Cornette C, Vanderschueren M, Eggermont E (1984) Serum thyroglobulin levels in preterm neonates. Clin Endocrinol 21: 149

16. Dulgeroff A, Geffner ME, Koyal S, Wong M, Hershman JM (1991) Therapy for hyperthyroidism due to pituitary resistence to thyroid hormone: success with bromocriptine and failure with Triac. Clin Res 39: 376A
17. Emrich D (1988) Szintigraphie der Schilddrüse. Internist 29: 541
18. Engler D, Burger AG (1984) The deiodination of the iodothyronines and of their derivatives in man. Endocr Rev 5: 151
19. Fisher DA (1986) Thyroid development and thyroid disorders in infancy. In: van Middlesworth L (ed) The thyroid gland, a practical clinical treatise. Year Book, Chicago, p 111
20. Fisher DA (1990) The thyroid. In: Kaplan SA (ed) Clinical pediatric endocrinology. Saunders, Philadelphia, p 87
21. Glinoer D, DeNayer P (1985) Anomalies in thyroid hormone transport proteins. In: Delange F, Fisher DA, Malvaux P (eds) Pediatric thyroidology. Karger, Basel, p 394
22. Glorieux J, Desjardins M, Letarte J, Morisette J, Dussauld H (1988) Useful parameters to predict the eventual outcome of hypothyroid children. Pediatr Res 24: 6
23. Grüters A, Allemand DC, Heidemann PH, Schürnbrand P (1983) Indidence of iodine contamination in neonatal transient hypertropinemia. Eur J Pediatr 140: 299
24. Gutekunst R, Smolarek H, Hasenpusch H, Stubbe P, Friedrich HJ, Wood WG, Scriba PC (1986) Goitre epidemiology: thyroid volume, iodine excretion, thyroglobulin and thyrotrophin in Germany and Sweden. Acta Endocrinol (Copenh) 112: 494
25. Gutekunst R, Becker W, Hehrmann R, Olbricht T, Pfannenstiel P (1988) Ultraschalldiagnostik der Schilddrüse. Dtsch Med Wochenschr 113: 1109
26. Hall P (1992) Radiation-induced thyroid cancer. Med Oncol Tumor Pharmacother 9: 183
27. Hamburger JI (1985) Management of hyperthyroidism in children and adolsescents. J Clin Endocrinol Metab 60: 1019
28. Hamon D, Borier-Lapierre M, Robert M, Peynand D, Pugeat M, Orgiazzi J (1988) Hyperthyroidism due to selective pituitary resistance to thyroid hormone in a 15-month-old boy: efficacy of D-thyroxine therapy. J Clin Endocrinol Metab 67: 1089
29. Harach HR, Williams ED (1995) Childhood thyroid cancer in England and Wales. Brit J Cancer 72: 777
30. Harness JK, Thomsen NW, McLend MK, Pasieka JL, Fukunchi A (1992) Differentiated thyroid carcinoma in children and adolescents. World J Surg 16: 553
31. Hayles AB, Zimmermann (1986) Graves' disease in childhood. In: Ingbar SH, Braverman LE (eds) The thyroid, 5th edn. Lippincott, London, p 1412
32. Hollingworth DR, Mabry CC (1976) Congenital Graves' disease - four familial cases with longterm follow-up and perspective. Am J Dis Child 130: 148
33. Ilicki A, Larsson A (1988) Psychomotor development of children with congenital hypothyroidism diagnosed by neonatal screening. Acta Paediatr Scand 77: 142
34. Illig R (1990) Diaplazentarer Thyroxin-Transfer und kongenitale Hypothyreose. Dtsch Med Wochenschr 115: 238
35. Illig R, Largo RH, Weber M et al. (1986) Sixty children with congenital hypothyroidism detected by neonatal thyroid screening: mental development at 1, 4 and 7 years: a longitudinal study. Acta Endocrinol 113 (Suppl 279): 346
36. Illig R, Largo RH, Quin Quing, Torresani T, Rochccioli P, Klett M (1988) Geistige Entwicklung bei angeborener Hypothyreose. Ergebnisse einer Umfrage in 14 europäischen Ländern. Dtsch Med Wochenschr 113: 667
37. Jacobs JC, Seigle RL, Agati VD, Bell J (1994) Epidemic propylthiouracil (PTU)-induced ANCA positive (myeloperoxidase-2) vasculitis. Arthritis Rheum 37: 267
38. Johnsonbaught RE, Bryan RN, Hierlwimmer UR, Georges LP (1978) Premature craniosynthosis: a common complication for juvenile thyrotoxicosis. J Pediatr 93: 188
39. Karsson FA et al. (1986) Maternal TSH receptor antibodies and TSH antibodies. Acta Paediatr Scand 75: 756
40. Koenig P (1968) Die kongenitale Hypothyreose und der endemische Kretinismus. Springer, Berlin Heidelberg New York
41. Kolsnick RN, Gershengorn MC (1985) Thyrotropin-releasing hormone and the pituitary. Am J Med 79: 729
42. Krüger C, Dörr HG, Becker W, Wolf F, Harms D (1994) Neonatale Hyperthyreose bei nicht-diagnostiziertem M. Basedow der Mutter. Probleme der Diagnostik und Therapie anhand einer Kasuistik. Dtsch Med Wochenschr 119: 1346
43. Krüskemper HL, Joseph K, Köbberling J, Reinwein D, Schatz H, Seiff F (1985) Klassifikation der Schilddrüsenerkrankungen. Vorschlag der Sektion Schilddrüse der Deutschen Gesellschaft für Endokrinologie. Int Welt 8: 47
44. Lamberg BA, Karkinen-Jääskelainen M, Franssila KO (1989) Differentiated follicle-derived thyroid carcinoma in children. Acta Paediatr Scand 78: 419
45. Larsen PR, Ingbar SH (1992) The Thyroid Gland. In: Wilson JD, Foster DW (eds) Wiliams textbook of endocrinology. Saunders, Philadelphia, p 357
46. Laurberg P, Jacobsen PE, Hoeck HC, Vestergaerd H (1994) Growth hormone and thyroid function: is secondary thyroid failure underdiagnosed in growth hormone deficient patients? Thyroidology 6: 73
47. Lazar MA (1993) Thyroid hormone receptor: multiple forms, multiple possibilities. Endocr Rev 14: 184
48. Lippe BM, Landaw EM, Kaplan SA (1987) Hyperthyroidism in children treated with long term medical therapy. Twenty-five percent remission every two years. J Clin Endocrinol Metab 64: 1241
49. Mäenpää J, Eaatikka M, Räsänen J, Taskinen E, Wagner O (1985) Natural course of juvenile autoimmune thyroiditis. J Pediatr 107: 898
50. Magner JA, Petrick P, Menczess-Ferreira M, Stelling M, Weintraub BD (1986) Familial generalized resistance to thyroid hormones. Report of three kindreds and correlation of pattern affected tissues with the binding of ^{125}I-triiodothyronine to fibroblast nuclei. J Endocrinol Invest 9: 459
51. McHenry CR, Danish R, Murphy T, Marty JI (1993) Atypical thyreoglossus duct cyst: a rare cause for a solitary cold thyroid nodule in childhood. Am Surg 59: 223
52. Menken KU, Engelhardt S, Olbricht T (1992) Schilddrüsenvolumina und Jodurie bei Kindern im Alter von 2–16 Jahren. Dtsch Med Wochenschr 117: 1047
53. Meyer-Gessner M, Benker G, Olbricht T, Windeck R, Cissewski K, Reiners C, Reinwein D (1989) Nebenwirkungen der antithyreoidalen Therapie der Hyperthyreose. Dtsch Med Wochenschr 114: 166

54. Millar LK, Wing DA, Leung AS, Koenings PP, Montoro MN, Mestman JH (1994) Low birth weight and preclampsia in pregnancies complicated by hyperthyroidism. Obst Gynecol 84: 946
55. Mitsuda N, Tameki H, Amino N, Hosono T, Miyai K, Tauizawa I (1992) Risc factors for developmental disorders in infants born to women with Graves' disease. Obstet Gynecol 80: 359
56. Müller-Leisse C, Tröger J, Khabirpour F, Pöckler C (1988) Schilddrüsenvolumen-Normwerte – sonographische Messungen an 7- bis 20jährigen Schülern. Dtsch Med Wochenschr 113: 1872
57. Murata Y, Takamatsu J, Retetoff S (1986) Inherited abnormality of thyroxin-binding activity and high serum levels of denatured thyroxine-binding globulins. N Engl J Med 314: 694
58. Muzsnai A, Beregszaszi M, Blatnieczky L, Peter F (1994) Treatment of hyperthyroidism in children and adolescents. Horm Res 41: 142
59. New England Congenital Hypothyroidism Collaborative (1994) Correlation of cognitive test scores and adequacy of treatment in adolescents with congenital hypothyroidism. J Pediatr 124: 383
60. Ohzeki T, Hanaki K, Motozumi H, Ohtahara H, Ishitani N, Urashima H (1993) Efficacy of bromocryptine administration for selective pituitary resistance to thyroid hormone. Horm Res 39: 229
61. Oppenheimer JH, Schwartz HL, Mariash CN, Kinlaw WB, Wong NCW, Freake HC (1987) Advances in our understanding of thyroid hormone at the cellular level. Endocrine Rev 8: 288
62. Otten BC, Rovers CP (1994) Treatment of thyrotoxicosis. Horm Res 41: 143
63. Penny R, Spencer CA, Frasier SD, Nicoloff JT (1983) Thyroid stimulating hormone and thyroglobulin levels decrease with chronological age in children and adolescents. J Clin Endocrinol Metab 56: 177
64. Perrild H (1994) Diagnose und Behandlung der Hyperthyreose im Kindesalter: Ergebnisse einer Umfrage in Europa. In: Reinwein D, Weinheimer B (Hrsg) Schilddrüse 1993. de Gruyter, Berlin New York, S 263
65. Pfannenstiel S (1988) Sonographie und gezielte Feinnadelpunktion der Schilddrüse. Internist 29: 445
66. Pickardt CR (1987) Funktionelle Autonomie der Schilddrüse. Med Klinik 82: 499
67. Polk OH, Padbury JF, Callegari C, Newham JP, Reviczky AL, Klein AH, Fisher DA (1987) Effect of fetal thyroidectomy on newborn thermogenesis in lambs. Pediatr Res 21: 453
68. Pozzan GB, Battistella PA, Rigon F, Zancan L, Casara GL, Pellegrino PA, Zachello F (1992) Hyperthyroid-induced chorea in an adolescent girl. Brain Develop 14: 126
69. Radetti G, Paganini C, Crepaz R, Pittscheider W, Gentili L (1995) Cardiovascular effects of long-term L-thyroxine therapy for Hashimoto's thyroiditis in children and adolescents. Eur J Endocrinol 132: 688
70. Radetti G, Paganini C, Gentili L et al. (1995) Frequency of Hashimoto's thyroiditis in children with type 1 diabetes mellitus. Acta Diabetol 32: 121
71. Ranke MB (1995) Hyperthyreose (M. Basedow) bei Kindern und Jugendlichen. Kinderarzt 26: 1279
72. Reed L, Pangaro LN (1992) Physiology of the thyroid gland I: synthesis and release, iodine metabolism, and binding and transport. In: Becker KL (ed) Principles and practice of endocrinology and metabolism, 2nd edn. Lippincot, Philadelphia, p 286
73. Refetoff S, Weiss RE, Usala SJ (1993) The syndrome of resistance to thyroid hormones. Endocr Rev 14: 348
74. Reiners C (1988) Bestimmung von Schilddrüsenhormonen im Serum. Internist 29: 529
75. Reinwein D (1992) Schilddrüse. In: Reinwein D, Benker G (Hrsg) Klinische Endokrinologie, 2. Aufl. Schattauer, Stuttgart, S 73
76. Reinwein D, Benker G, Lazarus JH, Alexander WD and the European multicenter study group on antithyroid drug (1993) A prospective randomized trial of antithyroid drug dose in Graves' disease therapy. J Clin Endocrinol Metab 76: 1516
77. Rivkess SA, Bode HH, Crawford JD (1988) Long-term growth in juvenile acquired hypothyroidism: the failure to achieve normal adult stature. N Engl J Med 31: 599
78. Robbins J (1991) Thyroid hormone transport proteins and the physiology of hormone binding. In: Braverman LE, Utiger RD (eds) The thyroid. Lippincot, Philadelphia, p 111
79. Rother KI, Zimmerman D, Schwenk WF (1994) Effect of thyroid hormone treatment on thyromegaly in children and adolescents with Hashimoto disease. J Pediatr 124: 599
80. Ruegemer JJ, Hay ID, Bergstralh EJ, Ryan JJ, Offord KP, Gorman CA (1988) Distant metastases in differentiated thyroid carcinoma: a multivariate analysis of prognostic variables. J Clin Endocrinol Metab 67: 501
81. Sako K (1991) Head and neck irradiation: increased risc of developing thyroid disease. Semin Surg Oncol 7: 112
82. Samaan NB, Schulz PN, Hickey RC (1988) Medullary thyroid carcinoma: prognosis of familial versus sporadic disease and role of radiotherapy. J Clin Endocrinol Metab 67: 801
83. Sanchez-Lugo F (1991) Prevalence of autoimmunity in insulin-dependant diabetes mellitus in the Bayamon region. Bol Assoc Med P R 83: 54
84. Schleusener H, Bogner U, Schwander J et al. (1990) HLA studies in European Graves' disease: an overview. In: Reinwein D, Scriba PC (eds) The various types of hyperthyroidism. Urban & Schwarzenberg, Munich, p 34
85. Schmidt T, Mühlig HP, Spelsberg F (1994) Prophylaktische totale Thyreoidektomie bei Kindern mit MEN IIa-Syndrom. Chirurg 65: 48
86. Scriba PC (1985) Goitre and iodine deficiency in Europe – a review. In: Reinwein D, Scriba PC (eds) Treatment of endemic and sporadic goitre. Schattauer, Stuttgart, p 19
87. Scriba PC, Hörner W, Emrich D et al. (1985) Empfehlungen zur Diagnostik von Schilddrüsenerkrankungen der Deutschen Gesellschaft für Endokrinologie. Int Welt 8: 50 u. 78
88. Stockigt IR, Topliss DJ, Barlow JW, White EL, Hurley DM, Taft P (1981) Familial euthyroid thyroxine excess: an appropriate response to abnormal thyroxine binding associated with albumin. J Clin Endocrinol Metab 53: 353
89. Stubbe P (1990) Problems of childhood hyperthyroidism. In: Reinwein D, Scriba PC (eds) The various types of hyperthyroidism. Urban & Schwarzenberg, München, p 164

90. Stubbe P, Heidemann P, Droese M, Kaboth U, Schatz H, Müller-Eckardt G (1984) Diagnose und Therapie der Hashimotothyreoiditis im Kindesalter. Therapiewoche 34: 7102
91. Takamatsu J, Refetoff S, Charbonneau M, Dussault JH (1987) Two new inherited defects of the thyroxine-binding globulin (TBG) molecule presenting as partial TBG deficiency. J Clin Invest 79: 833
92. Tuschy S, Grüters A, Schleusener H, Weber B, Helge H (1994) Failure of antithyroid drug treatment of hyperthyroidism in children. Horm Res 41: 142
93. Vulsma T, Rameloo JA, Gons MH, Vijlder JJ (1991) The role of serum thyroglobulin concentration and thyroid ultrasound imaging in the detection of iodide transport defects in infants. Acta Endocrinol 124: 405
94. Wells D, King JD, Roe TF, Kaufman FR (1993) Review of slipped femoral epiphysis associated with endocrine disease. J Pediatr Orthop 13: 610
95. Williams D (1996) Editorial: thyroid cancer and the Chernobyl accident. J Clin Endocrinol Metab 81: 6
96. Yip FW, Reeve TS, Poole AG, Delbridge L (1994) Thyroid nodules in childhood and adolescence. Austral New Zeel J Surg 64: 676
97. Zimmermann D, Hayles A (1985) Hyperthyroidism in childhood. Pediatr Adolesc Endocr 14: 223

Literatur zu den Beiträgen von M. Klett

98. Acheson KJ, Burger AG (1980) A study of the relationship between thermogenesis and thyroid hormones. J Clin Endocrinol Metab 51: 84
99. Adams LM, Emery JR, Clark SJ, Carlton EI, Nelson JC (1995) Reference ranges for newer thyroid function tests in premature infants. J Pediatr 126: 122-127
100. l'Allemand D, Grüters A, Beyer P, Weber B (1987) Iodine in contrast agents and in skin disinfectants as a major cause of hypothyroidism in premature infants during intensive care. Horm Res 28: 42-49
101. Als C, Lauber K, Brander L, Lüscher D, Rösler H (1995) The instability of dietary iodine supply over time in an affluent society. Experientia 51: 623-633
102. Bachrach LK, Burrow GN (1985) Thyroid function in pregnancy. In: Delange F, Fisher DA, Malvaux P (eds) Pediatric thyroidology. Karger, Basel, pp 1-18
103. Bellman SC, Davies A, Fuggle PW, Grant DB, Smith I (1996) Mild impairment of neuro-otological function in early treated congenital hypothyroidism. Arch Dis Child 74: 215-218
104. Bettendorf M, Schmidt KG, Tiefenbacher U, Grulich-Henn I, Heinrich UE, Schönberg DK (1997) Downregulation of thyroid function in severely ill infants treated with dopamin. Ped Res 41: 375-379
105. Bleichrodt N, Escobar del Rey, Morreale de Escobar G, Garcia I, Rubio C (1989) Iodine deficiency, implications for mental and psychomotor development in children. In: DeLong GR, Robbins J, Condliffe PG (eds) Thyroid and the brain. Plenum, New York London, pp 269-287
106. Brabant G, Bergmann P, Kirsch CM, Köhrle J, Hesch RD, Mühlen A von zur (1990) The effect of a 4-week short term iodine depletion on the secretion pattern of TSH and thyroglobulin. Acta Endocrin (Kbh) 122 (Suppl): 132
107. Bucher H, Illig R (1980) Mental prognosis in hypthalamo-pituitary hypothyroidism and in primary hypothyroidism. Eur J Pediatr 133: 180
108. Bürgi H, Labhart A (1978) Die Schilddrüse. In: Labhart A (Hrsg) Klinik der inneren Sekretion. Springer, Berlin Heidelberg New York, S 135
109. Chopra IJ, Solomon DH, Chopra U, Wu SY, Fisher DA, Nakamura Y (1978) Pathways of metabolism of thyroid hormones. Rec Prog Horm Res 34: 521-567
110. Delange F (1989) Iodine nutrition and congenital hypothyroidism. In: Delange F, Fisher DA, Glinoer D (eds) Research in congenital hypothyroidism. Plenum, New York, pp 173-182
111. Delange F, Thilly C, Bourdoux P, Ermans AM (1986) Occurrence and significance of disorders of thyroid function during the neonatal period in endemic goiter areas. In Medeiros-Neto G, Maciel RNB, Halpen A (eds) Iodine deficiency and congenital hypothyroidism. Aché, Sao Paulo, pp 218-222
112. Den Ouden AL, Kok JH, Verkerk PH, Brand R, Verlove-Vanhorick SP (1996) The relation between neonatal thyroxine levels and neurodevelopmental outcome at age 5 and 9 years in a national cohort of very preterm and/or very low birth weight infants. Pediatr Res 39: 142-145
113. Derksen-Lubsen G, Verkerk PH (1996) Neuropsychologic development in early treated congenital hypothyroidism: analysis of literature data. Pediatr Res 39: 561-566
114. Dubuis JM, Glorieux J, Richer F, Deal CL, Dussault JH, van Vliet G (1996) Outcome of severe congenital hypothyroidism: closing the developmental gap with early high dose levothyroxine treatment. J Clin Endocrinol Metab 81: 222-227
115. Fisher DA (1973) Fetal maternal relationships, Excerpta Medica, Internat. Congress Series 273:1075-1087
116. Fisher DA (1975) Thyroid function in the fetus. In: Fisher DA, Burrow GN (eds) Perinatal thyroid physiology and disease. Raven, New York, pp 21-32
117. Fisher DA (1977) Thyroid function in the premature infant. Am J Dis Child 131: 842
118. Fisher DA (1985) Thyroid effects on growth and development. In: Delange F, Fisher DA, Malvaux P(eds) Pediatric thyroidology. Karger, Basel, pp 14-32
119. Fisher DA (1989) The thyroid gland. In: Brook ChGD, Grumbach MM (eds) Clinical pediatric endocrinology. Blackwell, Oxford London Edinburgh Boston, pp 309-337
120. Fisher DA, Klein AH (1981) Thyroid development and disorders of thyroid function in the newborn. N Engl J Med 304: 702
121. Fisher DA, Lehmann H, Lackey C (1964) Placental transport of thyroxine. J Clin Endocr 24: 393-400
122. Fisher DA, Dussault JH, Sack J, Chopra IJ (1977) Ontogenesis of hypothalamic-potuitary thyroid function and metabolism in man, sheep and rat. Recent Prog Horm Res 33: 59-116
123. Fisher DA, Sack J, Oddie TH, Pekary AE, Hershman JM, Lam RW, Parslow ME (1977) Serum T_4, TBG T_3-Uptake, T_3, reverse T_3 and TSH concentrations in children 1-15 years of age. J Clin Endocrinol Metab 45: 191
124. Francois M, Bonfils P, Leger J, Czernichow P, Narcy P (1994) Role of congenital hypothyroidism in hearing loss in children. J Pediatr 124: 444-446

125. Franklin RC, Purdie GL, O'Grady CM (1986) Neonatal thyroid function: prematurity, prenatal steroids and respiratory distress syndrome. Arch Dis Child 61: 589-592
126. Gaitan E (1986) Thyroid disorders: possible role of environmental pollutants and naturally occurring agents. Am Chem Soc Div Environ Chem 26: 58
127. Grant DB, Fuggle PW, Smith I (1993) Increased plasma thyroid stimulating hormone in treated congenital hypothyroidism: relation to severity of hypothyroidism, plasma thyroid hormone status and daily dose of thyroxine. Arch Dis Child 69: 555-558
128. Grüters A, Bogner U, Helge H, Schleusener H (1991) Immunmechanismen und Schilddrüsenfunktion bei Neugeborenen. medwelt 42: 64-70
129. Grüters A, Liesenkötter KP, Wilgerodt H (1995) Persistence of differences in iodine status in newborns after the reunification in Berlin. N Engl J Med 333: 29-30
130. Gutekunst R, Smolarek H, Wächter W, Scriba PC (1985) Strumaepidemiologie. Dtsch Med Wochenschr 110: 50-54
131. Harms E (1996) Zur Neuordnung des Neugeborenen-Screenings in der Bundesrepublik Deutschland. Kinderarzt 27: 321-322
132. Heyerdahl S, Kase BF (1995) Significance of elevated thyrotropin during treatment of congenital hypothyroidism. Acta Pädiatr 84: 634-638
133. Illig R, Largo RH, Quin Quing, Torresani T, Rochiccioli P, Klett M (1988) Geistige Entwicklung bei angeborener Hypothyreose. Dtsch Med Wochenschr 104: 667-671
134. Jacobsen BB, Dige-Petersen H, Hummer L (1977) Pituitary thyroid responsiveness to thyreotropin-releasing hormone in preterm and small-for-gestational-age newborns
135. Kanaka C, Schütz B, Zuppinger KA (1992) Risks of alternative nutrition in infancy: a case report of severe iodine and carnitine deficiency. Eur J Pediatr 151: 786-788
136. Klein AH, Metzer S, Kenny FH (1972) Improved prognosis in congenital hypothyroidism treated before age 3 months. J Pediatr 81: 912
137. Klett M (1983) Schilddrüsenfunktion bei Neugeborenen. Copythek, Thieme, Stuttgart
138. Klett M (1985) Richtlinien für das TSH-Screening bei Neugeborenen. Dtsch Med Wochenschr 110: 1423-1430
139. Klett M (1991) Jodversorgung und Schilddrüsenfunktionsstörungen bei Neugeborenen. medwelt 42: 54-58
140. Klett M (1996) Konsequenzen des Jodmangels im Säuglingsalter. In: Usadel KH, Weinheimer B (Hrsg) Schilddrüse 95. Walter de Gruyter, Berlin New York (im Druck)
141. Klett M, Bohnert R, Schönberg D (1981) Schilddrüsenfunktion und neonatale Mortalität. Monatsschr Kinderheilkd 129: 55-56
142. Klett M, Heidemann P, Schönberg D (1987) Iodine deficiency and excess and neonatal thyroid screening. In: Therell BL (ed) Advances in neonatal screening. Excerpta Medica, Amsterdam, pp 57-58
143. Kopp P, van Sande J, Parma J et al. (1995) Brief report: congenital hyperthyroidism caused by a mutation in the thyrotropin-receptor gene. N Engl J Med 332: 130-134
144. Liesenkötter KP, Stach B, Wilgerodt H, Grüters A (1996) Earliest prevention of neonatal goiter after iodine prophylaxis during pregnancy. Europ J Endocrinol 134: 443-48
145. Liu Jia-Liu, Tan Yu-Bin, Zhuang Zhong-Jia, Shi Zhon-Fu, Chen Bin-Zhon, Zhang Jia-Xiu (1989) Influence of iodine deficiency on human fetal thyroid gland and brain. In: DeLong GR, Robbins J, Condliffe PG (eds) Iodine and the brain. Plenum, New York, pp 249-257
146. Lu TZ, Ma T (1986) A clinical investigation in China on the use of oral versus intramuscular iodized oilin the treatment of endemic goiter In: Medeiros-Neto G, Maciel RNB, Halpen A (eds) Iodine deficiency and congenital hypothyroidism. Aché, Sao Paulo, pp 103-109
147. Manz F, Fuchs A, Terwolbeck K, Wiese B, Lombeck I (1993) Jodversorgungszustand gesunder Säuglinge in Deutschland. Klin Pädiatr 205: 424-428
148. Meier CA (1995) Molekulare Endokrinologie von Schilddrüsenkrankheiten. Schweiz Med Wochenschr 125: 2367-2378
149. Meier-Heusler SC, Zhu X, Juge-Aubry C et al. (1995) Modulation of thyroid hormone action by mutant thyroid hormone receptors, c-erbAa$_2$ and peroxisone proliferator-activated receptor: evidence for different mechanisms of inhibition. Mol Cell Endocrinol 107: 55-66
150. Mercado M, Yu VY, Francis I, Szymonowicz W, Gold H (1988) Thyroid function in very preterm infants. Early Hum Develop 16: 131-141
151. Monzani F, Del Guerra P, Caraccio N, Pruneti CA, Pucci E, Luisi M, Baschieri L (1993) Subclinical hypothyroidism: neurobehavioral features and beneficial effect of l-thyroxine treatment. Clin Invest 71: 367-371
152. Morreale de Escobar G, Ruiz de Ona C, Obregon MJ, Escobar del Rey F (1989) The fetus and iodine deficiency. In: DeLong GR, Robbins J, Condliffe PG (eds) Iodine and the brain. Plenum, New York, pp 187-202
153. New England Congenital Hypothyroidism Collaborative (1994) Correlation of cognitive test scores and adequacy of treatment in adolescents with congenital hypothyroidism. J Pediatr 124: 383-387
154. Pfäffle RW, DiMattia GE, Parks JS et al. (1992) Mutation of the POU-specific domain of pit-1 and hypopituitarism without pituitary hypoplasia. Science 257: 1118-1121
155. Porterfield SP, Hendrich CE (1993) The role of thyroid hormones in prenatal and neonatal neurologic development - current perspectives. Endocr Rev 14: 94-107
156. Radovick S, Nations M, Du Y, Berg LA, Weintraub BD, Wondisford FE (1992) A mutation in the POU-homedomain of pit-1 responsible for combined pituitary hormone deficiency. Science 257: 1115-1118
157. Reuss ML, Paneth N, Pinto-Martin JA, Lorenz JM, Sasser M (1996) The relation of transient hypothyroxinemia in preterm infants to neurologic development at two years of age. N Engl J Med 334: 821-827
158. Rovet JF, Ehrlich RM (1995) Long-term effects of L-thyroxine therapy for congenital hypothyroidism. J Pediatr 126: 380-386
159. Samaan NA, Schultz PN, Hickey RC (1989) Medullary thyroid carcinoma: prognosis of familial versus nonfamilial disease and the role of radiography. In: Raue F, Gagel E (eds) Multiple endocrine neoplasia type 2. Thieme, Stuttgart New York, pp 21-25
160. Shepard TH, Andersen HJ, Andersen H (1964) The human fetal thyroid. Its weight in relation to body weight, crown rump length, foot length and estimated gestation age. Anat Rec 148: 123

161. Takeda T, Suzuki S, Liu RT, DeGroot LJ (1995) Triiodothyroacetic acid has unique potential for therapy of resistance to thyroid hormone. J Clin Endocrinol Metab 80: 2033-2040
162. Thilly C, Delange F, Lagasse R, Bourdoux P, Ramioul L, Berquist H, Ermans AM (1978) Fetal hypothyroidism and maternal thyroid status in severe endemic goiter. J Clin Endocrinol Metab 47: 354-360
163. Uhrmann S, Marks KH, Maisels MI, Kulien HE, Kaplan M, Utiger R (1981) Frequency of transient hypothyroxinemia in low birth weight infants. Arch Dis Child 56: 214
164. Van der Gaag RD, Drexhage HA, Dussault JH (1985) Role of maternal immunoglobulins blocking TSH-induced thyroid growth in sporadic forms of congenital hypothyroidism. Lancet I: 246-250
165. Vasart G, Dumont JE (1992)The thyrotropin receptor and the regulation of thyrocyte function and growth. Endocr Rev 13: 596-611
166. Vries LS de, Heckmatt JZ, Burrin JM, Dubowitz LMS, Dubowitz V (1986) Low serum thyroxine concentration and neural maturation in preterm infants. Arch Dis Child 61: 862-866
167. Vulsma T, Kohn JH (1996) Prematurity associated neurologic and developmental abnormalities and neonatal thyroid function. N Engl J Med 334: 857-858
168. Vulsma T, Gons MH, Vijlder JM de (1989) Maternal-fetal transfer of thyroxine in congenital hypothyroidism due to a total organification defect or thyroid agenesis. N Engl J Med 321: 13-16
169. Wakamoto H, Miyazaki M, Tatsumi K, Amino N (1995) Thyroid ultrasonography in congenital isolated thyroid stimulation hormone deficiency. Arch Dis Child 72: 439-440
170. Wolff J, Chaikoff IL (1948) Inhibitory action of iodide upon organic binding of iodine by the normal thyroid gland. J Biol Chem 172: 855
171. Working group on congenital hypothyroidism of the European Society for Pediatric Endocrinology (1993) Guidelines for neonatal screening programmes for congenital hypothyroidism. Eur J Pediatr 152: 974-975

Nebenniere

5

H. STOLECKE

In der Embryonalzeit sind die Nebennieren größer als die Nieren. Noch beim Neugeborenen haben sie fast dasselbe Gewicht wie beim Erwachsenen (je ca. 10 g). Die Nebennieren liegen retroperitoneal den oberen Nierenpolen auf. Im Schnittpräparat lassen sich weißliches Mark und gelbliche Rinde unterscheiden. Der Rindenanteil ist 4mal größer als der Markanteil.

Die *Nebennierenrinde* (NNR) ist eine lebenswichtige Struktur. Ihre Hormone beeinflussen alle entscheidenden Stoffwechselvorgänge. Feingeweblich bilden die epithelialen Rindenzellen unter der Oberfläche kugelige Zellhaufen (Zona glomerulosa), ordnen sich dann in Strängen (Zona fasciculata), die den Hauptanteil der Rinde darstellen, und gehen in Marknähe in eine unregelmäßige netzige Anordnung über (Zona reticularis). Die zonale Gliederung der Rinde ist nicht absolut stabil; sie hängt wesentlich von der funktionellen Beanspruchung ab, wodurch Transformationsvorgänge induziert werden können.

Die Struktur der Nebennierenrinde unterscheidet sich in der Fetalzeit grundlegend von dem postnatal entstehenden Aufbau, der durch eine Involution der fetalen Rinde mit ihrer äußeren und inneren Zone eingeleitet wird. Parallel zu dieser Involution, die unmittelbar nach der Geburt intensiv beginnt und in den ersten 6–8 Lebensmonaten weitgehend abgeschlossen ist, entwickelt sich aus einer Zellschicht, die die fetale Rinde umgibt, die Zona fasciculata. Die Zonae glomerulosa und reticularis werden in den ersten Lebenswochen bzw. vom 1.–2. Lebensjahr an ausgebildet.

Das *Nebennierenmark* (NNM) ist Bestandteil des autonomen Nervensystems. Seine charakteristische Funktion ist die Synthese und Inkretion von Katecholaminen, den klassischen postsynaptischen Neurotransmittersubstanzen, die als Hormone anzusehen sind. Das NNM gehört funktionell zum sympathischen Teil des autonomen Nervensystems.

5.1 Hormone der Nebennierenrinde – Synthese und Metabolismus

Nebennierenrindenhormone sind *Steroide*, für die das typische Cyclopentanophenanthrengerüst charakteristisch ist. Ihre funktionelle Differenzierung erhalten sie durch Substituenten vornehmlich an den C-Atomen 3, 11, 17, 18 und 21.

Im einzelnen handelt es sich um C_{21}-Steroide vom Cortisoltyp (Glucocorticosteroide), um C_{21}-Steroide vom Corticosteron-/Aldosterontyp (Mineralocorticosteroide) und um C_{19}-Steroide, vornehmlich um Dehydroepiandrosteron (DHEA) und sein Sulfat (DHEAS) sowie um Androstendion (Androgene). Aus letzteren entstehen durch periphere Umwandlung Testosteron und durch Aromatisierung im A-Ring als C_{18}-Steroid Östradiol (Abb. 5.1). Die direkte adrenale Produktion der typischen Sexualsteroide ist offenbar minimal.

Die *systematische Bezeichnung* der Steroide erfolgt nach den jeweiligen biochemischen Eigenschaften und berücksichtigt bei den C_{21}-Steroiden den Namen der Grundstruktur: Pregnene mit Doppelbindung an C_4 oder C_5 ($\Delta^{4,5}$-Steroide) oder Pregnane mit hydrierten bzw. hydroxylierten C-Atomen. Als Beispiele seien genannt:

- Cortisol (= Hydrocortison) — (11β-17α,21-Trihydroxy-pregn-4-en-3,20-dion)
- Tetrahydrocortisol — (3α,11β,17α,21-Tetrahydroxy-5β-pregnan-20-on)
- Corticosteron — (11β,21-Dihydroxy-pregn-4-en-3,20-dion)
- Aldosteron — (11β,21-Dihydroxy-3,20-dioxopregn-en-18-al)
- Pregnantriol — (Pregn-5-en-3β,17α,20α-triol)
- Dehydroepiandrosteron — (3β-Hydroxyandrost-5-en-17-on)
- Östradiol — (Estra-1,3,5(10)-trien-3,17β-diol)
- Testosteron — (17β-Hydroxyandrost-4-en-3-on)

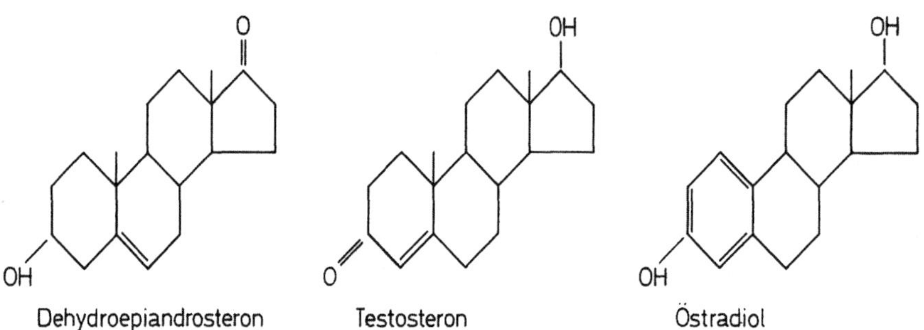

Abb. 5.1. Steroidgerüst und Strukturformeln der adrenalen Endprodukte; die Ziffern im Steroidgerüst bezeichnen die Kohlenstoffatome

Die Steroidsynthese ist in gewissem Umfang zonal differenziert. So wird Aldosteron nur in der Zona glomerulosa gebildet, Cortisol und Androgene vornehmlich in der Zona fasciculata, aber auch in der Zona reticularis. Lokales Steuerprinzip für die Steroidogenese ist ein System von Enzymen, die als „mixed function oxidase type" beschrieben wurden und als Familienname die Bezeichnung Cytochrom P 450 tragen [99].

Die Cytochrome P 450 stehen am Ende einer Elektronentransportkette. Sie erhalten hochenergetische Elektronen aus dem NADPH, das als Reduktor über ein Flavoprotein (Adrenodoxinreductase) auf den mitochondrialen Schwefel-Eisen-Komplex Adrenodoxin wirkt. Adrenodoxin gibt das für die Wirkung des hydroxylierenden P 450-Enzyms entscheidende Elektron weiter.

5.1.1 Biosynthese

Das *Prinzip* für die Synthese der NNR-Hormone besteht in einer Reduktion der Cholesterolseitenkette zu einem C_{21}-Steroid. Es folgen Hydroxylierungen an C_{17}, C_{21} und C_{11} für die Cortisolsynthese, an C_{21} und C_{11} für die Bildung von Corticosteron, das gleichzeitig Vorstufe für die Aldosteronsynthese ist; diese wiederum wird über die Einführung einer zusätzlichen Hydroxylgruppe an C_{18} mit anschließender Dehydrogenierung abgeschlossen. Die adrenalen Androgene entstehen durch Abspaltung der 17α-Seitenkette, Östrogene durch zusätzliche Aromatisierung des A-Rings.

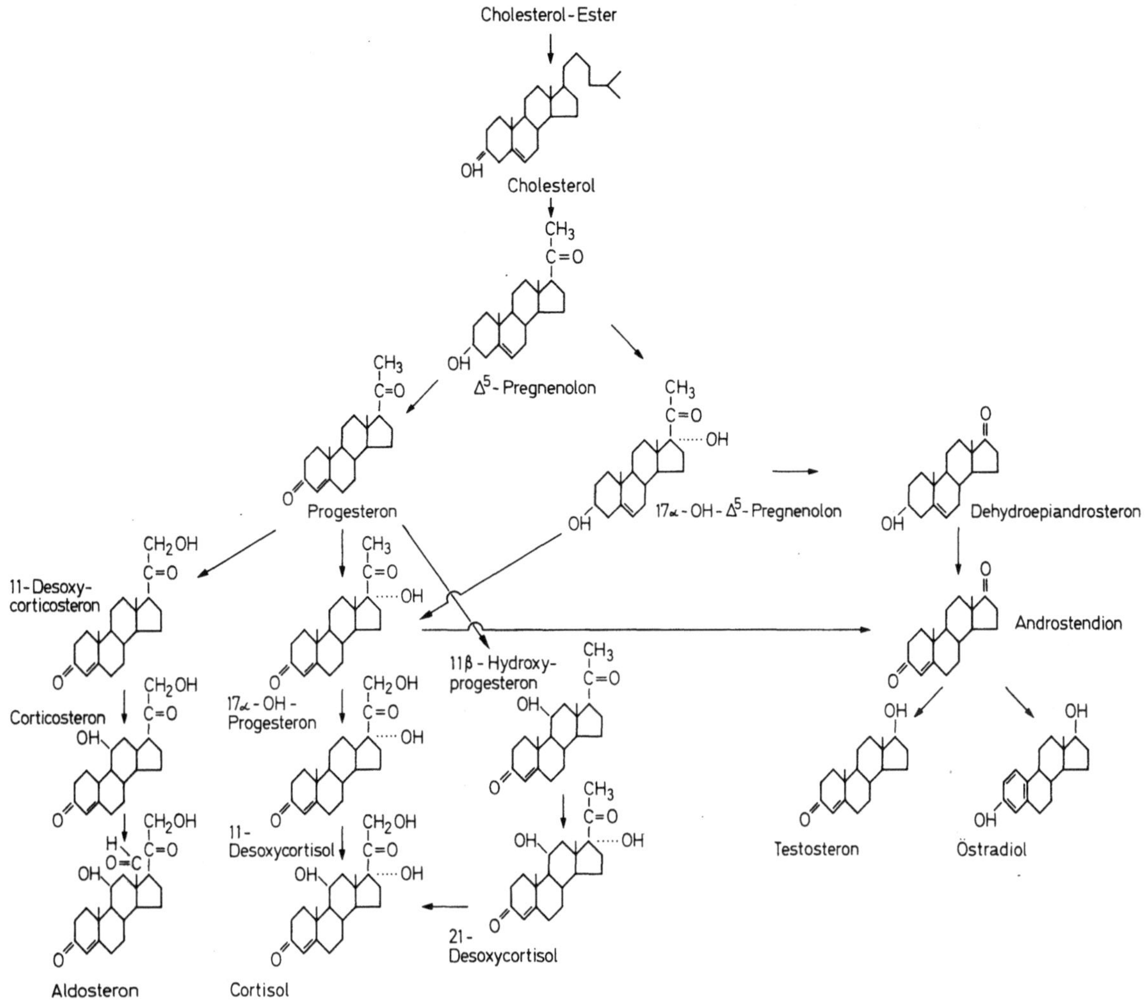

Abb. 5.2. Formeln der Corticosteroide im Verlauf des Synthesewegs zu Cortisol, Aldosteron, DHEA, Androstendion, Testosteron und Östradiol

Abbildung 5.2 orientiert über die Synthesewege. Diese Darstellung ist als Vereinfachung zu sehen, da man heute davon ausgeht, daß im Rahmen der molekularen Grundprinzipien jedes Hormon innerhalb seiner *Syntheseeinheit* gebildet wird; der spezielle Syntheseweg und eventuelle Varianten erhalten damit hinsichtlich der enzymatischen Ausstattung und der übergeordneten Kontrolle eine funktionelle, auf das jeweilige Endprodukt ausgerichtete Eigenständigkeit [161]. Organspezifische Synthesemuster werden dabei durch intrazelluläre Transportstrukturen zusätzlich moduliert [99].

Die verschiedenen *Abläufe* bei der Synthese der NNR-Steroide sind im folgenden zusammengefaßt; die Überschriften geben die jeweiligen durch den geschilderten Syntheseschritt erreichten Steroide an.

5.1.1.1 Cholesterol – Basissubstanz der Steroidhormone

In der NNR wird Cholesterol abhängig von der ACTH-Stimulation aus Acetyl-CoA gebildet. Das Rate-limiting-Enzym ist die 3-Hydroxy-3-Methylglutaryl-Coenzym-A-Reductase (HMG-CoA-Reductase), deren Aktivität jeweils der aktuellen Steroidsynthese entspricht. 80 % des für die Steroidbildung genutzten Cholesterols stammen aus der Nahrung. Es wird beim Menschen als Teil der in der Leber gebildeten Low-density-Lipoproteine (LDL) im Plasma transportiert. LDL-Cholesterol wird von der NNR entsprechend der erforderlichen Steroidsynthese aufgenommen. ACTH stimuliert diesen Vorgang ebenso wie die genannte HMG-CoA-Reductase-Aktivität und die LDL-Rezeptoren. Letztere vermitteln eine Endozytose des LDL als „coated vesicles“.

Der weitere Prozeß des intrazellulären Handlings der Cholesterolester besteht nach Degradation der

LDL-Apolipoproteine zunächst in einer Spaltung der Ester durch lysosomale Lipasen und einer erneuten Veresterung an mehrfach ungesättigte Fettsäuren – ein Vorgang, der wahrscheinlich durch die funktionelle Situation der steroidbildenden Strukturen gesteuert wird. Das so bevorratete Cholesterol wird schließlich über eine Cholesterolesterhydrolase in freies Cholesterol überführt und gelangt mittels spezifischer Transportproteine zu den Mitochondrien, in denen die Synthese von Pregnenolon erfolgt.

Es ist heute davon auszugehen, daß der Cholesteroltransport in die Mitochondrien den Rate-limiting-Schritt bei der Pregnenolonsynthese darstellt. Als „sterol carrier protein 2" (SCP 2) gilt ein Protein, das freies Cholesterol zu den Mitochondrien bringt, jedoch nicht von der äußeren zur inneren mitochondrialen Membran. Dazu bedarf es offenbar eines oder mehrerer spezieller Faktoren; als Kandidaten wurden zunächst das „steroidogenesis activator peptide" (SAP) und Endozepin diskutiert [193]. Schließlich führten Untersuchungen bei Patienten mit der angeborenen Lipoidhyperplasie (s. auch 5.5.4, Abs. „Adrenale Synthesestörungen mit Hyperplasie") zu der Erkenntnis, daß ein genetischer Defekt des P 450scc-Enzyms nicht für die unzureichende Pregnenolonsynthese verantwortlich ist [255, 259]. Als *„steroidogenic acute regulatory protein"* (StAR) wurde der für den Transport des freien Cholesterols in die Mitochondrien maßgebliche Faktor erkannt, der letztlich die Umwandlung von Cholesterol zu Δ^5-Pregnenolon und damit die akute trophische Regulation der Steroidhormonsynthese ermöglicht [12a, 30a, 40, 41, 41a, 132a, 164, 279, 279a].

5.1.1.2
Δ^5-Pregnenolon

Die Bildung von Δ^5-Pregnenolon ist der 1. Schritt der Steroidsynthese. Es handelt sich um eine einheitlich ablaufende Dreifachreaktion:

- Hydroxylierungen an C_{20} und C_{22},
- nachfolgend oxidative Spaltung zwischen diesen C-Atomen (Abspaltung der Cholesterolseitenkette),
- ➤ *Enzym: Cytochrom P 450scc*[1]

Das für das P 450scc-Enzym kodierende einzelne Gen liegt auf dem Chromosom 15; es wird in allen steroidbildenden Geweben exprimiert. Die Transkription wird durch die organbezogenen, über cAMP agierenden tropen Hormone reguliert. In der Zona glomerulosa stimuliert Angiotensin II das P 450scc-Enzym über die Proteinkinase C. Das primäre Protein von 521 Aminosäuren wird in unmittelbarem Zusammenhang mit seiner Aktivität in den Mitochondrien durch eine Endoprotease um das Leaderpeptid auf 482 Aminosäuren verkürzt.

5.1.1.3
17α-Hydroxypregnenolon; Dehydroepiandrosteron (DHEA)

Das aus Cholesterol gebildete Δ^5-Pregnenolon wird in das endoplasmatische Retikulum transportiert. Dort erfolgt teilweise eine:

- Hydroxylierung in α-Stellung an C_{17},
- ➤ *Enzym: Cytochrom P 450c$_{17}$.*

Dieses Enzym hat gleichzeitig eine 17,20-Lyase-Aktivität, so daß die Seitenkette unter Bildung von *Dehydroepiandrosteron* (DHEA), einem typischen adrenalen Androgen, abgespalten werden kann (s. auch 5.1.1.4). Die unterschiedlichen Aktivitäten zwischen Hydroxylase und Lyase sind funktionell; es gilt heute als gesichert, daß beide Reaktionen von dem mikrosomalen P 450c$_{17}$-Protein katalysiert werden.

Für die Bildung der Androgene ist die *Reduktionskapazität* des P 450c$_{17}$ bedeutsam; diese wird über eine P 450-Reductase (Cytochrom b$_5$) als spezielles Produkt eines einzelnen Gens auf Chromosom 7 kontrolliert. Für das Cytochrom P 450c$_{17}$ selbst kodiert ein einzelnes Gen, das auf Chromosom 10 (q24/q25) liegt. Die entsprechende cDNA ist aus testikulärem wie aus adrenalem Material identisch [38, 182].

5.1.1.4
17α-Hydroxyprogesteron und Progesteron; Androstendion

Gleichfalls im endoplasmatischen Retikulum erfolgen 2 weitere zusammenhängende und irreversible Syntheseschritte:

- Oxidation (3β-Dehydrogenierung) und Isomerisation von 17α-Hydroxypregnenolon, aber auch von nicht an C_{17} hydroxyliertem Pregnenolon (Umsetzen der Doppelbindung vom B- zum A-Ring),
- ➤ *Enzym: 3β-Hydroxysteroid-Dehydrogenase (3β-HSD)/$\Delta^{5,4}$-Isomerase.*

Die beiden Enzymaktivitäten finden sich in einem 42-kD-Protein. 2 Gene und verschiedene Pseudogene auf dem Chromosom 1 (p11–p13) kodieren für differente Formen der 3β-HSD (s. a. S. 118).

Wie im vorangehenden Absatz für 17α-Hydroxypregnenolon erwähnt, kann auch 17α-Hydroxyprogesteron durch die 17,20-Lyase-Aktivität des Cytochrom P 450c$_{17}$ in ein C_{19}-Steroid, hier das 2. typische adrenale Androgen *Androstendion*, überführt werden.

[1] „Side chain cleavage"; früher 20,22-Desmolase genannt.

5.1.1.5
17,21-Dihydroxyprogesteron (= 11-Desoxycortisol) und 21-Hydroxyprogesteron (= 11-Desoxycorticosteron);

Diese Steroide werden wiederum im endoplasmatischen Retikulum gebildet. Es erfolgt eine:

- Hydroxylierung an C_{21},
- ➤ *Enzym: P 450c$_{21}$.*

Für das P 450c$_{21}$-Enzym kodieren 2 Gene, CYP21A und CYP21B, die mit den beiden Genen für das C_4-Komplement und denen für Tenascin-X einen Cluster inmitten des HLA-Locus auf dem kurzen Arm von Chromosom 6 (6p21.3) bilden. Das CYP21B-Gen ist das aktive Gen, das CYP21A-Gen ein Pseudogen. Eine genauere Darstellung findet sich in Kap. 21.

5.1.1.6
Cortisol und Corticosteron; Aldosteron

Die Endprodukte der adrenalen C_{21}-Steroid-Synthese werden zunächst durch weitere in den Mitochondrien stattfindenden Hydroxylierungen erreicht:

- Hydroxylierung an C_{11} in β-Stellung; es entstehen Cortisol und Corticosteron,
- Hydroxylierung an C_{18} mit nachfolgender Oxidierung an C_{18}; es entsteht Aldosteron,
- ➤ *Enzym: P 450c$_{11}$.*

Das menschliche Genom hat 2 auf Chromosom 8 (8q13–8q22) liegende Gene (CYP11B1, CYP11B2), die jeweils P 450c$_{11}$-Proteine mit einer Sequenzanalogie von 93 % kodieren. Das CYP11B1 wird ACTH-abhängig in den Zonae fascicularis und reticularis exprimiert und kodiert für die P 450c$_{11}$β genannte exklusive C_{11}β-Hydroxylase-Aktivität mit Bildung des Cortisols.

Das CYP11B2-Gen, über Angiotensin II, Natrium und Kalium reguliert, wird ausschließlich in der Zona glomerulosa exprimiert und kodiert für das seine Aktivität zusammenfassend bezeichnete Enzym P 450c$_{11}$AS (Aldosteronsynthetase [301]); dieses Enzym hat Aktivitäten im Sinne einer 11β-Hydroxylase, einer 18-Hydroxylase [früheres Synonym: P 450c$_{11}$CMO I (CMO = Corticosteronmethyltransferase)] und einer 18-Oxydase (früheres Synonym: P 450c$_{11}$CMO II). Aldosteron kann als Dihydroxyaldehyd oder als Cyclohemiacetal vorliegen; letztere Form erscheint in vivo dominierend.

5.1.1.7
Andere, die Steroidbildung modulierende Enzyme

In der Nebennierenrinde findet eine Reihe von Umformungen der synthetisierten Steroide statt. Die so entstandenen Hormone, wie etwa Testosteron oder Östrogene, werden vorrangig in den für sie spezifischen Organsystemen gebildet. Die NNR stellt in diesem Zusammenhang eine Art Restresonanz aus dem Verlauf der biologisch-evolutionären Entwicklung dar. Eine durchaus wesentliche Ausnahme bilden die Steroidsulfotransferase und die Sulfatase; Steroidsulfate können im Sinne der oben erwähnten Syntheseeinheit (s. 5.1.1) von der Cholesterolebene an als Sulfate synthetisiert und regulativ über die Sulfatase in die native Form überführt werden. Ein solcher Prozeß ist z. B. in der fetalen NNR und der Plazenta maßgeblich für die Größenordnung, in der freies DHEA für die Östrogensynthese verfügbar ist.

Im folgenden sind die verschiedenen zusätzlichen enzymatischen Aktivitäten zusammengestellt.

17-Ketosteroid-Reductase. Synonym: 17β-Hydroxysteroid-Oxidoreductase; Beispiel: Δ^4-Androstendion → Testosteron.

P 450aro (Aromatase) wird von einem einzelnen Gen (15q21.1) kodiert; gewebespezifische Transkription in Plazenta, Ovar und Fettgewebe; überführt C_{19}-Androgene in Östrogene über 2 Hydroxylierungen an der C_{19}-Methylgruppe und einer dritten an C_2, wodurch das C_{19}-Atom eliminiert und im A-Ring die Aromatisation erreicht wird.

5α-Reductase konvertiert Testosteron zu Dihydrotestosteron; membrangebundenes, nicht zur P 450-Familie gehörendes Enzym; 2 unterschiedliche Isoenzyme Typ I und II; Typ I wird von einem Gen auf dem kurzen Arm von Chromosom 5 kodiert, das fetal nicht exprimiert wird und beim Neugeborenen kurz in der Haut, dann erst wieder zur Zeit der Pubertät gefunden wird. Typ II wird von einem Gen auf Chromosom 2 (2p23) kodiert, das in der Genitalhaut des Feten und in der Prostata exprimiert wird und für das typische klinische Bild des 5α-Reductase-Mangels verantwortlich ist (s. Kap. 23).

11β-Hydroxysteroid-Dehydrogenase/11β-Oxidoreductase überführt Cortisol reversibel in Cortison; das kodierende Gen wurde kloniert; das Enzym wird als physiologischer Mechanismus angesehen, mit dem eine Zielorganspezifität des primär unspezifischen Mineralocorticoidrezeptors erreicht wird. Da die 11β-HSD Cortisol zu Cortison „inaktiviert“, wird die Überflutung des Rezeptors mit dem Glucocorticoid vermieden. S. Syndrom des „apparent mineralocorticoid excess“ (5.5.3.3).

5.1.2 Transport der Nebennierenrindenhormone im Blut

Die steroidbildenden Zellen haben praktisch keine Speicherfunktion. Die synthetisierten Hormone werden direkt in die Blutbahn abgegeben und ganz überwiegend an *Trägerproteine* gebunden. Physiologisch ist dies in verschiedener Hinsicht bedeutsam.

Zunächst ermöglicht diese Bindung für die meist hydrophoben Steroide einen optimalen Transport im wässrigen Medium Blut. Wichtiger ist aber, daß gebundene Steroidhormone biologisch inaktiv sind; sie können also mit dem Blutstrom zu allen Zellen transportiert werden, ohne unmittelbar metabolischen Veränderungen zu unterliegen. Die funktionellen Eigenschaften der Hormon-Protein-Bindung sind so ausgelegt, daß die Bindung am Zielgewebe dissoziiert und das aktive Hormon vom Rezeptor der Zielzelle aufgenommen werden kann. Dieser Vorgang wiederum unterhält die Dissoziation.

In diesem Zusammenhang sind ältere Studien bedeutsam, die darauf hinweisen, daß die Bindungsproteine auch den Durchtritt der Steroide durch das Endothel der Kapillarwände erleichtern. Dieser Effekt hängt offenbar von der Bindungsaffinität des Trägerproteins ab [314]. Er ist möglicherweise Teilaspekt eines systematischen Einflusses, den Bindungsproteine auf die Modulation der Steroid-Rezeptor-Interaktion im Rahmen eines Carriersystems haben [126].

Die Bindung an ein Transportprotein gewährleistet gleichzeitig, daß die Zielgewebe nicht ungesteuert der Hormonwirkung ausgesetzt sind. Die Kapazität der steroidbindenden Serumproteine ist stets größer als die physiologische Konzentration des Hormons, so daß auch bei nennenswerten Oszillationen der Gesamtkonzentration eines Hormons diejenige der biologisch aktiven Fraktion weitgehend konstantgehalten werden kann. Gebundenes Cortisol wird nicht über die Niere ausgeschieden; auch sprechen In-vitro-Untersuchungen dafür, daß der Abbau durch Leberenzyme durch die Eiweißbindung verzögert wird.

Die dargestellte physiologische Bedeutung der Hormonbindung erklärt, daß 80–90 % der sezernierten NNR-Steroide vom C_{21}-Typ an Plasmaproteine gebunden werden. Typspezifisch ist das *„corticosteroid binding globulin"* (CBG), auch Transcortin genannt. Das α-Globulin CBG ist ein 25-kD-Glykoprotein mit einem ca. 26 %igen Kohlenhydratanteil. Es hat eine hohe Affinität zu Cortisol und Corticosteron und bindet darüber hinaus eine Reihe ähnlicher Steroide wie 11-Desoxycorticosteron, 11-Desoxycortisol oder Progesteron [8, 314].

Die Bindungskapazität ist bei etwa 40 µg/dl Cortisol im Plasma abgesättigt. Dies ändert sich, wenn die Konzentration von CBG erhöht oder erniedrigt ist oder funktionell defekte Formen vorliegen. Geläufig ist die östrogenabhängige Erhöhung des CBG (Schwangerschaft, hormonale Kontrazeptiva), die mit einer entsprechenden Erhöhung der (Gesamt-) Cortisolkonzentration einhergeht. Andere Ursachen für eine erhöhte oder verminderte CBG-Konzentration wurden beschrieben [193].

Ist die CBG-Kapazität abgesättigt, wird ein großer Teil der Steroide an *Albumin* gebunden. Der Anteil des freien Cortisols nimmt progredient zu. Dieser Effekt ist nach ACTH sehr gut darzustellen. Das freie Cortisol im Harn, das eng mit der freien Fraktion des Plasmacortisols korreliert, steigt exponentiell an [280–282]. Cortisol im Plasma oder Serum kann auch direkt gemessen werden. Unter basalen Bedingungen findet sich bei Gesunden ein Anteil an der Gesamtkonzentration von 5–15 % [87, 314].

In früheren Untersuchungen wird eine dem Plasmagesamtcortisol entsprechende diurnale Änderung der CBG-Bindungskapazität für Cortisol mit einem Minimum zwischen 24 und 4 Uhr und einem Maximum zwischen 12 und 16 Uhr beschrieben. Eine vergleichbare Fluktuation der Bindungsaffinität für Corticosteron fand sich nicht. Gegenläufige Minima und Maxima wurden für 11-Desoxycortisol und Cortison gefunden. Anhand dieser Ergebnisse ist zu diskutieren, ob die diurnale Cortisolrhythmik die Verteilung und den Metabolismus anderer Steroide dadurch beeinflußt, daß die Zahl der verfügbaren Bindungsstellen am CBG-Molekül verändert wird [8].

Bemerkenswert ist die Beobachtung, daß Prednisolon im Gegensatz zu fast allen anderen synthetischen Steroiden eine dem Cortisol vergleichbare Affinität zu CBG hat [8]. Die Affinität für Cortisolmetabolite und für Aldosteron bleibt sehr gering. Aldosteron wird im wesentlichen an Albumin gebunden. Dies gilt auch für die typischen adrenalen Androgene, während Testosterone und Östrogene sowohl an Albumin als auch an ein spezifisches *sexualhormonbindendes Globulin* (SHBG) gebunden transportiert werden (s. auch Kap. 6 und 7).

5.1.3 Metabolismus der Nebennierenrindenhormone

Der Abbau der Corticosteroide folgt, ähnlich wie die Synthese, einem weitgehend durchgängigen Schema. Die originären NNR-Hormone werden zunächst in der Niere aus dem Primärfiltrat zu 85–95 % reabsorbiert, so daß sie in der Leber metabolisch verändert werden können. Dadurch nimmt ihre Wasserlöslichkeit zu und sie sind dann renal ausscheidungsfähig. Man unterscheidet bei den C_{21}-Steroiden im wesentlichen 5 Stufen der Abbauvorgänge (Abb. 5.3, Modellsubstanz Cortisol, und Tabelle 5.1):

Abb. 5.3. Prinzip des Steroidmetabolismus

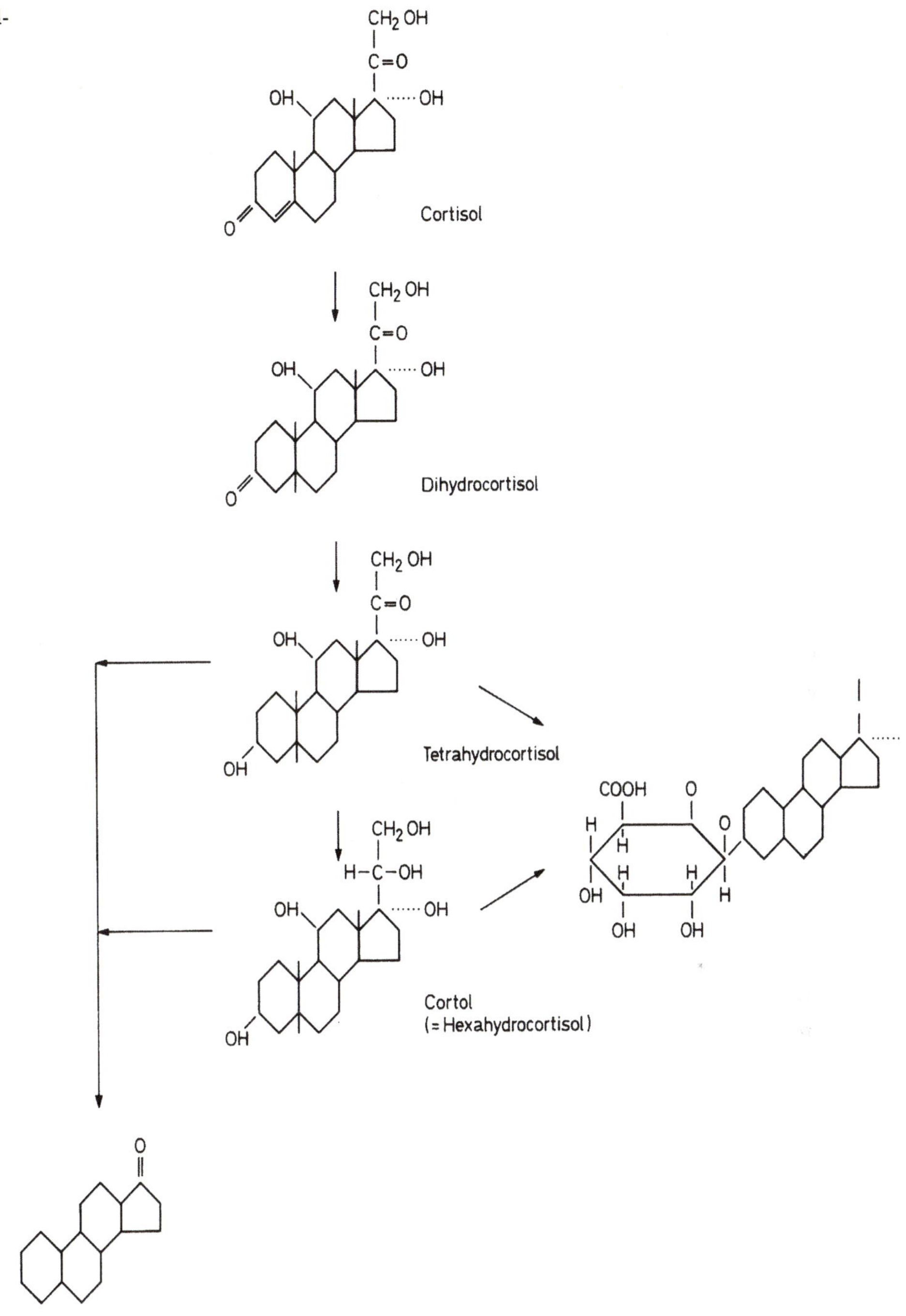

Cortisol

Dihydrocortisol

Tetrahydrocortisol

Cortol (= Hexahydrocortisol)

C-17-Ketosteroide

- 1. Reduktion der Doppelbindung an C_4–C_5,
- 2. Reduktion der Ketogruppe an C_3,
- 3. Reduktion der Ketogruppe an C_{20},
- 4. Abspaltung der Seitenkette an C_{17},
- 5. Esterbildung.

Die Reduktion der Doppelbindung an C_4/C_5 ist NADPH-abhängig und irreversibel. Diese Reaktion bestimmt offenbar die Kinetik des gesamten metabolischen Programms. In zeitlich engem Zusammenhang mit der Reduktion der C_4/C_5-Doppelbindung läuft die Reduktion an C_3 ab. Es entstehen Tetrahydroderivate, die durch eine weitere Reduktion an C_{20} zu hexahydrierten Metaboliten umgewandelt werden. Die Seitenkette an C_{17} wird bei etwa 10 % des Steroidmaterials vom C_{21}-Typ abgespalten, so daß C_{17}-Ketosteroide entstehen. Schließlich erfolgt für den ganz überwiegenden Teil der Steroidmetabolite eine Veresterung mit Glucuronsäure; sie werden damit wasserlöslich und über die Niere ausgeschieden. Die Esterbildung mit Schwefelsäure ist eine andere, weit weniger genutzte Variante.

Tabelle 5.1. Plasma-/Serumsteroide und ihre Harnmetaboliten

Plasma oder Serum	Harn
Cortisol/Cortison	Freies Cortisol, THE, THF, Allo-THF, Cortol, Allocortol, Cortolon, 11β-Hydroxyätiocholanolon, 11-Oxoätiocholanolon
11-Desoxycortisol	THS
17α-Hydroxyprogesteron	Pregnantriol
Corticosteron	THB
11-Desoxycorticosteron	TH-DOC
11-Dehydrocorticosteron	THA
Aldosteron	TH-Aldosteron, Aldosteron-18-Glucuronid
Progesteron	Pregnandiol
Androstendion	Androsteron, Ätiocholanolon
DHEA/DHEAS	16α-, 17β-, 7α-Hydroxyformen, Δ^5-Androstendiol (-sulfat)

Folgende Abkürzungen sind gebräuchlich: *F* Cortisol, *E* Cortison, *S* 11-Desoxycortisol, *B* Corticosteron, *A* 11-Dehydrocorticosteron, *DOC* 11-Desoxycorticosteron, *DHEA(S)* Dehydroepiandrosteron (-sulfat), *TH* Tetrahydro.

Spezielle Aspekte zum Metabolismus der adrenalen Endprodukte

Die Halbwertszeit von *Cortisol* wird mit 80–120 min angegeben bei einer Sekretionsrate von 5,7–6,8 mg/m^2 KO/Tag (Range der Mittelwerte aus 3 verschiedenen Studien [63, 132, 165]). Cortisol zeigt mit Cortison eine Interkonversion, bei der das Gleichgewicht zugunsten des Cortisols vorgegeben ist. Die Cortisolmetaboliten werden zu über 90 % über den Harn ausgeschieden. Die Rolle des freien Cortisols im Harn wurde bereits im Zusammenhang mit der Eiweißbindung angesprochen. Nur knapp 1 % des gebildeten Cortisols wird unverändert ausgeschieden, unter normalen Bedingungen im Mittel 20–40 µg/m^2/Tag [282]; zur diagnostischen Bedeutung s. Cushing-Syndrom in 5.5.1.

Corticosteron und Desoxycorticosteron (DOC) unterliegen bei kürzerer Halbwertszeit einem gleichartigen Metabolismus bei höherer C_{21}-Sulfat-Bildung, werden aber auch in den Darm ausgeschieden; dies gilt v. a. für DOC.

Der Metabolismus von *Aldosteron* verläuft rasch (Halbwertszeit 15 min), ca. 35 % werden als Tetrahydroaldosteronglucuronide, etwa 20 % als C_{18}-Glucuronide („acid labile conjugate") ausgeschieden. Die verbleibende Hälfte wird zu zahlreichen anderen Derivaten metabolisiert. Aldosteron wird als freies Hormon allenfalls unterhalb der 0,1 %-Grenze im Harn ausgeschieden. Vom typischen Muster der Derivatisierung abweichend wird die OH-Gruppe an $C_{11}\beta$ nicht oxidiert, was auf die größere Stabilität des Moleküls durch die Hemiacetalform zurückgeführt wird.

Die *adrenalen Androgene* werden als Konjugate im Harn ausgeschieden, kleine Mengen auch im Darm. Originär in der NNR synthetisiertes DHEAS kann hingegen unverändert ausgeschieden werden, während es, soweit in Leber und Niere entstanden, in typischer Weise über Hydroxylierungen an C_7 und C_{16} sowie über eine 17β-Reduktion metabolisiert wird. DHEA wird teilweise und dann irreversibel zu Δ^4-Androstendion umgewandelt; dieses kann vorrangig in peripheren Geweben zu Testosteron umgesetzt oder zu Androsteron bzw. Ätiocholanolon metabolisiert werden.

Als *physiologische Besonderheit im Neugeborenenalter* sei erwähnt, daß der Anteil von Steroiden mit Δ^5-Konfiguration, der im Plasma wie im Harn gefunden wird, relativ hoch ist. Hier spiegeln sich die fetal niedrige Aktivität der 3β-HSD und die erst beginnende postnatale Adaptation des frühen Syntheseweges der NNR-Hormone wider. Auch finden sich vorherrschend oxidierte Formen (Cortison und Metaboliten) sowie 5α-Pregnanderivate, und es dominiert noch die Sulfokonjugation an C_{21}. Somit ist also in der ganz frühen Lebensphase das typische Muster des Metabolismus ebenfalls noch nicht erreicht [54, 97].

Schließlich sind noch *andere* als die erwähnten metabolischen *Hydroxylierungen* möglich (1β, 6α, 6β). Die 6β-Hydroxylierung spielt wiederum vornehmlich bei Neugeborenen, aber auch in der Schwangerschaft und bei Lebererkrankungen eine Rolle. Sie ist normalerweise von unwesentlichem Ausmaß.

5.1.4 Steroidkonzentrationen in Serum und Harn

Steroide können biochemisch mit exakten Konzentrationsangaben gemessen werden. Die Analysemethoden müssen nach methodenkritischen Gesichtspunkten qualifiziert sein. Dies ist die absolut unverzichtbare Voraussetzung dafür, Meßwerte in Diagnostik und Therapie oder im wissenschaftlichen Laborexperiment aussagefähig zu nutzen (s. Kap. 2).

Weiterhin sind systematische Abhängigkeiten der gemessenen Parameter – z. B. die Abhängigkeit von der Tageszeit, dem Alter, der Körperoberfläche oder von bestimmten funktionellen Zuständen (Zyklustag, Hydratation o. ä.) – zu berücksichtigen. Auch sind Ergebnisse von Funktionstests nur dann richtig zu deuten, wenn für das verwendete Design Normwerte vorliegen und die biologische Entwicklungssituation in die Beurteilung eingeht.

Im Harn findet sich ein typisches Steroidspektrum, das heute vornehmlich gaschromatographisch-massenspektrometrisch analysiert wird. Dies hat gegenüber Einzelbestimmungen der Plasmasteroidkonzentration den Vorteil, eine Art integrale Bewertung der fluktuierenden Konzentrationen im Blut zu ermöglichen, wenn eine 24-h-Harnprobe untersucht wird. Andererseits ergeben engmaschige Bestimmungen der Serumkonzentrationen, ebenfalls über 24 h, genaue Einblicke in die Sekretionsmodalitäten. In der klinischen Routine ist es zunächst ausreichend, gezielt indizierte Parameter als punktuelle Werte zu messen. Normwerte finden sich in Kap. 25.

Resümiert seien noch einmal die Halbwertszeiten; sie betragen für Cortisol im Mittel 110 min, für Corticosteron 90 min, für Aldosteron 15–30 min in Abhängigkeit vom Verteilungsraum. Im Vergleich dazu ist für synthetische Steroide vom Prednisontyp die Halbwertszeit etwa doppelt so lang wie für Cortisol. Eine Halogenierung an C_9 verzögert den Metabolismus nachhaltig, was die erhöhte Wirkung dieser Derivate erklärt.

5.2 Regulation der adrenalen Hormonsekretion

5.2.1 Cortisol

Cortisol ist im Plasma oder Serum in einer Konzentration von 5–25 μg/dl meßbar. Als Sekretionsrate werden, wie bereits erwähnt, Mittelwerte zwischen 5,7 und 6,8 mg/m²/Tag angegeben [63, 132, 165].

Die Cortisolsekretion verläuft episodisch und reflektiert die ACTH-Sekretion. Phasen sehr niedriger Cortisolwerte ohne ersichtlichen Bezug zur ACTH-Ausschüttung haben Zweifel an einer einfachen negativen Feedbackkontrolle durch den Plasmacortisolwert als alleinige Leitgröße aufkommen lassen [22, 68, 117, 137]. Das negative Feedback, das aus verschieden schnell reagierenden Komponenten besteht [67, 130, 319], ist offenbar in ein biologisch differenziertes Aktivitätsmuster des CRH-ACTH-NNR-Systems eingebunden. Die charakteristischen Merkmale sind dabei die eigenständige Rhythmizität der hypothalamischen CRH-Ausschüttung, der Tag-Nacht-Wechsel, funktionelle metabolische Abläufe durch die Nahrungsaufnahme und eine regulative Eigenschaft der Nebennierenrinde selbst, möglicherweise durch eine neural vermittelte geringere ACTH-Sensitivität in der Nacht [50].

So entsteht eine typische, ACTH-modulierte diurnale Rhythmik der Cortisolkonzentrationen mit einem Maximum zwischen 6 und 9 Uhr morgens und einem Minimum gegen 2 Uhr nachts (Abb. 5.4). Der endogene Rhythmus des CRH-ACTH-NNR-Systems etabliert sich schrittweise nach dem 1. Lebensjahr und wird als funktionell stabil mit etwa 8 Jahren beschrieben [117, 137, 229]. Zeitliche Verschiebungen der ACTH-Cortisol-Rhythmik entstehen bei Übergang in eine andere Zeitzone etwa innerhalb von 2–3 Wochen, wenn alle variablen Komponenten des regulativen Musters, also Tag-/Nachtzeit, Schlaf/Aktivität und Zeiten der Nahrungsaufnahme, gemeinsam geändert werden.

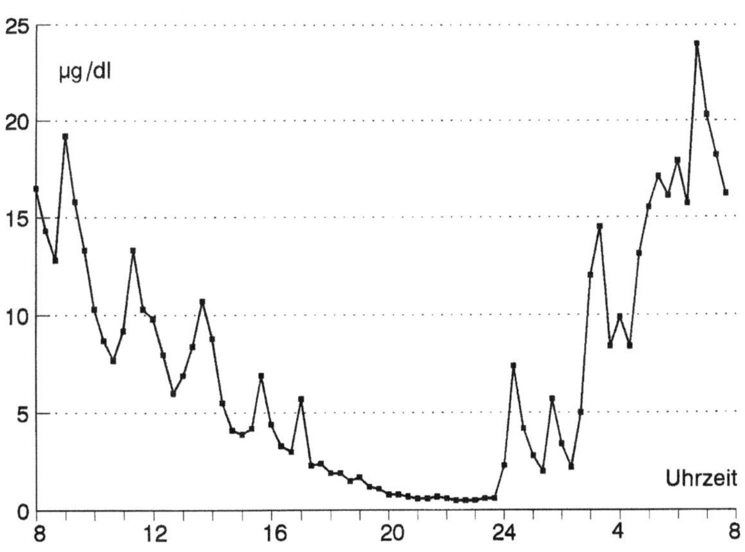

Abb. 5.4. Spontankonzentrationen von Cortisol über 24 h bei 10jährigem Mädchen

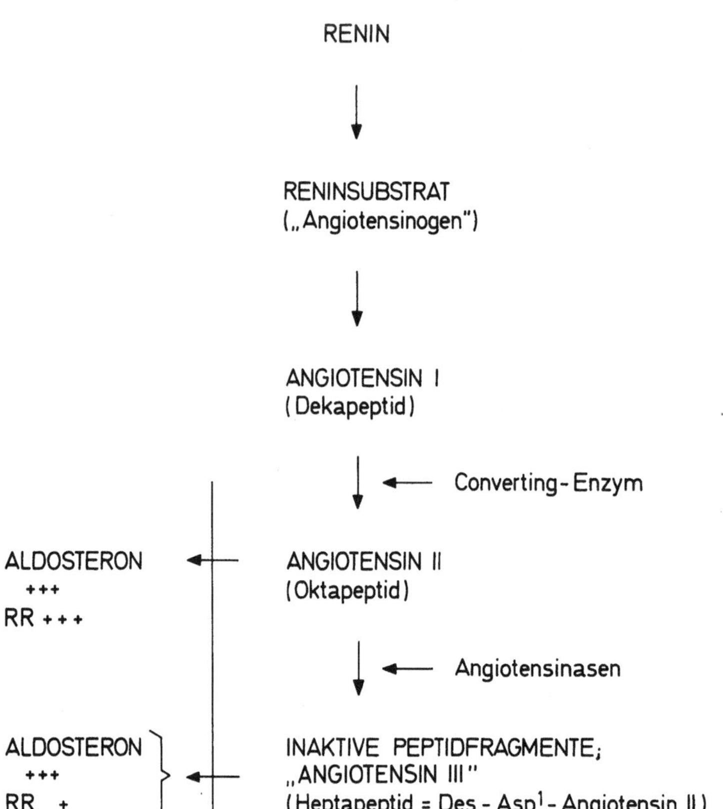

Abb. 5.5. Wirkungskette des Renin-Angiotensin-Systems

5.2.2 Aldosteron

Die Sekretion von Aldosteron wird in erster Linie durch das Renin-Angiotensin- System kontrolliert (Abb. 5.5). Darüber hinaus spielen Natrium, Kalium, Serotonin und Prostaglandine eine modifizierende Rolle. Daß ACTH die Aldosteronsekretion stimulieren kann, steht außer Frage, jedoch hat dieser Effekt keine weitergehende Bedeutung, wie dies auch Versuche mit Dexamethasonsuppression zeigen konnten [252]. Als ein die Aldosteronsynthese hemmendes Hormon ist das atriale natriuretische Peptid (ANP) eine regulativ bedeutsame Substanz (s. auch Kap. 11).

Die episodische Fluktuation der Aldosteronspiegel zeigt eine Synchronisation mit der Cortisolrhythmik, was wiederum auf eine übergeordnete Strukturierung der adrenalen Sekretion unter physiologischen Basalbedingungen hinweist.

5.2.3 Androgene

Von den adrenalen Androgenen wird DHEA basal episodisch und weitgehend synchron mit Cortisol sezerniert. DHEAS zeigt diese Korrelation weit weniger [252]. Auch die Sekretion des Androstendions führt zu fluktuierenden Plasmaspiegeln, die sich an der Cortisolrhythmik orientieren.

Es ist sicher, daß ACTH die Bildung der adrenalen Androgene aktuell stimulieren kann. Aber die Kontrolle v. a. der basalen Konzentrationen der NNR-Androgene ist mit einem Feedback zur ACTH-Sekretion nicht erklärt. Während die Cortisolkonzentrationen jenseits der Neugeborenenphase im Rahmen der geschilderten Sekretionsmodalitäten praktisch lebenslang konstantbleiben, kommt es zwischen dem 6. und 9. Lebensjahr zu einem selektiven Anstieg der basalen Werte für die adrenalen Androgene. Dieses physiologische und eigenständige biologische Reifungsmerkmal wird als *Adrenarche* bezeichnet, die sich quantitativ bis in die pubertäre Phase fortsetzt (s. auch Kap. 12–14).

Welche regulativ-entwicklungsbiologischen Abläufe die Adrenarche einleiten und weiterentwickeln, ist nach wie vor eine ungelöste Frage, nachdem die Adrenarche unbestritten weder von ACTH oder Angiotensin noch von den Gonadotropinen abhängt. In den 80er Jahren wurde ein „cortical androgen stimulating hormone" (CASH) beschrieben, bei dem es sich um ein 18 Aminosäuren umfassendes Peptid handele, das mit einem Teil des Joiningpeptids des hypophysären Proopiomelanocortins (POMC) identisch sei und sich als „Scharnierpeptid" am N-terminalen Ende des

POMC an ACTH anschließe [235, 236]. Jüngere Untersuchungen mit entsprechenden Peptiden konnten eine androgenstimulierende Wirkung nicht nachweisen; somit bleibt die Existenz eines derartigen Hormons weiter ungewiß [188, 239, 251]. Als Alternative wird diskutiert, ob die Adrenarche nicht auf einer molekular regulierten Änderung des Verhältnisses von 17α-Reductase (Elektronendonator) und 17,20-Lyase beruht [192].

Eine regulative Rolle spielen die adrenalen Androgene selbst bei der plazentaren Östrogenbildung innerhalb der sog. *fetoplazentaren Einheit.* Während plazentar gebildetes Östron und Östradiol aus etwa gleichen Anteilen des von der Mutter und dem Feten gebildeten DHEA stammen, ist 16-OH-DHEAS der wichtigste „precursor" der Östriolsynthese. In der 2. Hälfte der Schwangerschaft steigt der fetale Anteil des 16-OH-DHEAS für die Östriolbildung auf bis zu 90 %. Eine eigenständige Steroidsynthese in der Plazenta ist zwar mangels entsprechender Enzymausstattung nicht möglich, im Rahmen der fetoplazentaren Einheit ist aber die plazentare Sulfatase- und Aromataseaktivität sehr hoch [31].

5.3 Wirkung der Nebennierenrindenhormone

Die Bedeutung der NNR-Hormone besteht v. a. darin, daß sie aus vitaler Notwendigkeit für alle Organfunktionen ausreichend verfügbar sein müssen. Die spezielle Wirkungsweise der originären Corticosteroide wie auch zahlreicher synthetischer Derivate ist zwar weitgehend an die jeweilige chemische Struktur gebunden, der molekulare Wirkungsmechanismus folgt aber einem steroidtypischen Schema (s. Kap. 1).

Von der biochemischen Struktur und der Wirkungscharakteristik her können die Corticosteroide in *Glucocorticoide* (mit $C_{17}\alpha$-Hydroxylgruppe), *Mineralocorticoide* (keine $C_{17}\alpha$-Hydroxylgruppe) und in *Androgene* (C_{19}-Steroide) eingeteilt werden. Es besteht jedoch keine scharfe funktionelle Trennung; die Zuordnung berücksichtigt die *vorherrschende* Wirkung des jeweiligen Steroids.

5.3.1 Glucocorticoide

NNR-Hormone, die zu dieser Steroidgruppe zu rechnen sind, weisen eine Reihe von typspezifischen Wirkungen auf. Sie sind in den folgenden Absätzen in ihren wesentlichen Punkten skizziert.

„Gluconeogenetische" Wirkung

Unter dem Einfluß etwa von Cortisol als dem wichtigsten Hormon dieser Kategorie werden *Kohlenhydrate aus Aminosäuren* gebildet, wobei Eiweiß mobilisiert und metabolisiert wird. Während die gluconeogenetischen Wirkungen von Cortisol und Cortison praktisch gleich sind, beträgt sie für Corticosteron etwa 30 % derjenigen von Cortisol. Diese Gluconeogenese findet fast ausschließlich in der Leber und zu sehr geringem Teil in der Niere und den Darmepithelien statt. Sie bedeutet eine funktionelle Absicherung des Blutglucosespiegels in der Nüchternphase, so daß die Glykogenreserven der Leber nicht eingesetzt werden müssen. Im Rahmen der hepatischen Gluconeogenese stimulieren Glucocorticoide die Proteinsynthese in der Leber (im Gegensatz zur Peripherie, s. unten) und die Zunahme verschiedener Transaminasen und anderer Enzyme [46, 64].

Kommt es zu einer *pathologischen Glucocorticoiderhöhung*, wird die Aufnahme und Verwertung von Glucose in den peripheren Geweben vermindert; es entsteht eine Hyperglykämie, die sekundär erhöhte Insulinspiegel (basal und glucosestimuliert) hervorruft. Eine Insulinresistenz kann vorrangig auf der Postinsulinrezeptorebene entstehen. Bei *unzureichender* Versorgung des Organismus mit Glucocorticoiden sind Glucosebildung und hepatische Glykogenreserve rasch vermindert; es können Hypoglykämien auftreten.

Wirkung auf den Fetthaushalt

Ein Teil der durch Gluconeogenese entstandenen Glucose wird *in Fett umgewandelt.* Der Glucoseumsatz ist erhöht und bewirkt eine Anhebung des Blutzuckers um etwa 10–20mg%. Kontrolliert werden diese den Kohlenhydrat- und Fetthaushalt verknüpfenden Vorgänge über die Insulinausschüttung.

Prinzipiell erhöhen Glucocorticoide das Substrat für die Gluconeogenese über eine Anregung der Lipolyse. Die Glucoseaufnahme wird gehemmt, wodurch es zu einer herabgesetzten Wiederveresterungsrate der freien Fettsäuren kommt; diese sind nicht primär für die Gluconeogenese einzusetzen, stellen aber einen Energiepool für die gluconeogenetische Verwendung anderer Substrate dar.

Wirkung auf den Eiweißhaushalt

Glucocorticoide wirken prinzipiell *eiweißkatabol*; es kommt dosisabhängig zur negativen Stickstoffbilanz. Glucocorticoide hemmen die Synthese von Eiweiß und RNA und fördern gleichzeitig ihren Abbau in peripheren Geweben, insbesondere in der Muskulatur. Dieser Effekt dominiert über gelegentliche stimulierende Wirkungen, die lediglich in der Leber umfassend sind.

Klinische Bedeutung bekommt dieser Effekt bei einer pathologischen Steroidüberproduktion oder bei Steroidgaben in pharmakologischen Dosen.

Wirkung auf den Calcium-, Phosphat- und Mineralhaushalt

Im *Calcium- und Phosphathaushalt* fördern Glucocorticoide die Calcium- und Phosphatausscheidung; sie hemmen die Resorption von Calcium aus dem Darm, die Rückresorption in den Nierentubuli ebenso wie die Mobilisation aus dem Skelett. Diese Effekte werden normalerweise in die den Calcium- und Phosphathaushalt primär modulierenden Stoffwechselabläufe integriert.

Erhöhte Glucocorticoidspiegel verstärken diese Wirkungen in eine pathologische Dimension. Es entsteht eine Neigung zu erniedrigten Calcium- und Phosphatwerten. Zusammen mit einer unmittelbaren Steroidwirkung auf die Nebenschildrüsen kommt es zu einer Mehrproduktion von Parathormon (PTH) und 1α,25-Dihydroxy-D_3, wodurch eine hypokalzämische Reaktion abgemildert wird. Letztlich resultiert aber durch verminderte Osteoblasten- und erhöhte Osteoklastenaktivität ein verminderter Mineralgehalt des Knochens (ansonsten s. Kap. 8).

Der Effekt von Cortisol auf den *Natrium- und Kaliumstoffwechsel* ist dosis- und zeitabhängig. Im Prinzip besteht eine typische, im Vergleich zu Aldosteron aber minimale (Faktor 1 : 1000) physiologische Mineralocorticoidwirkung, d. h. Natriumretention und Kaliumausscheidung.

Bei unphysiologischen Dosen und längerer Gabe kann anfangs eine Hyperkaliämie bestehen, obgleich die Harnausscheidung von Kalium hoch ist. Dies zeigt, daß Cortisol zunächst den Kaliumtransport aus den Zellen in den Extrazellularraum fördert. Im weiteren Verlauf kann sich möglicherweise durch eine Zunahme des Leberglykogens der Primäreffekt auf Natrium und Kalium umkehren. Intrazellulär wird Kalium durch Natrium und Wasserstoffionen ersetzt, so daß es durch eine veränderte Kaliumverteilung zur metabolischen Alkalose kommt, da weder die Wasserstoffionenausscheidung noch die Bicarbonatreabsorption unmittelbar beeinflußt werden.

Wirkung auf Immun- und Entzündungsreaktionen

Unter bestimmten therapeutischen Gesichtspunkten sind die *antiphlogistische* und die *immunsuppressive Wirkung* der Glucocorticoide zu nennen. Dazu sind pharmakologische Dosen notwendig, die deutlich höher als 50 mg/m^2 KO Hydrocortison tgl. liegen. Meist werden synthetische Glucocorticoide verwendet, deren Äquivalenzdosen beachtet werden müssen (s. auch Tabelle 5.8). Diese variieren entsprechend der Pharmakodynamik des jeweiligen Steroids zeitabhängig.

Glucocorticoide hemmen in erhöhter Dosis immunologische Reaktionen auf allen Ebenen wie die Makrophagen-, B- und T-Zell-Funktion, die Antikörperbildung oder die Aktivierung von lokalen Effektorsubstanzen. Die Steroidwirkung ist hinsichtlich der verschiedenen Elemente des Immunsystems differenziert; sie verursacht offenbar keine Dauerschädigung [261].

Vasoaktive und entzündliche Reaktionen werden insbesondere durch Prostaglandine, Kinine und Leukotriene vermittelt. Vorläufersubstanz ist die über die Phospholipase-A_2-Aktivität entstehende Arachidonsäure, aus der die Eicosanoide gebildet werden können, eine Gruppe von Substanzen, zu denen Prostaglandine und Leukotriene gehören [75, 89, 92, 150, 207]. Glucocorticoide hemmen die Phospholipase A_2 und damit die Eicosanoidbildung. Sie blockieren teilweise auch die Wirkung einzelner Substanzen wie Bradykinin oder die Ausschüttung von Histamin bzw. Leukotrienen.

Wirkung auf Wachstum und pubertäre Entwicklung

Eine unphysiologisch erhöhte Glucocorticoidkonzentration hemmt das Längenwachstum, die Skelettreifung sowie die pubertäre Entwicklung bzw. später die reproduktive Funktion. Diese klinisch wichtigen Nebenwirkungen, deren Mechanismus komplex ist, sollten bei allen längerfristigen Verordnungen von Glucocorticoiden abwägend diskutiert werden.

Andere Wirkungen der Glucocorticoide

- Steigerung der glomerulären Filtration,
- permissive Wirkung auf die Wirkung der Katecholamine,
- Eosino- und Monozytopenie,
- Thrombozytose,
- lympholytische Aktivität,
- thymolytische Aktivität,
- stabilisierende Wirkung auf das kardiovaskuläre System.

5.3.2 Mineralocorticoide

Als typische Mineralocorticoide sind Aldosteron und sein Vorläufer C_{11}-Desoxycorticosteron (durch hohen proteingebundenen Anteil 30- bis 40mal schwächere Wirkung) zu nennen.

Aldosteron führt zur Kalium- und Wasserstoffionenausscheidung und zur Natriumrückresorption. Es beeinflußt also maßgeblich das Volumen der extra- und intrazellulären Flüssigkeit. Auch die Ausscheidung von Magnesium- und Ammoniumionen ist unter Aldosteron gesteigert. Beim Menschen greifen die Mineralocorticoide vornehmlich an den Nierentubuli an; andere Erfolgsorgane sind Darm, Speichel- und Schweißdrüsen.

Aldosteron hat unter physiologischen Bedingungen keine Glucocorticoidwirkung, auch fehlen antiphlogistische Eigenschaften und ein Hemmeffekt auf die ACTH-Sekretion. Man nimmt an, daß täglich 100–300 μg Aldosteron gebildet werden. Das therapeutisch meist verwendete synthetische Mineralocorticoid ist das 9α-Fluorocortisol (s. auch S. 122 ff).

Weitere Einzelheiten zur Regulation des Salz-Wasser-Haushalts sind in Kap. 11 erläutert.

5.3.3 Androgene

Die adrenalen Androgene DHEA, DHEAS, Androstendion und 11β-Hydroxyandrostendion werden ACTH-abhängig in nennenswerten Mengen gebildet. Die physiologische Bedeutung dieser Hormone ist nicht unmittelbar zu erkennen. Ihre eigene androgene Potenz ist relativ gering, so daß eine entsprechende Wirkung nur unter pathologischen Bedingungen klinisch auffällig wird. Als direkte Wirkung der physiologischen Konzentrationen ist beim weiblichen Geschlecht die Stimulation der Pubes- und der Axilbehaarung zur Zeit der Pubertät zu nennen. (Zur Adrenarche s. Kap. 5.2 sowie 12, 14, 15 und 21.)

Die adrenalen Androgene sind v. a. bedeutsame Precursorhormone, die meist peripher in potente Androgene und Östrogene umgewandelt werden (s. Kap. 6, 7, 21). Teilweise können ihre Metaboliten biologisch aktiv sein. Als Beispiel sei das als pathologische Störung aufzufassende Ätiocholanolonfieber genannt, bei dem die 5α-Wasserstoffkonfiguration entscheidend ist [123].

5.4 Untersuchungsmethoden

Jede gestörte Funktion der Nebennierenrinde ist zwangsläufig eine endokrine Erkrankung. Begründen Anamnese und klinischer Befund einen entsprechenden Verdacht, wird das diagnostische Konzept die in der folgenden Übersicht aufgelisteten Untersuchungsverfahren zielgerichtet berücksichtigen. Testverfahren und Normalwerte sind in Kap. 25 zusammengefaßt.

Früher angewandte Verfahren wie die Darstellung der Nebenniere durch ein Retropneumoperitoneum

- Hormonanalytische Verfahren
  - Cortisol im Serum basal oder in einer Probe der 24-h-Harnmenge (Gesamtcortisol, freies Cortisol)
  - Basalwerte anderer Steroide im Serum, abhängig von der Fragestellung auszuwählen
  - Steroidprofil im Serum
  - Steroidprofil aus (einer) 24-h-Harnprobe(n) (Gaschromatographie)
  - ACTH im Serum, ggf. auch als Profil
  - Dynamische Testanordnungen (Wahl nach Fragestellung)
    - CRH-Test
    - Metopirontest
    - Insulintoleranztest
    - Dexamethasonhemmtest
    - Stimulationstests mit ACTH
- Bildgebende Verfahren
  - Röntgenaufnahme des Abdomens
  - Ultraschalluntersuchung
  - Computertomogramm
  - Magnetresonanztomogramm
- Invasive Verfahren
  - Methoden zur Darstellung des adrenalen Gefäßsystems
  - Katheterismus der NN-Vene mit Steroidanalysen aus dem gewonnenen Blut
  - Sinus-petrosus-Katheterisierung und seitengetrennte Blutentnahmen zur ACTH-Bestimmung vor und nach CRH

oder eine isotopentechnische Untersuchung sind heute von der Sonographie und den computergestützten Methoden abgelöst worden. Im 1. Lebensjahr ist die Größenveränderung der Nebenniere sonographisch standardisiert erfaßbar und ggf. diagnostisch verwertbar [104].

5.5 Erkrankungen der Nebennierenrinde

Trotz der erwähnten Überlappung zwischen biochemischer Struktur und biologischer Wirkung kann man die Einteilung der NNR-Hormone in Glucocorticoide, Minderalocorticoide und Androgene als Raster benutzen, um krankhafte Überfunktionszustände (s. 5.5.1–5.5.3) und Erkrankungen mit unzureichender oder gestörter Hormonbildung darzustellen (s. 5.5.4). Endokrin aktive tumoröse Prozesse (s. 5.5.2) können teilweise eine Mischsymptomatik zeigen, wenngleich die virilisierende Symptomatik in etwa 60–70 % der Fälle im Vordergrund steht [136].

5.5.1 Cushing-Syndrom

Das typische klinische Bild des Cushing-Syndroms entsteht durch einen Glucocorticoidexzeß, wobei endokrinologisch eine übermäßige Cortisolproduktion als Leitsymptom und nicht als exklusiver Befund zu verstehen ist, da zwangsläufig eine breite Palette erhöhter Steroidhormone gefunden wird. Beschreibt man das Cushing-Syndrom nach pathophysiologischen Gesichtspunkten, so ergeben sich trotz der „gemeinsamen Endstrecke" im Sinne eines Cortisolexzesses ätiologisch und nosologisch unterschiedliche Krankheiten. Die jeweils spezielle Pathophysiologie spiegelt sich z. T. auch in der Nomenklatur wider; die einzelnen Entitäten werden in den folgenden Abschnitten genauer besprochen.

Pathophysiologisch definierte Ursachen des Cushing-Syndroms lassen sich folgendermaßen einteilen:

- „Cushing's disease": Störung der hypothalamo-hypophysären ACTH-Ausschüttung; sie führt zur Überproduktion von ACTH und sekundär zur übermäßigen adrenalen Stimulation
- „Ectopic ACTH syndrome": Es kommt zu einer paraneoplastischen Bildung von CRH- oder ACTH-ähnlichen Peptiden und wiederum sekundär zur übermäßigen adrenalen Stimulation.
- Primäre adrenale Erkrankungen:
  - Adenome,
  - Karzinome,
  - bilaterale (multi-/makro-) noduläre Dysplasie,
  - „food-dependent" adrenale Überfunktion [ektope adrenale Rezeptoren für gastrisches inhibitorisches Polypeptid (GIP)].
- Pharmakologisch dosierte Glucocorticoid- oder ACTH-Medikation.

Häufigkeiten

Das Cushing-Syndrom ist eine seltene Erkrankung. Die meisten pädiatrisch-endokrinologischen Zentren verfügen auch nach vielen Jahren selten über mehr als 10 Patienten. Meist 2–3 Dekaden zurückliegende Erhebungen aus der Literatur ergeben hinsichtlich der tatsächlichen Inzidenz kein genaues Bild, weil nur publizierte Fälle berücksichtigt wurden: z. B. [51]. Eine Angabe zur Prävalenz liegt für das adrenale Karzinom mit 2 : 1 Mio. vor, wobei etwa 75 % der Fälle jenseits eines Alters von 12 Jahren diagnostiziert werden [111, 183, 216].

Ein Cushing-Syndrom kann in jedem Lebensalter, auch schon bei sehr jungen Säuglingen entstehen. Allerdings liegt ein Häufigkeitsschwerpunkt in der 3.–5. Lebensdekade mit einem bis zu 8fach höheren Risiko für das weibliche Geschlecht [21, 72, 174]. Zur ursächlichen Verteilung des Cushing-Syndroms bei Kindern (1. Lebensdekade) teilten Neville und O'Hare einen Anteil von 35 % für eine (sekundäre) Hyperplasie mit; adrenale Tumoren (Karzinome und Adenome) fanden sich mit 65 % mehrheitlich, wobei Karzinome zu etwa 50 % dokumentiert wurden; der Rest waren Adenome. Die Tumoren zeigen sich vorrangig bei Mädchen und in der 1. Lebensdekade; sie sind gegenüber dem Erwachsenenalter (17 % der Cushing-Fälle) wesentlich häufiger (s. auch 5.5.2). Eine sekundäre Hyperplasie tritt demgegenüber im Kindesalter deutlich seltener auf als bei Erwachsenen (68 %) [216].

Pathophysiologie und pathologische Anatomie des „Cushing's disease"

Eine Überproduktion von ACTH kann theoretisch durch eine gesteigerte CRH-Stimulation oder über eine u. U. sekundär entstehende hypophysäre Autonomie zustandekommen. Die derzeit vorherrschende Vorstellung zur Ätiologie des „Cushing's disease" geht von einer primär zentralnervösen Störung aus, die auf einem Defekt in der funktionellen Interaktion neurohormonaler Regelungsabläufe beruht [16, 26, 44, 73, 79, 91, 138, 154, 166, 213, 264, 278, 328]. In diesem Zusammenhang werden genannt:

- Veränderungen in der diurnalen ACTH-Rhythmik,
- Veränderungen des Niveaus der ACTH-Pulsamplitude,
- qualitative Änderungen der Sensitivität zwischen CRH und ACTH mit unterschiedlicher Dominanz eines dieser Hormone,
- abweichende molekulare Prozesse auf der Ebene des ACTH-Vorläuferpeptids POMP [16, 213],
- multihormonaler „response" nach CRH bei hypophysärem Adenom [26],
- Veränderungen in der Regulation von Prolaktin [44], Wachstumshormon [154] und Gonadotropinen,
- verminderte Δ-Schlafphasen [79],
- durch Thyreotropin-releasing-Hormon induzierte ACTH-Ausschüttung,
- Restitution der endokrinen Veränderungen nach erfolgreicher Entfernung eines hypophysären Adenoms [73, 91, 264].

> ! Insgesamt begründen die vorliegenden Ergebnisse die Annahme, daß bei einem zentralen Cushing-Syndrom (Cushing's disease) sowohl eine autonom-hypophysäre als auch eine CRH-stimulierte (Mikro-) Adenombildung möglich ist.

Pathologisch-anatomisch wird diese Vorstellung dadurch unterstützt, daß 2 Adenomtypen beschrieben wurden; zum einen solche, die im vorderen Teil der Adenohypophyse liegen und als autonom angesehen werden, zum anderen Adenome im hinteren Bereich, die aus dem erhaltenen „intermediate lobe" unter verminderter Dopaminhemmung entstehen. Die Adenome stellen sich als chromophob und/oder basophil dar. Sie weiten die Sella, wenn überhaupt, nur geringfügig auf. Extraselläres Wachstum mit Hirnnervensymptomen, besonders des N. oculomotorius, kommt vor [109, 148, 232, 265, 304]. Hypophysäre Adenome können intrakranial metastasieren [294].

Die NNR entwickelt pathologisch-anatomisch eine sog. einfache Hyperplasie, wobei sich die Relation der zonalen Struktur zugunsten der inneren Zona reticularis verschiebt. Die äußere Zona fasciculata zeigt lipidreiche Kortexzellen, die hier Spongiozyten genannt werden. Die Zona glomerulosa verändert sich nicht. Häufig entstehen kleine oder größere noduläre Strukturen, die zur abgrenzenden Bezeichnung (makro-) noduläre Hyperplasie führten [217]. Neueren Ergebnissen zufolge sind nicht alle noduläre Hyperplasien als Subtyp einer ACTH-induzierten Überstimulation anzusehen, sondern in der multinodulären oder der familiären Form als eigenständige primär adrenale Krankheitsformen einzuordnen (s. Abschn. „Primär adrenale Ursachen" s. rechte Spalte).

Ursächlich nicht abschließend geklärt sind erhöhte Gastrinspiegel im Serum von Patienten mit Cushing-Syndrom, bei denen tumoröse Strukturen hypophysär oder adrenal gefunden wurden. Es wird diskutiert, ob primär eine mit ACTH konkomitante Sekretion von Gastrin auf hypophysärer Ebene anzunehmen ist oder ob die Hypergastrinämie durch den Cortisolexzeß induziert wird [168].

Paraneoplastische Überproduktion von Peptiden mit CRH- oder ACTH-Wirkung („ectopic ACTH syndrome")

Die endokrine Aktivität bei dem „ectopic ACTH syndrome" ist funktionell tumorabhängig autonom. Die (sekundäre) adrenale Hyperplasie ist oft besonders ausgeprägt, so daß es auch zu einer nennenswerten Bildung von Steroiden mit Mineralocorticoidwirkung kommen kann. Histologisch finden sich ganz vorrangig sog. Kompaktzellen [106, 217].

Die primär nicht endokrinen Tumoren sind zu über 50% Lungen- bzw. Bronchialkarzinome, auch Bronchialkarzinoide, zum geringeren Teil Thymus- [84, 286] und Pankreasgeschwulste [238]. Auch Tumoren anderer Organe können eine Entwicklung im Sinne des „ectopic ACTH syndrome" nehmen; beschrieben sind medulläre Schilddrüsenkarzinome, Lebertumoren, Wilms-Tumoren, Teratome, Neuroblastome und Phäochromozytome [49, 211, 224, 285, 336]. Ein Cushing-Syndrom kann auch mit der multiplen endokrinen Neoplasie Typ 1 [83] und Typ 2 [277] oder einem McCune-Albright-Syndrom [267] vergesellschaftet sein. Im Kindes- und Jugendalter gelten diese Formen des Cushing-Syndroms als Rarität.

In den Tumoren wird ACTH häufig in einer Prohormonform („big" ACTH) gebildet, oder es kommen ACTH-ähnliche Fragmente wie α-/β-MSH (Pigmentierung) und „corticotrophin-like intermediate lobe peptide" (CLIP) vor. Auch β- und γ-Lipotropine werden z.T. in nennenswerten Mengen gebildet [86, 90]. Als Ursache für diese endokrinen Aktivitäten werden molekulare Prozesse in den Tumorgeweben angesehen, die eine regelhafte Peptidformation nicht mehr zulassen und zur enzymatischen Fragmentierung von Precursormolekülen führen – Vorgänge, die die „intermediate lobe function" auszeichnen und in der menschlichen Hypophyse nicht vorkommen (Theorie der APUD-Zelltumoren (s.a. Kap. 22); [315]).

Primär adrenale Ursachen eines Cushing-Syndroms

Ein adrenal bedingtes Cushing-Syndrom beruht auf einem Tumor oder auf einer bilateral nodulären Dysplasie.

Adrenale Tumoren (Adenome oder Karzinome). Sie sind bis auf wenige Ausnahmen endokrin aktiv, wobei, wie erwähnt, zu ca. 65% die erhöhte Androgenbildung das klinische Bild bestimmt. Eine Cushing-Symptomatik kann in etwa 20% der Fälle als zusätzlicher, bei Adenomen auch als einziger [192] endokriner Aspekt auftreten. Als Ausnahme gilt eine isoliert feminisierende Tumoraktivität. Änderungen der vorherrschenden hormonalen Wirkung sind beschrieben worden [57, 58, 136, 192, 258, 271]. Adenome oder Karzinome sind funktionell weitgehend autonom. Sie sind meist einseitig und damit gegenüber den bilateralen Hyperplasien in der Regel gut abzugrenzen, zumal die kontralaterale NNR in ausgeprägten Fällen rasch atrophiert. Sehr selten entstehen die Tumoren in dystop gelegenem NNR-Gewebe (Nieren-Gonaden-Bereich) und können dann klinisch zu untypischen Bildern führen. Histologisch ist eine eindeutige Differenzierung zwischen Adenom und Karzinom oft nicht möglich. Kapseldurchbrüche sprechen für einen fortgeschrittenen malignen Prozeß; Metastasen beweisen ihn.

Noduläre Dysplasie. Ein eigenständiges Bild stellt eine autosomal-dominant vererbliche Form der nodulären Dysplasie dar, die möglicherweise Teil eines multiplen Tumorsyndroms ist. Die Veränderungen treten in paarigen Organen beiderseits auf und sind offenbar nicht ACTH-abhängig [28, 112, 114, 172, 332].

Adrenale Überfunktion. Als ebenso außergewöhnliche Ursache für ein Cushing-Syndrom wurde eine die ACTH-Sekretion supprimierende, also primär adrenale Überfunktion als „response" auf das „gastric inhibitory polypeptide" (GIP) beschrieben, dessen physiologische Sekretion nahrungsabhängig ist („food-dependent Cushing's syndrome"); man nimmt eine unphysiologische Expression von GIP-Rezeptoren an den NNR-Zellen an [100, 145, 245].

„ACTH independent massive bilateral adrenal disease". Dieser ungewöhnliche Subtyp des primär adrenalen Cushing-Syndroms wurde von Liebermann et al. beschrieben [162].

Cushing-Syndrom durch ACTH- oder Corticoidgabe

Das Cushing-Syndrom ist hier unmittelbare Folge der (Über-) Dosierung, aus welchen Gründen diese auch zustandegekommen ist. Dosisabhängig entsteht nach ACTH eine adrenale Hyperplasie mit Suppression der hypothalamohypophysären Hormonbildung. Corticoide führen zusätzlich zu einer adrenalen Regression (s. auch S. 123 ff).

Klinik

Das klinische Bild des Cushing-Syndroms ist besonders charakteristisch und erlaubt oft eine Spontandiagnose, wenngleich in jedem Einzelfall die Ursache individuell festzustellen bleibt. Andererseits gibt es Verläufe, die nur ein klinisches Symptom, z. B. eine abrupte Zäsur des Längenwachstums, aufweisen, das erst nach eingehenden Untersuchungen einem Cushing-Syndrom zuzuordnen ist. Eine rasche Progredienz der hormoninduzierten Befunde muß immer den Verdacht auf eine tumoröse Genese aufkommen lassen.

Im zeitlichen Verlauf sehr unterschiedlich entwikkeln sich ein körperlicher und geistiger *Leistungsknick*, eine stammbetonte *Fettgewebezunahme* und eine meist auffallende Veränderung des Gesichts („Vollmondgesicht"). Im Kindes- und Jugendalter entsteht durch die antianabole Stoffwechsellage eine *Verzögerung der biologischen Entwicklung*, was besonders hinsichtlich des Längenwachstums [170] und der pubertären Entwicklung auffällt. Nach begonnener Reifeentwicklung können sich Symptome im Sinne eines Hypogonadismus entwickeln. Eine Atrophie der Myofibrillen führt oft zu einer erheblich reduzierten Leistungsfähigkeit der Muskulatur.

Die *Körperbehaarung* ist auch schon beim Kleinkind teilweise deutlich vermehrt, wobei Stirn- und Rückenbehaarung besonders auffallen. Ursache sind die aus dem Cortisolmetabolismus vermehrt anfallenden C_{19}-Steroide, die trotz ihrer biologisch geringen Androgenwirkung durch die erheblich erhöhte Konzentration wirksam werden. Bei tumoröser Ursache, die ja im Kindesalter dominiert, ist die Androgenproduktion oft besonders ausgeprägt, so daß auch eine weitergehende Virilisierung möglich ist.

Als *Hautveränderung* findet sich häufig eine Akne. Ansonsten bestehen vielfach Striae rubrae; die Haut ist gespannt und glänzend. Selbst bei normaler Beanspruchung können, offenbar gefäßbedingt, Petechien und Suffusionen entstehen. Die Gerinnungsparameter sind stets normal. Eine moderate Pigmentvermehrung ist möglich.

Der *Blutdruck* ist in der Regel mehr oder weniger erhöht. Die Pathogenese dieses Symptoms ist indessen nicht abschließend geklärt. Sie muß vorrangig als Sekundäreffekt der übermäßigen Cortisolproduktion aufgefaßt werden (vermehrte Natriumexposition der arteriellen Muskulatur, permissive Bedeutung für die Noradrenalinwirkung). Die Mineralocorticosteroide sind nicht systematisch erhöht.

Psychische Auffälligkeiten können vorkommen. Viele Patienten fühlen sich verunsichert, sind weinerlich und depressiv oder zeigen gelegentlich hypomanische Symptome. Psychotische Varianten sind möglich. Wenngleich die Bezeichnung „endokrines Psychosyndrom" einen unmittelbaren Zusammenhang zu der organischen Erkrankung unterstellt, bleibt die Frage offen, ob es sich nicht um eine reaktive, persönlichkeitsbedingte Symptomatik handelt.

Gesondert erwähnt werden muß der *Steroiddiabetes*, der in manifester Form mit ca. 15 % Häufigkeit selten ist. Ein Insulinmangel liegt nicht vor, somit ist eine Insulingabe kaum effektiv. Die hohen Cortisol- bzw. Glucocorticoidkonzentrationen bedingen eine Erhöhung des Blutzuckers und des Insulins bei peripher verminderter Glucoseutilisation und nachfolgender Insulinresistenz. Im Glucosebelastungstest findet man auch bei Patienten ohne manifesten Diabetes fast ausnahmslos eine in diabetische Richtung veränderte Stoffwechsellage.

Diagnose

Die erwähnten klinischen Befunde legen die Diagnose Cushing-Syndrom nahe. Sie muß laborchemisch bewiesen und hinsichtlich der Ätiologie differenziert werden.

Entscheidend ist das Mosaik typischer Daten; Einzelerhebungen sind unzureichend!

In der folgenden Übersicht und in Tabelle 5.2 sind die diagnostischen Kriterien zusammengefaßt. Bezüglich methodischer Details zur endokrinologischen Datenerhebung und zu Normalwerten s. Kap. 25.

Klinische Diagnostik
- „Vollmondgesicht" mit auffallender Rötung und Akne
- Stammfettsucht
- Auffällige Körperbehaarung (Mädchen: „Hirsutismus")
- Striae distensae
- Körperlicher und geistiger Leistungsknick
- Verzögerung und/oder Stillstand der biologischen Entwicklung (Knochenreifung, Wachstum, Pubertät, Mädchen: Zyklusstörungen, sekundäre Amenorrhö)
- Hypertonie
- Polyurie, Nykturie
- Hautblutungen
- Psychische Alterationen

Stoffwechselsymptome
- Hyperglykämie, Hyperinsulinämie, verminderte Glucosetoleranz, Insulinresistenz, „Steroiddiabetes"
- Hypokalzämie → Osteoporose
- Hypokaliämie
- Metabolische Alkalose

Moderne bildgebende Verfahren ergänzen die klinischen und endokrinologischen Untersuchungsergebnisse. Sonographie und v. a. computergestützte Tomographieverfahren (CT, MRT) mit multiplanaren Darstellungen haben ältere Techniken (Retropneumoperitoneum, einfache röntgenologische Schichtverfahren, NNR-Szintigraphie mit ^{131}J-Cholesterol-Derivaten) ersetzt und liefern auch im Sellabereich meist eindeutige Befunde, wenn die heute möglichen technischen Verfahrensweisen voll ausgeschöpft werden. Dies gilt auch für die Diagnostik bei ektoper (CRH-) ACTH-Bildung; inwieweit die Somatostatinrezeptor-Szintigraphie mit Octreotidisotopen bei APUDomas, die auch Somatostatin bilden, im Rahmen einer Cushing-Syndromdiagnostik hilfreich ist, müssen weitere Erfahrungen zeigen. Hypophysäre Mikroadenome können sich allerdings einer derartigen Darstellung entziehen, oder der Befund ist nicht sicher zu interpretieren. Dies kann bei Strukturen im Bereich zwischen 1–3 mm der Fall sein. Dann ist die bilaterale Katheterisierung des Sinus petrosus indiziert, wobei lokal Blut zur Bestimmung von ACTH gewonnen werden kann: fraglich seitendifferente Werte lassen sich durch ACTH-Messungen vor und nach CRH im Sinne eines Mikroadenoms interpretieren [42, 103, 149, 185, 227, 284, 305, 313], s. auch Abb. 5.6.

Die inzwischen vorliegenden Erfahrungen mit den verschiedenen Untersuchungsmethoden sind umfangreich und werden hinsichtlich ihrer diagnostischen Validität differenziert diskutiert. So wird der Katheterisierung des Sinus petrosus inferior (SPI) gegenüber den computerunterstützten bildgebenden Untersuchungen keine vorrangige Aussagefähigkeit zugerechnet [52, 331]. Die Treffsicherheit für die SPI-Katheterisierung wird mit 70 % bei korrekter Seiten-

Tabelle 5.2. Beurteilung endokrinologischer Befunde bei Cushing-Syndrom (CS)

Parameter	Ergebnis	Interpretation
1. Gesamtcortisol im Serum, 8 und 20 Uhr	a) Beide Werte > 25 µ/dl b) Hochnormale Werte bei aufgehobener Tagesrhythmik	CS sehr wahrscheinlich
2. Freies Cortisol im 24-h-Harn	> 200 µg/m² KO	Für CS fast beweisend
3. ACTH	a) Normbereich b) Erhöht > 75 pg/ml > 500 pg/ml c) Werte < 50 pg/ml bzw. nicht meßbar	Verdacht auf CS kann nicht erhärtet werden Spricht für zentrales CS Spricht für ektopes ACTH-Syndrom; niedrigere Werte schließen es nicht aus! Verdacht auf adrenales CS
4. CRF-Test	a) (Weiterer) Anstieg des ACTH b) Kein Anstieg	Spricht für zentrales CS Spricht für adrenales CS oder bei nicht supprimierten Werten für ektopes CS
5. Dexamethasonhemmtest	Abfall des Cortisols im Serum und nach 2–3 Tagen im Harn, Abfall des ACTH Keine gerichtete Änderung	Spricht für ACTH-moduliertes CS Spricht für adrenales CS, insbesondere Tumor, auch ektope ACTH-Bildung wird meist nicht supprimiert
6. Polaktin im Serum	Erhöht	Verdacht auf CRH-moduliertes CS

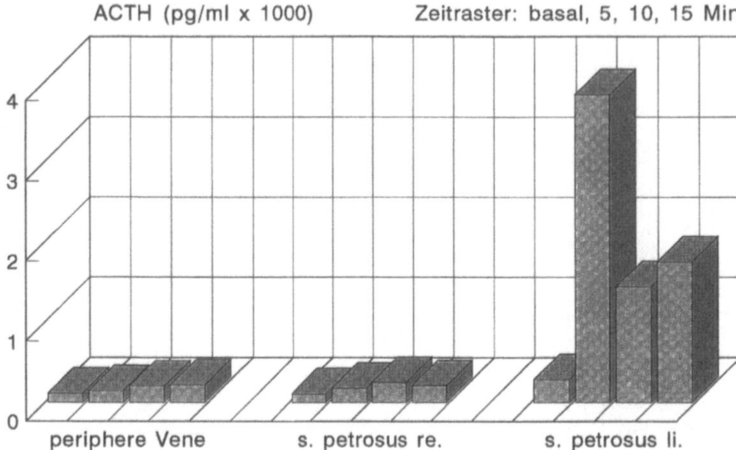

Abb. 5.6. ACTH-produzierendes Mikroadenom. Sinus-petrosus-Katheterisierung vor und nach CRH bei 7jährigem Kind

diagnose mitgeteilt [173]; gleichzeitig verweisen die Autoren auf die gefäßanatomisch bedingte Variabilität der zu 25% vorkommenden [52] venösen ACTH-Drainage und die dadurch grundlegend beeinträchtigte Seitenzuordnung des Adenoms. Letzteres Kriterium läßt die SPI-Katheterisierung gegenüber der MRT weniger zuverlässig erscheinen (55% vs. 75%), während mit diesem Verfahren nach CRH-Stimulation ein zentrales Cushing-Syndrom in 88% der Fälle belegt werden kann [52]. Die prozentualen Angaben können in verschiedenen Patientengruppen moderat variieren, s. z. B. [234].

Zu speziellen Aspekten (zusätzliche Messung von GH, PRL und β-Endorphin, TRH-Test zur Korrektur nichthypophysären Blutzuflusses während des Sinus-petrosus-Samplings) sei auf die entsprechenden Publikationen verwiesen [26, 43, 184]. So bleibt festzuhalten, daß die Sinus-petrosus-Katheterisierung v. a. bei endokrinologisch und tomographisch unsicheren Befunden als ergänzendes Verfahren gewählt werden sollte, wenn also ein Befundmosaik die konservative Diagnostik ausschöpfen soll [71]. Ansonsten ist die neurochirurgische Intervention angezeigt und diagnostisch abschließend zu 93% erfolgreich [52].

Endokrinologisch-diagnostische Probleme bereiten falsch-positive oder -negative Reaktionen nach Dexamethasongabe und ausgefallene Krankheitsformen wie das periodische oder episodische (transiente, intermittierende) Cushing-Syndrom [201, 205, 310] und das Pseudo-Cushing-Syndrom [283].

Eine verzögerte Dexamethasonclearence kann eine normale Suppressibilität vortäuschen [29, 187]. Bei periodisch erhöhter (ACTH-) Cortisolsekretion mit uninformativen oder grenzwertigen Phasen von Tagen bis Wochen kann die Diagnose nur durch zeitlich gedehnte Vielfachbestimmungen geklärt werden.

Ein Pseudo-Cushing-Syndrom haben wir selbst beobachtet [95]. Das im Anschluß an eine Windpockeninfektion entstandene klinisch typische Bild wandelte sich innerhalb von 4 Monaten zu einer ebenso klassischen Addison-Erkrankung. Endokrinologisch ließ sich die Diagnose Cushing-Syndrom nicht sichern (ACTH normal bis leicht erhöht, Cortisol im Plasma stets kleiner als 2 µg/dl (!), CBG normal). Zunächst wurde überlegt, ob das klinische Bild durch einen passager zirkulierenden Antikörper mit Glucocorticoideigenschaften hervorgerufen wurde. Nicht minder spekulativ ist es, eine adrenale Autonomie der Cortisolbildung anzunehmen („Adrenotoxikose" ?), die im Rahmen eines autoimmunologischen Prozesses in eine Unterfunktion mündete und zur Zeit des klinischen Vollbildes des Cushing-Syndroms nicht mehr nachweisbar war.

Hormonuntersuchungsbefunde sind bei der Diskussion einer möglichen Tumorgenese sehr kritisch zu bewerten. Sie tragen zum Verdacht und zum Beweis der Diagnose bei; einen typischen Befund gibt es aber nicht. Einzig verläßlich ist eine erhöhte Steroidproduktion, deren Einzelaspekte zu falschen Rückschlüssen führen können. Der Dexamethasontest kann bei Tumoren positiv ausfallen, wobei wiederum dissoziierte Reaktionen der verschiedenen Steroide vorkommen.

Differentialdiagnose: Adipositas

Häufig wird bei übergewichtigen Patienten der Verdacht geäußert, es könne ein Cushing-Syndrom vorliegen. Meist spricht bereits die Anamnese mit längerfristigem Nahrungsluxuskonsum und entsprechenden Gewichtsverhältnissen dagegen. Demgegenüber sind die körperlichen Veränderungen bei Cushing-Syndrom kurzfristiger zurückzudatieren und die Symptomatik eher progredient; zumindest ist ein Zeitpunkt erinnerlich, zu dem ein „Knick" in der individuellen Befindlichkeit und in den biologischen Entwicklungsdaten aufgetreten ist.

Man wird im Einzelfall eine endokrinologische Untersuchung vorsehen, wobei es in der Regel ausreicht, in 2 verschiedenen Proben des 24-h-Harns das freie Cortisol zu bestimmen. Bei der alimentären Adipositas finden sich normale Werte, die bisweilen im oberen Grenzbereich liegen können, da funktionell eine überdurchschnittliche Cortisolsekretionsrate entstehen kann.

Jugendliche Mädchen mit einer hyperandrogenämischen Ovarialinsuffizienz („PCO-Syndrom") zeigen in der typischen Ausprägung des Zustandsbildes u.a. eine nachhaltige Adipositas. Die spezielle Diagnostik ist in den Kap. 7, 15 und 16 angesprochen.

Therapie

Ziel jeder Behandlungmodalität ist es, die primär oder sekundär erhöhte Bildung von Cortisol und ggf. von anderen Hormonen zu unterbinden. Dabei wird die Art des therapeutischen Vorgehens natürlich durch die unmittelbare Ursache des Cushing-Syndroms bestimmt. Prinzipiell sind folgende Verfahren zu diskutieren:

- (Neuro-) Chirurgische Intervention,
  - transsphenoidale Entfernung eines hypophysären (Mikro-) Adenoms,
  - bilaterale Adrenalektomie,
  - gezielte Tumorentfernung bei adrenalen Geschwülsten (ggf. unilaterale Adrenalektomie) und bei ektoper CRH-/ACTH-Bildung),
- medikamentöse Behandlung,
- Strahlentherapie,
- nachführende onkologische Verfahren bei primär malignen Tumoren und palliativer Chirurgie.

Mikro- oder Makroadenom der Hypophyse

Wird bei zentralem Cushing-Syndrom ein hypophysärer Tumor, also meist ein ACTH-produzierendes Mikro-oder Makroadenom, nachgewiesen, ist die neurochirurgische Entfernung transphenoidal die Methode der Wahl. Primärerfolge, d.h. klinische und biochemische Remissionen, können bis zu 90% erreicht werden [284], wenn man Patienten mit postoperativ weitergehender Morbidität (14,5% [20]) einrechnet. Damit ist aber auch gesagt, daß Rezidive, die u.U. erst nach Jahren entstehen, möglich sind. In einer retrospektiven Multicenteranalyse wird eine Rezidivrate von 12,7% zwischen 6 und 104 Monaten mitgeteilt [20]. Ausnahmen sind operative Mißerfolge bei „multiplen adenomatösen und hyperplastischen Zellnestern im Nachbargewebe der Hypophyse" [147].

Während bei der Entfernung von Makroadenomen oft der größte Teil der Hypophyse verlorengehen kann und postoperativ entsprechend substituiert werden muß, ist bei erfolgreicher Operation von Mikroadenomen davon auszugehen, daß funktionelle Ausfälle auf Dauer nicht entstehen müssen. Postoperativ häufiger ist allerdings ein meist zeitlich befristet auftretender partieller Ausfall von ADH, der individuell mit DDAVP substituiert werden muß (s. Kap. 3). Bleibt die ADH-Insuffizienz länger als wenige Tage bestehen, ist mit einer weitergehenden Schädigung des Hypophysenstiels zu rechnen. Allerdings werden auch Restitutionen der ADH-Funktion nach Wochen und Monaten berichtet.

Adrenalektomie

Eine bilaterale Adrenalektomie ist indiziert, wenn:

- ein hypophysäres Adenom nicht nachgewiesen wurde und/oder
- ein transsphenoidaler Eingriff ohne eindeutige Klärung und Erfolg blieb oder
- eine (multi-) noduläre adrenale Hyperplasie besteht.

Der Eingriff verbürgt zwar das Therapieziel, bedeutet aber eine lebenslange Vollsubstitution mit Gluco- und Mineralocorticoiden.

Die früher bevorzugte bilaterale *subtotale Adrenalektomie* gilt nicht mehr als adäquate Behandlung; Rezidive mit Nachwachsen des verbliebenen NNR-Restes zwischen 10 und über 50% und die Gefahr einer akuten adrenalen Krise bei Patienten, die nicht substituiert wurden, machen dieses Vorgehen *obsolet*.

Patienten, die adrenalektomiert werden, müssen bereits intraoperativ durch eine hochdosierte Substitution abgesichert werden. Als Protokoll kann das Prinzip der Notfallbehandlung bei einer Addison-Krise gelten (s. Kap. 24). Die Cortisol- bzw. Aldosteron- und später Fluorocortisoldosen sollten schrittweise und innerhalb von 3–4 Wochen auf den typischen Erhaltungsbedarf reduziert werden; Richtdosen sind dann 15–20 mg/m^2 KO/Tag Hydrocortison und 0,1–0,3 mg/Tag Fluorocortisol (s. auch Therapie des M. Addison, S. 122 ff).

Der Behandlungserfolg wird nach wenigen Wochen zunehmend deutlich. Die Normalisierung des Gesamtzustandes dauert oft einige Monate. In seltenen Fällen können Rezidive entstehen, die auf einer Regeneration restlicher Zellnester am Operationsort oder auf eine Hyperplasie dystopen NNR-Gewebes zurückzuführen sind.

Bei etwa 30% der Patienten kommt es nach bilateraler Adrenalektomie zum ausgeprägten NELSON-SYNDROM; 50% zeigen Hinweise auf ein Mikroadenom ohne Progredienz; bei 20% kommt es nicht zu einem Rezidiv [191]. Es entsteht also reaktiv ein ACTH-bildendes Hypophysenadenom, das je nach Größe und Wachstumstendenz operiert oder mittels Radiotherapie angegangen werden muß. Die typischerweise rasche Progredienz mit teilweise maligner Charakteristik durch extrahypophysär-invasives Wachstum und extrakranielle Metastasierung machen das Nelson-Syndrom zu einer gefährlichen Komplikation. In der Nachsorge adrenalektomierter Patienten wird man diese Möglichkeit durch ACTH-Bestimmungen berücksichtigen, wenngleich im Einzelfall eine frühdiagnostische (< 12 Monate) Validität in Frage steht [197].

Tumorentfernung bei adrenalen Geschwülsten und bei ektopischem ACTH-Syndrom

Ein Cushing-Syndrom im Zusammenhang mit einem Nebennierentumor, die häufigste Ursache im Kindes- und Jugendalter, ist mit Aussicht auf Erfolg nur operativ zu behandeln. Bei den Cortisol in nennenswerten Mengen produzierenden Tumoren ist an die Suppression der kontralateralen Seite zu denken und während der Operation beginnend eine Substitution vorzusehen. Die Substitution kann im weiteren Verlauf unter Kontrolle der Serumcortisolwerte schrittweise abgebaut werden. Bei infiltrativem Wachstum oder Metastasierung scheint eine medikamentöse oder radiologische Therapie (s. unten) ohne Vorteil. Eine grundsätzlich durchgeführte Nachbestrahlung bei in toto entferntem Karzinom ist nicht unproblematisch, wie sich in einem unserer Fälle mit offenbar radiogener Induktion eines hypernephroiden Karzinoms nach 10jähriger Latenz zeigte. Ansonsten sei auf die hormonaktiven Nebennierentumoren ohne Cushing-Symptomatik verwiesen (s. 5.5.2).

Die in der Regel sehr malignen Geschwülste mit ektoper CRH- oder ACTH-Bildung sind oft nur palliativ oder nicht mehr operabel. Die Behandlung kann oft nur noch palliativ adrenostatisch bzw. nach anderen onkologischen Verfahren durchgeführt werden.

Medikamentöse Therapie

Gegenüber den genannten operativen Methoden sind medikamentöse Therapieverfahren, die adrenostatisch wirken, eher von nachrangiger Bedeutung, es sei denn, sie werden als palliative Behandlungsform in Fällen eingesetzt, in denen die kausal-kurative Operation nicht oder nicht mehr möglich ist. Verschiedene Substanzen sind bekannt (s. folgende Übersicht). Ihre jeweilige Charakteristik und vorliegende klinische Erfahrungen sind in der Literatur dargestellt worden [17, 62, 82, 134, 219, 231, 295, 335].

Medikamentöse Therapie bei Cushing-Syndrom

- Blockade der Cortisolsynthese mit:
  - Aminogluthemid
  - Metopiron (Methyrapone, SU 4885)
  - Trilostane
  - o,p'DDD (Lysodren)
  - Ketoconazol
- Glucocorticoidantagonist RU 486 (noch experimentell)
- Octreotidbehandlung bei GIP-Abhängigkeit (s. auch S. 106)

Strahlentherapie

Eine radiologische Behandlung der Hypophyse oder der Nebennierenregion bei Cushing-Syndrom ist in keinem Falle eine Therapie der ersten Wahl. Zur Diskussion stehen folgende Verfahren:

- konventionelle Megavoltbestrahlung,
- hochenergetische Bestrahlung (Kobalt, „heavy particle"),
- intraselläre Implantation von ^{90}Yttrium, ^{192}Iridium, ^{198}Gold.

Bei Anwendung auf die Hypophyse besteht die Gefahr, daß bleibende endokrine Ausfälle, insbesondere der Wachstumshormonsekretion, entstehen und darüber hinaus zentralnervöse Strukturen geschädigt werden, selbst wenn die Dosis z. B. bei der konventionellen Bestrahlung (maximal 40–45 Gy) und die Anwendungsmodalitäten (ED 2 Gy) mit Zurückhaltung konzipiert werden.

Eine postoperative Bestrahlung der Nebenniere nach Tumorentfernung hat allenfalls einen passageren Effekt, wenn eine Primärsanierung nicht möglich war oder nicht mehr erwartet werden konnte.

5.5.2 Hormonaktive adrenale Tumoren ohne Cushing-Symptomatik [57, 115, 323]

Etwa 65 % der Nebennierenrindentumoren zeigen eine weitgehend dominierende Androgenüberproduktion und damit klinisch den Effekt einer Virilisierung bei Mädchen bzw. einer vorzeitigen Geschlechtsentwicklung bei Knaben (s. Kap. 14 und 21). Es handelt sich um Karzinome und um Adenome, wobei große Tumoren in der Regel karzinomatös entartet sind und in Leber, Lunge und regionale Lymphknoten metastasieren können. Als Rarität sind auch im Kindesalter feminisierende Tumoren beschrieben worden.

Die *endokrinologische Charakteristik* wurde bei assoziiertem Cortisolexzeß bereits besprochen (s. S. 105 ff). Sie ist bei den vorherrschenden Tumoren neben der Androgenüberproduktion insbesondere durch eine variable Bildung verschiedener NNR-Hormone gekennzeichnet, wobei sich die Aktivitäten des physiologischen Enzymmusters verändern und zu diagnostischen Fehldeutungen Anlaß geben können.

Therapie

Prinzipiell ist therapeutisch eine operative Entfernung des Tumors indiziert, wobei bei bilateralem Vorkommen eine Adrenalektomie notwendig sein kann. Einseitig ausgebildete Tumoren mit dominierender Androgenwirkung verursachen keine Atrophie der kontralateralen Nebennierenrinde. Dennoch sollte man vorsichtshalber postoperativ eine passagere und engmaschig kontrollierte Substitution mit Hydrocortison und Fluorocortisol vorsehen, da eine gewisse Suppression der hypophysären ACTH-Ausschüttung durch das Steroidset des Tumors unterhalb einer klinischen Cushing-Symptomatik nicht auszuschließen ist.

Abbildung 5.7 zeigt ein Präparat, das bei der Operation eines 2jährigen Kindes mit einer endokrinologischen Befundkonstellation im Sinne eines C_{21}-Hydroxylase-Mangels gewonnen wurde. Das histologisch gesicherte Karzinom hatte die Kapsel nicht durchbrochen. Das Kind ist bisher ohne Rezidiv geblieben.

Medikamentöse und strahlentherapeutische Maßnahmen sind in der Regel palliativ oder bleiben ganz ohne Effekt.

Sehr selten sind *hormon-inaktive Neubildungen*, die mit weniger als 5 % nur einen geringen Anteil ausmachen sollen [136, 183, 216]. In diesem Zusammenhang sind die sog. *"incidentalomas"* anzusprechen, die bisher ausschließlich in der Erwachsenenendokrinologie beschrieben und diskutiert werden [7, 53, 74, 121, 153, 196, 218, 226, 233, 268]. Zu über 50 % handelt es sich dabei um Adenome, die klinisch keine Hinweise auf eine adrenale Überfunktion geben, wobei allerdings genauere endokrinologische Untersuchungen zeigen, daß bei 2 Drittel der Fälle grenzwertig angehobene cortisolorientierte Sekretionsmodalitäten vorkommen. Als tumorspezifische Veränderungen werden weiter eine moderate Erniedrigung der DHEAS-Spiegel und erhöhte 17-OH-Konzentrationen beschrieben [290]. Offenbar gibt es Anfangs- oder Übergangsformen bei adrenalen und hypophysären [196] Tumoren, die – „silent masses" oder „incidentalomas" genannt und ggf. bei anders indizierten Untersuchungen gefunden – noch keine oder geringe klinische Symptome bedingen, aber eine nachweisbar spezielle Hormonaktivität zeigen. Dabei muß auch ein offenbar systemischer „silent" 21-Hydroxylase-Mangel mit persistierender adrenaler Unterfunktion diskutiert werden [212].

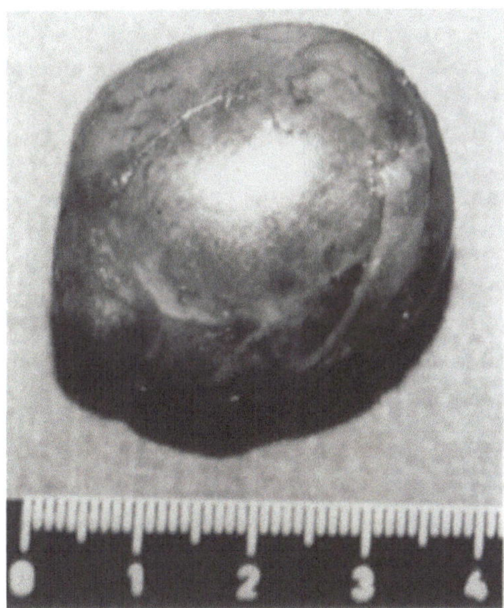

Abb. 5.7. Operationspräparat: virilisierender NNR-Tumor, histologisch Karzinom

Auch die Analyse der Aldosteronsynthese zeigt Besonderheiten; bei Adenomen können 21-Desoxyaldosteron und sein Metabolit Kelly-M_1-Steroid erhöht gefunden werden [3]. Als Karzinommarker bei adrenalen Tumoren wurde ein veränderter Quotient von Aldosteron zu DOC bzw. 18-OH-DOC mitgeteilt [11].

5.5.3 Mineralocorticoidsyndrome

Ein Überangebot von Steroidhormonen mit hauptsächlicher Wirkung auf den Salz-Wasser-Haushalt führt, wenngleich mit graduellen Unterschieden, jeweils zu dem gleichen Symptomenkomplex:

- Natriumretention,
- erhöhte renale Kaliumausscheidung (→ Ausbildung einer hypokaliämischen Alkalose),
- arterielle Hypertonie.

Bei den Mineralocorticoidsyndromen bestimmt die so definierte spezifische Wirkung der übermäßig gebildeten Hormone das klinische Bild und die endokrinologischen Befunde und ist somit abzugrenzen von Entitäten, bei denen auch Mineralocorticoide vermehrt gebildet werden (können), wie bei dem oben besprochenen Cushing-Syndrom, dem virilisierenden AGS mit 11β-Hydroxylase-Mangel (s. Kap. 21) oder dem 17α-Hydroxylase-Mangel (s. 5.5.4 sowie Kap. 6 und 23).

Zu den Mineralocorticoidsyndromen gehören:

- primärer Aldosteronismus,
- glucocorticoidsuppressibler Hyperaldosteronismus,
- Syndrom des „apparent mineralocorticoid excess",
- erworbene Form des 11β-HSD-Mangels,
- sekundärer Aldosteronismus,
- Überproduktion von (Desoxy-) Corticosteron bei normalen Aldosteronwerten,
- reninbildende Tumoren.

Diese verschiedenen Entitäten werden im folgenden ausführlich besprochen, wobei praktisch alle genannten Krankheitsbilder eine *Differentialdiagnose des primären Aldosteronismus* darstellen.

5.5.3.1 Primärer Aldosteronismus

Der von Conn et al. vor 40 Jahren erstmals und nachfolgend in zahlreichen Arbeiten beschriebene und als Conn-Syndrom bezeichnete primäre Aldosteronismus ist eine seltene Erkrankung, die zwar überwiegend im 4. und 5. Lebensjahrzehnt diagnostiziert wird, grundsätzlich aber in jedem Lebensalter und damit auch bei Kindern und Jugendlichen auftreten kann [1, 94, 157, 160, 263].

Pathophysiologie und pathologische Anatomie

Die häufigste Ursache (ca. 2 Drittel aller Fälle) ist ein von einer Kapsel umgebenes, meist kleines, bis etwa 3 cm im Durchmesser großes aldosteronproduzierendes Adenom, das in der Regel der Zona glomerulosa entstammt und ein- (90 %) oder doppelseitig (2 %) auftreten kann. Multiple Adenome kommen zu ca. 10 % vor [217]. Nichttumoröse Formen entstehen durch eine diffuse bis noduläre Hyperplasie aldosteronbildender NNR-Strukturen. Raritäten sind karzinomatös bedingte Formen [89] und Tumoren mit ektoper Aldosteronbildung.

Funktionell besteht beim primären Aldosteronismus eine Entkopplung der Aldosteronbildung von den physiologischen Regulationsmechanismen. Die übermäßige Synthese des Aldosterons erfolgt autonom bei supprimierter Reninaktivität und somit niedrigen Angiotensin-II-Werten. Die Kaliumbilanz ist negativ und führt jenseits der Anfangsphase der Erkrankung zur Hypokaliämie und zur Alkalose. Natrium wird retiniert und über das Escapephänomen auf erhöhtem Niveau einreguliert. Die Autonomie ist in dieser Situation allerdings modifiziert durch eine erhöhte Sensibilität der Aldosteronbildung für ACTH und Kalium [76, 113, 222, 275].

Unterformen des primären Aldosteronismus werden sowohl bei Adenomen als auch in Fällen mit Hyperplasie als „renin-responsive" bezeichnet. Charakteristisch ist, daß bei diesen Varianten die Aldosteronsekretion in gewissem Maße suppressibel und auch stimulierbar bleibt. Bei Fällen von Hyperplasie spricht man daher von primär adrenaler und idiopathischer Hyperplasie; letztere wird auch als idiopathischer Hyperaldosteronismus bezeichnet. Die Unterscheidung hat therapeutische Konsequenzen.

Die Plasmawerte des atrialen natriuretischen Peptids (AVP) sind erhöht, so daß auch hier eine funktionelle Entkopplung der durch ANP hemmend mitregulierten Aldosteronsynthese besteht. Untersuchungen weisen auf einen ANP-Rezeptor-Defekt in den aldosteronbildenden Adenomzellen hin [110, 272].

Klinik

Anamnese und Untersuchungsbefunde können, als Mosaik betrachtet, durchaus charakteristisch sein, wenngleich die von den Patienten geschilderten Beschwerden recht allgemeiner Art sind; es werden meist Abgeschlagenheit, diffuse Schmerzempfindungen, öfter in den Extremitäten oder im Rücken lokalisiert, und Kopfschmerzen angegeben. Tabelle 5.3 gibt eine Übersicht über die wichtigsten Symptome.

Tabelle 5.3. Symptomatologie des primären Aldosteronismus

Hypertonie	100 %
Muskelschwäche	73 %
Nächtliche Polyurie	72 %
Kopfschmerzen	51 %
Retinopathie I–III	50 %
Polydipsie	46 %
Parästhesien	24 %
Zeitweilige Muskellähmung	21 %
Tetanische Zustände	21 %
Muskelschmerzen	16 %
Ödeme	3 %
Asymptomatisch	6 %

Diagnostik

Ergeben sich aus Anamnese und klinischem Befund Hinweise auf ein Mineralocorticoidsyndrom, ist zur Diagnose eines primären Hyperaldosteronismus im Sinne des Conn-Syndroms zu klären, ob ein aldosteronproduzierendes Adenom, eine Hyperplasie oder eine andere Form des Aldosteronexzesses vorliegt.

Ionogramm
Im Ionogramm findet sich im typischen Fall eine ausgeprägte Hypokaliämie. Natrium ist meist hochnormal bis moderat erhöht. Teilweise entsteht eine metabolische Alkalose mit gesteigerter neuromuskulärer Erregbarkeit. Eine in diesem Zusammenhang nicht geklärte Hypomagnesiämie kommt vor.

Aldosteron basal
Charakteristisch ist der Nachweis einer erhöhten Aldosteronsekretion. Die Untersuchungen sollten unter normaler Natriumzufuhr (100 – 200 mmol NaCl/Tag) erfolgen. Im 24-h-Harn ist Aldosteron-18-Glucuronid erhöht. Methodisch schwieriger, aber zuverlässiger in der Aussage ist die Bestimmung des Tetrahydroaldosteronglucuronids oder des freien Aldosterons.

Im Serum variieren die Aldosteronkonzentrationen stark; sie werden aber morgens (8 Uhr) vor (!) dem Aufstehen nach liegender Nachtruhe in der Regel über 15 ng/dl (Norm 4–12 ng/dl) gemessen [14]. Einzelwerte sind nicht sicher aussagekräftig, da sie im Normbereich liegen können, so daß dann serielle Bestimmungen notwendig werden.

18-Oxocortisol, 18-Hydroxycortisol

Diese Steroide wurden im Harn in hoher Konzentration bei Patienten mit autonomen aldosteronbildenden Adenomen gemessen. Patienten mit bilateraler Hyperplasie zeigten niedrige Werte; offenbar wird in dem für die Aldosteronsynthese erforderlichen terminalen Oxydasesystem Cortisol statt Corticosteron als Substrat benutzt [300]. Dieser steroidogene Mechanismus kann als typische Veränderung angesehen werden und damit zur Differenzierung zwischen autonomem Adenom und bilateraler Hyperplasie dienen [14, 300].

Plasmareninaktivität

Die Plasmareninaktivität (PRA) ist beim primären Aldosteronismus supprimiert und steigt im Orthostaseversuch (s. unten) nicht oder nur gering an, wobei ein Anstieg stets subnormal ist und bei „idiopathischer" Hyperplasie höher ausfällt als bei einem Adenom. Der Quotient aus Aldosteron (ng/dl) und PRA (ng/ml/h) im Plasma liegt bei primärem Aldosteronismus recht verläßlich über 30 : 1 [93].

Dynamische Testverfahren

Verschiedene Testverfahren wie auch Längsschnittbestimmungen der relevanten endokrinen Parameter wurden mit dem Ziel unternommen, Adenom und Hyperplasie zu unterscheiden.

Als recht brauchbar erwies sich die Bestimmung des Plasmaaldosterons vor und nach orthostatischer Belastung (liegend = Ausgangswert, umherlaufend = weitere Werte, stündlich während aktiver Orthostase über 2–4 h; Testzeit vormittags 8–12 Uhr). Bei Patienten mit Adenom ändert sich die Plasmaaldosteronkonzentration nicht oder sie sinkt nur geringfügig ab (zirkadiane Änderung). Bei „idiopathischer" Hyperplasie zeigt sich hingegen bei gleichem Ausgangsniveau ein deutlicher Anstieg. Ein vergleichbares Verhalten findet sich auch für 18-Hydroxycorticosteron, den unmittelbaren Vorläufer des Aldosterons. Diese Reaktion erklärt sich aus einer gegenüber einem Adenom wesentlich höheren Empfindlichkeit der Zona glomerulosa für die Angiotensin-II-Wirkung [55]. Allerdings sind auch hier uneinheitliche Befunde bekannt, die eine heterogene Funktionsstruktur bei Adenomen annehmen lassen [70, 210].

Als medikamentöses Verfahren hat sich der Captopriltest bewährt. Captopril blockiert die Bildung von Angiotensin II und die Wirkung des Aldosterons [230, 324]. Autonome Adenome reagieren praktisch nicht. Fälle mit Hyperplasie zeigen eine moderate Senkung der Aldosteronkonzentration im Plasma. Der Test hat über die Wirkung auf den Blutdruck (senkend) hinaus auch eine Bedeutung für die Unterscheidung der Subformen (idiopathische Hyperplasie: positiv; autonomes Adenom: negativ).

Eine Differenzierung zwischen autonomen und Renin-responsive-Krankheitsbildern erfordert Untersuchungen der Aldosteronausschüttung nach Salzbelastung oder -entzug, die Gabe von Mineralocorticoiden, von Diuretika oder Angiotensin II.

> ! Die hohe Sensibilität der hypokaliämischen Situation gegenüber den genannten Funktionsuntersuchungen macht eine kontinuierliche Überwachung der Patienten in einer entsprechend ausgewiesenen Institution notwendig.

Seitendiagnose

Die präoperative Seitendiagnose eines aldosteronproduzierenden Tumors gelingt meist mit den computerunterstützten bildgebenden Verfahren, bei größeren Prozessen auch sonographisch. Da Adenome im Durchmesser meist nur 1–2 cm groß sind, ist eine sichere Darstellung nur mit hochauflösenden Techniken zu erwarten. Unter dieser Bedingung wird für das CT-Scanning eine korrekte Diagnose bis zu einem Durchmesser von 0,5 cm angegeben. Das MRT ergibt praktisch gleichwertige Ergebnisse, wird aber auch als sensitiver bei geringerer Spezifität beschrieben.

Unklar bleibende Befunde sind Anlaß, auf andere Methoden zurückzugreifen. In Frage kommt v. a. die beidseitige Katheterisierung der Nebennierenvenen über einen Vena-cava-Katheter mit Bestimmung des Aldosterons im so gewonnenen Blut. Das Verfahren ist recht zuverlässig, technisch aber problembehaftet. Die Szintigraphie mit markiertem Jodocholesterol ist heute kaum noch von Bedeutung [14, 270].

Therapie

Die Behandlung des primären Aldosteronismus besteht in der operativen Entfernung eines nachgewiesenen Adenoms, was bei einseitiger Ausbildung meist eine unilaterale Adrenalektomie bedeutet. Diese wird auch für eine primäre Hyperplasie empfohlen, um das Nebennierenrindengewebe zu vermindern [14].

Der Wert einer perkutanen Äthanolinjektion bei aldosteronbildenden Adenomen läßt sich derzeit noch nicht abschließend beurteilen [253].

Liegt eine idiopathische Hyperplasie vor, ist eine operative Behandlung weniger erfolgreich. Hier ist in

Tabelle 5.4. Differentialdiagnose beim primären Aldosteronismus; *n* normal, *PRA* Plasmareninaktivität, *RR* Blutdruck

	Plasma					Harn	
	K^+	Alkalose, Azidose	PRA	Aldosteron	Cortisol	K^+	RR
Primärer Aldosteronismus	↓	Alkalose	↓	↑/↑↑	n	↑	↑
Cushing-Syndrom	(↓)	Alkalose	n	n	↑/↑↑	n/↑	(↑)
Renale Hypertonie	↓	Azidose	↑	↑↑	n	(↑)	↑↑
Tubuläre Nephropathie	↓	Azidose	↑	n	n	↑	n
K-Verlust Nephropathie Liddle-Syndrom	↓	Alkalose	n/↓	n/↓	n	↑	↑
Bartter-Syndrom	↓	Alkalose	↑	↑	n	↑	n/↓
17-Hydroxylase-Defekt	↓	Alkalose	↓	↓	↓	↑	↑
Succus liquiritiae	↓	Alkalose	↓	↓	n	↑	n/↑
Salidiuretika	↓	Alkalose	↑	↑	n	↑	↑

erster Linie eine Behandlung mit dem Aldosteronantagonisten Spironolacton erfolgversprechend, ggf. unter Zugabe von blutdrucksenkenden Mitteln [24].

Differentialdiagnose [230]

Außer den in den folgenden Abschnitten genauer besprochenen Entitäten sind für die differentialdiagnostische Diskussion Zustandsbilder zu nennen, die teilweise einem sekundären Aldosteronismus entsprechen. In Tabelle 5.4 sind anhand richtungsweisender Befunde einige Beispiele genannt.

5.5.3.2 Glucocorticoidsuppressibler Hyperaldosteronismus

Als spezielle Variante des primären Aldosteronismus mit bilateraler adrenaler Hyperplasie gilt der familiär vorkommende und autosomal-dominant erbliche „glucocorticoidempfindliche Aldosteronismus" [118, 120, 248, 339]. Klinisch besteht in erster Linie eine Hypertonie; Hypokaliämie ist nicht regelmäßig nachweisbar. Das Zustandsbild ist ACTH-reguliert, so daß eine kontinuierliche ACTH-Suppression durch relativ niedrige Dexamethasondosen (0,5 mg tgl.) oder äquivalente Gaben von Prednison oder Hydrocortison therapeutisch effektiv sind. Dabei ist mit Rücksicht auf Wachstum und biologische Fortentwicklung bei Kindern und Jugendlichen die geringste ausreichend wirksame Steroiddosis individuell zu ermitteln.

Endokrinologie

Charakteristisch sind hohe Konzentrationen von Aldosteron, aber auch von 18-Oxocortisol und 18-Hydroxycortisol, also zum 18-Hydroxycorticosteron analoge, jedoch an C_{17} hydroxylierte Steroide, die in der Zona glomerulosa normalerweise nicht gebildet werden können, weil diese keine 17-Hydroxylase-Aktivität aufweist. Für die Diagnose beweisend ist das Verhältnis von Tetrahydro-18-Oxocortisol zu Tetrahydroaldosteron aus einer 24-h-Harnprobe, das über 1 liegt [120, 248].

Molekulargenetik

Es konnte eine chimäre Fusion regulatorischer Sequenzen des 11β-Hydroxylase-(CYP11B1-)Gens und des Aldosteronsynthetase-(CYP11B2-/P450aldo-)Gens als ursächlich nachgewiesen werden. Dabei kommt es zu einem ungleichen Crossing-over zwischen dem Intron 2 und Exon 4 dieser Gene. Die Folge ist, daß die kodierenden Sequenzen der Aldosteronsynthetase durch den „promoter" für das die 11β-Hydroxylase kodierende CYP11B1-Gen kontrolliert werden; somit kommt es in der Zona fasciculata, in der die ACTH-gesteuerte 11β-Hydroxylase exprimiert wird, zu einer exzessiven ACTH-abhängigen Aldosteronbildung [119, 195, 237, 316].

5.5.3.3 Syndrom des „apparent mineralocorticoid excess" (AME)

Es handelt sich um ein seltenes Krankheitsbild, das vorrangig im Kindesalter beobachtet wird und familiär auftreten kann. Ursache ist ein gestörter Cortisolmetabolismus, der durch eine verminderte Aktivität der 11β-Hydroxysteroid-Dehydrogenase (11β-HSD) bedingt ist. Damit wird die Umwandlung in das funktionell inaktive Cortison limitiert. Auch die 5β-Reduktion des A-Rings ist vermindert [80, 189, 307, 316].

Durch die unzureichende 11β-HSD-Aktivität kommt es auf der Ebene des renalen Mineralocorticoidrezeptors (Steroidrezeptor Typ 1) zu einem Cortisolexzeß und zu einer das Aldosteron verdrängenden Bindung, da der Rezeptor eine für Cortisol und Aldosteron vergleichbare Affinität hat. Cortisol wirkt hier praktisch als Mineralocorticoid.

Von dem Enzym 11β-HSD sind inzwischen *2 Isoformen* bekannt: Typ 1 mit niedriger Rezeptoraffinität, Typ 2 mit hoher Affinität; die die Spezifität des Mineralocorticoidrezeptors gewährleistet [4]. Nachdem zunächst keine Mutation auf dem die 11β-HSD-kodierenden Gen gefunden worden war [220, 317], ergab sich nach Klonierung des 11β-HSD-2-Enzyms [4] durch den Nachweis verschiedener Mutationen in dem entsprechenden Gen eine qualifizierte Erklärung der enzymatischen Insuffizienz [80, 225, 320, 321].

Klinik

Man sieht eine Gedeih- und Wachstumsstörung. Es besteht eine Hypertonie; Polydipsie und Polyurie entstehen nephrogen durch die Hypokaliämie.

Endokrinologie

PRA wird niedrig gemessen; ebenso ist Aldosteron niedrig. Die Cortsiolkonzentrationen liegen im (niedrig-) normalen Bereich. Vor Klärung der beiden genetischen Varianten der 11β-HSD sind bereits 2 Varianten des Syndroms unter Berücksichtigung der Tetrahydro-(TH-)Derivate von Cortisol und Cortison im Harn beschrieben worden; Typ 1 zeigt bei normalen Serumcortisolspiegeln und verminderter Produktionsrate ein erhöhtes Verhältnis der Cortisol-TH-Metaboliten zu den Cortison-TH-Metaboliten. Beim Typ 2 ist dieses Verhältnis – bei erniedrigter Ring-A-Reduktion in beiden Formen – normal [302, 303].

Therapie

Die Symptome werden durch Spironolacton zumindest vorübergehend gemildert, in Fällen mit der Typ-2-Variante kann Dexamethason durch seine fehlende Mineralocorticoidwirkung den Mineralocorticoidrezeptor zwar besetzen, aber nicht zu den klinisch-metabolischen Veränderungen führen [302].

5.5.3.4 Erworbener 11β-HSD-Mangel

Der Genuß größerer Mengen Lakritz führt zu einer Hemmung der mikrosomalen 11β-HSD und damit zu einem dem AME-Syndrom ähnlichen Bild. Es kommt zu Kaliumverlust über die Niere und Hypokaliämie; PRA und Aldosteron sind supprimiert. Verantwortlich sind die im Lakritz vorkommende Glycerin- bzw. Glyceritinsäure [60, 306, 318].

5.5.3.5 Sekundärer Aldosteronismus

Eine Reihe von Erkrankungen, die nicht adrenaler oder sonst endokriner Genese sind, führen zu einer Stimulation des Renin-Angiotensin-Systems und so sekundär zu einer übermäßigen Aldosteronbildung. Einige Formen sind in Tabelle 5.4 bereits berücksichtigt; zusätzlich seien genannt:

- kongestive Herzerkrankungen,
- Leberzirrhose,
- nephrotisches Syndrom,
- renovaskuläre Fehlbildungen,
- nach Nierentransplantationen.

5.5.3.6 Überproduktion von Corticosteron und Desoxycorticosteron

Als Einzelfälle, im Erwachsenenalter beschrieben, sind die isolierte Überproduktion von 11-Desoxycorticosteron [45] und von Corticosteron bei normalen Aldosteronwerten zu erwähnen.

5.5.3.7 Reninbildende Tumoren

Diese Tumoren entstehen in der iuxtaglomerulären Region. Sie sezernieren große Mengen Renin und Prorenin und werden bei Abklärung einer Hypertonie vornehmlich bei jungen Patienten diagnostiziert [45]. Aldosteron ist sekundär erhöht. Auch maligne Tumoren extrarenaler Gewebe können Renin und Prorenin – dieses oft bevorzugt – in hohen Konzentrationen bilden, wiederum verbunden mit sekundärem Aldosteronismus. Bei den iuxtaglomerulären Tumoren ist die chirurgische Entfernung in der Regel in vollem Umfang erfolgreich.

5.5.3.8 Familiäre Glucocorticoidresistenz

Durch Deletionen im Glucocorticoidrezeptor kommt es zu einer reduzierten Bindungsaffinität. Kompensatorisch werden ACTH, Cortisol, adrenale Androgene und DOC vermehrt sezerniert. Beim weiblichen

Geschlecht können klinisch androgenorientierte Störungen (Akne, Hirsutismus, unregelmäßige Menses) auftreten. In ausgeprägteren Fällen kann sich eine Symptomatik entsprechend einer übermäßigen Mineralocorticoidausschüttung entwickeln [124, 125].

5.5.4 Erkrankungen mit unzureichender Hormonbildung (Addison-Syndrom)

Wie das Cushing-Syndrom eine Art Oberbegriff für ätiologisch unterschiedliche, glucocorticoidorientierte Überfunktionen der NNR ist, wird mit *Morbus Addison* ebenfalls eine Gruppe ursächlich differenter, chronischer Unterfunktionszustände der adrenalen Hormonbildung bezeichnet; wir sprechen deshalb von einem *Addison-Syndrom.* Ein akutes NNR-Versagen bezeichnet man als *Addison-Krise.*

Im Gegensatz zu den Formen der adrenalen Überfunktion ist beim Addison-Syndrom eine nach der Steroidfunktion ausgerichtete Gliederung nicht sinnvoll, da in der Regel und damit bis auf extrem seltene Ausnahmen selektiver Ausfälle (s. Abs. „Isolierte Insuffizienzen adrenaler Hormone", S. 125) alle Steroidgruppen betroffen sind. In der klinischen Ausprägung dominiert allerdings der Glucocorticoidmangel.

Unabhängig von der jeweiligen Genese (Tabelle 5.5) treten manifeste Symptome einer NNR-Insuffizienz erst auf, wenn etwa 90 % des endokrin aktiven Gewebes funktionsuntüchtig geworden sind. Bei ausgeprägten angeborenen Formen des Addison-Syndroms, im Sinne einer enzymatisch bedingten Störung der frühen Syntheseschritte mit Hyperplasie, bestimmt im frühesten Säuglingsalter die Regulationsstörung des Salz-Wasser-Haushalts das klinische Bild und den Verlauf.

Aktuelle Zahlen zu Inzidenz und Prävalenz fehlen. Trost gibt 1989 ältere Zahlen an [297]: Prävalenz 1960 in London 1 : 40000, wobei seinerzeit noch etwa 1 Drittel auf einen tuberkulösen Befall der Nebennieren zurückgingen (s. auch Abs. „Zytotoxische Adrenalitis", S. 120). Eine dänische Studie gibt 60 Fälle auf 1 Mio. Einwohner an [214].

Primäre NNR-Insuffizienz (kongenitale Formen)	Nebennierenhypoplasie Blutungen, Zysten Adrenale Synthesestörungen mit Hyperplasie (AGS): • „Lipoidhyperplasie", • 3β-HSD-Mangel, • C_{21}-Hydroxylase-Mangel, • C_{11}-Hydroxylase-Mangel. Adrenoleukodystrophie Isolierte (familiäre) Glucocorticoidinsuffizienz (ACTH-unresponsiveness-Syndrom)
Primäre NNR-Insuffizienz (erworbene Formen)	Zytotoxische (Immun-) Adrenalitis Adrenale Tuberkulose Andere Ursachen
Sekundäre NNR-Insuffizienz	Bei hypothalamohypophysärer Unterfunktion Nach pharmakologischer Steroidtherapie
Akute NNR-Insuffizienz (Addison-Krise)	Im Verlauf einer bekannten NNR-Unterfunktion Waterhouse-Friderichsen-Syndrom

5.5.4.1 Primäre Nebennierenrindeninsuffizienz (kongenitale Formen)

Es handelt sich hier ausschließlich um eine lebenslang persistierende Minderfunktion der Nebennierenrinde. Genetische Ursachen sind teilweise eindeutig definiert. Grundsätzliches Prinzip ist die frühestmögliche Diagnose, d.h. jeder Verdacht bedarf einer sofortigen und umfassenden Abklärung. Nur dann können akute und u. U. fatale Verläufe vermieden werden und eine systematische Substitutionstherapie zu einer weitgehend regelhaften Entwicklung in den beiden ersten Lebensjahrzehnten sowie einer stabilen Situation im Erwachsenenalter führen.

NNR-Hypoplasie

Die angeborene Hypoplasie der NNR ist entweder Folge eines Fehlbildungssyndroms übergeordneter Organe des Regelkreises [Anenzephalie, mangelhafte Ausbildung der Hypophyse, (funktionelle) hypothalamische Defekte], oder sie stellt einen primären Organdefekt dar. Dieser kann familiär mit X-chromosomaler oder autosomal-rezessiver Vererbung auftreten. Die X-chromosomale Form geht stets mit einem Gonadotropindefekt und mit entsprechend vererbten Stoffwechselerkrankungen (Glycerolkinasemangel, Muskeldystrophie Duchenne) einher [27, 36, 133, 140, 228, 249, 327].

Molekulargenetisch handelt es sich bei der angeborenen Hypoplasie um Deletionen im Bereich des Genlocus Xp21.2–Xp21.3 [180, 329]. Die Mutation des DAX-1-Gens auf dem X-Chromosom ist nicht nur erblich, sondern kann auch de novo entstehen [329]. Jüngst wurde eine chromosomale De-novo-Duplikation 5p[dir dup(5)(p13.3 → p15.1)] beschrieben [37].

Histologisch sind verschiedene Formen der Hypoplasie zu unterscheiden, wobei neben einem „zytomegalen" Zellmuster [139] 2 weitere Befundtypen mit varianter Verteilung der fetalen und definitiven Zone („anencephalic“ und „miniature pattern“) beschrieben wurden [66, 152, 243].

Klinisch fallen meist schon beim Neugeborenen, aber auch erst Tage oder Wochen nach der Geburt ausbleibendes Gedeihen, Trinkschwäche, Erbrechen, Exsikkose und Herz-Kreislauf-Störungen auf. Eine Hyperpigmentation kann bei primärem Organdefekt schon bei der Geburt bestehen oder sich sehr rasch entwickeln. Unbehandelt sterben die Kinder innerhalb von Tagen oder Wochen. Im Verlauf kann ein Hörverlust für hochfrequente Töne entstehen [334].

Labortechnisch ist das Ionogramm mit Hyponatriämie, Hypochlorämie und Hyperkaliämie sowie Hypoglykämien für die Zuordnung der klinischen Befunde wegweisend. Die Steroidkonzentrationen in Serum und Harn sind stark erniedrigt und sprechen auf ACTH kaum oder nicht an. Man muß allerdings berücksichtigen, daß in der frühen Neugeborenenphase meist andere Normalwertbereiche gelten als etwa im Alter von einigen Wochen (s. Kap. 25).

> ! Wird die Diagnose rechtzeitig vermutet und belegt, ist eine zunächst hohe Substitution mit Hydrocortison (30–50 mg/m^2/Tag) und Fluorocortisol (0,2 mg/Tag) lebensrettend, wenn nicht weitergehende zentralnervöse Fehlbildungen zum Tod in den ersten Lebenstagen führen.

Blutungen und Zysten

Blutungen in die NNR können klinisch nicht von anderen Ursachen einer früh entstehenden adrenalen Insuffizienz unterschieden werden. Bei einer Blutung handelt es sich streng genommen um eine perinatal entstandene Läsion (Hypoprothrombinämie, Hypoxie) und damit um eine sekundäre Insuffizienz. Es kann zu großen blutgefüllten Aussackungen kommen, wobei die Gefahr einer Ruptur besteht. Entsteht eine akute adrenale Krise mit Schocksymptomatik, ist die Prognose meist infaust. Bei Verdacht auf eine adrenale Blutung, die ein- oder beidseitig eintreten kann, ist die Untersuchung mittels Ultraschall hilfreich [131].

> ! Bei „tumorösem“ Befund beim Neugeborenen, insbesondere wenn beide Nebennieren betroffen sind, muß man primär an eine Blutung denken und sofort substituieren!

In leicht ausgeprägten Fällen bleibt der Verlauf klinisch stumm. Erst eine später zufällig in einem Röntgenbild gefundene Verkalkung im Nebennierenbereich weist auf das Ereignis hin. In derartigen Fällen sollte die adrenale Leistungsfähigkeit genau untersucht werden, weil eine partielle Insuffizienz entstanden sein kann.

Angeborene Nebennierenzysten beeinträchtigen die NNR-Funktion in der Regel nicht. Sie müssen operativ entfernt werden.

Adrenale Synthesestörungen mit Hyperplasie (kongenitales adrenogenitales Syndrom, AGS)

Enzymatisch bedingte Synthesestörungen der NNR-Hormone stellen eine besondere Form der adrenalen Insuffizienz dar. Hier sollen die Formen mit einem Mangel derjenigen Enzyme besprochen werden, die die ersten Stufen der Steroidsynthese ermöglichen: Cytochrom P 450scc und 3β-Hydroxysteroid-Dehydrogenase/$\Delta^{4,5}$-Isomerase (Abb. 5.8, s. auch 5.1.1). Die klassischen Formen des virilisierenden AGS (Mangel des Enzyms P 450c_{21} bzw. P 450c_{11}) sowie ihre Varianten sind ausführlich in Kap. 21 dargestellt.

Kongenitale Lipoidhyperplasie

Aufgrund des *P 450scc-Enzym-Mangels* (s. 5.1.1) sind die enzymatischen Aktivitäten bei der Umwandlung von Cholesterol zu Δ^5-Pregnenolon praktisch nicht verfügbar. Damit können keine aktiven Steroide aufgebaut werden; es besteht eine vollständige NNR-Insuffizienz. Der Enzymdefekt betrifft auch die gonadale Steroidbildung, so daß bei genetisch männlichen Kindern ein phänotypisch weibliches Genital mit blind endender Vagina entsteht. Die Rückbildung der Müller-Strukturen erfolgt korrekt (s. auch Kap. 23).

Molekularbiologische Untersuchungen konnten einen vermuteten Defekt des P 450scc-Enzym-kodierenden Gens ausschließen [255, 259]. Hingegen wurde eine T → A Mutation in Intron 4 des „steroidogenic acute regulatory protein“ (StAR) beschrieben [288]. Dieses Protein gilt als Transporter von Cholesterol zur inneren mitochondrialen Membran, wo das Enzym P 450scc lokalisiert ist, so daß die Bildung von Pregnenolon möglich wird.

Pathologisch-anatomisch findet man erheblich vergrößerte und auffallend gelbe Nebennieren („Lipoidhyperplasie“). Histologisch sind die Zellen mit Lipiden, vornehmlich Cholesterol angefüllt, die nicht zur Steroidsynthese verwertet werden können. Die Hyperplasie und die Hypertrophie der Rindenzellen entstehen durch die kontinuierliche ACTH-Stimulation, die über das cortisolgesteuerte negative Feedback zustande kommt. Im Gegensatz zu den Enzymdefekten vom Typ P 450c_{21} und P 450c_{11} kann die Überstimulation durch ACTH eine niedrignormale Cortisolkonzentration nicht ermöglichen.

Klinisch ensteht meist noch in der unmittelbaren Neugeborenenphase eine krisenhafte Addison-Sym-

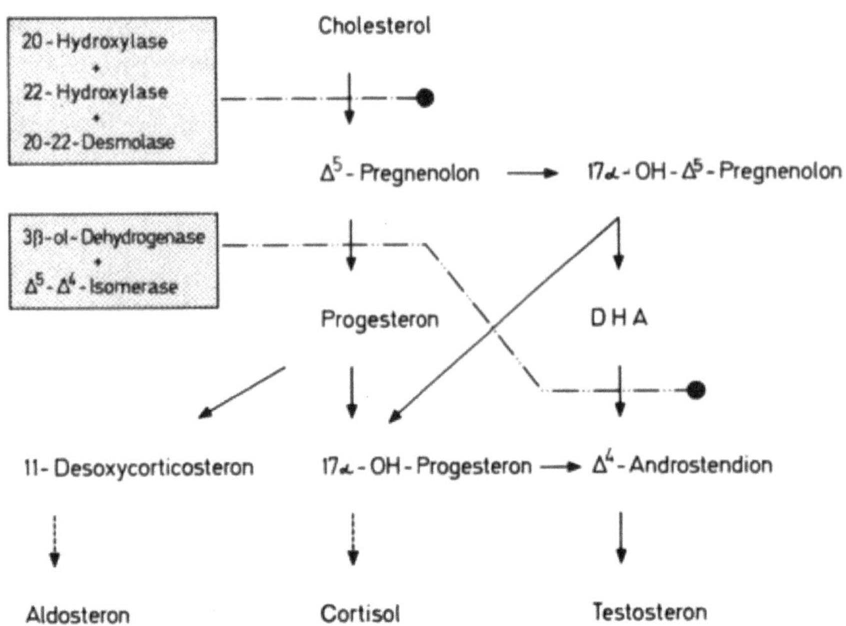

Abb. 5.8. Enzymdefekte der ersten Biosynthesereaktionen (*DHEA* Dehydroepiandrosteron)

ptomatik mit Anorexie, Erbrechen, Exsikkose und Kreislaufversagen, aus der die Kinder zu retten sind, wenn die Diagnose bei vorhandenem Indexfall bereits pränatal [256] diskutiert und postnatal eine Substitution unmittelbar nach diagnostischer Klärung begonnen wird [204].

3β-Hydroxysteroid-Dehydrogenase/$\Delta^{5,4}$-Isomerase-Mangel (3β-HSD-Mangel)

Die Enzyme ermöglichen die Synthese auf der Stufe der Δ^5-Steroide (s. 5.1.1 und Abb. 5.8). Die 3β-HSD- und die Isomeraseaktivität sind als membrangebundene Enzymgruppen anzusehen; sie gehören nicht zu den Cytochrom-P 450-Enzymen, die die nachfolgenden Syntheseschritte der adrenalen Hormone katalysieren. Die in diesen beiden enzymatischen Schritten ablaufende Reaktion ist irreversibel.

Molekulargenetisch sind derzeit 2 Formen der 3β-HSD/$\Delta^{5,4}$-Isomerase bekannt, wobei die Aktivitäten beider Enzyme jeweils in einem 42-kD-Protein repräsentiert sind. Typ I wird in der Plazenta und den peripheren Geweben exprimiert, Typ II in den Nebennieren und Gonaden. Die für diese Enzymaktivitäten kodierenden Gene, deren Struktur geklärt ist, liegen zusammen mit einer Reihe von Pseudogenen auf dem Band p13 von Chromosom 1 [18, 98, 143, 144, 169, 177, 179]. Weitere glanduläre Isoformen der 3β-HSD/$\Delta^{5,4}$-Isomerase wurden bisher bei Ratte und Maus beschrieben [2, 129, 143]. Es ist wahrscheinlich, daß auch beim Menschen zusätzliche Isoformen existieren [178].

In klinisch-genetischen Untersuchungen konnten Mutationen des Gens für den Typ II der 3β-HSD als Ursache einer unzureichenden Enzymaktivität belegt werden, soweit es sich um klassische Formen des Enzymdefektes mit und ohne Salzverlust handelte [34, 128, 186, 246, 247, 260, 273, 274, 287, 338]. Demgegenüber wurden bei „nichtklassischen", also klinisch sehr milden bis uncharakteristischen, Symptomen mit verminderter 3β-HSD-Aktivität keine Veränderungen im Typ-II-Gen gefunden; auch blieben bisher alle Untersuchungen zur Struktur des Typ-I-Gens unauffällig. Somit ist die Frage nach der genetischen Grundlage für die nichtklassischen Formen des 3β-HSD noch nicht geklärt [35, 181, 221, 266, 337].

Klinischer Befund und Verlauf sind bei klassischer Ausprägung mit Salzverlust denjenigen bei Lipoidhyperplasie vergleichbar. Postpartal entsteht rasch eine krisenhafte Situation mit Erbrechen, Exsikkose und Kreislaufversagen, Ausdruck eines praktisch vollständigen Fehlens aktiver Gluco- und Mineralocorticoide. Ist ein Salzverlustsyndrom nicht akutes Leitsymptom, entsteht ein protrahiertes Bild einer unterschiedlich ausgebildeten, im Einzelfall zeitweise eben kompensierten adrenalen Insuffizienz.

Da der 3β-HSD-Mangel auch in den Testes besteht, ist das Genitale bei männlichen Kindern unzureichend virilisiert. Das schwache Androgen DHEA ist für eine vollständige Ausbildung des männlichen Genitals meist nicht ausreichend, so daß ein breites Spektrum der intersexuellen Genitalfehlbildung entsteht (s. u. a. [108]). Mädchen hingegen können eine leichte Klitorishypertrophie aufweisen, weil DHEA peripher in potentere Androgene wie Androstendion umgewandelt werden kann.

Nichtklassische Formen zeigen ein Mosaik von klinischen Symptomen, die im Kindesalter einen 3β-HSD-Mangel vermuten lassen und zu einer entsprechenden (Differential-) Diagnostik führen; bei jugendlichen und erwachsenen weiblichen Patienten sind die Symptome unmittelbar auffällig, während beim männlichen Geschlecht ein 3β-HSD-Mangel eher zufällig entdeckt wird [32]. Die in der folgenden Übersicht genannten klinischen Befunde können mit einem Mangel der 3β-HSD einhergehen [35, 181, 221, 266]:

- prämature Pubarche,
- akzeleriertes Wachstum,
- Auffälligkeiten der Körperbehaarung,
- frühe/verfrühte pubertäre Entwicklung durch Skelettalterprogreß,
- primäre und sekundäre Amenorrhö,
- unregelmäßige Menses,
- ausgeprägte Akne,
- „Hirsutismus" bei Mädchen,
- Entwicklung des Syndroms polyzystischer Ovarien.

Bei der *endokrinologischen Untersuchung* ist das Verhältnis von Δ^4- zu Δ^5-Steroiden zugunsten letzterer u. U. massiv verschoben; in typischen Fällen erhöht gemessen werden:

- im Serum:
  - Δ^5-Pregnenolon,
  - 17α,Δ^5-Pregnenolon und
  - DHEA;
- im Harn:
  - Δ^5-Pregnendiol,
  - Δ^5-Pregnentriol bzw.
  - Δ^5-Pregnentetrol nach C_{21}-Hydroxylierung.

Erhöht meßbare Werte für Pregnantriol entstehen durch unspezifische Dehydrogenasen in der Leber. Um eine Fehlinterpretation im Sinne eines C_{21}-Hydroxylase-Defektes zu vermeiden, muß immer ein qualifizierendes Steroidspektrum bestimmt werden. Im frühen Säuglingsalter spielt die 16-Hydroxylierung noch eine wesentliche Rolle, so daß auch 16-hydroxylierte Δ^5-Steroide in erhöhten Konzentrationen gemessen werden. Endprodukte der Synthesekette (Cortisol, Aldosteron, Androstendion) sind in ausgeprägten klassischen Fällen extrem niedrig oder nicht meßbar.

In den milder ausgeprägten und nichtklassischen Fällen ist eine ACTH-Stimulation mit nachfolgender Steroidbestimmung für die Diagnose wegweisend, wobei die zu fordernde ACTH-induzierte Steigerung der typischen Steroidparameter (z. B. > 2 SD über den Mittelwerten) und die Werte der entsprechenden Quotienten von den verwendeten Methoden abhängen [221, 266].

Wird die Diagnose bei Säuglingen unmittelbar gestellt und eine Substitution eingeleitet, können die Kinder überleben und heranwachsen. Eine regelhafte Spontanpubertät wird jedoch häufig vermißt, was darauf hinweist, daß der Enzymdefekt auch die gonadale Hormonbildung limitiert. Patienten mit weniger gravierend ausgebildeten oder nichtklassischen Formen der Erkrankung müssen individuell angepaßt substituiert werden.

Adrenoleukodystrophie

Bei diesem Krankheitsbild ist eine primäre NNR-Insuffizienz kombiniert mit einer fortschreitenden Demyelinisation des zentralen und peripheren Nervensystems. Obligat ist eine Lipidstoffwechselstörung mit einer gestörten peroxisomalen Funktion. Durch eine mangelhafte Aktivität der CoA-Synthetase langkettiger Fettsäuren [$C_{22}:0$–$C_{26}:0$; „very long chain fatty acids" (VLCFA)] kommt es zu deren unzureichender Oxidation und Anhäufung vorrangig in Hirn, Rückenmark, Nebennieren und Gonaden [207, 291, 308]. Neurologisch entstehen, vielfach erst nach Einsetzen der adrenalen Unterfunktion [12, 122, 135, 151, 250, 254], Ataxie, extrapyramidale und pyramidale Bewegungsstörungen und geistig-seelischer Abbau.

Die häufigste Form der Adrenoleukodystrophie beginnt in über 60 % der Fälle überwiegend im Kindesalter [199, 200, 202, 250, 254] und führt über Monate bis Jahre unbeeinflußbar zum Tode. Diese Form ist X-chromosomal-rezessiv erblich, ebenso eine phänotypische Variante (> 25 %), die als Adrenomyeloneuropathie mit den gleichen Basaldefekten beschrieben worden ist. Das Alter bei dieser langsam progredienten Variante liegt zu Beginn der Erkrankung bei 15 - 20 Jahren; außerdem ist hier die in etwa 90 % der Fälle vorkommende adrenale Insuffizienz mit einer Demyelinisierung v. a. des Rückenmarks und des peripheren Nervensystems kombiniert [199, 200, 202, 250, 311].

Als weitere Variante der Adrenoleukodystrophie ist die neonatale Form bekannt [116], die jedoch sporadisch und autosomal-rezessiv vorkommt und so nosologisch als eigenständig anzusehen sein dürfte.

Molekulargenetische Untersuchungen ergaben, daß das offenbar für die X-gebundene Form verantwortliche Gen für ein peroxisomales 70-kD-Membranprotein kodiert, das in der Biogenese der Peroxisomen eingebunden ist und zu der „ATP-binding cassette superfamily of transporters" gehört [202]. Das Gen liegt auf dem X-Chromosom in Position Xq28 in der Nähe des Glucose-6-Phosphat-Dehydrogenase-Locus [69] und der Rot-Grün-Blindheit. Inzwischen wurden verschiedene Genmutationen beschrieben, die zusammen mit den klinischen Beobachtungen dafür sprechen, daß das Gen, das den in der peroxisomalen Membran gelegenen „ATP-binding transporter" kodiert, die Adrenoleukodystrophie vom X-gebundenen Typ bedingt [23, 30, 163, 203, 311].

Heterozygote Merkmalsträger und eine fetale Erkrankung sind über die Fettsäurenanalyse und v. a. mittels gentechnischer Verfahren zu erkennen [223].

Die *Diagnose* wird durch die Bestimmung der langkettigen Fettsäuren gesichert. *Therapeutische Ansätze* bestehen in einer diätetischen Restriktion hinsichtlich der langkettigen Fettsäuren und in einer Knochenmarktransplantation. Langzeitergebnisse stehen noch aus [10, 59, 200]. Eine adrenale Insuffizienz und andere endokrine Störungen werden wie üblich substitutiv behandelt.

5.5.4.2 Primäre Nebennierenrindeninsuffizienz (erworbene Formen)

Die mit Abstand wichtigste Form der erworbenen chronischen NNR-Insuffizienz ist die idiopathische zytotoxische Adrenalitis, die als Autoimmunerkrankung aufzufassen ist. Vor mehreren Jahrzehnten dominierte die tuberkulöse Genese in etwa 70 % der Fälle [142]. In der Folgezeit kehrte sich das Verhältnis von tuberkulöser und „idiopathischer" Ursache zunehmend um, so daß heute bei etwa 80 % der Fälle eine „Immunadrenalitis" diagnostiziert wird. In einer 1994 vorgelegten Erhebung mit 86 Patienten des Nottingham Hospitals ergab sich eine Autoimmunadrenalitis zu 93 %; die Inzidenz wurde mit 5,6/Mio./Jahr berechnet [135].

In der pädiatrischen Konsultation ist eine Addison-Erkrankung im Sinne einer Immunendokrinopathie mit 0,14 % und somit als seltene Entität angegeben worden; die Publikation stammt aus dem Jahr 1977 [340]; andere kasuistische Zusammenstellungen liegen noch länger zurück.

Bei einer Aids-Erkrankung ist die Nebennierenrinde oftmals im Sinne einer primären Insuffizienz einbezogen [77].

Zytotoxische (Immun-) Adrenalitis („Addison's disease")

Die Erkrankung beruht auf einer progredienten, durch organspezifische Antikörper verursachten Atrophie der Nebennierenrinde. Die Pathogenese dieser Autoimmunreaktion ist nicht ausreichend bekannt. Das Problem hat eine übergeordnete Bedeutung, da auch andere Organe durch autoimmunologische Prozesse erkranken können – oft im Rahmen einer kombinierten, syndromhaften „polyglandulären Insuffizienz" (s. Abs. „klinische Befunde").

Bei der Immunadrenalitis finden sich Befunde einer krankheitsspezifisch veränderten humoralen und zellulären Immunität. Die humoralen Antikörper sind IgG-Immunglobuline. Sie reagieren mit allen Zelltypen der NNR und sind sowohl als mikrosomale wie auch als mitochondriale Antikörper aktiv. Die (Auto-) Antigene sind bisher nicht ausreichend definiert [78]. Sie sind in subzellulären Strukturen (Mitochondrien, Plasmamembranen) vorhanden und werden funktionell beschrieben.

So wird in vitro eine begrenzende Wirkung auf die Stimulation des Cortisols bzw. der DNA-Synthese durch ACTH beobachtet und als Hinweis auf dessen gestörte Rezeptorbindung diskutiert [309]. Weiter eingegrenzt wird die Suche nach den Antigenen durch Ergebnisse, die es möglich erscheinen lassen, synthesespezifischen adrenalen Enzymen den Charakter eines Autoantigens zuzuordnen [13, 65, 81, 88, 276, 299, 322]. Unter Verwendung rekombinanter C_{21}-Hydroxylase wurde ein Bindungsassay für Autoantikörper bei Morbus Addison mit hoher diagnostischer Valenz beschrieben [65].

Anamnese

Die Anamnese ist oft lang und zunächst wenig typisch. Man wird deshalb problematische Fehldiagnosen vermeiden können, wenn man versucht, im Vordergrund stehende Einzelfakten in einen übergeordneten Zusammenhang zu bringen (Beispiel: extreme Adynamie, Benommenheit mit Oligurie und erhöhten Werten für Harnstoff-N, Kreatinin und Kalium; Einweisungsdiagnose: dialysepflichtiges Nierenversagen).

Anamnestische Angaben bei Morbus Addison (Immunadrenalitis)

- Müdigkeit, Leistungsminderung
- Adynamie (Muskelschwäche, rasche Abnahme der muskulären Belastbarkeit)
- Gewichtsabnahme
- Appetitlosigkeit bis Anorexie
- Übelkeit, Erbrechen
- Magen-Darm-Beschwerden (Obstipation, auch Durchfälle, uncharakteristische Schmerzempfindungen)
- Benommenheit, Schwindel (→ Hypotonie!)
- Anfallsartige Schweißausbrüche, akute Blässe, Zittern, Heißhunger (→ Hypoglykämie!)
- Nykturie
- Pigmentierung
- Verzögerung der biologischen Entwicklung
- Funktionelle Regression des pubertären Status (Mädchen: Amenorrhö)
- Verzögerte Rekonvaleszenz nach einfachen Infekten
- Psychische Störungen (Konzentrationsschwäche, geistige Verlangsamung, Depression); → organisches Psychosyndrom, evtl. mit psychotischen Reaktionen

Die Immunadrenalitis tritt gehäuft familiär auf, wobei ein autosomal-rezessiver Erbgang angenommen wird. Die folgende Übersicht faßt die anamnestisch geklagten Beschwerden und Symptome zusammen.

Klinik

Die klinischen Befunde entsprechen im fortgeschrittenen Stadium den bereits anamnestisch geschilderten Beobachtungen und Beschwerden und erlauben eine recht sichere (Verdachts-) Diagnose. Im Vordergrund steht der deutlich reduzierte Allgemeinzustand mit vermindertem Turgor und ausgeprägter muskulärer Hypotonie. Viele Patienten sind oft nicht mehr in der Lage zu stehen oder aufzustehen, andere kollabieren rasch durch die unzureichende Blutdruckregulation.

Die allgemeine Entwicklung im Kindes- und Jugendalter wird durch die Erkrankung meist negativ beeinflußt, bis eine adäquate Substitution einsetzt. Eine nicht gut erklärte Besonderheit der endokrinologischen Regulation ist das sich selten manifestierende *„Pituitary-overlap-Syndrom"*; ursprünglich bei nicht behandelter primärer Hypothyreose beschrieben, inzwischen aber auch bei primärer NNR-Insuffizienz bekannt [176], kommt es mit der erhöhten Ausschüttung von TSH bzw. von ACTH zu einer konkomitanten Steigerung der FSH-Sekretion. Dies führt dann zu einer entsprechenden gonadalen Stimulation und in der 1. Lebensdekade zur östrogengesteuerten Pubertas praecox bei Mädchen, während bei Knaben die FSH-Wirkung zur Testisvergrößerung führt (s. Kap. 15).

In der Regel fällt die bräunliche, z.T. ins Graue abweichende Pigmentierung der Haut sofort auf. Natürlicherweise stärker getönte Körperstellen nehmen eine dunkle Braunfärbung an. Häufig finden sich auch pigmentintensive Flecken an den Schleimhäuten. Die Pigmentierung beruht auf einer gesteigerten Bildung des normalen Hautpigments Melanin und des Metaboliten Melanoid; sie ist ACTH-abhängig und damit bei primärer NNR-Insuffizienz stimuliert.

Eine besondere Form der Pigmentveränderung ist die Vitiligo. Dabei entstehen unregelmäßige Flecken mit vollständigem Pigmentverlust, die durch die intensive Braunfärbung der übrigen Hautpartien besonders auffallen. Auch eine Zunahme von dunkeltingierten Sommersprossen kann beobachtet werden. Nur bei hellhäutigen, blonden Patienten kann die Pigmentierung wenig auffällig sein.

Tabelle 5.6. Polyglanduläre Autoimmun-(PGA-)Syndrome Typ I und II

	Typ I	Typ II
Erbgang	Autosomal-rezessiv, selten sporadisch	Autosomal-dominant bei ca. 50%
Höchste Inzidenz für Beginn der NNR-Insuffizienz	10–15 Jahre	20–35 Jahre
HLA-Assoziation	Nicht beobachtet	HLA B8 (DW3), DR3, DR4
Erkrankung, Vorkommen (%)		
Adrenale Insuffizienz[a]	60–65	100
Hypoparathyreoidismus[a]	80–90	Nicht dokumentiert
Mukokutane Candidiasis[a]	ca. 75	Nicht dokumentiert
Gonadale Insuffizienz	20–45	5–50
Thyreoiditis	10–12	ca. 70
Diabetes mellitus Typ I	1–4	ca. 50
Selten (< 1%) bei *beiden* Manifestationstypen: Hypopituitarismus und Diabetes insipidus		
Andere nichtendokrine Erkrankungen (%)		
Malabsorptionssyndrome	20–25	Nicht dokumentiert
Chronisch-aktive Hepatitis	ca. 10	Nicht dokumentiert
Perniziöse Anämie	ca. 15	<1
Vitiligo	4–8	4–5
Alopezie	20–25	<1
Nicht dokumentiert bei Typ I und < 1% bei Typ II		
Myasthenia gravis		
Thrombozytopenische Purpura		
Rheumatoide Arthritis		
Sjögren-Syndrom		

[a] Typ-I-Trias; die adrenale Insuffizienz tritt bei 95% der Patienten zuletzt auf.

Bei noch leistungsfähigen Kindern wird gelegentlich eine braun tingierte Haut als attraktives und gesundheitsbetonendes Merkmal mißinterpretiert.

Wie bereits angesprochen, kann die Autoimmunadrenalitis mit autoimmunologisch bedingten Unterfunktionen anderer endokriner Organe oder entsprechenden nichtendokrinen Krankheiten gemeinsam auftreten. Diese *polyglandulären Autoimmun-(PGA-)-Syndrome* werden bei Assoziation mit der Addison-Krankheit in 2 nosologisch unterschiedliche Kategorien eingeteilt; eine Kombination der Immunadrenalits mit einer oder mehrerer der genannten Krankheiten findet sich zu ca. 50 %. In der Tabelle 5.6 sind die typischen Merkmale zusammengestellt [127, 158, 206, 215, 296].

Diagnose

Die Diagnose wird endokrinologisch durch den Nachweis der primären NNR-Insuffizienz gesichert. Prinzipiell lassen sich die in Tabelle 5.7 benannten und qualitativ ausgewiesenen Laborparameter finden. Sind die Basalwerte für Cortisol im Serum nicht ausreichend beweiskräftig (mehrere Werte < 3 µg/dl in der Tagphase, keine diurnale Rhythmik), reicht in der Regel der ACTH-Kurztest zur Klärung aus; ein adäquater Anstieg ist nicht festzustellen.

Als diagnostischer Test mit hoher Zuverlässigkeit, insbesondere bei Immunadrenalitis, aber auch als Screening wurde ein „radiobinding assay" für Antikörper gegen rekombinante 21-Hydroxylase mitgeteilt [65].

Wie bei allen endokrinologischen Erkrankungen gibt es auch bei der Addison-Krankheit unterschiedliche Schweregrade des Krankheitsbildes, ohne daß sich verbindliche Aussagen über den weiteren Verlauf machen lassen. So ergeben sich unter normalen Lebensbedingungen oft klinisch unauffällige Zustände, die in akuten Belastungssituationen zu einer lebensbedrohlichen Addison-Krise entgleisen können. Auch ein geringer Verdacht sollte eine Untersuchung der Funktionsreserve der Nebennierenrinde mittels ACTH-Test veranlassen. Zusätzliche Steroid- und ACTH-Profile über 24 h und Harnsteroiduntersuchungen, ebenfalls aus 24-h-Sammelharnportionen, lassen dann in der Regel eine diagnostische Entscheidung zu.

Diagnosen wie „latenter" oder „kompensierter" M. Addison oder die Bezeichnung „Addisonismus" können niemals abschließende Beurteilungen sein.

Tabelle 5.7. Laborparameter bei unbehandelter primärer NNR-Insuffizienz

Parameter	Befund
Cortisol im Serum basal	Erniedrigt
Aldosteron im Serum basal	Erniedrigt
ACTH im Serum basal	Erhöht
Plasmareninaktivität	Erhöht
Steigerung des Cortisols im Serum nach ACTH	Unzureichend
Natrium im Serum	Erniedrigt
Chlorid im Serum	Erniedrigt
Kalium im Serum	Erhöht
Calcium im Serum	Oft erhöht
Harnstoff-N im Serum	In fortgeschrittenen Stadien oder krisenhafter Situation erhöht
Kreatinin im Serum	Wie Harnstoff-N
Plasma-pH	Normal bis erniedrigt; durch Hyperventilation kompensierte metabolische Azidose; bei Addison-Krise und renalem Versagen: schwere Azidose
Glomeruläre Filtration	Erniedrigt
Plasmavolumen	Erniedrigt
Antikörper gegen Nebennierengewebe (Mikrosomen/Mitochondrien)	Positiv bei mindestens 50 % der Fälle
Antikörper gegen Schilddrüsengewebe, Magenschleimhaut, Parathyreoideagewebe	Häufig nachweisbar
Antikörper gegen rekombinante 21-Hydroxylase	positiv

Therapie

Die Therapie einer nachgewiesenen NNR-Insuffizienz besteht in der substitutiven Gabe von Hydrocortison als Glucocorticoid und von 9α-Fluorocortisol als Mineralocorticoid. Beide Hormone können oral als Tabletten gegeben werden.

Die Richtdosis ist 15 - 20 mg Hydrocortison/m² KO/Tag und 0,5 - 0,2 mg Fluorocortisol tgl. Dabei sind in Anlehnung an den diurnalen Cortisolrhythmus 3 Einzelgaben für Hydrocortison vorzusehen; sie sollten wie folgt verteilt werden:

- Hydrocortison:
  - morgens (7 Uhr) 50 %,
  - mittags (13 - 14 Uhr) 20 %,
  - abends (22 Uhr) 30 % der Tagesdosis;

- Fluorocortisol:
  - Tagesdosis morgens einzeitig,
  - evtl. morgens und abends in 2 Einzeldosen.

Der *Therapieeffekt* ist je nach Ausgangslage klinisch teilweise bereits innerhalb von 1–2 Tagen eindrucksvoll festzustellen. Die körperliche Aktivität bessert sich in der Folge rasch, die Kreislaufverhältnisse stabilisieren sich. Meist dauert es aber Wochen, bis sich die normale Leistungsfähigkeit des Organismus wiederherstellt und das Körpergewicht (Wiederaufbau verlorener Substanz) adäquat zugenommen hat. Bei Kindern und Jugendlichen ist die Erholungsphase oft schon durch erstaunliche Agilität und psychische Belastbarkeit gekennzeichnet.

Grundsätzlich sind bei allen Patienten mit adrenaler Unterfunktion regelmäßige Verlaufskontrollen vorzusehen. Bei Kindern und jugendlichen Patienten muß besonders auf *Zeichen für eine individuelle Überdosierung des Cortisols* geachtet werden:

- Absinken der Wachstumsrate,
- übermäßige Gewichtszunahme,
- Sistieren oder Verzögerung der Skelettreifung,
- unzureichende Fortschritte der pubertären Entwicklung und
- unerwartet auftretendes nächtliches Einnässen oder Nykturie (Hemmeffekt des Cortisols auf die fakultative tubuläre Wasserrückresorption, Nachtharnmenge > Tagesharnmenge).

Kontrollwerte für Cortisol (die Werte liegen 2 h nach morgendlicher Einnahme zwischen 15 und 30 µg/dl), für die Plasmareninaktivität und für das Ionogramm ergänzen die Nachuntersuchung nur hinsichtlich der Therapie der adrenalen Insuffizienz. Man muß jedoch immer daran denken, daß bei vielen Patienten die Addison-Krankheit nur der Beginn einer umfassenderen Autoimmunkrankheit ist. Andererseits kann die Immunadrenalitis zu schon bestehenden anderen autoimmunologischen Prozessen hinzutreten, die natürlich in spezifischer Weise in das Behandlungskonzept einbezogen werden müssen.

Besonders aufmerksam müssen Addison-Patienten bei akuten Streßsituationen, wie unkontrollierten körperlichen Anstrengungen, Unfällen, fieberhaften Erkrankungen, oder bei notwendigen operativen Eingriffen betreut und beobachtet werden.

> ! Zunächst genügt die Verdopplung der täglichen Hydrocortisondosis für wenige Tage. Immer besteht aber die Gefahr einer akuten Addison-Krise, besonders wenn die orale Steroidzufuhr ineffektiv bleibt (Erbrechen, Enteritiden). Es muß dann *sofort* parenteral behandelt werden! Therapieprinzipien s. Kap. 24.5 (Notfallsituationen).

Andere erworbene Formen primärer Genese

Die Tuberkulose wurde schon kurz angesprochen. Das Verhältnis dieser Erkrankung zur Immunadrenalitis hat sich von 1930 (etwa 80 % : 20 %) bis 1970 (etwa 20 % : 80 %) vollständig umgekehrt. Als Ursache einer primären adrenalen Insuffizienz gilt eine verkäsende Organtuberkulose. Sie entsteht hämatogen. Bis zur klinischen Manifestation vergehen viele Jahre, so daß derartige Verläufe bei Kindern und Jugendlichen praktisch nicht beobachtet werden.

In weniger als 1 % der Fälle sind alle anderen Ursachen eines primären Addison-Syndroms anzunehmen. Zu nennen sind:

- Pilzinfektionen,
- hämorrhagische Komplikationen,
  - bei schweren septischen Prozessen (u. a. Waterhouse-Friderichsen-Syndrom),
  - nach Traumata,
  - nach chirurgischen Eingriffen,
  - Koagulopathien, Antikoagulanzientherapie,
- Thrombosen, Embolien,
- Neoplasmen, Metastasen,
- Amyloidose und
- angeborene venerische Erkrankungen.

5.5.4.3 Sekundäre Nebennierenrindeninsuffizienz

Fehlt eine ausreichende ACTH-Stimulation, ist eine normale NNR-Funktion nicht gewährleistet. Folgende Ursachen kommen in Frage:

- angeborene Fehlbildungen des ZNS (z. B. Anenzephalie, Porenzephalie),
- angeborene Aplasie der Hypophyse,
- Empty-sella-Syndrom,
- isolierter ACTH-Mangel,
- ACTH-Mangel bei „hypophysärem Minderwuchs“,
- hypothalamische oder hypophysäre Tumoren und Therapiefolgen,
- Behandlung mit Glucocorticoiden in supraphysiologischer Dosierung (s. folgender Abschn.).

Behandlung mit Glucocorticoiden in supraphysiologischer Dosierung [298]

Um die pharmakologischen Eigenschaften von Glucocorticoiden therapeutisch zu nutzen, werden oft unphysiologisch hohe Dosen verordnet. Über den negativen Feedbackmechanismus wird die hypothalamohypophysäre Ausschüttung des CRH und des ACTH supprimiert, so daß die adrenale Cortisolsekretion nicht adäquat stimuliert wird und so sekundär limitiert bis weitgehend unzureichend bleibt. Das Ausmaß der Insuffizienz hängt ab von:

- dem verwendeten Steroid,
- der Dosis,
- dem Verabreichungsmodus (kontinuierlich, intermittierend, alternierend),
- der Tageszeit der Medikation und
- der Dauer der Therapie.

Eine vollständige NNR-Atrophie entsteht bei kontinuierlicher Gabe von 60 mg Cortisol oder von anderen Glucocorticoiden in Äquivalenzdosis über 4-6 Monate. Die NNR erholt sich nach Absetzen meist in etwa einem halben Jahr; sehr viel längere Zeiträume sind aber beobachtet worden. Selbst eine kurzdauernde Steroidmedikation von 1-2 Wochen mit der 3- bis 4fachen Substitutionsdosis bewirkt eine adrenale Insuffizienz für einige Tage. Sie läßt sich im ACTH-Test eindeutig nachweisen. Während sich akute Effekte einzelner oder kurzzeitiger Steroidgaben auf die ACTH-Sekretion weitgehend voraussagen lassen, weisen längerfristige Therapiemodalitäten erhebliche individuelle Streuungen in der suppressiven Wirkung des Systems Hypothalamus-Hypophyse-NNR auf.

Die Auswahl einer Steroidpräparation für eine hochdosiert-symptomatische Therapie berücksichtigt 4 Eigenschaften:

- antientzündlicher (Glucocorticoid-) Effekt,
- wachstumsbremsender (Glucocorticoid-) Effekt,
- salzretinierender (Mineralocorticoid-) Effekt,
- Halbwertszeit.

Die Tabelle 5.8 zeigt die relativen Wirkstärken der wichtigsten Steroide und die Halbwertszeiten. Dabei sei daran erinnert, daß die synthetischen Corticoide im diskutierten Zusammenhang bevorzugt eingesetzt werden, weil therapeutisch im wesentlichen antiphlogistische Effekte realisiert werden und eine Wirkung als Mineralocorticoid minimal sein soll. Somit ist Cortisol als originäres NNR-Hormon mit zwar vorrangiger Glucocorticoid-, aber auch nennenswerter Mineralocorticoidwirkung in höherer Dosierung - und im Gegensatz zu einer indizierten Substitution - ungeeignet.

Wird eine über längere Zeit durchgeführte hochdosierte Steroidbehandlung beendet oder in der Dosierung reduziert, muß die Gesamtdosis langsam zurückgenommen werden. Bei höheren Steroiddosen wird eine Reduktion um 2,5 (bis 5,0) mg Prednison oder der jeweiligen Äquivalenzdosis eines anderen Steroids pro Woche empfohlen. Sind etwa 25 % der Ausgangsdosis oder die doppelte Substitutionsdosis erreicht, sollte auf eine alternierende oder tägliche morgendliche Gabe übergegangen werden. Zu diesem Zeitpunkt, aber auch während der anfänglichen Reduktionsphase ist sorgfältig auf klinische Hinweise einer addisonartigen Reaktion zu achten.

Tabelle 5.8. Wirkungsstärken (auf Cortisol bezogen) und Halbwertszeit verschiedener therapeutisch eingesetzter Steroide (*A* antientzündlich; *W* wachstumsbremsend; *Na-R* natriumretinierende Wirkung; *HWZ* Halbwertszeit)

Steroid	HWZ (min)	A	W	Na-R
Cortisol	80-120	1,0	1,0	1,0
Prednison	200-210	3,5-4,0	5,0	0,8
Prednisolon	120-300	4,0		0,8
Methylprednisolon	120-180	5,0	7,5	0,5
Dexamethason	150-270	30	80	0
9α-Fluorocortisol		15		200
Aldosteron	30	0,3		200-1000

Cortisol- und ACTH-Bestimmungen morgens vor der Gabe der verbliebenen Steroiddosis lassen erkennen, ob und inwieweit sich das hypothalamohypophysäre System erholt hat. Liegen die Cortisolkonzentrationen morgens über 10 μg/dl, kann mit einer ausreichenden endogenen Basalsekretion gerechnet und die Steroidgabe ganz beendet werden.

Im weiteren Verlauf kann in 1-bis 2monatlichen Abständen durch einen ACTH-Kurztest und die Reaktion nach Metopiron entschieden werden, ob sich eine vollständige Restitution eingestellt hat. Dieser Prozeß dauert mindestens Monate, in Einzelfällen auch mehr als 1-2 Jahre.

Inhalative, dermatologische und intraartikuläre Steroidtherapie [85]

Die für lokale Anwendung in Frage kommenden Steroide werden in der Regel als Öle, Cremes, Lotiones oder mit Aerosolträgern [146, 325, 326, 333] appliziert. Die Konzentrationen in den verschiedenen Zubereitungen sind meist relativ niedrig. Die verwendeten Steroidester werden weit weniger resorbiert als originäre Hormone. Dennoch sind systemische Wirkungen grundsätzlich möglich, wenn die Präparationen in hoher Dosis und längerfristig angewendet werden.

Als Nebenwirkungen können dann vorkommen:

- eine Suppression der endogenen Steroidproduktion bei inhalativen Steroiden [25, 326],
- eine Reduktion der Wachstumsrate [292] und
- deprivative Veränderungen des Knochenstoffwechsels [101, 102].

5.5.4.4
Akute Nebennierenrindeninsuffizienz (Addison-Krise)

Klinisch findet man einen zunächst reizbar-unruhigen, rasch verfallenden oder schon bewußtseinsgetrübten Patienten. Zu Beginn sind Erbrechen und kolikartige Bauchschmerzen häufig. Die Exsikkose ist v. a. an den trockenen Schleimhäuten zu erkennen. Die Haut ist kalt, grau-blaß, später zyanotisch. Der Blutdruck fällt rasch ab und ist u. U. nicht mehr meßbar. Hypoglykämien können zu Krämpfen führen. Durch die Kreislaufinsuffizienz ist die Nierenfunktion eingeschränkt.

> ! Ein akutes Versagen der adrenalen Funktion ist *unmittelbar lebensbedrohlich!*

Die häufigste Ursache der akuten Krise ist die unvorhergesehene Belastung eines Patienten mit bekannter Addison-Erkrankung. Hier kommen Enteritiden, hochfieberhafte Allgemeininfekte, übermäßige physische Anstrengungen und operative Eingriffe ohne aktuelle Anpassung der Hormontherapie in Frage.

Eine besondere Situation mit rasch einsetzender adrenaler Insuffizienz stellt das Waterhouse-Friderichsen-Syndrom im Rahmen einer Meningokokkensepsis dar. Der meist fatale Verlauf kann durch umgehende Steroidgabe und Schocktherapie kaum positiv beeinflußt werden, was auf eine eigenständige Dynamik dieses Krankheitsbildes hinweist.

Zur grundsätzlichen Therapie der akuten adrenalen Insuffizienz s. Kap. 24 S. 542 ff.

5.5.4.5
Isolierte Insuffizienzen adrenaler Hormone

ACTH-unresponsiveness-Syndrom

Dieses sehr seltene, autosomal-rezessiv hereditäre adrenale Unterfunktionssyndrom wird auch als „isolierte (familiäre) Glucocorticoidinsuffizienz" bezeichnet. Charakteristisch ist eine im frühen Kindesalter beginnende Symptomatik der NNR-Insuffizienz, jedoch ohne Elektrolytstörung. Pathologisch-anatomisch sind nur die Zonae fasciculata und reticularis atrophiert.

Endokrinologisch wird ACTH erhöht gemessen. Cortisol steigt im ACTH-Test nicht oder nur geringfügig an. So nahm man einen Defekt des ACTH-Rezeptors der NNR-Zelle an. Jüngste *molekulargenetische Untersuchungen* wiesen Mutationen im ACTH-Rezeptor nach, konnten jedoch nicht in allen Fällen verifiziert werden [39, 312].

Die Assoziation des Syndroms mit Achalasie, Alakrimie und autonomen wie motorischen Neuropathien [95] kompliziert eine pathogenetische Erklärung zusätzlich.

Therapeutisch ist eine gut adaptierte Substitution mit Glucocorticoiden notwendig.

Angeborener Hypoaldosteronismus und Pseudohypoaldosteronismus

Eine isolierte Minderproduktion von Aldosteron beruht auf einer angeborenen, autosomal-rezessiven Bildungsstörung des Hormons.

Klinisch entsteht ein Salzverlustsyndrom in unterschiedlicher Ausprägung. Die Symptomatik variiert von einem krisenhaften Zustand mit Gedeihstörung, Erbrechen, Dehydratation, Hyperkaliämie und erniedrigtem Natrium bei primär normaler Nierenfunktion im Säuglings- und Kleinkindalter bis zu milden oder Late-onset-Formen und asymptomatischen Patienten im Erwachsenenalter.

Es gibt 2 Formen (Typ I und II) des CMO-(Corticosteronmethyloxydase-)Mangels, der auf einem Defekt des Enzyms P450c_{11}AS (Synonyma: Aldosteronsynthase, P450cmo) beruht (s. Abs. „Biosynthese" S. 95). Da das CYP11B2-Gen für alle Reaktionen kodiert, die 11-Desoxycorticosteron in Aldosteron überführen, also die C_{11}-Hydroxylase, die C_{18}-Hydroxylase (CMO I) und die C_{18}-Dehydrogenase (CMO II), bevorzugt die aktuelle Nomenklatur für den kongenitalen Hypoaldosteronismus die Bezeichnungen Aldosteronsynthasedefekt Typ I und II [240, 301].

Molekulargenetisch liegen Mutationen des CYP 11B2-Gens vor, das nur in der Zona glomerulosa transkribiert und über Angiotensin II reguliert wird.

Kasuistiken zu Diagnostik (Quotient 18-Hydroxycorticosteron zu Aldosteron, PRA-/Proreninsteigerung) und Therapie (9α-Fluorocortisol und Natriumsubstitution) sind verschiedentlich publiziert (Beispiele: [105, 155, 241]).

Differentialdiagnostisch ist der *Pseudohypoaldosteronismus* im Sinne einer Resistenz gegenüber Aldosteron bzw. bestimmten Mineralocorticoidfunktionen zu diskutieren. Es besteht ein ausgeprägter Salzverlust bei Hyperkaliämie. Die adrenale Funktion ist normal. Es handelt sich um eine gestörte Realisation der Aldosteronwirkung auf tubulärer Ebene, was durch den Nachweis von Rezeptordefekten [9, 141] oder eines Na-/K-ATPase-Mangels in den Nierentubuli als Postrezeptordefekt belegt wird [19, 56].

5.6
Hormone des Nebennierenmarks

Der Hormoncharakter der vom Nebennierenmark (NNM) gebildeten und als *Katecholamine* bezeichneten Substanzen und ihre Beteiligung an Krankheitsbildern der „multiplen endokrinen Adenomatose" (MEA) gibt Anlaß für eine kurze Übersicht.

Das NNM als Hauptbestandteil chromaffinen Gewebes bildet 3 Katecholamine, *Adrenalin, Noradrenalin* und *Dopamin*, die im Zentralnervensystem als Neurotransmitter wirken. Peripher hat Adrenalin die Eigenschaften eines Hormons, wobei biologisch effektive Plasmaspiegel durch die Adrenalinbildung des NNM zustandekommen und die Sekretion aus extraadrenalen chromaffinen Zellen diesbezüglich unbedeutend ist. Noradrenalin wirkt außerhalb des ZNS hauptsächlich als Neurotransmitter postganglionärer sympathischer Neurone. Die Rolle des Dopamins in der Peripherie ist nicht gut geklärt; am ehesten wird ebenfalls eine Rolle als Neurotransmitter angenommen. Die Hormonwirkung der Katecholamine tritt sehr rasch ein und ist in diesem Punkt mit der von Insulin oder Glukagon zu vergleichen.

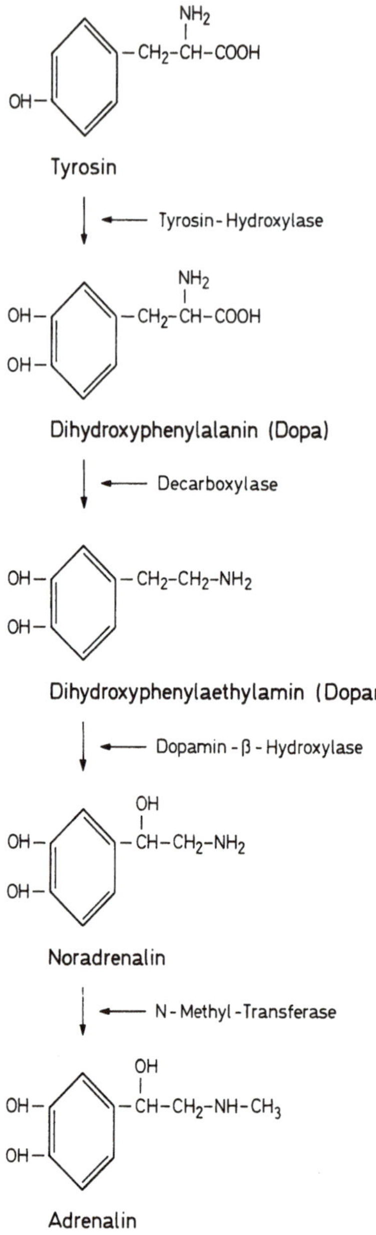

5.6.1 Synthese, Metabolismus, Wirkmechanismus

Die Abb. 5.9 und 5.10 zeigen schematisch die Synthese- und Abbaureaktionen für die Katecholamine; dabei ist der Metabolismus von Dopamin nicht gesondert dargestellt. Er unterscheidet sich nur durch das Fehlen der Hydroxylgruppe an der β-Karbongruppe, was nach den durch Katechol-O-Methyltransferase und Monoaminoxydase katalysierten Reaktionen auch das metabolische Endprodukt, die Homovanillinmandelsäure, im Gegensatz zur Vanillinmandelsäure charakterisiert.

Katecholamine werden in die extrazelluläre Flüssigkeit via Exozytose sezerniert. Dieser Vorgang entsteht durch einen acetylcholinstimulierten Influx von Calcium aus dem extrazellulären Kompartiment in das Zytoplasma und durch subzelluläre Vorgänge [5, 190]. Die Wirkung der Katecholamine wird über Membranrezeptoren ermöglicht. Adrenerge Rezeptoren sind als α- und β-Rezeptoren mit verschiedenen Subtypen klassifiziert und molekulargenetisch genauer beschrieben worden [15, 61, 156, 159, 171, 194, 293, 330]. Dopamin reagiert mit spezifischen dopaminergen Rezeptoren [47]. Einige der adrenergen oder dopaminergen Rezeptoren sind funktionell über G-Proteine mit der Adenylcyclase und damit mit der cAMP-Aktivität verbunden.

5.6.2 Biologische Wirkungen der Katecholamine

Die Vielfalt der biologischen Wirkungen mit Bezeichnung des vermittelnden Rezeptortyp lassen sich für direkte Effekte folgendermaßen zusammenfassen [48]:

- Erhöhung der Blutglucose (β_2, α) durch:
  - Stimulation der Glucosebildung in der Leber und
  - Einschränkung der peripheren Glucoseutilisation.
- Stimulation der Glykogenolyse und der Glykolyse → erhöhte Bildung von Lactat und Pyruvat in den Geweben (β_2).
- Stimulation der Lipolyse (β_1, möglicherweise β_3) außer im Fettgewebe; dort hemmende Wirkung (α_2), die von der allgemein stimulierenden Wir-

OH–[Benzolring]–CH_2–CH(NH_2)–COOH

Tyrosin

↓ ← Tyrosin-Hydroxylase

(OH)$_2$–[Benzolring]–CH_2–CH(NH_2)–COOH

Dihydroxyphenylalanin (Dopa)

↓ ← Decarboxylase

(OH)$_2$–[Benzolring]–CH_2–CH_2–NH_2

Dihydroxyphenylaethylamin (Dopamin)

↓ ← Dopamin-β-Hydroxylase

(OH)$_2$–[Benzolring]–CH(OH)–CH_2–NH_2

Noradrenalin

↓ ← N-Methyl-Transferase

(OH)$_2$–[Benzolring]–CH(OH)–CH_2–NH–CH_3

Adrenalin

Abb. 5.9. Synthese der Katecholamine

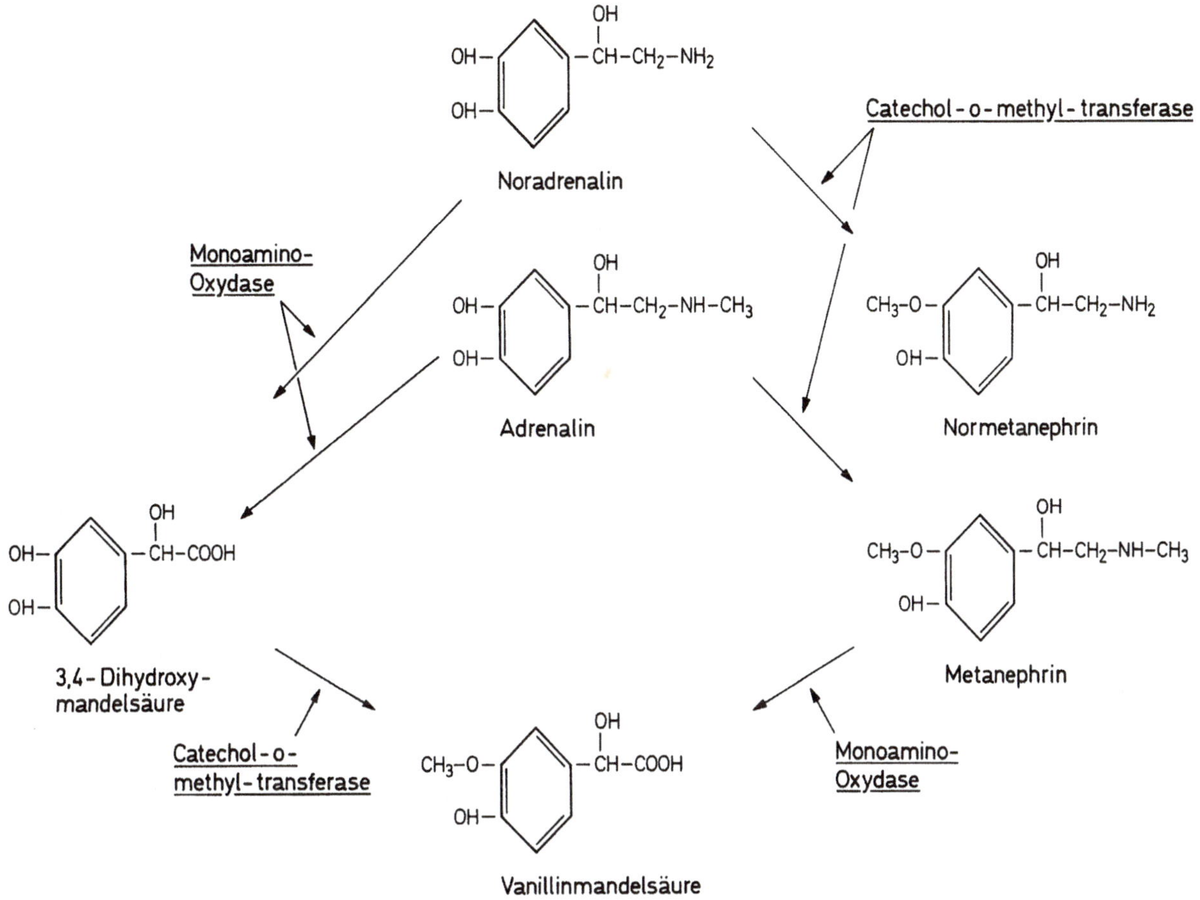

Noradrenalin

Catechol-o-methyl-transferase

Monoamino-Oxydase

Adrenalin

Normetanephrin

3,4-Dihydroxy-mandelsäure

Metanephrin

Catechol-o-methyl-transferase

Monoamino-Oxydase

Vanillinmandelsäure

Abb. 5.10. Abbau der Katecholamine

kung übertroffen wird; sekundär Ketogenese durch erhöhten Anfall von Fettsäuren in der Leber.

- Erhöhte Verschiebung von Kalium (β) und Phosphor in die Zellen (Absinken der Werte im Blut).
- Anregung der Thermogenese (möglicherweise β_3).
- Einzelwirkungen sind:
  - Bronchodilatation (β_2),
  - Mydriasis (α),
  - herabgesetzte Motilität des Magen-Darm-Traktes (β_1),
  - Kontraktion (α) und Relaxation (β) des Uterus.

Zu erwähnen ist schließlich, daß Katecholamine indirekt die Ausschüttung metabolisch wirksamer Hormone positiv (↑) oder negativ (↓) beeinflussen können, ohne daß die physiologische Bedeutung dieser Wirkung genauer bekannt ist. Als Beispiele seien genannt:

- Insulin (↓ [α_2] > ↑ [β_2]),
- Glukagon (↑ [β]),
- Wachstumshormon (↑ [α]),
- Renin (↑ [β_1]).

5.6.3 Phäochromozytom

Phäochromozytome sind sporadisch oder familiär gehäuft auftretende Tumoren chromaffiner Zellen, die exzessiv Katecholamine bilden. Sie sind im Kindesalter als Rarität anzusehen [58]. Da postnatal die meisten der fetal weitverbreitet angelegten chromaffinen Zellcluster degenerieren, gehen Phäochromozytome zu etwa 90 % vom NNM aus. Ansonsten finden sie sich in Verbindung mit sympathischen Ganglien paravertebral, einschließlich des Zuckerkandl-Organs und im hinteren Mediastinum. Sie können als multiple Tumoren und im NNM bilateral auftreten. Etwa 5-10 % der Tumoren sind bösartig und metastasieren [198, 242, 262].

Phäochromozytome treten z. T. familiär bei autosomal-dominantem Erbgang als Teil der MEA auf. Das MEA-Syndrom Typ IIa, auch als Sipple-Syndrom benannt, schließt neben dem Phäochromozytom ein medulläres Schilddrüsen-(C-Zell-)Karzinom und einen primären Hypoparathyreoidismus ein. Bei dem MEA-Typ IIb ist das Phäochromozytom wiederum mit dem medullären Schilddrüsenkarzinom und Schleimhautneurinomen assoziiert.

Familiarität des Phäochromozytoms ist auch als sporadisches Ereignis bekannt. Vereinzelt wurde es in Kombination mit einer Neurofibromatose oder häufiger auch in Verbindung mit einer Hippel-Lindau-Erkrankung beobachtet.

Die Hormonaktivität der Phäochromozytome besteht insbesondere in der Bildung von Noradrenalin. Die meisten Tumoren sezernieren auch Adrenalin. Zusätzlich werden viele Peptide gebildet, die teilweise als Hormone bekannt sind; genannt seien Somatostatin, Calcitonin, „parathormone-related protein", „GHRH-like substance", ACTH und CRH, Neuropeptid Y, Encephaline [33, 96, 167, 209, 244, 257, 289].

Klinik

Klinische Symptome entstehen durch wirksame Plasmakonzentrationen der von einem Phäochromozytom sezernierten Katecholamine. Die erhebliche Variabilität in Produktion und Ausschüttung der Katecholamine macht ein verläßliches klinisches Bild nicht zur Regel, so daß viele Tumoren unentdeckt bleiben. Die in der folgenden Auflistung genannten Symptome lassen aber zumindest einen Verdacht aufkommen, der ggf. durch die positive Familienanamnese wegweisend unterstützt wird und die Abklärung veranlaßt:

- episodisch-anfallsartiger Charakter aller Beschwerden,
- Kopfschmerzen,
- Schweißausbrüche,
- Herzklopfen,
- Schmerzempfindungen in Abdomen oder Brustkorb,
- Polyurie, Polydipsie,
- Übelkeit und gastrointestinale Symptome,
- Sehstörungen,
- Blässe,
- Angstgefühl.

Diagnostik

Ein wichtiges Symptom bei der Untersuchung ist eine *Hypertonie*, die aber wie alle anderen klinischen Symptome aktuell nicht nachweisbar sein kann; vielfach treten erhöhte Blutdruckwerte nur intermittierend auf oder zeigen erhebliche Schwankungen, deren eindeutig hypertone Werte oft nur in den paroxysmalen Phasen gemessen werden. Eine klinisch durchaus suspekte Symptomatik kann indessen auch von einem kortikalen Tumor hervorgerufen werden [6].

Die weitere Diagnostik besteht zunächst in einer genauen Untersuchung mittels moderner *bildgebender Verfahren* (Sonographie, CT, MRT). Dabei werden teilweise (bis zu 4 % der klinisch unauffälligen Patienten) als tumorimponierende adrenale Strukturen ohne offensichtliche sekretorische Funktion („incidentalomas") gefunden, die in jedem Fall weiter abzuklären sind (Beispiel: [175]).

Zur genauen Lokalisation eines schon nachgewiesenen Phäochromozytoms oder bei sehr begründetem Verdacht ist eine *Szintigraphie* mit ^{131}J-Metaiodobenzylguanidin (MIBG) angezeigt. Dieses Verfahren ist insbesondere auch für die Diagnostik extraadrenaler bzw. metastatischer Phäochromozytome sehr gut geeignet [269].

Biochemisch wird die Diagnose durch die Bestimmung der Katecholamine selbst, der primären Metaboliten Metanephrin und Normetanephrin sowie der Vanillinmandelsäure in möglichst mehreren 24-h-Harnproben belegt. Alle Substanzen sind in der Regel eindeutig erhöht. Im Einzelfall müssen Analysen in fraktionierten Harnproben durchgeführt werden. Auch Plasmaspiegel der Katecholamine können heute präzise gemessen werden, hängen allerdings als punktuelle Werte von der aktuellen Situation ab. Sie sollten als positiver Hinweis auf ein Phäochromozytom unter Basalbedingungen erhöht sein und in symptomatischen Episoden weiter ansteigen.

Früher angewandte *funktionelle Tests*, die auf einer medikamentös induzierten kritischen Änderung des Blutdrucks beruhten (Histamin, Glukagon, Tyramin, Regitin), gelten heute als *ungeeignete* Verfahren. Die Tests sind potentiell für die Patienten gefährlich und ergeben mit bis zu 30 % falsche Informationen; sie sind damit diagnostisch keine präzise Entscheidungshilfe.

Therapie

Die Therapie des Phäochromozytoms ist prinzipiell die operative Entfernung des Tumors; diese gilt als Eingriff mit hohem Risiko. Präoperativ wird eine Blockade der α-adrenergen Rezeptoren empfohlen; sie wird individuell im weiteren Verlauf durch einen β-adrenergen Antagonisten ergänzt. Die Operation muß v. a. unter laufender Blutdruck- und EKG-Kontrolle sowie mit großer Erfahrung im Notfallmanagement durchgeführt werden (plötzliche Hochdruckepisoden, Arrhythmien durch intraoperative Tumorstimulation). Als Erfolgsrate werden 65 und 85 % bei einer Operationsmortalität von 1 % angegeben. Bei 5–10 % der Patienten kommt es zu einem Rezidiv, so daß fortlaufende Kontrolluntersuchungen notwendig sind.

Maligne Phäochromozytome sind operativ und – sehr eingeschränkt – mittels Chemotherapie nur palliativ zu behandeln; nicht wirksam ist eine Radiotherapie. Der individuelle Verlauf ist sehr unterschiedlich; die 5-Jahres-Überlebensrate wird mit 45 % angegeben. Die Streuung liegt zwischen wenigen Monaten bis zu mehr als 20 Jahren (detaillierte Übersicht bei Cryer [48]).

5.6.4 Neuroblastom

Der zweithäufigste maligne Tumor im Kindesalter ist hier kurz zu erwähnen, da er zu etwa 40–50 % im NNM entsteht, ansonsten in den Ganglien des Grenzstranges. Neuroblastome bilden Katecholamine, sezernieren sie aber nicht in Mengen, die zu klinischen Symptomen führen. Die Plasmakonzentrationen der Katecholamine sind vielfach erhöht, überlappen aber mit normalen Werten. 90 % der Patienten scheiden sehr hohe Mengen Vanillinmandelsäure und Homovanillinmandelsäure aus, was für einen metabolischen Abbau innerhalb des Tumors spricht. Der Spiegel an Dihydroxyphenylalanin (DOPA) ist erhöht, ebenso das Enzym aromatische l-Aminosäuredecarboxylase. Die genannten Parameter sind Marker für Diagnostik und Prognose.

Literatur

1. Abasiyanik A, Oran B, Kaymakci A, Yasar C, Caliskan Ü, Erkul I (1996) Conn syndrome in a child, caused by adrenal adenoma. J Pediatr Surg 31: 430–432
2. Abbaszade IG, Clarke TR, Park CHJ, Payne AH (1995) The mouse 3β-hydroxysteroid dehydrogenase multigene family includes two functionally distinct groups of proteins. Mol Endocrinol 9: 1214–1222
3. Abdelhamid S, Lewicka S, Vecsei P et al. (1995) A new subset of mineralocorticoid hypertension with excess of 21-deoxyaldosterone and Kelly's-M1 steroid: clinical and morphological findings. J Clin Endocrinol Metab 80: 737–744
4. Albiston AL, Smith RE, Obeyesekere VR, Krozowski ZS (1995) Cloning of the 11 HSD type II enzyme from human kidney. Endocr Res 21: 399–409
5. Almers W (1990) Exocytosis. Ann Rev Physiol 52: 607
6. Alsabeh R, Mazoujian G, Goates J, Medeiros LJ, Weiss LM (1995) Adrenal cortical tumors clinically mimicking pheochromocytoma. Am J Clin Pathol 104: 382–390
7. Ambrosi B, Peverelli S, Passini E et al. (1995) Abnormalities of endocrine function in patients with clinically „silent" adrenal masses. Eur J Endocrinol 132: 422–428
8. Angeli A, Frajira R, Crosazzo C, Rigoli F, Gaidano G, Ceresa F (1978) The binding of glucocorticoids to human plasma proteins. In: James VHT, Serio M, Giusti G, Martini L (eds) The endocrine function of the human adrenal cortex. Academic Press, London. pp 155–178
9. Armanini D, Kuhnle U, Strasser T et al. (1985) Aldosterone-receptor deficiency in pseudohypoaldosteronism. N Engl J Med 313: 1178–1181
10. Aubourg P (1991) Adrenoleukodystrophy: molecular and therapeutic approaches. Brain Dysfunct 4: 228–234
11. Aupetit-Faisant B, Blanchouin-Emeric N, Tenenbaum F et al. (1995) Plasma levels of aldosterone versus aldosterone precursors: a way to estimate the malignancy of asymptomatic and nonsecretory adrenal tumors: a French retrospective multicentric study. J Clin Endocrinol Metab 80: 2715–2721
12. Bakos JT, Goen P, Ogden A, Brown FR III, Karaviti LP (1995) Adrenoleukodystrophy: a link between adrenal insufficiency and school performance. J Clin Endocrinol Metab 80: 2869–2872

12a. Balasubramanian K, Lavoie HA, Garmey JC, Stocco DM, Veldhuis JD. Regulation of porcine granulosa cell steroidogenic acute regulatory protein (StAR) by insulin-like growth factor I: Synergism with follicle-stimulating hormone or protein kinase A agonist. Endocrinology 1997; 138: 433–9

13. Baumann-Antczak A, Wedlock N, Bednarek J et al. (1992) Autoimmune Addison's disease and 21-hydroxylase. Lancet 340: 429–430
14. Baxter JD, Perloff D, Hsueh W, Biglieri EG (1995) The Endocrinology of hypertension; Part idiopathic hyperaldosteronism. In: Felig P, Baxter JD, Frohman LA (eds) Endocrinology and metabolism. McGraw-Hill, New York. pp 818–832
15. Benovic JL, Bouvier M, Caron MG, Lefkowitz RJ (1988) Regulation of adenyl cyclase-coupled β-adrenergic receptors. Ann Rev Cell Biol 4: 405
16. Bertagna X (1992) Unrestrained production of proopiomelanocortin (POMC) and its peptide fragments by pituitary corticotroph adenomas in Cushing's syndrome. J Steroid Biochem Mol Biol 43: 379–384
17. Bertagna X, Bertagna C, Laudat MH et al. (1986) Pituitary-adrenal responses to the antiglucocorticoid action of RU486 in Cushing's syndrome. J Clin Endocrinol Metab 63: 639–643
18. Berube D, Luu-The V, Lachance Y, Gagne R, Labrie F (1989) Assignment of the human 3β-hydroxysteroid dehydrogenase gene (HSDB3) to the p13 band of chromosome 1. Cytogenet Cell Genet 52: 199
19. Bierich JR, Schmidt U (1976) Tubular Na, K-ATPase deficiency, the cause of congenital renal salt-losing syndrome. Eur J Pediatr 121: 81–88
20. Bochicchio D, Losa M, Buchfelder M et al. (1995) Factors influencing the immediate and late outcome of Cushing's disease treated by transsphenoidal surgery: a retrospective study by the European Cushing's disease survey group. J Clin Endocrinol Metab 80: 3114–3120
21. Böhm N, Lippmann-Grob B, von Petrykowski W (1983) Familial Cushing's syndrome due to pigmented multinodular adrenocortical dysplasia. Acta Endocrinol (Copenh) 102: 428–435
22. Brandenberger G, Follenius M, Muzet A, Simoni M, Reinhardt B (1984) Interactions between spontaneous and provoked cortisol secretory episodes in man. J Clin Endocrinol Metab 59: 406–411
23. Braun A, Ambach H, Kammerer S et al. (1995) Mutations in the gene for X-linked adrenoleukodystrophy in patients with different clinical phenotypes. Am J Hum Genet 56: 854–861
24. Bravo EL (1994) Primary aldosteronism: issues in diagnosis and management. Endocrinol Metabol Clin North Am 23: 271–283
25. Broide J, Soferman R, Kivity S et al. (1995) Low-dose adrenocorticotropin test reveals impaired adrenal function in patients taking inhaled corticosteroids. J Clin Endocrinol Metab 80: 1243–1246
26. Bugalho MJGM, Moura Nunes JF, Sobrinho LG et al. (1993) Multihormonal response to CRH in a patient with Cushing syndrome and a pituitary adenoma pro-

ducing ACTH and GH. Acta Endocrinol (Copenh) 128: 289-292

27a. Burke BA, Wick MR, King R et al. (1988) Congenital adrenal hypoplasia and selective absence of pituitary hormone: a new autosomal recessive syndrome. Am J Med Genet 31: 75-97

28. Carney JA, Hruska LS, Beauchamp CD, Gordon H (1986) Dominant inheritance of the complex of myxomas, spotty pigmentation, and endocrine overactivity. Mayo Clin Prog 61: 165

29. Caro JF, Meikle AW, Check JH, Cohen SN (1978) „Normal suppression" to dexamethasone in Cushing's disease: an expression of decreased metabolic clearence for dexamethasone. J Clin Endocrinol Metab 47: 667

30. Cartier N, Sarde C-O, Douar A-M, Mosser J, Mandel J-L, Aubourg P (1993) Abnormal messenger RNA expression and a missense mutation in patients with X-linked adrenoleukodystrophy. Hum Mol Genet 2: 1949-1951

30a. Caron KM, Ikeda Y, Soo SC, Stocco DM, Parker KL, Clark BJ. Characterization of the promoter region of the mouse gene encoding the steroidogenic acute regulatory protein. Mol Endocrinol 1997; 11: 138-47

31. Casey ML, McDonald PC, Simpson ER (1992) Endocrinological changes of pregnancy. In: Wilson JD, Foster DW (eds) Williams' Textbook of Endocrinology. Saunders, Philadelphia. pp 977-991.

32. Cavanah SFW, Dons RF (1993) Partial 3β-hydroxysteroid dehydrogenase deficiency presenting as new-onset gynecomastia in a eugonadal adult male. Metabolism 42: 65-68

33. Chan R, Michelis MF (1992) Pheochromocytoma and the ectopic corticotropin syndrome in association with focal segmental glomerulosclerosis and the nephrotic syndrome. Am J Kidney Dis 19: 289-291

34. Chang YT, Kappy MS, Iwamoto K, Wang J, Yang X, Pang S (1993) Mutations in the type II 3β-hydroxysteroid dehydrogenase gene in a patient with classic salt-wasting 3β-hydroxysteroid dehydrogenase deficiency congenital adrenal hyperplasia. Pediatr Res 34: 698-700

35. Chang YT, Zhang L, Alkaddour HS et al. (1995) Absence of molecular defect in the type II 3β-hydroxysteroid dehydrogenase (3β-HSD) gene in premature pubarche children and hirsute female patients with moderately decreased adrenal 3β-HSD activity. Pediatr Res 37: 820-824

36. Chelly J, Marlhens F, Dutrillaux G et al. (1988) Deletion proximal to DXS 68 locus (L1 probe site) in a boy with Duchenne muscular dystrophy, glycerolkinase deficiency, and adrenal hypoplasia. Hum Genet 78: 222-227

37. Chen H, Hoffman WH, Kusyk CJ, Tuck-Muller CM, Hoffman MG, Davis LS (1995) De novo dup (5p) in a patient with congenital hypoplasia of the adrenal gland. Am J Med Genet 55: 489-493

38. Chung B, Picado-Leonard J, Haniu M et al. (1987) Cytochrome P450c_{17} steroid (17α-hydroxylase 17,20-lyase): cloning of human and testis cDNAs indicates the same gene is expressed in both tissues. Proc Natl Acad Sci USA 84: 407-411

39. Clark AJL, McLoughlin L, Grossman A (1993) Familial glucocorticoid deficiency associated with point mutation in the adrenocorticotropin receptor. Lancet 341: 461-462

40. Clark BJ, Pezzi V, Stocco DM, Rainey WE (1995) The steroidogenic acute regulatory protein is induced by angiotensin II and K^+ in H295R adrenocortical cells. Mol Cell Endocrinol 115: 215-219

41. Clark BJ, Soo SC, Caron KM, Ikeda Y, Parker KL, Stocco DM (1995) Hormonal and developmental regulation of the steroidogenic acute regulatory protein. Mol Endocrinol 9: 1346-1355

41a. Clark BJ, Stocco DM. StAR - A tissue specific acute mediator of steroidogenesis. Trends Endocrinol Metab 1996; 7: 227-33

42. Colao A, Merola B, Spaziante R et al. (1992) Adrenocorticotropic hormone and β-endorphin concentrations in the inferior petrosal sinuses in Cushing's disease and other pituitary diseases. J Endocrinol Invest 15: 807-813

43. Colao A, Merola B, Tripodi FS et al. (1993) Simultaneous and bilateral inferior petrosal sinus sampling for the diagnosis of Cushing's syndrome: comparison of multihormonal assay, baseline multiple sampling and ACTH-releasing hormone test. Horm Res 40: 209-216

44. Comtois R, Beauregard H, Hardy J, Robert F, Somma M (1993) High prolactin levels in patients with Cushing's disease without pathological evidence of pituitary adenoma. Clin Endocrinol (Oxf) 38: 601-607

45. Corvol P, Pinet F, Galen FX et al. (1988) Seven lessons from seven renin secreting tumors. Kidney Int 34 (Suppl 25): 38-44

46. Coufalik AH, Monder C (1981) Stimulation of gluconeogenesis by cortisol in fetal rat liver in organ culture. Endocrinology 108: 1132-1137

47. Creese I, Silbey DR, Hamblin MW, Leff SE (1983) The classification of dopamine receptors. Ann Rev Neurosci 6: 43

48. Cryer PE (1995) Diseases of the sympathochromaffin system. In: Felig P, Baxter JD, Frohman LA (eds) Endocrinology and metabolism. McGraw-Hill, New York. pp 713-748

49. Cummins GE, Cohen D (1974) Cushing's syndrome secondary to ACTH-secreting Wilm's tumor. J Pediatr Surg 9: 535-539

50. Dallman MF (1985) Control of adrenocortical growth in vivo. Endocr Rev 10: 213

51. De Gennes JL (1967) Syndrome de Cushing chez l'enfant. In: Soulairac A (ed) Le syndrome de Cushing. Masson et Doin, Paris. pp 237-282

52. De Herder WW, Uitterlinden P, Pieterman H et al. (1994) Pituitary tumour localization in patients with Cushing's disease by magnetic resonance imaging. Is there a place for petrosal sinus sampling. Clin Endocrinol (Oxf) 40: 87-92

53. Del Monte P, Bernasconi D, Bertolazzi L et al. (1995) Increased 17α-hydroxyprogesterone response to ACTH in silent adrenal adenoma: cause or effect. Clin Endocrinol (Oxf) 42: 273-277

54. Derks HJD, Drayer NM (1978) The identification and quantification of three new 6-hydroxylated corticosteroids in human neonatal urine. Steroids 31: 289-305

55. Deutsche G (1989) Vorschläge zum diagnostischen Vorgehen bei Erkrankungen von Hypophyse, Nebennierenrinde, Nebennierenmark, männlichen Gonaden und in der Gynäkologie. 2.3 Hyperaldosteronismus (Conn-Syndrom). In: Hesch R (Hrsg) Innere Medizin der Gegenwart - Endokrinologie Teil A. Urban & Schwarzenberg, München. S 686-687

56. Dillon MJ, Leonard JV, Buckler JMH et al. (1980) Pseudohypoaldosteronism. Arch Dis Child 55: 427
57. Dörr HG (1987) Maligne Nebennierenrindentumoren im Kindesalter. In: Engelhardt D, Mann K (Hrsg) Endokrin-aktive maligne Tumoren. Springer, Berlin Heidelberg New York. pp 118-123
58. Dörr HG, Sippell WG, Drop SLS, Bidlingmaier F, Knorr D (1987) Evidence of 11-beta hydroxylase deficiency in childhood adrenocortical tumors. Cancer 60: 1625-1629
59. Dumic M, Gubarev N, Sikic N, Roscher A, Plavsic V, Filipovic-Grcic B (1992) Sparse hair and multiple endocrine disorders in two women heterozygous for adrenoleukodystrophy. Am J Med Genet 43: 829-832
60. Edwards CRW, Walker BR, Benediktsson R, Seckl JR (1993) Congenital and acquired syndromes of apparent mineralocorticoid excess. J Steroid Biochem Mol Biol 45: 1-5
61. Emorine LJ, Marullo S, Briend-Sutren MM et al. (1989) Molecular characterization of the human β_3-adrenergic receptor. Science 245: 1118
62. Engelhardt DF, Mann K, Hörmann R, Braun S, Karl HJ (1983) Ketokonazole inhibits cortisol secretion of an adrenal adenoma in vivo and in vitro. Klin Wochenschr 61: 373-376
63. Esteban NV, Loughlin T, Yergey AL et al. (1991) Daily cortisol production rate in man determined by stable isotop dilution/mass spectrometry. J Clin Endocrinol Metab 72: 39-44
64. Exton JH (1979) Regulation of gluconeogenesis by glucocorticoids. In: Baxter JD, Rousseau GG (eds) Glucocorticoid hormone action. Springer, New York. pp 535
65. Falorni A, Nikoshkov A, Laureti S et al. (1995) High diagnostic accuracy for idiopathic Addison's disease with a sensitive radiobinding assay for autoantibodies against recombinant human 21-hydroxylase. J Clin Endocrinol Metab 80: 2752-2755
66. Favara BE, Franciosi RA, Miles V (1972) Idiopathic adrenal hypoplasia in children. Am J Clin Pathol 57: 409-426
67. Fehm HL, Voigt KH, Kummer G, Lang R, Pfeiffer EF (1979) Differential and integral corticosteroid feedback effects on ACTH secretion in hypoadrenocorticism. J Clin Invest 63: 247-254
68. Fehm HL, Klein E, Holl R, Voigt FH (1984) Evidence for extrapituitary mechanisms mediating the mornig peak of plasma cortisol in man. J Clin Endocrinol Metab 58: 410
69. Feil R, Aubourg P, Mosser J et al. (1991) Adrenoleucodystrophy: a complex chromosomal rearrangement in the Xq28 red-green-color-pigment gene region indicates two possible gene localizations. Am J Hum Genet 4: 1361-1371
70. Feltynowski T, Ignatowska-Switalska H, Wocial B, Lewandowski J, Chodakowska J, Januszewicz W (1994) Postural stimulation test in patients with aldosterone producing adenomas. Clin Endocrinol (Oxf) 41: 309-314
71. Findling JW, Doppman JL (1994) Biochemical and radiologic diagnosis of Cushing's syndrome. Endocrinol Metabol Clin North Am 23: 511-537
72. Findling JW, Aron DC, Tyrrell JB (1985) Cushing's disease. In: Imura H (ed) The pituitary gland. Raven, New York. pp 441
73. Fitzgerald PA, Aron DC, Findling JW, Brooks RM, Wilson CB, Tyrrell JB (1982) Transient secondary adrenal insufficiency after selective removal of pituitary tumors. Evidence for a pituitary origin. J Clin Endocrinol Metab 54: 413-419
74. Flecchia D, Mazza E, Carlini M et al. (1995) Reduced serum levels of dehydroepiandrosterone sulphate in adrenal incidentalomas: a marker of adrenocortical tumour. Clin Endocrinol (Oxf) 42: 129-134
75. Flower RJ (1986) The mediators of steroid action. Nature 320: 20-26
76. Fontes R, Kater C, Biglieri EG et al. (1991) Reassessment of the predictive value of the posture test in primary aldosteronism. Am J Hypertens 4: 786-789
77. Freda PU, Wardlaw SL, Brudney K, Goland RS (1994) Clinical case seminar: primary adrenal insufficiency in patients with the acquired immunodeficiency syndrome: a report of five cases. J Clin Endocrinol Metab 79: 1540-1545
78. Freeman M, Weetman AP (1992) T and B cell reactivity to adrenal antigens in autoimmune Addison's disease. Clin Exp Immunol 88: 275-279
79. Friedman TC, García-Borreguero D, Hardwick D et al. (1994) Decreased delta-sleep and plasma delta-sleep-inducing peptide in patients with Cushing syndrome. Neuroendocrinology 60: 626-634
80. Funder JW (1995) Apparent mineralocorticoid excess. Endocrinol Metabol Clin North Am 24: 613-621
81. Furmaniak J, Kominami S, Asawa T, Wedlock N, Colls J, Smith BR (1994) Autoimmune Addison's disease - evidence for a role of steroid 21-hydroxylase autoantibodies in adrenal insufficiency. J Clin Endocrinol Metab 79: 1517-1521
82. Gaillard RC, Poffel D, Riondel AM, Saural JH (1985) RU 486 inhibits peripheral effects of glucocorticoids in humans. J Clin Endocrinol Metab 61: 1009-1013
83. Gaitan D, Loosen PT, Orth DN (1993) Two patients with Cushing's disease in a kindred with multiple endocrine neoplasia type I. J Clin Endocrinol Metab 76: 1580-1582
84. Gartner LA, Voorhess ML (1993) Adrenocorticotropic hormone-producing thymic carcinoid in a teenager. Cancer 71: 106-111
85. Giannotti B, Pimpinelli N (1992) Topical corticosteroids: which drug and when. Drugs 44: 65-71
86. Gilkes JJH, Rees LH, Besser GM (1977) Plasma immunoreactive corticotrophin and lipotrophin in Cushing's syndrome and Addison's disease. BMJ I: 966
87. Gillessen G (1987) Untersuchungen zur Bestimmung des freien Cortisols im Serum. Dissertation, Universität Essen
88. Glass AR, Jackson SG, Perlstein RS, Wray HL (1994) Adrenal insufficiency in a man with non-classical 21-hydroxylase deficiency: consequence or coincidence. J Endocrinol Invest 17: 665-670
89. Goetzl EJ (1981) Oxygenation products of arachidonic acid as mediators of hypersensitivity and inflammation. Med Clin North Am 65: 809
90. Gold EM (1979) The Cushing's syndromes: changing views of diagnosis and treatment. Ann Intern Med 90: 829
91. Gomez MT, Magiakou MA, Mastorakos G, Chrousos GP (1993) The pituitary corticotroph is not the rate limiting step in the postoperative recovery of the hypothalamic-

pituitary-adrenal axis in patients with Cushing syndrome. J Clin Endocrinol Metab 77: 173-177
92. Goodwin JS, Atluru D, Sierakowski S, Lianos EA (1986) Mechanism of action of glucocorticoids: inhibition of T cell proliferation and interleukin 2 production by hydrocortisone is reversed by leukotriene B_4. J Clin Invest 77: 1244
93. Gordon R, Ziesak M, Tunny TJ et al. (1993) Evidence that primary aldosteronism may not be uncommon: 12% incidence among antihypertentive drug trial volunteers. Clin Exp Pharm Physiol 20: 296-301
94. Gordon RD (1995) Primary aldosteronism. J Endocrinol Invest 18: 495-511
95. Grant DB, Dunger DB, Smith I, Hyland K (1992) Familial glucocorticoid deficiency with achalasia of the cardia associated with mixed neuropathy, long-tract degeneration and mild dementia. Eur J Pediatr 151: 85-89
96. Grouzmann E, Werffeli-George P, Fathi M, Burnier M, Waeber B, Waeber G (1994) Angiotensin II mediates norepinephrine and neuropeptide-Y secretion in a human pheochromocytoma. J Clin Endocrinol Metab 79: 1852-1856
97. Grüters A, Korth-Schütz S (1982) Longitudinal study of plasma dehydroepiandrosterone sulfate in preterm and fullterm infants. J Clin Endocrinol Metab 55: 314-320
98. Guérin SL, Leclerc S, Verreault H, Labrie F, Luu-The V (1995) Overlapping *cis*-acting elements located in the first intron of the gene for type I 3β-hydroxysteroid dehydrogenase modulate its transcriptional activity. Mol Endocrinol 9: 1583-1597
99. Hall PF (1985) Role of cytochrome P450 in the biosynthesis of steroid hormones. Vitam Horm 42: 315-368
100. Hamet P, LaRochelle P, Franks DJ et al. (1987) Cushing's syndrome with food-dependent periodic hormonogenesis. Clin Invest Med 10: 530-533
101. Hanania NA, Chapman KR, Kesten S (1995) Adverse effects of inhaled corticosteroids. Am J Med 98: 196-208
102. Hanania NA, Chapman KR, Sturtridge WC, Szalai JP, Kesten S.(1995) Dose-related decrease in bone density among asthmatic patients treated with inhaled corticosteroids. J Allergy Clin Immunol. 96: 571-579
103. Hauffa BP, Stolecke H, Schulte HM (1986) Cushing disease: successful preoperative lateralization of an ACTH-producing pituitary microadenoma by simultaneous bilateral inferior petrosal venous sampling with corticotropin-releasing hormone stimulation. Eur J Pediatr 145: 559-562
104. Hauffa BP, Menzel D, Stolecke H (1988) Age-related changes in adrenal size during the first year of life in normal newborns, infants, and patients with congenital adrenal hyperplasia due to 21-hydroxylase deficiency: comparison of ultrasound and hormonal parameters. Eur J Pediatr 148: 43-49
105. Hauffa BP, Sólyom J, Gláz E et al. (1991) Severe hypoaldosteronism due to corticosterone methyloxidase type II deficiency in two boys: metabolic and gas chromatography-mass spectrometry studies. Eur J Pediatr 150: 149-153
106. Hedinger CE (1986) Pathologic anatomy: adrenal cortex. In: Labhart A (ed) Clinical endocrinology - theory and practice. Springer, Berlin Heidelberg New York. pp 396-398
107. Heimdal K, Olsson H, Tretli S, Flodgren P, Borresen AL, Fosså SD (1996) Familial testicular cancer in Norway and southern Sweden. Br J Cancer 73: 964-969
108. Heinrich UE, Bettendorf M, Vecsei P (1993) Male pseudohermaphroditism caused by nonsalt-losing congenital adrenal hyperplasia due to 3β-hydroxysteroid dehydrogenase (3β-HSD) deficiency. J Steroid Biochem Mol Biol 45: 83-85
109. Hermus AD, Pieters GF, Pesonan GJ, Smals AG, Benraad TJ, Kloppenborg PW (1986) Responsitivity of adrenocorticotropin to corticotropin releasing hormone and lack of suppressibility by dexamethasone are related phenomena in Cushing's disease. J Clin Endocrinol Metab 62: 634
110. Higuchi K, Nawata H, Kato KI et al. (1986) Lack of inhibitory effect of α-human atrial natriuretic polypeptide on aldosteronogenesis in aldosterone-producing adenoma. J Clin Endocrinol Metab 63: 192-196
111. Hutter AM, Kayhoe DE (1966) Adrenal cortical adenoma: clinical features of 138 patients. Am J Med 41: 572-579
112. Ichiba Y, Nishizaki Y, Tanizaki M (1992) Cushing's syndrome due to primary pigmented nodular adrenocortical disease with cardiac myxomas and mucocutaneous lentigines. Acta Paediatr 81: 91-92
113. Irony I, Kater C, Biglieri EG et al. (1990) Correctable subsets of primary aldosteronism: primary adrenal hyperplasia and renin responsive adenoma. Am J Hypertens 3: 576-580
114. Iseli BE, Hedinger CE (1985) Histopathology and ultrastructure of primary adrenocortical nodular dysplasia with Cushing's syndrome. Histopathology 9: 1171
115. Itami RM, Amundson GM, Kaplan SA, Lippe BM (1982) Prepubertal gynecomastia caused by an adrenal tumor. Diagnsotic value of ultrasonography. Am J Dis Child 136: 584-586
116. Jaffe R, Crumrine P, Hashida Y, Moser HW (1982) Neonatal adrenoleucodystrophy: clinical, pathological, and biochemical delineation of a syndrome affecting both males and females. Am J Pathol 108: 100-111
117. James VHT, Tunbridge RDG, Wilson GA, Hutton J, Jacobs HS, Rippon HE (1978) Steroid profiling: a technique for exploring adrenocortical physiology. In: Serio M, Giusti G, Martini L (eds) The endocrine function of the human adrenal cortex. Academic Press, London. pp 179-192
118. Jamieson A, Slutsker L, Inglis G et al. (1995) Clinical, biochemical and genetic features of five extended kindred's with glucocorticoid-suppressible hyperaldosteronism. Endocr Res 21: 463-469
119. Jamieson A, Slutsker L, Inglis GC, Fraser R, White PC, Connell JMC (1995) Glucocorticoid-suppressible hyperaldosteronism: Effects of crossover site and parental origin of chimaeric gene on phenotypic expression. Clin Sci 88: 563-570
120. Jeunemaitre X, Charru A, Pascoe L et al. (1995) Dexamethasone-sensitive hyperaldosteronism with adrenal adenoma - clinical, biological and genetic analysis. Presse Med 24: 1243-1248
121. Jockenhövel F, Kuck W, Hauffa B et al. (1992) Conservative and surgical management of incidentally discovered adrenal tumors (incidentalomas). J Endocrinol Invest 15: 331-337

122. Jorge P, Quelhas D, Oliveira P, Pinto R, Nogueira A (1994) X-linked adrenoleukodystrophy in patients with idiopathic Addison disease. Eur J Pediatr 153: 594-597
123. Kappas A, Palmer RH, Glickmann PB (1961) Steroid fever. Am J Med 234: 46-49
124. Karl M, Chrousos GP (1993) Familial glucocorticoid resistance: an overview. Exp Clin Endocrinol 101: 30-35
125. Karl M, Lamberts SWJ, Detera-Wadleigh SD et al. (1993) Familial glucocorticoid resistance caused by a splice site deletion in the human glucocorticoid receptor gene. J Clin Endocrinol Metab 76: 683-689
126. Karlson P (1989) Evolution und Funktion von Hormonsystemen: Steroidhormone. In: Hesch R (Hrsg) Innere Medizin der Gegenwart; Endokrinologie, Teil A. Urban & Schwarzenberg, München. S 335-345
127. Kasperlik-Zaluska AA, Migdalska B, Czarnocka B et al. (1991) Association of Addison's disease with autoimmune disorders - a long term observation of 180 patients. Postgrad Med J 67: 984
128. Katsumata N, Tanae A, Yasunaga T, Horikawa R, Tanaka T, Hibi I (1995) A novel missense mutation in the type II 3β-hydroxysteroid dehydrogenase gene in a family with classical salt-wasting congenital adrenal hyperplasia due to 3β-hydroxysteroid dehydrogenase deficiency. Hum Mol Genet 4: 745-746
129. Keeney DS, Naville D, Milewich L, Bartke A, Mason JI (1993) Multiple isoforms of 3β-hydroxysteroid dehydrogenase/Delta^{5,4}-isomerase in mouse tissues: male-specific isoforms are expressed in the gonads and liver. Endocrinology 133: 39-45
130. Keller-Wood ME, Dallman ME (1984) Corticosteroid inhibition of ACTH secretion. Endocr Rev 5: 1
131. Kellnar S, Deindl C, Trammer A (1989) Zur Differentialdiagnose „Nebennierentumor - Nebennierenblutung" - eine sonographische Verlaufsbeobachtung. Monatschr Kinderheilkd 137: 347-349
132. Kerrigan JR, Veldhuis JD, Leyo SA, Iranmanesh A, Rogol AD (1993) Estimation of daily cortisol production and clearance rates in normal pubertal males by deconvolution analysis. J Clin Endocrinol Metab 76: 1505
132a. Kiriakidou M, McAllister JM, Sugawara T, Strauss JF, III. Expression of steroidogenic acute regulatory protein (StAR) in the human ovary. J Clin Endocrinol Metab 1996; 81: 4122-8
133. Kletter GB, Gorski JL, Kelch RP (1991) Congenital adrenal hypoplasia and isolated gonadotropin deficiency. Trends Endocrinol Metab 2: 123-128
134. Komanicky P, Spark RF, Melby JC (1978) Treatment of Cushing's syndrome with trilostane (WIN 24.540), an inhibitor of adrenal steroid biosynthesis. J Clin Endocrinol Metab 47: 1042-1051
135. Kong M-F, Jeffcoate W (1994) Eighty-six cases of Addison's disease. Clin Endocrinol (Oxf) 41: 757-761
136. Korth-Schütz S (1984) Cushing's syndrome and adrenocortical carcinoma in childhood. In: New MI, Levine LS (eds) Adrenal diseases in childhood. Karger, Basel. pp 185-209
137. Krieger DT (1979) Rhythms in CRF, ACTH, and corticosteroids. In: Krieger DT (ed) Endocrine rhythms. Raven, New York. pp 123
138. Krieger DT, Luria M (1977) Plasma ACTH and cortisol responses to TRF, vasopressin or hypoglycemia in Cushing's disease and Nelson's syndrome. J Clin Endocrinol Metab 44: 361-368
139. Krüger G, Mix M, Pelz L, Dunker H (1993) Cytomegalic type of congenital adrenal hypoplasia due to autosomal recessive inheritance. Am J Med Genet 46: 475
140. Kruse K, Sippell WG, v. Schnakenburg K (1984) Hypogonadism in congenital adrenal hypoplasia: evidence for a hypothalamic origin. J Clin Endocrinol Metab 58: 12-17
141. Kuhnle U, Dörr HG, Strasser T et al. (1985) Demonstration of mineralocorticoid deficiency in two siblings with pseudohypoaldosteronism (PH). Pediatr Res 19: 617
142. Labhart A (1986) Adrenal cortex. In: Labhart (ed) A clinical endocrinology - theory and practice. Springer, Berlin Heidelberg New York. pp 349-486
143. Labrie F, Simard J, Luu-The V, Bélanger A, Pelletier G (1992) Structure, function and tissue-specific gene expression of 3β-hydroxysteroid dehydrogenase/5-ene-4-ene isomerase enzymes in classical and peripheral intracrine steroidogenic tissues. J Steroid Biochem Mol Biol 43: 805-826
144. Lachance Y, Luu-The V, Verreault H, Dumont M, Leblanc G, Labrie F (1991) Characterization and expression of human type II 3β-hydroxysteroid dehydrogenase/Delta5-Delta 4 isomerase (3β-HSD) gene, the almost exclusive 3β-HSD species expressed in the adrenals and gonads. DNA Cell Biol 10: 701
145. Lacroix A, Bolté E, Tremblay J et al. (1992) Gastric inhibitory polypeptide-dependent cortisol hypersecretion - a new cause of Cushing's syndrome. N Engl J Med 327: 974-980
146. Laitinen LA, Laitinen A, Haahtela T (1992) A comparative study of the effects of an inhaled corticosteroid, budesonide, and a β_2-agonist, terbutaline, on airway inflammation in newly diagnosed asthma: a randomized, double-blind, parallel-group controlled trial. J Allergy Clin Immunol 90: 32-42
147. Lamberts SWJ, Stefanko SZ, Delange SA et al. (1980) Failure of clinical remission after transphenoidal removal of microadenoma in a patient with Cushing's disease: multiple hyperplastic and adenomatous cell nests in surrounding pituitary tissue. J Clin Endocrinol Metab 50: 793-795
148. Lamberts SWJ, de Lange SA, Stefanko SZ (1982) Adrenocorticotropin secreting pituitary adenomas originate from the anterior or intermediate lobe in Cushing's disease: difference in the regulation on hormone secretion. J Clin Endocrinol Metab 54: 286
149. Landolt AM, Schubiger O, Maurer R, Girard J (1994) The value of inferior petrosal sinus sampling in diagnosis and treatment of Cushing's disease. Clin Endocrinol (Oxf) 40: 485-492
150. Larsen GL, Henson PM (1983) Mediators of inflammation. Ann Rev Immunol 1: 335-340
151. Laureti S, Casucci G, Santeusanio F, Angeletti G, Aubourg P, Brunetti P (1996) X-linked adrenoleukodystrophy is a frequent cause of idiopathic Addison's disease in young adult male patients. J Clin Endocrinol Metab 81: 470-474
152. Laverty CR, Fortune DW, Beischer NA (1973) Congenital idiopathic adrenal hypoplasia. Obstet Gynecol 41: 655-664
153. Lavoie H, Lacroix A (1995) Partially autonomous cortisol secretion by incidentally discovered adrenal adenomas. Trends Endocrinol Metab 6: 191-197

154. Leal-Cerro A, Pumar A, Garcia-Garcia E, Dieguez C, Casanueva FF (1994) Inhibition of growth hormone release after the combined administration of GHRH and GHRP-6 in patients with Cushing's syndrome. Clin Endocrinol (Oxf) 41: 649-654
155. Lee PDK, Patterson BD, Hintz RL et al. (1986) Biochemical diagnosis and management of corticosterone methyl oxidase type II deficiency. J Clin Endocrinol Metab 62: 225-229
156. Lefkowitz RJ, Caron MG (1988) Adrenergic receptors. J Biol Chem 263: 4993
157. Legault L, De Lean A, Brunette MG (1994) An unusual case of an aldosterone-producing adenoma in a prepubertal girl with severe post-surgical adrenal suppression. Acta Paediatr 83: 1104-1110
158. Leshin M (1985) Southwestern internal medicine conference: polyglandular autoimmune syndromes. Am J Med Sci 290: 77-88
159. Levitski A (1988) From epinephrine to cyclic AMP. Science 241: 800
160. Li J-T, Shu S-G, Chi C-S (1994) Aldosterone-secreting adrenal cortical adenoma in an 11-year-old child and collective review of the literature. Eur J Pediatr 153: 480-482
161. Lieberman S, Greenfield NJ, Wolfson A (1984) A heuristic proposal for understanding steroidogenic processes. Endocr Rev 5: 128-148
162. Lieberman SA, Eccleshall TR, Feldman D (1994) ACTH-independent massive bilateral adrenal disease (AIMBAD): a subtype of Cushing's syndrome with major diagnostic and therapeutic implications. Acta Endocrinol (Copenh) 131: 67-73
163. Ligtenberg MJL, Kemp S, Sarde C-O et al. (1995) Spectrum of mutations in the gene encoding the adrenoleukodystrophy protein. Am J Hum Genet 56: 44-50
164. Lin D, Sugawara T, Strauss III JF et al. (1995) Role of steroidogenic acute regulatory protein in adrenal and gonadal steroidogenesis. Science 267: 1828-1831
165. Linder BL, Esteban NV, Yergey AL, Winterer JC, Loriaux DL, Cassoria F (1990) Cortisol production rate in childhood and adolescence. J Pediatr 117: 892-897
166. Liu HJ, Kazer RR, Rasmussen DD (1987) Characterization of the twenty-four hour secretion pattern of adrenocorticotropin and cortisol in normal women and patients with Cushing's disease. J Clin Endocrinol Metab 64: 1027-1035
167. Liu J, Heikkilä P, Voutilainen R, Karonen S-L, Kahri AI (1994) Pheochromocytoma expressing adrenocorticotropin and corticotropin-releasing hormone; regulation by glucocorticoids and nerve growth factor. Acta Endocrinol (Copenh) 131: 221-228
168. López-Guzmán A, Salvador J, Frutos R et al. (1996) Hypergastrinaemia in Cushing's syndrome: pituitary origin or glucocorticoid-induced. Clin Endocrinol (Oxf) 44: 335-339
169. Lorence MC, Corbin CJ, Kamimura N, Mahendrou MS, Mason JI (1990) Structural analysis of the gene encoding human 3β-hydroxysteroid dehydrogenase/Delta5-Delta4 isomerase. Mol Endocrinol 4: 1850
170. Magiakou MA, Mastorakos G, Chrousos GP (1994) Final stature in patients with endogenous Cushing's syndrome. J Clin Endocrinol Metab 79: 1082-1085
171. Mahan LC, McKernan RM, Insel PA (1987) Metabolism of alpha- and beta-adrenergic receptors in vitro and in vivo. Ann Rev Pharmacol Toxicol 27: 215
172. Malchoff CD, Rosa J, DeBold CR et al. (1989) Adrenocorticotropin independent bilateral macronodular adrenal hyperplasia: an unusual cause of Cushing's syndrome. J Clin Endocrinol Metab 68: 855-860
173. Mamelak AN, Dowd CF, Tyrrell JB, McDonald JF, Wilson CB (1996) Venous angiography is needed to interpret inferior petrosal sinus and cavernous sinus sampling data for lateralizing adrenocorticotropin-secreting adenomas. J Clin Endocrinol Metab 81: 475-481
174. Mampalam TJ, Tyrrell JB, Wilson CB (1988) Transsphenoidal microsurgery for Cushing disease: a report of 216 cases. Ann Intern Med 109: 487-493
175. Mannelli M, Pupilli C, Lanzillotti R et al. (1993) A non-secreting pheochromocytoma presenting as an incidental adrenal mass. Report on a case. J Endocrinol Invest 16: 817-822
176. Marilus R, Dickerman Z, Kaufmann H, Versano I, Laron Z (1981) Addison's disease assiciated with precocious sexual development in a boy. Acta Paediatr Scand 70: 587-590
177. Martel C, Gagné D, Couet J, Labrie Y, Simard J, Labrie F (1994) Rapid modulation of ovarian 3β-hydroxysteroid dehydrogenase/Delta^5-Delta^4 isomerase gene expression by prolactin and human chorionic gonadotropin in the hypophysectomized rat. Mol Cell Endocrinol 99: 63-71
178. Martel C, Melner MH, Gagné D, Simard J, Labrie F (1994) Widespread tissue distribution of steroid sulfatase, 3β-hydroxysteroid dehydrogenase/Delta^5-Delta^4 isomerase (3β-HSD), 17β-HSD 5α-reductase and aromatase activities in the rhesus monkey. Mol Cell Endocrinol 104: 103-111
179. Mason JI (1993) The 3β-hydroxysteroid dehydrogenase gene family of enzymes. Trends Endocrinol Metab 4: 199-203
180. Matfin G, Sheaves R, Muscatelli F et al. (1994) Gene deletion causing adrenal hypoplasia congenita and hypogonadotrophic hypogonadism. Clin Endocrinol (Oxf) 40: 807-808
181. Mathieson J, Couzinet B, Wekstein-Noel S, Nahoul K, Turpin G, Schaison G (1992) The incidence of late-onset congenital adrenal hyperplasia due to 3β-hydroxysteroid dehydrogenase deficiency among hirsute women. Clin Endocrinol (Oxf) 36: 383-388
182. Matteson K, Picado-Leonard J, Chung BC, Mohandas TK, Miller WL (1986) Assignment of the gene for adrenal P450c_{17} (steroid 17α-hydroxylase /17,20 lyase) to human chromosome 10. J Clin Endocrinol Metab 63: 789-791
183. McArthur RG, Cloutier MD, Hayles AB, Sprague RG (1972) Cushing's disease in children. Mayo Clin Prog 47: 318-326
184. McNally PG, Bolia A, Absalom SR, Falconer-Smith J, Howlett TA (1993) Preliminary observations using endocrine markers of pituitary venous dilution during bilateral simultaneous inferior petrosal sinus catheterization in Cushing's syndrome: is combined CRF and TRH stimulation of value. Clin Endocrinol (Oxf) 39: 681-686
185. McNally PG, Howlett TA (1993) Investigation of Cushing's syndrome by inferior petrosal sinus sampling. Trends Endocrinol Metab 4: 117-121

186. Mébarki F, Sanchez R, Rhéaume E et al. (1995) Nonsalt-losing male pseudohermaphroditism due to the novel homozygous N100S mutation in the type II 3β-hydroxysteroid dehydrogenase gene. J Clin Endocrinol Metab 80: 2127-2134
187. Meikle AW (1982) Dexamethason suppression test: usefulness of simultaneous measurement of plasma cortisol and dexamethasone. Clin Endocrinol (Oxf) 16: 401
188. Mellon SH, Shively JE, Miller WL (1991) Human proopiomelanocortin (79-96), a proposed androgen stimulatory hormone,does not affect steroidogenesis in cultured human fetal adrenal cells. J Clin Endocrinol Metab 72: 19-23
189. Milford DV, Shackleton CHL, Stewart PM (1995) Mineralocorticoid hypertension and congenital deficiency of 11β-hydroxysteroid dehydrogenase in a family with the syndrome of 'apparent' mineralocorticoid excess. Clin Endocrinol (Oxf) 43: 241-246
190. Miller RJ (1987) Multiple calcium channels and neuronal function. Science 235: 46
191. Miller WL, Tyrrell JB (1995) The adrenal cortex; Part: Nelson's syndrome. In: Felig P, Baxter JD, Frohman LA (eds) Endocrinology and metabolism. McGraw-Hill, New York. pp 677-678
192. Miller WL, Tyrrell JB (1995) The adrenal cortex; Part: disorders of steroid hormone synthesis. In: Felig P, Baxter JD, Frohman LA (eds) Endocrinology and metabolism. McGraw-Hill, New York. pp 626-642
193. Miller WL, Tyrrell JB (1995) The adrenal cortex; Parts: steroid hormone biosynthesis; regulation of adrenal steroidogenesis. In: Felig P, Baxter JD, Frohman LA (eds) Endocrinology and metabolism. McGraw-Hill, New York. pp 559-593
194. Minneman KP (1988) α1-adrenergic receptor subtypes, inositol phosphates, and sources of cell Ca^{2+}. Pharmacol Rev 40: 87
195. Miyahara K, Kawamoto T, Mitsuuchi Y et al. (1992) The chimeric gene linked to glucocorticoid-suppressible hyperaldosteronism encodes a fused P450 protein possessing aldosterone synthase activity. Biochem Biophys Res Commun 189: 885-891
196. Molitch ME (1995) Clinical review 65: evaluation and treatment of the patient with a pituitary incidentaloma. J Clin Endocrinol Metab 80: 3-6
197. Moreira AC, Castro M, Machado HR (1993) Longitudinal evaluation of adrenocorticotrophin and β-lipotrophin plasma levels following bilateral adrenalectomy in patients with Cushing's disease. Clin Endocrinol (Oxf) 39: 91-96
198. Mornex R, Badet C, Peyrin L (1992) Malignant pheochromocytoma: a series of 14 cases observed between 1966 and 1990. J Endocrinol Invest 15: 643-649
199. Moser HW, Bergin A, Naidu S, Ladenson PW (1991) Adrenoleukodystrophy. Endocrinol Metabol Clin North Am 20: 297
200. Moser HW, Moser AB, Smith KD et al. (1992) Adrenoleucodystrophy: phenotypic variability and implications for therapy. J Inherited Metab Dis 15: 645-664
201. Mosnier-Pudar H, Thomopoulos P, Bertagna X, Fournier C, Guiban D, Luton JP (1995) Long-distance and long-term follow-up of a patient with intermittent Cushing's disease by salivary cortisol measurements. Eur J Endocrinol 133: 313-316
202. Mosser J, Douar A-M, Sarde C-O et al. (1993) Putative X-linked adrenoleukodystrophy gene shares unexpected homology with ABC transporters. Nature 361: 726-730
203. Mosser J, Lutz Y, Stoeckel ME et al. (1994) The gene responsible for adrenoleukodystrophy encodes a peroxisomal membrane protein. Hum Mol Genet 3: 265-271
204. Muguruza MTG, Chrousos GP (1989) Periodic Cushing syndrome in a short boy: usefullness of the ovine corticotropin-releasing hormone test. J Pediatr 115: 270-273
205. Muir A, Maclaren NK (1991) Autoimmune diseases of the adrenal glands, parathyroid glands, gonads, and hypothalamic-pituitary axis. Endocrinol Metabol Clin North Am 20: 619
206. Mullaney BP, Skinner MK (1993) Transforming growth factor-β (β1, β2, and β3) gene expression and action during pubertal development of the seminiferous tubule: potential role at the onset of spermatogenesis. Mol Endocrinol 7: 67-76
207. Munck A, Guyre PM, Holbrook NJ (1984) Physiological functions of glucocorticoids in stress and their relation to pharmacological actions. Endocr Rev 5: 25
208. Mune T, Katakami H, Kato Y, Yasuda K, Matsukura S, Miura K (1993) Production and secretion of parathyroid hormone-related protein in pheochromocytoma: Participation of an α-adrenergic mechanism. J Clin Endocrinol Metab 76: 757-762
209. Mune T, Morita H, Yasuda K, Yamakita N, Miura K (1993) Reduced response to metoclopramide and anomalous rising response to upright posture of plasma aldosterone concentration in Japanese patients with aldosterone-producing adenoma. J Clin Endocrinol Metab 77: 1020-1027
210. Mure A, Gicquel C, Abdelmoumene N et al. (1995) Cushing's syndrome in medullary thyroid carcinoma. J Endocrinol Invest 18: 180-185
211. Müller J, Torsson A, Nielsen MD, Petersen KE, Christoffersen J, Skakkeb[aelig]k NE (1991) Gonadal development and growth in 46,XX and 46,XY individuals with $P450_{scc}$ deficiency (congenital lipoid adrenal hyperplasia). Horm Res 36: 203-208
212. Nagasaka S, Kubota K, Motegi T et al. (1996) A case of silent 21-hydroxylase deficiency with persistent adrenal insufficiency after removal of an adrenal incidentaloma. Clin Endocrinol (Oxf) 44: 111-116
213. Nagaya T, Sugita K, Matsui N (1990) Proopiomelanocortin gene expression in silent corticotroph-cell adenoma and Cushing's disease. J Neurosurg 72: 262-269
214. Nerup J (1974) Addison's disease - a review of some clinical, pathological, and immunological features. Dan Med Bull 21: 201
215. Neufeld M, Maclaren NK, Blizzard RM (1981) Two types of autoimmune Addison's disease associated with different polyglandular autoimmune (PGA) syndromes. Medicine (Baltimore) 60: 355-362
216. Neville AM, O'Hare MJ (1979) Aspects of structure, function and pathology. In: James VHT (ed) The adrenal gland. Raven, New York. pp 1
217. Neville AM, O'Hare MJ (1982) The human adrenal cortex. Springer, Berlin Heidelberg New York.
218. Newell-Price J, Grossman A, Grossman AB (1996) Adrenal incidentaloma: subclinical Cushing's syndrome. Postgrad Med J 72: 207-210

219. Nieman LK, Chrousos GP, Kellner C et al. (1985) Successful treatment of Cushing's syndrome with the glucocorticoid antagonist RU 486. J Clin Endocrinol Metab 61: 536-540
220. Nikkilä H, Tannin GM, New MI et al. (1993) Defects in the HSD11 gene encoding 11β-hydroxysteroid dehydrogenase are not found in patients with apparent mineralocorticoid excess or 11-oxoreductase deficiency. J Clin Endocrinol Metab 77: 687-691
221. Nishi Y, Tezuka T (1992) Mild adrenal 3β-hydroxysteroid dehydrogenase deficiency in children with accelerated growth, premature pubarche and/or hirsutism. Eur J Pediatr 151: 19-23
222. Nomura K, Toraya S, Horiba N et al. (1992) Plasma aldosterone response to upright posture and angiotensin II infusion in aldosterone-producing adenoma. J Clin Endocrinol Metab 75: 323-327
223. Notarangelo LD, Parolini O, Baiguini G et al. (1992) Carrier detection in X-linked adrenoleukodystrophy by determination of very long chain fatty acid levels and by linkage analysis. Eur J Pediatr 151: 761-763
224. O'Brien T, Young WF, Davilla DG et al. (1992) Cushing's syndrome associated with ectopic production of Corticotrophin-releasing hormone, Corticotrophin, and vasopressin by a pheochromocytoma. Clin Endocrinol (Oxf) 37: 460-467
225. Obeyesekere VR, Ferrari P, Andrews RK et al. (1995) The R337C mutation generates a high K_m 11β-hydroxysteroid dehydrogenase type II enzyme in a family with apparent mineralocorticoid excess. J Clin Endocrinol Metab 80: 3381-3383
226. Oelkers W (1995) Diagnostic puzzle of the adrenal "incidentaloma". Eur J Endocrinol 132: 419-421
227. Oldfield EH, Chrousos GP, Schulte HM et al. (1985) Preoperative lateralization of ACTH-secreting pituitary microadenomas by bilateral and simultaneous inferior petrosal venous sinus sampling. N Engl J Med 312: 100-103
228. Oleesky DA, Hakeem V (1989) Congenital adrenal hypoplasia and glycerol kinase deficiency. Acta Paediatr Scand 78: 893-895
229. Onishi S, Miyazawa G, Nishimura Y et al. (1983) Postnatal development of circadian rhythm in serum cortisol levels in children. Pediatrics 72: 399-404
230. Opocher G, Rocco S, Carpenè G, Mantero F (1993) Differential diagnosis in primary aldosteronism. J Steroid Biochem Mol Biol 45: 49-55
231. Orth DN (1978) Metyrapone is useful only as adjunctive therapy in Cushing's disease. Ann Intern Med 89: 128
232. Orth DN, De Bold CR, De Cherney GS et al. (1982) Pituitary microadenomas causing Cushing's disease respond to corticotropin-releasing factor. J Clin Endocrinol Metab 55: 1017
233. Osella G, Terzolo M, Borretta G et al. (1994) Endocrine evaluation of incidentally discovered adrenal masses (incidentalomas). J Clin Endocrinol Metab 79: 1532-1539
234. Oshiro C, Takasu N, Wakugami T et al. (1995) Seventeen α-hydroxylase deficiency with one base pair deletion of the cytochrome P 450c_{17} (*CYP17*) gene. J Clin Endocrinol Metab 80: 2526-2529
235. Parker L, Lifrak E, Shively J et al. (1989) Human adrenal gland cortical androgen-stimulating hormone (CASH) is identical with a portion of the joining peptide of pituitary proopiomelanocortin (POMC). 71th Annual Meeting of the Endocrine Society, Seattle (Washington); paper no 299 (Abstract)
236. Parker LN, Lifrak ET, Odell WD (1983) A 600000 molecular weight human pituitary glycopeptide stimulates adrenal androgen secretion. Endocrinology 113: 2092
237. Pascoe L, Jeunemaitre X, Lebrethon MC et al. (1995) Glucocorticoid-suppressible hyperaldosteronism and adrenal tumors occurring in a single French pedigree. J Clin Invest 96: 2236-2246
238. Passmore SJ, Berry PJ, Oakhill A (1988) Recurrent pancreatoblastoma with inappropriate adrenocorticotrophic hormone secretion. Arch Dis Child 63: 1494-1496
239. Penhoat A, Sanchez P, Jaillard C et al. (1991) Human proopiomelanocortin (79-96), a proposed androgen stimulatory hormone,does not affect steroidogenesis in cultured human adult adrenal cells. J Clin Endocrinol Metab 72: 23-26
240. Peter M, Sippell WG (1996) Congenital hypoaldosteronism: the Visser-Cost syndrome revisited. Pediatr Res 39: 554-560
241. Picco P, Garibaldi L, Cotellessa M, DiRocco M, Borrone C (1992) Corticosterone methyl oxidase type II deficiency: a cause of failure to thrive and recurrent dehydration in early infancy. Eur J Pediatr 151: 170-173
242. Proye C, Vix M, Goropoulos A, Kerlo P, Lecomte-Houcke M (1992) High incidence of malignant pheochromocytoma in a surgical unit. 26 cases out of 100 patients operated from 1971 to 1991. J Endocrinol Invest 15: 651-663
243. Rasmussen MH, Christoffersen J, Nielsen MD (1986) Congenital adrenal hypoplasia. Acta Paediatr Scand 75: 870-871
244. Reubi JC, Waser B, Lamberts SWJ, Mengod G (1993) Somatostatin (SRIH) messenger ribonucleic acid expression in human neuroendocrine and brain tumors using *in situ* hybridization histochemistry: comparison with SRIH receptor content. J Clin Endocrinol Metab 76: 642-647
245. Reznik Y, Allali-Zerah V, Chayvialle JA et al. (1992) Food-dependent Cushin's syndrome mediated by aberrant adrenal sensitivity to gastric inhibitory polypeptide. N Engl J Med 327: 981-986
246. Rhéaume E, Simard J, Morel Y et al. (1992) Congenital adrenal hyperplasia due to point mutation in the type II 3β-hydroxysteroid dehydrogenase gene. Nature Genet 1: 239-245
247. Rhéaume E, Sanchez R, Simard J et al. (1994) Molecular basis of congenital adrenal hyperplasia in two siblings with classical nonsalt-losing 3β-hydroxysteroid dehydrogenase deficiency. J Clin Endocrinol Metab 79: 1012-1018
248. Rich GM, Ulick S, Cook S, Wang JZ, Lifton RP, Dluhy RG (1992) Glucocorticoid-remediable aldosteronism in a large kindred: clinical spectrum and diagnosis using a characteristic biochemical phenotype. Ann Intern Med 116: 813-820
249. Richards GE, Conte FA, Kaplan SL, Grumbach MM (1978) Congenital adrenal hypoplasia and isolated gonadotropin deficiency: ability of gonadotrophs to respond to LRF. Clin Res 26: 171A
250. Rizzo WB (1992) X-linked adrenoleucodystrophy: a cause of primary adrenal insufficiency in males. Endocrinologist 2: 177

251. Robinson P, Bateman A, Mulay S et al. (1991) Isolation and characterization of three forms of joining peptide from adult pituitaries: lack of adrenal androgen-stimulating activity. Endocrinology 129: 859-864
252. Rosenfeld RS, Rosenberg BJ, Fukushima DK, Hellman L (1975) 24-hours secretory pattern of dehydroisoandrosterone and dehydroisoandrosterone sulfate. J Clin Endocrinol Metab 40: 850-857
253. Rossi R, Savastano S, Tommaselli AP et al. (1995) Percutaneous computed tomography-guided ethanol injection in aldosterone-producing adrenocortical adenoma. Eur J Endocrinol 132: 302-305
254. Sadeghi-Nejad A, Senior B (1990) Adrenomyeloneuropathy presenting as Addison's disease in childhood. N Engl J Med 322: 13
255. Saenger P, Lin D, Gitelman SE, Miller WL (1993) Congenital lipoid adrenal hyperplasia genes for P450scc, side chain cleavage enzyme, are normal. J Steroid Biochem Mol Biol 45: 87-97
256. Saenger P, Klonari Z, Black SM et al. (1995) Prenatal diagnosis of congenital lipoid adrenal hyperplasia. J Clin Endocrinol Metab 80: 200-205
257. Saito H, Sano T, Yamasaki R, Mitsuhashi S, Hosoi E, Saito S (1993) Demonstration of biological activity of a growth hormone-releasing hormone-like substance produced by a pheochromocytoma. Acta Endocrinol (Copenh) 129: 246-250
258. Sakai Y, Yanase T, Hara T et al. (1994) Mechanisms of abnormal production of adrenal androgens in patients with adrenocortical adenomas and carcinomas. J Clin Endocrinol Metab 78: 36-40
259. Sakai Y, Yanase T, Okabe Y et al. (1994) No mutation in cytochrome P450 side chain cleavage in a patient with congenital lipoid adrenal hyperplasia. J Clin Endocrinol Metab 79: 1198-1201
260. Sanchez R, Rhéaume E, Laflamme N, Rosenfield RL, Labrie F, Simard J (1994) Detection and functional characterization of the novel missense mutation Y254D in type II 3β-hydroxysteroid dehydrogenase (3βHSD) gene of a female patient with nonsalt-losing 3βHSD deficiency. J Clin Endocrinol Metab 78: 561-567
261. Saxon A, Stevens RH, Ramer SJ, Clements PJ, Yu DTY (1978) Glucocorticoids administered in vivo inhibit suppressor T lymphocyte function and diminish B lymphocyte responsiveness in in vivo immunglobulin synthesis. J Clin Invest 61: 922
262. Schlumberger M, Gicquel C, Lumbroso J et al. (1992) Malignant pheochromocytoma: clinical, biological, histologic and therapeutic data in a series of 20 patients with distant metastases. J Endocrinol Invest 15: 631-642
263. Schmitt K, Frisch H, Neuhold N, Burda G, Schober E (1995) Aldosterone and testosterone producing adrenal adenoma in childhood. J Endocrinol Invest 18: 69-73
264. Schnall AM, Brodkey JS, Kaufman B, Pearson OH (1978) Pituitary function after removal of pituitary microadenomas in Cushing's disease. J Clin Endocrinol Metab 47: 410-416
265. Schnall AM, Kovacs K, Brodkey JS, Pearson OH (1980) Pituitary Cushing's disease without adenoma. Acta Endocrinol (Copenh) 94: 297
266. Schram P, Jewelewicz R, Zerah M, Jaffe S, Mani P, New MI (1992) Nonclassical 3β-hydroxysteroid dehydrogenase deficiency: a review of our experience with 25 female patients. Fertil Steril 58: 129-136
267. Schwindinger WF, Levine MA (1993) McCune-Albright syndrome. Trends Endocrinol Metab 4: 238-242
268. Seppel T, Schlaghecke R (1994) Augmented 17α-hydroxyprogesterone response to ACTH stimulation as evidence of decreased 21-hydroxylase activity in patients with incidentally discovered adrenal tumours ('incidentalomas'). Clin Endocrinol (Oxf) 41: 445-451
269. Shapiro B, Copp JE, Sisson JC et al. (1985) Iodine-131 metaiodobenzylguanidine for the locating of suspected pheochromocytomas: experiences in 400 cases. J Nucl Med 26: 576
270. Sheaves R, Goldin J, Reznek RH et al. (1996) Relative value of computed tomography scanning and venous sampling in establishing the cause of primary hyperaldosteronism. Eur J Endocrinol 134: 308-313
271. Shibata H, Suzuki H, Ogishima T et al. (1993) Significance of steroidogenic enzymes in the pathogenesis of adrenal tumours. Acta Endocrinol (Copenh) 128: 235-242
272. Shionoiri H, Hirawa N, Takasaki I et al. (1988) Lack of atrial natriuretic peptide receptors in human aldosteronoma. Biochem Biophys Res Commun 152: 37-43
273. Simard J, Rhéaume E, Sanchez R et al. (1993) Molecular basis of congenital adrenal hyperplasia due to 3β-hydroxysteroid dehydrogenase deficiency. Mol Endocrinol 7: 716-728
274. Simard J, Rhéaume E, Leblanc J-F et al. (1994) Congenital adrenal hyperplasia caused by a novel homozygous frameshift mutation 273DeltaAA in type II 3β-hydroxysteroid dehydrogenase gene (HSD3B2) in three male patients of Afghan/Pakistani origin. Hum Mol Genet 3: 327-330
275. Siragy HM, Vieweg WVR, Pincus S, Veldhuis JD (1995) Increased disorderliness and amplified basal and pulsatile aldosterone secretion in patients with primary aldosteronism. J Clin Endocrinol Metab 80: 28-33
276. Song YH, Connor EL, Muir A et al. (1994) Autoantibody epitope mapping of the 21-hydroxylase antigen in autoimmune Addison's disease. J Clin Endocrinol Metab 78: 1108-1112
277. Steiner AL, Goodman AD, Powers SR (1968) Study of a kindred with pheochromocytoma, medullar thyroid carcinoma, hyperparathyreoidism, and Cushing's disease: multiple endocrine neoplasia type 2. Medicine (Baltimore) 47: 371
278. Stewart PM, Penn R, Gibson R et al. (1992) Hypothalamic abnormalities in patients with pituitary-dependent Cushing's syndrome. Clin Endocrinol (Oxf) 36: 453-458
279. Stocco DM, Clark BJ (1996) Role of the steroidogenic acute regulatory protein (StAR) in steroidogenesis. Biochem Pharmacol 51: 197-205
279a. Stocco DM, Clark BJ. Regulation of the acute production of steroids in steroidogenic cells. Endocr Rev 1996; 17: 221-44
280. Stolecke H (1970) The determination of free urinary cortisol - a modification of the method described by Gerdes and Staib, and normal values in infants. Horm Metab Res 2: 298
281. Stolecke H (1972) Free urinary cortisol as a representative steroid of the Porter-Silber-chromogens. Acta Endocrinol (Copenh) 70: 65

282. Stolecke H (1973) Normal values for free urinary cortisol in infants and children. Horm Metab Res 5: 64
283. Stolecke H, Andler W (1977) Pseudo-Cushing syndrome in a 3-years old boy. Annual Meeting European Society for Paediatric Endocrinology, Cambridge (Abstract)
284. Styne DM, Grumbach MM, Kaplan SL et al. (1984) Treatment of Cushing's disease in childhood and adolescence by transsphenoidal microadenomectomy. N Engl J Med 310: 889-893
285. Suda T, Kondo M, Totani R et al. (1986) Ectopic adrenocorticotropin syndrome caused by lung cancer that responded to corticotropin-releasing hormone. J Clin Endocrinol Metab 63: 1047-1051
286. Tabarin A, Catargi B, Chanson P et al. (1995) Pseudotumours of the thymus after correction of hypercortisolism in patients with ectopic ACTH syndrome: a report of five cases. Clin Endocrinol (Oxf) 42: 207-213
287. Tajima T, Fujieda K, Nakae J et al. (1995) Molecular analysis of type II 3β-hydroxysteroid dehydrogenase gene in Japanese patients with classical 3β-hydroxysteroid dehydrogenase deficiency. Hum Mol Genet 4: 969-971
288. Tee MK, Lin D, Sugawara T et al. (1995) T to A transversion 11 bp from a splice acceptor site in the human gene for steroidogenic acute regulatory protein causes congenital lipoid adrenal hyperplasia. Hum Mol Genet 4: 2299-2305
289. Terzolo M, Alì A, Pia A et al. (1994) Cyclic Cushing's syndrome due to ectopic ACTH secretion by an adrenal pheochromocytoma. J Endocrinol Invest 17: 869-874
290. Terzolo M, Osella G, Alì A et al. (1996) Different patterns of steroid secretion in patients with adrenal incidentaloma. J Clin Endocrinol Metab 81: 740-744
291. Theda C, Moser AB, Powers JM, Moser HW (1992) Phospholipids in X-linked adrenoleukodystrophy white matter: fatty acid abnormalities before the onset of demyelination. J Neurol Sci 110: 195-204
292. Thomas BC, Stanhope R, Grant DB (1994) Impaired growth in children with asthma during treatment with conventional doses of inhaled corticosteroids. Acta Paediatr 83: 196-199
293. Todd RD, Khurana TS, Sajovic P et al. (1989) Cloning of ligand-specific cell lines via gene transfer: identification of a D2 dopamine receptor subtype. Proc Natl Acad Sci USA 86: 10134
294. Tonner D, Belding P, Moore SA, Schlechte JA (1992) Intracranial dissemination of an ACTH secreting pituitary neoplasm - a case report and review of the literature. J Endocrinol Invest 15: 387-391
295. Totani Y, Niinomi M, Takatsuki K et al. (1990) Effect of metyrapone pretreatment on adrenocorticotropin secretion induced by corticotropin-releasing hormone in normal subjects and patients with Cushing's disease. J Clin Endocrinol Metab 70: 798-803
296. Trence DL, Morley JE, Handwerger BS (1984) Polyglandular autoimmune syndromes. Am J Med 77: 107-116
297. Trost BN (1989) Hypocortisolismus - Addison-Syndrom. In: Hesch R (Hrsg) Innere Medizin der Gegenwart - Endokrinologie Teil B. Urban & Schwarzenberg, München. S 1175-1185
298. Tyrrell JB (1995) Glucocorticoid therapy. In: Felig P, Baxter JD, Frohman LA (eds) Endocrinology and metabolism. McGraw-Hill, New York. pp 855-882
299. Uibo R, Aavik E, Peterson P et al. (1994) Autoantibodies to cytochrome P450 enzymes P450scc, P450c17, and P450c21 in autoimmune polyglandular disease types I and II and in isolated Addison's disease. J Clin Endocrinol Metab 78: 323-328
300. Ulick S, Blumenfeld JD, Atlas SA, Wang JZ, Vaughan ED Jr (1993) The unique steroidogenesis of the aldosteronoma in the differential diagnosis of primary aldosteronism. J Clin Endocrinol Metab 76: 873-878
301. Ulick S (1996) Correction of the nomenclature and mechanism of the aldosterone biosynthetic defects. J Clin Endocrinol Metab 81: 1299-1300
302. Ulick S, Tedde R, Mantero F (1990) Pathogenesis of the type 2 variant of the syndrome of apparent mineralocorticoid excess. J Clin Endocrinol Metab 70: 200-206
303. Ulick S, Tedde R, Wang JZ (1992) Defective ring A reduction of cortisol as the major metabolic error in the syndrome of apparent mineralocorticoid excess. J Clin Endocrinol Metab 74: 593-599
304. Van Cauter E, Refetoff S (1985) Evidence for two subtypes of Cushing's disease based on the analysis of episodic cortisol secretion. N Engl J Med 312: 1343
305. Vignati F, Berselli ME, Boccardi E, Branca V, Loli P (1992) Stimulatory effect of oCRH on alpha-subunit secretion during petrosal sinus sampling in patients with Cushing's disease. Horm Metab Res 24: 524-527
306. Walker BR, Edwards CRW (1994) Licorice-induced hypertension and syndromes of apparent mineralocorticoid excess. Endocrinol Metabol Clin North Am 23: 359-377
307. Walker BR, Stewart PM, Shackleton CHL, Padfield PL, Edwards CRW (1993) Deficient inactivation of cortisol by 11β-hydroxysteroid dehydrogenase in essential hypertension. Clin Endocrinol (Oxf) 39: 221-227
308. Wanders RJA, Van Roermund CWT, Lageweg W et al. (1992) X-linked adrenoleukodystrophy: biochemical diagnosis and enzyme defect. J Inherited Metab Dis 15: 634-644
309. Wardle CA, Weetman AP, Mitchell R, Peers N, Robertson WR (1993) Adrenocorticotropic hormone receptor-blocking immunoglobulins in serum from patients with Addison's disease: a reexamination. J Clin Endocrinol Metab 77: 750-753
310. Watanobe H, Aoki R, Takebe K, Nakazono M, Kudo M (1991) In vivo and in vitro studies in a patient with cyclical Cushing's disease showing some responsiveness to bromocriptine. Horm Res 36: 227-234
311. Watkins PA, Gould SJ, Smith MA et al. (1995) Altered expression of ALDP in X-linked adrenoleukodystrophy. Am J Hum Genet 57: 292-301
312. Weber A, Toppari J, Harvey RD et al. (1995) Adrenocorticotropin receptor gene mutations in familial glucocorticoid deficiency: relationships with clinical features in four families. J Clin Endocrinol Metab 80: 65-71
313. Weber A, Trainer PJ, Grossman AB et al. (1995) Investigation, management and therapeutic outcome in 12 cases of childhood and adolescent Cushing's syndrome. Clin Endocrinol (Oxf) 43: 19-28
314. Westphal U (1971) Steroid protein interactions. Springer, Berlin Heidelberg New York
315. White A, Clark AJL (1993) The cellular and molecular basis of ectopic ACTH syndrome. Clin Endocrinol (Oxf) 39: 131-141

316. White PC, Obeid J, Agarval AK et al. (1994) Genetic analysis of 11β-hydroxysteroid dehydrogenase. Steroids 59: 111-115
317. White PC, Slutsker L (1995) Haplotype analysis of CYP11B2. Endocr Res 21: 437-442
318. Whorwood CB, Sheppard MC, Stewart PM (1993) Licorice inhibits 11β-hydroxysteroid dehydrogenase messenger ribonucleic acid levels and potentiates glucocorticoid hormone action. Endocrinology 132: 2287-2292
319. Widmaier EP, Dallman MF (1984) The effect of corticotropin-releasing factor on adrenocorticotropin secretion from perfused pituitaries in vitro: rapid inhibition by glucocorticoids. Endocrinology 115: 2368-2377
320. Wilson RC, Harbison MD, Krozowski ZS et al. (1995) Several homozygous mutations in the gene for 11β-hydroxysteroid dehydrogenase type 2 in patients with apparent mineralocorticoid excess. J Clin Endocrinol Metab 80: 3145-3150
321. Wilson RC, Krozowski ZS, Li K et al. (1995) A mutation in the HSD11B2 gene in a family with apparent mineralocorticoid excess. J Clin Endocrinol Metab 80: 2263-2266
322. Winqvist O, Gustafsson J, Rorsman F, Karlsson FA, Kämpe O (1993) Two different cytochrome P450 enzymes are the adrenal antigens in autoimmune polyendocrine syndrome type I and Addison's disease. J Clin Invest 92: 2377-2385
323. Wohltmann H, Mathur RS, Williamson H (1980) Sexual precocity in a female infant due to feminizing adrenal carcinoma. J Clin Endocrinol Metab 50: 186-189
324. Wolk A, Rössner S (1996) Obesity and self-perceived health in Sweden. Int J Obes 20: 369-372
325. Wolthers OD, Pedersen S (1992) Controlled study of linear growth in asthmatic children during treatment with inhaled glucocorticosteroids. Pediatrics 89: 839-842
326. Wong J, Black P (1992) Acute adrenal insufficiency associated with high dose inhaled steroids. BMJ 304: 1415
327. Worley KC, Ellison KA, Zhang YH et al. (1993) Yeast arteficial chromosome cloning in the glycerol kinase and adrenal hypoplasia congenital region of Xp21. Genomics 16: 407-416
328. Wynne AG, Scheithauer BW, Young WF Jr, Kovacs K, Ebersold MJ, Horvath E (1992) Coexisting corticotroph and lactotroph adenomas: case report with reference to the relationship of corticotropin and prolactin excess. Neurosurgery 30: 919-923
329. Yanase T, Takayanagi R, Oba K, Nishi Y, Ohe KJ, Nawata HJ (1996) New mutations of DAX-1 genes in two Japanese patients with X-linked congenital adrenal hypoplasia and hypogonadotropic hypogonadism. J Clin Endocrinol Metab 81: 530-535
330. Yang-Feng TL, Xue F, Zhong W et al. (1990) Chromosomal organization of adrenergic receptor genes. Proc Natl Acad Sci USA 87: 1516
331. Yanovski JA, Cutler GB Jr, Doppman JL et al. (1993) The limited ability of inferior petrosal sinus sampling with corticotropin-releasing hormone to distinguish Cushing's disease from pseudo-Cushing states or normal physiology. J Clin Endocrinol Metab 77: 503-509
332. Young FW, Carney JA, Musa BU et al. (1989) Familial Cushing's syndrome due to primary pigmented nodular adrenocortical disease. N Engl J Med 321: 1659-1664
333. Zaborny BA, Lukacsko P, Barinov-Colligon I, Ziemniak JA (1992) Inhaled corticosteroids in asthma: a dose-proportionality study with triamcinolone acetonide aerosol. J Clin Pharmacol 32: 463-469
334. Zachmann M, Fuchs E, Prader A (1992) Progressive high frequency hearing loss: an additional feature in the syndrome of congenital adrenal hypoplasia and gonadotrophin deficiency. Eur J Pediatr 151: 167-169
335. Zachmann M, Gitzelmann RP, Zagalak M, Prader A (1977) Effect of aminoglutethimide on urinary cortisol and cortisol metabolites in adolescents with Cushing's syndrome. Clin Endocrinol (Oxf) 7: 63-68
336. Zarate A, Kovacs K, Flores M et al. (1986) ACTH and CRF-producing bronchial carcinoid associated with Cushing's syndrome. Clin Endocrinol (Oxf) 24: 523-529
337. Zerah M, Rhéaume E, Mani P et al. (1994) No evidence of mutations in the genes for type I and type II 3β-hydroxysteroid dehydrogenase (3βHSD) in nonclassical 3βHSD deficiency. J Clin Endocrinol Metab 79: 1811-1817
338. Zhang L, Sakkal-Alkaddour H, Chang YT, Yang XJ, Pang SY (1996) A new compound heterozygous frameshift mutation in the type II 3β-hydroxysteroid dehydrogenase (3β-HSD) gene causes salt-wasting 3β-HSD deficiency congenital adrenal hyperplasia. J Clin Endocrinol Metab 81: 291-295
339. Zhang PL, Rodriguez H, Mellon SH (1995) Transcriptional regulation of P450scc gene expression in neural and steroidogenic cells: implications for regulation of neurosteroidogenesis. Mol Endocrinol 9: 1571-1582
340. Zhukovsky M (1977) Characteristics of the adrenal cortex functioning in children in health and disease. In: Ghai OP, Tanega PN (eds) Current topics in pediatrics. Indian Academy of Science. pp 100

6 Männliche Keimdrüsen

J. Girard, P. Mullis

6.1 Fetale Entwicklung

Das genetische Geschlecht ist mit der Konzeption festgelegt. Die undifferenziert angelegte Gonade entwikkelt sich zwischen dem 43. und 49. Tag unter dem Einfluß des Y-Chromosoms zum Testis [14, 25, 35, 47]. Die Genitalentwicklung in männlicher Richtung ist ein aktiver Prozeß, der das Vorhandensein von Testisgewebe und eine hormonale Sekretion voraussetzt.

In der 8. Fetalwoche ist das Gonadengewebe in interstitielles und tubuläres Gewebe differenziert. Die Leydig-Zellen beginnen Testosteron, die Sertoli-Zellen Östradiol und das Anti-Müller-Hormon zu sezernieren. Die Induktion der äußeren Genitalentwicklung, also des Penis und des Skrotums, hängt von Dihydrotestosteron ab, während die Entwicklung der Epididymis, der Vasa efferentia und der Samenblase durch Testosteron induziert wird. Die maskuline Transformation der mesonephrischen (Wolff-)Strukturen ist von einer hohen Testosteronkonzentration abhängig und erfolgt bei einseitiger Anorchie nur ipsilateral auf der Seite des ausgebildeten Testis. Die Regression der Müller-Gänge unter dem Einfluß des Anti-Müller-Hormons [29, 36, 37] ist vom 56.–60. Tag der Fetalentwicklung an zu beobachten.

Die Testosteronsekretion wird zunächst durch hCG stimuliert und steht von der 12. Fetalwoche an unter der Kontrolle von LH und FSH des Hypophysenvorderlappens. Sie steigt zwischen der 10. und 20. Fetalwoche bis auf eine Konzentration an, die auch erwachsene Männer zeigen. Die in der Folge absinkenden Testosteronkonzentrationen verlaufen parallel zur sinkenden hCG-Konzentration [39, 48].

Bei der Geburt ist bei Knaben eine etwas höhere mittlere Testosteronkonzentration im Plasma zu messen als bei Mädchen. Die Testes sind beim reifen Neugeborenen ins Skrotum deszendiert [39].

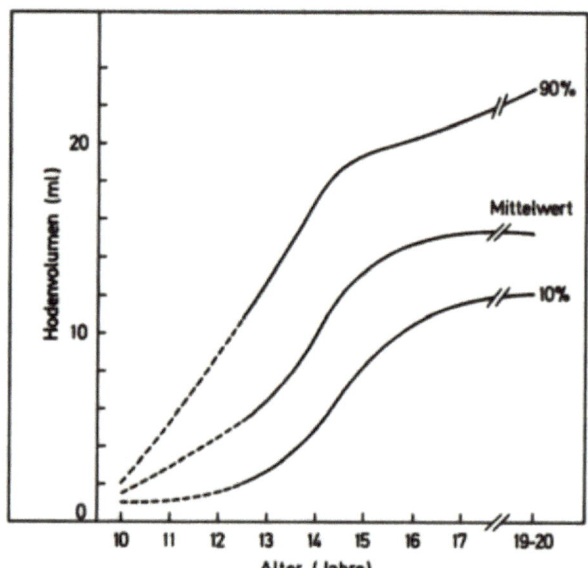

Abb. 6.1. Hodenwachstum während der Pubertät

6.2 Postnatale Entwicklung und hormonale Regulation

6.2.1 Wachstum und Histologie [39, 48]

Das Testisvolumen nimmt vom Säuglings- bis zum Pubertätsalter von 0,5 auf 2 ml zu. Mit beginnender Reifung ist eine weitere Zunahme auf über 3 ml zu erwarten. Ein Testisvolumen von 2 ml und mehr weist auf eine Gonadotropinstimulation hin. Fertilität kann angenommen werden, wenn das Testisvolumen mindestens 8 ml beträgt. Für die Beurteilung der physiologischen Entwicklung, speziell auch bei vermuteter Pubertas tarda und praecox, bietet das Abschätzen des Testisvolumens durch vergleichende Palpation (Orchidometer) eine wertvolle Hilfe. Die altersentsprechenden Normwerte der Testisgröße sind in Abb. 6.1 dargestellt [68].

Bei der Geburt und während des 1. Lebensjahres sind die Leydig-Zellen im Interstitium gut entwickelt. Die Aktivitätszeichen der testosteronproduzierenden Zellen nehmen nach dem 2. Monat ab, und die Leydig-Zellen bleiben bis zur Pubertät in einem juvenilen Status.

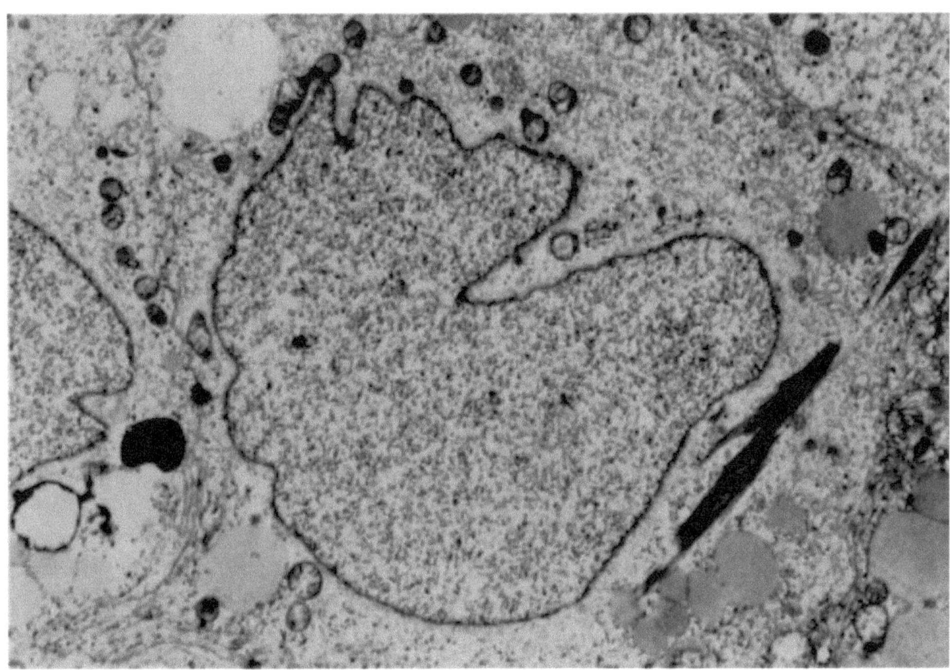

Abb. 6.2. SC-Sertoli-Zelle (Erwachsenentyp). Beachte nukleäre Eindellung, Kristalloid im Zytoplasma, Lipoidtropfen. (Zur Verfügung gestellt von F. Hadziselimovic, Kinderspital Basel/Kindertagesklinik Liestal; s. auch Hadziselimovic 1977 [30])

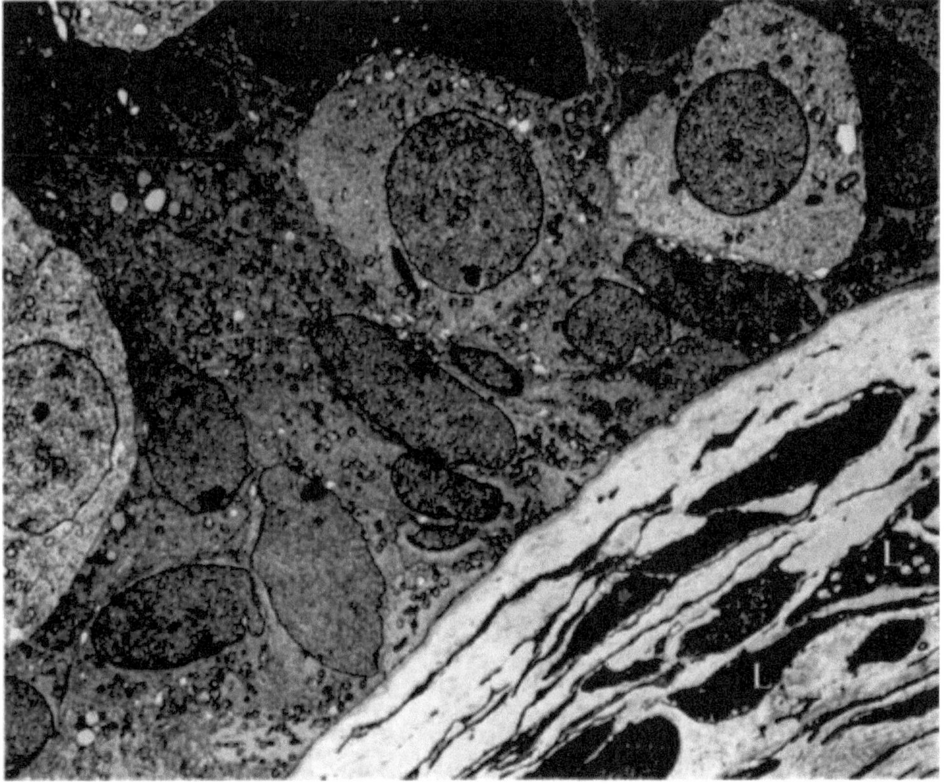

Abb. 6.3. Tubulusschnitt bei einem 5jährigen. *Links* ein Spermatozyt (S_P), *rechts* 2 Spermatogonien (*S*) und helles Zytoplasma; größter Anteil Sertoli-Zelle vom SB-Typ (im Gegensatz zum SC-Typ wenig Organellen, keine deutliche Eindellung, kein Kristalloid). Peritubulär dunkle Zellen = Leydig-Zellvorstufen (*L*). (Zur Verfügung gestellt von F. Hadziselimovic, Kinderspital Basel/Kindertagesklinik Liestal; s. auch Hadziselimovic 1977 [30])

Die Tubuli seminiferi setzen sich beim Kind aus Sertoli-Zellen, Gonadozyten und Spermatogonien zusammen. In der Kindheit prädominieren die Sertoli-Zellen. Die Gonadozyten sind bis zum 3. Monat zu sehen, später finden sich fetale Spermatogonien und Übergangsformen, nach dem 5. Lebensjahr primäre Spermatozyten (Abb. 6.2). In diesem Stadium ruht die Spermatogenese bis zur Pubertätsentwicklung. Die Zahl der Spermatogonien nimmt indessen von der Geburt bis zur Pubertät linear zu. Für das raschere pubertäre Testiswachstum ist weitgehend eine Zunahme des tubulären Apparats und der Sertoli-Zellen verantwortlich [15] (Abb. 6.3). Die Strukturen stehen in erster Linie unter Kontrolle des follikelstimulierenden Hormons.

6.2.2 Synthese, Stoffwechsel und Wirkung des Testosterons

Die *Testosteronsynthese* folgt im wesentlichen der Steroidsynthese der Nebennierenrinde (s. Kap. 5). Über Pregnenolon führen 2 Synthesewege zu den Sexualsteroiden. Im Testisgewebe steht der Δ5,3β-Hydroxysteroid-Weg über 17α-Hydroxypregnenolon und DHEA im Vordergrund [6, 19, 22, 54] (Abb. 6.4). Die natürlichen Androgene sind C_{19}-Steroide mit einer Doppelbindung zwischen C_4 und C_5 oder C_5 und C_6.

Die Sexualsteroide werden wie alle Steroide de novo synthetisiert und nicht gespeichert. Die Plasmatestosteronkonzentration setzt sich aus dem direkt sezernierten Testosteron und aus der peripheren Interkonversion des Androstendions und des DHEA zusammen [54]. Beim erwachsenen Mann stammen etwa 10 % des Plasmatestosteronanteils aus Androstendion, während bei der Frau 60 % aus Androstendion konvertiert werden. Diese Interkonversion erklärt, warum die Testosteronausscheidung im Urin nicht als Maß der Testosteronsekretion genommen werden kann.

Der *Transport im Blut* erfolgt gebunden an das sexualhormonbindende Globulin (SHGB), ein β-Globulin, das beim erwachsenen Mann etwa 98 % des Testosterons bindet. Die Trägereiweißkonzentration steigt unter Östrogeneinfluß und sinkt unter Androgenerhöhung. Testosteron wird in der Peripherie über eine 5α-Reductase zu Dihydrotestosteron oder über eine Aromatisierung zu Östradiol abgebaut. Eine 5β-Reduktion läßt inaktive Steroidprodukte entstehen.

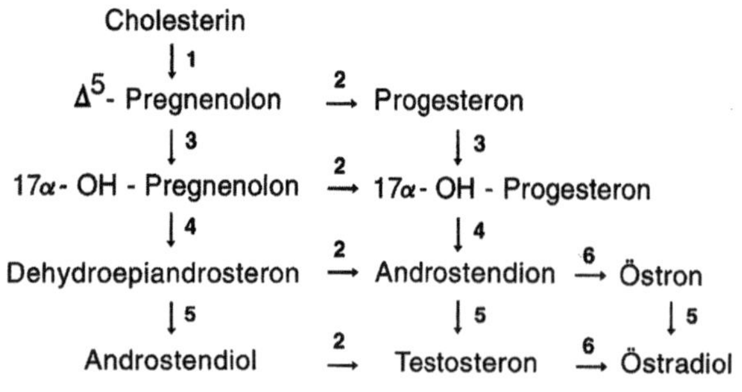

Testosteron wird zu weniger als 0,1 % unverändert im Urin ausgeschieden und nur etwa 1 % erscheint als Glucuronid. Unter den konjugierten 17-Ketosteroiden macht die Testosteronmetabolisierung etwa 40 % aus. Dieser Anteil ist vom Abbau der übrigen Androgene (Androstendion, DHEA, Androsteron, Ätiocholanolon) nicht unterscheidbar. Die Ketosteroidausscheidung galt früher als Maß der Androgenproduktion; sie spiegelt aber nicht die Testosteronsekretion wider und hat heute nur historische Bedeutung.

Sexualspezifisch fördert Testosteron als das wirksamste Androgen das Wachstum von Penis und Epididymis sowie der Samenblase und der Prostata, fördert Wachstum und Pigmentierung des Skrotums. Das Steroid wirkt trophisch auf die Tubuli seminiferi. Sehr hohe Testosterondosen führen andererseits bei Erwachsenen zu einer – allerdings reversiblen – Atrophie der Testes und zu einer vorübergehenden Azoospermie. Dieser Effekt kommt durch die Suppression der Gonadotropine zustande.

Testosteron entfaltet eine Reihe von *extragenitalen Wirkungen*. Am Muskelgewebe und an der Niere wirkt Testosteron direkt, während es in anderen Geweben erst in seine reduzierte Form (Dihydrotestosteron) umgewandelt werden muß. Für die hypothalamische Feedbackregulation ist eine lokale Aromatisierung zu Östradiol notwendig [64]. Die schwach androgenwirksamen Steroide DHEA und Androstendion sind erst wirksam, wenn sie zu Testosteron metabolisiert wurden.

Das männliche Sexualhormon hat einen ausgeprägt anabolen Effekt. Es ist umstritten, ob diese anabole Wirkung der androgenwirksamen Steroide in einem wesentlichen Ausmaß vom virilisierenden Effekt getrennt werden kann. Die differenzierte Einwirkung der Androgene auf das Skelettwachstum und den Epiphysenschluß ist bei der Beurteilung der Pubertätsentwicklung ebenso wesentlich wie die Beeinflussung des Muskelwachstums und der Muskelkraft. Die Testosteronwirkung auf den Larynx und dessen Wachstum ist für den Stimmbruch verantwortlich. Die gesteigerte Aktivität der Talgsekretion erklärt die unter Testosteron auftretende Akne. Die apokrinen Schweißdrüsen entwickeln sich unter dem Einfluß androgener Steroide.

In hoher Dosis kann der anabole Effekt über eine Stimulation des Erythropoetins zu einer Erhöhung des Hämoglobingehalts beitragen. Testosteron hemmt, ebenfalls in hohen Dosen, die Natriumsekretion und führt deshalb zu einer Wasserretention und zu Ödemen [41, 66].

Cholesterin
↓ 1
Δ^5- Pregnenolon →(2) Progesteron
↓ 3 ↓ 3
17α- OH - Pregnenolon →(2) 17α- OH - Progesteron
↓ 4 ↓ 4
Dehydroepiandrosteron →(2) Androstendion →(6) Östron
↓ 5 ↓ 5 ↓ 5
Androstendiol →(2) Testosteron →(6) Östradiol

Abb. 6.4. Testosteronsynthese

6.2.3 Regulation der Gonadotropin-Gonaden-Funktion

Die hypothalamohypophysären Aspekte der GnRH- und Gonadotropinsekretion sind in Kap. 3 beschrieben. Abbildung 6.5 faßt schematisch die Regulation der LHRH-Gonadotropin-Testis-Funktion zusammen.

LH stimuliert dabei die Leydig-Zellen zur Testosteronsynthese und -sekretion. Testosteron hat ein negatives Feedback auf die Adenohypophyse; es hemmt zusammen mit Dihydrotestosteron die durch LHRH induzierte LH-Ausschüttung. Eine Aromatisierung des Testosterons im Hypothalamus dürfte einen negativen Rückkopplungseffekt auf GnRH auslösen. Die Kontrolle der LH-Sekretion erfolgt demnach sowohl auf hypophysärem als auch auf hypothalamischem Niveau. Die charakteristische pulsatile LH-Sekretion ist Folge der entsprechenden GnRH-Ausschüttung. In der frühen Kindheit sind die Amplitude und die Frequenz der GnRH-Pulse anscheinend noch nicht hoch genug, um sich in den Plasma-LH-Werten widerzuspiegeln. Nehmen Amplitude und Frequenz zu, wird die episodische Sekretion auch von LH nachweisbar.

In gleicher Weise erklärt sich die für die frühe Pubertätsphase charakteristische schlafinduzierte LH-Ausschüttung [3, 24, 67]. Eine Änderung im Verhältnis von immunoaktivem zu bioaktivem LH begleitet ebenfalls die Pubertätsentwicklung [8].

FSH hat seine Rezeptoren an den Sertoli-Zellen, die neben Inhibin auch Östradiol bilden. Die FSH-Sekretion wird, wiederum via negatives Feedback, durch das von den Sertoli-Zellen sezernierte Eiweißhormon Inhibin reguliert [10]. Testosteron kann FSH nur in seiner zu Östradiol aromatisierten Form hemmen.

Die FSH-Kontrolle der Spermiogenese ist eng mit der Testosteronsynthese gekoppelt. Für eine normale Spermiogenese ist ein hoher intratubulärer Testosterongehalt Voraussetzung. FSH reguliert diese Konzentration, da die Zahl der LH-Rezeptoren an der Leydig-Zelle von FSH mitreguliert wird. Zudem stimuliert FSH in den Sertoli-Zellen die Synthese des androgenbindenden Proteins, das im Bereich der Tubuli zu einer Erhöhung der Testosteronkonzentration beiträgt.

a

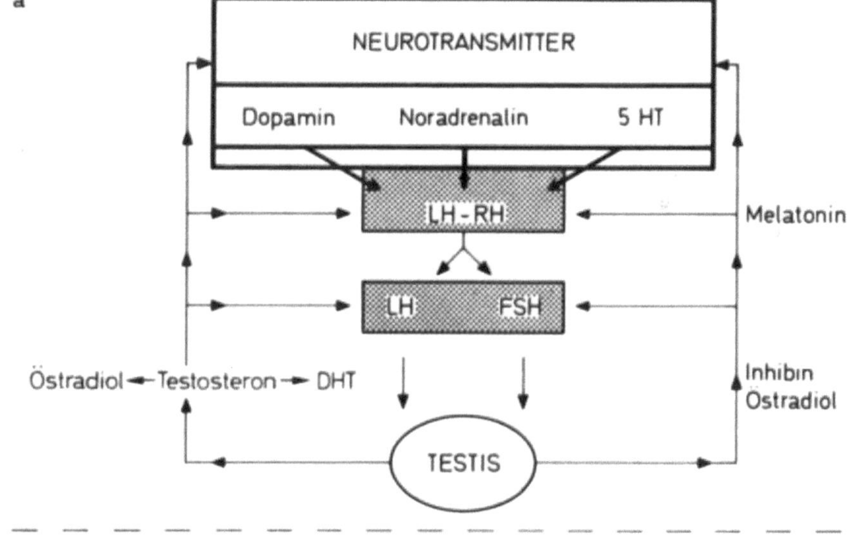

b

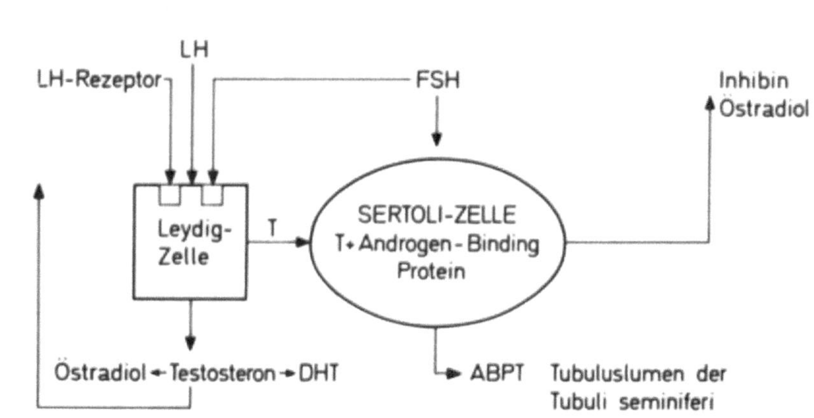

Abb. 6.5a, b. Regelkreis der Hypothalamus-Hypophysen-Gonaden-Achse. **a** Kaskade der Stimulation und Rückkopplung, **b** intratestikuläre Wirkungen von LH und FSH auf die Leydig- und Sertoli-Zellen. *ABPT* Androgenbindungsprotein-Testosteron-Komplex (intratubuläre Testosteronkonzentration), *T* Testosteron, *DHT* Dihydrotestosteron, *5HT* 5-Hydroxytryptamin. (Nach Lincoln 1979 [43] und Lipsett 1980 [44])

Intrauterin ist der Gonadotropin-Gonaden-Regelkreis aktiv und zeigt im Verlauf der postnatalen Entwicklung unterschiedliche Einstellungen (*Gonadostat*, s. auch Kap. 14). Bei der Geburt und während des 1. Lebensjahres sind die Leydig-Zellen gut ausgebildet und spiegeln die steigende LH- und Testosteronsekretion in dieser Lebensphase wider. Bis zum 4. Lebensmonat erreicht die Testosteronkonzentration im Plasma Werte, die dem pubertären Bereich entsprechen. In der Folge reguliert sich das präpubertäre Niveau ein, das erst in der frühen Pubertät wieder eindeutige Änderungen zeigt [61, 62].

Die wechselnde Empfindlichkeit der als Gonadostat apostrophierten zentralnervösen Strukturen, die in Abb. 6.6 schematisch dargestellt sind, ist nicht in allen Teilen aufgeklärt. Für das Verständnis der physiologischen Reifungsprozesse, für pathophysiologische Überlegungen und damit für eine sinnvolle Anwendung der diagnostischen Mittel in jedem Reifungsstadium sind aber die in dem Schema skizzierten Erkenntnisse von entscheidender Bedeutung [3, 58, 61, 67].

Über die Steuerung und physiologische Relevanz intragonadaler para- oder autokrin wirkender Peptide, wie z. B. IGF, LHRH, AVP, EGF u. a., ist noch wenig Definitives bekannt [65]. Das lokale Vorkommen und der Nachweis von Rezeptoren weist aber auf eine physiologische Aufgabe hin und eröffnet neue pharmakologische Aspekte, wie z. B. für das Wachstumshormon. Welche Rolle Melatonin in diesem Regelkreis beim Menschen spielt, ist noch nicht geklärt.

6.3 Klinische Untersuchung

Bei der Beurteilung der Hodenfunktion in der Präpubertät steht die klinische Untersuchung des Genitals im Vordergrund. Form und Größe von Skrotum und Penis sind zu beurteilen und Situs sowie Volumen der Hoden festzuhalten. Um das häufige Syndrom des Maldeszensus der Testes nicht mit dem physiologischen Status des Pendelhodens zu verwechseln, muß die Untersuchung in einem warmen Raum und in Ruhe erfolgen.

Die Inspektion des Skrotums ist wichtig; ein asymmetrisches Skrotum kann auf einen einseitigen Maldeszensus hinweisen. Bei der Inspektion des Penis ist auf die Urethralmündung zu achten, um glanduläre Hypospadien nicht zu übersehen. Die *Lageuntersuchung* der Testes erfolgt am sichersten im Schneidersitz, wobei von der Leiste her untersucht wird, und so dem Cremasterreflex entgegengewirkt werden kann. Bei der Palpation ist darauf zu achten, daß bei Kompression des Inguinalkanals eine evtl. vorhandene *Hydrozele* nicht als Testis interpretiert wird. Besondere Beachtung verdient außerdem die Untersuchung auf eine besonders rechtsseitig vorkommende *Varikozele* [5, 26].

Neben Form und Lage sowie Konsistenz der Testes ist das Volumen durch palpatorischen Vergleich mit dem Orchidometer zu messen [4, 63]. Die Diagnose des *physiologischen Pendelhodens* darf gestellt werden, wenn der Testis im Schneidersitz ins Skrotum deszendiert werden kann und in dieser Lage bleibt. Die Beobachtung der Hodenlage im warmen Bad ist empfehlenswert.

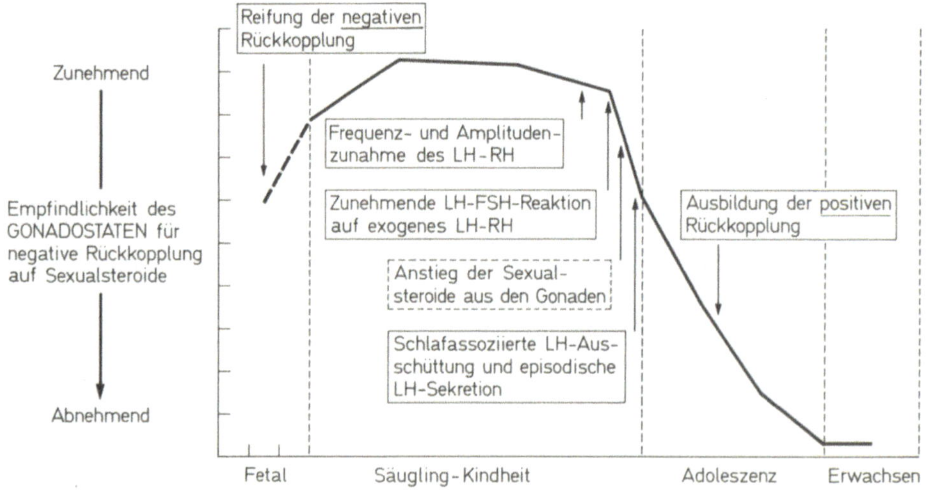

Abb. 6.6. Funktionelle Veränderungen des Gonadostaten und der Hypothalamus-Hypophysen-Gonaden-Achse während der Entwicklung. (Aus Grumbach et al. 1974 [28])

Während in der Pubertätsentwicklung eine Volumendifferenz zwischen links und rechts physiologisch ist, muß vor der Pubertät oder bei rasch zunehmender ungleicher Entwicklung an einen primären *Hodentumor* oder *eine tumoröse Infiltration* gedacht werden, etwa bei Morbus Hodgkin, Leukämie, aber auch bei AGS (Hyperplasie versprengten NNR-Gewebes).

6.4 Hormondiagnostik

Die bereits intrauterin und im Säuglingsalter funktionell aktive Gonadotropin-Gonaden-Achse erlaubt es, mittels Testosteron-, LH- und FSH-Bestimmungen als serielle oder Verlaufsdaten, basal und im Rahmen normierter Funktionstests, den Regelkreis endokrinologisch zu untersuchen.

Die *Testosteronkonzentration im Plasma* ist in Abhängigkeit vom chronologischen bzw. Skelettalter und dem pubertären Entwicklungsstand zu beurteilen [19, 22, 58]. Der Normbereich ist in Abb. 6.7 dargestellt.

Die nicht stimulierten *Konzentrationen von LH und FSH* im Plasma hängen ebenfalls vom biologischen Alter ab. Die Normbereiche für verschiedene Altersgruppen bzw. Reifestadien überschneiden sich und überlappen sich ggf. auch mit Werten Erwachsener [3, 23, 24]. Gonadotropinkonzentrationen müssen entsprechend interpretiert werden. Der Normbereich der Gonadotropinkonzentration ist im untersuchenden Labor für die entsprechende Altersgruppe zu klären (s. auch Kap. 25).

Das aktive negative Rückkopplungssystem erlaubt beim Säugling und Kind die Diagnose einer primär gonadalen Insuffizienz aufgrund stark erhöhter LH- und FSH-Werte, besonders in den ersten Lebensmonaten, in denen die Gonadotropin-Gonaden-Achse noch deutlich aktiviert ist. Vom 6. bis zum 11. Lebensjahr kann allerdings trotz primärer Gonadeninsuffizienz eine beweisende basale FSH-Erhöhung ausbleiben. Bei Verdacht auf *primäre Gonadeninsuffizienz* und zweifelhaftem Befund kann eine überschießende Reaktion der Gonadotropine auf LHRH eine differentialdiagnostische Hilfe sein. Im Präpubertäts- und Pubertätsalter ist eine eindeutige Erhöhung der FSH-Konzentration im Plasma ein sicheres diagnostisches Zeichen für die primäre Insuffizienz.

Bei der *sekundären hypothalamohypophysären Insuffizienz* ist die Differenzierung gegenüber dem physiologischen Status außerordentlich schwierig und meist erst aus dem Verlauf möglich [3, 15, 38]. Die Stimulation der Leydig-Zellen mit Choriongonadotropin (hCG) führt schon beim Säugling zu einer altersabhängigen Steigerung der Testosteronsekretion. Unter den verschiedenen gebräuchlichen Stimulationsschemata ist die 3malige Injektion von 1500 E hCG hinsichtlich der Dynamik der Testosteronreaktion am besten untersucht [19]. Bereits nach einer 1maligen intramuskulären Gabe von 5000 IE/m^2 KO hCG ist Testosteron im Plasma um 87–400 nmol/l erhöht zu messen.

Die Injektion oder intranasale Applikation von LHRH führt zu einer alters- und geschlechtsspezifischen Freisetzung von LH und FSH. Die Interpretation der Werte nach LHRH-Stimulation kann nur im Zusammenhang mit den übrigen endokrinen Befunden und auch dann nur zurückhaltend, erfolgen. Die Normgrenzen für die Peakwerte variieren erheblich. Zu beachten ist auch, daß eine geringe oder gelegentlich nicht nachweisbare Reaktion des FSH beim Knaben vorkommt, ohne daß im Verlauf eine hypogonadale Störung zu diagnostizieren ist. Im Prinzip gilt eine zu geringe Steigerung von LH und/oder FSH als Verdacht im Sinne einer sekundären, also zentralen Insuffizienz.

Die Stimulation mit *Clomiphen*, einem Antiöstrogen mit leichter intrinsischer Östrogenaktivität, ist erst in der Pubertätsphase physiologisch anwendbar, wenn sich der positive Feedbackmechanismus entwickelt und die geringe Östrogenaktivität nicht mehr als negatives Rückkopplungssignal wirkt. Der Clomiphentest ist in der Evaluation der Pubertätsentwicklung allerdings von untergeordneter diagnostischer Bedeutung.

6.5 Störungen der Testisfunktion

Pathophysiologisch und aus klinisch-didaktischen Gründen unterscheidet man einen primären und zentralen („sekundären“) Hypogonadismus. Bei der primären Form sind die Gonaden selbst anatomisch oder funktionell krankhaft betroffen. Der Terminus „zentraler Hypogonadismus“ beschreibt eine hypophysäre, die LH- und FSH-Sekretion betreffende (sekundäre) oder die hypothalamische LHRH- (tertiäre) Insuffizienz. Meist werden allerdings hypothalamische und hypophysäre Störungen aufgrund ihrer funktionellen Einheit gemeinsam als sekundäre Hypogonadismusformen angesprochen.

6.5.1 Primärer Hypogonadismus

Anlagestörungen (s. auch Kap. 23)

Dysgenetische Gonaden mit zumindest intrauteriner Partialfunktion (Syndrom der rudimentären Testes) können zu unterschiedlich ausgebildeten intersexuel-

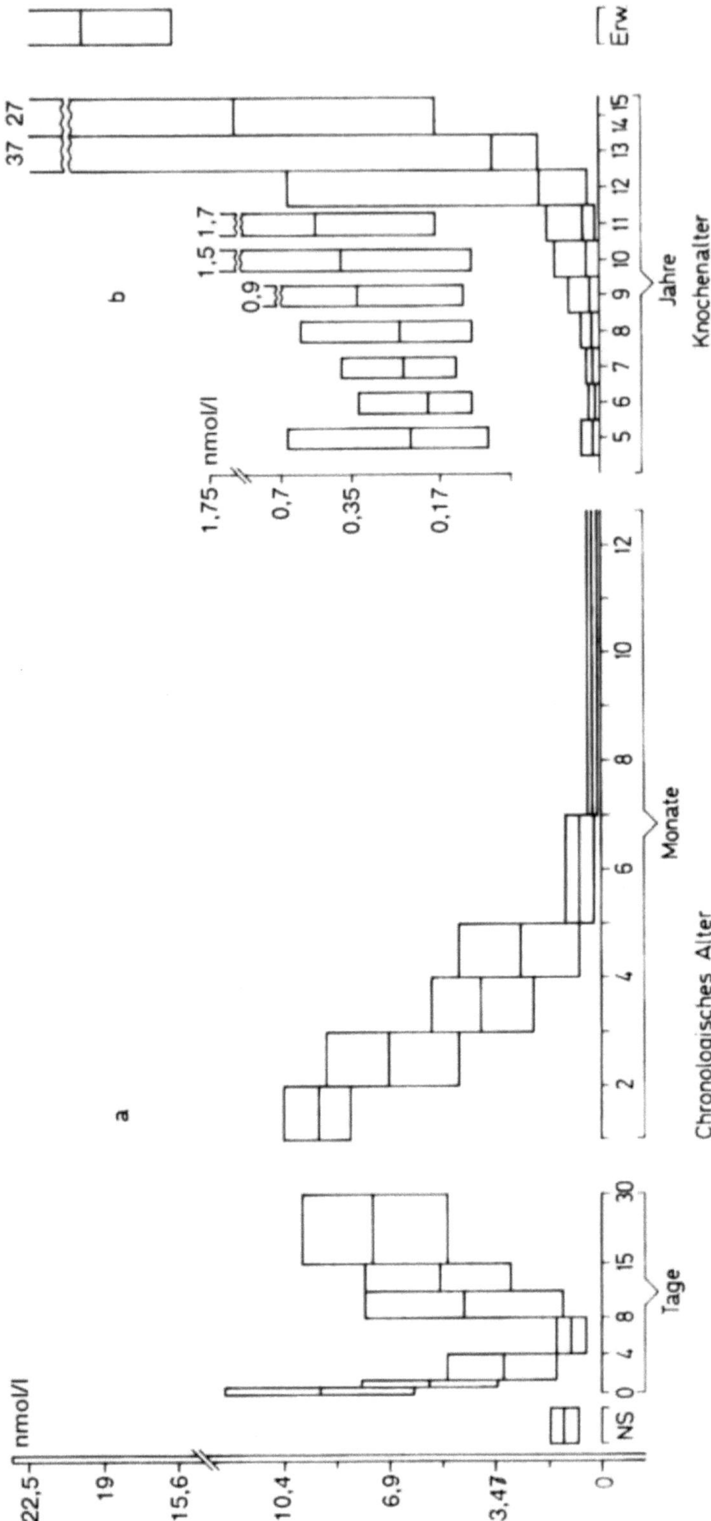

Abb. 6.7a, b. Plasmatestosteron bei Knaben von Geburt bis zum Erwachsenenalter. **a** 0–1 Jahr, Mittelwert ± 1 SD. (Nach Forest et al. 1978 [20]). **b** 5–15 Jahre, auf das Knochenalter bezogen, Mittelwert und 95% Vertrauensgrenze. (Nach Sizonenko u. Paunier 1975 [59])

len Fehlbildungen des äußeren Genitales führen, wobei das Ausmaß der mangelhaften Virilisierung von der testikulären Funktion während der intrauterinen Differenzierung abhängt. Als Ausdruck einer allenfalls moderaten Unterfunktion sind Penis und Skrotum hypoplastisch, und es findet sich gehäuft ein Kryptorchismus. Die primär gonadale Insuffizienz führt erwartungsgemäß via negatives Feedback zu einer Erhöhung der Gonadotropinsekretion.

Bei der reinen Gonadendysgenesie vom XY-Typ (*Swyer-Syndrom*) sind keine Testes vorhanden, die die Entwicklung männlicher Merkmale und die Suppression der Müller-Gänge induzieren konnten [35], so daß der Phänotyp weiblich ist. Die Diagnose wird erst zur Zeit der Pubertät gestellt, wenn die Entwicklung der sekundären Geschlechtsmerkmale ausbleibt. Beim XX-Karyotyp mit phänotypisch normal männlicher Entwicklung gleicht die Hodenmorphologie derjenigen beim Klinefelter-Syndrom (s. unten). Entsprechend kann bei ungenügender Testosteronsekretion die Pubertätsentwicklung gestört verlaufen.

Die häufigste Form dysgenetischer Testes findet sich beim *Klinefelter-Syndrom*. Bei der Chromosomenaberration XXY, die 1 von 800 männlichen Individuen betrifft, ist in erster Linie der tubuläre Apparat histologisch und funktionell insuffizient. Eine ungenügende Volumenzunahme der Testes ist die Folge. Hormonal spiegelt sich diese Situation in einer erhöhten FSH-Konzentration wider. Diese kann aber im Kleinkindes- und Schulalter noch normal sein (vergleichbar der fehlenden Gonadotropinerhöhung bei Mädchen mit Ullrich-Turner-Syndrom). Eine verminderte Leydig-Zellfunktion kann sich im Verlauf ausbilden. Die Pubertätsentwicklung ist aber meist unauffällig; die Insuffizienz der Testosteronbildung wird erst später manifest [57]. Als Zeichen des Hypogonadismus ist die pathogenetisch ungeklärte Gynäkomastie zu werten. Das klinische Bild des Syndroms kann durch intellektuelle Teilleistungsstörungen, die aber nicht pathognomonisch sind, sowie durch einen eunuchoiden Hochwuchs ergänzt werden. Die Diagnose kann bei ungenügender oder fehlender Volumenzunahme der Testes in der Pubertätsentwicklung und gleichzeitig weitgehend regelhafter Ausbildung der sekundären Geschlechtsmerkmale vermutet werden. Die Patienten sind infertil. Eine Behandlungsmöglichkeit besteht hier nicht. Die Substitution mit einem Depottestosteronpräparat richtet sich nach dem Ausmaß der hormonalen Insuffizienz und ist meist erst im Erwachsenenalter notwendig.

Beim *Reifenstein-Syndrom* muß eine hereditäre Anlagestörung angenommen werden. Die Chromosomenkonstellation ist normal. Das klinische Bild ist durch Hypospadie und postpuberale tubuläre Atrophie gekennzeichnet. Neben der Infertilität ist bei diesem Syndrom bereits in der Pubertätsentwicklung mit einer gestörten Entwicklung der sekundären Geschlechtsmerkmale zu rechnen. Auch hier weist eine Gynäkomastie auf den Hypogonadismus hin. Es besteht offenbar eine partielle Androgenresistenz [36, 53].

Die *Anorchie*, das Bild der „vanishing testes", ist charakterisiert durch einen phänotypisch normal männlichen Habitus mit normalem Karyotyp XY, aber ohne nachweisbares Hodengewebe. Da ja die Entwicklung des männlichen Phänotyps hormonaktives Testisgewebe in der Fetalperiode voraussetzt, muß angenommen werden, daß die Testes bei diesen Patienten während der späteren intrauterinen Entwicklung degeneriert sind. Differentialdiagnostisch ist das Syndrom von einem beidseitigen Kryptorchismus abzugrenzen. Die schon in der Kindheit funktionierende Feedbackregulation erklärt, daß FSH- und LH-Plasmakonzentrationen im Säuglingsalter und wieder ab dem Pubertätsalter stark erhöht gemessen werden. Nach GnRH läßt sich eine überschießende LH- und FSH-Reaktion beobachten. Die Diagnose kann mit der hCG-Stimulation gesichert werden, da es bei fehlendem Testisgewebe nicht zu einem Testosteronanstieg kommt. Zusätzlich empfiehlt sich eine Ultraschalluntersuchung und/oder eine Laparoskopie zur Lokalisation evtl. vorhandenen Testisgewebes [9, 16, 31, 42, 50, 56].

Toxische, traumatische und strahlenbedingte Schädigung

Traumatische Einwirkungen auf die Testes, entzündliche Erkrankungen und toxische Schädigungen, besonders durch Zytostatika und Immunsuppressiva, führen zu einer funktionellen und in der Entwicklungsphase substantiellen Beeinträchtigung der tubulären, seltener der interstitiellen Anteile der Testes.

Unter den traumatischen Einflüssen ist die spontane Hodentorsion zu erwähnen. Die Orchitis ist eine Rarität im Kindesalter und als Komplikation der Parotitis im Pubertätsalter gefürchtet; die Folge kann eine nicht behandelbare Sterilität sein. Bei einer Strahlenschädigung der Testes ist in erster Linie der tubuläre Apparat betroffen. Mit zunehmendem Erfolg der onkologischen Therapie sind immunsuppressive und zytostatische Behandlung eine Ursache der erworbenen Gonadeninsuffizienz [52].

Andere Ursachen mit vorrangig tubulärer Insuffizienz

Neben den genannten Ursachen, die alle eine weitgehend isolierte tubuläre Insuffizienz bedingen, ist auch die testikuläre Entwicklungsstörung bei *Kryptorchismus* bzw. *hohen Lageanomalien* zu nennen. Es entsteht eine Infertilität und keine systematisch ausgeprägte Leydig-Zellinsuffizienz (s. auch 6.5.3).

Eine häufige Ursache der Tubulusschädigung ist eine ausgeprägte *Varikozele*. Allerdings bildet sich eine Varikozele während der Pubertätsentwicklung häufiger aus und kann als physiologische Variante angesehen werden, da bei etwa 20 % der pubertierenden Knaben eine linksseitige Varikozele zu diagnostizieren ist. Eine rechtsseitige oder ausgeprägte linksseitige Varikozele mit einer Veränderung des Testisvolumens bzw. seiner Konsistenz sind therapiebedürftig [4, 5, 26, 46].

Das seltene *„Sertoli cell only syndrome"* wird kaum im Kindesalter diagnostiziert, da die endokrine Funktion erhalten ist und zu einer normalen Ausbildung der sekundären Merkmale führt. Das Testisvolumen ist etwas reduziert, allerdings nicht so ausgeprägt wie beim Klinefelter-Syndrom.

> **!** Endokrinologisch führt jede nachhaltige tubuläre Insuffizienz in der Pubertät, aber auch schon am Ende der 1. Lebensdekade und in der frühen Kindheit zu einer *Erhöhung der FSH-Sekretion.*

Ursachen einer vorrangig interstitiellen Insuffizienz

Ein isoliertes Fehlen der Leydig-Zellfunktion liegt dem seltenen *Syndrom der fertilen Eunuchen* zugrunde. Die ausbleibende oder unvollständige Ausbildung der sekundären Geschlechtsmerkmale führt zur Diagnose.

Störungen der Testosteronbiosynthese [18] beruhen auf Enzymdefekten der Steroidsynthese. Sie sind bis auf die nur in den Testes vorkommenden Insuffizienzen der 17,20-Lyase und der 17β-Hydroxysteroid-Dehydrogenase generelle angeborene Defekte steroidogener enzymatischer Aktivitäten und kommen damit auch in der NNR vor. Einzelheiten sind in den Kap. 5 und 23 dargestellt.

> **Therapeutische Möglichkeiten bei Hypogonadismus**
> Prinzipiell stehen 3 Verfahrensweisen für die Behandlung eines Hypogonadismus zur Verfügung [2, 7, 34, 40, 49, 60], nämlich die Substitution mit:
>
> - Testosteron,
> - den Gonadotropinen LH und FSH oder
> - Gonadotropin-releasing-Hormon.
>
> Einzelheiten und Dosierungsempfehlungen sind in Kap. 15 dargestellt.

6.5.2 Sekundärer Hypogonadismus

Der sekundäre (hypogonadotrope, zentrale) Hypogonadismus ist der häufigste isolierte hypothalamohypophysäre Defekt. Die Gonaden werden unzureichend stimuliert. Die Thematik ist in Kap. 15 ausführlich besprochen.

Hervorzuheben ist auch an dieser Stelle, daß eine Bestimmung des Prolaktins und evtl. weitere Erhebungen zum Nachweis oder Ausschluß einer Hyperprolaktinämie (Prolaktinom) zur Diagnostik hypogonadaler Störungen gehören sollte [32] (s. auch Kap. 3).

6.5.3 Testisdystopie

Bei 97 % der reifen Neugeborenen sind die Testes beidseitig ins Skrotum deszendiert. Bei 1 % 3 Monate alter Kinder ist noch ein Maldeszensus festzustellen. Frühgeborene zeigen im Alter von 3 Monaten noch etwa zu 6 % nicht deszendierte Testes. Es ist unwahrscheinlich, daß nach dem 1. Lebensjahr noch ein Deszensus spontan erfolgt.

Ein *Pendelhoden* („retractile testis") ist bis zur Pubertät ein physiologischer Befund, sofern er sich nicht überwiegend im Leistenkanal befindet. Im warmen Bad liegt die Gonade immer spontan im Skrotum. Ansonsten kann ein Pendelhoden bei manueller Untersuchung ins Skrotum verlagert werden und verbleibt dort.

Die häufigste Form der Dystopie ist der *Gleithoden.* Dabei ist ein unvollständiger Deszensus zustande gekommen. Der Testis kann bimanuell in den äußeren Leistenring oder in das obere Skrotalfach verbracht werden, schnellt aber wegen des zu kurzen Samenstrangs rasch wieder in die Ausgangslage zurück.

Bei der *Hodenektopie* liegt der Testis außerhalb des normalen Deszensusweges. Klinisch kann die Unterscheidung vom Leistenhoden schwierig sein.

Als *Kryptorchismus* bezeichnet man einen Befund, bei dem der betroffene Testis nicht palpabel ist und intraabdominell liegt. Der einseitige Kryptorchismus ist etwa doppelt so häufig wie der doppelseitige. Neben der sorgfältigen klinischen Untersuchung werden Sonographie und evtl. eine Laparaskopie empfohlen [9, 16, 50]. Bei beidseitigem Kryptorchismus ist die Differentialdiagnose gegenüber der Anorchie über eine Bestimmung der Gonadotropine oder des Testosterons nach hCG-Gabe möglich.

Die wichtigste Komplikation des Maldeszensus ist das *Sterilitätsrisiko.* Dies betrifft 25 – 70 % der Knaben mit unilateraler und 50 – 90 % der Knaben mit bilateraler Hodendystopie [33, 56]. Die Gefahr der Malignomentwicklung ist bei dystopen Testes 10- bis 30mal höher als bei normal deszendierter Gonade.

Bioptische Untersuchungen bei Orchipexien zeigen im nicht deszendierten Testis eine Reihe primärer und sekundärer Veränderungen, die histologisch und ultrastrukturell ein charakteristisches Bild ergeben. Diese Befunde im Sinne einer Beeinträchtigung der Spermatogonienzahl und einer Leydig-Zellatrophie weisen auf eine übergeordnete zentrale Störung hin. In gleiche Richtung weist die klinische Erfahrung der eingeschränkten Fertilität auch bei einseitiger Lageanomalie und das pathologische Bild der Histologie des deszendierten Testis bei kontralateraler Dystopie.

Eine weitere Abnahme der Spermatogonienzahl bei Testes, die erst nach dem 2. Lebensjahr in die normale Position gebracht wurden, spricht ebenfalls für eine zusätzliche sekundäre Schädigung bei Verbleib des Testis in abnormaler Lage [17].

Nach neuen Erkenntnissen ist mindestens bei einem Teil der Patienten mit Maldeszensus eine *endokrine Dysfunktion* der Gonadensteuerung nachweisbar und für den fehlenden Deszensus mitverantwortlich. Sowohl die Testosteronfreisetzung auf eine hCG-Stimulation als auch die Reaktion der Gonadotropine auf LHRH sind häufig abnorm. Die Pubertätsentwicklung ist aber bei Hodendystopie nicht merkbar verzögert. Die sekundären Geschlechtsmerkmale sind normal ausgebildet und die verminderte Testosteron- sowie LH- und FSH-Reaktion auf Stimulationstests sind statistische Befunde, die sich mit der Reaktion beim Gesunden überschneiden.

Die klinische Erfahrung aus der Behandlung der Testisdystopie mit hCG unterstützt die Annahme eines hormonalen Defizits als ätiologischem Faktor [33, 51, 56, 69]. Die funktionellen und histologischen Zeichen der Gonadotropininsuffizienz machen dieses Krankheitsbild damit zur häufigsten Endokrinopathie des Kindesalters. Die Behandlung der Testisdystopie hat die primären und sekundären Veränderungen sowie die Komplikationen zu berücksichtigen.

Therapie

- Der Pendelhoden ist nicht behandlungsbedürftig.
- Gleithoden, einseitiger oder doppelseitiger Leistenhoden oder Kryptorchismus können prinzipiell konservativ oder chirurgisch behandelt werden.
- Beim ektopischen Testis ist nur die chirurgische Korrektur möglich.
- Nach den heute verfügbaren Erfahrungen ist die Möglichkeit, eine spätere Fertilität zu erreichen höher, wenn die Behandlung frühzeitig, d. h. vor dem 2. Lebensjahr erfolgt. Diese Beurteilung stützt sich vorläufig auf Biopsiebefunde, da größere Untersuchungsserien über Vaterschaft bei frühzeitiger Behandlung einer Testisdystopie noch nicht vorliegen.
- Die Überlegungen zur Pathogenese und die histologischen Befunde sprechen für eine Behandlungsstrategie, die zunächst mit einer konservativen Hormontherapie beginnt und erst bei Mißerfolg die chirurgische Korrektur anschließt.

Die Erfolgsaussichten variieren stark in Abhängigkeit vom Behandlungszeitpunkt und von der Dosierung des hCG [24, 37]. Ein empfohlenes Therapieschema sieht folgende Dosierungen vor:

- 2 Injektionen/Woche über 5 Wochen mit:
  - 250 E/Injektion im 1. und 2. Lebensjahr,
  - 500 E/Injektion im 3.– 6. Lebensjahr,
  - 1000 E/Injektion im 7.–10. Lebensjahr.

Alternativ wurden 1000 E/m^2 KO/Injektion bei insgesamt 9 Injektionen über 3 Wochen verteilt vorgeschlagen. Bei bilateralem Kryptorchismus sollte unbedingt 48 h nach der 9. oder 10. Injektion eine Plasmatestosteronbestimmung durchgeführt werden, um die Diagnose zu bestätigen.

Die Behandlung der Testisdystopie wird nach wie vor kontrovers diskutiert. Die publizierten Therapieerfolge mit LHRH, evtl. gefolgt von hCG, sind sehr unterschiedlich. Bei einem Teil der Knaben mit Maldeszensus ist allerdings im Pathomechanismus die Mitbeteiligung einer Gonadotropininsuffizienz durch eine ganze Reihe von funktionellen und endokrinen Beobachtungen belegt. Bei der Behandlung muß deshalb einerseits die anatomische Lage der Testes mit dem Ziel, Sekundärschäden zu vermeiden, korrigiert werden, andererseits muß der mögliche ätiologische Faktor (Gonadotropininsuffizienz) berücksichtigt werden. Jedenfalls ist das Langzeitproblem der reduzierten Fertilität derzeit nicht gelöst.

6.5.4 Tumoren der Testes

Die testikulären Tumoren sind im Kindesalter mit etwa 1 : 1000000 selten. Ein Häufigkeitsgipfel findet sich im 1. und 2. Lebensjahr. Die meisten Tumoren gehen vom germinativen Anteil aus und sind hormonal inaktiv [1, 11, 21, 27, 45].

Beim Kryptorchismus ist das Tumorrisiko 10- bis 30mal höher als in der allgemeinen Population. Ein kryptorcher Testis darf deshalb nicht im Abdomen belassen werden. Bei dysgenetischen Gonaden ist die Entwicklung von Gonadoblastomen besonders zu befürchten, wenn im Karyotyp ein Y-Chromosom zu finden ist, wie z. B. bei der „gemischten Gonadendysgenesie". Wegen der ausgeprägt hohen Degenerationsgefahr empfiehlt sich deshalb eine prophylaktische Gonadektomie spätestens vor der Pubertät.

Seminome sind vor der Pubertät kaum anzutreffen. Diese Tumoren sind maligne, aber sehr strahlenempfindlich. Unter den *Teratomen* ist zwischen den differenzierten gutartigen und den malignen Formen zu unterscheiden. Die malignen Teratome werden ihrerseits in intermediäre, undifferenzierte und hypoplastische Tumorbildungen eingeteilt. *Trophoplastische Tumoren* können hCG produzieren und damit zu einer Pubertas praecox mit deutlicher Vergrößerung eines Testis und Wachstum des kontralateralen Testis führen. Dabei sind extrem hohe β-hCG-Werte und - immunologisch gemessen - erhöhte LH- mit gleichzeitig erhöhten Testosteronwerten zu finden. Bei der Abklärung der Pubertas praecox ist es deshalb sinnvoll, die Plasma-LH-Konzentration zu bestimmen und einen spezifischen β-hCG-Assay einzusetzen.

Zu den endokrin aktiven Tumoren gehört auch der *Leydig-Zelltumor.* Dieses fast immer gutartige Adenom führt über seine Testosteronsekretion zu einer Pseudopubertas praecox. Differentialdiagnostisch sind sie von versprengten NNR-Resten beim AGS abzugrenzen [13]. Beim seltenen *Sertoli-Zelltumor* sind Virilisierungszeichen beobachtet worden. Bei den bösartigen Tumoren, wie beim *embryonalen Karzinom* und *Adenokarzinom*, ist neben einer Orchidektomie die Ausräumung der zugehörigen Lymphknoten, eine zytostatische Behandlung und evtl. eine Nachbestrahlung erforderlich [55]. Bei den gutartigen Tumoren genügt in der Regel die Ablatio testis [1, 12, 45].

Unter den *sekundären Tumoren* ist v. a. das leukämische Hodeninfiltrat zu erwähnen.

Literatur

1. Ablin AR, Krailo MD, Ramsay NK et al. (1991) Results of treatment of malignant germ cell tumors in 93 children: a report from the Childrens Cancer Study Group. J Clin Oncol 9(10): 1782-1792
2. Albanese A, Kewley GD, Long A, Pearl KN, Robins DG, Stanhope R (1994) Oral treatment for constitutional delay of growth and puberty in boys: a randomised trial of an anabolic steroid or testosterone undecanoate. Arch Dis Child 71(4): 315-317
3. Apter D (1993) Ultrasensitive new immunoassays for gonadotropins in the evaluation of puberty. Curr Opinion Pediatr 5(4): 481-487
4. Aragona F, Ragazzi R, Pozzan GB et al. (1994) Correlation of testicular volume, histology and LHRH test in adolescents with idiopathic varicocele. Eur Urol 26(1): 61-66
5. Atassi O, Kass EJ, Steinert BW (1995) Testicular growth after successful varicocele correction in adolescents: comparison of artery sparing techniques with the Palomo procedure. J Urol 153(2): 482-483
6. Attie KM, Miller WL (1989) Biosynthesis of androgens. In: Forest MG (ed) Androgens in childhood. Karger, Basel, pp 1-13
7. Aulitzky W, Frick J, Galvan G (1988) Pulsatile luteinizing hormone-releasing hormone treatment of male hypogonadotropic hypogonadism. Fertil Steril 50(3): 480-486
8. Beitins IZ, Padmanabhan V (1991) Bioactivity of gonadotropins. Endocrinol Metab Clin North Am 20: 85-120
9. Bianchi A (1995) The impalpable testis. Ann R Coll Surg Engl 77(1): 3-6
10. Burger HG, McLachlan RI, Bangah M et al. (1988) Serum inhibin concentrations rise throughout normal male and female puberty. J Clin Endocrinol Metab 67(4): 689-94
11. Cortez JC, Kaplan GW (1993) Gonadal stromal tumors, gonadoblastomas, epidermoid cysts, and secondary tumors of the testis in children. Urol Clin North Am 20(1): 15-26
12. Culine S, Terrier-Lacombe MJ, Kattan J, Droz JP (1994) Carcinoma in situ of the testis. Bull Cancer (Paris) 81(4): 318-325
13. Cunnah D, Perry L, Dacie JA et al. (1989) Bilateral testicular tumours in congenital adrenal hyperplasia: a continuing diagnostic and therapeutic dilemma. Clin Endocrinol Oxf 30(2): 141-147
14. Danon M, Friedman SC (1996) Ambiguous genitalia, micropenis, hypospadias and cryptorchidism. In: Lifshitz F (ed) Pediatric endocrinology. Dekker, New York, pp 281-304
15. Ehrmann DA, Rosenfield RL, Cuttler L, Burstein S, Cara JF, Levitsky LL (1989) A new test of combined pituitary-testicular function using the gonadotropin-releasing hormone agonist nafarelin in the differentiation of gonadotropin deficiency from delayed puberty: pilot studies. J Clin Endocrinol Metab 69(5): 963-967
16. Elder JS (1993) Laparoscopy for the nonpalpable testis. Semin Pediatr Surg 2(3): 168-173
17. Fahlenkamp D, Scharfenberg O, Vogler H (1990) Maldescensus testis and testicular tumors. Personal experiences. Z Urol Nephrol 83(5): 239-242
18. Forest MG (1981) Inborn errors of testosterone biosynthesis. In: Josso N (ed) The intersex child. Karger, Basel, pp 133-155
19. Forest MG (1989) Physiological changes in circulating androgens. In: Forest MG (ed) Androgens in childhood. Karger, Basel, S 104 -129
20. Forest MG, Peretti E de, Bertrand J (1978) Developmental patterns of the plasma levels of testosterone, delta-4-androstendion, 17-alpha-hydroxyprogesterone, dehydroepiandrosterone and its sulfate in normal infants and prepubertal children. In: James VHT, Serio M, Giusti G, Martini L (eds) The endocrine function of the human adrenal cortex. Academic Press, London
21. Frey P, Fliegel C, Herzog B (1990) Testicular tumours in infancy and childhood - a review of 10 germ cell tumours and 10 non germ cell tumours. Z Kinderchir 45(4): 229-234
22. Girard F (1989) Endocrine function of the testis. Chir Pediatr 30(3): 12-20
23. Goji K (1993) Twenty-four-hour concentration profiles of gonadotropin and estradiol (E2) in prepubertal and early pubertal girls: the diurnal rise of E2 is opposite the noc-

turnal rise of gonadotropin. J Clin Endocrinol Metab 77(6): 1629-1635
24. Goji K, Tanikaze S (1993) Spontaneous gonadotropin and testosterone concentration profiles in prepubertal and pubertal boys: temporal relationship between luteinizing hormone and testosterone. Pediatr Res 34(2): 229-236
25. Goldberg EH (1988) H-Y antigen and sex determination. Philos Trans R Soc Lond Biol 322(1208): 73-81
26. Goldstein M (1995) Adolescent varicocele (editorial; comment). J Urol 153(2): 484-485
27. Grapin C, Boyer C, Bruner M (1994) Tumors of the testis in children. J Urol (Paris) 100(1): 8-16
28. Grumbach MM, Roth JC, Kaplan SL, Kelch P (1974) Hypothalamic pituitary regulation of puberty evidence and concepts derived from clinical research. In: Grumbach MM, Grave GD, Mayer FE (eds) The control of the onset of puberty. Wiley, New York
29. Guerrier D, Tran D, Vanderwinden JM et al. (1989) The persistent Mullerian duct syndrome: a molecular approach. J Clin Endocrinol Metab 68(1): 46-52
30. Hadziselimovic F (1977) Cryptorchidism. Ultrastructure of normal and cryptorchid testes development. Springer, Berlin Heidleberg New York (Advances in anatomy, embryology and cell biology, vol 53/3)
31. Hamm B (1994) Sonography of the testis and epididymis. Andrologia 26(4): 193-210
32. Heidemann PH, Stubbe P (1989) Hypophyseal microprolactinoma as a cause of delayed puberty. Monatsschr Kinderheilkd 137(11): 743-746
33. Husmann DA, Levy JB (1995) Current concepts in the pathophysiology of testicular undescent. Urology 46(2): 267-276
34. Iwatani N, Kodama M, Miike T (1993) Pulsatile LH-RH administration induces puberty in hypogonadotropic GH-deficient patients. J Endocrinol 40(2): 191-196
35. Josso N (1981) Physiology of sex differentiation. A guide to the understanding and management of the intersex child. In: Josso N (ed) The intersex child. Karger, Basel, pp 1-13
36. Josso N, Rey R (1994) Antimullerian hormone in clinical human applications. Contracept Fertil Sex 22(10): 661-663
37. Josso N, Legeai L, Forest MG, Chaussain JL, Brauner R (1990) An enzyme linked immunoassay for anti-mullerian hormone: a new tool for the evaluation of testicular function in infants and children. J Clin Endocrinol Metab 70(1): 23-27
38. Jungmann E, Trautermann C (1994) The status of the gonadotropin releasing hormone test in differential diagnosis of delayed puberty in adolescents over 14 years of age. Med Klin 89(10): 529-533
39. Juskiewenski S (1989) Organogenesis and normal anatomy of the testis. Chir Pediatr 30(3): 127-131
40. Lee PA, O'Dea LS (1990) Primary and secondary testicular insufficiency. Pediatr Clin North Am 37(6): 1359-1387
41. Lemcke B, Zentgraf J, Behre HM, Kliesch S, Brämswig JH, Nieschlag E (1996) Long-term effects on testicular function of high-dose testosterone treatment for excessively tall stature. J Clin Endocrinol Metab 81(1): 296-301
42. Liess S (1990) Results of testicular sonography in boys. 1. Sonographic determination of testicle size and evaluation of the internal structure of the testicle in boys. Radiol Diagn Berl 31(5): 537-541
43. Lincoln GA (1979) Pituitary control of testicular activity. Br Med Bull 35: 167-172
44. Lipsett MB (1980) Physioloy and pathology of the Leydig cell. N Engl J Med 303: 682-688
45. Malogolowkin MH, Mahour GH, Krailo M, Ortega JA (1990) Germ cell tumors in infancy and childhood: a 45-year experience. Pediatr Pathol 10(1-2): 231-241
46. Mostin J, Mathurin P, Goffette P et al. (1994) Varicocele: treatment via percutaneous approach. Acta Urol Belg 62(3): 31-36
47. Muller U, Lattermann U (1988) H-Y antigens, testis differentiation, and spermatogenesis. Exp Clin Immunogenet 5(4): 176-185
48. Müller JS, Skakkebaek NE (1992) The prenatal and postnatal development of the testis. In: DM Kretser (ed) The testis. Baillire's Clinical Endocrinology and Metabolism, vol 6. Baillire Tindall, London, pp 251-272
49. Osterman J (1994) Androgen replacement therapy. Curr Ther Endocrinol Metab 5: 286-291
50. Peters CA (1993) Laparoscopy in pediatric urology. Urology 41(1 Suppl): 33-37
51. Pyorala S, Huttunen NP, Uhari M (1995) A review and meta-analysis of hormonal treatment of cryptorchidism. J Clin Endocrinol Metab 80(9): 2795-2799
52. Rappaport R, Thibaud E (1996) Endocrine problems after cancer therapy. In: F Lifshitz (ed) Pediatric endocrinology. Dekker, New York, pp 821-828
53. Rey R, Mebarki F, Forest MG et al. (1994) Anti-mullerian hormone in children with androgen insensitivity. J Clin Endocrinol Metab 79(4): 960-964
54. Rommerts FFG (1990) Testosterone: an overview of biosynthesis, transport, metabolism and action. In: Nieschlag E, Behre HM (eds) Testosterone action deficiency subsitution. Springer, Berlin Heidelberg New York, pp 1-22
55. Rosella JD (1994) Testicular cancer health education: an integrative review. J Adv Nurs 20(4): 666-671
56. Rozanski TA, Bloom DA (1995) The undescended testis. Theory and management. Urol Clin North Am 22(1): 107-118
57. Schwartz ID, Root AW (1991) The Klinefelter syndrome of testicular dysgenesis. Endocrinol Metab Clin North Am 20: 153-163
58. Sizonenko PC (1989) Physiology of puberty. J Endocrinol Invest 6: 123-131
59. Sizonenko PC, Paunier L (1975) Hormonal changes in puberty. III. Correlation of plasma dehydroepiandrosterone, testosterone, FSH and LH with stages of puberty and bone age in normal boys and girls and in patients with Addison∩s disease or hypogonadism or with premature of late adrenarche. J Clin Endocrinol Metab 41: 894-904
60. Snyder PJ (1994) Hypogonadotropic hypogonadism: gonadotropin therapy. Curr Ther Endocrinol Metab 5: 300-303
61. Stanhope R, Brook CG (1988) An evaluation of hormonal changes at puberty in man. J Endocrinol 116(2): 301-305
62. Styne DM (1991) Puberty and its disorders in boys. Endocrinol Metab Clin North Am 20(1): 43-69
63. Taskinen S, Taavitsainen M, Wikstrom S (1996) Measurement of testicular volume: comparison of 3 different methods. J Urol 155(3): 930-933
64. Veldhuis JD, Dufau ML (1993) Steroidal regulation of biologically active luteinizing hormone secretion in men and women. Hum Reprod 8 (Suppl) 2: 84-96

65. Verhoeven G (1992) Local control systems within the testis. In: MD de Kretser (ed) The testis. Baillire's clinical endocrintology and metabolism, vol 6. Baillire Tindall, London, pp 313–334
66. de Waal WJ, Vreeburg JT, Bekkering F et al. (1995) High dose testosterone therapy for reduction of final height in constitutionally tall boys: does it influence testicular function in adulthood? Clin Endocrinol (Oxf) 43(1): 87–95
67. Wennink JM, Delemarre van de Waal H, van Kessel H, Mulder GH, Foster JP, Schoemaker J (1988) Luteinizing hormone secretion patterns in boys at the onset of puberty measured using a highly sensitive immunoradiometric assay. J Clin Endocrinol Metab 67(5): 924–928
68. Zachmann M, Prader A, Kind HP et al. (1974) Testicular volume during adolescence: Cross sectional and longitudinal studies. Helv Paediatr Acta 28: 61–72
69. Zucchini S, Cacciari E (1994) Drug treatment of cryptorchidism. Pediatr Med Chir 16(6): 519–520

Weibliche Keimdrüsen

I. Rey-Stocker

7.1 Einführung

Die Entwicklung der weiblichen Gonaden zu den Funktionen Ovogenese und Sexualsteroidsynthese bedingt

- einen normalen Karyotyp,
- eine normale Differenzierung während der Fetal- und Neonatalperiode, der Kindheit und der Pubertät sowie
- ein harmonisches Zusammenwirken mit anderen hormonalen Funktionen.

Bei allen Krankheiten, welche die weiblichen Gonaden betreffen, müssen die Eltern und später die Jugendlichen über Art und Verlauf der Krankheit, über die therapeutischen Möglichkeiten und über die Prognose hinsichtlich der Fortpflanzungsfähigkeit genau aufgeklärt werden. Im Falle fehlender oder nicht stimulierbarer Ovarien kann schon früh in einfühlender Weise darauf hingewiesen werden, daß Mutterschaft eine Aufgabe ist, die sich auch an fremden oder adoptierten Kindern erfüllen kann.

Die Möglichkeit einer späteren Mutterschaft ist jedoch auch bei schwerster Ovarialinsuffizienz nicht ganz ausgeschlossen; mittels Eizellendonation, In-vitro-Fertilisation und Embryotransfer in ein hormonal adäquat stimuliertes uterines Milieu kann sie heute prinzipiell realisiert werden, wenngleich diese Thematik viele sehr grundsätzliche und keineswegs einheitlich bewertete psychologische und ethische Fragen ansprechen muß.

7.2 Entwicklung und Funktion

7.2.1 Intrauterin

Die Gonaden haben einen gemeinsamen Ursprung mit den primitiven Nieren, d. h. dem Mesonephros, in der Eminentia urogenitalis. Diese entspricht einer longitudinalen Ausbuchtung im hinteren Teil der Zölomhöhle, beiderseits der Insertion des Mesenteriums. Unabhängig vom Geschlecht entwickeln sich die Gonaden aus 2 Abkömmlingen des Mesoderms, dem Zölomepithel und dem darunterliegenden Mesenchym sowie aus extraembryonalen Urkeimzellen, die aus dem Endoderm der Dottersackwand stammen (Abb. 7.1).

Die intrauterine Entwicklung der weiblichen Gonaden vollzieht sich in Etappen.

4 – 8 Wochen nach der Konzeption

Ab der 4. Woche entwickeln sich am ventromedialen Teil des Mesonephros aus bilateralen Verdickungen des Zölomepithels und des darunterliegenden Mesenchyms die primitiven Keimleisten.

Die relativ großen Urkeimzellen haben einen Durchmesser von 0,015 mm. Sie sind erkennbar an ihrer Morphologie (vesikulärer Nukleus und reichlich Zytoplasma) und an ihrer Affinität für Toluidinblau. Aus der Dottersackwand werden sie durch Keimblattverschiebungen intraembryonal verlagert. Mittels Pseudopodien führen sie amöboide Bewegungen aus, durchqueren das Mesenterium und die primitive Darmwand und wandern Richtung Keimleisten, von denen sie durch chemotaktische Reize angezogen werden. Auf ihrer Wanderung, die ungefähr 2 Wochen dauert, vermehren sich einzelne Urkeimzellen durch Mitose. Werden sie angehalten, so können sie sich dort, wo sie sich festsetzen, zu einem Teratom entwickeln.

Das Eindringen der Urkeimzellen in die primitiven Keimleisten erfolgt beim 6 Wochen alten Fetus. Es bewirkt die Entwicklung der primitiven Keimleisten zu 2 sexuell bipotenten undifferenzierten Gonaden. Ohne Eindringen der Urkeimzellen in die primitiven Keimleisten findet keine weitere Gonadenentwicklung statt (Abb. 7.2).

Die *undifferenzierten Gonaden* sind bei beiden Geschlechtern identisch und bestehen aus:

- mehrschichtigem Zölomepithel, das die Außenpartie der Gonade bildet,

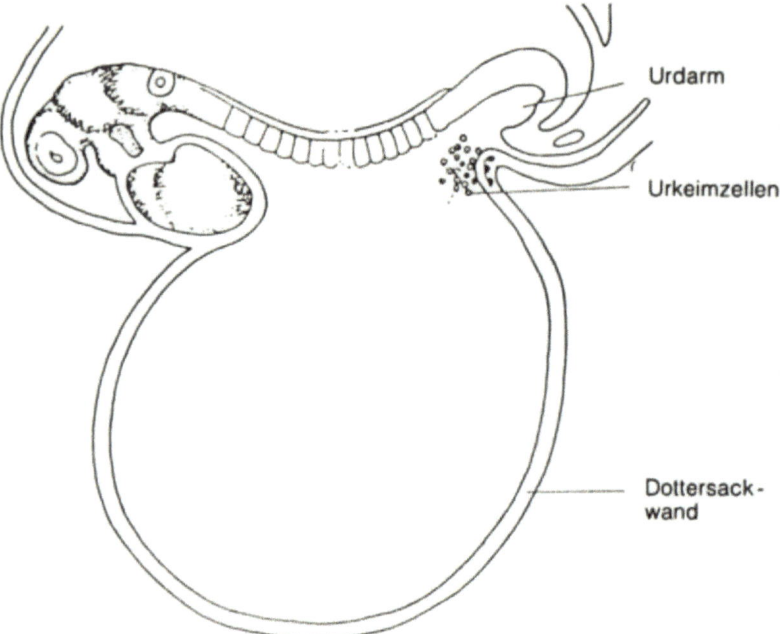

Abb. 7.1. Genese der Urkeimzellen im Endoderm des Dottersacks

- Mesenchym, welches das Zölomepithel von den Tubuli des Mesonephros trennt und in welches das Zölomepithel fächerförmig eindringt, und
- Urkeimzellen, die sich sofort nach dem Eindringen in die primitiven Keimleisten in Ovogonien oder Spermatogonien verwandeln. Diese großen Keimzellen behalten eine eigene, langsame und wellenförmige Beweglichkeit. Sie befinden sich in den Zwischenzellräumen des Zölomepithels und charakterisieren sich durch ihre mitotische Aktivität (Abb. 7.3).

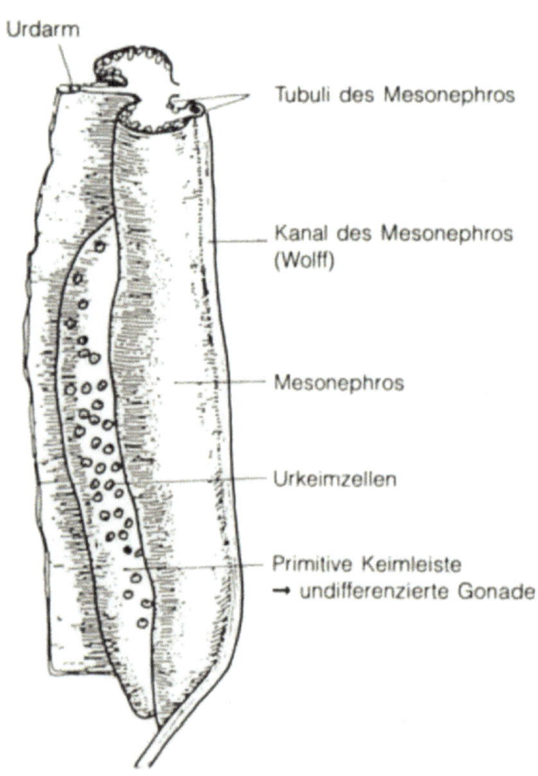

Abb. 7.2. Ovarialentwicklung, undifferenzierte Gonade

8. – 12. Woche

Die undifferenzierte Gonade nimmt an Volumen zu. Im Inneren formen vaskuläre Elemente aus dem Mesenchym und Mesonephros medulläre Stränge, die sich mit den Strängen des Zölomepithels vermischen. Innerhalb dieser Stränge sind die Ovogonien mobil.

Die normale Entwicklung der undifferenzierten Gonaden zu Ovarien setzt die Gegenwart von 2 X-Chromosomen und das Fehlen des testisdeterminierenden Faktors TDF (SRY-Gen) voraus. Die Entwicklung der Müller-Gänge und die Differenzierung der weiblichen Geschlechtsorgane erfolgt aber auch bei inaktiven Stranggonaden und immer dann, wenn ein Y-Chromosom bzw. entsprechende TDF-Sequenzen fehlen.

Die *Umwandlung der undifferenzierten Gonaden zu Ovarien* beginnt später als die Testesdifferenzierung. Sie erfolgt am Ende des 2. Schwangerschaftsmonats und beruht auf:

- der raschen Proliferation des Kortex infolge der Umwandlung der kortikalen und medullären Sexstränge im Stroma,
- der fehlenden Weiterentwicklung der aus Mesenchym bestehenden Medulla,

Abb. 7.3. Von der undifferenzierten Gonade zum primitiven Ovar

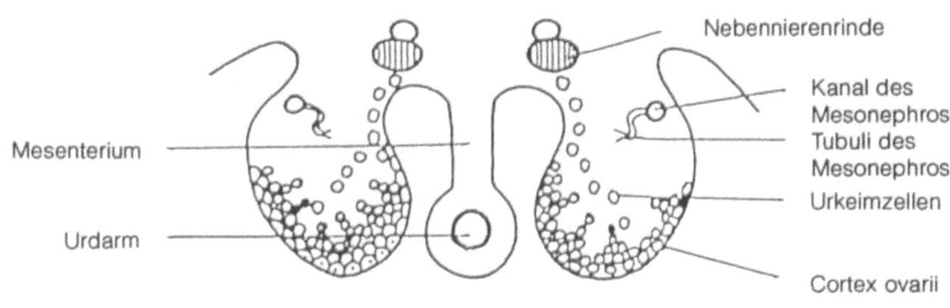

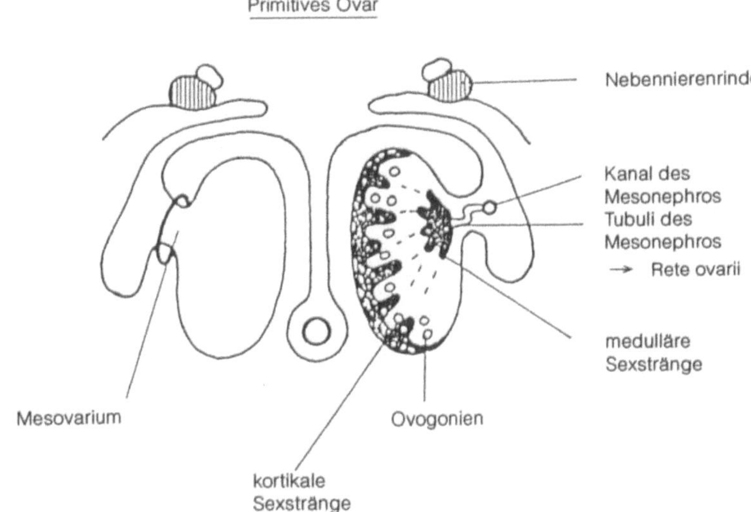

- der Involution des an die Medulla angrenzenden, aus den Tubuli des Mesonephros bestehenden Retesystems, das sich beim männlichen Fetus zur Epididymis entwickelt und frühzeitig Testosteron synthetisieren kann, sowie auf
- der Konzentration der Keimzellen im Kortex.

Die dem Retesystem am nächsten gelegenen Ovogonien beenden jetzt ihre mitotischen Teilungen. Durch Replikation ihrer DNA treten sie in die Prophase der 1. meiotischen Teilung ein und entwickeln sich zu den voluminöseren primären Ovozyten. Die Prophase kann sich über Jahrzehnte erstrecken. In dieser Zeit enthält die Eizelle 46 doppelfädige Chromosomen und genomische DNA [22]. Die im peripheren Kortex gelegenen Ovogonien setzen ihre mitotischen Teilungen noch über mehrere Monate fort. Gegen Schwangerschaftsende finden jedoch keine Mitosen mehr statt, und alle Keimzellen haben jetzt die meiotische Reduktionsteilung aufgenommen. Diese durchläuft alle Stadien der Prophase: Leptotän, Pachytän bis zum Diplotän. In diesem letzten Stadium der Prophase verharrt die primäre Ovozyte bis zum Zeitpunkt der Ovulation, wenn sie nicht vorher abstirbt (Abb. 7.4).

Die Mechanismen, die den Mitosestopp auslösen, sind nicht bekannt. Als sicher angenommen wird, daß zur Induktion der Meiose ein Zellkontakt oder zumindest eine Minimaldistanz zwischen Ovogonien und den aus dem Mesonephros stammenden Retezellen nötig ist, daß diese Zellen eine für die Meioseinduktion notwendige Substanz sezernieren und daß diese Sekretion beim weiblichen Fetus durch FSH stimuliert wird [24]. Das Sistieren der Meiose im Diplotänstadium könnte nach Donahoe [10] durch das Anti-Müller-Hormon (AMH) bewirkt werden, das eine hemmende Wirkung auf die Tyrosinkinase ausübt, die zur Weiterentwicklung der Meiose notwendig ist.

Während des 3. Schwangerschaftsmonats verschwindet die breite Verbindung der Gonaden mit den primitiven Nieren infolge der Involution des Mesonephros (Abb. 7.5). Dabei fixiert sich die gonadomesonephrotische Kontaktstelle am kleinen Becken neben dem Beckenrand und bildet so das Aufhängeband des Ovars, Lig. infundibulo-pelvicum, das die

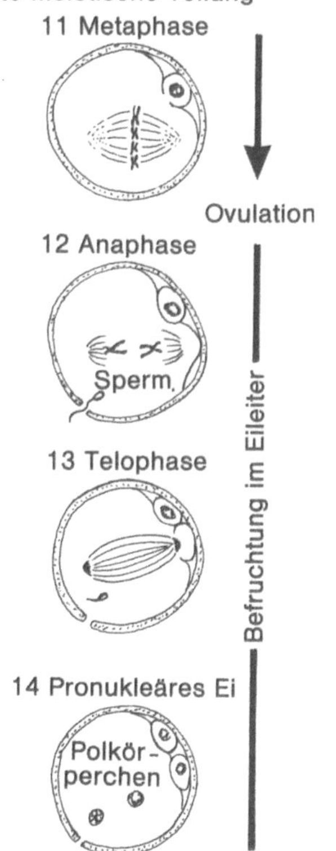

Abb. 7.4. Meiotische Zellteilung. (Aus Serra 1983 [38])

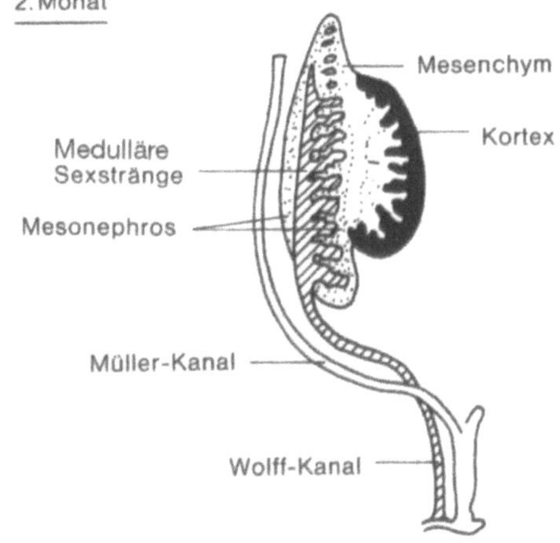

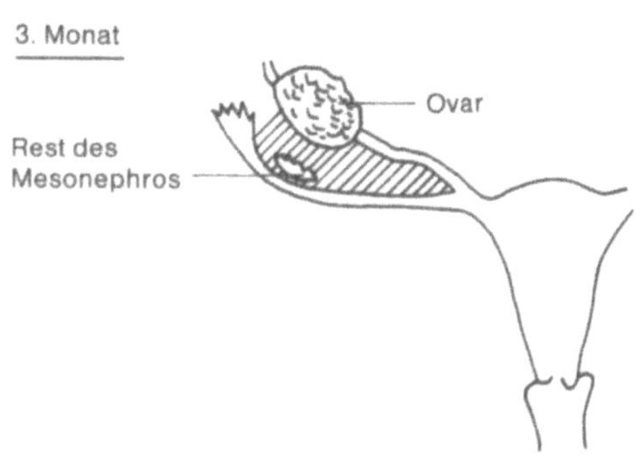

Abb. 7.5. Regression des Mesonephros und des Wolff-Kanals

Gefäße und Nerven des Ovars enthält. Ein Gubernaculum, das den Unterpol des Ovars mit dem Uterus verbindet, wird zum ovariellen Ligament (Lig. ovarii).

Am Ende des 3. Schwangerschaftsmonats liegt die Gonade am oberen Rand des kleinen Beckens. Das Mesonephros ist makroskopisch nicht mehr sichtbar, aber das Ovar behält daraus den Hilus und das Mesovar.

13. – 20. Woche

Im Gegensatz zu Urkeimzellen und Ovogonien sterben Ovozyten ab, wenn sie nicht von Epithelzellen umgeben sind. Gegen Ende des 3. Schwangerschaftsmonats fällt der Choriongonadotropinspiegel (hCG) ab, und die fetale hypophysäre Gonadotropinsekretion nimmt zu.

Im 4. Schwangerschaftsmonat, parallel zur rapid ansteigenden fetalen Gonadotropinsekretion, erscheinen die ersten Primordialfollikel. Sie bestehen aus einer Ovozyte im Diplotänstadium der Meiose, die von einer Schicht spindelförmiger, nicht zusammenhängender Zellen umgeben ist. Diese Zellen, Vorläufer der Granulosazellen, sind wahrscheinlich Abkömmlinge der Retezellen und werden vom sie umgebenden Stroma durch eine schmale Basalmembran getrennt.

Zur normalen Follikelentwicklung braucht es die Aktivität der beiden X-Chromosomen der Ovozyte. Beim Fetus mit einem 45,XO-Karyotyp ist die Anzahl der Urkeimzellen und der Ovogonien normal. Die Zahl der Ovozyten und der Primordialfollikel reduziert sich jedoch drastisch, und am Schwangerschaftsende enthält die dysgenetische Gonade keine Keimzellen mehr.

Beim Fetus und auch beim Kleinkind enthalten die Primordialfollikel oft mehrere Ovozyten. Die Bedeutung dieser polyovulären Follikel ist nicht bekannt. Primordialfollikel, deren Durchmesser weniger als 0,05 mm beträgt, bilden den Pool ruhender, nicht proliferierender Follikel, der sich im distalen Kortex befindet und bis zum Ende der Fetalzeit 97 % aller Follikel umfaßt. Je zahlreicher Primordialfollikel im Pool vorhanden sind, desto größer ist die Anzahl derer, die den Pool verlassen, um ihr Wachstum zu beginnen. Alle Follikel, die den Pool verlassen, durchlaufen die charakteristischen Wachstumsstadien, die vom primordialen über den präantralen zum antralen und schließlich zum präovulatorischen Follikel führen, es sei denn, sie sterben vorher ab. Im Ovar lassen sich jetzt 3 verschiedene Stadien des Follikelwachstums unterscheiden (Abb. 7.6):

- ruhende Primordialfollikel im Pool,
- präantrale Follikel mit gleichzeitigem Wachstum von Ovozyte und umgebenden Follikelzellen,
- antrale Follikel, bei denen der Follikel wächst, ohne daß die Ovozyte an Größe zunimmt.

Wenn ein Primordialfollikel zu wachsen beginnt, vergrößert sich zunächst die primäre Ovozyte von 0,015 auf 0,1 mm durch Zunahme der Ribonukleinsäure- und Proteinsynthese. Bei einem Durchmesser von 0,1 mm ist ihr Wachstum beendet. Parallel zum Wachstum der Ovozyte vermehren sich die sie umgebenden spindelförmigen Zellen und entwickeln sich zu einer vorerst einreihigen (Primärfollikel), dann mehrreihigen (Sekundärfollikel) Schicht kubischer, nicht vaskularisierter Granulosazellen, die von einer Basalmembran umgeben sind. Die Granulosazellen sezernieren eine gelartige, Mukopolysaccharide enthaltende Substanz, die einen hellen, durchsichtigen Ring, die Zona pellucida, um die Ovozyte bildet. Diese trennt zwar die Ovozyte von den sie umgebenden Granulosazellen, doch bleiben zytoplasmatische Granulosaausläufer mit der Ovozyte in Kontakt.

Das an die Basalmembran anliegende Stroma verdickt sich zu einer schmalen, spindelförmigen Zell-

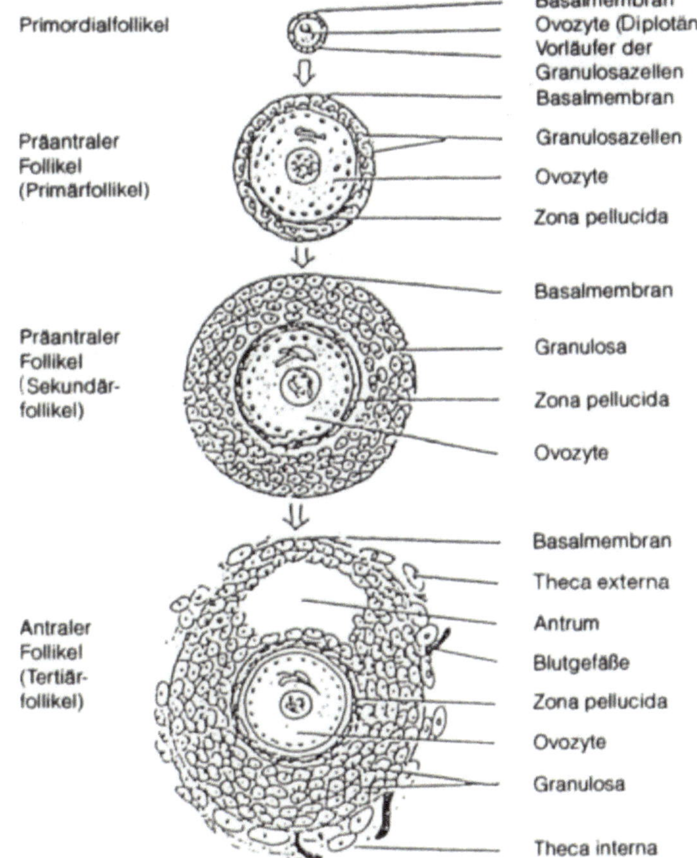

Abb. 7.6. Follikelreifung

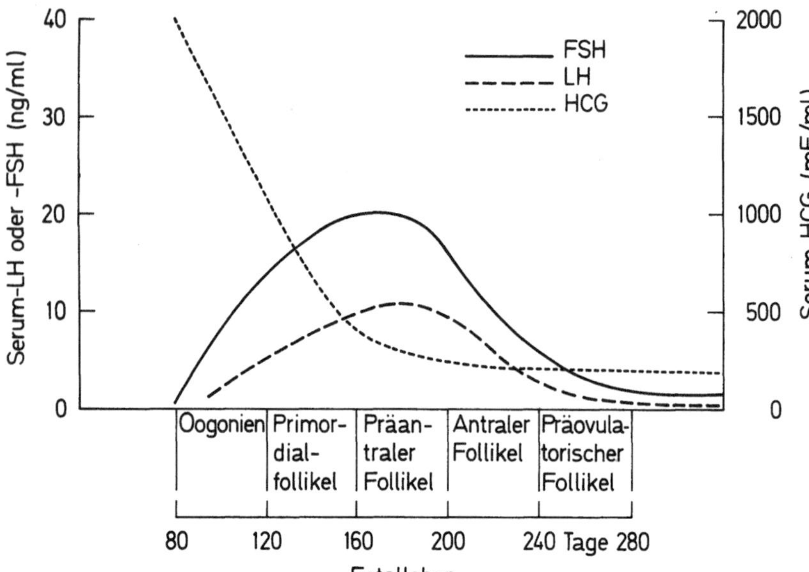

Abb. 7.7. Gonadotropinausscheidung und Follikelbildung während des Fetallebens. (Nach Hutchinson 1979 [17])

schicht, der Theca interna. Diese wird von einem kapillären Blutgefäßnetz durchzogen, durch das der Follikel erstmals in direkten Kontakt mit dem hormonalen Milieu des peripheren Blutes tritt. Bis zum Ende des 5. Schwangerschaftsmonats bleibt der präantrale Follikel von geringer Größe. Er besitzt nur eine schmale Granulosa und Theca interna. Die beiden Ovarien nehmen kontinuierlich an Größe zu. Der stark entwickelte Kortex enthält in seinem peripheren Teil den Pool ruhender Follikel, während die heranreifenden Follikel in die Nähe der Medulla gelangen. Dabei nehmen einige dieser präantralen Follikel an Größe zu, ihre Granulosa wird zu einer mehrreihigen Zellschicht, und die bisher schmalen spindelförmigen Zellen der Theca interna werden zu kubischen, zytoplasmareichen Zellen, die dem Epithel ähneln.

Gegen Ende der 24. Schwangerschaftswoche erreicht die fetale hypophysäre Gonadotropinsekretion ihren Höhepunkt (Abb. 7.7). Gleichzeitig enthalten die weiblichen Gonaden mit einer Zahl von rund 7 Mio. das Maximum an Keimzellen. Von jetzt ab nimmt die fetale Gonadotropinsekretion rapid ab bis zum Schwangerschaftsende, und die Anzahl der Keimzellen reduziert sich kontinuierlich bis spät hinein in die Postmenopause aufgrund des Mitosestopps, der Follikelatresie und der während der Geschlechtsreife auftretenden Ovulationen.

28. – 40. Woche

Bei zunehmendem Follikelwachstum treten im 7. Fetalmonat die ersten antralen Follikel in dem der Medulla am nächsten gelegenen Bereich des Kortex auf. Jene Follikel, deren Durchmesser mehr als 0,2 mm beträgt (s. Abb. 7.6), bilden durch Granulosazellsekretion und Diffusion von Transsudat aus den Thekakapillaren eine Ansammlung von Flüssigkeit zwischen den Granulosazellen, die konfluiert und zur Antrumbildung führt. Die Follikelflüssigkeit besteht aus Mukopolysacchariden, Plasmaproteinen und Elektrolyten. Ob sie beim menschlichen Feten wie beim Erwachsenen Sexualsteroide, Gonadotropine, Prolaktin, Inhibin, Insulin und verschiedene Enzyme enthält, ist unbekannt.

Gegen Ende der Schwangerschaft sind die fetalen hypophysären Gonadotropine auf kaum meßbare Werte abgesunken. Trotzdem bilden sich im Ovar durch weitere Proliferation der Granulosa- und Thekazellen und durch Vergrößerung des Antrums vereinzelte Follikel aus, bei denen Granulosazellen die nun exzentrisch gelegene Ovozyte mit einer Corona radiata umgeben und mit ihr den Cumulus oophorus bilden. Im letzten Fetalmonat wachsen einzelne dieser präovulatorischen Follikel weiter und erreichen ausnahmsweise Größen bis zu 18–22 mm, wie sie zur Ovulationsauslösung notwendig sind (Abb. 7.8). Jetzt werden auch vermehrt mikrozystische Veränderungen der Ovarien festgestellt.

Bei der echographischen Schwangerschaftskontrolle werden gelegentlich Ovarialzysten beim Fetus diagnostiziert. Diese verschwinden nach der Geburt spontan, wenn die mütterliche hCG-Stimulation wegfällt. Ausnahmsweise sind sie so voluminös, daß sie pränatal punktiert werden müssen, damit sie die Geburt nicht behindern.

Alle Follikel, die den Pool verlassen und zu wachsen beginnen, enden vor Pubertätsbeginn in Atresie. Schon vor dem Auftreten der ersten Follikel im Ovar sind viele Urkeimzellen und Ovogonien abgestorben.

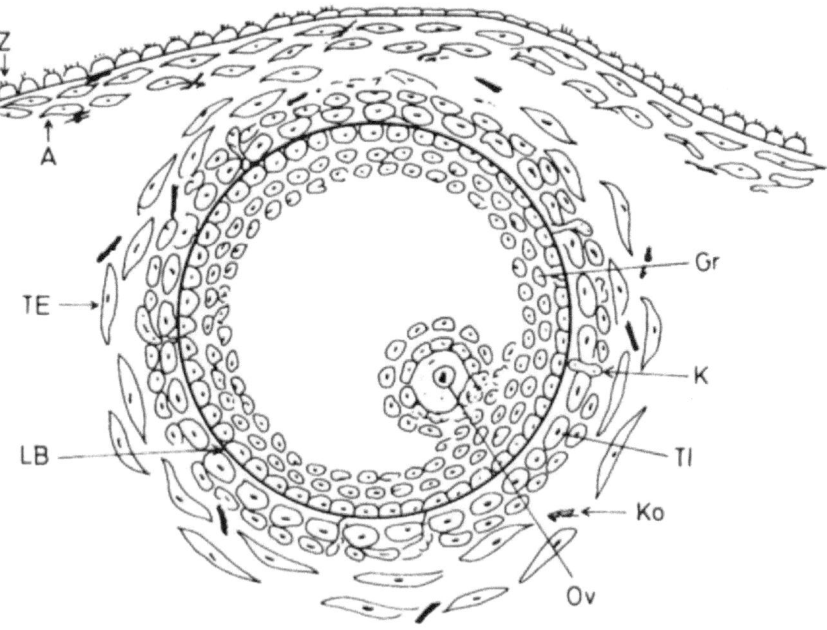

Abb. 7.8. Der präovulatorische Follikel (Graaf), *Z* Zölomepithel, *A* Tunica albuginea, *Ko* Kollagenfaser, *TE* Theca externa, *TI* Theca interna, *LB* Lamina basalis, *K* Kapillare, *Gr* Granulosa, *Ov* Ovozyte, umgeben von Zona pellucida, Corona radiata und Cumulus oophorus

Als Atresie wird aber ein Prozeß bezeichnet, der den Follikel auf vielfältige Weise zerstört; er beginnt beim Fetus und kommt erst in der Postmenopause zum Stillstand. Zum Zeitpunkt der Geburt variiert die Gesamtzahl der Ovozyten zwischen 700'000 und 2 Mio. [22] (Abb. 7.9).

In gewissen Fällen beginnt die Atresie in den am weitesten von der Ovozyte entfernten Granulosazellen durch Kernpyknose, Karyolyse und Zytolyse, befällt sukzessive alle anderen Granulosazellen, den Cumulus oophorus und die Corona radiata und führt zum Absterben der Ovozyte. In andern Fällen werden Thekazellen durch Karotineinschlüsse luteinisiert. Es bildet sich der luteinisierte Follikel, der die degenerierte Ovozyte enthält. Schließlich kann die Atresie in der Ovozyte beginnen, indem diese die 1. meiotische Reifeteilung beendet, das 1. Polkörperchen ausstößt und anschließend abstirbt. Durch den atretischen Prozeß degenerieren alle Komponenten des Follikels innerhalb der Lamina basalis. Die sich außerhalb befindenden Thekazellen werden in Stromazellen umgewandelt.

Endokrine Aktivität

Es bestehen vielfältige Beziehungen zwischen dem endokrinen System der Mutter, der Plazenta und des Fetus. Doch besitzt der Fetus eine relative Autonomie [16]. Aus Hypothalamus und Plazenta stammendes GnRH nimmt bis zur Schwangerschaftsmitte kontinuierlich zu. Gleichzeitig erhöht sich die Anzahl der

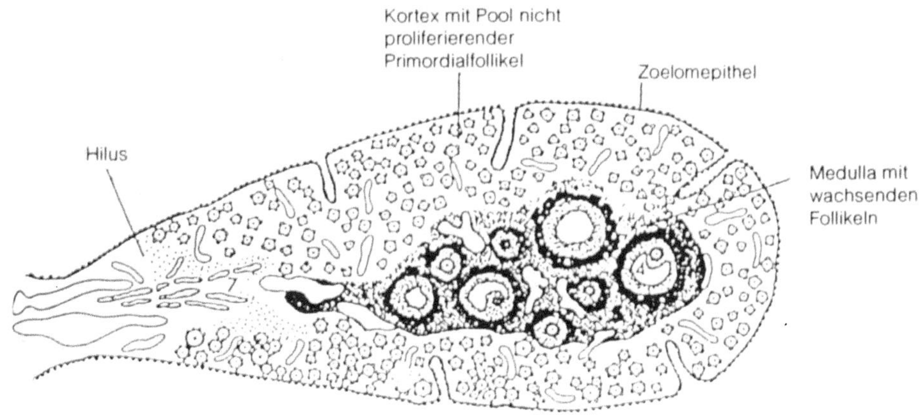

Abb. 7.9. Weibliche Gonade zur Zeit der Geburt. (Nach Santo 1983 [36])

gonadotropen Zellen in der Antehypophyse; das immunoreaktive FSH steigt von 1 ng/ml in der 10. SSW auf 20–50 ng/ml in der 25. SSW an und erreicht damit die hohen Werte, wie sie sich bei kastrierten Frauen und in der Postmenopause finden.

Ab der 29. SSW nimmt der FSH-Spiegel ab und fällt bis zum Schwangerschaftsende auf 1,2 ng/ml. Dieser niedrige Wert findet sich im mütterlichen Plasma während der ganzen Schwangerschaft und ändert sich nicht im Verlauf der variierenden fetalen Gonadotropinsekretion. Immunoreaktives LH ist ab der 12. SSW nachweisbar, steigt bis zur Schwangerschaftsmitte ebenfalls zu hohen postmenopausalen Plasmaspiegeln an und fällt bis zum Schwangerschaftsende zu niedrigen, kaum dosierbaren Werten ab. Beim weiblichen Feten ist der FSH-Plasmaspiegel stets höher als der LH-Spiegel (FSH > LH), und sein Abfall findet, verglichen mit dem männlichen Fetus, später statt.

Das rasche Abfallen der Gonadotropinspiegel gegen Ende der Schwangerschaft könnte zurückzuführen sein auf:

- die Reifung von hypothalamohypophysären Steroidrezeptoren und ein negatives Feedback, ausgelöst durch die hohen fetoplazentaren Sexualhormonspiegel,
- die Sekretion zentraler Neurotransmitter und ihre Hemmwirkung auf die GnRH-Ausschüttung (Dopamin, Serotonin, β-Endorphin), sowie
- die hohen fetalen Prolaktinspiegel, die kontinuierlich bis zum Schwangerschaftsende ansteigen und die Gonadotropinsekretion behindern.

Beim menschlichen Fetus ist die Notwendigkeit der hypophysären Gonadotropine zum Durchlaufen der verschiedenen Follikelreifestadien umstritten. Für ihre Notwendigkeit spricht aber die Tatsache, daß beim anenzephalen Fetus die Ovarien hypoplastisch sind und das Follikelwachstum im Primordialstadium anhält.

Die endokrinen Funktionen des menschlichen fetalen Ovars sind wenig bekannt und die Untersuchungsbefunde kontrovers [16]. Eine gewisse, wenn auch geringe Steroidsynthese scheint stattzufinden. Eine Östrogensekretion durch die vermehrt vorhandenen antralen und präovulatorischen Follikel kann von den hohen fetoplazentaren Östrogenspiegeln kaum unterschieden werden.

7.2.2 Extrauterin

Der intraovarielle Prozeß von Follikelreifung und -atresie und die Umwandlung atretischer Follikel im Stroma vollzieht sich unverändert vom 5. Fetalmonat an bis zum Ende der Geschlechtsreife. Das präpuberale Ovar sezerniert geringe Mengen Östradiol; es unterscheidet sich vom postpuberalen durch Fehlen von Ovulation und Gelbkörperbildung. Doch besitzt es die Fähigkeit, auf endogene oder exogene Gonadotropineinwirkung sofort mit Follikelwachstum, erhöhter Steroidsynthese und Ovulation zu reagieren.

7.2.2.1 Neonatale Phase und frühe Kindheit (1. und 2. Lebensjahr)

Anatomische Anmerkungen (Abb. 7.10 und 7.11)

Die *Ovarien* haben im Verlauf der Embryonalzeit ihre vertikale Stellung verlassen und sich durch Rotation zusammen mit den Eileitern in horizontale Stellung begeben; gleichzeitig sind sie, von der Nierenhöhe ausgehend, tiefer in die Abdominalhöhle getreten.

Beim Neugeborenen sind die Ovarien 2 längliche, weiße, häufig polyzystische Strukturen von ca. 20 mm Länge, 5 mm Breite und 3 mm Dicke. Ihr mittleres Volumen beträgt 0,43 cm^3 [30]. Sie wiegen 0,5 g und enthalten noch ca. 2 Mio. Keimzellen [22].

Das Neugeborenenovar ist demjenigen der letzten Fetalmonate ähnlich. Es wird von einer Schicht kubischer Epithelzellen umgeben. Darunter befindet sich die schmale, zellarme, semihyaline Tunica albuginea, die aus einer Kondensation des darunterliegenden Stromas besteht und den Cortex ovarii als eine schützende Kapsel umgibt. Dieser besteht aus Stroma und

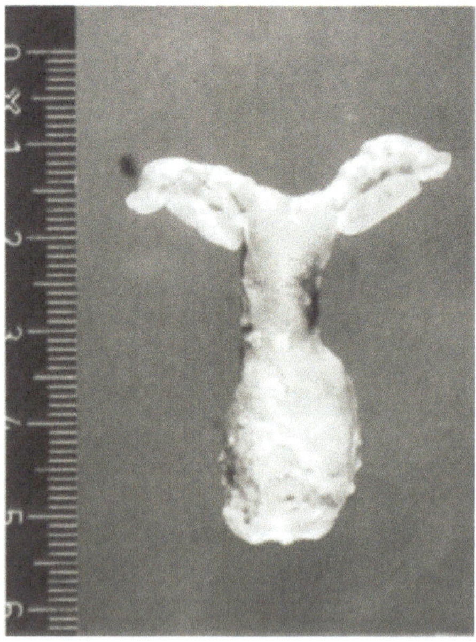

Abb. 7.10. Geschlechtsorgane eines Neugeborenen: Uterus, Tuben, Ovarien. (Zur Verfügung gestellt von Dr. C. Bozic, Lausanne)

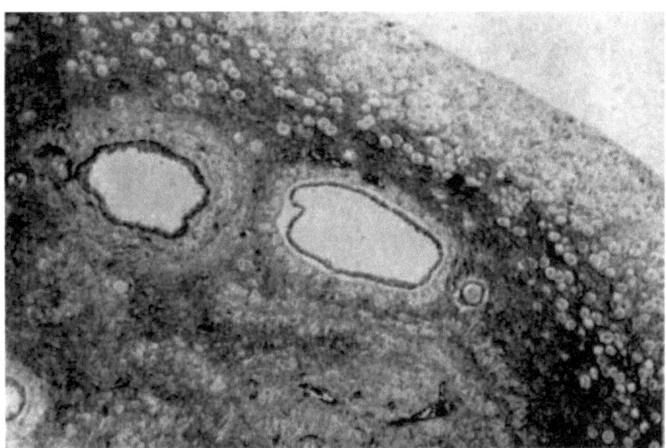

Abb. 7.11. Schnitt durch das Ovar eines Neugeborenen, Cortex ovarii mit zahlreichen Primärfollikeln. (Zur Verfügung gestellt von Dr. C. Bozic, Lausanne)

enthält in seinem peripheren Bereich den Pool kleiner, nicht proliferierender Primordialfollikel. Im medullanahen Bereich enthält er mehrere Follikel in fortgeschritteneren Wachstumsstadien. Die schmale Medulla besteht aus schwammartigem, stark vaskularisiertem Gewebe aus Bindegewebsfasern, glatten Muskelfasern und Resten der kortikalen und medullären Sexstränge. Der Hilus enthält die ein- und austretenden Blut- und Lymphgefäße und Nervenfasern. Am Ende des Fetallebens und nur bei einigen Neugeborenen enthält er Zellen, die den Leydig-Zellen ähnlich und möglicherweise wie diese zur Androgensynthese befähigt sind. Sie verschwinden in den ersten Monaten nach der Geburt und treten zu Beginn der Pubertät wieder auf.

Endokrine Aktivität

Im Laufe der ersten Lebenstage werden die fetalen und plazentaren Östrogene durch Glucurokonjugation in der Leber inaktiviert und durch die Nieren ausgeschieden, so daß sie am Ende der 1. Lebenswoche fast vollständig aus dem kindlichen Blut verschwunden sind. Ihre wegfallende hemmende Rückwirkung auf den Gonadostat bewirkt beim Neugeborenen am Ende der 1. Lebenswoche *die Aktivierung von Hypothalamus und Hypophyse.* Es setzt jetzt eine pulsatile GnRH-Sekretion ein, die beim weiblichen Säugling zu FSH-Freisetzung, Follikelwachstumsschub im Ovar und wechselnd tieferen und höheren Östradiolspiegeln führt, deren Mittelwerte höher sind als beim männlichen Säugling oder beim Mädchen während der Präpubertät. Im Verlauf des 2. Lebensjahres nehmen die Pulsamplituden der GnRH-Sekretion ab. Gonadotropine und Östradiol sind nur mehr in kleinsten Mengen nachweisbar.

Klinischer Aspekt

Die Geschlechtsorgane des neugeborenen Mädchens stehen während der ersten 7 Lebenstage unter dem Einfluß der hohen intrauterinen Östrogenspiegel. Die *Schamlippen* sind turgeszent, leicht zyanotisch. Der *Hymen* ist dick, ödematös. Introitus, Hymen und Vagina besitzen ein mehrschichtiges Epithel. Im Vaginalabstrich sind Oberflächenzellen mit Karyopyknose vorhanden und Döderlein-Laktobazillen. Die Zervikaldrüsen sezernieren reichlich glasklaren Schleim.

Der *Uterus* ist größer als in den späteren Jahren der Kindheit. Bei der sonographischen Untersuchung beträgt seine Länge im Durchschnitt 4 cm, und sein Volumen erreicht 3,6 cm^3 [7]. Er wiegt 4 g und besteht zu 2/3 aus der relativ dicken Zervix und zu 1/3 aus dem viel dünneren Korpus. Die *Ovarien* können im Gegensatz zum Uterus bei der rektalen Untersuchung nicht getastet werden, so lange sie nicht vergrößert sind. Eine nach Tagen bis Wochen abklingende *neonatale Brustdrüsenvergrößerung* tritt bei Knaben und Mädchen gleich häufig auf und findet sich bei 30 % aller Neugeborenen. Während die Ovarien von der Geburt an bis zum Abschluß der Adoleszenz an Größe zunehmen, verliert der Uterus im Laufe der ersten 6–12 Lebensmonate 2/3 seines Geburtsvolumens.

7.2.2.2 Präpuberale Phase

Anatomische Anmerkungen (Abb. 7.12 und 7.13)

Während der Kindheit befinden sich die Ovarien *oberhalb des Beckeneingangs.* Sie sind von porzellanweißer Farbe und häufig polyzystisch. Der dynamische intraovarielle Prozeß von Follikelreifung und -atresie ist verlangsamt, und atretische Veränderungen treten auf, bevor der Follikel ein antrales Stadium erreicht hat.

Nicht nur die Follikel, auch das kortikale Stroma ist kein statisches Gewebe. Es bildet sich aus dem interfollikulären Mesenchym und aus atretischen Thekazellen und verändert sich mit zunehmendem Wachstum des Ovars. Die vorerst vertikal zur Oberfläche des

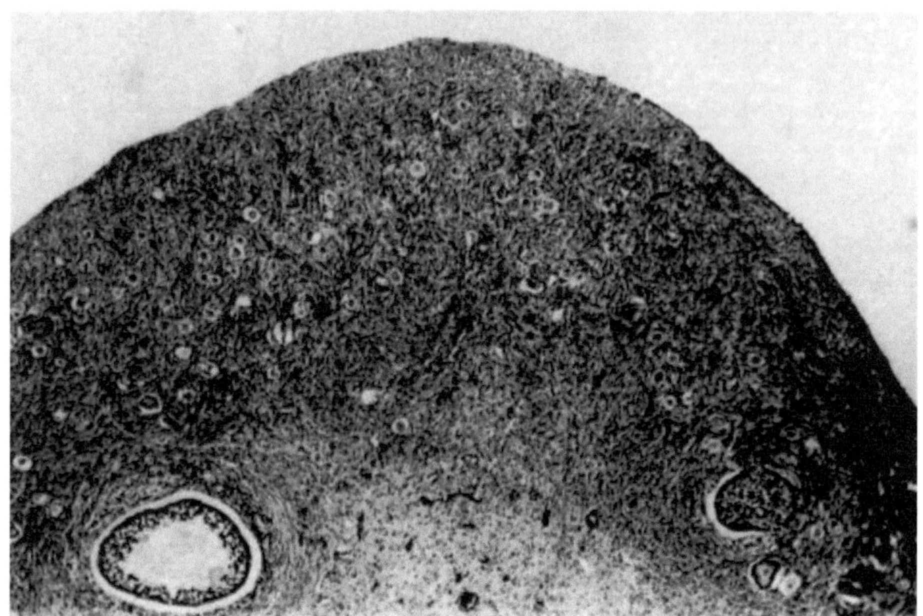

Abb. 7.12. Auschnitt durch das Ovar eines 1jährigen Mädchens: Kortex und kortikomedullärer Übergang mit Primordial- und präantralen Follikeln. (Zur Verfügung gestellt von Dr. C. Bozic, Lausanne)

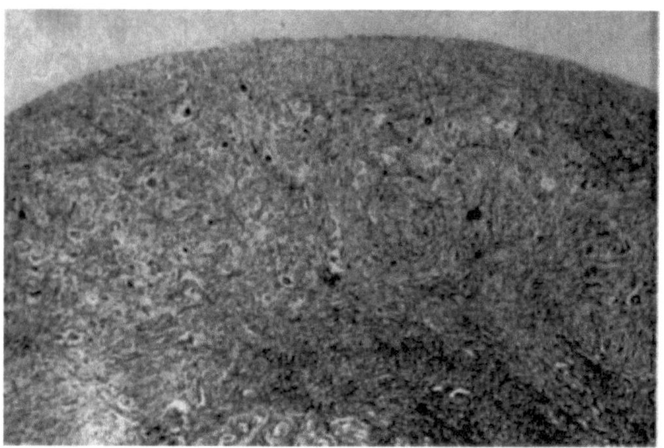

Abb. 7.13. Schnitt durch das Ovar eines 6jährigen Mädchens: Kortex und kortikomedullärer Übergang mit kleinerer Anzahl Primordialfollikel, umgeben von dichtem Stroma. (Zur Verfügung gestellt von Dr. C. Bozic, Lausanne)

Ovars verlaufenden Bindegewebsfasern des Stromas nehmen zu Beginn der Pubertät eine horizontale Stellung ein und umgeben die einzelnen Follikel wie ein Netz. Die Bedeutung dieses Prozesses ist unbekannt.

Endokrine Aktivität

Während des *Kleinkindalters* findet eine schwache pulsatile GnRH-Freisetzung statt und eine geringe LH-Sekretion mit 3- bis 4stündigen Peaks, deren Amplituden während des nächtlichen Schlafs zunehmen [18]. Die Östradiolspiegel sind niedrig (E_2 < 10 pg/ml). Im Gegensatz zur Neugeborenenperiode, zur frühen Kindheit und zur Pubertät ist die hypophysäre Reaktion auf exogen zugeführtes GnRH vermindert und dies unabhängig davon, ob die Gonaden funktionsfähig sind oder nicht.

Mädchen besitzen einen größeren, sofort realisierbaren Pool von FSH als Knaben und sind vielleicht deshalb anfälliger für das Auftreten einer idiopathischen Pubertas praecox. *Zwischen dem 6. und 9. Lebensjahr* verändert sich die hypothalamische Aktivität. Die Amplituden der GnRH-Pulse nehmen langsam zu und auch jene der FSH-Peaks. FSH induziert cAMP und die Synthese der Aromatase in den Granulosazellen. Aber die FSH-Spiegel bleiben noch einige Zeit niedrig und erklären die geringe Aromatisierung der thekalen Androgene, die niedrigen Östrogenspiegel, die Follikelatresie und die daraus folgende Reduktion der Anzahl der Ovozyten.

Klinischer Aspekt

Die *Brustdrüsenanlage* des kleinen Mädchens ist von jener des Knaben nicht zu unterscheiden. Die Schamlippen sind blaß und entsprechen 2 dünnen Hautfalten. Der Hymen ist dünn, fast durchsichtig. Sein Durchmesser beträgt 0,5 – 1 cm. Das Epithel des *Introitus* und der *Vagina* besteht wie in der Senilität aus wenigen Zellschichten, frappiert durch seine rote Farbe und ist leicht verwundbar. Der *Vaginalabstrich* ist zellarm und enthält nur vereinzelt Basal- und Parabasalzellen; Laktobazillen fehlen. Die Zervix sezerniert keinen Mukus.

Normalerweise fehlt während dieser Lebensperiode jeder Vaginalausfluß. Auch der *Uterus* nimmt am Involutionsprozeß teil. Sein Gewicht beträgt 2 g, seine mittlere Länge 3 cm und sein Volumen 1 – 1,5 cm^3 [30]. Das Corpus uteri ist im Gegensatz zur Zervix so dünn (< 0,5 cm), daß es bei der bimanuellen Untersuchung nicht getastet werden kann. Palpiert wird nur die Zervix, die 2/3 der Gesamtuteruslänge ausmacht.

Die *Ovarien* befinden sich oberhalb des Beckens in der Abdominalhöhle. Sie nehmen progressiv an Größe und Gewicht zu, sind aber so klein, daß sie normalerweise vor Pubertätsbeginn nicht getastet werden können. Im 10. Lebensjahr beträgt ihr mittleres Volumen knapp 1,32 cm^3 [7].

Ungefähr 2 Jahre vor dem Auftreten der sekundären Geschlechtsmerkmale und unter dem Einfluß der ansteigenden Östradiolspiegel beginnt der Uterus an Größe zuzunehmen, wobei die Größenzunahme jetzt v. a. das Corpus uteri betrifft und sonographisch feststellbar ist; die Größenzunahme ist ein *sicheres Zeichen der beginnenden Pubertät* [7].

7.2.2.3 Frühe Pubertätsphase

Anatomische Anmerkungen

Während der Pubertät nehmen die *Ovarien* an Größe zu, parallel zum Alter, zu den Tanner-Stadien und den Östradiol- und Testosteronspiegeln im Serum [33]. Während sich die beiden Ovarien in der Kindheit nicht voneinander unterscheiden, entwickeln sie sich jetzt *ungleich schnell und unterscheiden sich* in ihrer Größe und im Wachstum der Follikel (Abb. 7.14).

Das rechte Ovar ist meistens größer und häufiger von mikrozystischen Veränderungen betroffen als das linke. In beiden Ovarien finden sich einzelne größere antrale Follikel mit einem Durchmesser von 10 – 18 mm. Kurz vor der Menarche erreichen die Ovarien ein mittleres Volumen von 2,1 cm^3.

Der *Uterus* mißt im Durchschnitt 49 mm und hat ein Volumen von 25 cm^3 [30]. Uterus und Adnexe verlassen die Bauchhöhlen und treten in das *kleine Becken* ein. Dort können jetzt neben dem Uterus meistens auch die Ovarien rektoabdominal getastet werden.

Endokrine Aktivität (Abb. 7.15 [25])

Der Pubertätsbeginn ist ein genetisch bedingter zentraler Vorgang (s. auch Kap. 14). *Schlüsselrolle* spielt die Aktivierung der pulsatilen Ausschüttung von GnRH (LHRH), einem Dekapeptid, das von spezifischen Neuronen im Hypothalamus gebildet und von Nervenendigungen dieser Neuronen in der Eminentia mediana freigesetzt wird. Noch immer stehen die

Abb. 7.14. Präovulatorischer Follikel bei 15jährigem Mädchen. (Zur Verfügung gestellt von Dr. C. Bozic, Lausanne)

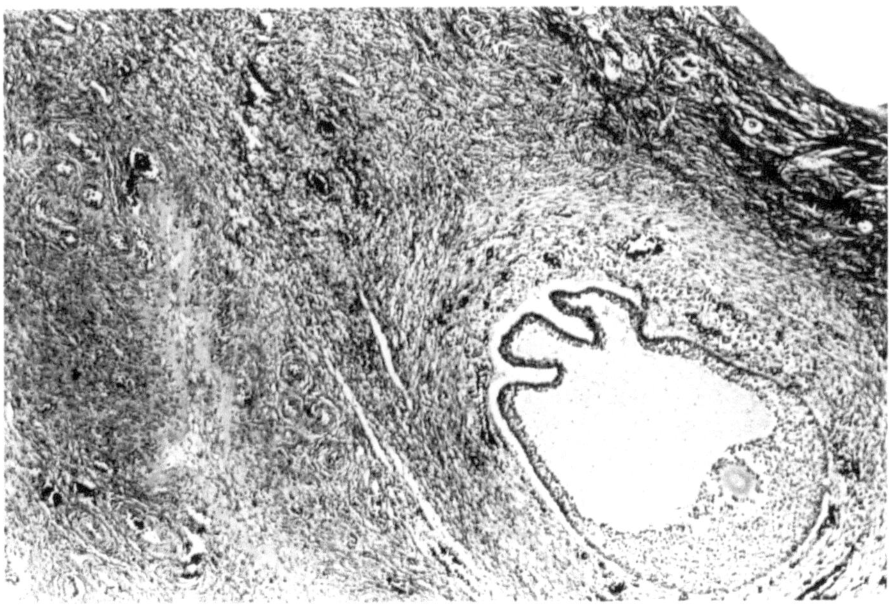

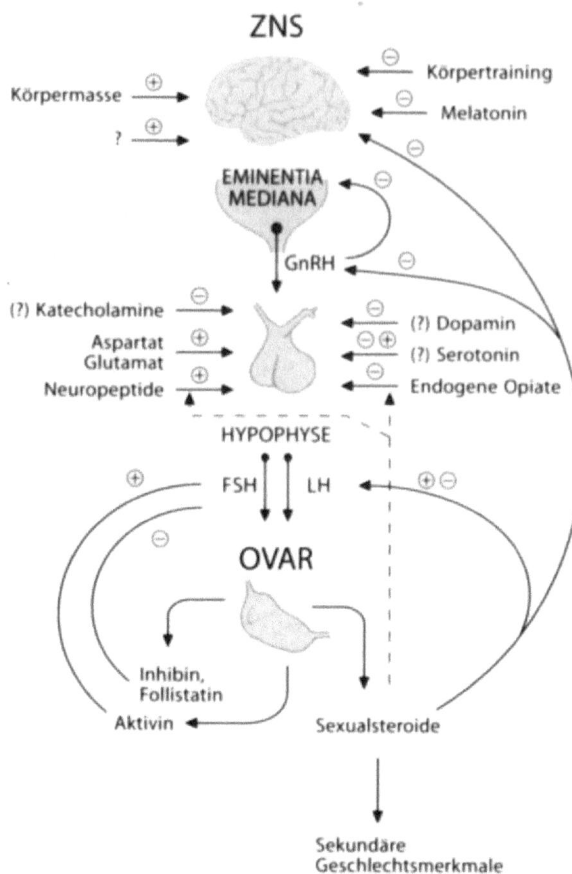

Abb. 7.15. Die wichtigsten Faktoren, die die Hypothalamus-Hypophyse-Ovar-Einheit beeinflussen. (Mod. nach Bruni u. Die 1995 [6])

Faktoren zur Diskussion, die in den ersten Lebenswochen und bei Pubertätsbeginn die GnRH-Sekretion aktivieren. Handelt es sich um ein Signal, das von suprahypothalamischen Zentren stammt, oder aber um eine eigene Befähigung der Neuronen, GnRH freizusetzen?

Die Aktivierung der pulsatilen GnRH-Sekretion findet auch in Gegenwart dysgenetischer Ovarien statt und ist unabhängig von deren Funktionsfähigkeit. Steht sie im Zusammenhang mit einer gewissen Körpermasse, den zirkulierenden Insulinspiegeln oder der Disponibilität gewisser Aminosäuren, die zur Synthese der zerebralen Neurohormone notwendig sind [28]?

Verschiedene Arten der Neuromodulation sind im Tierversuch nachgewiesen: endogene Opiate, Melatonin, gewisse Monoamine (Katecholamine, Dopamin, Serotonin) [42] haben eine hemmende, Aspartat, Glutamat und Neuropeptid Y [6] eine aktivierende Wirkung. Von Melatonin weiß man, daß die nächtlichen Blutspiegel bei Pubertätsbeginn abfallen [6]. Östrogene sind wichtige Modulatoren des hypothalamischen Pulsgenerators. Zudem verstärken sie die hypophysäre Reaktion auf GnRH. Diese wird auch beeinflußt durch die ovariellen Peptide: Inhibin und Follistatin hemmen die FSH-Ausschüttung, Aktivin dagegen fördert sie.

Die *Gonadotropine* sind Glykoproteine, die aus einer gemeinsamen α-Kette und einer jeweils verschiedenen β-Kette bestehen. Die Gene, die die 3 Untereinheiten für FSH, LH und PRL kodieren, befinden sich auf verschiedenen Chromosomen und werden durch GnRH aktiviert. Sie stimulieren oder verlangsamen die hepatische Metabolisierung von FSH und LH und regulieren deren Blutspiegel. Eine niedere Frequenz der GnRH-Pulse begünstigt die Sekretion von FSH, eine höhere jene von LH.

Auch die Aktivierungen von *Wachstumshormon* und *IGF-1* („insulin-like growth factor") während der Pubertät stehen in enger Beziehung zur Gonadenfunktion. IGF-1 wirkt auf die Granulosazellen synergistisch mit FSH, stimuliert die Östrogensynthese und die Ausbildung der Rezeptoren für LH. Zudem ist IGF-1 mitbeteiligt an der Androgensynthese der Thekazellen. Mitbeteiligt am Wachstum der Eierstöcke ist auch *Insulin*. Es stimuliert die Androgensynthese in den Thekazellen [6] und hemmt zusammen mit IGF-1 die Synthese von *SHBG* (sexhormonbindendes Globulin).

Die erste endokrine Veränderung zu Beginn der Pubertät besteht in der plötzlich auftretenden, verstärkten hypophysären Ausschüttung von *LH-Pulsen während der Nacht* zu Beginn der REM-Phase des Schlafes (Abb. 7.16). Sie ist eine Folge der beschleunigten und erhöhten nächtlichen GnRH-Aktivität. Ab und zu sind die nächtlichen LH-Peaks ungewöhnlich hoch, so daß sie ein multiples Follikelwachstum, eine rasche Größenzunahme der Eierstöcke und ein *hyperandrogenes thekales Steroidmuster* auslösen [31], das klinisch mit diskreten Virilisierungszeichen einhergehen kann. Einige Monate nach dem Auftreten der nächtlichen LH-Impulse verstärkt sich auch die nächtliche pulsatile FSH-Sekretion. Bei dominierenden FSH-Pulsen und vorübergehend erhöhter Östradiolsynthese tritt gelegentlich eine prämature Thelarche auf [13]. Erst in der Spätpubertät pendelt sich der regelmäßige *Tag-Nacht-Rhythmus* der FSH- und LH-Ausschüttung ein.

FSH ist das führende Gonadotropin während der frühen Pubertät. Es induziert sowohl die Bildung von FSH-Rezeptoren in den Granulosazellen als auch die Synthese der Aromatase, desjenigen Enzyms also, das zur Biosynthese von Östradiol und Östron benötigt wird. Zusammen mit Östradiol stimuliert FSH die *Ausbildung von LH-Rezeptoren* in den Zellen der Theca interna und des Stromas.

In der fortgeschrittenen Pubertät steigt die *hypophysäre LH-Sekretion* an und bewirkt mittels der jetzt

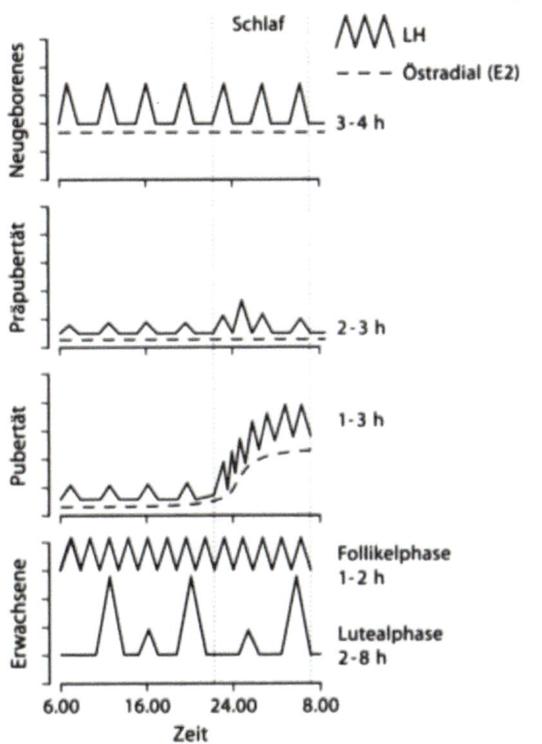

Abb. 7.16. Verlauf der pulsatilen LH-Ausschüttung von der Neugeborenenperiode an bis zum Erreichen der reproduktiven Reife. (Mod. nach Marshall et al. 1991 [25])

vorhandenen LH-Rezeptoren die Biosynthese von Androstendion und Testosteron aus Cholesterin (s. Abb. 7.16). Die beiden Androgene diffundieren aus den Zellen der Theca interna in die Follikelflüssigkeit des antralen Follikels. Von dort gelangen sie zu den Granulosazellen, die sie mit Hilfe der *Aromatase* zu Östradiol und Östron metabolisieren. Hauptöstrogen und biologisch relevant ist Östradiol, das während der Pubertät kontinuierlich ansteigt (s. Abb. 7.16). Die Follikel nehmen an Größe zu und umgeben sich jetzt mit einer Theca externa, die aus Stromazellen besteht und sich an die Theca interna anfügt. Je mehr FSH-Rezeptoren ein Follikel besitzt, je mehr FSH er zu binden vermag, desto mehr Östradiol synthetisiert er und desto leichter entwickelt er sich zu fortgeschritteneren Reifestadien. Follikel mit ungenügender FSH-Bindungsfähigkeit synthetisieren v. a. Androgene aus Cholesterin und werden atretisch.

Klinischer Aspekt

Die ersten Zeichen zunehmender Östrogenspiegel finden sich durch das Auftreten von *Superfizialzellen* im Urozytogramm und im zytologischen Abstrich, der aus dem hinteren Scheidendrittel stammt. Die Thelarche und die anderen Merkmale der Pubertät treten erst 2–3 Monate später beginnend auf.

Im Bereich der *Geschlechtsorgane* verändert sich vorerst das Epithel im hinteren Scheidendrittel, das blaßrot, mehrschichtig, besser vaskularisiert und glykogenreich wird. Diese Veränderung umfaßt bald die ganze Scheide und das Vestibulum. Die Vagina nimmt an Länge zu. Auch die großen und kleinen Labien nehmen an Größe und Dicke zu. Der Hymen wird dicker und elastischer. Die Hymenalöffnung mißt jetzt 1–1,5 cm. Sehr rasch nehmen die Bartholini- und Skene-Drüsen ihre Funktion auf, ebenso wie die Zervikaldrüsen, die reichlich Schleim sezernieren. Dieser bildet zusammen mit den abschilfernden Epithelzellen der Vagina den physiologischen Scheidenausfluß der Pubertät. Er ist von Döderlein-Laktobakterien besiedelt und reagiert sauer (pH 4,5–5). Die Ovarien sind häufig multizystisch, wobei die Zysten einen Durchmesser von mindestens 4 mm haben. Das Volumen der Ovarien erreicht jetzt 3 cm^3.

Auch der *Uterus* nimmt an Größe und Gewicht zu: er mißt jetzt 4 cm, wiegt 4 g und sein Volumen beträgt 20 cm^3 [30]. Dabei entwickelt sich v. a. das Korpus, dessen Länge im Menarchealter derjenigen der Zervix entspricht. Jetzt findet auch die Ante- oder Retroflexion des Uteruskörpers statt. Mit der beginnenden Zervikalschleimsekretion fängt die Entwicklung der Brustdrüsen an. Nur ausnahmsweise treten Axillar- und Pubesbehaarung vor der Thelarche auf. Die ersten klinischen Zeichen des Pubertätsbeginns erscheinen im Alter zwischen 9 und 13 Jahren bei einem mittleren Knochenalter von 11 Jahren; sie bestehen bei Jugendlichen

- zu 90 % bei Auftreten der Thelarche,
- zu 9 % bei Auftreten der Schambehaarung und
- zu 1 % bei Auftreten der Menarche.

Fehlen die sekundären Geschlechtsmerkmale beim 14jährigen Mädchen und zeigt die echographische Untersuchung ein Ovarialvolumen von < 1 cm^3, so handelt es sich um eine ovarielle Störung, die der Abklärung bedarf (s. Kap. 15).

7.2.2.4 Späte Pubertätsphase

Die *Menarche* entspricht einem bestimmten Stadium im langsamen Reifeprozeß von Zentralnervensystem, Hypothalamus, Hypophyse und Ovar, an dem man sich zu orientieren pflegt. Sie erscheint bei einem Östradioltiter von > 50 pg/ml, dann wenn die zu- und abnehmenden Östrogentiter eine genügend große Amplitude erreicht haben, um eine Abbruchblutung aus dem proliferierten Endometrium auszulösen.

Die Menarche erfolgt, wenn der puberale Längenwachstumsschub seinen Höhepunkt erreicht hat und die sekundären Geschlechtsmerkmale entweder teilweise oder vollständig entwickelt sind. Ganz selten tritt sie als 1. Zeichen der Pubertät vor den sekundären Geschlechtsmerkmalen auf, normalerweise zwischen dem 10. und 16. Lebensjahr, in Mitteleuropa meistens um das 13. Lebensjahr herum, bei einem Knochenalter von 12,5 (±2 SD) Jahren, einem Gewicht von 47,5 kg (±6,9 SD) und einem Ovarialvolumen von 2–3 cm^3.

> ! Mit dem Auftreten der Menarche ist der endokrine Reifeprozeß, der den Menstruationszyklus steuert, nicht beendet.

Nur ausnahmsweise tritt eine Ovulation vor der Menarche auf. Weit häufiger sind die ersten Menstruationen *unregelmäßige Östrogenentzugsblutungen* in oft mehrmonatigen Intervallen. Östradiol und FSH induzieren in den Granulosazellen des präovulatorischen Follikels die Ausbildung von LH-Rezeptoren, wodurch diese zur Progesteronsynthese befähigt werden. Prolaktin stimuliert möglicherweise zusammen mit LH die Synthese von Progesteron.

> ! Die Plasmawerte von Östradiol und Progesteron steigen zwischen Menarche und Erwachsenenalter in signifikanter Weise an. Im Gegensatz zu den Östradiolwerten sind aber die Progesteronwerte noch 6 Jahre nach der Menarche bedeutend niedriger als bei der erwachsenen Frau.

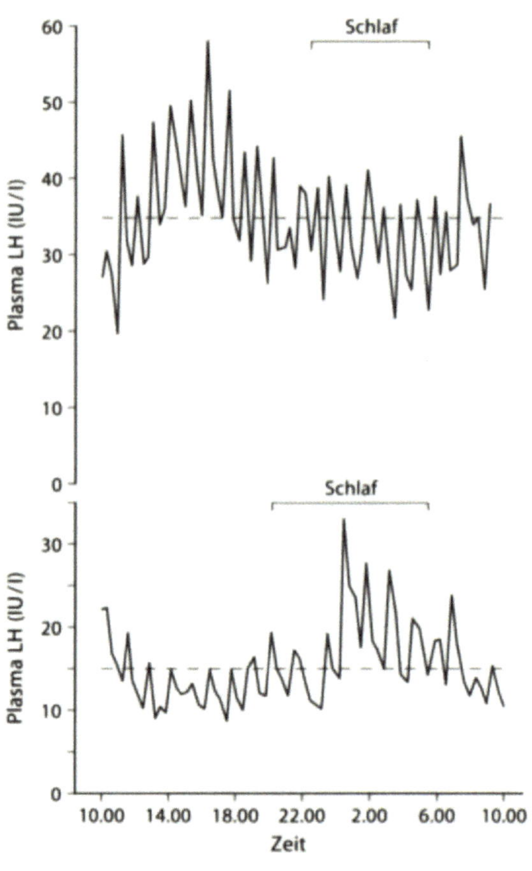

Abb. 7.17. Zirkadiane LH-Ausschüttung bei jungen Mädchen mit anovulatorischem Zyklus, *oben* hohe, *unten* normale LH-Spiegel. (Nach Porcu u. Venturoli 1988 [32])

Die Ovarialfunktion während Pubertät und Adoleszenz besteht somit in einer überwiegenden Östrogensekretion, die sich im Anschluß an die Menarche noch über mehrere Jahre erstrecken kann. Niedrige Progesteronspiegel potenzieren die positive Retroaktion der zunehmenden Östradiolspiegel auf die GnRH-induzierte Gonadotropinausschüttung. Hohe Progesteronspiegel dagegen hemmen sie.

Während der Spätpubertät kann eine suboptimale Gonadotropinsekretion zur Reifung der Ovozyte in einem reifen Follikel führen, ohne daß eine Ovulation stattfindet; die Granulosazellen werden in Luteinzellen umgewandelt, und der luteinisierte Follikel sezerniert Östrogene und Progesteron. Sie kann auch zur Ovozytenreifung und Ovulation in einem nicht ganz reifen Follikel führen. Das aus dem unreifen Follikel hervorgehende Corpus luteum ist nicht zu genügender Progesteronsekretion fähig und bleibt insuffizient.

Bei jungen Mädchen mit anovulatorischem, unregelmäßigem Zyklus finden sich häufig vergrößerte, multifollikuläre Eierstöcke. Nach Porcu [32] findet man bei ihnen 2 verschiedene Gonadotropinfreisetzungsmuster (Abb. 7.17):

- Die einen haben hohe LH-Spiegel mit hohen Pulsamplituden und hoher Pulsfrequenz während des Tages und normal erhöhte Werte während der Nacht,
- die andern haben normale LH-Spiegel während des Tages und höhere LH-Spiegel, Pulsamplituden und Pulsfrequenzen während der Nacht.

Die beiden LH-Sekretionsmuster beeinflussen die Morphologie und Funktion der Ovarien in verschiedener Weise. Das *1. Sekretionsmuster* führt zur Größenzunahme der Ovarien und zu deren polyfollikulärer Umwandlung. Im Gegensatz zur Prämenarche bedeuten polyfollikuläre Ovarien in der Postmenarche nicht immer ein harmloses Übergangsstadium. Das unphysiologisch erhöhte LH-FSH-Verhältnis induziert eine verstärkte follikuläre Androgensynthese, die zu beschleunigter Follikelatresie, Zunahme des Stromas und vergrößerten Ovarien führt. Sie verhindert das Zustandekommen der Ovulation [44]. Nach Porcu [33] kann sich dieses Übergangsstadium in 2 Richtungen entwickeln: entweder pendelt sich ein adultes GnRH-Ausschüttungsmuster ein, mit höheren

Frequenzen in der postmenstruellen und niedrigeren Frequenzen in der prämenstruellen Phase, die zum Auftreten von regelmäßigen Ovulationen führen, oder aber es kommt zu einem Persistieren der erhöhten LH-Spiegel und der Androgene, so daß die veränderten Ovarien Ausdruck eines Syndroms polyzystischer Ovarien sind.

Das *2. Sekretionsmuster* induziert meistens eine normale Ovarialentwicklung. Die Sequenz der Ereignisse, die von der Menarche über den anovulatorischen Zyklus zum normalen ovulatorischen Zyklus des Erwachsenen führt, ist nicht geklärt. Es bedarf oft mehrerer Jahre, bis sich das subtile Gleichgewicht der negativen und positiven Feedbackwirkungen von Östradiol und Progesteron eingependelt hat, das eine Ovulation ermöglicht.

Zur Zeit der Menarche sind die *Ovarien* ca. 4 cm lang, 3 cm breit, 1 cm dick, wiegen je 6 g und ihr Volumen beträgt 3,5 cm^3 [30]. Während der fortgeschrittenen Reifeentwicklung reift gelegentlich ein Follikel bis zur präovulatorischen Größe von 18–20 mm heran. Er synthetisiert größere Mengen von Östradiol als alle anderen Follikel im Ovar.

Ein persistierender Plasmaspiegel von > 150 pg/ml kann über die positive Feedbackwirkung eine abrupte *hypophysäre LH-Ausschüttung* auslösen, die 24 h später die *Ovulation induziert* (Abb. 7.18). Kurz vorher beendet die primäre Ovozyte im präovulatorischen Follikel die 1. meiotische Reifeteilung. Aus ihr gehen 2 unterschiedlich große Tochterzellen hervor, jede mit einem haploiden Chromosomensatz, wobei in jedem Chromosom der DNA-Faden repliziert ist. Eine der beiden Zellen ist die sekundäre Ovozyte. Sie erhält das ganze Zytoplasma. Die andere wird zum ersten Polkörperchen, das zwischen die Zona pellucida und die Zellmembran der sekundären Ovozyte zu liegen kommt [23]. Die sekundäre Ovozyte verharrt in diesem Stadium während des Eisprungs und während ihres Aufgefangenwerdens durch die Ampulla tubae. Die 2. meiotische Teilung vollzieht sich nur, falls ein Spermium in die Eizelle eindringt, kurz vor der Befruchtung.

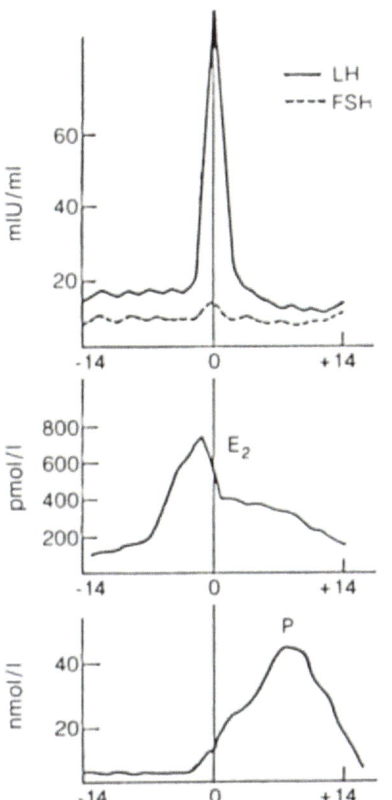

Abb. 7.18. Ovulatorischer Zyklus. (Zur Verfügung gestellt von M.T. Lemarchand-Béraud, Lausanne)

Im Ovar erlangen die zurückgelassenen Granulosa- und Thekazellen des rupturierten Follikels durch Luteinisierung die Fähigkeit zur weiteren Biosynthese von Progesteron.

Tabelle 7.1. Normalwerte des hypophysären und ovariellen Hormone beim Jugendlichen in der Lutealphase. (Nach Rey-Stocker et al. 1980 [34])

Jahre nach Menarche	FHS (mE/ml)	LH (mE/ml)	Östradiol (E_2) (pg/ml)	Progesteron (P) (ng/ml)	Rapport E_2 (pg) P (ng)	TSH (μE/ml)	Prolactin (PRL) (ng/ml)
1–2 (8)	3,4 ±0,5	5,0[a] ±0,8	74[a] ±15	2,82[a] ±1,25	26	3,8 ±0,5	10,3 ±1,0
3–4 (27)	3,2 ±0,3	8,5 ±1,2	104 ±16	4,73[a] ±1,01	22	4,4[a] ±0,3	11,9 ±0,8
5–6 (17)	4,2 ±0,4	10,3 ±1,4	114 ±15	5,45[a] ±0,95	20	3,5 ±0,4	9,3 ±0,6
> 10 (23)	3,6 ±0,3	7,5 ±0,8	105 ±10	11,20 ±1,52	9	2,5 ±0,3	9,7 ±1,1

[a] Signifikanter Unterschied zum Erwachsenen, ± SEM, in () Anzahl der Fälle

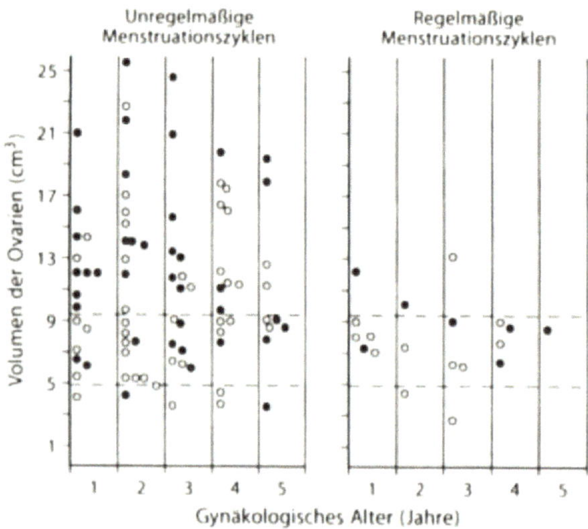

Abb. 7.19. Verhältnis von Eierstockgröße in cm^3 und Regelmäßigkeit oder Unregelmäßigkeit des Menstruationszyklus. (Nach Venturoli et al. 1984 [41])

Apter et al. ermittelten bei jungen Mädchen im 1. Jahr nach der Menarche ovulatorische Zyklen bei 15% [2], Rey-Stocker et al. im 2. Jahr 38% [34] (Tabelle 7.1), Talbert et al. im 5. Jahr 80% [40].

> **!** Je früher die Menarche eintritt, desto rascher kommt es zu ovulatorischen Zyklen. Findet sie vor dem 12. Lebensjahr statt, so sind bereits im 1. Jahr nach der Menarche 50% der Zyklen ovulatorisch [2].
> Die biologische Reifeentwicklung kann als abgeschlossen gelten, wenn die Ovulation eines reifen Follikels stattfindet und der Gelbkörper genügend Progesteron zur sekretorischen Umwandlung des Endometriums sezerniert, um die Implantation einer befruchteten Eizelle zu ermöglichen.

Bei 5% der erwachsenen Frauen tritt kein Eisprung auf, und die chronische Anovulation erklärt ihre endokrine Sterilität (Abb. 7.19).

7.2.3 Einfluß des Ovarialzyklus auf Stimmungslage, schulische und berufliche Leistungen

Der Ovarialzyklus ist nicht ohne Einfluß auf das Allgemeinbefinden der jungen Frau. Während der letzten prämenstruellen Tage und während der Menstruation sind depressive Verstimmung, Weinkrämpfe, Reizbarkeit und Schlafstörungen häufiger. Die Suizidfrequenz ist erhöht [9]. Es besteht eine stärkere Ermüdbarkeit bei sportlichen Höchstleistungen und eine größere Unfallfrequenz. Die Ätiologie dieses prämenstruellen Syndroms ist nicht geklärt. Diskutiert wird eine Progesteroninsuffizienz, eine Störung der zentralen Neurotransmitter, besonders des β-Endorphins, und ein zu niedriger prämenstrueller Prostaglandinspiegel (PGE 1). Eine Behandlung mit niedrigdosierten Ovulationshemmern hebt alle oben erwähnten Symptome auf [45].

7.3 Pathologische Veränderungen

7.3.1 Gestörter Deszensus

Normalerweise verläßt das Ovar die während des Fetallebens eingenommene Stellung auf Nierenhöhe, sinkt während der Kindheit tiefer in die Abdominalhöhle, erreicht zu Beginn der Pubertät den Beckeneingang und tritt zum Zeitpunkt der Menarche ins kleine Becken ein. Wenn der Deszensus nicht oder nur unvollständig stattfindet, bleiben ein oder beide Ovarien in der Bauchhöhle zurück. Ausnahmsweise prolabiert ein Ovar dem Lig. rotundum entlang in den Inguinalkanal oder in die große Schamlippe. Bei 2% der Fälle ist die nur teilweise deszendierte oder ektopische Gonade kein Ovar, sondern ein Testis bei einem männlichen Pseudohermaphroditen. Im Gegensatz zum Kryptorchismus, der zur Beeinträchtigung der Spermatogenese führt, findet im nur teilweise deszendierten oder ektopischen Ovar eher ein vermehrtes Follikelwachstum statt [27].

7.3.2 Torsion

Die Torsion einer gesunden Adnexe oder eines gesunden Ovars allein findet selten statt. Meistens handelt es sich um die Torsion einer Ovarialzyste oder eines Ovarialtumors. Sie bewirkt ein massives Ödem und eine Blutung im Ovar, was zu heftigen Schmerzen führt. Das Ovarialgewebe wird innerhalb weniger Stunden nekrotisch. Die Torsion tritt häufiger auf der rechten Seite auf und wird leicht mit einer Appendizitis verwechselt. Die Prädilektion für die rechte Seite erklärt sich daraus, daß der rechte Beckenraum freier ist, während der linke von Sigmoidschlingen ausgefüllt wird. Die Ätiologie der Torsion ist unbekannt. Möglicherweise können bei besonders langen, schlaffen Ovarialligamenten eine erhöhte Darmperistaltik, Hustenanfälle oder schnelle rotatorische Bewegungen eine Torsion hervorrufen. Die Behandlung besteht in der operativen Detorsion und Fixation der Adnexe als *sofortige Notfalloperation* [8, 39, 43].

7.3.3 Infektion

Die *Oophoritis* ist vor der Pubertät eine seltene Erkrankung. Sie entsteht durch eine Infektion, während derer das Ovar anschwillt und schmerzhaft wird. Die Ursachen sind:

- eine direkte Kontamination bei einer Appendizitis, Divertikulitis, Sigmoiditis oder Peritonitis,
- eine hämatogene Aussaat, selten im Zusammenhang mit einer Parotitis epidemica (1–5%), wobei der Verlauf der Oophoritis weniger destruktiv ist als jener der Orchitis beim Knaben; im Zusammenhang mit einer Lungentuberkulose entwickeln sich besonders bei unterernährten Kindern tuberkulöse Ovarialabszesse.

Im Kindesalter tritt die Oophoritis nur ausnahmsweise zusammen mit einer Salpingitis auf. Die Entzündung des Ovars findet meistens isoliert statt; sie ist oberflächlich, und die infektiösen Herde durchbrechen die Tunica albuginea nicht.

Bei Adoleszentinnen dagegen tritt die Oophoritis am häufigsten zusammen mit einer Salpingitis im Sinne einer „pelvic inflammatory disease" (PID) auf. Sie äußert sich durch Schmerzen im kleinen Becken und Dysovulationen, die zu Störungen des Menstruationszyklus führen. An der Stelle des Follikelsprungs kann sich der infektiöse Prozeß durch die Tunica albuginea hindurch auf den Cortex ovarii ausbreiten und das Ovarialgewebe zerstören. Adhäsionen der Tube mit dem Ovar werden zu einem oft *schwerwiegenden Sterilitätsfaktor*. Die Abklärung auf *sexuell übertragbare Infektionen* muß so frühzeitig wie möglich sowohl beim Kind als auch bei jungen Adoleszentinnen vorgenommen werden.

Die *Behandlung* besteht im akuten Stadium in Bettruhe, in der Verabreichung von Mumpsimmunoglobulin bei der Mumpsoophoritis und in den anderen Fällen in einer rasch einsetzenden gezielten Therapie mit mindestens 2, besser 3 Antibiotika, die sich gegen aerobe und anaerobe Keime richtet. Bei Adoleszentinnen bewährt sich eine mehrmonatige Ruhigstellung des Ovars durch ein einphasisches Östrogen-Gestagen-Kombinationspräparat, das mindestens 35 μg Äthinylöstradiol enthält.

7.3.4 Ovarialtumoren

Sie sind die häufigsten Genitaltumoren bei Kindern und Adoleszenten unter 17 Jahren und machen etwa 1% aller Neoplasien in dieser Altersgruppe aus. Ihre Inzidenz beträgt 2,6 auf 1000000 Mädchen zwischen 0 und 14 Jahren. Sie sind alters- und wahrscheinlich hormonabhängig, entstehen sie doch v.a. im 1. Lebensjahr und während der Pubertät [1] (Abb. 7.20). Dabei handelt es sich bei 35% der Fälle um einfache Zysten, bei 65% um Tumoren, wovon 2/3 gutartig, 1/3 bösartig sind [1]. Die Ursache bösartiger Ovarialtumoren ist unbekannt. In 5% der Fälle liegt eine familiäre Belastung vor. Dabei handelt es sich wahrscheinlich um einen autosomal-dominanten Vererbungsmodus.

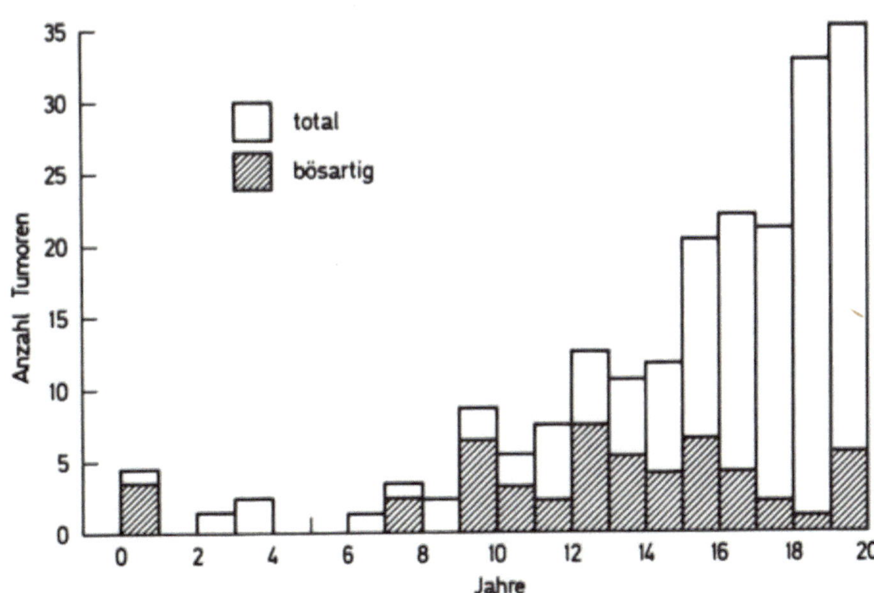

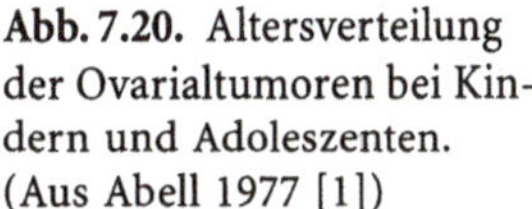
Abb. 7.20. Altersverteilung der Ovarialtumoren bei Kindern und Adoleszenten. (Aus Abell 1977 [1])

Symptome

Bauchschmerzen sind das häufigste und bei 2/3 der Fälle das erste Symptom. Infolge der verschiedenen Lokalisationen der Ovarien treten sie beim kleinen Mädchen v. a. periumbilikal und zu Beginn der Pubertät vermehrt im Unterbauch auf. Akute, intermittierende, mit Nausea, Fieber und Leukozytose verbundene Schmerzen sind verdächtig auf Torsion, Nekrose oder Ruptur eines zystischen Tumors.

Der Abdominaltumor selbst, der beim kleinen Mädchen oberhalb des Beckens die Bauchdecken vorwölbt, ist in 1/3 der Fälle das erste Symptom. Beim Adoleszenten sind die Ovarien ins kleine Becken eingetreten; der Tumor kann jedoch oberhalb der Symphyse getastet werden, wenn sein Durchmesser 15 cm übersteigt.

Aszites kann sowohl bei gutartigen als auch bei bösartigen Tumoren vorhanden sein.

90 % der Ovarialtumoren sind hormonal aktiv und bewirken endokrine Störungen, wie Pubertas praecox, Virilisation und Zyklusstörungen. Ovarialtumoren, die zum frühzeitigen Auftreten der sekundären Geschlechtsmerkmale führen, sind bei

- 1/3 der Fälle banale Follikelzysten,
- 1/3 der Fälle Granulosazelltumoren,
- 1/3 der Fälle Granulosa-/Thekazelltumoren und immature Teratome.

Androgenbildende Tumoren sind die Androblastome. 60 % der Ovarialtumoren, die eine iso- oder heterosexuelle Pubertas praecox auslösen, sind bösartig.

Diagnostik

Eine sorgfältige gynäkologische Untersuchung muß bei jedem Mädchen vorgenommen werden, das sich über Bauchschmerzen beklagt. Beim leisesten Verdacht auf das Vorhandensein einer Vergrößerung eines oder beider Eierstöcke muß weiter abgeklärt werden (s. folgende Übersichten).

- **Die Vaginalzytologie ist ein sensibler Indikator einer pathologischen Östrogeneinwirkung im Kindesalter.**
- **Die Sonographie erlaubt die Unterscheidung zwischen Ovarialzysten (einkammerig, mehrkammerig oder komplex, mit oder ohne Einschlüsse) sowie soliden Tumoren und ermöglicht den Vergleich der beiden Ovarien und die Bestimmung ihrer Größe und ihres Volumens.**
- **Computertomographie als Ergänzung zur Sonographie.**
- **Hormonale Abklärung: beim Chorionkarzinom sind die Serumwerte von hCG, Östradiol und Progesteron erhöht. Bei östrogensezernierenden oder virilisierenden Tumoren finden sich erhöhte Sexualsteroidwerte im Serum.**
- **Tumormarker: α-Fetoprotein (erhöht bei unreifem Teratom und embryonalem Karzinom), karzinoembryonales Antigen (CEA; erhöht bei 50 % der malignen Tumoren), Cancerantigen (CA 12-5; erhöht bei 80 % der serösen Ovarialkarzinome).**
- **Cat Scan, MRT, evtl. Röntgen (Kalzifikationen bei 50 % der Teratome), Thoraxröntgenbild (Meigs-Syndrom, Metastasen).**
- **Operative Laparoskopie oder Laparotomie bei allen soliden Tumoren, mehrkammerigen oder komplexen Ovarialzysten.**

Differentialdiagnostisch müssen ausgeschlossen werden:
- Erkrankungen der Harnwege, wie Nierentumor, Zystenniere, Senkniere, Hydronephros, Urachuszyste, Blasenretention,
- gastrointestinale Erkrankungen wie appendizitischer Abszeß, Zyste des Mesenteriums, Megakolon,
- genitale Erkrankungen wie Hydrometrokolpos, Hämatometra, Pyosalpinx,
- Gravidität.

Der Nachweis eines soliden Ovarialtumors ist wegen seines inhärenten Malignitätsrisikos eine Indikation zur operativen Laparoskopie oder besser zur Laparotomie, um eine mögliche Metastasierung im Bauchraum soweit wie möglich zu verhindern. Nur banale einkammerige Follikelzysten können unter echographischer Kontrolle oder durch das Laparoskop punktiert werden. Ihr Inhalt muß aspiriert und das Punktat zytologisch untersucht werden. Tritt unter Ultraschallkontrolle ein Rezidiv auf, so muß weiter abgeklärt werden.

Einteilung

Nichttumorale Ovarialzysten

Durch die antenatale Sonographie werden immer häufiger auch größere Ovarialzysten beim Fetus diagnostiziert, die ausnahmsweise so voluminös sind, daß sie pränatal punktiert werden müssen [8].

Beim Neugeborenen stellen sie nach den Nierenzysten die häufigste zystische Erkrankung dar. Ovarialzysten sind zu 50 % Follikelzysten und zu 50 % Thekalutein-, Corpus-luteum- oder Paraovarialzysten, deren Durchmesser mehr als 2 cm beträgt. Ihr Wachstum wird während des Fetallebens durch hCG und während der Neugeborenenperiode und der Pubertät durch die hypophysären Gonadotropine stimuliert.

Während der Kindheit entwickeln sie sich durch abnorme Flüssigkeitsansammlung in einem zur Atresie bestimmten Follikel.

Ovarialzysten beim Kind sind nur ausnahmsweise hormonal aktiv. Meistens sind sie asymptomatisch und verschwinden innerhalb von 6 Wochen spontan. Sie müssen in jedem Fall sonographisch überwacht werden. Dabei hat sich das von Murray u. London [29] vorgeschlagene Vorgehen bewährt. Eine chirurgische Intervention ist immer dann notwendig, wenn die Diagnose einer banalen Follikelzyste nicht sicher ist, wenn sonographisch

- ein Wachstum der Zyste feststellbar ist,
- eine mehrkammerige Zyste vorliegt,
- die Zyste solide Anteile enthält oder
- Ovarialzysten in beiden Ovarien vorhanden sind.

Echte Tumoren

Es kann sich um gutartige, potentiell bösartige oder bösartige Geschwulste handeln (Tabelle 7.2). Sie können hormonal aktiv oder inaktiv sein. Die Prognose betreffend der Heilung für bösartige Tumoren ist eher besser als bei der erwachsenen Frau.

Tumoren, die von den primitiven Keimzellen ausgehen enthalten Gewebe, das vom Ekto-, Meso- und Entoderm stammt, und stellen 67 % aller Ovarialtumoren bei Kindern und jungen Mädchen unter 20 Jahren. Mit zunehmendem Alter nimmt ihre Frequenz ab, und bei der erwachsenen Frau machen sie noch 20 % aller Ovarialtumoren aus.

- *Reifes Teratom oder Dermoid.* 40 % aller Ovarialtumoren bei Mädchen unter 20 Jahren sind reife Teratome. Diese häufigsten Ovarialtumoren im Kindesalter sind gutartig. Sie treten meisten einseitig, selten beidseitig auf und enthalten Haut, Talgdrüsen, Haare, Knochen, Zähne, glatte Muskelfasern, selten Schilddrüsengewebe. Die Behandlung beschränkt sich auf eine Ausschälung des Tumors.
- *Unreifes Teratom* (Teratokarzinom, Teratoblastom). 7 % aller Ovarialtumoren beim Kind sind unreife Teratome, die hochmaligne sind. Sie sind resistent gegen Strahlentherapie und metastasieren rasch. Bei 50 % der Fälle können wie beim Dermoid Knochen und Zähne radiologisch nachgewiesen werden. Die Mortalität beträgt 75 %.
- *Dysgerminom.* 11 % aller Ovarialtumoren bei Mädchen unter 20 Jahren sind Dysgerminome, Tumoren von beschränkter Malignität. Sie treten meistens einseitig, selten beidseitig auf und sind die auf Strahlentherapie am besten ansprechenden Ovarialtumoren. Das reine Dysgerminom ist hormonal inaktiv. Mit Chorionzellen gemischte Dysgerminome führen dagegen zu Pubertas praecox, Metrorrhagie oder Amenorrhö. Mit Leydig-Zellen gemischte Dysgerminome führen zu Klitorishypertrophie und evtl. anderen Virilisierungserscheinungen. Die Mortalität liegt bei 15 %.
- *Embryonales Karzinom.* 6 % aller Ovarialtumoren bei Mädchen unter 20 Jahren sind hochmaligne embryonale Karzinome. Sie sind resistent gegen Radio- und Chemotherapie. Die operative Behandlung ist meistens erfolglos. Der Verlauf ist fatal.
- *Primäres Chorionkarzinom.* Dieser vor der Pubertät auftretende, sehr seltene Tumor ist hochmaligne. Der Verlauf ist in jedem Fall fatal.
- *Mischtumor.* 4 % aller Ovarialtumoren bei Mädchen unter 20 Jahren sind Mischtumoren. Wenn sie endokrin aktive Zellen enthalten, bewirken sie eine Pubertas praecox beim Kind oder Zyklusstörungen beim jungen Mädchen. Enthalten sie Zellen des embryonalen Karzinoms, so ist ihr Verlauf fatal.

Tabelle 7.2. Ovarialtumoren beim Kind und Adoleszenten. (Nach Bonser und Jull 1977 [3])

Tumorart	Häufigkeit [%]	Malignität
Tumoren, die von den primitiven Keimzellen ausgehen	67 (Erwachsene: 20)	
Reifes Teratom oder Dermoid	38	Gutartig
Unreifes Teratom	7	Bösartig
Dysgerminom	11	± Bösartig
Embryonales Karzinom	6	Bösartig
Primäres Chorionkarzinom	rar	Bösartig
Mischtumor	4	± Bösartig
Tumoren, die vom Mesenchym der Sexstränge ausgehen	13	
Granulosa- und Granulosa-Theka-Zelltumor	4	± Bösartig
Thekom	0,6	Gutartig
Androblastom	2	± Bösartig
Fibrom	3	Gutartig
Fibrosarkom	0,5	Bösartig
Gonadoblastome	0,6	
Eptheliale Tumoren	17 (Erwachsene: 65–80)	
Seröses Zystadenom	9	± Bösartig
Muzinöses Zystadenom	5	Gutartig
Seröses Zystadenokarzinom	1,4	Bösartig
Muzinöses Zystadenokarzinom	0,8	Bösartig
Klarzellenkarzinom	0,4	Bösartig

Tumoren, die vom Mesenchym der Sexstränge ausgehen. 13 % aller Ovarialtumoren bei Mädchen unter 20 Jahren sind Tumoren, die von den primitiven Sexsträngen ausgehen. 7 % sind hormonal aktiv, 5 % sind inaktiv.

- *Granulosazelltumor und Granulosa-/Thekazelltumor.* 4 % aller Ovarialtumoren bei Mädchen unter 20 Jahren gehen von den Granulosa- oder Thekazellen aus. Sie sind in vielen Fällen hormonal aktiv. Beim Kind bewirken sie in 40% der Fälle eine Pubertas praecox, bei Adoleszenten in 75% der Fälle Menometrorrhagien und in 25% eine Amenorrhö. In seltenen Fällen sezernieren Granulosa-/Thekazelltumoren Androgene, die zur Virilisierung führen. Diese Tumoren treten meistens einseitig, ausnahmsweise beidseitig auf. Sie sind in 5–25% der Fälle bösartig. Spätrezidive nach über 30 Jahren sind bekannt. Die Mortalität variiert je nach untersuchtem Kollektiv zwischen 1 und 12%.

- *Thekom.* 0,6% aller Ovarialtumoren bei Mädchen unter 20 Jahren sind Thekome, ein selten bösartiger, aber stets hormonal aktiver Tumor, der meistens gleichzeitig beide Ovarien befällt.
- *Androblastom* (Arrhenoblastom, Sertoli-/Leydig-Zelltumor). Dieser virilisierende Tumor macht 1,9% aller Ovarialtumoren bei Mädchen unter 20 Jahren aus. Bei 15% der Fälle ist er bösartig. Er stammt aus dem Mesenchym der Sexstränge und in gewissen Fällen aus den Hiluszellen. Die Mortalität beträgt 10%.
- *Fibrom.* Dieser gutartige, aus Bindegewebe bestehende Tumor und das höchst bösartige Fibrosarkom sind im Kindesalter außerordentlich selten.

Gonadoblastome. 0,6% aller Ovarialtumoren bei Mädchen unter 20 Jahren sind Gonadoblastome. Dieser Tumor gehört zu den beschränkt bösartigen Tumoren und befällt bei 1/3 der Fälle gleichzeitig beide Ovarien. Er entwickelt sich in 20% der Fälle aus der dysgenetischen Gonade bei Mädchen, deren Karyotyp ein Y-Chromosom enthält [26].

Epitheliale Tumoren gehen von dem das Ovar bekleidenden Zölomepithel und dem darunterliegenden Stroma aus und stellen 17% aller Ovarialtumoren bei Mädchen unter 20 Jahren, verglichen mit 80% bei der erwachsenen Frau. Diese Tumoren treten nicht vor Pubertätsbeginn auf, und ihre Häufigkeit nimmt mit fortschreitendem Alter zu.

- *Seröse Zystadenome.* 53% der epithelialen Tumoren sind seröse Zystadenome. Diese an sich gutartigen, von gewissen Autoren als potentiell bösartig bezeichneten Tumoren enthalten ein- bis mehrkammerige Zysten, die an ihrer Oberfläche und in ihrem Innern papillomatöse Formationen aufweisen. Sie rupturieren leicht, wobei Abklatschmetastasen papilläre Wucherungen auf dem umgebenden Peritoneum ausbilden. Ein Übergang auf das hochmaligne *seröse Zystadenokarzinom,* das 8% der epithelialen Tumoren bei Mädchen unter 20 Jahren betrifft, ist jederzeit möglich. Beide Tumoren treten in 50% der Fälle doppelseitig auf. Ihre mikroskopische Unterscheidung ist schwierig und erweist sich oft als unmöglich.
- *Pseudomuzinöse Zystadenome.* 32% der epithelialen Tumoren sind pseudomuzinöse Zystadenome, die möglicherweise durch Metaplasie eines serösen Zystadenoms entstehen [3]. Diese an sich gutartigen Tumoren weisen papillomatöse Formationen auf und enthalten Schleim. Rupturieren sie, so bilden sie schleimproduzierende Herde auf den Nachbarorganen und auf dem Peritoneum und bewirken ein Pseudomyxoma peritonei, das zu Kompressionserscheinungen des Darms führen kann.
- *Pseudomuzinöse Zystadenokarzinome.* 5% der epithelialen Tumoren sind pseudomuzinöse Zystadenokarzinome, die sich aus den papillären Formationen eines pseudomuzinösen Zystadenoms entwickeln.

Therapie

Ovarialtumoren werden operativ behandelt. Bei gutartigen Tumoren ist das Vorgehen konservativ und beschränkt sich, wenn möglich, auf die laparoskopische Resektion des Tumors. Da gutartige Ovarialtumoren zu etwa 10% doppelseitig auftreten, muß das gegenüberliegende Ovar genau untersucht werden.

Bei bösartigen Tumoren muß ein korrektes chirurgisches „staging" vorgenommen werden (Tabelle 7.3). Eine konservative chirurgische Therapie, die sich auf die alleinige Ovarektomie beschränkt, rechtfertigt sich nur im Stadium Ia, wenn der Tumor auf ein Ovar limitiert ist, dessen Kapsel nicht durchbrochen ist, kein Aszites vorhanden ist, und wenn die Peritonealzytologie keine malignen Zellen enthält.

Tabelle 7.3. Stadieneinteilung des primären Ovarialkarzinoms (FIGO 1974)

Stadium I	Tumorwachstum auf die Ovarien beschränkt
Stadium Ia	Tumorwachstum auf ein Ovar beschränkt, kein Aszites nachweisbar
Stadium Ib	Tumorwachstum auf beide Ovarien beschränkt, kein Aszites vorhanden
Stadium Ic	Tumorwachstum in Stadien Ia oder Ib plus Aszites mit Tumorzellen
Stadium II	Tumorwachstum in einem oder beiden Ovarien; der Tumor hat sich auf das kleine Becken ausgebreitet
Stadium IIa	Tumorwachstum auf Uterus und Tube übergetreten
Stadium IIb	Tumorwachstum auf andere Organe im kleinen Becken übergetreten
Stadium IIc	Tumorwachstum in Stadium IIa oder IIb plus Aszites mit Tumorzellen
Stadium III	Tumorwachstum in einem oder beiden Ovarien, intra- oder retroperitoneale Metastasen
Stadium IV	Tumorwachstum in einem oder beiden Ovarien mit Fernmetastasen

Bei Strahlensensibilität des auf 1 Ovar limitierten Tumors wird evtl. – je nach seiner Bösartigkeit – zusätzlich zur Operation eine iliakale homolaterale Radiotherapie vorgenommen. Zuvor empfiehlt es sich, das intakte Ovar, wie bei den an Hodgkin-Lymphogranulomatose erkrankten Kindern, laparoskopisch in die Abdominalhöhle zu verpflanzen und dort mit Titaniumklips zu markieren. Damit wird es aus dem Bestrahlungsfeld entfernt und bleibt für die weitere Funktion erhalten.

Bei fortgeschrittenem bösartigem Tumor, der sich nicht auf 1 Ovar beschränkt oder der die Ovarialkapsel durchbrochen hat, entspricht die Behandlung derjenigen bei der erwachsenen Frau. Die Einführung der Chemotherapie hat die Heilungsergebnisse besonders bei Keimzelltumoren entscheidend verbessert.

Die postoperative Überwachung besteht aus:

- der allgemeinen, gynäkologischen und sonographischen Untersuchung der Patientin in regelmäßigen Abständen;
- der Überwachung der Tumormarker α-Fetoprotein, CEA und CA 1-25, die nach Exhärese des Tumors auf Normalwerte abfallen und bei Rezidiv oder Metastasen erneut ansteigen;
- Laparoskopie oder Douglas-Punktion mit Peritonealzytologie;
- evtl. einer „Second-look-Operation" mehrere Monate nach dem 1. operativen Eingriff.

Wirkung von Chemotherapie und eventueller Bestrahlung auf die Gonaden

- Bei alleiniger Chemotherapie und erhaltenen Ovarien tritt eine Schädigung der Gonaden um so seltener auf, je jünger die Patientin ist: in 20 % der Fälle bei unter 20jährigen, in 80 % bei über 30jährigen.
- Erfolgt die Chemotherapie *vor der Pubertät*, so bewirkt sie keinen Entwicklungsrückstand. Die sekundären Geschlechtsmerkmale entwickeln sich rechtzeitig, und die Menarche ist nicht verspätet.
- Erfolgt die Chemotherapie *kurz nach der Menarche*, so führt sie meistens zu einer transitorischen hypergonadotropen Amenorrhö, wobei die spätere Fertilität kaum beeinflußt wird.
- Erfolgt die Chemotherapie *in der fertilen Lebensphase*, so ist mit einem erhöhten toxischen Effekt auf die Gonaden zu rechnen, der zu einer evtl. irreversiblen sekundären Amenorrhö führt. Dieser Effekt wird verstärkt durch zusätzliche Radiotherapie.
- Bleibt die Ovarialfunktion erhalten, so muß in den ersten 2 Jahren nach Abschluß der chemotherapeutischen Behandlung eine Schwangerschaft verhütet werden. Nach dieser Wartefrist scheinen Aborthäufigkeit und Mißbildungsrate nicht erhöht zu sein. Bei zusätzlicher Radiotherapie muß jedoch mit fetalen Mißbildungen gerechnet werden.

7.3.5 Mißbildungen und andere angeborene Defekte

7.3.5.1 Ullrich-Turner-Syndrom

Das Ullrich-Turner-Syndrom ist kein Erbleiden. Es tritt immer neu auf und ist unabhängig vom Alter der Mutter. Die das fehlende oder abnorme X-Chromosom enthaltenden Urkeimzellen dringen in die primitiven Keimleisten ein und teilen sich dort durch Mitose. Vom 3. Fetalmonat an sterben sie jedoch ab, ohne die meiotische Reifeteilung aufgenommen zu haben.

Die dysgenetischen Gonaden entwickeln sich aus den undifferenzierten fetalen Gonaden zu Stranggonaden und bestehen aus Stromazellen, Resten von medullären Sexsträngen und Hiluszellen. Ausnahmsweise finden sich bei der Geburt doch einige Follikel in den gonadalen „streaks", und es gibt 45 XO-Individuen, die eine Pubertätsentwicklung durchmachen, Menstruationen haben und sogar eine Schwangerschaft austragen [23]. Die Schwangerschaftsprognose ist wegen der gehäuften Abortzahl und der hohen Mißbildungsrate schwer belastet [14].

Wegen ihrer Unfähigkeit zur Östrogensynthese induzieren Stranggonaden eine ungehemmte hypophysäre Gonadotropinsekretion, die besonders FSH betrifft, und die beim Feten kurz vor der Geburt, beim Neugeborenen und wieder bei Pubertätsbeginn nachweisbar ist. Zwischen dem 4. und 10. Lebensjahr nehmen die Gonadotropinspiegel ab und lassen sich kaum von denjenigen gesunder gleichaltriger Mädchen unterscheiden [44].

Wegen des hohen Risikos der malignen Entartung des gonadalen Gewebes in Gegenwart eines Y-Chromosoms darf sich die zytogenetische Abklärung nicht auf Lymphozytenkulturen und die Bestimmung des Karyotyps beschränken. Es muß unbedingt, wenn möglich vor Pubertätsbeginn, durch laparoskopische Probeexzision aus beiden Ovarien nach einer Zellinsel mit einem Y-Chromosom gefahndet werden. Die molekularbiologische Bestimmung der Zinkfinger Y und X (ZFY und ZFX) erlaubt den Zugang zu sonst versteckten 46 XY-Zell-Linien, die im Turner-Mosaik vorliegen können. Die Untersuchung des gonadalen Gewebes gibt zudem wichtige Hinweise auf die individuelle Fertilitätsprognose, die für die heranwachsende Frau so wichtig ist [35]. Ausführliche Darstellung s. Kap. 13.

7.3.5.2 Trisomie 21

Die Ovarien bei Kindern mit Down-Syndrom sind geschädigt. Sowohl die Anzahl der Primordialfollikel im Pool als auch die Anzahl und Größe der wachsenden Follikel sind stark reduziert. Gleichzeitig finden sich im Bereich der Adenohypophyse abnorme basophile Zellen, so daß die primäre Störung in der Hypophyse und nicht im Ovar liegen könnte. Kinder mit einem Down-Syndrom haben heute eine größere Lebenserwartung als vor wenigen Jahrzehnten. Immer häufiger erreichen sie das reproduktive Alter. Ihre Fertilität ist reduziert, doch kann sie nicht ausgeschlossen werden. Das Risiko eines Mädchens mit Trisomie 21, wiederum ein Kind mit einem Morbus Down zur Welt zu bringen, beträgt 33 %. Die Eltern müssen über das Wiederholungsrisiko und die dadurch notwendige Schwangerschaftsverhütung bei ihrer Tochter aufgeklärt werden [20].

7.3.5.3 Gonadotropinresistentes Ovar

Bei diesen normal ausgebildeten, aber kleinen Ovarien sind Primordialfollikel zwar in normaler Anzahl vorhanden, reagieren aber nicht auf die gonadotrope Stimulierung. Die Östrogenspiegel sind niedrig, die Gonadotropinausschüttung, besonders diejenige von FSH, ist stark erhöht. Es bestehen ein sexueller Infantilismus und eine primäre Amenorrhö. Dieses seltene Krankheitsbild beruht möglicherweise auf einem genetischen Defekt der Synthese spezifischer FSH- bzw. LH-Rezeptoren im Follikel, der bisher noch nicht nachgewiesen werden konnte. Die Behandlung entspricht derjenigen der Gonadendysgenesie.

7.3.5.4 Syndrom der polyzystischen Ovarien

1935 beschrieben Stein und Leventhal ein Syndrom, bestehend aus Adipositas, Hirsutismus, Amenorrhö und beiderseits vergrößerten mikropolyzystischen Ovarien. Später stellte sich heraus, daß das Stein-Leventhal-Syndrom nur eine spezielle Form eines viel weiter gefaßten Krankheitsbildes darstellt, das jede Hyperandrogenämie begleitet. Beim *Typ I des polyzystischen Ovarialsyndroms* (PCO) stammen die erhöhten Androgenspiegel aus dem Ovar. Beim *Typ II* stammen sie aus der Nebennierenrinde (AGS, Cushing-Syndrom, androgensezernierender Tumor).

Das Syndrom der polyzystischen Ovarien Typ I entwickelt sich vor oder während der Pubertät. Prämenarchal tritt es durch Akne, Adipositas, Hirsutismus, evtl. Klitorishypertrophie in Erscheinung, postmenarchal zusätzlich durch fehlende Follikelreifung, chronische Anovulation, dysfunktionelle Blutungen, Oligomenorrhö oder sekundäre Amenorrhö.

Pathogenese

Die Pathogenese dieses Syndroms ist unbekannt [37]. Diskutiert werden folgende Störungen:

- Zentrale Störung
  - Fortsetzung der pubertären nächtlichen LH-Pulse auf den Tag
  - Streßbedingter Abfall von Dopamin und dadurch ungehemmte GnRH-Freisetzung, die zu verstärkten LH-Pulsen führt
- Hypophysäre Störung
  - Erhöhte hypophysäre Sensibilität für die GnRH-induzierte LH-Freisetzung
  - Reduzierte Bioaktivität von FSH bei normalem FSH-Spiegel [12]
  - Hyperprolaktinämie: sie führt bei 25 % der Patientinnen zu gesteigerter adrenaler Androgensynthese und zur Entwicklung eines PCO
- Ovarielle Störung
- Reduzierte Sensibilität und Anzahl der FSH-Rezeptoren in den Granulosazellen [12]
- Überschießende Adrenarche mit prolongierter adrenaler Hyperandrogenie, die sekundär zur ovariellen Störung führt [44]
- Partielle Insulinresistenz
  - Insulin und IGF-1 stimulieren die Androgensynthese in den Thekazellen und im Stroma des Ovars [4]

Was auch immer der Ausgangspunkt der Störung sein mag, das Syndrom der polyzystischen Ovarien besteht aus einem sich immer wiederholenden Circulus vitiosus, der eine *Hyperandrogenämie* und eine *chronische Anovulation* zur Folge hat. Es scheint sich ein internationaler Konsens zu bilden, der das Syndrom der polyzystischen Ovarien durch das Vorhandensein der chronischen Hyperandrogenämie und der chronischen Anovulation definiert, unabhängig davon, ob es einhergeht mit Hirsutismus, Adipositas, Zyklusstörungen und polyzystisch veränderten Ovarien [15].

Der pathophysiologische Vorgang besteht darin, daß gewisse hypothetische Faktoren eine beschleunigte GnRH-Freisetzung induzieren. Diese bewirkt ihrerseits eine erhöhte LH-Sekretion (> 10 mIE/ml) bei vorerst unveränderter, später jedoch reduzierter FSH-Sekretion.

Im normalen Zyklus verhält sich der maximale und ovulationsauslösende LH-Peak zum FSH-Peak wie 1,3 : 1. Beim Syndrom der polyzystischen Ovarien erhöht sich die Relation LH zu FSH auf > 2 (RIA).

Im Ovar induzieren die erhöhten LH-Pulse eine vermehrte Synthese von Δ^4-Androstendion und Testosteron im Stroma und in den Zellen der Theca interna. Die in den Granulosazellen vorhandene Aromatase genügt nicht, um die zunehmenden Androgene in Östrogene zu konvertieren, so daß sie extragonadal in Fettgewebe, Muskel, Leber und Haut kontinuierlich und azyklisch v. a. in Östron metabolisiert werden.

Diese kontinuierlich erhöhten Östrogenspiegel verhindern rückwirkend jede zyklische ovulationsauslösende Gonadotropinfreisetzung. Auch kann im androgengesättigten Mikroklima des Ovars die Selektion eines zur Ovulation heranreifenden Follikels nicht stattfinden.

Die chronische Hyperöstrogenämie sensibilisiert die Hypophyse für GnRH, induziert einerseits die Erhöhung der LH-Pulse und bremst anderseits die Freisetzung von FSH. Dadurch wird die thekale Androgensynthese weiter stimuliert, die Synthese von Aromatase und die ovarielle Konversion der Androgene in Östrogene dagegen noch mehr reduziert.

Die Hyperandrogenämie bewirkt eine verminderte hepatische Synthese von SHBG und dadurch eine Erhöhung des biologisch wirksamen freien Testosterons, das die klinisch manifesten Virilisierungserscheinungen induziert.

Diagnostik

Die Diagnose stützt sich auf folgende 5 Parameter:

- Anamnese und Klinik
  - Akne, Hirsutismus, Übergewicht, häufig vor Menarche beginnend
  - Menarche im Alter von über 14 Jahren, selten primäre Amenorrhö
  - Dysfunktionelle Blutungen, Oligomenorrhö, sekundäre Amenorrhö
- Echographie der Ovarien und des Endometriums (Abb. 7.21; [11])
  - Vergrößerte Ovarien $>8\,\text{cm}^3$, rechtes Ovar $>$ linkes Ovar
  - Verdickte Kapsel
  - Multiple subkapsuläre Mikrozysten (<3 mm)
  - Hypoechogenes, dichtes Stroma
  - Dickes Endometrium (4 mm)
- Hormonstatus
  - Bestimmung von Testosteron, freiem Testosteron, Δ^4-Androstendion, Östradiol, FSH, LH, PRL, DHEAS, 17α-Hydroxyprogesteron, T_4, SHBG aus Mischplasma nach mindestens 2 Blutentnahmen im Intervall von 20 min
- Gestagentest
  - Zum Beispiel 2mal/Tag 10 mg Duphaston Duphar über 10 Tage; eine danach anschließende Abbruchblutung beweist das Vorliegen eines östrogenstimulierten Endometriums

Nach Ausschluß eines androgensezernierenden Tumors, eines Cushing-Syndroms, eines adrenogenitalen Syndroms, einer Hypothyreose, eines Diabetes mellitus oder einer gestörten Leberfunktion empfiehlt sich die im folgenden näher beschriebene Behandlung.

Therapie

Behandlung bei jungen Mädchen mit geringem Hirsutismus

- Gewichtsabnahme: sie erhöht das bei Adipositas erniedrigte SHBG und reduziert den freien Testosteronspiegel,
- Progestagene in der 2. Zyklushälfte für mindestens 12 Monate, wenn möglich bis zum Eintreten spontaner ovulatorischer Zyklen,
- orale Kontrazeption (Diane, Schering, oder Eunomin, Cilag): sie führt zum Abfall der Serumspiegel von freiem Testosteron und beiden Gonadotropi-

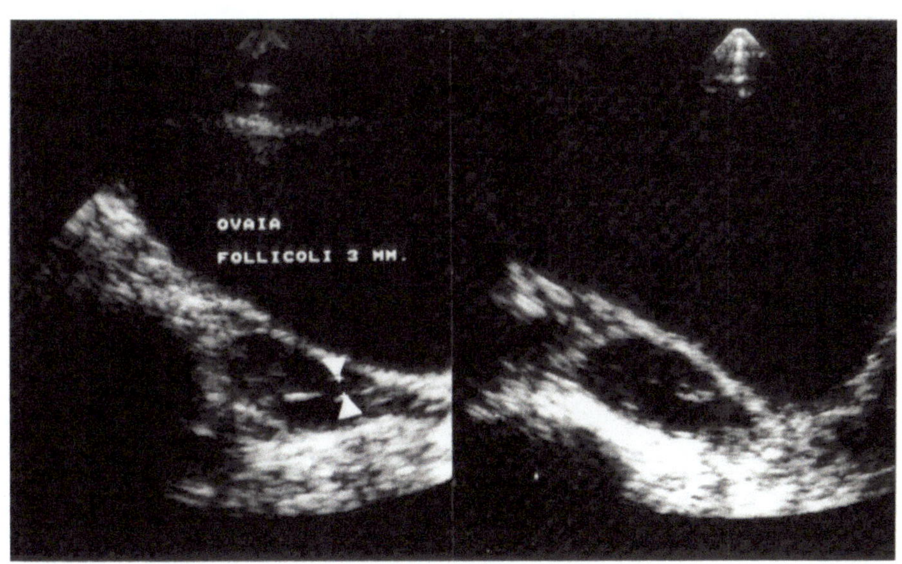

Abb. 7.21. Mikropolyzystische Ovarien bei 12jährigem Mädchen. (Zur Verfügung gestellt von Prof. V. Bruni, Florenz)

nen; gleichzeitig erhöht sie das SHBG; kontraindiziert sind Abkömmlinge des 17-Nortestosterons, die den SHBG-Spiegel senken,
- Antiandrogene (Cyproteronacetat, Chlormadinonacetat), die die endogenen Androgene von ihren Rezeptoren verdrängen,
- Ovulationsauslösung mit Clomiphencitrat.

Behandlung bei jungen Mädchen mit starkem Hirsutismus

- Cyproteronacetat (Androcur 50 mg, Schering) vom 5.–25. Zyklustag und perkutanes Östradiol (Estraderm 50, Ciba; Östrogel, Besins-Iscovesco) vom 16.–25. Zyklustag [21]. Die Kombination des Antiandrogens mit natürlichen Östrogenen darf nur bei jungen Patientinnen verwendet werden, die mit Sicherheit keines antikonzeptiven Schutzes bedürfen. Bei Mädchen, die vor einer evtl. Konzeption geschützt werden müssen, erfolgt die Behandlung mit 50 μg Äthinylöstradiol vom 5.–25. Zyklustag und 100 mg Cyproteronacetat vom 5.–14. Zyklustag.
- Diane, Schering (Äthinylöstradiol 50 g + Cyproteronacetat 2 mg) für 21 Tage und Androcur, Schering (50–100 mg vom 5.–14. Zyklustag).
- Weitere Behandlungsmöglichkeiten bestehen in der Verabreichung von:
  - LHRH-Analogen (z. B. Buserelin Nasenspray 2mal/24 h für 6 Monate),
  - Ovulationsauslösung durch Clomiphencitrat oder mit reinem FSH.
- Bei vorhandener Hyperprolaktinämie ist eine Behandlung mit Bromocryptin indiziert; bei adrenaler Genese des PCO sind niedrigdosierte Corticoide hilfreich.

Beim voll entwickelten Syndrom der polyzystischen Ovarien ist die Behandlung kaum je kurativ. In den meisten Fällen muß mit ovulationshemmenden Substanzen so lange behandelt werden, bis der Wunsch nach eigenen Kindern die medikamentöse Ovulationsinduktion rechtfertigt.

> ! Die Behandlung ist notwendig und muß so früh wie möglich aufgenommen werden, nur dann können strukturelle Veränderungen am Ovar (Zunahme des Stromas, Verdickung der Kapsel), eine langandauernde kontinuierliche Östrogensynthese und das damit verbundene Risiko eines späteren Endometrium- oder Mammakarzinoms verhindert werden.

Neben der typischen Form des Stein-Leventhal-Syndroms und des voll ausgebildeten Syndroms der polyzystischen Ovarien Typ I und II beobachtet man bei 30–50 % der jungen Mädchen eine leichte und passagere Symptomatik des PCO mit Gewichtszunahme, mäßigem Hirsutismus und echographisch feststellbaren mikrozystischen Veränderungen des Ovars. Bei den meisten verschwinden diese Symptome nach 3–5 Jahren, und es treten spontane ovulatorische Zyklen auf [33].

Bis heute findet sich kein Kriterium, um unter dem Kollektiv androgenisierter junger Mädchen diejenigen herauszufinden, bei denen die polyzystischen und endokrinen Veränderungen nicht reversibel sind und den Anfang eines sich voll entwickelnden PCO darstellen. Es empfiehlt sich daher, diesen Mädchen die kontrazeptive Pille zu verschreiben oder sie mindestens einer zyklischen Progesteronsubstitution zu unterziehen, die die kontinuierliche Östrogeneinwirkung unterbricht.

Die pubertäre Reifezeit ist nicht zuletzt eine Zeit emotionaler Entwicklung. Dabei spielt auch die eigene Erscheinung eine wichtige Rolle für das Heranreifen eines tragfähigen Selbstwertgefühls und sozialer Akzeptanz. Adipositas, Akne, Hirsutismus und Menstruationsanomalien stören diese Entwicklung und belasten junge Mädchen sehr. Auf ihre Sorgen und Ängste einzugehen, ist neben einer kompetenten medizinischen Betreuung ein nicht minder wichtiger Teil der Therapie.

Literatur

1. Abell MR (1977) The ovarian neoplasms of childhood and adolescence. In: Blaustein A (ed) Pathology of the female genital tract. Springer, Berlin Heidelberg New York, pp 586–626
2. Apter D, Siegberg R et al. (1988) Pulsatile secretion of luteinizing hormone in adolescents with hyperandrogenism. Adolesc Pediatr Gynecol 1: 104–108
3. Bonser GM, Jull JW (1977) The tumors of the ovary. In: Zuckermann S, Weir BJ (eds) The ovary, vol II. Academic Press , London, pp 129–147
4. Bouchard P (1989) Insuline, IGF-1 et dystrophie ovarienne polycystique. Dans: Ed Soc Française de Gynécologie (eds) Dystrophies ovariennes. Masson, Paris, pp 35–37
5. Breen JL, Maxon WS (1977) Ovarian tumors in children an adolescents. Clin Obstet Gynecol 20: 607
6. Bruni V, Die M (1994) Endocrinologia della pubertà. In: Rey-Stocker I (ed) Kinder- und Adoleszentengynäkologie. Bäbler, Bern, pp 26–38
7. Bundscherer F, Freundl K (1994) Die sonographische Beurteilung der pubertären Entwicklung beim Mädchen. Gynäkol Praxis 18 (1): 75–82
8. Collet B, Billeaud C (1987) Le Cyste de l'ovaire du nouveau-né: quelle attitude à adopter? Pédiatrie 42: 557–561
9. Dalton K (1968) Menstruation and examination. Lancet 2: 1386–1388
10. Donahoe PK et al. (1987) Recent Progr Horm Res 43: 431–467

11. Dramusic V, Goh H et al. (1987) Obesity and polycystic ovary syndrome. Gin Infanz Adol III (3-4): 153-158
12. Franks S (1989) Pathophysiologie du syndrome des ovaires polycystiques, facteurs ovariens. Dans: Ed Soc Française de Gynécologie (eds) Dystrophies ovariennes. Masson, Paris, pp 31-33
13. Freedman SM, Kreitzer PM, Elkowitz SS et al. (1993) Ovarian microcysts in girls with premature thelarche. J Pediatr 122: 246-249
14. Frobenius W, Wild L (1994) Das Ullrich-Turner-Syndrom. Spekulum 12. Jhrg 2
15. Howard D, Clamrock MC, Adashi EY (1992) Polycystic ovarian syndrom and associated hirsutism in the adolescence. Adolesc Pediatr Gynecol 5: 231-241
16. Huhtaniemi I (1989) The fetal and neonatal pituitary-gonadal axis. In: Netter A (ed) Actualités Gynécolog. Masson, Paris, pp 133-139
17. Hutchinson JSM (1979) The hypothalamo-pituitary control of the ovary. Wheaton, Exeter
18. Kelch RP, Khoury SA, Hale PM et al. (1987) The episodic secretion of hormones. In: Crowley WF, Hoffer JG (eds) Churchill Livingstone, New York, pp 187-196
19. Knorr D (1980) Endokrin bedingte Erkrankungen der männlichen und weiblichen Gonaden. In: Bachmann KD, Ewerbeck H, Joppich G, Kleihauer E, Rossi E, Stalder GR (Hrsg) Pädiatrie in Klinik und Praxis, Bd 2. Fischer, Stuttgart, und Thieme, Stuttgart, S 14.64-14.65
20. Knörr H, Knörr G (1987) Genetik. In: Käser D, Friedberg V et al. (Hrsg) Gynäkologie und Geburtshilfe, Bd I/1. Thieme, Stuttgart, S 319
21. Kuttenn F, Rigaud C et al. (1980) Treatment of hirsutism by oral cyproterone acetate and percutaneous estradiol. J Clin Endocrinol Metab 51 (5): 1107-1110
22. Langman J (1989) Medizin. Embryologie. Thieme, Stuttgart
23. Ludwig KS, Kess A (1987) Sexuelle Differenzierung und ihre Störungen. In: Käser O, Friedberg V et al. (Hrsg) Gynäkologie und Geburtshilfe, Bd I/1. Thieme, Stuttgart, S 242
24. Lunenfeld B, Weissenberg R, Blankenstein J (1979) A hypothesis of the factors which may influence the initiation of meiosis. In: Migdlen AR, Salder WA (eds) Ovarian follicular development and function. Raven, New York, pp 395-400
25. Marshall J, Dalkin A, Haisenleder D et al. (1991) Gonadotropin-releasing hormone pulse regulators of gonadotropin synthesis and ovulatory cycles. Rec Prog Horm Res 47: 155
26. Mavel A, Turc C et al. (1980) La fonction gonadique des femmes à caryotype XO homogène ou en mosaique numérique. J Gynecol Obstet Biol Reprod (Paris) 9: 875-886
27. Meyer M, Buck P, Sauvage P, Philippe E, Ruch JV (1979) Croissance et maturation folliculaire dans l'ovaire pré pubertaire en position normale ou ectopique. J Gynecol Obstet Biol Reprod (Paris) 8: 201-205
28. Minami S, Frautschy SA, Plotsky PM et al. (1990) Facilitatory role of neuropeptide on the onset of puberty: effect of immunoneutralization of neuropeptide Y on the release of LH-releasing hormone. Neuroendocrinology 52: 112
29. Murray S, London S (1995) Management of ovarian cysts in neonates, children and adolescents. Adolesc Pediatr Gynecol 8: 64-70
30. Pelzer V (1991) Der Stellenwert der Ultrasonographie in der Kinder- und Jugendgynäkologie. Gynäkologe 24: 91-96
31. Porcu E, Venturoli S, Magrini O et al. (1987) Circadian variations of luteinizing hormone can have two different profiles in adolescent anovulation. J Clin Endocrinol Metab 65: 488
32. Porcu E, Venturoli S et al. (1988) Ovarie multifolliculari nella postpuberta. Ginecol Infanz Adol 4 (2): 79-82
33. Porcu E, Venturoli S, Flamigni C (1994) Pathophysiology of ovarian development during puberty and adolescence. In: Rey-Stocker I (Hrsg) Kinder- und Adoleszentengynäkologie. Bäbler, Bern, pp 3-44
34. Rey-Stocker I, Zufferey MM et al. (1980) Contraception hormonale et processus de maturation endocrinienne. In: Netter A (ed) Actualités gynécologiques. Masson Paris, pp 191-200
35. Sanfilippo JS (1993) The editors workshop. Adol Pediatr Gynecol 6: 121-122
36. Santo V (1983) Morphological changes of the human ovary throughout life. In: Serra GB (ed) Comprehensive endocrinology. Raven, New York, pp 57-81
37. Schaison G (1989) Perturbations hypothalamo-hypophysaires au cours des dystrophies ovariennes polycystiques. In: Ed Soc Française de Gynécologie (eds) Dystrophies ovariennes. Masson, Paris, p 29
38. Serra GB (1983) Comprehensive endocrinology. Raven, New York, p 84
39. Starceski PJ, Lee P et al. (1988) Bilateral ovarian pathology and torsion in infancy. Adolesc Pediatr Gynecol 1: 199-201
40. Talbert LM, Hammond MG, Groff T, Udry JR (1985) Relationship of age and pubertal development to ovulation in adolescent girls. Obstet Gynecol 66: 542-544
41. Venturoli S, Porcu E, Fabbri R, Paradisi R, Orsini LF, Flamigni C (1984) Ovaries and menstrual cycles in adolescence. Gynecol Obstet Invest 17: 219-222
42. Waldhauser F, Boepple PA, Schemper M et al. (1991) Serum melatonin in central precocious puberty in lower than in age-matched prepubertal children. J Clin Endocrinol Metab 73 (4): 793
43. Wulf KH, Schmidt-Matthiesen H (1988) Gutartige gynäkologische Erkrankungen. In: Klinik der Frauenheilkunde und Geburtshilfe. Urban & Schwarzenberg, München, S 262-263
44. Yen S (1986) Chronic anovulation caused by peripheral endocrine disorders. In: Yen SSC, Jaffe RB (eds) Reproductive endocrinology. Saunders, Philadelphia, pp 442-445
45. Youngo D, Reame N (1985) Psychosomatic obstetric and gynecology. Karger, Basel, pp 30-33

8 Nebenschilddrüsen und Vitamin-D-Stoffwechsel

H. Jüppner, H.-P. Krohn

8.1 Regulierende Hormonsysteme

Die Einführung molekularbiologischer Klonierungs- und Untersuchungsmethoden hat – in einem erstaunlich kurzen Zeitraum – das Verständnis der calciumregulierenden Hormonsysteme in einem außerordentlichen Ausmaß verbessert. Dadurch ist es in vielen Fällen nicht nur möglich geworden, für eine Reihe von Erkrankungen die pathogenetischen Ursachen zu etablieren, sondern auch die biologische und pathophysiologische Bedeutung vieler Hormone besser zu beurteilen. Klinisch-chemische Laborbestimmungen, in Kombination mit der Messung zirkulierender Hormonkonzentrationen und/oder organspezifischer Enzyme, sind auch weiterhin für die Diagnostik endokrinologischer Störungen der Calciumhomöostase meist vollkommen ausreichend. Bei einer wachsenden Zahl von endokrinologischen oder metabolischen Erkrankungen kann es jedoch indiziert sein, molekularbiologische Untersuchungsverfahren hinzuzuziehen. Dadurch ist es in vielen Fällen möglich geworden, die pathophysiologischen Grundlagen der jeweiligen Erkrankung aufzuklären, Verfahren zur pränatalen Diagnostik zu entwickeln, die Prognose einer kongenitalen Erkrankung besser zu beurteilen und ggf. frühzeitig gezielte therapeutische Maßnahmen einzuleiten. Die Aufklärung von zunächst komplex erscheinenden genetischen Erkrankungen hat damit häufig ganz wesentlich zum Verständnis der endokrinologischen Regelkreise und der extraglandulären Manifestationen eines bestimmten Hormon- oder Rezeptordefektes beigetragen.

8.1.1 Calcium- und Phosphathomöostase

Calcium und Phosphat sind für praktisch alle zellulären Stoffwechselvorgänge erforderlich. Meerwasser ist reich an Calcium, während Phosphat in nur unzureichenden Konzentrationen vorhanden ist. Aus diesem Grunde entwickelten maritime Lebewesen effiziente Mechanismen zur Phosphatkonservierung und zur gleichzeitigen Reduktion der extrazellulären Calciumkonzentrationen. Mit dem Beginn von extramaritimen Lebensformen wurden umgekehrte Mechanismen erforderlich, welche die renale Exkretion von Phosphat stimulieren, die intestinale Absorption von Calcium steigern und die renalen Calciumverluste reduzieren. *Parathormon* (PTH) und *Vitamin D* sind die hierfür wichtigsten Hormone [145, 264]. Es gibt inzwischen jedoch auch Hinweise dafür, daß das *PTH-ähnliche Peptid* („PTH-related peptide"; PTHrP) [25] und ein bisher nur unzureichend charakterisiertes, *phosphaturisch wirkendes Hormon* [40, 66] für die Regulation der Calcium- und Phosphathomöostase von Bedeutung sind.

Die Produktion des aktiven Vitamin-D-Metaboliten, 1,25-Vitamin D, erfolgt unter der direkten Kontrolle von Phosphat und PTH. Niedrige extrazelluläre Phosphatkonzentrationen und erhöhte Plasmakonzentrationen von PTH steigern die renale 1α-Hydroxylase und stimulieren so indirekt über die vermehrte Produktion von 1,25-Vitamin D die intestinale Absorption von Calcium und Phosphat. Über direkte Mechanismen reduziert PTH außerdem die renalen Calciumverluste und steigert die renale Phosphatsekretion. Umgekehrt inhibiert 1,25-Vitamin D im Sinne einer Feedbackregulation die glanduläre Synthese und Sekretion von PTH, d. h. die Produktion und z. T. auch die Wirkung des einen Hormons wird damit durch das jeweils andere kontrolliert.

Neben der bekannten Wirkung von Vitamin D und PTH, gibt es, wie bereits erwähnt, auch Hinweise dafür, daß zumindest 2 weitere Hormonsysteme an der Regulation der Calcium- und Phosphathomöostase beteiligt sind. Das PTHrP steigert den transplazentaren Transport von Calcium und ist damit zumindest pränatal maßgeblich an der Regulation der extrazellulären Calciumkonzentrationen beteiligt. Prä- und postnatal hat PTHrP aber auch einen wichtigen Einfluß auf die Proliferation und Differenzierung von Chondrozyten des metaphysären Wachstumsknorpels und beeinflußt damit maßgeblich das Längenwachstum. Ähnlich wie viele andere Wachstumsfaktoren wurde PTHrP zunächst aus verschiedenen Tumoren isoliert, die zum Syndrom der humoralen Hyperkalzämie bei malignen Erkrankungen führen [180]. Bei betroffenen Patienten kommt es, trotz meist niedriger oder nicht meßbarer PTH-Konzentrationen in der Blutzirkulation, zu ausgeprägter Hyperkalzämie und Hypophosphatämie und einer erhöhten renalen Exkretion von cAMP [269].

Nachfolgende Untersuchungen zeigten, daß PTHrP vermehrt in der Zirkulation nachweisbar ist [39], und daß die PTHrP-mRNA im jeweiligen Tumorgewebe in hohen Konzentrationen zu finden ist [25]. Die mRNA dieses Peptids wurde jedoch auch in einer Vielzahl von normalen fetalen und adulten Geweben gefunden [25]. Von besonderem Interesse ist dabei der Befund, daß es mit Beginn der Laktation zu einem dramatischen Anstieg der PTHrP-mRNA-Konzentrationen im Mammagewebe kommt [277], und daß enorm hohe PTHrP-Konzentrationen in Muttermilch zu finden sind [39]. Dies deutete bereits frühzeitig darauf hin, daß PTHrP, neben seiner pathophysiologischen Bedeutung bei Tumorerkrankungen, auch physiologisch wichtige Funktionen übernimmt.

Diese Funktionen betreffen insbesondere die Embryonal- und Fetalentwicklung, wo PTHrP offensichtlich von besonderer Bedeutung ist. Gentechnisch manipulierte Mäuse, denen beide Allele des PTHrP-Gens fehlen, sterben aus bisher unbekannten Gründen kurz nach der Geburt und zeigen als auffälligsten Befund erhebliche Störungen in der Knorpelentwicklung [129, 140]. Nachfolgende Untersuchungen haben inzwischen zeigen können, daß PTHrP maßgeblich die Differenzierung und Proliferation von Chondrozyten des metaphysären Wachstumsknorpels beeinflußt [9, 159].

Neben PTHrP gibt es jedoch offensichtlich noch *einen weiteren Faktor*, der in erster Linie an der Regulation des Phosphathaushaltes beteiligt zu sein scheint. Bei seltenen, meist benignen mesenchymalen Tumoren kann es über einen (oder mehrere) humoralen Faktor zu starken renalen Phosphatverlusten kommen, die zum Krankheitsbild der onkogenen, hypophosphatämischen Rachitis führen [40, 66]. Falls dieser Faktor auch von physiologischer Bedeutung ist, könnte er maßgeblich an der Kontrolle der zirkulierenden Phosphatkonzentrationen beteiligt sein.

Tabelle 8.1. Biologische Wirkung von PTH und PTHrP in verschiedenen Geweben (Literatur: [2, 51, 106, 122])

PTH	
Renal	– Steigerung der Phosphatexkretion – Steigerung der Kalziumrückresorption – Steigerung der cAMP-Produktion – Steigerung der 1-α-Hydroxylase – Steigerung der Hydrogencarbonatsekretion – Steigerung der Glucose-6-Phosphat-Dehydrogenase
Ossär	– Steigerung der cAMP-Produktion – Steigerung des Calciumeinstroms – Steigerung der Aktivität der alkalischen Phosphatase in vivo (in Zellkultur auch Inhibition) – Steigerung der Osteokalzinproduktion – Inhibition der Kollagensynthese – Stimulation des Knochenumbaus – Abbau der kortikalen und trabekulären Knochenmasse bei kontinuierlicher Applikation – Zunahme der trabekulären Knochenmasse bei intermittierender Applikation
Leber	– Stimulation der hepatischen Adenylcyclase
Hämatologisch	– Mitogene Wirkung auf Thymozyten – Bindung an spezifische Rezeptoren auf Lymphozyten und Stimulation der Adenylcyclase
Herz	– Positiv chronotrope Wirkung (in Gewebekultur)
Gefäßsystem	– Vasodilatatorische und hypotensive Wirkung
Chondrozyten	– Mitogene Wirkung (in Gewebekultur)
PTHrP	
Plazenta	– Aktivierung des diaplazentaren, fetusgerichteten Calciumtransportes (nur durch weitgehend intaktes PTHrP, keine Wirkung durch aminoterminales PTH oder PTHrP)
Fetale Organe	– Histologisch nachgewiesen, Funktion nicht geklärt

8.1.1.1 Parathormon und „parathormone-related peptide"

PTH und PTHrP sind ähnliche Peptide, deren Gene eine vergleichbare Organisation aufweisen und auf den phylogenetisch eng verwandten Chromosomen 11 und 12 zu finden sind (Abb. 8.1) [25]. Dies deutet darauf hin, daß beide Peptide im Rahmen der Evolution aus vermutlich *einem* gemeinsamen Vorläufermolekül hervorgegangen sind. In der Folge haben beide Peptide wahrscheinlich aber völlig unterschiedliche biologische Funktionen übernommen, und lediglich die Wirkungen der aminoterminalen Hormonanteile werden über einen gemeinsamen Rezeptor vermittelt [3, 23, 125]. Spezifische Peptidasen spalten beide Peptide in mehrere Fragmente, die wahrscheinlich gänzlich unterschiedliche biologische Funktionen haben [25, 145]. Im Gegensatz zu den aminoterminalen Peptidanteilen, die an den gemeinsamen PTH-/PTHrP-Rezeptor binden, wird die biologische Wirkung der mittregionalen oder carboxylterminalen Fragmente

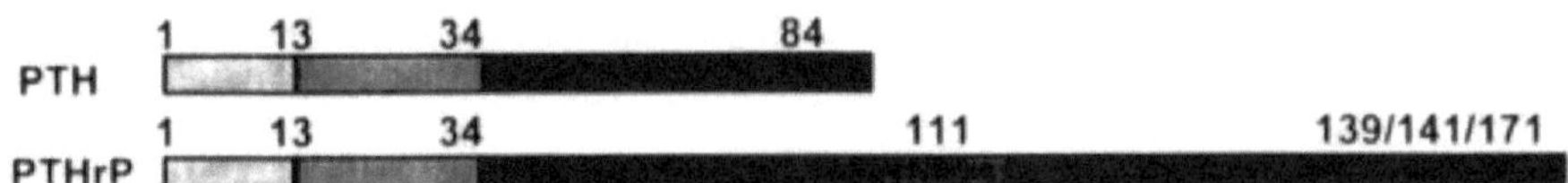

Abb. 8.1. Strukturelle Verwandtschaft von PTH und PTHrP

von PTH und PTHrP vermutlich über weitere, nur teilweise charakterisierte Rezeptorproteine und cAMP-unabhängige Effektoren vermittelt [119, 204, 297]. Am wichtigsten erscheint dabei, daß der diaplazentare Calciumtransport, wie bei verschiedenen Versuchstieren nachgewiesen, durch mittregionale, aber nicht durch aminoterminale Fragmente von PTHrP aktiviert bzw. wiederhergestellt wird (Tabelle 8.1) [140, 180].

8.1.1.2
Rezeptor für PTH und PTHrP

Die biologische Wirkung der aminoterminalen Anteile von PTH und PTHrP wird über einen gemeinsamen *PTH-/PTHrP-Rezeptor* vermittelt (Abb. 8.2). Dieser G-Protein-gekoppelte Rezeptor gehört zu einer erst kürzlich etablierten Familie von Rezeptorproteinen [129] und aktiviert über 2 Second-messenger-Systeme, cAMP und Inositoltriphosphat, die Effektoren Phospholipase A und C [3, 124]. Das Gen des PTH-/PTHrP-Rezeptors befindet sich auf Chromosom 3p [87, 213] und besteht aus mindestens 17 Exons [134, 253]. Vergleichbar mit der fast ubiquitären Expression von PTHrP wird auch der PTH-/PTHrP-Rezeptor in einer Vielzahl von Geweben exprimiert [278, 283]; die höchsten Konzentrationen von PTH-/PTHrP-Rezeptor-mRNA sind jedoch in Niere, Knochen und Wachstumsknorpel zu finden [163, 164, 165, 278, 283].

Ähnlich wie die Entfernung des PTHrP-Gens führt die Ausschaltung der Allele, die den PTH-/PTHrP-Rezeptor kodieren, zu einem embryonal letalen Defekt mit ausgeprägter, prämaturer Kalzifizierung des Wachstumsknorpels [117, 159]. Die Wirkung von PTHrP in den metaphysären Wachstumszonen wird somit über den gemeinsamen PTH-/PTHrP-Rezeptor vermittelt, was die endokrinologischen und radiologischen Befunde bei einer seltenen Erkrankung, der metaphysären Chondrodysplasie Typ Jansen, erklärt [251, 252] (s. auch Tabelle 8.4).

Im Gegensatz zur weitverbreiteten Expression des PTH-/PTHrP-Rezeptors konnte die mRNA eines erst kürzlich identifizierten 2. PTH-Rezeptors bisher nur in Plazenta, Hypothalamus und Pankreas nachgewiesen werden (s. Abb. 8.2) [284]. Dieser sog. *PTH-2-Rezeptor* ist dem PTH-/PTHrP-Rezeptor nahe verwandt, mediiert jedoch lediglich die biologische Information von PTH, nicht die von PTHrP. Biologische Funktionen, die von diesem PTH-spezifischen Rezeptor vermittelt werden, sind bisher nicht bekannt. Da die mRNA für PTH aber kürzlich in hypothalamischem Gewebe nachgewiesen werden konnte [201], erscheint es denkbar, daß der PTH-2-Rezeptor eine bisher ungeklärte Funktion im zentralen Nervensystem übernimmt.

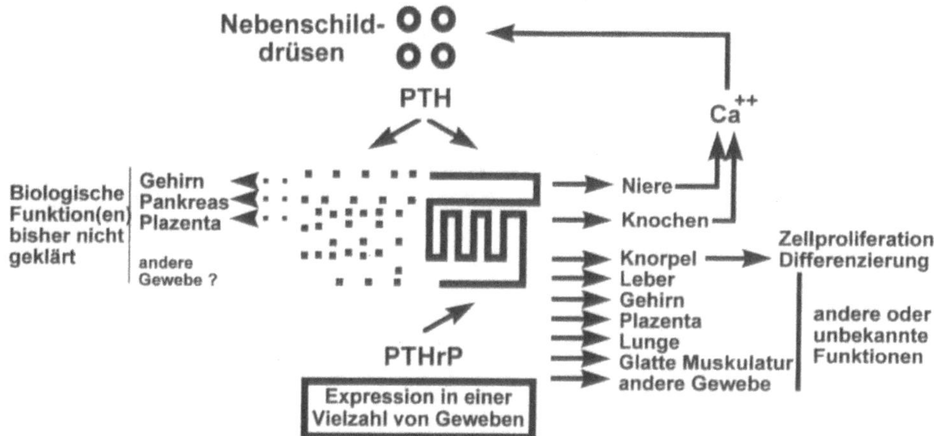

Abb. 8.2. Biologische Funktionen des PTH/PTHrP-Rezeptors und des PTH-2-Rezeptors. PTH, welches von den Nebenschilddrüsen sezerniert wird, aktiviert zwei unterschiedliche Rezeptoren, den PTH/PTHrP-Rezeptor und den PTH-2-Rezeptor. Über den in Niere und Knochen exprimierten PTH/PTHrP-Rezeptor vermittelt PTH seine endokrine Wirkung auf den Calcium- und Phosphatstoffwechsel. In den meisten anderen Geweben (Knorpel, Leber, Gehirn etc.) wird der PTH/PTHrP-Rezeptor vermutlich nur durch PTHrP, welches in einer Vielzahl von Geweben zu finden ist, aktiviert. Die Aktivierung des PTH-2-Rezeptors, welcher nur in wenigen Geweben exprimiert wird, erfolgt lediglich durch PTH: die biologische Bedeutung dieses Rezeptors ist bisher nicht geklärt

8.1.1.3 Regulation der PTH-Sekretion

PTH wird als *Präpro-PTH* in den Nebenschilddrüsen synthetisiert; in die Blutzirkulation wird jedoch lediglich *PTH (1–84)* sezerniert (Abb. 8.3). *Calcium* ist der wichtigste Regulator der PTH-Synthese und -Sekretion, obwohl andere Substanzen wie Vitamin D und Phosphat ebenfalls wichtige regulatorische Funktionen übernehmen [264]. Mit Reduktion der extrazellulären Calciumkonzentrationen steigen die zirkulierenden PTH-Konzentrationen, während bei Hyperkalzämie die PTH-Produktion auf ein Minimum reduziert wird [32]. Die Abhängigkeit der PTH-Sekretion vom extrazellulären Calciumgehalt wird über einen *Calciumsensor* mediiert, dessen cDNA kürzlich isoliert werden konnte [33]. Dieser Sensor der extrazellulären Calciumkonzentrationen ist ebenfalls ein *G-Protein-gekoppelter Rezeptor*, der, ähnlich wie andere Rezeptoren, 7 hydrophobe Segmente aufweist und an den „second messenger" Inositoltriphosphat gekoppelt ist (Abb. 8.4). Die mRNA des Sensors wird vorwiegend in den Nebenschilddrüsen und im distalen Nierentubulus gefunden [33]. Eine erstaunliche Vielzahl von unterschiedlichen Mutationen, welche die Funktion des Calciumsensors z. T. stark modifizieren, konnte inzwischen bei 3 Erkrankungen dokumentiert werden: bei der familiären hypokalziurischen Hyperkalzämie (FHH), beim neonatalen Hyperparathyreoidismus (der homozygoten Form von FHH) und bei einer familiären Form des Hypoparathyreoidismus [104, 214, 220, 221] (s. auch Tabelle 8.4).

Ähnlich wie die extrazellären Calciumkonzentrationen hat auch 1,25-Vitamin D einen wichtigen regulatorischen Einfluß auf die Synthese und die Sekretion von PTH [264]. 1,25-Vitamin D und seine nichthyperkalzämischen Analoga reduzieren die PTH-Sekretion. Mutationen in den kodierenden Exons des Vitamin-D-Rezeptor-Gens, die zur Entstehung von bestimmten Hyperparathyreoidismusformen beitragen können,

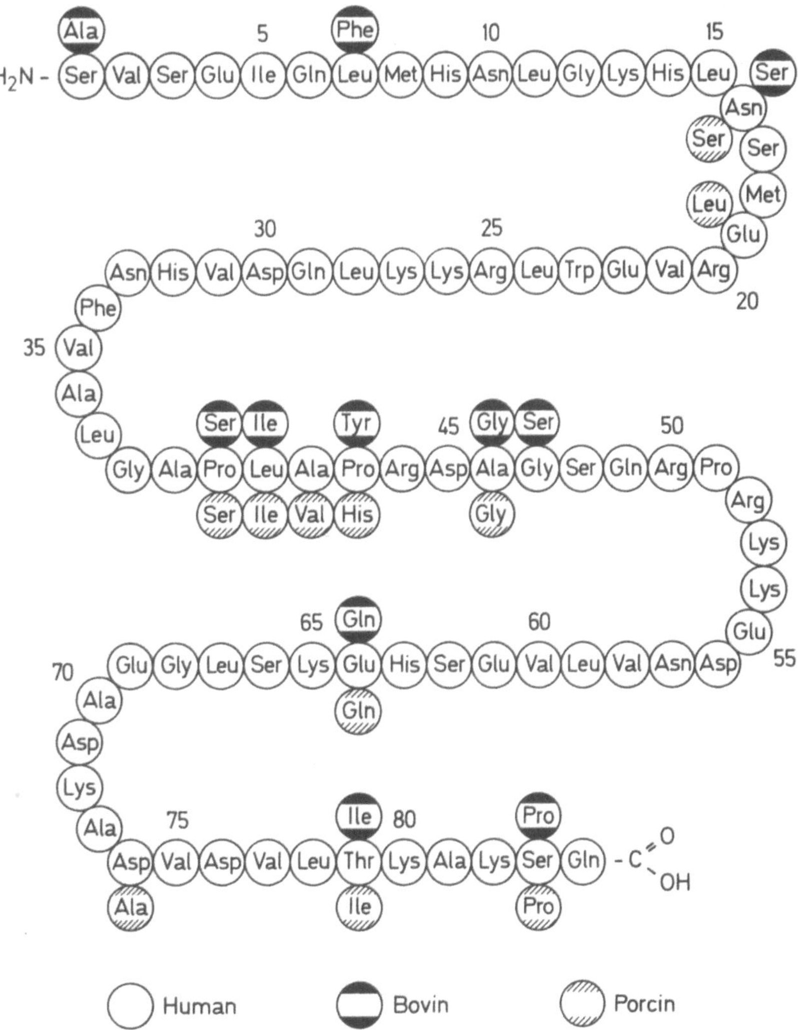

Abb. 8.3. Aminosäurensequenz des menschlichen, des bovinen und des porcinen Parathormonmoleküls

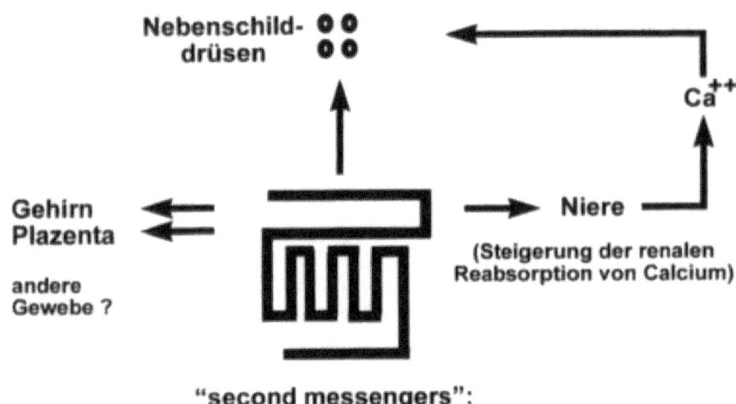

Abb. 8.4. Funktion des Calciumsensors in der Regulation der renalen Calciumreabsorption, der PTH-Synthese und -Sekretion

sind jedoch bisher ausgeschlossen worden [295]. Interessanterweise konnte jedoch kürzlich gezeigt werden, daß der *b/b*-Genotyp eines polymorphen Markers im Vitamin-D-Rezeptor-Gen besonders häufig bei Patienten mit primärem Hyperparathyreoidismus auftritt [42].

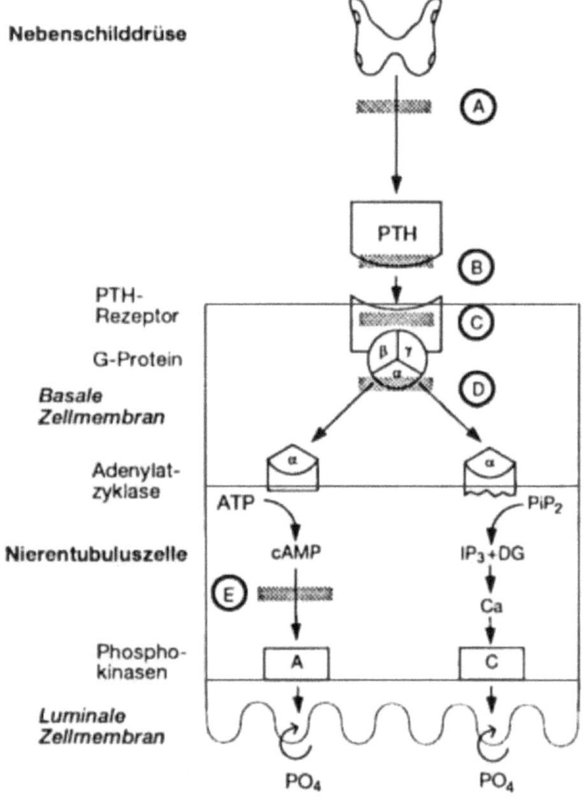

Abb. 8.5. PTH-Wirkung auf die Nierentubuluszelle und ihre bekannten Störungen. *A* Hypoparathyreoidismus infolge gestörter Sekretion von PTH, *B* Sekretion des biologisch inaktiven PTH, *C* Pseudohypoparathyreoidismus Typ IB infolge eines blockierten oder gestörten PTH-Rezeptors, *D* Pseudohypoparathyreoidismus Typ IA infolge G-Protein-Mangels, *E* Pseudohypoparathyreoidismus Typ II; *IP_3* Inositoltriphosphat, *DG* Diacylglycerin, *PIP_2* Phosphatidyl-4,5-Inositoldiphosphat (s. hierzu [65, 74, 169, 186, 195, 227])

8.1.1.4
Regulation der Synthese und Sekretion von PTHrP

Im Gegensatz zu der eingehend untersuchten Regulation der PTH-Sekretion sind die Mechanismen, welche die Synthese und Sekretion von PTHrP kontrollieren, nur unzureichend verstanden. Die PTHrP-mRNA konnte, wie bereits erwähnt, in einer Vielzahl von fetalen und adulten Geweben nachgewiesen werden [25]. Es ist daher anzunehmen, daß PTHrP nur bei bestimmten Tumorerkrankungen eine PTH-ähnliche endokrine Funktion übernimmt. Physiologisch scheint PTHrP eher eine *auto- bzw. parakrine Funktion als Wachstumsfaktor* zu haben (Abb. 8.5).

Über unterschiedliche Promotoren erfolgt in verschiedenen Geweben die Synthese von 3 verschiedenen *molekularen Formen von PTHrP* (Aminosäurensequenzen 1–139, 1–141 oder 1–173) (s. Abb. 8.1). Diese Peptide werden in Abhängigkeit vom jeweiligen Zelltyp in aminoterminale und mitt- bzw. carboxylterminale Fragmente metabolisiert [269]. Während das aminoterminale PTHrP-Fragment seine physiologische auto- bzw. parakrine Wirkung über den gemeinsamen PTH-/PTHrP-Rezeptor vermittelt [35, 128], und daher in vitro *und* in vivo ähnliche biologische Aktivität aufweist [69, 78], ist die biologische Funktion des mitt- bzw. carboxylterminalen PTHrP-Anteils nur unzureichend untersucht. Gesichert erscheint lediglich, daß mittregionales PTHrP, vermutlich über die „second messenger" Calcium und Inositoltriphosphat [205], den diaplazentaren Calciumtransport steigert und damit u. U. für die relative, fetale Hyperkalzämie von Bedeutung ist [8, 140, 180].

8.1.2
Calcitonin und verwandte Peptide

Die biologische Bedeutung von *Calcitonin, „calcitonin gene-related peptide“* (CGRP) und *Amylin* ist bisher weitgehend ungeklärt. Die wichtigste pharmakologische Wirkung von Calcitonin besteht in der Inhibition der Knochenresorption, die über spezifische Rezeptoren vermittelt wird und zu einer dosisabhängigen Reduktion der Osteoklastenmotilität führt [14, 47, 48, 176]. Therapeutisch wird dieser Effekt für die Behandlung von Morbus Paget und hyperkalzämischen Krisen ausgenutzt. Häufig kommt es jedoch nur kurzfristig zu einer Reduktion des Knochenumsatzes. Weitere Funktionen von Calcitonin umfassen die Stimulation der renalen 1α-Hydroxylase und die Steigerung der renalen Exkretion von verschiedenen mono- und bivalenten Ionen [130]. CGRP und Amylin haben eine dem Calcitonin ähnliche Wirkung auf die Aktivität von Osteoklasten; zusätzlich besitzen diese Peptide jedoch eine vasodilatorische Wirkung und sind wahrscheinlich als Neurotransmitter von Bedeutung [55].

Die *Wirkung von Calcitonin* wird über einen G-Protein-gekoppelten Rezeptor vermittelt, der zu der gleichen Proteinfamilie wie der PTH-/PTHrP-Rezeptor gehört [128, 173]. Verschiedene Splicingvarianten dieses Rezeptors zeigen eine unterschiedliche Selektivität für verschiedene Agonisten und aktivieren mit z. T. unterschiedlicher Effizienz die Produktion von cAMP oder Inositoltriphosphat [185, 257, 261]. Das Gen, das den Calcitoninrezeptor kodiert, befindet sich auf Chromosom 7q. Interessanterweise konnte gezeigt werden, daß bei Patienten mit Williams-Beuren-Syndrom (WBS) und einer autosomal-dominanten Form der supravalvulären Aortenstenose (SVAS) eine heterozygote Deletion in unmittelbarer Umgebung dieses genetischen Locus zu finden ist [56, 70, 71, 190]. Deletionen von z. T. weniger als 80 Kilobasen wurden bei Patienten mit SVAS beschrieben, während Patienten mit WBS deutlich größere Deletionen aufwiesen. Für 2 Gene in dieser Region, Elastin (*ELN*) und *Lim*-Kinase 1 (*LIMK1*), konnte bereits gezeigt werden, daß die Deletion von nur 1 Allel für einen Teil der klinischen Merkmale des WBS verantwortlich ist [82]. Das Gen des Calcitoninrezeptors ist jedoch nach vorläufigen Befunden auch bei WBS-Patienten mit dokumentierter Hyperkalzämie nicht deletiert [215]. Es erscheint daher wahrscheinlich, daß die Störung der Calciumhomöostase beim WBS nicht mit dem Calcitoninrezeptor zusammenhängt, sondern auf andere genetische Defekte in der Region 7q zurückzuführen ist.

8.1.3
Vitamin D

Vitamin D ist eines der phylogenetisch ältesten Hormone, das zumindest in seinen Vorstufen wahrscheinlich von allen Lebewesen, also auch von Pflanzen und Pilzen, produziert wird und zumindest indirekt bei allen terrestrischen Vertebraten für die Entwicklung und Aufrechterhaltung eines gesunden Skelettsystems erforderlich ist.

8.1.3.1
Historische Daten

Berichte über eine Erkrankung, die mit Knochendeformierungen einhergeht, gibt es seit der Antike. Jedoch erst mit Beginn der industriellen Revolution und der Landflucht in die Industriezentren Europas und Amerikas entwickelte sich die *Rachitis* zur Volksseuche. Bedingt durch den nutritiven Vitamin-D-Mangel sowie die enorme Luftverschmutzung und die beengten Wohnverhältnisse, welche die Sonnenlichtexposition drastisch reduzierten, kam es in den Städten zur Ausbreitung der Erkrankung, während auf dem Lande kaum Fälle von Rachitis registriert wurden. Zu Beginn dieses Jahrhunderts wurde dann erstmals berichtet, daß die Einnahme von Lebertran [108] oder auch die Bestrahlung mit künstlicher Höhensonne zur Ausheilung der Rachitis führt. Dabei wurde bereits erkannt, daß es sich nicht um einen direkten Effekt der UV-Strahlung auf den Knochenstoffwechsel handelt, sondern um eine *über die Haut vermittelte systemische Wirkung* [114]. Nachdem durch Oxidation von Lebertran zunächst gezeigt werden konnte, daß Vitamin A nicht der antirachitische Faktor ist, wurde die neue fettlösliche Substanz Vitamin D genannt. Da Vitamin-D-Vorstufen in Lebensmitteln vorkommen, hatte deren Bestrahlung mit UV-Licht eine ähnlich antirachitische Wirkung wie die direkte Hautbestrahlung oder die Einnahme von Fischleberextrakten. Der Zusatz von Vitamin D_2 oder Vitamin D_3 zu verschiedenen Lebensmitteln und die tägliche Zufuhr von 400–1000 IE (10–25 μg) während des 1. Lebensjahres führte zur fast vollständigen Elimination der Erkrankung in Europa und in Nordamerika, was als eine der größten medizinischen Errungenschaften dieses Jahrhunderts angesehen werden kann [118].

8.1.3.2 Biosynthese und intestinale Absorption

Vitamin D_2 und D_3 haben zumindest beim Menschen eine identische antirachitische Wirkung. Ergosterol pflanzlicher Herkunft ist die biosynthetische Vorstufe von Vitamin D_2, das auch als Ergocalciferol bezeichnet wird. Das 7-Dehydrocholesterol tierischer Herkunft ist die Vorstufe von Vitamin D_3 (Cholecalciferol), das in der Haut durch ultraviolette Bestrahlung (290-315 nm) zunächst in Prävitamin D_3 umgewandelt wird (Tabelle 8.2). Dieser physiologische Prozeß erfolgt bei Erwachsenen überwiegend in der Epidermis. Bei Neugeborenen hingegen erfolgt der enzymatische Schritt wahrscheinlich in der Dermis, die auch höhere Konzentrationen von 7-Dehydrocholesterol enthält als die von Erwachsenen [109, 232]. Unmittelbar nach der Photosynthese von Prävitamin D_3 erfolgt dann die thermale Umwandlung zum Vitamin D_3, das gebunden an das *Vitamin-D-bindende Protein* (DBP) in die Blutzirkulation gelangt [110]. Auch bei kontinuierlicher UV-Exposition werden jedoch maximal lediglich ca. 20% in Prävitamin D_3 umgewandelt. Reversibel entstehen zusätzlich auch Lumisterol 3 und Tachysterol 3. Da beide Produkte jedoch eine nur sehr geringe Affinität für das DBP aufweisen, werden nur unwesentliche Konzentrationen beider Substanzen in die Zirkulation abgegeben. Durch diesen *endogenen Schutzmechanismus* führt auch lang anhaltende Sonneneinstrahlung nicht zur Vergiftung mit Vitamin D.

Nach der Nahrungsaufnahme wird Vitamin D in der Chylomikronenfraktion angereichert und erreicht über das Lymphsystem die Blutzirkulation. Bei intestinalen Malabsorptionssyndromen und bei unzureichender Galleproduktion mit Absorptionsstörung von fettlöslichen Vitaminen kann es daher zum Vitamin-D-Mangel kommen [109].

8.1.3.3 Metabolismus

Nachdem das Vitamin D aus der Haut oder der Nahrung in die Blutzirkulation gelangt ist, wird es zunächst in der Leber angereichert und in das *25-Hydroxyvitamin D* (25-OHD[1]) umgewandelt (Tabelle 8.3). Dieser Hydroxylierungsprozeß scheint durch Vitamin D, 25-OHD_3 und 1,25-$(OH)_2D_3$ inhibierbar zu sein [19]; eine entscheidende regulatorische Kontrolle wird aber als eher unwahrscheinlich angesehen (Abb. 8.6) [232, 233]. Die Halbwertszeit von zirkulie-

[1] 25-Hydroxycholecalciferol: 25-OHD; 1,25-Dihydrocholecalciferol: 1,25-$(OH)_2D$; 24,25-Dihydrocholecalciferol: 24,25-$(OH)_2D$.

Tabelle 8.2. Biosynthese und Charakteristika der wichtigsten Vitamin-D-Metaboliten (Literatur: [93, 109, 110])

Ergosterol (Provitamin D_2) (Pflanzlicher Herkunft)	→ Prävitamin D_2	→ Vitamin D_2 (Ergocalciferol)	→ 25-OHD	→ 1,25-$(OH)_2D$
7-Dehydro-cholesterol (Provitamin D_3) (Tierischer Herkunft)	→ Prävitamin D_3	→ Vitamin D_3 (Cholecalciferol)		
Halbwertszeit (in gesunden, erwachsenen Probanden)			2-3 Wochen	1,5 Tage
Umsatz bzw. täglicher Bedarf bei Erwachsenen		(10 µg = 400 IE)		500 ng/Tag
Konzentration im Serum		0,2-20 ng/ml (gewöhnlich ist keine Unterscheidung zwischen D_2 und D_3 bzw. den Metaboliten möglich)	8-55 ng/ml	10-70 pg/ml
Bemerkungen	Ohne antirachitische Wirkung	Stark abhängig von der Aufnahme mit der Nahrung und der Exposition mit Sonnenlicht: wenig hilfreich für die Diagnostik: beide Metaboliten haben ähnliche antirachitische Wirkung	Wichtiger Parameter bei Vitamin-D-Mangel und -Intoxikation	Wichtiger Parameter für hereditäre und erworbene Störungen des 25-OHD-Metabolismus

Tabelle 8.3. Zusammenstellung der wichtigsten biologischen Wirkungen von 1,25-$(OH)_2D_3$

Intestinal	Steigerung der Vitamin-D-abhängigen Calciumabsorption, hauptsächlich im Duodenum, Steigerung der Vitamin-D-abhängigen Phosphatabsorption in Jejunum und Ileum, bei Gesunden >60 % von Vitamin D unabhängig Steigerung der Absorption von Al^- (wichtig bei Gabe von Al^- (wichtig bei Gabe von Al^- -haltigen Phosphatbindern bei Niereninsuffizienz)
Renal	Inhibition der 1-α-Hydroxylase, Stimulation der 24-Hydroxylase Steigerung der tubulären Phosphatrückresorption
Ossär	Differenzierung hämatopoetischer Stammzellen zu Osteoklasten, Steigerung der Anzahl der Osteoklasten. Mobilisation von Calcium über eine indirekte Aktivierung von Osteoklasten. Steigerung der Osteokalzinsynthese (Vitamin-K-abhängige-γ-Carboxylierung). *Kein* Hinweis für direkten Einfluß von 1,25-$(OH)_2D_3$ auf die Knochenmineralisation
Nebenschilddrüsen	Inhibition der Zellproliferation, Inhibition der PräProPTH-Gentransskription
Hämatologisch	Differenzierung hämatopoetischer Vorstufen von Makrophagen zu Osteoklasten, Modifikation immunkompetenter Zellen

rendem 25-OHD beträgt beim Menschen ca. 2–3 Wochen. Erst nach Hydroxylierung durch die renale 1α-Hydroxylase entsteht der *biologisch aktive Vitamin-D-Metabolit*, das 1,25-$(OH)_2D_3$. Dieses Enzym befindet sich in 2 Abschnitten des proximalen Tubulus. Die Stimulation erfolgt durch PTH sowie durch niedrige, intrazelluläre Konzentrationen von Phosphat; 1,25-$(OH)_2D_3$ inhibiert die Enzymaktivität [232]. Neben der Niere können auch andere Gewebe, z. B. Plazenta, Knochenzellen und neonatale Keratinozyten, lokal 25-OHD in 1,25-$(OH)_2D$ umwandeln, was eine auto- oder parakrine Funktion dieses Hormons vermuten läßt [110]. Ein Einfluß auf den maternal-fetalen Transport von Calcium scheint ausgeschlossen [28].

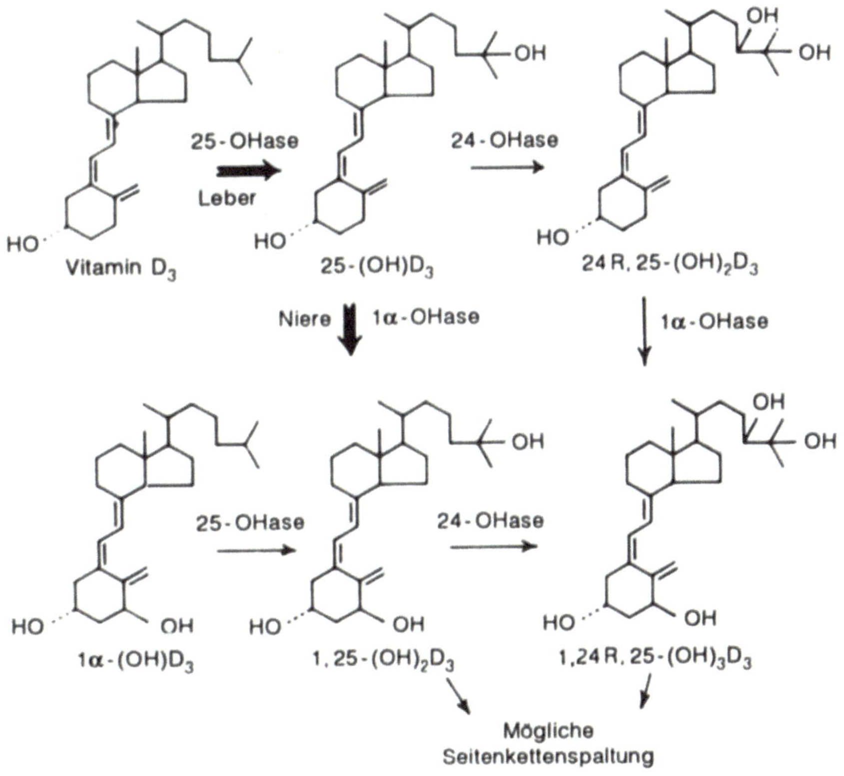

Abb. 8.6. Weiterer Stoffwechsel von Vitamin D_3 und 25-Cholecalciferol durch das Nierenenzym 1α-Hydroxylase und durch eine 24-Hydroxylase; *OHase* Hydroxylase. (Nach Haussler u. McCain 1977 [101])

Im Rahmen von granulomatösen Erkrankungen wird eine vermehrte ektope Produktion von 1,25-$(OH)_2D$ beobachtet, die zur Hyperkalzämie und -urie führt [184, 209, 232]. Zunächst war angenommen worden, daß eine defekte Regulation der renalen 1α-Hydroxylase für die erhöhten Konzentrationen von 1,25-$(OH)_2D$ verantwortlich ist. Inzwischen konnte jedoch gezeigt werden, daß alveoläre und peritoneale Makrophagen in vitro unter bestimmten Bedingungen vermehrt 25-OHD in 1,25-$(OH)_2D$ metabolisieren [4, 102, 233].

Die *biologische Aktivität* von 1,25-$(OH)_2D_3$ ist 500- bis 1000fach stärker als die von Vitamin D [110, 232]. Die Halbwertszeit in der Blutzirkulation beträgt bei gesunden Erwachsenen ca. 1,5 Tage. Zu beachten ist jedoch, daß auch 1,25-$(OH)_2D_3$ trotz mehrfacher Hydroxylierung als *fettlösliches Hormon* im Gewebe gelagert werden kann, wodurch sich die biologische Verfügbarkeit u. U. deutlich verlängern kann.

25-OHD_3 wird aber auch in andere Metaboliten umgewandelt (bisher bekannt sind ca. 30 Metaboliten) [109, 232], wovon hier nur das 24,25-$(OH)_2D_3$ erwähnt werden soll, das die Metabolisierung von 1,25-$(OH)_2D_3$ beschleunigt [296] und anscheinend an der Mineralisation von neu synthetisierter Matrix beteiligt ist [203, 206]. Die 24-Hydroxylase ist nicht nur im proximalen Tubulussystem der Niere lokalisiert, sondern auch in den meisten anderen Geweben und Zellen, die in der Lage sind, Rezeptoren für 1,25-$(OH)_2D_3$ zu exprimieren. Das Enzym wird vorwiegend durch 1,25-$(OH)_2D_3$ stimuliert [232]. Die biologische Funktion von 24,25-$(OH)_2D_3$ ist bisher nicht hinreichend geklärt.

8.1.3.4
Biologische Wirkung

1,25-$(OH)_2D$ ist trotz der sequentiellen Hydroxylierung noch relativ hydrophob und vermittelt daher seine biologische Information ähnlich wie die Steroidhormone. Wahrscheinlich passiert lediglich das freie, nicht an DBP gebundene Hormon die Zellmembran. Intrazellulär erfolgt dann die Bindung an ein monomeres Rezeptorprotein, das zu einer Familie von regulatorisch wirksamen, DNA-bindenden Proteinen gehört. Ausgeprägte strukturelle und funktionelle Homologien bestehen mit dem Protein des *v-erb-A*-Onkogens sowie mit den Rezeptoren für Steroide, Schilddrüsenhormone und Vitamin-A-Säure [233]. Die gemeinsamen Charakteristika dieser Gruppe von Rezeptoren umfassen:

- eine carboxylterminale Domäne, welche die Bindung des jeweiligen Liganden an das Rezeptorprotein ermöglicht,
- eine DNA-bindende Region sowie
- eine aminoterminale Region, die evolutionsgeschichtlich weniger konserviert blieb als die übrigen Untergruppen der verschiedenen Rezeptoren.

Neben anderen Mechanismen führt die Phosphorylierung des Rezeptors zur Erhöhung der Affinität für DNA, was in der Folge die Änderung der Expression von verschiedenen Vitamin-D-abhängigen Genen bzw. von deren Proteinprodukten ermöglicht. Auch andere Metaboliten binden spezifisch an den Vitamin-D-Rezeptor, wenn auch mit z. T. deutlich niedriger Affinität. Der 2. quantitativ bedeutende Vitamin-D-Metabolit, 24,25-$(OH)_2D_3$, scheint seine biologische Funktion aber über ein eigenes Rezeptorprotein zu vermitteln. Punktmutationen im Vitamin-D-Rezeptor-Gen, die zur Deletion der steroidbindenden Region des Rezeptors führen [115] oder aber die DNA-bindende Region modifizieren, konnten kürzlich als Ursachen für die periphere Resistenz gegenüber 1,25-$(OH)_2D$ identifiziert werden.

Die wesentliche *physiologische Funktion von Vitamin D* ist, ähnlich der von PTH, die Stabilisierung der *Serumcalciumkonzentrationen* im Normalbereich. Dabei dient 1,25-$(OH)_2D$ gemäß seinem relativ trägen Wirkungsmechanismus der längerfristigen Bereitstellung von Calcium, während PTH der Korrektur akuter Veränderungen dient. Entsprechend fördert 1,25-$(OH)_2D_3$ die intestinale Calcium- und Phosphatabsorption, und mobilisiert ossär gelagertes Calcium durch indirekte, osteoklastenvermittelte Stimulation des Knochenabbaus [109]. Der wichtigste, renale Effekt ist die Inhibition der 1α-Hydroxylase mit der daraus resultierenden, verminderten Synthese von 1,25-$(OH)_2D$ [109, 233]. Eine 1,25-$(OH)_2D$-abhängige Steigerung der tubulären Phosphatrückresorption scheint ebenfalls gesichert [109].

Obwohl die Erhaltung von „gesundem" Knochen als die klassische Funktion von Vitamin D angesehen wird, hat 1,25-$(OH)_2D$ keinen direkten Einfluß auf die Mineralisation [15, 77, 111]. Sowohl in Tiermodellen als auch bei Patienten mit Vitamin-D-resistenter Rachitis Typ II konnte inzwischen sogar gezeigt werden, daß lediglich die Bereitstellung von genügend Calcium (und Phosphat) für die normale Knochenmineralisation ausreichend ist. Die allgemein übliche Praxis der höherdosierten Vitamin-D-Gabe zur Vermeidung bzw. Heilung der renalen Osteopathie muß daher u. U. überdacht werden [77, 126] – dies insbesondere, weil nicht nur die Absorption von Calcium, sondern auch von Phosphat und Aluminium [63] gefördert wird (s. Tabelle 8.3).

Die meisten Daten lassen vermuten, daß *Osteoklasten* aus einer frühen hämatopoetischen Differenzierungsstufe der Makrophagen entstehen [38, 271]. 1,25-$(OH)_2D_3$ scheint die Differenzierung und Reifung dieser Zellvorstufen zu Osteoklasten zu induzieren

[109,]. Dies erklärt, weshalb von 1,25-$(OH)_2D_3$ lediglich die Osteoklastenanzahl, nicht aber deren individuelle Aktivität erhöht wird, und wird durch das Fehlen von Rezeptoren für 1,25-$(OH)_2D_3$ auf Osteoklasten bestätigt. So können humane Monozyten nach Inkubation mit 1,25-$(OH)_2D_3$ Rezeptoren für dieses Steroid exprimieren, was die Differenzierung in multinukleäre Zellen ermöglicht. Diese sind nunmehr in der Lage, Calcium aus Knochengewebe zu mobilisieren [273]. In ähnlicher Funktion hat 1,25-$(OH)_2D_3$ offensichtlich antiproliferative und differenzierende Eigenschaften auf Hautzellen.

Diese Beobachtung wird gegenwärtig therapeutisch bei Patienten mit Psoriasis genutzt. Die bei dieser Erkrankung typische, weitgehend ungeordnete Hyperproliferation der Epidermis wird auf fehlende oder verminderte 1,25-$(OH)_2D_3$-Rezeptoren zurückgeführt. Die topische oder systemische Applikation von 1,25-$(OH)_2D_3$ kann daher eine deutliche Besserung der Symptomatik bewirken. Insbesondere beim oralen Therapieversuch mit 1,25-$(OH)_2D_3$ besteht jedoch die Gefahr der Hyperkalzämie und -urie, daher sind eine langsame Dosissteigerung und regelmäßige Kontrollen sind erforderlich.

8.2 Erkrankungen mit Leitsymptom Hypokalzämie

Die Stoffwechselbilanz des Calciums ist durch die Aufnahme aus dem Darm, Ein- und Ausschleusung in die Kompartimente des Knochens und die Ausscheidung durch die Nieren gegeben. Hormonregulierend wirken hierauf in erster Linie das Parathormon und die hydroxylierten Vitamin-D-Metabolite. Hypokalzämien liegen daher in der Regel angeborene oder erworbene Defekte in diesen Systemen zugrunde. Pathophysiologisch lassen sie sich in Störungen des Vitamin-D-Haushalts und Störungen der Parathormonbildung, -sekretion und -wirkung am Zielorgan unterteilen. Genetisch fixierte Störungen des Parathormonrezeptors, des calciumsensitiven Rezeptors oder des Vitamin-D-Rezeptors konnten in den letzten Jahren als Ursache verschiedener Erkrankungen mit dem Leitsymptom Hypokalzämie identifiziert werden.

In Tabelle 8.4 sind die Pathogenese und die genetischen Defekte der Erkrankungen mit dem Leitsymptom Hypokalzämie zusammengestellt.

8.2.1 Neugeborenenhypokalzämie

Der Calciumgehalt des Feten wird intrauterin durch mütterliche und kindliche Faktoren reguliert (s. auch 8.1.1.4). Die positive Calciumbilanz des Feten wird durch einen aktiven Calciumtransport in der Plazenta ermöglicht [268]. Kinder gesunder Mütter weisen demnach im Nabelschnurblut und in den ersten Lebensstunden höhere Calciumkonzentrationen im Blut auf als ihre Mütter. Diese Werte fallen jedoch innerhalb der ersten 48 Lebensstunden stark ab. Der Abfall ist um so größer, je unreifer ein Kind ist.

> **!** Als Normalbereich bei reifen Neugeborenen gelten für das Gesamtcalcium unterste Grenzen von 1,75 mmol/l = 7 mg% [135, 175, 282].

Bei der Bewertung der Gesamtcalciumwerte muß berücksichtigt werden, daß die Proteinkonzentration bei Neu- und Frühgeborenen gegenüber derjenigen älterer Kinder vermindert ist und entsprechend dem Diagramm von Nordin der Anteil des nichtionisierten Calciums am Gesamtcalcium abnimmt.

Als *Hypokalzämie* wird ein Abfall der Gesamtcalciumkonzentration unter 1,75 mmol/l (7 mg%) definiert [250]. Bei ca. 3 % aller Neugeborenen wird eine derartige Hypokalzämie gefunden. Die Inzidenz liegt bei Frühgeborenen, Frühgeborenen mit Atemnotsyndrom und Kindern diabetischer Mütter deutlich höher [282].

Pathogenese

Die *„frühe" Neugeborenenhypokalzämie* tritt innerhalb der ersten Lebensstunden bis zum 3. Lebenstag auf. Als Ursache wird eine abrupte Unterbrechung der mütterlichen Calciumzufuhr über die Plazenta und eine vorübergehende Unempfindlichkeit der Niere gegenüber PTH angenommen (Tabelle 8.5). Die *„späte" Form* der Hypokalzämie manifestiert sich innerhalb des 1. Lebensmonats in der Regel nach dem 3. Lebenstag. Ihre Ursache liegt häufig in einem passageren Hypoparathyreoidismus (z. B. beim mütterlichen Hyperparathyreoidismus) und verändertem „set point" der kindlichen Nebenschilddrüse [223, 288]. Malabsorptionssyndrome, die Gabe einer phosphatreichen Milch, Störungen der Vitamin-D-Aufnahme und -Hydroxylierung sowie eine Hypomagnesämie können weitere ursächliche Faktoren darstellen.

Klinik

Die klinischen Symptome der Hypokalzämie in der Neugeborenenperiode sind uncharakteristisch. Hinweise auf eine *gesteigerte neuromuskuläre Erregbarkeit* sind dabei die häufigste klinische Veränderung. Die Kinder fallen durch ihre Zittrigkeit auf; sie reagieren auf geringste Erregungen überschießend, gelegentlich mit Muskelzittern oder Massenbewegungen. Selten wird ein *Laryngospasmus* gefunden. Die im

Tabelle 8.4. Erkrankungen mit dem Leitsymptom Hypokalzämie

Erkrankung	Pathogenese	Lokalisation des genetischen Defekts	Literatur
Vitamin-D-abhängige Störungen			
Vitamin-D-Mangel-Rachitis	Unzureichende Vitamin-D-Zufuhr	–	–
Rachitis bis Malabsorption	Unzureichende Resorption von Vitamin D	–	–
Rachitis bei antikonvulsiver Therapie	Gesteigerter Metabolismus des Vitamin D	–	99, 156
Vitamin-D-abhängige Rachitis	Störung der 25-Hydroxylierung des Vitamin D	?	46
Vitamin-D-resistente Rachitis Typ I	Störung der 1α-Hydroxylierung des Vitamin D	Chromosom 12q13–14	158
Vitamin-D-resistente Rachitis Typ II	Defekt am Vitamin-D-Rezeptor	Mutation des Vitamin-D-Rezeptors am Chromosom 12q13–14	115
Parathormonabhängige Störungen			
Hypoparathyreoidismus bei verschiedenen Syndromen			
Di-George-Syndrom	Genetische Anlagestörung der Nebenschilddrüsen	Chromosom 22q11	45
Kearns-Sayre-Syndrom	Genetische Anlagestörung der Nebenschilddrüsen	–	64
Kenny-Caffy-Syndrom	Genetische Anlagestörung der Nebenschilddrüsen	–	81
Hypoparathyreoidismus mit Taubheit und Nierendysplasie	Autosomal-dominante Anlagestörung der Nebenschilddrüsen	–	22
Hypoparathyreoidismus mit Dysmorphien, Minderwuchs und Entwicklungsstörungen	Autosomal-dominante Anlagestörung der Nebenschilddrüsen	–	107, 235
Idiopathischer Hypoparathyreoidismus (asymptomatische Hypokalzämie)	*Gestörte PTH-Regulation:* autosomal-dominante Mutation des Gens für Präpro-PTH	Chromosom 11q 15.1–15.3	12
	Gestörte PTH-Sekretion: autosomal-rezessive Mutation des Präpro-PTH-Gens	Chromosom 11	210
	Gestörte PTH-Sekretion	X-chromosomal-rezessiv Xq 26–27	275, 292
Erworbener Hypoparathyreoidismus			
Neonataler Hypoparathyreoidismus	Suppression durch mütterlichen Hyperparathyreoidismus	–	223
Ablativer Hypoparathyreoidismus	Postoperativ	–	–
Ablativer Hypoparathyreoidismus	Speicherkrankheiten (Thalassämie, Morbus Wilson), Radiatio, Chemotherapie	–	43, 76
Autoimmunpolyglanduläres Syndrom	Autoimmunerkrankung	?	5
Störungen des calciumsensitiven Rezeptors			
Asymptomatische Hypokalzämie	Aktivierende Mutation des extramembranösen Anteils des calciumsensitiven Rezeptors	Autosomal-dominant	220

Tabelle 8.4. Erkrankungen mit dem Leitsymptom Hypokalzämie (Fortsetzung)

Erkrankung	Pathogenese	Lokalisation des genetischen Defekts	Literatur
Symptomatische Hypokalzämie	Aktivierende Mutation des intramembranösen Anteils des calciumsensitiven Rezeptors	?	179
Gestörte PTH-Wirkung (Pseudohypoparathyreoidismus)			
Pseudohypoparathyreoidismus	Biologisch inaktives PTH	-	197
Pseudohypoparathyreoidismus Typ IA	Intramembranöser Defekt mit Mangel oder Mutation am G_S-Protein	Mutation des GNAS1-Gens auf Chromosom 20q 13.2-3	74, 172, 187
Pseudohypoparathyreoidismus Typ IB	Gewebespezifische Fehlregulation am PTH-/PTHrP-Rezeptor	?	85, 227, 262
Pseudohypoparathyreoidismus Typ II	Postrezeptordefekt der PTH-Übermittlung	?	65
Sonstige Formen der Hypokalzämie			
Neugeborenenhypokalzämie	Anpassungsstörung (PTH-Resistenz)	-	152, 246
Sekundärer Hyperparathyreoidismus als Folge von ...	Nieren-, Leberinsuffizienz, Malabsorptionssyndrom	-	-
Renales Magnesiumverlustsyndrom	Renal-tubuläre Störung	-	238

Tabelle 8.5. Einteilung der Neugeborenenhypokalzämie. (Nach Fanconi [72])

	Frühe Form	Späte Form
Alter	Erste 3 Tage	Erste 3 Wochen
Häufigkeit	+ + +	(+)
Symptome	Gering und selten	Häufig, besonders Krämpfe
Serumphosphat	Altersgemäß normal (1,25–2,0 mmol/l)	Erhöht (>2,0 mmol/l)
Vorkommen	Frühgeborene, Mangelgeborene, Neugeborene diabetischer oder gestotischer Mütter	Mütterlicher Hyperparathyreoidismus, DiGeorge-Syndrom, idiopathisch
Pathogenese	Akuter Ca-Mangel nach Geburt	Transitorischer Hypoparathyreoidismus (?)
Therapie	Ca i.v. oder per os	Ca, Vitamin D, Frauenmilch

späteren Kindesalter typischen Symptome der neuromuskulären Erregbarkeit, das Chvostek- oder Peroneuszeichen, lassen sich bei Neugeborenen mit Hypokalzämie nicht immer auslösen, werden dagegen auch bei Neugeborenen mit normalen Calciumwerten im Serum gefunden. Gelegentlich treten *tonische oder klonisch-tonische Krämpfe* auf. *Unspezifische Erscheinungen*, wie Erbrechen, Ödeme oder Zyanose, werden häufig im Zusammenhang mit einer Hypokalzämie gefunden. Herzrhythmusstörungen mit QT-Verlängerungen können als Folge der verminderten Calciumkonzentration im Serum beobachtet werden.

Diagnostik

Bei der Diagnostik der Neugeborenenhypokalzämie ist die mütterliche Anamnese (Hyperparathyreoidismus, Lithiumtherapie) von großer Bedeutung. Bei der späten Hypokalzämie sollten neben dem Gesamtcalcium auch das *ionisierte Calcium* [176], zumindest aber *Protein- und Blutgaswerte* bestimmt werden. Die Serummessungen sollten Magnesium, Phosphat, Glucose und alkalische Phosphatase einschließen. Selten ist die Messung des intakten Parathormons und der Vitamin-D-Metabolite erforderlich.

Therapie

Die frühe Neugeborenenhypokalzämie wird symptomatisch durch *Calciumsubstitution* behandelt. Neugeborene, die bereits oral oder per Sonde ernährt werden können, erhalten 25–75 mg elementares Calcium/kg KG/24 h. Das entspricht 5–15 ml 10 %igem Calciumgluconat/kg KG/24 h und wird in 4–12 Einzeldosen tgl. gegeben [31, 72]. Neugeborene, die noch nicht oral ernährt werden können und klinische Erscheinungen der Hypokalzämie zeigen, müssen parenteral mit Calcium substituiert werden.

> ! In der akuten Therapie wird 10 %iges Calciumgluconat unter EKG-Kontrolle langsam i. v. appliziert bis zum Sistieren der Symptomatik. In der Regel werden 1–2 ml 10 %iges Calciumgluconat/kg KG benötigt [72].

Als *Dauersubstitution* zur Prophylaxe der Hypokalzämie werden 35 mg elementares Calcium/kg KG/24 h empfohlen [245, 246], wobei mehrere Einzelinjektionen einer kontinuierlichen Dauerinfusion vorzuziehen sind, da paravenös appliziertes Calcium erhebliche Nekrosen hinterläßt.

Wenn die Hypokalzämie trotz dieser Therapie persistent bleibt, muß an das Vorliegen einer *Hypomagnesämie* oder eines *idiopathischen Hypoparathyreoidismus* gedacht werden. Letztere Erkrankung macht eine frühzeitige hochdosierte Behandlung mit Vitamin D oder seinen Metaboliten erforderlich.

8.2.2 Hypoparathyreoidismus

Die bleibende Unterfunktion der Nebenschilddrüse im Kindesalter ist eine sehr seltene Erkrankung. Sie wird isoliert oder in Kombination mit anderen angeborenen und erworbenen endokrinen Erkrankungen beobachtet.

8.2.2.1 Idiopathischer Hypoparathyreoidismus (Defekt der PTH-Sekretion und -Regulation)

Die *familiäre isolierte Form* des Hypoparathyreoidismus wird selten beschrieben [29]. Der Erbgang ist autosomal-dominant, autosomal-rezessiv oder X-chromosomal-rezessiv. Die genetische Störung beim X-chromosomalen Erbgang wird auf dem langen Arm des X-Chromosoms in der Region XQ26 bis XQ27 angenommen [275]. Bei der autosomal-dominanten und -rezessiven Form des Hypoparathyreoidismus wird die Störung auf dem kurzen Arm von Chromosom 11 in der Region, die das Präpro-PTH kodiert vermutet [12, 37, 210]. Die Störungen bestehen entweder in einer nicht angelegten Schilddrüse [292] oder einem Fehlen der Parathormonsekretion bzw. der Sekretion eines biologisch inaktiven Parathormons [186].

Neben der isolierten Form kommt der autosomal-rezessiv vererbte Hypoparathyreoidismus auch als eines der führenden Symptome bei der *autoimmunen polyglandulären Insuffizienz Typ I* (APS, APECED oder Whitacker-Syndrom) vor [5].

Im Zusammenhang mit Störungen der Entwicklung der 3. und 4. Schlundtasche tritt der Hypoparathyreoidismus als *Di-George-Syndrom* in Kombination mit Störungen der zellulären Immunität und Fehlbildungen des Herzens (Aortenbotenanomalien, konotrunkale Anomalien) auf [18, 45, 192].

Sehr selten werden Symptomenkomplexe wie Retinitis pigmentosa, Herzrhythmusstörungen und Hypoparathyreoidismus (Kearns-Sayre-Syndrom) [64] oder Wachstumsretardierung, Osteopetrose und Hypoparathyreoidismus (Kenny-Caffey-Syndrom) [73, 81] oder Taubheit, Nierendysplasie und Hypoparathyreoidismus [22] beschrieben [107, 235].

8.2.2.2 Erworbener Hypoparathyreoidismus

Ein Hypoparathyreoidismus als *Operationsfolge* ist im Kindesalter extrem selten, da Thyreoidektomien und Parathyreoidektomien im Kindesalter nur bei ganz speziellen Indikationen, wie Schilddrüsenkarzinom (MEN I) oder autonomer Hyperparathyreoidismus, durchgeführt werden. Eine Nebenschilddrüsenunterfunktion wird bei einigen *Speicherkrankheiten* als Folge z. B. der Kupfereinlagerung bei Morbus Wilson [43, 60] oder der Eisenspeicherung bei Thalassämie [76] beschrieben. Im Zusammenhang mit *schweren Septitiden* oder der *HIV-Infektion* [166] wurde über einen erworbenen Hypoparathyreoidismus berichtet. Bei Patienten mit Tumorkrankheiten kann eine Nebenschilddrüseninsuffizienz sowohl durch *Tumorinfiltration* oder *Metastasen* als auch durch *Therapiefolgen* [Bestrahlung oder zytostatische Therapie (Asparaginase)] auftreten. Zytostatika wie Cisplatin können über den Magnesiumverlust eine Funktionsstörung der Nebenschilddrüse bewirken.

Klinik

Die klinischen Symptome der Erkrankung lassen sich in Symptome der *Hypokalzämie* und des *Parathormonmangels* unterteilen. Es kommt zu Anzeichen der gesteigerten neuromuskulären Erregbarkeit und zu

Veränderungen an ektodermalen Geweben (s. folgende Übersicht).

Symptomatik des Hypoparathyreoidismus
- Klinik
  - Zeichen der gesteigerten neuromuskulären Erregbarkeit
  - Hypokalzämische Myopathie
  - Störungen an ektodermalen Geweben (Haut, Haare, Nägel, Zähne)
  - Katarakt
  - Extraossäre Verkalkungen
- Labor
  - Hypokalzämie, Hyperphosphatämie
  - Hypokalziurie
  - Hypoparathormonämie
  - Niedrige Serumkonzentrationen und Urinausscheidung von cAMP
  - Alkalische Phosphatase und Osteocalcin: niedrig bis normal
  - Gebundenes Hydroxyprolin im Urin: niedrig
  - PTH-Belastungstest: positiv

Zeichen der *gesteigerten neuromuskulären Erregbarkeit* sind Tetanie und Krämpfe. Je jünger die Patienten sind, desto häufiger treten Krämpfe auf und desto seltener zeigt sich eine Tetanie. Die Krampfanfälle können sich in Form eines generalisierten Grand-mal-Leidens, eines Petit-mal-Leidens oder in Form von fokalen Krampfanfällen äußern. Im EEG sind sie von genuinen Anfällen nicht zu unterscheiden. Der Anfall tritt spontan auf, kann aber auch durch sensorische Reize oder durch Hyperventilation ausgelöst werden. Bei älteren Kindern werden auch tetanische Zustände beobachtet, die durch eine Aura von Parästhesien, Schmerzen und allgemeinem Unwohlsein eingeleitet werden.

Typisches Merkmal der *manifesten Tetanie* sind die *Karpopedalspasmen*. Hierbei wird der Arm in Ellenbogen, Handwurzelgelenk und in den Fingergrundgelenken gebeugt bei gleichzeitiger Streckung der kleinen Fingergelenke. Der Daumen wird im Grundgelenk nach palmar gebeugt. Bei Säuglingen wird die Hand gelegentlich auch zur Faust geschlossen. Die Kontraktion der Gesichtsmuskulatur führt zum Bild des Karpfenmundes mit kontrahierter Oberlippe und herabhängenden Mundwinkeln. Gefürchtet ist das Auftreten eines Stridor und Laryngospasmus.

Eine *latente Tetanie* kann durch verschiedene *Provokationsuntersuchungen* nachgewiesen werden. Eine Hyperventilation läßt latente Tetaniezeichen manifest werden. Das *Chvostek-Zeichen*, eine Kontraktion der Muskulatur im Bereich der Fazialisäste nach mechanischer Reizung des Nervus facialis unmittelbar vor dem äußeren Gehörgang, weist beim älteren Kind auf eine Hypokalzämie hin, beim Neugeborenen kann es noch physiologisch auftreten. Beim *Trousseau-Phänomen* wird eine Blutdruckmanschette am Unterarm angelegt und bis eben unterhalb des systolischen Drucks aufgepumpt. Es stellen sich daraufhin Karpopedalspasmen ein. Als *Peroneuszeichen* wird das Anheben des Vorderfußes nach mechanischer Reizung des Nervus peroneus direkt hinter dem Fibulaköpfchen bezeichnet.

Eine hypokalzämische Myopathie kann durch eine allgemeine Hypotonie mit herabgesetzten Muskeldehnungsreflexen und Erhöhung der CPK imponieren [150].

Auf die Reizbildung und Erregungsleitung des Herzens hat die Hypokalzämie ebenfalls Auswirkungen. So finden sich im *EKG* Veränderungen in Form von QT-Verlängerungen und gelegentlich T-Inversionen. Bei einzelnen Patienten wird vom Auftreten einer Herzinsuffizienz als Folge von Hypokalzämie berichtet [54]. Eine Folge der Irritabilität des Darms kann in anhaltenden Durchfällen und Darmspasmen bestehen.

Im Rahmen des Hypoparathyreoidismus entstehen – wohl als Folge der chronischen Hypokalzämie – *trophische Störungen* an zahlreichen ektodermalen Geweben. Die Haut wird spröde, trocken und rissig; es entwickeln sich häufig Ekzeme und Dermatiden. Die Nägel an Händen und Füßen zeichnen sich durch besondere Brüchigkeit und die Ausbildung von quer verlaufenden Rillen aus. Auffallend häufig werden Nagelinfektionen mit Candida albicans gefunden. Die Haare, sowohl das Haupthaar als auch die Haare an anderen Körperpartien, können teilweise oder vollständig ausfallen. Bei den angeborenen Erkrankungen mit Hypokalzämie finden sich auch Zahnveränderungen, auffallend kariöse Zähne mit deutlichen Zahnschmelzhypoplasien in Form von Querrillen. Der Zahndurchbruch selber erfolgt bei Patienten mit Hypoparathyreoidismus spät, der Zahnverlust sehr frühzeitig. Im extraossären Gewebe, z. B. in den Bindehäuten und Skleren, kommt es gelegentlich zu Kalkablagerungen. In diesem Fall klagen die Patienten über häufigen Tränenfluß und weisen Gefäßinjektionen der Konjunktiven auf. Die Ausbildung eines Katarakts ist stets beidseitig und beginnt bei kleinen Kindern gelegentlich zentral, sonst in der vorderen oder hinteren Linsenkapsel. Ihre Pathogenese ist bisher nicht geklärt.

Diagnostik

Röntgenbefunde

Hinweise auf einen verminderten Einfluß von Parathormon am Knochen finden sich radiologisch in Form einer *vermehrten Knochenmineralisation*. An den langen Röhrenknochen, aber auch am Schädel läßt sich eine Hyperostose beobachten, die mit einer Periostverdickung und Zunahme der Verdickung der Corticalis und der Spongiosabälkchen einhergeht. Bei älteren Patienten mit chronischem Hypoparathyreoidismus ist die Knochendichte erhöht. Daneben zeigen Röntgenuntersuchungen gelegentlich metastatische Verkalkungen in den Weichteilen. Die Zahnwurzeln sind auffallend kurz. Verkalkungen der basalen Ganglien des Gehirns finden sich besonders im Bereich der Stammganglien. Histologisch sind dies Verkalkungen von hyalinen Ablagerungen im Perivaskularraum und somit deutlich zu unterscheiden von denen bei Hyperparathyreoidismus.

Laborbefunde

Führendes laborchemisches Symptom des Hypoparathyreoidismus ist die *Hypokalzämie*. Die Normwerte für Gesamtcalcium und ionisiertes Calcium schwanken in Abhängigkeit vom Alter.

> ! Bei Erwachsenen, Jugendlichen und Kindern jenseits der Neugeborenenperiode werden eine Gesamtcalciumkonzentration unter 2 mmol/l und des ionisierten Calciums unter 1 mmol/l als Hypokalzämie angenommen.

Sowohl Gesamt- als auch das ionisiertes Calcium werden bei Patienten mit *Hypoparathyreoidismus* vermindert gefunden. Die Calciumausscheidung im Urin ist auffallend niedrig, die Phosphatkonzentration im Serum deutlich erhöht, die Phosphatausscheidung im Urin normal. Die alkalische Phosphatase im Serum liegt im Normbereich. Das intakte PTH im Serum wird ebenso wie die übrigen Parathormonpeptide unterhalb der Nachweisgrenze oder im unteren Normbereich gefunden. Auch die Ausscheidung von cAMP im Urin ist niedrig, läßt sich aber durch die Zufuhr von exogenem Parathormon ebenso wie die Phosphatausscheidung steigern. Die Serumkonzentrationen für Magnesium sind häufig vermindert. Als Ausdruck des gestörten Knochenumsatzes ist die Konzentration des Osteocalcins im Serum genauso verringert wie die Ausscheidung von gebundenem Hydroxyprolin im Urin. Die Konzentration der Vitamin-D-Metabolite entspricht für das 25-OHD dem Ausmaß der Vitamin-D-Versorgung des Patienten, während die Konzentration für 1,25-$(OH)_2D$ aufgrund der mangelnden Parathormonstimulation der 1α-Hydroxylase vermindert ist.

Therapie

Die mangelnde Sekretion von PTH wird bisher *nicht routinemäßig* durch *Substitution von PTH* ausgeglichen. Ziel der Therapie muß es daher sein, die Normalisierung der Serumcalciumkonzentration zu erreichen. Dieses gelingt gelegentlich durch die direkte *Substitution von Calcium* in Form von Calciumgluconat parenteral oder oral. Zum anderen wird die enterale Calciumresorption und die Calciumutilisation aus dem Knochen durch eine *hochdosierte Behandlung mit Vitamin D* oder seinen Metaboliten gefördert und so langfristig die Hypokalzämie ausgeglichen. Vitamin D_3 kann hierbei ebenso zur Therapie eingesetzt werden wie seine Metabolite 25-OHD und 1,25-$(OH)_2D$ [131, 137, 153]. Bei einzelnen Patienten versagt offensichtlich die Therapie mit Vitamin-D-Metaboliten [50]. Die kontinuierliche parenterale Substitution mit synthetischem PTH befindet sich z. Z. in klinischer Erprobung.

Im *akuten Anfall* bzw. beim akuten Auftreten einer Tetanie ist als 1. Maßnahme nach der Blutentnahme die parenterale Applikation von 10 %igem Calciumgluconat bis zu 3 ml/kg KG angezeigt. Gelegentlich kann es sinnvoll sein, die intestinale Phosphataufnahme durch Calciumcarbonat zu reduzieren. Nach Sicherung der Diagnose wird eine Behandlung mit Vitamin D bzw. seinen Metaboliten begonnen. Diese Therapie ist eine *Dauertherapie*.

> ! Die Vitamin-D-Dosis sollte dabei so gewählt werden, daß der Serumcalciumspiegel im unteren Normbereich (8–10 mg%) und die Calciumausscheidung im Urin unter 4 mg/kg KG/24 h liegt. Dieses gelingt in der Regel mit ca. 2000 IE Vitamin D_3/kg KG/Tag bzw. 50 ng/kg 1,25-$(OH)_2D$ [131, 137].

Auf diese Weise wird sowohl eine Hypokalzämie als auch eine Vitamin-D-Überdosierung mit drohender Nierenschädigung vermieden. Beim Versagen der Therapie muß an das gleichzeitige Vorliegen einer Hypomagnesämie gedacht werden. Eine Substitution mit Magnesium normalisiert in diesem Fall die Befunde. Gelegentlich kann eine Behandlung mit Antikonvulsiva für eine unzureichende Calciumresorption verantwortlich sein [156]. Im Rahmen der Dauertherapie müssen Calcium und Phosphat in Serum und Urin in regelmäßigen, mindestens 6- bis 12wöchigen Abständen überprüft werden. Die Nieren sollten sonographisch 1mal jährlich zum Ausschluß einer beginnenden Nephrokalzinose untersucht werden.

8.2.2.3 Autosomal-dominante Hypokalzämie

Eine bisher selten beschriebene Form der familiären autosomal-dominant vererbten Hypokalzämie konnte 1994 von Pollack pathogenetisch eingeordnet werden

[220]. Diese Patienten, die klinisch in der Regel kaum auffällig werden, zeichnen sich durch eine milde Hypokalzämie und leichte Hyperphosphatämie bei normalen Parathormonwerten aus. Im Vergleich zu Patienten mit idiopathischem Hypoparathyreoidismus haben sie eine mäßig bis deutlich ausgeprägte Hyperkalziurie mit Tendenz zur Nephrokalzinose. Auf exogen zugeführtes PTH reagieren sie mit einer adäquaten cAMP-Ausscheidung und Änderung der tubulären Phosphatrückresorption. Diese Störung wurde bisher als Änderung des „set point" der Nebenschilddrüsenzellen beschrieben. Pollack konnte nun molekulargenetisch eine *Mutation im Gen des calciumsensitiven Rezeptors* bei den betroffenen Mitgliedern einer Familie feststellen und postulierte, daß diese Mutation die Sensitivität des Rezeptors für extrazelluläres Calcium erhöht und damit den „set point" für die PTH-Sekretion heraufsetzt, so daß PTH erst bei tieferen extrazellulären Calciumwerten sezerniert wird. Umgekehrt findet sich eine verminderte Sensitivität dieses Rezeptors mit vermindertem „set point" für PTH bei der familiären hypokalziurischen Hyperkalzämie und dem neonatalen Hyperparathyreoidismus (s. 8.3.5 und 8.3.5.1). Eine weitere Mutation des calciumsensitiven Rezeptors beschrieb kürzlich Mancilla bei einer weiteren Familie mit autosomaldominanter Hypokalzämie und Nephrokalzinose [178, 214a].

8.2.3 Pseudohypoparathyreoidismus

Der Pseudohypoparathyreoidismus, d.h. die *Endorganresistenz gegenüber Parathormon*, ist bei genetisch wahrscheinlich völlig unterschiedlichen Erkrankungen zu finden. Am besten untersucht ist eine meist erbliche Form der Erkrankung, die erstmals 1942 von Albright bei 3 Patienten beschrieben wurde [6]. Sie ist dem idiopathischen Hypoparathyreoidismus in ihren klinischen Auswirkungen sehr ähnlich, zeichnet sich aber neben der Resistenz gegenüber PTH, die individuell sehr unterschiedlich ausgeprägt sein kann, durch ossäre Veränderungen aus, die als Albrightsche Hereditäre Osteodystrophie (AHO) bezeichnet werden. Diese Form der Erkrankung kann in den meisten Fällen auf einen *funktionellen G-Protein-Defekt* zurückgeführt werden und ist als *Pseudohypoparathyreoidismus Typ I* klassifiziert [211, 289]. Fehlende oder mangelhafte renale und/oder ossäre PTH-Wirkungen, die zu einer vergleichbaren klinischen Symptomatik führen können, werden jedoch auch bei anderen Formen des Pseudohypoparathyreoidismus beobachtet, die ohne und mit phänotypischen Veränderungen auftreten können.

Pathogenese

Pathogenetisch unterscheidet sich der Pseudohypoparathyreoidismus vom Hypoparathyreoidismus dadurch, daß PTH-Synthese und -Sekretion in den Nebenschilddrüsen ungestört sind. Beim Pseudohypoparathyreoidismus ist die *periphere Wirkung des PTH* an den Zielorganen gestört. Die Signalübermittlung von zirkulierenden Hormonen auf den Zellkern erfolgt in verschiedenen Schritten (s. Abb. 8.5, Seite 182). Eine Störung in einem dieser Schritte der Informationsübertragung führt zu den unterschiedlichen Formen des Pseudohypoparathyreoidismus, die sich nicht nur in ihrer Pathogenese und den entsprechenden biochemischen Merkmalen, sondern auch in ihren klinischen Auswirkungen unterscheiden [168].

Prärezeptorstörungen resultieren aus der Sekretion biologisch inaktiver, den Rezeptor blockierender Parathormonmoleküle [195, 227]. Für die Signalübermittlung über die Zellmembran des Zielorgans werden heute mindestens 2 Übertragungswege auf Second-messenger-Systeme angenommen:

- zum einen über G-Protein und cAMP auf die Phosphokinase A, die die zellspezifische biologische Antwort induziert,
- zum anderen auch über die Phosphoinositolhydrolyse und die Stimulation der Phosphokinase C.

Störungen der membrangebundenen Rezeptorsysteme als Ursache des Pseudohypoparathyreoidismus wurden erstmals 1980 von Farfel [74] und Levine [169] beschrieben. Levine [169] und Carter [44] fanden eine deutliche Verminderung der α-Untereinheit des stimulierenden G-Proteins bei Patienten mit Pseudohypoparathyreoidismus Typ IA. Bereits 1973 berichtete Drezner über eine weitere Form, bei der ein Postrezeptordefekt vorliegt [65]. Dabei kann die Parathormoninformation über die Zellmembran auf den „second messenger" cAMP übertragen werden, die phosphaturische Antwort der Zelle bleibt allerdings aus.

Formen

Nach klinischem Bild, unterschiedlichen laborchemischen Befunden und pathogenetischen Überlegungen wird das Krankheitsbild des Pseudohypoparathyreoidismus heute in mindestens *4 Untergruppen* eingeteilt:

- Der *Typ IA* ist gekennzeichnet durch die klassischen klinischen Befunde der „Albright's hereditary osteodystrophy" (AHO) und den verminderten Gehalt der α-Untereinheit des stimulierenden G-Proteins für die membrangebundene Informationsübermittlung.

Tabelle 8.6. Klinik und Merkmale der verschiedenen Formen des Pseudohypoparathyreoidismus

	AHO Klinik	Ca i. S.	PO_4 i. S.	PTH	cAMP im PTH-Test	G-Protein	Assoz. Endokrinopathie
PsHP Typ Ia	+	↓	↑	↑	↓	↓	+(n)
PsHP Typ Ib	–	↓	↑	↑	↓	n	n
PsHP Typ II	–	↓	↑	↑	↑	n	n
PsPsHP	+	n	n	n	?	↓	?

- Der *Typ IB* zeichnet sich durch die fehlenden klinischen Merkmale der AHO, eine normale Konzentration an funktionell intakten G-Proteinen und die laborchemischen Kriterien des Pseudohypoparathyreoidismus aus. Aufgrund der selektiven Resistenz gegenüber PTH wurde lange Zeit angenommen, daß der Pseudohypoparathyreoidismus Typ IB auf einen defekten PTH-Rezeptor zurückzuführen ist [170, 172, 262, 263]. Inzwischen konnten aber funktionell bedeutsame Mutationen im PTH-/PTHrP-Rezeptor-Gen selbst oder abnormes Spleißen der verschiedenen Exons des Rezeptors ausgeschlossen werden [85, 187, 253, 270]. Es ist daher anzunehmen, daß es sich beim Typ IB wahrscheinlich um eine gewebespezifische Fehlregulation der Expression des PTH-/PTHrP-Rezeptors handelt.
- Der *Typ II* weist keine klinischen Stigmata, aber die laborchemischen Zeichen der mangelhaften PTH-Wirkung bei normaler cAMP-Response auf.
- Der *Pseudopseudohypoparathyreoidismus* [7] ist eine pathogenetisch noch ungeklärte Form des Krankheitsbildes mit den klinischen Zeichen der AHO, einem Mangel an G-Protein in den Zellmembranen ohne die laborchemischen Kriterien des Pseudohypoparathyreoidismus (Tabelle 8.6).

Tabelle 8.7. Symptome des Pseudohypoparathyreoidismus (Literatur: [216])

	[%]
Mentale Retardierung	75–78
Subkutane Verkalkungen	43–60
Verkalkung der Basalganglien	0–50
Kurzer, gedrungener Körperbau	65–84
Rundes Gesicht, kurzer Hals	74–92
Brachymetakarpie	68–70
Brachymetatarsie	40–43
Zahnanomalien	20–55

Klinik

Die klinische Symptomatik (Tabelle 8.7) bei Patienten mit Pseudohypoparathyreoidismus kann sehr variabel sein und vom Vollbild der AHO bis zur fehlenden Klinik reichen. Patienten mit der klassischen AHO bei G-Protein-Defekt Typ IA fallen durch Störungen verschiedener Systeme oder Funktionen auf. Dabei ist es wichtig zu wissen, daß verschiedene Anomalien erst im Schulkindalter oder in der Adoleszenz klinisch manifest werden.

Klinisch auffällig werden die meisten Patienten im Säuglings- und Kleinkindalter durch die *neuromuskulären Störungen* der Hypokalzämie, wie Tetanie, Laryngospasmus, Stridor oder Krampfanfälle. Trotzdem kann es bis zu 10 Jahre dauern, bis die Diagnose Pseudohypoparathyreoidismus gestellt wird [153].

Auffallend ist das *äußere Erscheinungsbild* von Patienten mit AHO. Die Patienten sind meist kleinwüchsig und übergewichtig; der Körperbau wirkt gedrungen. Der Kopf erscheint auffallend groß; das Gesicht ist rund. Häufig finden sich Verknöcherungsstörungen des Schädels wie Hyperostosis frontalis oder Schädelasymmetrien. Es besteht ein Hyperthelorismus mit einer flachen, breiten Nasenwurzel. Die Extremitäten wirken häufig zu klein. Hände und Füße erscheinen plump und tatzenartig (Abb. 8.7). Insbesondere der Daumen weist ein verbreitertes und verkürztes Endglied auf (Brachythelephalangie). Daneben finden sich auch Verkürzungen anderer Teile des Handskeletts (Brachydaktylien) wie Brachymetakarpien (Verkürzung der Mittelhandknochen). Hierbei sind besonders die Metacarpalia 3, 4 und 5 betroffen; dies führt zu dem Erscheinungsbild, daß bei geschlossener Faust die Fingerknöchel versetzt erscheinen. Auch die Mittelfußknochen können in gleicher Weise verkürzt sein (Brachymetatarsie). Diese Veränderungen zeigen sich frühestens ab dem 4. Lebensjahr [75]. Daneben können weitere Skelettanomalien, wie Cubitus valgus, Coxa vara und valga sowie Genua valga und vara, auftreten. Als Ausdruck der chronischen Hypokalzämie finden sich häufig Zahnschmelzdefekte und trophische Störungen an den Nägeln.

Zu 50–75 % weisen Patienten mit Pseudohypoparathyreoidismus Typ IA eine *geistige Retardierung* auf. Ursächlich angeschuldigt hierfür werden sowohl die chronische Hypokalzämie als auch der zentralnervöse G-Protein-Defekt [153]. Zahlreiche Patienten zeigen ein häufig schwer einstellbares Anfallsleiden, das schon vor Manifestation der Hypokalzämie einsetzen kann. Verhaltensauffälligkeiten bis hin zu psychischen Erkrankungen wie der Schizophrenie wurden beschrieben.

Abb. 8.7. 14jähriger Patient mit Pseudohypoparathyreoidismus Typ IA

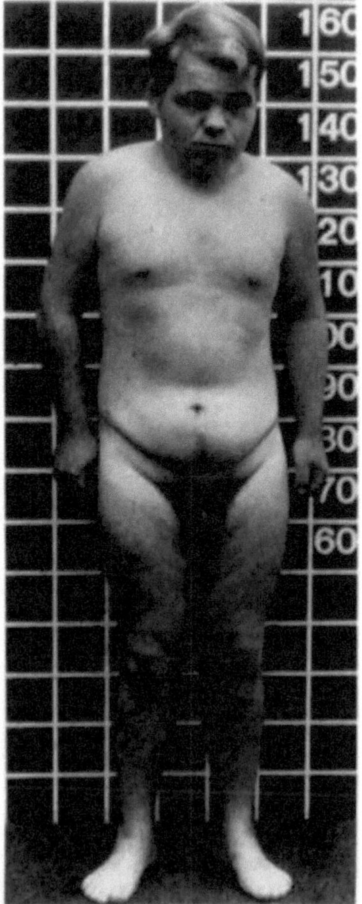

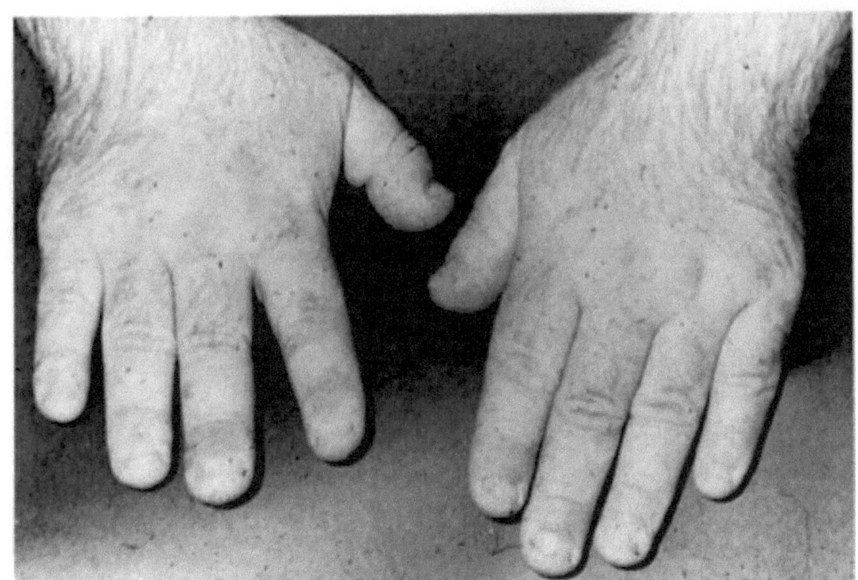

Bei Patienten mit Pseudohypoparathyreoidismus Typ IA und vermindertem Gehalt der α-Untereinheit des G-Proteins wurden auch weitere endokrine Dysfunktionen wie Hypothyreose oder Hypogonadismus als Ausdruck des Rezeptordefektes beschrieben [153].

Diagnostik

Radiologische Skelettveränderungen

Das Ausmaß der radiologischen Skelettveränderungen bei Patienten mit Pseudohypoparathyreoidismus hängt davon ab, ob sich die Endorganresistenz gegenüber PTH auch auf die Knochenzellen ausdehnt, oder ob die erhöhte PTH-Sekretion am Skelettsystem wirksam wird. Bei diesen Patienten können sich entsprechende Veränderungen im Sinne einer Ostitis fibrosa cystica (s. 8.3.1) finden. Besteht die Endorganresistenz auch am Knochen, so finden sich Zeichen des gestörten Knochenumbaus wie beim Hypoparathyreoidismus am Skelettsystem dieser Patienten mit Pseudohypoparathyreoidismus.

Patienten mit AHO – behandelt oder unbehandelt – weisen häufig *extraossäre Verkalkungen* auf. Diese finden sich meist in der Kutis und Subkutis, häufig über Gelenken und auch an Rücken sowie Thorax, Abdomen und Schädel. Im Bereich der inneren Organe zeigen sich fast regelmäßig Verkalkungen im Bereich der Stammganglien (Abb. 8.8). Auch im Bereich der Linsen gibt es häufig Kalkeinlagerungen im Sinne eines beginnenden Katarakts.

Laborbefunde

Im Rahmen der Labor- und Differentialdiagnostik werden die Ergebnisse bei Blut-, Urin- und Röntgenuntersuchungen entsprechend den pathogenetisch unterschiedlichen Formen des Pseudohypoparathyreoidismus und seiner unterschiedlich ausgeprägten Manifestationen verschieden ausfallen. Es ist wichtig,

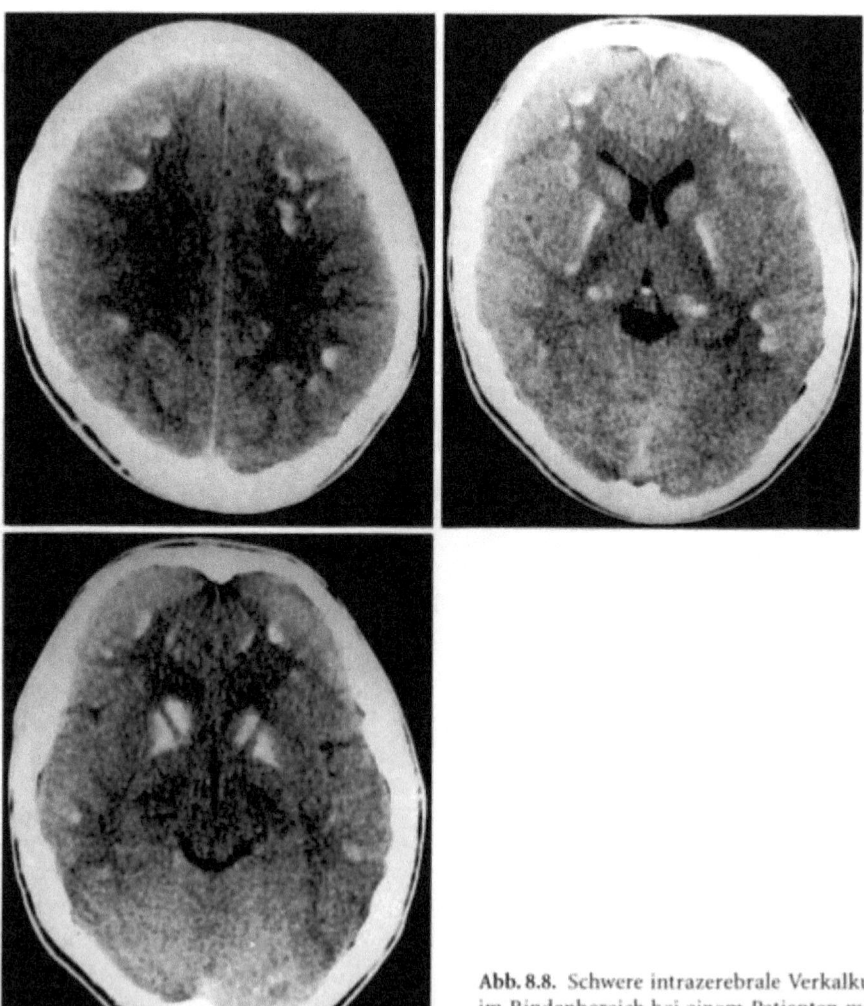

Abb. 8.8. Schwere intrazerebrale Verkalkungen in den Basalganglien und im Rindenbereich bei einem Patienten mit Pseudohypoparathyreoidismus. (Zur Verfügung gestellt von Prof. Becker, Medizinische Hochschule Hannover)

daß die Untersuchungen vor Beginn einer dauerhaften Vitamin-D-Therapie durchgeführt werden, weil unter Behandlung mit Vitamin-D-Metaboliten ein Einfluß auf die Funktionsuntersuchungen eintritt. Den Formen IA, IB und II gemeinsam ist die unterschiedlich ausgeprägte, auch bei einzelnen Patienten schwankende Hypokalzämie und Hyperphosphatämie. Im Gegensatz zu Patienten mit Hypoparathyreoidismus ist jedoch bei diesen die Konzentration des zirkulierenden Parathormons deutlich erhöht.

Die Ausscheidung von cAMP im Urin ist bei unbehandelten Patienten mit Pseudohypoparathyreoidismus Typ I schon basal niedrig und kann unter Belastung im PTH-Test nicht oder nur unwesentlich gesteigert werden. Bei Patienten mit Pseudohypoparathyreoidismus Typ II ist die cAMP-Ausscheidung durch exogenes PTH normal stimulierbar, während die Phosphatrückresorption (TP/GFR) nicht beeinflußbar ist. Erhöhte Konzentrationen von alkalischer Phosphatase, Osteocalcin im Blut und die Ausscheidung von Hydroxyprolin im Urin finden sich bei all den Patienten mit Pseudohypoparathyreoidismus, die keine komplette PTH-Resistenz am Knochen aufweisen. Sie zeigen häufig auch radiologische Skelettveränderungen im Sinne einer gesteigerten PTH-Wirkung. Diese Sensitivität des Skelettsystems auf PTH kann im PTH-Belastungstest nach Fanconi untersucht werden.

Bei allen Patienten mit Pseudohypoparathyreoidismus Typ IA müssen andere Endokrinopathien, die aus dem G-Protein-Mangel resultieren können, ausgeschlossen werden (Hypothyreose, Hypogonadismus).

Die Bestimmung der Vitamin-D-Metabolite ist zur Diagnostik des Pseudohypoparathyreoidismus nicht erforderlich. Wird das 1,25-$(OH)_2D$ gemessen, so ist es für die Hypokalzämie inadäquat niedrig. Die Messung des G_α-Proteins ist heute in verschiedenen Labors möglich und kann zur Einteilung der Form des Pseudohypoparathyreoidismus beitragen [171].

Differentialdiagnose

Die Abgrenzbarkeit gegenüber dem Hypoparathyreoidismus gelingt in der Regel durch die Bestimmung der niedrigen PTH-Werte bei Hypokalzämie und Hyperphosphatämie beim Hypoparathyreoidismus und hohen PTH-Werten bei Hypokalzämie und Hyperphosphatämie beim Pseudohypoparathyreoidismus. Durch den PTH-Belastungstest [147] ist die Diagnose bei unbehandelten Patienten immer einwandfrei möglich (s. auch Kap. 8.7 und 25). Gegenüber anderen Skelettanomalien im Zusammenhang mit verschiedenen Syndromen gelingt die Abgrenzung durch den Nachweis der Störung im Calcium- und Phosphatstoffwechsel.

Therapie

Die Dauerbehandlung bei Patienten mit gestörter PTH-Wirkung muß den pathogenetischen Störungen angemessen sein. Ziel muß es sein, die Calcium- und Phosphathomöostase wiederherzustellen und dadurch die vermehrte Sekretion von Parathormon mit den möglichen Teileffekten zu unterbinden. Die Phosphatkonzentration im Serum kann durch Medikamente wie Calciumcarbonat, die Phosphat intestinal binden, gesenkt werden. Durch die Behandlung mit Vitamin D und insbesondere mit seinem Metaboliten Calcitriol ist es möglich, die Calciumabsorption aus dem Darm und bei einem Teil der Patienten aus den Knochen zu verbessern. Die Vitamin-D-Dosis, mit der eine ausgewogene Calciumhomöostase erreicht wird, ist individuell sehr unterschiedlich.

> **!** Empfohlen werden Dosen von 50 µg/kg KG/Tag an Vitamin D_3 oder 50 ng/kg KG/Tag an Calcitriol. Die Höhe der individuellen Dosis muß nach den Werten der Serumcalcium- und Phosphatkonzentration und insbesondere nach der Höhe der Calciumausscheidung im Urin ausgerichtet werden [153].

Einerseits sollte die PTH-Sekretion auf ein Minimum reduziert werden, andererseits darf die vermehrte Calciumausscheidung im Urin nicht zu Nephrokalzinose führen. Angestrebt wird eine *Serumcalciumkonzentration von ca. 10 mg%* (um die PTH-Sekretion zu unterdrücken). Im 24-h-Urin sollte die *Calciumausscheidung* 4 mg/kg KG/24 h bzw. 0,1 mmol/kg KG/24 h *nicht übersteigen.* Im morgendlichen Spontanurin gemessen entspricht dieses annähernd einem *Calcium-Kreatinin-Quotienten* von 0,22 mg Calcium/mg Kreatinin oder 0,6 mmol Calcium/mmol Kreatinin. Unter der Vitamin-D-Behandlung sollte berücksichtigt werden, daß die Nahrung ausreichend Calcium enthält. Beim Pseudohypoparathyreoidismus Typ IA mit N-Protein-Defekt müssen mögliche andere hormonale Störungen ausgeglichen werden.

8.2.4 Reaktiver Hyperparathyreoidismus

Die wesentliche Aufgabe des PTH ist zusammen mit Vitamin D und seinen Metaboliten die Normalisierung des Serumcalciums durch seine Effekte an Darm, Niere und Skelettsystem. Lokale oder systemische Störungen des Calciumhaushaltes in diesen Organsystemen mit einer verminderten Calciumaufnahme bzw. einem verstärkten Calciumverlust führen daher zwangsläufig bei nebenschilddrüsengesunden

Menschen zu einem reaktiven Hyperparathyreoidismus. Diese Funktionsstörung wird daher laborchemisch durch normale oder niedrig-normale Werte für die Serumcalciumkonzentration und erhöhte Werte für zirkulierendes PTH charakterisiert.

8.2.4.1
Sekundärer Hyperparathyreoidismus bei Niereninsuffizienz (s. auch 8.6.2)

Phosphatretention in der Niere, verminderte Bereitstellung von 1,25-$(OH)_2D$ in der Niere und die hieraus resultierende gestörte enterale Calciumresorption sowie die Veränderung des „set point" der PTH-Sekretion der Nebenschilddrüse führen bei niereninsuffizienten Patienten zum Bild des *reaktiven (renalen) Hyperparathyreoidismus.*

Bereits bei einer frühen globalen Nierenfunktionseinschränkung um 30% setzt der oben angegebene Mechanismus ein und führt bei weiterer Abnahme funktionstüchtigen Nierengewebes zum Bild der renalen Osteopathie. Da bei der globalen Niereninsuffizienz multiple Stoffwechselvorgänge im Körper gestört sind, die sich zudem gegenseitig beeinflussen, läßt sich bei der Niereninsuffizienz die Funktionsstörung im Knochen- und Mineralhaushalt nicht isoliert darstellen, sondern muß im Zusammenhang gesehen werden (s. auch 8.6.2 und spezielle nephrologische Literatur).

Laborchemisch läßt sich der reaktive Hyperparathyreoidismus bei Niereninsuffizienz durch die *globale Nierenfunktionsstörung* neben Hypokalzämie, Hyperphosphatämie und Hyperparathyreoidismus nachweisen. Da Störungen des Calcium-Phosphat-Stoffwechsels bereits bei Nierenfunktionseinschränkungen um 30% festzustellen sind, eine Retention der harnpflichtigen Substanzen Harnstoff und Kreatinin bei dieser Funktionseinschränkung jedoch noch unauffällig sein kann, muß die Einschränkung der Nierenfunktion mittels der glomerulären Filtrationsrate durch die Bestimmung der Kreatinin- oder Isotopenclearance gemessen werden.

8.2.4.2
Sekundärer Hyperparathyreoidismus bei Resorptionsstörungen und Rachitis

Siehe hierzu 8.4.1.1 bis 8.4.1.3.

8.2.4.3
Renale Magnesiumverluste

Magnesium wird intestinal resorbiert und renal ausgeschieden. Dabei wird Magnesium glomerulär filtriert und zu über 95% tubulär wieder reabsorbiert. Intestinale Krankheiten, wie Malabsorptionssyndrome, Mangelernährung und Zustand nach Darmresektion, können ebenso zu einem chronischen Magnesiummangel führen wie angeborene und erworbene renale und intestinale Störungen [68, 179, 197, 231, 238].

Zu den *angeborenen Nierenerkrankungen mit Magnesiumverlust* sind die komplexen tubulären Erkrankungen, wie das Fanconi-, das Gitelmann- und das Bartter-Syndrom, ebenso zu zählen wie das sehr seltene, angeborene renale Magnesiumverlustsyndrom [179].

Bei diesem Krankheitsbild führt die gestörte Magnesiumreabsorption im proximalen Tubus und im aufsteigenden Teil der Henle-Schleife zu einer gesteigerten Magnesiumausscheidung im Urin (normal 1,6 ± 0,41 mg/kg KG/24 h, fraktionelle Magnesiumexkretion 3–5%) [299] und einer daraus resultierenden Hypomagnesämie (normal 1,7–2,3 mg%).

Erworbene Magnesiumverlustsyndrome sind unter der medikamentösen Behandlung mit verschiedenen Medikamenten wie z. B. Cyclosporin A zur Immunsuppression nach Transplantationen oder Cisplatin bekanntgeworden.

Der Magnesiummangel hat eine negative Auswirkung auf die PTH-Synthese und -Sekretion bzw. führt zu einer *gesteigerten Endorganresistenz gegen PTH* (s. auch 8.2.2.2). Die Hydroxylierung von 25-OHD zu 1,25-$(OH)_2D$ wird gehemmt [230].

Klinik und Diagnostik

Klinisch wird das Bild des chronischen Magnesiummangels sehr unterschiedlich beschrieben, da das Krankengut heterogen ist und häufig Folgeerscheinungen die primäre Symptomatik überdecken. Zeichen der gesteigerten neuromuskulären Erregbarkeit, neurologische und sensorische Störungen stehen im Vordergrund der klinischen Symptomatik. Die Skelettveränderungen sind eher durch einen verminderten Knochenumbau bei gestörter Aktivität von PTH und Calcitriol zu erklären. Renal können weitere tubuläre Störungen wie Kalium- und Calciumverluste, aber auch eine progrediente Nephrokalzinose gefunden werden [179, 238].

Laborchemisch lassen sich neben der Hypomagnesämie eine Hypokalzämie und Hyperphosphatämie feststellen. PTH wird meist niedrig-normal gemessen, Calcidiol in normalen Konzentrationen und Calcitriol deutlich vermindert. Im Urin findet sich bei renalem Magnesiumverlustsyndrom eine Hypermagnesiurie und meist eine Hyperkalziurie, bei intestinalem Magnesiumverlust dagegen eine Hypomagnesiurie und Hyperkalziurie. Die globale Nierenfunktion kann durch die bestehende Elektrolytimbalance beeinträchtigt werden.

Therapie

Zur Therapie des Magnesiumverlustsyndroms wird eine symptomatische Substitution mit Magnesium empfohlen [100]. Die häufig bestehende gleichzeitige Hyperkalziurie kann durch diese Substitution ausgeglichen werden, so daß Rezidive von Calciumoxalatsteinen vermieden werden können.

8.2.5 Differentialdiagnose der Hypokalzämie

Bei der Differenzierung von Krankheitsbildern mit dem Leitsymptom Hypokalzämie muß immer von einer mangelhaften Calciumaufnahme oder einem gesteigerten Calciumverlust - in der Regel verbunden mit einer Störung oder Änderung in der Calciumregulation - ausgegangen werden. Ist die Hypokalzämie mit einer Hyperphosphatämie kombiniert, so unterscheidet die Bestimmung des intakten PTH zwischen allen Formen der mangelhaften PTH-Sekretion und den Erkrankungen mit gestörter PTH-Wirkung. Die PTH-Wirkung ist gestört bei allen Formen des Pseudohypoparathyreoidismus und bedingt gestört beim renalen Hyperparathyreoidismus. Beide Erkrankungen sind durch die Bestimmung der Nierenfunktion differenzierbar. Eine verminderte PTH-Sekretion spricht für das Vorliegen eines Hypoparathyreoidismus, der gelegentlich durch ein Magnesiumverlustsyndrom ausgelöst werden kann.

Die Trennung aller Formen des Hypoparathyreoidismus von den verschiedenen Formen des Pseudohypoparathyreoidismus gelingt schließlich mit Hilfe des PTH-Belastungstests (s. auch Kap. 8.7). Die weitere Differenzierung der Unterformen sollte aus prognostischen und genetischen Gründen angestrebt werden. Ist die Hypokalzämie mit einer Hypophosphatämie kombiniert, so findet sich in der Regel auch eine gesteigerte PTH-Sekretion und Zeichen des gesteigerten Knochenumsatzes (alkalische Phosphatase) als Ausdruck einer Form der Rachitis (Abb. 8.9).

8.3 Erkrankungen mit Leitsymptom Hyperkalzämie

In der Tabelle 8.8 sind die Pathogenese und die genetischen Defekte dieser Erkrankungen zusammengestellt.

8.3.1 Hyperparathyreoidismus (Hyperplasie, Adenom)

Eine gesteigerte Produktion von PTH in den Nebenschilddrüsen wird als Hyperparathyreoidismus bezeichnet. Dabei wird ein primärer, autonomer Hyperparathyreoidismus von der regulativ ausgelösten sekundären Form unterschieden. Als tertiär wird ein Hyperparathyreoidismus dann bezeichnet, wenn

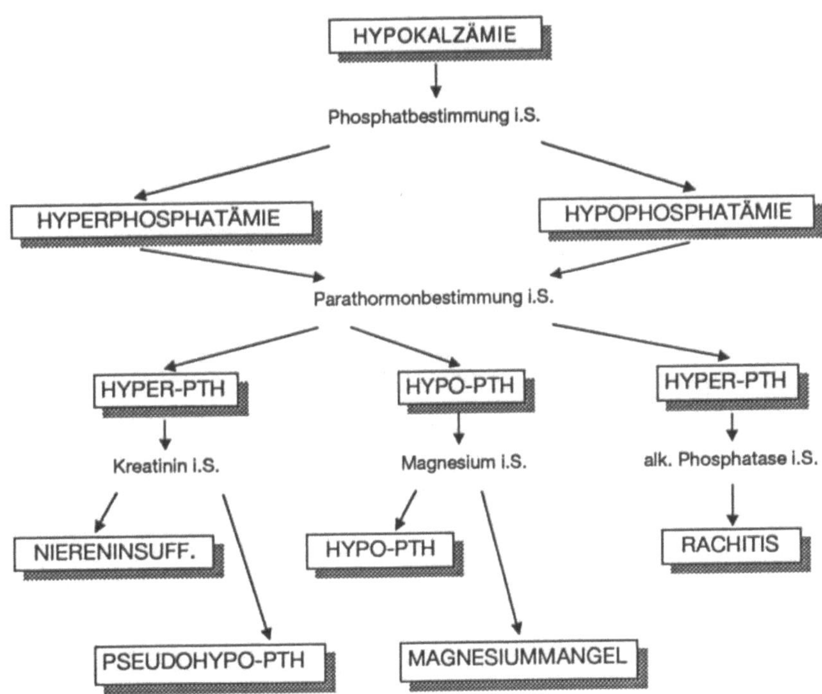

Abb. 8.9. Differentialdiagnose der Hypokalzämie

Tabelle 8.8. Erkrankungen mit dem Leitsymptom Hyperkalzämie

Erkrankung	Pathogenese	Lokalisation des genetischen Defekts	Literatur
PTH-abhängige Störungen			
Primärer Hyperparathyreoidismus	Nebenschilddrüsenadenom, Nebenschilddrüsenhyperplasie (PRAD I, CYCLIN DI)	Chromosom 11q13	191
Hyperparathyreoidismus bei MEN-I-Syndrom	Ausfall eines Tumorsuppressorgens	Chromosom 11q13	160
Hyperparathyreoidismus bei MEN-II-Syndrom	Missensemutation eines Protoonkogens	Chromosom 10q21.1	193
Metaphysäre Dysplasie Typ Jansen	Aktivierende Mutation im PTH-/PTHrP-Rezeptor	Chromosom 3p 21.2 - 24.2	151, 251, 252
Tumorassoziierte Hyperkalzämie			
Lokale osteolytische Hyperkalzämie	Lokale Osteolyse durch aus Tumorzellen freigesetzte Faktoren	-	86
Humorale Hyperkalzämie bei Malignom	Vermehrte Produktion von PTHrP	-	39
Hyperkalzämie bei Störungen des calciumsensitiven Rezeptors			
Neonataler Hyperparathyreoidismus	Homozygote inaktivierende Mutation des calciumsensitiven Rezeptors	Chromosom 3q13-21, Chromosom 19p	104, 221
Familiäre hypokalziurische Hyperkalzämie	Heterozygote Form der inaktivierenden Mutation des calciumsensitiven Rezeptors	Chromosom 3q13-21, (non 3, non 19)	181, 222
Vitamin-D-abhängige Störungen			
Vitamin-D-Intoxikation	-	-	59
Williams-Beuren-Syndrom	Überschießende Vitamin-D-Hydroxylierung? Hemizygote Deletion (Elastin, LIMK1)	Chromosom 7q11.23	70, 149
Granulomatöse Erkrankungen	Unkontrollierte Bildung von 1,25-Dihydroxyvitamin D in granulomatösem Gewebe	-	167
Hyperkalzämie bei Erkrankungen mit gesteigertem Knochenumsatz			
Hyperthyreose	Gesteigerter Umsatz bei Schilddrüsenüberfunktion	-	-
Hyperkalzämie bei Immobilisation	Gesteigerter Knochenabbau	-	-
Hyperkalzämie bei Vitamin-A-Intoxikation	?	-	79

sich aus einem regulativen ein autonomer Hyperparathyreodismus entwickelt (renaler HPT, HPT bei familiärer hypophosphatämischer Rachitis).

8.3.1.1 Primärer Hyperparathyreoidismus

Häufigkeit

Der primäre Hyperparathyreoidismus galt lange als seltene Erkrankung. Seit der Einführung der Calciumbestimmung in Erwachsenenscreeninguntersuchungen wird er wesentlich häufiger gefunden als früher. Untersuchungen verschiedener nordamerikanischer und skandinavischer Gruppen [103, 208] lieferten eine Inzidenz von 27 auf 1000000 Personen/Jahr. Es handelt sich dabei überwiegend um eine Erkrankung des 5.–7. Lebensjahrzehnts. Bei ca. 50–80% verläuft die Erkrankung asymptomatisch. Bei Kindern unter 16 Jahren gilt der Hyperparathyreoidismus auch heute noch als selten. Betroffen in dieser Altersgruppe sind einmal Säuglinge mit schwersten, z. T. letal verlaufenden Erkrankungen sowie Klein- und Schulkinder [97].

Pathogenese

Der primäre Hyperparathyreoidismus ist eine Erkrankung der Nebenschilddrüse, meist isoliert, selten in Kombination mit anderen endokrinen Erkrankungen. Im Kindesalter findet sich meist ein *Nebenschilddrüsenadenom* in einer oder mehreren der 4 Nebenschilddrüsen oder einem ektop gelegenen Organ.

Bei 25% dieser Patienten konnte molekulargenetisch eine DNA-Deletion auf dem langen Arm von Chromosom 11 (11q13) gefunden werden [13, 191, 239, 240]. Andere Patienten mit einem Nebenschilddrüsenadenom weisen eine zentromerische Inversion eines PTH-regulierenden Genoms neben dem Tumoronkogen PRAD I/Cyclin D1 auf Chromosom 11q13 auf [13, 191]. Carling fand bei einer Gruppe von Patienten mit Hyperparathyreoidismus bevorzugt einen *b/b*-Genotyp des Vitamin-D-Rezeptors [41].

Bei einer Kombination von Hyperparathyreoidismus und Tumoren im Kieferbereich wurde ein endokrines Tumorgen auf Chromosom 1q21–31 gefunden [272].

Beim Neugeborenen mit Hyperparathyreoidismus ist meist eine *Hyperplasie der Nebenschilddrüsen* die Ursache der Überfunktion. Ein großer Teil dieser Patienten leidet an einer homozygoten Störung des calciumsensitiven Rezeptors, deren heterozygote Form zum Krankheitsbild der familiären hypokalziurischen Hyperkalzämie führt (s. 8.3.5) [183].

Klinik

Der primäre Jugendlichen-HPT wird meistens durch ein Nebenschilddrüsenadenom hervorgerufen [88]. Die klinische Symptomatik ist sehr variabel. In der Zusammenstellung von Girard wiesen 54 von 68 nicht familiär erkrankten Patienten ein Adenom auf; 3 hatten eine Hyperplasie aller Nebenschilddrüsen; 11 wurden nicht zugeordnet [88]. Die Symptomatik kann von der *Parathormonkrise bis zum klinisch asymptomatischen HPT* reichen. Kennzeichnend sind klinische Erscheinungen der Hyperkalzämie und der gesteigerten PTH-Wirkung. Nach der bevorzugten Manifestation werden 4 klinische Verlaufsformen unterschieden:

- neonataler Hyperparathyreoidismus (s. 8.3.5.1),
- eine Form mit bevorzugter Manifestation am Skelettsystem,
- eine Verlaufsform mit charakteristischer renaler Beteiligung und Nierensteinen sowie
- eine asymptomatische Form.

Am Skelettsystem findet sich bei ausgeprägter Beteiligung die klassische *Ostitis fibrosa cystica* als Ausdruck der gesteigerten osteoklastischen PTH-Wirkung. Diese Manifestationsform wird im Kindesalter kaum gefunden. Bei Kindern imponieren eher Bilder der *Osteomalazie*, die einer Rachitis ähnlich sein können [80, 276], mit klinischen Rachitiszeichen wie Rosenkranz und Doppelmalleolie und den radiologischen Zeichen einer floriden Rachitis. Besonders sind Knochenrarefikation, Zeichen der subperiostalen Resorption in der Kortikalis, speziell an den Phalangen der Hände und den Abbauzonen der Lamina dura, sowie eine allgemeine Osteopenie festzustellen. Letztere läßt sich insbesondere durch semiquantitative Bestimmungen, wie z. B. Knochendensitometrie, Photonenabsorptionsmethode oder Röntgenspektrophotometrie, nachweisen. In der Knochenhistologie zeigt sich ein gesteigerter Knochenumsatz. Die knöchernen Veränderungen führen gelegentlich zu Knochenschmerzen und selten zu pathologischen Frakturen.

Eine *renale Beteiligung* des Hyperparathyreoidismus in Form einer Urolithiasis oder einer tubulointerstitiellen Nephritis wird bei 5–20% der Kinder angegeben. Sie ist Ausdruck der Hyperkalziurie einerseits, andererseits aber auch zusätzlicher Faktoren wie einer gestörten Urinazidifizierung. Bei den vorkommenden Steinen handelt es sich meistens um Calciumoxalatsteine. Die funktionale Störung kann die globale Nierenfunktion im Sinne einer Einschränkung der glomerulären Filtrationsrate betreffen sowie auch tubuläre Funktionsstörungen der gestörten Rückresorption von Glucose, Aminosäuren oder mangelnder Azidifizierung oder einer Einschränkung der Konzentrationsfähigkeit der Nieren.

Gastrointestinale Symptome, wie eine Pankreatitis oder Duodenalulzera, sind im Kindesalter kaum zu finden, dagegen werden funktionelle Verdauungsbeschwerden, insbesondere Obstipationen, beschrieben.

Neuromuskuläre und psychische Störungen, wie muskuläre Hypotonie, allgemeine Abgeschlagenheit, aber auch Verhaltensauffälligkeiten bis zur Psychose treten ebenfalls auf.

Diagnostik

Die Diagnose des HPT läßt sich stellen aus der Konstellation der Blut-, Urin- und Röntgenuntersuchungen mit Hyperkalzämie, Hypophosphatämie, einer mäßigen Erhöhung der alkalischen Phosphatase und einer deutlichen Erhöhung des intakten PTH sowie einer erhöhten Ausscheidung von Calcium im Urin (> 4 mg/kg KG/24 h), einer gesteigerten Ausscheidung von cAMP und gebundenem Hydroxyprolin im Urin. Bei ca. 30 % der Patienten findet sich gleichzeitig eine Hyperaminoazidurie. Radiologisch sind Veränderungen insbesondere am Handskelett, aber auch an der Schädelkalotte und Wirbelsäule nachzuweisen. Als typisch gelten neben der allgemeinen Osteopenie die subperiostalen Resorptionszonen. Das klassische Pfeffer- und Salzbild der Schädelkalotte wird bei Kindern kaum gefunden.

Zur *Lokalisationsdiagnostik* sollte immer zunächst eine Sonographie des Halses erfolgen. Einem erfahrenen Untersucher wird es bei 70–90 % der Patienten gelingen, mit einem 7,5- bis 10-MHz-Schallkopf Nebenschilddrüsen zu lokalisieren. Mit der annähernd gleichen Trefferquote werden CT und NMR in der Lokalisationsdiagnostik von Nebenschilddrüsenadenomen angeführt, wobei sie bei atopisch gelegenem Adenom (z. B. mediastinalem Adenom) eine größere Treffsicherheit aufweisen als die Sonographie [95].

Therapie

Die Behandlung des klinisch symptomatischen primären Hyperparathyreoidismus sollte immer in der *operativen Entfernung* des Adenoms bestehen. Bei der postoperativen Überwachung ist die passagere Regulationsstörung des Calciumstoffwechsels mit erheblichen Hypokalzämien auch noch Wochen nach der Operation zu berücksichtigen. *Zweit- und Drittoperationen* werden gelegentlich notwendig, insbesondere wenn ektop gelegene Adenome vorliegen oder wenn eine Hyperplasie aller Nebenschilddrüsen besteht [95, 229].

8.3.1.2 MEN-Syndrom

Der primäre HPT tritt gelegentlich familiär kombiniert mit Störungen anderer endokriner Organe auf. Der Beginn der hormonalen Störungen kann dabei zeitlich weit auseinanderliegen. Der Erbgang bei diesen Erkrankungen ist immer autosomal-dominant.

Beim *MEN-I-Syndrom* (Wermer-Syndrom) finden sich neben dem HPT endokrine Störungen der Hypophyse und des endokrinen Pankreas (gastrinproduktive Tumoren) sowie gelegentlich Adenome von Schilddrüse und Nebennieren. Die Hormonstörungen manifestieren sich meistens nacheinander, wobei der HPT in der Regel als 1. Funktionsstörung sichtbar wird [21, 248, 291].

Als Ursache ließ sich hier feststellen, daß ein Tumorsuppressorgen auf dem Chromosom 11 fehlt [160].

Bei Patienten mit einem *MEN-IIa-Syndrom*, einer Kombination von Schilddrüsenkarzinom, Phäochromozytom und Hyperparathyreoidismus, findet sich ein autosomal-dominanter Erbgang mit verschiedenen Missensemutationen auf dem Chromosom 10q11.2, auf dem die *LET*-Protoonkogene gefunden werden. Auch bei der multiplen endokrinen *Neoplasie Typ IIb*, bei der neben den Symptomen des Typs IIa noch zahlreiche Neurinome gefunden werden, weist die Mehrzahl der Patienten eine Missensemutation des RET-Protoonkogens auf [193, 198, 265].

8.3.2 Tertiärer Hyperparathyreoidismus

Als tertiären HPT bezeichnet man eine Form der Nebenschilddrüsenüberfunktion, die zunächst als reaktiver (sekundärer) HPT als Reaktion auf das niedrige Calcium beginnt. Nach langer Zeit kann sich dieser reaktive HPT bei einzelnen Patienten in einen autonomen, tertiären HPT umwandeln. Hierbei ist dann – wie beim primären HPT – die Regulation zwischen Serumcalciumkonzentration und PTH-Sekretion aufgehoben. Bekannt ist die Form der Nebenschilddrüsenautonomie bei Patienten mit einer Niereninsuffizienz und bei Patienten mit einer familiären hypophosphatämischen Rachitis, die über lange Zeit mit Phosphat substituiert worden sind. Bei dieser Erkrankung, die primär ohne HPT verläuft, entstehen über die Phosphatsubstitution zahlreiche Phasen der kurzfristigen Hypokalzämie, die einen reaktiven HPT auslöst. Nach Jahren dieser Therapie entwickeln einzelne Patienten dann einen autonomen tertiären HPT. Die Diagnostik ist bei dieser Form der Nebenschilddrüsenüberfunktion häufig schwierig, weil die laborchemischen Veränderungen der Grunderkrankung mit denen des HPT interferieren.

8.3.3 Metaphysäre Dysplasie Typ Jansen

Eine äußerst seltene, aber pathophysiologisch hochinteressante Erkrankung ist die metaphysäre Dysplasie Typ Jansen [151, 121]. Die Symptomatik ist durch schwere postnatale Skelettstörungen und einen dysproportionierten Minderwuchs gekennzeichnet. Laborchemisch findet sich eine massive Hyperkalzämie und Hyperkalziurie bei niedrigen PTH-Werten, aber erhöhter cAMP-Ausscheidung sowie erhöhten 1,25-$(OH)_2$D-Werten. Als Ursache konnte eine Mutation des PTH-/PTHrP-Rezeptors gefunden werden, der zu einer anhaltenden Aktivierung führte und damit die PTH-Wirkung imitierte [251, 252].

8.3.4 Tumorassoziierte Hyperkalzämien

Maligne Tumoren können auch im Kindesalter in den Calciumhaushalt eingreifen. Indirekt kann es durch ausgedehnte osteolytische Prozesse im Zusammenhang mit Metastasen zur Freisetzung großer Mengen von Calcium und Phosphat kommen (lokale osteolytische Hyperkalzämie; LOH).

Verantwortlich für die *lokale Osteolyse* sind dabei wohl weniger die infiltrierenden Metastasen als eher die *osteolytischen Faktoren*, die in Tumorzellen freigesetzt und lokal wirksam werden, wie der osteoklastenaktivierende Faktor (OAF), Tumornekrosefaktor-α und -β (TNF), Interleukin-1 und -6, „transforming growth factor-α" (TGF-α) oder Prostaglandin E_2 [86, 96, 194].

Fast sämtliche bekannte Tumoren mit wenigen Ausnahmen sind in der Lage, endokrin aktive Peptide freizusetzen und eine humorale Hyperkalzämie bei Tumoren auszulösen (HHM). Verantwortlich gemacht wird hier in erster Linie das PTHrP, das bei der überwiegenden Zahl von Patienten mit humoraler Hyperkalzämie bei Tumoren deutlich erhöht gefunden wird und die PTH-Wirkung am Zielorgan auslöst [285].

Klinik

Die klinische Symptomatik wird in der Regel durch die Symptome des Tumorleidens verdeckt. Grundsätzlich finden sich dieselben klinischen Symptome wie bei anderen Formen der Hyperkalzämie: mentale Störungen, Abgeschlagenheit und Lethargie bis zum Koma, renale Störungen wie Polyurie, Dehydratation bis hin zum Nierenversagen mit konsekutiver Anorexie und Obstipationen. Im Zusammenhang mit osteolytischen Knochenprozessen oder einer hochgradigen Osteoporose können Knochenschmerzen oder pathologische Frakturen auftreten.

Diagnostik

Biochemisch findet sich eine Hyperkalzämie und Erhöhung des ionisierten Calciums im Serum. Die Phosphatkonzentration im Serum wird meist niedrig gefunden bei Patienten mit einer PTH-induzierten Wirkung und normal oder erhöht gefunden bei Patienten mit einer lokalen osteolytischen Hyperkalzämie. Die alkalische Phosphatase ist als Ausdruck einer nicht gesteigerten Osteoblastentätigkeit normal. Trotzdem kann die Ausscheidung von gebundenem Hydroxyprolin im Urin durch die erhöhte Osteoklastentätigkeit erhöht sein. Die Calciumausscheidung im Urin ist absolut gemessen und als Calcium-Kreatinin-Ratio erhöht. Abhängig von der Ätiologie des Tumors, der tumorassoziierten Hyperkalzämie und reaktiven Veränderungen können die Konzentrationen einzelner Parathormonpeptide, des Prostaglandins E2 und der Vitamin-D-Metabolite im Blut unterschiedlich hoch gemessen werden. Die Messung des PTHrP im Serum zeigt meist deutlich erhöhte Werte.

Therapie

Die therapeutischen Bemühungen sind in erster Linie auf die Behandlung der Tumorerkrankungen ausgelegt. Daneben kann eine symptomatische Behandlung in einer ausreichenden Hydrierung, in einer Stabilisierung oder dem Ersatz der Nierenfunktion und in der Reduktion der Calciumabsorption bestehen.

8.3.5 Familiäre hypokalziurische Hyperkalzämie (FHH)

FHH ist eine seltene, autosomal-dominant vererbte Krankheit, die gegenüber dem primären Hyperparathyreoidismus und dem MEN-I-Syndrom abgegrenzt werden muß. Die *molekulare Ursache* bei dieser Erkrankung konnte inzwischen geklärt werden. Bei vielen Patienten wurde eine heterozygote Mutation im calciumsensitiven Rezeptor identifiziert [214, 221]. Die homozygote Form dieser benignen Erkrankung ist der lebensbedrohliche neonatale Hyperparathyreoidismus, bei dem beide Allele des Calciumsensors Mutationen aufweisen. Da der Calciumsensor nicht nur in den Nebenschilddrüsen, sondern auch in der Niere exprimiert wird [32, 33], kommt es bei funktionellem Ausfall eines Allels dieses G-Protein-gekoppelten Rezeptors über bisher ungeklärte subzelluläre Mechanismen zu einem Abfall der Calciumausscheidung über die Niere und damit zur Hyperkalzämie. In der Nebenschilddrüse führen ähnliche Mechanismen zu einer inadäquat normalen PTH-Sekretion [183].

Die wesentlichen *biochemischen Merkmale* der Erkrankung sind daher eine variabel ausgeprägte Hyperkalzämie bei normalem oder nur leicht erhöhtem PTH und nur gering erniedrigtem oder normalem Serumphosphat sowie bei niedriger Calciumausscheidung im Urin. Nephrokalzinose und Nephrolithiasis sind bei Patienten mit FHH nicht zu finden. Die glomeruläre Filtrationsrate bleibt normal; es findet sich nur gelegentlich eine mäßige Einschränkung der renalen Konzentrierungsfähigkeit. Eine Parathyreoidektomie sollte unbedingt vermieden werden [181].

Weder radiologisch noch laborchemisch finden sich in der Regel Hinweise für einen gesteigerten Knochenumsatz – Ausnahme bilden hierfür die schweren Verlaufsformen im Neugeborenenalter. Auch der Vitamin-D-Metabolismus ist wenig beeinträchtigt; die Konzentration für 25-OHD und Calcitriol werden normal oder erniedrigt gefunden [162].

8.3.5.1 Neonataler Hyperparathyreoidismus

Das Krankheitsbild der FHH bietet weder bei Kindern noch bei Erwachsenen wesentliche Krankheitssymptome, da lediglich 1 Allel des Calciumsensors defekt ist. Wenn beide Allele betroffen sind, kommt es bereits bei Neugeborenen zu schweren hyperkalzämischen Krisen mit Hyperplasie aller 4 Epithelkörperchen und einem akut lebensbedrohlichen Krankheitsbild [222].

Klinisch imponieren die Patienten in der Neugeborenenperiode durch eine allgemeine Muskelhypotonie, herabgesetzte Spontanaktivität, Trinkstörungen, mangelndes Gedeihen, aber auch Atemstörungen und Herzrhythmusstörungen. Die z. T. extreme Hyperkalzämie und Hyperkalziurie können zu kritischen renalen, aber auch pulmonalen Störungen führen, die eine schnelle Diagnostik und frühzeitiges operatives Handeln erforderlich machen. Wie beim primären HPT ergibt sich die Diagnose aus Serumchemie, Urinanalytik und Röntgendiagnostik. Therapie der Wahl ist heute die *totale Parathyreoidektomie* aller 4 Nebenschilddrüsen *mit Autotransplantation* eines Kryopräzipitats in den Unterarm [242]. Die Bestimmung von Plasma und Urincalcium bei den Eltern kann differentialdiagnostisch von großer Bedeutung sein, da beide Elternteile heterozygot für den Calciumsensordefekt erkrankt sein sollten und damit eine FHH mit entsprechender Verminderung der renalen Calciumexkretion aufweisen sollten.

8.3.6 Hyperkalzämie bei erhöhter Vitamin-D-Wirkung

Vitamin D und insbesondere sein Metabolit Calcitriol (1,25-$(OH)_2D$) sind maßgeblich in die Regulation des Calciumhaushaltes eingebunden, indem sie die Aufnahme von Calcium aus dem Darm steuern und bei der Ein- und Ausschleusung von Calcium in die Knochen beteiligt sind (s. auch 8.1.3.4). Vitamin D muß dem Körper exogen zugeführt werden. Seine Hydroxylierungsschritte werden durch die Calcium-, Phosphat- und Parathormonkonzentrationen gesteuert.

Sowohl im Rahmen der Vitamin-D-Stoßtherapie als auch bei lang anhaltende Zufuhr von Vitamin D und seinen Metaboliten in pharmakologischen Dosen bei angeborenen und erworbenen Regulationsstörungen können *Vitamin-D-Intoxikationen* auftreten.

Hollick u. Jacobus berichteten 1992 über Vitamin-D-Intoxikationen im Zusammenhang mit überhöhten Vitamin-D-Anreicherungen in Säuglingsmilch [98, 108, 120].

8.3.6.1 Hyperkalzämie bei Vitamin-D-Intoxikation

Die Therapie zahlreicher Erkrankungen, deren Leitsymptom eine Hypokalzämie ist, erfolgt mit Vitamin D in z. T. pharmakologischen Dosen. Ebenso wie Hypoparathyreoidismus und Pseudohypoparathyreoidismus sind hier alle Formen der hereditären Rachitiden als auch Erkrankungen mit Störungen der Organe, die in den Vitamin-D-Stoffwechsel eingeschaltet sind, wie Leber- und Niereninsuffizienz, sowie Malabsorptionssyndrome, zu nennen.

Während der physiologische tägliche Bedarf an Vitamin D_2 oder D_3 bei 400 IE (= 10 μg/Tag) liegt, werden zur Normalisierung der Calciumkonzentrationen z. T. exzessive Dosen an Vitamin D oder seinen Metaboliten benötigt. Die Folge hiervon können bei unkontrollierter Verabreichung oder bei geändertem Bedarf Vitamin-D-Intoxikationen sein. Vitamin D und seine Metaboliten entfalten ihre Wirkung in Darm und Knochen. Hierdurch wird die intestinale Calciumabsorption erheblich gesteigert. Es resultiert eine Hyperkalzämie, teilweise auch Hyperphosphatämie. Die renale Calciumelimination steigt parallel zur Hyperkalzämie an, so daß es zu einer Hyperkalziurie kommt. Die Folge ist eine gesteigerte Calciumablagerung in den Nieren mit anschließender Nephrokalzinose [59].

Klinik

Funktionell wird zunächst die Konzentrierungsfähigkeit der Niere gestört. Es entwickelt sich eine Polyurie mit Polydipsie wie bei einem Diabetes insipidus renalis. Folge sind Dehydratation, Exsikkose, Anorexie und Obstipation. Als Folge der Hyperkalzämie entstehen Apathie und muskuläre Hypotonie. Selten entwickeln sich hyperkalzämische Krisen mit Krämpfen und Koma [112].

Diagnostik

Laborchemisch ist neben der Hyperkalzämie eine deutlich gesteigerte Calciumausscheidung im Urin nachzuweisen (> 4 mg/kg KG/24 h bzw. U-Calcium über U-Kreatinin im morgendlichen Nüchternurin > 0,22 mg Calcium/mg Kreatinin = 0,6 mmol Calcium/mmol Kreatinin). Die Phosphatkonzentrationen

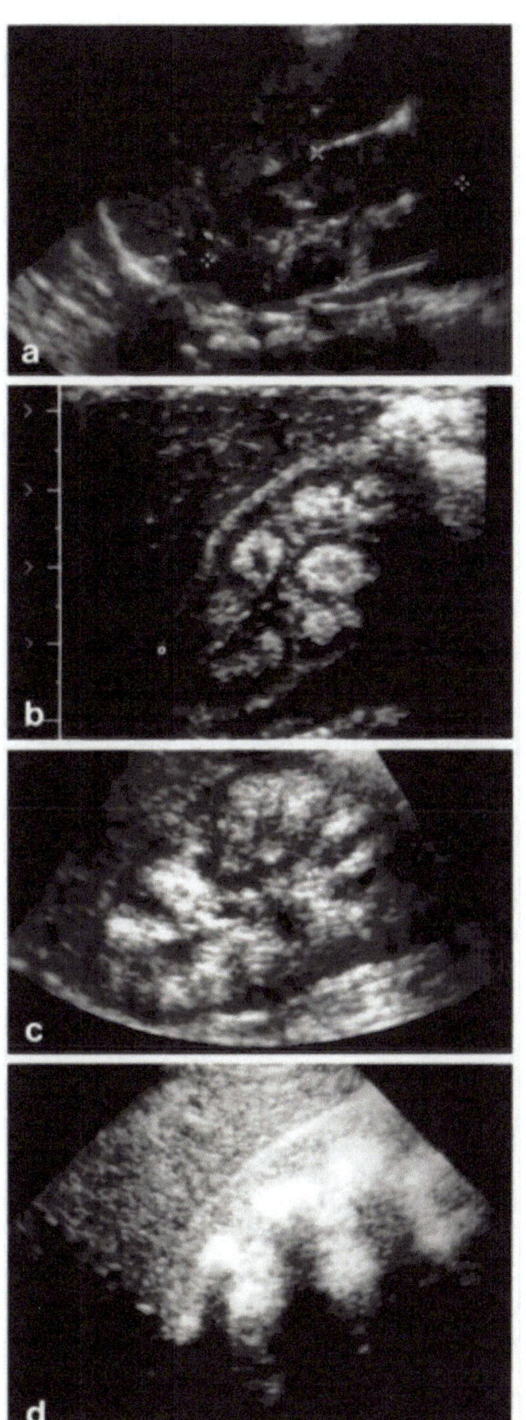

Abb. 8.10a–d. Sonographische Stadieneinteilung der medullären Nephrokalzinose. **a** Stadium 1: aufgehobene kortikomedulläre Differenzierung; die Echogenität der Markpyramiden ist diskret höher als diejenige des Kortex; **b** Stadium 2a: Ausbildung weißer Ringe (Girlanden) an der Grenze zwischen Kortex und Markpyramiden; **c** Stadium 2b: echoreiche weiße Markpyramiden *ohne* Schallschatten; **d** Stadium 3: echoreiche weiße Markpyramiden *mit* Schallschatten (s. hierzu [113])

in Plasma und Urin sind in der Regel normal, ebenso wie die alkalische Phosphatase. PTH wird durch die Hyperkalzämie eher supprimiert.

Die harnpflichtigen Substanzen werden zunächst normal gefunden, steigen aber bei entsprechendem Ausmaß und Dauer der Intoxikation an, entsprechend vermindert sich die glomeruläre Filtrationsrate der Niere. Handelt es sich um eine Intoxikation mit Vitamin D oder 25-OHD, wird die Konzentration von 25-OHD im Blut wesentlich erhöht gefunden, diejenige des 1,25-$(OH)_2D$ supprimiert. Wurde 1α-OHD oder 1,25-$(OH)_2D$ verordnet, finden sich entsprechend hohe 1,25-$(OH)_2D$-Konzentrationen.

Sonographisch kann es im Bereich der Nieren Zeichen der Nephrokalzinose geben, wobei es zunächst zu einer Angleichung der Echogenität von Mark und Rinde, später zu einer Umkehr dieser Echogenität mit deutlich echoreicherem Mark, und schließlich zur Darstellung von Verkalkungen mit Schallauslöschphänomenen kommt. *Radiologische Veränderungen* der Nieren finden sich erst in einem fortgeschrittenen Stadium der Erkrankung [113, 212] (Abb. 8.10).

Therapie

Die Therapie besteht in einem *sofortigen Absetzen der Vitamin-D-Behandlung* und einer symptomatischen – den Flüssigkeits- und Elektrolythaushalt korrigierenden – Behandlung. Durch die Behandlung mit *Steroiden* kann darüber hinaus die intestinale Calciumabsorption gehemmt werden. Die Dauer der Symptomatik hängt u. a. von der Art des verwendeten Vitamin-D-Präparates ab. Während Calcitriol eine Halbwertzeit von 1,5 Tagen hat, kann die biologische Wirkung von Vitamin D_3 durch seine allmähliche Freisetzung aus den Fettspeichern Monate anhalten.

> ! Bei einer Vitamin-D-Behandlung mit pharmakologischen Dosen sollte aus Gründen der kürzeren Halbwertszeit eine Therapie mit Calcitriol bevorzugt werden.

Wichtigste Maßnahmen zur Vermeidung der Vitamin-D-Intoxikation sind daher die regelmäßigen Kontrollen der Patienten hinsichtlich ihres Calciumstoffwechsels. Sensibelster Parameter hierfür ist die Calciumausscheidung im Urin, da eine Hyperkalziurie einer Hyperkalzämie immer vorangeht.

8.3.6.2 Hyperkalzämie bei Williams-Beuren-Syndrom

Ein pathogenetisch ähnliches Krankheitsbild wie bei der Vitamin-D-Intoxikation findet sich bei der idiopathischen Hyperkalzämie der Säuglinge, dem Williams-Beuren-Syndrom (WBS) [149]. Neben den klinischen Symptomen der supravalvulären Aortenstenose mit mentaler Retardierung und dem Elfengesicht, was häufig erst später in Erscheinung tritt, wurde bei diesen Patienten eine abnorme Vitamin-D-Empfindlichkeit beschrieben. Schon bei physiologischen Vitamin-D-Dosen kann es zur Hyperkalzämie kommen, möglicherweise als Ausdruck einer gestörten Vitamin-D-Metabolisierung und Elimination [1]. Inzwischen ist bekannt, daß das WBS wie auch die familiäre Form der supravalvulären Aortenstenose ohne begleitende Veränderungen auf eine Deletion im Chromosom 7 zurückzuführen ist [56, 69, 70, 190, 244]. Während Mutationen im Elastingen für die Bindegewebeveränderungen bei WBS und SVAS verantwortlich gemacht werden, scheint ein 2. Gen, LIM-Kinase-1-Gen, das ebenfalls in dieser chromosomalen Region lokalisiert ist, für einen Teil der mentalen Veränderungen beim WBS verantwortlich zu sein [82]. Der genetische Defekt, der die meist transitorische Hyperkalzämie verursacht, konnte bisher noch nicht identifiziert werden. Eine Deletion des Calcitoninrezeptorgens, das ebenfalls auf dem langen Arm von Chromosom 7 lokalisiert ist und damit von pathophysiologischer Bedeutung sein könnte, wurde ausgeschlossen [215].

8.3.6.3 Hyperkalzämie bei Erkrankungen mit gesteigertem Knochenumsatz

Im Rahmen von schweren *Hyperthyreosen* kommt es bei ca. 25 % aller Patienten zu Hyperkalzämien als Folge des gesteigerten Knochenumsatzes. Neben der Hyperkalzämie findet sich auch eine Hyperphosphatämie, während die PTH-Werte supprimiert sind. Die Calciumausscheidung im Urin ist erhöht, ebenso die Ausscheidung von Hydroxyprolin. Der Vitamin-D-Metabolismus bleibt unbeeinflußt.

8.3.6.4 Hyperkalzämie bei granulomatösen Erkrankungen

Patienten mit systemischen granulomatösen Erkrankungen, wie *Sarkoidose, Tuberkulose, Berylliose, Silikose* und *Pilzinfektionen,* fallen gelegentlich durch eine Hyperkalzämie und -kalziurie auf [168]. Ursache hierfür ist die ungesteuerte Bildung des aktiven Vitamin-D-Metaboliten 1,25-$(OH)_2D$ in extrarenalen Geweben [17]. So fand 1981 Slatopolski eine Calcitriolproduktion bei einem nephrektomierten Patienten mit Sarkoidose [17]. Calcitriol – oder ähnlich wirksame Vitamin-D-Metabolite – wird bei Patienten mit granulomatösen Systemerkrankungen u. a. in den Mastzellen gebildet und unterliegt hierbei nicht der Regulation durch Calcium oder PTH. Als Folge der gesteigerten Vitamin-D-Wirkung ist die intestinale Calciumabsorption entsprechend gesteigert.

Diagnostik

Laborchemisch fallen Hyperkalzämie und Hyperkalziurie bei normaler alkalischer Phosphatase, normaler PTH-Konzentration, aber erhöhten Plasmakonzentrationen von 1,25-$(OH)_2D$ auf. Die Grunderkrankung wird in der Regel radiologisch durch die pulmonale Manifestation und bei Lungenfunktionsuntersuchungen diagnostiziert. Gelegentlich finden sich die epitheloidzelligen Granulome auch im Biopsiematerial von Lymphknoten, Bronchialschleimhaut oder Nierengewebe.

Therapie

Die Behandlung der pulmonalen Sarkoidose erfolgt mit Steroiden. Hierdurch wird gleichzeitig die Calciumabsorption aus dem Intestinum und die Hydroxylierung zu 1,25-$(OH)_2D$ reduziert, so daß es unter der Therapie der Grunderkrankung auch zur Normalisierung des Calciumhaushaltes kommt [167].

8.3.7 Differentialdiagnose der Hyperkalzämie

Bei der Differenzierung der verschiedenen Ursachen persistierender kindlicher Hyperkalzämien ist insbesondere eine exakte *Anamnese* notwendig. Es muß nach früheren Symptomen der Erkrankungen des Calciumstoffwechsels und deren Therapie (Vitamin D!) sowie familiären Erkrankungen aus diesem Formenkreis geforscht werden. Bei den meisten Krankheitsbildern mit dem Leitsymptom Hyperkalzämie werden sich hierbei richtungsweisende Hinweise ergeben.

Bei der weiteren Differentialdiagnose läßt sich mit wenigen Untersuchungen die Art der Grunderkrankung herausfinden, deren Trennung in einzelne Unterformen gelegentlich einer speziellen Diagnostik mit aufwendigen Untersuchungsmethoden bedarf.

Durch die *Bestimmung der Calciumausscheidung* im morgendlichen Nüchternurin läßt sich ausreichend sicher über den Calcium-Kreatinin-Quotienten zwischen einer Hypo- und Hyperkalziurie differenzieren. Eine *Hypokalziurie bei Hyperkalzämie* ist hinweisend auf eine FHH. Bei Vorliegen einer Hyperkalziurie trägt die *Bestimmung des intakten PTH* zur Differenzierung zwischen Hyperparathyreoidismus und Hyperkalzämie mit normaler Nebenschilddrüsenregulation bei [200].

Liegt ein HPT vor, müssen spezielle Untersuchungen und Familienuntersuchungen zur *Beurteilung der*

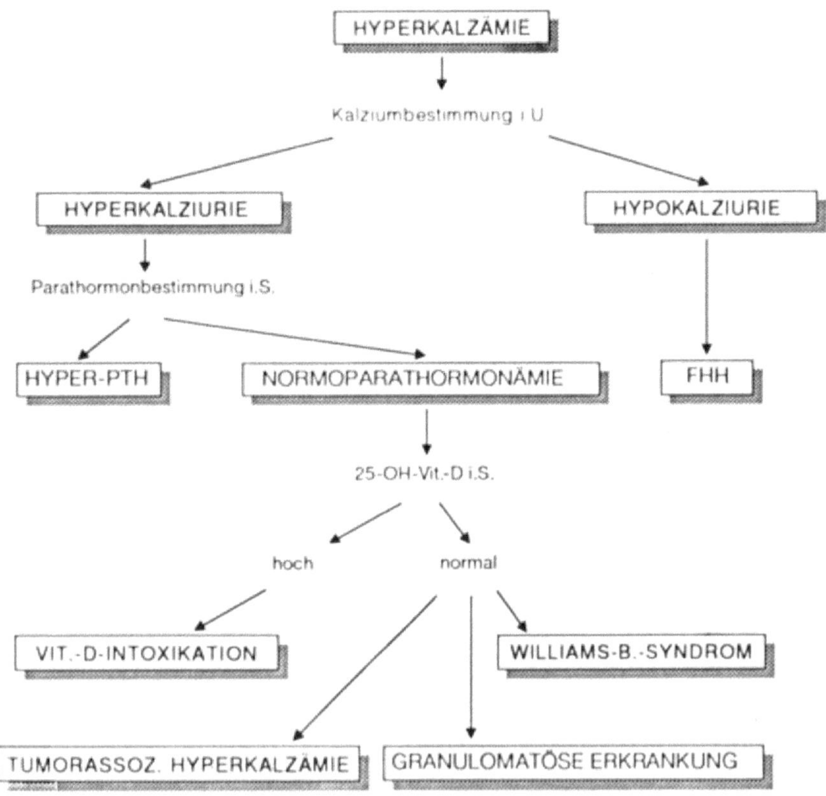

Abb. 8.11. Differentialdiagnose der Hyperkalzämie

exakten Form des HPT durchgeführt werden. Wird ein normaler oder sogar supprimierter PTH-Wert gefunden, resultiert die Hyperkalzämie aus einer gesteigerten Calciumabsorption im Darm oder Calciummobilisation aus dem Skelett infolge vermehrter Vitamin-D-Applikation oder -Wirkung oder der unkontrollierten Synthese und Sekretion von Hormonen oder Peptiden. Durch die Messung des 25-OHD läßt sich eine exogene Vitamin-D-Intoxikation mit Vitamin D_2 oder D_3 ausschließen. Speziellere Untersuchungsmethoden wie die Messung von 1,25-$(OH)_2$D oder Prostaglandin E bzw. PTHrP sind nur gelegentlich erforderlich (Abb. 8.11).

8.4 Formen der Rachitis

Die Rachitis ist eine Erkrankung des Calcium- und Phosphatstoffwechsels. Sie wird hervorgerufen durch einen Mangel an Calcium und/oder Phosphat, einen absoluten oder relativen Mangel an Vitamin D oder durch eine erbliche oder erworbene Störung des Vitamin-D-Metabolismus. Die Erkrankung äußert sich in erster Linie am wachsenden Skelett in Form einer *gestörten Knochenmineralisation.* Hierdurch kommt es unter den entsprechenden statischen Belastungen zu typischen Knochenveränderungen [189]. Am ausgewachsenen Skelett entsteht unter gleichen Bedingungen das Bild der *Osteomalazie.* Nach Einführung der Vitamin-D-Prophylaxe ist das Auftreten einer Vitamin-D-Mangel-Rachitis in Deutschland selten geworden. Besonders bei Kindern, die aus südlichen, sonnenreichen Regionen in die Bundesrepublik kommen, finden sich aber immer wieder Patienten, auch außerhalb des Säuglingsalters, die den Befund einer floriden oder einer gerade durchgemachten Rachitis zeigen. Zunehmend wird über Patienten berichtet, die durch einseitige Ernährung (wie vegetarische Kost) eine Rachitis entwickeln [57]. Daneben wird der Arzt immer wieder mit Patienten konfrontiert, die den Befund einer resistenten Rachitis oder einer Spätrachitis aufweisen.

Eine Rachitis entsteht, wenn ungenügende Mengen an Calcium und Phosphat an knochenbildende Stellen des umbauenden Skeletts geliefert werden und wenn die Mineralisation, d.h. die adäquate Deposition beider Ionen in das Skelett, gestört ist. Daraus kann nach Fraser [83] jeweils eine kalzipenische oder eine phosphopenische Rachitis resultieren (Abb. 8.12).

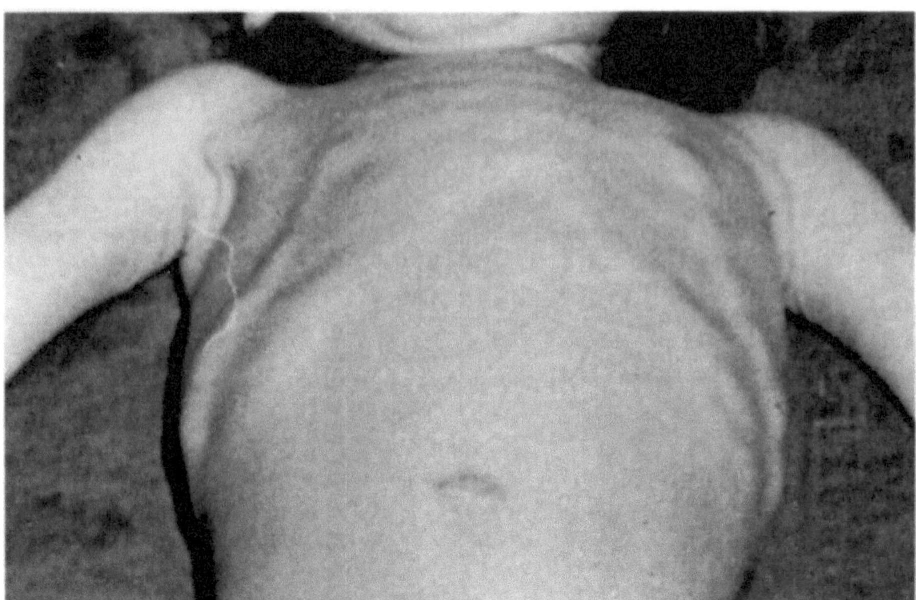

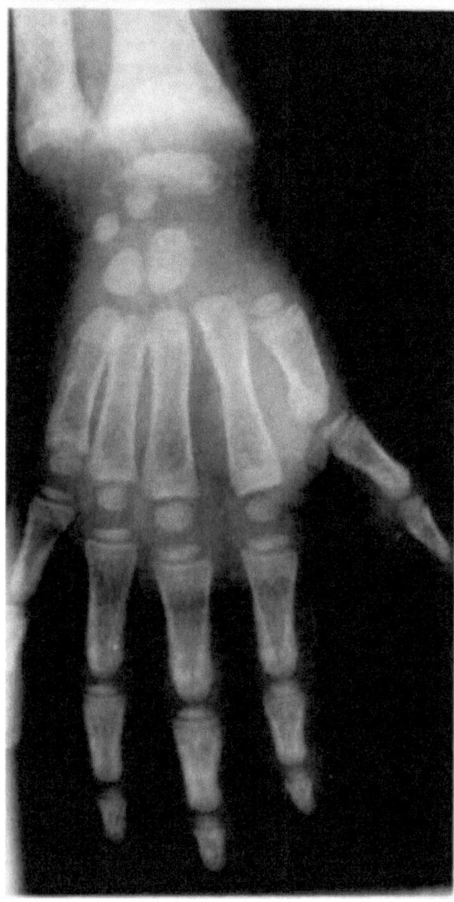

Abb. 8.12. Vitamin-D-Mangel-Rachitis: rachitischer Rosenkranz (*oben*) und becherförmige Aufweitung mit mottenfraßähnlicher Begrenzung der metaphysären Endplatten (*unten*)

8.4.1
Kalzipenische Rachitisformen

Das Skelettsystem stellt den größten Pool für Calcium und Phosphat des Körpers dar. Die Einlagerung dieser Ionen in den Knochen erfolgt in komplexer Form als Hydroxylapatit in einem festen stöchiometrischen Verhältnis von 1,5 : 5 [90]. Störungen der intestinalen Calciumzufuhr oder -absorption sowie Vitamin-D-Mangel, gestörte Vitaminaufnahme oder -metabolisierung können Ursachen für die mangelhafte Knochenmineralisation und die damit verbundenen kalzipenischen Rachitisformen sein.

8.4.1.1
Rachitis als Folge unzureichender Calciumzufuhr

Beispiele für diese Erkrankung finden sich bei der Rachitis der Frühgeborenen (s. auch 8.5) und bei Patienten mit mangelhafter Calciumzufuhr sowie bei langdauernder totaler parenteraler Ernährung, bei Kurzdarmsyndrom oder bei einseitiger (vegetarischer) Ernährung.

8.4.1.2
Rachitis bei Malabsorptionssyndrom

Calcium wird besonders in den oberen Dünndarmabschnitten absorbiert. Hierbei wird der aktive Calciumtransport durch 1,25-Dihydroxyvitamin D moduliert. Malabsorptionserkrankungen nach operativen Korrekturen wie „blind loop", intestinalen Bypässen oder ausgedehnten Dünndarmresektionen können ebenso wie endogene oder exogene Malabsorptionssyndrome (Zöliakie, Pankreasinsuffizienz) zu einer gestörten Calciumaufnahme führen. Die Symptomatik wird verstärkt, wenn neben der Calciumaufnahme auch die Resorption von fettlöslichem Vitamin D gestört ist [266].

8.4.1.3
Vitamin-D-Mangel-Rachitis

Die Ursache dieser Erkrankung besteht in einem relativen Mangel an Vitamin D in der Nahrung bei mangelhafter Aktivierung von Cholecalciferol in der Haut. Es resultiert hieraus eine *Mineralisationsstörung* des Knochens, die *in den Wachstumsphasen* des Skelettsystems zu typischen Veränderungen führt. Die Erkrankung wird daher bevorzugt bei Säuglingen im 2. und 3. Trimenon des 1. Lebensjahres gefunden, also zu einer Zeit, in der der Knochen besonders stark wächst. Ausdruck der Erkrankung sind Veränderungen des Skelettsystems und Allgemeinsymptome.

Klinik

Die Veränderungen am Skelettsystem resultieren zum einen aus der mangelhaften Festigkeit des Knochens bei unzureichender Mineralisation. Hierzu zählen die Kraniotabes, die Harrison-Furche, das abgeflachte Hinterhaupt, der verzögerte Fontanellenschluß, der späte Zahndurchbruch und schließlich die Deformierungen im Bereich statisch belasteter Partien des Skelettsystems wie der Beine und der Wirbelsäule. Zum anderen entstehen Veränderungen des Knochengerüstes aus der verstärkt einsetzenden Produktion der Knochengrundsubstanz. Hierzu zählen der rachitische Rosenkranz (Abb. 8.13, s. auch Abb. 8.12) und die Doppelhöckerbildung an Malleolen und an der Vorderarmepiphyse. Neben diesen knöchernen Störungen weisen insbesondere die Patienten mit einer schweren Form der Rachitis eine deutliche Muskelhypotonie und häufige Infektanfälligkeit auf [150, 298].

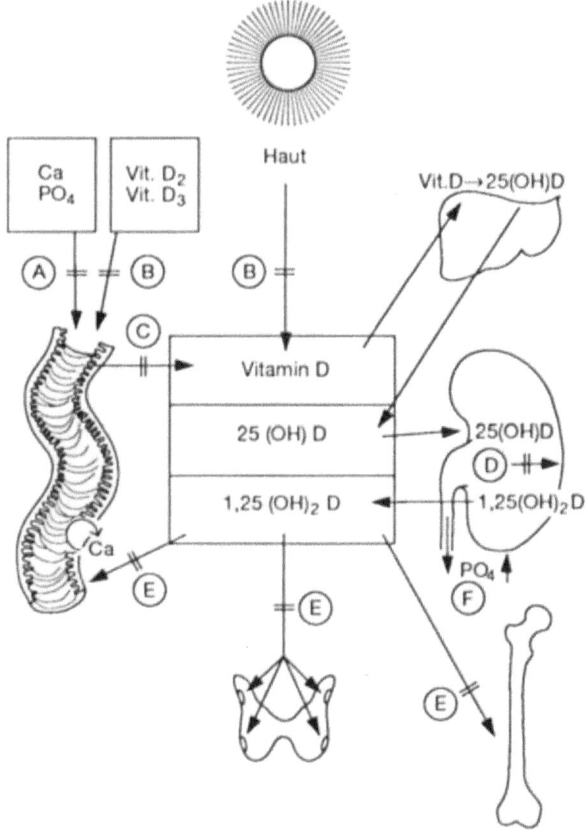

Abb. 8.13. Pathophysiologie der Rachitisformen. *A* Substratmangel (Frühgeborenenrachitis), *B* Vitamin-D-Mangel-Rachitis, *C* Rachitis infolge Malabsorption, *D* Vitamin-D-resistente Rachitis Typ I, *E* Vitamin-D-resistente Rachitis Typ II, *F* familiäre hypophosphatämische Rachitis

Tabelle 8.9. Einteilung der Vitamin-D-Mangel-Rachitis. (Nach Fraser et al. [83])

	Calcium im Serum	Phosphat im Serum	Hyperaminoazidurie	Radiologische Veränderungen
Stadium I	↓	Normal	Normal	Leicht
Stadium II	Normal	↓	+	Mäßig
Stadium III	↓	↓	+++	Schwer

Diagnostik

Laborchemisch lassen sich Störungen des Calcium- und Phosphatstoffwechsels nachweisen. Entsprechend der Ausprägung der Rachitis werden die Calcium- und Phosphatkonzentrationen im Serum vermindert oder normal gefunden (Tabelle 8.9). Die alkalische Serumphosphatase ist als Ausdruck der gesteigerten Osteoblastenaktivität ebenso wie das Osteocalcin im Serum immer deutlich erhöht. Bei fortgeschrittenen Formen der Vitamin-D-Mangel-Rachitis tritt ein reaktiver Hyperparathyreoidismus auf [83]. Die Ausscheidung von Calcium im Urin ist niedrig oder normal, die Ausscheidung von Phosphat im Urin eher erhöht. Es besteht eine generalisierte Hyperaminoazidurie [143] sowie eine erhöhte Ausscheidung von cAMP im Urin als Ausdruck des Hyperparathyreoidismus und eine gesteigerte Ausfuhr von gebundenem Hydroxyprolin infolge des gesteigerten Knochenumsatzes.

Röntgenologisch finden sich Veränderungen besonders im Bereich der metaphysären Endplatten. Als Folge der unregelmäßigen Mineralisation ist die Übergangszone unscharf begrenzt; die Metaphysen sind becherförmig aufgeweitet [189]. Der Abstand zwischen Epiphysenkern und Verkalkungszone ist infolge des hypertrophischen Röhrenknorpels verbreitert. Im Zusammenhang mit spontanen Grünholzfrakturen finden sich häufig Looser-Umbauzonen.

Differentialdiagnose

An das Vorliegen anderer Rachitisformen muß gedacht werden. Insbesondere ein Auftreten nach Ablauf des 1. Lebensjahres oder eine Resistenz gegenüber einer Vitamin-D-Prophylaxe in üblicher Dosierung macht das Vorliegen einer anderen Rachitisform wahrscheinlich. Auch andere Formen des Calcium- und Phosphatstoffwechsels können gelegentlich das Bild einer floriden Rachitis vortäuschen, wie z. B. ein Hyperparathyreoidismus oder eine Hypophosphatasie.

Therapie

Die Therapie der Vitamin-D-Mangel-Rachitis wird in der Regel in Form einer protrahierten Vitamin-D-Behandlung durchgeführt, z. B. mit 2–5000 IE Vitamin D_3/Tag über 3–6 Wochen und anschließendem Beibehalten der Vitamin-D-Prophylaxe mit 500 IE/Tag bis zum Ende des 1. Lebensjahres. In seltenen Ausnahmefällen kann man auch einen Vitamin-D-Stoß (2000000 IE) bei solchen Patienten geben, bei denen die regelmäßige Einnahme nicht gewährleistet ist. Das Risiko einer Vitamin-D-Überdosierung muß hierbei bedacht werden [188]. Um einer rachitischen Tetanie vorzubeugen, sollte in den ersten Tagen der Therapie eine phosphatarme, calciumreiche Ernährung oder zusätzliches Calcium in Form von Calciumgluconat verabreicht werden. Eine Behandlung mit Calcitriol ist in der Regel unnötig.

In Deutschland wie in zahlreichen anderen Ländern wird mit verminderter Sonneneinstrahlung und hoher Industrialisierung eine *allgemeine Vitamin-D-Prophylaxe* empfohlen. Nach Schätzungen der Weltgesundheitsorganisation ist der tägliche Bedarf eines gesunden Neugeborenen mit 400 IE = 10 µg Vitamin D_3 anzusetzen. Für das Frühgeborene wird ein höherer Vitamin-D-Bedarf angenommen; Erwachsene haben einen geschätzten Vitamin-D-Bedarf von 70–100 IE/Tag.

> **!** **Es wird in Deutschland eine allgemeine Prophylaxe mit 500 IE Vitamin D für die Dauer des gesamten 1. Lebensjahres empfohlen.**

8.4.1.4 Immigrantenrachitis

Der Vitamin-D-Bedarf des menschlichen Körpers wird aus Ergocalciferol (Vitamin D_2 aus durch Sonnenbestrahlung aktivierten Pflanzen) und aus Cholecalciferol (Vitamin D_3 in der Haut bei UV-Licht aus 7-Dihydrocholesterol gebildet) gedeckt. Die Aktivierung von Vitamin D_3 in der Haut wird durch eine starke Hautpigmentierung eingeschränkt. Mangelhafte Vitamin-D-Aktivierung in der Haut und unzureichende Vitamin-D-Zufuhr in der Ernährung haben zu dem klinischen Bild der Immigrantenrachitis geführt, die in den letzten 20 Jahren mehrfach in Großbritannien und Deutschland beschrieben wurde [11, 20, 202]. Hierbei kommt es in ungewöhnlichem Alter (Kleinkindalter, Pubertät und Adoleszenz) bei

Angehörigen asiatischer oder mediterraner Länder, die in nördlichen Industrieregionen leben, zu dem klassischen Bild der Vitamin-D-Mangel-Rachitis. Durch Bestimmung des Vitamin-D-Metaboliten 25-Hydroxyvitamin D läßt sich der Vitamin-D-Mangel eindeutig nachweisen. Auch Neugeborene von Müttern aus diesen Ländern haben ein hohes Risiko eines Vitamin-D-Mangels. Die Behandlung erfolgt analog zu derjenigen bei Vitamin-D-Mangel-Rachitis.

8.4.1.5
Rachitis bei antikonvulsiver Therapie

Seit den Erstbeschreibungen 1968 von Kruse [156] ist eine Störung des Calciumstoffwechsels bei chronisch-antikonvulsiv behandelten Patienten bekannt. Neben verschiedenen anderen Medikamenten aktivieren insbesondere *Phenobarbital* und *Diphenylhydantoin* die mikrosomale Enzymaktivität der Leber. Hierdurch werden die aktiven Vitamin-D-Metabolite 25-OHD und 1,25-$(OH)_2D$ schneller zu inaktiven Metaboliten degradiert und über Galle und Niere eliminiert. Aus der verkürzten biologischen Halbwertszeit dieser aktiven Vitamin-D-Metabolite resultiert eine eingeschränkte Wirkung auf die intestinale Calciumresorption mit allen Folgen eines Vitamin-D-Mangels. Darüber hinaus wird insbesondere für das Diphenylhydantoin ein hemmender Effekt auf die zelluläre Wirkung von PTH und Vitamin D angenommen [99].

Klinik

Bei der Mehrzahl der antikonvulsiv behandelten Patienten tritt die Störung des Calciumknochenstoffwechsels klinisch nicht in Erscheinung. Sie läßt sich dann nur durch die verminderte Konzentration von 25-OHD (bei 40–70 % der Patienten) oder durch die reduzierte Knochendichte in der Photonenabsorptionsbestimmung nachweisen. Betroffene Patienten weisen Veränderungen in der Serumchemie in Form von Hypokalzämie, Hypophosphatämie, erhöhter alkalischer Phosphatase und sekundärem Hyperparathyreoidismus auf. Nur ein sehr geringer Anteil der antikonvulsiv behandelten Kinder weist klinische und radiologische (konventionelle Radiologie) Symptome der floriden Rachitis auf.

Therapie

Die Behandlung der antikonvulsivainduzierten Rachitis entspricht derjenigen der Vitamin-D-Mangel-Rachitis mit 2000–5000 IE Vitamin D_3 tgl. über 5–6 Wochen und einer anschließenden Substitution mit tgl. 400–800 IE Vitamin D. Eine prophylaktische Vitamin-D-Behandlung bei antikonvulsiver Behandlung ist umstritten. Die Mehrzahl der Autoren favorisiert bei Langzeittherapie mit Antikonvulsiva eine subtile Überwachung des Calciumstoffwechsels.

8.4.1.6
Pseudomangelrachitis – Vitamin-D-abhängige Rachitis Typ I

Von klinischer Bedeutung ist das Krankheitsbild der Vitamin-D-abhängigen Rachitis Typ I, früher als Pseudomangelrachitis [224] bezeichnet. Die Ursache dieser Erkrankung beruht auf einer Störung im Metabolismus des Vitamin D. Durch eine unzureichende Hydroxylierung in der Niere wird nur vermindert 1α,25-Dihydroxyvitamin D aus 25-Hydroxyvitamin D gebildet, und es entwickelt sich ein *Mangel* an diesem aktiven Vitamin-D-Hormon [84]. Die Erkrankung wird autosomal-rezessiv vererbt. Die genetische Störung konnte auf dem Chromosom 12 in der Region q14 lokalisiert werden. Die Erkrankung tritt in der Regel während des 1. und 2. Lebensjahres in Erscheinung [158].

Casella et al. berichteten von 2 Geschwistern, bei denen möglicherweise eine Störung der 25-Hydroxylierung des Vitamin D zu einer weiteren Form der Vitamin-D-abhängigen Rachitis führte [46].

Klinik

Klinisch fällt auf, daß die Patienten nicht oder nur mit großer Mühe und verspätet das freie Laufen lernen. Sie fallen durch ihre *Muskelhypotonie* und *Körperschwäche* auf. Eine Vitamin-D-Prophylaxe wurde bei den Patienten in der Regel bereits durchgeführt. Nach Therapie mit einem Vitamin-D-Stoß kommt es gewöhnlich zu einer plötzlichen Besserung des klinischen Geschehens; nach einigen Wochen tritt ein Rezidiv des Krankheitsbildes auf (Abb. 8.14). Bei der Untersuchung fallen *Zeichen der floriden Rachitis*, ein Rosenkranz und Doppelhöcker an den Malleolen und den Unterarmepiphysen auf. Daneben findet man auch Verbiegungen der unteren statisch belasteten Extremitäten in Valgus- und Varusstellung.

Diagnostik

Laborchemisch ist die Vitamin-D-abhängige Rachitis Typ I von der Vitamin-D-Mangel-Rachitis nur durch einen Unterschied im Spektrum der Vitamin-D-Metaboliten zu differenzieren. Während bei der Vitamin-D-Mangel-Rachitis ein niedriger 25-Hydroxyvitamin-D-Spiegel bei leicht erhöhtem 1,25-Dihydroxyvitamin-D-Spiegel gefunden wird, tritt bei der Vitamin-D-abhängigen Rachitis eine hohe Konzentration an 25-Hydroxyvitamin D und eine kaum nachweisbare Konzentration an 1,25-Dihydroxyvitamin D auf.

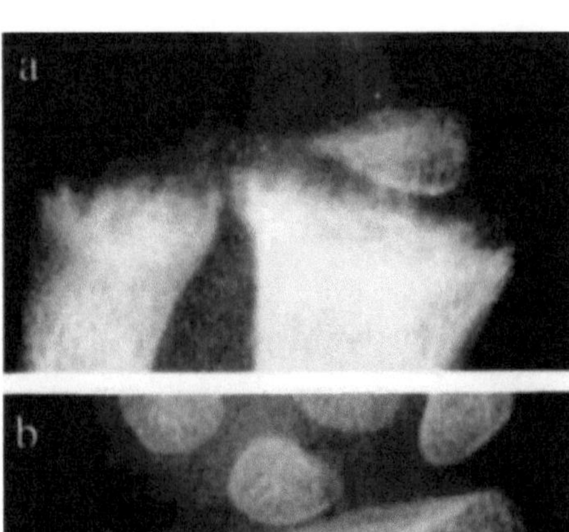

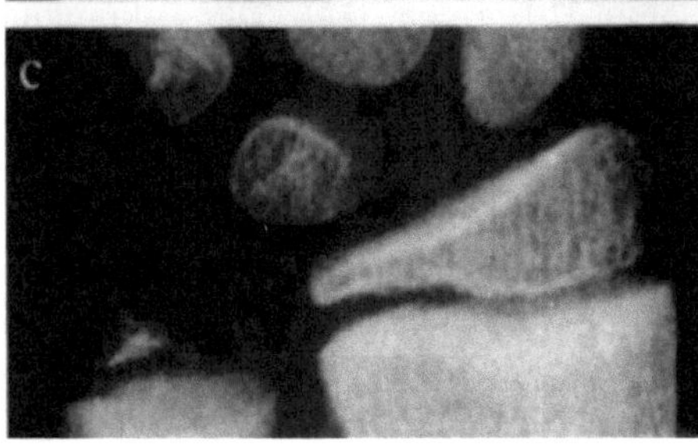

Abb. 8.14a–c. Röntgenaufnahme und Laborbefunde eines Patienten mit Vitamin-D-abhängiger Rachitis Typ I. **a** Vor Therapiebeginn (April 1972): Calcium im Serum 1,86 mmol/l, Phosphat i. S. 0,82 mmol/l, alkalische Phosphatase 6390 E/l; generalisierte Hyperaminoazidurie, Hyperparathyreoidismus (Knochenbiopsie). **b** Unter Vitamin-D-Therapie (September 1979): Calcium i. S. 2,23 mmol/l, Phosphat i. S. 1,51 mmol/l, alkalische Phosphatase 660 E/l; unauffällige Aminoazidurie, iPTH normal. **c** 6 Monate nach Absetzen der Vitamin-D-Behandlung (Juni 1980): Calcium i. S. 2,07 mmol/l, Phosphat i. S. 1,06 mmol/l, alkalische Phosphatase 1495 E/l; generalisierte Hyperaminoazidurie, iPTH erhöht

Calcium- und Phosphatkonzentrationen im Serum sind meist vermindert oder werden im untersten Normbereich angetroffen. Die alkalische Phosphatase ist deutlich erhöht, ebenfalls das immunreaktive PTH im Serum; entsprechend ist die Ausscheidung von cAMP im Urin erhöht. Die Ausscheidung von Calcium im Urin ist gering. Es besteht eine generalisierte Hyperaminoazidurie.

Therapie

Die Therapie dieser Erkrankung besteht in einer *lebenslangen und hochdosierten Substitution* mit Vitamin D oder seinen Metaboliten [153]. Ein therapeutisch ausreichender Effekt wird durch eine Behandlung mit Vitamin D_3 (1000 – 3000 μg, entsprechend 400000 – 1200000 IE) erreicht. Vorzuziehen ist eine Behandlung mit dem aktiven Vitamin-D-Metaboliten 1,25-Dihydroxyvitamin D in einer Dosierung von 8 – 400 ng/kg/Tag. Aufgrund der kürzeren biologischen Halbwertszeit des Calcitriols ist die Behandlung besser steuerbar und sind die Nebenwirkungen bei einer evtl. Vitamin-D-Überdosierung nur kurzfristig. Allerdings macht auch die Behandlung mit aktiven Vitamin-D-Metaboliten eine exakte Überprüfung der Patienten hinsichtlich des Calciumstoffwechsels erforderlich. Es ist deshalb bei Beginn der Therapie mindestens wöchentlich, später 4wöchentlich eine Überwachung der folgenden Parameter erforderlich: Calcium im Serum, Calciumausscheidung im Urin, alkalische Phosphatase und Kreatinin im Serum. In regelmäßigen Abständen sollte auch sonographisch die Entwicklung einer Nephrokalzinose ausgeschlossen werden. Die Behandlung muß lebenslang durchgeführt werden. Während einer Schwangerschaft muß die Dosis erhöht werden [92].

8.4.1.7 Vitamin-D-resistente Rachitis Typ II

1978 berichteten erstmals Brooks et al. [30] über eine echte Vitamin-D-resistente Rachitis, bei der der pathogenetische Mechanismus der Erkrankung in einer *Endorganresistenz gegenüber 1,25-Dihydroxyvitamin D* besteht. Durch Untersuchungen an Fibroblastenkulturen konnte ein Rezeptordefekt nachgewiesen werden [178]. Der 1,25-$(OH)_2$D-Rezeptor konnte kloniert werden. Auf diese Weise wurden verschiedene Punktmutationen im hormonbindenden und im DNA-bindenden Anteil des 1,25-$(OH)_2$D-Rezeptors als Ursache der Vitamin-D-resistenten Rachitis Typ II (VDAR II) identifiziert [62]. Die sehr seltene Erkrankung tritt autosomal-rezessiv insbesondere bei Familien aus dem vorderen Orient und Nordafrika auf [115].

Klinik

Klinische Zeichen der Rachitismanifestation finden sich in der Regel erst jenseits der Neugeborenenperiode, vorwiegend im 1. und 2. Lebensjahr. Erste Anzeichen können aber auch erst in der Adoleszenz auftreten. Die Ausprägung der rachitischen Veränderungen kann sehr variabel sein und von *klinischer Unauffälligkeit bis zu schweren, nicht therapierbaren hypokalzämischen Krisen* reichen.

Die Mehrzahl der Patienten weist eine totale Alopezie auf, die therapieresistent bleibt. Neben rachitischen Skelettveränderungen, Zahn- und Zahnschmelzanomalien imponieren die neuromuskulären Störungen der Hypokalzämie. Auch über gleichzeitige

Störungen im Immunsystem wurde berichtet [287]. Von den VDAR-I- sind die VDAR-II-Patienten durch die teilweise exzessiv erhöhten Konzentrationen von 1,25-Dihydroxyvitamin D zu unterscheiden. Durch Rezeptorbestimmungen in Hautfibroblastenkulturen kann die Diagnose in Speziallaboratorien gesichert werden und darüber hinaus durch die Aktivität der 25-OHD-24-Hydroxylase eine Aussage über den Schweregrad der Erkrankung und die voraussichtliche Prognose gemacht werden.

Therapie

Da bei den meisten Patienten nur eine *inkomplette Endorganresistenz* vorliegt, besteht eine Therapiemöglichkeit mit pharmakologischen Mengen an Vitamin D_3 bis zu 5 Mio. IE/Tag oder mit Calcitriol bis zu 50 µg/Tag. Bei wenigen Patienten, bei denen sich die Vitamin-D-Therapie als ineffektiv erwies, konnten lebensbedrohliche Situationen durch eine langdauernde parenterale Calciumsubstitution vermieden werden [15].

> **!** Als weitere (8.) kalzipenische Rachitisform ist die Rachitis bei Lebererkrankungen zu nennen; Einzelheiten hierzu s. unter 8.6.1.

8.4.2 Phosphopenische Rachitisformen

8.4.2.1 Familiäre hypophosphatämische Rachitis

Die familiäre hypophosphatämische Rachitis – auch als Phosphatdiabetes, „X-linked hypophosphataemia" oder Vitamin-D-resistente Rachitis mit Hypophosphatämie bezeichnet – ist eine erbliche Erkrankung mit einer Störung im Phosphathaushalt. Am Nierentubulus und wahrscheinlich auch am Darm ist die Resorption von Phosphat gestört [142, 144, 274], so daß eine negative Phosphatbilanz und eine Hypophosphatämie resultieren. Die Erkrankung wird meist X-chromosomal-dominant vererbt [294]. Die Störung wurde auf dem kurzen Arm des X-Chromosoms in der Region 22.10 – 22.2 lokalisiert [243].

Bei mehreren Familien konnte eine Deletion eines PEX-Gens gefunden werden, das für verschiedene Endopeptidasen, die an der Aktivierung und Inaktivierung von Peptidhormonen beteiligt sind, verantwortlich ist [116].

Nachdem bei der sehr ähnlichen Erkrankung der hypophosphatämischen Rachitis in mesenchymalen Tumoren ein phosphaturischer Faktor gewonnen werden konnte [40], wird vermutet, daß dieser phosphaturische Faktor auch Ursache der familiären hypophosphatämischen Rachitis sein könnte [67].

Klinik

Die Diagnose läßt sich im Rahmen von Familienuntersuchungen bereits in der Neugeborenenperiode anhand der – für das Alter – *zu niedrigen Serumphosphatkonzentrationen* und der *gestörten Phosphatresorption in der Niere* ermitteln [249]. Klinisch in Erscheinung tritt die Erkrankung in der Regel *im Laufe des 2. oder 3. Lebensjahres* mit zunehmender statischer Belastung der Patienten [144]. Die Patienten weisen dann trotz ausreichender Vitamin-D-Prophylaxe zunehmende Verbiegungen an den unteren Extremitäten und Fehlstellungen im Hüftbereich auf, was zu dem charakteristischen watschelnden Gang dieser Patienten führt. Im Gegensatz zur Vitamin-D-Mangel-Rachitis und der Vitamin-D-abhängigen Rachitis haben Patienten mit einer familiären hypophosphatämischen Rachitis keine Hypokalzämie und keine entsprechenden Symptome wie Muskelhypotonie, Tetanie und Zahnschmelzhypoplasien (Abb. 8.15).

Diagnostik

Laborchemisch sind die Patienten durch die anhaltende Hypophosphatämie bei normalen Calciumkonzentrationen und hoher alkalischer Phosphatase von anderen Rachitisformen zu differenzieren. Bei unbehandelten Patienten besteht kein Hyperparathyreoidismus, der sich jedoch unter einer Behandlung mit Phosphatsubstitution entwickeln kann. Die Calciumausscheidung im Urin ist vermindert oder normal, die Phosphatausscheidung im Urin ist abhängig von der Phosphatzufuhr. Im Verhältnis zur Hypophosphatämie ist sie zu hoch [142]. Die Störung der tubulären Phosphatrückresorption läßt sich am genauesten mit Hilfe der *fraktionellen tubulären Phosphatrückresorption* (TP/C-Inulin) berechnen; sie ist immer eindeutig vermindert [142]. Eine Hyperaminoazidurie besteht nicht [141]. Die Konzentrationen der Vitamin-D-Metabolite im Serum zeigten Normalbefunde für 25-Hydroxyvitamin D bei unbehandelten Patienten und niedrig-normale oder verminderte Konzentrationen für 1,25-Dihydroxyvitamin D [256]. Normale Konzentrationen von 1,25-Dihydroxyvitatmin D bei *teilweise extremer Hypophosphatämie*, einem maximalen Stimulus für die Hydroxylierung von 25-Hydroxyvitamin D, weisen auf eine zusätzliche Störung in der Regulation der Vitamin-D-Hydroxylierung hin.

Radiologische Veränderungen im Sinne einer Rachitis finden sich im Säuglings- und Kleinkindalter in typischer Weise insbesondere an den unteren Extremitäten. Auffällig sind hier besonders die Varusstellungen im Bereich der Hüft- und Kniegelenke sowie die deutliche mediale Verbreiterung der Epi-

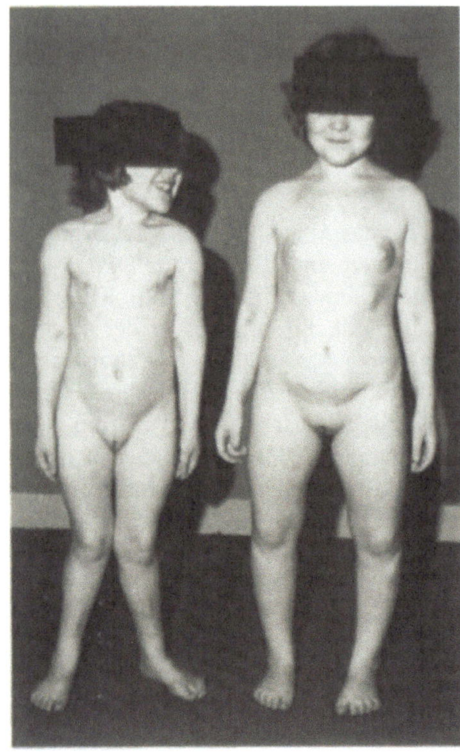

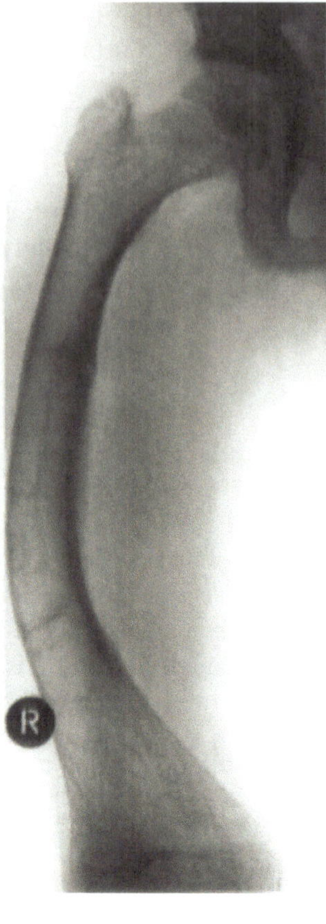

Abb. 8.15. *(links)* Geschwister mit familiärer hypophosphatämischer Rachitis

Abb. 8.16. *(rechts)* Femur bei einer Patientin mit familiärer hypophosphatämischer Rachitis, Coxa-vara-Stellung und erhebliche Verbreiterung des distalen Femurkondylus

physen am distalen Femur und an der proximalen Tibia (Abb. 8.16). Bei älteren Kindern finden sich häufig alte Grünholzfrakturen und Looser-Umbauzonen. Die Trabekulierung des Knochens ist insbesondere bei Adoleszenten und älteren Patienten sehr grob gezeichnet, wobei sich im Bereich der Spannungslinien eine deutliche Verdichtung der Kortikalis zeigt.

Therapie

> **!** Die Therapie der hypophosphatämischen Rachitis besteht heute einerseits in der Verabreichung von pharmakologischen Vitamin-D_3-Dosen oder noch besser von 1,25-Dihydroxyvitamin D in einer Dosierung von 10 ng/kg KG/Tag und der Substitution von anorganischem Phosphat in einer individuell zu wählenden Dosis zwischen 1 und 5 g/Tag.

In zunächst wöchentlichen, später größeren Abständen müssen die Parameter des Calciumstoffwechsels kontrolliert werden. Bei unzureichendem Einfluß auf die rachitischen Veränderungen kann die Vitamin-D-Dosis in 4- bis 6wöchigen Abständen in kleinen Schritten (ca. 10–15 %) gesteigert werden bis zu einer Erhaltungsdosis, die für das Calcitriol zwischen 8 und 50 ng/kg KG/Tag liegt.

Unter dieser Therapie bessern sich die klinischen und radiologischen Zeichen der Rachitis [161]. Trotzdem finden sich in Knochenbiopsien auch zu diesem Zeitpunkt noch keine völligen Heilungsstadien einer Rachitis, sondern nur eine radiologische Besserung. In der Effektivität auf die radiologischen Zeichen der Rachitis scheint das Calcitriol dem Vitamin D_3 überlegen zu sein. Weder die Vitamin-D_3- noch die Calcitriolbehandlung beeinflußt den renal-tubulären Phosphattransport. Eine zusätzliche Substitution mit anorganischem Phosphat in Form von Joulie-Lösung, neutraler Phosphatlösung oder Phosphat Sandoz in einer Gesamtdosis zwischen 1 und 5 g elementaren Phosphors/Tag, verteilt auf 5 Einzeldosen, hat einen zusätzlich positiven Effekt auf die Heilung der Rachitis und beeinflußt zusätzlich das Körperwachstum positiv [91, 286, 16].

Mit zunehmendem Einsatz der Sonographie in der Pädiatrie wurden gehäuft Nephrokalzinosen bereits im Säuglings- und Kleinkindalter unter dieser Therapie gefunden. Möglicherweise spielt die gesteigerte Oxalatausscheidung [234] oder die Phosphatausscheidung selbst [279] unter extrem hohen Phosphatsubstitutionen hierbei eine Rolle. Sehr subtile Kontrollen des Calciumserumspiegels, der alkalischen Phosphatase im Serum und der Calciumausscheidung im Urin sind daher bei der Langzeitbehandlung der hypophosphatämischen Rachitis dringend notwendig. Man nimmt heute an, daß die Behandlung über das Adoleszentenalter hinaus durchgeführt werden muß. Nicht selten erfordern die Fehlstellungen der Beine Korrekturosteotomien mit stabiler Osteosynthese. Diese sollten möglichst nach Abschluß des Wachstumsschubes durchgeführt werden, um Rezidive zu vermeiden [255].

8.4.2.2 Hypophosphatämische Rachitis (FHR) mit Hyperkalziurie

1985 wurde von Tieder eine Form der hypophosphatämischen Rachitis beschrieben, die mit einer Hyperkalziurie kombiniert ist [280, 281].

Spezielle Laboranalysen zeigen, daß bei diesen Patienten im Gegensatz zu solchen mit familiärer hypophosphatämischer Rachitis hohe Konzentrationen von 1,25-Dihydroxyvitamin D gefunden werden können. Es liegt der Erkrankung also eine isolierte Transportstörung für Phosphat in der Niere ohne Regulationsstörung der Vitamin-D-Hydroxylierung zugrunde. Durch die Hypophosphatämie wird die 1α-Hydroxylierung von 25-Hydroxyvitamin D stimuliert. Die hohe Calcitriolkonzentration bewirkt dann eine verstärkte Calciumabsorption im Darm und damit eine Hyperkalzämie und Hyperkalziurie.

Die Therapie dieser Erkrankung erfolgt mit einer alleinigen Phosphatsubstitution ohne Vitamin D. Auffallend im Vergleich zu Patienten mit FHR ist, daß bereits mit niedrigen Phosphatdosen die Hypophosphatämie ausgeglichen werden kann und die hohen Calcitriolkonzentrationen sinken.

8.4.2.3 Komplexe renal-tubuläre Transportstörungen

Komplexe tubulär-renale Transportstörungen wie das angeborene oder erworbene Fanconi-Syndrom (s. spezielle nephrologische Literatur und [27]) sind neben der Rückresorptionsstörung von Phosphat häufig durch Rückresorptionsstörungen von Glucose, Hydrogencarbonat, Kalium und Aminosäuren gekennzeichnet. Die Hydroxylierung von 25- zu 1,25-Dihydroxyvitamin D ist bei diesen Patienten gestört. Neben den klinischen Symptomen der renalen Störung weisen diese Kinder Störungen wie bei der familiären hypophosphatämischen Rachitis auf.

8.4.2.4 Hypophosphatämische Rachitis bei mesenchymalen Tumoren

Während die familiäre hypophosphatämische Rachitis und die hypophosphatämische Rachitis mit Hyperkalziurie in der Regel familiär auftreten, wird auch von Patienten berichtet, bei denen keine Familiarität der Erkrankung nachgewiesen werden kann. Bei einer nichtfamiliären hypophosphatämischen Rachitis muß an die seltene Möglichkeit einer *tumorassoziierten hypophosphatämischen Rachitis* gedacht werden. Seit der Erstbeschreibung 1959 durch Prader [225] wurde wiederholt über die Kombination einer hypophosphatämischen Rachitis mit der klassischen Konstellation – Hypophosphatämie, Normokalzämie, gestörte tubuläre Phosphatrückresorption und niedrige Calcitriolspiegel – im Zusammenhang mit verschiedenen Tumorkrankheiten berichtet. Diese Erkrankung wurde bei Riesenzellgranulomen, kavernösen oder sklerosierenden Hämangiomen, Angiosarkomen, Hämangioperizytomen, nicht verkalkenden Fibromen, aber auch beim Prostatakarzinom beschrieben.

Es ist offensichtlich, daß die beschriebenen Tumoren Substanzen freigesetzt haben, die einmal die renal-tubuläre Phosphatrückresorption gehemmt haben, zum anderen aber auch die Hydroxylierung von 25- zu 1,25-Dihydroxyvitamin D gehemmt haben, da nach Tumorresektion eine Normalisierung der Rachitis und der Serumparameter eingetreten ist und in einem Fall es bei späterer Metastasierung zum Rezidiv der hyperphosphatämischen Rachitis gekommen ist. 1994 gelang es einer Arbeitsgruppe der Mayo-Klinik, einen solchen Faktor von einem Patienten mit einem sklerosierenden Hämangiom bei hypophosphatämischer Osteomalazie zu isolieren [40].

8.5 Knochenmineralmangel bei Frühgeborenen

Unter den zahlreichen Problemen, die sehr kleine Frühgeborene in den ersten Lebenswochen und -monaten bieten, ist in den letzten Jahren zunehmend die Mineralisationsstörung des Knochens hervorgetreten. Zahlreiche Untersucher [49, 136, 268] haben gezeigt, daß Frühgeborene in normalem Umfang Vitatmin D resorbieren und hydroxylieren können, so daß ein Vitamin-D-Mangel oder Stoffwechseldefekt als Ursache der Mineralisationsstörung in der Regel ausscheidet. Es hat sich gezeigt, daß die Zufuhr der Substrate Calcium und Phosphor, also der Bausteine des Apatits, *nicht den erforderlichen Mengen der intrauterinen Apposition* entspricht, so lange die Frühgeborenen mit Muttermilch oder einer industriellen Frühgeborenenmilch ernährt werden [49, 136, 218, 219]. Erschwerend wirkt sich aus, daß die Resorptionsraten von Calcium und Phosphor aus dem Darm großen Schwankungen unterliegen. Die Mineralisationsstörung des Frühgeborenenskeletts ist demnach ein *reiner Substratmangel an Calcium und Phosphor.* Durch eine entsprechende Substitution lassen sich das Defizit ausgleichen und die Auswirkungen auf das Skelettsystem vermeiden.

Klinik

Klinisch zeigen sich die Mineralisationsstörungen im fortgeschrittenen Stadium durch das Auftreten von pathologischen (Spontan-)Frakturen. Durch die Instabilität des Thoraxskeletts gelingt es gelegentlich nicht, die Kinder vom Respirator zu entwöhnen.

Diagnostik

Laborchemisch werden die Serum- und Urinkonzentrationen von Calcium und Phosphor in Abhängigkeit vom Defizit verändert gefunden. Die alkalische Phosphatase ist deutlich erhöht [89]. Die PTH-Sekretion wird durch die Calciumkonzentration im Serum reguliert. 25-Hydroxyvitamin D und 1,25-Dihydroxyvitamin D sind entsprechend der Vitamin-D-Versorgung normal [268]. Radiologisch findet sich eine deutliche Demineralisierung des Skelettsystems (Abb. 8.17) mit Zeichen einer floriden Rachitis [217]. Häufig zeigen sich Hinweise für pathologische Frakturen am Thoraxskelett oder an den Extremitäten.

Therapie

Zur *Prophylaxe* der Mineralisationsstörung des kleinen Frühgeborenen ist die Behandlung mit 1000 IE Vitamin D und die Anreicherung der Nahrung mit Calcium und Phosphor notwendig. Für die Supplementierung mit Calcium und Phosphor bestehen unterschiedliche Empfehlungen, die Ausdruck der praktischen Schwierigkeiten bei der Substitution und Ausdruck der unterschiedlich angenommenen Resorption von Calcium und Phosphor aus dem Darm mit z. T. erheblichen intestinalen Problemen sind [133]. Offensichtlich ist eine Calcium- und Phosphatsubstitution nicht in derselben Höhe wie die Appositionsrate im letzten Schwangerschaftstertial erforderlich [254]. Die Resorption von Calcium aus dem Darm kann zwischen 10 und 70 %, diejenige von Phosphat zwischen 70 und 90 % schwanken. Calciumphosphate fallen darüber hinaus in der Milch aus und müssen deshalb der jeweiligen Flasche unmittelbar zugesetzt werden.

In der klinischen Praxis hat sich das *von Pohlandt vorgeschlagene Verfahren* bewährt [219]: Calcium wird in Form von Calciumgluconat, Phosphor in Form von Glycerophosphat in 6 täglichen Einzeldosen oral zugeführt. Bei rein enteraler Applikation sollte die Gesamtcalciumzufuhr mit 6 mmol/kg KG/Tag beginnen, diejenige von Phosphor mit 3 mmol/kg KG/Tag. Bei parenteraler Substitution muß die Dosis entsprechend um 50 % reduziert werden. Anhand der Ausscheidung von Calcium und Phosphat im Urin wird die Substitution der beiden Mineralien gesteuert. Angestrebt wird hierbei eine Urinkonzentration von Calcium und Phosphat zwischen 1 und 2 mmol/l im Spontanurin [218].

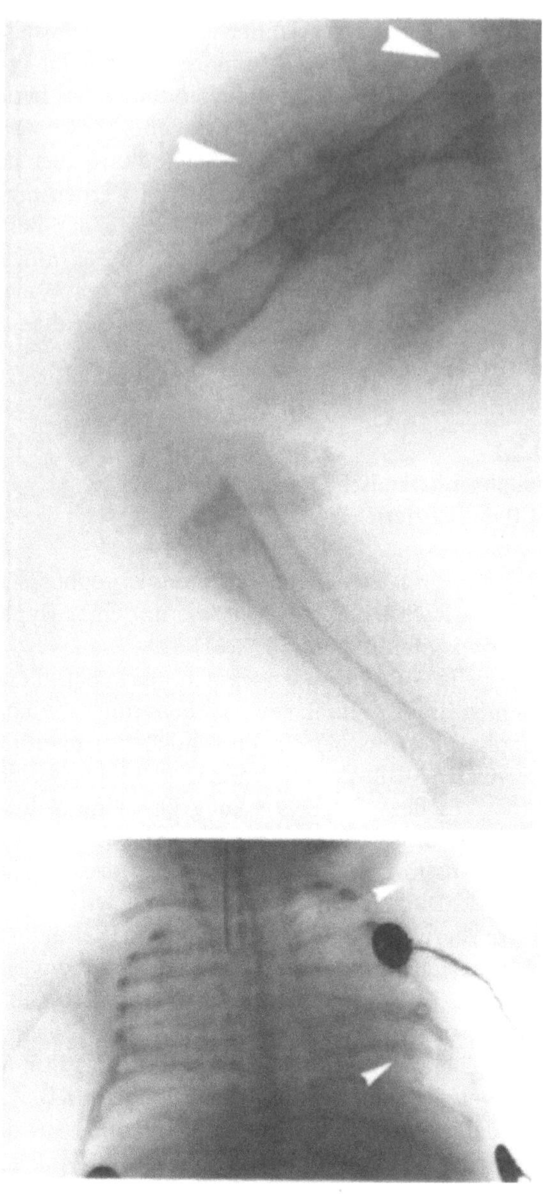

Abb. 8.17. Frühgeborenes mit Calcium- und Phosphatmangel. Erhebliche Knochendemineralisation des Thoraxskeletts und der Wirbelsäule sowie pathologische Frakturen an der 7. Rippe links und am Femurschaft (*Pfeile*)

8.6 Systemische Erkrankungen mit Störungen des Mineral- und Knochenstoffwechsels

8.6.1 Mineral- und Knochenstoffwechselstörung bei Lebererkrankungen

Bei Kindern mit einer Leberzirrhose oder chronischen Leberfunktionsstörungen wurde wiederholt über das Auftreten einer schweren Rachitis berichtet [132, 138]. Als zentrales Stoffwechselorgan ist die Leber mittelbar auch am Mineralhaushalt des Knochens beteiligt.

Die Calcium- und Phosphatresorption aus dem Intestinum erfolgt vorwiegend im Duodenum und Zökum (Calcium) bzw. im Jejunum (Phosphat) [24]. Sowohl eine unzureichende Ernährung als auch eine Malabsorption dieser beiden Substrate können eine Mineralisationsstörung des Knochens bedingen.

Das fettlösliche Vitamin D wird *bei Störungen des enterohepatischen Kreislaufs* unzureichend resorbiert [174]. Die medikamentöse Behandlung mit Cholestyramin zur Bindung der Gallensäuren verstärkt diesen Effekt [53]. In den Mitochondrien und Mikrosomen der Leberzellen erfolgt die Hydroxylierung von Vitamin D_2 und D_3 zu 25-Hydroxyvitamin D. Die aktiven Vitamin-D-Metabolite können in der Leberzelle zu inaktiven Formen degradiert werden. Das Vitamin-D-bindende (Transport-) Protein wird in der Leber gebildet. Schwere Leberfunktionsstörungen können damit die *Vitamin-D-Absorption* aus dem Darm, die Vitamin-D-*Hydroxylierung*, den -*Transport* und die -*Inaktivierung* beeinflussen und so zu Mineralisationsstörungen des Knochens beitragen.

Auch am PTH-Metabolismus ist die Leber beteiligt. In den Kupffer-Sternzellen der Leber wird intaktes (1–84)-Parathormon in amino- und karboxylterminale Fragmente gespalten [236], so daß grundsätzlich eine *verminderte Clearance von intaktem PTH* oder eine *Zunahme der knochenwirksamen Metabolite* zu einer Mineralisationsstörung des Skeletts führen können.

Die Häufigkeit der Knochenmineralisationsstörung bei chronischen Lebererkrankungen wird unterschiedlich angegeben. Als Hauptursache wird die Mangelernährung und Malabsorption gesehen, so daß eine Vitamin-D-Therapie bei chronischer Leberfunktionsstörung nicht generell empfohlen werden kann. Die chemischen und radiologischen Parameter der Knochenmineralisation sollten aber bei Patienten mit schweren Leberfunktionsstörungen grundsätzlich regelmäßig überprüft werden.

8.6.2 Mineral- und Knochenstoffwechselstörung bei Niereninsuffizienz

Bei angeborener Nierenhypoplasie und bei erworbenen Nierenfunktionsstörungen kommt es zu einem graduellen Ausfall an funktionsfähigen Nephronen (Tabelle 8.10). Die verminderte tubuläre Sekretion führt vermutlich bereits frühzeitig, d. h. bei einer Nierenfunktionseinschränkung um ca. 30 %, zur Retention von Phosphat. Durch den gleichzeitigen, graduellen Verlust der renalen 1α-Hydroxylase und durch die intrazelluläre Anreicherung von Phosphat, das die Aktivität des noch verbliebenen Enzyms hemmt, ist die *Produktion von 1,25-$(OH)_2D$ nicht mehr ausreichend gewährleistet* [247]. Trotzdem sind die zirkulierenden 1,25-$(OH)_2D$-Konzentrationen bei terminaler Niereninsuffzienz häufig im Normbereich; erniedrigte oder sogar erhöhte Konzentrationen wurden jedoch ebenfalls berichtet [226, 237, 247].

Tabelle 8.10. Pathophysiologische Veränderungen des Calcium- und Phosphatstoffwechsels bei Niereninsuffizienz

Veränderungen	Folgen für den Organismus
Verminderte renale Elimination von Phosphat und intrazelluläre Anreicherung von Phosphat	Hypokalzämie
Funktionelle periphere Resistenz gegenüber 1,25-$(OH)_2D$ (z. B. Gastrointestinaltrakt und Nebenschilddrüsen)	Hyperphosphatämie
Partieller Ausfall des Calciumsensors in den Nebenschilddrüsen mit Verschiebung des „set point"	Verminderte Aktivität der renalen 1α-Hydroxylase
	Sekundärer Hyperparathyreoidismus mit Aktivierung des Knochenum- und abbaus; dadurch Mobilisation von Calcium bei gleichzeitiger Störung der Mineralisation von neugebildetem Osteoid
	Beide Mechanismen ermöglichen die vorübergehende Anhebung des Serumcalciumspiegels, aber auf Kosten des Mineralsalzgehaltes der Knochen

Es besteht also meist kein absoluter Mangel an dem biologisch aktiven Vitamin-D-Metaboliten, sondern ein *funktioneller Mangel auf zellulärer Ebene*, der u. a. auf eine deutliche Verminderung der Rezeptorenzahl für 1,25-$(OH)_2D_3$ zurückzuführen ist [139, 182]. Die durch *renale Calciumverluste* bedingte Hypokalzämie wird somit durch eine Verminderung der Vitamin-D-abhängigen, enteralen Resorption von Calcium noch zusätzlich verstärkt. Beide Mechanismen, die Hypokalzämie und die Resistenz gegenüber 1,25-$(OH)_2D$, führen zur vermehrten Sekretion von PTH [140, 241]. Diese wird durch den partiellen Ausfall des bereits erwähnten Calciumsensors in der Nebenschilddrüsenmembran und der damit verbundenen Verschiebung des „set point" weiter gesteigert [34, 123, 288]. Durch die Verschiebung des „set point" in der Urämie sind daher höhere, extrazelluläre Calciumkonzentrationen zur Hemmung der PTH-Sekretion erforderlich [34, 288].

> **Zusammenfassung:** 3 Mechanismen, die Hypokalzämie, der funktionelle Mangel an 1,25-$(OH)_2D$ und die Verschiebung des „set point" in den Nebenschilddrüsen, führen zur vermehrten Sekretionsleistung und Hyperplasie der Nebenschilddrüsen, d. h. zum sekundären, renalen Hyperparathyreoidismus. Die erhöhten Konzentrationen von PTH bewirken eine Steigerung der ossären Umbauvorgänge und führen über die indirekte Aktivierung der Osteoklasten zur Freisetzung von Calcium mit vorübergehender Anhebung der Calciumkonzentrationen im Serum. Mit zunehmendem Verlust an funktionsfähigen Nephronen verstärkt sich jedoch dieser Circulus vitiosus. Ohne gezielte therapeutische Maßnahmen kommt es dann auf Kosten des Mineralsalzgehaltes des Knochens zu einer – allerdings nur vorübergehenden – Besserung des Mineralhaushaltes. Die vermehrte PTH-Sekretion und der funktionelle Mangel an 1,25-$(OH)_2D$ führen knochenhistologisch zu den von Delling u. Lühmann beschriebenen Veränderungen [61].

Diagnostik

Laborchemische Parameter zur Beurteilung der renalen Osteopathie stehen nur bedingt zur Verfügung. Die Aktivität der alkalischen Phosphatase als osteoblastärer Marker kann nur bei normaler Aktivität der γ-GT verwendet werden. Zu berücksichtigen ist außerdem die Abhängigkeit vom Alter bzw. Längenwachstum.

Wie bereits erwähnt, sind die zirkulierenden Konzentrationen des mitt-C-regionalen PTH von der Nierenfunktion abhängig. Dies bedeutet, daß die radioimmunologische Messung des Mitt-C-PTH nur unter stabilen Dialysebedingungen eine Aussage zuläßt, aber in Kombination mit der Aktivität der alkalischen Phosphatase einen hinreichend verläßlichen Parameter zur Bewertung des Knochenumsatzes bietet [10, 119]. Durch die Einführung von Assays zur Messung des intakten PTH konnte inzwischen die Zuverlässigkeit in der Diagnostik weiter verbessert werden [23, 34, 199]. Eine befriedigende laborchemische Diskriminierung zwischen den verschiedenen, histologischen Typen der renalen Osteopathie ist aber weiterhin nicht möglich [258].

Deutlich erhöhte Konzentrationen des carboxylterminalen und u. U. auch des aminoterminalen PTHrP-Anteils zirkulieren bei der Niereninsuffizienz im Blut [105]. Es ist jedoch bisher unklar, ob diesen Befunden eine pathophysiologische Bedeutung zukommt.

Therapie

Es ist Ziel der präventiven bzw. therapeutischen Maßnahmen, den Serumphosphatspiegel in den altersentsprechenden Normalbereich zu senken und gleichzeitig die Serumcalciumkonzentrationen in den oberen Normalbereich zu bringen. Die dadurch verbesserte renale Produktion von 1,25-$(OH)_2D$ steigert die enterale Calciumabsorption. Beides ermöglicht die Begrenzung des sekundären, renalen Hyperparathyreoidismus und verringert die ossären Calciumverluste. Durch den frühzeitigen Einsatz von *oralen Phosphatbindern*, die frühzeitige diätetische Anleitung der Patienten und die *orale Calciumsubstitution* können die genannten Ziele häufig zufriedenstellend erreicht werden (Tabelle 8.11) [126].

Als Medikament der Wahl bietet sich insbesondere bei einem pädiatrischen Patientenkollektiv das *Calciumcarbonat* an, das – neben seiner Eigenschaft als enteraler Phosphatbinder – das Calciumangebot erhöht und zum Azidoseausgleich beiträgt. Aluminiumhaltige Phosphatbinder sollten besonders wegen der Ablagerung im Knochen (aber auch in anderen Geweben) vermieden werden, und nur bei Hyperkalzämie das Calciumcarbonat ganz oder teilweise ersetzen. Bei bereits dialysepflichtigen Patienten sollte zusätzlich auf ein hohes Calciumangebot im Dialysat geachtet werden. Nur bei einer ausgeprägten Osteopenie aufgrund verminderter ossärer Umbauvorgänge ist die Verminderung der Calciumkonzentration im Dialysat zu erwägen.

Da die ausreichende Bereitstellung von Calcium (und Phosphat) zur Mineralisation des Knochens ausreicht [15, 228], d. h. Vitamin D keinen direkten Einfluß auf die Mineralisation des neu synthetisierten Osteoids hat, sollte *Vitamin D_3 oder 1,25-$(OH)_2D_3$ nur bei anhaltender Hypokalzämie vorsichtig eingesetzt*

Tabelle 8.11. Maßnahmen zur Prävention bzw. Therapie der renalen Osteopathie

Frühzeitige diätetische Beratung	
Frühzeitiger Einsatz von oralen Phosphatbindern	
Orale Calciumsubstitution	Calciumcarbonat 100 mg/kg KG/Tag; nur wenn erforderlich sollte Calciumcarbonat ganz oder teilweise durch aluminiumhaltige Phosphatbinder in gleicher Dosierung ersetzt werden
Bei Dialyse: hohe Calciumwerte im Dialysat (1,75 mmol/l)	
Bei anhaltender Hypokalzämie und bei normalem Serumphosphat vorsichtiger Einsatz von Vitamin-D-Präparaten	Vitamin D: 2000 – 5000 IE/Tag
	1,25-$(OH)_2D_3$ (Rocaltrol): bis zu 0,25 µg/Tag

werden. Man muß jedoch berücksichtigten, daß Vitamin-D-Präparate nicht nur die enterale Resorption von Calcium steigern, sondern auch die von Phosphat und Aluminium [63]. Insbesondere bei starker *Aluminiumüberladung* des Knochens und beim metabolisch „toten" Knochen, d. h. bei zu geringer Stimulation der Umbauvorgänge durch PTH, besteht die Gefahr der Vitamin-D-induzierten Hyperkalzämie. Bei Patienten mit präterminaler Niereninsuffizienz kann der Einsatz von Vitamin-D-Präparaten durch Hyperkalzämie und -urie zu einer akuten Verschlechterung der Nierenfunktion führen. Dabei ist zu beachten, daß das 1,25-$(OH)_2D_3$ zwar eine deutlich geringere biologische Halbwertszeit aufweist als Vitamin D, wegen seiner Fettlöslichkeit aber in entsprechenden Geweben über längere Zeiträume gespeichert werden kann und damit u. U. auch nach dem Absetzen lange wirksam bleibt.

8.7 Diagnostik

Zur laborchemischen Beurteilung des Mineral- und Knochenstoffwechsels bei verschiedenen Erkrankungen stehen neben der Messung von Calcium und Phosphat im Serum und im Urin eine Reihe von weiteren, diagnostisch hilfreichen Methoden zur Verfügung (Tabelle 8.12) [259].

8.7.1 Calcium, Phosphat und Magnesium

Die Messung der Elektrolyte Calcium und Magnesium erfolgt mit Hilfe der Atomabsorptionsmethode oder im Autoanalyser photometrisch. Die Bestimmung des

Tabelle 8.12. Normalwerte für Calcium, ionisiertes Calcium, Magnesium und Phosphat im Serum. [Nach 58]*, [267]**, [196]***)

	Nabelschnur*	Neugeborene*	Säuglinge**	Kinder**	Erwachsene***
Ca mg/dl	11,3 ± 0,9	10,0 ± 0,9	9,8 ± 0,1	9,1 ± 0,1	9,0 – 10,4
Ca mmol/l	2,82 ± 0,23	2,49 ± 0,22	2,44 ± 0,33	2,28 ± 0,02	2,25 – 2,60
Ca^{++} mg/dl	5,6 ± 0,3	4,8 ± 0,5	5,2 ± 0,1	5,1 ± 0,1	4,5 – 5,1
Mg mg/dl	1,8 ± 0,1	2,1 ± 0,2	2,2 ± 0,1	2,1 ± 0,1	1,7 – 2,3
PO_4 mg/dl	6,2 ± 1,3	8,2 ± 1,1	7,0 ± 0,1	6,0 ± 0,1	–

Tabelle 8.13. Normalwerte für die Ausscheidung von Calcium und Magnesium im Urin und die fraktionelle tubuläre Phosphatrückresorption. (Literatur [26, 207, 299])

	24-h-Sammelurin	Calcium-Kreatinin-Quotient
Calcium im Urin	<4 mg/kg KG/24 h <0,1 mmol/kg KG/24 h	<0,22 mg Ca/mg Kreatinin <0,6 mmol Ca/mmol Kreatinin
Magnesium im Urin	1,6 ± 0,41 mg/kg KG/24 h	
$T_P/C_{Inulin} \cong T_P/C_{Kreatinin} \cong P_P - (U_P \times P_{Kreatinin}/U_{Kreatinin}) = 1{,}34 \pm 0{,}16$ µmol/ml		

ionisierten Calciums erfolgt mit der ionenselektiven Elektrode. Die Normalwerte unterliegen altersabhängigen Schwankungen; sie werden außerdem durch die Zufuhr der einzelnen Mineralien in der Nahrung beeinflußt.

Auch die Ausscheidung von Calcium und Phosphat im Urin ist wesentlich von der Zufuhr dieser Mineralien mit der Ernährung abhängig.

Zur Beurteilung der Calciumausscheidung im Urin wird entweder die Calciumkonzentration im 24-h-Sammelurin oder der Calcium-Kreatinin-Quotient des morgendlichen Nüchternurins verwendet. Da die Phosphatausscheidung im Urin v. a. von der Zufuhr abhängt, ist für die Beurteilung der renalen Phosphatregulation insbesondere die Bestimmung der fraktionellen tubulären Phosphatrückresorption von Bedeutung. Sie läßt sich entweder über eine Inulinclearance berechnen oder nach der modifizierten Formel von Bijvoet [26] kalkulieren (Tabelle 8.13).

8.7.2 Alkalische Phosphatase

Die alkalische Phosphatase ist ein membrangebundenes Osteoblastenenzym, das über bisher unbekannte Mechanismen in die Zirkulation gelangt und dessen Messung im Serum (bei normaler Aktivität der γ-GT) eine Beurteilung der ossären Um- und Aufbauvorgänge zuläßt. Die Aktivität der alkalischen Phosphatase ist stark altersabhängig und reflektiert ein Integral aus Osteoblastenaktivität und -anzahl.

Die Bestimmung der alkalischen Phosphatase erfolgt heute mit der optimierten Standardmethode. Durch elektrische Fokussierung oder HPLC läßt sich die Auftrennung der alkalischen Phosphatase in die Isoenzyme aus Knochen, Darm und Leber durchführen (Tabelle 8.14) [254].

Tabelle 8.14. Normalwerte der alkalischen Phosphatase im Serum (Gesamtaktivität). (Nach [157])

	Neugeborene	bis 1 Jahr	1 Jahr bis Pubertät	Pubertät
E/l	148–490	155–667	170–590	130–873

8.7.3 Osteocalcin

Osteocalcin, das im Unterschied zur alkalischen Phosphatase ausschließlich in den Osteoblasten gefunden wird, hat wahrscheinlich nur bei wenigen Erkrankungen einen diagnostischen Vorteil. Normale Werte für Osteocalcin werden bei Früh- und Neugeborenen um 16 ng/ml gemessen, fallen im Kindesalter dann zunächst ab, um in der Pubertät wieder anzusteigen (30–40 ng/ml) und im Erwachsenenalter auf 3–6 ng/ml zu sinken [52].

8.7.4 Hydroxyprolin

Die Menge des gebundenen Hydroxyprolins im Urin ist repräsentativ für den Kollagenabbau des Knochens. Unter kollagenfreier Diät sollte eine Ausscheidung von 40 mg/24 h nicht überschritten werden [196]. Nach einer 12stündigen Fastenphase über Nacht wird im Morgenurin bei normalem Knochenumsatz maximal ein Hydroxyprolin-Kreatinin-Quotient von 0,2 gemessen [196].

8.7.5 Hydroxypyridin

D-Oxypyridinolin ist eine Substanz, die ausschließlich aus dem fibrillären Kollagen des Knochens stammt. Ihre Ausscheidung im Urin kann daher als Äquivalent für die Knochenresorption gemessen werden. Die normale Ausscheidung liegt bei 15 mmol D-Oxypyridinolin/mmol Kreatinin [260].

8.7.6 Vitamin D und Metabolite

Die Messung von Vitamin D bzw. 25-OHD ist hauptsächlich bei einer Vitamin-D-Intoxikation von differentialdiagnostischer Bedeutung. Bei granulomatösen Erkrankungen mit vermehrter ektoper Produktion von 1,25-$(OH)_2D$ und daraus resultierender Hyperkalzämie und -urie, kann die Bestimmung von 1,25-$(OH)_2D$ hingegen richtungsweisend sein. Bei den meisten anderen Erkrankungen unterstützt die Messung von 1,25-$(OH)_2D$ lediglich die Diagnose (s. Tabelle 8.2) [155].

8.7.7 Parathormon

Erst seit der Einführung von sehr sensitiven Immunoassays zur Messung des intakten zirkulierenden PTH ist die Interpretation der Resultate deutlich vereinfacht worden [23, 36]. Zuvor waren die Meßergebnisse der verschiedenen Assaysysteme, mit Spezifität für z.T. völlig unterschiedliche Epitope des PTH-Moleküls, nur mit hinreichender Kenntnis der Charakteristika des jeweiligen Assaysytems, der Assaysensitivität und der Nierenfunktion des Patienten (zumindest bei carboxylterminal-/mitt-C-regional-spezifischen Assays) verläßlich zu interpretieren. Auch Vergleiche zwischen verschiedenen Systemen mit ähnlicher Spezifität waren nur bedingt möglich [146, 155].

Trotz dieser Einschränkungen sind die bisher vorwiegend verwendeten mitt-C-regionalen Assays für die Diagnostik des primären HPT, des Pseudohypoparathyreoidismus und der Vitamin-D-Mangel-Rachitis meist ausreichend. Bei Patienten mit Hypoparathyreoidismus und mit Syndrom der humoralen Hyperkalzämie bei malignen Erkrankungen (HHM) finden sich in diesen Systemen jedoch z.T. deutliche Überlappungen mit dem Normalbereich. Unter Berücksichtigung der Serumkonzentrationen für Calcium und Phosphat kann aber auch in diesen Fällen die richtige Interpretation möglich sein. Die Messung des intakten PTH hat die diagnostischen Möglichkeiten inzwischen deutlich verbessert und vereinfacht und wird sogar für die rasche intraoperative Diagnostik beim HPT verwendet [199, 120]. Bei Anwendung des Testansatzes des Nichols-Instituts werden Normalwerte zwischen 12 und 55 μg/ml angegeben [147]. Bei der Bestimmung des mittregionalen PTH-Peptids (44-68) werden Normalwerte zwischen 95 und 335 pg/ml gemessen [125]. Die Beurteilung des Knochenstoffwechsels bei terminaler Niereninsuffizienz ist jedoch auch mit diesem Assaysystem nicht wesentlich zuverlässiger als mit den herkömmlichen Mitt-C-PTH-Assays [10, 125].

8.7.8 Zyklisches AMP

Zyklisches AMP vermittelt als „second messenger" u.a. die PTH-Wirkung am Nierentubulus. Die Größe der cAMP-Ausscheidung im Urin ist daher repräsentativ für die Parathormonwirkung an der Niere. Die Normalbereiche für die Ausscheidung von cAMP wer-

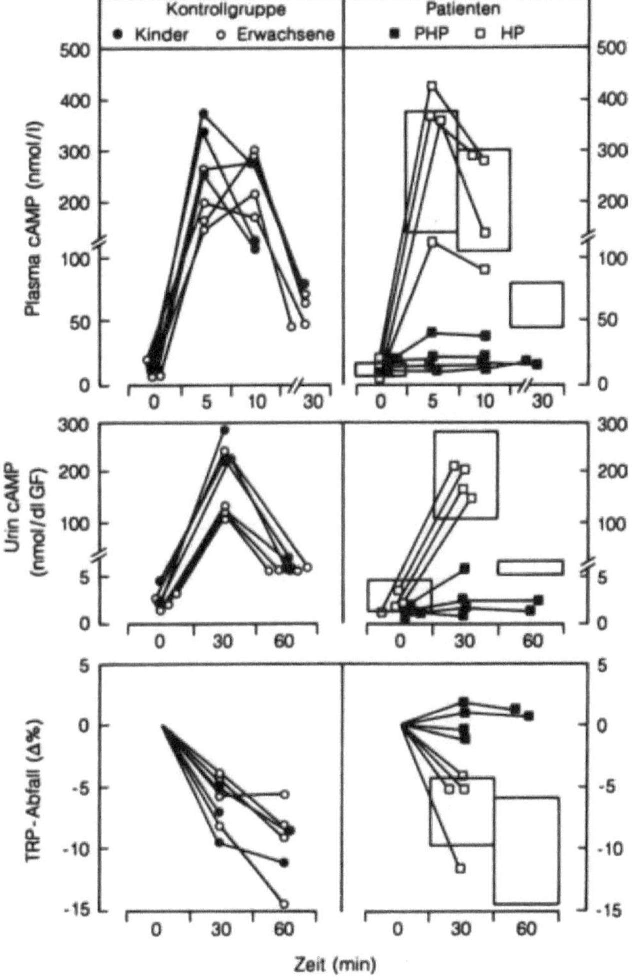

Abb. 8.18. PTH-Belastungstest mit 0,5 μg/kg KG hPTH (1-38) i.v. innerhalb von 2 min. Auswirkung auf die Plasmakonzentration und Urinausscheidung von cAMP und auf die tubuläre Phosphatrückresorption bei Kontrollpatienten (*linke Reihe*) und Patienten mit Pseudohypoparathyreoidismus und Hypoparathyreoidismus (*rechte Reihe*); s. hierzu [147]

den als cAMP-Kreatinin-Quotient in nmol cAMP/mg Kreatinin angegeben. Die Normalwerte liegen im Neugeborenenalter mit Werten um 8 am höchsten und nehmen zum Erwachsenenalter hin kontinuierlich ab [148, 155].

8.7.9 Belastungstest mit PTH

Der PTH-Belastungstest in der vereinfachten Form [147] dient der differentialdiagnostischen Trennung zwischen Hypoparathyreoidismus und Pseudohypoparathyreoidismus Typ I. Zum Nachweis des Pseudohypoparathyreoidismus Typ II muß gleichzeitig die renal-tubuläre Phosphatrückresorption gemessen werden [26].

Zyklisches AMP ist insbesondere bei peripherer PTH-Resistenz nach i.v.-Applikation von PTH (1-34 oder 1-84) von differentialdiagnostischer Bedeutung. Die Messung von Calcitonin, das beim Erwachsenen keine gut dokumentierte, physiologische Funktion hat, ist lediglich für die Diagnostik des medullären Schilddrüsenkarzinoms bzw. zur Verlaufskontrolle nach Therapie von Bedeutung (Abb. 8.18) [163].

Literatur

1. Aarskog O, Aksnes L, Markestad T (1981) Vitamin D metabolism in idiopathic infantile hypercalcemia. Am J Dis Child 135: 1021-1024
2. Abbas SK, Pickard DW, Rodda CP et al. (1989) Stimulation of ovine placental calcium transport by purified natural and recombinant parathyroid hormone-related protein (PTHrP) preparations. Q J Exp Physiol 74: 549-552
3. Abou-Samra AB, Jüppner H, Force T et al. (1992) Expression cloning of a common receptor for parathyroid hormone and parathyroid hormone-related peptide from rat osteoblast-like cells: a single receptor stimulates intracellular accumulation of both cAMP and inositol triphosphates and increases intracellular free calcium. Proc Natl Acad Sci 89: 2732-2736
4. Adams JS, Singer FR, Gacad MA (1985) Isolation and structural identification of 1,25-dihydroxyvitamin D3 produced by cultured alveolar macrophages in sarcoidosis. J Clin Endocrinol Metab 60: 960-966
5. Ahonen P, Myllärniemi S, Sipilä I, Perheentupa J (1990) Clinical variation of autoimmune polyendocrinopathy - candidiasis - ectodermal dystrophy (apeced) in a series of 68 patients. N Engl J Med 322: 1829-1836
6. Albright F, Burnett C, Smith PH, Parson W (1942) Pseudo-hypoparathyroidism - an example of „Seabright-Bantam“ syndrome. Endocrinology 30: 922-932
7. Albright F, Forben AP, Hennemann PH (1952) Pseudo-pseudohypoparathyroidism. Trans Assoc Am Physicians 65: 337-350
8. Allgrove J, Adami S, Manning RM, O'Riordan JLH (1985) Cytochemical bioassay of parathyroid hormone in maternal and cord blood. Arch Dis Child 60: 110-115
9. Amizuka N, Warshawsky H, Henderson JE, Goltzman D, Karaplis AC (1994) Parathyroid hormone-related peptide-depleted mice show abnormal epiphyseal cartilage development and altered endochondreal bone formation. J Cell Biol 126: 1611-1623
10. Andress DL, Endress DB, Maloney NA, Kopp JB, Coburn JW, Sherrard DJ (1986) Comparison of parathyroid hormone assay with bone histomorphometry in renal osteodystrophy. J Clin Endocrinol Metab 63: 1163-1169
11. Arneil GC, Crosbie JC (1989) Infantile rickets returns to Glasgow. Lancet 2: 423-425
12. Arnold A, Horst SA, Gardella TJ, Baba H, Levine MA, Kronenberg HM (1990) Mutation of the signal peptide-encoding region of the preproparathyroid hormone gene in familial isolated hypoparathyroidism. J Clin Invest 86: 1084-1087
13. Arnold A, Kim Hg, Gaz RD et al. (1989) Molecular cloning and chromosomal mapping of DNA rearranged with the parathyroid hormone gene in a parathyroid adenoma. J Clin Invest 83: 2034-2040
14. Austin LA, Heath H (1981) Calcitonin. Physiology and pathophysiology. N Engl J Med 304: 269-278
15. Balsan S, Garabedian M, Larchet M (1986) Long term nocturnal calcium infusions can cure rickets and promote normal mineralisation in hereditary resistance to 1.25 dihydroxy vitamin D. J Clin Invest 77: 1601-1667
16. Balsan S, Tieder M (1990) Linear growth in patients with hypophosphatemic vitamin D-resistant rickets: influence of treatment regimen and parental height. J Pediatr 116: 365-371
17. Barbour GL, Coburn JW, Slatopolsky E (1981) Hypercalcemia in an anephric patient with sarcoidosis, evidence for extrarenal generation of 1,25 dihydroxy vitamin D. N Engl J Med 305: 440-443
18. Behloradsky BH (1985) Thymusaplasie und -hypoplasie mit Hypoparathyreoidismus, Herz- und Gefäßmißbildungen (Di-George-Syndrom). Erg Inn Med Kinderheilkd 54: 35-105
19. Bell NH (1985) Vitamin D - endocrine system. J Clin Invest 76: 1-6
20. Belton NR (1986) Rickets - not only the „English disease“. Acta Paediatr Scand 323 (Suppl): 68-75
21. Benson L, Ljunghall S, Akerström G, Oberg K (1987) Hyperparathyroidism presenting as the first lesion in MEN I. Am J Med 82: 731-737
22. Bilous RW, Murty G, Parkinson DB, Thakker RV, Goulthard MG, Burn J, Kendall-Taylor P (1992) Brief report: autosomal dominant familial hypoparathyroidism, sensorineural deafness, and renal dysplasia. N Engl J Med 327: 1069-1074
23. Blind E, Schmidt-Gayk H, Scharla S, Flentje D, Fischer S, Göhring U, Hitzler W (1988) Two-site assay of parathyroid hormone in the investigation of primary hyperparathyroidism and other disorders of calcium metabolism compared with a midregion assay. J Clin Endocrinol Metab 67: 353-360
24. Bringhurst FR (1989) Calcium and phosphate distribution turnover and metabolic action. In: De Groot LJ (ed) Endocrinology. Saunders, Philadelphia, p 805-843

25. Broadus AE, Stewart AF (1994) Parathyroid hormone-related protein: structure, processing, and physiological actions. In: Bilzikian JP, Levine MA, Marcus R (eds) The parathyroids. Basic and clinical concepts. Raven, New York, p 259-294
26. Brodehl J, Krause A, Hoyer PF (1988) Assessment of maximal tubular phosphate reabsorption: comparison of direct measurement with the nomogram of Bijvoet. Pediatr Nephrol 2: 183-189
27. Brodehl J (1978) The Fanconi-syndrome. In: Edelmann CM Jr (ed) Pediatric kidney disease, vol II. Little Brown, Boston, p 955-987
28. Brommage R, De Luca HF (1985) Regulation of bone mineral loss during lactation. Am J Physiol 248: E182-E187
29. Bronsky D, Kiamko RT, Waldstein SS (1968) Familial idiopathic hypoparathyroidism. J Clin Endocrinol 18: 61-65
30. Brooks MH, Bell NH, Stern PH, Ortei F, Queener SF, Hamstra AJ, De Luca HF (1978) Vitamin D-dependend rickets type II resistance of target organs to 1.25 dihydroxy vitamin D. N Engl J Med 298: 996-999
31. Brown DP, Tsang RC, Chen IW (1976) Oral supplementation in premature and asphyxiated neonates. J Pediatr 89: 973-977
32. Brown EM, Gamba G, Riccardi D et al. (1993) Cloning and characterization of an extracellular Ca^{2+}-sensing receptor from bovine parathyroid. Nature 366: 575-580
33. Brown EM, Pollak M, Seidman CE, Seidman JG, Wu Chou YH, Riccardi D, Hebert SC (1993) Calcium-ion-sensing cell-surface receptors. N Engl J Med 333: 234-240
34. Brown EM, Wilson RE, Eastman RC et al. (1982) Abnormal regulation of parathyroid hormone release by calcium in secondary hyperparathyroidism due to chronic renal failure. J Clin Endocrinol Metab 54: 172
35. Brown EM (1991) Extracellular Ca^{2+}sensing, regulation of parathyroid cell function, and role of $Ca^{2+}$and other ions as extracellular (first) messengers. Physiol Rev 71: 371-411
36. Brown RC, Aston JP, Weeks I, Woodhead JS (1987) Circulating intact parathyroid hormone measured by a two-site immunochemiluminometric assay. J Clin Endocrinol Metab 65: 407-414
37. Buist N, Cox K (1974) Dominantly-inherited parathormone-sensitive hypoparathyroidism. Am J Hum Genet 26: 18 A
38. Burger EH, Von der Meer JWM, van de Gevel JS, Bribnau LC, Thesingh CW, van Furth R (1982) In vitro formation of osteoclasts from long-term cultures of bone marrow mononuclear phagocytes. J Exp Med 156: 1604-1614
39. Burtis WJ, Brady TG, Orloff JJ et al. (1990) Immunochemical characterization of circulating parathyroid hormone-related protein in patients with humoral hypercalcemia of cancer. N Engl J Med 322: 1106-1112
40. Cai Q, Hodson SF, Kao PC, Lennon VA, Klee GG, Zinsmiester AR, Kumar R (1994) Brief report: inhibition of renal phosphate transport by a tumor product in patient with oncogenic osteomalacia. N Engl J Med 330: 1645-1649
41. Carling T, Kindmark A, Hellmann P et al. (1995) Vitamin D receptor genotypes in primary hyperparathyroidism. Nature Med 12: 1309-1311
42. Carling T, Rastad J, Redefelt P et al. (1995) Hyperparathyroidism of multiple endocrine neoplasia type 1: Candidate gene and parathyroid calcium sensing protein expression. Surgery 118: 924-931
43. Carpenter TO, Carnes DL Jr, Anast CS (1983) Hypoparathyroidism in Wilson's disease. N Engl J Med 309: 873
44. Carter A, Bardin C, Collins R et al. (1987) Reduced expression of multiple forms of the alpha subunit of stimulatory GTP-binding protein in pseudohypoparathyroidism type Ia. Proc Natl Acad Sci USA 84: 7266
45. Cary AH, Kelly D, Halford S et al. (1992) Molecular genetic study of the frequency of monosomy 22q11 in Di George syndrome. Am J Hum Genet 51: 964-970
46. Casella J, Barry JR, Chen TC, Holick MF, Harrison HE (1994) A possible genetic defect in 25-hydroxylation as a cause of rickets. J Pediatr 124: 929-932
47. Chambers TJ, Athanasou NA, Fuller K (1983) Effect of PTH and calcitonin on the cytoplasmatic spreading of isolated osteoclasts. J Endocrinol 102: 281-286
48. Chambers TJ, Moore A (1983) The sensitivity of isolated osteoclasts to morphological transformation by calcitonin. J Clin Endcrinol Metab 57: 819-824
49. Chesney RW, Hamstra AJ, De Luca HF (1981) Rickets of prematurity. Am J Dis Child 135: 34-37
50. Chesney RW, Horowitz SD, Kream BF, Eisemann JA, Hong R, De Luca HF (1977) Failure of conventional doses of 1 Alpha dihydroxycholecalciferol to correct hypocalcemia in a girl with hypoparathyroidism. N Engl J Med 297: 1272-1275
51. Christie AC (1967) The parathyroid oxyphil cells. J Clin Pathol 20: 591-602
52. Cole DEC, Carpenter TO, Gundberg CM (1985) Serum osteocalcin concentrations in children with metabolic bone diseases. J Pediatr 106: 770-776
53. Compston JE (1986) Hepatic osteodystrophy: vitamin D metabolism in patient with liver disease. Gut 37: 1073-1090
54. Connor TB, Rosen RL, Blaustein MP, Applefield MM, Doyle LA (1982) Hypocalcemia precipitating congestive heart failure. N Engl J Med 307: 869-872
55. Cooper GJS (1994) Amylin compared with calcitonin gene-related peptide: structure, biology, and relevance to metabolic disease. Endocrinology 15: 163-201
56. Curran ME, Atkinson DL, Ewart AK, Morris CA, Leppert MF, Keating MT (1993) The elastin gene is disrupted by a translocation associated with supravalvular aortic stenosis. Cell 73: 159-168
57. Dagnelie PC, Vergote F, van Staveren WA, van den Berg H, Dingjan PG, Hautvast J (1990) High prevalence of rickets in infants on macrobiotic diets. Am J Clin Nutr 51: 202-208
58. David L, Anast CS (1974) Calcium metabolism in newborn infants. J Clin Invest 54: 287-298
59. Davies M (1989) High-dose vitamin D therapy: indications, benefits and hazards. Int J Vitam Nutr Res (Suppl) 30: 81-86
60. De Sanctis V, Vullo C, Bagni B, Chiccoli L (1992) Hypoparathyroidism in beta-thalassemia major. Acta Haematol 88: 105-108
61. Delling G, Lühmann H (1979) Morphologie und Histomorphometrie der renalen Osteopathie. In: Hesch RD, Hehrmann R (Hrsg) Renale Osteopathie. Thieme, Stuttgart, S 22-45

62. Demay MB (1995) Hereditary defects in vitamin D metabolism and vitamin D receptor defects. In: de Groot LJ (ed) Endocrinology. Saunders, Philadelphia, p 1173-1178
63. Demontis R, Reissi D, Noel C et al. (1989) Indirect clinical evidence that 1-alpha OH vitamin D3 increases the intestinal absorption of aluminium. Clin Nephrol 31: 123-127
64. Dewhorst AG, Hall D, Schwartz MS, Mc Keran RO (1986) Kearns-Sayre-syndrome, hypoparathyroidism and basal ganglia calcification. J Neur Neurosurg Psychiatry 49: 1123-1124
65. Drezner M, Neelon FA, Lebowitz HE (1973) Pseudohypoparathyroidism Typ II. A possible defect in the reception of the cAMP signal. N Engl J Med 289: 1056-1060
66. Econs MJ, Drezner MK (1994) Tumor-induced osteomalacia - unveiling a new hormone. N Engl J Med 330: 1679-1681
67. Econs MJ, Fain PR, Norman M et al. (1993) Flanking markers define the X-linked hypophosphataemic rickets gene locus. J Bone Miner Res 8: 1149-1152
68. Evans RA, Carter JN, George CRP, Walls RS, Newland RC, Mc Donnelt GD, Lawrence JR (1981) The congenital magnesium losing kidney. Q J Med 197: 39-52
69. Everhart-Caye M, Inzucchi SE, Guiness-Henry J, Mitnick MA, Stewart AF (1996) Parathyroid hormone (PTH)-related protein (1-36) is equipotent to PTH(1-34) in humans. J Clin Endocrinol Metab 81: 199-208
70. Ewart AK, Morris CA, Atkinson DL et al. (1993) Hemizygosity at the elastin locus in a developmental disorder, Williams syndrome. Nature Genet 5: 11-16
71. Ewart AK, Morris CA, Ensing GJ, Loker J, Moore C, Leppert M, Keating MT (1993) A human vascular disorder, supravalvular aortic stenosis, maps to chromosome 7. Proc Natl Acad Sci 90: 3226-3230
72. Fanconi A (1976) Störungen des Calcium- und Phosphatstoffwechsels. In: von Harnack GA (Hrsg) Therapie der Krankheiten des Kindesalters. Springer, Berlin Heidelberg New York, S 102
73. Fanconi S, Fischer JA, Wieland P, Atares M, Fanconi A, Giedion A, Prader A (1986) Kenny syndrome: evidence for idiopathic hypoparathyroidism in two patients and for abnormal hormone in one. J Pediatr 109: 469-475
74. Farfel Z, Brickmann AS, Kastow HR, Brothers VM, Bourne HR (1980) Defect of receptor-cyclase coupling protein in pseudohypoparathyroidism. N Engl J Med 303: 237-242
75. Fitch N (1982) Albrights hereditary osteodystrophy. Am J Med Genet 11: 11-29
76. Fitzpatrick A, Arnold A (1995) Hypoparathyroidism. In: de Groot LJ (ed) Endocrinology. Saunders, Philadelphia, pp 1123-1135
77. Fournier A, Moriniere P, Boudaillez B et al. (1987) $1,25(OH)_2$ Vitamin D3-deficiency and renal osteodystrophy: should its well-accepted pathogenetic role in secondary hyperparathyroidism lead to its systematic preventive therapeutic use? Nephrol Dial Transplant 2: 498-503
78. Fraher LJ, Hodman AB, Jonas K et al. (1992) A comparison of the in vivo biochemical responses to exogenous parathyroid hormone-(1-34) (PTH-(1-34)) and PTH-related peptide-(1-34) in man. J Clin Endocrinol Metab 75: 417-423
79. Frame B, Jackson CE, Reynolds WA et al. (1974) Hypercalcemia and skeletal effects in chronic hypervitaminosis A. Ann Intern Med 80: 44
80. Frame B, Poznanski AK (1980) Conditions that may be confused with rickets. In: De Luca HF, Anast CS (eds) Pediatric diseases related to calcium. Elsevier, New York, pp 269-289
81. Franceschini P, Testa A, Begotti G et al. (1992) Kenny-Caffey syndrome in tow sibs born to consanguineous parents: evidence for an autosomal recessive variant. Am J Med Genet 42: 112-116
82. Frangiskakis JM, Ewart AM, Morris CA et al. (1996) Limkinase 1 hemizygosity implicated in impaired visuospatial constructive cognition. Cell 86: 59-69
83. Fraser D, Kooh SH, Scriver CR (1967) Hyperparathyroidism as the cause of hyperaminoaciduria and phosphatura in human vitamin D deficiency. Pediatr Res 1: 425-435
84. Fraser D, Kooh SW, Kind HP, Hollick MF, Tanaka Y, De Luca HF (1973) Pathogenesis of hereditary vitamin D-dependent rickets. An inborn error of vitamin D metabolism involving defective conversion of 25-hydroxy vitamin D to 1-alpha-25-dihydroxy-vitamin D. N Engl J Med 289: 817-822
85. Fukumoto S, Suzawa M, Takeuchi Y, Nakayama K, Kodama Y, Ogata E, Matsumoto T (1996) Absence of mutations in parathyroid hormone PTH/PTH-related protein receptor complementary deoxyribonucleic acid in patients with pseudohypoparathyroidism type Ib. J Clin Endocrinol Metab 81: 2554-2558
86. Garret RI, Durie BGM, Nedwin GE et al. (1987) Production of a bone-resorbing cytokine lymphotoxin by cultures human myeloma cells. N Engl J Med 317: 526-532
87. Gelbert L, Schipani E, Jüppner H et al. (1994) Chromosomal location of the parathyroid hormone/parathyroid hormone-related protein receptor gene to human chromosome 3p21.2-p24.2. J Clin Endocrinol Metab 79: 1046-1048
88. Girard RM, Belanger A, Hazel B (1982) Primary hyperparathyroidism in children. Can J Surg 25: 11-13
89. Glass EJ, Hume R, Henry GMA, Strange RC, Forfar JO (1982) Plasma alkaline phosphatase activity in rickets of prematurity. Arch Dis Child 57: 373-376
90. Glimcher MK, Krane SM (1968) Organisation and structure of bone and the mechanism of calcification. In: Gold BS, Ramachandran GN (eds) Treatise of collagen, part B. Academic Press, New York, pp 68-241
91. Glorieux FH, Scriver CR, Reade TM, Goldmann A, Roseborough (1972) A Use of phosphate and vitamin D to prevent dwarfism and rickets in x-linked hypophosphatemia. N Engl J Med 287: 481-487
92. Glorieux FH (1990) Calcitriol treatment in vitamin D-dependent and vitamin D-resistant rickets. Metabolism 39: 10-12
93. Goldring SR, Krane SM, Avioli LV (1995) Disorders of calcification: osteomalacia and rickets. In: de Groot LJ (ed) Endocrinology. Saunders, Philadelphia, pp 1204-1227
94. Goodver PR, Frank A, Kaplan BS (1984) Observations on the evolution and treatment of idiopathic infantile hypercalcemia. J Pediatr 105: 771-773
95. Grant CS, van Heerden JA, Charboneau JW, James EM, Reading CC (1986) Clinical management of persistent and/or recurrent primary hyperparathyroidism. World J Surg 10: 555-565
96. Greaves M, Ibbotson KJ, Atkins D, Martin TJ (1980) Prostaglandins as mediators of bone resorption in renal and breast tumor. Clin Sci 58: 201-210

97. Habener J, Arnold A, Potts Jr JT (1995) Hyperparathyroidism. In: de Groot LJ (ed) Endocrinology. Saunders, Philadelphia, pp 1044-1060
98. Haddad JG (1992) Vitamin D - solar rays, the milky way, or both? N Engl J Med 326: 1213-1215
99. Hahn TJ, Sharp CR, Richardson CA, Halstead LR, Hahn A, Teitelbaum SL (1978) Interaction of diphenyl-hydantoin (phenytoin) and phenobarital with hormonal mediation of fetal rat bone resorption in vitro. J Clin Invest 62: 406-414
100. Harrison HE, Harrison HC (1978) Disorders of calcium and phoshate metabolism in childhood and adolescence. Saunders, Philadelphia
101. Haussler MR, McCain TA (1977) Basic and clinical concepts related to vitamin D metabolism and action. N Engl J Med 29: 974-983
102. Hayes ME, O'Donoghue DJ, Ballardie FW, Mawer EB (1987) Peritonitis induces the synthesis of 1a,25-dihydroxyvitamin D3 makrophages form CAPD patients. FEBS Lett 220: 307-310
103. Heath H III, Hodgson SF, Kennedy MA (1980) Primary hyperparathyroidism: Incidence, morbidity and potential economic impact in a community. N Engl J Med 302: 189-193
104. Heath H III, Odelberg S, Jackson CE et al. (1996) Clustered inactivating mutations and benign polymorphisms of the calcium receptor gene in familial benign hypocalciuric hypercalcemia suggest receptor functional domains. J Clin Endocrinol Metab 81: 1312-1317
105. Henderson JE, Shustik C, Kremer R, Rabbani SA, Hendy GN, Goltzman D (1990) Circulating concentrations of parathyroid hormone-like peptide in malignancy and in hyperparathyroidism. J Bone Miner Res 5: 105-113
106. Henning SJ (1987) Functional development of the gastrointestinal tract. In: Johnson LR (ed) Physiology of the gastrointestinal tract. Raven, New York, pp 285-300
107. Hershkovitz E, Shalitin S, Levy J, Leiberman E, Weinstock A, Varsano I, Gorodischer R (1995) The new syndrome of congenital hypoparathyroidism associated with dysmorphism, growth retardation, and developmental delay - a report of six patients. Isr J Med Sci 31: 293-297
108. Holick MF, Shao Q, Liu WW, Chen TC (1992) The vitamin D content of fortified milk infant formula. N Engl J Med 326: 1178-1181.
109. Holick MF, Smith E, Pincus E (1987) Skin as the site of vitamin D synthesis and target tissue for 1,25-dihydroxyvitamin D 3. Use of calcitriol (1,25-dihydroxyvitamin D3) for treatment of psoriasis. Arch Dermatol 123: 1677-1683
110. Holick MF (1989) Vitamin D. In: de Groot LJ (ed) Endocrinology. Saunders, Philadelphia, pp 902-926
111. Holtrop ME, Cox KA, Carnes DL, Holick MF (1986) Effect of serum calcium and phophorus on skeletal mineralization in vitamin D-deficient rats. Am J Physiol 251: E234–E240
112. Hövels R, Reiss D (1965) Die Vitamin-D-Intoxikation. In: Schmid F, Opitz H (Hrsg) Handbuch der Kinderheilkunde, IV. Springer, Berlin Heidelberg New York, S 427-434
113. Hoyer PF, Latta K, Krohn HP, Brodehl J (1995) Sonographic staging of nephrocalcinosis. (Submitted to Eur J Ped)
114. Hudschinsky K (1919) Heilung von Rachitis durch künstliche Höhensonne. Dtsch Med Wochenschr 45: 712-713
115. Hughes MR, Malloy PJ, Kieback DG, Kesterson RA, Pike JW, Feldmann D, Malley BW (1988) Point mutations in the human vitamin-D receptor gene associated with hypocalcemia rickets. Science 242: 1702-1705
116. HYP Consortium (1995) A gene (PEX) with homologies to endopeptidases is mutated in patients with X-linked hypophosphatemic rickets. Nature Genet 11: 130-136
117. Iaraplis AC, Luz A, Glowacki J, Bronson R, Tybulewicz V, Kronenberg HM, Mulligan RC (1994) Lethal skeletal dysplasia from targeted disruption of the parathyroid hormone-related peptide gene. Genes Develop 8: 277-289
118. Ikeda K, Weir EC, Mangin M et al. (1988) Expression of messenger ribonucleic acid encoding a parathyroid hormone-like peptide in normal human and animal tissues with abnormal expression in human parathyroid adenomas. Mol Endocrinol 2: 1230-1236
119. Inomata N, Akiyama M, Kubota N, Jüppner H (1995) Characterization of a novel PTH-receptor with specificity for the carboxyl-terminal region of PTH (1-84). Endocrinology 136: 4732-4740
120. Jacobus CH, Holick MF, Shao Q et al. (1992) Hypervitaminosis D associated with drinking milk. N Engl J Med 326: 1173-1177
121. Jansen M (1934) Über atypische Chondrodystrophie (Achondroplasie) und über eine nicht beschriebene angeborene Wachstumsstörung des Knochensystems: Metaphysäre Dysostosis. Z Orthop Chir 61: 253-286
122. Jayabose S, Iqbal K, Newman L, San Filippo JA, Davidian MM, Noto R, Sagel I (1988) Hypercalcemia in childhood renal tumors. Cancer 61: 788-791
123. Juhlin C, Holmdahl R, Johansson H, Rastad J, Akerström G, Klareskog L (1987) Monoclonal antibodies with exclusive reactivity against parathyroid cells and tubule cells of the kidney. Proc Natl Acad Sci USA 84: 2990-2994
124. Jüppner H, Abou-Samra AB, Freemann MW et al. (1991) AG protein-linked receptor for parathyroid hormone and parathyroid hormone related peptide. Science 254: 1024-1026
125. Jüppner H, Atkinson M, Ringe B, Krohn HP, Hesch RD (1986) Mitt-C-regionales Parathormon in der klinischen Routine: Diagnostische Wertigkeit beim extrarenalen (primären) und renalen (sekundären) Hyperparathyreoidismus. Klin Wochenschr 64: 281-286
126. Jüppner H, Hoyer PF, Latta K, Winkler L, Offner G, Brodehl J (1990) Efficacy of calcium carbonate and low-dose vitamin D/1,25$(OH)_2D_3$ to reduce the risk of developing renal osteodystrophy in children on CAPD. Pediatr Nephrol 4: 614-617
127. Jüppner H (1996) Jansen's metaphyseal chondrodysplasia: a disorder due to a PTH/PTHrP receptor gene mutation. Trends Endocrinol Metab 7: 157-162
128. Jüppner H (1994) Molecular cloning and characterization of a parathyroid hormone (PTH)/PTH-related peptide (PTHrP) receptor: a member of an ancient family of G protein-coupled receptors. Current Opinion Nephrol Hyperten 3: 371-378
129. Karaplis AC, Luz A, Glowacki J, Bronson R, Tybulewicz V, Kronenberg HM, Mulligan RC (1994) Lethal skeletal dysplasia from targeted disruption of the parathyroid hormone-related peptide gene. Genes Develop 8: 277-289

130. Kawashima H, Torikai S, Kurokawa K (1981) Calcitonin selectively stimulates 25-hydroxyvitamin D^3-1-alpha-hydroxylase in proximal straight tubule of the rat kidney. Nature: 291: 327-329
131. Kind HP, Handysides A, Kooh SW, Fraser D (1977) Vitamin D therapy in hypoparathyroidism and pseudohypoparathyroidism: weight related dosages for initiation of therapy and maintenance therapy. J Pediatr 91: 1006-1010
132. Kobayashi A, Kawai S, Utsunomiya T, Ohbe Y (1974) Bone disease in infants and children with hepatobiliary disease. Arch Dis Child 49: 641-666
133. Koletzko B, Tangermann R, von Kries R, Stannigel H, Willberg B, Radde I, Schmidt E (1988) Intestinal milk-bolus obstruction in formula-fed premature infants given high doses of calcium. J Pediatr Gastroenterol Nutr 7: 548-553
134. Kong XF, Schipani E, Lanske B et al. (1994) The rat, mouse and human genes encoding the receptor for parathyroid hormone and parathyroid hormon-related peptide ar highly homologous. Biochem Biophys Res Commun 200: 1290-1299
135. Koo WWK, Tsang RC (1990) Neonatal calcium and phosphorus disorders. In: Lifshitz F (ed) Pediatric Endocrinology. Marcel Dekker, New York, pp 569-611
136. Koo WWK, Tsang RC (1984) Bone mineralization in infants. Prog Food Nutr Sci 8: 229-302
137. Kooh SW, Fraser D, Le Luca HF, Holick MF, Belsey RE, Clark MI, Murrey TM (1975) Treatment of hypoparathyroidism and pseudohypoparathyroidism with metabolites of vitamin D: evidence for impaired conversion of 25 hydroxy vitamin D to 1.25 dihydroxy vitamin D. N Engl J Med 293: 840-844
138. Kooh SW, Jones G, Reilly BJ, Fraser D (1979) Pathogenesis of rickets in chronic hepatobiliary disease in children. J Pediatr 94: 870-974
139. Korkor A (1987) Reduced binding of (^{3}H)1,25-dihydroxyvitamin D_3 in the parathyroid glands of patients with renal failure. N Engl J Med 316: 1573-1577
140. Kovacs CS, Lanske B, Karaplis A, Kronenberg (1995) HM PTHrP-knockout mice have reduced ionized calcium fetal-maternal calcium gradient and 45 calcium transpot in utero. J Bone Miner Res 10 (Suppl 1): 157
141. Krohn HP, Brandis M, Brodehl J, Offermann G (1976) The effect of hyperparathyroidism on tubular reabsorption of amino acids in vitamin-D-resistant rickets. Pediatr Res 10: 875
142. Krohn HP, Brandis M, Brodehl J, Offner G (1974) Tubulärer Phosphattransport bei der Vitamin-D-resistenten Rachitis. Monatsschr Kinderheilkd 122: 583-585
143. Krohn HP, Brodehl J, Offner G, Liappis N, Weber HP (1974)Über die Veränderung der Nierenfunktion bei der Vitamin-D-Mangelrachitis. Monatsschr Kinderheilkd 121: 327-328
144. Krohn HP (1980) Die familiäre Hypophosphatämie mit Vitamin-D-resistenter Rachitis. Habilitationsschrift, Universität Hannover
145. Kronenberg HM, Bringhurst FR, Nussbaum S, Jüppner H, Abou-Samra AB, Segre GV, Potts JT Jr (1993) Parathyroid hormone: biosynthesis, secretion, chemistry and action. In: Mundy GR, Martin TJ (eds) Handbook of experimental pharmalogy: physiology and pharmacology of bone. Springer, Berlin Heidelberg New York, pp 185-201
146. Kruse K, Kracht U, Wohlfart K, Kruse U (1988) Intaktes Serum Parathormon (PTH 1-84). Dtsch Med Wochenschr 113: 283-288
147. Kruse K, Kracht U (1987) A simplified diagnostic test in hypoparathyroidism and pseudohypoparathyroidism type I with synthetic 1-38 fragment of human parathyroid hormone. Eur J Pediatr 146: 373-377
148. Kruse K, Kracht U (1981) Urinary adenosine 3',5'-monophosphate excretion in childhood. J Clin Endocrinol Metab 53: 1251-1255
149. Kruse K, Pankau R, Gosch A, Wohlfahrt K (1992) Calcium metabolism in Williams-Beuren syndrome. J Pediatr 121: 902-907
150. Kruse K, Scheunemann W, Baier W, Schaub J (1982) Hypocalcemic myopathy in idiopathic hypoparathyroidism. Eur J Pediatr 138: 280-282
151. Kruse K, Schütz C (1993) Calcium metabolism in the Jansen type of metaphyseal dysplasia. Eur J Pedatr 152: 912-915
152. Kruse K (1992) Der perinatale Calciumstoffwechsel. Monatsschr Kinderheilkd 140: 1-7
153. Kruse K (1988) Hypoparathyreoidismus und Pseudohypoparathyreoidismus. Monatsschr Kinderheilkd 136: 652-666
154. Kruse K (1995) Pathophysiology of calcium metabolism in children with vitamin D-deficiency rickets. J Pediatr 126: 736-741
155. Kruse K (1995) Vitamin D und Nebenschilddrüse. In: Ranke MB (Hrsg) Endokrinologische Funktionsdiagnostik im Kindes- und Jugendalter. J & J, Mannheim, S 171-186
156. Kruse R (1968) Osteopathien bei antiepileptischer Langzeittherapie. Monatsschr Kinderheilkd 116: 378-380
157. Kübler W (1973) Arbeitstagung „Methodische Fortschritte im Laboratorium"
158. Labuda M, Fujiwara TM, Ross MV et al. (1992) Two hereditary defects related to vitamin D metabolism map to the same gene. J Bone Miner Res 7 (12): 1447-1453
159. Lanske B, Karaplis AC, Luz A et al. (1996) PTH/PTHrP receptor in early development and Indian hedgehog-regulated bone growth. Science 273: 663-666
160. Larsson C, Skogseid B, Oberg K et al. (1988) Multiple endocrine neoplasia type 1 gene maps to chromosome 11 and is lost in insulinoma. Nature 332: 85-87
161. Latta K, Hisano S, Chan JCM (1993) Therapeutics of x-linked hypophosphatemic rickets. Pediatr Nephrol 7: 744-748
162. Law WM, Bollmann S, Kumar R, Heath H (1984) Vitamin D metabolism in familial benign hypercalcemia (hypocalciuric hypercalcemia) differs from that in primary hyperparathyroidism. J Clin Endocrinol Metab 58: 744-747
163. Lee K, Brown D, Urena P, Ardaillou N, Ardaillou R, Deeds J, Segre GV (1996) Localization of parathyroid hormone/parathyroid hormone-related peptide receptor mRNA in kidney. Am J Physiol 270: F186-F191
164. Lee K, Deeds JD, Chiba S, Un-no M, Bond AT, Segre GV (1994) Parathyroid hormone induces sequential c-fos expression in bone cells in vivo: in situ localization of its receptor an c-fos messenger ribonucleic acids. Endocrinology 134: 441-450
165. Lee K, Deeds JD, Segre GV (1995) Expression of parathyroid hormone-related peptide and its receptor messen-

ger ribonucleic acid during fetal development of rats. Endocrinology 136: 453-463

166. Lehmann R, Leuzinger B, Salomon F (1994) Symptomatic hypoparathyroidism in acquired immuno-deficiency syndrome. Horm Res 42: 295-299
167. Lemann (1984) (Letter) Calcitriol, calcium and granulomatoms disease. N Engl J Med 311: 1115-1116
168. Levine AM, Schwindinger WF, Downs RW Jr, Moses AM (1994) Pseudohypoparathyroidism. In: Bilezikian JP (ed) The parathyroids. Raven, New York, pp 781-800
169. Levine MA, Ahn TG, Klupt SF et al. (1988) Genetic deficiency of the alpha subunit of G, as the molecular basis for Albright hereditary osteodystrophy. Proc Natl Acad Sci USA 54: 617-621
170. Levine MA, Aurbach GD (1989) Pseudohypoparathyroidism. In: de Groot LJ (ed) Endocrinology. Saunders, Philadelphia, pp 1065-1079
171. Levine MA, Downs RW, Singer M, Marx SJ, Aurbach GD, Spiegel AM (1980) Deficient activity of guanine nucleotide regulatory protein in erythrocytes from patients with pseudohypoparathyroidism. Biochem Biophys Res Commun 94: 1319-1324
172. Levine MA, Spiegel AM (1995) Pseudohypoparathyroidism. In: de Groot LJ (ed) Endocrinology. Saunders, Philadelphia, pp 1136-1150
173. Lin HY, Harris TL, Flannery MS et al. (1991) Expression cloning of an adenylate cyclase coupled calcitonin receptor. Science 254: 1022-1024
174. Lo CW, Paris PW, Clemens TL (1985) Vitamin D absorption in healthy subjects and in patients with intestinal malabsorption syndromes. Am J Clin Nutr 42: 644-649
175. Loughead JL, Mimouni F, Tsang RC (1988) Serum ionised calcium concentration in normal neonates. Am J Dis Child 142: 516-518
176. Mac Intyre I (1989) Calcitonin. Physiology, biosynthesis, secretion, metabolism, and mode of action. In: de Groot LJ (ed) Endocrinology. Saunders, Philadelphia, pp 892-901
177. Malloy PJ, Hochberg Z, Pike JW, Feldmann D (1989) Abnormal binding of vitamin D receptors to deoxyribonucleic acid in a kindred with vitamin-D-dependent rickets, type II. J Clin Endocrinol Metab 68: 263
178. Mancilla EE, De Luca F, Winer KK, Cutler GB Jr, Baron J (1996) Novel mutation of the Ca^{2+}-sensing receptor in a family with autosomal dominant hypoparathyroidism and nephrocalcinosis. 10th Int Congress of Endocrinology, San Francisco. Abstract P 3: 758
179. Manz F, Schärer K, Janka P, Lombeck J (1978) Renal magnesium wasting, incomplete tubular acidosis, hypercalciuria and nephrocalcinosis in siblings. Eur J Pediatr 128: 67-79
180. Martin JT, Moseley JM, Gillespie MT (1991) Parathyorid hormone-related protein: biochemistry and molecular biology. Crit Rev Biochem Mol Biol 26: 377-395
181. Marx SJ, Attie MF, Stock JL, Spiegel AM, Levine MA (1981) Maximal urineconcentrating ability: familial hypocalciuric hypercalemia versus typical primary hyperparathyroidism. J Clin Endocrinol Metab 52: 736-740
182. Marx SJ, Barsony J (1988) Tissue-selective 1,25-dihydroxy vitamin D_3 resistence: novel applications of calciferols. J Bone Miner Res 3: 481-487
183. Marx SJ, Lasher RD, Brown EM et al. (1986) Secretory dysfunction in parathyroid cells from a neonate with severe primary hyperparathyroidism. J Clin Endocrinol Metab 62: 445-449
184. Mason RS (1985) Extrarenal production of $1,25(OH)_2D_3$, the metabolism of vitamin D by non-traditional tissue. In: Norman AW, Schaefer K, Grigoleit HG, von Herrath D (eds) Vitamin D: chemical, biochemical and clinical update. de Gruyter, Berlin, pp 23-32
185. Mattera R, Graziano MP, Yatani A et al. (1989) Splice variants of the alpha subunit of the G protein G_S activate both adenylyl cyclase and calcium channels. Science 241: 804-807
186. Mc Elduff A, Weissberger A, Wilkinson M et al. (1989) Familial hypoparathyroidism due to an abnormal parathyroid hormone molecule. Aust NZ J Med 19: 22-30
187. Miric A, Vechio JD, Levine MA (1993) Heterogeneous mutations in the gene encoding the alpha subunit of the stimulatory G protein of adenylyl cyclase in Albright hereditary osteodystrophy. J Clin Endocrinol Metab 76: 1560-1568
188. Misselwitz J, Hesse V, Markestad T (1990) Nephrocalcinosis, hypercalciuria and elevated serum levels of 1,25-dihydroxyvitamin D in children. Acta Paediatr Scand 79: 637-643
189. Moll H, Schmidt F (1978) Radiologische Grundzüge der atypischen Rachitisformen. Z Kinderheilkd 80: 469-483
190. Morris CA, Loker J, Ensing G, Stock AD (1993) Supravalvular aortic stenosis cosegregates with a familial 6;7 translocation which disrupts the elastin gene. Am J Med Genet 46: 737-744
191. Motokura T, Bloom T, Kim HG, Jüppner H, Ruderman JV, Kronenberg HM, Arnold A (1991) A BCL 1-linked candidate oncogene which is rearranged in parathyroid tumors encodes a novel cyclin. Nature 350: 512-515
192. Müller W, Peter HH, Wilken M et al. (1987) The Di George syndrome: I. Clinical evaluation and course of partial and complete forms of the syndrome. Eur J Pediatr 147: 496-502
193. Mulligan LM, Kwok JBJ, Healey CS et al. (1993) Germline mutations of the RET proto-oncogene in multiple endocrine neoplasia type 2A. Nature 363: 458-460
194. Mundy GR, Luben RA, Raisz LG et al. (1974) Bone-resorbing activity in supernatants from lymphoid cell lines. N Engl J Med 290: 867-871
195. Nagant de Deuxchaisnes C, Fisher JA, Dambacher MA et al. (1981) Dissociation of parathyroid hormone bioactivity and immuno-reactivity in pseudohypoparathyroidism type I. J Clin Endocrinol Metab 53: 1105-1109
196. Nordin BEC, Horsman A, Aaron J (1976) Diagnostic procedures. In: Nordin BEC (ed) Calcium, phosphate and magnesium metabolism. Churchill Livingstone, Edinburgh, p 469
197. Nordio S, Donath A, Macagno F, Gatti R (1971) Chronic hypomagnesiemia with magnesium-dependent hypocalcemia. I. A new syndrome with intestinal magnesium malabsorption. Acta Paediatr Scand 60: 441-448
198. Norum RA, Lafreniere RG, O'Neal LW et al. (1990) Linkage of the multiple endocrine neoplasia type 2B gene (MEN 2B) to chromosome 10 markers linked to MEN 2A. Genomics 8: 313-317
199. Nussbaum SR, Thompson AR, Hutcheson K, Gaz RD, Wang CA (1988) Intraoperative measurement of PTH 1-84: a potential use of the clearance of PTH to assess surgical cure of hyperparathyroidism. Surgery 104: 1121-1127

200. Nussbaum SR, Zahradnik RJ, Lavigne JR et al. (1987) Highly sensitive two-site immunoradiometric assay of parathyrin, and its clinical utility in evaluating patients with hypercalcemia. Clin Chem 33: 1364-1367
201. Nutley MT, Parimi SA, Harvey S (1995) Sequence analysis of hypothalamic parathyroid hormone messenger ribonucleic acid. Endocrinology 136: 5600-5607
202. Offermann G, Mannhold C (1978) Osteomalazie bei türkischen Gastarbeitern in Deutschland. Inn Med 5: 103-111
203. Olgaard K, Finco D, Schwartz J et al. (1984) Effect of 24,25(OH)2D_3 on PTH levels and bone histology in dogs with chronic uremia. Kidney Int 26: 791-797
204. Orloff JJ, Ganz MB, Nathanson MH, Moyer MS et al. (1996) Mid-region parathyroid hormone-related peptide activates phospholipase C-dependent pathway in a squamous carcinoma cell line. Endocrinology (in press)
205. Orloff JJ, Kats Y, Mitnick M, Gasalla-Herraiz J, Isales CM (1993) Evidence for a receptor on squamous carcinoma cell lines which recognizes a mid region fragment of parathyroid hormone-related protein, PTHrP (67-88) NH. J Bone Miner Res 8 (Suppl 1): 133
206. Ornoy A, Goodwin D, Noff D, Edelstein S (1978) 24,25-dihydroxyvitamin D is a metabolite of vitamin D essential for bone formation. Nature 276: 517-519
207. Pak CYC, Ohata M, Lawrence EC, Snyder W (1974) The hypercalciurias. JCI 54: 387-400
208. Palmer M, Jakobsson S, Akerstrom G, Ljunghall S (1988) Prevalence of hypercalcaemia in a health survey: a 14-year follow-up study of serum calcium values. Eur J Clin Invest 18: 39-46
209. Papapoupos SE, Clemens TL, Fraher LJ, Lewin IG, Sandler LM, O'Riordan JLH (1979) 1,25-dihydroxy-cholecalciferol in the pathogenesis of the hypercalcemia of sarcoidosis. Lancet 1: 627-630
210. Parkinson DB, Thakker RV (1992) A donor splice site mutation in the parathyroid hormone gene is associated with autosomal recessive hypoparathyroidism. Nature Genet 1: 149-152
211. Patten JL, Johns DR, Valle D et al. (1990) Mutation in the gene encoding the stimulatory G protein of adenylate cyclase in Albright's hereditary osteodystrophy. N Engl J Med 322: 1412-1419
212. Paunier L, Kooh SW, Conen PF, Gisbon AAM, Fraser D (1968Renal function and histology after long-term vitamin D therapy of vitamin-D-infractory rickets. J Pediatr 73: 833-844)
213. Pausova Z, Bourdon J, Clayton D et al. (1994) Cloning of a parathyroid hormone/parathyroid hormone-related peptide receptor (PTHR) cDNA from a rat osteosarcoma (UMR 106) cell line: chromosomal assignment of the gene in the human, mouse, and rat genomes. Genomics 20: 20-26
214. Pearce SHS, Brown EM (1996) Calcium-sensing receptor mutations: insights into a structurally and functionally novel receptor. J Clin Endocrinol Metab 81: 1309-1311.
214a. Pearce SHS, Williamson C et al. A familial syndrome of hypocalcemia with hypercalciuria due to mutations in the calcium-sensing-receptor. N Engl J Med 335: 1115-22 (1996)
215. Perez Jurado LA, Peoples R, Kaplan P, Mariman ECM, Francke U (1996) Deletions and candidate genes in Williams syndrome. ASBMR Congress Seattle. Abstract 214
216. Perheentupa J (1990) Calcium/phosphate homeostasis disorders. In: Lifschitz F (ed) Pediatric endocrinology. Marcel Dekker, New York, pp 529-567
217. Pohlandt F (1985) A radiological sign of bone demineralization in Preterm infants. Klin Pädiatr 197: 155-156
218. Pohlandt F (1985) Bedarf an Calcium, Phosphor, Magnesium und Vitamin-D bei Frühgeborenen. Vermeidung von Knochenmineralmangel. In: Duc G (Hrsg) Workshop f. Neonatologen - Frühgeborene unter 1500 g: Energiestoffwechsel am Krankenbett. Vieweg, Braunschweig, S 124-147
219. Pohlandt F (1988) Vermeidung der Skelettdemineralisation bei sehr kleinen Frühgeborenen. Individuelle Steuerung der Calcium- und Phosphatsubstitution anhand der Calcium-, Phosphorkonzentration im Urin. In: Nars PW (Hrsg) Pädiatrische Intensivmedizin. Thieme, Stuttgart, S 100-102
220. Pollak MR, Brown EM, Estep HL et al. (1994) Autosomal dominant hypocalcaemia caused by a Ca^{+2}-sensing receptor gene mutation. Nature Genet 8: 303-307
221. Pollak MR, Brown EM, Wu Chou YH et al. (1993) Mutations in the human Ca^{2+}-sensing receptor gene cause familial hypocalciuric hypercalcemia and neonatal severe hyperparathyroidism. Cell 75: 1297-1303
222. Pollak MR, Wu Chou YH, Marx SJ et al. (1994) Familia hypocalciuric hypercalcemia and neonatal severe hyperparathyroidism. J Clin Invest 93: 1108-1112
223. Powell BR, Buist NR (1990) Late presenting, prolonged hypocalcemia in an infant of a woman with hypocalciuric hypercalcemia. Clin Pediatr 29: 241-243
224. Prader A, Illig R, Heileri F (1961) Eine besondere Form der primären Vitamin-D-resistenten Rachitis mit Hypocalcämie und autosomal dominantem Erbgang: Die hereditäre Pseudomangelrachitis. Helv Paediatr Acta 16: 452-468
225. Prader A, Ühlinger E, Stalder G (1959) Rachitis infolge Knochentumors. Helv Paediatr Acta 14: 554-559
226. Prince RL, Hutchison BG, Kent JC, Kent GN, Retallack RW (1988) Calcitriol deficiency with retained synthetic reserve in chronic renal failure. Kidney Int 33: 722-728
227. Radecke HH, Auf'm Kolk B, Jüppner H, Krohn HP, Keck E, Hesch RD (1986) Multiple pre- and postreceptor defects in pseudohypoparathyroidism. J Clin Endocrinol Metab 62: 393-402
228. Rao LG, Murray TM (1985) Binding of intact parathyroid hormone to rat osteosarcoma cells: major contribution of binding sites for the carboxy-terminal region of the hormone. Endocrinology 117: 1632-1638
229. Rapaport D, Ziv Y, Rubin M, Huminer D, Dintsmann M (1986) Primary hyperparathyroidism in children. J Pediatr Surg 21: 395-397
230. Reede RK, Adams JS, Ryzen E (1985) Low serum concentrations of 1.25 dihydroxy vitamin D in human magnesium deficiency. J Clin Endocrinol Metab 61: 933-940
231. Reede RK, Oldham SB, Sharp CF, Singer FR (1978) Parathyroid hormon secretion in magnesium deficiency. J Clin Endocrinol Metab 47: 800-806
232. Reichel H, Koeffler HP, Norman AW (1989) The role of the vitamin D endocrine system in health and disease. N Eng J Med 320: 980-991
233. Reichel H, Koeffler HP, Norman QS (1987) Synthesis in vitro of 1,25-dihydroxyvitamin D_3 and 24,24-dihydroxyvitamin D_3 by interferon-γ-stimulated normal human

bone marrow and alveolar macrophages. J Biol Chem 262: 10931-10937
234. Reusz GS, Latta K, Hoyer PF, Byrd DJ, Ehrich JHH, Brodehl J (1990) Evidence suggesting hyperoxaluria as a cause of nephrocalcinosis in phosphate-related-hypophosphatimic rickets. Lancet I: 1240-1243
235. Richardson RJ, Kirk JMW (1990) Short stature, mental retardation, and hypoparathyroidism: a new syndrome. Arch Dis Child 65: 1113-1117
236. Rittinghaus EF, Jüppner H, Burdelski M, Hesch RD (1986) Selectiv determination of C-terminal (70-84) hPTH: elevated concentrations in cholestatic liver disease. Acta Endocrinol 111: 62-68
237. Ritz E, Drüeke T, Merke J, Lukas PA (1987) Genesis or bone disease in uremia. In: Peck WA (ed) J Bone Miner Res 5: 309
238. Rodriguez-Soriano J, Vallo A (1987) Hypomagnesemia of hereditary renal origin. Pediatr Nephrol 1: 465-472
239. Rosenberg GL, Kim Hg, Shows TB et al. (1991) Rearrangement and overexpression of D11S287E, a candidate oncogene on chromosome 11q13 in benign parathyroid tumors. Oncogene 6: 449-454
240. Rosenberg GL, Motokura T, Kronenberg HM, Arnold (1993) A Coding sequence of the overexpressed transcript of putative oncogene PRAD1/cyclin D1 in two primary human tumors. Oncogene 8: 519-521
241. Rosenblatt M, Kronenberg HM, Potts JT Jr (1989) Parathyroid hormone. Physiology, chemistry, biosynthesis, secretion, metabolism and mode of action. In: de Groot LJ (ed) Endocrinology. Saunders, Philadelphia, pp 848-891
242. Ross AJ, Cooper A, Attie MF, Bishop HC (1986) Primary hyperparathyroidism in infancy. J Pediatr Surg 21: 493-499
243. Rowe PNS, Goulding J, Read AP et al. (1994) Refining the genetic map for the region flanking the X-linked hypophosphataemic rickets locus (Xp11.1-22.2). Hum Genet 93: 291-294
244. Russo AF, Chamany K, Klemish SW, Hall TM, Murray JC (1991) Characterization of the calcitonin/CGRP gene in Williams syndrome. Am J Med Genet 39: 28-33
245. Salle BL, David L, Chopard JP, Grafmeyer DC, Renand H (1975) Prevention of early neonatal hypocalcemia in low birth weight infants with continous calcium infusions. Pediatr Res 11: 1180-1185
246. Salle BL, Delvin E, Glorieux F, David L (1990) Human neonatal hypocalcemia. Metabolic problems of the newborn. Biol Neonate 58: 22-31
247. Salusky IB, Coburn JW (1989) The renal osteodystrophies. In: de Groot LJ (ed) Endocrinology. Saunders, Philadelphia, pp 1032-1048
248. Samaan NA, Ouais S, Ordonez NG, Choksi UA, Sellin RV, Hickey RC (1989) Multiple endocrine syndrome type I. Cancer 64: 741-752
249. Schaumberger E, Hohenauer L, Sommer R (1986) Frühdiagnose und Frühbehandlung der hypophosphatämischen Vitamin D-resistenten Rachitis. Klin Pädiatr 198: 44-48
250. Schedewie HK, Odell WD, Fisher DA, Kontzik S, Dodge M, Cousins L, Fisher WP (1979) Parathormone and perinatal calcium homeostasis. Pediatr Res 13: 1-6
251. Schipani E, Kruse K, Jüppner H (1995) A constitutively active mutant PTH PTHrP receptor in Jansen-type metaphyseal chondrodysplasia. Science 268: 98-100
252. Schipani E, Langman CB, Parfitt AM et al. (1996) Constitutively actived receptors for parathyroid hormone/parathyroid hormone-related peptide in Jansen's metaphyseal chondrodysplasia. N Engl J Med (in press)
253. Schipani E, Weinstein LS, Bergwitz C et al. (1995) Pseudohypoparathyroidism type Ib is not caused by mutations in the coding exons of the human parathyroid hormone (PTH)/PTH-related peptide receptor gene. J Clin Endocrinol Metab 80: 1611-1621
254. Schönau E, Herzog KH, Boehles HJ (1987) Bestimmung der Isoenzyme der alkalischen Phosphatase im Serum und in Gewebehomogenaten mit HPCL. Monatsschr Kinderheilkd 135: 632-636
255. Schwägerl W (1983) Zur orthopädischen Problematik der Vitamin-D-resistenten Rachitis (Phosphat-Diabetes). Fortschr Med 101: 27-28
256. Scriver CR, Reade TM, De Luca HF, Hamstra AJ (1978) Serum 1.25 dihydroxy vitamin D levels in normal subjects and in patients with hereditary rickets or bone disease. N Engl J Med 299: 976-979
257. Segre GV, Goldring SR (1993) Receptors for secretin, calcitonin, parathyroid hormone (PTH)/PTH-related peptide, vasoactive intestinal peptide, glucagon-like peptide 1, growth hormone-releasing hormone, and glucagon belong to a newly discovered G protein-linked receptor family. Trends Endocrinol Metab 4: 309-314
258. Segre GV, Niall HD, Habener JF et al. (1974) Metabolism of parathyroid hormone: physiological and clinical significance. Am J Med 56: 774
259. Segre GV, Potts JT Jr (1995) Differential diagnosis of hypercalcemia. In: de Groot LJ (ed) Endocrinology. Saunders, Philadelphia
260. Seibel MJ, Cosman F, Shen V, Gordon S, Dempster DW, Ratcliffe A, Lindsay R (1993) Urinary hydroxypyridinium crosslinks of collagen as markers of bone resorption and estrogen efficacy in postmenopausal osteoporosis. J Bone Miner Res 8: 881-889
261. Sexton P, Houssami S, Hilton J et al. (1993) Identification of brain isoforms of the rat calcitonin receptor. Mol Endocrinol 7: 815-821
262. Silve C, Santora A, Breslau N, Moses A, Spiegel A (1986) Selective resistance to parathyroid hormone in cultured skin fibroblasts from patients with pseudohypoparathyroidism type IB. J Clin Endocrinol Metab 62: 640-644
263. Silve C, Suarez F, El Hessni A, Loiseau A, Graulet AM, Gueris J (1990) The resistance to parathyroid hormone of fibroblasts from some patients with type Ib pseudohypoparathyroidism is reversible with dexamethasone. J Clin Endocrinol Metab 71: 631-638
264. Silver, J, Moallem E, Ekpstein E, Kilav R, Naveh-Many T (1994) New aspects in the control of parathyroid hormone secretion. Current Opinion Nephrol Hyperten 3: 379-385
265. Sipple JH (1961) The association of pheochromocytoma with carcinoma of the thyroid gland. Am J Med 31: 163-166
266. Sitrin M, Meredith S, Rosenberg H (1979) Vitamin D deficiency and bone disease in gastrointestinal disorders. Arch Intern Med 138: 886-888
267. Specker BL, Lichtenstein P, Mimouni F, Gormley C, Tsang RC (1986) Calcium regulating hormones and minerals from birth to 18 month of age: II. effects of sex, race, age, season and diet on serum minerals, parathyroid hormone and calcitonin. Pediatrics 77: 891-896

268. Steichen JJ, Tsang RC, Ratton TL, Hamstra A, De Luca HF (1980) Vitamin D homeostasis in the perinatal period. 1,25-dihydroxy-vitamin D maternal, cord and neonatal blood. N Engl J Med 302: 315-319
269. Stewart AF, Horst R, Deftos LJ, Cadman EC, Lang R, Broadus AE (1980) Biochemical evaluation of patients with cancer-associated hypercalcemia. Evidence for humoral and non-humoral groups. N Engl J Med 303: 1377-1381
270. Suarez F, Lebrun JJ, Lecossier D, Escoubet B, Coureau C, Silve C (1995) Expression and modulation of the parathyroid hormone (PTH)/PTH-related peptide receptor messenger ribonucleic acid in skin fibroblasts from patients with type Ib pseudohypoparathyroidism. J Clin Endocrinol Metab 80: 965-970
271. Suda T, Abe E, Miyaura C, Takeda M, Konno K, Yamazaki T, Yoshiki S (1984) Vitamin D in the differentiation of myoloid leukemia cells. In: Kumar R (ed) Vitamin D: basic and clinical aspects. Nijhoff, The Hague, pp 343-363
272. Szabó J, Heath B, Hill VM et al. (1995) Hereditary hyperparathyroidism - jaw tumor syndrome: the endocrine tumor gene HRPT2 maps to chromosom Iq21-q 31. Am J Hum Genet 56: 944-950
273. Teitelbaum SL, Bar-Shavit Z, Reitsma PH et al. (1985) Vitamin D and macrophage differentiation. In: Norman AW, Schaefer K, Grigoleit HG, von Herrath D (eds) Vitamin D: chemical, biochemical and clinical update. de Gruyter, Berlin, pp 177-182
274. Tenenhouse H et al. (1994) Renal Na-phosphate cotransport in murine x-linked hypophosphatemic rickets molecular characterization. J Clin Invest 93: 671-676
275. Thakker RV, Davies KE, Whyte MP et al. (1990) Mapping the gene causing X-linked recessive idiopathic hypoparathyroidism to Xq26-Xq27 by linkage studies. J Clin Invest 86: 40-45
276. Theintz GE, Sizonenko PC, Paunier L (1984) Primary hyperparathyroidism and rickets. Helv Paediatr Acta 39: 509-516
277. Thiede MA, Rodan GA (1988) Expression of a calcium-mobilizing parathyroid hormone-like peptide in lactating mammary tissue. Science 242: 278-280
278. Tian J, Smorgorzewski M, Kedes L, Massry SG (1993) Parathyroid hormone parathyroid hormone related protein receptor messenger RNA is present in many tissues besides the kidney. Am J Nephrol 13: 210-213
279. Tieder M, Blonder J, Strauss S et al. (1993) Hyperoxaluria is not a cause of nephrocalcinosis in phosphate-treated patients with hereditary hypophosphatemic rickets. Nephron 64: 526-531
280. Tieder M, Modei D, Samuel R et al. (1985) Hereditary hypophosphatemic rickets with hypercalciuria. N Engl J Med 312: 611-617
281. Tieder M, Modei D, Shaked U et al. (1987) „Idiopathic" hypercalciuria and hereditary hypophosphatemic rickets. Two phenotypical expressions of a common genetic defect. N Engl J Med 316: 125-129
282. Tsang RC, Chen IW, Friedmann MA (1973) Neonatal parathyrooid function: role of gestational age and postnatal age. J Pediatr 83: 728-738
283. Urena P, Kong XF, Abou-Samra AB, Jüppner H, Kronenberg HM, Potts JT Jr, Segre GV (1993) Parathyroid hormone (PTH)/PTH-related peptide (PTHrP) receptor mRNA are widely distributed in rat tissues. Endocrinology 133: 617-623
284. Usdin TB, Gruber C, Bonner TI (1995) Identification and functional expression of a receptor selectively recognizing parathyroid hormone, the PTH 2 receptor. J Biol Chem 270: 15455-15458
285. Vargas SJ, Gillespie MT, Powell GJ et al. (1992) Localization of PTHrP mRNA expression in breast cancer and metastatic lesions by in situ hypbridization. J Bone Miner Res 7: 971-979
286. Verge CF, Lam A, Simpson JM, Cowell CT, Howard NJ, Silink M (1991) Effects of therapy in x-linked hypophosphatemic rickets. N Engl J Med 325: 1843-1848
287. Walka MM, Däumling S, Hadorn HB, Kruse K, Belohradsky BH (1991) Vitamin D dependent rickets type II with myelofibrosis and immune dysfunction. Eur J Pediatr 150: 665-668
288. Wallfelt C, Gylfe E, Larsson R, Ljunghall S, Rastad J, Akerström G (1988) Relationship between external and cytoplasmic calcium concentrations, parathyroid hormone release and weight of parathyroid glands in human hyperparathyroidism. J Endocrinol 116: 457-464
289. Weinstein LS, Gejman PV, Friedman E, Kadowaki T, Collins RH, Gershon ES, Spiegel AM (1990) Mutations of the Gs alpha-subunit gene in Albright hereditary osteodystrophy detected by denaturing gradient gel electrophoresis. Proc Natl Acad Sci USA 87: 8287-8290
290. Weinstein LS, Shenker A, Gejman PV et al. (1991) Activating mutations of the stimulatory G protein in the McCune-Albright syndrome. N Engl J Med 325: 1688-1695
291. Wermer PD (1954) Genetic aspects of adenomatosis of endocrine glands. Am J Med 16: 363-366
292. Whyte MP, Welson VV (1981) Idiopathic hypoparathyroidism presenting with seizures during infancy: X-linked recessive inheritance in a large Missouri kindred. J Pediatr 99: 608-611
293. Winters JI, Kleinschmidt AG Jr, Frensilli JJ et al. (1966) Hypercalcemia complicating immobilization in the treatment of fractures: A case report. J Bone Joint Surg 48A: 1182
294. Winters RW, Graham JB, Williams TF, McFalls VW, Burnett CH (1958) A genetic study of familial hypophosphatemia and vitamin D resistant rickets with a review of the literature. Medicine 37: 97
295. Wu Chou YH, Pollak MR, Brandi ML et al. (1995) Mutations in the human Ca^{2+}-sensing-receptor gene that cause familial hypocalciuric hypercalcemia. Am J Hum Genet 56: 1075-1079
296. Yamato H, Matsumoto T, Fukumoto S, Ikeda K, Ishizuka S, Ogata E (1989) Effect auf 24,25-dihydroxy-vitamin D_3 (1,25-$(OH)_2D_3$) metabolism in vitamin D-deficient rats infused with 1,25-$(OH)_2D_3$. Endocrinology 124: 511-517
297. Yang KH, de Papp AE, Soifer NE et al. (1994) Parathyroid hormone-related protein: evidence for isoform- and tissue-specific posttranslational processing. Biochemistry 33: 7460-7469
298. Yener E, Coker C, Cura A, Keskinoglu A, Mir S (1995) Lymphocyte subpopulations in children with vitamin D deficient rickets. Acta Paediatr Jpn 37: 500-502
299. Zelikovic I, Dabbagh S, Friedmann AL, Goelzer ML, Chesney RW (1987) Severe renal osteodystrophy without elevated serum immunoreactive parathyroid hormon concentrations in hypomagnesiemia due to renal magnesium wasting. Pediatrics 79: 403-409

Langerhans-Inseln des Pankreas

P. Hürter

9.1 Anatomie der Inselzellen

1869 beschrieb Paul Langerhans erstmalig in seiner Dissertation die nach ihm benannten Inselzellen des Pankreas. Die Langerhans-Inseln entstehen aus Epithelzellen der Ausführungsgänge und der Acini des exokrinen Teils der Pankreasanlage und sind daher entodermalen Ursprungs. Die endokrinen Anteile des Pankreas entwickeln sich früher als die exokrinen, denn schon im 2. Embryonalmonat sind spezifisch granulierte Zellen nachweisbar.

Die Inseln des fetalen Pankreas bestehen aus einem zentralen Zellhaufen, der einem B-Zell-Komplex entspricht und schalenförmig von A-Zellen umgeben ist. Zwischen diese Zellen schieben sich Zellen der Transformationszone, die sich in B-Zellen umwandeln und durch appositionelles Wachstum den Inselkern vergrößern.

Die endgültigen, im Pankreas regellos verstreuten, in den kaudalen Abschnitten vermehrt vorkommenden Inseln sind rundliche, seltener längliche Epithelkomplexe mit einem Durchmesser zwischen 20 und 300 μm.

Beim Erwachsenen weist das etwa 100 g schwere Pankreas 10^6 Inseln auf, das etwa 10 g schwere Pankreas eines 1jährigen Kindes entsprechend weniger.

Mit Spezialfärbungen lassen sich in den Inseln 3 Zelltypen sichtbar machen: A-, B- und D-Zellen. Elektronenmikroskopisch sind bisher 7 verschiedene Zelltypen nachgewiesen worden. 10–20 % der Zellpopulation entfallen auf wahllos in den Inseln verstreute A-Zellen, die das Hormon Glukagon synthetisieren. Die A-Zellen enthalten zahlreiche Granula mit einem mittleren Durchmesser von 250 nm. 60–70 % der Inselzellen sind B-Zellen, deren Granula einen mittleren Durchmesser von 300 nm aufweisen. In den B-Zellen wird das Hormon Insulin gebildet. Die D-Zellen, die 5–10 % der Inselzellen ausmachen, produzieren das Hormon Somatostatin und weisen lange Zellfortsätze auf. Ihre Hormongranula haben einen mittleren Durchmesser von 260 nm. Sehr viel seltener sind PP-Zellen, die „pancreatic polypeptide" bilden, EC-Zellen, die 5-Hydroxytryptamin produzieren, VIP-Zellen, die „vasoactive intestinal peptide" enthalten und P-Zellen mit unbekannter Funktion.

Die Blutgefäßversorgung der Inseln ist außergewöhnlich reich. Ähnlich wie bei der Niere bilden die Kapillaren glomerulumartige Knäuel.

Die Innervation erfolgt über marklose Nervenfasern. Für die A-Zellen wird eine cholinerge, für die B-Zellen eine adrenerge Innervation angenommen.

9.2 Physiologie der Inselzellen

Die wichtigsten, in den Langerhans-Inseln gebildeten Hormone sind:

- das Insulin der B-Zellen,
- das Glukagon der A-Zellen und
- das Somatostatin der D-Zellen.

9.2.1 Insulin

1922 gelang Banting u. Best die Extraktion von Insulin aus dem Pankreas [6]. Abel kristallisierte das Insulin erstmalig 1926 [1].

Chemie

Die Primärstruktur des Insulins klärten Sanger et al. nach 10jähriger Arbeit endgültig 1955 auf. Menschliches Insulin ist ein Protein mit einem Molekulargewicht von 5734 [96]. Es besteht aus insgesamt 51 Aminosäuren, die in 2 Ketten angeordnet sind. Die A-Kette (mit 21 Aminosäuren) ist mit der B-Kette (30 Aminosäuren) über 2 Disulfidbrücken verbunden. Die A-Kette weist eine weitere Disulfidbrücke auf.

Schon geringfügige Veränderungen der Molekülstruktur (z. B. Sprengung einer Disulfidbrücke, Abspaltung endständiger Aminosäuren) scheinen die

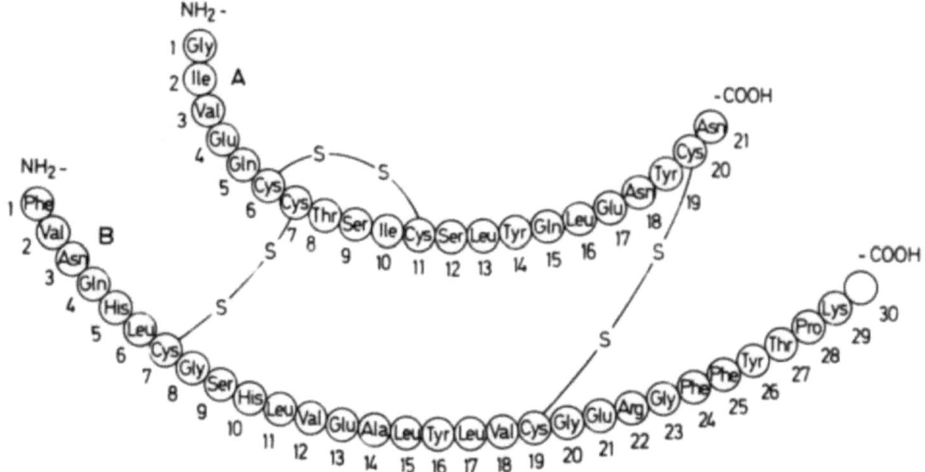

Abb. 9.1. Primärstruktur des Insulins: A-Kette (*A*), B-Kette (*B*). Die Aminosäure in Position 30 der B-Kette bei Humaninsulin ist Threonin, bei Schweineinsulin Alanin. (Nach Chance et al. 1968 [19])

dreidimensionale Struktur so zu verändern, daß die bioaktive Region zerstört wird und das Insulin seine biologische Wirksamkeit verliert. Durch Röntgenstrukturanalyse und Rezeptorbindungsstudien konnten die Aminosäurensequenzen identifiziert werden, die für die Bindung an die Rezeptoren der Zellmembran verantwortlich sind und damit als biologisch aktives Zentrum des Insulinmoleküls angesehen werden müssen. Auch die antigenen Strukturen des Insulinmoleküls wurden identifiziert.

Tierische Insuline, v. a. die von Schwein, Rind und Schaf, unterscheiden sich nur in wenigen Aminosäuren vom Humaninsulin. Das Schweineinsulin differiert nur in 1 Aminosäure und kommt damit dem menschlichen Insulin am nächsten (Abb. 9.1).

Die Synthese des Insulins gelang verschiedenen Arbeitsgruppen schrittweise zwischen 1963 und 1967 [47, 52, 73, 122]. Die Totalsynthese kristallisierten Humaninsulins wurde von Sieber et al. erstmalig durchgeführt [99].

Ende der 70er Jahre wurde für das Insulin die erste DNA-Rekombinationsmethode für die Herstellung eines Proteohormons entwickelt. Goeddel et al. [41] synthetisierten die für die Synthese von A- und B-Ketten des Humaninsulins notwendigen DNA-Ketten, die, in ein Plasmid genchirurgisch eingefügt, in Escherichia coli des Stammes K12 inseriert werden und dieses zwingen, A- und B-Ketten zu synthetisieren, die nach Lysis der Bakterien in vitro über Disulfidbrücken zum endgültigen Humaninsulin verbunden werden. Frank u. Chance [33] und Johnson [50] entwickelten ein zweites biosynthetisches Verfahren zur Herstellung von Humaninsulin mit Hilfe eines semisynthetischen Proinsulingens. Aus dem exprimierten Proinsulin wird durch Trypsin und Carboxypeptidase B das C-Peptid abgespalten. Thim et al. benutzen Hefezellen zur Expression einkettiger Humaninsulinvorläufer [109].

Einen anderen Weg wählten Obermeier u. Geiger [81] und Markussen [70] für die Herstellung von Humaninsulin. Ausgangsmaterial ist Schweineinsulin, aus dessen B-Kette die endständige Aminosäure Alanin abgespalten und durch das humaninsulintypische Threonin ersetzt wird (s. Abb. 9.1).

Seit 1982 wird biosynthetisches und semisynthetisches Humaninsulin industriell hergestellt und steht seither für die Insulintherapie zur Verfügung.

Biosynthese

Gesteuert wird die Biosynthese des Insulins durch ein Gen, das bereits 1977 von Ullrich et al. isoliert wurde [110]. Das Humaninsulingen ist auf dem kurzen Arm von Chromosom 11 lokalisiert. Seine Struktur wurde von Bell et al. aufgeklärt [8].

Die Biosynthese des Insulins beginnt mit der Bildung von 2 einkettigen Vorläufern, dem Präproinsulin und dem Proinsulin (Abb. 9.2) [105, 106].

Das *Proinsulin* ist ein Polypeptid, das die A- und B-Kette des Insulins und ein „connecting peptide" enthält. Das C-Peptid verbindet die endständige Carboxylgruppe der B-Kette mit der endständigen Aminogruppe der A-Kette (s. Abb. 9.2). Beim *Präproinsulin* ist die endständige Aminogruppe der B-Kette mit einem Signalpeptid verbunden, das beim Menschen aus 24 Aminosäuren besteht. Die Aminosäurensequenzen des Signalpeptids und des C-Peptids variieren von Spezies zu Spezies sehr viel mehr als die der A- und B-Ketten.

Das Proinsulin weist nur etwa 2 % der biologischen Aktivität des Insulins auf. Andererseits besitzt Proin-

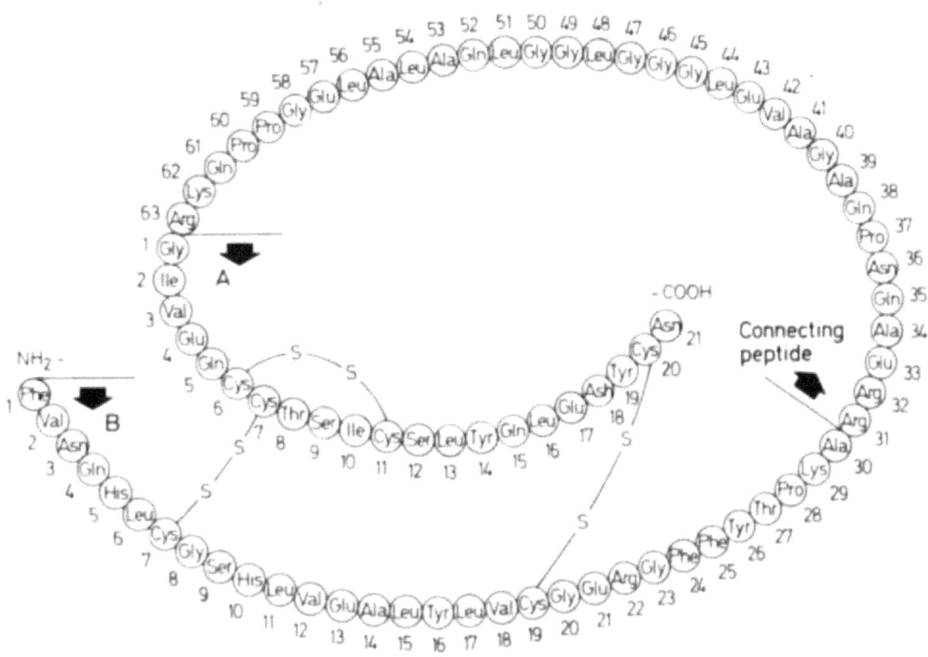

Abb. 9.2. Primärstruktur des Proinsulins (Schwein) mit A-Kette (*A*), B-Kette (*B*) und „connecting peptide" (C-Peptid). (Nach Chance et al. 1968 [19])

sulin ausgeprägte antigene Eigenschaften. So wird die Antikörperbildung gegen injiziertes Fremdinsulin vom Schwein oder Rind in erster Linie durch Verunreinigung mit Proinsulin hervorgerufen.

In Abb. 9.3 sind die intrazellulären Syntheseschritte schematisch dargestellt [104]. Im Bereich des rauhen endoplasmatischen Retikulums wird das Präproinsulin synthetisiert und innerhalb von 1–2 min in Proinsulin umgewandelt. Nach Bildung der Disulfidbrükken wird es zu den Vakuolen des Golgi-Apparates transportiert. Die Progranula enthält trypsinähnliche Proteasen, die das C-Peptid abspalten. Etwa 1 h nach Synthesebeginn im rauhen endoplasmatischen Retikulum werden Insulin und C-Peptid in äquimolaren Mengen in der reifen Speichergranula nachgewiesen. Nach weiteren 2 h kann die Sekretion erfolgen. Bei der durch verschiedene Sekretionsreize gesteuerten Abgabe entfallen etwa 96 % auf äquimolare Mengen von Insulin und C-Peptid, 4 % auf Proinsulin. Auf den Sekretionsreiz hin verschmilzt die Speichergranula

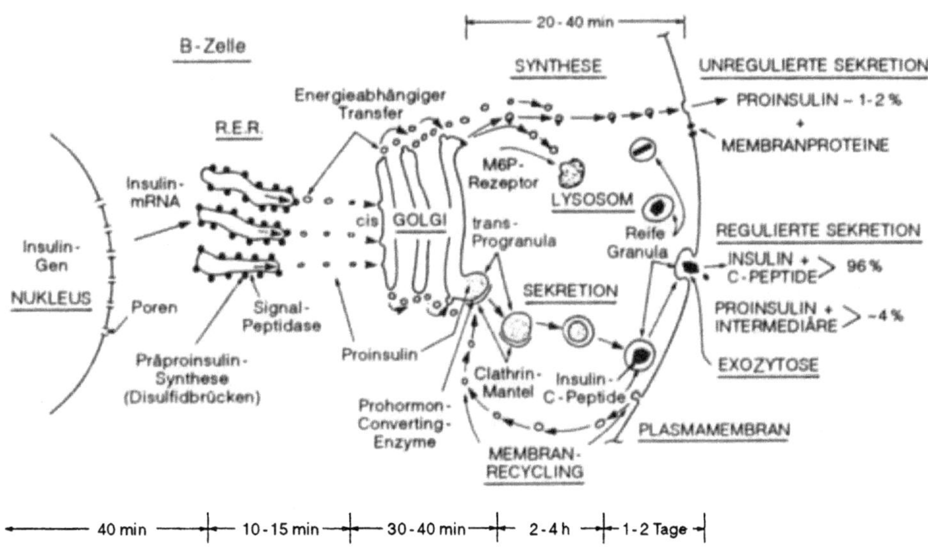

Abb. 9.3. Insulinsynthese der B-Zelle; *R.E.R.* rauhes endoplasmatisches Retikulum. (Nach Steiner 1990 [104])

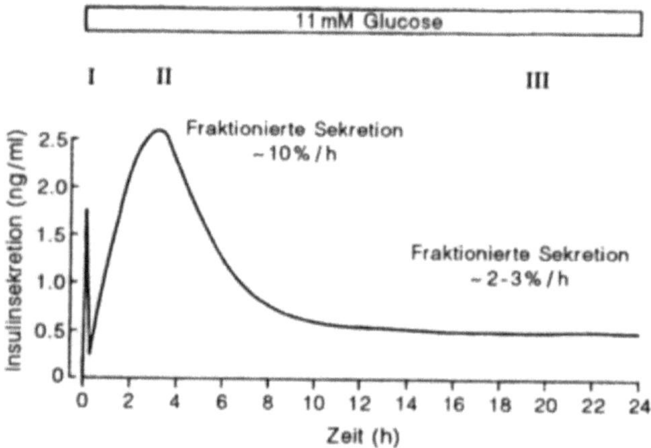

Abb. 9.4. Die 3 Phasen der Insulinsekretion während konstanter Glucosestimulation. (Nach Bolaffi et al. 1986 [10])

mit der Zellmembran, die an der Verschmelzungsstelle zerreißt, so daß der Granulainhalt in den perikapillären Raum ausgestoßen wird (Exozytose).

Insulin wird in beträchtlichem Ausmaß in der B-Zelle gespeichert. Auf einen Sekretionsreiz hin, wird nur ein sehr kleiner Teil des gespeicherten Insulins sezerniert. Folgerichtig sind die Stimulationsmöglichkeiten der Biosynthese begrenzt. Den Anreiz zur Insulinsynthese gibt fast ausschließlich Glucose.

Die *Insulinsekretion* ist dagegen durch eine Vielzahl verschiedener Substanzen beeinflußbar. Der wichtigste physiologische Reiz ist ein Anstieg der Glucosekonzentration in der extrazellulären Flüssigkeit. Andere Zucker, Aminosäuren, Fettsäuren und ihre Derivate wirken ebenfalls als Sekretionsreiz (z. B. Mannose, Fructose, Glucosamin, Sorbit, Xylit, weiterhin in der Reihenfolge ihrer Wirkung: Arginin, Lysin, Leucin, Phenylalanin, Valin, Methionin sowie Caproat und Caprylat). Glukagon stimuliert ebenfalls die Insulinsekretion; es wird bei peroraler Glucosegabe sogar eher sezerniert als Insulin. Andere Hormone (ACTH, Wachstumshormon, Cortisol) fördern wie Glukagon die Insulinausschüttung. Schließlich besitzen mehrere gastrointestinale Hormone eine insulinfreisetzende Wirkung [„gastric inhibitory polypeptide" (GIP), Gastrin, Cholecystokinin, Sekretin, „vasoactive intestinal polypeptide" (VIP)]. Das in den D-Zellen der Inseln gebildete Somatostatin hemmt die Insulinsekretion.

Verschiedene pharmakologische Substanzen beeinflussen die Insulinausschüttung aus den B-Zellen. β-Rezeptorenblocker wie Propranolol hemmen die Insulinfreisetzung, weiterhin Diazoxid und Mannoheptulose, während die Sulfonylharnstoffe die Sekretion fördern. Die Insulinsekretion verläuft bei konstanter Glucosestimulation über 24 h in 3 Phasen (Abb. 9.4). Demnach scheint das Insulin in unterschiedlich schnell mobilisierbaren Speichern vorzuliegen.

Inaktivierung

Insulin kann in fast allen Geweben degradiert werden. Mirsky wies schon 1957 insulinspaltende Enzymaktivitäten nach [75]. Er nannte die proteolytische Aktivität „Insulinase". Nach Duckwort et al. [28] wird das v. a. in Leber, Niere, Muskel, Gehirn, Fibroblasten und Erythrozyten nachweisbare insulindegradierende Enzym „Insulinprotease (IP)" genannt. Auch in den B-Zellen selbst kann Insulin inaktiviert werden, z. B. durch Glutathion-Insulin-Transhydrogenase.

Die biologische Halbwertszeit des Insulins beträgt beim Menschen nur 5,2 ± 0,7 min [116]. Bei Diabetikern, die Insulin erhalten, ist sie verlängert. Insulinbindende Antikörper verhindern den Abbau des Insulins und sorgen damit für eine protrahierte Wirkung.

Serumkonzentration und tägliche Insulinsekretion

Die Basalinsulinkonzentrationen betragen beim nüchternen Stoffwechselgesunden nach Waldhäusl venös und arteriell 10–20 μE/ml [113]. Die Pfortaderblutkonzentration liegt 3fach höher. Andere Autoren geben Nüchternwerte zwischen 10 und 15 μE/ml in arteriellem Blut und Werte zwischen 17 und 40 μE/ml in Pfortaderblut an [76]. Bei Kindern liegen die Basalwerte eher niedriger (zwischen 5 und 10 μE/ml [7]).

Nach Nahrungsaufnahme werden arterielle Spiegel bis 100 μE/ml sowie portale Konzentrationen bis 180 μE/ml gemessen. Daraus geht hervor, daß die Leber fast 50 % des in den Pfortaderkreislauf sezernierten Insulins extrahiert.

Stoffwechselgesunde Freiwillige sezernieren basal, d. h. ohne Nahrungszufuhr, 14-17 mE/min Insulin; das sind etwa 1 E/h bzw. 24 E/Tag. Das entspricht einer Basalratensekretion von etwa 0,35 E/kg KG/Tag [115].

Die orale Gabe von 12 g Glucose erfordert nach Waldhäusl et al. die Bereitstellung von etwa 1,35 E Insulin [114]. Unter Berücksichtigung dieser Daten weist ein etwa 10jähriges Kind (30 kg KG) folgenden täglichen Insulinbedarf auf:

- nahrungsunabhängige Basalrate: 10,5 E (0,35 E/kg KG),
- nahrungsabhängige Prandialraten bei Zufuhr kohlenhydrathaltiger Nahrungsmittel, die 14mal 12 g Glucose äquivalent sind: 19 E (0,65 E/kg KG);
- insgesamt werden etwa 1,0 E Insulin/kg KG/Tag benötigt.

Die ermittelten Werte entsprechen den klinischen Erfahrungen bei der Insulinsubstitution von Kindern und Jugendlichen mit Typ-I-Diabetes.

Insulinwirkungen

Das Insulin greift in vielfältiger Weise in den Energiestoffwechsel ein, wobei Muskulatur, Fettgewebe und Leber die Organe sind, in denen es in erster Linie seine Wirkung entfaltet.

Das Insulin vertritt als einziges Hormon das anabole Prinzip des Energiestoffwechsels. Es fördert die Synthese und Speicherung der Energiereserven des Organismus nach Nahrungsaufnahme. Das gegenregulatorische katabole Prinzip des Energiestoffwechsels wird durch die 5 Hormone Glukagon, Adrenalin, Noradrenalin, Cortisol und Wachstumshormon repräsentiert. Diese Hormone steuern den Abbau und die Oxidation der Energiespeicher bei fehlender Nahrungsaufnahme.

Die Aufzählung einiger Insulinwirkungen läßt das anabole Grundprinzip erkennen:

- Insulin fördert den Einstrom von Glucose in die Zellen und stellt damit das Substrat für die Glykogen-, Fettsäure- und Triglyceridsynthese zur Verfügung.
- Durch die Stimulation des Aminosäurentransportes in die Zellen liefert es das Substrat für die Proteinsynthese.
- Durch die Stimulation von Enzymen (z. B. Glykogensynthase, Pyruvatdehydrogenase, Acetyl-CoA-Carboxylase) fördert es wichtige Syntheseleistungen (Glykogen-, Triglycerid-, Proteinsynthese).
- Insulin regelt den Ionenfluß in der Zellmembran (Na^+, K^+, Ca^{2+}) und fördert damit u. a. die K^+-abhängige Glykogen- und Proteinsynthese.
- Die intrazellulären Syntheseschritte werden auf Rezeptorebene initial durch Insulin in Gang gesetzt: z. B. durch die Stimulation der Rezeptortyrosinkinase und der Rezeptorproteinsubstratphosphorylierung.
- Schließlich reguliert Insulin wichtige Gentranskriptionen und greift stimulierend in die Zellteilung ein.

Von diesen Wirkungen ist die Förderung des Glucosetransportes durch die Zellmembran die am längsten bekannte. In Muskulatur und Fettgewebe steuert Insulin die Glucoseaufnahme und bestimmt damit in diesen Organen den gesamten Glucoseverbrauch. Die Membranen der meisten Zellen sind für Glucose undurchlässig. Sie muß daher durch ein spezifisches Transportsystem in die Zelle geschafft werden. Dieser Transportvorgang benötigt im Gegensatz zur Glucoseresorption im Darm oder zur Glucoserückresorption in den Nieren keine Energie und ist durch Insulin stimulier- und steuerbar. Wie dieser Transportvorgang auf molekularer Ebene abläuft und wie er durch Insulin gefördert wird, ist nach wie vor weitgehend unbekannt.

Das Fettgewebe, das bei einem Glucoseüberangebot vermehrt Glucose aufnehmen muß, um seine Triglyceridspeicher aufzufüllen, und das Muskelgewebe, das bei gesteigertem Energieverbrauch vermehrt Glucose aufnehmen muß, sind von der Membrantransportwirkung des Insulins abhängig, während Organe mit konstantem Glucoseverbrauch (z. B. Hirnzellen, Erythrozyten) insulinunabhängig Glucose ungehindert durch Diffusion aufnehmen können.

Weiterhin sorgt das Insulin dafür, daß die durch die Nahrung aufgenommenen Substrate für die Glykogensynthese in Muskulatur und Leber, für die Triglyceridsynthese in Fettgewebe, Leber und Muskulatur und für die Proteinsynthese in der Leber utilisiert werden. Durch Hemmung der Lipolyse in Fettgewebe und Leber, der Glykogenolyse in Leber und Muskulatur, der Ketogenese und Gluconeogenese in der Leber entwickelt das Insulin seine den katabolen Hormonen entgegengesetzte Wirkung.

Insulinrezeptor

Der Wirkungsmechanismus der vielfältigen Membrantransport- und Stoffwechseleffekte des Insulins ist nicht vollständig aufgeklärt. Man weiß jedoch, daß das Insulin wie andere Proteohormone eine reversible Bindung mit einem spezifischen Rezeptor auf der Zellmembran eingeht, um eine Kaskade intrazellulärer Reaktionen auszulösen. Der Insulinrezeptor wurde 1972 von Cuatrecasas isoliert, seine molekulare Struktur wenig später aufgeklärt [49].

In Abb. 9.5 ist das heute gültige Modell des Insulinrezeptors dargestellt [91]. Der Rezeptor besteht aus

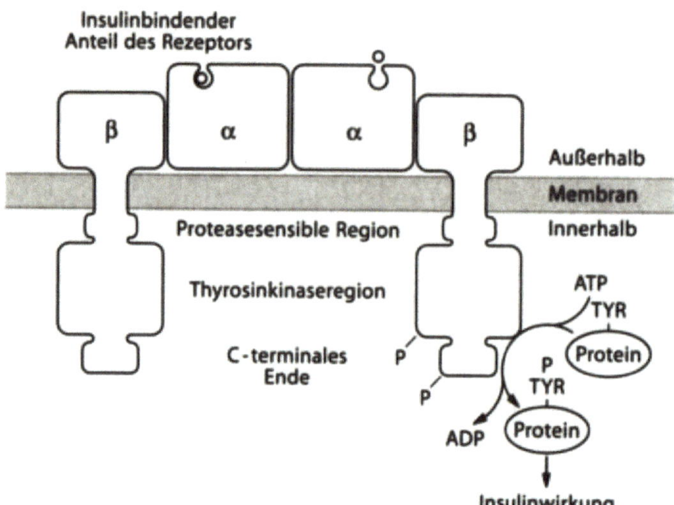

Abb. 9.5. Modell des Insulinrezeptors; *α* α-Untereinheit, *β* β-Untereinheit, *P TYR* tyrosinspezifische Proteinkinase. (Aus Hürter 1997 [46], nach Roth 1990 [91])

2 α- und 2 β-Untereinheiten, die über Disulfidbrükken miteinander verbunden sind. Die Synthese des Rezeptors erfolgt über ein einzelnes Polypeptid (Prorezeptor), das durch Proteolyse und Disulfidbrückenbildung in den reifen Rezeptor umgewandelt wird.

9.2.2 Glukagon

1923 gelang Murlin et al. die Abtrennung einer hyperglykämisierenden Substanz aus Pankreasextrakten, die sie Glukagon nannten. Die Kristallisierung des Glukagons erfolgte 1953 durch Staub et al., die Strukturaufklärung 1965 durch Bromer et al. [15].

Chemie, Biosynthese, Sekretion, Inaktivierung und Serumkonzentration

Glukagon ist ein einkettiges Peptid ohne Disulfidbrücke. Es besteht aus 129 Aminosäuren und hat ein Molekulargewicht von 3485. Die Primärstruktur des Glukagons ist bei allen Säugetieren gleich. Das C-terminale Ende der Peptidkette scheint für die biologische Wirksamkeit und die spezifische Antigenität des pankreatischen Glukagons verantwortlich zu sein. Glukagon wird nicht nur in den A-Zellen des Pankreas, sondern auch in der Magenmukosa gebildet. Daneben wurden in der Darmschleimhaut und in den Speicheldrüsen glukagonähnliche Substanzen nachgewiesen, deren Molekulargewicht meist über dem des pankreatischen Glukagons liegt. Sie reagieren mit unspezifischen Glukagonantikörpern und werden daher in ihrer Gesamtheit als *immunreaktives Glukagon* (IRG) bezeichnet.

Die Biosynthese des Glukagons in den A-Zellen des Pankreas und seine Sekretion verläuft in ähnlichen Schritten wie die des Insulins in den B-Zellen über ein Proglukagon. Bei Stimulation erfolgt die Sekretion des in Granula gespeicherten Glukagons ebenfalls durch Exozytose.

Die Sekretion wird stimuliert durch

- nervöse (Vagus, Splanchnikus, β-adrenerge Agonisten, β-adrenerge Blocker),
- endokrine (GIP, VIP, Wachstumshormon, Katecholamine, Prostaglandine),
- metabolische (Abfall der extrazellulären Konzentration utilisierbarer Zucker und Fettsäuren, Anstieg des Aminosäurenspiegels) und
- pharmakologische Faktoren (Diazoxid, Sulfonylharnstoffe, Aspirin).

Insulin, Somatostatin und Glukagon selbst hemmen die Glukagonsekretion. Während hohe Plasmaspiegel von Glucose und Fettsäuren die Ausschüttung von pankreatischem Glukagon hemmen, stimuliert die Kohlenhydrat- und Fettingestion die Freisetzung von intestinalem Glukagon. Die Inaktivierung des Glukagons erfolgt vorwiegend in Leber, Nieren und Skelettmuskulatur.

Die Serumkonzentration pankreatischen Glukagons liegt bei nüchternen, stoffwechselgesunden Menschen zwischen 50 und 85 pg/ml. Die Tagessekretion beträgt 0,10–0,15 mg [31, 32].

Glukagonwirkung

Glukagon repräsentiert gemeinsam mit Adrenalin, Noradrenalin, Cortisol und Wachstumshormon das katabole Prinzip des Energiestoffwechsels. Seine Wirkungen sind dem des Insulins entgegengesetzt. Es stimuliert die Glucoseproduktion und die Ketogenese in der Leber sowie die Lipolyse im Fettgewebe. Obwohl die Glukagonwirkung von relativ kurzer Dauer und v. a. durch die Insulinsekretion limitiert ist, sorgt das Glukagon für die Freisetzung utilierbarer Substrate (Glucose, Fettsäuren, Ketonkörper) und für die Energiegewinnung bei Mangelzuständen (Hunger, Hypoglykämie). Daher steigt der Glukagonspiegel bei körperlicher Anstrengung, Trauma, Schmerz, Verbrennungen, Blutungen, Sepsis oder anderen Formen von Streß.

Im Zusammenspiel mit anderen kontrainsulinären Hormonen stellt Glukagon v. a. Substrate für das Gehirn bereit, während die Katecholamine Fettsäuren für die Muskulatur mobilisieren.

Hauptangriffspunkt des pankreatischen Glukagons ist die Leber. Die Bindung von Glukagon an spezifische Rezeptoren der Leberzellmembran führt zu einer Aktivierung der Adenylcyclase und damit zur Bildung von cAMP. Als intrazellulärer Messenger innerhalb des für einige Proteohormone außer Insulin typischen Effektorsystems löst das cAMP die Phosphorylierung nukleärer und ribosomaler Enzyme aus.

Die Folgen sind v. a. eine Inaktivierung der Proteinsynthese in der Leber, die zu einer Stimulierung der Gluconeogenese aus Aminosäuren führt, die Aktivierung des Phosphorylasesystems und die Inaktivierung von Glykogensynthase und damit Steigerung der Glykogenolyse und Hemmung der Glykogensynthese, und schließlich die Stimulierung von Lipasen in den Adipozyten, die zu gesteigerter Lipolyse mit vermehrtem Angebot von Fettsäuren für die Ketogenese führt.

Neben seinen Stoffwechselwirkungen beeinflußt das Glukagon mehrere Organe (Herz, Gefäße, Gastrointestinaltrakt, Niere) und stimuliert die Freisetzung von Hormonen (Katecholamine, Wachstumshormon, Insulin, Calcitonin, Prostaglandin), während es die Freisetzung von GIP hemmt.

9.2.3 Somatostatin und andere Inselzellpeptide

1973 beschrieben Brazeau et al. ein hypothalamisches Polypeptid [13], das als „growth hormone-release inhibiting factor“ (GH-RIH), später als Somatostatin bezeichnet wurde. Das Peptid besteht aus einer Kette von 14 Aminosäuren und 1 Disulfidbrücke. Luft et al. wiesen Somatostatin als erste in den Inselzellen des Pankreas nach [67], wo es, wie Orci et al. zeigen konnten, in den D-Zellen synthetisiert wird [82]. Somatostatinpositive Zellen wurden später auch in der Magenmukosa und in der Schilddrüse nachgewiesen.

In Abhängigkeit vom Ort seiner Entstehung scheint Somatostatin einerseits eine Neurotransmitter-, andererseits auch eine Hormonwirkung aufzuweisen. Es hemmt nicht nur die Ausschüttung von Wachstumshormon und TSH, sondern im Bereich der Inselzellen sowohl die Sekretion von Insulin wie die von Glukagon.

Weiterhin supprimiert es die Ausschüttung gastrointestinaler Hormone (Sekretin, Gastrin, Cholecystokinin). Kurzfristige Somatostatininfusionen führen zu Hypoglykämien (Glukagonsuppression), langfristige zu ausgeprägten Hyperglykämien (Insulinsuppression).

Die physiologischen Wirkungen des „pancreatic polypeptide“ (PP) und anderer Inselzellpeptide sind denen des neuroendokrinen Systems zuzuordnen.

9.3 Erkrankungen der Inselzellen

9.3.1 Überfunktionssyndrome

Adenome und Karzinome, seltener Hyperplasien der Inselzellen, können Überfunktionssyndrome auslösen. Abgrenzbar sind Tumoren mit Überproduktion von Insulin, Glukagon, Somatostatin und gastrointestinalen Hormonen. Die meisten Formen weisen jedoch eine gemischt endokrine Aktivität mit einem Haupthormon auf [61].

Insulinüberproduktion

Hyperinsulinismus beruht bei Erwachsenen in 85–90 % der Fälle auf einem benignen Inselzelladenom [80–85 % isolierte Adenome, 10–15 % multiple Adenome, etwa 1 % Ektopien (Milz, Leber, Duodenum)] [102]. Karzinome, die bei 5–13 % der Fälle von organischem Hyperinsulinismus vorkommen, erkennt man meist an ihrer Metastasenbildung (Lymphknoten-, Lebermetastasen); selten sind sie histologisch differenzierbar [14, 102, 119].

Bei Kindern ist das Inselzelladenom sehr selten. Es tritt in 1 Drittel der Fälle bei Neugeborenen und in je 1 weiteren Drittel bei Kindern von 5–10 und 10–15 Jahren auf. Häufigste Ursachen eines Hyperinsulinismus bei Kindern sind die Inselzellhyperplasie [20, 21, 125] und die Nesidioblastose, bei der es sich um verstreute Neubildungen von B-Zellen aus Epithelzellen des exokrinen Pankreas handeln soll [60, 120].

Leitsymptom des Hyperinsulinismus ist die Hypoglykämie. Die Folgesymptome (Bewußtlosigkeit, Absencen, Schweißausbrüche, Schwächeanfälle,

Krampfanfälle, Gewichtszunahme, Muskelzittern, Heißhunger usw.) werden oft fehlgedeutet, so daß viele diagnostische und therapeutische Irrwege beschritten werden.

Die operative Entfernung des benignen Insulinoms ist die therapeutische Methode der Wahl. Partielle Pankreasresektionen sind bei Inselzellhyperplasie oder Nesidioblastose notwendig. Von den hyperglykämisierenden Pharmaka wird am häufigsten Diazoxid eingesetzt. Auch Somatostatin ist therapeutisch erprobt worden.

> ! Nebenwirkungen Diazoxid: Hirsutismus, Hyperurikämie, Hypokaliämie, Ödeme, Nierentubulusschädigung!

Glukagonüberproduktion

Diabetes, Gewichtsverlust und ekzematöse Hautveränderungen sind die Symptome des seltenen Glukagonoms, dessen Diagnose durch die Bestimmung des Serumglukagonspiegels gestellt wird [9, 68]. Als Therapie wird eine Tumorexstirpation oder der Versuch einer Streptozotocinbehandlung unternommen [9, 24].

Somatostatinüberproduktion

1977 beschrieben Ganda et al. eine Patientin mit Diabetes und Pankreastumor [36]. Insulin-, Glukagon- und Gastrinwerte waren durch die Suppressionswirkung des in hoher Konzentration nachgewiesenen Somatostatins erniedrigt. Der Tumor wird als *Somatostatinom* bezeichnet.

Überproduktion gastrointestinaler Hormone

Das von Zollinger u. Ellison 1960 beschriebene Syndrom ist durch die Trias Ulkuskrankheit, Hyperazidität und Hypersekretion des Magensaftes und Inselzelltumor des Pankreas (60 % davon maligne) gekennzeichnet [124]. Obwohl in normalen Inselzellen keine G-Zellen und damit keine Gastrinsynthese nachzuweisen sind [37], steht beim paraneoplastischen Zollinger-Ellison-Syndrom die Gastrinüberproduktion ganz im Vordergrund. Gastrektomie und Tumorentfernung ist die Therapie der Wahl.

Beim Verner-Morrison-Syndrom [111], das auch als Syndrom der wäßrigen Diarrhö mit Hypokaliämie bei Inselzelltumor (WDHA) bezeichnet wird, liegt wahrscheinlich eine Überproduktion von GIP, Sekretin, PP und sicher VIP durch die paraneoplastischen Inselzellen vor [95]. Die Therapie ist die Tumorexstirpation. Bei beiden Syndromen wird die Diagnose durch Serumbestimmungen der entsprechenden gastrointestinalen Hormone gesichert.

9.3.2 Unterfunktionssyndrome (Diabetes mellitus)

9.3.2.1 Ätiopathogenese des Typ-I-Diabetes

Genetik

Der Diabetes des Menschen ist eine genetisch determinierte Erkrankung, d.h. Erbfaktoren spielen bei seiner Entstehung eine wichtige Rolle. Da der genetische Defekt bis heute nicht gefunden oder aufgeklärt werden konnte, stellt die Genetik des Diabetes ein verwirrendes und häufig widersprüchliches Kapitel dar. Man hat den Diabetes daher auch ironisch als „Alptraum des Genetikers" bezeichnet [77].

Da nach allen bis heute vorliegenden genetischen Studien die Diabeteshäufigkeit geringer ist als nach einem monogenetischen Erbgang zu erwarten wäre, neigt man immer mehr dazu, einen multifaktoriellen Erbmodus anzunehmen - darunter versteht man die Vererbung einer Erkrankung durch mehr als 1 Gen. Die Zahl der krankhaft veränderten Gene ist unterschiedlich groß, und die Gene sitzen an unterschiedlichen Orten (Loci) verschiedener Chromosomen. Ganz bestimmte Genkonstellationen können dann zu der Stoffwechselstörung führen, die sich als Diabetes manifestiert. Zahlreiche Befunde sind zusammengetragen worden, um die Richtigkeit dieser These zu beweisen.

Erbrisiko

Wegen der genetischen Heterogenität des Diabetessyndroms kann das Risiko, an Diabetes zu erkranken, nur geschätzt werden. Die hohen, von Steinberg angegebenen Prozentsätze sind unter Annahme eines autosomal-rezessiven Erbgangs berechnet worden und daher obsolet [103]. Realistischer waren die Schätzungen von Simpson [100], die auf Untersuchungen an 6600 kanadischen Diabetikern beruhen und einen multifaktoriellen Erbgang annehmen. Eingeschränkt ist die Verwertbarkeit dieser Angaben dadurch, daß Simpson noch nicht nach Diabetestypen (Typ I, Typ II) differenzierte.

Eine Reihe neuerer Studien gibt Auskunft darüber, wie heute das Risiko, an Typ-I-Diabetes zu erkranken, zu beurteilen ist (Tabelle 9.1). Die Prävalenz des Typ-I-Diabetes liegt zwischen 0,3 und 0,6 % [57], in Deutschland eher bei 0,3 % [123]. Dagegen beträgt

Tabelle 9.1. Relatives Risiko, an Typ-I-Diabetes zu erkranken, für die Gesamtbevölkerung und die Angehörigen 1. Grades von Typ-I-Diabetikern. (Aus Hürter 1997 [46])

	Relatives Risiko (%)	Literatur
A. Gesamtbevölkerung		
Europa	0,3–0,6	Krolewski et al. 1987 [57]
Deutschland	0,3	Ziegler 1993 [120]
B. Angehörige mit Typ-I-Diabetes		
1 Geschwister	5	Degnobl u. Green 1978 [26]
1 Elternteil	5	Soeldner 1982 [101]
Beide Eltern	20	[101]
Vater	5–6	Warram et al. 1984 [117]
Mutter	2–3	[117]
Mutter > 25 Jahre	1,1	Warram et al. 1991 [118]
Mutter < 25 Jahre	3,6	[118]
1 Geschwister vor 16. Lebensjahr mit Typ-I-Diabetes und:		
Eltern kein Diabetes	13	Rubinstein et al. 1977 [94]
1 Elternteil Diabetes	25	[94]
Beide Eltern Diabetes	50	[94]

das Erbrisiko von Angehörigen 1. Grades eines Typ-I-Diabetikers etwa 5 % [26]. Das Erbrisiko für Kinder beträgt ebenfalls etwa 5 %, wenn nur 1 Elternteil erkrankt ist. Sind Vater und Mutter erkrankt, so steigt es auf mehr als 20 % [101]. Bei Kindern erkrankter Väter entwickelt sich häufiger (5–6 %) ein Typ-I-Diabetes als bei Kindern diabetischer Mütter (2–3 %) [118].

Nach einer neueren Studie derselben Autoren beträgt das relative Risiko bei Vätern mit Typ-I-Diabetes etwa 6 %, bei Müttern nur 1 % [117] (s. Tabelle 9.1). Das Risiko der Kinder, an Typ-I-Diabetes zu erkranken, ist v. a. dann niedrig, wenn die Mutter bei der Geburt älter als 25 Jahre ist (über 25 Jahre: 1,1 %; unter 25 Jahre: 3,6 %) und während der Schwangerschaft schon an Diabetes erkrankt war (Geburt nach Diabetesmanifestation: 0 %, Geburt vor Diabetesmanifestation: 7,2 %). Danach scheinen der Diabetes der Mutter sowie das Alter der Mutter einen gewissen Schutzfaktor für die Diabetesentwicklung beim Kind darzustellen [123].

Noch größer ist das Risiko, an Diabetes zu erkranken, wenn mehrere Verwandte 1. Grades Typ-I-Diabetiker sind. Rubinstein et al. geben das Risiko für Geschwister eines vor dem 16. Lebensjahr erkrankten Diabetikers mit 13 % an, wenn beide Eltern gesund sind, mit 25 %, wenn ein Elternteil ebenfalls einen Typ-I-Diabetes hat, und mit 50 %, wenn beide Eltern Diabetiker sind [94].

HLA-System

Die enge Beziehung zwischen dem Nachweis von Histokompatibilitätsantigenen, d. h. den MHC-Proteinen, und dem Typ-I-Diabetes [23, 71, 79] hat sowohl das Konzept des multifaktoriellen Erbmodus wie auch die These der genetischen Heterogenität gesichert [22, 92].

Die MHC-Proteine kennzeichnen die immunologische Identität eines Organismus. Sie bestimmen, auf welche Antigene und in welchem Ausmaß ein Individuum immunologisch reagiert. MHC-Moleküle der Klassen I, II und III werden unterschieden. Für ihre Bildung sind Gene (HLA-Gene) verantwortlich, die sich an 4 Genloci (A, B, C, D) des kurzen Arms von Chromosom 6 befinden (Abb. 9.6).

Zunächst wurde nachgewiesen, daß eine starke Korrelation zwischen dem Typ-I-Diabetes und HLA-Allelen am Genort B besteht (MHC-Klasse-I-Moleküle). So ist das Risiko, an einem Typ-I-Diabetes zu erkranken, bei Menschen, die die HLA-Gene B8 oder B15 aufweisen, 2- bis 4mal größer als bei Personen ohne HLA-Gennachweis. Das Risiko ist sogar 10mal so groß, wenn ein Mensch mehrere Risikoallele besitzt.

Eine noch engere Bindung besteht zwischen den HLA-Allelen des D-Locus (MHC-Klasse-II-Moleküle) und dem Diabetes Typ I.

Das höchste Risiko, einen Typ-I-Diabetes zu erwerben, findet sich bei Patienten, die die beiden HLA-Loci DQw und DQw2 tragen. Etwa 60 % aller Typ-I-Diabetiker unter 20 Jahren haben den HLA-Locus DQw2/3.2. In der Gesamtbevölkerung wird er nur bei etwa 10 % gefunden [74].

Nach Lernmark weisen durchschnittlich 18 % aller Typ-I-Diabetiker die Genloci B8/B15 auf, 38 % die Genloci DR3/DR4 und 60 % die Genloci DQw2/3.2 (s. Abb. 9.6) [65].

Die HLA-Studien haben die empirischen Daten für die Ermittlung des Erbrisikos für Typ-I-Diabetes wesentlich ergänzt. So geben Rotter et al. ein empirisches Geschwisterrisiko für Typ-I-Diabetiker von 7,5 % an [93]. Sie differenzieren das Risiko mit Hilfe einer HLA-Typisierung und finden für HLA-identische Geschwister 18 %, für Geschwister mit 1 identi-

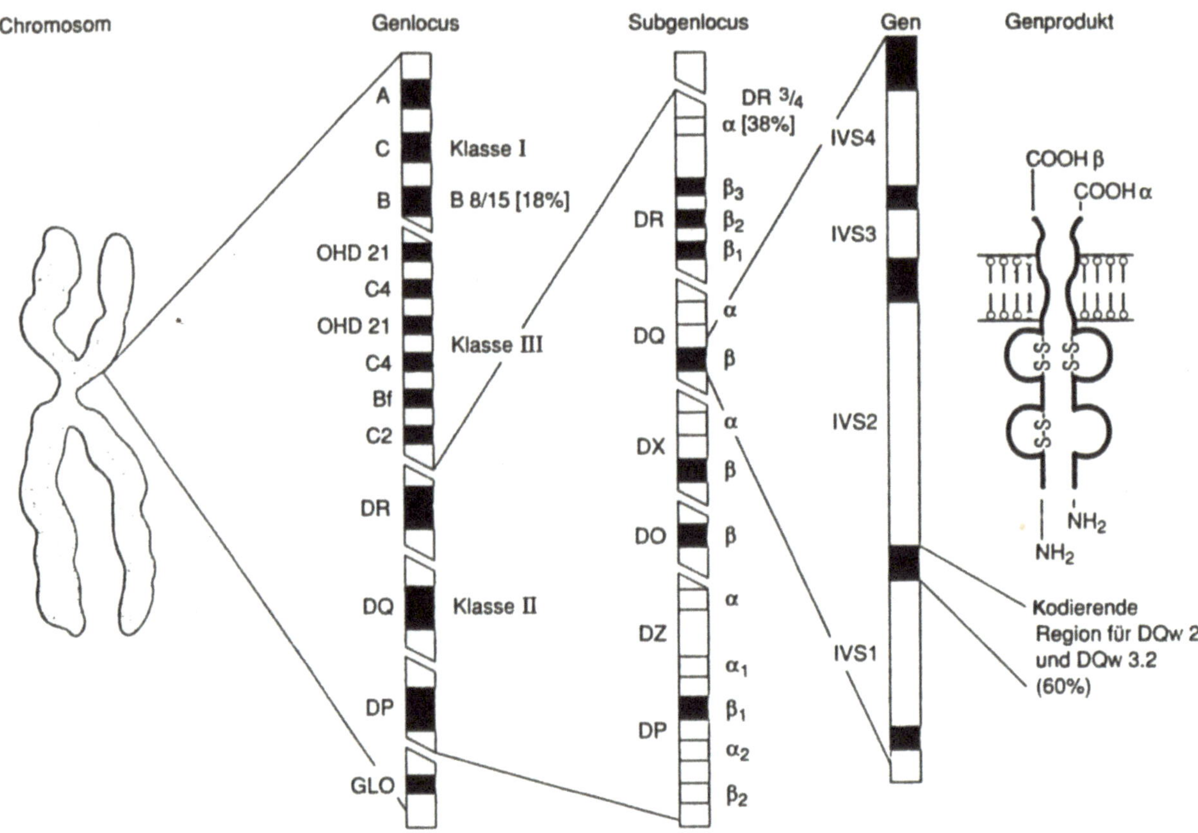

Abb. 9.6. Darstellung der Genloci des HLA-Komplexes am kurzen Arm von Chromosom 6 mit den Klasse-I-Molekülen (B8/B15) und den Klasse-II-Molekülen (DR3/DR4 bzw. DQw2/DQw3.2). (Nach Lernmark 1990 [65])

Tabelle 9.2. Erbrisiko für Typ-I-Diabetes bei Geschwistern in Abhängigkeit von der HLA-Typisierung. (Nach Kuglin et al. 1989 [58])

Literatur	Diabeteshäufigkeit Zahl der gemeinsamen Haplotypen		
	2	1	0
Platz et al. 1981 [86]	12,0	4,0	1,0
Gorsuch et al. 1982 [43]	14,0	4,0	1,4
Cavender et al. 1984 [18]	10,3	2,2	1,0
Deschamps et al. 1986 [27]	19,2	7,1	2,8
Tarn et al. 1988 [108]	16,0	9,0	0

schen Haplotyp 5 % und für nicht-HLA-identische Geschwister 1,5 %.

Das stimmt mit den in der Tabelle 9.2 zusammengestellten Daten verschiedener Untersucher überein. Danach liegt das Erbrisiko für HLA-identische Geschwister zwischen 10,3 und 19,2 %, für Geschwister mit 1 identischen Haplotyp zwischen 2,2 und 9 % und für nicht-HLA-identische Geschwister zwischen 0 und 2,8 % [58].

Gorsuch et al. fanden ein im Vergleich zur normalen Bevölkerung 100fach erhöhtes Diabetesrisiko bei HLA-identischen Geschwistern, ein 30fach erhöhtes bei HLA-haploidentischen [43].

Abschließend muß festgestellt werden, daß eine HLA-Typisierung nur bei familiär stark mit Typ-I-Diabetes belasteten Personen sinnvoll ist. Die Unsicherheit, ob ein Typ-I-Diabetes auftreten wird oder nicht, bleibt jedoch auch nach HLA-Typisierung bestehen. Immerhin kann gesagt werden, daß die Wahrscheinlichkeit, an Diabetes zu erkranken, für nicht-HLA-identische Geschwister sehr gering ist, daß sie für HLA-haploidentische etwas unterhalb des empirisch ermittelten Durchschnittsrisikos von 7,5 % liegt und bei HLA-identischen dagegen auf etwas mehr als das Doppelte ansteigt.

Umweltfaktoren

Es gilt heute als sicher, daß neben Virusinfektionen weitere Umweltfaktoren als „exogene Trigger" für die immunvermittelte Zerstörung der B-Zellen verantwortlich zu machen sind. Die folgende Übersicht zeigt, welche Umweltfaktoren als Risiko- bzw. Schutzfaktoren diskutiert werden [34]:

- Virusinfektionen
  - Coxsackie B
  - Zytomegalie
  - Mumps
  - Röteln
  - Varicella
  - Poliomyelitis
  - Hepatitis A
  - Influenza
  - Enteroviren
- Ernährungsfaktoren
  - Stilldauer kürzer als 3 Monate
  - Kuhmilchexposition erste 3 Monate
  - Nitrat, Nitrit, Nitrosaminverbindungen
  - Kaffee
  - Saccharose
- Perinatale Determinanten
  - Höheres Alter der Mutter
  - Sectio caesarea
  - AB0-Inkompatibilität
- Sozialstatus der Eltern

Virusinfektionen
Ein erster Hinweis für die Möglichkeit eines kausalen Zusammenhangs zwischen Virusinfektionen und Diabetesmanifestation war die Beobachtung, daß der Typ-I-Diabetes gehäuft im Herbst und Winter auftritt und immer wieder örtliche und zeitliche Häufungen von Diabetesmanifestationen vorkommen.

Harris wies bereits vor der Jahrhundertwende darauf hin, daß eine kausale Beziehung zwischen einer Mumpsinfektion und dem Auftreten von Diabetes bestehen könnte. Heute werden mehrere Viren in Zusammenhang mit der Ätiologie des Diabetes gebracht, insbesondere Coxsackie-, Mumps-, Röteln-, Zytomegalie-, Varicella-, Poliomyelitis-, Hepatitis-A- und Influenzaviren. 1969 konnten Gamble u. Taylor signifikante Beziehungen zwischen Coxsackie-B_4-Infektionen und Diabetesmanifestationen nachweisen, die auch immunologisch verifizierbar waren [35].

Ein wichtiger Hinweis für die Wahrscheinlichkeit der Virusgenese sind die Befunde von Yoon et al., die 1979 aus den B-Zellen eines 10jährigen Jungen unmittelbar nach Diabetesmanifestation ein Coxsackie-B_4-ähnliches Virus isolieren konnten, das bei genetisch für Diabetes determinierten Mäusen ebenfalls einen Diabetes auslöste [121].

50% der Patienten mit Typ-I-Diabetes weisen Antikörper gegen Glutamatdecarboxylase (GAD-Proteine) der B-Zellen auf. Zwischen dem GAD65-Molekül und dem PC2-Protein des Coxsackie-B_4-Virus besteht eine 10 Aminosäuren lange Sequenzhomologie. Im Sinne einer molekularen Mimikry wäre es daher möglich, daß B-Zellen und Coxsackie-Virus ein ähnliches Antigen exprimieren, so daß das Immunsystem neben dem Virus auch die B-Zelle attackiert [83].

Virusinfektionen können – allerdings selten – B-Zellen direkt zerstören und somit kurzfristig einen Diabetes auslösen. Sehr viel häufiger induzieren Virusinfektionen einen langfristigen autoimmunologischen Zerstörungsprozeß der B-Zellen, der einen Typ-I-Diabetes zur Folge hat.

Stilldauer und Ernährungsfaktoren
Borch-Johnsen et al. berichten 1984 erstmals über eine Assoziation zwischen Stilldauer und dem Risiko, an Typ-I-Diabetes zu erkranken [11]. Es wurde gezeigt, daß Typ-I-Diabetiker signifikant kürzer gestillt wurden als nichtdiabetische Kontrollpersonen.

In einer Metaanalyse haben Gerstein et al. aus 13 Fallkontrollstudien (Finnland, Schweden, England, Australien, USA) das durchschnittliche relative Risiko für eine Stilldauer von weniger als 3 Monaten gegenüber einer Stilldauer von mehr als 3 Monaten berechnet. Es ergab sich ein um das 1,37fach erhöhtes Risiko für die kürzere Stilldauer [39].

Als weitere Einflußgröße wurde der Zeitpunkt der Einführung von Kuhmilchprodukten evaluiert. Danach hatten Kinder ein 1,57fach erhöhtes Erkrankungsrisiko, wenn während der ersten 3 Lebensmonate Kuhmilchprodukte zugefüttert wurden.

Als Konsequenz dieser Befunde wurde 1993 in Finnland mit einer prospektiven, doppelblinden Präventionsstudie begonnen [2]: Kinder von Müttern mit Typ-I-Diabetes werden nach Beendigung der 3monatigen ausschließlichen Stillzeit für weitere 6–8 Monate mit einer kuhmilchfreien Spezialnahrung ernährt und mit einer Kontrollgruppe verglichen. Die Langzeitergebnisse dieser Studie müssen abgewartet werden.

1992 publizierten Karjalainen et al. die Ergebnisse einer Untersuchung, wonach bei 100% der manifestierten Typ-I-Diabetiker in Finnland IgG- und IgA-Antikörper gegen BSA (bovines Serumalbumin) gegenüber nur 2,6% bei einer nichtdiabetischen Kontrollgruppe nachgewiesen wurden [51]. Diese Befunde führten zur Annahme einer „molekularen Mimikry", d.h. einer Kreuzreaktion des Immunsystems gegen Kuhmilchproteine und B-Zell-spezifische Antigene [59].

Diese Ergebnisse konnten jedoch von Atkinson et al. nicht bestätigt werden [4], so daß nicht gesichert ist, ob BSA-Antikörper bei der Ätiopathogenese des Typ-I-Diabetes eine Rolle spielen.

Als weitere Risikofaktoren werden heute Nahrungsmittel mit einem hohen Gehalt an Nitrat-, Nitrit- und Nitrosaminverbindungen sowie Wasser mit hohem Nitratanteil diskutiert, aber auch ein gesteigerter Verbrauch von Kaffee und Rohrzucker.

> Aufgrund der bisher vorliegenden Erkenntnisse sollten Neugeborene und Säuglinge von Müttern und Vätern mit Typ-I-Diabetes mindestens 3 Monate lang gestillt werden und während dieser Zeit keine kuhmilchproteinhaltige Nahrung erhalten. Bei unüberwindlichem Stillhindernis kann eine vollhydrolysierte Säuglingsnahrung gefüttert werden (z. B. Pregomin, Alfaré).

Perinatale Faktoren, Alter und Sozialstatus der Eltern
Eine ganze Reihe weiterer Umweltfaktoren, die bei der Ätiopathogenese des Typ-I-Diabetes eine Rolle spielen sollen, sind beschrieben worden, teilweise jedoch mit widersprüchlichen Ergebnissen.

Autoimmunprozesse

Inselzellantikörper
Inselzellantikörper (ICA) wurden 1974 erstmalig von Botazzo et al. bei Patienten mit Autoimmunpolyendokrinopathie (Schmidt-Syndrom) nachgewiesen [12], von Lendrum et al. 1 Jahr später auch bei Kindern mit neuentdecktem Typ-I-Diabetes [64].

Nach Papadopoulos u. Lernmark können heute bei Manifestation eines Typ-I-Diabetes in 70–80 % der Fälle nichtkomplementbindende Inselzellantikörper (ICA) nachgewiesen werden, in 50–70 % komplementbindende, zytotoxische Inselzellantikörper und in 80 % zytotoxische Inselzelloberflächenantikörper [85].

Durch internationale Workshops ist es gelungen, die Messung von zytoplasmatischen ICA zu standardisieren [40]. Damit wurden die Sensitivität und Spezifität von ICA-Assays verschiedener Laboratorien vergleichbar (Maßeinheit: JDF-Einheit). Nach Ziegler weisen 50–70 % aller neuentdeckten Typ-I-Diabetiker zytoplasmatische ICA auf [123]. Allerdings ist der Nachweis von ICA bei Manifestation eines Typ-I-Diabetes altersabhängig (Abb. 9.7). So werden bei 15jährigen zum Zeitpunkt der Manifestation zu über 70 % ICA nachgewiesen, bei über 30jährigen dagegen nur zu etwa 20 %.

1981 wiesen Gorsuch et al. bei gesunden HLA-identischen und HLA-haploidentischen Geschwistern von Typ-I-Diabetikern über einen Zeitraum von mehreren Jahren ICA nach [42].

ICA scheinen einen besonders hohen prädiktiven Wert bei Kindern zu haben. Riley et al. zeigten, daß 82 % ICA-positiver Verwandter, die jünger als 10 Jahre alt waren, innerhalb von 5 Jahren einen manifesten Diabetes entwickeln [89]. Bei den über 10 Jahre alten, ICA-positiven Verwandten waren es nur 17 %. Der prädiktive Wert von ICA wird dadurch eingeschränkt, daß nur 50–70 % der neumanifestierten Typ-I-Diabetiker ICA-positiv sind. Durch den ICA-Test kann daher nur ein Teil der Typ-I-Diabetiker erfaßt werden.

Insulinautoantikörper
Sie wurden erstmals 1983 von Palmer et al. bei Patienten unmittelbar nach Manifestation eines Typ-I-Diabetes nachgewiesen [84]. Insulinautoantikörper (IAA) sind gegen körpereigenes Insulin gerichtet. IAA haben sich inzwischen als 2. prädiktiver Marker zusätzlich zur ICA-Bestimmung bewährt. Sie werden mit den heute standardisierten Methoden bei 20–100 % der neumanifestierten Typ-I-Diabetiker gefunden [123]. Sie sind noch altersabhängiger als ICA (s. Abb. 9.7). Während 100 % der diabetischen Kinder unter 5 Jahren IAA aufweisen, sind es bei Erwachsenen über 30 Jahre nur noch 20 %. Damit spielen die IAA für die Diagnostik im Kindesalter eine besondere Rolle, v. a. wenn man beide Antikörpertests miteinander kombiniert. Es zeigt sich, daß 80–100 % der Kinder unter 15 Jahren den einen oder anderen Antikörper aufweisen. Damit besitzen die beiden ICA- und IAA-Tests zusammen v. a. im Kindesalter eine hohe Sensitivität und Aussagekraft.

Benutzt man beide Antikörpertests zur Prädiktion eines Typ-I-Diabetes, so müssen sie nach Ziegler wie

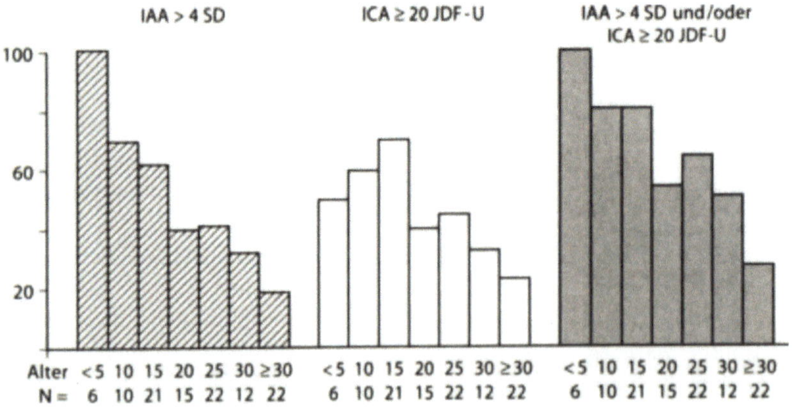

Abb. 9.7. Nachweis von Insulinautoantikörpern (*IAA*) und Inselzellantikörpern (*ICA*) in Abhängigkeit vom Alter (in %) bei Manifestation eines Typ-I-Diabetes (n = 108). (Aus Hürter 1997 [46], nach Ziegler 1993 [123])

folgt interpretiert werden [123]. Ein hohes Diabetesrisiko liegt vor bei:

- Verwandten mit ICA > 80 JDF-Einheiten,
- Verwandten mit ICA > 10 JDF-Einheiten und Alter < 10 Jahre,
- Verwandten mit ICA > 20 JDF-Einheiten und IAA > 150 nE/ml.

GAD-Antikörper

1990 fanden Baekkeskov et al. heraus, daß ein bereits 1982 entdecktes B-Zell-Autoantigen mit dem GABA-synthetisierenden Enzym Glutamatdecarboxylase identisch ist [5]. GAD-Antikörper werden bei neumanifestierten Typ-I-Diabetikern in 50 % der Fälle nachgewiesen, im prädiabetischen Stadium sogar bei 80 % der Patienten [21].

Aus methodischen Gründen wurden GAD-Antikörper als prädiktive Marker bei Screeninguntersuchungen bisher noch nicht benutzt. Mit der Verfügbarkeit standardisierter Nachweismethoden und der Evaluierung ihres prädiktiven Wertes wird ihre Bedeutung für die Frühdiagnose des Typ-I-Diabetes zunehmen [54].

Zelluläre Autoimmunität

Neben humoralen Antikörpern konnten auch zelluläre, gegen Inselzellen gerichtete Immunprozesse nachgewiesen werden. 1971 demonstrierten Nerup et al. die Hemmung der Leukozytenmigration in Anwesenheit verschiedener pankreatischer Antigene [78]. McLaren u. Huang wiesen Lymphozyten mit erhöhter Zytotoxität gegen menschliche Insulinomazellen bei Typ-I-Diabetikern nach [72]. Unterschiedliche Befunde liegen über die absolute Zahl von T-Zellen bei Typ-I-Diabetes vor [38, 72]. Dagegen konnte eine deutliche Erhöhung der K-Zell-Aktivität nachgewiesen werden [87, 98]. Eine defekte Suppressor-T-Zell-Funktion der Lymphozyten wurde mehrfach bei Typ-I-Diabetikern gefunden [16, 45, 63]. Schließlich berichteten Jackson et al. über den Anstieg spezifischer T-Zellen mit Ia-Antigen nach Auftreten von Typ-I-Diabetes [48].

Kolb et al. [56] konnten nachweisen, daß Makrophagen und Monozyten unmittelbar nach Auftreten einer Insulitis anwesend sind, und Like u. Weringer [66] fanden, daß T-Helfer-Lymphozyten (TH) und Natural-killer-Zellen (NK) für die initiale B-Zell-Zerstörung notwendig sind.

Bei der Zerstörung der B-Zellen ist jedoch auch eine Vielzahl toxischer Zellprodukte beteiligt: Zytokine, Monokine, Lymphokine. So wiesen Pujol-Borell et al. [88] nach, daß TNF-α und γ-IFN B-Zellen zur Expression von Molekülen der HLA-Klasse II stimulieren. Die B-Zell-zytotoxische Wirkung von Interleukin 1β und TNF-α bewiesen Mandrup-Poulsen et al. [69]. Als inselzelltoxisches Produkt der Makrophagen konnte in den letzten Jahren Stickstoffmonoxid identifiziert werden [55].

Hypothesen zur Entstehung des Typ-I-Diabetes

In Abb. 9.8 ist das von Nerup et al. [80] als „Kopenhagen-Modell" bezeichnete Konzept zur Entstehung des Typ-I-Diabetes schematisch dargestellt.

B-Zell-toxische Faktoren (z. B. IL-1, Stickstoffmonoxid, TNF-α), die durch einen B-Zell-fernen Entzündungsprozeß (Virusinfektion) freigesetzt werden, führen zu einer initialen B-Zell-Zerstörung. Patroullierende Makrophagen und T_H-Lymphozyten durchdringen das intakte Endothel. Die Makrophagen präsentieren den T_H-Lymphozyten das durch die initiale B-Zell-Destruktion freigesetzte zytoplasmatische B-Zell-Antigen. T_H-Lymphozyten sezernieren Lympho-

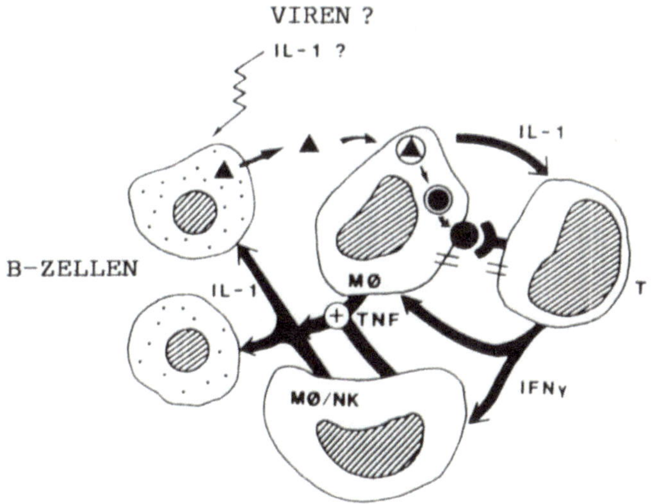

Abb. 9.8. Kopenhagen-Modell zur Entstehung des Typ-I-Diabetes; *IL-1* Interleukin-1, *Mo* Makrophagen, *T_H* T_H-Lymphozyt, γ-IFN γ-Interferon, *NK* Natural-killer-Zellen, *TNF* Tumornekrosefaktor-α. (Aus Hürter 1997 [46], nach Nerup et al. 1988 [80])

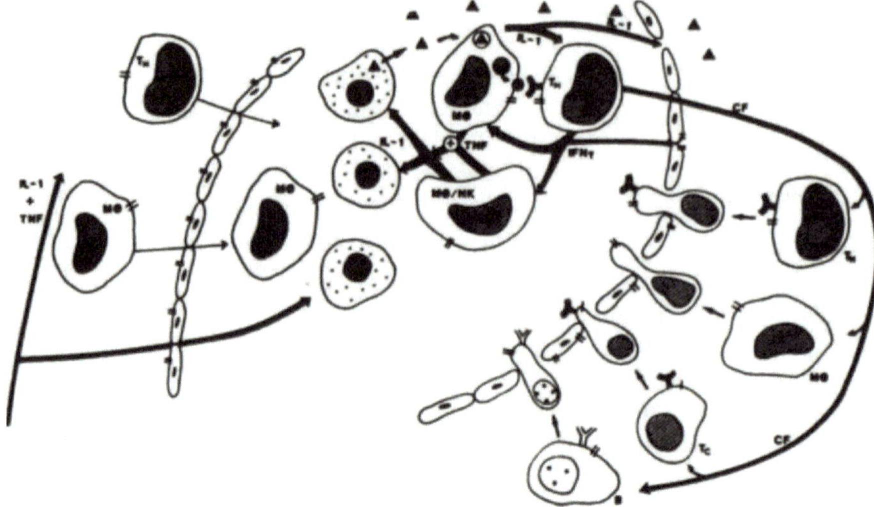

Abb. 9.9. Erweiterung des Kopenhagen-Modells zur Entstehung des Typ-I-Diabetes; *IL-1* Interleukin-1, *TNF* Tumornekrosefaktor, *Mo* Makrophage, T_H T_H-Lymphozyt, *NK* Natural-killer-Zellen, *CF* chemotaktische Lymphokine, T_c zytotoxische T-Lymphozyten, *B* B-Lymphozyten, - Moleküle der HLA-Klasse I, = Moleküle der HLA-Klasse II. (Aus Hürter 1997 [46], nach Nerup et al. 1988 [80])

kine (z. B. γ-IFN), die wiederum Makrophagen und NK-Zellen anregen, IL-1 und TNF-α in hohen Konzentrationen zu bilden, um weitere B-Zellen zu zerstören.

Kompliziert wird das Kopenhagen-Modell durch die in Abb. 9.9 dargestellte Erweiterung, die deutlich macht, daß der als *Insulitis* bezeichnete infiltrative Prozeß durch verschiedene andere Faktoren fortgeführt und verstärkt wird.

IL-1 fördert die Kapillarpermeabilität, so daß B-Zell-Antigene in den Blutstrom geraten und mit Hilfe von chemotaktischen Lymphokinen (CF) Kontakt zu T_H-Zellen, Makrophagen (Mo), zytotoxischen T-Lymphozyten (T_c) und antikörperbildenden B-Lymphozyten (B) aufnehmen. Diese Zellen durchdringen das erweiterte Endothel und führen zur Expression von Molekülen der MHC-Klassen I (T_c) und II (B, T_H, M), die für die langfristige Regulation und Fortführung der immunologischen Destruktionsprozesse verantwortlich sind. Es entsteht ein irreversibler Circulus vitiosus, an dessen Ende die vollständige Zerstörung aller B-Zellen steht.

Das Kopenhagen-Modell berücksichtigt alle bisher im Zusammenhang mit der langsamen B-Zell-Destruktion während der prädiabetischen und diabetischen Phase nachgewiesenen Phänomene. Es macht deutlich, daß mehrere Faktoren eine initiale B-Zell-Zerstörung veranlassen können und der nachfolgende unterschiedlich langdauernde endgültige Destruktionsprozeß von einer Vielzahl sich gegenseitig beeinflussender Prozesse abhängt.

Prävention des Typ-I-Diabetes

Die Entwicklung und der Verlauf des Typ-I-Diabetes werden durch 3 Stadien charakterisiert:

- Stadium der genetischen Prädisposition,
- Stadium des Prä-Typ-I-Diabetes mit Beginn des autoimmunologischen Zerstörungsprozesses der B-Zellen und dem Nachweis von ICA und IAA,
- Stadium des manifesten Typ-I-Diabetes mit konstanter Hyperglykämie und Glucosurie.

Während der letzten Jahre sind Versuche unternommen worden, den Krankheitsverlauf nach Manifestation des Typ-I-Diabetes durch *Immunintervention* zu beeinflussen. Es ging v. a. um die Verlängerung bzw. den Erhalt der Remission. Andererseits hat man versucht, Methoden zu entwickeln, um bereits das Stadium des Prä-Typ-I-Diabetes sicher zu diagnostizieren und durch präventive Therapie das Auftreten eines manifesten Typ-I-Diabetes hinauszuzögern oder ganz zu verhindern.

Immunintervention bei Typ-I-Diabetes
Ausgehend von der Annahme, daß der Typ-I-Diabetes durch einen autoimmunologischen Prozeß entsteht, sind in den letzten Jahren verschiedene Versuche einer immunologischen Intervention bei Typ-I-Diabetikern unternommen worden.

Die verwendeten Medikamente kann man nach ihrer Wirkung einteilen [54] in Wirkstoffe zur

- Immunmodulation (Plasmapherese, Leukozytentransfusionen, γ-Globulin, γ-IFN, Levamisole, Ciamexon u. a.),
- Entzündungshemmung (Theophyllin, Indometacin, Nicotinamid, Ketotifen u. a.) und
- Immunsuppression (Corticoide, Antithymozytenglobulin, Azathioprin, Cyclosporin, Pentoxifyllin u. a.).

Alle Studien leiden unter der geringen Zahl behandelter Patienten, der Schwierigkeit, die Effektivität der

Therapie zu objektivieren, und der Unmöglichkeit, die Therapie langfristig durchführen zu können. Dasselbe gilt für den viel diskutierten Einsatz von Cyclosporin A [17, 107].

Ein weiterer Nachteil der immunsuppressiven Therapie nach Manifestation des Diabetes besteht darin, daß sie zu spät kommt, da bei Auftreten diabetischer Symptome bereits 85–90% der B-Zellen zerstört sind.

Rossini [90] gibt zu bedenken, daß v.a. die verfügbaren immunsuppressiven Therapieregime nicht in der Lage sind, die kleine Gruppe inselzellreaktiver Immunozyten zu erfassen, die für die B-Zell-Zerstörung zuständig sind. Die Maßnahmen sind zu drastisch, die Gefahr für die Integrität des Immunsystems, v.a. bei Kindern, zu groß.

Immunintervention bei Prä-Typ-I-Diabetes

Mit der Entwicklung von Methoden zur Diagnose des Prä-Typ-I-Diabetes lag es nahe, eine Immunintervention während der prädiabetischen Phase, in der die B-Zellen noch weitgehend erhalten sind, zu erproben.

Diagnose

HLA-Gene sind trotz ihrer zentralen Bedeutung für die Ätiopathogenese des Typ-I-Diabetes als prädiktive Marker eines Prä-Typ-I-Diabetes ungeeignet. Den sicheren Hinweis für einen in Gang gekommenen Autoimmunprozeß liefern dagegen die spezifischen Antikörper ICA, IAA und GAD-AK.

Die Bestimmungen von ICA und IAA bilden heute die Grundlage der Diabetesfrüherkennung in mehreren prospektiven Familienstudien, während der Nachweis von GAD-AK aus methodischen Gründen als Screeningtest bisher kaum Verwendung findet. Bei ICA- und/oder IAA-positiven Personen kann das Ausmaß der B-Zell-Zerstörung durch Messung der frühen Insulinsekretion im i.v.-Glucosetoleranztest ermittelt werden.

Therapie

Zwei Therapieformen werden augenblicklich in Deutschland während der prädiabetischen Phase erprobt: die medikamentösen Therapien mit Nicotinamid und Insulin.

Nicotinamid

1947 konnte die präventive Wirkung des zur Gruppe der B-Vitamine gehörenden Nicotinamids bei der Entwicklung von alloxan- und streptozotocininduziertem Diabetes bei Ratten nachgewiesen werden [29, 62]. Mehrere Wirkungsmechanismen werden diskutiert [54].

Elliott in Neuseeland und Chase in Denver haben ICA-positive Kinder mit Nicotinamid behandelt (Maximaldosis 3 g/Tag). Sie verglichen sie mit 8 unbehandelten Kindern aus Denver [30]. 4 unbehandelte Kinder entwickelten innerhalb 1 Jahres einen Diabetes, während keines der behandelten Kinder erkrankte. Nach 2 Jahren hatten 7 unbehandelte Kinder einen Diabetes; 6 mit Nicotinamid weiterbehandelte Kinder erkrankten nicht. Nach 25 Monaten entwickelte sich bei 1 Kind unter Nicotinamid ein Diabetes. Diese Studie weist auf eine präventive Wirkung des Nicotinamids hin. Für eine endgültige Beurteilung sind jedoch prospektive, randomisierte und plazebokontrollierte Studien erforderlich.

1993 wurde mit der Planung und Durchführung der „Deutschen Nicotinamid-Interventionsstudie" (DENIS) begonnen. Eine andere Studie ist der „European Nicotinamide Diabetes Intervention Trial" (EMDIT). Das Protokoll beider Studien wurde aufeinander abgestimmt; unterschiedlich sind die Altersgrenzen und das Verwandtschaftsverhältnis (DENIS: 3- bis 12jährige Geschwister von Typ-I-Diabetikern) und die statistische Planung [54]. In die Studie werden Kinder einbezogen, die 2 ICA-Titer > 20 JDF-Einheiten aufweisen. Für eine statistisch relevante Aussage sind 70–80 Risikopatienten notwendig, die maximal 5 Jahre lang mit Nicotinamid (1,2 g/m^2 KO/Tag) oder Plazebo behandelt werden.

Insulin

Die protektive Wirkung von Insulin konnte bei prädiabetischen BB-Ratten und NOD-Mäusen nachgewiesen werden [3, 44]. Die Prävalenz des Diabetes wurde um 80% vermindert. Keller et al. behandelten 5 Kinder mit einer mittleren Dosis von 0,2 E/kg KG/Tag [53]. Vier Kinder entwickelten keinen Diabetes. Sieben Probanden lehnten die prophylaktische Insulinbehandlung ab und entwickelten nach 0,7–2,5 Jahren einen Typ-I-Diabetes.

In Deutschland wird die Therapie des Prä-Typ-I-Diabetes als randomisierte kontrollierte Studie am Krankenhaus München-Schwabing durchgeführt. Schwertner et al. berichteten 1994 über 4 Patienten, die 4–7 Tage i.v. mit Insulin behandelt wurden [97]. Anschließend erhielten sie 6 Monate lang s.c.-Injektionen (1- bis 4mal tgl.). Während einer Beobachtungszeit von 8–38 Monaten entwickelte keiner der Probanden einen Diabetes. Die nach Ansicht der Autoren vielversprechende und nebenwirkungsarme Form einer Immunintervention durch Insulin muß an größeren Fallzahlen weiter erprobt werden.

Sehr häufig tritt der Diabetes bei Kindern und Jugendlichen während oder im Anschluß an einen Infekt auf. Aber auch andere Belastungen, wie Verletzungen, Verbrennungen, Operationen, Unfälle oder seelische Traumen, können manifestationsfördernd sein.

Man vermutet, daß die Mehrsekretion von kontrainsulinären Hormonen (Adrenalin, Noradrenalin,

Glukagon, Glucocorticoide, Wachstumshormon), die durch den „Streß“ ausgelöst wird, eine bereits bestehende Glucosetoleranzstörung verstärkt und bei bereits bestehender B-Zell-Insuffizienz die Grenze zur klinischen Manifestation eines Diabetes überschritten wird.

9.3.2.2 Pathologische Anatomie und Physiologie: Konsequenzen des Insulinmangels

Die pathologisch-anatomischen Veränderungen der Langerhans-Inseln sind bei Typ-I-Diabetes durch *inflammatorische Infiltrationen* in den Inseln und um dieselben herum charakterisiert. Den Hauptanteil der Infiltratzellen stellen die T-Lymphozyten; daneben finden sich in kleineren Mengen die anderen Lymphozytentypen (Monozyten, Makrophagen und Granulozyten). Später kommt es zu Fibrose und Atrophie. Die Entzündung der Inseln tritt nicht synchron auf. Daher sind neben Früh- und Spätformen der Insulitis und fibrosierten Restinseln auch gesunde Inseln nachweisbar. Die Inseln verschwinden nicht vollständig, sie weisen nur ein deutliches Defizit an B-Zellen auf. Der spezifische Verlust von B-Zellen führt dazu, daß 2 Drittel der Inselzellen aus A- und PP-Zellen und 1 Drittel aus D-Zellen besteht. Dieser von H. von Meyenburg [112] als *Insulitis* bezeichnete Prozeß ist das morphologische Substrat des durch exogene Faktoren (z. B. Virusinfektionen) in Gang gesetzten Autoimmunprozesses im Sinne einer chronisch-persistierenden Entzündung.

Unmittelbar nach Diabetesmanifestation werden niedrig-normale oder eindeutig *verminderte Insulinspiegel* im Plasma nachgewiesen. Die Stimulation der Insulinsekretion durch Nahrungszufuhr oder orale bzw. intravenöse Gaben von Glucose, Aminosäuren, Ketonkörpern, gastrointestinalen Hormonen oder Sulfonylharnstoff ist vermindert oder bleibt ganz aus. Nach Beginn der Insulinsubstitution bleibt jahrelang eine individuell sehr unterschiedliche Restsekretion von Insulin erhalten, die durch den Nachweis von C-Peptid in Plasma oder 24-h-Urin nachgewiesen wird.

Als *Remission* bezeichnet man eine Phase, in der eine Restfunktion der B-Zellen vorliegt, als *Postremission* die lebenslange Phase nach Erlöschen der B-Zell-Funktion.

Die Entwicklung eines Typ-I-Diabetes in der Zusammenfassung

Bei genetischer Disposition (Marker: HLA-DQ) wird durch wahrscheinlich exogene Faktoren (Viren, Toxine) ein autoimmunologischer Prozeß im Sinne einer chronisch-persistierenden Inselzellentzündung (Insulitis) ausgelöst. Während einer Prä-Typ-I-diabetischen Phase werden ICA, IAA und GAD-AK nachweisbar. Mit zunehmender B-Zell-Funktionsstörung wird eine verminderte primäre Insulinantwort im i. v.-Glucosetoleranztest nachweisbar. Die Manifestation des Typ-I-Diabetes erfolgt, wenn ca. 80–90% der B-Zell-Masse zerstört ist. Während der Remissionsphase kommt es zu einer temporären Erholung der B-Zell-Funktion, so daß nur eine Teilsubstitution mit exogenem Insulin notwendig ist. Nach vollständigem Erlöschen der Restsekretion von endogenem Insulin beginnt die Postremissionsphase, die die lebenslange Vollsubstitution mit exogen zugeführtem Insulin zur Folge hat.

Das metabolische Syndrom des Insulinmangels bei Typ-I-Diabetes wird geprägt durch das Ausmaß der Abwesenheit des anabolen Hormons Insulin und der dadurch bedingten gesteigerten Wirkung des katabolen Hormons Glukagon.

Die Konsequenzen des Insulinmangels sind zunächst Hyperglykämie und Hyperketonämie, die erhebliche Störungen des Wasser-, Elektrolyt- und Säure-Basen-Haushalts zur Folge haben und letztendlich zum klinischen Bild der diabetischen Ketoazidose führen.

Hyperglykämie und Hyperketonämie

In der Muskulatur ist bei Insulinmangel der Membrantransport von Glucose in die Zelle hinein vermindert. Dadurch ist die Glucoseutilisation reduziert. Sowohl der aerobe als auch der anaerobe Abbau von Glucose ist erniedrigt und die Energiebereitstellung dadurch herabgesetzt.

Die Glykogenolyse ist bis zur Erschöpfung der Glykogendepots gesteigert. Der Fettsäureeinstrom in die Muskelzelle ist erhöht. Damit wird die Oxidation von Fettsäuren für die Energiegewinnung der Muskulatur gesteigert.

Die Proteolyse im Muskelgewebe ist erhöht. Der Ausstrom von Aminosäuren aus den Muskelzellen ist vervielfacht. Aminosäuren stehen für die Gluconeogenese in der Leber vermehrt zur Verfügung.

Im Fettgewebe ist der Membrantransport von Glucose in die Adipozyten gehemmt. Der Glucoseabbau ist herabgesetzt. Die Bereitstellung von α-Glycerophosphat für die Biosynthese von Triglyceriden und der Abbau von Glucose zu Acetyl-CoA für die Fettsäurensynthese sind vermindert. Die Lipogenese ist reduziert. Der Insulinmangel läßt die Lipolyse ungehemmt ablaufen. Fettsäuren und Glycerin werden vermehrt freigesetzt. Glycerin wird als Substrat für die Gluconeogenese in der Leber bereitgestellt. Fettsäuren stehen vermehrt für die Acetyl-CoA-Bildung zur Verfügung.

In der Leber hemmt der Insulinmangel die Glykogensynthese. Die Glykogenolyse wird dagegen durch Glukagon und Katecholamine gesteigert. Die Gluconeogenese wird stimuliert. Lactat wird durch die vermehrte Fettsäure- und verminderte Glucoseoxidation reichlich angeboten.

Die Proteolyse ist in Leber und Muskulatur gesteigert. Dadurch fallen vermehrt Aminosäuren in der Leber für die Gluconeogenese an. Glycerin steht durch die stimulierte Lipolyse ebenfalls vermehrt zur Verfügung. Das erhöhte Angebot von freien Fettsäuren führt in der Leber zu gesteigerter Acetyl-CoA-Bildung. Da Acetyl-CoA nicht vollständig in den Citratzyklus eingeschleust werden kann, wird es vermehrt zur Ketonkörperbildung herangezogen. Eine ausgeprägte Ketonämie ist die Folge.

Konsequenzen der fehlenden Insulin- und gesteigerten Glukagonwirkung sind die gesteigerte Lipolyse mit vermehrtem Angebot von Fettsäuren und Glycerin, die gesteigerte Glykogenolyse mit vermehrtem Angebot von Glucose und die gesteigerte Proteolyse mit erhöhtem Anfall von Aminosäuren, die im Zusammenhang mit der verminderten Utilisation von Glucose, der erhöhten Ketonkörperbildung und der extrem gesteigerten Gluconeogenese zu einer ausgeprägten Hyperglykämie und Hyperketonämie führen.

Störungen des Wasser-, Elektrolyt- und Säure-Basen-Haushalts

Hyperglykämie und Hyperketonämie haben weitreichende Konsequenzen für den Wasser-, Elektrolyt- und Säure-Basen-Haushalt.

Hypertone Dehydratation des Intrazellularraumes
Unter physiologischen Bedingungen herrscht im Plasma-, Extra- und Intrazellularraum der gleiche osmotische Druck. Die Osmolalität beträgt durchschnittlich 285 mosmol/kg Wasser. Steigende Glucosekonzentrationen im Blut und in der extrazellulären Flüssigkeit verursachen eine Erhöhung der Osmolalität, eine Hyperosmolalität.

1 mmol Glucose wiegt 180 mg. Die Erhöhung des Blutglucosespiegels um 180 mg/l bzw. 18 mg/dl steigert die Osmolalität daher um 1 mosmol von 285 auf 286 mosmol/kg Wasser. Ein Blutglucoseanstieg von 80 mg/dl auf 400 mg/dl, wie er bei Diabetes nicht selten beobachtet wird, läßt die Osmolalität um 20 mosmol von 285 auf 305 mosmol/kg Wasser ansteigen. Eine Hypertonizität des Blutes und der extrazellulären Flüssigkeit ist die Folge. Um einen Konzentrationsausgleich mit dem Intrazellularraum herbeizuführen, tritt intrazelluläre Flüssigkeit in den Extrazellularraum über. Hieraus resultiert eine hypertone Dehydratation des Intrazellularraumes.

Der dadurch bewirkte Verdünnungseffekt trägt mit zur Verminderung der Elektrolytkonzentration der extrazellulären Flüssigkeit und des Blutes bei. Dabei ist zu bedenken, daß auch andere Faktoren Veränderungen der Elektrolytkonzentration bei Insulinmangel verursachen können. Um den durch gesteigerte Glykogenolyse und Proteolyse bedingten Kaliumverlust der Zellen auszugleichen, dringt vermehrt Natrium vom Extra- in den Intrazellularraum ein. Andererseits kommt es durch die vorübergehende Hypervolämie zu einem Absinken der Aldosteronsekretion in der NNR und damit zu einem verstärkten Natriumchloridverlust durch die Nieren.

Osmotische Diurese – hypertone Dehydratation des Extrazellular- und Plasmaraumes
Die Glomerula der Nieren sind für Glucose durchlässig, so daß Glucose in den Primärharn übertritt. Unter physiologischen Bedingungen resorbieren die proximalen Nierentubuli fast die gesamte filtrierte Glucose aus dem Primärharn zurück. Im Endharn sind daher nur winzige Spuren von Glucose nachweisbar. Diese basale Glucosurie liegt zwischen 2 und 15 mg/dl.

Die tubuläre Rückresorptionskapazität der Niere ist jedoch begrenzt. Sie beträgt maximal etwa 350 mg Glucose/min und wird als *maximale tubuläre Rückresorption* für Glucose (Tm_G) bezeichnet. Bei einer Glucosekonzentration ab 140–180 mg/dl wird die Rückresorptionskapazität einzelner Nierentubuli bereits überschritten, so daß Glucose nicht mehr vollständig rückresorbiert und schon in größerer Menge im Endharn ausgeschieden wird. Den individuell unterschiedlichen Grenzwert zwischen 140 und 180 mg/dl bezeichnet man als *Nierenschwelle* für Glucose.

Bei hoher Glucosekonzentration im Primärharn wird auch die tubuläre Rückresorptionskapazität für Wasser stark eingeschränkt. Zum einen nimmt die Harnströmungsgeschwindigkeit in den Tubuli stark zu, zum anderen werden Wasser und Salze im Harn osmotisch zurückgehalten. Das Konzentrationsvermögen der Niere, das unter physiologischen Bedingungen maximal 1400 mosmol/kg Wasser beträgt, übersteigt bei ausgeprägter Glucosurie selten 600–800 mosmol. Dadurch werden mit dem Urin große Mengen an Flüssigkeit und Elektrolyten (insbesondere Natrium und Chlorid) ausgeschieden. Es kommt zu einer erheblich gesteigerten osmotischen Diurese, d.h. einer hypertonen Dehydratation des Extrazellular- und Plasmaraumes.

Metabolische Azidose
Die gesteigerte Ketogenese mit einem vermehrten Anfall von Acetessigsäure, β-Hydroxybuttersäure und Aceton führt zu einer ausgeprägten metabolischen Azidose, da Ketonsäuren starke Säuren sind und

daher zu einer starken Wasserstoffbelastung der Körperflüssigkeiten führen. Die metabolische Azidose ist durch folgende Befunde gekennzeichnet. Der pH-Wert des Blutes, der unter physiologischen Bedingungen zwischen 7,36 und 7,48 liegt, sinkt ab. Werte unter 7,0 werden häufig gemessen. Bicarbonatwerte weit unter 15 mÄq/l sind die Regel. Das Basendefizit kann deutlich unter 15 mÄq/l liegen. Um den vermehrten Anfall von Säureäquivalenten im Plasma auszugleichen, wird die Abgabe von CO_2 durch die Lungen gesteigert. Eine hochfrequente, vertiefte Atmung (Kußmaul- oder Azidoseatmung) ist die Folge. Daher ist der CO_2-Druck im Blut (pCO_2), der normalerweise um 40 mmHg liegt, deutlich vermindert.

Die Rückresorption von Ketonkörpern durch die Niere ist gering, so daß sie schon bei relativ geringgradiger Ketonämie im Urin erscheinen. Sie werden, an ein Kation gebunden (zunächst Natrium und Kalium, später Ammonium), ausgeschieden und verstärken daher bei diabetischer Ketoazidose den Elektrolytverlust.

Bei Normalisierung des Stoffwechsels durch Insulinbehandlung und Rehydratation sinken die Ketonkörperspiegel schnell ab. Daher bedarf die durch Ketonämie bedingte Azidose kaum einer zusätzlichen Pufferung mit Bicarbonat.

Die wichtigsten Konsequenzen der Hyperglykämie und Hyperketonämie sind:

- die hypertone Dehydratation des Intrazellularraumes,
- die gesteigerte osmotische Diurese, die zu einer hypertonen Dehydratation auch des Extrazellular- und des Plasmaraumes mit ausgeprägten Glucose-, Elektrolyt- und Flüssigkeitsverlusten durch die Niere führt,
- und die metabolische Azidose.

Diabetische Ketoazidose

Die Folgen anhaltender gesteigerter Diurese sind:

- ausgeprägte Flüssigkeitsverluste, die zu einem hypovolämischen Schock führen,
- starke Elektrolytverluste,
- die Vertiefung der metabolischen Azidose und
- die Entwicklung einer Hirnstoffwechselstörung.

Flüssigkeits- und Elektrolytverluste

Die gesteigerte osmotische Diurese führt zu einem ausgeprägten Flüssigkeitsverlust. Das Flüssigkeitsdefizit beträgt bei einer diabetischen Ketoazidose durchschnittlich 100 ml/kg KG. Die gesteigerte osmotische Diurese ist zunächst ausschließlich durch die Hyperglykämie bedingt. Später wird sie jedoch auch durch einen erhöhten Anfall von Harnstoff stimuliert.

Der Harnstoffanstieg im Blut ist Folge der gesteigerten Proteolyse, die durch den Insulinmangel verursacht ist. Die hypertone Dehydratation hat klinisch eine Exsikkose zur Folge. Der Hautturgor ist reduziert, Haut und Schleimhäute sind trocken, die Lippen rissig, die Zunge belegt, die Augäpfel weich, eingesunken, die Augen haloniert, emporgezogene Hautfalten verstreichen nur langsam.

Wenn außerdem ein schneller flacher Puls, eine Kußmaulatmung und Acetongeruch nachweisbar sind, so liegt das klinische Bild einer diabetischen Ketoazidose vor. Tritt Bewußtseinsverlust hinzu, so bezeichnet man den Krankheitszustand als *Coma diabeticum*.

Subjektiv empfinden die Patienten bei der diabetischen Ketoazidose starken Harndrang, der zur Polyurie führt, und unstillbaren Durst, der eine Polydipsie zur Folge hat.

Eine weitere Folge der gesteigerten osmotischen Diurese sind erhebliche Elektrolytverluste, die durch Erbrechen noch gesteigert werden können. Bei schwerer diabetischer Ketoazidose kann ein durchschnittlicher Natriumverlust von 8 mÄq/kg KG angenommen werden, während das Chloriddefizit etwa 5 mÄq/kg KG beträgt. Natrium und Chlorid gehen vorwiegend durch den Urin verloren.

Der Kaliumverlust ist dagegen vorwiegend zellulär, d. h. es besteht ein intrazelluläres Kaliumdefizit. Darum ist der Serumkaliumspiegel bei diabetischer Ketoazidose zunächst meist normal oder sogar leicht erhöht. Der Abbau von Eiweiß ist von der Freisetzung von intrazellulärem Kalium, Phosphor und Magnesium begleitet. Aber auch bei der Glykogenolyse gehen große Mengen an Kalium verloren (bei der Spaltung von 3 g Glykogen wird durchschnittlich 1 mÄq Kalium freigesetzt). Übelkeit und Erbrechen steigern das Kaliumdefizit erheblich, einmal durch Kaliumverlust, zum anderen durch behinderten Kaliumersatz.

Bestimmungen der Elektrolytkonzentration im Plasma sagen häufig nichts über die Elektrolytbilanz aus. Der behandelnde Arzt darf nicht versäumen, die vorhandenen, aber häufig nicht erkennbaren Elektrolytverluste auszugleichen. Natrium und Chlorid müssen sofort nach Beginn der Therapie ersetzt werden, da es sich um echte Verluste handelt. Da der Kaliumverlust dagegen in erster Linie zellulär ist, darf zu Beginn der Therapie kein Kalium intravenös zugeführt werden. Sobald die Zellen jedoch nach Beginn der Insulinbehandlung Glucose aufnehmen und die Glykogen- und Proteinsynthese in Gang kommen, steigt der intrazelluläre Kaliumbedarf. Kalium muß substituiert werden.

Hypovolämischer Schock

Die ausgeprägten Flüssigkeitsverluste, die durch gesteigerte osmotische Diurese, respiratorischen Wasserverlust bei Kußmaulatmung und evtl. durch Erbrechen bedingt sind, führen zu einer Verminderung des zirkulierenden Blutvolumens; Symptome des hypovolämischen Schocks treten auf:

- kleiner flacher Puls,
- verminderter Blutdruck,
- verkleinerte Herzfigur im Röntgenbild.

Die Durchblutung der Nieren ist reduziert, so daß die anfänglich bestehende Polyurie in eine Oligourie oder sogar Anurie übergehen kann. Harnpflichtige Substanzen werden retiniert. Die metabolische Azidose wird durch die verminderte oder sogar fehlende Ausscheidung von Säureäquivalenten durch die Nieren verstärkt.

Die Minderdurchblutung aller Organe führt zu einem intrazellulären Sauerstoffmangel. Die oxidativen Stoffwechselprozesse laufen vermindert ab, während die anoxidative Glykolyse gesteigert ist. Dadurch fällt vermehrt Lactat an, das die metabolische Azidose verstärkt.

Schließlich entwickeln sich u. a. als Folge des hypovolämischen Schocks die klinischen Zeichen einer Hirnstoffwechselstörung. Über eine Bewußtseinstrübung mit Unruhe und Verwirrtheitszuständen tritt ein Bewußtseinsverlust auf. Der Patient liegt im Coma diabeticum.

Die Ursachen dieser Hirnstoffwechselstörung sind nicht sicher bekannt. Die Dehydratation des Liquors und der Hirnzellen, Elektrolytstörungen und intrazelluläre Azidose sowie ein erhöhter Blutglucose-/Liquor- bzw. Hirnglucosegradient werden angenommen.

Literatur

1. Abel JJ (1926) Crystalline insulin. Proc Natl Acad Sci 12: 132
2. Åkerblom HK, Savilahti E, Saukkonen TT et al. (1993) The case for elimination of cow's milk in early infancy in the prevention of type 1 diabetes: the Finnish experience. Diabetes Metab Rev 9: 269-278
3. Atkinson MA, MacLaren NK, Lichetta R (1990) Insulitis and diabetes in NOD mice reduced by prophylactic insulin therapy. Diabetes 39: 933-937
4. Atkinson MA, Bowman MA, Kao KJ et al. (1993) Lack of immune responsiveness to Bovine Serum Albumine in insulin-dependent diabetes. N Engl J Med 329: 1853-1858
5. Baekkeskov S, Aannstoot HJ, Christgav S et al. (1990) Identification of the 64K autoantigen in insulin-dependent diabetes as the GAA-synthesizing enzyme glutamic acid decarboxylase. Nature 347: 151-153
6. Banting GF, Best CH (1922) The internal secretion of the pancreas. J Lab Clin Med 7: 251
7. Bardet S, Joseph MG, Maugendre D et al. (1993) Predictive valve of age-related response to glucose in subjects at risk for type 1 diabetes: results of a 6-year follow-up study from west-France. Diabete Metab 19: 372-380
8. Bell GI, Pictet RL, Rutter WJ, Cordell B, Tischer E, Goodman HM (1980) Sequence of the human islet gene. Nature 284: 26
9. Bloom SR (1977) Glucagonomas and skin disease. In: Fòa PP, Bajaj JS, Fòa NL (eds) Glucagon: its role in physiology and clinical medicine. Springer, New York Heidelberg. p 759
10. Bolaffi JL, Heldt A, Lewis LD, Grodsky GM (1986) The third phase of in vitro insulin secretion: evidence for glucose insensitivity. Diabetes 35: 370
11. Borch-Johnsen K, Zachau-Christiansen B, Mandrup-Poulsen T, Joner G, Christy M, Katrup K, Nerup J (1984) Relation between breast-feeding and incidence rates of insulin-dependent diabetes mellitus: a hypothesis. Lancet 2: 1083-1086
12. Botazzo GF, Florin-Christensen A, Doniach D (1974) Islet-cell antibodies in diabetes mellitus with autoimmune polyendocrine deficiencies. Lancet 2: 1279
13. Brazeau P, Vale W, Burguns R, Ling N, Butcher M, Rivier J, Guillemin R (1973) Hypothalamic polypeptide that inhibits the secretion of immunreactive pituitary growth hormone. Science 179: 77
14. Broder LE, Carter SK (1973) Pancreatic islet cell carcinoma. I. Clinical features of 52 patients. Ann Intern Med 79: 101-107
15. Bromer WW, Sinn LG, Staub A, Behrens OK (1965) The amino acid sequence of glucagon. J Am Chem Soc 78: 3858
16. Buschard K, Madsbad S, Rygaard J (1980) Depressed suppressor cell activity in patients with newly diagnosed insulin dependent diabetes mellitus. Clin Exp Immunol 42: 25
17. Canadian-European randomized control trial group (1988) Cyclosporin-induced remission of IDDM after early intervention. Diabetes 37: 1574
18. Cavender DE, Wagner DK, Rabin BS et al. (1984) The Pittsburgh insulin-dependent diabetes mellitus study. HLA-antigens and haplotypes as risk factors for the development of IDDM in IDDM patients and their siblings. J Chronic Dis 37: 555
19. Chance RE, Ellis RM, Bromer WW (1968) Porcine proinsulin: characterization and amino acid sequence. Science 161: 165
20. Christiansen RO, Johnson JD (1974) Studies of insulin secretion in infantile hypoglycemia. Pediatr Res 8: 431
21. Cornblath M, Schwartz R (1976) Disorders of carbohydrate metabolism in infancy. Saunders, Philadelphia
22. Cudworth AG (1978) Type I diabetes mellitus. Diabetologia 14: 281
23. Cudworth AG, Woodrow JC (1974) HLA-antigens and diabetes mellitus. Lancet 2: 1153
24. Danford DN Jr, Triche T, Doppmann JL, Beazley RM, Perrino PV, Recant L (1976) Elevated plasma proglucagon-like component with a glucagon-secretin tumor. Effect of streptozotocin. N Engl J Med 295: 242
25. Deaizpurea HK, Harrison LC, Cram DS (1992) An ELISA for antibodies to recombinant glutamic acid decarboxylase in IDDM. Diabetes 41: 1182-1187
26. Degnobl B, Green A (1978) Diabetes mellitus among first- and second-degree relatives of early onset diabetes. Ann Hum Genet 42: 25
27. Deschamps I, Lestradet H, Busson M, Hors J (1986) Effect of HLA genotype, age and birth order on empiri-

cal risk estimated for insulin-dependent diabetes in sibling of diabetic children. An actuarialy evaluation. Diabetes Res 3: 391
28. Duckworth WC, Heinemann MA, Kitabchi AE (1972) Purification of insulin specific protease by affinity chromatography. Proc Natl Acad Sci USA 69: 3698
29. Dulin WE, Syse BM, Kalamazoo MS (1969) Studies on the ability of compounds to block the diabetogenic activity of streptozotocin. Diabetes 18: 459-466
30. Elliott RB, Chase HP (1991) Prevention or delay of type 1 (insulin-dependent) diabetes mellitus in children using nicotinamide. Diabetologia 34: 362-365
31. Faloona GR, Unger RH (1974) Glucagon. In: Jaffe BM, Behrmann HR (eds) Methods of hormone radioimmunoassay. Academic Press, New York. p 317
32. Foa PP (1972) The Secretion of glucagon. In: Steiner DF, Freinkel N (eds) Endocrine pancreas. Williams & Wilkins, Baltimore. p 261
33. Frank BH, Chance RE (1983) Two routes for producing human insulin utilizing recombinant DNA technology. Münch Med Wochenschr 125 (Suppl 1): 14
34. Füchtenbusch M, Ziegler AG (1995) Umweltfaktoren in der Pathogenese des Typ-I-Diabetes. Diabetes Stoffw 4: 369-377
35. Gamble DR, Taylor KW (1969) Seasonal incidence of diabetes mellitus. Br Med J 3: 631
36. Ganda OP, Weir GC, Soeldner S, Legg M, Chick WL (1977) „Somatostatinoma“: a somatostatin containing tumor of the endocrine pancreas. N Engl J Med 296: 963
37. Gepts W (1977) Endokrines Zellsystem des Pankreas. Verh Dtsch Ges Pathol 61: 55
38. Gepts W (1983) Role of cellular immunity in the pathogenesis of type I diabetes. In: Kolb H, Schernthaner G, Gries FA (eds) Diabetes and immunology: pathogenesis and immunotherapy. Huber, Bern. p 86
39. Gerstein HC (1994) Cow's milk exposure and type 1 diabetes mellitus. Diabetes Care 17: 13-19
40. Gleichmann H, Botazzo GF (1987) Progress towards standardisation of cytoplasmatic islet cell antibody assay. Diabetes 36: 578
41. Goeddel DV, Kleid DG, Bolivar F et al. (1979) Expression in Escherischia coli of chemically synthesized genes for human insulin. Proc Natl Acad Sci 76: 106
42. Gorsuch AN, Spencer KM, Lister J, McNally JM, Dean BM, Botazzo CF, Cudworth AG (1981) The natural history of type I (insulin-dependent) diabetes mellitus: evidence for a long pre-diabetic period. Lancet 2: 1363
43. Gorsuch AN, Spencer KL, Lister J, Wolf E, Botazzo GF, Cudworth AG (1982) Can future type I diabetes be predicted? A study on families of affected children. Diabetes 31: 862
44. Gotfredsen CF, Buschard K, Frandsen EK (1985) Reduction of diabetes incidence of BB Wistar rats by early prophylactic insulin treatment of diabetes-prone animals. Diabetologia 28: 933-935
45. Horowitz S, Borcherding W, Bargmann G (1981) Suppressor T-cell-function in diabetes mellitus. Lancet 2: 1291
46. Hürter P (1997) Diabetes bei Kindern und Jugendlichen, 5. Aufl. Springer, Berlin Heidelberg New York
47. Institute of Biochemistry, Academia Sinica, Institute of Organic Chemistry, Academia Sinica, Department of Chemistry, Peking University (1966) The total synthesis of crystalline insulin. Kexue Tongbao 17: 241
48. Jackson RA, Morris MA, Haynes BF, Eisenbarth GS (1982) Increased circulating Ia-antigen-bearing T cells in type I diabetes mellitus. N Engl J Med 306: 785
49. Jacobs S, Shechter Y, Bissell K, Cuatrecasas P (1977) Purification and proporties of insulin receptors from rat liver membranes. Biochem Biophys Res Commun 77: 981
50. Johnson IS (1983) Human insulin from recombinant DNA technology. Science 219: 632
51. Karjalainen J, Martin JM, Knip M et al. (1992) A bovine albumin peptide as a possible trigger of insulin-dependent diabetes mellitus. N Engl J Med 327: 302-307
52. Katsoyannis PG, Fukunda K, Tometsko A, Suzuki K, Tilak M (1964) Synthesis of the B-chain of insulin and its combination with natural or synthetic A-chain to generate insulin-activity. J Am Chem Soc 86: 930
53. Keller RF, Eisenbarth GS, Jackson RA (1993) Insulin prophylaxis in individuals at high risk of type I diabetes. Lancet 341: 927-928
54. Klinghammer A (1995) Diagnose und Therapie des Prä-Typ-I-Diabetes. Monatschr Kinderheilkd 143: 26-32
55. Kolb H, Kolb-Bachofen V (1992) Type 1 (insulin dependent) diabetes mellitus and nitric oxide. Diabetologia 35: 796-797
56. Kolb H, Kantwerk G, Treichel U, Kürner T, Kiesel U, Hoppe T, Kolb-Bachofen V (1986) Prospective analysis of islet lesions in BB rats. Diabetologia 29: 559 A
57. Krolewski AS, Warram JH, Rand LI, Krahn CR (1987) Epidemiologic approach to the etiology of type I diabetes mellitus and its complications. N Engl J Med 317: 1390
58. Kuglin B, Bertrams J, Kolb H, Gries FA (1989) Früherkennung des Typ-I-Diabetes. Grenzen, Möglichkeiten und Perspektiven. Dtsch Med Wochenschr 114: 762
59. Kyvik KO, Green A, Svendsen A, Mortensen K (1992) Breast feeding and the development of type 1 diabetes mellitus. Diabetic Med 9: 233-235
60. Laidlaw GF (1938) Nesidioblastosis: islet tumor of pancreas. Am J Pathol 14: 125
61. Landgraf R (1989) Insulinom. In: Hesch RD (Hrsg) Endokrinologie. Urban & Schwarzenberg, München. S 1031-1039
62. Lazarow A (1947) Protection against alloxan diabetes. Anat Rec 97:353
63. Lederman MM, Ellner JJ, Rodman HM (1981) Defective suppressor cell generation in juvenile onset diabetes. J Immunol 127: 2051
64. Lendrum R, Walker G, Gamble DR (1975) Islet-cell antibodies in juvenile diabetes mellitus of recent onset. Lancet 1: 880
65. Lernmark A (1990) Pankreas. In: Hesch RD (Hrsg) Endokrinologie. Urban & Schwarzenberg, München. S 802
66. Like AA, Weringer EJ (1988) Autoimmune diabetes in the BioBreeding/Worchester rat. in: Le Fébvre PJ, Pipleers DG (eds) The pathology of the endocrine pancreas in diabetes. Springer, Berlin Heidelberg New York. p 269
67. Luft R, Efendic S, Hökfelt T, Johannsson O, Arimura A (1974) Immunohistochemical evidence for the localization of somatostatin-like-immunreactivity in a cell population of pancreatic islets. Med Biol 52: 428
68. Mallison CN, Bloom SR, Warin AP, Salmon PR, Cox B (1974) A glucogonoma syndrome. Lancet 2: 1

69. Mandrup-Poulsen T, Egeberg J, Nerup J, Bentzen K, Nielsen JH, Dinarello CA (1987) Ultrastructural study of time-course and cellular specifity of interleukin-1 mediated islet cytotoxicity. Acta Pathol Microbiol Immunol Scand 95: 55
70. Markussen J (1982) Process for preparing esters of human insulin. US patent 4343898
71. McDevitt HO, Bodmer WF (1974) HL-A, immune response genes and disease. Lancet 1: 1269
72. McLaren NK, Huang SW (1980) Cell mediated immunity in insulin dependent diabetes. In: Irvine WJ (ed) Immunology of diabetes. Teviot Scientific Publ, Edinburgh. p 174
73. Meienhofer J, Schnabel E, Bremer H et al. (1963) Synthese der Insulinketten und ihre Kombination zu insulinaktiven Präparaten. Z Naturforsch 18 b: 1120
74. Michelsen B, Lernmark A (1987) Molecular cloning of a polymorphic DNA endonuclease fragment associates insulin-dependent diabetes mellitus with HLA-dQ. J Clin Invest 79: 1144
75. Mirsky IA (1957) Insulinase, insulinase inhibitors, and diabetes mellitus. Recent Prog Horm Res 13: 429
76. Müller MJ (1990) Glucosestoffwechsel. In: Hesch RD (Hrsg) Endokrinologie. Urban & Schwarzenberg, München. S 582
77. Neel JV (1976) Diabetes mellitus - a geneticist's nightmare. In: Creutzfeldt W, Köbberling J, Neel JV (eds) The genetics of diabetes mellitus. Springer, Berlin Heidelberg New York
78. Nerup J, Anderson O, Bendixen G, Egeberg, J, Poulsen JE (1971) Antipancreatic cellular hypersensitivity in diabetes mellitus. Diabetes 20: 424
79. Nerup J, Platz P, Ortved-Andersen O et al. (1974) HLA-antigens and diabetes mellitus. Lancet 2: 864
80. Nerup J, Mandrup-Poulsen T, Molvig, Helquist S, Wogensen L, Egeberg J (1988) Mechanism of pancreatic β-cell destruction in type I diabetes. Diabetes Care 11 (Suppl 1): 16
81. Obermeier R, Geiger R (1976) A new semisynthesis of human insulin. Hoppe Seylers Z Physiol Chem 357: 759
82. Orci L, Baetens D, Dubois MP, Rufener C (1975) Evidence for the D-cell of pancreas secreting somatostatin. Horm Metab Res 7: 400
83. Palmer JP (1994) Predicting IDDM. Diabetes Rev 1: 104-115
84. Palmer JP, Asplin M, Clemens P, Lyen K, Talpati O, Raghu PK, Paquette TL (1983) Insulin autoantibodies in insulin dependent diabetics before insulin treatment. Science 222: 1337
85. Papadopoulos G, Lernmark KA (1984) Islet cell antibodies and cellular immunity in human diabetes. Behring Inst Mitt 75: 50
86. Platz P, Jacobsen BK, Morling N et al. (1981) HLA-D and DR antigens in genetic analysis of insulin-dependent diabetes mellitus. Diabetologia 21: 108
87. Pozzilli P, Sensi M, Gorsuch A, Botazzo GF, Cudworth AG (1979) Evidence for raised K-cell levels in type-I-diabetes. Lancet 2: 173
88. Pujol-Borell R, Todd I, Doski M et al (1987) HLA class II induction in human islet cells by interferon-y-plus tumor necrosis factor or lymphotoxin. Nature 326: 304
89. Riley WJ, MacLaren NK, Krischer J et al. (1990) A prospective study of the development of diabetes in relatives of patients with insulin-dependent diabetes. N Engl J Med 323: 1167-1172
90. Rossini AA (1983) Immunotherapy for insulin-dependent diabetics? N Engl J Med 308: 333
91. Roth RA (1990) Insulin receptor structure. In: Cuatrecasas P, Jacobs S (eds) Insulin. Springer, Berlin Heidelberg New York. p 169
92. Rotter JI, Rimoin DL (1978) Heterogeneity in diabetes mellitus-update. Evidence for further genetic heterogeneity within juvenile-onset insulin-dependent diabetes mellitus. Diabetes 27: 599
93. Rotter JI, Landaw EM, McClaren N et al. (1983) The use of family HLA haplotype data for risk assessment and estimation of genetic contribution of the HLA genes to IDDM. Diabetes 32 (Suppl 1): 70
94. Rubinstein P, Suciu-Foca N, Nicholson JF (1977) Close genetic linkage of HLA and juvenile diabetes mellitus. N Engl J Med 297: 1036
95. Said SI, Falooma GR, Harvey S, Deon H, Ford WT (1975) Elevated plasma and tissue levels of vasoactive intestinal polypeptide in the watery-diarrhea syndrome due to pancreatic, bronchogenic and other tumors. N Engl J Med 293: 155
96. Sanger F, Thompson EOP, Kitai R (1955) The amino group of insulin. Biochem J 59: 509
97. Schwertner R, Engelberger I, Rabl W, Ziegler AG (1994) Prophylactic intermittent insulin administration in prediabetic children and adolescents - a controlled trial. Horm Res 41: 130 (Abstract)
98. Sensi M, Pozzilli P, Gorsuch AN, Botazzo GF, Cudworth AG (1981) Increased killer cell activity in insulin dependent (type I) diabetes mellitus. Diabetologia 20: 106
99. Sieber P, Kamber B, Hartmann A, Johl A, Riniker B, Rittel W (1974) Totalsynthese von Humaninsulin unter gezielter Bildung der Disulfidbindungen. Helv Clin Acta 57: 2617
100. Simpson NE (1968) Diabetes in the families of diabetics. Can Med Assoc J 98: 427
101. Soeldner JS (1982) The etiology of diabetes. In: Kozak GP (ed) Clinical diabetes mellitus. Saunders, Philadelphia. p 21
102. Stefanini P, Carboni M, Petrassi N, Basoli A (1974) Beta-islet cell tumors of the pancreas results of a study on 1067 cases. Surgery 75: 597-609
103. Steinberg AG (1959) The genetics of diabetes mellitus. Ann NY Acad Sci 82: 197
104. Steiner DF (1990) The biosynthesis of insulin. in: Cuatrecasas P, Jacobs S (eds) Insulin. Springer, Berlin Heidelberg New York. p 67
105. Steiner DM, Clark JL, Nolan C, Rubinstein AH, Margoliash E, Aten B, Oyer PE (1969) Proinsulin and the biosynthesis of insulin. Recent Prog Horm Res 25: 207
106. Steiner DF, Kemmler W, Clark JL, Oyer PE, Rubinstein AH (1972) The biosynthesis of insulin. In: Steiner DF, Freinkel N (eds) Endocrine pancreas. Williams & Wilkins, Baltimore. p 175
107. Stiller CR, Laupacis A, Dupré J, Jenner MR, Keown PA, Rodger W, Wolfe BMJ (1983) Cyclosporin for treatment of early type I diabetes: preliminary results. N Engl J Med 308: 1226
108. Tarn AC, Janice TM, Dean BM, Ingram D, Schwarz G, Botazzo GF, Gale EAM (1988) Predicting insulin-dependent diabetes. Lancet 1: 845

109. Thim L, Hansen MT, Morris K et al (1986) Secretion and processing of insulin precursors in yeast. Proc Natl Acad Sci 83: 6766
110. Ullrich A, Shine J, Chirgwin J, Pictet RL, Tischer E, Rutter WJ, Goodman HM (1977) Rat insulin genes: construction of plasmids containing the coding sequences. Science 196: 1313
111. Verner JV, Morrison Ab (1958) Islet cell tumor and a syndrome of refractory watery diarrhea and hypocalemia. J Med 25: 456
112. von Meyenburg H (1940) Über „Insulitis" bei Diabetes. Schweiz Med Wochenschr 70: 554
113. Waldhäusl WK (1986) The physiological basis of insulin treatment - clinical aspects. Diabetologia 29: 837
114. Waldhäusl WK, Bratusch-Marrain P, Gasic S, Korn A, Nowotny P (1979) Insulin production rate following glucose ingestion estimated by splanchnic C-peptide output in normal man. Diabetologia 17: 221
115. Waldhäusl WK, Gasic S, Bratusch-Marrein P, Nowotny P (1983) The 75 g-oral glucose tolerance test: effect on splanchnic metabolism of substrates and pancreatic hormone release in healthy man. Diabetologia 25: 489
116. Waldhäusl W, Bratusch-Marrain P, Kruse V, Jensen J, Nowotny P, Vierhappert H (1985) Effect of insulin antibodies on insulin pharmacokinetics and glucose utilization in insulin dependent diabetic patients. Diabetes 34: 166
117. Warram JH, Krolewski AS, Gottlieb MS, Krahn CR (1984) Differences in risk of insulin-dependent diabetes in offspring of diabetic mothers and diabetic fathers. N Engl J Med 311: 149
118. Warram JH, Martin BC, Krolewski AS (1991) Risk of IDDM in children of diabetic mothers decreases with increasing maternal age at pregnancy. Diabetes 40: 1679-84
119. Wirsching RF, Spelsberg F, Landgraf R (1982) Inselzellkarzinom mit organischem Hyperinsulinismus. Klinik, Diagnostik und Therapie. Klin Wochenschr 60: 815-822
120. Yakovac WC, Baker L, Hummeler K (1971) Beta cell nesidioblastosis in idiopathic hypoglycemia in infancy. J Pediatr 79: 226
121. Yoon JW, Austin M, Oroderea T, Notkins AL (1979) Virus-induced diabetes mellitus: Isolation of a virus from the pancreas of a child with diabetic ketoacidosis. N Engl J Med 300: 1173
122. Zahn H (1967) Struktur und Synthese von Insulin. Verh Dtsch Ges Inn Med 72: 800
123. Ziegler AG (1993) Prä-Typ-I-Diabetes: Diagnostik und mögliche Therapie. Diabetes Stoffw 2: 27-32
124. Zollinger RM, Ellison EH (1960) Primary peptic ulcerations of the jejunum associated with islet cell tumors of the pancreas. Ann Surg 142: 709
125. Zuppinger KA (1975) Hypoglycemia in childhood. Evaluation of diagnostic procedures. Karger, Basel (Monogr Paediatr vol 4)

Gastrointestinale Hormone 10

D. Grandt, V. Eysselein, H. Goebell

10.1 Einführung

Der Gastrointestinaltrakt ist das größte endokrine Organ des Körpers. Seine Hormone werden aus endokrinen Zellen in der Schleimhaut des Magens, des Dünn- und Dickdarms bzw. aus dem Pankreas durch nervale Aktivität, humorale Stimuli oder durch mechanische oder chemische Reize im Rahmen der Nahrungsaufnahme freigesetzt [12, 31]. Die gastrointestinalen Hormone sind auf bestimmte für das Hormon charakteristische Bereiche des Intestinums beschränkt (Abb. 10.1). Nur Somatostatin kommt ubiquitär im Gastrointestinaltrakt vor.

Gastrointestinale Hormone beeinflussen nicht nur die sekretorische und motorische Aktivität von Magen, Darm und Pankreas, sondern auch deren Wachstum [2, 6, 11, 12, 31]. Die trophische Wirkung kann auf Tumoren wachstumsfördernd wirken. So konnte gezeigt werden, daß Bombesin von kleinzelligen Bronchialkarzinomzellen synthetisiert wird und gleichzeitig deren Wachstum stimuliert. Trophische Wirkungen haben auch die parakrin wirkenden Wachstumsfaktoren (z. B. EGF, IGF, PGF, FGF, TGF-α, TGF-β), die von einer Vielzahl von Zellen im Gastrointestinaltrakt produziert werden.

Es bestehen enge Wechselbeziehungen zwischen dem Gastrointestinaltrakt, dem sog. „klassischen Endokrinium", und dem Nervensystem (Tabelle 10.1). Neuere Erkenntnisse haben gezeigt, daß hormonale von nervalen Wirkungen nicht mehr zu trennen sind. Die Hormonfreisetzung wird häufig nerval gesteuert (wie z. B. beim pankreatischen Polypeptid durch vagale Stimulation), und die freigesetzten Hormone wiederum modulieren die neurale Aktivität durch zentrale oder auf peripheren Nerven lokalisierte Rezeptoren (Tabelle 10.2). So bindet das in das periphere Blut freigesetzte Peptid YY (PYY) postprandial an Rezeptoren auf dem N. vagus und an Rezeptoren in der Area postrema.

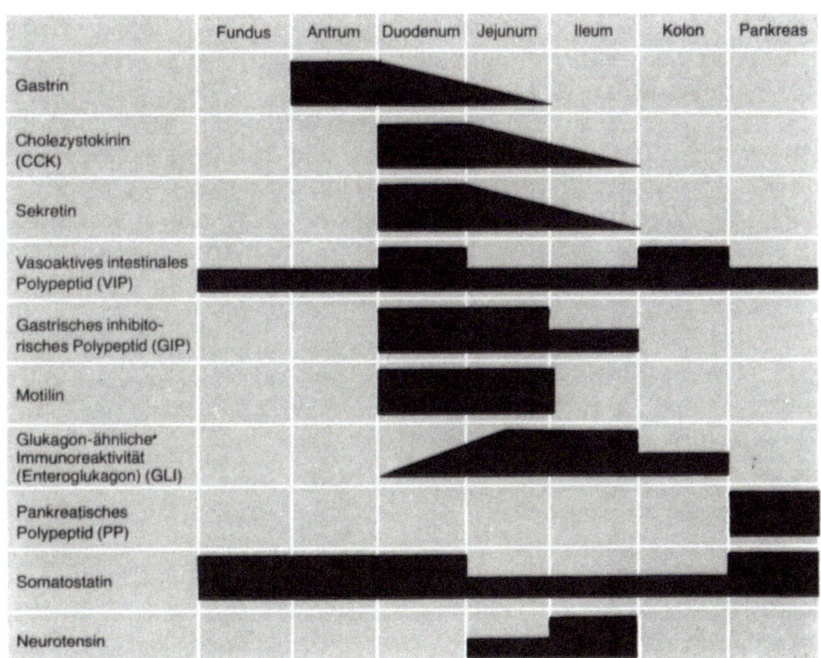

Abb. 10.1. Verteilung einiger gastrointestinaler Hormone im Magen-Darm-Trakt

Tabelle 10.1. Vorkommen von gastrointestinalen Hormonen

Hormon	In endokrinen Zellen	Im Nervensystem Peripher	Im Nervensystem Zentral
Gastrin	+	+	+
CCK	+	+	+
Sekretin	+	-	+
Somatostatin	+	+	+
GIP	+		
Motilin	+		
Neurotensin	+	+	+
PP	+		
PYY	+		
Substanz P		+	+
CGRP	?	+	+
VIP		+	+
Endorphine und Encephaline	+	+	+
GRP		+	+
NPY		+	+

GIP gastrisches inhibitorisches Polypeptid, *PP* pankreatisches Polypeptid, *PYY* Peptid YY, *CGRP* „calcitonin gene-related peptide“, *VIP* vasoaktives intestinales Polypeptid, *GRP* „gastrin-releasing peptide“, *NPY* Neuropeptid Y.

Tabelle 10.2. Physiologische Wirkungen gastrointestinaler Hormone

Hormon	Freisetzung	Wahrscheinliche physiologische Wirkungen
Somatostatin	Lipide, Proteine, Galle, HCL (im Antrum)	*Humoral:* Hemmung der exokrinen Pankreassekretion und der Magensäuresekretion. *Parakrin:* Hemmung der Gastrinfreisetzung, des endokrinen Pankreas (Insulin, Glukagon) und der Freisetzung der meisten gastrointestinalen Hormone. *Neuroendokrin:* Hemmung der intestinalen Motilität durch Hemmung der Acetylcholinfreisetzung aus dem myenterischen Plexus
GIP	Orale Glucose, Lipide, Aminosäuren	*Humoral:* Verstärkung der Insulinfreisetzung nach oraler, nicht aber intravenöser Glucosegabe (sog. Inkretineffekt), Hemmung der intestinalen Wasser- und Natriumabsorption, Hemmung der Magensäuresekretion (vermutlich nur pharmakologischer Effekt)
Motilin	HCl intraduodenal	*Humoral:* Mitbeteiligung bei der interdigestiven Motilität (Phase III) im Magen und Duodenum
Neurotensin	Lipide	*Humoral:* Hemmung der pentagastrinstimulierten Magensäuresekretion, Potenzierung der durch niedrige Proteindosen stimulierten Magensäuresekretion (Hund), Stimulation der exokrinen Pankreassekretion, Veränderung der intestinalen Motilität vom Fastentyp zum postprandialen Typ
PP	Proteine, Lipide, Kohlenhydrate, Vagusstimulation	*Humoral:* Hemmung der exokrinen Pankreassekretion
Enteroglukagon	Orale Glucose, Lipide	*Humoral:* trophischer Effekt auf die Dünndarmschleimhaut
PYY	Gemischte Mahlzeit	*Humoral:* Mediator der Ileumbremse? (Hemmung der Magen- und Pankreassekretion sowie der Motilität des oberen Gastrointestinaltrakts durch Nahrung im unteren Dünndarm). Hemmung der Sekretion und Steigerung der Absorption im Dünndarm
Substanz P	Nervale Stimulation	*Neurokrin:* Neurotransmitter der Schmerzübertragung im Rückenmark, Mediator der neurogenen Entzündung, Stimulation von T-Helfer- und B-Zellen, Histaminfreisetzung, Erhöhung der Kapillarpermeabilität, Steigerung der Motilität des Magen-Darm-Trakts
CGRP	Nervale Stimulation	*Neurokrin:* Mediator der neurogenen Entzündung, Erhöhung der Kapillarpermeabilität, Vasodilatation, Chemotaxis, Hemmung der Motilität
VIP	Nervale Stimulation	*Neurokrin:* intestinale und pankreatische Sekretion von Wasser und Elektrolyten, Beteiligung bei der Peristaltik (Hemmung distaler Darmabschnitte), Erhöhung des intestinalen Blutflusses
Endorphine	Nervale Stimulation	*Neurokrin:* überwiegend Hemmung der Motilität und Sekretion des Gastrointestinaltrakts, analgetisch durch Hemmung der Substanz-P-Freisetzung aus sensorischen Neuronen
GRP	Nervale Stimulation	*Neurokrin:* Stimulation der Gastrinfreisetzung und Magensäuresekretion, der Pankreassekretion und der Freisetzung von CCK, Somatostatin, PP, Substanz P
Neuropeptide Y	Nervale Stimulation	*Neurokrin:* Kolokalisation mit Noradrenalin im sympatischen Nervensystem. Verstärkung der vasokonstriktiven Wirkung von Noradrenalin durch Neuropeptide Y. Hemmung der Sekretion und Steigerung der Absorption im Dünndarm

GIP gastrisches inhibitorisches Polypeptid, *PP* pankreatisches Polypeptid, *PYY* Peptid YY, *CGRP* „calcitonin gene-related peptide“, *VIP* vasoaktives intestinales Polypeptid, *GRP* „gastrin-releasing peptide“.

10.1.1 Endokrine und parakrine Sekretion

Gastrointestinale Hormone werden in das zirkulierende Blut freigesetzt und erreichen auf diese Weise ihre Zielorgane - sog. *humoral-hormonaler Wirkungsmechanismus.* Zu diesen Hormonen gehören:

- Gastrin,
- Cholecystokinin (CCK),
- Sekretin,
- gastrisches inhibitorisches Polypeptid (GIP),
- Motilin,
- Neurotensin,
- pankreatisches Polypeptid (PP),
- Enteroglukagon und
- PYY.

Manche gastrointestinalen Hormone werden nur lokal in die direkte Umgebung freigesetzt und wirken in sog. *parakriner* Weise auf die umliegenden Zellen. Ein typisches Beispiel hierfür ist Somatostatin, das z. B. aus endokrinen Zellen im Magenantrum durch Säurestimulation freigesetzt wird und hemmend auf die benachbarten Gastrinzellen wirkt.

10.1.2 Brain-gut-Hormone

Bedeutend war die Entdeckung, daß gastrointestinale Hormone nicht nur im Magen-Darm-Trakt, sondern auch im zentralen und peripheren Nervensystem vorkommen. Dies ließ auf eine Achse zwischen Magen-Darm-Trakt und Gehirn schließen. Zu diesen Hormonen gehören:

- Substanz P,
- Substanz K,
- „calcitonin gene related peptide" (CGRP),
- Somatostatin,
- vasoaktives intestinales Polypeptid (VIP),
- Encephalin, „gastrin-releasing peptide",
- Neurotensin und
- die Peptide der Gastrin-Cholecystokinin-Familie.

Diese Hormone werden von Nervenendigungen freigesetzt und wirken als Neurotransmitter oder Neuromodulatoren - sog. *neurokrine Wirkungsweise.*

10.1.3 Molekularbiologische Aspekte

Die Molekularbiologie hat unsere Erkenntnisse auf dem Gebiet der gastrointestinalen Hormone wesentlich erweitert [5, 51]. Die *kodierenden Genstrukturen* vieler Hormone wurden aufgeklärt (z. B. von Gastrin, CCK, Substanz P, PP, Neuropeptid Y und VIP). Es wurden Methoden entwickelt, die es ermöglichen, auf Transkriptionsebene die Hormonregulation zu erfassen [47]. Damit war es erstmalig möglich geworden, die *Regulation* parakrin und neurokrin wirkender Hormone *in vivo* zu untersuchen. So konnte gezeigt werden, daß die Synthese von Gastrin und Somatostatin im Magenantrum sowie deren Freisetzung invers reguliert wird.

Die Molekularbiologie hat auch zur Entdeckung völlig neuer Hormone geführt. Studien über die Expression des Calcitoningens zeigten überraschenderweise, daß eine bisher unbekannte mRNA exprimiert wird, die möglicherweise für ein neues Peptidhormon kodiert. Die Basensequenz dieser mRNA wurde mittels Sequenzierungsmethoden ermittelt. Das abgeleitete Prohormon besaß Paare basischer Aminosäuren für den Angriff von Enzymen nach der Translation zur Bildung aktiver Hormonpeptide. Das vermutete Peptid wurde synthetisiert, und mit radioimmunologischen Nachweismethoden konnte gezeigt werden, daß dieses vom Calcitoningen abgeleitete Peptid („calcitonin gene related peptide") tatsächlich existiert. CGRP ist ein bedeutender Neurotransmitter im zentralen Nervensystem, in sensorischen Neuronen und im enterischen Nervenplexus .

10.1.4 Rezeptorstudien

Hormone müssen an Rezeptoren binden, um am Zielorgan ihre Wirkung ausüben zu können. Die Affinität und die Dichte der Rezeptoren entscheidet über die biologische Aktivität, die eine bestimmte Hormonmenge ausüben kann. Mittels Autoradiographie und Bindungsstudien können die *Lokalisation* und *Regulation* der Rezeptoren untersucht werden. Dies ist besonders bei der Erforschung der Organe und Zellen wichtig, deren Funktionen nicht in vivo untersucht werden können. So konnte z. B. eine ausgeprägte Zunahme der Rezeptoren des Neuropeptids Substanz P an Gefäßen und Lymphfollikeln des Darms bei chronisch-entzündlichen Darmerkrankungen (Colitis ulcerosa, Morbus Crohn) nachgewiesen werden. Diese Upregulation der Rezeptoren spricht für eine veränderte Empfindlichkeit des Darms gegenüber Substanz P.

Mittels chemischer und/oder molekularbiologischer Methoden wird für viele Hormone versucht, die *Struktur* von Rezeptoren aufzuklären. Computermodelle, die die Tertiärstruktur der Bindungsstellen am Rezeptor aufklären, könnten in Zukunft zur Entwicklung neuer Rezeptoragonisten und -antagonisten führen. Stabile und ggf. oral wirksame Verbindungen könnten unsere Erkenntnisse in der Physiologie erweitern und möglicherweise bei bisher schwer zu beeinflussenden Erkrankungen des Magen-Darm-Trakts (z. B. Motilitätsstörungen, „irritable bowel syndrome") Einsatz finden.

10.1.5 Gastrointestinale Hormone und Immunsystem

In den letzten Jahren wurde entdeckt, daß gastrointestinale Hormone das Immunsystem und damit auch Entzündungsvorgänge beeinflussen können. So stimuliert Substanz P die T-Helfer-Lymphozyten und die Immunglobulinsynthese sowie die Freisetzung von Interleukin-1 und -6 aus Monozyten/Makrophagen. Interleukin-1 wird nach Antigenstimulation von Makrophagen freigesetzt und ist in der Kaskade der folgenden Lymphozytenstimulation einer der primären Mediatoren. Substanz P könnte daher modulierend bei Auslösung von Entzündungsvorgängen mitwirken. Da Entzündungszellen ihrerseits ebenfalls gastrointestinale Hormone bilden können (z. B. bilden eosinophile Substanz P) besteht eine *bidirektionale Verbindung* zwischen Hormon- und Immunsystem. Möglicherweise sind die im zentralen und peripheren Nervensystem lokalisierten gastrointestinalen Hormone das anatomische und chemische Substrat der Verbindung zwischen Psyche, Immunsystem und Gastrointestinaltrakt. Dies könnte bei chronisch-entzündlichen Erkrankungen, wie z. B. Morbus Crohn und Colitis ulcerosa, von Bedeutung sein.

10.1.6 Interaktionen zwischen gastrointestinalen Hormonen und Nerven

Unter physiologischen Bedingungen, d. h. zwischen und nach der Nahrungsaufnahme, werden Magensäure- und Pankreassekretion sowie die Funktionen des Darms sowohl nerval über den N. vagus und den Sympathikus als auch hormonal beeinflußt. Nervale und hormonale Stimuli können sich gegenseitig potenzieren. Die relative Bedeutung neuraler und humoraler Stimuli sowie ihre Interaktionen in der Regulation der Sekretion der verschiedenen Verdauungsdrüsen sind aber nur schwer zu erfassen. Die sog. zephale Phase der Magensäuresekretion ist, wie Scheinfütterungsversuche gezeigt haben, von der intakten Innervation des Magens abhängig. Gastrin spielt hier nur eine untergeordnete Rolle. Die exokrine Pankreassekretion wird nicht nur hormonal, sondern auch nerval reguliert. Neuere Untersuchungen haben gezeigt, daß gastropankreatische, enteropankreatische, vagovagale und cholinerge Reflexe quantitativ bedeutende Vermittler der Pankreasenzymantwort auf die Nahrungszufuhr sind.

10.1.7 Messung gastrointestinaler Hormone

Für die Bestimmung der Serumspiegel praktisch aller gastrointestinaler Hormone stehen heute *Radioimmunoassays* zur Verfügung. Voraussetzung für die korrekte Messung ist die Einhaltung von Abnahmebedingungen, welche die ansonsten rasch eintretende enzymatische Degradation der Peptide verhindern. Der Abnahmezeitpunkt ist bei den Hormonen wichtig, deren Freisetzung durch Nahrungsaufnahme getriggert wird. Die radioimmunologische Bestimmung von CCK ist wegen der Strukturverwandtschaft zu Gastrin problematisch, was durch den Einsatz von *Bioassays* umgangen werden kann.

10.2 Charakteristik der gastrointestinalen Hormone

Die am längsten bekannten gastrointestinalen Hormone sind Gastrin, CCK und Sekretin. Ihr Hormonstatus ist eindeutig geklärt [9, 40, 66]. Viele weitere gastrointestinale Hormone sind heute bekannt, von denen die wichtigsten in der folgenden Übersicht dargestellt werden.

Klinische Bedeutung gastrointestinaler Hormone

- Gastrin
  - Exzessiv erhöhte Magensäuresekretion mit Diarrhö und Magen-Darm-Ulzera bei hormonproduzierenden Tumoren (Gastrinom, Diagnose: paradoxer Plasmagastrinanstieg nach Sekretin i. v.);
  - erhöhte Magensäuresekretion mit Magen-Darm-Ulzera bei antraler Gastrinzellüberfunktion, -hyperplasie (Diagnose: deutlich erhöhter postprandialer Plasmagastrinanstieg);
  - erhöhte Magensäuresekretion und Rezidivulzera bei zurückgebliebenem Antrumrest in der zuführenden Schlinge nach Billroth-II-Operation (Wegfall der Säurehemmung).
- CCK
  - Regulation des Appetits?
- Sekretin
  - Diagnostisch: nach i. v.-Gabe von Sekretin paradoxe Freisetzung von Gastrin aus hormonproduzierenden Tumoren.

- Somatostatin
  - Therapie nichtarteriell blutender Magen-Darm-Ulzera, Ösophagusvarizen und endokrin aktiver Tumoren (Karzinoid, VIPom, Gastrinom), Therapie persistierender Diarrhö bei Ileostomie (z. B. bei Morbus Crohn) oder Aids (synthetisches Somatostatin oder subkutan applizierbare synthetische Analoga).
- GIP
  - Verstärkte postprandiale GIP-Freisetzung bei Patienten mit pathologischer Glucosetoleranz, Diabetes mellitus Typ II (Mitbeteiligung von GIP am Hyperinsulinismus?) und Dumping-Syndrom (postprandiale Hypoglykämie durch GIP mitverursacht?), verminderte Freisetzung bei Patienten mit Sprue oder jejunoilealem Bypass.
- Motilin
  - Erhöhte Plasmaspiegel bei Dumping-Syndrom oder Diarrhö, Rezeptoragonisten (Erythromycinanaloga) bei der Therapie von Motilitätsstörungen.
- Neurotensin
  - Erhöhte Plasmaspiegel bei jejunoilealem Bypass, Sprue, postoperativem Dumping-Syndrom und endokrin aktiven Tumoren (Gastrinom, VIPom).
- PP
  - Erhöhte Plasmaspiegel bei endokrin aktiven Tumoren (PPom, multiple endokrine Adenomatose Typ 1),
  - erhöhte Plasmaspiegel bei VIPom weisen auf Lokalisation im Pankreas hin (diagnostisch bedeutend),
  - deutlich verminderte postprandiale Freisetzung bei Patienten mit autonomer Polyneuropathie im Magen-Darm-Trakt (diagnostisch bedeutend).
- Enteroglukagon
  - Vermehrte Freisetzung nach jejunoilealem Bypass (trophischer Effekt auf die Dünndarmschleimhaut?),
  - vermehrte Freisetzung bei Sprue.
- Substanz P
  - Wichtiger Mediator der sog. neurogen bedingten Entzündung, verminderter Gehalt im aganglionären Segment bei Morbus Hirschsprung.
- CGRP
  - Wichtiger Mediator der sog. neurogen bedingten Entzündung; Hemmung der Ulkusentstehung durch Erhöhung des Blutflusses?
- VIP
  - Vipom.

- GRP
  - Produktion bei medullärem Schilddrüsenkarzinom und kleinzelligem Bronchialkarzinom, wachstumfördernde Wirkung auf kleinzellige Bronchialkarzinome.

10.2.1 Sekretin

Sekretin wurde 1902 als 1. Hormon entdeckt: Bayliss u. Starling [2a] zeigten, daß die Applikation von Salzsäure in das obere Duodenum auch nach Durchtrennung aller Nervenverbindungen vom Dünndarm zum Pankreas die Sekretion von alkalischem Pankreassaft steigerte. Die intravenöse Gabe von Mukosaextrakten dieses Darmabschnitts rief eine identische Antwort des denervierten Hundepankreas hervor. Damit war ein humoraler (= hormonaler) Vermittler dieses Effekts auf die Pankreassekretion bewiesen. Erst 1961 wurde Sekretin isoliert und später dessen Aminosäurensequenz ermittelt. Seit 1973 ist die radioimmunologische Bestimmung von Sekretin in Gewebeextrakten und im Blut möglich. 1991 wurde der Sekretinrezeptor kloniert [8, 33, 50]. Rezeptorantagonisten sind bis heute nicht verfügbar.

Sekretin wird in den argyrophilen S-Zellen des Duodenums gebildet und durch Säure im Duodenum freigesetzt. Bei der Ratte wurde ein Peptid nachgewiesen, das die Freisetzung von Sekretin beim Absinken des pH zu vermitteln scheint („secretin-releasing peptide").

Die hauptsächliche Wirkung von Sekretin ist die Stimulation der pankreatischen Bicarbonatsekretion [34]. Sekretin selbst hat wenig Einfluß auf die pankreatische Enzymsekretion, kann aber die Wirkung von CCK potenzieren. In physiologischen Plasmaspiegeln hemmt es beim Menschen die Magenentleerung [42]. Die durch Sekretin bedingte Hemmung der Magensäuresekretion – über eine Hemmung der Gastrinfreisetzung vermittelt – findet man nur bei supraphysiologischen Sekretinspiegeln [66].

10.2.2 Gastrin

Gastrin wird durch die Nahrung im Magen (bei einem intragastralen pH $>3{,}5$) v. a. durch aufgespaltene Proteine, Peptide und Aminosäuren freigesetzt. Auch die Magendehnung, intraluminale Calciumsalze und vagale Stimulation führen zur Gastrinfreisetzung. Ebenso setzen Kaffee, Wein und Bier in vivo Gastrin frei. Das Absinken des intraluminalen pH und Somatostatin hemmen die Gastrinfreisetzung. In der Magen- und Darmschleimhaut kommt das Hormon hauptsächlich in 2 Molekularformen vor: die eine besteht aus 17 (G-17) und die andere aus 34 Aminosäuren (G-34). Beide Formen werden postprandial in das zirkulierende Blut freigesetzt und sind, bezogen auf zirkulierende Plasmaspiegel, in ihrer stimulierenden Wirkung auf die Magensäuresekretion vergleichbar. Gastrin ist der wichtigste Vermittler der proteinstimulierten Magensäuresekretion. Als weitere Faktoren spielen Histamin und Acetylcholin bei der nahrungsbedingten Stimulation der säuresezernierenden Parietalzellen eine Rolle [70, 71].

Eine weitere wichtige biologische Bedeutung von Gastrin ist die trophische Wirkung auf das Wachstum der säuresezernierenden Mukosa des Magens [1]. Wird bei der Ratte der Hauptteil des endogenen Gastrins durch Antrektomie entfernt, so kommt es zu einer Atrophie der säuresezernierenden Magenmukosa, die sich durch exogene Zufuhr von Pentagastrin verhindern läßt. Ob diese wachstumsfördernde Rolle von Gastrin von Bedeutung ist, wenn die Magensäuresekretion durch potente Hemmstoffe unterdrückt wird und es dadurch zu einer ungebremsten Gastrinfreisetzung kommt, ist Gegenstand intensiver Studien. Die Entwicklung von Karzinoiden in der Magenschleimhaut nach langdauernder Gabe von Omeprazol, einem Protonenpumpeninhibitor, wurde bei Ratten, nicht aber beim Menschen beobachtet [5a, 19a].

Alle übrigen Wirkungen von Gastrin wurden nur nach Gabe hoher, supraphysiologischer Dosen, beobachtet. Dazu gehören die cholecystokininähnliche Wirkung auf die exokrine Pankreassekretion und Gallenblasenmotilität, die Steigerung der Motilität des Magenantrums sowie des Tonus des unteren Ösophagussphinkters.

10.2.3 Cholecystokinin

Aufgespaltene Proteine (Peptide, Aminosäuren) und Lipide (Fettsäuren, Monoglyceride) sind die wirksamsten Stimuli der CCK-Freisetzung aus dem Dünndarm. Die Struktur der größten und im Dünndarm quantitativ bedeutendsten Form von Cholecystokinin, CCK-58, wurde kürzlich beim Menschen und beim Hund aufgeklärt. CCK-58 ist in diesen Spezies eine der zirkulierenden Hauptformen [58].

Physiologische Effekte von CCK sind neben seiner stark stimulierenden Wirkung auf die Pankreasenzymsekretion und seiner potenzierenden Wirkung auf die Pankreashydrogencarbonatsekretion die Anregung der Gallenblasen- und intestinalen Motilität sowie die Hemmung der Magenentleerung und die trophische Wirkung auf das exokrine Pankreas [1, 9, 59, 75]. CCK potenziert die Insulinsekretion. Es hemmt nach zentraler und peripherer Gabe den Appetit [41]. Die Entwicklung von CCK-Agonisten könnte in Zukunft eine Rolle in der Therapie der Adipositas spielen.

Es wird angenommen, daß aus dem Pankreas und der Dünndarmschleimhaut in das Lumen freigesetzte Peptide die CCK-Freisetzung stimulieren. Diese Peptide werden durch intraduodenales Trypsin inaktiviert (negatives Feedback). Aus dem Pankreassaft der Ratte wurde ein trypsinempfindliches „CCK-releasing peptide" gereinigt und strukturell aufgeklärt, das aus 61 Aminosäuren besteht und dessen Aminosäurensequenz Ähnlichkeiten mit dem sekretorischen Trypsininhibitor des Pankreas hat. Es gibt Hinweise, daß ein trypsinempfindliches „CCK-releasing peptide" auch aus der Dünndarmschleimhaut freigesetzt wird. Neuere Untersuchungen lassen vermuten, daß der Feedbackmechanismus auch beim Menschen existiert. Die Bedeutung der mannigfaltigen Wirkungen von CCK konnte z. T. erst aufgeklärt werden, als spezifische CCK-Antagonisten entwickelt wurden [73]. Es zeigte sich, daß verschiedene CCK-Rezeptoren an Azinuszellen, glatter Muskulatur und nervösen Strukturen existieren, die eine unterschiedliche Affinität für CCK-Gastrin-Moleküle besitzen.

CCK kommt nicht nur in den endokrinen Zellen des Dünndarms, sondern auch in Neuronen des zentralen und peripheren Nervensystems vor. Die Bedeutung dieses Hormons im zentralen Nervensystem ist noch ungeklärt. CCK ist ein endogener Antagonist von Opiaten und mag deren Wirkung modulieren [64].

Während die radioimmunologische Bestimmung von Gastrin und Sekretin keine wesentlichen Schwierigkeiten bereitet, ist die radioimmunologische Bestimmung von CCK im Plasma aus folgenden Gründen erschwert:

- CCK hat am biologisch aktiven Ende mit Gastrin ein gemeinsames carboxyterminales Pentapeptid. Daher gibt es nur wenige Antikörper, die biologisch aktives CCK erkennen und eine zu vernachlässigende Kreuzreaktion mit Gastrin haben.
- Im zirkulierenden Blut treten biologisch inaktive, aminoterminale CCK-Fragmente auf, die von den im Radioimmunoassay benutzten Antikörpern möglicherweise miterfaßt werden.
- CCK kommt im Blut in mehreren Molekularformen vor, die sich offensichtlich in ihrer Immunreaktivität gegenüber carboxyterminalen Antikörpern und auch in ihrer Bioaktivität unterscheiden.

Diese Probleme werden durch Bioassays von CCK umgangen. Die Amylasefreisetzung aus isolierten Pankreasazinuszellen wurde von Liddle et al. [40a] erfolgreich benutzt, um bioaktives CCK im Plasma nachzuweisen.

10.2.4 Somatostatin

Somatostatin (SST) kommt als SST-28 und SST-14 in endokrinen D-Zellen der Langerhans-Inseln, der intestinalen Mukosa von Magen und Darm sowie in Neuronen des ZNS und des peripheren autonomen Nervensystems vor [49, 61]. Fünf verschiedene Rezeptoren (SSTR1–SSTR5) für Somatostatin sind bekannt. Das therapeutisch eingesetzte SST-Analogon Octreotid hat hohe Affinität zu SSTR1-, -2- und -3-Rezeptoren, bindet aber nicht an SSTR1 und SSTR5 [16, 43].

Somatostatin ist generell ein inhibitorisches Peptid, das über die Hemmung der Freisetzung zahlreicher Hormone seine Wirkung entfaltet. In der Hypophyse hemmt es die Freisetzung von Wachstumshormon und TSH; im Gastrointestinaltrakt hemmt es die Freisetzung der meisten gastrointestinalen Hormone und dadurch die intestinale Sekretion. Im Pankreas hemmt es die Ausschüttung von Insulin und Glukagon. SST-14 ist die vorherrschende Form im Magen; SST-28 überwiegt in der intestinalen Mukosa und im zirkulierenden Blut. Beim Menschen hemmen SST-14 und -28 vergleichbar stark die Pankreasenzymsekretion (nicht aber die Bicarbonatsekretion), wobei neben der direkten azinären Wirkung eine Verminderung der CCK- und Sekretinfreisetzung durch Somatostatin gezeigt wurde. Die Magensäuresekretion wird ca. 10fach stärker durch SST-14 als durch SST-28 gehemmt, wobei als Mechanismen v. a. die Hemmung der Histaminfreisetzung aus ECL-Zellen („entero chromaffin-like cells“), aber auch die Hemmung der Gastrinfreisetzung angenommen werden.

Über Patienten mit somatostatinproduzierenden Tumoren wurde vereinzelt berichtet. Sie zeichnen sich durch verminderte Magensäuresekretion, verminderte Glucosetoleranz und Steatorrhö aus. Somatostatin ist als synthetisches Peptid (subkutan applizierbar) erhältlich. Die Analoga Octreotid und Lanreotid haben ein vergleichbares Wirkprofil. Sie sind in den letzten Jahren durch ihren Einsatz bei oberen gastrointestinalen Blutungen, bei der Therapie hormonproduzierender Tumoren (Karzinoid, VIPom, Gastrinom) und bei der Behandlung persistierender Diarrhö bei Ileostomie oder Aids bekanntgeworden.

10.2.5 Gastrisches inhibitorisches Polypeptid

GIP wird postprandial ins Blut freigesetzt. Es wurde nach seiner inhibitorischen Wirkung auf die Magensäuresekretion benannt, die vermutlich jedoch nur eine pharmakologische Wirkung darstellt. Die hauptsächliche Bedeutung besteht in der Verstärkung der Insulinfreisetzung nach oraler Glucosegabe, dem sog. Inkretineffekt. GIP und GLP-1 sind die potentesten bekannten Inkretine [15, 19].

10.2.6 Motilin

Aus dem Dünndarm in das zirkulierende Blut freigesetztes Motilin spielt bei der Regulation der interdigestiven motorischen Aktivität des Magen-Darm-Traktes eine bedeutende Rolle [54, 55, 65]. Motilin induziert in vivo die Phase 1 des interdigestiven, wandernden Motorkomplexes („migrating motor complex“; MMC). Außerdem erhöht Motilin bei Gesunden und bei Patienten mit Refluxkrankheit den Tonus des unteren Ösophagussphinkters [56]. Eine Korrelation von erhöhten oder erniedrigten Motilinspiegeln mit klinischen Symptomen konnte jedoch nicht überzeugend gezeigt werden. Das Makrolidantibiotikum Erythromycin wirkt als Agonist an Motilinrezeptoren [53, 72]. Erythromycin und seine Analoga werden in der Therapie intestinaler Motilitätsstörungen (intestinale Pseudoobstruktion, diabetische Gastropathie) eingesetzt [53].

10.2.7 Neurotensin

Neurotensin wird in den höchsten Konzentrationen im unteren Dünndarm gefunden. Es wird von endokrinen Zellen des offenen Typs, d. h. Zellen, die auf luminale Stimuli ansprechen, produziert. Die Freisetzung von Neurotensin wird hauptsächlich durch intraluminale Lipide – aber auch durch Bombesin – induziert. Eine Hemmung der Magensäuresekretion und eine proabsorptive Wirkung von Neurotensin werden vermutet. Die physiologische Rolle von Neurotensin im Gastrointestinaltrakt konnte aber bisher nicht bewiesen werden [29, 69]. Bei endokrin aktiven Tumoren (Gastrinom, VIPom) fanden sich erhöhte Neurotensinplasmaspiegel, die möglicherweise diagnostische Bedeutung haben, nicht jedoch die beobachtete Symptomatik erklären. Die bei Diarrhö verschiedener Genese erhöhten Neurotensinplasmakonzentrationen sind wahrscheinlich die Folge der Diarrhö, bedingt durch einen schnelleren Transit des Chymus.

10.2.8 Pankreatisches Polypeptid

Das pankreatische Polypeptid (PP) findet sich v. a. im Pankreaskopf in D1- und F-Zellen, die in den Langerhans-Inseln und vereinzelt zwischen den exokrinen Zellen liegen. Seine postprandiale Freisetzung, besonders durch Proteine, wird v. a. cholinerg-vagal vermittelt (Freisetzung durch Scheinfütterung oder Insulinhypoglykämietest) und ist mit Atropin hemmbar [29]. PP hemmt schwächer als PYY die Enzymsekretion des Pankreas; die physiologische Relevanz dieser hauptsächlichen Wirkung von PP beim Menschen ist unklar. Plasmaspiegel steigen mit zunehmendem Lebensalter und in der Frühphase beim Diabetes mellitus an. Bei autonomer Neuropathie, z. B. bei Diabetes mellitus, kommt es zu einer mehr als 90 %igen Verminderung der PP-Freisetzung [21]. Verminderte PP-Spiegel finden sich auch bei chronischer Pankreatitis, erhöhte Spiegel bei PP-produzierenden Tumoren, wobei in den meisten Fällen weitere Peptide, v. a. Gastrin, vom Tumor produziert werden. Klinische Symptome konnten weder einem Exzeß noch einem PP-Mangel zugeordnet werden. Eine Bedeutung für die Diagnostik hat PP nur bei Verdacht auf endokrin aktive Tumoren des Pankreas; beim VIPom sind erhöhte Spiegel Hinweis auf eine Lokalisation des Tumors im Pankreas.

10.2.9 Enteroglukagon

Als Enteroglukagone bezeichnet man die Peptide, die aus dem 180 Aminosäuren langen Präproglukagon, dem Transkript des Glukagongens, hervorgehen. In den α-Zellen des Pankreas entstehen aus Präproglukagon das Glukagon und 2 Fragmente ohne bekannte biologische Aktivität. In den L-Zellen des Intestinums wird Präproglukagon nicht zu Glukagon, sondern durch ein anderes posttranlationelles Processing zu Glicentin, Oxyntomodulin und den glukagonähnlichen Peptiden GLP-1 und GLP-2 umgewandelt. Von den Genprodukten des Präproglukagons im Intestinum ist nur für GLP-1 die biologische Aktivität bekannt. GLP-1, das wichtigste Processingprodukt in intestinalen L-Zellen, und Glukagon, das wichtigste Processingprodukt in den α-Zellen, binden an unterschiedliche Rezeptoren.

Glukagon

Glukagon erhöht den Blutzuckerspiegel. Es stimuliert Glykogenolyse, Gluconeogenese, Lipolyse und Ketogenese. Intravenös infundiertes Glukagon hemmt die Magensäure-, Pankreasenzym- und Bicarbonatsekretion sowie die intestinale Motilität und intestinale Absorption von Wasser und Elektrolyten. Glukagon führt zur Relaxation des unteren Ösophagussphinkters und des Sphincter oddi. Diese Wirkungen auf intestinale Sekretion und Motilität finden sich – abgesehen von der Relaxation des Sphincter oddi – aber erst bei supraphysiologischen Plasmaspiegeln von Glukagon.

GLP-1

GLP-1 hat eine 50 %ige Sequenzhomologie mit Glukagon und wird, aus intestinalen L-Zellen getriggert, durch Nahrung im Dünndarm ins Blut freigesetzt [30, 67, 76]. GLP-1 hat 2 ausgeprägte biologische Effekte: erstens wirkt es blutzuckersenkend, indem es über GLP-1-spezifische Rezeptoren die Insulinfreisetzung stimuliert, gleichzeitig die Glukagonfreisetzung hemmt und damit die hepatische Gluconeogenese inhibiert. Es wird diskutiert, ob die Aktivierung der β-Zellen durch GLP-1 eine Voraussetzung für die glucoseinduzierte Insulinsekretion ist. GLP-1 bzw. seine Analoga könnten damit möglicherweise in der Behandlung des Diabetes mellitus eingesetzt werden. Zweitens hemmt GLP-1 potent die intestinale Sekretion und Motilität, sobald Nahrung den distalen Dünndarm erreicht, so daß es als Mediator der „Ileumbremse" angesehen wird.

Auf großes Interesse ist zudem die Entdeckung gestoßen, daß bei intrazerebroventrikulärer Injektion GLP-1 die Nahrungsaufnahme fastender Ratten unterdrückt [76]. Dieser ausgeprägte Einfluß auf die Appetitregulation wird vermutlich über die hypothalamischen GLP-1-Rezeptoren vermittelt. Diese Rezeptoren stellen also einen potentiellen Angriffspunkt für appetitreduzierende Substanzen dar.

10.2.10 Peptid YY

Dieses Hormon wird hauptsächlich in endokrinen Zellen des terminalen Ileums und Kolons gebildet und postprandial ins zirkulierende Blut freigesetzt. Postprandiale Plasmaspiegel von PYY hemmen beim Menschen die Magensäuresekretion, die Magenentleerung, die exokrine Pankreassekretion und verlängern die intestinale Transitzeit [22, 23]. Außerdem hat es eine deutliche proabsorptive Wirkung im Dünndarm. An den Enterozyten hemmt PYY die Chloridsekretion und kann so eine antidiarrhöische Wirkung entfalten. Der potenteste Stimulus der PYY-Freisetzung sind intraluminale Lipide, wie sie z. B. bei Malabsorption auftreten können. Die Plasmaspiegel von PYY sind bei Malabsorption erhöht. Unter physiologischen Bedingungen sind aber wahrscheinlich neurale und humorale Mechanismen der PYY-Freisetzung wichtiger als direkte luminale Stimuli. Seine Wirkungen entfaltet es über Y1- und Y2-Rezeptoren, an die es gemeinsam mit Neuropeptid Y bindet. Zwei biologisch aktive Molekularformen von PYY sind bekannt [14, 17]: Die 36 Aminosäuren lange Form (PYY-1) bindet mit gleicher Affinität an Y1- und Y2-Rezeptoren, während das am Aminoterminus um das Dipeptid Tyr-Pro verkürzte PYY 3-36 (PYY-2) selektiv an Y2-Rezeptoren bindet [24, 25]. Da Y1- und Y2-Rezeptoren unterschiedliche Effekte vermitteln, ist dieses Processing ein wichtiger Mechanismus zur Regulation der PYY-Bioaktivität. Tierexperimentelle Untersuchungen legen nahe, daß der wesentliche Wirkort für PYY die Area postrema ist, wo das Hormon die vagale Aktivität moduliert. In supraphysiologischen Plasmaspiegeln hat PYY ausgeprägte emetische Wirkung [28].

10.2.11 Neuropeptide

Substanz P und andere Tachykinine

Substanz P ist ein wichtiger Neurotransmitter intrinsischer und extrinsischer Nerven des Magen-Darm-Traktes, des Gehirns und des Rückenmarks [48]. Im intrinsischen Nervensystem (myenterischer und submuköser Plexus) wirkt Substanz P als Stimulus der Motilität. Bei Patienten mit Morbus Hirschsprung finden sich verminderte Substanz-P-Konzentrationen im aganglionären Segment. Im extrinsischen Nervensystem des Magen-Darm-Traktes findet sich Substanz P im N. vagus. Das Hormon wird jedoch hauptsächlich von sensorischen Neuronen gebildet, deren Ganglienzellen in den hinteren Wurzeln des Rückenmarks liegen. Hier ist Substanz P für die Schmerzübertragung aus der Peripherie verantwortlich. Daneben hat dieses Hormon ausgesprochen proinflammatorische Wirkungen und ist neben CGRP einer der wichtigsten Mediatoren der neurogenen Entzündung [60]. Dies wurde für Haut, Augen und Gelenke gezeigt [20]. Ob Substanz P auch eine Rolle bei entzündlichen Erkrankungen im Magen-Darm-Trakt spielt (Colitis ulcerosa, Morbus Crohn), ist noch nicht bekannt. Die deutliche Zunahme der Rezeptoren von Substanz P an den Gefäßen und Lymphfollikeln im entzündeten Darm bei diesen Erkrankungen läßt eine Mitbeteiligung sensorischer Neuropeptide möglich erscheinen.

Ein weiteres wichtiges Tachykinin ist *Substanz K* (Neurokinin A), dessen Rezeptoren eine andere Verteilung auf den glatten Muskelzellen des Darmes aufweisen. Substanz K könnte zur Regulation der gastrointestinalen Motilität beitragen.

„Calcitonin gene-related peptide"

Während α-CGRP (CGRP-1) durch alternatives Splicing aus den Transkripten des Calcitoningens entsteht, geht das beim Menschen vom α-CGRP in 3 der 37 Aminosäuren differente β-CGRP (CGRP-2) aus einem eigenen Gen hervor. CGRP ist ein Neurotransmitter, der in den afferenten Spinalnerven des Darmes mit Substanz P kolokalisiert und im myenterischen und submukösen Plexus gefunden wird. CGRP-2 ist die hauptsächliche Form des CGRP im Darm, während CGRP-1 im ZNS vorherrscht. CGRP-2, nicht aber CGRP-1 hemmt beim Menschen die pentagastrinstimulierte Magensäuresekretion, vermutlich über die Freisetzung von Somatostatin aus gastralen D-Zellen. Eine Rolle für CGRP bei der normalen Verdauung ist nicht bekannt, eine Bedeutung wird ihm aber für die Protektion des oberen Gastrointestinaltraktes zugeschrieben: Freigesetzt durch luminale Noxen verzögert CGRP die Magenentleerung, erhöht den mukosalen Blutfluß (z. T. über NO), steigert histaminunabhängig die Kapillarpermeabilität und wirkt chemotaktisch auf Entzündungszellen. CGRP ist zusammen mit Substanz P Mediator der neurogenen Entzündung [46].

Vasoaktives intestinales Polypeptid

VIP wird mit einigen anderen Peptiden wie z. B. PHI und PACAP („peptide histidine isoleucine, pituitary adenylate cyclase activating peptide") zu einer Peptidfamilie zusammengefaßt. Es wirkt unter physiologischen Bedingungen als Neurotransmitter und nicht als zirkulierendes Hormon [18]. Im gesamten Nervensystem des Magen-Darm-Traktes, einschließlich des Pankreas, finden sich VIP-haltige Nerven. VIP relaxiert glatte Muskelzellen, was bei Gefäßen zur Vasodilatation und zur Erhöhung des intestinalen Blutflusses und am Ösophagus zur Relaxation des unteren Ösophagussphinkters führt. VIP wird als der wichtigste Neurotransmitter für die Relaxation des unteren Ösophagussphinkters angesehen. Bei Achalasie findet sich eine ausgeprägte Hypersensitivität des unteren Ösophagussphinkters gegenüber exogenem VIP, was zur Annahme einer Schädigung der nichtadrenergen, nichtcholinergen Innervation als Ursache des Krankheitsbildes geführt hat [26]. VIP ist vermutlich auch der Vermittler der Magenrelaxation nach Ösophagusdehnung und der Hemmung distaler Darmabschnitte während der Peristaltik. Es stimuliert außerdem über eine Erhöhung von cAMP die intestinale und pankreatische Sekretion von Wasser und Elektrolyten. Exzessive VIP-Plasmaspiegel durch VIP-produzierende Tumoren führen zu wäßriger Diarrhö (pankreatisches Cholerasyndrom). Ob VIP in physiologischen Konzentrationen eine Bedeutung für die instestinale Sekretion hat, ist noch unklar. Neuere Untersuchungen aber belegen eine stimulierende Wirkung von VIP auf die intestinale Immunglobulinproduktion [4].

Encephaline und Endorphine

Die Endorphine und Encephaline sind die endogenen Opiate des Körpers. Sie werden in Gehirn, Magen, Darm, Pankreas und in den Nebennieren gebildet. Über Bindung an μ-, Δ- und ϰ-Rezeptoren beeinflussen sie die Motilität des Magen-Darm-Traktes in komplexer Weise. Es überwiegt dabei die Hemmung der Motilität auch durch eine Unterdrückung der Acetylcholinfreisetzung im Bereich des myenterischen Plexus [35]. Über Δ-Rezeptoren stimulieren sie direkt die Elektrolytabsorption. In Anbetracht der Rezeptoraffinitäten der zur Behandlung der Diarrhö wirksamen Opiate kommt hierbei der Hemmung der intestinalen Motilität ein wesentlich größer Einfluß zu als der Stimulation der Elektrolytresorption. Die analgetische Wirkung der Endorphine ist vermutlich durch die präsynaptische Hemmung der Substanz-P-Freisetzung aus sensorischen Neuronen bedingt.

„Gastrin-releasing peptide"

„Gastrin-releasing peptide" (GRP) und Bombesin gehören zu einer Gruppe von Peptiden mit homologem C-Terminus, die beim Menschen als ausschließliche Neurotransmitter wichtige Regulatoren der Freisetzung von Gastrin sowie anderen gastrointestinalen Hormonen (CCK, PP, Somatostatin, Substanz P) sind [63]. Über die Freisetzung dieser Hormone stimulieren sie die Magensäure- und Pankreassekretion. Eine autokrine Wirkung von Bombesin als Wachstumsfaktor hat u. a. die Beobachtung einer mitogenen Wirkung auf Zellen des kleinzelligen Bronchialkarzinoms nahegelegt [10]. Auch im medullären Schilddrüsenkarzinom wurden hohe Bombesinkonzentrationen gemessen. Mehrere Rezeptoren sind kloniert und spezifische Antagonisten verfügbar, welche die Untersuchungen der biologischen Wirkungen erleichtern.

Neuropeptid Y

Dieses Hormon (NPY) ist strukturell dem PYY verwandt, kommt aber ausschließlich in nervösen Strukturen im zentralen und peripheren Nervensystem vor [13, 52, 74]. Im ZNS ist NPY ein wichtiger Neurotransmitter, der an der zentralen Kreislaufregulation, der Appetitregulation, an Gedächtnisprozessen und Angst/Depression beteiligt ist [74]. Bedeutsam ist NPY auch für die zentrale und periphere kardiovaskuläre Regulation [52]. Im Gastrointestinaltrakt beeinflußt es den Blutfluß (vorherrschend vasokonstriktorische Wirkung), die intestinale Sekretion (proabsorptive Wirkung) und die Motilität (überwiegend inhibitorische Wirkung). NPY ist mit Noradrenalin im sympathischen Nervensystem kolokalisiert, wird zusammen mit diesem freigesetzt und verstärkt dessen vasokonstriktorische Wirkung im Splanchnikusgebiet. Es hemmt im Magen-Darm-Trakt die Acetylcholinfreisetzung. Die physiologische Relevanz dieser Wirkungen für die Regulation der Verdauung ist noch weitgehend unklar. Wie PYY bindet NPY an Y1- und Y2-Rezeptoren [13]. Analog zu PYY konnte für NPY eine 2. endogene Form, NPY 3-36, nachgewiesen werden, die im Gegensatz zu dem Y1-/Y2-unselektiven NPY 1-36 ein selektiver Y2-Agonist ist.

10.3 Gastrointestinale Hormone in der Diagnostik

Gastrointestinale Hormone werden diagnostisch in 3 Bereichen eingesetzt [44] (Tabelle 10.3):

- 1. im Rahmen von Hormonbestimmungen im Plasma bei der Suche nach einem endokrin aktiven, das jeweilige Hormon freisetzenden Tumor,
- 2. als Stimulans in gastroenterologischen Funktionstests und
- 3. radioaktiv markiert im Rahmen des szintigraphischen Tumornachweises.

Gastrin. Die Gastrinbestimmung hat v. a. Bedeutung beim Verdacht auf ein Gastrinom (Zollinger-Ellison-Syndrom). Hier sind die Serumspiegel stark erhöht. Die Abgrenzung erhöhter Gastrinwerte im Serum beim Gastrinom gegenüber den Erhöhungen bei anderen Krankheitsbildern gelingt nach i.v- Injektion von Sekretin. Während bei unspezifischen Syndromen der Gastrinspiegel eindeutig abfällt, steigt er bei einem Gastrinom deutlich an (sog. Sekretintest). Unter Therapie mit einem Protonenpumpeninhibitor steigt der Gastrinspiegel bis ca. auf das 3fache des oberen Normwertes – bei einigen Patienten auch noch höher – an.

Pankreatisches Polypeptid. Die radioimmunologische Bestimmung von PP im Serum entdeckt bei ca. 60 % der endokrin aktiven Tumoren des Pankreas erhöhte Spiegel und kann diagnostisch als Hinweis benutzt werden. Die Altersabhängigkeit der Normwerte für das PP sollte beachtet werden.

Somatostatin. Eine interessante Enwicklung ist der Einsatz der Somatostatinrezeptor-Szintigraphie, bei

Tabelle 10.3. Diagnostisch nutzbare gastrointestinale Hormone

Hormon	Testart	Testziel	Ergebnis
Gastrin	RIA, Serum	Zollinger-Ellison-Syndrom	In Serum und Tumor erhöht
Pentagastrin	Injektion	Standardisierter Test zur Messung der Magensäuresekretion	Maximal stimulierbare HCl-Produktion
VIP	RIA, Serum, Szintigraphie	WDHA-Syndrom, Verner-Morrison-Syndrom	In Serum und Tumor erhöht, VIP-Rezeptor-Nachweis bei Tumoren
Sekretin	Injektion Injektion	Sekretintest, Zollinger-Ellison-Syndrom Im Sekretin-Pankreozymin-Test zur Messung der Pankreassekretion	Gastrinspiegel im Serum steigend Nachweis von Pankreasinsuffizienz
Pankreozymin	Injektion	Im Sekretin-Pankreozymin-Test	Nachweis von Pankreasinsuffizienz
Caerulein	Injektion	Im Sekretin-Caerulein-Test (anstelle von CCK-PZ)	Nachweis von Pankreasinsuffizienz
PP	RIA, Serum	Hormonaktive Pankreastumoren (Marker)	In Serum und Tumor erhöht
Somatostatin	Szintigraphie	Somatostatinrezeptor-Szintigraphie	Somatostatinrezeptornachweis bei Tumoren
Neuropeptid Y	RIA, Serum	Neuroblastom	In Serum und Tumor erhöht

der mittels radioaktiv markiertem Octreotid neuroendokrine Tumoren mit Somatostatinrezeptoren (v. a. Karzinoidtumor und Gastrinom) lokalisiert werden. Wegen der Sensivitität, die in den meisten Studien bei ca. 70 % liegt, wird diese Methode nur komplementär zu anderen Verfahren (Endosonographie) eingesetzt [36, 37, 39].

VIP. Erstaunliche Ergebnisse des szintigraphischen Nachweises von verschiedenen Tumoren und ihren Metastasen wurden mit markiertem VIP berichtet. Bei 10 von 10 Patienten mit kolorektalem Karzinom, bei 10 von 12 Patienten mit Pankreaskarzinom, bei 9 von 10 mit Karzinoidtumor und bei 4 von 4 mit Insulinom wurde mittels VIP-Szintigraphie ein Tumornachweis geführt [68].

Sekretin/CCK. Sekretin, CCK-Pankreozymin oder Caerulein werden im Sekretin-Pankreozymin-Test intravenös injiziert, um das Pankreas zur maximalen Sekretion zu stimulieren. Der standardisierte Test gilt als sicherste Maßnahme zur Erfassung einer Insuffizienz des exokrinen Pankreas. Dies kann in der Pädiatrie im Rahmen der Diagnostik der Mukoviszidose bedeutsam sein.

10.4 Gastrointestinale Hormone in der Therapie

Der Einsatz von Peptiden zu therapeutischen Zwecken wird durch die Notwendigkeit der parenteralen Applikation (bevorzugt s.c.), durch die nur wenige Minuten betragenden Halbwertszeiten der Hormone und die hohen Herstellungskosten erschwert [57]. Abhilfe kann einerseits die Entwicklung nichtpeptidischer Substanzen schaffen, die denselben Rezeptor wie das endogene Hormon aktivieren (s. Erythromycinanaloga als Motilinagonisten). Falls dies nicht gelingt, werden bevorzugt aus wenigen Aminosäuren bestehende Analoga der Hormone eingesetzt, die preiswerter zu synthetisieren sind und z. T. längere Halbwertszeiten haben (s. Octreotid). Dem Nachteil der kurzen Halbwertszeit kann durch die Entwicklung von Depotformen begegnet werden (z. B. Lanreotide mit 10tägiger Wirkung [7]).

Glukagon. Der Einsatz von Glukagon in der Therapie der Hypoglykämie ist an anderer Stelle beschrieben. Der Einsatz von Glukagon als Prämedikation vor ERCP (endoskopische retrograde Cholangiopankreatikographie) zur Relaxation des Sphincter oddi wurde wegen der beobachteten Hyperglykämien und der nichtsignifikanten Effekte auf den Erfolg der ERCP verlassen.

GLP-1. Die Entdeckung, daß GLP-1 in physiologischen Konzentrationen die Insulinfreisetzung potenziert und auch bei Diabetikern den Insulinbedarf reduziert, regt Untersuchungen zur therapeutischen Anwendung von GLP-1-Analoga in der Behandlung von Diabetikern an [27].

Motilin. Die starke prokinetische Wirkung von Motilin und die Entdeckung, daß Erythromycin und verwandte Makrolide Agonisten an Motilinrezeptoren sind, führte zum Einsatz von Erythromycin als Prokinetikum [45]. Gute therapeutische Erfolge haben sich damit bei diabetischer Gastroparese und intestinaler Pseudoobstruktion gezeigt (3mal 100 mg bis 3mal 250 mg Erythromycin/Tag), nicht aber beim postoperativen Ileus. Auch bei Frühgeborenen ist Erythromycin zur Unterstützung der intestinalen Motilität eingesetzt worden [38]. Analoga des Erythromycins mit erhaltener prokinetischer Wirkung und fehlender antibiotischer Wirkung sind in Entwicklung.

PYY. Tierexperimentelle Untersuchungen zeigen eine dem Somatostatin überlegene proabsorptive Wirkung von PYY. Untersuchungen beim Menschen bestätigen die potente proabsorptive Wirkung des Hormons. Weitere Untersuchungen zur Beurteilung des therapeutischen Potentials fehlen noch.

Somatostatin. Der Einsatz von Somatostatin in der Therapie ist bei vielen gastrointestinalen Erkrankungen untersucht worden. Erfolge haben sich einerseits in der palliativen Therapie neuroendokriner Tumoren gezeigt (s. dort), andererseits in der Behandlung oberer gastrointestinaler Blutungen. Der Stellenwert von Somatostatin bzw. Octreotid in der Behandlung der oberen gastrointestinalen Blutung wurde lange kontrovers beurteilt. Eine kürzlich erschienene Metaanalyse zeigt nun, daß Somatostatin bei geringerem Risiko von Nebenwirkungen signifikant wirksamer ist als Vasopressin bezüglich der Kontrolle von Ösophagusvarizenblutungen [32]. Octreotid, zusätzlich zur Sklerotherapie eingesetzt, senkt die Rezidivblutungsrate und Transfusionsbedürftigkeit, ohne daß jedoch ein Effekt auf die Mortalität gezeigt werden konnte [3]. Ein weiteres Einsatzgebiet für Somatostatin und seine Analoga ist die Behandlung der schweren sekretorischen Diarrhö. Ausschlaggebend hierfür war das gute Ansprechen der Diarrhö bei VIPom auf Somatostatin. Der Mechanismus der Wirkung ist hier die Hemmung der VIP-Freisetzung aus dem Tumor. Sowohl bei zytostatikainduzierter als auch bei Aids-assoziierter Diarrhö wird Somatostatin mit signifikanter, aber häufig klinisch unzureichender Wirkung eingesetzt. Bei 40 % der Patienten mit Aids und Diarrhö ohne Erregernachweis kann Somatostatin eine signifikante Reduktion der Diarrhö bewirken [62] (Tagestherapiekosten durchschnittlich 400,- DM). Verschiedene, als Depotform applizierbare Somatostatinanaloga sind in Entwicklung und in einigen Ländern (z. B. Frankreich) bereits im Handel (Lanreotide, nur alle 10 Tage zu applizieren [7]).

Literatur

1. Baldwin GS (1995) The role of gastrin and cholecystokinin in normal and neoplastic gastrointestinal growth. J Gastroenterol Hepatol 10 (2): 215-232
2. Baldwin GS, Whitehead RH (1994) Gut hormones, growth and malignancy. [Review]. Baillieres Clin Endocrinol Metab 8 (1): 185-214

2a. Bayliss WM, Starling EH (1902) The mechanism of pancreatic secretion. J Physiol (London) 28: 325-353

3. Besson I, Ingrand P, Person B, Boutroux D, Heresbach D et al. (1995) Sclerotherapy with or without octreotide for acute variceal bleeding. N Engl J Med 333 (9): 555-560
4. Boirivant M, Fais S, Annibale B, Agostini D, Delle Fave G, Pallone F (1994) Vasoactive intestinal polypeptide modulates the in vitro immunoglobulin A production by intestinal lamina propria lymphocytes. Gastroenterology 106 (3): 576-582
5. Bold RJ, Ishizuka J, Townsend CM Jr, Thompson JC (1993) Biomolecular advances in gastrointestinal hormones. Arch Surg 128 (11): 1268-1273

5a. Bordi C, D'Adda T, Azzoni C, Pilato FP, Caruana P (1995) Hypergastrinemia and gastric enterochromaffin-like cells. Am J Surg Pathol 19 (Suppl 1): 8-19

6. Bueno L, Fioramonti J (1994) Neurohormonal control of intestinal transit. Reprod Nutr Develop 34 (6): 513-525
7. Caron P, Cogne M, Gusthiot-Joudet B, Wakim S, Catus F, Bayard F (1995) Intramuscular injections of slow-release lanreotide (BIM 23014) in acromegalic patients previously treated with continuous subcutaneous infusion of octreotide (SMS 201-995). Eur J Endocrinol 132 (3): 320-325
8. Chow BK (1995) Molecular cloning and functional characterization of a human secretin receptor. Biochem Biophys Res Commun 212 (1): 204-211
9. Crawley JN, Corwin RL (1994) Biological actions of cholecystokinin. Peptides. 15 (4): 731-755
10. Dietrich JB (1994) Neuropeptides, antagonists and cell proliferation: bombesin as an example. Cell Mol Biol 40 (6): 731-746
11. Dimaline R, Dockray GJ (1994) Evolution of the gastrointestinal endocrine system (with special reference to gastrin and CCK). Baillieres Clin Endocrinol Metabol 8 (1): 1-24
12. Dockray GJ (1994) The G. W. Harris Prize Lecture. The gut endocrine system and its control. [Review]. Exp Physiol 79 (5): 607-634
13. Dumont Y, Martel JC, Fournier A, St-Pierre S, Quirion R (1992) Neuropeptide Y and neuropeptide Y receptor subtypes in brain and peripheral tissues. Progr Neurobiol 38 (2): 125-167
14. Eberlein GA, Eysselein VE, Schaeffer M et al. (1989) A new molecular form of PYY: structural characterization of human PYY(3-36) and PYY(1-36). Peptides 10: 797-803
15. Elahi D, McAloon-Dyke M, Fukagawa NK, Meneilly GS, Sclater AL et al. (1994) The insulinotropic actions of glucose-dependent insulinotropic polypeptide (GIP) and glucagon-like peptide-1 (7-37) in normal and diabetic subjects. Regul Pept 51 (1): 63-74
16. Evans TC, Crittenden SL, Kodoyianni V, Kimble J (1994) Translational control of maternal glp-1 mRNA establishes an asymmetry in the C. elegans embryo. Cell 77: 183-194

17. Eysselein VE, Eberlein GA, Grandt D, Schaeffer M, Zehres B et al. (1990) Structural characterization of canine PYY. Peptides 11: 111-116
18. Fahrenkrug J (1993) Transmitter role of vasoactive intestinal peptide. Pharmacol Toxicol 72 (6): 354-363
19. Fehmann HC, Goke R, Goke B (1995) Cell and molecular biology of the incretin hormones glucagon-like peptide-I and glucose-dependent insulin releasing polypeptide. Endocr Rev 16 (3): 390-410
19a. Freston JW, Borch K, Brand SJ et al. (1995) Effects of hypochlorhydria and hypergastrinemia on structure and function of gastrointestinal cells. A review and analysis. Digest Dis Sci 40 (Suppl 2): 50S-62S
20. Garrett NE, Mapp PI, Cruwys SC, Kidd BL, Blake DR (1992) Role of substance P in inflammatory arthritis. Ann Rheum Dis 51 (8): 1014-1018
21. Glasbrenner B, Dominguez-Munoz E, Riepl RL, Vetsi A, Malfertheiner P (1995) Cholecystokinin and pancreatic polypeptide release in diabetic patients with and without autonomic neuropathy. Dig Dis Sci 40 (2): 406-411
22. Grandt D, Burckhardt B, Schimiczek M et al. (1992) Human PYY 3-36 inhibits gastric acid secretoin (gas) in man. Regul Pept 40 (2): 158
23. Grandt D, Layer P, Rippel K et al. (1992) Peptide YY (PYY) inhibits endogenously stimulated pancreatic enzyme secretion in man. Regul Pept 40 (2): 160
24. Grandt D, Teyssen S, Schimiczek M, Reeve JRJ, Feth F et al. (1992) Novel generation of hormone receptor specificity by amino terminal processing of peptide YY. Biochem Biophys Res Commun 186: 1299-1306
25. Grandt D, Dahms P, Schimiczek M, Eysselein VE, Reeve JR Jr, Mentlein R (1993) Proteolytisches Processing durch Dipeptidyl-Aminopeptidase IV generiert Rezeptorselektivität für PYY (PYY). Med Klinik 88: 143-145
26. Guelrud M, Rossiter A, Souney PF, Rossiter G, Fanikos J, Mujica V (1992) The effect of vasoactive intestinal polypeptide on the lower esophageal sphincter in achalasia. Gastroenterology 103 (2): 377-382
27. Gutniak M, Orskov C, Holst JJ, Ahren B, Efendic S (1992) Antidiabetogenic effect of glucagon-like peptide-1 (7-36)amide in normal subjects and patients with diabetes mellitus. N Engl J Med 326 (20): 1316-1322
28. Harding RK, McDonald TJ (1989) Identification and characterization of the emetic effects of peptide YY. Peptides 10: 21-24
29. Hazelwood RL (1993) The pancreatic polypeptide (PP-fold) family: gastrointestinal, vascular, and feeding behavioral implications. Proc Soc Exp Biol Med 202 (1): 44-63
30. Holst JJ (1994) Glucagonlike peptide 1: a newly discovered gastrointestinal hormone. Gastroenterology 107 (6): 1848-1855
31. Holst JJ, Schmidt P (1994) Gut hormones and intestinal function. Baillieres Clin Endocrinol Metab 8 (1): 137-164
32. Imperiale TF, Teran JC, McCullough AJ (1995) A meta-analysis of somatostatin versus vasopressin in the management of acute esophageal variceal hemorrhage. Gastroenterology 109 (4): 1289-1294
33. Jiang S, Ulrich C (1995) Molecular cloning and functional expression of a human pancreatic secretin receptor. Biochem Biophys Res Commun 207 (3): 883-890
34. Jin HO, Song CW, Chang TM, Chey WY (1994) Roles of gut hormones in negative-feedback regulation of pancreatic exocrine secretion in humans. Gastroenterology 107 (6): 1828-1834
35. Jule Y (1993) Enkephalins and nervous system control of intestinal motility. [French]. Arch Int Physiol Biochimie Biophys 101 (4): A49-50
36. Krenning EP, Kwekkeboom DJ, de Jong M et al. (1994) Essentials of peptide receptor scintigraphy with emphasis on the somatostatin analog octreotide. Semin Oncol 21 5 (Suppl 13): 6-14
37. Krenning EP, Kwekkeboom DJ, Oei HY et al. (1994) Somatostatin receptor scintigraphy in carcinoids, gastrinomas and Cushing's syndrome. Digestion 55 (Suppl 3): 54-59
38. Kubota M, Nakamura T, Motokura T, Mori S, Nishida A (1994) Erythromycin improves gastrointestinal motility in extremely low birthweight infants. Acta Paediatr Jap 36 (2): 198-201
39. Lamberts SW, Chayvialle JA, Krenning EP (1993) The visualization of gastroenteropancreatic endocrine tumors. Digestion 54 (Suppl 1): 92-97
40. Liddle RA (1995) Regulation of cholecystokinin secretion by intraluminal releasing factors. Am J Physiol 269 (3Pt1): G319-327
40a. Liddle RA, Goldfine ID, Rosen MS, Taplitz RA, Williams JA (1985) Cholecystokinin bioactivity in human plasma: molecular forms, responses to feeding, and relationship to gallbladder contraction. J Clin Invest 75: 1144-1152
41. Lieverse RJ, Jansen JB, Masclee AA, Lamers CB (1994) Role of cholecystokinin in the regulation of satiation and satiety in humans. Ann N Y Acad Sci 713: 268-272
42. Lu Y, Owyang C (1995) Secretin at physiological doses inhibits gastric motility via a vagal afferent pathway. Am J Physiol 268 (6Pt1): G1012-6
43. McCready VR, Hickish TF (1994) Somatostatin imaging function [comment]. Lancet 343 (8898): 617
44. Modlin IM, Basson MD (1993) Clinical applications of gastrointestinal hormones. Endocrinol Metab Clin North Am 22 (4): 823-844
45. Mortazavi P, Mueller BA (1992) Erythromycin in gastrointestinal motility disturbances. Ann Pharmacother 26 (9): 1095-1097
46. Muff R, Born W, Fischer JA (1995) Calcitonin, calcitonin gene-related peptide, adrenomedullin and amylin: homologous peptides, separate receptors and overlapping biological actions. Eur J Endocrinol 133 (1): 17-20
47. Nielsen FC, Rehfeld JF (1994) Measurement of gut hormone gene expression: mRNA and peptides. Baillieres Clin Endocrinol Metab 8 (1): 25-49
48. Otsuka M, Yoshioka K (1993) Neurotransmitter functions of mammalian tachykinins. Physiol Rev 73 (2): 229-308
49. Patel YC, Srikant CB (1994) Subtype selectivity of peptide analogs for all five cloned human somatostatin receptors (hsstr 1-5). Endocrinology 135 (6): 2814-2817
50. Patel DR, Kong Y, Sreedharan SP (1995) Molecular cloning and expression of a human secretin receptor. Mol Pharmacol 47 (3): 467-473
51. Pearson RK, Anderson B, Dixon JE (1993) Molecular biology of the peptide hormone families. Endocrinol Metab Clin North Am 22 (4): 753-774
52. Pedrazzini T, Brunner HR, Waeber B (1993) Neuropeptide Y and cardiovascular regulation. Curr Opinion Nephrol Hyperten 2 (1): 106-113

53. Peeters TL (1993) Erythromycin and other macrolides as prokinetic agents. Gastroenterology 105 (6): 1886-1899
54. Peeters TL, Muls E, Janssens J, Urbain JL, Bex M et al. (1992) Effect of motilin on gastric emptying in patients with diabetic gastroparesis. Gastroenterology 102 (1): 97-101
55. Pennathur A, Cioppi M, Fayad JB, Little AG (1993) Erythromycin, motilin, and the esophagus. Surgery 114 (2): 295-299
56. Pennathur A, Tran A, Cioppi M, Fayad J, Sieren GL, Little AG (1994) Erythromycin strengthens the defective lower esophageal sphincter in patients with gastroesophageal reflux disease. Am J Surg 167 (1): 169-173
57. Redfern JS, O'Dorisio TM (1993) Therapeutic uses of gastrointestinal peptides. Endocrinol Metab Clin North Am 22 (4): 845-873
58. Reeve JR Jr, Eysselein VE, Ho FJ, Chew P, Vigna SR et al. (1994) Natural and synthetic CCK-58. Novel reagents for studying cholecystokinin physiology. Ann N Y Acad Sci 713: 11-21
59. Schjoldager BT (1994) Role of CCK in gallbladder function. Ann N Y Acad Sci 713: 207-218
60. Sharkey KA (1992) Substance P and calcitonin gene-related peptide (CGRP) in gastrointestinal inflammation. Ann N Y Acad Sci 664: 425-442
61. Shulkes A (1994) Somatostatin: physiology and clinical applications. Baillieres Clin Endocrinol Metab 8 (1): 215-236
62. Simon DM, Cello JP, Valenzuela J, Levy R, Dickerson G et al. (1995) Multicenter trial of octreotide in patients with refractory acquired immunodeficiency syndrome-associated diarrhea. Gastroenterology 108 (6): 1753-1760
63. Spindel ER, Giladi E, Segerson TP, Nagalla S (1993) Bombesin-like peptides: of ligands and receptors. Rec Prog Horm Res 48: 365-391
64. Stanfa L, Dickenson A, Xu XJ, Wiesenfeld-Hallin Z (1994) Cholecystokinin and morphine analgesia: variations on a theme. Trends Pharmacol Sci 15 (3): 65-66
65. Tack J (1995) Georges Brohee Prize 1994. Motilin and the enteric nervous system in the control of interdigestive and postprandial gastric motility. Acta Gastroenterologica Belgica. 58 (1): 21-30
66. Taylor SD, Soudah HC, Chey WY, Scheiman JM (1994) Duodenal acidification and secretin, but not intraduodenal fat, inhibit human gastric acid secretion via prostaglandins. Gastroenterology 107 (6): 1680-1685
67. Turton MD, O'Shea D, Gunn I, Beak SA, Edwards CMB et al. (1996) A role for glucagon-like peptide-1 in the central regulation of feeding. Nature 379 (6560): 69-72
68. Virgolini I, Raderer M, Kurtaran A, Angelberger P, Banyai S et al. (1994) Vasoactive intestinal peptide-receptor imaging for the localization of intestinal adenocarcinomas and endocrine tumors. N Engl J Med 331 (17): 1116-1121
69. Waeber G, Thompson N, Waeber B, Brunner HR, Nicod P, Grouzmann E (1993) Neuropeptide Y expression and regulation in a differentiated rat insulin-secreting cell line. Endocrinology 133: 1061-1067
70. Waldum HL, Brenna E, Kleveland PM, Sandvik AK (1995) Gastrin-physiological and pathophysiological role: clinical consequences. Dig Dis 13 (1): 25-38
71. Walsh JH (1992) Physiology and pathophysiology of gastrin. Mount Sinai J Med 59 (2): 117-124
72. Weber FH Jr, Richards RD, McCallum RW (1993) Erythromycin: a motilin agonist and gastrointestinal prokinetic agent. Am J Gastroenterol 88 (4): 485-490
73. Wettstein JG, Bueno L, Junien JL (1994) CCK antagonists: pharmacology and therapeutic interest. Pharmacol Ther 62 (3): 267-282
74. Wettstein JG, Earley B, Junien JL (1995) Central nervous system pharmacology of neuropeptide Y. Pharmacol Ther 65 (3): 397-414
75. Williams JA, Blevins GT Jr (1993) Cholecystokinin and regulation of pancreatic acinar cell function. Physiol Rev 73 (4): 701-723
76. Willms B, Werner J, Holst JJ, Orskov C, Creutzfeldt W, Nauck MA (1996) Gastric emptying glucose responses, and insulin secretion after a liquid test meal: effects of exogenous glucagon-like peptide-1 (GLP-1)-(7-36) amide in type 2 (noninsulin-dependent) diabetic patients. J Clin Endocrinol Metab 81 (1): 327-332

Hormonregulation des Salz- und Wasserhaushalts 11

W. Rascher

11.1 Einleitung

Die neuroendokrine Regulation des Salz- und Wasserhaushalts ist Teil eines sehr komplexen Systems, das den arteriellen Blutdruck und die Konstanz des „inneren Milieus" (Osmolalität der Körperflüssigkeiten, Natriumbestand des Extrazellularraums) reguliert. Die endokrine Regulation ist daher nur in Kenntnis der engen Verknüpfung von Volumen- und Kreislaufregulation über neuroendokrine Systeme und deren Wirkung auf die Zielorgane, wie z. B. Herz, Kreislauf und Nieren, zu interpretieren.

Natrium- und Wasserhaushalt werden im Prinzip getrennt voneinander geregelt. Natrium und sein Anion Chlorid sind die wichtigsten Komponenten des Extrazellularraums. Dieser Flüssigkeitsraum, der den Bestand des Körpers an Natrium (Gesamtkörpernatriumgehalt) repräsentiert, wird hormonal insbesondere durch das *Renin-Angiotensin-Aldosteron-System* und über die *Nierenfunktion* reguliert.

Bei der Regulation des Wasserhaushalts spielt die integrative Funktion des Zentralnervensystems eine wesentliche Rolle. Neben dem Durstmechanismus und der Wasseraufnahme ist die Freisetzung und Wirkung des antidiuretischen Hormons *Arginin-Vasopressin* (AVP, ADH) maßgeblich an der Konstanthaltung des Wasserhaushalts beteiligt. Der Durst wird – wie die Vasopressinsekretion – zum einen über den osmotischen Druck im Extrazellularraum vermittelt, zum anderen aber auch über nichtosmotische Faktoren wie z. B. Volumenmangel. Die Konzentrationen von Natrium und Chlorid machen weit über 90 % der Osmolalität der extrazellulären Körperflüssigkeiten aus, und sind damit *der* wichtige Faktor, der Wasseraufnahme und -ausscheidung bestimmt.

Tabelle 11.1. Hormonsysteme, die das extrazelluläre Flüssigkeitsvolumen und den Kreislauf regulieren

Hormonsystem	Stimulation	Angriffspunkt	Regulation
Renin-Angiotensin-Aldosteron (RAAS)	Salzverlust, verminderte renale Perfusion, Blutdruckabfall	ANG-II-Rezeptoren Nebennierenrinde (Aldosteronproduktion)	Gesamtkörpernatrium (Bestand an Natrium)
		Aldosteronrezeptoren, ANG-II-Rezeptoren (Gefäße)	Glomerulumfiltrat Gefäßwiderstand Blutdruck
Arginin-Vasopressin (AVP, ADH)	Osmotischer Druck in Extrazellularraum	AVP-V2-Rezeptoren (Niere)	Wasserhomöostase Regulation der Plasmanatriumkonzentration
	Nichtosmotische Stimuli Volumenmangel, vermindertes effektives arterielles Blutvolumen	AVP-V1-Rezeptoren (Gefäße)	Gefäßwiderstand Blutdruck
Sympathisches Nervensystem (Noradrenalin)	Zentralnervensystem, Blutdruckabfall	alpha 2-Rezeptoren (Niere)	Natriumretention
		alpha 1-Rezeptoren (Gefäße)	Blutdruckregulation
Atriales natriuretisches Peptid (ANP)	Volumenexpansion	ANP-Rezeptoren (Niere)	Intravasales Volumen
	Dehnung des linken und rechten Vorhofes des Herzens	ANP-Rezeptoren (Gefäße)	Reduktion der Herzbelastung

Alle Hormonsysteme, die an der Regulation des Salz- und Wasserhaushalts beteiligt sind, besitzen eine mehr oder weniger ausgeprägte kardiovaskuläre Wirkung (Tabelle 11.1). Dies weist auf die enge Verknüpfung von Volumen- und Blutdruckregulation hin [56, 57]. Die Regelung des Wasserhaushalts (Osmolalität) ist als separates Phänomen gegenüber der Regelung des Natriumgehalts, also des Extrazellularraumes anzusehen, obgleich in bestimmten Gefahrensituationen, wie z. B. im Schock, beide Regelsysteme simultan aktiviert werden.

11.2 Regulation des Wasserhaushalts

Die Regelglieder des Wasserhaushalts sind:

- Durstmechanismus,
- Bildung von Vasopressin im Hypothalamus und Freisetzung von Vasopressin aus dem hinteren Hypophysenlappen,
- vasopressininduzierte Wasserreabsorption im Sammelrohr der Niere.

Wasser ist frei permeabel und folgt dem osmotischen Druck mit dem Ziel eines osmotischen Ausgleiches. Da weit über 90 % der Osmolalität durch die Natriumchloridkonzentration im Extrazellularraum bzw. im Plasma zustande kommen, ist die Betrachtung der Natriumkonzentration v. a. unter osmotischen Gesichtspunkten sinnvoll. Aus Plasmabestimmungen kann die *Plasmaosmolalität* entsprechend der Formel

$$P_{osm} = 2 \times (Na + K) + Glucose + Harnstoff$$

errechnet werden (Angaben in mmol/l). Für klinische Belange entspricht die Osmolalität im Plasma etwa 2mal der Natrium- und Kaliumkonzentration, vorausgesetzt, es liegt keine Hyperglykämie oder Niereninsuffizienz vor. Glucose und Harnstoff tragen im Normalfall nur zu etwa je 5 mmol/l zur Osmolalität bei.

11.2.1 Vasopressin

Der Anstieg des osmotischen Drucks in der extrazellulären Flüssigkeit, z. B. durch natriumreiche Kost, stimuliert das Durstgefühl und die Freisetzung von Vasopressin (Abb. 11.1). Die Aufnahme hypotoner Flüssigkeiten und ihre Retention durch den Vasopressinmechanismus der Niere halten die Osmolalität und die Natriumkonzentration im Plasma konstant. Somit wird die Plasmanatriumkonzentration über den Vasopressin-Durst-Mechanismus reguliert [71].

11.2.1.1 Molekulargenetische Aspekte zu Synthese und Wirkung

Das Nonapeptid Arginin-Vasopressin wird in den magnozellulären Neuronen des Nucleus supraopticus und des Nucleus paraventricularis des Hypothalamus zusammen mit seinem Trägerprotein Neurophysin II synthetisiert. Neurophysin II und Vasopressin werden

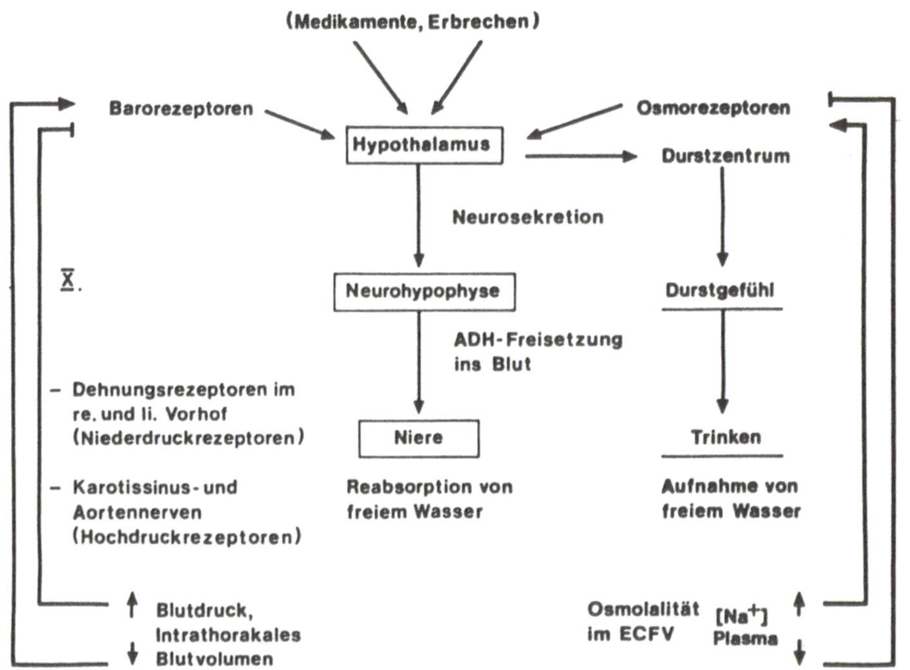

Abb. 11.1. Mechanismen der Freisetzung des antidiuretischen Hormons Arginin-Vasopressin (*ADH*). Die osmotische Freisetzung von Vasopressin ist *rechts* dargestellt, die nichtosmotische *links*. *ECFV* extrazelluläres Flüssigkeitsvolumen, *Na*$^+$ Natrium, *X* N. vagus

zusammen in einem Vorläufermolekül hergestellt, das, in sekretorische Granula verpackt, entlang der Axone in die Nervenendigung des Hypophysenhinterlappens transportiert wird.

Die *molekulare Analyse* von Vasopressin und seinem assoziierten Neurophysin II (Präpro-AVP-NP II) gelang schon 1982 [31]. Vier Präpro-AVP-NP II-Mutationen wurden als Ursache des autosomal-dominanten Diabetes insipidus zentralis beschrieben [15]. Das Fehlen einer klinischen Symptomatik in den ersten Lebensjahren bei diesen Patienten läßt sich durch einen langsamen Verlust der Funktion magnozellulärer Neurone durch das defekte Genprodukt erklären.

Die antidiuretische Wirkung von Vasopressin erfolgt über die Bindung an einen spezifischen *Vasopressin-V2-Rezeptor* am Sammelrohr der Niere. Das Gen des menschlichen Vasopressin-V2-Rezeptors (AVPR2) konnte auf dem X-Chromosom nachgewiesen werden [5]. Mutationen in AVPR2 wurden als Ursache des X-chromosomal vererbten Diabetes insipidus renalis identifiziert [15, 50]. Nach Aktivierung der Adenylcyclase wird cAMP gebildet und der vasopressinsensible Wasserkanal *Aquaporin 2* (AQP2) geöffnet. Das Gen für den Wasserkanal wurde kürzlich kloniert [10] und AQP2-Mutationen als Ursache des rezessiv vererbten Diabetes insipidus renalis beschrieben [33].

Die Gefäßwirkung von Vasopressin wurde mit spezifischen *Vasopressin-V1-Rezeptor-Antagonisten* bewiesen [8, 43, 67]. Die Aktivierung dieses Rezeptors geht mit einem höheren Umsatz von Phosphatidylinositol und einem Anstieg der Calciumkonzentration im Zytosol einher. Das Gen des menschlichen vaskulären Vasopressin-V1α-Rezeptors ist bekannt [27, 61].

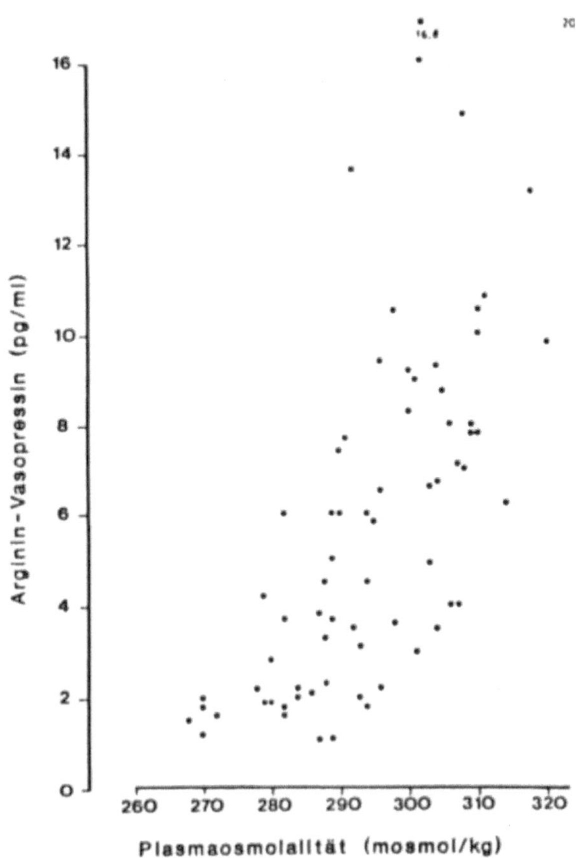

Abb. 11.2. Beziehung zwischen der Plasmakonzentration des antidiuretischen Hormons Arginin-Vasopressin und der Plasmaosmolalität bei Kindern. (Nach Rascher et al. 1986 [46])

11.2.1.2 Vasopressinfreisetzung und -plasmakonzentrationen

Vasopressin wird von der Neurohypophyse in die Zirkulation infolge *osmotischer* oder *nichtosmotischer Stimuli* freigesetzt (s. Abb. 11.1). Eine Steigerung des osmotischen Drucks im Extrazellularraum führt nicht zu einer kontinuierlichen Vasopressinsekretion, sondern zu einer stoßweisen Abgabe von Vasopressin aus der Neurohypophyse ins Blut [68].

Die *Vasopressinkonzentration*, gemessen mit empfindlichen Radioimmunoassays, beträgt *beim Erwachsenen* unter Ruhebedingungen im Mittel 4,3 ± 0,3 pg/ml [7]. Diese Werte stellen den Mittelwert und den Standardfehler des Mittelwertes bei 289 gesunden Erwachsenen dar, die in 10 verschiedenen Labors untersucht wurden. *Bei Kindern* jenseits des Säuglingsalters lag Plasmavasopressin ähnlich hoch: im Mittel 3,3 ± 0,23 pg/ml [46]. Eine vaginale Entbindung geht mit einer ausgeprägten Stimulation von Vasopressin über nichtosmotische Mechanismen einher [12, 21, 36, 48], möglicherweise aufgrund eines relativen Sauerstoffmangels während der Geburt.

Nach 12–24 h Dursten steigt die Plasmakonzentration von Vasopressin bei Erwachsenen im Mittel auf 16,0 ± 2,0 pg/ml. Eine Wasserbelastung (20 ml/kg) bewirkt bei Erwachsenen eine Suppression der Plasmavasopressinkonzentration auf 1,5 ± 0,5 pg/ml [7]. Die Beziehung zwischen Plasmaosmolalität und Vasopressinfreisetzung bei Kindern entspricht derjenigen von Erwachsenen (Abb. 11.2) [46]. Die Vasopressinkonzentrationen im Plasma schwanken zwischen 0,5 und 30 pg/ml, je nach dem Hydratationszustand.

Die Plasmakonzentration von Vasopressin läßt sich nur im Zusammenhang mit der Plasmaosmolalität bzw. Plasmanatriumkonzentration und dem Hydratationszustand bzw. der Urinosmolalität interpretieren. Unterhalb einer minimalen Plasmaosmolalität ist die Plasmavasopressinkonzentration physiologisch unter 1 pg/ml supprimiert, und der Urin kann dann maximal verdünnt werden. Ist Vasopressin bei Hypoosmolalität und Hyponatriämie im Plasma meßbar, liegt eine nichtosmotische, kreislaufbedingte Vasopressinfreisetzung vor (s. Abb. 11.1).

Die *osmotische Freisetzung* von Vasopressin wird über die Veränderung im Blutvolumen moduliert [38]. Hypovolämie ist mit einer verstärkten Empfindlichkeit des Osmorezeptors vergesellschaftet, während bei Volumenexpansion die osmotische Vasopressinfreisetzung abgeschwächt ist.

Die osmotische Vasopressinfreisetzung und das Auftreten des Durstgefühls werden beim Menschen durch Infusion hypertoner Mannitol- und NaCl-Lösungen stimuliert, da diese Substanzen nahezu ausschließlich im Extrazellularraum verbleiben [73]. Substanzen wie Glucose und Harnstoff besitzen bei vergleichbarem Anstieg der Plasmaosmolalität nahezu keine Wirkung auf die Vasopressinfreisetzung und den Durst, da sie rasch in die Zelle diffundieren. Da also Harnstoff und Glucose praktisch keine Wirkung auf Durst und Vasopressinfreisetzung haben, können die üblichen Nomogramme der Beziehung zwischen Vasopressin und Osmolalität im Plasma (z. B. Abb. 11.2) bei Niereninsuffizienz und Hyperglykämie keine Anwendung finden. Bei diesen Patienten wird aus der gemessenen Osmolalität durch Subtraktion des osmotischen Anteils von Harnstoff und Glucose die sog. *„effektive" Osmolalität* oder *Tonizität* errechnet.

Vasopressin wird auch aufgrund *nichtosmotischer Stimuli*, wie Hypovolämie oder Blutdruckabfall, freigesetzt. Vermittelt wird diese Freisetzung über Volumenrezeptoren in den Vorhöfen, über kardiale Mechanorezeptoren und über die arteriellen Barorezeptoren des Karotissinus und Aortenbogens [40, 57]. Die kreislaufbedingten Faktoren können als „Notfallfunktion" die Vasopressinfreisetzung stark stimulieren. Nichtosmotisch bedingte, extreme Vasopressinkonzentrationen (50 und 1000 pg/ml) können bei Blutdruckabfall, schwerem Blutverlust, Schmerzen, Erbrechen und Hypoxie auftreten [7, 8, 46, 51]. Diese hohen Vasopressinkonzentrationen bewirken eine starke periphere Vasokonstriktion, die sich klinisch an einer auffallenden Hautblässe (z. B. beim Erbrechen) zeigt.

Die nichtosmotische Freisetzung von Vasopressin und anderen vasoaktiven Hormone ist von großer Bedeutung für die Pathogenese der Flüssigkeitsretention. Entscheidend ist dabei nicht die absolute Konzentration von Vasopressin, sondern die fehlende Suppression des Hormons bei Zufuhr hypotoner Flüssigkeiten. Dann führt selbst eine minimale Plasmaosmolalität nicht zu einer maximalen Urinverdünnung. Freies Wasser wird retiniert; eine Hyponatriämie bildet sich aus, deren Ursache somit die nichtosmotische Vasopressinfreisetzung ist (s. Abb. 11.1).

Den klassischen hydropischen Erkrankungen Herzinsuffizienz, nephrotisches Syndrom und Leberzirrhose liegt ein gemeinsamer Mechanismus der Salz- und Wasserretention zugrunde [56]. Bei diesen Krankheiten ist das *effektive arterielle Blutvolumen* vermindert, der Anteil des Blutvolumens also, der steuernd auf das Herzzeitvolumen, auf volumenregulierende Hormone und die renale Salz- und Wasser-

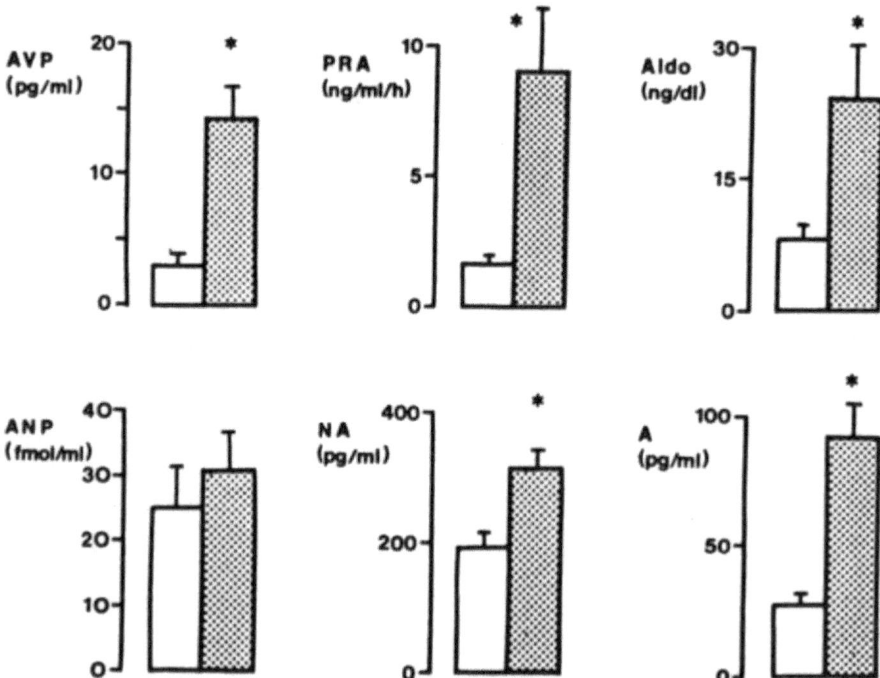

Abb. 11.3. Plasmakonzentration von Arginin-Vasopressin (*AVP*), Reninaktivität (*PRA*), Aldosteron (*Aldo*), atriales natriuretisches Peptid (*ANP*), Noradrenalin (*NA*) und Adrenalin (*A*) bei Kindern mit nephrotischem Syndrom während der Phase der Ödementstehung (*weiße Flächen*) und bei gesunden Kindern (*schraffierte Flächen*). Mittelwerte und SEM von 17 Kindern mit nephrotischem Syndrom (für ANP n = 9) und von 15 gesunden Kindern (ANP n = 9); * $p < 0{,}01$. (Nach Rascher u. Tulassay 1987 [42])

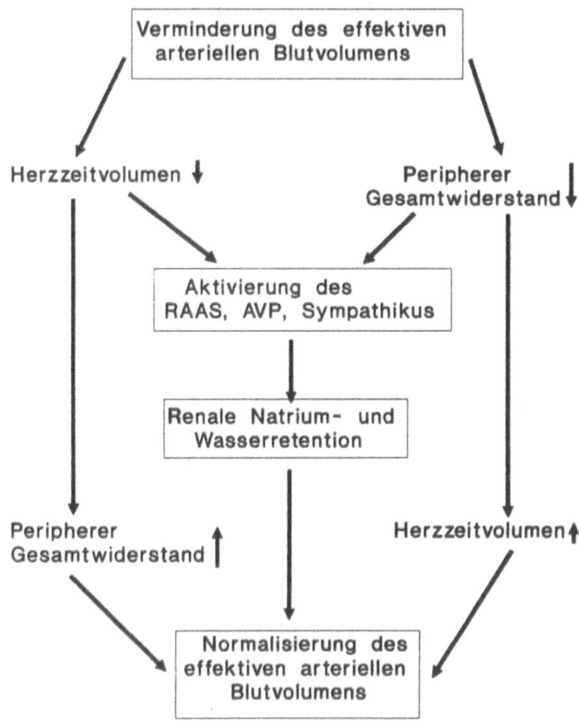

Abb. 11.4. Stimulation vasoaktiver und volumenregulierender Hormonsysteme über kardiovaskuläre Mechanismen. Eine Verminderung des effektiven arteriellen Blutvolumens (zentrales Blutvolumen) durch Abnahme des Herzzeitvolumens oder durch Abfall des peripheren Widerstands aktiviert das Renin-Angiotensin-Aldosteron-System (*RAAS*), Arginin-Vasopressin (*AVP*) und das sympathische Nervensystem (Noradrenalin). Neben einer vasokonstriktorischen Wirkung vermitteln diese Hormonsysteme auch eine renale Natrium- und Wasserretention und normalisieren das effektive arterielle Blutvolumen und den arteriellen Blutdruck. (Nach Schrier 1988 [56])

ausscheidung einwirkt. Für die Blutdruck- und Volumenregulation ist dieses effektive arterielle Blutvolumen, das zum Herzen zurückfließt und in das arterielle System gepumpt wird, bedeutsamer als das Gesamtblutvolumen.

Stimuliert werden vasoaktive Hormone (mit nachfolgender renaler Salz- und Wasserretention) entweder durch einen Abfall des Herzzeitvolumens, wie z. B. bei Pumpversagen des Herzens, beim nephrotischen Syndrom infolge intravasaler Hypovolämie, oder durch periphere Vasodilatation, wie z. B. bei Leberzirrhose (Abb. 11.3). Das Volumenkontrollsystem ist somit über die Beziehung zwischen dem Herzzeitvolumen und dem peripherem Widerstand, die zusammen die Füllung des arteriellen Kreislaufsystems bewirken, mit dem Kreislaufregulationssystem verknüpft (Abb. 11.4). Auch schwere Lungenerkrankungen, die mit einem erhöhten intrathorakalen Druck und einem verminderten venösen Rückstrom zum Herzen verbunden sind, können zu einem Abfall des Herzzeitvolumens führen und Vasopressin und andere vasoaktiven Hormone freisetzen (z. B. bei Beatmung mit hohem positivem endexspiratorischem Druck). Dieser Mechanismus wurde an Patienten im Kindesalter mit Bronchiolitis und bronchopulmonaler Dysplasie gezeigt [20, 25, 30, 39].

11.2.1.3 Wirkmechanismen und ihre regulative Bedeutung

Vasopressin ist für die Konstanterhaltung des Wasserhaushalts verantwortlich und reguliert die Osmolalität der Körperflüssigkeit und der Natriumkonzentration im Extrazellularraum [71].

Schon in niedrigen, physiologischen Konzentrationen zeigt Vasopressin über eine Bindung an den spezifischen vaskulären AVPR1 eine Wirkung am Gefäßsystem. Bereits geringfügige Anstiege der Plasmakonzentration von Vasopressin führen zu einer Vasokonstriktion und zu einer Steigerung des peripheren Gesamtwiderstandes. Da über eine Aktivierung des Barorezeptorenreflexes das Herzzeitvolumen abfällt, bleibt der Blutdruckanstieg aus [43].

Bei einigen Formen der autonomen Dysfunktion und in tiefer Anästhesie versagt diese Gegenregulation. Patienten mit z. B. Shy-Drager-Syndrom reagieren dann auf geringe Vasopressinkonzentrationen (5–10 pg/ml) mit einem Blutdruckanstieg [35]. Bei Neugeborenen hält Vasopressin nach der Geburt den arteriellen Blutdruck aufrecht [36]. Bei Schaffeten wird Vasopressin zur Kreislaufregulation bei Streß und Hypoxie benötigt [9, 13]. Perinatale Hypoxie führt auch beim Menschen zu einer gesteigerten Vasopressinfreisetzung [60].

Als Kompensationsmechanismus im hypovolämischen Schock ist Vasopressin wichtiger als das Renin-Angiotensin-Aldosteron-System. Während Vasopressin nach 3–5 min seine maximale Wirkung auf den Blutdruck entfaltet, dauert es beim Renin 15–20 min [7]. Nur der Barorezeptorenreflex reagiert schneller: schon nach 20 s. Im Gegensatz zu der früher vertretenen Lehrmeinung wirkt Vasopressin in physiologischer Konzentration auf den Kreislauf.

11.3 Regulation des Natriumhaushalts

Die Kontrolle des Natriumhaushalts, v. a. der Exkretion, ist Teil eines komplexen Kontrollsystems, das für die Aufrechterhaltung verschiedener Komponenten des extrazellulären Flüssigkeitsvolumens und auch des arteriellen Blutdrucks zuständig ist. Der Natrium-

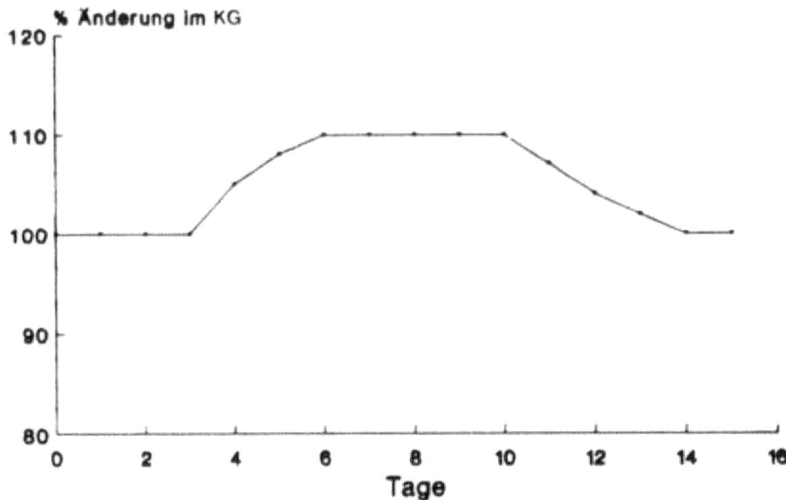

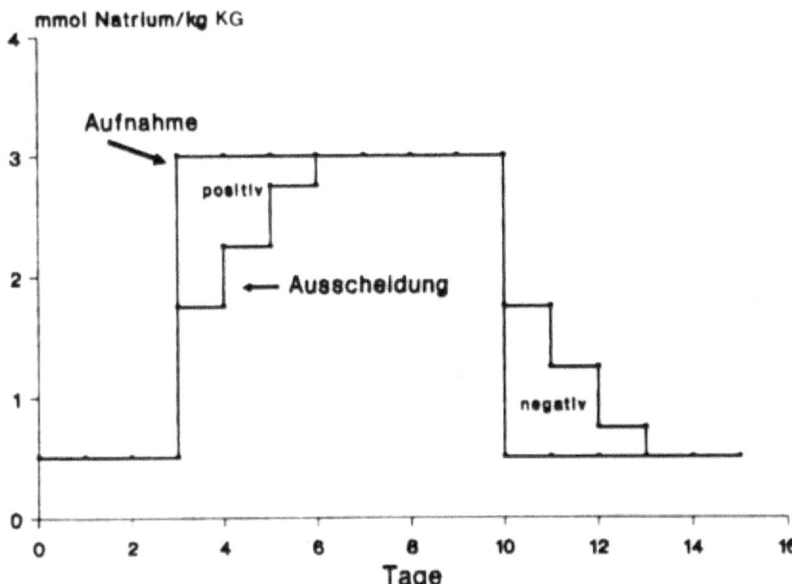

Abb. 11.5. Reaktion des Organismus auf die Änderung der Natriumzufuhr. Eine erhöhte Aufnahme von Natrium führt vorübergehend zu einer positiven Natriumbilanz, Expansion des extrazellulären Flüssigkeitsvolumens und zu einer Gewichtszunahme. Eine Reduktion der Natriumaufnahme ruft eine gegenteilige Reaktion hervor. Parallele Änderungen der Wasserbilanz (vermittelt durch Vasopressin) verhindern meßbare Veränderungen der Natriumkonzentration im Extrazellularraum. Die beobachteten Veränderungen der Natriumausscheidung sind Folge der Änderung der Größe des Extrazellularraums und nicht seiner Zusammensetzung (Konzentration der Elektrolyte)

gehalt des Körpers (nicht die Natriumkonzentration) bestimmt die Größe des extrazellulären Flüssigkeitsvolumens.

Das dominierende *Regelorgan* des Natriumhaushalts ist die *Niere*, die von verschiedenen Hormonsystemen und dem arteriellen Blutdruck beeinflußt wird. Die Natriumzufuhr schwankt gewaltig und ist v. a. von kulturellen und erlernten Verhaltensweisen abhängig. Die renale Natriumausscheidung paßt sich der Natriumzufuhr an. Allerdings besitzt dieses Regelsystem eine gewisse Trägheit, wodurch eine geringe Gewichtszunahme bei erhöhter Natriumzufuhr vor Erreichen des neuen Gleichgewichtes („steady state“) eintritt [59].

Erhöhte *Natriumzufuhr* führt zu einer vorübergehenden positiven Natriumbilanz, das extrazelluläre Flüssigkeitsvolumen expandiert und damit steigt das Körpergewicht an. Parallel dazu ändert sich die Wasserbilanz und verhütet meßbare Veränderungen in der Natriumkonzentration im Plasma und im Extrazellularraum (Abb. 11.5). Die Reduktion der Natriumzufuhr verursacht eine entgegengesetzte Wirkung. Die Trägheit des Systems bewirkt, daß z. B. eine akute Natriumüberlastung durch die Nahrung erst innerhalb von einigen Tagen ausgeglichen wird.

Volumenrezeptoren in verschiedenen Gefäßbereichen dienen als *afferentes Regelglied* der Natriumausscheidung [59]. Vor allem die venösen Volumenrezeptoren der intrathorakalen Gefäße sind dabei von großer Bedeutung. So führt ein Anstieg des intrathorakalen Blutvolumens, wie es durch Wasserimmersionsversuche gezeigt wurde, zu einem Anstieg des effektiven arteriellen Blutvolumens infolge erhöhten venösen und lymphatischen Rückstroms zum Herzen [56].

- Obwohl das extrazelluläre Flüssigkeitsvolumen konstant bleibt, reagiert die Niere nach Erhöhung des intrathorakalen Blutvolumens sofort mit einer gesteigerten Salz- und Wasserausscheidung.
- Neben der Freisetzung des atrialen natriuretischen Peptids kommt die Diurese und Natriurese bei intrathorakaler Volumenexpansion durch eine Senkung von Renin, Aldosteron, Vasopressin und Noradrenalin zustande [42, 56].
- Eine Expansion des zentralen Blutvolumens (Bettruhe, Schwerelosigkeit, Beatmung mit negativem endexspiratorischem Druck) führt zur Natriurese, ein Abfall (aufrechter Gang, Beatmung mit positivem endexspiratorischem Druck, intrathorakaler Volumenmangel) zur Natriumretention.
- Die Natriumausscheidung wird systematisch auch über intrarenale Faktoren reguliert. Neben direkten intrarenalen Mechanismen (peritubuläre physikalische Kräfte, Perfusionsdruck) spielt die Umverteilung des Blutes in der Niere eine Rolle bei der Natriumausscheidung [59].

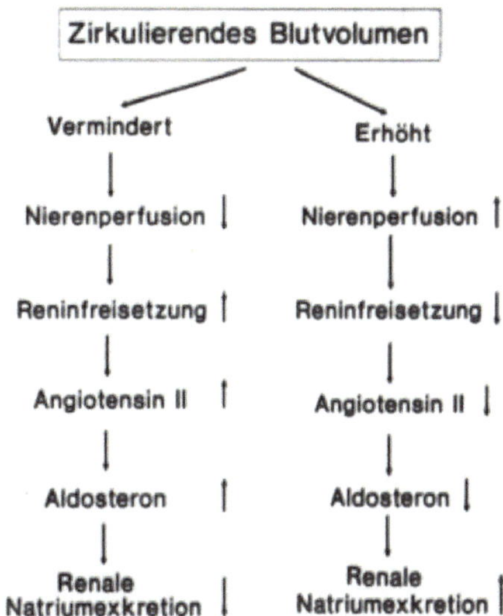

Abb. 11.6. Einfluß des Renin-Angiotensin-Aldosteron-Systems auf die renale Natriumausscheidung in Abhängigkeit vom zirkulierenden Blutvolumen

11.3.1 Renin-Angiotensin-Aldosteron-System

Dieses Hormonsystem ist das wichtigste Regelsystem für die Natriumausscheidung. Aldosteron erhöht die Natriumreabsorption im distalen Tubulus. Obwohl Aldosteron nur über einen kleinen Bruchteil des gefilterten Natriums Kontrolle hat, ist seine Wirkung für die Ausscheidung von Kalium und Protonen und für die Retention von Natrium von physiologischer Bedeutung.

Die Freisetzung von Aldosteron wird v.a. durch die Bildung von Angiotensin II und durch die Kaliumkonzentration im Extrazellularraum kontrolliert. Volumenmangel bewirkt eine Stimulation des Renin-Angiotensin-Aldosteron-Systems, während eine Volumenexpansion die Aktivität dieser Hormonachse unterdrückt (Abb. 11.6). Aldosteron spielt eine große Rolle für die chronische Natriumhomöostase und ist das bedeutsamste natriumkonservierende Hormon. Alle Komponenten dieses Hormonsystems wurden kloniert und sequenziert sowie in unterschiedlichen extrarenalen Geweben als eigenständiges System beschrieben [53].

Das Renin-Angiotensin-Aldosteron-System ist ein bedeutsamer Faktor in der Pathogenese verschiedener Formen der *arteriellen Hypertonie* und der *Herzinsuffizienz*. Die pharmakologische Blockade dieses Systems mit oral wirksamen ACE-Hemmern und neuerdings auch mit spezifischen Angiotensin-AT1-Rezeptor-Antagonisten hat die Bedeutung dieses Systems für die Hochdruckentstehung und die Aufrechterhaltung der Nierenfunktion bei verminderter Perfusion der Nieren (z.B. Nierenarterienstenose) geklärt [47, 62].

Die natriumkonservierende Wirkung des Renin-Angiotensin-Aldosteron-Systems wird bei Patienten mit Aldosteronmangel deutlich sichtbar. Jedoch spielen auch andere Faktoren neben Aldosteron eine Rolle, da eine Adrenalektomie *nicht* die Regulation der Natriumbilanz aufhebt. Hohe Dosen von Mineralocorticoiden bewirken eine vorübergehende Periode der Natriumretention, die jedoch nach einigen Tagen trotz weiterer Behandlung mit Mineralocorticoiden aufhört. Dieses Mineralocorticoid-escape-Phänomen ähnelt einer exzessiven Steigerung der diätetischen NaCl-Zufuhr, bei der sich auch nach einigen Tagen ein neues Gleichgewicht einstellt (s. Abb. 11.5).

11.3.2 Atriales natriuretisches Peptid

Das atriale natriuretische Peptid (ANP) wird nach Volumenexpansion aus den Herzvorhöfen in den Kreislauf freigesetzt, fördert die renale Salz- und Wasserausscheidung und senkt den arteriellen Blutdruck [52, 63]. Da neben der Natriumexkretion auch die Ausscheidung von Chlor, Kalium, Calcium und Magnesium induziert wird, kann die renale Wirkung dieses Hormons gut mit einer Beeinflussung der renalen Hämodynamik erklärt werden. Außerdem bewirkt ANP eine Hemmung der Aldosteronfreisetzung und

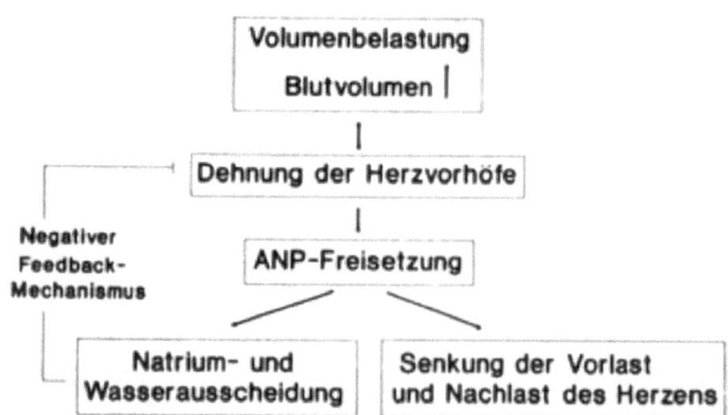

Abb. 11.7. Freisetzung und Wirkung des atrialen natriuretischen Peptids (*ANP*)

besitzt eine direkte tubuläre Wirkung am Sammelrohr der Niere.

Die Expansion des extrazellulären Volumens läßt, durch die Dehnungsrezeptoren im Vorhof vermittelt, ANP in den Kreislauf gelangen. Durch seine diuretische und natriuretische Eigenschaft vermindert das Hormon das extrazelluläre Flüssigkeitsvolumen (Abb. 11.7). Niedriger Vorhofdruck bzw. niedriges intravasales Volumen hemmt die ANP-Freisetzung im Sinne eines negativen Feedbackmechanismus.

ANP spielt offenbar in der akuten Regulation des Salz- und Wasserhaushalts eine Rolle. Überwässerung bei Kindern mit chronischer Niereninsuffizienz geht mit erhöhten ANP-Konzentrationen im Plasma einher, während Volumenentzug mittels Hämodialysebehandlung zu einem ANP-Konzentrationsabfall auf fast Normalwerte führt [44]. Die hyperonkotische Albumininfusion bei Kindern mit nephrotischem Syndrom bewirkte einen Anstieg der ANP-Konzentration um das 5fache, der mit der Natriumausscheidung korrelierte [65]. Jedoch korreliert die Plasmakonzentration von ANP nicht direkt mit der natriuretischen Wirkung. Die Infusion isotoner Kochsalzlösung führt zu einer deutlichen Erhöhung von ANP im Plasma, jedoch ist das Maximum der Plasma-ANP-Erhöhung nach 1 h erreicht, während die maximale Natriumexkretion erst nach 4 h beobachtet wird (Abb. 11.8) [66]. Auch bei Frühgeborenen und während der Neonatalperiode reguliert ANP das Flüssigkeitsvolumen und möglicherweise auch die postpartale Kontraktion des Extrazellularraumes [64].

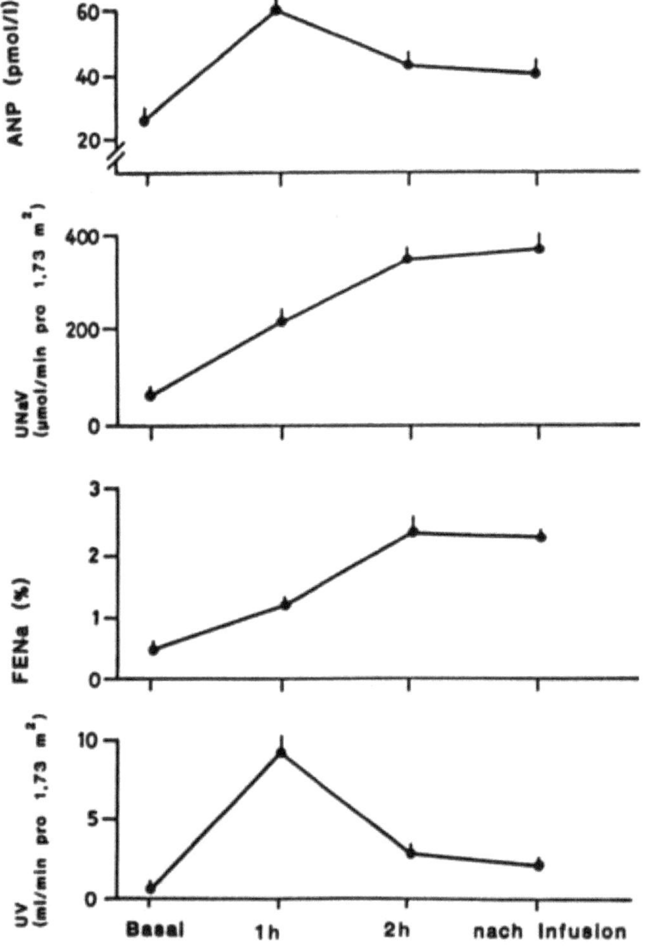

Abb. 11.8. Änderung der Plasmakonzentration des atrialen natriuretischen Peptids (*ANP*), der Natriumausscheidung im Urin (*UNaV*), der fraktionellen Natriumausscheidung (*FENa*) und des Urinflusses (*UV*) bei 7 gesunden Versuchspersonen nach hypotoner Volumenexpansion (Trinken von 20 ml/kg Wasser mit nachfolgender intravenöser Infusion von 2 l isotoner NaCl-Lösung über 4 h); Mittelwerte und SEM. (Daten aus Tulassay et al. 1988 [66])

ANP dient v. a. dazu, bei akuten Volumenbelastungen durch vermehrte Ausscheidung von Natrium und Wasser und durch seine vasodilatierende Wirkung die Vor- und Nachlast des Herzens zu senken und somit das Herz vor einer Überlastung zu bewahren. Die Idee, mit dem ANP ein endogenes Diuretikum gefunden zu haben und damit neue pharmakologische Angriffsmöglichkeiten zu entwickeln, hat sich bisher nicht umsetzen lassen.

11.3.3 Natriuretisches Hormon

Seit mehr als 20 Jahren vermutet man ein natriuretisches Hormon, da mit Gewebeextrakten aus verschiedenen Organen sowie mit Extrakten aus Blutserum und Harn eine natriuretische Wirkung erzielt werden konnte. Zahlreiche Publikationen weisen auf die Existenz eines endogenen Inhibitors der Na-K-ATPase hin, der eine arterioläre Vasokonstriktion und eine myokardiale Kontraktion vermittelt und die Natriumausscheidung steigert [69]. Die Identifizierung von Ouabain (Strophanthin) oder einem Isomer dieser Substanz als digitalisähnliches natriuretisches Hormon [22] hat sich bisher nicht bestätigt [19, 32, 70].

11.4 Störungen des Natriumchloridhaushalts

11.4.1. Dehydratation

Die häufigste klinisch relevante Störung des Elektrolyt- und Wasserhaushalts ist die Dehydratation, die bei Kindern meist durch eine akute Gastroenteritis bedingt ist. Aber auch viele andere Ursachen kommen in Frage (Tabelle 11.2). Am Beispiel gastrointestinaler Verluste von Salz und Wasser werden die Pathophysiologie der Dehydratation und die hormonalen und zirkulatorischen Konsequenzen klar:

Der Flüssigkeitsverlust über den Gastrointestinaltrakt führt zu einer Volumenkontraktion, d. h. zu einer Depletion des Extrazellularraums an Natrium und Chlorid.
Die Volumenkontraktion führt zu einer Reduktion der glomerulären Filtrationsrate und zu einer Steigerung der proximalen tubulären Reabsorption von Natrium.
Diese renalen Adaptationsmechanismen erfolgen durch intrarenale Kontrollmechanismen und durch die Freisetzung volumensensitiver Hormone, v. a. Aldosteron und Vasopressin.

Die hohen Aldosteronkonzentrationen bewirken langfristig neben der Natriumretention die Entwicklung eines Kaliummangels. Vasopressin bewirkt eine maximale Reabsorption von freiem Wasser. Somit wird wenig Urin mit hoher Osmolalität und niedriger

Tabelle 11.2. Säurebasenstatus bei verschiedenen Ursachen der Dehydratation und der extrazellulären Volumenkontraktion

Ursachen	Begleitende Störung im Säure-Basen-Haushalt	Begleitender Kaliummangel
1. Gastrointestinale Verluste		
Gastroenteritis/Diarrhöe	Azidose	+
Pylorusstenose	Alkalose	+
Abführmittelabusus	Alkalose	++
2. Renale Verluste		
Diabetische Ketoazidose	Azidose	+
Mineralocorticoidmangel, Salzverlustniere (z. B. obstruktiver Uropathie)	Azidose	(Retention)
Diabetes insipidus	Variabel	-
Bartter-Syndrom	Alkalose	++
Fanconi-Syndrom	Azidose	+
Diuretika, Schleifendiuretika und Thiazide	Alkalose	++
Kaliumsparende Diuretika	Variabel	(Retention)
3. Andere Ursachen		
Wasserentzug	Variabel	-
Hungern	Azidose	+
„Hitzschlag"	Azidose	-

Natriumkonzentration unabhängig von der Plasmanatriumkonzentration ausgeschieden. Angiotensin II und Vasopressin werden über Kreislaufstimuli freigesetzt und tragen bei schwerer Dehydratation zur Aufrechterhaltung des normalen Blutdrucks bei. In dieser Situation ist die Aufrechterhaltung der Kreislaufhomöostase für den Körper wichtiger als die Konstanterhaltung der Osmolalität in den Körperflüssigkeiten. Von Ausnahmen abgesehen (s. Tabelle 11.2) geht die Volumenkontraktion mit einer metabolischen Azidose einher.

11.4.2 Ödeme

Unter normalen Bedingungen ist die Nettofiltration von Flüssigkeit aus den Kapillaren gering und wird durch die Pumpfunktion des lymphatischen Systems über den Ductus thoracicus in die Zirkulation zurückgeführt. Ödeme entstehen, wenn vermehrt Salz und Wasser im Interstitium anfällt, das die Kapazität des lymphatischen Systems überschreitet. Die Ödembildung bedeutet stets eine Vermehrung des extrazellulären Flüssigkeitsvolumens. Ödeme fallen klinisch auf, wenn das interstitielle Kompartiment um 3–5% erhöht ist. Als Ursache der Ödembildung kommen grundsätzlich 2 Modelle vor, die in Tabelle 11.3 angegeben sind.

Bei einer ödembildenden Krankheit ist entweder der hydrostatische Kapillardruck erhöht (z.B. bei Herzinsuffizienz) oder der intrakapilläre onkotische Druck vermindert (Leberzirrhose, nephrotisches Syndrom), oder auch die Kapillarpermeabilität erhöht (idiopathische Ödeme, Störungen der Schrankenfunktion der Kapillaren bei Schock und Sepsis). Durch Abnahme des effektiven zirkulatorischen Blutvolumens werden salz- und wasserretinierende Hormone stimuliert, und dieser hormonale Mechanismus ist an der Aufrechterhaltung des Ödemstatus beteiligt [41, 56] (s. auch Abb. 11.3 und 11.4).

Tabelle 11.3. Grundsätzliche Mechanismen der Ödembildung. Typ A entspricht dem nephritischen, Typ B dem nephrotischen Syndrom

Typ A	Typ B
1. Renale Salz- und Wasserretention	1. Erniedrigter kolloidosmotischer Druck
2. Expansion des Extrazellularraumes	2. Ödembildung
3. Erhöhter kapillarer hydraulischer Druck	3. Volumenkontraktion (effektives arterielles Blutvolumen niedrig)
4. Ödembildung	4. Renale Salz- und Wasserretention

11.5 Störungen des Wasserhaushalts

Polyurie und Polydipsie sind Symptome, die direkt auf eine Störung des Wasserhaushalts hinweisen. Für klinische Zwecke ist es jedoch bedeutsam, daß die beiden Elektrolytstörungen Hyper- und Hyponatriämie die beiden Enden eines weiten Spektrums von Wasserstoffwechselstörungen darstellen.

> **!** Im Gegensatz zur weitverbreiteten Meinung haben Hyper- und Hyponatriämie primär wenig mit „Natriumstörungen", d.h. mit Störungen des Natriumbestandes des Organismus, zu tun.

Die Beobachtung, daß gerade bei Zuständen der Körpernatriumüberladung (Herzversagen mit Ödemen, nephrotisches Syndrom mit Ödemen und Aszites) oft eine Hyponatriämie beobachtet wird, zeigt, daß ein Natriummangel gar nicht vorliegen kann [56]. Bei diesen Zuständen überwiegt die Retention von Wasser diejenige von Natrium, so daß sich eine Hyponatriämie ausbildet. Umgekehrt liegt nicht selten bei einer Hypernatriämie, z.B. Gastroenteritis mit hypernatriämischer Dehydratation, ein echter Natriumverlust vor.

Jedes Glied in der Regulation des Wasserhaushalts kann für sich alleine gestört sein, im einzelnen:

- der Durstmechanismus bzw. die Wasseraufnahme,
- die Bildung von Vasopressin im Hypothalamus und dessen Freisetzung aus der hinteren Hypophyse sowie
- die vasopressininduzierte Wasserreabsorption im Sammelrohr der Niere.

Charakteristische Krankheitsbilder sind:

- Störungen der Durstregulation (primäre Polydipsie, Hypodipsie),
- zentraler Diabetes insipidus und
- nephrogener Diabetes insipidus.

In allen diesen Fällen bewirkt ein Wassermangel die Hypernatriämie.

11.5.1 Hypernatriämie

Jede Erkrankung, die die Synthese und die Freisetzung von Vasopressin beeinträchtigt, führt zu einer verminderten Fähigkeit zur Wasserretention und setzt den Patienten dem Risiko aus, eine Hypernatriämie zu entwickeln. Falls der renale Konzentrationsmecha-

Tabelle 11.4. Differentialdiagnose der Hypernatriämie

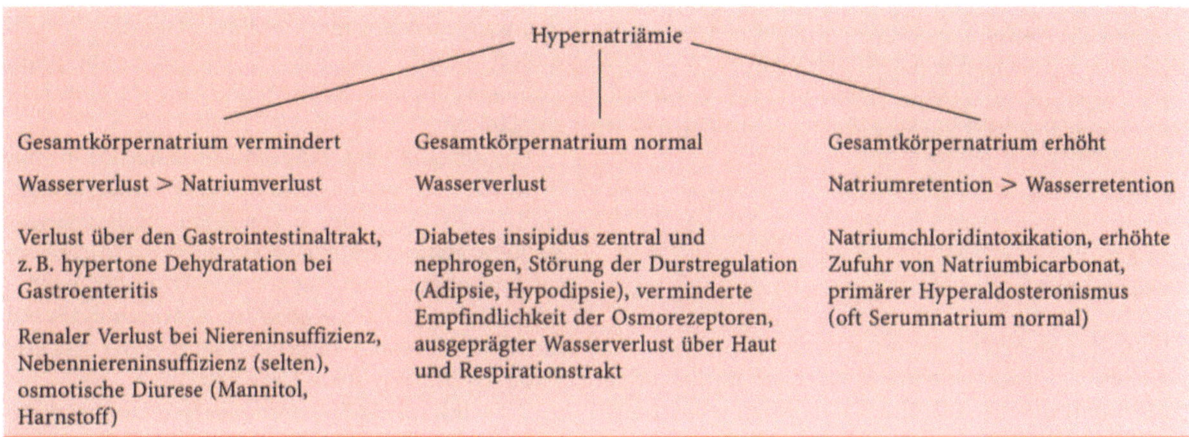

Hypernatriämie		
Gesamtkörpernatrium vermindert	Gesamtkörpernatrium normal	Gesamtkörpernatrium erhöht
Wasserverlust > Natriumverlust	Wasserverlust	Natriumretention > Wasserretention
Verlust über den Gastrointestinaltrakt, z. B. hypertone Dehydratation bei Gastroenteritis Renaler Verlust bei Niereninsuffizienz, Nebenniereninsuffizienz (selten), osmotische Diurese (Mannitol, Harnstoff)	Diabetes insipidus zentral und nephrogen, Störung der Durstregulation (Adipsie, Hypodipsie), verminderte Empfindlichkeit der Osmorezeptoren, ausgeprägter Wasserverlust über Haut und Respirationstrakt	Natriumchloridintoxikation, erhöhte Zufuhr von Natriumbicarbonat, primärer Hyperaldosteronismus (oft Serumnatrium normal)

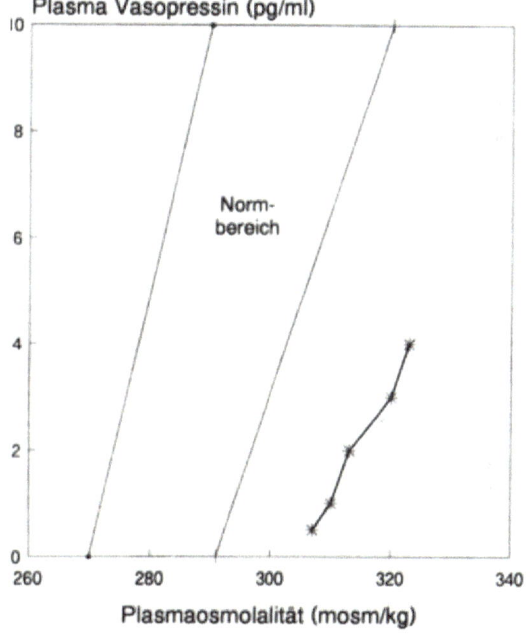

Abb. 11.9. Beziehung zwischen Arginin-Vasopressin und Plasmaosmolalität beim Hyponatriämie-Hypodipsie-Syndrom

nismus durch Vasopressinmangel oder mangelhafte Vasopressinwirkung versagt, verhindert ein normal eintretendes Durstgefühl einen weiteren Anstieg der Serumnatriumkonzentration und der Plasmaosmolalität; ein Patient mit normaler Bewußtseinslage wird entsprechende Mengen an Wasser zuführen und damit eine Hypernatriämie vermeiden. Wenn aber der Flüssigkeitsverlust durch den Durstmechanismus nicht ausgeglichen wird, z. B. bei Patienten, die unfähig sind, alleine genügend Wasser aufzunehmen (Säuglinge, Patienten im Koma), oder wenn das Durstgefühl gestört ist, kommt es zu einer ausgeprägten oder bleibenden Hypernatriämie im Sinne einer *ausgeprägten hypernatriämischen Dehydratation*. Diese entsteht bei niedrigem, normalem oder - sehr selten - bei erhöhtem Gesamtkörpernatrium (Tabelle 11.4) [6].

Isolierte Störungen der Durstregulation sind selten [23, 49]. Eine unzureichende Flüssigkeitszufuhr als Ursache der Hypernatriämie wird v. a. bei Patienten mit zerebralen Störungen beobachtet. In diesen Fällen reagiert das Durstzentrum erst bei höheren Osmolalitäten mit einem Durstgefühl. Nur selten ist eine mangelnde Bereitstellung von Flüssigkeit für diese Störung verantwortlich, da diese Patienten keinen Durst haben und nicht trinken wollen.

Neben einem defekten Durstgefühl bei hypernatriämischer Dehydratation ist die Hypodipsie nicht selten mit einer Störung der Vasopressinfreisetzung gekoppelt (Hypodipsie-Hypernatriämie-Syndrom, Abb. 11.9) [11, 54]. Verglichen mit der normalen Beziehung zwischen Osmolalität und Plasmavasopressinkonzentration liegen bei diesen Patienten meßbare Vasopressinkonzentrationen erst bei deutlich erhöhter Plasmaosmolalität vor.

Ein partieller Diabetes insipidus läßt sich leicht durch eine normale maximale Urinosmolalität (> 800 mosm/kg) ausschließen. Auch ein Nichtansprechen des Tubulussystems auf Vasopressin beim nephrogenen Diabetes insipidus kann eine Ursache der Hypernatriämie sein.

Selten bewirkt eine erhöhte Kochsalzzufuhr eine Hypernatriämie [6]. Die menschliche Niere kann Natrium in einer maximalen Konzentration von bis zu 300 mmol/l ausscheiden. Dies entspricht einer Konzentration, die doppelt so hoch ist wie die in der extrazellulären Flüssigkeit. Wegen des hypotonen insensiblen Wasserverlustes (400 ml/m^2 KO) ist die maximal tolerierte Kochsalzzufuhr etwas niedriger als der oben angegebene Wert. Säuglinge mit erhöhtem insensiblen Wasserverlust haben deswegen eine geringere Kapazität der Natriumausscheidung. Übertrifft die Natriumzufuhr die Ausscheidungskapazität, kommt es zu einer *Kochsalzvergiftung mit Hypernatriämie*. Der Azidoseausgleich mit Natriumbicarbonat bei Neugeborenen kann ebenso wie der Versuch, Kochsalz als Emetikum zu benutzen, eine bedeutsame Hypernatriämie hervorrufen.

11.5.2 Hyponatriämie

Eine Hyponatriämie entsteht entweder durch eine *abnormale Wasserretention* oder einen *primären Natriumverlust* [4, 16]. Die Hyponatriämie bei Natriumverlust bedeutet immer relative Wasserretention. Sie kommt bei extrazellulärem Volumenmangel (Natriumverlust), bei ausgeglichenem Körpernatrium und bei Gesamtkörpernatriumüberschuß mit Ödemen vor (Tabelle 11.5).

Die Entwicklung einer Hyponatriämie bei den klassischen *hydropischen Krankheiten* wie Herzinsuffizienz, nephrotisches Syndrom und Leberzirrhose ist durch ein vermindertes effektives arterielles Blutvolumen bedingt (s. Abb. 11.3 und 11.4). Insbesondere bei Patienten mit Leberzirrhose wurde gezeigt, daß Vasopressin über Kreislaufstimuli freigesetzt wird und eine Hyponatriämie hervorruft [56]. Im Kindesalter ist dieser Mechanismus beim idiopathischen nephrotischen Syndrom am besten untersucht [41, 65]. Bei Patienten mit Niereninsuffizienz ist der renale Verdünnungsmechanismus gestört bzw. die Ausscheidungskapazität für Wasser, und eine übermäßige Zufuhr hypotoner Flüssigkeiten bewirkt eine Hyponatriämie.

Bei *renalem und extrarenalem Salzverlust* stimuliert die Hypovolämie die Vasopressinfreisetzung (Abb. 11.10). Über einen ähnlichen Mechanismus ist auch die Hyponatriämie zu erklären, die infolge einer Infusionstherapie mit hypotonen Lösungen postoperativ auftritt [29]. Eine adäquate Prävention des Volumenmangels durch Infusion von isotoner Kochsalzlösung verhindert diese Hyponatriämie.

Bei schweren *Lungenerkrankungen* kommt es über erhöhte intrathorakale Drucke und einen verminderten venösen Rückstrom zum Herzen zum Abfall des effektiven arteriellen Blutvolumens mit nichtosmotischer Freisetzung von Vasopressin und nachfolgender Wasserretention [20, 25, 30, 39]. Da das Gesamtkörpernatrium und das gesamte Blutvolumen normal sind, ist eine Kreislaufstimulation durch Vasopressin zunächst nicht verständlich. Deswegen wird dieser Mechanismus der Hyponatriämie oft fälschlich als *Syndrom der inadäquaten ADH-Sekretion* (SIADH) bezeichnet. Da andere Hormonsysteme als das Renin-Angiotensin-Aldosteron-System und das ANP aktiviert werden [20, 30], kann per definitionem kein SIADH vorliegen. Die intrathorakalen Drücke und das

Tabelle 11.5. Differentialdiagnose der Hyponatriämie

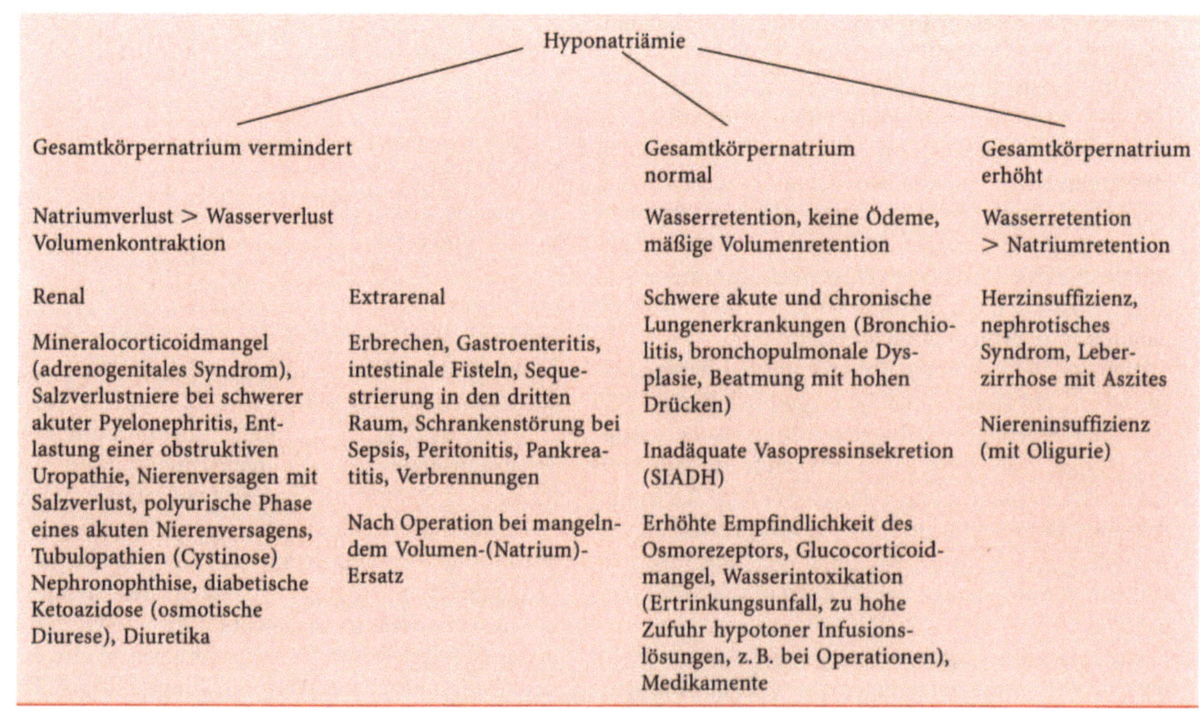

Hyponatriämie			
Gesamtkörpernatrium vermindert		Gesamtkörpernatrium normal	Gesamtkörpernatrium erhöht
Natriumverlust > Wasserverlust Volumenkontraktion		Wasserretention, keine Ödeme, mäßige Volumenretention	Wasserretention > Natriumretention
Renal	Extrarenal	Schwere akute und chronische Lungenerkrankungen (Bronchiolitis, bronchopulmonale Dysplasie, Beatmung mit hohen Drücken)	Herzinsuffizienz, nephrotisches Syndrom, Leberzirrhose mit Aszites
Mineralocorticoidmangel (adrenogenitales Syndrom), Salzverlustniere bei schwerer akuter Pyelonephritis, Entlastung einer obstruktiven Uropathie, Nierenversagen mit Salzverlust, polyurische Phase eines akuten Nierenversagens, Tubulopathien (Cystinose) Nephronophthise, diabetische Ketoazidose (osmotische Diurese), Diuretika	Erbrechen, Gastroenteritis, intestinale Fisteln, Sequestrierung in den dritten Raum, Schrankenstörung bei Sepsis, Peritonitis, Pankreatitis, Verbrennungen	Inadäquate Vasopressinsekretion (SIADH)	Niereninsuffizienz (mit Oligurie)
	Nach Operation bei mangelndem Volumen-(Natrium)-Ersatz	Erhöhte Empfindlichkeit des Osmorezeptors, Glucocorticoidmangel, Wasserintoxikation (Ertrinkungsunfall, zu hohe Zufuhr hypotoner Infusionslösungen, z. B. bei Operationen), Medikamente	

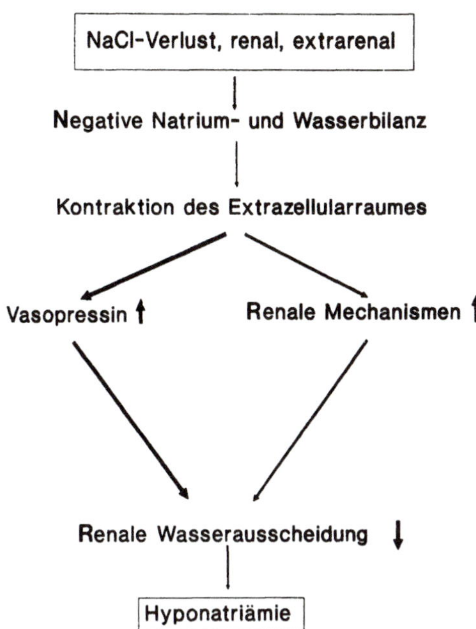

Abb. 11.10. Mechanismus der Entstehung der Hyponatriämie bei renalem und extrarenalem Salzverlust. Renale Adaptationsmechanismen beinhalten einen Abfall der glomerulären Filtrationsrate und eine gesteigerte Natriumreabsorption im proximalen Tubulus mit verminderter Bereitstellung von Tubulusflüssigkeit zur Verdünnung in der Henle-Schleife und im distalen Tubulus

zentrale effektive arterielle Blutvolumen sind verändert und beeinflussen die vasoaktiven und volumenregulierenden Hormonsysteme (Abb. 11.11).

Für die Therapie ist das Verständnis dieser pathophysiologischen Mechanismen von großer Bedeutung. Vor allem bei intravasalem Volumenmangel stellt die Wasserretention einen Kompensationsmechanismus dar. Eine Flüssigkeitsbeschränkung – beim SIADH sinnvoll – ist in diesem Fall pathophysiologisch gesehen falsch. Das SIADH oder Schwartz-Bartter-Syndrom ist im Kindesalter in seiner klassischen Definition eine Rarität [24, 28].

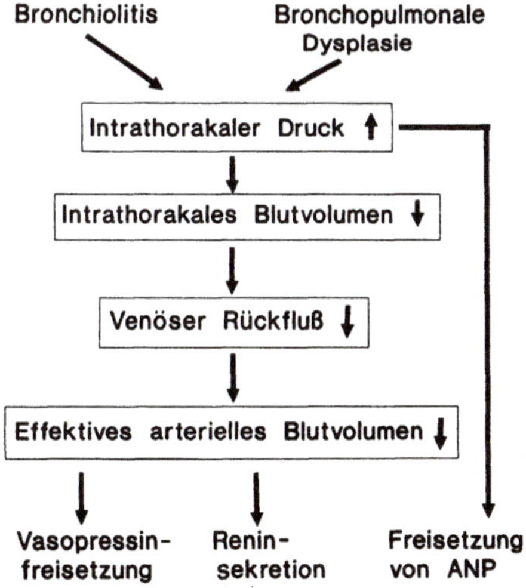

Abb. 11.11. Salz- und Wasserretention bei Lungenerkrankungen

> **!** Die diagnostische Bezeichnung SIADH trifft *nicht* für hyponatriämische Patienten zu, bei denen ein niedriges effektives arterielles Blutvolumen für die Hyponatriämie bei Wasserretention verantwortlich ist.

SIADH-Patienten (Schwartz-Bartter-Syndrom) als Untergruppe der Patienten mit normovolämischer Hyponatriämie sollten nur als solche diagnostiziert werden, wenn die folgenden Kriterien zutreffen:

- Hyponatriämie, Hypoosmolalität,
- Natriumausscheidung im Urin normal oder vermehrt,
- Urinosmolalität größer als für die Serumosmolalität erwartet,
- Urin nicht maximal verdünnt,
- keine Zeichen einer Hypovolämie (Dehydratation),
- normale Nieren- und Nebennierenfunktion.

Bei Kindern mit *bakterieller Meningitis* liegt selten ein echtes SIADH (zentrale Stimulation der Vasopressinfreisetzung) zugrunde. Vielmehr findet sich häufiger eine kreislaufbedingte Vasopressinfreisetzung (durch die schwere Infektion mit nachfolgender Kreislaufdepression bedingt) [14, 16, 37]. Wie alle schwerkranken Säuglinge kommen auch die Patienten mit Meningitis infolge mangelnder Nahrungsaufnahme oft dehydriert zur stationären Aufnahme, obwohl sie klinisch noch gering ausgeprägte Dehydratationzeichen aufweisen [18]. Somit ist die Flüssigkeitsrestriktion, die zur Prävention der Hyponatriämie und des Hirnödems in der Frühphase einer bakteriellen Meningitis empfohlen wird [14], heute umstritten [16, 37]. Auf jeden Fall verbessert die Flüssigkeitrestriktion nicht die Prognose [58]. Eine liberalere Flüssigkeitzufuhr, v. a. bei klinisch eindeutiger Dehydratation, mit natriumreichen Infusionslösungen ist angezeigt.

Auch eine schwere *akute Pyelonephritis* kann infolge des Salzverlustes eine schwere Hyponatriämie mit ausgeprägter Dehydratation hervorrufen. Dabei finden sich nicht selten neben der Hyponatriämie eine Hyperkaliämie, so daß ein Mineralocorticoidmangel und differentialdiagnostisch ein adrenogenitales Syndrom in Betracht zu ziehen ist [17, 26, 34].

Schließlich ist an eine durch Medikamente verursachte Hyponatriämie zu denken (s. folgende Übersicht).

Medikamente, die eine Hyponatriämie auslösen können
- Amphotericin B
- Carbamazepin
- Chlorpropamid
- Clofibrat
- Cyclophosphamid
- Desamino-D-Arginin-Vasopressin
- Demeclocyclin
- Furosemid
- Lithium
- Oxytocin
- Vincristin
- Thiaziddiuretika

11.6 Diagnostik

11.6.1 Störung des Natriumhaushalts

Zur Diagnostik von Störungen im Natriumbestand des Organismus gibt es keinen geeigneten Laborparameter, der im Routinelabor sofort zur Verfügung steht. Der Arzt ist ganz vorrangig auf die *Anamnese* und auf die *klinischen Symptome* angewiesen. Durch Messung von vasoaktiven und volumenregulierenden Hormonen [42, 56] kann man im Zusammenhang mit der Erfassung der Natrium- und Wasserbilanz Aussagen über den Natriumbestand und die Ursache einer Störung erhalten.

Die *klinischen Zeichen* der isotonen Dehydratation sind die Zeichen eines extrazellulären Volumenmangels; sie sind bei hypotoner Dehydratation auffälliger als bei isotoner. Bei milder Dehydratation wird das intravaskuläre Kompartiment durch Aufnahme von Flüssigkeit in die Zirkulation kaum beeinträchtigt. Somit ist v.a. das interstitielle Flüssigkeitsvolumen bei milder Dehydratation betroffen.

Entsprechend finden sich ein reduzierter Hautturgor, eine eingefallene Fontanelle und halonierte Augen durch Verlust von Flüssigkeit des intraorbitalen Bindegewebes. Die Kinder werden träge, gleichgültig und sind durstig. Bei fortschreitender Dehydratation kommt es zu einer Beeinträchtigung des Kreislaufs durch Volumenmangel mit Tachykardie und peripherer Vasokonstriktion mit kalten Extremitäten und manchmal Bauchschmerzen, möglicherweise durch starke Reduktion der Perfusion des Splanchnikusgebietes. Die Sekretion der exokrinen Drüsen ist herabgesetzt und führt zu trockenen Schleimhäuten. Erst in der Spätphase kommt es zu einer Beeinträchtigung der zerebralen Perfusion. Die Messung des Unterschieds zwischen zentraler, rektaler und peripherer Temperatur wurde als einfache, sensitive und wertvolle Methode beschrieben, um die schlechte Kreislaufzirkulation zu diagnostizieren [2].

Im Labor zeigt sich bei geringem Urinvolumen eine hohe Osmolalität und hohe Konzentration an Kreatinin und Harnstoff; die Konzentration an Natrium ist relativ niedrig. Die fraktionelle Natriumausscheidung (Natriumclearance: glomeruläre Filtrationsrate) ist ebenfalls niedrig, typischerweise geringer als 0,5 %.

Bei der hypertonen Dehydratation sind die klinischen Zeichen der extrazellulären Volumenkontraktion bei gleichem absolutem Volumenmangel geringer ausgeprägt als bei der isotonen Dehydratation. Die Haut fühlt sich teigig an, und es treten relativ früh neurologische Störungen (z.B. Krampfanfälle) auf.

> ! Das Renin-Angiotensin-Aldosteron-System wird bei Volumen- und Natriummangel aktiviert und bei Volumenbelastung unterdrückt (s. Abb. 11.6). Da andere Mechanismen, wie verminderte renale Perfusion, Renin stimulieren, können Renin-, Aldosteron- und andere Mineralocorticoidmeßwerte ohne klinische Daten, wie insbesondere Volumenstatus, Natriumzufuhr und Blutdruck, nicht hinreichend interpretiert werden.

11.6.2 Störungen des Wasserhaushalts

Störungen des Wasserhaushalts manifestieren sich entweder an einer veränderten Diurese (Polyurie, Oligurie) oder an einer Imbalance der Plasmaosmolalität (Hyponatriämie, Hypernatriämie).

Bei adäquater Zufuhr von Salzen, Wasser und Eiweiß bedeutet eine *Oligurie* in der Regel eine renale Problematik (Niereninsuffizienz). Es gilt, die Ursache des Nierenversagens zu erkennen und therapeutisch anzugehen.

Bei *Polyurie* werden zunächst basale Parameter, wie Trinkmenge und Urinvolumen/24 h, Natrium, Chlor und Osmolalität im Serum und im Morgenurin, bestimmt. Tubuläre Nierenerkrankungen, die ebenfalls mit einer Polyurie einhergehen, sollten durch die Untersuchung von Kalium, Calcium, Phosphor, harnpflichtigen Substanzen und der alkalischen Phosphatase ausgeschlossen werden. Ergänzend kommt eine Blutgasanalyse hinzu. Auszuschließen ist weiterhin Diabetes mellitus.

Dynamische Untersuchungsverfahren

Durstversuch (Konzentrationstest)

Dieser Test beruht darauf, die Plasmaosmolalität durch Wasserentzug zu erhöhen und die Urinausscheidung zu reduzieren. Vasopressin wird stimuliert, senkt den Urinfluß und steigert die Urinosmolalität.

- Üblicherweise beginnt der Durstversuch bei gut hydriertem Kind morgens mit vollständiger Entleerung der Harnblase und Feststellung des Körpergewichts. In 1- bis 2stündigem Abstand werden Urinvolumen, Urinosmolalität und Körpergewicht gemessen.
- Während des gesamten Durstversuchs muß der Patient ständig überwacht werden; bei einem Körpergewichtsverlust von 5 % des Ausgangswertes, Fieber oder starker Eksikkose *ist der Versuch sofort abzubrechen!*
- Bei normaler Konzentrationsleistung der Nieren sollte die maximale Urinosmolalität auf > 800 mosm/kg ansteigen, die Diurese im Verlauf des Konzentrationsversuchs deutlich zurückgehen. Bei Neugeborenen, kleinen Säuglingen und bei ausgeprägter Polyurie ist die maximale Konzentration auf 400 - 500 mosm/kg ausreichend.
- Eine deutliche Einschränkung des maximalen Konzentrationsvermögens auf etwa 500 - 600 mosmol/kg zeigen auch Patienten mit primärer Polydipsie, weil ihr Nierenmark durch die Polyurie an Tonizität verliert und „ausgewaschen" ist. Der Durstversuch ist deshalb ungeeignet, mit der erforderlichen Sicherheit einen partiellen zentralen Diabetes insipidus von einer primären Polydipsie abzugrenzen.
- Am Tag ist der Durstversuch unter sorgfältiger ärztlicher Aufsicht dann vorzunehmen, wenn die Basisuntersuchungen eine deutliche Polyurie (> 3000 ml/24 h) erkennen lassen oder wenn die Laboruntersuchungen eine Hypernatriämie (> 145 mmol/l) bzw. Hyperosmolalität (> 300 mosm/kg) ergeben haben.
- Über Nacht kann der Durstversuch bei mäßiger Polyurie (bis 2000 ml/m^2 KO/24 h) und bei normaler Serumnatriumkonzentration sowie normaler Plasmaosmolalität erfolgen.
- Bei ungenügendem Osmolalitätsanstieg kann die Aussage der Untersuchung durch Messung der Plasmavasopressin- und der Serumnatriumkonzentration zur Bestimmung der Vasopressinfunktion verbessert werden (s. Abb. 11.2).

Vasopressintest

Der Vasopressintest dient der Untersuchung der renalen Wirkung einer exogenen Gabe von Vasopressin und vermag zwischen zentralem und renalem Diabetes insipidus zu differenzieren. Dieser Test schließt sich an einen Durstversuch an, wenn kein Anstieg der Urinosmolalität feststellbar ist. Bei Patienten mit zentralem Diabetes insipidus fällt die Diurese und die Urinosmolalität steigt an (von 100 - 200 auf 400 - 500 mosmol/kg).

Für den Test stehen mehrere Substanzen zur Verfügung: Arginin-Vasopressin, Lysin-Vasopressin und Desmopressin.

- Arginin- und Lysin-Vasopressin wirken nur kurz und werden in einer Dosis von 2 mE/kg intravenös verabreicht. 1 h vorher und bis zu 2 h nachher werden die Harnmengen in 30- bis 60minütigen Abständen gesammelt und deren Volumina und Osmolalität bestimmt.
- Falls die hämodynamische Wirkung von Vasopressin störend ist und vermieden werden soll (extreme Hautblässe, Bauchschmerzen, Blutdruckanstieg), ist Desamino-D-Arginin-Vasopressin (DDAVP, Desmopressin) vorzuziehen. Beim DDAVP-Test sind Urinvolumen und Urinosmolalität 1 h vor und in stündlichen Abständen nach intranasaler Gabe von 10 µg DDAVP bei Säuglingen und 20 µg DDAVP bei Kindern zu messen [1].

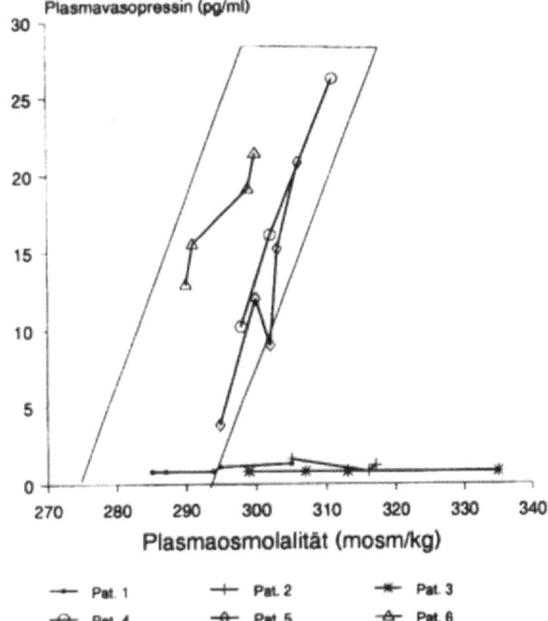

Abb. 11.12. Untersuchung der Freisetzung von Vasopressin aus der Hypophyse unter osmotischer Stimulation (intravenöse Infusion von hypertoner NaCl-Lösung, 0,04 ml/kg KG/min) bei 3 Kindern mit normaler Vasopressinsekretion (*Nr. 4, 5, 6*) und bei 3 Kindern mit zentralem Diabetes insipidus (*Nr. 1, 2, 3*). Der *markierte Bereich* stellt die Beziehung zwischen Plasmavasopressin und Plasmaosmolalität bei gesunden Kindern dar (s. auch Abb. 11.2)

- DDAVP besitzt eine lang andauernde wasserretinierende Wirkung. Deswegen muß nach DDAVP-Gabe bei einem Anstieg der Urinosmolalität die Flüssigkeitszufuhr vermindert werden, wenn eine Wasserintoxikation mit nachfolgender Hyponatriämie und zerebralen Krampfanfällen vermieden werden soll.

Untersuchung der Hypophysenhinterlappenfunktion durch Infusion hypertoner Kochsalzlösung

Bleibt die Ursache der Polyurie trotz des Durstversuchs und Vasopressintests weiterhin unklar oder gelingt keine eindeutige Differenzierung von zentralem Diabetes insipidus und primärer Polydipsie, dann ist der *Kochsalzinfusionstest* mit der Messung von Vasopressin und Osmolalität im Plasma angezeigt. Durch Infusion hyperosmolarer Kochsalzlösung wird die Fähigkeit des Hypophysenhinterlappens zur Vasopressinausschüttung direkt geprüft (Abb. 11.12).

Diese Untersuchung ermöglicht die eindeutige Unterscheidung einer partiellen Störung der Hypophysenhinterlappenfunktion von einer primären Polydipsie. Wie bei vielen endokrinologischen Untersuchungen ist die Funktionsprüfung der Hypophyse recht aufwendig, weil ein einzelner Meßwert keine sichere Aussage zuläßt. Erst die Beziehung zwischen dem Anstieg von Vasopressin und der Plasmaosmolalität gibt eine klare Auskunft darüber, ob die Vasopressinfreisetzung und damit die Funktion des Hypophysenhinterlappens gestört ist [72].

Der Kochsalzinfusionstest wird folgendermaßen durchgeführt:

- Vor diesem Versuch werden die Patienten gut hydriert. Das Serumnatrium muß zu Testbeginn normal sein.
- Zur Vasopressinstimulation wird eine 5 %ige NaCl-Lösung über einen Zeitraum von 2 h infundiert (0,04 – 0,05 ml/kg KG/min). Vor und 30, 60, 90 sowie 120 min nach Infusionsbeginn wird Blut für die Bestimmung von Vasopressin, Osmolalität sowie von Natrium und Chlor entnommen.
- Während des Tests steigt die Natriumkonzentration im Serum gegen Ende der Infusion um ca. 8 – 10 mmol/l, die Osmolalität um 15 – 20 mosmol/kg an.

Der Kochsalzinfusionstest ist mittlerweile auch für Patienten im Kindesalter etabliert [23, 54] (s. Abb. 11.12). Die Gesamtzufuhr an Natriumchlorid liegt mit 240 mg/kg niedriger als für den klassischen Standardtest (Hickey-Hare-Test), bei dem 280 mg/kg verabreicht werden. Außerdem ist die Natriumchloridzufuhr mit 2 mg/kg/min bei dem hypertonen Kochsalzinfusionstest deutlich niedriger als die des Hickey-Hare-Tests, bei dem 6,25 mg/kg/min Natriumchlorid zugeführt werden. Hickey-Hare-Test oder Cartter-Robbins-Test sind durch die Einführung der direkten Vasopressinmessung im Blut in Relation zur Osmolalität obsolet.

11.7 Therapieprinzipien

11.7.1 Störung des Natriumhaushalts

Eine zu *rasche Gewichtszunahme* mit Ödembildung ist der bedeutsamste klinische Parameter einer pathologischen Natriumretention. Bei isotoner Salz- und Wasserretention kann man die Natriumretention an der Gewichtszunahme abschätzen. Bei einer Serumnatriumkonzentration von 140 mmol/l beträgt die Natriumretention 140 mmol/kg Körpergewichtszunahme. Da eine physiologische Kochsalzlösung 0,9 g/100 ml enthält, kann man leicht errechnen, daß bei 100 g Körpergewichtszunahme durch Salz- und Wasserretention nahezu 1 g Natriumchlorid retiniert wird.

Neben dem Einsatz von *Diuretika* ist die Reduktion der Natriumchlorid- und Wasserzufuhr eine wichtige therapeutische Maßnahme. Diese Maßnahme sowie eine exakte Bilanzierung wird oft bei Störungen des Natriumhaushalts nicht genügend beachtet. Deswegen ist tägliches Wiegen unter standardisierten Bedingungen die beste und einfachste Methode, eine inadäquate Gewichtszunahme unmittelbar zu erkennen und den Therapieerfolg zu überprüfen.

Ein Salzverlust zeigt sich an einer *Gewichtsabnahme* bzw. bei Säuglingen auch an einer *ungenügenden Gewichtszunahme* (z. B. bei Neugeborenen mit Salzverlust bei AGS). Im Gegensatz zu der weit verbreiteten Meinung spiegelt der Grad der Hyponatriämie nicht unmittelbar den Grad des Natriumverlusts wider. Deswegen ist eine Berechnung des Natriumverlusts aus dem Ausmaß der Hyponatriämie kein verläßlicher Parameter für den wirklichen Natriumverlust und die Planung einer Therapie. Die Natriumzufuhr unter normalen Bedingungen beträgt 2 – 3 mmol/kg/24 h und sollte im Stadium des Salzverlusts auf das Doppelte gesteigert werden.

Alle Zustände des Natriumverlusts können mit *isotonen Natriumchloridlösungen* behandelt werden; nur selten ist der Einsatz von hypertonen Natriumchloridlösungen gerechtfertigt. Es ist darauf zu achten, daß eine extreme Hyponatriämie (unter 120 mmol/l) ebenso wie eine Hypernatriämie *nicht zu rasch* ausgeglichen wird. Eine zu rasche Korrektur der Hyponatriämie kann passagere und bleibende neurologische Störungen hervorrufen [3, 55].

11.7.2 Störung des Wasserhaushalts

11.7.2.1 Wasserretention

Die Ausbildung einer Hyponatriämie mit Gewichtszunahme weist auf eine überproportionale Wasserretention hin. In der Regel ist eine Reduktion der Zufuhr von freien Flüssigkeiten die Therapie der Wahl. Dies kann durch Reduktion der Infusionsmenge bei gleichbleibendem Natriumgehalt oder durch Andickung der Nahrung bei reduzierter Flüssigkeitsmenge erreicht werden.

Bei Hyponatriämie mit Ödemen übertrifft die Wasser- die Natriumretention. Bei diesen Zuständen (Leberzirrhose, Herzinsuffizienz und nephrotisches Syndrom) muß die Grundkrankheit adäquat behandelt werden.

Diuretika wirken beim nephrotischen Syndrom wegen der Hypoproteinämie oft nicht ausreichend, so daß eine Reduktion der Natrium- und Wasserzufuhr angezeigt ist. Dabei muß auf eine ausreichende Diurese geachtet werden. Nur in seltenen Fällen (z. B. Schock) ist die Infusion einer hypertonen Albuminlösung indiziert (1 g/kg 20 %ige Albuminlösung über 1 h 2- bis 3mal/Tag) [42].

Bei Salz- und Wasserretention infolge einer fortgeschrittenen Niereninsuffizienz ist allein eine Dialysebehandlung (Peritonealdialyse, Hämofiltration, Hämodialyse) in der Lage, den Salz- und Wasserüberschuß zu eliminieren.

11.7.2.2 Wasserverlust

Eine Hypernatriämie zeigt immer einen Zustand relativen oder absoluten Wasserverlusts an.

Beim *zentralen Diabetes insipidus* wird das Fehlen des antidiuretischen Hormons Arginin-Vasopressin durch die intranasale Gabe des langwirkenden spezifischen Vasopressin-V2-Agonisten Desmopressin (DDAVP) behandelt. Diese Substanz hat eine Halbwertszeit von mehreren Stunden und wird gewöhnlich 2mal/Tag verabreicht. Entsprechend der Desmopressinwirkung erfolgt die Flüssigkeitszufuhr.

Tritt unter Desmopressingabe eine Hyponatriämie auf, ist eine Reduktion der Flüssigkeitszufuhr in der Regel sinnvoller als eine Reduktion der Vasopressindosis. Die Dosierung von DDAVP richtet sich nach der Wirkdauer und dem Wiedereinsetzen der Polyurie. Bei intaktem Durstmechanismus ist die Behandlung des Diabetes insipidus zentralis in der Regel kein Problem. Bei gleichzeitiger Störung des Durstmechanismus gestaltet sich die Therapie schwierig. In solchen Fällen wurde vorgeschlagen, die Trinkmenge nach dem Gewicht zu regulieren.

Die Behandlung des *renalen Diabetes insipidus* sollte durch eine Reduktion der Natriumzufuhr mit der Nahrung erfolgen. Gleichzeitig muß für eine hohe Flüssigkeitszufuhr gesorgt werden. Durch Behandlung mit Diuretika (z. B. Hydrochlorothiazid) kommt es nach anfänglicher Natriumausscheidung zu einer paradoxen antidiuretischen Wirkung, die durch eine gesteigerte Natriumresorption im proximalen Tubulus bei leichtem extrazellulärem Flüssigkeitsverlust zustande kommt. Die zusätzliche Behandlung mit Indometacin führt nach anfänglicher Reduktion der glomerulären Filtration auch zu einem meßbaren Rückgang der Diurese [45]. Oft gedeihen die Säuglinge und Kleinkinder erst mit der Kombinationstherapie.

Literatur

1. Aronson AS, Svenningsen NW (1974) DDAVP test for estimation of renal concentrating capacity in infants and children. Arch Dis Child 49: 654-659
2. Aynsley-Green A, Pickering D (1974) Use of central and peripheral temperature measurement in care of the critically ill child. Arch Dis Child 49: 477-481
3. Ayus JC, Krothapalli RK, Arieff AI (1987) Treatment of symptomatic hyponatremia and its relation to brain damage. N Engl J Med 317: 1190-1195
4. Berry PL, Belsha CW (1990) Hyponatremia. Pediatr Clin North Am 37: 351-363
5. Birnbaumer M, Seibold A, Gilbert S et al. (1992) Molecular cloning of the receptor for human antidiuretic hormone. Nature 357: 333-335
6. Conley SB (1990) Hypernatremia. Pediatr Clin North Am 37: 365-372
7. Cowley AW (1982) Vasopressin in cardiovascular regulation. In: Guyton AC, Hall JE (eds) Cardiovascular physiology IV, International Review of Physiology, vol 26. University Park Press, Baltimore, pp 189-242
8. Cowley AM, Switzer SJ, Guinn MM (1980) Evidence and quantification of the vasopressin arterial pressure control system in the dog. Circ Res 46: 58-67
9. Daniel SS, Stark RI, Husain MK, Sanocka UM, James LS (1984) Excretion of vasopressin in the hypoxic lamb: comparison between fetus and newborn. Pediatr Res 18: 227-231
10. Deen PMT, Verdijk MAJ, Knoers NVAM et al. (1994) Requirement of human renal water channel aquaporin-2 for vasopressin-dependent concentration of urine. Science 264: 92-95
11. De Robertis FR, Michelis MF, Davis BB (1974) „Essential" hypernatremia: report of three cases and review of the literature. Arch Intern Med 134: 889-895
12. De Vane GW, Porter JC (1980) An apparent stress-induced release of arginine vasopressin by human neonates. J Clin Endocrinol Metab 51: 1412-1416
13. De Vane GW, Naden RP, Porter JC, Rosenfeld CR (1982) Mechanism of arginine-vasopressin release in the sheep fetus. Pediatr Res 16: 504-507

14. Feigin RD, McCracken GH, Klein JO (1992) Diagnosis and managemant of meningitis. Pediatr Infect Dis J 11: 785-814
15. Fujiwara TM, Morgan K, Bichet DG (1995) Molecular biology of diabetes insipidus. Ann Rev Med 46: 331-343
16. Gerigk M, Bald M, Feth F, Rascher W (1993) Clinical settings and vasopressin function in hyponatremia. Eur J Pediatr 152: 301-305
17. Gerigk M, Glanzmann R, Rascher W, Gnehm HE (1995) Hyponatremia and hyperkalemia in acute pyelonephritis without urinary tract anomalies. Eur J Pediatr 154: 582-584
18. Gerigk M, Gnehm HPE, Rascher W (1996) Arginine vasopressin and renin in acutely ill children: implication for fluid therapy. Acta Paediatr 85 (in press)
19. Gomez-Sanchez EP, Foecking MF, Sellers D, Blankenship MS, Gomez-Sanchez CE (1994) Is the circulating ouabain-like compound ouabain? Am J Hypertens 7: 647-650
20. Gozal D, Colin AA, Jaffe M, Hochberg Z (1990) Water, electrolyte and endocrine homeostasis in infants with bronchiolitis. Pediatr Res 27: 204-209
21. Hadeed AJ, Leake RD, Weitzmann RE, Fisher DA (1979) Possible mechanisms of high blood levels of vasopressin during neonatal period. J Pediatr 94: 805-808
22. Hamlyn JM, Manunta P (1992) Ouabain, digitalis-like factor and hypertension. J Hypertens 10 (Suppl 7): 99-111
23. Hammond DN, Moll GW, Robertson GL, Chelmicka-Schorr E (1986) Hypodipsic hypernatremia with normal osmoregulation of vasopressin. N Engl J Med 315: 433-436
24. Haycock GB (1995) The syndrome of inappropriate secretion of antidiuretic hormone. Pediatr Nephrol 9: 375-381
25. Hazinski TA, Blalock WA, Engelhardt B (1988) Control of Water balance in infants with bronchopulmonary dysplasia: role of endogenous vasopressin. Pediatr Res 23: 86-88
26. van der Heijden AJ, Versteeg FGA, Wolff EO, Sukhai RN, Scholtmeijer RJ (1985) Acute tubular dysfunction in infants with obstructive uropathy. Acta Paediatr Scand 74: 589-594
27. Hirasawa A, Shibata K, Kotosai K, Tsujimoto G (1994) Cloning, functional expression and tissue distribution of human cDNA for the vascular-type vasopressin receptor. Biochem Biopys Res Commun 203:72-79
28. Judd BA, Haycock GB, Dalton N, Chantler C (1987) Hyponatremia in premature babies and following surgery in older children. Acta Paediatr Scand 76: 385-393
29. Judd BA, Haycock GB, Dalton RN, Chantler C (1990) Antidiuretic hormone following surgery in children. Acta Paediatr Scand 79: 461-466
30. Kojima T, Fukuda Y, Hirata Y, Matsuzaki S, Kobayashi Y (1990) Changes in vasopressin, atrial natriuretic factor and water homeostasis in the early stage of bronchopulmonary dysplasia. Pediatr Res 27: 260-263
31. Land H, Schütz G, Schmale H, Richter D (1982) Nucleotide sequence of cloned cDNA encoding bovine arginine vasopressin-neurophysin II precursor. Nature 295: 299-303
32. Lewis LK, Yandle TG, Lewis JG, Richards AM, Pidgeon GB, Kaaja RJ, Nicholls G (1994) Ouabain is not detectable in human plasma. Hypertension 24: 549-555
33. van Lieburg AF, Verdijk MAJ, Knoers NVAM et al. (1994) Patients with autosomal nephrogenic diabetes insipidus: homozygous for mutations in the aquaporin 2 water channel gene. Am J Human Genet 55: 648-652
34. Melzi ML, Guez S, Sersale G et al. (1995) Acute pyelonephritis as a cause of hyponatremia/hyperkalemia in young infants with urinary tract malformations. Pediatr Infect Dis J 14: 56-59
35. Möhring J, Glänzer K, Maciel JA Jr, Düsing R, Kramer HJ, Arbogast R, Koch-Weser J (1980) Greatly enhanced pressor response to antidiuretic hormone in patients with impaired cardiovascular reflexes due to idiopathic orthostatic hypotension. J Cardiovasc Pharmacol 2: 367-376
36. Pohjavuori M, Fyhrquist F (1980) Hemodynamic significance of vasopressin in the newborn infant. J Pediatr 97: 462-465
37. Powell KR, Sugarman LI, Eskenazi AE et al. (1990) Normalization of plasma arginine vasopressin concentrations when children with meningitis are given maintenance plus replacement therapy. J Pediatr 117: 515-522
38. Quillen EW, Cowley AM (1983) Influence of volume changes on osmolality-vasopressin relationship in conscious dogs. Am J Physiol 244: H73-H79
39. Rao M, Eid M, Herrod L, Parekh A, Steiner P (1986) Antidiuretic hormone response in children with bronchopulmonary dysplasia during episodes of acute respiratory distress. Am J Dis Child 140: 825-828
40. Rascher W (1985) Kardiovaskuläre Wirkung des antidiuretischen Hormons Arginin-Vasopressin. Klin Wochenschr 63: 989-999
41. Rascher W (1993) Blutdruck- und Volumenregulation beim nephrotischen Syndrom. Nieren- und Hochdruckkrankheiten 22: 435-439
42. Rascher W, Tulassay T (1987) Hormonal regulation of water metabolism in children with nephrotic syndrome. Kidney Intern 32 (Suppl 21): S83-S89
43. Rascher W, Meffle H, Gross F (1985) Hemodynamic effects of arginine vasopressin in conscious water-deprived rats. Am J Physiol 249: H29-H33
44. Rascher W, Tulassay T, Lang RE (1985) Atrial natriuretic peptide in plasma of volume-overloaded children with chronic renal failure. Lancet 2: 303-305
45. Rascher W, Rosendahl W, Henrichs JA, Maier R, Seyberth HW (1987) Congenital nephrogenic diabetes insipidus - vasopressin and prostaglandin in response to treatment with hydrochlorothiazid and indomethacin. Pediatr Nephrol 1: 485-490
46. Rascher W, Rauh W, Brandeis WE, Huber KH, Schärer K (1986) Determinants of plasma arginine-vasopressin in children. Acta Paediatr Scand 75: 111-117
47. Rascher W, Bello AB, Lettgen B, Guth-Tougelidis B, Müller ST, Reiners Chr, Löhr E (1990) Diagnostische Bedeutung der Captopril-Radionuklidnephrographie für die renovaskuläre Hypertonie im Kindesalter. Monatsschr Kinderheilkd 138: 268-273
48. Rees L, Forsling ML, Brook CGD (1980) Vasopressin concentration in the neonatal period. Clin Endocrinol 12: 357-362
49. Robertson GL (1984) Abnormalities of thirst regulation. Kidney Int 25: 460-469
50. Rosenthal W, Seibold A, Antaramian A et al. (1992) Molecular identification of the gene responsible for congenital nephrogenic diabetes insipidus. Nature 359: 233-235
51. Rowe JW, Shelton RL, Helderman JH, Vestal RE, Robertson GL (1979) Influence of the emetic reflex on vasopressin release in man. Kidney Int 16: 729-735
52. Ruskoaho H (1992) Atrial natriuretic peptide: synthesis, release and metabolism. Pharmacol Rev 44: 479-602

53. Samani NJ, Swales JD (1991) Molecular biology of the vascular renin angiotensin system. Blood Vessels 28: 210-216
54. Schaff-Blass E, Robertson GL, Rosenfield RL (1983) Chronic hypernatremia resulting from a congenital defect in osmoregulation of thirst and vasopressin. J Pediatr 102: 703-708
55. Schrier RW (1985) Treatment of hyponatremia. N Engl J Med 312: 1121-1123
56. Schrier RW (1988) Pathogenesis of sodium and water retention in high-output and low-output cardiac failure, nephrotic syndrome, cirrhosis and pregnancy. N Engl J Med 319: 1065-1072 and 1127-1134
57. Schrier RW, Berl T, Anderson RJ (1979) Osmotic and nonosmotic control of vasopressin release. Am J Physiol 236: F321-F332
58. Singhi SC, Singhi PD, Srinivas B, Narakesri HP, Ganguli NK, Sialy R, Walia BNS (1995) Fluid restriction does not improve the outcome os acute meningitis. Pediatr Infect Dis J 14: 495-503
59. Skorecki KL, Brenner BM (1981) Body fluid homeostasis in man. Am J Med 70: 77-88
60. Speer ME, Gorman WA, Kaplan SL, Rudolph AJ (1984) Elevation of plasma concentration of arginine vasopressin following perinatal asphyxia. Acta Paediatr Scand 73: 610-614
61. Thibonnier M, Auzan C, Madhun Z, Wilkins P, Berti-Mattera L, Clauser E (1994) Molecular cloning, sequencing, and functional expression of a cDNA encoding the human V1a vasopressin receptor. J Biol Chem 269: 3304-3310
62. Timmermans PBMW, Wong PC, Chiu AT et al. (1993) Angiotensin II receptors and angotensin II receptor antagonists. Pharmacol Rev 45: 205-251
63. Tulassay T, Rascher W (1986) Atriales natriuretisches Peptid. Monatsschr Kinderheilkd 134: 710-715
64. Tulassay T, Seri I, Rascher W (1987) Atrial natriuretic peptide and extracellular volume contraction after birth. Acta Pediatr Scand 76: 444-446
65. Tulassay T, Rascher W, Lang RE, Seyberth HW, Schärer K (1987) Atrial natriuretic peptide and other vasoactive hormones in nephrotic syndrome. Kidney Int 31: 1391-1395
66. Tulassay T, Ruskoaho H, Toth M, Rascher W (1988) Atrial natriuretic peptid in volume expansion-induced natriuresis in man. Clin Exp Hypertens A10: 363-380
67. Waeber B, Nussberger J, Hofbauer KG, Nicod P, Brunner H (1986) Clinical studies with a vascular vasopressin antagonist. J Cardiovasc Pharmacol 8 (Suppl 7): S111-S116
68. Weitzmann RE, Reviczky A, Oddie TH, Fisher DA (1980) Effect of osmolality on arginine vasopressin and renin release after hemorrhage. Am J Physiol 238: E62-E68
69. Woolfson RG, Poston L, DeWardener HE (1994) Digoxin-like inhibitor of active sodium transport and blood pressure: the current status. Kidney Intern 46: 297-309
70. Worgall S, Hänze J, Wagner R, Peiser C, Lang RE, Sulyok E, Rascher W (1996) Characterization of ouabain-like immunoreactivity in human urine. J Hypertens 14: 623-628
71. Young DB, Pan YJ, Guyton AC (1977) Control of extracellular sodium concentration by antidiuretic hormone-thirst feedback mechanism. Am J Physiol 232: R145-R149
72. Zerbe RL, Robertson GL (1981) A comparison of plasma measurements with a standard indirect test in the differential diagnosis of polyuria. N Engl J Med 305: 1539-1546
73. Zerbe RL, Robertson GL (1983) Osmoregulation of thirst and vasopressin secretion in human subjects: effects of various solutes. Am J Physiol 244: E607-E614

Teil III Wachstum und Pubertät

Physiologie des Längenwachstums

H. Stolecke

12.1 Wachstum als biologisches Grundphänomen

Wachstum bedeutet die Zunahme biologischer Größen, z. B. der Zellmasse, der Körperlänge, des Körpergewichts, der Muskelkraft oder der Sekretionsleistung von Drüsen. Wachstum ist damit ein grundlegendes Ereignis der biologischen Entwicklung, die sich darüber hinaus durch eine kontinuierliche Differenzierung v. a. funktioneller Leistungen als systematischer und zugleich individueller Prozeß definiert. Sie ist folglich für Varianz und Vielfalt offen.

Wenn man über das Wachstum diskutiert, muß also festgelegt werden, welches Wachstum angesprochen werden soll; dabei kann ein bestimmtes Wachstum immer nur aus seiner Integration im biologischen Gesamtplan verstanden und erläutert werden.

12.2 Wachstumsfördernde Faktoren

Wachstum im Sinne einer Zunahme biologischer Größen setzt intakte Stoffwechselabläufe voraus, die wiederum von allgemeinen und speziellen Faktoren beeinflußt werden.

12.2.1 Allgemeine Faktoren

Als Grundlage für einen regelhaften Wachstumsprozeß gilt eine ausgewogene Zufuhr von Kohlenhydraten, Fett und Eiweiß, von Mineralien, Spurenelementen und Vitaminen. Psychisches Wohlbefinden als Ergebnis strukturierender sozialer Erlebnisse wie auch bedachter pädagogischer Hilfen unter Berücksichtigung der geistig-seelischen Entwicklungsphasen sind ebenso wesentliche Faktoren für einen ungestörten Entwicklungsverlauf.

Natürlich muß eine normale Wachstumspotenz des Gesamtorganismus gegeben sein; auch dürfen keine angeborenen oder chronischen Störungen von Krankheitswert vorliegen oder die biologische Entwicklung über längere Zeit beeinträchtigt haben.

12.2.2 Hormone

Im Kindes- und Jugendalter gilt dem Längenwachstum besondere Aufmerksamkeit; hier ist neben der Gewichtszunahme der körperliche Entwicklungsfortschritt unmittelbar erkennbar. Das Längenwachstum kann als integrativer Parameter für die Qualität der individuellen biologischen Abläufe gelten.

Die zentrale Rolle des Wachstumshormons und die additiv-synergistische Wirkung der Schilddrüsen-, NNR- und Gonadenhormone sind ebenso wie die Wirkungen des Insulins und der den Calciumhaushalt regulierenden Hormone schon lange bekannt.

Neben diesen „klassischen" Hormonen haben die in den beiden folgenden Abschnitten besprochenen „insulin-like growth factors" (IGF) und ihre verschiedenen Bindungsproteine seit Jahren besonderes wissenschaftliches Interesse und zunehmende klinische Bedeutung erlangt. Sie sind letztlich diejenigen Substanzen, die im Sinne einer endokrinen, autokrinen, parakrinen und intrakrinen Funktion das Wachstum in seinen verschiedenen Erscheinungsformen realisieren.

12.2.3 „Insulin-like growth factors" (IGF-I, IGF-II)

IGF-I und II sind Polypeptide, die unmittelbar wachstumsfördernd wirken. Sie sind in den letzten beiden Dekaden als die charakteristischen Substanzen einer Peptidfamilie erkannt worden, die ursprünglich, je nach experimentellem Zugang, durch die Somatomedine A, B und C definiert wurden, ebenso wie durch die „nonsuppressible insulin-like activity" (NSILA), die „multiplication-stimulating activity" (MSA) u. a. [18, 60, 61, 70, 106, 118, 160, 171, 180].

12.2.3.1 IGF-I

Dieses basische Peptid mit 70 Aminosäuren und einem Molekulargewicht von etwa 7500 D ist strukturell mit dem Proinsulin verwandt. Menschliches IGF-I ist mit bovinem und porzinem IGF-I identisch [75]. Mittels rekombinanter Gentechnik ist IGF-I synthetisiert worden, so daß das Peptid für weitergehende experimentelle und klinische Studien verfügbar wurde [191].

Molekulargenetische Aspekte

Das Gen für IGF-I liegt auf dem Chromosom 12. Die Genstruktur weist speziesgebunden 5 oder 6 Exons auf. Die Exons 1–3 enthalten u. a. die signalpeptidkodierenden Regionen; die Exons 3 und 4 kodieren im wesentlichen für die 70 Aminosäuren des „reifen" IGF-I-Moleküls. Das große Exon 6 besteht beim Menschen aus 2 überlappenden Transkriptionseinheiten u. a. mit multiplen Polyadenylationssignalen. Transkription über 2 Promotoren, differente Transkriptionsstartorte, alternatives „RNA-splicing" und die unterschiedliche Wahl der Polyadenylationsstelle führen zu verschiedenen IGF-I-mRNA, die z. B. auch N-terminal verschiedene Signal- und unterschiedliche E-Peptide (C-terminale Precursorsequenz) und somit auch IGF-I-Vorläuferpeptide (Präpro-/Pro-IGF-I) in varianten Formen kodieren. Anhand dieser Befunde wird eine mögliche Regulationsebene der IGF-I-Biosynthese posttranlational diskutiert [2, 173].

Die IGF-I-Genexpression und damit die physiologische IGF-I-Bildung wird durch die skizzierten molekularen Mechanismen strukturiert, wobei das „set" der IGF-I-mRNA mit ihren unterschiedlichen Translationseigenschaften einen speziellen Aspekt darstellt. Der wesentliche Stimulus für die IGF-I-Gentranskription ist indessen die akute Wirkung des Wachstumshormons [23, 107, 132, 164, 173, 183].

Die wachstumsfördernde Wirkung des IGF-I wird durch einen IGF-I-Rezeptor (IGF-Rezeptor Typ I) moderiert, der weitgehend dem für Insulin entspricht. Neuere Untersuchungen zeigen, daß an einem Precursorprotein zahlreiche Modifikationen während und nach der Translation stattfinden, die zu differenzierten Rezeptorformen mit funktionsmodulierenden Domänen führen. Diese Erkenntnisse waren Ausgangspunkt für Studien, mit denen IGF- bzw. insulinspezifische Bindungsdomänen definiert wurden [145].

Im Prinzip zeigt der Rezeptor Tyrosinkinaseaktivität und eine heterotetramere Struktur. Die ligandenbindende Domäne besteht aus den beiden extrazellulären α-Hälften (135 kD); die β-Hälften (95 kD) sind kinaseaktiv, werden nach Bindung des Liganden phosphoryliert und enthalten die Signaldomäne. Die α- bzw. β- Hälften des IGF-I-Rezeptors können mit den entsprechenden Anteilen des Insulinrezeptors hybridisieren, was für die funktionelle Breite bedeutsam sein dürfte [116, 139, 142].

IGF-I als endokrines, parakrines und autokrines Hormon

Der wichtigste Bildungsort für das im Blut meßbare IGF-I ist die Leber, die selbst keine IGF-I-Rezeptoren hat und somit nicht Zielorgan ist. IGF-I wird in den Hepatozyten relativ rasch aufgebaut und in die Blutbahn abgegeben, liegt unmittelbar also nicht in nennenswertem Maße gespeichert vor. Im intravaskulären Kompartiment wird IGF-I vorrangig an das IGF-Bindungsprotein 3 gebunden; dies ist die Voraussetzung, ein weiteres Protein, die säurelabile Untereinheit („acid labile subunit", ALS, 85 kD), zusätzlich zu binden. So entsteht eine großmolekulare ternäre Form, die als „Vorratsform" von IGF-I und IGF-II anzusehen ist [30]; s. auch 12.2.4.

Die durch Wachstumshormon (GH) stimulierte IGF-I-Synthese wird über ein negatives Feedback der systemischen Blutspiegel zum Hypothalamus (Ausschüttung des hypothalamischen GHRH („growth hormone-releasing hormone") wie auch zur Hypophyse gesteuert, wo eine GHRH-stimulierte GH-Sekretion gehemmt wird [40, 225]. IGF-I ist hier also als endokrin wirksame Substanz anzusehen, wobei das Ausmaß und die Charakteristik dieser Funktion für periphere Gewebe noch weiter geklärt werden müssen.

Aus Studien zur Verteilung von mRNA für IGF-I geht hervor, daß eine IGF-I-Synthese in vielen Organen und Geweben stattfinden kann und neben der endokrinen eine parakrine und autokrine Wirkung möglich ist. So ergeben sich lokal entstehende IGF-I-abhängige funktionelle Abläufe, die Wachstums- oder Restitutionscharakter haben.

Für das Knochenwachstum stellte man sich nach den Ergebnissen aus In-vitro-Versuchen zunächst vor, daß der molekulare Mechanismus für die zelluläre IGF-I-Expression wie auch für die IGF-I-Sensibilität durch GH auf der Ebene einer zellulären Subpopulation stimuliert würde und dann lokal gebildetes IGF-I ein klonales Wachstum differenzierter Zellsysteme, hier also der Chondrozyten, ermögliche, was letzlich auch Längenwachstum bedeute („dual effector theory") [232].

Inzwischen zeigen Untersuchungen am Rattenknochen, daß sowohl GH als auch IGF-I prinzipiell auf allen Ebenen der skelettspezifischen Zelldifferenzierung wie der Wachstumsvorgänge selbst wirksam sind, wenngleich deutliche Unterschiede zwischen beiden Hormonen hinsichtlich der Wachstumsrate bestehen; sie werden auf eine unterschiedliche Wirkung von GH und IGF-I auf die Zellkinetik und auf die Zellproduktivität zurückgeführt [232].

Es ist also anzunehmen, daß IGF-I beim Skelettwachstum endokrin und autokrin-parakrin wirkt, in der letztgenannten Weise als Signalsubstanz in statu nascendi, wobei IGF-I in seiner zirkulierenden 40-kD-Form diese Wirkungsweise amplifiziert [232]. Oberflächenrezeptoren sowohl für GH als auch für IGF-I an den Knorpelzellen aller Differenzierungsstadien weisen schließlich darauf hin, daß GH auch eine direkte Wirkung am wachsenden Skelett entfaltet.

In funktionell anders strukturierten Zellsystemen, etwa bei Reifungsprozessen im Ovar, spielt IGF-I in der Regel im funktionellen Kontext mit den IGF-Bindungsproteinen (IGFBP) eine vergleichbare Rolle [3–5, 8, 9, 37, 39, 79, 85, 131, 137, 194, 214, 226, 227, 233]. Seine Generation ist darüber hinaus unter bestimmten funktionellen Bedingungen, z. B. bei der Proliferation der Granulosazellen, zusätzlich von der Gonadotropinkonzentration und von Östradiol abhängig [6, 7, 67]. Auch für andere steroidbildende Zellen und Organe ist IGF-I als funktionell modulierender Faktor anzusehen, wie dies Untersuchungen an Leydig- und an NNR-Zellen gezeigt haben [43, 44, 105].

Schon anhand der geschilderten Daten ist anzunehmen, daß hormonale Steuerprinzipien gewebetypisch ausgerichtet sind. So belegen inzwischen zahlreiche Forschungsergebnisse, daß IGF-I und II (s. unten) in Verbindung mit den IGFBP in die funktionelle Regulation praktisch aller Zell- oder Organsysteme eingebunden sind. Als Beispiele aus der umfangreichen Literatur mit Hinweisen auf weiterführende Primärliteratur seien genannt: [14, 38, 45, 46, 50, 72, 73, 77, 82, 88, 91, 103, 113, 114, 117, 125, 126, 129, 133, 135, 138, 153, 158, 159, 170, 174, 176, 190, 218].

Die physiologischen Serumkonzentrationen des IGF-I sind altersabhängig (Meßwerte s. auch Kap. 25). Nach der Geburt werden zunächst niedrige Werte gemessen, die Konzentrationen steigen während des 1. Lebensjahrzehnts an und zeigen die höchsten Werte während des pubertären Wachstumsschubes – zu einer Zeit also, zu der GH gegenüber der präpubertären Phase deutlich vermehrt gebildet wird. Anschließend fallen die Werte mit zunehmendem Alter wieder ab [12, 16, 29, 30, 97, 169, 175].

Andere Einflüsse auf die Serumkonzentrationen sind z. B. für Insulin (↓), Thyroxin (↓), Sexualsteroide (↑) oder Glucocorticoide (↑) beschrieben worden; zu nennen sind auch gravierende Änderungen des Ernährungsstatus, eine gestörte Funktion der Leber oder der Nieren wie auch maligne oder Autoimmunerkrankungen. Hier sind stets die systematischen Erkrankungen oder Funktionsstörungen Ursache der von der Norm abweichenden Konzentrationen (Übersicht bei [30]; s. auch Kap. 13).

12.2.3.2 IGF-II

Das leicht saure Polypeptid besteht aus 67 Aminosäuren. In Struktur und Funktion zeigt IGF-II homologe Eigenschaften zu IGF-I. Sein Molekulargewicht von etwa 7500 D entspricht demjenigen des IGF-I.

Molekulargenetische Aspekte

Das Gen für IGF-II liegt auf dem kurzen Arm von Chromosom 11. Es weist 9 Exons und 4 Promotoren auf. Auch für IGF-II werden auf der Basis der molekularen Mechanismen, wie sie für die Entstehung von IGF-I-Varianten beschrieben wurden, und je nach Entwicklungsstand des Gewebes verschiedene mRNA exprimiert [178, 215].

Die Wirkung von IGF-II wird nach bisherigen Kenntnissen im wesentlichen durch den auch für IGF-I zuständigen Rezeptor ermöglicht (s. oben). Andererseits wurde ein IGF-II-spezifischer Rezeptor (IGF-Rezeptor Typ II) isoliert, an den IGF-I nicht binden kann. Dieser IGF-II/Mannose-6-Phospat-Rezeptor hat keinerlei Homologie mit dem Insulinrezeptor. Er bindet IGF-II und lysosomale Enzyme, die den Mannose-6-Phosphat-Marker besitzen und hat somit eine entscheidende Funktion bei der Bildung von Lysosomen. Das Gen für den IGF-II/Mannose-6-Phosphat-Rezeptor liegt auf dem Chromosom 6 und zeigt ein mütterliches „imprinting", während das IGF-II-Gen ein „imprinting" väterlicherseits aufweist [68, 87, 222].

Ein höhermolekulares („big") IGF-II wurde bei Patienten mit unterschiedlichen bösartigen Tumoren als Ursache einer „non islet cell tumor hypoglycemia" (NICTH) beschrieben [62, 187]. Es enthält die ersten 21 der 89 Aminosäuren umfassenden E-Domäne des – bei regelhafter Translation von der entsprechenden mRNA entstehenden – Pro-IGF-II, dessen „processing" offensichtlich gestört ist. Weiterhin wurde nachgewiesen, daß das „big" IGF-II bei NICTH-Patienten eine fehlende O-Glykosylierung aufweist – dies im Gegensatz zu dem natürlich und in sehr geringen Mengen vorkommenden „big" IGF-II.

Das elterliche „imprinting" bzw. ein Verlust genetischer Informationen im Bereich der IGF-II-spezifischen Region 11p15 werden außer mit dem Beckwith-Wiedemann-Syndrom auch mit der Entstehung und Ausbreitung bösartiger Tumoren, wie z. B. Wilms-Tumor, Hepatoblastome und -karzinome oder Rhabdomyosarkome, in Verbindung gebracht. Dabei finden sich häufig chromosomale Anomalien in der Region 11p13–15, die das bei Wilms-Tumoren nachgewiesene Tumorsuppressorgen WT1 bei 11p13 enthält. Ein Verlust von WT1 führt zu einer erhöhten Expression von IGF-II.

Bei sporadisch auftretenden Tumoren fand sich vorrangig ein 11p15-Verlust des mütterlichen Allels, in mit Wiedemann-Beckwith-Syndrom assoziierten Tumoren ein Verlust der Heterozygotie bei 11p15 des von der Mutter stammenden Chromosoms bei väterlicher Isodisomie. Dies spricht für die Bedeutung des elterlichen „imprinting" und für eine Verdopplung der Gendosis des aktiven IGF-II-Allels (s. bei [178]). Schließlich wurde gezeigt, daß in der Mehrzahl der Wilms-Tumoren eine biallele Expression des IGF-II-Gens besteht, d.h. ein paternales „imprinting" des IGF-II-Gens fehlt, das sonst in normalem embryonalem Gewebe die Regel ist [141].

IGF-II als Wachstumsfaktor und Stoffwechselmodulator

Die Wirkung und die Regulation der IGF-II-Bildung ist verglichen mit IGF-I weniger eingrenzend zu beschreiben. Deshalb charakterisiert die Überschrift dieses Absatzes das IGF-II mit diesen beiden Begriffen, die das funktionelle Prinzip seiner Wirkung herausstellen. Dennoch ist es gerechtfertigt, auch IGF-II als Hormon mit endokriner, parakriner und autokriner Funktion zu bezeichnen.

IGF-II stimuliert Wachstums- und Differenzierungsvorgänge vieler Zellsysteme und wirkt als stoffwechselaktives Regulativ. Im Tierexperiment (Ratte, Maus) zeigte sich IGF-II v.a. bedeutsam als fetaler Wachstumsfaktor [80]; diese Funktion ist beim Menschen aufgrund der relativ niedrigen IGF-II-Werte bei Geburt nicht abschließend geklärt [42, 81].

Im Gegensatz zu IGF-I ist die Bildung von IGF-II nicht unmittelbar GH-abhängig; bei Akromegalie fand sich die Serumkonzentration des IGF-II nicht erhöht; auch die Genexpression wird im Gegensatz zu der des IGF-I durch GH nicht systemisch stimuliert [16, 107]. Niedrige Werte für IGF-II bei Patienten mit Wachstumshormonmangelzuständen erklären sich am ehesten durch die GH-abhängige Verminderung des dominierenden IGFBP-3 (s. unten) und unterstellen so nicht zwingend, daß die IGF-II-Bildung durch GH direkt beeinflußt wird.

Inwieweit eine Minderung oder ein Verlust des Genimprinting ein Prinzip für die Tumorgenese ist, bleibt weiter zu klären. Gleiches gilt für die Frage, in welchem Ausmaß die molekularbiologisch eigenständige Charakteristik des IGF-II v.a. auch in Verbindung mit dem Mannose-6-Phosphat-Rezeptor einen systematischen Teilaspekt im Rahmen der funktionellen Gewebedifferenzierung darstellt. Die unterschiedliche IGF-I- bzw. IGF-II-mRNA-Bildung, z.B. in verschiedenen ZNS-Strukturen, kann derartige Hypothesen stützen [172].

Hauptsächlicher Bildungsort für das zirkulierende IGF-II ist die Leber. Im Serum finden sich deutlich höhere Konzentrationen als für IGF-I; sie werden unmittelbar nach der Geburt niedrig gemessen, steigen in den ersten Lebenswochen nachhaltig an und bleiben dann unabhängig vom Lebensalter weitgehend konstant [29, 30].

12.2.4 IGF-Bindungsproteine (IGFBP)

IGF-I und -II werden im Blut (mit über 90%) und in anderen Kompartimenten mit hoher Affinität an spezifische Bindungsproteine gebunden. Prinzipiell gelten die IGFBP als „Vorratsform" der IGF und in der Zirkulation als Schutz gegenüber enzymatischen Abbauvorgängen. Die IGFBP verlängern so die Halbwertszeit. Experimentelle und klinische Daten sprechen dafür, daß die Bindung an IGFBP die IGF-Wirkungen moduliert, wobei die Verteilung und Regulation in den verschiedenen Organ- und Gewebesystemen sehr verschieden sind. Dadurch wird die biologisch-funktionelle Bedeutung offenbar differenziert, worauf auch Ergebnisse mit unterschiedlichem experimentellem Zugang hinweisen [49, 69, 91, 143].

1989 fand bei einem internationalen Workshop in Vancouver eine Harmonisierung der zunächst vielfältigen Bezeichnungen für die IGFBP statt [65]. Seinerzeit wurden 3 Klassen definiert und mit IGFBP-1, IGFBP-2 und IGFBP-3 benannt; inzwischen sind insgesamt 6 Typen geklont und sequenziert worden. Aktuelle Untersuchungsergebnisse wurden 1994 auf dem 3. Internationalen Symposium über „IGF and their regulatory proteins" in Sydney mitgeteilt [20, 27, 48, 52, 136, 148, 184, 189]. Die hierzu zitierten Arbeiten und der folgende Überblick geben einen Eindruck über den Stand der verfügbaren Kenntnisse, die sich rasch erweitern werden.

IGFBP-1

Dieses niedermolekulare Bindungseiweiß (25 kD) hat eine vergleichbare Bindungsaffinität für IGF-I und -II. IGFBP-1 wird vorrangig in den Hepatozyten, aber auch in einigen Geweben (Endometrium, Granulosazellen, Plazenta, Leber) gebildet und außer im Serum in größerer Menge im Fruchtwasser gefunden.

IGFBP-1 zeigt in seinen Serumkonzentrationen sowohl einen diurnalen Rhythmus als auch eine Altersabhängigkeit [19, 90]. Die höchsten Werte werden zwischen 24 und 8 Uhr gemessen. Morgendliche Konzentrationen sind entsprechend den Werten in der Amnionflüssigkeit bei der Geburt sehr hoch. Sie fallen während der Kindheit und Pubertät ab.

Invers korrelierte Konzentrationen zu den Werten für das C-Peptid und abfallende Werte nach Nahrungsaufnahme apostrophieren eine regulative Verbindung zum Kohlenhydratstoffwechsel. So sind die variablen Konzentrationen als hormonal strukturiert anzusehen: Insulin senkt die Werte, Cortisol erhöht sie. Molekulargenetisch konnte eine Regulation der IGFBP-1-Genexpression nachgewiesen werden, die der der Phosphoenolpyruvatcarboxykinase (PEPCK), einem Schlüsselenzym der Gluconeogenese, ähnlich ist [148].

Im Zusammenhang mit Befunden, die eine rasche Konzentrationsänderung des Bindungsproteins zeigen, etwa nach Insulininfusion bei hyperglykämischen insulinpflichtigen Diabetikern, entstand die Vorstellung einer regulativen Transportfunktion des IGFBP-1. Danach käme ihm die Aufgabe zu, IGF von dem hochmolekularen „Vorratsprotein" (IGFBP-3, s. unten) über den Kreislauf zu den Zielgeweben zu bringen [147]. Die erhöhten Werte in wachstumsretardierten Situationen würden einen verminderten IGF-Transport reflektieren; schließlich hätte Insulin einen direkten Einfluß auf diesen Transport [89].

IGFBP-2

Das niedermolekulare Protein (31 kD) bindet ebenfalls vorrangig IGF-II. IGFBP-2 scheint kompartimentspezifisch (z. B. fetoplazentar, Liquor via Plexus chorioides) gebildet und reguliert zu werden. Die meisten Publikationen dokumentieren einen negativen Effekt auf die IGF-spezifische zelluläre Wirkung [184].

Bei an Malignomen erkrankten Menschen finden sich erhöhte Serum- bzw. Liquorkonzentrationen. Eine zellmembranspezifische Affinität des IGFBP-2 in Zellinien des kleinzelligen Lungenkarzinoms beim Menschen ist derzeit ein experimenteller Einzelbefund, mit dem die Bedeutung einer membranstrukturellen Zellveränderung als Auslöser einer durch die IGFBP-Bindung modifizierten IGF-Wirkung diskutiert wird [184].

IGFBP-2 läßt sich zur Zeit hinsichtlich seiner physiologischen und krankheitsspezifischen Funktionen noch nicht abschließend einordnen.

IGFBP-3

Es handelt sich primär um ein Glykoprotein mit einem Molekulargewicht von 40-60 kD, das die bindende Untereinheit (IGFBP-3β) darstellt und sich nach Bindung von IGF-I oder -II mit einer nichtbindenden, säurelabilen Untereinheit (IGFBP-3α, ALS, 85 kD) zu einem „hochmolekularen" ternären Komplex (125-150 kD) verbindet. Da von allen Proteinkomponenten dieses Komplexes verschiedene Subformen gebildet werden können, handelt es sich de facto um eine variantenreiche und wohl auch funktionell differente Zahl von Komplexen mit einem Molekulargewicht hauptsächlich zwischen 100 und 140 kD. In dieser Form können IGF-I und -II nicht die Zirkulation verlassen [20]. IGFBP-3 bindet IGF-II geringfügig stärker als IGF-I; außerdem stellt es das hauptsächliche Bindungspotential für alle IGF dar und ist in der hochmolekularen Form als GH-abhängig anzusehen.

Subformen von IGFBP-3 enstehen durch posttranslationale Veränderungen der Glykosylierung, Phosphorylierung und durch teilweise Proteolyse, was sich auf die Bildung binärer oder ternärer Komplexe und auf die Affinität für die Liganden auswirkt. Auch ALS kommt in Varianten vor, die die Glykosylierung und den N-Terminus betreffen [20].

Versuche mit hypophysektomierten Ratten zeigen, daß unter Behandlung mit IGF-I IGFBP-3 zwar gebildet, aber nicht im ternären 150-kD-Komplex gefunden wird; nach Gabe von GH entsteht vermehrt IGFBP-3, das in dem hochmolekularen Komplex gebunden ist. Daraus wurde gefolgert, daß GH für die α-Untereinheit im ternären Komplex „federführend" ist, während die β-Untereinheit IGF-abhängig ist [127]. Offenbar bestehen weitergehende wechselseitige Abhängigkeiten; experimentelle Daten weisen darauf hin, daß IGF für die Assoziation von ALS und IGFBP-3 verfügbar sein muß [20].

Die Bildung von IGFBP-3 konnte in vitro in verschiedenen Zellinien menschlicher Gewebe nachgewiesen werden. Sie erfolgt primär in der Leber, vornehmlich im retikuloendothelialen System (Kupffer-Sternzellen). Clearance und metabolischer Abbau erfolgen nach den vorliegenden Erkenntnissen vorrangig in der Niere. Die IGFBP-3-Kinetik ist langsamer als die des IGF-I. Dies ist für den diagnostischen Einsatz von IGF- und IGFBP-3-Bestimmungen bedeutsam [30].

IGFBP-4

Dieses 25-kD-Protein wurde zunächst in Osteosarkom- und Prostatatumorzellinien isoliert und weiter untersucht [136]. Charakteristisch erscheint am Knochengewebe eine IGF-hemmende Funktion des IGFBP-4, ein Einzelfakt in einem „microenvironment" zur lokalen und systemischen Regulation des Knochenstoffwechsels. IGFBP-4 wird (im Gegensatz zu IGFBP-5, s. unten) durch osteoblastenproliferierende Faktoren (Progesteron, IGF) gehemmt, während gegenläufige Faktoren die IGFBP-4-Synthese fördern.

Untersuchungen zum Antagonismus des IGFBP-3 hinsichtlich der FSH-stimulierten Granulosazellsteroidsynthese wiesen 3 neue IGFBP aus, deren cDNA geklont werden konnten und die IGFBP-Typen 4-6 darstellten [188]. So wurde bei Ratten die IGFPB-4-

(und IGFBP-5-) Genexpression als Marker für die Follikelatresie beschrieben. Weitere Versuchsergebnisse legen es nahe, IGFBP-4 als „Antigonadotropin" anzusehen, das die hemmende Wirkung von LHRH auf die Steroidgenese von Rattengranulosazellen moduliert [189].

IGFBP-5

Dieses 34-kD-Protein ist u. a. besonders innerhalb des Knochenstoffwechsels von Bedeutung [88, 136]. Dabei besteht eine funktionelle Interaktion mit IGF-II, das offenbar nicht an Hydroxyapatit oder Kollagen gebunden wird, während IGFBP-5 sowohl an IGF-II als auch an Hydroxyapatit mit hoher Affinität bindet. Man nimmt an, daß IGF-II, das im menschlichen Knochengewebe gegenüber dem IGF-I dominiert, über ossär gebildetes IGFBP-5 als funktionelle Reserve gespeichert wird. IGF-II wird damit für die lokale Regulation des Knochenbaus bedeutsam, wobei auch die IGF-II-modulierte IGFBP-5-Proteolyse eine Rolle zu spielen scheint.

IGFBP-6

Mit einem Molekulargewicht von 22000 (32000) findet es sich v. a. im Liquor, wurde aber auch aus anderen Geweben isoliert [188]. Es bindet mit hoher Affinität an IGF-II, so daß hier eine ähnliche funktionelle Konstellation wie beim IGFBP-5 diskutiert wird.

12.2.5 Andere das Wachstum und die Gewebedifferenzierung beeinflussende Peptide

Neben IGF-I und -II sind Peptide und Peptidfamilien isoliert worden, die sowohl embryonal als auch postnatal gewebespezifische, mitogene, differenzierende und funktionelle Abläufe unterstützen und in das jeweilige biologische Gesamtkonzept integriert sind. Die Wirkung kann auf endokrinem, parakrinem, autokrinem oder intrakrinem Wege erfolgen. Zu nennen sind:

- „epidermal growth factor" (EGF),
- „fibroblast growth factors" (FGF),
- „transforming growth factors" (TGF-α, TGF-β),
- „platelet-derived growth factor" (PDGF),
- „nerve growth factor" (NGF),
- „brain-derived neurotrophic factor" (BDNF),
- Erythropoetin,
- „colony-stimulating factors" (CSF),
- Interleukine und
- Interferone.

Systematische Darstellungen finden sich bei Sara et al. [177] sowie bei Roberts u. Sporn [163].

12.3 „Positive secular growth shift" – Akzeleration

In den vergangenen Jahrzehnten zeigte sich vornehmlich in den Industriestaaten eine Zunahme der mittleren Endlänge. Außerdem tendierte die biologische Entwicklung zu einem früheren Beginn der Pubertät. Für die Niederlande gab van Wieringen 1978 für die Zeit zwischen 1950 und 1975 Anstiege der Längenperzentilen zwischen 6,0 und 6,6 cm an [213]. Dieser Trend hat sich inzwischen deutlich abgeschwächt: im Zeitraum zwischen 1965 bis 1980 zeigten niederländische Probanden im Alter von 20 Jahren noch eine Endlängenzunahme von 4 cm bei Männern bzw. von 2 cm bei Frauen [166, 167]. Auch in der Schweiz weisen auxologische Untersuchungen im Rahmen der „Züricher longitudinalen Wachstumsstudie" [152] darauf hin, daß sich die akzelerierte Entwicklung weitgehend reduziert hat.

Ursächlich werden v. a. Faktoren wie gute Ernährung, Eindämmung epidemischer Erkrankungen, Fortschritte in Hygiene und medizinischer Betreuung sowie Verbesserung der sozialen und ökonomischen Verhältnisse angesprochen. Diese Entwicklung führte offenbar dazu, daß sich die genetisch vorgegebenen Entwicklungsparameter funktionell weitgehend optimal realisieren konnten.

12.4 Dokumentation des Längenwachstums

Will man ein aktuelles Längenmaß beurteilen, muß man es mit entsprechenden Normwerten vergleichen. Diese beziehen sich auf das chronologische Alter und setzen damit die Regel voraus, daß chronologisches und biologisches Alter in engen Grenzen übereinstimmen. Auxologische Normwerte sollten aus einer unmittelbar vergleichbaren Population stammen; dies muß besonders bei der Untersuchung von Kindern und Jugendlichen aus ethnographisch eigenständiger Herkunft berücksichtigt werden. Entsprechende spezielle Erhebungen sind allerdings nur teilweise verfügbar, so daß gemessene Daten im Einzelfall relativ zu diskutieren sind (s. auch Kap. 25).

In den letzten 25 Jahren sind verschiedene somatographische Studien durchgeführt worden, die teilweise auch andere Parameter als die Meßwerte für Körperlänge und Körpergewicht beinhalten. Für die praktisch-klinische Sprechstunde wie auch für wissenschaftliche Arbeiten seien die Publikationen aus der letzten Dekade angeführt: Es sind die 1989 von Prader et al. veröffentlichten Daten im Rahmen der „Züricher longitudinalen Wachstumsstudie" [152], die Erhebungen von Reincken und van Oost (frühere Mitteilungen [33, 34] und 1992 subsummierend publiziert [161]), sowie diejenigen von Tanner (1985) für nordamerikanische Probanden [203].

Eine mathematische Analyse des Wachstumsprozesses mit Blick auf die biologische Systematik bietet das „Infancy-childhood-puberty-(ICP)-Modell" von Karlberg et al. an [110, 111]. Es beruht auf der Feststellung, daß die Wachstumskurven 3 verschiedene biologische Funktionskreise („components") in sich vereinen. Eine regelhafte Ernährung ist für eine optimale Entwicklung der „infancy component" verantwortlich, die „childhood component" wird vorrangig durch eine physiologische Sekretion und Regulation des GH bestimmt. Die pubertäre Komponente des Längenwachstums definiert sich aus dem Synergismus zwischen GH und Sexualsteroiden und superponiert die sich abflachende „childhood component". Das ICP-Modell ermöglicht es, distinkte Störungen der hormonal-metabolischen Homöostase in ihren auxologischen Auswirkungen zu erkennen.

12.4.1 Somatogramm und Perzentilenkurven

Als *Somatogramm* bezeichnet man eine Dokumentationsform, bei der das chronologische Alter, das Längenmaß und das Körpergewicht in jeweils senkrecht und parallel angeordneten Kolonnen aufgelistet sind; dabei werden die genannten Parameter so zueinander angeordnet, daß das chronologische Alter und die zuzuordnenden Mittelwerte für Körperlänge und Körpergewicht im durchschnittlichen Normalfall eine waagerechte Linie bilden. Den somatographischen Daten sind in einer weiteren Kolonne die Werte für 2 Standardabweichungen (SD) zugeteilt. Damit werden also ca. 96 % der Probanden einer normalverteilten Gruppe erfaßt.

Anders aufgebaut ist die *Perzentilendokumentation*; hier stellt die 50. Perzentile den Medianwert einer Gruppe dar, der dem arithmetischen Mittelwert bei Normalverteilung entspricht. Um ein gegebenes Längenmaß genauer zu charakterisieren, werden die 3., 10., 25., 50., 75., 90. und 97. Perzentile angegeben. Ein Längenmaß auf der 25. Perzentile bedeutet z. B., daß 75 % der untersuchten Population länger bzw. 25 % kleiner sind, als der gemessene Proband.

Perzentilenkurven (s. Kap. 25) eignen sich besonders für eine longitudinale Dokumentation. Ein *Perzentilensprung* – die individuelle Dokumentationskurve verläßt den „gewohnten" Perzentilenbereich nach oben oder unten – wird stets Anlaß für eine sorgfältige Analyse sein, es sei denn, es handelt sich um eine erwartbare Reaktion, etwa um ein Aufholwachstum nach Beginn einer Wachstumshormonsubstitution.

In welchem Umfang ein individueller auxologischer Parameter vom Mittelwert des chronologischen oder des Knochenalters abweicht, wird durch die *standardisierte Normabweichung* („standard deviation score", SDS) ausgedrückt. Sie ermöglicht insbesondere einen Vergleich gemessener Daten unabhängig vom Alter der Probanden oder Patienten. Der SDS berechnet sich z. B. für das Längenmaß nach der Formel Länge des Patienten (x_i) minus Mittelwert für die Länge des chronologischen Alters ($x_{[CA]}$) dividiert durch die Standardabweichung für die Länge des chronologischen Alters ($SD_{[CA]}$):

$$\frac{(xi - x_{[CA]})}{SD_{[CA]}}$$

12.4.2 Somatographisch-klinische Definitionen

Im allgemeinen Sprachgebrauch werden auf das chronologische Alter bezogene Bezeichnungen benutzt, um Längenmaße im Grenzbereich oder außerhalb der statistischen Normstreuung (x + 2 SD bzw. 3. oder 97. Perzentile) zu benennen.

> ! Wir sprechen von *Kleinwuchs*, wenn das aktuelle Längenmaß zwischen der 3. und 10. Perzentile liegt, von *Großwuchs* bei Maßen zwischen der 90. und 97. Perzentile. Ein *Minderwuchs* besteht bei einer Körperlänge unterhalb der 3. Perzentile, ein *Hochwuchs*, wenn Längenmaße über der 97. Perzentile gemessen werden.
> Bei sehr ausgeprägter Abweichung von den den Normbereich begrenzenden Perzentilen von *Zwergwuchs* oder von *Riesenwuchs* zu sprechen, ist psychologisch mindestens ungeschickt.
> Anzumerken ist, daß die erwähnten Bezeichnungen ein auxologisches Symptom beschreiben, also keine abschließende diagnostische Einordnung bedeuten.

Die Begriffe *Längenalter* und *Längengewicht* bezeichnen jeweils das Alter, zu dem das gemessene Längen- bzw. Gewichtsmaß der 50. Perzentile entspricht. So kann z. B. das Längenalter bei einem Kind mit Pubertas praecox durch den hormoninduzierten Wachstumsschub rasch deutlich höher als das chronologische Alter werden.

12.4.3 Knochenalter

In den ersten beiden Lebensjahrzehnten ist ein typisch strukturierter biologischer Fortschritt prinzipiell erwartbar. Er läßt sich durch Angabe des *Knochenalters* als einem summativen Parameter für die biologischen Wachstums- und Differenzierungsvorgänge apostrophieren. Unter regelhaften Bedingungen entspricht das Knochenalter dem Lebensalter. Die wichtigsten auxologischen Daten sind mit dem Knochenalter enger korreliert als mit dem chronologischen Alter, so daß vom altersbezogenen (Durchschnitts-) Maß abweichende Entwicklungen nur weiterführend beurteilt werden können, wenn das Knochenalter berücksichtigt wird.

Das Knochenalter wird anhand von speziellen Atlanten bestimmt. International eingeführt sind seit Jahrzehnten die Dokumentationen von Greulich u. Pyle [84] und von Tanner et al. [205]. Basis ist eine Röntgenaufnahme der rechten Hand dorsovolar mit gespreizten Fingern und unter Einschluß der Radius- und Ulnaepiphysen. Die Interpretation der Röntgenbilder und die vergleichende Zuordnung zu den in den Atlanten gegebenen Beispielen erfordern eine ausreichende Erfahrung, v. a. wenn das Knochenalter dissoziiert ist und interpoliert werden muß. Um die Streuungen einer manuell-visuellen Beurteilung zu verringern, wurden inzwischen rechnergestützte Verfahren entwickelt [52a, 204, 207, 211].

Eine geringe Dissoziation zwischen chronologischem und biologischem (Knochen-) Alter ist physiologisch, wenn sie bis zum 7. Lebensjahr ± 1/2 Jahr und danach ± 1 Jahr beträgt. Weitergehende Abweichungen bedürfen stets einer diagnostischen Qualifikation.

12.4.4 Wachstumsgeschwindigkeit (Wachstumsrate, „growth velocity")

Die Wachstumsgeschwindigkeit gibt den Zuwachs des Längenmaßes in cm/Jahr an. Wächst ein Kind in 6 Monaten 3 cm, so ist die Wachstumsgeschwindigkeit für diesen Zeitraum 6 cm. Verläßliche Vertrauensgrenzen auf der Ebene von 95 % ergeben sich aber erst nach 12 Monaten.

Systematische perzentilenbezogene Untersuchungen zur Wachstumsgeschwindigkeit sind in den genannten auxologischen Erhebungen enthalten [34, 152, 161, 203]; s. auch Normwerte in Kap. 25.

Eine Methode, das Längenwachstum innerhalb sehr kurzer Zeiträume, z. B. in täglichen oder wöchentlichen Abständen zu erfassen, ist die *Knemometrie*. Untersuchungen mit diesem Verfahren haben gezeigt, daß der Wachstumsprozeß individuelle Varianten wie etwa saisonale Oszillationen oder spontane Kurzzeitänderungen („minigrowth spurts") zeigt [94–96, 224].

12.4.5 Wachstumsprognose

In der pädiatrischen Sprechstunde wird häufig die Frage nach der erwartbaren Endlänge gestellt, v. a. natürlich bei Längenmaßen, die deutlich über oder unter den durchschnittlichen Werten liegen. Eine solche Wachstumsprognose legt durchschnittliche Entwicklungsabläufe zugrunde, die in jedem Einzelfall vielfältig, wenngleich durchaus im regelhaften Rahmen, moduliert sein können. Es ist deshalb eine überzogene Erwartung, eine Prognose im frühen Schulalter „auf den Zentimeter genau" als sicher vorauszusetzen. Sie ist eine individuell zugeordnete Schätzgröße, die an Gewicht gewinnt, wenn sie sich bei Kontrolluntersuchungen, v. a. auch in den ersten beiden Jahren der pubertären Entwicklung, in engen Grenzen bestätigt.

Die *Qualität* einer Wachstumsprognose hängt neben einer präzisen Knochenalterbestimmung in besonderem Maße von der Technik der Längenmessung ab. Längenmaße müssen mehrfach an einem *Anthropometer* ermittelt werden. Für die Berechnung selbst werden die Tabellen von Bayley u. Pinneau [21], bei Knochenalterbestimmungen nach Greulich u. Pyle [84] sowie die Methode nach Tanner et al. [205] und das Verfahren von Roche et al. [165] angewendet.

Vergleichende Untersuchungen zu den Methoden zeigen, daß sich die jeweils ermittelten Prognosen im Einzelfall erheblich unterscheiden können. Zachmann [231] fand, daß die Methode nach Bayley u. Pinneau, die auf der prozentualen Angabe der schon erreichten Erwachsenenlänge basiert, gegenüber den Methoden nach Roche et al. und nach Tanner et al. präzisere Werte ergibt, wenn die Wachstumspotenz des Organismus unter Bezug auf das Knochenalter eingeschränkt ist. Als klinische Beispiele seien eine fortgeschrittene Pubertas praecox, das Ullrich-Turner-Syndrom oder der primordiale Minderwuchs genannt.

Die auf Regressionsanalysen beruhenden Verfahren von Tanner et al. und Roche et al. zeigen unter normalen Wachstumsverhältnissen und bei hochwüchsigen Patienten etwas geringere Schwankungsbreiten gegenüber der Methode nach Bayley u. Pinneau [231].

Eigene Untersuchungen zur Validität der Prognose nach Bayley u. Pinneau bzw. nach Tanner et al. (Verfahren RUS II) ergaben bei hochwüchsigen Mädchen eine Überschätzung durch die erstgenannte und eine

Unterschätzung durch die zweitgenannte Methode RUS II jeweils im Mittel um 1,4 + 3,2 (SD) cm bzw. 1,3 + 2,9 (SD) cm. Bei erheblicher Retardierung des Knochenalters unterschätzt die Methode RUS II diejenige nach Tanner z. T. erheblich [202].

Individuelle Wachstumsprognosen nach den geschilderten Verfahren sollten indessen nicht mit Schätzungen, die lediglich einen orientierenden Anhalt geben, verwechselt werden. Die *Ziellänge* berücksichtigt in etwa den genetischen Background. Die Berechnung erfolgt nach diesem Ansatz:

0,5 × [Länge Vater (cm) + Länge Mutter (cm)]
− 6 cm (Mädchen)/+ 6 cm (Knaben)

Die Angabe ± 6 cm wurde von Prader wie folgt modifiziert [149]:

-3 cm (Mädchen)/+ 9 cm (Knaben).

Ebenfalls im Rahmen der Züricher Wachstumsstudie präzisiert wurde die *approximative Schätzung* der Längenwachstumspotenz durch Verdopplung des im Alter von 2 Jahren erreichten Längenmaßes: Bei Knaben kann diese Schätzgröße mit 2,2 Jahren, bei Mädchen mit 1,4 Jahren ermittelt werden [149]. Auch die verbreitete Ansicht, bei Mädchen sei mit Eintritt der Menarche das Wachstum praktisch beendet, trifft allenfalls in Einzelfällen zu; die z. Z. der Menarche erreichte prozentuale Endlänge streut zwischen 89 und 99 % bei einem Mittelwert von 94 % [121].

12.4.6 Körperproportionen

Während des normalen Körperwachstums ändern sich die Körperproportionen, da die verschiedenen Regionen des Körpers unterschiedlich rasch wachsen. Sehr eindrucksvoll wandeln sich die Proportionen in der Fetalzeit. Dieser Vorgang setzt sich postnatal mit abnehmender Tendenz bis zum Ende der Pubertät fort. Im 2. Fetalmonat beträgt die Kopfhöhe noch 50 % der Körperlänge (Quotient 1 : 1), bei Geburt liegt der Quotient bei 1 : 3, beim Erwachsenen nur noch bei 1 : 8. Die Körpermitte befindet sich beim Neugeborenen gering oberhalb des Nabels, nach Abschluß der Reifezeit im Bereich der Symphyse.

Die Körperproportionen lassen sich durch eine Reihe charakteristischer Daten näher dokumentieren. Als Beispiel sei das Verhältnis Sitzhöhe zu Stehhöhe genannt. Aber auch andere Parameter wie Kopf- oder Brustumfang oder das Maß zwischen den Femurkondylen stellen objektive Meßwerte zur anthropometrischen Beurteilung dar [152].

12.5 Varianten und Grenzsituationen normalen Längenwachstums

Der Normbereich des Längenmaßes eines 10jährigen Knaben liegt bei 140,2 ± 12,5 cm (x ± 2 SD; Züricher Daten); eine normale Länge liegt also bei Maßen zwischen 127,7 und 152,7 cm vor, was eine Differenz von bis zu 25,0 cm bedeutet. Es ist spontan einsichtig, daß viele Eltern bei deutlichen Abweichungen des individuellen Längenmaßes von der durchschnittlich erwartbaren Größenordnung, aber oft auch schon in nur moderat ausgeprägten Situationen befürchten, es könne eine krankhafte Wachstumsstörung vorliegen.

12.5.1 Allgemeine diagnostische und psychosoziale Aspekte

Die Kinder und Jugendlichen selbst erfahren ihr vom Durchschnitt mehr oder weniger deutlich abweichendes Längenmaß als einschränkende Belastung ihrer kommunikativen Möglichkeiten, als Minderwertigkeit oder gar als Makel. Knaben haben dabei vornehmlich unter ihrem „Minderwuchs“ zu leiden; die Mädchen sind eher „für eine Frau zu groß“. Wenn auch die Toleranz, Normvarianten zu akzeptieren, und eine gut begründbare Skepsis gegenüber „therapeutischen“ Manipulationen zugenommen haben, spiegelt sich hier die nach wie vor sehr einsilbige, aber eben doch vorherrschende Einstellung des Publikums über „wünschenswerte Längenmaße für Mann und Frau“ wider. Diese Einstellung wird, wie auch andere scheinbar erstrebenswerte Eigenschaften oder Verhaltensmuster, durch den „Marketingcharakter“ unseres gesellschaftlichen Umfeldes [76] konditioniert. Soziale Akzeptanz und beruflicher Erfolg erweisen sich von derart strukturierten Bedingungen abhängig oder werden zumindest in diesem Zusammenhang diskutiert.

Eine deutlicher auffallende Abweichung von der Durchschnittslänge behandeln zu lassen, wird von vielen Eltern besorgt, verunsichert oder nachhaltig angstbesetzt in Erwägung gezogen, um ihrem Sohn oder ihrer Tochter lebenslange Nachteile zu ersparen. Die psychodynamische Situation in der Familie fördert allerdings vielfach die besonders in der Phase der pubertären Entwicklung vorhandene Labilität des sich differenzierenden Selbstbildes der betroffenen Jungen und Mädchen, auch wenn sich diese selbst in ihrer Altersgruppe ohne weitergehende Probleme behaupten können und ihr Längenmaß nicht als grundsätzlich belastend empfinden (s. auch weiter unten).

> **!** **Der Arzt hat in einer solchen Situation zunächst die Aufgabe, eine auxologische Normvariante von einer krankhaften Störung zu unterscheiden. Dabei muß daran erinnert werden, daß Meßwerte im Normbereich eine Wachstumsstörung nicht grundsätzlich ausschließen (s. 12.5.2–12.5.4)**

Diagnostisch besonders aufschlußreich ist in jedem Fall die *Längsschnittdokumentation* der Wachstumsgeschwindigkeit. Ein systematisches Abweichen von der individuellen Perzentilensituation (Perzentilensprung) muß immer zu einer differentialdiagnostischen Klärung veranlassen. Auch ist es verdächtig, wenn Wachstumsprognose und Ziellänge erheblich voneinander abweichen. Oftmals gibt der klinische Untersuchungsbefund und insbesondere die im Verlauf beobachtete Entwicklungsdynamik entscheidende Hinweise.

Die Wahrscheinlichkeit, daß bei Kindern und Jugendlichen, die in der Sprechstunde wegen Klein- oder Minderwuchses vorgestellt werden, eine Normvariante vorliegt, ist je nach Patientengut mit 50–80 % anzugeben; damit werden Diagnosen in diesem Sinne häufig zu stellen sein. Für den Untersuchungsgang muß also ein Verfahren gewählt werden, das unnötige Maßnahmen vermeidet und eine kompetente Beurteilung garantiert (s. auch ab 12.5.2).

> **!** **Eine Klärung der Diagnose im organmedizinischen Sinne reicht für eine tragfähige Betreuung der betroffenen Kinder und v.a. der Jugendlichen nicht aus!**

Hier gilt es, in altersgerechter Weise Verständnis und Hilfe für das vermeintliche oder tatsächliche Problem zuzusichern, damit von den Kindern und Jugendlichen Vertrauen und Zuversicht für sich selbst und in die eigene Zukunft verläßlich erlebt werden kann. Ebenso müssen die Angehörigen, in der Regel die Eltern, angemessen informiert und beraten werden, so daß sie die ärztlichen Empfehlungen als kompetenten Rat und glaubwürdigen Wegweiser in ihren Entscheidungs- und Akzeptanzprozeß einbeziehen können.

Während im 1. Lebensjahrzehnt die Eltern die unmittelbaren Gesprächspartner sind, mit denen die sachliche und emotionale Problembewältigung erreicht werden muß, erweisen sich im 2. Lebensjahrzehnt die psychologischen Bedingungen und Abläufe als vielschichtiger. Die Orientierungsgrößen der Kindheit habe ihre Bedeutung zunehmend verloren; dies gilt auch für die frühen Elternimagines, die durch neue Leitbilder ersetzt werden.

Dieser Prozeß der Ich-Findung der Jugendlichen ist eine durch Unsicherheit und suchende Erfahrungen konfliktreiche wie labil-verletzliche Phase, in der extreme Positionen mit großer Aktivität oder in sich versunkener Passivität entstehen können. Es ist von maßgeblicher Bedeutung, ob Jugendliche eine pädagogische und praktische Chance bekommen, Verhaltensmuster im Kontext mit Wertvorstellungen zu entwickeln, die die individuelle und gesellschaftliche Entwicklung sinnvoll begründen. Dieser Prozeß ist der eines (lebenslangen) Lernens; er macht Freiheit und bedachte Tat erst möglich. Wenn aber diese Freiheit zur Beliebigkeit, wenn Sichbemühen zur Belästigung verkommen, wenn Langeweile und das Gefühl des Sichselbstüberlassenseins das tägliche Taktmaß darstellen, ist vielfach schon ein nicht mehr zu bessernder Schaden entstanden.

Die tägliche Realität zeigt ständig den erschreckenden Mangel an personalen und moralischen Leitbildern sowie an Strukturen, die praktische Lösungsansätze z.B. für die Ausbildung und den beruflichen Einstieg sicherstellen. Statt dessen produziert der „Markt" ständig neue, medienmanipulierte und rücksichtslose Verführungen, die zum Prinzip unkontrollierter Raffgier in all ihren negativen Möglichkeiten bis hin zu destruktiver Gewalt führen. Wenn jemand seine „freie Meinung" reklamiert, ohne sich fragen lassen zu müssen, um welches Wissen er sich bemüht hat, welche Kompetenz diese seine Meinung begründet, wird das diesem Buch vorangestellte Zitat von Hermann Hesse zur Makulatur. Ortega y Gasset hat in diesem Zusammenhang von dem Recht gesprochen, „nicht Recht zu haben, Grundlosigkeit als Grund" [144].

In der Phase des 2. Lebensjahrzehnts ist die Ansprechbarkeit für modische „Subkulturen" vielfältiger Art groß. Sexuelle Wünsche und Phantasien stehen meist in deutlichem Kontrast zu den erst zu entwickelnden sozialen, beruflichen und partnerschaftlichen Fähigkeiten und werden vielfach durch fordernde gruppendynamische Abläufe beeinflußt. Andererseits dienen Abwehrmechanismen wie Verdrängung oder Rationalisierung dazu, konfliktbesetzte Themen und unerreichbar erscheinende Lösungsansätze zumindest zeitweise zu unterdrücken. In dieser ambivalenten Situation liegt aber auch die Chance, über Sublimierungsvorgänge hervorragende intellektuelle, musische oder soziale Leistungen und entsprechende Lernprozesse zu erreichen.

Auch vermeintliche oder tatsächlich vorhandene körperliche Probleme gehen in diesen emotional-pubertären Entwicklungsprozeß mit ein. Nachteilig empfundene Längenmaße etwa können so zum „Aufhänger" für mehr oder weniger unbewußte entwicklungspsychologische Nöte werden. Das mit sachlicher Kompetenz und erkennbar einfühlender Zuwendung geführte ärztliche Gespräch, mit dem die Jugendlichen sich so wie sie sind akzeptiert erleben können, bietet hier die ganz wichtige Chance, ungelöste Konflikte anzusprechen, Ungewißheiten abzubauen und Maßstäbe anzubieten, die es den jungen Leuten ermöglicht, eine vorgeschlagene Lösung im Sinne einer eigenständigen und positiv erlebten Entscheidung aufzunehmen.

Ich habe in vielen Beispielen erfahren, wie grundlegend und befreiend Gespräche wirken können, die man als Arzt mit der Eigenschaft einer „neutralen dritten Instanz" anbieten kann, wenn man sich mit den Besonderheiten auch der geistig-seelischen Entwicklung im Kindes- und Jugendalter wie auch mit den heute erkennbaren und sich wandelnden psychosozialen Abläufen ausreichend befaßt hat [123].

Dennoch wird man in sorgfältig bedachten individuellen Situationen einen möglichen und ärztlich vertretbaren Versuch, das jeweilige außergewöhnliche Längenmaß medikamentös zu beeinflussen, nicht ablehnen (s. unten).

12.5.2 Normaler Kleinwuchs

In der auxologisch-endokrinologischen Ambulanz bewährt es sich, die für einen diagnostischen Bereich bedeutsamen Daten nach einem gleichbleibenden Konzept zusammenzutragen. Tabelle 12.1 zeigt ein Beispiel für die Dokumentation auxologischer Daten, die immer durch eine individuelle Anamnese und einen allgemeinmedizinischen Status ergänzt werden.

Die in dem Beispiel der Tabelle 12.1 dargestellte Konstellation ist für die Diagnose „normaler Kleinwuchs" typisch. Sie ist dennoch und grundsätzlich durch die individuelle Dokumentation der Wachstumsrate, des Knochenalterfortschrittes und, je nach Alter, des pubertären Entwicklungsfortschrittes abzusichern, d.h. es müssen Kontrolluntersuchungen nach jeweils 6–12 Monaten anberaumt werden, um die Diagnose zu überprüfen und aus dem Verlauf der in der Tabelle aufgeführten Daten abschließend zu bewerten.

Tabelle 12.1. Normaler Kleinwuchs; typische Konstellation der auxologischen Daten bei einem 8jährigen Knaben

Chronologisches Alter	8,0 Jahre
Istlänge/Perzentile	122,5 cm/3.–10. PZ
Sollänge (50. PZ)	130,6 cm
Istgewicht/Perzentile	21,5 kg/3.–10. PZ
Sollgewicht (50. PZ)	25,5 kg
Längenalter	6,6 Jahre
Längengewicht	21,9 kg
Ziellänge	169,0 cm
Wachstumsprognose (B–P)	167,6 cm
Wachstumsgeschwindigkeit	4,3 cm
Knochenalter	8,25 Jahre
Pubertätsstadium	Tanner I
Geburtslänge	50,0 cm
Geburtsgewicht	3050 g

Zusammenfassung
- Der normale Kleinwuchs tritt familiär auf; die somatographischen Maße sind unterdurchschnittlich, liegen aber innerhalb des Normbereiches. Das Knochenalter entspricht dem Lebensalter.
- Hormonale Funktionsstörungen bestehen nicht.
- Zeigt das anamnestische und klinische Datenmuster nicht ganz typische oder inkohärente Konstellationen, muß die Diagnose durch endokrinologische Erhebungen weiter abgesichert oder modifiziert werden (s. Kap. 13).

Ungeachtet der Tatsache, daß der normale Kleinwuchs als Normvariante anzusehen ist, wird vielfach der Wunsch vorgetragen, das unzureichend empfundene aktuelle bzw. Endlängenmaß zu beeinflussen. Dieses Thema wird in 12.5.6 diskutiert.

12.5.3 Normaler Großwuchs

Parallel zum normalen Kleinwuchs findet man an der oberen Grenze des Normbereiches für das Längenmaß den normalen Großwuchs. Die aktuellen Längenmaße liegen zwischen der 90. und 97. Perzentile bzw. bei maximal +2 SD. Das Längenalter ist dem chronologischen Alter voraus; eine familiäre Disposition zu überdurchschnittlichen Längenmaßen besteht ziemlich regelmäßig. Die auxologische Entwicklung verläuft perzentilenparallel; das Knochenalter bleibt altersgerecht. Hinweise für krankhafte, insbesondere endokrine Veränderungen bestehen nicht. Auch hier sind Verlaufskontrollen erforderlich, damit ein qualifizierter Zeitraum für die abschließende Beurteilung verfügbar wird.

! Der normale Großwuchs ist in keinem Fall Anlaß, über eine Therapie nachzudenken!

12.5.4 Konstitutionelle Entwicklungsverzögerung

Recht zahlreich werden in der Sprechstunde Kinder und Jugendliche vorgestellt, die oft schon im Vorschulalter durch ihre unterdurchschnittliche Länge auffielen; häufig sind sie für ihr Alter tatsächlich zu klein (Istlänge < 3. Perzentile). Vertröstend wird bei allgemein unauffälligem klinischem Befund auf ein späteres Wachstum verwiesen, ohne daß eine diagnostische Zuordnung erfolgt. Man spricht gerne von „Spätentwicklern", v. a. dann, wenn zur üblichen Zeit der Beginn der pubertären Entwicklung ausbleibt.

Gehäuft werden Kinder und Jugendliche vorgestellt, bei denen aufgrund der Elternlängen eine genetisch unterdurchschnittliche Wachstumspotenz anzunehmen ist, während bei familiärer Groß- oder gar Hochwüchsigkeit meist erst die verzögerte Pubertät Anlaß zur Konsultation ist.

Die konstitutionelle Entwicklungsverzögerung [KEV, engl. „constitutional delay of growth and development (puberty)"] ist eine häufige Entität. Man kann im 2. Lebensjahrzehnt mit einer Häufigkeit von 2,5 % rechnen und findet in einer auxologisch-endokrinologischen Sprechstunde bis zu ca. 40 % solcher Fälle unter den vorgestellten Kinder und Jugendlichen.

Für den praktisch-klinischen Gebrauch ist es zwar nach wie vor richtig, die konstitutionelle Entwicklungsverzögerung als eine u. U. weitgreifende *Variante der Norm* aufzufassen. Dessen ungeachtet ergeben sich einige spezielle diagnostische und therapeutische Besonderheiten, die im einzelnen besprochen werden müssen.

Eine ständige Verunsicherung über ihren Zustand und der in der Altersgruppe zunehmend auffällige körperliche Entwicklungsrückstand kann bei den betroffenen Jungen und Mädchen schon früh zu einer erheblichen *psychischen Belastung* führen, weil sie ihre altersbezogene soziale „Konkurrenzfähigkeit", z. B. im Sport oder später im Tanzkurs, aber auch in alltäglichen Situationen, als benachteiligt erfahren. Es ist so nur allzu verständlich, wenn die Kinder und Jugendlichen selbst sowie auch ihre Eltern mit zunehmender Dauer dieses bedrückenden Zustandes den sicheren Ausschluß einer krankhaften Störung anstreben und nach einer Behandlung fragen.

Anamnese und klinischer Befund

Ergeben sich aus der individuellen Vorgeschichte und der klinischen Untersuchung keine Hinweise auf eine systemisch-chronische Erkrankung, ist in erster Linie an die bereits 1965 von Lawson Wilkins in dem ersten Buch zur pädiatrischen Endokrinologie [220] dargestellte konstitutionelle Entwicklungsstörung zu denken.

Richtungsweisend ist also zunächst die gezielte Frage, ob in der Familie ein oder mehrere sog. „Spätentwickler" bekannt sind, d. h. ob Familienmitglieder in den ersten 10–15 Lebensjahren eher zu den Kleinen gehört haben und nach „verspätetem" Beginn der Pubertätsentwicklung noch mit 16–18 Jahren nachholend gewachsen seien. Oft wird dies erst im Zusammenhang mit besonderen Ereignissen, wie Kommunion, Wechsel in die weiterführende Schule, Konfirmation, Schulabschluß oder Ausbildungsbeginn, erinnerlich. Ist anamnestisch eine Familiarität des verzögerten Entwicklungsmusters nicht eindeutig, kann zunächst nur von einer biologischen Entwicklungsverzögerung gesprochen werden. Ob es sich um eine familiär-konstitutionelle Form handelt, ergibt sich dann erst aus der Langzeitbeobachtung.

Diagnose

Die Diagnose „konstitutionelle Entwicklungsverzögerung" kann bereits viele Jahre vor der Pubertät gestellt werden. Sie stützt sich auf die Familienanamnese und auf ein charakteristisches Muster auxologischer und endokrinologischer Daten [151]. In Tabelle 12.2 sind die zur Diagnose führenden auxologischen Daten an einem Beispiel zusammengestellt. *Hauptkriterium* ist die verzögerte biologische Entwicklung, wie sie durch das Knochenalter apostrophiert wird. Dieses ist vor der Pubertät um mehr als 1,5 Jahre, nach Beginn der Pubertät um mehr als 2 Jahre retardiert. Der Rückstand kann bis zu 4 Jahren betragen. Bezieht man die anderen Daten auf das retardierte Knochenalter, ergibt sich ein harmonisches Datenmuster:

- das Knochenalter entspricht dem Längenalter;
- die Wachstumsgeschwindigkeit liegt für das Knochenalter im Normbereich;
- Ziellänge und Wachstumsprognose stimmen weitgehend überein.

Tabelle 12.2. Datenrasterbeispiel bei konstitutioneller Entwicklungsverzögerung (KEV)

Chronologisches Alter	14,5 Jahre
Istlänge und Perzentile	147,0 cm; 0,5 cm < 3. PZ = -2,1 SD
Sollänge	164,0 cm (= 50. PZ)
Istgewicht und Perzentile	39,0 kg; 3.–10. PZ
Längengewicht	38,0 kg;
Knochenalter	12,0 Jahre
Längenalter	12,0 Jahre
Ziellänge	177,0 cm
Wachstumsprognose	174,0 cm
Wachstumsrate	5,0 cm
Pubertätsstadium	1; Testesvolumen 3 ml
Geburtsdaten	
– Länge	52,0 cm
– Gewicht	3250 g
– Termingeburt	ja
– Geburtskomplikationen	keine

Die Pubertät und damit der pubertäre Wachstumsschub sind bei Jungen und Mädchen mit KEV erst bei „pubertätsreifem" Knochenalter zu erwarten, sind also um das Zeitmaß der biologischen Verzögerung „verspätet". Dies gilt natürlich auch für die Menarche, deren Ausbleiben vor einem Knochenalter von 14 Jahren nicht dazu verleiten sollte, von einer „primären Amenorrhö" zu sprechen und mit diagnostischen oder medikamentösen Maßnahmen zu beginnen, die den entwicklungsspezifischen Kontext nicht beachten.

Im Prinzip kann man davon ausgehen, daß Wachstumsschub und weitere Entwicklung weitgehend regelhaft „nachgeholt" werden (Abb. 12.1 und 12.2). Retrospektive Untersuchungen weisen allerdings darauf hin, daß eine mittlere Einbuße der Endlänge gegenüber den individuellen Wachstumsprognosen oder der „target height" von 3–5 cm entsteht [56, 57, 119, 193]. Ob der durch die zeitliche Verzögerung der Pubertät entstehende „funktionelle" GH-Mangel hinsichtlich des spinalen Wachstums und damit der Endlänge eine Rolle spielt, wird diskutiert [10], ebenso eine spezifische GH-Sekretionsdynamik [115].

Endokrinologische Untersuchungen mit punktuellen Meßdaten und den einschlägigen dynamischen Tests ergeben in der Regel Ergebnisse, die im Streubereich der Norm liegen, wenn man das Knochenalter als Bezug berücksichtigt und sich hinsichtlich der GH-Ausschüttung erinnert, daß ihr Ausmaß mit der genetisch vorgegebenen Wachstumspotenz korreliert.

Aufgefallen war indessen schon vor 15–20 Jahren, daß Provokationstests für die Wachstumshormonausschüttung oftmals nur sehr niedrige GH-Spitzenwerte induzierten und eine 2tägige Gabe von Sexualhormonen das Testergebnis deutlich verbesserte [109, 130]. So konnte auf den bekannten funktionellen Synergismus zwischen Sexualsteroiden und Wachstumshormon verwiesen werden [13, 41, 134, 206, 229], ein physiologisches Prinzip über die Pubertät hinaus und zentral offenbar auch durch Aromatisation von Androgenen östrogengesteuert [112, 216]. Tatsächlich limitiert sich ja die konstitutionelle Entwicklungsverzögerung zunehmend von selbst, wenn die Pubertät beginnt.

Gourmelen et al. interpretierten die Meßwerte pharmakologisch provozierter Wachstumshormonausschüttung bei Patienten mit KEV nach Provokation im Sinne eines „transienten partiellen Wachstumshormonmangels" [83]. Untersuchungen der GH-Spontansekretion erbrachten eine während der ersten 5,5 h des Nachtschlafes verminderte integrierte GH-Konzentration im Vergleich zu Kontrollprobanden gleichen Knochenalters [25]. Andere Autoren konnten diese Befunde nicht als systematisch gegeben bestätigen [35, 120]. Ältere Untersuchungen zur GH-Spontansekretion hatten bei z. T. ähnlichen Befunden die Beziehung zur KEV nicht unmittelbar herausgestellt [66, 146]. Nicht zuletzt ist darauf zu verweisen, daß sich GH-Spontansekretions-Analysen hinsichtlich der Durchführung und Beurteilung als eine ebenso wertvolle wie auch sensible und von zahlreichen Prämissen abhängige Methodik erwiesen haben [51, 93].

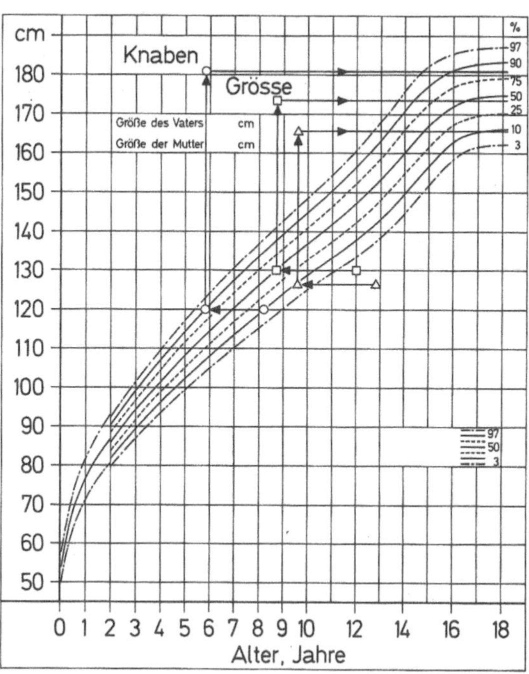

Abb. 12.1. Aktuelles Längenmaß, Skelettalterrückstand und Wachstumsprognose bei Knaben mit konstitutioneller Entwicklungsverzögerung. Zwei Knaben sind aktuell minderwüchsig, der 3. kleinwüchsig; alle haben jedoch auf ihr Knochenalter bezogen eine Wachstumsprognose im Normbereich, wobei der Perzentilenrang des Knochenalters bei der Erstuntersuchung meist gut gehalten wird

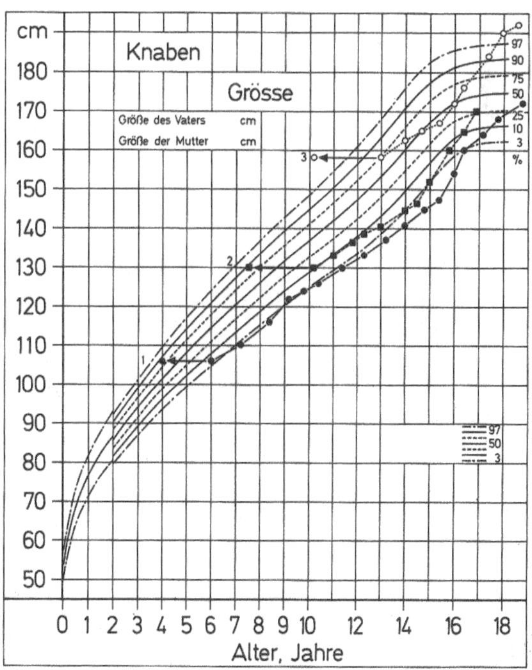

Abb. 12.2. Verlauf der Wachstumskurve bei 3 Knaben mit konstitutioneller Entwicklungsverzögerung. Der *Pfeil* zu Beginn der Kurven bezeichnet das Ausmaß des Knochenalterrückstands

Andererseits gilt es als gut begründet, daß partielle GH-Mangelzustände im Sinne einer *neurosekretorischen Dysfunktion* klinisch das Bild einer konstitutionellen Verzögerung von Wachstum (und Pubertät) imitieren, so daß differentialdiagnostisch entsprechende Aufmerksamkeit geboten ist [22, 36, 195, 196].

Vielfach wird bei der Differentialdiagnosestellung die Frage nach einem *zentralen Hypogonadismus* aufgeworfen. Sie ist allerdings erst jenseits eines Knochenalters von 13–14 Jahren zu diskutieren, da vorher eine Aktivierung der hypothalamisch-hypophysär-gonadalen Achse nicht zu erwarten ist. Untersuchungsprotokolle für differenzierende LHRH-Tests mit vorangehendem 36stündigem, pulsatilen LHRH-Priming bzw. mit dem LHRH-Agonisten Nafarelin sind zu diesem Zweck entwickelt worden [78, 192] (s. auch Kap. 15).

Es ist also unabdingbar, die Diagnose „KEV" präzise zu belegen; dies bedeutet:

- ausführliche klinische Eingangsuntersuchung,
- Bestimmung der Schilddrüsenhormonparameter,
- Bestimmung von IGF-I und IGFBP-3 sowie
- eine halbjährliche Verlaufskontrolle der auxologischen Daten und des Skelettalterfortschritts.

> **!** Die Indikation zu einer differentialdiagnostisch weitergehenden, auch endokrinologischen, Evaluation ergibt sich aus diesen Daten.

Ist eine Familiarität des für die KEV typischen Wachstums- und Entwicklungsmusters nicht unmittelbar nachzuvollziehen, muß die Diagnose zunächst deskriptiv „biologische Entwicklungsverzögerung" lauten; der Verlauf qualifiziert dann im Kontext mit erwähnten Daten die „konstitutionelle" Eigenart.

Zusammenfassung

- Die konstitutionelle Entwicklungsverzögerung gilt als genetisch bedingte (Extrem-) Variante des normalen Entwicklungsmusters.
- Es ist nicht davon auszugehen, daß Kinder oder Jugendliche mit KEV grundsätzlich eine mangelhafte GH-Spontansekretion haben.
- Die Diagnose ist im Einzelfall durch weitergehende endokrinologische Untersuchungen (Spontansekretionsanalysen von GH, ggf. von LH und FSH, sowie Untersuchungen mit LHRH/LHRHa) zu sichern.

Diskussion einer Therapie

In der Sprechstunde wird eigentlich immer nach einer Behandlungsmöglichkeit gefragt, auch wenn man die Diagnose gesichert und den prinzipiell zu erwartenden Spontanverlauf erläutert hat. Die Mitteilung, eine weitgehend den familiären Längenmaßen entsprechende Endlänge erwarten zu können und keine grundlegende Entwicklungsstörung befürchten zu müssen, wird allerdings oft als ausreichend entlastendes Argument empfunden, so daß die Jungen und Mädchen wie auch die Angehörigen auf eine Behandlung verzichten.

Ansonsten gilt nach wie vor die schon ältere Empfehlung, anabole Steroide oder im 2. Lebensjahrzehnt auch Sexualhormone *zeitlich limitiert* und in *individuell ausgerichteter Dosierung* zu geben [11, 17, 26, 28, 47, 58, 59, 128, 168, 212]. Eine GH-Behandlung ist im Kontext mit einer weitergehenden Untersuchung der Sekretionsmodalitäten zu diskutieren.

Anabole Steroide

Die Gabe von anabolen Steroiden kommt nur bei Knaben mit einem Knochenalter über 8–9 Jahre in Frage und ist individuell zu diskutieren. Das Präparat der Wahl ist Oxandrolon, dessen Wirkung dosisabhängig hinsichtlich der für die Wachstumsprognose wichtigen Quotienten Längenalter vs. Knochenalter bzw. Steigerung der Wachstumsrate vs. Knochenalterprogreß breit streut und im Einzelfall einen positiven Momentaneffekt auf Kosten der Endlängenerwartung erzeugen kann. Eine gesteigerte GH-Spontansekretion, wie sie mit Sexualsteroiden induziert wird, konnte mit der allgemein genannten Richtdosis von 0,1 mg/kg/Tag Oxandrolon zumindest praepupertär nicht nachgewiesen werden [128, 182, 201, 209, 223, 223a].

> **!** Nach unseren Erfahrungen ist eine Oxandrolonbehandlung mit 0,05 mg/kg/Tag ausreichend und im Einzelfall auch längerfristig einzusetzen, wenn halbjährliche Kontrollen eingehalten werden. Mit Beginn der endogenen Pubertät ist die Behandlung zu beenden.

Sexualsteroide

Die zeitlich limitierte Gabe von Sexualsteroiden kommt vor einem Knochenalter von 10 Jahren bei Mädchen und 11,5 Jahren bei Knaben nicht in Frage. Da auch kleine Dosen eine systemische Wirkung haben, besteht prinzipiell die Gefahr, daß das Verhältnis Wachstumsrate zu Skelettalterprogreß nicht ausgewogen bleibt. Bei Knaben konnte bei kritischer Anwendung von Testosteron eine Einschränkung der Endlänge ausgeschlossen werden [210]. Meist sind die Betroffenen dann aber schon 14 Jahre oder älter; deshalb wird man eine Behandlung diskutieren, zumal der oben erwähnte Synergismus zwischen Sexualsteroiden und Wachstumshormon die auxologische Entwicklung optimiert.

Details sollten mit pädiatrischen Endokrinologen abgesprochen werden. Als Richtdosen seien 50 mg eines Testosteronesters i.m. alle 3-4 Wochen bei Knaben und 0,2–0,3 mg Östradiolvalerat tgl. bei Mädchen genannt, wobei hier die Dosis individuell gesteigert werden kann und je nach Effekt und Dauer mit einer zyklischen Progesteronmedikation zu kombinieren ist.

Wachstumshormon

Eine GH-Behandlung (s. Kap. 13) ist indiziert, wenn sich Befunde ergeben, die für eine neurosekretorische Dysfunktion sprechen. Eine Therapie des passagerfunktionellen GH-Mangels beschleunigt die Wachstumsgeschwindigkeit zwar deutlich, beträgt aber nur etwa 50 % derjenigen, die bei Patienten mit klassischem GH-Mangel im 1. Behandlungsjahr erzielt wird. Eine Verbesserung der Endlänge wird mit substitutiver Dosierung nicht erreicht [26, 59].

12.5.5 Konstitutionelle Entwicklungsbeschleunigung

Eine dem chronologischen Alter vorauseilende biologische Entwicklung gibt es auch auf konstitutioneller Basis. Die Kinder fallen meist durch ein überdurchschnittliches Längenmaß und eine früh beginnende Pubertätsentwicklung auf. Das Knochenalter ist am Ende des 1. Dezenniums mehr als 1,5 Jahre akzeleriert. Dieses Muster der biologischen Entwicklung ist ungleich seltener als die konstitutionell verzögerte Reifung. Die Endlängenerwartung entspricht der familiären Situation; die pubertäre Entwicklung und damit das beschleunigte Wachstum sind lediglich vorgezogen und so früher beendet.

Wichtig ist v. a. in ausgeprägten Fällen mit unsicherer problembezogener Familienanamnese eine sorgfältige differentialdiagnostische Diskussion. In Frage kommen Schwachformen pathologischer Hochwuchssyndrome und eine GH-Überproduktion in der klinischen Frühphase (s. Kap. 13). Auch krankhafte Ursachen, die eine erhöhte Sekretion androgener und/oder östrogener Hormone verursachen, und eine exogene Zufuhr derartiger Substanzen sind zu bedenken (s. Kap. 15).

12.5.6 Extremvarianten der Wachstumspotenz

In jeder Population gibt es gesunde Menschen, deren Längenmaße die statistisch definierten auxologischen Grenzwerte unter- oder überschreiten; sie sind dann minder- oder hochwüchsig. Hier hat sich die genetisch bedingte Wachstumspotenz jeweils in eine extreme, „unphysiologisch“ erscheinende Dimension entwikkelt. Die einfach und selbstverständlich klingende Forderung, eine entsprechende Diagnose erst als belegt anzusehen, wenn krankhafte Ursachen sicher ausgeschlossen sind, erweist sich letztlich als Hinweis auf die äußerst schwierige diagnostische Aufgabe, Defizienzen hochdifferenzierter Funktionssysteme im Bereich von Grenzwerten zu erfassen, die aus Pilotkollektiven nach Median oder Mittelwert und entsprechenden Standardabweichungen statistisch definiert wurden. Hier wird die zukünftige molekularbiologische Forschung aufschlußreiche Erkenntnisse bringen.

12.5.6.1 Idiopathischer Minderwuchs

Kinder und Jugendliche, die in bezug auf das Knochenalter klein oder minderwüchsig sind, sollten also immer erst nach genauer differentialdiagnostischer Diskussion und gezielten Untersuchungen als monosymptomatische auxologische Extremvariante bezeichnet werden. Man kann dann klinisch-deskriptiv von einem „primordialen Minderwuchs ohne Syndromcharakter“ oder von „idiopathic short stature“ sprechen und grenzt diese Kinder und Jugendlichen von solchen mit Minderwuchsformen ab, bei denen das Mindermaß Teil einer pathophysiologisch definierten, syndromhaften Entität ist (s. Kap. 13).

Nachhaltiger noch als bei unterdurchschnittlichen Längenmaßen und Endlängenprognosen wird hier die Frage gestellt, ob und welche Möglichkeiten bestehen, die individuelle auxologische Situation zu bessern. Als Antwort kann man auf bisher vorliegende Ergebnisse kontrollierter Studien verweisen; geeignete Patienten können nach genauer Information insbesondere auch über den wissenschaftlich-experimentellen Charakter der GH-Behandlung in eine entsprechende Studiengruppe einbezogen werden.

Die Wirkung von GH bei klein- bzw. minderwüchsigen Kindern ohne GH-Mangel ist früher schon mehrfach, meist in kurzen Pilotstudien über einen Zeitraum von bis zu 1 Jahr, untersucht worden [z. B. 1, 54, 154, 185, 212]. Die Analyse des Problems wurde in den letzten Jahren durch eine internationale Langzeitstudie (Kabi International Growth Study, KIGS) mit entsprechenden Probandenzahlen erleichtert, wobei besonderes Augenmerk auch darauf gerichtet war, inwieweit ein GH-Mangel sicher ausgeschlossen werden könne und der Effekt einer GH-Behandlung voraussagbar sei [155, 157].

Im Rahmen der KIGS-Studie wurden Patienten mit „idiopathic short stature“ (ISS) anhand auxologischer Kriterien in 2 Gruppen unterteilt [53, 156]: eine mit familiärem Längen-SDS innerhalb des familiären „target range“ (FSS[1]) und eine mit nichtfamiliärem

[1] Familiärer „target range“ = mittlere Elternlängen-SDS (target SDS) ± 10.–90. Perzentile, entsprechend ± 1,28 SD.

Tabelle 12.3. Grundlegende Charakteristiken von KIGS-Patienten mit idiopathischem Minderwuchs zu Beginn der GH-Behandlung

	FSS Median (10.-90. Perzentile)	Non-FSS Median (10.-90. Perzentile)
Alter (Jahre)[a]	9,0 (5,8-12,2)	9,8 (5,5-13,3)
Knochenalterverzögerung (Jahre)	1,4 (2,9--0,7)	1,9 (3,4- 0,0)
Längen-SDS	-2,4 (-3,1--1,8)	-2,6 (-3,6--2,0)
Endlängen-SDS[b]	-1,6 (-2,4--1,0)	-0,6 (-1,4- 0,4)
Catch-up-SDS	-0,9 (-1,2- 0,2)	-2,1 (-3,1--1,5)
Geburtsgewicht SDS[c]	-0,9 (-1,8- 0,2)	-0,8 (-1,7- 0,7)
Geburtslängen-SDS	-0,8 (-2,5- 0,7)	-0,7 (-2,4- 1,2)
Längen-Gewichts-Index (%)	97,1 (87,4-110,9)	99,9 (86,9-111,9)
GH-Dosis (IE/kg KG/Woche)	0,5 (0,4- 0,7)	0,6 (0,5- 1,1)
Injektionen/Woche zu Beginn	6 (2,0- 7,0)	6 (3,5- 7,0)

[a] $p = 0{,}02$.
[b] $p < 0{,}0001$.
[c] $p = 0{,}03$.

Tabelle 12.4. Reaktionen auf GH-Behandlung bei KIGS-Patienten mit idiopathischem Minderwuchs

	FSS (n)	Mittelwert	(10.-90. Perzentile)	Non-FSS (n)	Mittelwert	(10.-90. Perzentile)
1-Jahres-Ergebnisse						
Wachstumsgeschwindigkeit (cm/Jahr)	-	7,2	(5,9-10,0)	-	7,8	(6,1- 9,8)
Veränderung der Längen-SDS	122	0,3	(-0,1- 0,8)	41	0,4	(0,1- 0,8)
Veränderung des Knochenalters (Jahre)	47	0,9	(0,0- 2,0)	16	1,0	(0,0- 2,3)
Veränderung der prognostizierten Erwachsenenlänge[a]	30	4,5	(-4,7-12,0)	13	3,5	(-3,7- 9,7)
3-Jahres-Ergebnisse						
Veränderung der Längen-SDS	122	0,8	(0,1- 1,5)	41	0,8	(0,3- 1,4)
Veränderung des Knochenalters (Jahre)	37	3,8	(2,8- 5,3)	13	3,0	(1,3- 5,3)
Veränderung der prognostizierten Erwachsenenlänge[a]	13	6,0	(-3,5-10,7)	9	4,2	(-4,6-12,7)

[a] Nach der Bayley-Pinneau-Methode ermittelt.

Klein-/Minderwuchs („Non-FSS“[2]). Die Tabellen 12.3 (n = 441) und 12.4 zeigen wesentliche Teilinformationen der umfangreichen Ergebnisse [53].

Die skizzierten Erfahrungen legen die Frage nahe, ob bei Kindern und Jugendlichen mit „normalem“ Klein- oder Minderwuchs, zumindest aber bei „familiär-konstitutionellen“ Maßen unter x - 2 SD, die GH-Sekretion noch als physiologisch zu bezeichnen ist. Es ist vom biologischen Prinzip her sicher unstrittig, daß zwischen noch physiologischer und schon insuffizienter GH-Ausschüttung fließende Übergänge bestehen. Diese Grauzone ist derzeit diagnostisch noch nicht eng genug einzugrenzen, zumal alle Untersuchungen zum „Wachstumshormonstatus“, einschließlich der Spontansekretionsanalysen, durch eine Vielzahl von prinzipiellen Variablen und von noch anstehenden methodischen Problemen in ihrer Aussage zurückhaltend bewertet werden müssen [30, 31, 36, 64, 92, 93, 98-100, 155, 181, 195, 198, 228].

Schließlich sind Untersuchungen zu erwähnen, die sich damit befassen, inwieweit und auf welcher Ebene (Rezeptor, GH-Bindungsprotein) eine partielle Resistenz hinsichtlich der GH-Wirkung bei Klein- bis Minderwüchsigen ohne derzeit nachweisbaren GH-Mangel anzunehmen ist [74, 104, 162]. Dieses Thema muß noch weitergehend bearbeitet werden.

So bleibt derzeit festzuhalten, daß - in Studien - weiterhin nach Wegen gesucht werden muß, die prädiktiven Faktoren einer erfolgreichen GH-Langzeittherapie über eine zeitlich begrenzte Behandlungsphase zu definieren.

[2] Längen-SDS außerhalb des familiären „target range.

Zusammenfassung

- Der Zuwachs der Wachstumsgeschwindigkeit ist im 1. Behandlungsjahr geringer als bei Patienten mit GH-Mangel; er kann durch supraphysiologische Dosen angeglichen werden.
- Bezieht man die tatsächliche Wachstumsgeschwindigkeit auf das Vorhersagemodell für Patienten mit idiopathischem GH-Mangel, ergibt sich für die Untergruppe „familiärer Klein-/Minderwuchs" eine geringere prognostizierte Geschwindigkeit als für die Untergruppe „nichtfamiliärer Klein-/Minderwuchs".
- Die „studendised residuals"[3] liegen in der „familiären" Untergruppe im Bereich der Vorhersage für Wachstumshormonmangelpatienten, aber signifikant niedriger in der „nichtfamiliären" Untergruppe, in der sich damit die Ansprechbarkeit auf Wachstumshormon vermindert zeigte.
- Innerhalb von 3 Behandlungsjahren fand sich für die beiden Untergruppen ein ähnlicher Behandlungserfolg; die Längen-SDS stieg um etwa 0,75 SDS, wobei praktisch 50% dieses Anstiegs auf das 1. Jahr entfielen.
- Eine Veränderung der Endlängenprognose ergibt sich nach 3 Behandlungsjahren in Form einer geringen Zunahme, die bei der „familiären" Untergruppe deutlicher als bei der „nichtfamiliären" ist.
- In der KIGS-Studie hat sich bisher eine weitgehend zeitgerechte Zunahme des Knochenalters ergeben.

! Als Minimalforderung an ein hinreichendes und die Fortführung der GH-Therapie vertretbar machendes Wachstum gilt, daß die Wachstumsgeschwindigkeit unter GH in der Initialphase der Behandlung (6–12 Monate) über der 50. Perzentile für das Lebensalter liegen sollte [155].

12.5.6.2 Idiopathischer (familiärer) Hochwuchs

Hochwüchsigkeit gilt ebenso wie der konstitutionelle Minderwuchs immer wieder als Beeinträchtigung des individuellen Erscheinungsbildes. Viele Eltern sehen ihre Söhne und Töchter in entscheidenden sozialen Entwicklungsmöglichkeiten benachteiligt. Die Kinder und Jugendlichen selbst erleben die Situation durchaus unterschiedlich; oft ist das Längenmaß für sie kein wirkliches Problem, erst die elterlichen Befürchtungen, die v.a. Mütter aufgrund eigener leidvoller Erfahrungen äußern, verunsichern. Ganz überwiegend sind es Jugendliche ab 11–13 Jahre, die zu diesem Thema vorgestellt werden, wenn der pubertäre Wachstumsschub die schlimmsten Sorgen zu bestätigen scheint.

Sicherlich entscheidet das Ausmaß der Hochwüchsigkeit mit darüber, wie intensiv die Jungen und Mädchen durch ihre „herausragende" Situation irritiert sind; die Konformität ist ja in der pubertären Phase stets auch eine Art Schutzmechanismus gegenüber vielen noch nicht bewältigten Anforderungen und Themen dieser Lebensphase. Dennoch hängt es sehr von der familiären Fähigkeit ab, das Thema Hochwuchs – wie so viele andere – nicht primär im Sinne einer Defektsituation zu erörtern und so das labile Selbstwertgefühl der Jugendlichen zu belasten.

Andererseits kann man nicht umhin, die aktuellen gesellschaftlichen Prämissen realistisch zu sehen. Es ist fast zur bedrängenden Mode geworden, Längenmaße außerhalb einer eng definierten Durchschnittlichkeit als für die weitere Entwicklung junger Menschen behindernd anzusehen. Durchschnittlichkeit wertet sich auch hier zum normativen Wert auf. So wird eine „psychosoziale Indikation" kreiert und anpassend ausgeweitet. Ganz in diesem Sinne widerspricht beim weiblichen Geschlecht die Hochwüchsigkeit auch tradierten Vorstellungen über die Körperlänge der Frau im Verhältnis zu der des Mannes, unabhängig von mediengerechter Pseudosozialrhetorik über Freiheit und Toleranz, über Eigenschaften also, die eher verlorengingen oder zu Beliebigkeit und egozentrischer Anspruchshaltung deformiert wurden.

Man kann nun die angesprochenen Fakten zum Problem Hochwuchs aus verschiedenen Perspektiven heraus beklagen, es ändert nichts an der Tatsache, daß hochwüchsige Kinder spätestens zur Zeit der Pubertät durch ihre „unnormale" Körperlänge in der Altersgruppe auffallen und durch viele bewußte oder unbewußte Reaktionen der Umwelt psychisch oft erheblich leiden. Ärzte und Ärztinnen, die eine hormonale Hochwuchsbehandlung durchführen, sind sich in der Regel durchaus bewußt, daß die Verordnung hoher Hormondosen zur Verminderung eines als Nachteil interpretierten Längenmaßes eine *eingreifende Manipulation* ist, daß es sich bei den Jungen und Mädchen nicht um Patienten im strengen medizinischen Sinne, sondern um gesunde junge Leute in einer besonders sensiblen Phase der Entwicklung handelt. Mit der Entscheidung für oder gegen eine Behandlung übernimmt man immer eine hohe Verantwortung, der man nur nach kritischer Abwägung der individuellen Gegebenheiten gerecht werden kann.

---

[3] „Studendised residual" (SDS) = aktuelle Wachstumsgeschwindigkeit minus prognostizierter Wachstumsgeschwindigkeit dividiert durch die SD.

> **!** Die hormonale Hochwuchsbehandlung ist keine Routinemethode und darf erst recht nicht als probater oder willfähriger „Kunstgriff“ angesehen werden. Sie ist kein Verfahren, grundlegende entwicklungspsychologische Probleme zu lösen, sondern hilft allenfalls, ein negativ besetztes Einzelsymptom zu mildern.

Im mitteleuropäischen Raum ergeben sich nach Meinung der meisten Fachleute für die Indikation einer Hormonbehandlung von Jungen und Mädchen mit idiopathischem bzw. familiärem Hochwuchs folgende Orientierungsdaten:

- 1. Exakte Berechnung der Wachstumsprognose mit Berücksichtigung der methodischen Besonderheiten der einzelnen Prognoseverfahren
- 2. Relative Indikation:
  - Prognosewerte bei Mädchen: 183 - 186 cm
  - Prognosewerte bei Knaben: 196 - 200 cm
- 3. Indikation ohne absolute Notwendigkeit:
  - Prognosewerte bei Mädchen: 187 - 190 cm
  - Prognosewerte bei Knaben: 201 - 210 cm
- 4. Prognosewerte über den unter 3. genannten oberen Grenzwerten (190 bzw. 210 cm) stellen zwar weiterhin keine absolute Indikation dar, sollten aber schon aus ganz praktischen Gründen (z. B. Kleidungskauf, Türmaße, Bettmaße etc.) Anlaß zur Behandlung sein, soweit der ärztliche Rat ausschlaggebend erfragt wird
- 5. Beginn der Behandlung im Stadium II der Pubertät entsprechend einem Knochenalter von etwa 11 Jahren bei Mädchen und etwa 12,5 Jahren bei Knaben
- 6. Kontrolluntersuchungen in 3- bis 6monatigen Abständen

Die Diagnose idiopathischer (familiärer) Hochwuchs muß differentialdiagnostisch zuverlässig etabliert sein. Liegen auxologische Verlaufsdaten vor, lassen sich auffallende Änderungen der Wachstumsrate rasch erkennen. In erster Linie geht es um die krankhafte Stimulation des Längenwachstums durch eine GH-Überproduktion (Mikroadenom des Hypophysenvorderlappens), auch dann, wenn dies eine Rarität darstellt. Für Betroffene ist die Häufigkeit einer Erkrankung uninteressant.

Es ist in jedem Fall sinnvoll, unter Basalbedingungen orientierende endokrinologische Daten zu erarbeiten: Wachstumshormon (cave psychische Streßreaktion bei der Venenpunktion; evtl. 15 min nach Legen eines Kurzzeitkatheters abnehmen!), IGF-I, LH, FSH, Prolaktin, Testosteron, Östradiol, 17α-Hydroxyprogesteron, Androstendion, DHEAS; ggf. gezielt zusätzliche Parameter.

Therapie

Das Behandlungsschema wird im Grundsatz überall gleich gehandhabt. Es werden hohe Dosen von Sexualhormonen bis zu einem praktisch vollständigen Schluß der Epiphysenfugen verabreicht. Bei einem Knochenalter von 17 Jahren bei Knaben und von 15 Jahren bei Mädchen sind 99 % der Endlänge erreicht. Eine Behandlung über diesen Reifungsstand hinaus ist gänzlich unangemessen, selbst wenn das Längenmaß noch 1 - 2 cm zunimmt.

Knaben

Wir empfehlen folgendes Vorgehen:

- Knaben erhalten 500 mg eines Testosteronesters mit Depotwirkung i.m. in 14tägigen Abständen. Zu Beginn ist für 3 - 4 Injektionen eine Dosis von 250 mg/Injektion zu empfehlen, wenn die endogene Reifeentwicklung noch kaum fortgeschritten ist (Behandlungsvariante s. unten).

Der Effekt der Behandlung hängig vom Knochenalter bei Beginn der Hormongabe sowie von der Testosterondosis ab [24, 230]. Die Reduktion der Wachstumsprognosewerte streut zwischen 8,1 cm (Knochenalter bei Beginn 12,1 - 14,0 Jahre) und 3,0 cm (Knochenalter bei Beginn > 15 Jahre [230]); das Behandlungsdesign der genannten Studie entsprach den oben gemachten Angaben. Im Mittel kann man erwarten, daß die Endlänge um etwa 50 % der Differenz zwischen Istlänge und Wachstumsprognose vermindert werden kann.

Als *Behandlungsvariante* wurde empfohlen, die Testosterongabe auf einen Zeitraum von 6 Monaten zu begrenzen. Im Rahmen einer prospektiven Studie wurde festgestellt, daß das Knochenalter nach Aussetzen der Testosterongabe noch über Monate beschleunigt fortschreitet, so daß die Reduktion der Endlänge meist ausreiche und nur in Einzelfällen erneut behandelt werden müsse. Der Behandlungseffekt entsprach in dieser Studie mit ca. 50 %iger Reduktion des noch zu erwartenden Längenzuwachses praktisch dem des langfristigen Behandlungsschemas, wobei eine kontrollierende Beurteilung nach Ablauf von weiteren 6 Monaten vorgesehen werden sollte [32].

Nebenwirkungen sind selten; die Verträglichkeit ist erstaunlich gut. Der anabole Effekt des Testosterons fördert rasch die Entwicklung der Muskulatur, ansonsten stehen die sexualspezifischen Wirkungen im Vordergrund. Lediglich das gonadale Wachstum bleibt weitgehend aus; schon deutlich über das präpubertäre Maß angehobene Hodenvolumina können sich wieder verkleinern. 1,5 Jahre nach Behandlungsende finden sich über die wieder in Gang gekommene endogene Gonadotropininkretion altersgemäße Volumina [230]. Individuell unterschiedlich kann eine sexuelle Stimulation auftreten. Häufiger wird über Wadenschmerzen geklagt. Gelegentlich finden sich leichte Ödeme an den Unterschenkeln. Mamillen und Genitale sind stärker pigmentiert.

Von gravierender und noch nicht endgültig zu beurteilender Bedeutung sind Hinweise, die für eine zumindest fakultative und unterschiedlich ausgeprägte gonadenschädigende Wirkung der hochdosierten Testosterongabe sprechen. Es fanden sich Motilitätsstörungen und morphologische Abweichungen der Spermien sowie, offenbar je nach Zusammensetzung der untersuchten Gruppe nicht ganz einheitlich, niedrige Konzentrationen für LH und Testosteron sowie erhöhte FSH-Werte bei erwachsenen, ehemals behandelten Patienten [63, 124, 221]. Klinisch wurde eine höhere Prävalenz von Varikozelen beobachtet; anamnestisch wurden häufiger Deszensusstörungen im Kindesalter angegeben. Derartige Befunde zwingen dazu, eine Behandlungsindikation äußerst zurückhaltend zu stellen.

Mädchen

Mädchen erhalten östrogene Hormone in stufenweise aufgebauter Dosis als kontinuierliche Gabe und zusätzlich in jeder 4. Woche Retroprogesteron oder ein 17α-Hydroxyprogestronderivat als Gestagen. Wir empfehlen folgendes Vorgehen:

- Extraktive, konjugierte Östrogene in einer Dosierung von einleitend 2mal 1,25 mg und 3mal 1,25 mg für jeweils 1 Woche, anschließend 7,5 mg tgl. in 3 Einzeldosen (3mal 1,25 mg) kontinuierlich; zusätzlich ab Tag 16 des fiktiven Zyklus 10 mg Retroprogesteron tgl. für 10 Tage; 2–4 Tage nach Absetzen des Gestagens kommt es zu einer Abbruchblutung, so daß ein „Regelintervall“ von 27–29 Tagen zustande kommt.

Zu den Behandlungsmodalitäten gab es früher über Art, Dosis und Applikationsweise der Sexualsteroide variante Angaben, insbesondere zur Dosierung des Äthinylöstradiol. Heute ist von der Verwendung dieses synthetischen Östrogens in hier zu diskutierenden Dosen (0,1 mg/Tag und mehr) grundsätzlich abzuraten, da seine pharmakodynamischen Eigenschaften organbezogene Partialwirkungen im Sinne unerwünschter Nebenwirkungen verstärken [122, 197].

Als *Nebenwirkungen* sind für die Klinik eine Reihe von Befunden mit unterschiedlicher Wertigkeit zu nennen. Nach anfänglich häufiger zu beobachtender Übelkeit wird die Medikation allgemein gut vertragen. Dazu trägt auch ein psychotroper Effekt bei. Ziemlich regelmäßig kommt es zu einer deutlichen Gewichtszunahme, die nur bei eher asthenischen Mädchen begrüßt wird, hier aber meist weniger ausgeprägt ist. Erstaunlich gering ist der Effekt der hohen Östrogendosis auf die Brustentwicklung; eine konstitutionelle Anlage zu geringer Größe wird durch die Hormonexposition nicht verändert [200].

Andere Befunde, die im Zusammenhang mit der Hormongabe stehen, sind im Einzelfall stark ausgeprägte Striae distensae, die die jungen Mädchen als häßlichmachende Veränderung empfinden, weiter eine auffallende Hyperpigmentierung der Mamillen, z. T. mit Hyperkeratose, Muskelkrämpfen und Unregelmäßigkeiten der Abbruchblutung. Es kann eine Hypertonie entstehen. Laborchemisch findet sich meist eine Hyperlipidämie und eine Verminderung des Antithrombins III; letztere kann im Einzelfall zur Thromboembolie führen [217]. Selten sind operativ zu entfernende Parovarialzysten.

Mittel- oder langfristige Folgen der hormonalen Hochwuchsbehandlung sind bisher nicht bekannt und können nur vor dem Hintergrund der Langzeiterfahrungen nach hormonaler Kontrazeption und aufgrund theoretischer Überlegungen erörtert werden. Dabei geht es um die Frage einer hormoninduzierten Neoplasie. Zum anderen ist zu klären, ob endokrine Regulationsmechanismen beeinträchtigt werden. Die regelmäßige Gestagenphase innerhalb des Behandlungsschemas dürfte die Gefahr einer endometrialen Neoplasie entscheidend verringern, da die östrogenstimulierte Uterusschleimhaut durch die Gestagene sekretorisch umgewandelt immer wieder abgestoßen wird. Auch die durch die Östrogene erhöhte Mitoserate im Brustdrüsengewebe und eine entsprechende Rezeptorbesetzung wird über die Gestagengabe negativ beeinflußt. Allerdings wird es sehr schwierig sein, systematische Daten in diesem Zusammenhang zu erarbeiten, da im jugendlichen Erwachsenenalter fast regelmäßig eine hormonale Kontrazeption betrieben wird und damit Langzeitbeobachtungen möglicher Folgen der Hochwuchsbehandlung nicht nachvollziehbar modifiziert werden.

Prinzipiell kann man davon ausgehen, daß sich das während der Behandlungsphase vollständig supprimierte hypothalamisch-hypophysär-ovarielle System wieder regelhaft aktiviert, wenn die Hormonbehandlung beendet wird. In der posttherapeutischen Phase sind später auftretende Zyklusstörungen bis hin zur Amenorrhö so variabel verursacht, daß Zusammenhänge mit der vorausgegangenen Hochwuchsbehandlung nur spekuliert werden können. Immerhin liegen bislang keine Berichte vor, die über eine Häufung derartiger Störungen bei entsprechend behandelten jungen Frauen berichten, hingegen sind Geburten gesunder Kinder mitgeteilt worden.

Über den Erfolg der hormonalen Hochwuchsbehandlung sind verschiedene Erhebungen vorgelegt worden [55, 86, 108, 140, 150, 199, 219]. Dabei zeigte sich erwartungsgemäß, daß das Knochenalter bei Behandlungsbeginn das entscheidende Kriterium ist. Die Ergebnisse unserer seinerzeit durchgeführten prospektiven Studie [199] entsprechen im Prinzip den Mitteilungen aus der Literatur, wenn vergleichbare Modalitäten gewählt wurden. Die Abb. 12.3 zeigt, daß eine Behandlung durchschnittlich zu einer Reduktion der erwartbaren Endlänge von etwa 5 cm führt und jenseits eines Knochenalters von 13 Jahren nicht mehr empfohlen werden kann. Auch muß man immer mit Nachdruck darauf hinweisen, daß im Einzelfall ein Erfolg gänzlich ausbleiben kann. Andererseits sind auch überdurchschnittliche Reduktionen möglich.

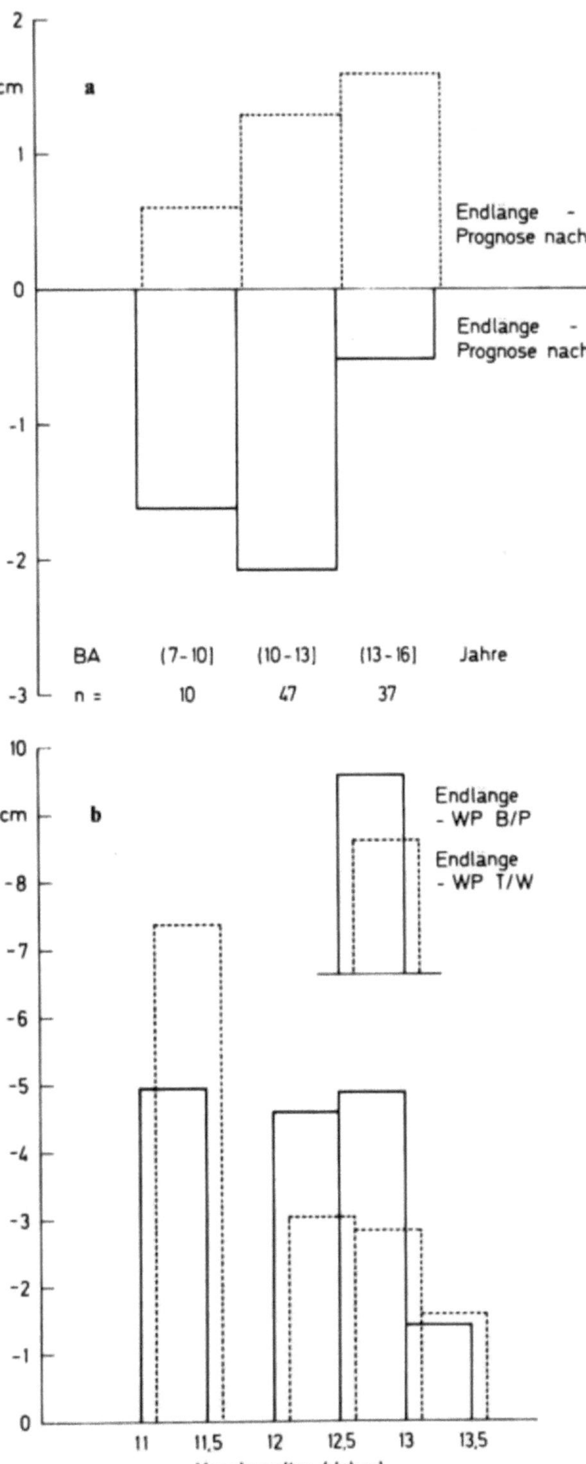

Abb. 12.3. **a** Abweichung der spontanen Endlängen von Wachstumsprognosen nach Bayley u. Pinneau (*B/P*) [21] bzw. RUS II (Tanner et al. *T/W* [207]) bei 94 hochwüchsigen Mädchen in Abhängigkeit vom Knochenalter; **b** korrigierter Therapieerfolg in Abhängigkeit vom Knochenalter bei Beginn der Behandlung (n = 39)

Als Alternative zur Sexualsteroidbehandlung wird eine Hemmung der GH-Ausschüttung durch Gabe von Somatostatinanaloga diskutiert. Die derzeit vorliegenden Erfahrungen beruhen auf zeitlich limitierten subkutanen Injektionen oder auf 12-h-Infusionen über Nacht [102, 208]. Aus den eher präliminären Ergebnissen geht hervor, daß Somatostatinanaloga auxologisch und hinsichtlich der Endlängenprognose keine erkennbar weiterführende Alternative in der Hochwuchsbehandlung anbieten und durch die Nebenwirkungen (gastrointestinale Beschwerden, Fettverdauungsstörungen, Gallensteinbildung) nicht vertretbar indiziert sind.

Sonstige Behandlungsversuche wie die Gabe von Bromoergocryptin (Dopaminagonist) oder Anticholinergika haben allenfalls einen geringfügigen Effekt auf das Längenwachstum Hochwüchsiger gezeigt und sind z. T. auch aufgrund ihrer systematischen Wirkung nicht zu empfehlen [71, 101, 179, 186].

Literatur

1. Ackland FM, Jones J, Buckler JMH, Dunger DB, Rayner PHW, Preece MA (1990) Growth hormone treatment in non growth hormone deficient children: effects of stopping treatment. Acta Paediatr Scand 366: 32-37
2. Adamo ML, Koval A, LeRoith D, Roberts CT Jr (1994) Posttranscriptional regulation of IGF-I gene expression. In: Baxter RC, Gluckman PD, Rosenfeld RG (eds) The insulin-like growth factors and their regulatory proteins. Elsevier, Amsterdam, pp 23-31
3. Adashi EY (1993) The role of IGF-I in ovarian physiology: basic and clinical implications. Pediatr Adolesc Endocrinol 24: 202-208
4. Adashi EY (1994) Growth factors and ovarian function: The IGF-I paradigm. Horm Res 42: 44-48
5. Adashi EY (1994) Regulation of intrafollicular IGFBPs: possible relevance to ovarian follicular selection. In: Baxter RC, Gluckman PD, Rosenfeld RG (eds) The insulin-like growth factors and their regulatory proteins. Elsevier, Amsterdam, pp 341-349
6. Adashi EY, Resnick CED, Ercole AJ, Svoboda ME, Van Wyk JJ (1985) Insulin-like growth factors as intraovarian regulators of granulosa cell growth and function. Endocr Rev 6: 400-420
7. Adashi EY, Resnick CED, Hernandes ER, Svoboda ME, Van Wyk JJ (1988) Characterization and regulation of a specific cell membrane receptor for somatomedin-C / insulin-like growth factor I in cultured rat granulosa cells. Endocrinology 122: 194-201
8. Adashi EY, Resnick CE, Tedeschi C, Rosenfeld RG (1993) A kinase-mediated regulation of granulosa cell-derived insulin-like growth factor binding proteins (IGFBPs): disparate response sensitivities of distinct IGFBP species. Endocrinology 132: 1463-1468
9. Adashi EY, Resnick CE, Rosenfeld RG (1994) IGF-I stimulates granulosa cell-derived insulin-like growth factor binding protein-5: evidence for medication via type I IGF receptors. Mol Cell Endocrinol 99: 279-284
10. Albanese A, Stanhope R (1993) Does constitutional delayed puberty cause segmental disproportion and short stature. Eur J Pediatr 152: 293-296
11. Albanese A, Kewley GD, Long A, Pearl KN, Robins DG, Stanhope R (1994) Oral treatment for constitutional delay of growth and puberty in boys: a randomised trial of an anabolic steroid or testosterone undecanoate. Arch Dis Child 71: 315-317
12. Argente J, Barrios V, Pozo J et al. (1993) Normative data for insulin-like growth factors (IGFs), IGF-binding proteins, and growth hormone-binding protein in a healthy Spanish pediatric population: age- and sex-related changes. J Clin Endocrinol Metab 77: 1522-1528
13. Aynsley-Green A, Zachmann M, Prader A (1976) Interrelation of the therapeutic effects of growth hormone and testosterone on growth in hypopituitarism. J Pediatr 89: 992-998
14. Bach MA, Bondy CA (1992) Anatomy of the pituitary insulin-like growth factor system. Endocrinology 131: 2588-2594
15. Bang P, Hall K (1992) Insulin-like growth factors as endocrine and paracrine hormones. In: Schofield PN (ed) The insulin-like growth factors - structure and biological functions. Oxford University Press, Oxford New York Tokyo, pp 151-177
16. Bang P, Baxter RC, Blum WF et al. (1994) Consensus statement: valid measurements of total IGF concentrations in biological fluids. Recommendations from the 3rd International Symposium on Insulin-like Growth Factors. J Endocrinol 143: C1-C2
17. Bassi F, Neri AS, Gheri RG, Cheli D, Serio M (1993) Oxandrolone in constitutional delay of growth: analysis of the growth patterns up to final stature. J Endocrinol Invest 16: 133-137
18. Baxter RC (1986) The somatomedins: insulin-like growth factors. Adv Clin Chem 25: 49-115
19. Baxter RC, Cowell CT (1987) Diurnal rhythm of growth hormone independent binding protein for insulin-like growth factors in human plasma. J Clin Endocrinol Metab 65: 432-440
20. Baxter RC, Dai J, Holman S, Lewitt MS (1994) Determinants of complex formation between IGFBP-3 and the acid-labile subunit. In: Baxter RC, Gluckman PD, Rosenfeld RG (eds) The insulin-like growth factors and their regulatory proteins. Elsevier, Amsterdam, pp 227-235
21. Bayley N, Pinneau S (1952) Tables for predicting adult height from skeletal age. J Pediatr 14: 432-436
22. Bercu BB, Shulman D, Root AW, Spiliotis BE (1986) Growth hormone (GH) provocative testing frequently does not reflect endogenous GH secretion. J Clin Endocrinol Metab 63: 709-716
23. Bichell DP, Kikuchi K, Rotwein P (1992) Growth hormone rapidly activates insulin-like growth factor I gene transcription in vivo. Mol Endocrinol 6: 1899-1908
24. Bierich JR (1979) Hochwuchs. Monatsschr Kinderheilkd 127: 551-556
25. Bierich JR, Potthoff K (1979) Die Spontansekretion des Wachstumshormons bei der konstitutionellen Entwicklungsverzögerung und der frühnormalen Pubertät. Monatschr Kinderheilkd 127: 561-566
26. Bierich JR, Nolte K, Drews K, Brügman G (1992) Constitutional delay of growth and adolescence. Results of

short-term and long-term treatment of GH. Acta Endocrinol (Copenh) 127: 392-396
27. Binoux M, Lalou C, Lasarre C, Segovia B (1994) Regulation of IGF bioavailability by IGFBP proteases. In: Baxter RC, Gluckman PD, Rosenfeld RG (eds) The insulin-like growth factors and their regulatory proteins. Elsevier, Amsterdam, pp 217-226
28. Blethen SL, Gaines S, Welden V (1984) Comparison of predicted and adult heights in short boys: effects of androgen therapy. Pediatr Res 18: 467-469
29. Blum WF (1992) Insulin-like growth factors and their binding proteins. In: Ranke MB (ed) Functional endocrinologic diagnostics in children and adolescence. J & J, Mannheim, pp 102-117
30. Blum WF (1994) Review: Die Bedeutung von IGF-I, IGF-II und IGFBP-3 für die Diagnostik des Wachstumshormon-Mangels. In: Ranke MB, Stolecke H (Hrsg) Diagnostik des Wachstumshormon-Mangels - aktuelle methodische und klinische Aspekte. Dokument + Bild, Ankum-Kettenkamp, S 197-233
31. Brack C, Landskroener G, Müller S, Maslak R (1994) Parallele Bestimmung der spontanen nächtlichen Wachstumshormonsekretion und des Wachstumshormons im Urin. In: Ranke MB, Stolecke H (Hrsg) Diagnostik des Wachstumshormon-Mangels - aktuelle methodische und klinische Aspekte. Dokument + Bild, Ankum-Kettenkamp, S 163-180
32. Brämswig JH, von Lengerke HJ, Schmidt H, Schellong G (1988) The results of short term (6 month) high-dose testosterone treatment on bone age and adult height in boys of exessively tall stature. Eur J Pediatr 148: 104-106
33. Brandt I (1989) Neue Somatogramme. Pädiatr Praxis 38: 35-37
34. Brandt I, Reinken L (1988) Die Wachstumsgeschwindigkeit gesunder Kinder in den ersten 16 Lebensjahren: longitudinale Entwicklungsstudie Bonn - Dortmund. Klin Pädiatrie 200: 451-456
35. Butenandt O (1990) Nächtliche Wachstumshormonsekretion bei Kindern mit konstitutioneller und erworbener Entwicklungsverzögerung. Monatsschr Kinderheilkd 138, 198-201
36. Butenandt O (1994) Nächtliche Spontansekretion: Referenzwerte für Kinder mit familiärer Mindergröße und familiärer oder nichtfamiliärer Entwicklungsverzögerung. In: Ranke MB, Stolecke H (Hrsg) Diagnostik des Wachstumshormon-Mangels - aktuelle methodische und klinische Aspekte. Dokument + Bild, Ankum-Kettenkamp, S 107-120
37. Buyalos RP (1995) Insulin-like growth factors: clinical experience in ovarian function. Am J Med 98 (Suppl 1A): 55S-66S
38. Canalis E (1994) Insulin-like growth factor, an autocrine regulator of skeletal cells. In: Baxter RC, Gluckman PD, Rosenfeld RG (eds) The insulin-like growth factors and their regulatory proteins. Elsevier, Amsterdam, pp 307-313
39. Cara JF (1994) Insulin-like growth factors, insulin-like growth factor binding proteins and ovarian androgen production. Horm Res 42: 49-54
40. Ceda GP, Hoffmann AR, Silverberg GD et al. (1985) Regulation of growth hormone release from cultured human pituitary adenomas by somatomedins and insulin. J Clin Endocrinol Metab 60: 1204-1209
41. Chalew SA, Udoff LC, Hanucoglu A, Bistritzer T, Armour KM, Kowarski AA (1988) Effect of testosterone therapy on spontaneous growth hormone secretion in boys with constitutional delay. Am J Dis Child 142: 1345-1348
42. Chard T (1994) Insulin-like growth factors and their binding proteins in normal and abnormal human fetal growth. Growth Regul 4: 91-100
43. Chatelain PG, Avallet MO, Clark A et al. (1994) Insulin-like growth factor I and the testis target. In: Baxter RC, Gluckman PD, Rosenfeld RG (eds) The insulin-like growth factors and their regulatory proteins. Elsevier, Amsterdam, pp 363-367
44. Chatelain PG, Avallet MO, Nicolino M et al. (1994) Insulin-like growth factor I actions on steroidogenesis. Acta Paediatr 83 (Suppl 399): 176-177
45. Chin E, Michels K, Bondy CA (1994) Partition of insulin-like growth factor (IGF)-binding sites between the IGF-I and IGF-II receptors and IGF-binding proteins in the human kidney. J Clin Endocrinol Metab 78: 156-164
46. Clark R, Jardieu P (1994) Immunologic effects of IGF-I. In: Baxter RC, Gluckman PD, Rosenfeld RG (eds) The insulin-like growth factors and their regulatory proteins. Elsevier, Amsterdam, pp 393-400
47. Clayton PE, Shalet SM, Price DA (1988) Endocrine manipulation of constitutional delay in growth and puberty (CDGP). Clin Endocrinol (Oxf) 116: 321-323
48. Clemmons DR, Nam TJ, Busby WH, Parker A (1994) Modification of IGF action by insulin-like growth factor binding protein-5. In: Baxter RC, Gluckman PD, Rosenfeld RG (eds) The insulin-like growth factors and their regulatory proteins. Elsevier, Amsterdam, pp 183-191
49. Cohen P, Lamson G, Okajima T, Rosenfeld RG (1993) Transfection of the human insulin-like growth factor protein 3 gene into Balb/c fibroblasts inhibits cellular growth. Mol Endocrinol 7: 380-386
50. Cohen P, Peehl DM, Rosenfeld RG (1994) The IGF axis in the prostate. Horm Metab Res 26: 81-84
51. Cohen A, Kauli R, Pertzelan A et al. (1995) Final height of girls with Turner's syndrome: correlation with karyotype and parental height. Acta Paediatr 84: 550-554
52. Conover CA, Clarkson JT, Wissink S, Durham SK, Bale LK (1994) Biological effects of IGF-regulated IGFBP in cultured human fibroblasts. In: Baxter RC, Gluckman PD, Rosenfeld RG (eds) The insulin-like growth factors and their regulatory proteins. Elsevier, Amsterdam, pp 175-182
52a. Cox LK (1994) Preliminary report on the validation of a grammarbased computer system for assessing skeletal maturity with the Tanner-Whitehouse 2 method. Acta Paediatr. 83 (Suppl 406): 84-85
53. Cowell CT (1994) Growth hormone therapy in idiopathic short stature in the Kabi International Growth Study. In: Ranke MB, Gunnarsson R (eds) Progress in growth hormone therapy - 5 years of KIGS. J & J, Mannheim, pp 216-229
54. Cowell CT (1990) Australian Paediatric Endocrine Group. Effects of growth hormone in short, slowly growing children without growth hormone deficiency. Acta Paediatr Scand 266: 29-30
55. Crawford JD (1978) Treatment of tall girls with oestrogen. Pediatrics 62: 1202-1210

56. Crowne EC, Shalet SM, Wallace WH, Eminson DM, Price DA (1990) Final height in boys with untreated constitutional delay in growth and puberty. Arch Dis Child 65: 1109-1112
57. Crowne EC, Shalet SM, Wallace WH, Eminson DM, Price DA (1991) Final height in girls with untreated constitutional delay in growth and puberty. Eur J Pediatr 150: 708-710
58. Crowne EC, Wallace WHB, Moore C, Mitchell R, Robertson WR, Shalet SM (1995) Degree of activation of the pituitary-testicular axis in early pubertal boys with constitutional delay of growth and puberty determines the growth response to treatment with testosterone or oxandrolone. J Clin Endocrinol Metab 80: 1869-1875
59. Darendelier F, Hindmarsh PC, Preece MA, Cox L, Brook CGD (1990) Growth hormone increases rate of pubertal maturation. Acta Endocrinol (Copenh) 122: 414-416
60. Daughaday WH (1992) The historical evolution of concepts of the role of insulin-like growth factors. In: Schofield PN (ed) The insulin-like growth factors - structure and biological functions. Oxford University Press, Oxford New York Tokyo, pp 5-11
61. Daughaday WH, Rotwein P (1989) Insulin-like growth factors I and II. Peptide, messenger ribonucleic acid and gene structures, serum, and tissue concentrations. Endocr Rev 10: 68-91
62. Daughaday WH, Trivedi B (1994) Unglycosylated „big" IGF-II in nonislet cell tumor hypoglycemia (NICTH) and its serum binding. In: Baxter RC, Gluckman PD, Rosenfeld RG (eds) The insulin-like growth factors and their regulatory proteins. Elsevier, Amsterdam, pp 77-84
63. De Waal WJ, Vreeburg JTM, Bekkering F et al. (1995) High dose testosterone therapy for reduction of final height in constitutionally tall boys: does it influence testicular function in adulthood. Clin Endocrinol (Oxf) 43: 87-95
64. Dörr HG (1994) Reflektiert die Messung des Wachstumshormons im Urin die Spontansekretion? In: Ranke MB, Stolecke H (Hrsg) Diagnostik des Wachstumshormon-Mangels - aktuelle methodische und klinische Aspekte. Dokument + Bild, Ankum-Kettenkamp, S 151-161
65. Drop SLS, Hintz RL (1989) Insulin-like growth factor binding proteins. Proceedings of a workshop on insulin-like growth factor proteins, Vancouver, 17.-19.6.1989. Elsevier, Amsterdam
66. Eastman CJ, Lazarus L (1973) Growth hormone release during sleep in growth retarded children. Arch Dis Child 48: 502-507
67. Eden JA, Carter GD, Jones J, Price J, Alaghban-Zadeh J (1988) The relationship between follicular growth and insulin-like growth factor I (IGF-I) in human follicular fluid. J Endocrinol 117 (Suppl): 242-251
68. Ekström TJ (1994) Parental imprinting and the IGF2 gene. Horm Res 42: 176-181
69. Elgin RG, Busby WH Jr, Clemmons DR (1987) An insulin-like growth factor (IGF) binding protein enhances the biologic response to IGF-I. Proc Natl Acad Sci USA 84: 3254-3258
70. Enberg G, Carlquist M, Jornvall H et al. (1984) The characterization of somatomedin A, isolated by microcomputer-controlled chromatography, reveals an apparent identity to insulin-like growth factor I. Eur J Biochem 143: 117-124
71. Evain-Brion D, Garnier P, Blanco-Garcia M, Job JC (1983) Studies of constitutionally tall adolescents. II. Effects of bromocryptine on growth hormone secretion and adult height prediction. J Clin Endocrinol Metab 58: 1022-1026
72. Ewton DZ, Magri KA, Florini JR (1994) The roles of IGF-I, IGF-II, and IGFBPs in myogenesis. In: Baxter RC, Gluckman PD, Rosenfeld RG (eds) The insulin-like growth factors and their regulatory proteins. Elsevier, Amsterdam, pp 283-290
73. Flyvbjerg A, Oerskov H (1994) Insulin-like growth factors and the kidney. In: Baxter RC, Gluckman PD, Rosenfeld RG (eds) The insulin-like growth factors and their regulatory proteins. Elsevier, Amsterdam, pp 417-425
74. Fontoura M, Mugnier E, Brauner R, Rappaport R, Postel-Vinay M-C (1992) Effect of growth hormone on the low level of growth hormone binding protein in idiopathic short stature. Clin Endocrinol (Oxf) 37: 249-253
75. Froesch ER (1986) Growth hormone-dependent and growth hormone-independent growth factors. In: Labhard A (ed) Clinical endocrinology, theory and practice. Springer, Berlin Heidelberg New York, pp 101-106
76. Fromm E (1980) Psychoanalyse und Ethik. In: Fromm E (Hrsg) Analytische Charaktertheorie - Gesamtausgabe Band II. Deutsche Verlagsanstalt, Stuttgart
77. Gelato MC (1993) Growth hormone, insulin-like growth factor I and immune function. Trends Endocrinol Metab 4: 106-110
78. Ghai K, Cara JF, Rosenfield RL (1995) Gonadotropin releasing hormone agonist (Nafarelin) test to differentiate gonadotropin deficiency from constitutionally delayed puberty in teen-age boys - a clinical research center study. J Clin Endocrinol Metab 80: 2980-2986
79. Giudice LC, Irwin JC, Dsupin BA et al. (1994) Insulin-like growth factors (IGFs), IGF binding proteins (IGFBPs) and IGFBP protease in human uterine endometrium: their potential relevance to endometrial cycle function and maternal-embryonic interactions. In: Baxter RC, Gluckman PD, Rosenfeld RG (eds) The insulin-like growth factors and their regulatory proteins.. Elsevier, Amsterdam, pp 351-361
80. Glasscock GF, Gelber SE, Lamson G, McGee-Tekula R, Rosenfeld RG (1990) Pituitary control of growth in the neonatal rat: effects of neonatal hypophysectomy on somatic and organ growth, serum insulin-like growth factors (IGF) I and II levels, and expression of IGF-binding proteins. Endocrinology 127: 1792-1803
81. Gluckman PD, Harding J (1992) The regulation of fetal growth. In: Hernandez M, Argente J (eds) Human growth: basic and clinical aspects. Elsevier Science, New York, pp 253-259
82. Gluckman PD, Williams CE, Guan J, Beilharz E, Johnston BM (1994) The role of IGF-I in the response to organ injury - studies in the central nervous system. In: Baxter RC, Gluckman PD, Rosenfeld RG (eds) The insulin-like growth factors and their regulatory proteins. Elsevier, Amsterdam, pp 427-434
83. Gourmelen M, Phan-Huu-Trung MT, Girard F (1979) Transient partial hGH deficiency in prepubertal children with delay of growth. Pediatr Res 13: 221-225

84. Greulich WW, Pyle SI (1959) Radiographic atlas of skeletal development of the hand and wrist. Stanford University Press, Stanford
85. Grigorescu F, Baccara M-T, Rouard M, Renard E (1994) Insulin and IGF-I signaling in oocyte maturation. Horm Res 42: 55-61
86. Grüters A, Heidemann P, Schlüter H, Stubbe P, Weber B, Helge H (1989) Effect of different oestrogen doses on final height reduction in girl with constitutional tall stature. Eur J Pediatr 149: 11-13
87. Haig D, Graham C (1991) Genomic imprinting and the strange case of the IGF-II receptor. Cell 64: 1045-1046
88. Hakeda Y, Kawaguchi H, Hurley M et al. (1996) Intact insulin-like growth factor binding protein-5 (ICFBP-5) associates with bone matrix and the soluble fragments of ICFBP-5 accumulated in culture medium of neonatal mouse calvariae by parathyroid hormone and prostaglandin E2-treatment. J Cell Physiol 166: 370-379
89. Hall K, Hansson U, Lundin G et al. (1986) Serum levels of somatomedins and somatomedin binding protein in pregnant women with type I or gestational diabetes and their infants. J Clin Endocrinol Metab 63: 1300-1306
90. Hall K, Lundin G, Povoa G (1988) Serum levels of the low molecular weight form of insulin-like growth factor binding protein in healthy subjects and patients with growth hormone deficiency, acromegaly, and anorexia nervosa. Acta Endocrinol (Copenh) 118: 321-326
91. Han VKM, Matsell DG, Delhanty PJD, Hill DJ, Shimasaki S, Nygard K (1996) IGF-binding protein mRNAs in the human fetus: tissue and cellular distribution of developmental expression. Horm Res 45: 160-166
92. Hauffa BP (1994) Computergestützte Auswertung von Wachstumshormonseriendaten zur Beurteilung der Spontansekretion: eine kurze Methodenübersicht. In: Ranke MB, Stolecke H (Hrsg) Diagnostik des Wachstumshormon-Mangels - aktuelle methodische und klinische Aspekte. Dokument + Bild, Ankum-Kettenkamp, S 67-80
93. Hauffa BP (1994) Bewertung von seriellen Messungen der Wachstumshormonkonzentration im Serum unter physiologischen und pathologischen Bedingungen. In: Ranke MB, Stolecke H (Hrsg) Diagnostik des Wachstumshormon-Mangels - aktuelle methodische und klinische Aspekte. Dokument + Bild, Ankum-Kettenkamp, S 47-66
94. Hermanussen M (1988) Knemometry, a new tool for the investigation of growth. Eur J Pediatr 147: 350-355
95. Hermanussen M, Burmeister J (1989) Standards for the predictive accuracy of short-term body height and lower leg lenght measurement on half annual growth rates. Arch Dis Child 64: 259-263
96. Hermanussen M, Geiger-Benuit K, Burmeister J, Sippell WG (1988) Periodical changes of short-term growth velocity („mini growth spurts") in human growth. Ann Hum Biol 15: 103-108
97. Hesse V, Jahreis G, Schambach H et al. (1994) Insulin-like growth factor I correlations to changes of the hormonal status in puberty and age. Exp Clin Endocrinol 102: 289-298
98. Hindmarsh PC, Brook CGD (1995) Short stature and growth hormone deficiency. Clin Endocrinol (Oxf) 43: 133-142
99. Hindmarsh PC, Swift PGF (1995) An assessment of growth hormone provocation tests. Arch Dis Child 72: 362-367
100. Hindmarsh PC, Smith PJ, Brook CGD, Matthews DR (1987) The relationship between hight velocity and growth hormone secretion in short prepubertal children. Clin Endocrinol (Oxf) 27: 581-591
101. Hindmarsh PC, Pringle PJ, Brook CGD (1988) Cholinergic muscarinic blockade produces short-term suppression of growth hormone secretion in children with tall stature. Clin Endocrinol (Oxf) 29: 289-296
102. Hindmarsh PC, Pringle PJ, Di Silvio L, Brook CGD (1990) A preliminary report on the role of somatostatin analogue (SMS 201-995) in the management of children with tall stature. Clin Endocrinol (Oxf) 32: 83-91
103. Hirschberg R (1996) Insulin-like growth factor I in the kidney. Miner Electrolyte Metab 22: 128-132
104. Hochberg Z, Youdim MBH, Amit T (1994) A mathematical model for appraisal of the impact of GH binding protein on GH receptor binding. Growth Regul 4: 8-13
105. Horton R, Pasupuletti V, Antonipillai I (1993) Androgen induction of steroid 5α-reductase may be mediated via insulin-like growth factor-I. Endocrinology 133: 447-451
106. Humbel RE (1990) Insulin-like growth factors I and II. Eur J Biochem 190: 445-462
107. Hynes MA, Van Wyk JJ, Brooks PJ et al. (1987) Growth hormone dependence of somatomedin C / insulin-like growth factor I and insulin-like growth factor II messenger ribonucleic acids. Mol Cell Endocrinol 1: 233-242
108. Ignatius A, Lenko HL, Perheentupa J (1991) Oestrogen treatment of tall girls: effect decreases with age. Acta Paediatr Scand 80: 712-717
109. Illig R, Prader A (1970) Effect of testosterone on growth hormone secretion in patients with anorchia and delayed puberty. J Clin Endocrinol Metab 30: 615-620
110. Karlberg J (1989) On the construction of the infancy - childhood - puberty growth standard. Acta Paediatr Scand 356: 26-37
111. Karlberg J (1989) A biologically oriented mathematical model (ICP) for human growth. Acta Paediatr Scand 350: 70-94
112. Keenan BS, Richards GE, Ponder SW, Dallas JS, Nagamani M, Smith ER (1993) Androgen-stimulated pubertal growth: the effects of testosterone and dihydrotestosterone on growth hormone and insulin-like growth factor-I in the treatment of short stature and delayed puberty. J Clin Endocrinol Metab 76: 996-1001
113. Kelley KW, Arkins S (1994) A role for IGF-I during myeloid cell growth and differentiation. In: Baxter RC, Gluckman PD, Rosenfeld RG (eds) The insulin-like growth factors and their regulatory proteins. Elsevier, Amsterdam, pp 315-327
114. Kelley KW, Arkins S, Minshall C, Liu Q, Dantzer R (1996) Growth hormone, growth factors and hematopoiesis. Horm Res 45: 38-45
115. Kerrigan JR, Martha PM Jr, Veldhuis JD, Blizzard RM, Rogol AD (1993) Altered growth hormone secretory dynamics in prepubertal males with constitutional delay of growth. Pediatr Res 33: 278-283
116. Kiess W, Yang Y, Kessler U, Hoeflich A (1994) Insulin-like growth factor II (IGF-II) and the IGF-II / Mannose-6-phosphate receptor: the myth continues. Horm Res 41 (Suppl): 67-73

117. Kimata H, Yoshida A (1994) Effect of growth hormone and insulin-like growth factor-I on immunoglobulin production by and growth of human B cells. J Clin Endocrinol Metab 78: 635-641
118. Klapper DG, Svoboda ME, Van Wyk JJ (1983) Sequence analysis of somatomedin-C: confirmation of identity with insulin-like growth factor I. Endocrinology 112: 2215-2217
119. LaFranchi S, Hanna C, Mandel SH (1991) Constitutional delay of growth: expected versus final adult height. Pediatrics 87: 82-87
120. Lanes R, Bohorquez L, Leal V et al. (1986) Growth hormone secretion in patients with constitutional delay of growth and pubertal development. J Pediatr 109: 781-783
121. Largo RH, Prader A (1987) Somatische Pubertätsentwicklung bei Mädchen. Monatschr Kinderheilkd 135: 479-484
122. Lauritzen C (1993) Spezielle Gesichtspunkte zur Substitution mit Sexualsteroiden bei Patientinnen mit Ullrich-Turner-Syndrom und anderen Formen des Hypogonadismus. In: Stolecke H (Hrsg) Sexualsteroide bei Ullrich-Turner-Syndrom und Panhypopituitarismus - Satellit-Workshop 14th International Symposium on Growth and Growth Disorders, Budapest. Dokument + Bild, Ankum-Kettenkamp, S 24-28
123. Lehmkuhl U (1994) Psychologische Grundlagen der pubertären Entwicklungsphase und Entwicklung sexueller Beziehungen Jugendlicher. In: Stolecke H, Palitzsch D (Hrsg) Forum für Jugendmedizin - normale und gestörte Pubertät. Dokument + Bild, Ankum-Kettenkamp, S 67-77
124. Lemcke B, Zentgraf J, Behre HM, Kliesch S, Bramswig JH, Nieschlag E (1996) Long-term effects on testicular function of high-dose testosterone treatment for excessively tall stature. J Clin Endocrinol Metab 81: 296-301
125. Lewitt MS (1994) Role of the insulin-like growth factors in the endocrine control of glucose homeostasis. Diabetes Res Clin Pract 23: 3-15
126. Li YM, Arkins S, McCusker RH Jr et al. (1996) Macrophages synthesize and secrete a 25-kilodalton protein that binds insulin-like growth factor-l. J Immunol 156: 64-72
127. MacGillivray MH (1995) Disorders of growth and development. In: Felig P, Baxter JD, Frohman LA (eds) Endocrinology and metabolism McGraw-Hill, New York, pp 16-24
128. Malhotra A, Poon E, Tse W-Y, Pringle PJ, Hindmarsh PC, Brook CGD (1993) The effects of oxandrolone on the growth hormone and gonadal axes in boys with constitutional delay of growth and puberty. Clin Endocrinol (Oxf) 38: 393-398
129. Malmlöf K, Cortova Z, Saxerholt H et al. (1994) IGF-I and GH: metabolic effects during experimentally induced catabolism. In: Baxter RC, Gluckman PD, Rosenfeld RG (eds) The insulin-like growth factors and their regulatory proteins. Elsevier, Amsterdam, pp 401-408
130. Martin LG, Grossmann MS, Connor B, Levitzky LL, Clar JW, Camitta FD (1979) Effect of androgen on growth hormone secretion and growth in boys with short stature. Acta Endocrinol (Copenh) 91: 201-205
131. Mason HD, Cwyfan-Hughes SC, Heinrich G, Franks S, Holly JMP (1996) Insulin-like growth factor (IGF) I and II, IGF-binding proteins, and IGF-binding protein proteases are produced by theca and stroma of normal and polycystic human ovaries. J Clin Endocrinol Metab 81: 276-284
132. Mathews LS, Norstedt G, Palmiter RD (1986) Regulation of insulin-like growth factor I gene expression by growth hormone. Proc Natl Acad Sci USA 83: 9343-9349
133. Matsumoto T, Gargosky SE, Iwasaki K, Rosenfeld RG (1996) Identification and characterization of insulin-like growth factors (IGFs), IGF-binding proteins (IGFBPs), and IGFBP proteases in human synovial fluid. J Clin Endocrinol Metab 81: 150-155
134. McGillivray MH, Kolotui M, Munschauer RW (1974) Enhanced linear growth responses in hypopituitary dwarfs treated with growth hormone plus androgen versus growth hormone alone. Pediatr Res 8: 103-109
135. Merchav S, Carter A, Silvian-Drachsler I, Naiderman L, Hirsh M, Skottner A (1994) In vitro interactions between IGFs and haemopoetic growth factors: effects on blasts from patients with acute myeloid leukemia. In: Baxter RC, Gluckman PD, Rosenfeld RG (eds) The insulin-like growth factors and their regulatory proteins. Elsevier, Amsterdam, pp 329-337
136. Mohan S, Strong DD, Linkhart TA, Baylink DJ (1994) Regulation and actions of insulin-like growth factor binding protein (IGFBP)-4 and IGFBP-5 in bone: physiological and clinical implications. In: Baxter RC, Gluckman PD, Rosenfeld RG (eds) The insulin-like growth factors and their regulatory proteins. Elsevier, Amsterdam, pp 205-215
137. Monget P, Besnard N, Huet C, Pisselet C, Monniaux D (1996) Insulin-like growth factor-binding proteins and ovarian folliculogenesis. Horm Res 45: 211-217
138. Near SL, Whalen LR, Miller JA, Ishii DN (1992) Insulin-like growth factor II stimulates motor nerve regeneration. Proc Natl Acad Sci USA 89: 11716-11720
139. Nissley SP, Lopaczynski W (1991) IGF receptors. Growth Factors 5: 29-43
140. Normann EK, Trygstad O, Larsen S, Dahl-Jorgensen H (1991) Height reduction in 539 tall girls treated with three different dosages of ethinyloestradiol. Arch Dis Child 66: 1275-1278
141. Ogawa O, Eccles MR, Szeto J et al. (1993) Relaxation of insulin-like growth factor II gene imprinting implicated in Wilms' tumor. Nature 362: 749-751
142. Oh Y, Müller HL, Neely EK, Lamson G, Rosenfeld RG (1993) New concepts on IGF receptor physiology. Growth Regul 3: 113-123
143. Okajima T, Nakamura K, Zhang H et al. (1992) Sensitive colorimetric bioassays for insulin-like growth factor (IGF) stimulation of cell proliferation and glucose consumption: use in studies of IGF analogs. Endocrinology 130: 2201-2212
144. Ortega y Gasset J (1953) Der Aufstand der Massen (Titel des spanischen Originals: La rebelli6n de la masas). Deutsche Verlagsanstalt, Stuttgart
145. Pessin JE (1994) Transmembrane signaling properties of the insulin and IGF-I tyrosine kinase receptors. In: Baxter RC, Gluckman PD, Rosenfeld RG (eds) The insulin-like growth factors and their regulatory proteins. Elsevier, Amsterdam, pp 87-94
146. Plotnick LP, Lee PA, Migeon CJ, Avinoam A (1979) Comparison of physiological and pharmacological tests of

growth hormone function in children with short stature. J Clin Endocrinol Metab 48: 811-816
147. Povoa G, Hall K, Collins VP (1987) Studies on somatomedin binding protein. Int. Congr. on Advances in Growth Hormone and Growth Factors Research, Milan. Proc Int Congr, Milan
148. Powell DR, Lee PDK, Suwanichkul A (1994) Similarities in the regulation of hIGFBP-1 and PEPCK gene expression. In: Baxter RC, Gluckman PD, Rosenfeld RG (eds) The insulin-like growth factors and their regulatory proteins. Elsevier, Amsterdam, pp 141-150
149. Prader A (1985) Physiologisches, pathologisches und manipuliertes Körperwachstum. Festvortrag Jahrestg. Dtsch Ges Kinderheilkunde, Frankfurt
150. Prader A, Zachmann M (1978) Treatment of excessively tall girls and boys with sex hormones. Pediatrics 62: 1189-1195
151. Prader A, Zachmann M, Bucher H (1980) Constitutional delay of growth and puberty: auxological and endocrine characteristics. In: Cacciari E, Prader A (eds) Pathophysiology of puberty. Academic Press, London, pp 123-135
152. Prader A, Largo RH, Molinari L, Issler C (1989) Physical growth of Swiss children from birth to 20 years of age - first Zurich longitudinal study of growth and development. Helv Paediatr Acta 52 (Suppl): 1-125
153. Pricci F, Pugliese G, Romano G et al. (1996) Insulin-like growth factors I and II stimulate extracellular matrix production in human glomerular mesangial cells. Comparison with transforming growth factor-β. Endocrinology 137: 879-885
154. Raiti S, Kaplan SL, Vliet G van, Moore WV (1987) Short-term treatment of short stature and subnormal growth rate with human growth hormone. J Pediatr 110: 357-361
155. Ranke MB (1994) Therapie mit GH als a posteriori Ansatz zur Sicherung der Diagnose eines GH-Mangels? In: Ranke MB, Stolecke H (Hrsg) Diagnostik des Wachstumshormon-Mangels - aktuelle methodische und klinische Aspekte. Dokument + Bild, Ankum-Kettenkamp, S 249-262
156. Ranke MB, Lindberg A (1994) Growth hormone treatment of idiopathic short stature: analysis of the database from KIGS, the Kabi Pharmacia International Growth Study. Acta Paediatr Scand 406 (Suppl): 18-23
157. Ranke MB, Guilbaud O, Lindberg A, Cole T (1993) Prediction of the growth response in children with various growth disorders treated with growth hormone: analysis of data from the Kabi Pharmacia International Growth Study. Acta Paediatr Scand 391: 82-88
158. Ratajczak MZ, Kuczynski WI, Onodera K et al. (1994) A reappraisal of the role of insulin-like growth factor I in the regulation of human hematopoiesis. J Clin Invest 94: 320-327
159. Read LC, Howarth GS, Steeb C-B, Lemmey AB (1994) In vivo effects of IGF-I on gut growth and function. In: Baxter RC, Gluckman PD, Rosenfeld RG (eds) The insulin-like growth factors and their regulatory proteins. Elsevier, Amsterdam, pp 409-416
160. Rechler MM, Nissley SP (1990) Insulin-like growth factors. In: Sporn MB, Roberts AB (eds) Handbook of experimental pharmacology, vol 95/1: peptide growth factors and their receptors I. Springer, Berlin Heidelberg New York, pp 263-367
161. Reinken L, van Oost G (1992) Longitudinale Körperentwicklung gesunder Kinder von 0-18 Jahren. Körperlänge, -höhe, Körpergewicht und Wachstumsgeschwindigkeit. Klin Pädiatr 204: 129-133
162. Rieu M, Le Bouc Y, Villares SM, Postel-Vinay M-C (1993) Familial short stature with very high levels of growth hormone binding protein. J Clin Endocrinol Metab 76: 857-860
163. Roberts AB, Sporn MB (1990) Peptid growth factors and their receptors. Springer, Berlin Heidelberg New York
164. Roberts CT Jr, Brown AL, Graham DE et al. (1986) Growth hormone regulates the abundance of insulin-like growth factor I RNA in adult rat liver. J Biol Chem 261: 1025-1031
165. Roche AF, Wainer H, Thissen D (1975) Predicting adult stature for individuals. Monogr Pediatr 3: 1-114
166. Roede MJ (1985) The privilege of growing. Acta Med Auxol 17: 217-226
167. Roede MJ, van Wieringen JC (1985) Growth diagrams 1980: Netherlands third nation-wide survey. Tijschrift vor social Gezondheitszorge 63 (complete)
168. Rosenfeld RG, Northcraft GB, Hintz RL (1982) A prospective, randomized study of testosterone treatment of constitutional delay of growth and development in male adolescents. Pediatrics 69: 681-687
169. Rosenfeld RG, Wilson DM, Lee PDK, Hintz RL (1986) Insulin-like growth factors I and II in evaluation of growth retardation. J Pediatr 107: 415-417
170. Rosenthal SM, Hsiao D, Cheng Z-Q, Silverman LA (1994) Insulin-like growth factors and muscle cell differentiation. In: Baxter RC, Gluckman PD, Rosenfeld RG (eds) The insulin-like growth factors and their regulatory proteins. Elsevier, Amsterdam, pp 275-282
171. Rotwein P (1991) Structure, evolution, expression and regulation of IGF-I and -II. Growth Factors 5: 3-18
172. Rotwein P, Burgess SK, Milbrandt JD, Krause JE (1988) Differential expression of insulin-like growth factor genes in rat central nervous system. Proc Natl Acad Sci USA 85: 265-269
173. Rotwein P, Thomas MJ, Gronowski AM, Bichell DP, Kikuchi K (1994) The somatomedin hypothesis revisited: early events in growth hormone action. In: Baxter RC, Gluckman PD, Rosenfeld RG (eds) The insulin-like growth factors and their regulatory proteins. Elsevier, Amsterdam, pp 13-21
174. Ruan W, Catanese V, Wieczorek R, Feldman M, Kleinberg DL (1995) Estradiol enhances the stimulatory effect of insulin-like growth factor-I (IGF-I) on mammary development and growth hormone-induced IGF-I messenger ribonucleic acid. Endocrinology 136: 1296-1302
175. Ruland A, Heinrich U, Hartmann K, Schönberg D (1988) Serum IGF-I levels during childhood and adolescence. Acta Paediatr Scand 343: 238-239
176. Ryan J, Mantle T, McQuaid S, Costigan DC (1992) Salivary insulin-like growth factor-I originates from local synthesis. J Endocrinol 135: 85-90
177. Sara VR, Hall K, Low H (1990) Growth factors: from genes to clinical application. Raven, New York
178. Schneid H, Le Bouc Y (1994) Insulin-like growth factor II and growth. Growth Gen Horm 10 (3): 1-4
179. Schoenle E, Thieintz G, Torresani T, Muritano M, Sizonenko P, Illig R (1987) Lack of bromocryptine-induced

reduction of predicted height in tall adolescents. J Clin Endocrinol Metab 65: 355–358

180. Schofield PN (1992) Introduction. In: Schofield PN (ed) The insulin-like growth factors – structure and biological functions. Oxford University Press, Oxford New York Tokyo, pp 1–4
181. Schönberg D (1994) Methodische Probleme bei der Messung von Wachstumshormon. In: Ranke MB, Stolecke H (Hrsg) Diagnostik des Wachstumshormon-Mangels – aktuelle methodische und klinische Aspekte. Dokument + Bild, Ankum-Kettenkamp, S 3–19
182. Schoor EJ, Van Weissenbruch MM, Knibbe P, Delemarre-van de Waal HA (1995) The effect of prolonged administration of an anabolic steroid (oxandrolone) on growth in boys with constitutionally delayed growth and puberty. Eur J Pediatr 154: 953–957
183. Schwander J, Hauri C, Zapf J, Froesch ER (1983) Synthesis and secretion of insulin-like growth factor and its binding protein by the perfused rat liver: dependence on growth hormone status. Endocrinology 113: 297–305
184. Schwander J, Kutoh E, Mary J-LYR, Ritz L (1994) The gene regulation of insulin-like growth factor binding protein-2 (IGFBP-2). In: Baxter RC, Gluckman PD, Rosenfeld RG The insulin-like growth factors and their regulatory proteins. Elsevier, Amsterdam, pp 151–161
185. Schwartz ID, Hu CS, Shulman DI, Root AW, Bercu BB (1990) Linear growth response to endogenous growth hormone in children with short stature. Am J Dis Child 144: 1092–1097
186. Schwarz HP, Joss E, Zuppinger K (1987) Bromocryptine treatment in adolescent boys with familial tall stature. A pair-matched controlled study. J Clin Endocrinol Metab 65: 136–140
187. Shapiro ET, Bell GI, Polonsky KS, Rubenstein AH, Kew MC, Tager HS (1990) Tumor hypoglycemia: relationship to high molecular weight insulin-like growth factor II. J Clin Invest 85: 1672–1679
188. Shimasaki S, Ling N (1991) Review: IGBFB-4, -5, and -6, cDNA cloning in rats and humans. Progr Growth Factor Res 3: 243–266
189. Shimasaki S, Tanahashi H, Onoda N et al. (1994) Transcriptional and posttranscriptional regulation of IGFBP-4 and -5 in cultured rat granulosa cells. In: Baxter RC, Gluckman PD, Rosenfeld RG (eds) The insulin-like growth factors and their regulatory proteins. Elsevier, Amsterdam, pp 193–204
190. Simmen RCM, Ko Y, Simmen FA (1993) Insulin-like growth factors and blastocyst development. Theriogenology 39: 163–175
191. Skottner A, Fryklund L, Hansson A (1986) Experimental research on IGF-I. Acta Paediatr Scand 325: 107–111
192. Smals AGH, Hermus ARM, Boers GHJ, Pieters GFF, Benraad TJ, Kloppenborg PWC (1994) Predictive value of luteinizing hormone releasing hormone (LHRH) bolus testing before and after 36-hour pulsatile LHRH administration in the differential diagnosis of constitutional delay of puberty and male hypogonadotropic hypogonadism. J Clin Endocrinol Metab 78: 602–608
193. Sperlich M, Butenandt O, Schwarz HP (1995) Final height and predicted height in boys with untreated constitutional growth delay. Eur J Pediatr 154: 627–632
194. Spicer LJ, Alpizar E, Vernon RK (1994) Insulin-like growth factor-I receptors in ovarian granulosa cells: effect of follicle size and hormones. Mol Cell Endocrinol 102: 69–76
195. Spiliotis BE (1994) Neurosecretory dysfunction – a name or a disorder? In: Ranke MB, Stolecke H (Hrsg) Diagnostik des Wachstumshormon-Mangels – aktuelle methodische und klinische Aspekte. Dokument & Bild, Ankum-Kettenkamp, S 99–106
196. Spiliotis BE, August GP, Hung W, Sonis W, Mendelson W, Bercu BB (1984) Growth hormone neurosecretory dysfunction. A treatable cause of short stature. JAMA 251: 2223–2230
197. Stahnke N (1993) Kriterien zur pubertätsinduzierenden Substitutionstherapie bei Mädchen. In: Stolecke H (Hrsg) Sexualsteroide bei Ullrich-Turner-Syndrom und Panhypopituitarismus – Satellit-Workshop 14th International Symposium on Growth and Growth Disorders, Budapest. Dokument + Bild, Ankum-Kettenkamp, S 14–23
198. Stahnke N, Jenke I (1994) Vergleich der GH-Bestimmungen mittels kommerzieller Methoden. In: Ranke MB, Stolecke H (Hrsg) Diagnostik des Wachstumshormon-Mangels – aktuelle methodische und klinische Aspekte. Dokument & Bild, Ankum-Kettenkamp, S 21–31
199. Stolecke H (1983) Hormonelle Hochwuchstherapie. In: Ewerbeck H, Stolecke H (Hrsg) Pädiatrie: Weiter- und Fortbildung; Endokrinologie. Springer, Berlin Heidelberg New York, S 1–13
200. Stolecke H (1989) Hormone und Brustdrüsenentwicklung. In: Beller FK, Seitzer D (Hrsg) Ausgewählte Referate – 7. Wissenschaftliche Tagung der Deutschen Gesellschaft für Senologie. H.U.F., Mühlheim/Ruhr, S 23–28
201. Stolecke H, Gillessen G (1984) Oxandrolone and spontaneous hGH-secretion; Poster on the 23rd Ann Meet Eur Soc Pediatr Endocrinol (ESPE), Heidelberg, 2.–5.9.1984
202. Stolecke H, Andler W, Graebe B (1982) Zur Behandlung von hochwüchsigen Mädchen mit hohen Östrogendosen: Analyse der Parameter zur Wachstumsprognose, klinische Behandlungsergebnisse und Daten endokrinologischer Untersuchungen im Rahmen einer prospektiven Studie. In: Richter K, Terruhn V (Hrsg) I. Europäisches Symposium für Kinder- und Jugendgynäkologie. Milupa Wissenschaftliche Informationen, Bd 8, Friedrichsdorf
203. Tanner JM, Davies PW (1985) Clinical longitudinal standards for height and height velocity for North American children. J Pediatr 107: 317–329
204. Tanner JM, Gibbons RD (1994) A computerized image analysis system for estimating Tanner-Whitehouse 2 bone age. Horm Res 42: 282–287
205. Tanner JM, Whitehouse RH, Marshall WA, Healy MJR, Goldstein H (1975) Assessment of skeletal maturity and prediction of adult height (TW2-method). Academic Press, London
206. Tanner JM, Whitehouse RH, Hughes PCR, Carter BS (1976) Relative importance of growth hormone and sex steroids for the growth at puberty of trunk length, limb length, and muscle width in growth hormone deficient children. J Pediatr 89: 100–106
207. Tanner JM, Oshman D, Lindgren G, Grunbaum JA, Elsouki R, Labarthe D (1994) Reliability and validity of computer-assisted estimates of Tanner-Whitehouse skeletal maturity (CASAS): comparison with the manual method. Horm Res 42: 288–294

208. Tauber MT, Tauber JP, Vigoni F, Harris AG, Rochicchioli P (1990) Effect of the long-acting somatostatin analogue SMS201-995 on growth rate and reduction of predicted adult height in ten tall adolescents. Acta Paediatr Scand 79: 176-181
209. Tse WY, Buyukgebiz A, Hindmarsh PC, Stanhope R, Preece MA, Brook CGD (1990) Long term outcome of oxandrolone treatment in boys with constitual delay of growth and puberty. J Pediatr 117: 588-591
210. Uruena M, Pantsiotou S, Preece MA, Stanhope R (1992) Is testosterone therapy for boys with constitutional delay of growth and puberty associated with impaired final height and suppression of the hypothalamo-pituitary-gonadal axis. Eur J Pediatr 151: 15-18
211. Van Teunenbroek A, De Waal W, Roks A et al. (1996) Computer-aided skeletal age scores in healthy children, girls with Turner syndrome, and in children with constitutionally tall stature. Pediatr Res 39: 360-367
212. Van Vliet G, Styne PN, Kaplan SL, Grumbach MM (1983) Growth hormone treatment for short stature in children. N Engl J Med 309: 1016-1023
213. van Wieringen JC (1978) Some characteristics of postwar secular growth in the Netherlands. In: Gedda L, Parisi P (eds) Auxology: human growth in health and disorders. Academic Press, London, pp 153-156
214. Voutilainen R, Franks S, Mason HD, Martikainen H (1996) Expression of insulin-like growth factor (IGF), IGF-binding protein, and IGF receptor messenger ribonucleic acids in normal and polycystic ovaries. J Clin Endocrinol Metab 81: 1003-1008
215. Ward A, Elliss CJ (1992) The insulin-like growth factor genes. In: Schofield PN (ed) The insulin-like growth factors - structure and biological function. Oxford University Press, Oxford New York Tokyo, pp 45-79
216. Weissberger AJ, Ho KKY (1993) Activation of the somatotropic axis by testosterone in adult males: evidence for the role of aromatization. J Clin Endocrinol Metab 76: 1407-1412
217. Werder EA, Waibel P, Sege D, Flury R (1990) Severe thrombosis during oestrogen treatment for tall stature. Eur J Pediatr 149: 389-390
218. Werther GA, Russo V, Cheesman H, Edmondson S (1994) IGF-I as a paracrine growth factor in developing rat brain. In: Baxter RC, Gluckman PD, Rosenfeld RG (eds) The insulin-like growth factors and their regulatory proteins. Elsevier, Amsterdam, pp 291-294
219. Wettenhall HNB, Cahill C, Roche AF (1975) Tall girls: a survey of 15 years of management and treatment. J Pediatr 86: 602-610
220. Wilkins L (1965) The diagnosis and treatment of endocrine disease in childhood and adolescence. Thomas, Springfield
221. Willig RP, Brod R, Stahnke N, Müller-Möhring G, Schirren C (1989) Hodenfunktionsstörungen nach Testosteron-Therapie beim männlichen Hochwuchs. Monatsschr Kinderheilkd 137: 502-505
222. Willison K (1991) Opposite imprinting of the mouse IGF-II and the IGF-II receptor genes. Trends Gen 7: 107-109
223. Wilson DM, McCauley E, Brown DR et al. (1995) Oxandrolone therapy in constitutionally delayed growth and puberty. Pediatrics 96: 1095-1100
223a. Wollmann HA (1997) Oxandolon und Pubertät. In: Ranke MB, Stolecke H (Hrsg.): Pubertätsentwicklung. Dokument + Bild, Ankum-Kettenkamp, p. 197-217
224. Wolthers OD, Konstantin-Hansen K, Pedersen S, Petersen KE (1992) Knemometry in the assessment of short-term linear growth in a population of healthy school children. Horm Res 37: 156-159
225. Yamashita S, Melmed S (1986) Insulin-like growth factor I action on rat anterior pituitary cells: suppression of growth hormone secretion and messenger ribonucleic acid levels. Endocrinology 118: 176-182
226. Yoshimura Y, Iwashita M, Karube M et al. (1994) Growth hormone stimulates follicular development by stimulating ovarian production of insulin-like growth factor-I. Endocrinology 135: 887-894
227. Yoshimura Y, Nagamatsu S, Ando M et al. (1996) Insulin-like growth factor binding protein-3 inhibits gonadotropin-induced ovulation, oocyte maturation, and steroidogenesis in rabbit ovary. Endocrinology 137: 438-446
228. Zabransky S, Schnabel C, Hänold S (1994) Welche diagnostische Bedeutung kommt der Bestimmung der Konzentration des Wachstumshormons im Morgenurin zur Erkennung von Zuständen mit Wachstumshormon-Mangel zu? In: Ranke MB, Stolecke H (Hrsg) Diagnostik des Wachstumshormon-Mangels - aktuelle methodische und klinische Aspekte. Dokument & Bild, Ankum-Kettenkamp, S 181-194
229. Zachmann M, Prader A (1970) Anabolic and androgenic effect of testosterone in sexually immature boys and its dependency on growth hormone. J Clin Endocrinol Metab 30: 85-90
230. Zachmann M, Ferrandez A, Mürset G, Gnehm HE, Prader A (1976) Testosterone treatment of excessively tall boys. J Pediatr 88: 116-120
231. Zachmann M, Sobradillo B, Frank M et al. (1978) Bayley-Pinneau, Roche-Wainer-Thissen, and Tanner height prediction in normal children and in patients with various pathologic conditions. J Pediatr 93: 749-756
232. Zapf J, Hunziker EB (1994) The somatomedin hypothesis revisited: differential effects of growth hormone and IGF-I on skeletal growth of the rat in vivo. In: Baxter RC, Gluckman PD, Rosenfeld RG (eds) The insulin-like growth factor and their regulatory proteins. Elsevier, Amsterdam, pp 381-391
233. Zhou J, Dsupin BA, Giudice LC, Bondy CA (1994) Insulin-like growth factor system gene expression in human endometrium during the menstrual cycle. J Clin Endocrinol Metab 79: 1723-1734

Pathophysiologie und Klinik des gestörten Längenwachstums

H. Stolecke

13.1 Vorbemerkungen zur Diagnostik

Richtungsweisende Bedeutung hat zunächst die *Anamnese*; sie wird herausfinden, ob ein vermeintliches oder tatsächliches Mindermaß schon von Geburt an oder erst später auffiel, ob Erkrankungen in der Schwangerschaft bestanden, wie die Geburt verlief und welche Maße beim Neugeborenen dokumentiert wurden. Weiterhin ist zu erfragen, ob andere Krankheitszeichen zeitlich vor der Wachstumsstörung auftraten, ob sie den allgemeinen Befund hauptsächlich bestimmten oder noch im Vordergrund stehen. Vielfach liegen Vorbefunde vor, die ein Urteil über den bisherigen Verlauf ermöglichen und so zur richtigen Diagnose beitragen. Andernfalls wird man eine systematische Dokumentation, insbesondere der biologischen Entwicklung beginnen (s. auch Kap. 12).

Bei der ersten Vorstellung schließt sich die genaue *Erhebung der klinischen Befunde* an. Sie stellt eine Untersuchung „von Kopf bis Fuß" dar und beschränkt sich nicht auf das im Vordergrund diskutierte auxologische Symptom. So sind Befunde wie Hepatosplenomegalie, Herzgeräusche, auffallende Blässe, Pigmentanomalien, Magerkeit, Adipositas, von der Norm abweichende Genitalbefunde oder neurologische und psychomotorische Auffälligkeiten Beispiele, die eine weiterführende Diagnostik veranlassen werden.

Dysmorphien sind in typischen Fällen augenfällig und erlauben immer eine Diagnose prima vista; als Beispiele seien das Ullrich-Turner-Syndrom, die Syndrome nach Noonan, Prader-Labhart-Willi, die Trisomie 21, das embryofetale Alkoholsyndrom oder allgemeiner bekannte polysymptomatische Minder-oder Hochwuchssyndrome genannt.

Ein diagnostisches *Routineprogramm „Wachstumsstörung"* gibt es nicht, wenn man die bei der klinischen Untersuchung entstehende auxologische und pubertätsspezifische Dokumentation einmal ausnimmt. Diese folgt den in den Kap. 12 und 14 dargestellten Prinzipien. Differentialdiagnostische Überlegungen und damit auch endokrinologische Laboruntersuchungen bestimmen das Muster der individuellen Daten, teilweise auch erst aus dem sich ergebenden Verlauf.

Die Analyse hormonaler Parameter fordert eine gut begründete klinische und methodisch-logische *Indikation*. Ansonsten besteht die Gefahr, daß für die Patienten oft unnötige Belästigungen entstehen sowie kostenintensive, nicht aussagefähige Daten gemessen werden.

13.2 Vermindertes Wachstum als fakultatives Symptom nichtendokriner Erkrankungen

Viele systemische oder organbezogene Krankheiten mit chronischem Verlauf können in unterschiedlichem Ausmaß und in Abhängigkeit von der Intensität der Grunderkrankung das Längenwachstum beeinträchtigen. Der Übergang von der fakultativen zur obligaten Wachstumsstörung ist dabei fließend. In 13.2.1 – 13.2.9 werden die wichtigsten auxologisch oder endokrinologisch bedeutsamen Entitäten angesprochen.

13.2.1 Mangelernährung

Unzureichendes Wachstum ist eines unter vielen Symptomen, die bei quantitativer oder qualitativer Mangelernährung auftreten. Chronische Erkrankungen oder häufige akute Infekte können schon bei Säuglingen und Kleinkindern durch Appetitlosigkeit und entsprechende Nahrungsverweigerung zu einer Gedeihstörung führen, die neben dem Wachstumsfortschritt auch die Gewichtszunahme beeinträchtigen. Die Ursache ist in solchen Fällen offensichtlich.

Gleiches gilt, wenn ausreichende Nahrung, aus welchen Gründen auch immer, nicht verfügbar ist. Hunger und inadäquate hygienische Voraussetzungen sind in vielen Teilen der Welt bedrückende alltägliche Not. Für ein regelhaftes Längenwachstum ist v. a. der *Proteinanteil* der Nahrung bedeutsam. Fehlt über längere Zeit ein ausreichendes Eiweißangebot, kommt es zu irreparablen Längenmaßdefiziten, die umso ausgeprägter sind, je jünger ein Kind eine entsprechende Mangelernährung erleiden muß [39, 165, 245, 302, 328, 380].

Einer ausreichenden *Versorgung mit Zink* wurde in diesem Zusammenhang zusätzliche Aufmerksamkeit gewidmet. Tierexperimentelle Daten unterstützen die Annahme, daß Zinkmangel zumindest als adjuvanter Faktor für die verminderte IGF-I-Generation [72] bzw. Genexpression [224] zu sehen ist. Hingegen ist es nicht begründet, Klein- oder Minderwüchsigkeit mit unzureichender Zinkzufuhr in Zusammenhang zu bringen, wenn eine normale Ernährung gewährleistet ist [172]. Bei Säuglingen in den ersten Lebensmonaten wurden einer Studie aus Dänemark zufolge relativ niedrige Zinkkonzentrationen gefunden, wenn man sich auf die Normwerte der WHO bezieht. Die Werte fielen in den ersten 9 Monaten sukzessive ab, ohne daß gesundheitliche Probleme erkennbar waren. Somit dürfte die Untersuchung am ehesten eine altersbezogene physiologische Reaktion beschreiben, die bei Mangelernährung eine pathologische Dimension bekommen kann [212].

Bei Nahrungsmangel finden sich oft hohe GH-Spiegel als feedbackbedingte Gegenregulation zu den erniedrigten IGF-I-Werten. IGF-I kann offenbar durch das Proteindefizit nicht ausreichend aufgebaut werden. Zudem sind schon früher „Inhibitoren" vermutet worden, die am ehesten speziellen Bindungsproteinen für IGF entsprechen dürften, wie dies bei Patienten mit chronischer Niereninsuffizienz erkannt wurde. Auch andere, die IGFBP-Proteolyse beeinflussende Substanzen kommen in Frage, wobei die Art des Nahrungsmangels (Marasmaus, Kwashiorkor) bedeutsam ist (s. auch 13.2.5) [380].

13.2.2 Intestinale Erkrankungen

In der folgenden Übersicht sind eine Reihe von Krankheiten zusammengestellt, die den biologischen Entwicklungsprozeß und damit auch das Längenwachstum nachteilig beeinflussen können. Ätiologisch kann man Malabsorptionssyndrome und chronisch-entzündliche Krankheiten unterscheiden, wenn auch ein „chronic inflammatory bowel disease" bei einigen Patienten mit einer Resorptionsstörung einhergehen kann.

Auxologische Verlaufsdaten geben Auskunft, ob und ab wann eine intestinale Erkrankung den Wachstumsprozeß beeinträchtigt. Die verminderte Wachstumsgeschwindigkeit führt dann zu einem zunehmenden Längenmaßdefizit („Perzentilensprung").

Fakultativ das Längenwachstum hemmende intestinale Erkrankungen

- Zöliakie
- Zystische Fibrose
- Kongenitaler Laktasemangel
- Morbus Crohn
- Colitis ulcerosa
- Schwachmann-Syndrom
- Überempfindlichkeit gegen Kuhmilcheiweiß
- Malabsorption durch Stasissyndrome
- Sekundäre Mono- und Disaccharidmalabsorption
- Malabsorption durch Parasiten
- Intestinale Lymphangiektasie
- Short-bowel-Syndrom
- Acrodermatitis enteropathica
- Juvenile Perniziosa

Dieser Kausalzusammenhang ist bei entzündlichen Prozessen indessen keineswegs immer offensichtlich; eine Wachstumsstörung kann klinisch typischen Symptomen der intestinalen Erkrankung bis zu einigen Jahren vorausgehen. Treten Bauchschmerzen, Durchfälle und reaktive Anorexien früh im Krankheitsverlauf auf, ist die gastroenterologische Diagnostik unmittelbar indiziert; nur etwa 20 % der Patienten zeigen dann bereits auxologische Probleme.

Das Wachstumsdefizit kann schließlich einziges klinisches Symptom sein. In Patientengruppen, in denen eine Dünndarmbiopsie zur differentialdiagnostischen Klärung der Wachstumsstörung durchgeführt wurde, fanden sich prozentuale Anteile von Zöliakieerkrankungen zwischen 1,8 und 48 % [15, 134]. Ein serologisches „screening" wurde zur Auswahl der Patienten für eine Biopsie vorgeschlagen [83]. Auxologisch im Prinzip ähnliche Ergebnisse wurden bei Patienten mit Morbus Crohn mitgeteilt; durchschnittlich 1 Jahr vor Beginn hinweisender Symptome trat bei fast der Hälfte der Patienten ein Abfall der Wachstumsgeschwindigkeit um mindestens 25 % der prämorbiden Werte ein [162]. Das Wachstum kann hier als diagnostischer Parameter für das Ausmaß der Entzündung dienen (röntgenstereophotogrammetrische Analyse; [138]).

> **!** Man muß bei fortschreitender Wachstumsverzögerung differentialdiagnostisch grundsätzlich und häufiger als bisher üblich an klinisch noch stumme enterale Erkrankungen denken.

Die Indikation zur gastroenterologischen und speziell bioptischen Untersuchung ist großzügig zu stellen, wenn die auxologischen Familiendaten, die individuellen anamnestischen und klinischen Befunde sowie allgemeine Labordaten (Blutbild, Leber- und Nierenwerte, Ca/P/P'tase) und hormonale Untersuchungen keine diagnostisch weiterführenden Informationen liefern und die Ursache des Mindermaßes unklar bleibt.

Im Einzelfall kann das Knochenalter erheblich retardiert sein. Grenzwertig niedrige Ergebnisse bei GH-Bestimmung nach insulininduzierter Hypoglykämie erklären die Wachstumsstörung nicht und dürften funktionell bedingt sein. Dies gilt auch für (bisweilen grenzwertig) niedrige Werte für IGF-I im Serum.

Letzlich bleiben somit die durch die gastroenterologische Erkrankung bedingten Probleme, vorrangig also chronische Entzündung und Malabsorption, für ein verzögertes Wachstum und darüber hinaus für eine zögerliche biologische Gesamtentwicklung (z. B. Knochenalter) verantwortlich.

13.2.3 Chronische Leberkrankheiten

Langdauernde Erkrankungen der Leber, v. a. Prozesse mit Tendenz zu zirrhotischem Umbau und portaler Hypertension, verschlechtern das Längenwachstum. Dabei spielt die verminderte IGF-Bildung sicher eine Rolle, wenngleich das mangelhafte Längenwachstum vieler Patienten vornehmlich in fortgeschrittenen Krankheitsstadien darauf hinweist, daß der biologische Entwicklungsfortschritt durch einen beeinträchtigten Gesamtstoffwechsel bedingt ist. Bei zahlreichen Krankheiten ist eine Leberbeteiligung lediglich Teilaspekt des Grundleidens, das den klinischen Verlauf letzlich prägt (s. unten).

Seitdem auch im Kindes- und Jugendalter Lebertransplantationen durchgeführt werden und damit Erkrankungen der Leber mit bislang dubioser Prognose nicht mehr von vorneherein als therapeutisch aussichtslos anzusehen sind, hat man dem Längenwachstum als klinisch unmittelbarer Hinweis auf eine biologische Fortentwicklung natürlich zusätzliche Aufmerksamkeit entgegengebracht. Dies gilt v. a. für die kürzer zurückliegende Zeit, in der die medikamentöse Immunsuppression modifiziert werden konnte. Nach einer Transplantation ist das Längenwachstum meist deutlich vermindert, z. T. sicher bedingt durch die immunsuppressive Steroidmedikation. Der weitere, individuell sehr unterschiedliche Verlauf hängt dann wesentlich von der Transplantatfunktion und einem damit verbundenen allgemein verbesserten Gedeihen ab.

Bei Kindern fand sich nach Lebertransplantation eine erhaltene pulsatile GH-Rhythmik. Sie stieg nach normierter Stimulation bis auf wenige Ausnahmen normal an. IGFBP-3 wurde im oberen Normbereich oder eben erhöht gemessen. Die beobachtete verminderte Cortisolproduktion dürfte durch die Steroidmedikation zu erklären sein [294]. Erste Versuche mit zusätzlicher GH-Gabe zeigen, daß die Wachstumsgeschwindigkeit deutlich ansteigt [293].

Als endokrinologische Merkmale einer chronischen Lebererkrankung wurde bei Erwachsenen u. a. eine gestörte GH-Clearance bei erhöhtem Konzentrationsniveau und erniedrigtem IGF-I beobachtet [77]. Im Endstadium einer Lebererkrankung bei Kindern fand sich eine systematische Erniedrigung von IGF-I, IGF-II und der faktischen IGFBP-Kapazität [252], wenngleich auch im Endstadium einer Zirrhose die Expression der entsprechenden mRNA im Prinzip erhalten und die Proteaseaktivität nicht erhöht gefunden wurde [286].

13.2.4 Hypoxämische Erkrankungen

Ein chronischer Sauerstoffmangel kommt als Ursache einer Wachstumsstörung bei *zynotischen Herzfehlern* und *Lungenerkrankungen mit nachhaltiger Ventilationsstörung* vor. Das jeweilige Grundleiden führt meist zu einer Reihe von sekundären Problemen (Infekthäufung, Inappetenz, Gedeihstörung, psychische Alteration), die den mangelhaften Wachstumsprozeß summativ mitbedingen. Auch therapeutische Entscheidungen wie die Anwendung von Corticosteroiden spielen eine Rolle. Die Intensität der Primärerkrankung entscheidet darüber, ob und wie ausgeprägt der auxologische Fortschritt beeinträchtigt wird.

Bei *asthmakranken Kindern* ohne kontinuierlich-systemische Steroidtherapie fanden sich Hinweise, daß ungenügendes Wachstum als Symptom einer allgemeinen biologischen Entwicklungsverzögerung zu interpretieren sei; so kommt es auch zu einem verzögerten Pubertätsbeginn. Günstige Verläufe lassen aber meist ein „Nachholwachstum" mit einer erwartbaren Endlänge zu. Die Mehrzahl der Patienten bedarf indessen einer medikamentösen Therapie, die in erster Linie mit inhalativen Steroiden wie Busedonide oder Fluticasone durchgeführt wird. Auxologische Untersuchungen unter einer solchen Behandlung zeigen, daß das Wachstum zwar nicht durch eine systematisch gestörte Bildung oder Funktion von Wachstumshormon beeinträchtigt wird, aber individuell unterschiedlich und dosisabhängig im Sinne einer pharmakologischen Steroidwirkung verlangsamt sein kann (s. auch Kap. 5) [18, 76, 210, 263, 334, 370, 371].

13.2.5 Chronische Nierenkrankheiten

Viele Kinder und Jugendliche mit langdauernden Nierenerkrankungen zeigen ein gestörtes Längenwachstum und eine lange Zeit ausbleibende oder unvollständige pubertäre Entwicklung, die Ausdruck der retardierten biologischen Gesamtentwicklung ist; darauf weisen v. a. auch Untersuchungen vor und nach einer Nierentransplantation hin [230, 298, 349]. Ursächlich kommen für die zugrundeliegenden renalen Krankheiten genetisch bedingte oder erworbene Störungen in Frage, wobei das klinische Bild und die therapeutischen Konsequenzen davon abhängen, in welchem Ausmaß die *metabolischen* und *organbezogenen Insuffizienzen*, insbesondere die negative Energiebilanz, häufige Infekte, Elektrolytprobleme, Azidose und Urämie, ausgeprägt sind [267].

Endokrinologie

Endokrinologische Störungen sind als sekundär anzusehen. Schon länger bekannt waren der sekundäre Hyperparathyreoidismus bei relativer Vitamin-D-Resistenz als Ausdruck der Calcium-Phosphat-Balancestörung (→ renale Osteopathie) und die Folgen der Therapie mit synthetischen Corticosteroiden. Eine durchaus eigenständige Bedeutung kommt den hormonalen Veränderungen zu, wenn man die für das Längenwachstum relevanten Parameter betrachtet.

Erste Untersuchungen zur Frage des gestörten Wachstums sprachen für eine Hemmung der IGF-I-Aktivität durch ein erhöht gemessenes, nicht abgesättigtes IGFBP (25 kD), das zur niedermolekularen Gruppe der IGF-Bindungsproteine gehört [32, 180]. Die inzwischen grundlegend erweiterten Kenntnisse zu diesem Problemkreis lassen sich folgendermaßen zusammenfassen [32, 101, 123, 168, 246, 262, 298, 300, 341, 342]:

- Bei Patienten mit chronischer Niereninsuffizienz wird die Konzentration des IGF-I im Serum niedrig bis normal gemessen; die biologische IGF-Aktivität ist jedoch stark herabgesetzt. Die Bindungsproteine IGFBP-1 und 3 sind erheblich erhöht, wobei der IGFBP-3-Anteil bei weitem dominiert.
- Die IGFBP-3-Erhöhung wird einer Akkumulation von kleinen Subproteinen des IGFBP-3 zugeschrieben, ein Effekt der verminderten renalen Clearance. So bleibt ein funktionell wesentlicher Teil des IGFBP-Pools ungesättigt und wirkt als „IGF-Inhibitor", da er die freie, biologisch aktive IGF-Konzentration verringert.
- Die GH-Konzentration im Serum wird eher hoch bis erhöht gemessen, weil die Plasmahalbwertszeit erhöht ist. Die metabolische Clearancerate als Funktion von Plasmakonzentration und glomerulärer Filtrationsrate ist also erniedrigt.
- In der Spontansekretionsanalyse findet sich eine erhöhte GH-Ausschüttung; die funktionelle Beziehung zwischen GH und IGF-I ist teilweise entkoppelt, so daß eine entsprechende Resistenz gegenüber der GH-Wirkung anzunehmen ist.
- Weiterhin ist die Bildung von IGF-I relativ vermindert, da bei chronischer Niereninsuffizienz die absolute Zahl der GH-Rezeptoren in der Leber abnimmt.
- Weitere Befunde ergaben sich im Sinne einer reduzierten metabolischen Aktivität auch des IGF, einer Verminderung des GH-Bindungsproteins (GHBP) und einer veränderten Kinetik des ungebundenen GH.

Die mengenmäßig unbegrenzte Verfügbarkeit des gentechnisch hergestellten Wachstumshormons (hGH) ließ auch bei Patienten mit chronischer Niereninsuffizienz die Frage aufkommen, ob die GH-Gabe die unzureichende Längenmaßentwicklung verbessern könne. Die bisher vorliegenden Ergebnisse verschiedener Studien zeigen, daß sich die Wachstumsparameter mit moderat supraphysiologischen Dosen des rekombinanten hGH positiv verändern lassen [99, 133, 190, 207, 299, 339, 340]:

- Die Wachstumsgeschwindkeit nimmt deutlich zu (SDS $> +3{,}0$ [339]; $10{,}3 \pm 3{,}1$ im 1. und $7{,}8 \pm 2{,}1$ im 2. Behandlungsjahr [99];
- die „standardized height" steigt von –2,94 auf –1,55 ebenfalls hochsignifikant gegenüber einer Plazebogruppe an [99];
- das Knochenalter nimmt gegenüber dem Längenalter weniger zu, so daß sich die Wachstumsprognose verbessert [99].

Der Wirkungsmechanismus besteht in einer nachhaltigen Erhöhung des IGF-I bei nur geringem Anstieg des IGFBP. Die Fraktion des biologisch aktiven, ungebundenen IGF nimmt also zu, womit der gute biologische Effekt erklärt werden kann.

Untersuchungen zur Frage der *retardierten pubertären Entwicklung* ergaben individuell sehr unterschiedliche Befunde. Eine systematische und primär endokrinologisch bedingte Störung konnte nicht nachgewiesen werden. Andererseits ergaben sich Hinweise, daß die funktionelle Reifung des LHRH-Sekretionsmusters durch die zugrundeliegende renale Problematik nachteilig beeinflußt wird [50, 116, 124].

Therapie- und Verlaufsstudien anderer Art zeigen, daß neben einer sorgfältig kontrollierten Behandlung des Hyperparathyreoidismus und einer verbesserten nutritiven Situation die dosisreduzierte und alternierende Steroidtherapie und die Verwendung von Cyclosporin A im Rahmen einer Immunsuppression v. a.

nach Nierentransplantation den Wachstumsprozeß positiv beeinflussen [145, 211]. Letztlich entscheidend ist allerdings immer der individuelle Verlauf.

13.2.6 Dyszerebrale Wachstumsstörung

Unter dieser Bezeichnung wird ein Schaden im Zentralnervensystem apostrophiert, der den integrativen Ablauf wachstumsfördernder Funktionen beeinträchtigt. Angeborene anatomische Defekte (z. B. Midlinedefekte [343]) oder erworbene Hirnschäden können den komplexen biologischen Entwicklungsprozeß, in dem das Längenwachstum Teilaspekt ist, entscheidend hemmen. Endokrine Ausfälle sind dabei von der im Einzelfall festzustellenden Schädigung abhängig (z. B. GH-Mangel bei „septo-optic dysplasia" [104, 364]; „empty sella syndrome" [381], DIDMOAD-Syndrom mit „empty sella" und GH-Mangel [310]).

13.2.7 Wachstumsstörungen als Nebenwirkungen spezieller Therapieverfahren

Eine spezielle Thematik ergibt sich hier bei *tumorösen* oder *im Zusammenhang mit Leukämien* auftretenden Erkrankungen des ZNS. Eine Wachstumsstörung imponiert selten primär, sondern ist Folge der jeweils gewählten und ggf. kombinierten Therapieverfahren. *Operation, Bestrahlung und Chemotherapie* sind dabei zu diskutieren.

Adenome der Hypophyse stellen eine gesonderte Problematik dar und sind in 5.5.1 (Cushing-Syndrom) und in 13.6.1 (GH-bildende Adenome) dargestellt; zu Prolaktinomen s. Kap. 3. Der Einfluß pharmakologischer Steroiddosen auf das Wachstum wird in Kap. 5 ausführlich besprochen.

- Der im Kindesalter häufigste Tumor, der die hypothalamohypophysäre Region unmittelbar berührt und damit endokrine Ausfälle primär erwarten läßt, ist das *Kraniopharyngeom*. In einem Review über 42 Fälle ([335], 55 Referenzen) ergab sich, daß nur 3 Patienten (7,1 %) wegen verzögerten Wachstums vorgestellt wurden, obwohl eine auxologische Störung bei 53 % der Fälle nachgewiesen werden konnte. Die typische Therapie – Operation bzw. Operation und Nachbestrahlung – hatte endokrinologisch zur Folge, daß alle Patienten mehrfache hypothalamohypophysäre Ausfälle und immer einen Wachstumshormonmangel hatten.

Bemerkenswert und nach wie vor ungeklärt ist, daß etliche solcher Patienten in der posttherapeutischen Phase trotz nachgewiesenen GH-Mangels für längere Zeit normal wachsen. Häufig wird gleichzeitig eine intensive Gewichtszunahme beobachtet. Die IGF-I-Aktivität wurde in mehreren Untersuchungen als normal beschrieben. Eine ursprünglich vermutete Mehrsekretion von Insulin oder Prolaktin bestätigte sich als Ursache nicht [335]. Spekulativ sind Überlegungen in Richtung eines „invisible" GH als Variante des Wachstumshormonmoleküls (mutantes Allel, Expression durch GH-V-Gen, wobei dieses GH nur im Rezeptorassay nachzuweisen sei [28]). Die Beobachtung, daß ein Patient mit nach den üblichen Kriterien nachgewiesenem GH-Mangel übermäßig wuchs, wurde spekulativ im Sinne eines durch den Tumor gebildeten GH-unabhängigen Faktors gedeutet [366]. Ein bei Ratten nachgewiesenes neues Peptid, das u. a. auch in der Hypophyse vorkommt und in vitro wachstumsfördernd wirkt, ist eine weitere hypothetische Facette [372].

Eine neue Studie, in der Patienten mit nachgewiesenem GH-Mangel, aber klinisch unauffälligem Wachstum kurzzeitig und über 1 Jahr substituiert wurden, zeigte keinen Einfluß auf die Wachstumsgeschwindigkeit, während die Reduktion von Körpermasse und Hautfaltendicke die spezifisch-metabolischen GH-Wirkungen belegte. Eine N^{15}-Retention blieb bei Kurzzeitgabe im Gegensatz zu der Reaktion von Patienten mit typischem Wachstumshormonmangel aus. IGF-I, IGFBP-3 und der 150-kD-Komplex des IGFBP-3 fanden sich vor der Behandlung erniedrigt und normalisierten sich unter der Substitution [301]. So bleiben die skizzierten auxologischen Fragen weiter ungelöst.

- Im Gegensatz zu Kraniopharygeomen beeinflussen *andere Hirntumoren* die hypothalamohypophysären Strukturen nicht direkt. Für die endokrinologische Betrachtung ist die *Röntgenbestrahlung* besonders bedeutsam [4, 64, 80, 193, 231, 233, 261, 305]. Dabei hängt das Ausmaß der strahleninduzierten Hypophysenvorderlappeninsuffizienz wie auch das Intervall zwischen Bestrahlung und endokriner Unterfunktion von der applizierten Strahlendosis insgesamt ab, wobei eine fraktionierte Verteilung die hormonbildenden Strukturen weniger schädigt. Nicht zuletzt ist daran zu denken, daß, in der Regel nach mehrjähriger Latenz, Zweitmalignome, u. a. auch in der strahlengeschädigten Schilddrüse, entstehen können [192].

Die somatotrope Funktion der Hypophyse ist besonders strahlensensibel; jedoch können alle Hypophysenvorderlappenhormone in eine strahleninduzierte Schädigung einbezogen sein. Offenbar sind die hypothalamischen Strukturen strahlenempfindlicher als die Hypophyse, so daß die jeweilige Insuffizienz primär einer hypothalamischen Schädigung entspricht.

Eine Strahlendosis von 2700–3500 cGy über 3 Wochen bewirkt bereits bei den meisten Patienten innerhalb von 2 Jahren eine subnormale Reaktion auf provokative Tests zur GH-Ausschüttung.

Eine *GH-Behandlung* kann zumindest verhindern, daß sich die Längen-SDS verschlechtert [175]; vielfach wird aber eine Steigerung der Wachstumsrate erreicht, die der bei idiopathischem GH-Mangel entspricht [353]. Eine Substitution zum optimalen Zeitpunkt zu beginnen setzt voraus, daß auxologische Untersuchungen grundsätzlich in die Nachsorge integriert werden.

Hinweise für eine erhöhte Tumorrezidivrate nach GH-Behandlung mit substitutiven Dosen ergaben sich nicht [13, 215, 232, 266].

➤ In ähnlicher Weise ergeben sich endokrinologische Konsequenzen bei Patienten, die wegen einer akuten lymphoblastischen Leukämie eine ZNS-Bestrahlung *und* Chemotherapie erhielten [49, 214, 319]. Auch die Knochenmarktransplantation und ihre medikamentösen Konsequenzen sind heute Thema in der auxologisch-endokrinologischen Nachsorge [40, 69, 306, 309, 319, 363]. Während der Einfluß der Strahlenbehandlung je nach Einzel- und Gesamtdosis sowie des zeitlichen Protokolls variiert und relativ gut bekannt ist, ist der Effekt der Chemotherapie auf das Wachstum weniger klar definiert. Auch hier dürfte das im jeweiligen Zentrum benutzte Protokoll maßgeblich dafür sein, ob und in welchem Ausmaß das Längenwachstum beeinflußt wird [81, 82, 182, 226, 234]. Eine GH-Behandlung wird aufgrund noch begrenzter Erfahrungen zurückhaltend nach einer Remissionsphase von etwa 2 Jahren empfohlen. Eine sicher erhöhte Rate an Rückfällen wurde bisher nicht beobachtet [182].

13.2.8 Psychosozial bedingte Wachstumsstörung

Wird ein Kind emotional abgelehnt, ist die Folge meist eine mehr oder weniger offene Vernachlässigung, die zu körperlichen und seelischen Schäden führt. Vor allem bei Säuglingen und Kleinkindern ist die zerrüttete Bindung zur unmittelbaren Bezugsperson, meist der Mutter, die Ursache für die fehlende Zuwendung und die Lieblosigkeit des gesamten Lebensbereiches. Diese fehlende „Nestwärme" macht normales körperliches Gedeihen und die altersgemäße Entfaltung der aktiv-spielerischen Erlebenssphäre und der emotionalen Resonanzen oft fast unmöglich. So bleiben psychische Differenzierung und sozialer Erfahrungszuwachs erheblich behindert. Während krasse Beispiele psychosozialer Deprivation durch destruktive Situationen des unmittelbaren Lebensumfeldes (unzureichende Wohnung, finanzielle Not, Bildungsunfähigkeit, Alkoholismus [228], Kleinkriminalität u. ä.) offensichtlich sind, werden die ungleich häufigeren Formen vielfach durch sog. „geordnete Verhältnisse" und Wohlstandsattitüden kaschiert.

Sicher sind die Berufstätigkeit beider Eltern und die frühe Selbständigkeit von Kindern und Jugendlichen nicht von vornherein Bedingungen, die zur Deprivation führen. Entscheidend ist, ob innerhalb der familiären Struktur lebendige Anteilnahme möglich bleibt: ob auftretende Schwierigkeiten während der frühkindlichen Entwicklungsphasen einfühlsam und pädagogisch bedacht bewältigt werden, ob später in Kindergarten und Schule Probleme teilnehmend angesprochen und mit dem Kind durchlebt werden können. Erfahren Kinder, daß helfendes Interesse besteht, daß durch glaubhafte Autorität Perspektiven aufgezeigt werden, auch dadurch, daß Grenzen gesetzt und erläutert werden, daß herzliche Zuwendung mehr ist als rational-duldende Akzeptanz, dann werden auch kritische Situationen inhaltlich beherrschbar. Teures oder mechanisiertes Spielzeug, zu frühes und zu hohes Taschengeld, unnötiges Chauffieren zur Schule u. ä. sind hingegen konsumptiv-monetärer Kleister, der eine Deprivation verschleiern und eine rechtzeitige Hilfe versäumen kann.

Man kann aber auch nicht übersehen, daß rücksichtsloser pädagogischer Unfug durch einen vielfach ideologisch unterlegten „fortschrittlichen Zeitgeist" und aggressive Verführung durch den „Markt" und die Medien entsteht. Die emotionalen und sozialen Bedürfnisse werden einseitig ausgebeutet und, durch gruppendynamische Ersatzhandlungen unterstützt, irrationale Selbstbilder und Bedürfnisstrukturen induziert. Die Fähigkeit zu einem eigenständig erfahr- und bewertbaren Realitätsbezug bleibt mangelhaft entwickelt. Tatsächliche und absolut notwendige Chancen in der Ausbildung und die Berufsmöglichkeiten sind vermindert. Die Folgen kennen wir in allen Altersstufen.

Können die ungünstigen Verhältnisse zu einem positiven Wandel gebracht werden oder gelingt es, die Kinder aus dem schädigenden Milieu herauszunehmen und in eine neue intakte Umgebung einzugewöhnen, verbessern sich die Aussichten auf eine normale Entwicklung. Das Längenwachstum verläuft mit erhöhter Wachstumsrate („catch-up"). Psychopädagogisch geschickte Betreuung entwickelt positive soziale Resonanzen.

Endokrinologie

Es finden sich fakultativ erniedrigte Gesamtthyroxinkonzentrationen bei normalem TSH. Die Cortisolspiegel im Plasma und die ACTH-Stimulierbarkeit der

NNR können ebenfalls erniedrigt gemessen werden. Die GH-Spontansekretion ist häufig erniedrigt; nach Insulin oder Arginin kommt es nicht zu einem adäquaten Anstieg. Die ACTH-Ausschüttung nach Metyrapon ist überwiegend vermindert [219].

Die endokrinologischen Abnormitäten bilden sich bei günstigem Verlauf der jeweiligen psychosozialen Konfliktsituation zurück. Der Versuch einer symptomatischen Hormontherapie ist nicht sinnvoll zu begründen; er kaschiert nur das Grundproblem.

Abzugrenzen ist hier die grundsätzlich andere Thematik einer psychosozialen Belastung von Kindern und Jugendlichen durch vermindertes oder unterdurchschnittliches Wachstum, das organisch oder als konstitutionelle Variante anzusehen ist.

13.2.9 Exogene Ursachen intrauteriner Wachstumsstörungen

Ätiopathogenetisch sehr unterschiedliche Faktoren führen zu einer mangelhaften intrauterinen Entwicklung. Dabei können Noxen auf den Embryo oder Feten direkt oder über den mütterlichen Organismus einwirken. Vielfach entsteht eine komplexe Schädigung, die postnatal Syndromcharakter entwickelt. Eine Wachstumsstörung ist dann Teilsymptom.

An dieser Stelle sollen nur Alkohol (→ Alkoholembryopathie [314]), Nikotin und „Drogen“ (z. B. Marihuana [79]) als *exogene Faktoren* genannt werden, die durch ihre allgemeine Verbreitung und den potentiellen Suchtcharakter besondere Bedeutung haben. Zu bedenken sind aber auch chronische Einnahme bestimmter Medikamente (z. B. Antikonvulsiva) und die Wirkung von Umweltgiften (z. B. PCB [105]).

13.3 Vermindertes Wachstum als obligates Symptom nichtendokriner Erkrankungen

Zahlreiche Krankheitsbilder mit Syndromcharakter gehen regelmäßig mit einer Störung des Längenwachstums einher und sind je nach klinischer Evidenz differentialdiagnostisch zu bedenken. Eine für das Minderwachstum primär ursächliche Endokrinopathie ist in keinem Fall bekannt, so daß die klassische Voraussetzung für eine Hormonsubstitution nicht gegeben ist. Andererseits zeigen Studien mit supraphysiologischen GH-Dosen z. B. bei Mädchen mit Ullrich-Turner-Syndrom (s. 13.3.1), daß das Längenwachstum mit GH auch außerhalb klassisch substitutiver Indikationen stimuliert werden kann.

Die *Nomenklatur* der verschiedenen mit Minderwuchs einhergehenden Syndrome zeigt je nach bevorzugtem Ordnungssystem ein breites Spektrum: es reicht von den Eigennamen der Erstbeschreiber über die allgemeine, oft als Oberbegriff benutzte Bezeichnung „primordialer Minderwuchs“ oder eine das gemeinsame klinische Phänomen beschreibende Formulierung, wie z. B. „low birthweight dwarfism“ oder „small for gestational age“, bis zu pathogenetisch orientierten Klassifizierungen wie „genetisch bedingter Minderwuchs“ oder „intrauterine Hypotrophie“. Bei primärer Erkrankung des Skeletts oder dessen symptomatischer Beteiligung werden meist Bezeichnungen gewählt, die die dominierenden knöchernen Veränderungen beschreiben. Eine endgültige nosologische Klassifikation erfordert für jedes Krankheitsbild eine phänogenetische Analyse bis zum DNA-Niveau – eine für die meisten Zustandsbilder noch ungelöste Aufgabe.

Von den genauer zu bezeichnenden Skeletterkrankungen abgesehen, bevorzugen wir die Bezeichnung *„polysymptomatische Minderwuchssyndrome“*, um die jeweilige klinische Entität begrifflich zu betonen und diese Minderwuchssyndrome von dem *„idiopathischen“* bzw. *familiären Minderwuchs* zu unterscheiden (s. auch Kap. 12). Dem „idiopathischen“ Klein- oder Minderwuchs ohne Syndromcharakter ist als Untergruppe ein Teil der Kinder zuzuordnen, die als „small for gestational age“ (SGA) oder mit „intrauteriner Wachstumsverzögerung“ bezeichnet werden. Zum Studium einzelner Entitäten sei auf die speziellen und umfassenden Dokumentationen [95, 155, 205], auf die Database POSSUM („picture of standard syndromes and undiagnosed malformations“, Version 3.5, 1992) sowie auf eine kleine praxisnahe Broschüre über „Syndrome mit postnataler Wachstumsverzögerung“ [10] hingewiesen.

Aus bisher durchgeführten Studien einer GH-Behandlung bei syndromhaften Entitäten ganz unterschiedlicher Art ergibt sich, daß das Wachstum mit supraphysiologischen Dosen gesteigert werden kann. In diesem Zusammenhang sollen 3 häufiger vorkommende Syndrome, das Ullrich-Turner-, das Prader-Labhart-Willi- und das Noonan-Syndrom, sowie die auxologischen Probleme bei SGA-Kindern ohne Syndromcharakter genauer besprochen werden.

13.3.1 Ullrich-Turner-Syndrom

1930 beschrieb der deutsche Pädiater Ullrich ein Krankheitsbild, dessen multiple Fehlbildungen auf eine frühembryonale Genese zurückzuführen waren [346]. 1938 publizierte Turner eine eigene Kasuistik zur gleichen Entität und wies insbesondere auf die Wachstumsstörung und die fehlende pubertäre Entwicklung hin [345]. Das Ullrich-Turner-Syndrom (UTS) ist somit durch 3 klinisch-pathologische Befundkomplexe und die im weiteren erkannte numerische oder strukturelle Aberration der weiblichen Geschlechtschromosomen im Sinne einer Monosomie Xp definiert:

- 1. Minderwuchs,
- 2. gonadale Dysgenesie,
- 3. Dysmorphien des äußeren Erscheinungsbildes und Fehlbildungen an inneren Organen und
- 4. faktische oder funktionelle Monosomie Xp.

Häufigkeit

Das Ullrich-Turner-Syndrom ist mit 1:2500 bis 1:5000 unter lebendgeborenen Mädchen vergleichsweise häufig. Für die reine Monosomie X wird eine Inzidenz von 1:8000 bis 1:10000 angegeben. Diese findet sich bei Spontanaborten mit etwa 15%, also weit häufiger als bei Lebendgeborenen. 95% der Schwangerschaften bei Feten mit XO-Zell-Linie enden vorzeitig spontan [38]. Dies gilt nicht für Mosaike [146]. Man nimmt an, daß die Ausbildung des nuchalen Hygroms, einer Entwicklungsanomalie des lymphatischen Systems, den frühen Fruchttod verursacht [58]. Dieses Hygrom ist bei Schwangerschaftsuntersuchungen sonographisch meist zweifelsfrei festzustellen.

Anamnese

Meist fällt das unterdurchschnittliche Längenmaß bei der Geburt auf. Die Eltern erinnern sich spontan oder auf Nachfrage an Schwellungen der Hand- und Fußrücken beim Neugeborenen. Dies sind Lymphödeme, die durch eine Hypoplasie der oberflächlichen Lymphgefäße zustandekommen und gelegentlich mehr oder weniger erhalten bleiben. Aus den Längenmaßangaben bei Voruntersuchungen sind jenseits des 2. Lebensjahres ständig absinkende Wachstumsraten festzustellen, so daß das gegenüber den gleichaltrigen Mädchen immer deutlicher zurückbleibende Wachstum und der schon bestehende wie zunehmende Minderwuchs primär Anlaß zur Konsultation sind. Es sollte heute nicht mehr vorkommen, daß erst eine ausbleibende pubertäre Entwicklung weiterführende Untersuchungen veranlaßt.

Klinik

Bei der klinischen Untersuchung lassen augenfällige und typische Dysmorphien bei einem auffallend kleinen Mädchen die Diagnose schon beim Kleinkind unmittelbar vermuten. Es können dann zahlreiche Stigmata dokumentiert werden, die v.a. bei reiner Monosomie X recht regelmäßig und eindeutig zu finden sind (Tabelle 13.1). Andererseits variiert die phänotypische Symptomatik in weiten Grenzen, wobei besonders bei Mosaiken oder strukturellen Aberrationen sehr milde bis fast unauffällige Befunde vorkommen können (Abb. 13.1 und 13.2).

Tabelle 13.1. Übersicht über die Verteilung der Dysmorphiesymptome bei 45,XO-Ullrich-Turner-Syndrom

Symptom	Häufigkeit
- Minderwuchs	96-100%
- Tiefe Nackenhaargrenze	80- 90%
- Ohrdysmorphien	60- 80%
- Schildthorax	60- 80%
- Hyperplastische/hyperkonvexe Fingernägel	50- 80%
- Naevi pigmentosi	60- 70%
- Lymphödem bei Neugeborenen und jungen Säuglingen	40- 80%
- Cubitus valgus	40- 60%
- Pterygium	ca. 50%
- Brachymetatarsie/-karpie	40- 50%
- Auffälliger Gesichtsausdruck (Ptosis, hängende Mundwinkel, Hypomimie, sog. „Sphinxgesicht")	35- 50%
- Epikanthus	ca. 40%
- Augenmotilitätsstörung	ca. 40%
- Isolierte Ptosis	ca. 25%
- Katarakte, Iriskolobom, Irisdysplasie, Farbenblindheit	ca. 12%

Zweifellos gibt es Mädchen mit dem Syndrom, die erst auf den zweiten Blick an diese Diagnose denken

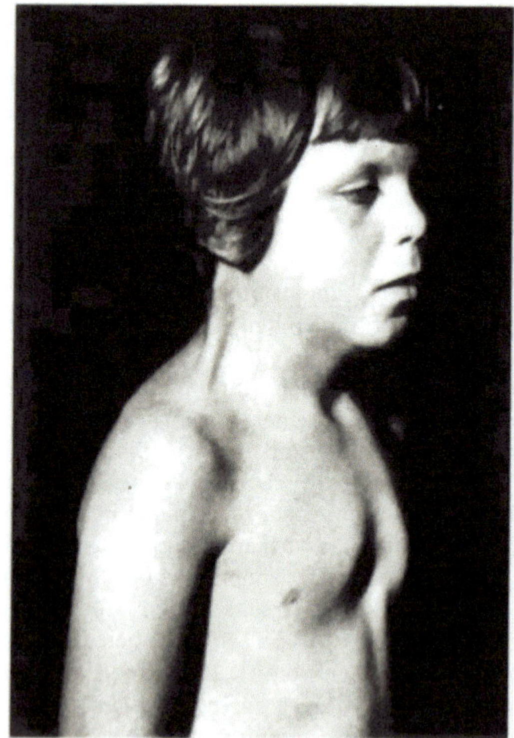

Abb. 13.1. 10jährige Patientin mit Ullrich-Turner-Syndrom

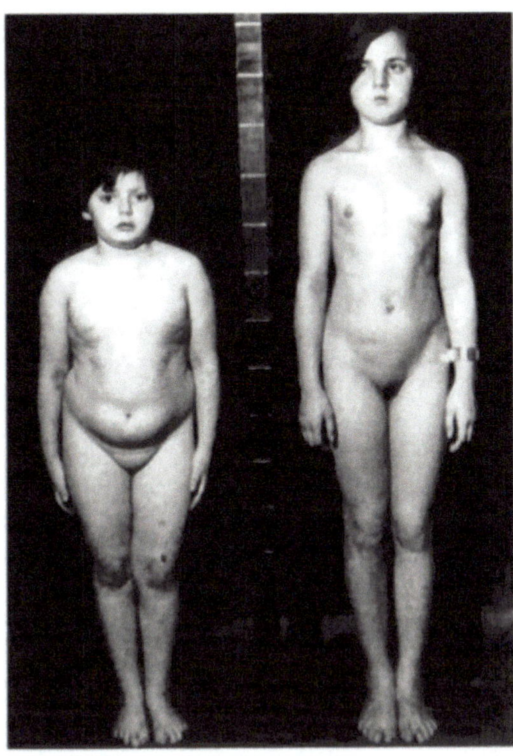

Abb. 13.2. Patientin mit Ullrich-Turner-Syndrom ohne unmittelbar auffällige Stigmata, jedoch ausgeprägter Minderwuchs (*links*); altersgerechtes gleichaltriges Mädchen (*rechts*)

lassen. Da aber die Wachstumsstörung ein sehr verläßlicher Parameter ist, wird man bei einer nachhaltigen Differenz zwischen Ziellänge und individueller Wachstumsprognose (< -12 cm gegenüber der Ziellänge) oder bei Prognosen unter 150 cm ein Ullrich-Turner-Syndrom differentialdiagnostisch bedenken müssen.

Die *spontan erreichbare Endlänge* berechnet sich in der Regel zwischen 143 und 146 cm [121, 189, 203, 260], wobei allerdings ethnographisch bedingte Unterschiede der Erwachsenenlänge eine breitere Streuung (136–147 cm [271]) bedingen [23, 271]. Für optimale Berechnungen müssen krankheitsspezifische Standards gegeben sein; dennoch ergibt die Bestimmung mit der Bayley-Pinneau-Tabelle oder die „projected final height"[1] ausreichend informative Werte [194, 217, 260].

Unbehandelte Patientinnen erreichen ihre Endlänge erst im 3. Lebensjahrzehnt. Die in der Literatur mitgeteilten Erhebungen zeigen, daß das spontane Endlängenmaß trotz der genetischen Wachstumsstörung durch den säkularen Akzelerationsprozeß beeinflußt wurde und das eine gute Korrelation zur Elternlänge besteht (tabellarische Übersicht bei [169]; spezielle Perzentilenkurven s. Kap. 25).

Der hauptsächliche Verlust an Längenzuwachs erfolgt im Alter zwischen 3 und 12 Jahren mit etwa –15 cm bei einem Gesamtdefizit von etwa 20 cm gegenüber normalwüchsigen Mädchen innerhalb einer Populationsgruppe [189, 260].

Organbezogene Fehlbildungen sind fakultativ und unterschiedlich ausgeprägt. Die Ultraschalluntersuchung führt meist rasch und weitgehend zum Ziel, so daß sich invasive Untersuchungen erübrigen.

Folgende Befunde sind diagnostisch zu klären:

- Bereits die Röntgenaufnahme des Handskeletts, mit der das Knochenalter beurteilt und etwa ab dem Schulalter moderat retardiert gefunden wird, zeigt meist eine grobsträhnige trabekuläre Strukturveränderung.
- Als typischer Herzfehler unter den bei 20–40 % der Patientinnen auftretenden kardiovaskulären Anomalien findet sich eine Aortenisthmusstenose [63], wobei die prozentualen Angaben stark schwanken. Daneben kommen Septumdefekte, offene Ductus botalli und Aortenstenosen vor. Auch Aortenaneurysmen, evtl. mit Horner-Syndrom, wurden mitgeteilt [14].
- Bei 40–60 % der Fälle lassen sich Anomalien der Nieren und ableitenden Harnwege nachweisen [191]: Hufeisennieren, unilaterale Agenesie, ektopisch fusionierte Niere mit Hydronephrose, inkomplette Rotationen und Duplikationen des Nierenbeckens und der Urethren wurden beschrieben. Sie führen jedoch auffallend selten zu klinisch manifesten Symptomen, sieht man einmal von Beispielen mit Hydronephrosebildung ab.
- Eine Klitorisvergrößerung oder weitergehende Befunde im Sinne einer virilisierten Entwicklung müssen an Y-chromosomales Material denken lassen (s. Absatz über „zytogenetische Befunde" s. S. 326).
- Die Gonaden sind *in der Regel nicht entwickelt*; es finden sich anstelle von Ovarien bindegewebige Stränge („streak gonads"), die histologisch aus fibrösem Ovarialstroma ohne differenzierte gonadale Strukturen bestehen.

Untersuchungen an Feten zeigten, daß die Ovarialentwicklung bis zum 3. Fetalmonat regelhaft verläuft, dann aber eine fortschreitende Atrophie der Keimzellen eintritt [186], die bei Geburt oft noch nicht vollständig ist. Die anatomische Anlage der sonstigen inneren sowie die der äußeren Genitalorgane ist normal weiblich, wobei durch die fehlende hormonale Stimulation bereits in der Kindheit der Eindruck einer Uterushypoplasie entstehen kann.

Schon lange sind Patientinnen mit Monosomie X und verschiedenen gonosomalen Mosaiken mit XO-

[1] „Projected final height": die individuelle Perzentile wird anhand spezifischer Perzentilen für das UTS bis zum Ende des Wachstums verfolgt.

Linie (z. B. [238]) bekannt, bei denen eine spontane hormonale und klinische Pubertätsentwicklung eintritt [280], wobei das Ausmaß der Entwicklung individuell unterschiedlich ist, meist jedoch durch unzureichende Fortschritte zu weiterführender Diagnostik veranlaßt.

Als Raritäten gelten Berichte über fertile Frauen mit Ullrich-Turner-Syndrom [17, 19]. In diesen Fällen zeigten sich eine vermehrte Aborthäufigkeit, häufige neonatale Todesfälle und angeborene Mißbildungen der lebendgeborenen Kinder, bei denen eine Häufung der Trisomie 21 und dysgenetische Gonaden gefunden wurden. So ist bei Schwangeren mit bekanntem Ullrich-Turner-Syndrom eine pränatale Diagnostik angezeigt.

Zytogenetische Befunde

Beim UTS besteht eine numerische oder strukturelle Aberration der weiblichen Geschlechtschromosomen. Bei etwa 50 % der Fälle fehlt das 2. X-Chromosom, so daß ein Karyotyp 45,XO entsteht. Diese Monosomie X kann theoretisch sowohl durch eine „non-disjunction“ in der frühen Spermio- oder Oogenese entstehen als auch durch „anaphase lag“, einem Chromosomenverlust in der Anaphase der Meiose oder Mitose, wie frühere Untersuchungen über die Xg-Blutgruppe belegt haben. Das X-Chromosom bei XO-Status kann also sowohl von der Mutter als auch vom Vater stammen; bei 77–97 % der Fälle ist eine mütterliche Herkunft anzunehmen [48]. Die zum Ullrich-Turner-Syndrom führenden chromosomalen Störungen treten ohne erhöhtes Wiederholungsrisiko sporadisch auf. Ein Vorkommen bei Geschwistern ist allerdings beobachtet worden [92].

In welchem Ausmaß der chromosomale Defekt für die Wachstumsstörung, die gonadale Dysgenesie und die verschiedenen Dysmorphien des UTS bedeutsam ist, bleibt weiter zu klären, wenngleich unstrittig ist, daß der mehr oder weniger ausgeprägte Verlust des kurzen Armes eines X-Chromosoms mit dem Schweregrad des klinischen Bildes korreliert und als *genetisch determinierender Befund* gelten kann. Auch für die gonadale Entwicklungsstörung ist der Verlust genetischen Materials eines X-Chromosoms ursächlich, wobei ein Hypogonadismus ohne Minderwuchs und Dysmorphien auch bei Deletion des langen Arms des X-Chromosoms (XXq) vorkommen kann. Die normale Gonadenentwicklung ist somit auch an einen intakten langen Arm des X-Chromosoms zwischen Xq13 und Xq27 gebunden [171].

Die Diagnose Ullrich-Turner-Syndrom wird durch eine Chromosomenanalyse bewiesen. Diese kann auch an Zellen aus dem Fruchtwasser oder aus dem Material einer Chorionzottenbiopsie durchgeführt werden und ermöglicht so eine pränatale Diagnose [167].

Neben der klassischen Monosomie X kommen zahlreiche gonosomale Mosaike und strukturelle Aberrationen des 2. X-Chromosoms vor [97]. Die wichtigsten Karyotypen sind folgende:

- Mosaike:
  - 45,X/46,XX (mit 36 % am häufigsten)
  - 45,X/47,XXX
  - 45,X/46,XX/47,XXX
  - 45,X/46,X,i (Xq)
  - 45,X/46,X,r (X) → Ringchromosom
  - 45,X/46,XY → Rarität mit bilateralen Streakgonaden; Grenzfall der „gemischten Gonadendysgenesie“
- Strukturelle Aberrationen:
  - 46,X,i (Xq) → Isochromosom des langen Arms
  - 46,X,i (Xp) → Isochromosom des kurzen Arms
  - 46,X,del (Xq) → Deletion des langen Arms
  - 46,X,del (Xp) → Deletion des kurzen Arms

Von klinischer und prognostischer Bedeutung ist *Y-chromosomales genetisches Material* in den Gonadenresten auch ohne Vorliegen eines generellen XO-XY-Mosaiks. Das Risiko für ein Gonadoblastom wird mit ca. 25 % angegeben. Daher muß eine Untersuchung der Patientinnen-DNA mit Y-spezifischen Sonden erfolgen.

> ! Bei Nachweis von Y-chromosomalem Material sind die gonadalen Reststrukturen zu entfernen.

Meßbare HY-Antigen-Titer bei Patientinnen mit Ullrich-Turner-Syndrom werden mit einer unvollständigen Inaktivierung eines monosomen Repressorgens auf dem distalen Segment des kurzen Arms von Chromosom X gedeutet. Dieses Repressorgen soll auf ein Strukturgen wirken, das die HY-Antigen-Produktion steuert [368].

Endokrinologie

GH, IGF-I, IGFBP-3

Der Minderwuchs bei Mädchen mit UTS ist nicht durch eine mangelhafte GH-Sekretion zu erklären, auch wenn im 2. Lebensjahrzehnt grenzwertige bis subnormale Werte nach Provokationstests und bei Untersuchungen der Spontansekretion öfter vorkommen [120, 161, 351, 367, 378]. Auch IGF-I wird in dieser Altersphase entsprechend niedrig bis subnormal gemessen [7, 78, 258]. IGFBP-3, eng korreliert mit der spontanen GH-Ausschüttung, zeigt normale Werte [259]. Es ist anzunehmen, daß diese Ergebnisse im wesentlichen funktionell durch den Östrogenmangel und das relative Übergewicht der Mädchen bedingt sind. Spezielle Untersuchungen zur Bioaktivität des

GH [100] und zu GH-Isoformen [30] sind publiziert worden.

Nach der heute vorherrschenden Meinung ist als metabolische Ursache der Wachtumsstörung bei UTS am ehesten eine partielle periphere Resistenz gegenüber wachstumsstimulierenden Faktoren zu diskutieren [254, 291].

Gonadotropine und Sexualsteroide

Entsprechend dem Aktivitätsmuster der Gonadotropine im Kleinkindalter findet man eine Erhöhung von LH und besonders von FSH bereits basal. Dieser Befund ist etwa zwischen dem 5. und 9. Lebensjahr nicht mehr eindeutig ausgeprägt; erst jenseits dieser Altersphase ist der hypergonadotrope Hypogonadismus wiederum aus den spontanen LH- und FSH-Konzentrationen im Serum zu diagnostizieren. Sie steigen zum Zeitpunkt, zu dem der Beginn der Reifeentwicklung zu erwarten wäre, noch weiter an. Die Gonadotropinausschüttung ist dann pulsatil. Nach LHRH sind die erhöhten LH- und FSH-Konzentrationen jeweils eher und ausgeprägter festzustellen.

Die ovarielle Dysgenesie und Atrophie bedeutet im klassischen Fall einen hochgradigen Mangel an östrogenen Hormonen, der die Imbalance im Regelkreis Hypothalamus-Hypophyse-Gonaden bedingt. Es kommt also nicht zu einer spontanen pubertären Entwicklung, ein Befund, der heute als *diagnostisches Spätsymptom* anzusehen ist. Diese Auffassung wird auch durch oben genannte seltene Ausnahmen, die die klinische Diagnose verschleiern können, nicht grundsätzlich relativiert.

Autoimmunthyreopathie, Glucosetoleranz, sonstige Befunde

Bedeutsam ist, daß bei Patientinnen mit UTS ein offenbar erhöhtes Risiko besteht, an einer Autoimmunthyreoiditis zu erkranken, u. U. mit subklinischer oder manifester Unterfunktion [59, 253]. Antikörper gegen Thyreoglobulin und Peroxydase werden bei UTS signifikant häufiger gefunden, wobei prozentuale Angaben zur Prävalenz und zum Einfluß einer GH-Behandlung uneinheitlich sind [153, 222]. Auch stimulierende Autoantikörper mit entsprechender Klinik kommen vor [59].

Weiterhin wird von einer eingeschränkten Glucosetoleranz mit erhöhter Insulinausschüttung nach Glucosebelastung berichtet. Unter GH-Therapie ist die Glucosehomöostase erhalten, jenseits von 2 IE GH/m^2 KO/Tag aber auf Kosten einer höheren Insulinsekretion [360, 361].

Intellektuelle und psychische Entwicklung

Die Mädchen mit UTS wurden in ihrer geistig-seelischen Befindlichkeit zunächst uneinheitlich beurteilt, weil offenbar die Streuung des IQ größer als in einer gesunden Vergleichsgruppe ist. Spezielle Teilleistungsschwächen bei räumlich-kognitiven Fähigkeiten, Reaktionsgeschwindigkeit und Abstraktion [43] sind in diesem Zusammenhang zu diskutieren. Dabei muß immer hinterfragt werden, inwieweit die Minderwüchsigkeit primär psychosoziale Probleme bedingt und damit auch auf „Wettbewerb“ bezogene Leistungen beeinflußt. Eine ausführliche Untersuchung und Darstellung zu medizinischen und insbesondere psychologischen Themen findet sich bei Haverkamp [131].

Die moderne medikamentöse Behandlung des Längenmaßdefizits scheint eine psychische und soziale Entwicklung prinzipiell zu begünstigen [147, 287]. Ein behutsam und schrittweise anzusprechendes Problem ist die Tatsache, daß bis auf die erwähnten seltenen Ausnahmen eine Fertilität nicht erreicht werden kann. Ob Techniken eines (Fremd-) Embryotransfers Gefühl und Erlebnis einer kompetenten Mutterschaft substituieren können, erscheint höchst zweifelhaft und grundsätzlich diskussionsbedürftig.

Differentialdiagnose

Die wichtigste differentialdiagnostisch zu erörternde Entität ist das Noonan-Syndrom (s. 13.3.3).

Bei Mädchen mit weitgehend unauffälligem Phänotyp muß man im Prinzip an alle Ursachen denken, die zum Minderwuchs führen können. So kann auch der Gedanke an einen GH-Mangel aufkommen. Das Knochenalter ist allerdings bei GH-Mangel wesentlich stärker retardiert, so daß die Wachstumsprognose im Bereich der Ziellänge liegt.

Ältere Mädchen mit UTS haben auch bei Fehlen sonstiger Zeichen einer pubertären Entwicklung eine adrenal induzierte spärliche Schambehaarung. Liegt ein isolierter GH-Mangel vor, kommt es bei entsprechendem Knochenalter zu einer regelhaften Reifeentwicklung.

Ein Hypogonadismus ohne ausgeprägtes Mindermaß schließt ein Ullrich-Turner-Syndrom aus. Der Längenmaßrückstand ist hier auf die durch das Fehlen der Sexualhormone, die präpubertär bleibende Wachstumsgeschwindigkeit und den entsprechenden Skelettalterrückstand zurückzuführen.

Therapie

Die ärztliche Betreuung von Mädchen mit Ullrich-Turner-Syndrom hat 3 Zielvorstellungen:

- das Längenwachstum soll beschleunigt werden und zu einer gegenüber der Spontanentwicklung höheren Endlänge führen;
- die in der Regel nicht oder allenfalls unzureichend einsetzende endogene Pubertätsentwicklung soll

durch Substitution der Sexualhormone insoweit ermöglicht werden, daß sich ein erwachsener weiblicher Phänotyp entwickeln kann und ein Menstruationszyklus etabliert wird;

- die psychische und psychosoziale Entwicklung soll bei schrittweiser Aufklärung über das Syndrom und dessen Folgen besonders im Sinne einer Akzeptanz der eigenen Persönlichkeit und der individuellen Fähigkeiten gefördert werden.

Oxandrolon

Bereits vor über 20 Jahren wurde das anabole Steroid Oxandrolon zur Stimulation des Längenwachstums eingesetzt. Inzwischen liegen Follow-up-Ergebnisse vor, die eine weitgehend abschließende Beurteilung ermöglichen (kurze Übersicht bei [254]).

Unstrittig ist, daß mit einer Dosis von 0,5 - 0,1 mg/kg/Tag Oxandrolon die Wachstumsrate und Endlängenprognose angehoben werden, wobei das Knochenalter in der Behandlungsphase nicht inadäquat fortschreitet. Ein positiver Effekt auf die tatsächliche Endlänge nach mehrjähriger Therapie wird nicht ganz einheitlich berichtet. Wichtig erscheint in diesem Zusammenhang die schon länger zurückliegende Mitteilung, daß im Einzelfall das Knochenalter nach Absetzen des Oxandrolons rascher zunimmt, als es der Wachstumsrate entspräche [25]; damit kann der zunächst gefundene günstige Effekt auf die Endlänge zumindest teilweise verloren gehen.

Die Wirkungsweise des Oxandrolons beruht am ehesten auf einer unmittelbaren Stimulation peripherer, Wachstumsvorgänge realisierender Strukturen. Eine den Sexualhormonen vergleichbare Modulation über eine Erhöhung der GH-Ausschüttung konnten wir mit Dosen von 0,1 mg/kg/Tag nicht feststellen [322], wenngleich bei Patienten mit KEV (Kap. 12) ein „priming"-Effekt auf die GH-Ausschüttung durch die androgene Wirkkomponente nach Beginn der Pubertät möglich zu sein scheint.

Östrogene

Es gibt Hinweise dafür, daß schon vor der klinisch beginnenden Pubertät GH und IGF-I vermehrt gebildet werden, offenbar in Abhängigkeit von kleinen Mengen physiologisch gebildeter Sexualhormone [78]. Auf dieser Grundlage wurden Östrogene niedrigdosiert bei Patientinnen mit UTS eingesetzt, um das Wachstum zu stimulieren.

Bereits 100 ng/kg Äthinylöstradiol können die Wachstumsrate im 1. Behandlungsjahr in der Mehrzahl (69 %) der Patientinnen mit UTS anheben [285]. Den Erfahrungen einer dänischen Arbeitsgruppe [164] zufolge kann mit Dosen von 0,25 - 1,5 mg β-Östradiol (entsprechend 2,5 - 15 μg Äthinylöstradiol) ein „nahezu normales Muster" der pubertären Entwicklung erreicht werden. Der moderate Skelettalterrückstand wird dabei in den ersten beiden Jahren der Substitution weitgehend aufgeholt. Dies ist als Indiz zu sehen, daß u. U. ein ungünstiger Einfluß auf die Endlänge möglich ist [218]. Ein gesicherter positiver oder negativer Einfluß auf die Endlänge ergab sich letztlich nicht, was die Auffassung bestätigt, daß Sexualhormone in nicht supraphysiologischer Dosierung die Wachstumspotenz in der pubertären Phase nicht verändern, sondern nur modulieren.

Wachstumshormon

Seitdem GH biosynthetisch gewonnen werden kann und damit unbeschränkt verfügbar ist, wurden frühere Untersuchungen wieder aufgenommen, den Einfluß von GH auf das Längenwachstum bei UTS-Patientinnen zu studieren. International laufen prospektive Studien mit unterschiedlichen Versuchsanordnungen, insbesondere auch mit einer Kombination von GH und Oxandrolon.

Zwischenbilanzen [223, 250, 251, 255, 277, 318, 325, 327] zeigten, daß Wachstumshormon allein oder in Kombination mit Oxandrolon die Wachstumsgeschwindigkeit deutlich beschleunigt: sie wird mit der Kombinationstherapie teilweise mehr als verdoppelt. Der Skelettalterprogreß differiert erwartungsgemäß ebenfalls und entspricht nur mit der alleinigen Gabe von GH dem chronologischen Altersfortschritt. Nachdem einige Mädchen in der Therapiephase ihre ursprüngliche Wachstumsprognose erreichten oder überschritten, konnte man davon ausgehen, daß die Behandlung mit moderat supraphysiologischen Dosen von Wachstumshormon (3 IE/m^2 KO/Tag als Einzelinjektion s.c. präpubertär) die *Endlänge* der Mädchen mit UTS *verbessern kann.*

Diese Beurteilung wird durch die inzwischen vorliegenden Mitteilungen über die tatsächlich erreichten Endlängen bestätigt [16, 202, 272, 276, 348]. Die in einer deutschen Multicenterstudie dokumentierten Werte liegen bei 150,9 ± 4,7 cm bei einer „projected final height" von 143,3 - 154,9 cm [16], was bedeutet, daß in der Zusammensetzung der Patientinnen statistisch relevante Besonderheiten (hier u. a. rasche Progredienz der Spontanpubertät) vorliegen. In einer niederländischen Studie fand sich eine „near final height" (Wachstumsrate < 0,5 cm/6 Monate) von 152,3 ± 5,3 cm; dieser Wert ist mit p = 0,001 signifikant höher als die Endlänge einer unbehandelten Kontrollgruppe mit 147,0 ± 6,3 cm [202]. Die derzeit längste Beobachtung über mehr als 6 Jahre stammt von Rosenfeld et al.: bei einer „projected height" von 143,8 cm wird eine Endlänge bei 30 Patientinnen mit einem Mittel von 151,9 cm berichtet [276].

Endokrinologisch zeigt sich erwartungsgemäß, daß die GH-Gabe zu einem Anstieg von IGF-I und IGFBP-3 führt. Nach GH wurden höhere spontane GH-Pulsfrequenzen beobachtet [161]. Abfallende Konzentrationen des vor der Therapie zu eher hohen Werten tendierenden GHBP [350] werden von anderen Autoren nicht berichtet [291]. Insulin steigt unter GH mit zusätzlicher Steigerung bei kombinierter Behandlung mit Oxandrolon an. SHBG und IGFBP-1 (mit den Insulinwerten nicht korreliert) sinken ab, wiederum besonders ausgeprägt unter Zusatz von Oxandrolon [122]. Der ossäre Mineralstatus erwies sich unter der GH-Therapie als normal [174].

Zwei Faktoren sind für das prinzipiell erreichbare Ergebnis der Hormonbehandlung als von grundlegender Bedeutung erkannt worden: Einmal waren in den vorliegenden Studien das chronologische und das Knochenalter der Mädchen bei Behandlungsbeginn relativ hoch (über 10,5 bzw. 8,9 Jahre [272, 318]), zum anderen variierte die verabreichte Dosis oder die Applikationsmodalität des Wachstumshormons [16, 183, 325, 350].

Zukünftig wird es v. a. vom Alter der Mädchen bei Therapiebeginn abhängen, ob günstigere Resultate erzielt werden können. Derzeit stellt sich die Frage, ob diese aufwendige und über Jahre mit täglichen Injektionen einhergehende Therapie zu den vorliegenden Ergebnissen in einem *absolut indikativen Verhältnis* steht.

Nebenwirkungen

Unmittelbare Nebenwirkungen der Therapie sind bisher nicht berichtet worden [251]. Allerdings besteht ein erhöhtes Risiko, daß sich die Glucosetoleranz verschlechtert (durch GH und/oder Oxandrolon induzierte Insulinresistenz). So müssen die Patientinnen in dieser Hinsicht besonders sorgfältig überwacht werden. Vor Beginn einer GH-Behandlung ist ein normaler Glucosetoleranztest zwingend nachzuweisen [360, 361].

Pubertäre Entwicklung

Neben der Optimierung des Längenwachstums ist die Entwicklung des erwachsenen weiblichen Phänotyps das 2. Therapieziel. Ist aufgrund der individuellen Befunde eine Spontanpubertät nicht zu erwarten, sollte auch aus psychologischen Gründen die pubertäre Entwicklung möglichst zeitgerecht auf das Knochenalter bezogen eingeleitet werden. Das Behandlungsschema entspricht den Angaben der Tabelle 15.2, Kap. 15, S. 394. Die Menarche tritt oft schon nach der 1. Progesteroneinnahme ein, ansonsten nach dem 2. oder 3. „Zyklus".

Bei spontanem Entwicklungsbeginn kann man den Fortgang zunächst beobachten. Meist wird sich aber auch bei diesen Mädchen eine Substitution als notwendig erweisen.

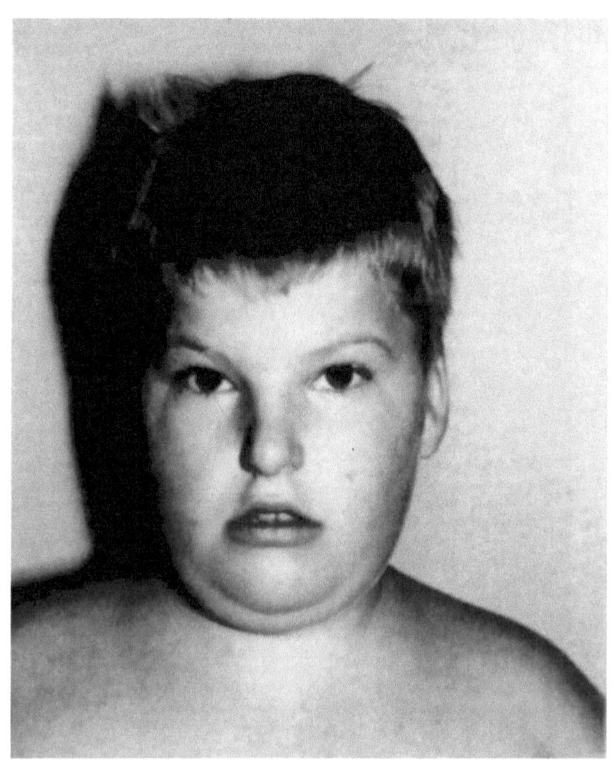

Abb. 13.3. Typische Fazies bei Prader-Labhart-Willi-Syndrom

13.3.2 Prader-Labhart-Willi-Syndrom

Das eindrucksvolle klinische PLW-Syndrom [248] ist in ausgeprägten Fällen spontan zu erkennen und gilt als die häufigste Form einer Dysmorphiesymptomatik, die mit einer Adipositas einhergeht (Abb. 13.3 und 13.4) [87, 143, 358].

Ätiologie

Die Ätiologie ist inzwischen durch molekulargenetische Techniken auch in vielen Einzelaspekten geklärt worden (Literaturhinweise: [24, 44, 46, 89, 90, 108, 184, 187, 269, 270, 331, 356, 358]. Etwa 50 % der Patienten mit PLW-Syndrom zeigen eine interstitielle *Deletion am langen Arm von Chromosom 15* (15q11–13). Die gleiche Deletion wurde bei dem nach dem englischen Pädiater Angelmann benannten, klinisch ganz anders gearteten Syndrom gefunden. Weitere Untersuchungen ergaben, daß bei PLW-Patienten das deletierte Chromosom vom Vater, beim Angelmann-Syndrom von der Mutter stammt. Es besteht also ein „genetic imprinting", die Genexpression ist von der elterlichen Herkunft abhängig.

Bei Patienten mit PLW-Syndrom, bei denen eine Deletion, auch im Sinne einer Mikrodeletion, nicht

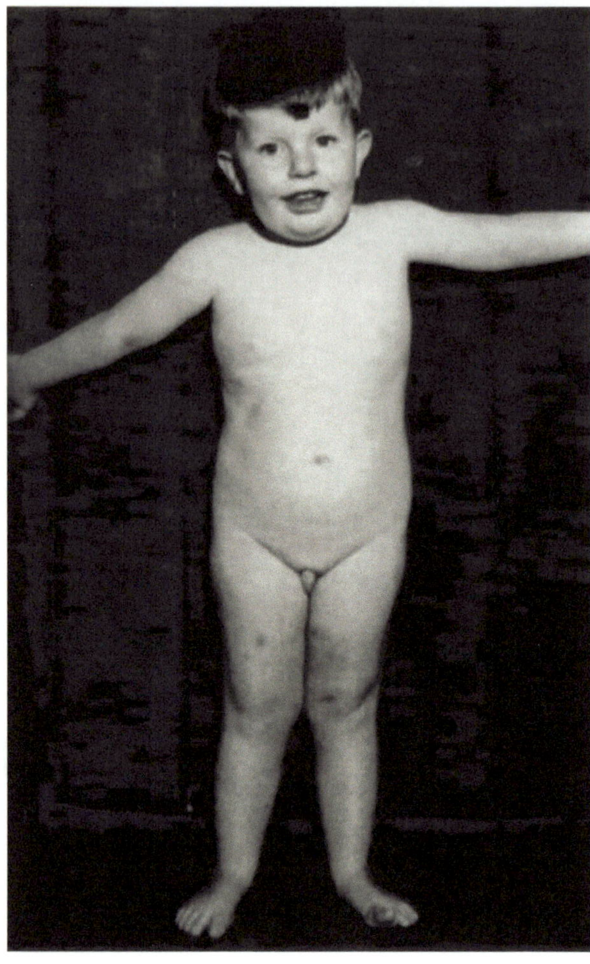

Abb. 13.4. Patient mit Prader-Labhart-Willi-Syndrom; typischer Gesichtsausdruck, noch moderate Adipositas, Hypogenitalismus

nachgewiesen werden konnte, ließ sich eine *uniparenterale Disomie* nachweisen: die Chromosomen 15 sind 2 mütterliche Kopien.

Aufgrund der Tatsache, daß sich der genetisch kritische Abschnitt auf dem Chromosom 15 hinsichtlich des DNA-Methylierungsmusters unterschiedlich verhält, je nach dem, ob er vom Vater oder der Mutter stammt, wurde ein *molekulargenetischer Test* entwikkelt, der die Diagnose PLW-Syndrom sichern kann [90, 187, 331]. Auch eine pränatale Diagnose ist möglich [338].

Klinik

Die für das Krankheitsbild typischen klinischen Befunde sind in der folgenden Übersicht zusammengestellt:

- Massive Hypotonie und Fütterungsprobleme in der Neugeborenen- und Säuglingsphase, Besserung im Kleinkindalter
- Ab 2. Lebensjahr zunehmende Adipositas bei zwanghafter Polyphagie
- Verzögerte psychomotorische Entwicklung („milestones")
- Unterdurchschnittliche bis mangelhafte Intelligenz
- Freundlich-heitere Gutmütgkeit, bis auf Eßzwang gut steuerbares Verhalten
- Klein- bis Minderwuchs
- Charakteristische Facies
- Hypogenitalismus bei Knaben, insbesondere Skrotalhypoplasie, häufig testikuläre Lageanomalien
- Fehlende bis unvollständige Pubertätsentwicklung (komplexer Hypogonadismus)
- Erhöhte Neigung zur Entwicklung eines Diabetes mellitus Typ 2

Für die endokrinologische Diskussion stehen die Adipositas, die Wachstumsstörung und der Hypogonadismus im Vordergrund, wobei die Adipositasproblematik meist die größten Schwierigkeiten bereitet. Überlegungen zur Frage einer gestörten Funktion des „Sättigungszentrums" haben v. a. durch die Entdekkung des „Fettzellhormons" Leptin eine aktuelle Bedeutung bekommen (s. Kap. 20 und [324]).

Therapie

Therapeutische Bemühungen müssen sich auf symptomatische Maßnahmen beschränken. In erster Linie gilt es, die Eßmodalitäten so zu gestalten, daß eine extreme Adipositas vermieden wird. Darüber hinaus wird man versuchen, die mentale Leistungsfähigkeit individuell bestmöglich zu fördern.

Endokrinologisch gilt die Aufmerksamkeit einer sich entwickelnden diabetischen Stoffwechsellage. Eine Behandlung der Minderlänge mit GH oder Oxandrolon wurde schon länger diskutiert. Inzwischen liegen Ergebnisse über eine Verbesserung der Wachstumsrate durch GH vor (z. B. [71]). Die Behandlung des Hypogonadismus ist als substitutive Therapie individuell anzupassen.

13.3.3 Noonan-Syndrom

Klinik

Klinisch zeigen Patienten mit diesem Syndrom Dysmorphiesymptome, die denen des Ullrich-Turner-Syndroms weitgehend ähnlich sind. Nachdem sich herausgestellt hatte, daß es Mädchen mit derartigen Stigmata gibt, die keine chromosomale Anomalie aufweisen und andererseits männliche Patienten mit dem gleichen klinischen Bild, aber ebenfalls normalem Karyotyp beschrieben wurden, sprach man von einem „Turner-Phänotyp" und von „männlichem Turner-Syndrom".

Heute gilt das Noonan-Syndrom als eigenständige Entität [227, 239]. Es kommt mit einer Frequenz von 1:1000 bis 1:2500 vor, wobei familiäres Auftreten bekannt ist. In der folgenden Übersicht sind die typischen Befunde zusammengestellt [94, 139, 199, 209, 227, 239, 268, 355]; spezielle Wachstumskurven s. Kap. 25.

Befunde bei Noonan-Syndrom
- Klein- bis Minderwuchs
- Stark variable Intelligenzentwicklung mit durchschnittlichem Mittelwert
- Fakultative Dysmorphien wie beim Ullrich-Turner-Syndrom
- Vitium cordis congenitum (Pulmonalstenose, Septumdefekte)
- Hypertrophische Kardiomyopathie
- Nierenfehlbildungen
- Intestinale Lymphangiektasien
- Refraktionsanomalien
- Taubheit
- Spina bifida
- Testisdystopien bei Knaben
- Verzögerte Pubertätsentwicklung, teilweise Entwicklung eines Hypogonadismus

Diagnose

Die Diagnose ist klinisch zu stellen. Bei Mädchen klärt eine Chromosomenanalyse, ob ein Ullrich-Turner-Syndrom vorliegt. Für das Noonan-Syndrom beweisende Laborparameter sind nicht bekannt; ebenso ist das Syndrom molekulargenetisch noch nicht definiert. Endokrinologisch wird zumindest bei einer Reihe von Patienten eine neurosekretorische Dysfunktion der GH-Ausschüttung diskutiert [236].

Therapie

Therapeutische Maßnahmen sind symptomatisch ausgerichtet (Herzfehler, Testisdystopie, Wachstumsstörung, Hypogonadismus). Erfahrungen zur GH-Behandlung (derzeit bis zu 4 Jahren) dokumentieren eine Verbesserung der Wachstumsrate und der prospektiven wie faktischen Endlänge [216, 235, 274, 333].

13.3.4 Kinder mit intrauteriner Wachstumsverzögerung („small for gestational age")

Einer Studie aus Schweden zufolge zeigen etwa 3,5 % ausgetragener Neugeborener eine Minderlänge unter −2 SD (nosologisch häufigste Bezugsgröße); ähnlich viele Neugeborene haben ein Geburtsgewicht unter −2 SD; beide Kriterien erfüllen ca. 1,5 % [3]. Nur ein kleiner Teil dieser Kinder kann diagnostisch zuverlässig einem „primordialen Minderwuchssyndrom", z. B. Silver-Russel- oder Bloom-Syndrom, zugeordnet werden.

Andererseits besteht eine teilweise Identität der SGA-Kinder mit Kindern, die mit idiopathischem oder familiärem Klein- bzw. Minderwuchs in Kap. 12 beschrieben wurden. Diese Identität ergibt sich vorrangig aus der auxologischen Dynamik. Das spontane Wachstum von SGA-Kindern (n = 111 [163]) erweist sich nämlich *postnatal als Catch-up-Längenzuwachs*, so daß nach 1 Jahr nur noch 13,4 % der SGA-Kinder mit ihrem Längenmaß unter −2 SD liegen. Innerhalb der ersten beiden Lebensjahre haben 87 % ein „full catch-up growth". Ihre Endlänge liegt – bei zeitgerecht oder früh eintretender Pubertät – mit −0,7 SDS moderat unter dem Durchschnitt. Von den 13,4 % der Kinder, die mit 1 Jahr noch unter der −2 SD lagen, verbleiben mit 18 Jahren noch 7,9 % minderwüchsig [163]. Eine signifikant niedrigere Endlänge bezogen auf die „target height" wurde in einer retrospektiven Studie bei 47 SGA-Kindern berichtet [54].

Endokrinologie

Es fanden sich in Untersuchungen zur GH-Spontansekretion über 24 h bei SGA-Kindern v. a. im Kleinkindalter häufiger „peaks" mit niedrigerer Amplitude, so daß sich eine geringere GH-Sekretionsrate (Dekonvolutionsanalyse) ergab [37]. Dabei sind insbesondere die Kinder mit fehlendem Catch-up-Wachstum (40–50 %, 3,4–10,8 Jahre) betroffen; folgerichtig ergeben sich niedrige Werte für IGF-I und IGF-II [84].

Interessant ist auch der Befund erniedrigter Werte für das N-terminale Propeptid Typ III des Prokollagens, der als biochemischer Marker interpretiert wird und mit der Dauer und dem Ausmaß der intrauterinen Wachstumsverzögerung zusammenhängt [352].

Therapie

Aufgrund der oben genannten Befunde wurden Therapiestudien mit Wachstumshormon begonnen. Die Wachstumsgeschwindigkeit wie auch die Wachstumsprognose konnten dosisabhängig beschleunigt werden, wobei sich allerdings erhebliche individuelle Unterschiede ergaben [53–55, 85]. Die Heterogenität der Reaktion auf eine GH-Therapie zeigt sich auch in der Mitteilung, daß nach 4jähriger Behandlung eine Verbesserung der Längen-SDS auf das Knochenalter bezogen nicht gefunden wurde [2], wenngleich die Wachstumsgeschwindigkeit über diese Zeit bei rückläufigen Initialwerten insgesamt erhöht blieb [2]. Trotz verbesserter Längen-SDS blieb die Endlängenprognose unverändert [57].

13.4 Endokrin bedingtes Minderwachstum

Primär hormonal verursachter Minderwuchs entsteht durch praktisch fehlende oder unzureichende Bildung von Wachstumshormon, den Schilddrüsenhormonen (s. Kap. 4) und im 2. Lebensjahrzehnt der gonadalen Steroide (Hypogonadismus, s. Kap. 15.5). Mittelbar resultiert ein reduziertes (End-) Längenmaß durch diagnostisch oder therapeutisch mangelhafte Verläufe bei Pubertas praecox (s. Kap. 15.2) oder anderen, das Skelettalter übermäßig beschleunigenden Erkrankungen (z. B. AGS, s. Kap. 21).

13.4.1 Wachstumshormonmangel

Eine praktisch fehlende Bildung von Wachstumshormon („growth hormone", GH) kann *genetisch bedingt* (hereditär) und, bisher noch wesentlich häufiger, *sporadisch* („idiopathisch") auftreten. Zusätzliche Insuffizienzen anderer Hypophysenvorderlappen-(HVL-) Hormone sind häufig mit dem GH-Mangel kombiniert. Die Bezeichnungen „hypophysärer Minderwuchs", engl. „pituitary dwarfism", sind nosologisch unzureichend und heute eher von historischer Bedeutung.

Eine im Prinzip gleichartige, ebenso gut bekannte Variante ist der *partielle GH-Mangel*, bei dem GH unzureichend, aber in deutlich meßbaren und z. T. in zur unteren Norm grenzwertigen Konzentrationen nachweisbar ist. „Vollständiger" oder „partieller" GH-Mangel sind Diagnosen, die durch den Ausfall von GH-Provokationstests definiert sind. Allerdings sind dies unphysiologische Verfahren insofern, als sie die Sekretionsreserve der Ebene GHRH/GH durch eine massive, normalerweise nicht eintretende Veränderung des metabolischen Gleichgewichtes realisieren.

So ist es verständlich, daß schon vor etwa 2 Dekaden versucht wurde, durch engmaschige Bestimmungen der spontan entstehenden GH-Konzentrationen eine unzureichende GH-Ausschüttung unter physiologischen Bedingungen zu erkennen. Dabei war v. a. beabsichtigt, grenzwertige Minderleistungen zu erfassen, die durch die extreme pharmakologische Provokation gewissermaßen kaschiert wurden. Es entstand der diagnostische Begriff einer *„neurosekretorischen Dysfunktion"* als Teil des Spektrums eines GH-Mangels (s. S. 341).

Sekundäre, meist kombinierte HVL-Insuffizienzen sind Folge vielfältiger ZNS-Erkrankungen oder als funktionell einzuordnen.

Die Ursachen für einen GH-Mangel sind in der folgenden Übersicht zusammengefaßt und werden in den folgenden Abschnitten im einzelnen besprochen.

Ursachen des Wachstumhormonmangels („growth hormone deficiency", GHD)

- Genetisch bedingte Formen
  - Isolierter GH-Mangel Typ IA (autosomal-rezessiv)
  - Isolierter GH-Mangel Typ IB (autosomal-rezessiv)
  - Isolierter GH-Mangel Typ II (autosomal-dominant)
  - Isolierter GH-Mangel Typ III (X-chromosomal gebunden)
  - Kombinierte HVL-Insuffizienz (autosomal-rezessiv: GH + TSH, GH + LH + FSH, GH + ACTH; autosomal-rezessiv und -dominant: GH + TSH + PRL)
- „Idiopathische Formen"
  - Isolierter GH-Mangel
  - Kombinierte HVL-Insuffizienz
- Neurosekretorische Dysfunktion
- Bei Fehlbildungen und Erkrankungen des ZNS
- Biologisch inkompetentes GH
- „GH insensitivity syndrome"

Genetisch bedingte Formen des GH-Mangels

Die Gene für das menschliche Wachstumshormon (hGH) liegen auf dem Chromosom 17 (17q22–24) in einem Cluster, das aus dem GH-1-Gen (kodiert für hypophysäres GH), dem GH-2-Gen (kodiert für plazentares GH) und aus 3 Genen für das Chorionsomatomammatropin (CS) besteht. Synonyma für GH-1 bzw. GH-2 sind GH-N und GH-V. Die Expression der GH-Gene in den GH-bildenden Zellen wird durch Transskriptionsfaktoren, speziell durch Pit-1, reguliert.

Bei 5–30 % der Patienten mit isoliertem GH-Mangel kann eine familiäre Belastung nachgewiesen werden. Somit besteht eine genetische Ursache mit verschiedenen Gendefekten, wie sie in den folgenden Absätzen besprochen werden.

Isolierter GH-Mangel Typ IA. Die meisten Patienten haben heterogene Deletionen von 6,7–45 Kilobasen, ggf. also im gesamten GH-1-Gen [241, 244]. Aber auch nonsense-, frameshift- und splice-GH-1-Mutationen, die einen vollständigen Ausfall des GH im homozygoten Status erwarten lassen, sind beschrieben worden [241]. Klinisch entsteht praktisch von Beginn an ein ausgeprägt vermindertes Längenwachstum. Die Patienten entwickeln meist hohe Titer GH-blockierender Antikörper im Sinne einer Immunintoleranz gegen hGH. Dies hat zur Folge, daß nach Beginn einer substitutiven Therapie die Wachstumsgeschwindigkeit in typischer Weise ansteigt, um nach einigen Monaten trotz konsequenter Behandlung schrittweise abzufallen, so daß das Wachstum praktisch sistiert.

Offenbar gibt es aber auch innerhalb einer Familie unterschiedlich ausgeprägte Formen hinsichtlich der Antikörperbildung und des Ansprechens auf GH. Diese Heterogenität wurde kürzlich erstmals bei Vorliegen einer 45-Kilobasen-Deletion im GH-CS-Gencluster beschrieben [114]. So erklärt sich auch die eigene klinische Beobachtung, die zeigte, daß die Gabe von biosynthetischem Methionyl-hGH bei 1 von 2 erkrankten Geschwistern die Wachstumsgeschwindigkeit nachhaltig und ohne wesentliche Antikörperbildung erhöhte [130].

Endokrinologisch ist erwartungsgemäß GH im Serum extrem niedrig bis nicht meßbar, IGF-I nachhaltig erniedrigt. Inzwischen konnte mit Erfolg eine Therapie mit biosynthetischem IGF-I initiiert werden [225].

Isolierter GH-Mangel Typ IB. Ebenfalls autosomal-rezessiv vererbt wird die IB-Form, eine Variante mit gegenüber der IA-Form weniger ausgeprägtem, aber eindeutigem GH-Mangel. Molekulargenetisch wurden bei diesem Phänotyp 2 verschiedene homozygote „Splice-site-Mutationen" an gleicher Stelle des GH-1-Gens gefunden [65]. Die Patienten sprechen gut auf eine Behandlung mit Wachstumshormon an.

Isolierter GH-Mangel Typ II. Autosomal-dominant vererbt zeigt dieser Phänotyp ebenfalls eine variable, teilweise auch massiv verminderte GH-Bildung mit entsprechenden biochemischen und auxologischen Konsequenzen. Molekulargenetisch fanden sich heterogene GH-Gen-Defekte, die zu einem pathologischen „GH-mRNA-splicing" führten. Verschiedene Mutationen sind beschrieben worden, wobei eine De-novo-Entstehung den Erbmodus belegt [27, 66, 67]. Eine Behandlung mit GH ist möglich [244].

Isolierter GH-Mangel Typ III. Diese Form des GH-Mangels wird X-chromosomal gebunden vererbt und stellt eine eigenständige Entität dar, die in Kombination mit einer Agammaglobulinämie vorkommt und als Immundefektsyndrom klassifiziert wird. Klinisch resultiert ein variables Bild, das im wesentlichen durch eine verzögerte pubertäre Entwicklung geprägt ist. Der GH-Mangel ist nicht immer eindeutig nachweisbar [47]. Eine molekulargenetische Definition liegt bisher nicht vor.

Erbliche Formen der kombinierten HVL-Insuffizienz. Von den in der Übersicht S. 333 angegebenen Formen ist diejenige mit GH-, TSH- und Prolaktinmangel durch Nachweis von Mutationen des Gens für den zellspezifischen Transkriptionsfaktor Pit-1 ursächlich geklärt [68, 237, 240a, 242]. Es besteht ein ausgeprägter Minderwuchs. Im MRT läßt sich in wechselndem Ausmaß eine HVL-Hypoplasie nachweisen. Endokrinologisch ist der praktisch vollständige GH-Mangel bei unterschiedlich ausgeprägter sekundärer Hypothyreose typisch. Der Prolaktinmangel ist klinisch ohne unmittelbare Konsequenz.

„Idiopathischer" Wachstumshormonmangel

Die Bezeichnung „idiopathisch" bedeutet, daß weder eine genetische Ursache noch ein organischer Defekt für den GH-Mangel gefunden werden kann. In den meisten Fällen liegt primär eine mangelhafte Stimulation durch GHRH und ggf. zusätzlich durch andere hypothalamische Releasinghormone vor, so daß es zu einer *sekundären HVL-Insuffizienz* kommt. Primär hypophysäre Defekte sind ungleich seltener. Dies wurde insbesondere durch Untersuchungen zu der mit einem GH-Mangel häufig kombinierten zentralen Hypothyreose bestätigt (s. Abschnitte zu Klinik und Diagnose), die ebenfalls in der Regel hypothalamischer Genese ist.

Ein Minderwuchs im hier angesprochenen Sinne ist nicht als selten anzusehen. In unserer endokrinologischen Poliklinik rechnen wir mit einer Frequenz von etwa 2 auf 3000 Patienten, die zur Beurteilung des Längenwachstums vorgestellt werden. 20 Jahre alte Angaben zur Prävalenz liegen bei 1 : 30000 Geburten und bei einer Häufigkeit von ca. 1 : 4000 in 2 klinischen Studien [195]. Aus den 1994 veröffentlichten Daten der Utah Growth Study ergibt sich eine Inzidenz für den GH-Mangel von mindestens 1 : 3480 [188].

Patienten, bei denen später ein GH-Mangel als Ursache ihrer Wachstumsverzögerung festgestellt wird, haben bei der Geburt meist eine im Streubereich der Norm liegende Länge und ein entsprechendes Gewicht. Auffallend ist jedoch, daß mit 30 – 62 % überdurchschnittlich häufig Geburtskomplikationen bestanden haben. Dabei handelt es sich im wesentlichen um Beckenendlagen und instrumentelle Entbindungshilfen; auch andere pränatale Faktoren wie sehr lange oder sehr kurze Wehenphasen, intrapartale Asphyxie u. a. spielen eine Rolle [9, 75].

Bereits diese Erfahrungen relativieren die „idiopathische" Genese des GH-bedingten Minderwuchses. Zumindest bei anamnestisch gesicherter Geburtskomplikation liegt es nahe, eine traumatische Schädigung als Ursache der hormonalen Insuffizienzen anzunehmen. In einer früheren Studie fanden wir bei 80 % unserer Patienten mit nach üblicher Definition „idiopathischem hypophysärem Minderwuchs" und belasteter Geburtsanamnese eine hypothalamische Hypothyreose; wir sprechen daher bei diesen Kindern immer von einer geburtstraumatischen Genese [9].

Die Diskussion über die Charakteristik der zerebralen Schädigung wurde 1992 erneut durch Beiträge von Fujita et al. [107] und Hibi [137] v. a. im Zusammenhang mit Zangenentbindungen aufgenommen und die Frage gestellt, ob Unterbrechungen des Hypophysenstils und ischämische Veränderungen der Hypophyse oder zerebrale Blutungen das typische, durch MRT zu belegende Korrelat bei „idiopathischem" GH-Mangel darstellen [26]. Eine Durchtrennung des Hypophysenstils kann ursächlich offenbar in Frage kommen [60]; sie sei jedoch nicht mit einer ausgeprägten, durch Mangel an hypothalamischer Stimulation sekundären Atrophie der Hypophyse und einem mit bildgebenden Verfahren nicht nachweisbaren Hypophysenstil bei „idiopathischem" GH-Mangel zu verwechseln [26, 88].

Weiterhin wurden Verletzungen des Rückenmarks bei Patienten mit einem GH-Mangel und insbesondere die nicht abschließend geklärte Häufung des „idiopathischen" GH-Mangels bei durch Zangenentbindung geborenen männlichen Kindern angesprochen (Knaben : Mädchen 5,1 – 7,8 [137], ansonsten 1,7 – 2,0 : 1 [26]).

Kombinationen mit Ausfällen anderer HVL-Hormone sind in allen Varianten möglich. Etwas häufiger als der isolierte GH-Mangel selbst ist die Kombination mit insuffizienter thyreotroper Funktion (GH + TSH) und die Konstellation einer defizienten Bildung von GH, TSH und LH/FSH. Ein assoziierter ACTH-Mangel ist selten; es sind dann oft alle tropen HVL-Hormone betroffen, so daß man – nicht ganz korrekt – von einem „Panhypopituitarismus" spricht. Anfallsartige Ereignisse, die durch Hypoglykämien ausgelöst werden und oftmals eine Penishypoplasie bei Knaben zur Folge haben, weisen nachdrücklich auf diese Form der HVL-Insuffizienz hin.

Befunde bei der klinischen Untersuchung

> **!** Leitsymptom ausgeprägter Formen des GH-Mangels ist das schon im 1. Lebensjahr beginnende und zunehmend auffälliger werdende *Absinken der Wachstumsgeschwindigkeit* und damit ein perzentilenschneidender Verlauf der Wachstumskurve.

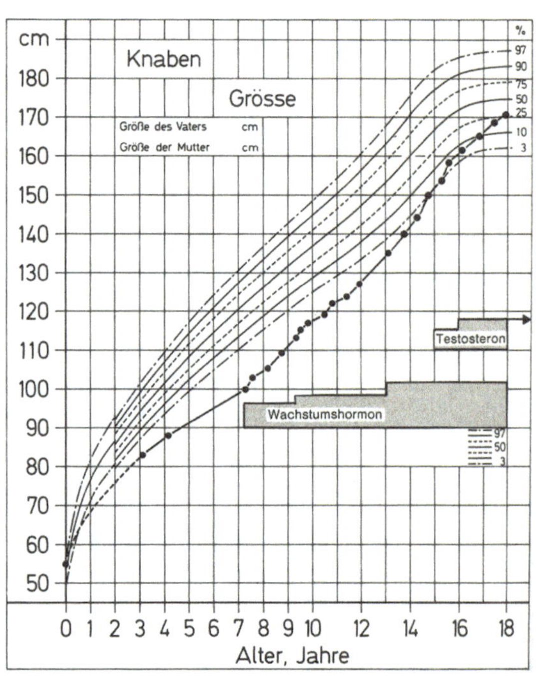

Abb. 13.5. Hypophysärer Minderwuchs; normale Geburtslänge; Entwicklung eines zunehmenden Minderwuchses. Nach Beginn der GH-Behandlung normale bis langfristig überdurchschnittliche Wachstumsrate mit stetiger Verringerung des Längenmaßdefizites gegenüber der Altersgruppe; Substitution des zentralen Hypogonadismus durch Testosteron

Bei den meisten Kindern fällt das verlangsamte Längenwachstum im 1. Lebensjahr nicht unmittelbar auf, kann aber auch schon nachhaltig ausgeprägt sein. Im Alter von 2 oder 3 Jahren ist die gegenüber Gleichaltrigen zunehmende Untermaßigkeit immer offensichtlich. Durch die Vorsorgeuntersuchungen liegen meist ausreichend verläßliche Längenmessungen vor, die eine Verlaufsdarstellung des Längenmaßes und der Wachstumsrate in Perzentilendiagrammen ermöglichen und die defiziente Wachstumsdynamik ausweisen.

> **!** **Das *aktuelle Längenmaß* liegt schon früh unter der 3. Perzentile, die standardisierte Normweichung („standard deviation score", SDS) unter -2,5, die *Wachstumsrate* unter der 25. Perzentile für das entsprechende chronologische Alter (Abb. 13.5).**

Die Patienten sind meist moderat adipös (fehlende lipolytische GH-Wirkung); Hände und Füße sind zierlich; der Gesichtsausdruck wirkt auch bei älteren Kindern kleinkindhaft. Auffallende Abweichungen der Körperproportionen bestehen nicht, wenngleich genauere anthropometrische Erhebungen diskrete

Veränderungen nachweisen (z. B. biachromiale Weite > Beckenbreite, relativ großer Kopfumfang) [311].

Das klinische Bild wird durch kombinierte Insuffizienzen zusätzlich geprägt. Ein assoziierter TRH-/TSH-Mangel führt zu einer meist *milden zentralen Hypothyreose*, so daß in der Regel gröbere Ausfallserscheinungen nicht entstehen. Dennoch ist eine derartige Hypothyreose behandlungsbedürftig, so daß die grundsätzlich bestehende klinische Ungewißheit immer auffordert, die Funktionslage der Schilddrüse zu klären. Oft tritt die Hypothyreose erst zu Tage, wenn mit der GH-Substitution begonnen wurde; entsprechend sind Kontrollen während der Behandlung vorzusehen (s. auch Abschnitte zu Diagnose und Therapie).

Eine *Insuffizienz der Gonadotropininkretion* (LHRH-/LH-, FSH-Mangel) ist vor der Pubertät klinisch nicht zu erkennen und zunächst auch nur von theoretischer Bedeutung. Der „Panhypopituitarismus" mit Penishypoplasie und Hypoglykämien wurde bereits im einleitenden Abschnitt erwähnt. Aufgrund des zentralen Hypogonadismus tritt eine pubertäre Entwicklung auch bei entsprechendem Knochenalter nicht ein oder bleibt unzureichend.

Bei *mangelhafter CRH-/ACTH-Sekretion* wird die NNR unzureichend stimuliert. Da sie eine konstante Basalsekretion aufrechterhält, bleiben in der Regel Addison-artige Episoden aus. Anamnestisch wird allerdings oft berichtet, daß die Kinder im Vergleich zu Gleichaltrigen rascher erschöpft und weniger belastbar seien. Die bei einigen Patienten bestehende Neigung zu Hypoglykämien ist kein sicherer Hinweis auf eine sekundäre adrenale Insuffizienz, da sie auch durch den GH-Mangel selbst bedingt sein können (fehlende „diabetogene" GH-Wirkung).

Die *psychische Situation* der Kinder, bei denen die Diagnose erst spät gestellt wird und dadurch eine Behandlung verzögert einsetzt, bedarf besonderer Beachtung. Überdurchschnittlich häufig sind Klagen über körperliche Beschwerden und leichtere Ermüdbarkeit; auch finden sich vermehrt schizoide, aggressive und depressive Verhaltensmuster. In der Schule, im sozialen Umfeld und so auch im emotionalen Bereich können nachteilige Entwicklungen entstehen [204, 292, 315].

Wenngleich die verschiedenen mit einem GH-Mangel einhergehenden Krankheitsbilder zunächst eine kinder- und jugendmedizinische Thematik sind, muß an sekundär im *Erwachsenenalter* entstehende oder diagnostisch bzw. therapeutisch unzureichende Situationen erinnert werden. Auch die Frage nach einer notwendigen Fortführung der substitutiven GH-Behandlung über den Abschluß des Längenwachstums hinaus erfordert zunehmende Aufmerksamkeit [61, 86, 109, 113, 144, 145, 150, 151, 158, 159, 204, 208, 211, 281, 284, 289, 295, 296, 326, 336, 337, 357, 369].

Diagnose

Es ist noch einmal zu betonen, daß die Diagnose des GH-Mangels *klinisch* meist schon im Vorschulalter möglich ist und diskutiert werden muß, wenn – durch auxologische Längsschnittdaten belegt – das *Längenmaßdefizit zur Altersgruppe kontinuierlich zunimmt.* Dennoch wird der GH-Mangel im Durchschnitt erst spät mit etwa 8 Jahren etabliert [26]. Es gilt, durch kritische Aufmerksamkeit hinsichtlich der auxologischen Daten, die Diagnose in den ersten Lebensjahren zu sichern, damit eine Behandlung mit optimaler Prognose begonnen werden kann.

> ! Ein GH-Mangel und evtl. eine zusätzliche Mindersekretion von HVL-Hormonen muß grundsätzlich durch Hormonanalysen bewiesen und durch weitergehende, an Anamnese, Befunden und Krankheitsverläufen orientierte Untersuchungen zusätzlich klassifiziert werden.

Zur endokrinologischen Diagnostik des GH-Mangels sind verfügbar:

- richtungsweisende Einzelparameter, die mit der GH-Sekretion korreliert sind,
- pharmakologisch-dynamische Verfahren zur aktuellen GH-Stimulation,
- die Untersuchung der GH-Spontansekretion.

Richtungsweisende Einzelparameter sind *IGF-I und IGFBP-3, evtl. auch IGF-II.* Die Werte sind alters- und tageszeitabhängig, assaybezogen zu interpretieren und bei eindeutigem GH-Mangel unstrittig erniedrigt; dennoch beweisen sie nicht das Vorliegen eines GH-Mangels, sondern stellen die zwingende Indikation zur qualifizierten GH-Bestimmung dar [31, 62, 126].

Da in einer primären Konsultation immer eine tatsächliche oder vermeintliche „Minderwüchsigkeit" thematisiert wird, wurde untersucht, inwieweit praxisbezogen ein „cut-off point" der IGF- bzw. IGFBP-3-Konzentrationen definiert werden kann, der eine differentialdiagnostische Zuordnung klein- oder minderwüchsiger Kinder zuläßt, ohne daß eine GH-Diagnostik zu fordern ist. Dabei ergab sich [31]:

- Bei eindeutig normalen Werten, d. h. IGF-I über der 10. Zentile und IGFBP-3 über der 20. Zentile scheidet eine Störung der GH-IGF-Achse als Ursache für ein Mindermaß aus.
- Eindeutig erniedrigte und damit pathologische Werte, d. h. IGF-I unter der 0,1 Zentile und IGFBP-3 unter der 5. Zentile, machen eine weitergehende Diagnostik zwingend.
- IGF-I-Werte zwischen der 0,1. und 10. Zentile und IGFBP-3-Werte zwischen der 5. und 20. Zentile

sind mindestens Anlaß zu halbjährlichen Kontrollen unter besonderer Beachtung derAuxologie; hier ist a priori von einer Störung der GH-IGF-Achse auszugehen, insbesondere ist ein partieller GH-Mangel nicht auszuschließen.

Testverfahren

Mit pharmakologisch-dynamischen Testverfahren wird eine akute GH-Ausschüttung provoziert. Die hauptsächlich verwendeten Substanzen sind Insulin (Stimulus über Hypoglykämie), Arginin (als normierte Infusion), L-Dopa, Clonidin, Glukagon und Propranolol. Alle Verfahren sind *unphysiologisch* hinsichtlich Dosierung, Zufuhr und metabolischer Interaktion, auch wenn viele der verwendeten Agenzien physiologisch definierte Reaktionsabläufe nutzen. Weiterhin ergeben Testergebnisse, die mit unterschiedlichen Verfahren durchgeführt wurden, vielfach keine einheitlich gerichtete Aussage. Insbesondere ist die Trennschärfe aller pharmakologisch-dynamischen Testverfahren zwischen gesunden Kleinwüchsigen mit ihrer physiologisch unterdurchschnittlichen GH-Ausschüttung und Kindern mit partiellem GH-Mangel limitiert [279].

So besteht schon länger die internationale Übereinkunft, daß 2 verschiedene dynamische Testanordnungen vorgesehen werden sollten, da bei jeder Methode mit 5–15% „normal non-responders" zu rechnen ist. Nicht zuletzt sind bei der Bewertung gemessener GH-Konzentrationen Assayprobleme zu berücksichtigen. Hier können erhebliche Unterschiede von Meßwerten und damit Fehlinterpretationen entstehen [279, 303, 317].

Damit sind die Angaben in absoluten Werten („vollständiger" GH-Mangel bei stimulierten Werten < 10 ng/ml, „relativer" Mangel bei stimulierten Werten zwischen 5 und 10 ng/ml) nur *Orientierungsgrößen*, die in jedem Labor methodenkritisch festgelegt werden müssen. Zu Testdesign und erwartbaren Reaktionen s. Kap. 25.

GH-Spontansekretion

Die GH-Konzentration wird unter physiologischen Bedingungen in seriell gewonnenen Blutproben gemessen, wobei das am häufigsten verwendete Design Proben über 24 h mit einem Zeitraster von jeweils 20 min vorsieht. Eine wichtige Voraussetzung für eine valide Analyse ist eine praktisch ungestörte Schlafphase (Abb. 13.6).

Die aufwendige Untersuchung kann in der Regel nur in einer personell und labortechnisch ausgewiesenen Einheit (Klinik) durchgeführt werden [128]. Die Vielzahl methodisch möglicher Variabilitäten bei Probengewinnung und -verarbeitung machen allgemeingültige Angaben zu diskriminierenden Werten nicht möglich; diese müssen für die jeweils angewendeten Verfahrensweisen institutsbezogen definiert werden.

Die gewonnenen Meßwerte werden mit mathematisch-statistischen Verfahren ausgewertet, wobei computergestützte Algorithmen (Pulsar, Cluster) eine breite Anwendung finden [127, 273]. Als notwendige Ausgabedaten sind zu nennen:

- mittlere GH-Konzentration,
- Anzahl der Pulse,
- mittlere Pulsamplitude und
- Pulssummenamplitude.

Ausführliche Untersuchungen zur diagnostischen Bedeutung der Spontansekretionsanalyse v. a. auch hinsichtlich der Beziehung zu den Ergebnissen pharmakologischer Tests oder zu IGF- und IGFBP-3-Werten ergaben, daß einfache Parallelen nicht bestehen [1, 34, 129, 152, 201, 229, 243, 247, 273, 279, 330, 347, 359, 377]. Diskordante Ergebnisse werden dahinge-

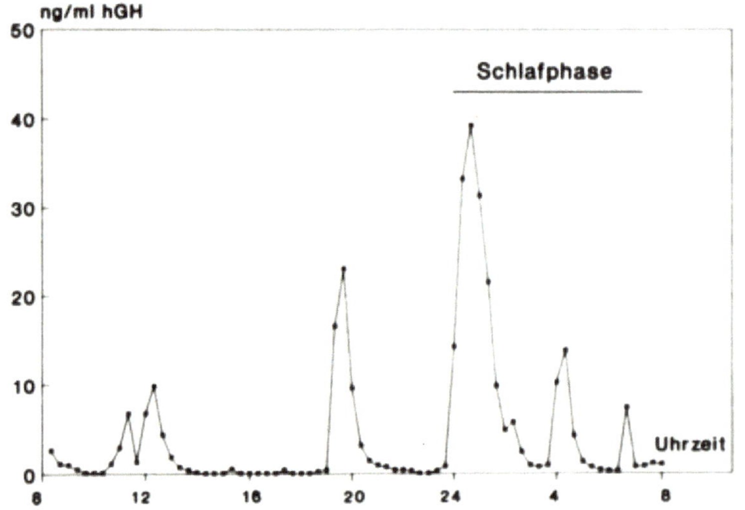

Abb. 13.6. Spontansekretion des hGH über 24 h (10jährige Patientin mit Kleinwuchs); Normbefund

hend interpretiert, daß bei den diagnostisch problematischen Teilinsuffizienzen die 3 verschiedenen methodischen Verfahrensweisen unterschiedliche, sich ergänzende Aspekte der GH-Sekretion abbilden und die Diagnose interpretieren [129].

Als orientierende Größenordnung für die mittlere 24-h-GH-Konzentration sei die Angabe von Jorgensen et al. mit 3,8 ± 2,1 µg/l genannt (60 Kontrollprobanden; polyklonaler RIA [156]), wobei für die Nachtphase (20–8 Uhr) 5,6 ± 3,4 µg/l errechnet wurden. In der späten Pubertät ist die GH-Ausschüttung fast 3mal so hoch wie in der vorpubertären Phase (untersucht bei 45 männlichen Probanden [200]).

Als einfache Variante, die GH-Spontansekretion zu beurteilen, ist die Bestimmung der GH-Ausscheidung in Sammelharnproben als Integral der pulsatilen Ausschüttung in einem definierten Zeitintervall inauguriert worden. Es ergab sich, daß dieses Verfahren nicht geeignet ist, partielle Minderungen der GH-Sekretion zu erfassen [41, 91, 181, 374].

Sonstige für das diagnostische Vorgehen eingesetzte GH-Bestimmungen sind nur kurz zu erwähnen. Der *„growth hormone-releasing hormone-(GRF-)Test“* ist zeitweise besonders für die Diagnostik in der Praxis propagiert worden. Untersuchungen haben gezeigt, daß der Test auch bei vielen Patienten mit GH-Mangel normal ausfällt, sich also eine erhebliche Überlappung mit dem Normalkollektiv ergibt. Dabei dürften Dauer und Ausmaß des GH-Defektes bedeutsam sein. Der Ausfall des GRF-Tests ist kein ausreichendes Kriterium für die Diagnose eines GH-Mangels [8, 45, 52, 329]. Steigt GH auch nach wiederholter Gabe von GRF nicht an, kann man bei entsprechendem Ausfall auch anderer GH-bezogener Untersuchungen auf eine primäre hypophysäre Läsion schließen.

Einmalige punktuelle GH-Bestimmungen sind selten aussagekräftig und stellen *kein diagnostisches Prinzip* dar. Nach starker physischer Belastung oder bei psychischer Erregung während der Untersuchung oder der Blutentnahme kann es vorkommen, daß GH streßbedingt akut ausgeschüttet und somit in einer Größenordnung gemessen wird, die über dem Minimalwert liegt, der nach medikamentöser Stimulation zu fordern ist. Dies sind also Zufallsbefunde; sie können allenfalls als „screening“ gelten. Auch die normierte körperliche Belastung auf dem Fahrradergometer ist in diesem Sinne nicht sonderlich brauchbar, da selbst Patienten mit ausgeprägtem GH-Mangel nur etwa zu 50 % erkannt werden.

Als *indirektes Verfahren*, einen biologischen De-facto-GH-Mangel bei nicht eindeutigen Ergebnissen der diskutierten Untersuchungsmethoden nachzuweisen, wurde die *Messung der Stickstoffretention nach probatorischer GH-Gabe* inauguriert. Die ursprüngliche Versuchsanordnung wurde von den Autoren später modifiziert; sie verwenden das stabile Isotop ^{15}N, wodurch die Stickstoffbilanz in kürzerer Zeit und ohne Diätphase ermittelt werden kann [375].

> **!** Die diagnostischen und methodologischen Probleme v. a. im Grenzbereich eines möglicherweise durch GH unzureichend stimulierten Wachstumsprozesses dürfen nicht dazu veranlassen, GH leichthin „versuchsweise“ zu verabreichen! Bei jedem Patienten ist vor einer GH-Behandlung eine kompetente auxologische und endokrinologische Analyse zwingend; sie muß die gegebenen Möglichkeiten der Diagnostik in vollem Umfang nutzen, wenn die Entscheidung für eine GH-Therapie verantwortlich begründet sein soll.

Assoziierte Insuffizienzen

Eine mit dem GH-Mangel assoziierte zentrale, in der Regel also *hypothalamische Hypothyreose* kann aus den moderat erniedrigten Werten für die Schilddrüsenhormone bei niedrig-normalem TSH-Wert erkannt werden. Typisch ist die Reaktion des TSH nach TRH: es kommt zu einem verzögerten und häufig überhöhten Anstieg. Der Peakwert wird erst nach 40 min oder später erreicht (s. Kap. 25).

Die *unzureichende Gonadotropinausschüttung* ist in ausgeprägten Fällen durch einen fehlenden oder unzureichenden Anstieg von LH und FSH nach LHRH zu dokumentieren. Werden LH und FSH partiell vermindert sezerniert, hat der LHRH-Test keine verläßlich diskriminierende Bedeutung. Jüngst wurden systematische Untersuchungen zur LH- und FSH-Spontansekretion bei Knaben publiziert (4a). Summarisch kann man davon ausgehen, daß bei „pubertätsreifem“ Knochenalter fehlende oder nur gering ausgeprägte Anstiege der Gonadotropine in der Nachtphase eine funktionelle Insuffizienz ausweisen.

Ein begleitender *CRH-/ACTH-Mangel* ist in erster Linie an erniedrigten Cortisolkonzentrationen im Serum und der Neigung zu Hypoglykämien erkennbar. ACTH- und Cortisolbestimmungen nach insulininduzierter Hypoglykämie und der Ausfall des Metopirontests können die Diagnose erhärten.

Therapie

GH ist artspezifisch, so daß Patienten mit GH-Mangel nur mit menschlichem Wachstumshormon behandelt werden können. Durch die biosynthetische (gentechnische) Hormonproduktion ist hGH heute mengenmäßig nicht mehr nur limitiert verfügbar. In der Bundesrepublik Deutschland wurden in den vergangenen Jahren 5 biosynthetisch gewonnene GH-Präparate, die natürlich auch in anderen Ländern, ggf. unter anderem Namen, verfügbar sind, eingeführt:

- Genotropin (Pharmacia & Upjohn),
- Humatrope (Lilly),
- Norditropin (Novo Nordisk),
- Saizen (Serono),
- Zomacton (Ferring).

Genotropin, Humatrope, Norditropin und Zomacton werden über Escherichia-coli-Bakterien, deren extrachromosomale DNA (Plasmid) durch Einbau eines Gens für hGH verändert wurde, gewonnen. Die Produktion von Saizen wird über eine transformierte Mauszellinie geführt.

Nunmehr wurde die Frage nach der optimalen Dosierung neu gestellt. Frühere Beobachtungen, nach denen ein adäquates Wachstum erst nach Steigerung der GH-Dosis von damals üblichen 6–8 IE/m^2 KO/Woche auf 12 IE und mehr eintrat, lassen sich heute dahingehend interpretieren, daß die seinerzeit verwendete Dosis offenbar häufig grenzwertig oder faktisch zu niedrig lag. Zusätzlich fand sich bei der früheren 2- bis 3maligen intramuskulären Gabe pro Woche eine unvorteilhafte Ausnutzung des zugeführten GH mit akuten, relativ hohen Substratspitzen, deren metabolische Potenz nicht vollständig umgesetzt werden kann.

Mit der neuen Verfügbarkeit von GH konnten nun auch Studien ins Auge gefaßt werden, die optimierte substitutive Therapiemöglichkeiten bei klassischem und relativem GH-Mangel sowie außerhalb streng substitutiver Indikationen prüfen.

Die mannigfachen Therapiemodelle früherer Jahre, insbesondere Kombinationen von GH mit Androgenen, anabolen Steroiden und routinemäßigen Schilddrüsenhormongaben, wandelten sich zu historischen Bemühungen, mit begrenzten Mengen des extraktiv gewonnenen GH möglichst viele ausgeprägt GH-defiziente Patienten einigermaßen ausreichend zu behandeln. Andererseits ergaben sich im Verlauf der letzten Jahre neue umfassende klinisch-therapeutische Erfahrungen (allgemeine Beispiele in [12, 36, 240, 256, 257, 288, 323, 379]; ansonsten s. 13.2).

Bei Patienten mit dem hier diskutierten klassischen GH-Mangel wird die substitutive Behandlung heute nach dem unten beschriebenen Schema durchgeführt, wobei die Dosiserhöhung in der Phase der pubertären Entwicklung durch die dann physiologische Steigerung der GH-Sekretion und des Synergismus zwischen GH und den Sexualsteroiden gut begründet ist.

Dosis

- Präpubertär: 15 IE GH/m^2 KO/Woche entsprechend 0,5 IE/kg KG/Woche
- Nach Beginn der spontanen oder medikamentös gesteuerten pubertären Entwicklung: 22 IE GH/m^2 KO/Woche entsprechend 0,75 IE/kg KG/Woche

Verabreichungsmodus

- Tägliche subkutane Injektionen am Abend
- Weitgehend automatisierte Injektionshilfen stehen zur Verfügung; ansonsten können Einmalinsulinspritzen verwendet werden

Die Wachstumsgeschwindigkeit nimmt unter der Behandlung rasch zu und übersteigt die knochenalterbezogene normale Wachstumsrate teilweise erheblich. Dies ist insbesondere im 1. Jahr der Behandlung zu beobachten. Man spricht von einem *Aufholwachstum* („catch-up"; s. Abb. 13.5, S. 334). Vom 2. Jahr der Therapie an pendelt sich das Längenwachstum auf geringere Zuwächse ein, dennoch verringert sich das Längenmaßdefizit der Patienten gegenüber der Altersnorm zunehmend.

Die Behandlung sollte *bis zum Schluß der Wachstumsfugen* durchgeführt werden. Inwieweit eine – evtl. niedriger dosierte – Substitution auch im *Erwachsenenalter* notwendig ist, um GH-abhängige metabolische Prozesse optimal zu erhalten, läßt sich heute noch nicht abschließend beurteilen (Literaturhinweise s. S. 335, links unten).

Einige *retrospektive Erhebungen zur Endlänge* langjährig GH-behandelter Patienten zeigen je nach Alter und Therapiemodalitäten unterschiedliche Ergebnisse mit Endlängen im Bereich von –1,11 [42] bis –3,1 SDS und nur bei 20 % dieser Patienten erreichte Längen im „target limit" [106]. Das wichtigste Resultat ist, daß die Endlänge mit der Länge bei Pubertätsbeginn korreliert [106, 265, 304]. Somit ergibt sich für einen optimalen Therapieerfolg die zwingende Notwendigkeit der Frühdiagnose und der nach aktuellen Dosis- und Applikationsempfehlungen ausgerichteten Behandlung.

Schließlich sind Versuche zu erwähnen, die *GHRH therapeutisch einsetzen* [56, 149, 186, 221]. Unterschiedliche Designs bezüglich Dosis, Applikationsfrequenz und -modus (subkutan, intranasal) sowie Behandlungszeiträume von bis zu 6 Monaten weisen auf *den experimentellen Charakter der Untersuchungen* hin. Prinzipiell ist eine Stimulation von Wachstumsparametern (Wachstumsrate, IGF-I [221]) möglich; Dosen zwischen 30 und 300 µg/Tag zeigen allerdings keine Korrelation zur Wachstumsrate [186]. Die intranasale Gabe erwies sich in der vorliegenden Form der GHRH-Präparation als knemometrisch eben nachweisbar effektiv, gemessen an der Wachstumsrate im Halbjahreseffekt aber ohne erkennbare Wirkung [149]. Moderate Antikörpertiter gegen GHRH kommen bei bis zu 50 % der Probanden vor.

Experimentell und vorläufig sind ebenfalls Untersuchungen, die eine verbesserte Endlänge durch Behandlung mit einer Kombination von GH und LHRH thematisieren [290].

Nebenwirkungen

Kam es früher nach Therapiebeginn fast regelmäßig, wenngleich selten den Wachstumsfortschritt nachweisbar einschränkend, zur Bildung von hGH-Antikörpern, so ist dieses Problem bei den heute verfügbaren Präparaten praktisch bedeutungslos geworden. Lediglich bei den biosynthetischen Vorläuferpräparaten mit einer zusätzlichen, also nicht physiologischen Methionylgruppe (192 statt 191 Aminosäuren = met-hGH) wurden teilweise noch moderate Antikörpertiter gemessen. Ansonsten ist die *Verträglichkeit einer GH-Substitution hervorragend*. Man kann heute praktisch von einer Behandlung ohne unmittelbar erkennbare Nebenwirkungen sprechen.

Allerdings müssen 3 Problemkreise kurz erwähnt werden, die in den letzten Jahren intensiv diskutiert wurden. So wurden Erkrankungen an *Creutzfeld-Jakob-Syndrom* (spastische Pseudosklerose) mit einer langjährigen GH-Therapie in Zusammenhang gebracht. Nach sorgfältigen Analysen der mitgeteilten Kasuistiken ist es als geklärt anzusehen, daß diese Erkrankungen durch eine Viruskontamination von Chargen extraktiv gewonnenen Wachstumhormons zustande gekommen waren [102, 115, 140, 249].

Desweiteren beunruhigten 1987 Berichte über *Leukämieerkrankungen* bei Patienten, die längerfristig mit GH behandelt wurden. Anhand der jeweiligen Krankengeschichten von den seinerzeit weltweit 16 Patienten ergab sich jedoch kein begründeter Anhalt, einen unmittelbaren Zusammenhang anzunehmen [316].

Nachdem inzwischen eine Durchsicht aller entsprechenden Daten der maßgeblichen Hersteller weltweit vorliegt, kann man davon ausgehen, daß unter einer GH-Therapie bei Kindern außerhalb von Japan (höhere Inzidenz) kein erhöhtes Leukämierisiko besteht. Anhand der Daten aus 370000 Behandlungsjahren mit GH bei Kindern wird das Risiko einer Leukämieerkrankung mit 1:41100 berechnet; gesunde Kinder haben ein Risiko von 1:30000 (0-5 Jahre) bzw. von 1:45200 (5-19 Jahre) (R. Gunnarsson, Pharmacia-Upjohn, Stockholm, persönliche Mitteilung 1996). Erinnert sei hier aber an das bekanntlich erhöhte Risiko bei Patienten mit bestimmten Minderwuchssyndromen (Bloom-Syndrom, Down-Syndrom und Fanconi-Anämie u. a.).

Eine ausführliche Darstellung zur Diskussion von Nebenwirkungen einer GH-Therapie findet sich bei Wilton im Rahmen der KIGS-Dokumentation [365] und bei Allen [5].

Therapie assoziierter HVL-Insuffizienzen

Bei Patienten mit kombinierter HVL-Insuffizienz ist die Behandlung eines TSH-und ACTH-Defizits sofort einzuleiten. Eine milde zentrale Hypothyreose kann sich u. U. erst während der GH-Therapie ausbilden. Es gibt Hinweise dafür, daß dabei die direkte GH-Wirkung auf funktionelle Abläufe der TSH-Schilddrüsenhormon-Balance eine Rolle spielt (GH-Rezeptor-Genexpression im Schilddrüsengewebe [148], Hemmwirkung auf TSH und erhöhte Konversion von T_4 zu T_3 [157, 321]).

Die Richtdosis für eine *Substitution mit L-Thyroxin* liegt bei 75-100 μg/m² KO/Tag. Die Werte für die Schilddrüsenhormone sollten zunächst monatlich, später bei mehrfach nachgewiesener Euthyreose in halbjährlichen Abständen kontrolliert werden. Therapieversuche mit einer oral zu verabreichenden TRH-Präparation konnten die physiologischen Abläufe offenbar nur unzureichend imitieren. Es kam nach wenigen Wochen zu einer nach heutigen Kenntnissen als Downregulation aufzufassenden Phase, in der die Hypophyse nicht mehr adäquat stimuliert werden konnte [320].

Die *sekundäre adrenale Insuffizienz* muß gut abgesichert sein, bevor sie mit Hydrocortison substituiert wird. Die Dosis sollte nicht höher als 5-10 mg/m² KO/Tag liegen. Die wachstumshemmende Wirkung unnötig hoher Steroiddosen ist stets zu bedenken (s. auch 13.2.7).

Liegt ein *assoziierter Mangel an Gonadotropinen* vor, werden Sexualsteroide gegeben, wenn die Pubertät eingeleitet werden soll. Verschiedene Aspekte müssen bedacht werden, wenn man diese Entscheidung treffen will. Im wesentlichen sind es *2 Zielvorstellungen*, die es zu verwirklichen gilt: einmal soll die Substitution mit Sexualhormonen den Längenwachstumsprozeß optimieren und zeitgerecht zum Abschluß bringen, zum anderen gilt es, den körperlichen Entwicklungsrückstand innerhalb der Altersgruppe als psychosozial belastend offen anzusprechen und nachteilige Folgen durch eine einigermaßen rechtzeitige Therapie zu vermeiden.

Rechtzeitig heißt in diesem Zusammenhang, daß eine Entwicklung pubertärer Merkmale altersgerecht erfolgen sollte. Da jedoch die Reifeentwicklung weitgehend mit dem Knochenalter korreliert ist und dieses bei Patienten mit hypophysärem Minderwuchs zur Zeit der abschließenden Diagnose meist erheblich retardiert ist, wird auch bei Kindern ohne zusätzlichen Gonadotropindefekt die Pubertät erst bei einem fortgeschrittenen chronologischen Alter von 15-16 Jahren bei Knaben bzw. 12,5-13 Jahren bei Mädchen beginnen.

Der genannte Zeitpunkt könnte je nach individueller Situation und psychischer Struktur noch tolerabel bleiben, wenn ein assoziierter Gonadotropindefekt sicher ausgeschlossen werden und damit in engen Grenzen verläßlich mitgeteilt werden könnte, wann etwa und ob überhaupt die Pubertät beginnt. Eine derartige Aussage setzt also voraus, daß eine den GH-Mangel begleitende LH- und FSH-Insuffizienz diagnostisch sicher erfaßt werden kann; dies gelingt vielfach nicht. Der LHRH-Test führt zu unzuverlässigen Ergebnissen, v. a. bei partiellem Gonadotropindefekt, da ausreichende systematische Erfahrungen, die eine diskriminierende Beurteilung von Analysen der LH- und FSH-Spontansekretion zulassen, nicht vorliegen.

Die erwähnte Penishypoplasie bei „Panhypopituitarismus" bedarf zunächst, d. h. schon beim Kleinkind, keiner unmittelbaren (Androgen-) Therapie, da eine Substitution mit GH in den meisten Fällen eine Entwicklung in den Streubereich der Norm gewährleistet [185].

Vielfach wird die Überzeugung vertreten, daß eine deutliche Verzögerung der pubertären Entwicklung für die Patienten eine höhere Körperlänge bedeutet. Untersuchungen über die Körperproportionen bei GH-defizienten Patienten mit und ohne spontan eintretender Pubertät zeigen, daß eine Betonung der Unterlänge entsteht, wenn die körpereigene Reifeentwicklung ausbleibt und keine Substitution mit Sexualsteroiden einsetzt. Dieser Effekt ist ja von Patienten mit nicht oder spät behandelten hypogonadalen Störungen gut bekannt.

So kann zwar keine abschließende, weil klinisch-experimentell überprüfte und optimierte Anweisung für die Substitution bei assoziiertem Gonadotropineffekt gegeben werden, dennoch lassen sich für die Praxis gut begründete Empfehlungen ableiten:

- Wurde der GH-Mangel *frühzeitig (vor dem 6. Lebensjahr) diagnostiziert und behandelt*, ist der Skelettalterrückstand bis zu Beginn des 2. Lebensjahrzehnts meist nicht gravierend (< 2,5 Jahre); man kann in diesen Fällen die Sexualsteroidsubstitution beginnen, wenn das Knochenalter bei Knaben 12,0 - 12,6 Jahre, bei Mädchen 11,0 - 11,5 Jahre erreicht hat; das chronologische Alter liegt dann höchstens bei 14 - 15 bzw. 13 - 14 Jahren.
- Eine *späte Diagnose des GH-Mangels* bedeutet in der Regel, daß das Knochenalter erheblich (> 3 Jahre) retardiert ist. Selbst wenn kein zusätzlicher LHRH-/LH-FSH-Defekt vorliegt, würde eine pubertäre Entwicklung kaum vor dem 17. Lebensjahr bei Knaben bzw. vor dem 16. Lebensjahr bei Mädchen beginnen. Dies würde zwangsläufig zu schwerwiegenden Störungen der psychologischen Entwicklung und damit auch zu einer psychosozialen Belastung führen, die praktisch nicht mehr ohne bleibende Beschädigung der Persönlichkeitsstrukturen aufgefangen werden können.
- So wird man sich dahingehend entscheiden, eine Behandlung mit Sexualhormonen zu beginnen, wenn die Jugendlichen ein chronologisches Alter erreicht haben, bei dem spätestens eine normale Pubertät sichtbar wird; dies bedeutet 15 Jahre beim Knaben und 14 Jahre beim Mädchen. Das praktische Vorgehen ist im Kapitel 15 dargestellt.

Neurosekretorische Dysfunktion der GH-Sekretion

Seit etwa 2 Dekaden wurde der spontanen Ausschüttung des GH besondere Aufmerksamkeit gewidmet. Klein- bis minderwüchsige Kinder mit grenzwertig niedriger Wachstumsgeschwindigkeit und retardiertem Knochenalter ließen den Verdacht aufkommen, es könne trotz normaler Reaktion auf die GH-Provokationstests ein auf diese Weise nicht erfaßbarer GH-Mangel vorliegen. Auch bei Kindern, die an Leukämie erkrankt waren und bei denen eine ZNS-Bestrahlung durchgeführt wurde, ergaben sich in abhängig von der applizierten Strahlendosis nach den üblichen Provokationstests unzureichender bis normaler (niedrige Strahlendosis) GH-Response [29].

Offenbar handelte es sich hier um organische Läsionen, die die GH-Sekretion limitierten - indessen häufig nicht in einer Intensität, die mit den konventionellen Testanordnungen erfaßt werden konnte. Demgegenüber zeigten sich nachhaltig erniedrigte GH-Konzentrationen, wenn die spontanen Serumspiegel engmaschig gemessen wurden (ausführliches Review mit 212 Literaturhinweisen in [20]). Das gute Ansprechen auf die GH-Gabe wurde im Sinne einer Bestätigung dieser Auffassung interpretiert. Um die gestörte Neuroregulation der GH-Ausschüttung zu betonen, wurde die Bezeichnung „growth hormone neurosecretory dysfunction" (GHND) gewählt (Abb. 13.7) [312, 313].

Neuere experimentelle Untersuchungen bei Rhesusaffen mit neurochirurgisch induzierten Schädigungen der hypothalamischen Nuclei arcuatus und ventromedialis zeigten keine signifikanten Veränderungen der GH-Response auf Arginin, Levodopa oder Clonidin. Es fand sich aber eine reduzierte GH-Ausschüttung nach insulininduzierter Hypoglykämie und v. a. eine statistisch relevant verminderte ($p < 0{,}05$), spontane GH-Sekretion [312].

Ergebnisse bei Patienten, die nach klinischen Gesichtspunkten als solche mit konstitutioneller Entwicklungsverzögerung angesehen wurden, unterstützten die These, daß der normale Ausfall von Provokationstests einen GH-Mangel nicht ausschließt. Die spontane GH-Sekretion lag signifikant niedriger als bei unauffällig wachsenden Probanden [21, 307]. Wurden Patienten mit dissoziiertem Ergebnis zwischen Provokationstest und Spontansekretion mit GH

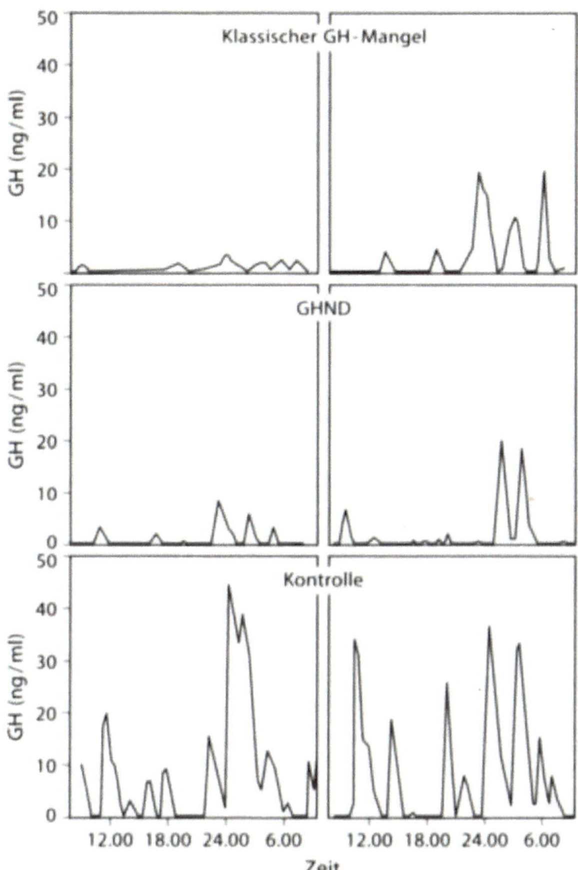

Abb. 13.7. 24-h-GH-Sekretionsmuster bei klassischem GH-Mangel, bei neurosekretorischer GH-Dysfunktion (GHND) und bei normalem GH-Status (*Kontrolle*). Die Patienten mit klassischem GH-Mangel und diejenigen mit GHND sind vorpubertär; Kontrollproband 1 (*unten links*): Tanner-Stadium I; Kontrollproband 2 (*unten rechts*): Tanner-Stadium IV. (Aus Spiliotis 1994 [312])

behandelt, beschleunigte sich die Wachstumsgeschwindigkeit nachhaltig (s. auch 12.5.4).

Die beschriebene klinische und speziell endokrinologische Situation wird pathophysiologisch als „neurosecretory dysfunction as part of the spectrum of growth hormone deficiency" spezifiziert [20, 307, 313]. Sie beschreibt eine organische oder auch funktionelle Imbalance der GH-Sekretion, die sich von dem klassischen GH-Mangel vornehmlich durch das Ausmaß der Defizienz unterscheidet. Zur Inzidenz der neurosekretorischen Dysfunktion liegt eine Studie vor, die Untersuchungsergebnisse bei Kindern mit einer Körperlänge von −2,5 SD berücksichtigt; bezogen auf die zugrundeliegende Gesamtpopulation wird eine Frequenz von 4 : 1000 angegeben [376].

➤ GH-Mangel bei Fehlbildungen und Erkrankungen des ZNS s. 13.2.6 und 13.2.7.

Biologisch inkompetentes Wachstumshormon (Kowarski-Hayek-Syndrom)

Einer seltenen Wachstumsstörung, die klinisch an Patienten mit konstitutioneller Entwicklungsverzögerung erinnert, liegt offenbar ein mehr oder weniger biologisch inaktives GH zugrunde. Dies läßt sich aus normalen bis leicht erhöhten GH-Konzentrationen im Radioimmunoassay im Gegensatz zu einer unzureichenden Bindung des von den Patienten gebildeten GH im Radiorezeptorassay schließen [132, 170]. IGF-I ist stets erniedrigt. Exogen zugeführtes GH führt schon nach wenigen Tagen zu einer Normalisierung der IGF-I-Konzentrationen und im weiteren Verlauf zu einer entsprechend beschleunigten Wachstumsrate.

„GH insensitivity syndrome"

Die Resistenz gegenüber GH wird durch eine Reihe von Störungen bedingt, die innerhalb der Wirkkaskade GH-Ausschüttung → GH-Bindung und Signaltransduktion → IGF-I-Synthese → Sekretion von IGF-I als angeborene oder sekundär erworbene Defekte vorkommen.

- Die *primären Formen* sind folgendermaßen klassifiziert worden [179]:
  - quantitative und qualitative Veränderungen des GH-Rezeptors und/oder des GH-Bindungsproteins,
  - abnormale Signaltransduktion (Defekt in der intrazellulären Domäne des GH-Rezeptors oder auf Postrezeptorebene),
  - Defekt der IGF-I-Synthese,
  - Defekt der IGF-I-Sekretion.
- *Erworbene Formen* beruhen auf:
  - zirkulierenden, GH-blockierenden Antikörpern,
  - GH-Rezeptor-Antikörper,
  - Mangelernährung, Lebererkrankungen, katabole Zustände u. a..

Als klassische Form einer GH-Resistenz ist das *nach Zwi Laron benannte Syndrom* und zunächst als Somatomedin-C-Mangel[2] angesehene Krankheitsbild zu nennen [35, 73, 278, 373]. Patienten mit dieser Minderwuchsform, die bei beiden Geschlechtern gleichhäufig vorkommt und offenbar autosomal-rezessiv vererbt wird, zeigen klinisch ein charakteristisches Bild mit erheblichem Minderwuchs, dazu kraniofaziale Dysproportion, Hypoglykämien und verzögerte Pubertät.

[2] IGF-I wurde früher Somatomedin C genannt.

Die ursprüngliche Deutung der in der Regel erhöhten GH-Konzentrationen im Sinne eines unwirksamen, wenngleich immunoreagiblen GH, wie es später beim Kowarski-Hayek-Syndrom nachgewiesen wurde, konnte revidiert werden, nachdem für IGF-I bei derartigen Patienten deutlich erniedrigte Werte gemessen wurden. Nach Stimulation können die GH-Werte über 50 ng/ml ansteigen – ein Hinweis auf eine unzureichende Feedbackkontrolle durch IGF-I. Die exogene Gabe von GH konnte die IGF-I-Konzentration nicht steigern, was an eine defekte Synthese dieses Wachstumsfaktors denken ließ. Diagnostisch weitgehend beweisend ist ein IGF-Generationstest, bei dem ein Anstieg des IGF-I nicht oder nur vermindert gefunden wird [35, 74].

Molekularbiologische Untersuchungen erbrachten keinen Hinweis auf eine weitergehende Deletion des IGF-I-Gens, so daß ein Rezeptordefekt anzunehmen war. Er konnte durch entsprechende Untersuchungen bestätigt werden. Missense- und Splice-site-Mutationen führen zu einem Verlust größerer Anteile des GH-Rezeptor-Gens, auch kommen Frameshift- und Nonsense-Mutationen sowie Deletionen im Bereich eines oder mehrerer Exons vor [22, 275, 278, 309a]. Eine Mutation in der intrazellulären Domäne mit Auswirkung auf die Dimerisation des Rezeptors ist ebenfalls beschrieben worden [93].

Eine Behandlung mit IGF-I wurde deswegen als erfolgversprechend angesehen. Dies wurde zunächst in vitro an T-Zell-Kulturen und an Zellen des hämatopoetischen Systems von Patienten mit „Laron type dwarfism" gezeigt [111]. Da rekombinantes IGF-I verfügbar ist, sind entsprechende Behandlungsversuche begonnen worden [177, 178]. Einzelheiten zu diversen Aspekten der IGF-Therapie (Schilddrüsenfunktion, PRL, IGF, IGFBP-3, GHBP-positive Formen) sind vielfach in der Literatur zu finden [33, 98, 117, 166, 196, 308].

Da jedoch auch beim Laron-Syndrom eine Verminderung von IGFBP-3 besteht und dieses Protein die Pharmakokinetik des IGF-I beeinflußt (erhöhte Clearance, verringerte Halbwertszeit [103, 332]), ist das Syndrom für eine IGF-Therapie nicht als ein optimales Modell anzusehen. Dennoch ist eine beschleunigte Wachstumsrate erreichbar. Eine abschließende Beurteilung ist derzeit noch nicht möglich.

Aufgrund der geschilderten molekulargenetischen Befunde ist erwartbar, daß eine nennenswerte klinische und biochemische Heterogenität entstehen kann, was durch weltweite Erhebungen auch gut belegt werden konnte [35, 297, 373]. Zu erwähnen sind schließlich die als partielle Formen der GH-Resistenz interpretierten Befunde. Bei einigen Patienten, die im Sinne einer „idiopathic short stature" diagnostiziert wurden, sprechen molekulargenetische Untersuchungen der Mutationen im GH-Rezeptor-Gen für eine ursächlich genetische Wachstumsstörung im hier diskutierten Sinne [176].

Im Gegensatz zu den GH-Rezeptor-Defekten liegt dem Klein-oder Minderwuchs der *Pygmäen* offenbar eine periphere Resistenz gegenüber IGF-I zugrunde, wie dies aus Untersuchungen an T-Zell-Linien von Efe-Pygmäen gefolgert werden kann [112].

13.4.2 Sekundär-funktioneller GH-Mangel

Bei unbehandelter primärer Hypothyreose liegt in der Regel ein funktioneller GH-Mangel vor. Die verschiedenen Testanordnungen, mit denen die GH-Ausschüttung untersucht wird, erbringen eine unzureichende GH-Response. Dies ist ein Hinweis auf die ubiquitäre Wirkung der Schilddrüsenhormone. Falls sich bei derartigen Patienten ein begründeter Anlaß ergibt, einen zusätzlichen Mangel an GH anzunehmen, sollten entsprechende Untersuchungen erst durchgeführt werden, wenn die Schilddrüsenunterfunktion substitutiv ausgeglichen ist.

Auch bei Patienten, die aufgrund einer gonadalen Insuffizienz unzureichend Sexualhormone bilden, besteht ein funktioneller GH-Mangel. Er gleicht sich spontan aus, wenn Sexualhormone substituiert werden (s. auch Kap. 14 und 15).

13.5 Krankhafter Hochwuchs

In Kap. 12 wurde der familiäre (idiopathische) Hochwuchs als häufigste, von Ärzten zu beurteilende Hochwuchsform besprochen. Dabei handelt es sich um eine u. U. als Extremvariante imponierende, jedoch nicht krankhafte Form des übermäßigen Wachstums. Andererseits gibt es einige klinisch wichtige Erkrankungen, bei denen ein Hochwuchs bzw. die pathologische Wachstumsbeschleunigung das Leitsymptom ist. In der folgenden Übersicht sind die wichtigsten der hier zu nennenden Entitäten zusammengestellt.

Mit Adipositas einhergehende Überlängen, früher auch als „Adiposogigantismus" bezeichnet, sind weniger ein eigenständiges klinisches Bild als eher ein Ausdruck nachhaltigen Nahrungsluxuskonsums und entsprechend stimulierter anaboler Prozesse, möglicherweise bei überdurchschnittlicher Wachstumspotenz des Gesamtorganismus.

Krankhafte Formen übermäßigen Längenwachstums
- Hypophysärer Riesenwuchs/Akromegalie
- Sekundäre Formen:
  - Bei Pubertas praecox
  - Bei androgenorientierten Tumoren (NNR, Gonaden)
  - Bei AGS
  - Bei Anabolika- oder Androgengaben
  - Hyperthyreose
- Syndromhafte Entitäten
  - Marfan-Syndrom
  - Wiedemann-Beckwith-Syndrom
  - Homocystinurie
  - XYY-Syndrom
  - Sotos-Syndrom

13.5.1 Überproduktion von Wachstumshormon (hypophysärer Riesenwuchs, Akromegalie)

Ein hypophysärer Riesenwuchs kann nur entstehen, wenn das Längenwachstum noch nicht abgeschlossen ist und die pathologische GH-Mehrsekretion über längere Zeit besteht. Nach vollständigem Epiphysenschluß kommt es zur Akromegalie (Füße, Hände, Kinn).

In den meisten Fällen wird Wachstumshormon in einem Adenom des Hypophysenvorderlappens („eosinophiles Granulom") übermäßig gebildet und sezerniert. Andere Ursachen mit gleicher Konsequenz sind hypothalamische Tumoren und Funktionsstörungen. Als Rarität gilt eine ektope Bildung von Peptiden mit GH- oder GHRH-Wirkung (Bsp.: 153a).

Neben den Zeichen stimulierten Wachstums sind bei hypophysären Adenomen selten zusätzliche klinische Zeichen zu erwarten, die die Diagnose erleichtern (Galaktorrhö, Visusstörungen bei Ausdehnung über den sellären Bereich hinaus, Kopfschmerzen). Die Diagnose ist letztlich endokrinologisch zu stellen und durch eine tomographische Untersuchung (NMR, CT) abzusichern.

Endokrinologie

Die endokrinologische Beweisführung [6, 51, 119, 141] kann sich nur sehr bedingt auf die punktuelle Bestimmung von GH stützen. Massiv und damit praktisch beweisend erhöhte Werte (> 100 ng/ml) sind selten. Erhebliche Fluktuationen der Einzelwerte führen dazu, daß oftmals Werte im uncharakteristischen Normbereich gemessen werden. Bedenkt man den möglichen Einfluß eines psychischen Stresses während der Untersuchung und Blutabnahme, dann sind GH-Konzentrationen zwischen < 5 ng/ml und ca. 20 ng/ml zunächst als uncharakteristisch anzusehen. Dennoch kann auch in diesem Bereich bereits eine summativ übermäßige Sekretion stattfinden (Abb. 13.8).

Aufschlußreicher als punktuelle Bestimmungen sind Profile der Spontansekretion über 24 h [141]. Die GH-Konzentrationen zeigen oft nicht mehr die episodenhaften, schlafinduzierten Steigerungen, trotzdem ist die mittlere 24-h-Konzentration erhöht, selbst wenn die Einzelkonzentrationen in einem Bereich unter 20 ng/ml liegen. Zusätzliche Hinweise für die Diagnose ergeben sich, wenn die GH-Werte sich durch eine Hyperglykämie (oraler Glucosetoleranztest [197]) nicht oder nur unzureichend stimulieren lassen und nach L-Dopa oder TRH paradox ansteigen.

Noch zuverlässiger kann heute eine GH-Überproduktion durch die Bestimmung von IGF-I und IGFBP-3 erfaßt werden. Es besteht eine tadellose Korrelation zwischen der mittleren GH-Konzentration über 24 h und den Werten für IGF-I bzw. IGFBP-3 im Serum. Weiterhin ist IGF-I ein zuverlässiger Parameter, um den Therapieeffekt zu beurteilen und eine Langzeitkontrolle durchzuführen [51, 119].

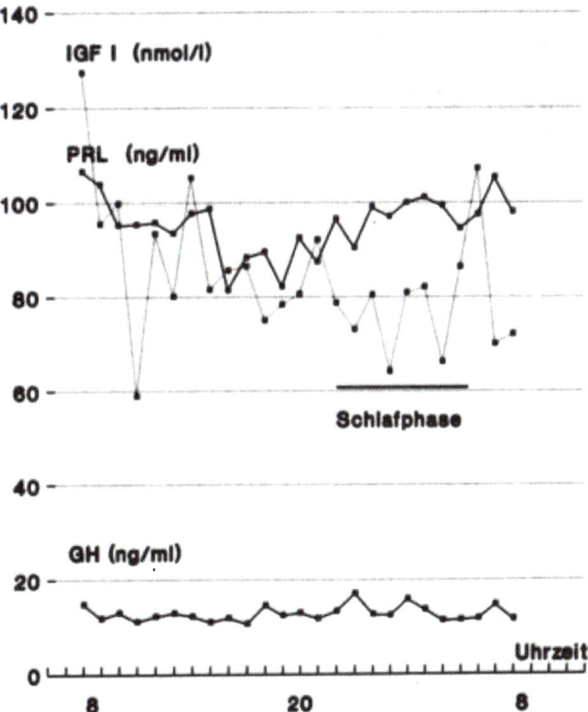

Abb. 13.8. Spontansekretion von GH, PRL und IGF-I bei intrasellärem Makroadenom eines 10jährigen Patienten. Normbereiche: Prolaktin < 25 ng/ml, IGF-I < 20 nmol/l; fehlende GH-Rhythmik bei konstant hochnormalen Werten

Therapie

Die Therapie der Wahl ist die neurochirurgische Entfernung des Adenoms, wobei meist transphenoidal mikrochirurgisch vorgegangen werden kann [96, 142]. Symptomatisch ist die Gabe von Somatostatinanaloga. Die z. Z. vorliegenden Ergebnisse zeigen, daß diese Behandlung zumindest eine zusätzliche Perspektive darstellt [110, 135, 154, 173, 198, 220].

In Abb. 13.8 sind die endokrinologischen Daten eines unserer Patienten mit einem intrasellären Makroadenom dargestellt. Die begleitende Hyperprolaktinämie ist am ehesten als Symptom zu deuten, das durch den Druck des Adenoms auf den Hypophysenstil zustande gekommen ist (defektes „short loop feedback" zum hypothalamischen „prolactin-inhibiting factor"). Zu diskutieren ist indessen auch die Möglichkeit, daß sich die Zellen innerhalb des Tumors funktionell dedifferenzieren und somit neben GH auch Prolaktin bilden. Diese Vorstellung geht von veränderten molekularen Modalitäten bei der Bildung hypophysärer Hormone aus größeren Peptiden aus.

13.5.2 Sekundäre Formen übermäßigen Längenwachstums

Die in der Übersicht S. 343 genannten Endokrinopathien gehen mit einer hormonal stimulierten Wachstumsgeschwindigkeit einher, wobei gleichzeitig eine Akzeleration des Knochenalters entsteht und die Endlängenprognose je nach individuellem Verlauf nachteilig beeinflußt wird. Der Hochwuchs ist hier symptomatisch und hängt von der Behandlung der Grunderkrankung ab (s. unten).

13.5.3 Syndromhafte Entitäten mit Hochwuchs

Marfan-Syndrom

Das Marfan-Syndrom gehört in die Gruppe der Bindegewebeerkrankungen. Es handelt sich um ein genetisch determiniertes, multisystemisches Fehlbildungssyndrom mit autosomal-dominantem Erbgang. Molekulargenetische Befunde der letzten Jahre haben als Ursache verschiedenartige Mutationen in dem Fibrillin-1-Gen auf Chromosom 15 belegt, so daß es zu abnormalen Mustern in der Synthese, der Sekretion und der Matrixdeposition des Fibrillinproteins kommt [11, 136, 160, 344]. Die minimale Inzidenz bei Geburt wird mit 1:9802 Lebendgeborenen angegeben, die minimale Prävalenz mit 1:14217 [118].

Klinisch bestehen extreme Magerkeit mit kaum entwickelter Muskulatur, stark vermindertem Fettgewebe und mit funktioneller Minderwertigkeit anderer bindegewebiger Strukturen. Typisch sind mit unterschiedlicher Frequenz eine Trichterbrust, Skoliosen, Arachnodaktylie, „Linsenschlottern" und kardiale Fehlbildungen (annuloaortale Ektasie und Mitralklappenprolapssyndrom) [344]. Schwere neonatale Erkrankungen sind möglich [125, 213].

Eine ätiotrope Therapie gibt es nicht. Symptomatische Maßnahmen, ggf. auch eine hormonale Hochwuchsbehandlung, können die individuelle Situation teilweise deutlich bessern.

Wiedemann-Beckwith-Syndrom

Als Synonym ist die Abkürzung EMG-Syndrom eingeführt; sie beschreibt die Kardinalsymptome Exomphalus, Makroglossie und Gigantismus [362]. An weiteren pathologischen Befunden sind die Nieren- und Lebervergrößerung zu nennen. Häufig sieht man einen Naevus flammeus im Gesichtsbereich. Beobachtet wurden bei diesem Syndrom auch Hemihypertrophie und intraabdominale Tumoren (NNR-Karzinom, Wilms-Tumor, Hepatoblastom, Gonadoblastom). Eine operative Therapie mit onkologischer Nachsorge führt zu einer relativ günstigen Überlebensrate [354].

Das EMG-Gen liegt auf dem Chromosom 11 (11p15,5). Nach den vorliegenden klinischen Beobachtungen wird heute angenommen, daß der charakteristische Phänotyp durch unterschiedliche genetische Mechanismen entsteht, die letztlich eine Dosisimbalance des Gens bedingen. Desweiteren ist anzunehmen, daß die mütterliche Kopie des EMG-Gens normalerweise „imprinted" oder inaktiviert ist, so daß nur *eine* vom Vater stammende Kopie aktiv ist. Als molekulargenetische Besonderheit sind Fälle beschrieben, bei denen eine normale biparenterale Chromosomenregion 11p15,5, aber ein verändertes Methylierungsmuster beider Genallele gefunden wurde; das mütterliche Chromosom zeigte ein väterliches und damit aktivierendes Muster. Dieser Befund ist auch deswegen endokrinologisch bemerkenswert, weil das Gen für IGF-II in der Region 11p15,5 lokalisiert ist, da IGF-II von beiden elterlichen Allelen, wie aufgrund des Methylierungsverhaltens angenommen, exprimiert wird [264]. Inwieweit sich hier ein erklärender Ansatz für das intensive Wachstum von IGF-II-reichen Organen bzw. von Tumoren mit hoher IGF-II-mRNA ergibt, bleibt weiteren Ergebnissen vorbehalten.

Homocystinurie

So wird in der Regel eine autosomal-rezessiv vererbbare Stoffwechselkrankheit bezeichnet, die durch einen Cystationinsynthetasedefekt charakterisiert ist und zu Hirnschäden führen kann. Im Harn findet sich eine vermehrte Ausscheidung von Homocystin. Dieses Symptom kommt auch bei anderen Krankheiten vor, so daß die Bezeichnung „Homocystinurie" im Einzelfall kommentiert werden muß.

Es besteht eine gewisse Ähnlichkeit mit dem Marfan-Syndrom: Hochwuchs, Arachnodaktylie und „Linsenschlottern" bis zur Linsenektopie. Pränatal kann die Diagnose mittels Aktivitätsbestimmung der Cystationinsynthetase in einer Amnionzellkultur gestellt werden.

XYY-Syndrom

Bei dieser mit einer Frequenz von 1 : 1000 der Lebendgeborenen auftretenden gonosomalen Trisomie fällt klinisch die teilweise deutlich überdurchschnittliche Körperlänge auf. Entwicklung und Funktion der Hoden sind normal.

Sotos-Syndrom

Typische Merkmale bei diesem Syndrom sind ein dolichocephaler Schädel, eine betonte Stirnpartie, große Ohren und relativ grob modellierte Gesichtszüge bei mäßigem Hochwuchs. Meist finden sich auch ein Hypertelorismus mit nach unten verzogenen Lidspalten, ein hoher Gaumen und in etwa 80 % der Fälle unverhältnismäßig große Hände und Füße. Variabel sind eine leichte mentale Retardierung und unterschiedlich ausgeprägte neurologische Symptome. Im CT sieht man mehr oder weniger vergrößerte Liquorräume. Das Knochenalter ist moderat akzeleriert. Eine unter nicht näher bekannten Umständen vorkommende Familiarität läßt einen autosomal-dominanten Erbgang vermuten.

Endokrinologisch sind keine systematischen Abweichungen bekannt; GH und IGF-I werden im Normbereich gemessen. Bei etwa 14 % der Fälle ist eine verminderte Glucosetoleranz festzustellen. Unmittelbare therapeutische Möglichkeiten ergeben sich nicht [70].

Literatur

1. Abdenur JE, Solans CV, Smith MM, Carman C, Pugliese MT, Lifshitz F (1994) Body composition and spontaneous growth hormone secretion in normal short stature children. J Clin Endocrinol Metab 78: 277-282
2. Albanese A, Stanhope R (1993) Growth and metabolic data following growth hormone treatment of children with intrauterine growth retardation. Horm Res 39: 8-12
3. Albertsson-Wikland K, Karlberg J (1994) Natural growth in children born small for gestational age with and without catch-up growth. Acta Paediatr 83 (Suppl 399): 64-71
4. Albertsson-Wikland E, Lannering B, Marky I, Mellander L, Wannholt U (1987) A longitudinal study on growth and spontaneous growth hormone (GH) secretion in children with irradiated brain tumors. Acta Paediatr Scand 76: 966-973

4a. Albertsson-Wikland K, Rosberg S, Lannering B, Dunkel L, Selstam G, Norjavaara E. Twenty-four-hour profiles of luteinizing hormone, follicle-stimulating hormone, testosterone, and estradiol levels: A semilongitudinal study throughout puberty in healthy boys. J Clin Endocrinol Metab 1997; 82: 541-9.

5. Allen DB (1996) Safety of human growth hormone therapy: current topics. J Pediatr 128: S8-S13
6. Alster DK, Bowers CY, Jaffe CA, Ho PJ, Barkan AL (1993) The growth hormone (GH) response to GH-releasing peptide (His-DTrp-Ala-Trp-DPhe-Lys-NH_2), GH-releasing hormone, and thyrotropin-releasing hormone in acromegaly. J Clin Endocrinol Metab 77: 842-845
7. Amendt P, Hesse V, Rohde W (1992) Somatomedin-C/IGF-I, insulin and prolactin levels in Ullrich-Turner's syndrome. Exp Clin Endocrinol 99: 73-76
8. Andler W, Eiden S (1990) Die Aussagekraft des GRF-Stimulationstestes. Klin Pädiatr 202: 157-160
9. Andler W, Stolecke H, Kohns U (1978) Thyroid function in children with growth hormone deficiency, either idiopathic or caused by diseases of central nervous system. Eur J Pediatr 128: 273-278
10. Annerén G (1993) Syndromes characterized by postnatal growth retardation. Oxford Clinical Communications, Oxford
11. Aoyama T, Francke U, Gasner C, Furthmayr H (1995) Fibrillin abnormalities and prognosis in Marfan syndrome and related disorders. Am J Med Genet 58: 169-176
12. Arrigo T, De Luca F, Bernasconi S et al. (1995) Catch-up growth and height prognosis in early treated children with congenital hypopituitarism. Horm Res 44 (Suppl 3): 26-31
13. Arslanian SA, Becker DJ, Lee PA, Drash AL, Foley TP (1985) Growth hormone therapy and tumor recurrence. Am J Dis Child 139: 347-350
14. Asch AJ (1979) Turner's syndrome occuring with Horner's syndrome seen with coarctation of the aorta and aortic aneurysma. Am J Dis Child 133: 827-831
15. Ashkenazi A (1989) Occult celiac disease: a common cause of short stature. Growth Genet Horm 5: 1-4
16. Attanasio A, James D, Reinhardt R, Rekers-Mombarg L (1995) Final height and long-term outcome after growth hormone therapy in Turner syndrome: results of a German multicentre trial. Horm Res 43: 147-149

17. Badawy SZA, Sunderji SG, Lanman JT (1981) Pregnancy outcome in 45,X/46,XX mosaicism. Fertil Steril 35: 88-90
18. Balfour-Lynn L (1986) Growth and childhood asthma. Arch Dis Child 61: 1049-1055
19. Baudier MM, Chihal HJ, Dickey RP (1985) Pregnancy and reproductive function in a patient with nonmosaic Turner syndrome. Obstet Gynecol 65: 60S-64S
20. Bercu BB, Diamond FB (1986) A determinant of stature: regulation of growth hormone secretion. Adv Pediatr 33: 331-380
21. Bercu BB, Shulman D, Root AW, Spiliotis BE (1986) Growth hormone (GH) provocative testing frequently does not reflect endogenous GH secretion. J Clin Endocrinol Metab 63: 709-716
22. Berg MA, Peoples R, Pérez-Jurado L et al. (1994) Receptor mutations and haplotypes in growth hormone receptor deficiency: a global survey and identification of the Ecuadorean E180 splice mutation in an oriental Jewish patient. Acta Paediatr 83 (Suppl 399): 112-114
23. Bernasconi S, Larizza D, Benso L et al. (1994) Turner's syndrome in Italy: familial characteristics, neonatal data, standards for birth weight and for height and weight from infancy to adulthood. Acta Paediatr 83: 292-298
24. Bettio D, Rizzi N, Giardino D et al. (1995) FISH analysis in Prader-Willi and Angelman syndrome patients. Am J Med Genet 56: 224-228
25. Bettmann HK, Goldman HS, Abramovicz M, Sobel EH (1971) Oxandrolone treatment of short stature: effect on predicted mature height. J Pediatr 79: 1018-1023
26. Bierich JR (1993) Comment to Hibi. I. The birth injury theory of „idiopathic" growth hormone deficiency. Growth Genet Horm 9: 15
27. Binder G, Ranke MB (1995) Screening for growth hormone (GH) gene splice-site mutations in sporadic cases with severe isolated GH deficiency using ectopic transcript analysis. J Clin Endocrinol Metab 80: 1247-1252
28. Bistritzer T, Lovchik JC, Chalew SA, Kowarski AA (1988) Growth without growth hormone: the „invisible" GH-syndrome. Lancet I: 321-323
29. Blatt J, Bercu BB et al. (1984) Reduced pulsatile growth hormone secretion in children after therapy for acute lymphoblastic leukemia. J Pediatr 104: 182-186
30. Blethen SL, Albertsson-Wikland K, Faklis EJ, Chasalow FI (1994) Circulating growth hormone isoforms in girls with Turner's syndrome. J Clin Endocrinol Metab 78: 1439-1443
31. Blum WF (1994) Review. Die Bedeutung von IGF-I, IGF-II und IGFBP-3 für die Diagnostik des Wachstumshormonmangels. In: Ranke MB, Stolecke H (Hrsg) Diagnostik des Wachstumshormonmangels - aktuelle methodische und klinische Aspekte. Dokument + Bild, Ankum-Kettenkamp, S 197-233
32. Blum WF, Ranke MB, Kietzmann K, Tönshoff B, Mehls O (1989) Excess of IGF-binding proteins in chronic renal failure: evidence for relative GH-resistance and inhibition of somatomedin activity. In: Drop SLS, Hintz R (eds) Insulin-like growth factor binding proteins. Elsevier, Amsterdam, pp 93-101
33. Blum WF, Hall K, Ranke MB, Wilton P (1993) Growth hormone insensitivity syndromes: a preliminary report on changes in insulin-like growth factors and their binding proteins during treatment with recombinant insulin-like growth factor I. Acta Paediatr 82 (Suppl 391): 15-19
34. Blum WF, Albertsson-Wikland K, Rosberg S, Ranke MB (1993) Serum levels of insulin-like growth factor I (IGF-I) and IGF binding protein 3 reflect spontaneous growth hormone secretion. J Clin Endocrinol Metab 76: 1610-1616
35. Blum WF, Cotterill AM, Postel-Vinay MC, Ranke MB, Savage MO, Wilton P (1994) Improvement of diagnostic criteria in growth hormone insensitivity syndrome: solutions and pitfalls. Acta Paediatr 83 (Suppl 399): 117-124
36. Boersma B, Rikken B, Wit JM, Dutch Growth Hormone Working Group (1995) Catch-up growth in early treated patients with growth hormone deficiency. Arch Dis Child 72: 427-431
37. Boguszewski M, Rosberg S, Albertsson-Wikland K (1995) Spontaneous 24-hour growth hormone profiles in prepubertal small for gestational age children. J Clin Endocrinol Metab 80: 2599-2606
38. Boué J, Boué IA, Latar P (1975) Retrospective and prospective epidemiological studies of 1500 karyotyped spontaneous abortions. Teratology 12: 11-18
39. Bowie MD, Moodie AD, Mann MD, Hansen JDL (1980) A prospective 15-year follow up study of Kwashiorkor patients. Part I. Physical growth and development. S Afr Med J 58: 671-676
40. Bozzola M, Giorgiani G, Locatelli F et al. (1993) Growth in children after bone marrow transplantation. Horm Res 39: 122-126
41. Brack C, Landskroener G, Müller S, Maslak R (1994) Parallele Bestimmung der spontanen nächtlichen Wachstumshormonsekretion und des Wachstumshormons im Urin. In: Ranke MB, Stolecke H (Hrsg) Diagnostik des Wachstumshormon-Mangels - aktuelle methodische und klinische Aspekte. Dokument & Bild, Ankum-Kettenkamp, S 163-180
42. Brämswig JH, Schlösser H, Kiese K (1995) Final height in children with growth hormone deficiency. Horm Res 43: 126-128
43. Buchsbaum MS, Henkin RI (1980) Perceptual abnormalities in patients with chromatin negative gonadal dysgenesis and hyposomatotropic hypogonadism. Int J Neurosci 11: 201-208
44. Buiting K, Dittrich B, Gross S et al. (1993) Molecular definition of the Prader-Willi syndrome chromosome region and orientation of the SNRPN gene. Hum Mol Genet 2: 1991-1994
45. Butenandt O, Kiess W (1987) Wachstumshormonsekretion nach growth hormone releasing Hormon Gabe bei konstitutioneller Mindergröße und idiopathischem Wachstumshormonmangel. Monatsschr Kinderheilkd 135: 114-115
46. Butler MG (1996) Molecular diagnosis of Prader-Willi syndrome: comparison of cytogenetic and molecular genetic data including parent of origin dependent methylation DNA patterns. Am J Med Genet 61: 188-190
47. Buzi F, Notarangelo LD, Plebani A et al. (1994) X-linked agammaglobulinemia, growth hormone deficiency and delay of growth and puberty. Acta Paediatr 83: 99-102
48. Carothers AD, Frackiewicz A, de May R et al. (1980) A collaborative study of the aetiology of Turner syndrome. Ann Hum Genet 43: 355-360

49. Caruso-Nicoletti M, Mancuso M, Spadaro G, Dibenedetto SP, DiCataldo A, Schiliró G (1993) Growth and growth hormone in children during and after therapy for acute lymphoblastic leukaemia. Eur J Pediatr 152: 730-733
50. Castellano M, Turconi A, Chaler E, Rivarola MA, Belgorosky A (1993) Hypothalamic-pituitary-gonadal function in prepubertal boys and girls with chronic renal failure. J Pediatr 122: 46-51
51. Chang-DeMoranville BM, Jackson IMD (1992) Diagnosis and endocrine testing in acromegaly. Endocrinol Metabol Clin North Am 21: 649-668
52. Chatelain P, Alamercery Y, Blanchard J, The GHRH European Multicenter Study Group (1987) Growth hormone (GH) response to a single intravenous injection of synthetic GH-releasing hormone in prepubertal children with growth failure. J Clin Endocrinol Metab 65: 387-394
53. Chatelain P, Job JC, Blanchard J et al. (1994) Dose-dependent catch-up growth after 2 years of growth hormone treatment in intrauterine growth-retarded children. J Clin Endocrinol Metab 78: 1454-1460
54. Chaussain JL, Colle M, Ducret JP (1994) Adult height in children with prepubertal short stature secondary to intrauterine growth retardation. Acta Paediatr 83 (Suppl 399): 72-73
55. Chaussain JL, Colle M, Landier F (1994) Effects of growth hormone therapy in prepubertal children with short stature secondary to intrauterine growth retardation. Acta Paediatr 83 (Suppl 399): 74-76
56. Chen R-G, Shen Y-N, Yei J et al. (1993) A comparative study of growth hormone (GH) and GH-releasing hormone(1-29)-NH_2 for stimulation of growth in children with GH deficiency. Acta Paediatr 82 (Suppl 388): 32-35
57. Chernausek SD, Breen TJ, Frank GR (1996) Linear growth in response to growth hormone treatment in children with short stature associated with intrauterine growth retardation: the National Cooperative Growth Study experience. J Pediatr 128: S22-S27
58. Chervenak FA, Isaacson G, Blakemore KJ (1983) Fetal cystic hygroma. Cause and natural history. N Engl J Med 309: 822-825
59. Chiovato L, Larizza D, Bendinelli G et al. (1996) Autoimmune hypothyroidism and hyperthyroidism in patients with Turner's syndrome. Eur J Endocrinol 134: 568-575
60. Christophe C, Van Vliet G, Dooms G et al. (1990) Panhypopituitarism without diabetes insipidus: magnetic resonance imaging of pituitary stalk transsection. Eur J Pediatr 149: 235-236
61. Christophe A, Deslypere J-P, Bouckaert J, Vandeweghe M (1995) Effect of growth hormone administration on the fatty acid composition of adipose tissue in growth-hormone-deficient men. Horm Res 43: 257-260
62. Cianfarani S, Boemi S, Spagnoli A et al. (1995) Is IGF binding protein-3 assessment helpful for the diagnosis of GH deficiency. Clin Endocrinol (Oxf) 43: 43-47
63. Clark EB (1984) Neck webbing and congenital heart defects: a pathogenetic association in 45,X0 Turner syndrome. Teratology 29: 355-361
64. Clayton PE, Shalet SM, Price DA (1988) Growth response to growth hormone therapy following craniospinal irradiation. Eur J Pediatr 147: 597-601
65. Cogan JD, Phillips JA III., Sakati N, Frisch H, Schober E, Milner D (1993) Heterogenous growth hormone (GH) gene mutations in familial GH deficiency. J Clin Endocrinol Metab 76: 1224-1228
66. Cogan JD, Phillips JA III., Schenkman SS, Milner RDG, Sakati N (1994) Familial growth hormone deficiency: a model of dominant and recessive mutations affecting a monomeric protein. J Clin Endocrinol Metab 79: 1261-1265
67. Cogan JD, Ramel B, Lehto M et al. (1995) A recurring dominant negative mutation causes autosomal dominant growth hormone deficiency - a clinical research center study. J Clin Endocrinol Metab 80: 3591-3595
68. Cohen LE, Wondisford FE, Salvatoni A et al. (1995) A „hot spot" in the Pit-1 gene responsible for combined pituitary hormone deficiency: clinical and molecular correlates. J Clin Endocrinol Metab 80: 679-684
69. Cohen A, Rovelli A, Van-Lint MT et al. (1996) Final height of patients who underwent bone marrow transplantation during childhood. Arch Dis Child 74: 437-440
70. Cole TRP, Hughes HE (1994) Sotos syndrome: a study of the diagnostic criteria and natural history. J Med Genet 31: 20-32
71. Connor EL, Rosenbloom A (1993) Effects of growth hormone in Prader-Willi syndrome. Clin Pediatr (Phila) 32: 296-297
72. Cossack ZT (1988) Effect of zink level in the refeeding diet in previously starved rats on plasma somatomedin C levels. J Pediatr Gastroenterol Nutr 7: 441-445
73. Costin G, Roe T, Clemons R, Kogut M (1993) Growth hormone resistance syndrome (Laron-type dwarfism). Pediatr Adolesc Endocrinol 24: 73-80
74. Cotterill AM, Camacho-Hübner C, Woods K, Martinelli C, Duquesnoy P, Savage MO (1994) The insulin-like growth factor I generation test in the investigation of short stature. Acta Paediatr 83 (Suppl 399): 128-130
75. Craft NH, Underwood LE, Van Wyk JJ (1980) High incidence of perinatal insult in children with idiopathic hypopituitarism. J Pediatr 96: 397-401
76. Crowley S, Hindmarsh PC, Matthews DR, Brook CGD (1995) Growth and the growth hormone axis in prepubertal children with asthma. J Pediatr 126: 297-303
77. Cuneo RC, Hickman PE, Wallace JD et al. (1995) Altered endogenous growth hormone secretory kinetics and diurnal GH-binding protein profiles in adults with chronic liver disease. Clin Endocrinol (Oxf) 43: 265-275
78. Cuttler L, Van Vliet G, Conte FA et al. (1985) Somatomedin C levels in children and adolescents with gonadal dysgenesis: comparison with age related norms and effect of estrogen replacement therapy. J Clin Endocrinol Metab 60: 1087-1092
79. Dahl RE, Scher MS, Williamson DE, Robles N, Day N (1995) A longitudinal study of prenatal marijuana use: effects on sleep and arousal at age 3 years. Arch Pediatr Adolesc Med 149: 145-150
80. Darendelier F, Livesey EA, Hindmarsh PC, Brook CGD (1990) Growth and growth hormone secretion in children following treatment of brain tumors with radiotherapy. Acta Paediatr Scand 79: 950-956
81. Davies HA, Didcock E, Didi M, Ogilvy-Stuart A, Wales JKH, Shalet SM (1994) Disproportionate short stature after cranial irradiation and combination chemotherapy for leukaemia. Arch Dis Child 70: 472-475

82. Davies HA, Didcock E, Didi M, Ogilvy-Stuart A, Wales JKH, Shalet SM (1995) Growth, puberty and obesity after treatment for leukaemia. Acta Paediatr 84 (Suppl 411): 45-51
83. De Lecea A, Ribes-Koninckx C, Polanco I, Calvete JF (1996) Serological screening (antigliadin and antiendomysium antibodies) for non-overt coeliac disease in children of short stature. Acta Paediatr 85 (Suppl 412): 54-55
84. De Waal WJ, Hokken-Koelega ACS, Stijnen T, De Muinck Keizer-Schrama SMPF, Drop SLS, Dutch Working Group on Growth Hormone (1994) Endogenous and stimulated GH secretion, urinary GH excretion, and plasma IGF-I and IGF-II levels in prepubertal children with short stature after intrauterine growth retardation. Clin Endocrinol (Oxf) 41: 621-630
85. De Zegher F, Maes M, Gargosky SE et al. (1996) High-dose growth hormone treatment of short children born small for gestational age. J Clin Endocrinol Metab 81: 1887-1892
86. Degerblad M, Elgindy N, Hall K, Sjöberg H-E, Thorén M (1992) Potent effect of recombinant growth hormone on bone mineral density and body composition in adults with panhypopituitarism. Acta Endocrinol (Copenh) 126: 387-393
87. DiMario FJ Jr, Dunham B, Burleson JA, Moskovitz J, Cassidy SB (1994) An evaluation of autonomic nervous system function in patients with Prader-Willi syndrome. Pediatrics 93: 76-81
88. Di Natale B, Pellini C, Ackermann S, De Angelis R, Chiumello G (1994) Persisting functional connection in growth-hormone-deficient patients with a transected stalk. Horm Res 41: 193-196
89. Dittrich B, Buiting K, Gross S, Horsthemke B (1993) Characterization of a methylation imprint in the Prader-Willi syndrome chromosome region. Hum Mol Genet 2: 1995-1999
90. Dittrich B, Buiting K, Horsthemke B (1996) PW71 methylation test for Prader-Willi and Angelman syndromes. Am J Med Genet 61: 196-197
91. Dörr HG (1994) Reflektiert die Messung des Wachstumshormons im Urin die Spontansekretion? In: Ranke MB, Stolecke H (Hrsg) Diagnostik des Wachstumshormon-Mangels - aktuelle methodische und klinische Aspekte. Dokument + Bild, Ankum-Kettenkamp, S 151-161
92. Dunlap DB, Aubry R, Louro JM (1972) The occurence of the 45,X Turner's syndrome in sisters. J Clin Endocrinol Metab 34: 491-495
93. Duquesnoy P, Sobrier M-L, Duriex B et al. (1994) A single amino acid substitution in the exoplasmic domain of the human growth hormone (GH) receptor confers familial GH resistance abolishing receptor homodimerization. EMBO J 13: 1386-1395
94. Elsawi MM, Pryor JP, Klufio G, Barnes C, Patton MA (1994) Genital tract function in men with Noonan syndrome. J Med Genet 31: 468-470
95. Enders H (1992) Chromosomal and genetic forms of growth failure. Ballières Clin Endocrinol Metab 6: 621-643
96. Fahlbusch R, Honegger J, Buchfelder M (1992) Surgical management of acromegaly. Endocrinol Metabol Clin North Am 21: 669-692
97. Fernández R, Méndez J, Pásaro E (1996) Turner syndrome: a study of chromosomal mosaicism. Hum Genet 98: 29-35
98. Fielder PJ, Gargosky SE, Vaccarello M et al. (1993) Serum profiles of insulin-like growth factors and their binding proteins in adults with growth hormone receptor deficiency treated with insulin-like growth factor I. Acta Paediatr 82 (Suppl 388): 40-43
99. Fine RN, Kohaut EC, Brown D, Perlman AJ (1994) Growth after recombinant human growth hormone treatment in children with chronic renal failure: report of a multicenter randomized double-blind placebo-controlled study. J Pediatr 124: 374-382
100. Foster CM, Borondy M, Markovs ME, Hopwood NJ, Kletter GB, Beitins IZ (1994) Growth hormone bioactivity in girls with Turner's syndrome: correlation with insulin-like growth factor I. Pediatr Res 35: 218-222
101. Fouque D (1996) Insulin-like growth factor 1 resistance in chronic renal failure. Miner Electrolyte Metab 22: 133-137
102. Frasier SD, Foley TP Jr (1994) Clinical review 58: Creutzfeldt-Jakob disease in recipients of pituitary hormones. J Clin Endocrinol Metab 78: 1277-1279
103. Fredstorp L, Pernow Y, Werner S (1993) The short and long-term effects of octreotide on calcium homeostasis in patients with acromegaly. Clin Endocrinol (Oxf) 39: 331-336
104. Freude S, Frisch H, Wimberger D et al. (1992) Septo-optic dysplasia and growth hormone deficiency: accelerated pubertal maturation during GH therapy. Acta Paediatr Scand 81: 641-645
105. Friedman JM (1992) Effects of drugs and other chemicals on fetal growth. Growth Genet Horm 8: 1-5
106. Frisch H, Birnbacher R (1995) Final height and pubertal development in children with growth hormone deficiency after long-term treatment. Horm Res 43: 132-134
107. Fujita K, Matsuo N, Mori O et al. (1992) The association of hypopituitarism with small pituitary, invisible pituitary stalk, type 1 Arnold-Chiari malformation, and syringomyelia in seven patients born in breech position: a further proof of birth injury theory on the pathogenesis of „idiopathic hypopituitarism". Eur J Pediatr 151: 266-270
108. Gabriel J, Gottlieb W, Garcia A, Rogan PK, Saitoh S, Nicholls RD (1994) A common insertion/deletion polymorphism in the Prader-Willi syndrome minimal critical region. Hum Mol Genet 3: 1912
109. Garry P, Collins P, Devlin JG (1996) An open 36-month study of lipid changes with growth hormone in adults: lipid changes following replacement of growth hormone in adult acquired growth hormone deficiency. Eur J Endocrinol 134: 61-66
110. Gasperi M, Petrini L, Pilosu R et al. (1993) Octreotide treatment does not affect the size of most non-functioning pituitary adenomas. J Endocrinol Invest 16: 541-543
111. Geffner ME, Golde DW, Lippe BM, Kaplan SA, Bersch N, Li C (1987) Tissues of Laron dwarf are sensitive to insulin-like growth factor I but not to growth hormone. J Clin Endocrinol Metab 64: 1042-1046
112. Geffner ME, Bersch N, Bailey RC, Golde DW (1995) Insulin-like growth factor I resistance in immortalized T

cell lines from African Efe Pygmies. J Clin Endocrinol Metab 80: 3732-3738

113. Ghigo E, Aimaretti G, Gianotti L, Bellone J, Arvat E, Camanni F (1996) New approach of the diagnosis of growth hormone deficiency in adults. Eur J Endocrinol 134: 352-356
114. Ghizzoni L; Duquesnoy P, Torresani T, Vottero A, Goossens M, Bernasconi S (1994) Isolated growth hormone deficiency type IA associated with a 45-kilobase gene deletion within the human growth hormone gene cluster in an Italian family. Pediatr Res 36: 654-659
115. Gibbs CJ Jr, Asher DM, Brown PW, Fradkin JE, Gajdusek DC (1993) Creutzfeldt-Jakob disease infectivity of growth hormone derived from human pituitary glands. N Engl J Med 328: 358-359
116. Giusti M, Perfumo F, Verrina E et al. (1992) Delayed puberty in uremia: pituitary-gonadal function during short-term pulsatile luteinizing hormone-releasing hormone administration. J Endocrinol Invest 15: 709-717
117. Gourmelen M, Perin L, Binoux M (1993) Interest of IGF-I and IGF-BPs measurements in patients with Laron-type dwarfism. Pediatr Adolesc Endocrinol 24: 181-184
118. Gray JR, Bridges AB, Faed MJW et al. (1994) Ascertainment and severity of Marfan syndrome in a Scottish population. J Med Genet 31: 51-54
119. Grinspoon S, Clemmons D, Swearingen B, Klibanski A (1995) Serum insulin-like growth factor-binding protein-3 levels in the diagnosis of acromegaly. J Clin Endocrinol Metab 80: 927-932
120. Grumbach MM, Conte FA (1992) Disorders of sex differentiation. In: Wilson JD, Foster DW (eds) Williams textbook of endocrinology. Saunders, Philadelphia London Toronto Sydney Tokyo, pp 853 (887)-951
121. Haeusler G, Schemper M, Frisch H, Blümel P, Schmitt K, Plöchl E (1992) Spontaneous growth in Turner syndrome: evidence for a minor pubertal growth spurt. Eur J Pediatr 151: 283-287
122. Haeusler G, Schmitt K, Blümel P, Plöchl E, Waldhör T, Frisch H (1996) Insulin, insulin-like growth factor-binding protein-1, and sex hormone-binding globulin in patients with Turner's syndrome: course over age in untreated patients and effect of therapy with growth hormone alone and in combination with oxandrolone. J Clin Endocrinol Metab 81: 536-541
123. Haffner D, Schaefer F, Girard J, Ritz E, Mehis O (1994) Metabolic clearance of recombinant human growth hormone in health and chronic renal failure. J Clin Invest 93: 1163-1171
124. Handelsman DJ, Dong Q (1993) Hypothalamo-pituitary gonadal axis in chronic renal failure. Endocrinol Metabol Clin North Am 22: 145-161
125. Hanséus K, Lundberg LM, Björkhem G, Dahlbäck K, Hägerstrand I, Kristoffersson U (1995) Clinical and immunohistochemical findings in a case of neonatal Marfan syndrome. Acta Paediatr 84: 1329-1332
126. Hasegawa Y, Hasegawa T, Aso T et al. (1994) Clinical utility of insulin-like growth factor binding protein-3 in the evaluation and treatment of short children with suspected growth hormone deficiency. Acta Endocrinol (Copenh) 131: 27-32
127. Hauffa BP (1994) Computergestützte Auswertung von Wachstumshormonseriendaten zur Beurteilung der Spontansekretion: eine kurze Methodenübersicht. In: Ranke MB, Stolecke H (Hrsg) Diagnostik des Wachstumshormon-Mangels - aktuelle methodische und klinische Aspekte. Dokument + Bild, Ankum-Kettenkamp, S 67-80
128. Hauffa BP (1994) Bewertung von seriellen Messungen der Wachstumshormonkonzentration im Serum unter physiologischen und pathologischen Bedingungen. In: Ranke MB, Stolecke H (Hrsg) Diagnostik des Wachstumshormon-Mangels - aktuelle methodische und klinische Aspekte. Dokument + Bild, Ankum-Kettenkamp, S 47-66
129. Hauffa BP (1996) Untersuchungen zur Wertigkeit der Wachstumshormonspontansekretionsanalyse in der Diagnostik des partiellen Wachstumshormonmangels bei Kindern und Jugendlichen. Habilitationsschrift, Universität Essen
130. Hauffa BP, Illig R, Torresani T, Stolecke H, Phillips JA III. (1989) Discordant immune and growth response to pituitary and biosynthetic growth hormone in siblings with isolated growth hormone deficiency type IA. Acta Endocrinol (Copenh) 121: 609-614
131. Haverkamp F (1997) Der Kleinwuchs beim Ullrich-Turner Syndrome: Eine interdisziplinäre Herausforderung. Enke, Stuttgart
132. Hayek A, Peake GT, Greenberg RE (1978) A new syndrome of short stature due to biologically inactive but immunoreactive growth hormone. Pediatr Res 12: 418
133. Hämmerli I, Neuhaus T, Leumann E, Nüssli R, Vischer D, Zachmann M (1994) Therapy with growth hormone in pediatric patients with chronic renal failure. Schweiz Med Wochenschr 124: 1575-1578
134. Hernández M, Argente J, Navarro A et al. (1992) Growth in malnutrition related to gastrointestinal diseases: coeliac disease. Horm Res 38 (Suppl 1): 79-84
135. Heron I, Thomas F, Dero M et al. (1993) Pharmacokinetics and efficacy of a long-acting formulation of the new somatostatin analog BIM 23014 in patients with acromegaly. J Clin Endocrinol Metab 76: 721-727
136. Hewett DR, Lynch JR, Child A, Sykes BC (1994) A new missense mutation of fibrillin in a patient with Marfan syndrome. J Med Genet 31: 338-339
137. Hibi I (1992) The birth injury theory of „idiopathic" growth hormone deficiency. Clin Pediatr Endocrinol 1: 1-3
138. Hildebrand H, Aronson S, Selvik G (1994) Growth as a parameter of inflammation in Crohn's disease, using roentgen stereophotogrammetric analysis. Acta Paediatr 83: 1070-1075
139. Hinnant CA (1995) Noonan syndrome associated with thromboembolic brain infarcts and posterior circulation abnormalities. Am J Med Genet 56: 241-244
140. Hintz RL (1995) A prismatic case: the prismatic case of Creutzfeldt-Jakob disease associated with pituitary growth hormone treatment. J Clin Endocrinol Metab 80: 2298-2301
141. Ho KKY, Weissberger AJ (1994) Characterization of 24-hour growth hormone secretion in acromegaly: implications for diagnosis and therapy. Clin Endocrinol (Oxf) 41: 75-83
142. Ho PJ, Jaffe CA, Friberg RD, Chandler WF, Barkan AL (1994) Persistence of rapid growth hormone (GH) pulsatility after successful removal of GH-producing pituitary tumors. J Clin Endocrinol Metab 78: 1403-1410

143. Holm VA, Cassidy SB, Butler MG et al. (1993) Prader-Willi syndrome: consensus diagnostic criteria. Pediatrics 91: 398-402
144. Holmes SJ, Economou G, Whitehouse RW, Adams JE, Shalet SM (1994) Reduced bone mineral density in patients with adult onset growth hormone deficiency. J Clin Endocrinol Metab 78: 669-674
145. Holmes SJ, Whitehouse RW, Swindell R, Economou G, Adams JE, Shalet SM (1995) Effect of growth hormone replacement on bone mass in adults with adult onset growth hormone deficiency. Clin Endocrinol (Oxf) 42: 627-633
146. Hook EB, Warburton D (1983) The distribution of chromosomal genotypes associated with Turner's syndrome: livebirth prevalence rates and evidence for diminished fetal mortality and severity in genotypes associated with structural X abnormalities or mosaicism. Hum Genet 64: 24-27
147. Huisman J, Slijper FME, Sinnema G et al. (1993) Psychosocial effects of two years of human growth hormone treatment in Turner syndrome. Horm Res 39 (Suppl 2): 56-59
148. Hull KL, Janssens WCJ, Baumbach WR, Harvey S (1995) Thyroid glands: novel sites of growth hormone action. J Endocrinol 146: 449-458
149. Hümmelink R, Sippell WG, Geiger Benoit K, Danielson K, Faijerson Y (1993) Intranasal administration of growth hormone-releasing hormone(1-29)-NH_2 in children with growth hormone deficiency: effects on growth hormone secretion and growth. Acta Paediatr 82 (Suppl 388): 23-26
150. Hunt SM, McKenna SP, Doward LC (1993) Preliminary report on the development of a disease-specific instrument for assessing quality of life of adults with growth hormone deficiency. Acta Endocrinol (Copenh) 128 (Suppl 2): 37-40
151. Hyer SL, Rodin DA, Tobias JH, Leiper A, Nussey SS (1992) Growth hormone deficiency during puberty reduces adult bone mineral density. Arch Dis Child 67: 1472-1474
152. Iranmanesh A, Grisso B, Veldhuis JD (1994) Low basal and persistent pulsatile growth hormone secretion are revealed in normal and hyposomatotropic men studied with a new ultrasensitive chemiluminescence assay. J Clin Endocrinol Metab 78: 526-535
153. Ivarsson S-A, Ericsson U-B, Nilsson KO et al. (1995) Thyroid autoantibodies, Turner's syndrome and growth hormone therapy. Acta Paediatr 84: 63-65
153a. Jaffe CA, DeMott-Friberg R, Frohman LA, Barkan AL. Suppression of growth hormone (GH) hypersecretion due to ectopic GH-releasing hormone (GHRH) by a selective GHRH antagonist. J Clin Endocrinol Metab 1997; 82: 634-7
154. Jenkins D, O'Brien I, Johnson A, Shakespear R, Sheppard MC, Stewart PM (1995) The Birmingham pituitary database: auditing the outcome of the treatment of acromegaly. Clin Endocrinol (Oxf) 43: 517-522
155. Jones KL (1988) Smith's recognisable patterns of human malformations. WB Saunders, Philadelphia
156. Jorgensen EV, Shulman DI, Diamond FB, Root AW, Bercu BB (1994) Spontaneous growth hormone secretion in children with normal and abnormal growth. In: Bercu BB, Walker RF (eds) Basic and clinical aspects of growth hormone (II). Springer, New York, pp 286-298
157. Jorgensen JOL, Moller J, Laursen T, Orskov H, Christiansen JS, Weeke J (1994) Growth hormone administration stimulates energy expenditure and extrathyroidal conversion of thyroxine to triiodothyronine in a dose-dependent manner and suppresses circadian thyrotrophin levels: studies in GH-deficient adults. Clin Endocrinol (Oxf) 41: 609-614
158. Jorgensen JOL, Müller J, Moller J et al. (1994) Adult growth hormone deficiency. Horm Res 42: 235-241
159. Juul A, Behrenscheer A, Tims T, Nielsen B, Halkjæ-Kristensen J, Skakkabæ NE (1993) Impaired thermoregulation in adults with growth hormone deficiency during heat exposure and exercise. Clin Endocrinol (Oxf) 38: 237-244
160. Kainulainen K, Sakai LY, Child A et al. (1992) Two mutations in Marfan syndrome resulting in truncated fibrillin polypeptides. Proc Natl Acad Sci USA 89: 5917-5921
161. Kamp GA, Kuilboer MM, Wynne HJ et al. (1993) Slow baseline growth and a good response to growth hormone (GH) therapy are related to elevated spontaneous GH pulse frequency in girls with Turner's syndrome. J Clin Endocrinol Metab 76: 1604-1609
162. Kanof EM, Lake AM, Bayless TM (1988) Decreased height velocity in children and adolescent boys before the diagnosis of Crohn's disease. Gastroenterology 95: 1523-1527
163. Karlberg J, Albertsson-Wikland K (1995) Growth in full-term small-for-gestational-age infants: from birth to final height. Pediatr Res 38: 733-739
164. Kastrup KW, The Turner Study Group (1988) Oestrogen therapy in Turner's syndrome. Acta Paediatr Scand 343: 43-46
165. Ketelslegers JM, Maiter D, Maes M, Underwood LE, Thissen JP (1995) Nutritional regulation of insulin-like growth factor. I. Metabolism. 44 (Suppl 4): 50-57
166. Klinger B, Ionesco A, Anin S, Laron Z (1992) Effect of insulin-like growth factor I on the thyroid axis in patients with Laron-type dwarfism and healthy subjects. Acta Endocrinol (Copenh) 127: 515-519
167. Koeberl DD, McGillivray B, Sybert VP (1995) Prenatal diagnosis of 45,X/46,XX mosaicism and 45,X: implications for postnatal outcome. Am J Hum Genet 57: 661-666
168. Kohaut EC (1995) Chronic renal disease and growth in childhood. Pediatric Rounds 4: 1-3
169. Kollmann F (1987) Das Ullrich-Turner-Syndrom. In: Stolecke H, Terruhn V (Hrsg) Pädiatrische Gynäkologie. Springer, Berlin Heidelberg New York, S 215-232
170. Kowarski AA, Schneider J, Ben Galim E, Weldon VV, Daughaday WH (1978) Growth failure with normal serum RIA-GH and low somatomedin activity: somatomedin restoration and growth acceleration after exogenous GH. J Clin Endocrinol Metab 47: 461
171. Krauss CM, Turksoy RN, Atkins L, McLaughlin C, Brown LG, Page DC (1987) Familial premature ovarian failure due to an interstitial deletion of the long arm of the X-chromosome. N Engl J Med 317: 125-132
172. Laitinen R, Vuori E, Dahlström S, Akerblom HK (1989) Zinc, copper, and growth status in children and adolescents. Pediatr Res 25: 323-326
173. Lamberts SWJ, Reubi J-C, Krenning EP (1992) Somatostatin analogs in the treatment of acromegaly. Endocrinol Metabol Clin North Am 21: 737-752

174. Lanes R, Gunczler P, Paoli M, Weisinger JR (1995) Bone mineral density of prepubertal age girls with Turner's syndrome while on growth hormone therapy. Horm Res 44: 168-171
175. Lannering B, Albertsson-Wikland K (1989) Improved growth response to GH treatment in irradiated children. Acta Paediatr Scand 78: 562-567
176. Laron Z (1996) Short stature due to genetic defects affecting growth hormone activity. N Engl J Med 334: 463-465
177. Laron Z, Klinger B (1994) Laron syndrome: clinical features, molecular pathology and treatment. Horm Res 42: 198-202
178. Laron Z, Klinger B (1994) IGF-I treatment of adult patients with Laron syndrome: preliminary results. Clin Endocrinol (Oxf) 41: 631-638
179. Laron Z, Blum WF, Chatelain PG et al. (1993) Classification of growth hormone insensitivity syndrome. J Pediatr 122: 241
180. Lee PDK, Hintz RL, Sperry JB, Baxter RC, Powell DR (1989) IGF binding proteins in growth retarded children with chronic renal failure. Pediatr Res 28: 308-315
181. Léger J, Reverchon C, Porquet D, Noël M, Czernichow P (1995) The wide variation in urinary excretion of human growth hormone in normal growing and growth hormone-deficient children limits its clinical usefulness. Horm Res 44: 57-63
182. Leiper A (1995) Growth hormone deficiency in children treated for leukaemia. Acta Paediatr 84 (Suppl 411): 41-44
183. Lenko HL, Hakulinen A, Käär M-L, Mäenpää J, Mäkelä A-L, Sipilä I (1993) Effect of conventional dose growth hormone therapy for two years on height velocity and height prognosis in girls with Turner syndrome. Horm Res 39 (Suppl 2): 3-6
184. Lerer I, Meiner V, Pashut-Lavon I, Abeliovich D (1994) Molecular diagnosis of Prader-Willi syndrome: parent-of-origin dependent methylation sites and non-isotopic detection of $(CA)_n$ dinucleotide repeat polymorphisms. Am J Med Genet 52: 79-84
185. Levy JB, Husmann DA (1996) Micropenis secondary to growth hormone deficiency: does treatment with growth hormone alone result in adequate penile growth. J Urol 156: 214-216
186. Lievre M, Chatelain P, Van Vliet G et al. (1992) Treatment with growth hormone-releasing hormone (GHRH) 1-44 in children with idiopathic growth hormone deficiency: a randomized double-blind dose-effect study. Fundam Clin Pharmacol 6: 359-366
187. Lindgren AC, Grandell U, Ritzen EM, Anvret M (1996) Diagnosis of the Prader-Willi syndrome by proving the absence of the unmethylated PW71 DNA fragment. Acta Paediatr 85: 195-198
188. Lindsay R, Feldkamp M, Harris D, Robertson J, Rallison M (1994) Utah growth study: growth standards and the prevalence of growth hormone deficiency. J Pediatr 125: 29-35
189. Lippe B, Frane J (1991) Growth in Turner syndrome: the United States experience. In: Ranke MB, Rosenfeld RG (eds) Turner Syndrome: growth promoting therapies. Elsevier, Amsterdam New York Oxford, pp 59-65
190. Lippe B, Yadin O, Fine RN, Moulton L, Nelson PA (1993) Use of recombinant human growth hormone in children with chronic renal insufficiency: an update. Horm Res 40: 102-108
191. Litvak AS, Rousseau TG, Wrede LD, Mabry CC, McRoberts JW (1978) The association of significant renal anomalies with Turner's syndrome. J Urol 129: 671-678
192. Livesey EA, Brook CGD (1989) Thyroid function after radiotherapy and chemotherapy of brain tumours. Arch Dis Child 64: 593-595
193. Lustig RH, Schriock EA, Kaplan SL, Grumbach MM (1985) Effect of growth hormone releasing factor on growth hormone release in children with radiation-induced growth hormone deficiency. Pediatrics 76: 274-279
194. Lyon AJ, Preece MA, Grant DB (1985) Growth curve for girls with Turner's syndrome. Arch Dis Child 60: 932-935
195. MacGillivray MH (1995) Disorders of growth and development. In: Felig P, Baxter JD, Frohman LA (eds) Endocrinology and metabolism. McGraw-Hill, New York, p 1624
196. Maheshwari HG, Clayton PE, Mughal Z, Price DA, Norman M (1993) Laron-type dwarfism: the GH-BP-positive phenotype. Pediatr Adolesc Endocrinol 24: 160-166
197. Mancini A, Zuppi P, Fiumara C et al. (1995) GH response to oral and intravenous glucose load in acromegalic patients. Horm Metab Res 27: 322-325
198. Marek J, Hána V, Krsek M, Justová V, Catus F, Thomas F (1994) Long-term treatment of acromegaly with the slow-release somatostatin analogue lanreotide. Acta Endocrinol (Copenh) 131: 20-26
199. Marino B, Gagliardi MG, Digilio MC et al. (1995) Noonan syndrome: structural abnormalities of the mitral valve causing subaortic obstruction. Eur J Pediatr 154: 949-952
200. Martha PM, Gorman KM et al. (1992) Endogenous growth hormone secretion and clearance rates in normal boys as determined by deconvolution analysis: relationship to age, pubertal status, and body mass. J Clin Endocrinol Metab 74: 336-344
201. Martín-Hernández T, Gálvez MD, Cuadro AT, Herrera-Justiniano E (1996) Growth hormone secretion in normal prepubertal children: importance of relations between endogenous secretion, pulsatility and body and body mass. Clin Endocrinol (Oxf) 44: 327-334
202. Massa G, Otten BJ, De Munick Keizer-Schrama SMPF et al. (1995) Treatment with two growth hormone regimes in girls with Turner syndrome: final height results. Horm Res 43: 144-146
203. Mazzanti L, Nizzoli G, Tassinari D et al. (1994) Spontaneous growth and pubertal development in Turner's syndrome with different karyotypes. Acta Paediatr 83: 299-304
204. McGauley G, Cuneo R, Salomon F, Sönksen PH (1996) Growth hormone deficiency and quality of life. Horm Res 45: 34-37
205. McKusick VA (1990) Mendelian inheritance in man. Catalogues of autosomal dominant, recessive, and X-linked phenotypes. John Hopkins University Press, Baltimore
206. entfällt.
207. Mehls O, Broyer M, European-Australian Study Group (1994) Growth response to recombinant human growth hormone in short prepubertal children with chronic

renal failure with or without dialysis. Acta Paediatr (Suppl) 399: 81-87

208. Meling TR, Nylen ES (1996) Growth hormone deficiency in adults: a review. Am J Med Sci 311: 153-166
209. Mendez HMM, Optiz JM (1985) Noonan syndrome: a review. Am J Med Genet 21: 493-506
210. Merkus PJFM, Van Essen-Zandvliet EEM, Duiverman EJ, Van Houwelingen HC, Kerrebijn KF, Quanjer PH (1993) Long-term effect of inhaled corticosteroids on growth rate in adolescents with asthma. Pediatrics 91: 1121-1126
211. Merola B, Sofia M, Longobardi S et al. (1995) Impairment of lung volumes and respiratory muscle strength in adult patients with growth hormone deficiency. Eur J Endocrinol 133: 680-685
212. Michaelsen KF, Samuelson G, Graham TW, Lönnerdal B (1994) Zinc intake, zinc status and growth in a longitudinal study of healthy Danish infants. Acta Paediatr 83: 1115-1121
213. Milewicz DM, Duvic M (1994) Severe neonatal Marfan syndrome resulting from a de novo 3-bp insertion into the fibrillin gene on chromosome 15. Am J Hum Genet 54: 447-453
214. Mohnike KL, Kluba U, Mittler U, Aumann V, Vorwerk P, Blum WF (1996) Serum levels of insulin-like growth factor-I, -II and insulin-like growth factor binding proteins -2 and -3 in children with acute lymphoblastic leukaemia. Eur J Pediatr 155: 81-86
215. Moshang T Jr (1995) Is brain tumor recurrence increased following growth hormone treatment. Trends Endocrinol Metab 6: 205-209
216. Municchi G, Pasquino AM, Pucarelli I, Cianfarani S, Passeri F (1995) Growth hormone treatment in Noonan syndrome: report of four cases who reached final height. Horm Res 44: 164-167
217. Naeraa RW, Eiken M, Legarth EG, Nielsen J (1991) Spontaneous growth, final height and prediction of final height in Turner syndrome. In: Ranke MB, Rosenfeld RG (eds) Turner syndrome: growth promoting therapies. Elsevier, Amsterdam New York Oxford, pp 113-116
218. Naeraa RW, Nielsen J, Kastrup KW (1994) Growth hormone and 17β-oestradiol treatment of Turner girls - 2-year results. Eur J Pediatr 153: 72-77
219. Neufeld G (1979) Endocrine abnormalities associated with deprivational dwarfism and anorexia nervosa. Pediatr Clin North Am 26: 199
220. Newman CB, Melmed S, Snyder PJ et al. (1995) Safety and efficacy of long term octreotide therapy of acromegaly: results of a multicenter trial in 103 patients - a clinical research center study. J Clin Endocrinol Metab 80: 2768-2775
221. Neyzi O, Yordam N, Öcal G et al. (1993) Growth response to growth hormone-releasing hormone(1-29)-NH_2 compared with growth hormone. Acta Paediatr 82 (Suppl 388): 16-21
222. Nienhuis HE, Rongen-Westerlaken C, Geertzen HGM, Rijkers GT, Zegers BJM, Wit JM (1993) Long-term effect of human growth hormone therapy on the prevalence of autoantibodies in Turner syndrome. Horm Res 39 (Suppl 2): 49-53
223. Nilsson KO, Albertsson-Wikland K, Alm J et al. (1996) Improved final height in girls with Turner's syndrome treated with growth hormone and oxandrolone. J Clin Endocrinol Metab 81: 635-640
224. Ninh NX, Thissen J-P, Maiter D, Adam E, Mulumba N, Ketelslegers J-M (1995) Reduced liver insulin-like growth factor-I gene expression in young zinc-deprived rats is associated with a decrease in liver growth hormone (GH) receptors and serum GH-binding protein. J Endocrinol 144: 449-456
225. Nishi Y, Hamamoto K, Kajiyama M et al. (1993) Treatment of isolated growth hormone deficiency type IA due to GH-I gene deletion with recombinant human insulin-like growth factor I. Acta Paediatr 82: 983-986
226. Nivot S, Benelli C, Clot J-P et al. (1994) Nonparallel changes of growth hormone (GH) and insulin-like growth factor-I, insulin-like growth factor binding protein-3, and GH-binding protein, after craniospinal irradiation and chemotherapy. J Clin Endocrinol Metab 78: 597-601
227. Noonan JA (1994) Noonan syndrome: an update and review for the primary pediatrician. Clin Pediatr (Phila) 33: 548-555
228. Nordberg L, Rydelius P-A, Zetterström R (1993) Children of alcoholic parents: health, growth, mental development and psychopathology until school age. Results from a prospective longitudinal study of children from the general population. Acta Paediatr 82 (Suppl 387): 1-24
229. Nunez SB, Municchi G, Barnes KM, Rose SR (1996) Insulin-like growth factor I (IGP-I) and IGF-binding protein-3 concentrations compared to stimulated and night growth hormone in the evaluation of short children - a clinical research center study. J Clin Endocrinol Metab 81: 1927-1932
230. Offner G, Hoyer PF, Jüppner H, Krohn HP, Brodehl J (1987) Somatic growth after kidney transplantation. Am J Dis Child 141: 541-546
231. Ogilvy-Stuart AL, Clark DJ, Wallace WH et al. (1992) Endocrine deficit after fractionated total body irradiation. Arch Dis Child 67: 1107-1110
232. Ogilvy-Stuart AL, Ryder WDJ, Gattamaneni HR, Clayton PE, Shalet SM (1992) Growth hormone and tumour recurrence. BMJ 304: 1601-1605
233. Ogilvy-Stuart AL, Wallace WHB, Shalet SM (1994) Radiation and neuroregulatory control of growth hormone secretion. Clin Endocrinol (Oxf) 41: 163-168
234. Ogilvy-Stuart AL, Shalet SM (1995) Effect of chemotherapy on growth. Acta Paediatr 84 (Suppl 411): 52-56
235. Otten BJ (1994) Short stature in Noonan syndrome: demography and response to growth hormone treatment in the Kabi International Growth Study. In: Ranke MB, Gunnarsson R (eds) Progress in growth hormone therapy - 5 years of KIGS. J & J, Mannheim, pp 206-215
236. Otten BJ, Houbiers MHJ, van der Burgt CJAM (1995) Growth hormone secretion in Noonan syndrome. Acta Paediatr (Suppl) 411: 107
237. Parks JS, Kinoshita E-I, Pfäffle RW (1993) Pit-1 and hypopituitarism. Trends Endocrinol Metab 4: 81-85
238. Partsch C-J, Pankau R, Sippell WG, Tolksdorf M (1994) Normal growth and normalization of hypergonadotropic hypogonadism in atypical Turner syndrome (45,X/46,XX/47,XXX). Correlation of body height with distribution of cell lines. Eur J Pediatr 153: 451-455
239. Patton MA (1994) Noonan syndrom: a review. Growth Genet Horm 10: 1-3
240. Pavia C, Spanish Multicenter Study Group (1992) Spanish multicenter clinical trial of recombinant growth

hormone produced in mammalian cells for treatment of growth failure due to idiopathic growth hormone deficiency. Horm Res 37 (Suppl 2): 22-27

240a. Pellegrini-Bouiller I, Bélicar P, Barlier A, Gunz G, Charvet JP, Jaquet P, Brue T, Vialettes B, Enjalbert B. A new mutation of the gene encoding the transcription factor Pit-1 is responsible for combined pituitary hormone deficiency. J Clin Endocrinol Metab 1996; 81: 2790-6

241. Pérez Jurado LA, Argente J (1994) Molecular basis of familial growth hormone deficiency. Horm Res 42: 189-197

242. Pfäffle RW, DiMattia GE, Parks JS et al. (1992) Mutation of the POU-specific domain of Pit-1 and hypopituitarism without pituitary hypoplasia. Science 257: 1118-1121

243. Phillip M, Chalew SA, Kowarski AA, Stene MA (1993) Plasma IGFBP-3 and its relationship with quantitative growth hormone secretion in short children. Clin Endocrinol (Oxf) 39: 427-432

244. Phillips JA III., Cogan JD (1994) Genetic basis of endocrine disease 6: molecular basis of familial human growth hormone deficiency. J Clin Endocrinol Metab 78: 11-16

245. Postel-Vinay MC, Saab C, Gourmelen M (1995) Nutritional status and growth hormone-binding protein. Horm Res 44: 177-181

246. Powell DR, Liu F, Baker B et al. (1993) Characterization of insulin-like growth factor binding protein-3 in chronic renal failure serum. Pediatr Res 33: 136-143

247. Pozo J, Argente J, Barrios V, González-Parra S, Muñoz MT, Hernández H (1994) Growth hormone secretion in children with normal variants of short stature. Horm Res 41: 185-192

248. Prader A, Labhart A, Willi H (1956) Ein Syndrom von Adipositas, Kleinwuchs, Kryptorchismus und Oligophrenie nach myatonieartigem Zustand im Neugeborenenalter. Schweiz Med Wochenschr 86: 1250-1258

249. Preece M (1993) Human pituitary growth hormone and Creutzfeldt-Jakob disease. Horm Res 39: 95-98

250. Price DA, Albertsson-Wikland K (1993) Demography, auxology and response to recombinant human growth hormone treatment in girls with Turner's syndrome in the Kabi Pharmacia International Growth Study. Acta Paediatr 82 (Suppl 391): 69-74

251. Price DA, Clayton PE, Crowne EH, Roberts CR (1993) Safety and efficacy of human growth hormone treatment in girls with Turner syndrome. Horm Res 39 (Suppl 2): 44-48

252. Quirk P, Owens P, Moyse K et al. (1994) Short communication: insulin-like growth factors I and II are reduced from growth retarded children with chronic liver disease. Growth Regul 4: 35-38

253. Radetti G, Mazzanti L, Paganini C et al. (1995) Frequency, clinical and laboratory features of thyroiditis in girls with Turner's syndrome. Acta Paediatr 84: 909-912

254. Ranke MB (1994) Turner syndrome: growth disorder and its treatment. Growth Matters Int 15: 5-8

255. Ranke MB (1995) Growth hormone therapy in Turner syndrome - analysis of long-term results. Horm Res 44 (Suppl 3): 35-41

256. Ranke MB, Guilbaud O (1991) Growth response in prepubertal children with idiopathic growth hormone deficiency during the first two years of treatment with human growth hormone. Analysis of the Kabi Pharmacia International Growth Study. Acta Paediatr Scand 80 (Suppl 379): 109-115

257. Ranke MB, Gunnarsson R (1994) Progress in growth hormone therapy - 5 years of KIGS. J & J, Mannheim

258. Ranke MB, Blum WF, Haug F et al. (1987) Growth hormone, somatomedin levels, and growth regulation in Turner's syndrome. Acta Endocrinol (Copenh) 116: 305-313

259. Ranke MB, Blum WF, Frisch H (1989) The acid-stable subunit of insulin like growth factor binding protein (IGFBP-3) in disorders of growth. In: Drop SLS, Hintz RL (eds) Insulin-like growth factor binding proteins. Elsevier, Amsterdam New York Oxford, pp 103-112

260. Ranke MB, Chavez-Meyer H, Blank B, Frisch H, Häusler G (1991) Spontaneous growth and bone age development in Turner syndrome - result of a multicenter study 1990. In: Ranke MB, Rosenfeld RG (eds) Turner syndrome: growth promoting therapies. Elsevier, Amsterdam New York Oxford, pp 101-106

261. Rappaport R, Brauner R (1989) Growth and endocrine disorders secondary to cranial irradiation. Pediatr Res 25: 561-567

262. Rees L, Maxwell H (1996) The hypothalamo-pituitary-growth hormone insulin-like growth factor 1 axis in children with chronic renal failure. Kidney Int 49 (Suppl 53): S109-S114

263. Reid A, Murphy C, Steen HJ, McGovern V, Shields MD (1996) Linear growth of very young asthmatic children treated with high-dose nebulized budesonide. Acta Paediatr 85: 421-424

264. Reik W, Brown KW, Schneid H, Le Bouc Y, Bickmore W, Maher ER (1995) Imprinting mutations in the Beckwith-Wiedemann syndrome suggested by an altered imprinting pattern in the *IGF2-H19* domain. Hum Mol Genet 4: 2379-2385

265. Rikken B, Massa GG, Wit JM, Dutch Growth Hormone Working Group (1995) Final height in a large cohort of Dutch patients with growth hormone deficiency treated with growth hormone. Horm Res 43: 135-137

266. Rivas-Crespo MF, Gutiérrez-Puebla A, Antuña-Garcia MJ, Crespo-Hernández M (1995) Risk of tumor recurrence and growth hormone therapy. Acta Paediatr 84: 1102

267. Rizzoni G, Broyer M, Guest G et al. (1986) Growth retardation in children with chronic renal disease: scope of the problem. Am J Kidney Dis 7: 256-261

268. Robin NH, Sellinger B, McDonald-McGinn D, Zackai EH, Emanuel BS, Driscoll DA (1995) Classical Noonan syndrome is not associated with deletions of 22q11. Am J Med Genet 56: 94-96

269. Robinson WP, Lalande M (1995) Sex-specific meiotic recombination in the Prader-Willi/Angelman syndrome imprinted region. Hum Mol Genet 4: 801-806

270. Robinson WP, Wagstaff J, Bernasconi F et al. (1993) Uniparental disomy explains the occurrence of the Angelman or Prader-Willi syndrome in patients with an additional small inv dup(15) chromosome. J Med Genet 30: 756-760

271. Rochiccioli P, David M, Malpuech G et al. (1994) Study of final height in Turner's syndrome: ethnic and genetic influences. Acta Paediatr 83: 305-308

272. Rochiccioli P, Battin J, Bertrand AM et al. (1995) Final height in Turner syndrome patients treated with growth hormone. Horm Res 44: 172-176
273. Rogol AD, Breen TJ, Attie KM (1996) National Cooperative Growth Study substudy 2: do growth hormone levels from serial sampling add important diagnostic information. J Pediatr 128: S42-S46
274. Romano AA, Blethen SL, Dana K, Noto RA (1996) Growth hormone treatment in Noonan syndrome: the National Cooperative Growth Study experience. J Pediatr 128: S18-S21
275. Rosenbloom AL, Guevara-Aguirre J, Rosenfeld RG, Fielder PJ (1994) Is there heterozygote expression of growth hormone receptor deficiency. Acta Paediatr 83 (Suppl 399): 125-127
276. Rosenfeld RG, Frane J, Attie KM et al. (1992) Six-year results of a randomized, prospective trial of human growth hormone and oxandrolone in Turner syndrome. J Pediatr 121: 49-55
277. Rosenfeld RG, Genentech Collaborative Study of GH in Turner syndrome (1993) Long-term effects of growth hormone and oxandrolone on height in Turner syndrome: 5 year results. In: Ranke MB, Rosenfeld RG (eds) Turner syndrome: growth-promoting therapies. Elsevier, Exerpta Medica, Amsterdam, pp 221-224
278. Rosenfeld RG, Rosenbloom AL, Guevara-Aguirre J (1994) Growth hormone (GH) insensitivity due to primary GH receptor deficiency. Endocr Rev 15: 369-390
279. Rosenfeld RG, Albertsson-Wikland K, Cassorla F et al. (1995) Diagnostic controversy: the diagnosis of childhood growth hormone deficiency revisited. J Clin Endocrinol Metab 80: 1532-1540
280. Rosenfield RL (1990) Spontaneous puberty and fertility in Turner syndrome In: Rosenfeld RG, Grumbach MM (eds) Turner syndrome. Marcel Dekker, New York, pp 131-144
281. Rosén T, Bosaeus I, Tölli J, Lindstedt G, Bengtsson B-Å (1993) Increased body fat mass and decreased extracellular fluid volume in adults with growth hormone deficiency. Clin Endocrinol (Oxf) 38: 63-71
282. Rosén T, Edén S, Larson G, Wilhelmsen L, Bengtsson B-Å (1993) Cardiovascular risk factors in adult patients with growth hormone deficiency. Acta Endocrinol (Copenh) 129: 195-200
283. Rosén T, Hansson T, Granhed H, Szucs J, Bengtsson B-Å (1993) Reduced bone mineral content in adult patients with growth hormone deficiency Acta Endocrinol (Copenh) 129: 201-206
284. Rosén T, Johannsson G, Johansson J-O, Bengtsson B-Å (1995) Consequences of growth hormone deficiency in adults and the benefits and risks of recombinant human growth hormone treatment. A review paper. Horm Res 43: 93-99
285. Ross JL, Long LM, Loriaux DL, Cutler GB (1985) Growth hormone secretory dynamics in Turner syndrome. J Pediatr 106: 202-206
286. Ross RJM, Chew SL, Li LD et al. (1996) Expression of IGF-I and IGF-binding protein genes in cirrhotic liver. J Endocrinol 149: 209-216
287. Rovet J, Holland J, Canadian Growth Hormone Adv Grp (1993) Psychological aspects of the Canadian randomized controlled trial of human growth hormone and low-dose ethinyl oestradiol in children with Turner syndrome. Horm Res 39 (Suppl 2): 60-64
288. Russell-Jones DL, Weissberger AJ, Bowes SB et al. (1993) Protein metabolism in growth hormone deficiency, and effects of growth hormone replacement therapy Acta Endocrinol (Copenh) 128 (Suppl 2): 44-47
289. Russell-Jones DL, Watts GF, Weissberger A et al. (1994) The effect of growth hormone replacement on serum lipids, lipoproteins, apolipoproteins and cholesterol precursors in adult growth hormone deficient patients. Clin Endocrinol (Oxf) 41: 345-350
290. Saggese G, Cesaretti G, Andreani G, Carlotti C (1992) Combined treatment with growth hormone and gonadotropin-releasing hormone analogues in children with isolated growth hormone deficiency Acta Endocrinol (Copenh) 127: 307-312
291. Saggese G, Federico G, Cinquanta L (1995) Plasma growth hormone-binding protein activity, insulin-like growth factor I, and its binding protein levels in patients with Turner's syndrome: effect of short- and long-term recombinant human growth hormone administration. Pediatr Res 37: 106-111
292. Sandberg DE, Brook AE, Campos SP (1994) Short stature: a psychosocial burden requiring growth hormone therapy. Pediatrics 94: 832-840
293. Sarna S, Sipilä I, Vihervuori E, Koistinen R, Holmberg C (1995) Growth delay after liver transplantation in childhood: studies of underlying mechanisms. Pediatr Res 38: 366-372
294. Sarna S, Sipila I, Rönnholm K, Koistinen R, Holmberg C (1996) Recombinant human growth hormone improves growth in children receiving glucocorticoid treatment after liver transplantation. J Clin Endocrinol Metab 81: 1476-1482
295. Sartorio A, Molinari E, Riva G, Conti A, Morabito F, Faglia G (1995) Growth hormone treatment in adults with childhood onset growth hormone deficiency: effects on psychological capabilities. Horm Res 44: 6-11
296. Sassolas G (1994) Potential therapeutic applications of growth hormone in adults. Horm Res 42: 72-78
297. Savage MO, Blum WF, Ranke MB et al. (1993) Clinical features and endocrine status in patients with growth hormone insensitivity (Laron syndrome). J Clin Endocrinol Metab 77: 1465-1471
298. Schaefer F, Cooperative Study Group of Pubertal Development in Chronic Renal Failure (1994) Wachstumshormonsekretion und Elimination bei peripubertären Patienten mit chronischer Niereninsuffizienz und nach Nierentransplantation. In: Ranke MB, Stolecke H (Hrsg) Diagnostik des Wachstumshormon-Mangels - aktuelle methodische und klinische Aspekte. Dokument + Bild, Ankum-Kettenkamp, S 137-148
299. Schaefer F, Veldhuis JD, Stanhope R, Jones J, Schärer K, Coop Study Grp on Pubertal Dev in CRF (1994) Alterations in growth hormone secretion and clearance in peripubertal boys with chronic renal failure and after renal transplantation. J Clin Endocrinol Metab 78: 1298-1306
300. Schaefer F, Baumann G, Haffner D et al. (1996) Multifactorial control of the elimination kinetics of unbound (free) growth hormone (GH) in the human: regulation by age, adiposity, renal function, and steady state concentrations of GH in plasma. J Clin Endocrinol Metab 81: 22-31
301. Schoenle EJ, Zapf J, Prader A, Torresani T, Werder EA, Zachmann M (1995) Replacement of growth hormone

(GH) in normally growing GH-deficient patients operated for craniopharyngioma. J Clin Endocrinol Metab 80: 374-378

302. Scholl TO, Johnston FE, Cravioto J, Delicardie ER (1980) A prospective study of the effects of clinically severe protein-energy malnutrition on growth. Acta Paediatr Scand 69: 331-335
303. Schönberg D (1994) Methodische Probleme bei der Messung von Wachstumshormon. In: Ranke MB, Stolecke H (Hrsg) Diagnostik des Wachstumshormon-Mangels - aktuelle methodische und klinische Aspekte. Dokument + Bild, Ankum-Kettenkamp, S 3-19
304. Severi F (1995) Final height in children with growth hormone deficiency. Horm Res 43: 138-140
305. Shalet SM (1989) Endocrine consequences of treatment of malignant disease. Arch Dis Child 64: 1635-1641
306. Shalet SM, Didi M, Ogilvy-Stuart AL, Schulga J, Donaldson MDC (1995) Growth and endocrine function after bone marrow transplantation. Clin Endocrinol (Oxf) 42: 333-339
307. Shulman DI, Bercu BB (1987) Evaluation of growth hormone secretion: provocative testing vs endogenous 24-hour growth hormone profile. Acta Paediatr Scand 337: 61-71
308. Silbergeld A, Klinger B, Schwartz H, Laron Z (1992) Serum prolactin in patients with Laron-type dwarfism: effect of insulin-like growth factor I. Horm Res 37: 160-164
309. Sklar C (1995) Growth and endocrine disturbances after bone marrow transplantation in childhood. Acta Paediatr 84 (Suppl 411): 57-62

309a. Sobrier ML, Dastot F, Duquesnoy P, Kandemir N, Yordam N, Goossens M, Amselem S. Nine novel growth hormone receptor gene mutations in patients with Laron syndrome. J Clin Endocrinol Metab 1997; 82: 435-7

310. Soliman AT, Bappal B, Darwish A, Rajab A, Asfour M (1995) Growth hormone deficiency and empty sella in DIDMOAD syndrome: an endocrine study. Arch Dis Child 73: 251-253
311. Sorgo W, Zachmann M, Tassinari D, Fernandez F, Prader A (1982) Longitudinal anthropometric measurements in patients with growth hormone deficiency. Eur J Pediatr 138: 38-44
312. Spiliotis BE (1994) Neurosecretory dysfunction - a name or a disorder? In: Ranke MB, Stolecke H (Hrsg) Diagnostik des Wachstumshormon-Mangels - aktuelle methodische und klinische Aspekte. Dokument + Bild, Ankum-Kettenkamp, S 99-106
313. Spiliotis BE, August GP, Hung W, Sonis W, Mendelson W, Bercu BB (1984) Growth hormone neurosecretory dysfunction. A treatable cause of short stature. JAMA 251: 2223-2230
314. Spohr HL, Willms J, Steinhausen HC (1994) The fetal alcohol syndrome in adolescence. Acta Paediatr 83 (Suppl 404): 19-26
315. Stabler B, Clopper RR, Siegel PT et al. (1996) Links between growth hormone deficiency, adaptation and social phobia. Horm Res 45: 30-33
316. Stahnke N (1992) Leukemia in growth-hormone-treated patients: an update. Horm Res 38 (Suppl 1): 56-62
317. Stahnke N, Jenke I (1994) Vergleich der GH-Bestimmungen mittels kommerzieller Methoden In: Ranke MB, Stolecke H (Hrsg) Diagnostik des Wachstumshormon-Mangels - aktuelle methodische und klinische Aspekte. Dokument + Bild, Ankum-Kettenkamp, S 21-31
318. Stahnke N, Stubbe P, Keller E (1992) Recombinant human growth hormone and oxandrolone in treatment of short stature in girls with Turner syndrome. Horm Res 37 (Suppl 2): 37-46
319. Starkesci PJ, Lee PA, Blatt J, Finegold D, Brown D (1987) Comparable effects of 1800 and 2400 rad (18 and 24 Gy) cranial radiation on height and weight in children treated for lymphocytic leukemia. Am J Dis Child 141: 550-552
320. Stolecke H (1974) Therapeutische Anwendung von Thyreotropin-releasing-Hormon bei hypophysärem Minderwuchs mit sekundärer Hypothyreose. Monatsschr Kinderheilkd 122: 607
321. Stolecke H, Andler W (1979) The influence of human growth hormone (hGH) on thyroxine (T4) - triiodothyronine (T3) ratio in hGH deficient patients. 18th Meeting Eur Soc Paediatr Endocrinology, Ulm, paper 54/6 (Abstract)
322. Stolecke H, Gillessen G (1984) Oxandrolone and spontaneous hGH-secretion. Poster on the 23rd Annual Meeting Eur Soc Pediatric Endocrinology (ESPE), Heidelberg, 2.-5.9.1984 (Poster)
323. Stubbe P, Frasier SD, Stahnke N et al. (1992) Growth response to recombinant human growth hormone of mammalian cell origin in prepubertal growth hormone-deficient children during the first two years of treatment. Horm Res 37 (Suppl 2): 28-36
324. Swaab DF, Purba JS, Hofman MA (1995) Alterations in the hypothalamic paraventricular nucleus and its oxytocin neurons (putative satiety cells) in Prader-Willi syndrome: a study of five cases. J Clin Endocrinol Metab 80: 573-579
325. Takano K, Shizume K, Hibi I et al. (1993) Growth hormone treatment in Turner syndrome: results of a multicentre study in Japan. Horm Res 39 (Suppl 2): 37-41
326. Takano K, Tanaka T, Saito T, Comm for Study Grp Adult GH Deficiency (1994) Psychosocial adjustment in a large cohort of adults with growth hormone deficiency treated with growth hormone in childhood: summary of a questionnaire survey. Acta Paediatr 83 (Suppl 399): 16-20
327. Takano K, Shizume K, Hibi I et al. (1995) Long-term effects of growth hormone treatment on height in Turner syndrome: results of a 6-year multicentre study in Japan. Horm Res 43: 141-143
328. Tanner JM (1992) Growth as a measure of the nutritional and hygienic status of a population. Horm Res 38 (Suppl 1): 106-115
329. Tapanainen PJ (1993) Circulating immunoreactive growth hormone releasing hormone concentrations and growth hormone response to growth hormone releasing hormone in short children. Eur J Pediatr 152: 984-989
330. Tauber M, Pienkowski C, Rochiccioli P (1994) Growth hormone secretion in children and adolescents with familial tall stature. Eur J Pediatr 153: 311-316
331. Teshima I, Chadwick D, Chitayat D et al. (1996) FISH detection of chromosome 15 deletions in Prader-Willi and Angelman syndromes. Am J Med Genet 62: 216-223
332. Thalange NKS, Price DA, Gill MS, Whatmore AJ, Addison GM, Clayton PE (1996) Insulin-like growth factor

binding protein-3 generation: an index of growth hormone insensitivity. Pediatr Res 39: 849-855
333. Thomas BC, Stanhope R (1993) Long-term treatment with growth hormone in Noonan's syndrome. Acta Paediatr 82: 853-855
334. Thomas BC, Stanhope R, Grant DB (1994) Impaired growth in children with asthma during treatment with conventional doses of inhaled corticosteroids. Acta Paediatr 83: 196-199
335. Thomsett MJ, Conte FA, Kaplan SA, Grumbach MM (1980) Endocrine and neurologic outcome in childhood craniopharygeoma: review of effect of treatment in 42 patients. J Pediatr 97: 728-735
336. Thorén M, Soop M, Degerblad M, Sääf M (1993) Preliminary study of the effects of growth hormone substitution therapy on bone mineral density and serum osteocalcin levels in adults with growth hormone deficiency. Acta Endocrinol (Copenh) 128 (Suppl 2): 41-43
337. Thorner MO, Bengtsson BÅ, Ho KY et al. (1995) The diagnosis of growth hormone deficiency (GHD) in adults. J Clin Endocrinol Metab 80: 3097-3098
338. Toth-Fejel S, Magenis RE, Leff S et al. (1995) Prenatal diagnosis of chromosome 15 abnormalities in the Prader-Willi/Angelman syndrome region by traditional and molecular cytogenetics. Am J Med Genet 55: 444-452
339. Tönshoff B, Mehls O, Heinrich U, Blum WF, Ranke MB, Schauer A (1990) Growth-stimulating effects of recombinant human growth hormone in children with end-stage renal disease. J Pediatr 116: 561-566
340. Tönshoff B, Tönshoff C, Mehls O et al. (1992) Growth hormone treatment in children with preterminal chronic renal failure: no adverse effect on glomerular filtration rate. Eur J Pediatr 151: 601-607
341. Tönshoff B, Blum WF, Wingen AM et al. (1995) Serum insulin-like growth factors (IGFs) and IGF binding proteins 1, 2, and 3 in children with chronic renal failure: relationship to height and glomerular filtration rate. J Clin Endocrinol Metab 80: 2684-2691
342. Tönshoff B, Veldhuis JD, Heinrich U, Mehls O (1995) Deconvolution analysis of spontaneous nocturnal growth hormone secretion in prepubertal children with preterminal chronic renal failure and with end-stage renal disease. Pediatr Res 37: 86-93
343. Triulzi F, Scotti G, Di Natale B et al. (1994) Evidence of a congenital midline brain anomaly in pituitary dwarfs: a magnetic resonance imaging study in 101 patients. Pediatrics 93: 409-416
344. Tsipouras P, Del Mastro R, Sarfarazi M et al. (1992) Genetic linkage of the Marfan syndrome, ectopia lentis, and congenital contractural arachnodactyly to the fibrillin genes on chromosomes 15 and 5. N Engl J Med 326: 905-909
345. Turner HH (1938) A syndrome of infantilism, congenital webbed neck, and cubitus valgus. Endocrinology 23: 566-574
346. Ullrich O (1930) Über typische Kombinationsbilder multipler Abartungen. Z Kinderheilkd 49: 271-276
347. Van Cauter E, Plat L (1996) Physiology of growth hormone secretion during sleep. J Pediatr 128: S32-S37
348. Van den Broeck J, Massa GG, Attanasio A et al. (1995) Final height after long-term growth hormone treatment in Turner syndrome. J Pediatr 127: 729-735
349. Van Diemen-Steenvoorde R, Donckerwolcke RA, Brakel H, Wolff ED, De Jong MCJW (1987) Growth and sexual maturation in children after kidney transplantation. J Pediatr 110: 351-356
350. Van Teunenbroek A, De Muinck Keizer-Schrama SMPF, Stijnen T et al. (1993) Effect of growth hormone administration frequency on 24-hour growth hormone profiles and levels of other growth related parameters in girls with Turner's syndrome. Clin Endocrinol (Oxf) 39: 77-84
351. Van Vliet G (1988) Hormonal changes during development in Turner's syndrome. Acta Paediatr Scand 343: 31-37
352. Vanhaesebrouck P, Kint J, Van Kets H et al. (1994) Aminoterminal propeptide of type III procollagen in cord blood and amniotic fluid of high-risk pregnancies: a biochemical approach to the dynamic assessment of deviant fetal growth. Pediatr Res 36: 71-76
353. Vassilopoulou-Sellin R, Klein MJ, Moore BD III., Reid HL, Ater J, Zietz HA (1995) Efficacy of growth hormone replacement therapy in children with organic growth hormone deficiency after cranial irradiation. Horm Res 43: 188-193
354. Vaughan WG, Sanders DW, Grosfeld JL et al. (1995) Favorable outcome in children with Beckwith-Wiedeman syndrome and intraabdominal malignant tumors. J Pediatr Surg 30: 1042-1045
355. Verloes A (1993) Iris coloboma, ptosis, hypertelorism, and mental retardation: Baraitser-Winter syndrome or Noonan syndrome. J Med Genet 30: 425-426
356. Vickers S, Dahlitz M, Hardy C, Kilpatrick M, Webb T (1994) A male with a de novo translocation involving loss of 15q11q13 material and Prader-Willi syndrome. J Med Genet 31: 478-481
357. Wallymahmed ME, Baker GA, Humphris G, Dewey M, MacFarlane IA (1996) The development, reliability and validity of a disease specific quality of life model for adults with growth hormone deficiency. Clin Endocrinol (Oxf) 44: 403-411
358. Webb T, Clarke D, Hardy CA, Kilpatrick MW, Corbett J, Dahlitz M (1995) A clinical, cytogenetic, and molecular study of 40 adults with the Prader-Willi syndrome. J Med Genet 32: 181-185
359. Weill J, Duhamel A, Dherbomez M, Beuscart R, Ponte C (1992) Pulsatility of growth hormone secretion and its relation to growth. Horm Res 38: 134-139
360. Weise M, James D, Hartmann KH et al. (1993) Dose-dependent effect of growth hormone therapy on glucose metabolism in subjects with Turner syndrome. Horm Res 39 (Suppl 2): 25-29
361. Weise M, James D, Leitner CH et al. (1993) Glucose metabolism in Ullrich Turner syndrome: long-term effects of therapy with human growth hormone. Horm Res 39: 36-41
362. Wiedemann HR, Kunze J, Dibbern H (1996) Atlas der klinischen Syndrome. Schattauer, Stuttgart
363. Willi SM, Cooke K, Goldwein J, August CS, Olshan JS, Moshang T Jr (1992) Growth in children after bone marrow transplantation for advanced neuroblastoma compared with growth after transplantation for leukemia or aplastic anemia. J Pediatr 120: 726-732
364. Willnow S, Kiess W, Butenandt O et al. (1996) Endocrine disorders in septo-optic dysplasia (De Morsier syndrome) - evaluation and follow up of 18 patients. Eur J Pediatr 155: 179-184

365. Wilton P (1994) Adverse events during growth hormone treatment: 5 years' experience in the Kabi International Growth Study. In: Ranke MB, Gunnarsson R (eds) Progress in growth hormone therapy - 5 years of KIGS. J & J, Mannheim, pp 291-307
366. Wit JM, Schuitema-Dijkstra A, van Buul-Offers S, Opmeer F, Van den Brande JL (1988) Excessive growth in a child with craniopharyngeoma and growth hormone deficiency. Eur J Pediatr 147: 658-661
367. Wit JM, Massarano AA, Kamp GA et al. (1992) Growth hormone secretion in patients with Turner's syndrome as determined by time series analysis. Acta Endocrinol (Copenh) 127: 7-12
368. Wolf U, Fraccaro M, Mayerov A, Hecht T, Zuffardi O, Hameister H (1980) Turner syndrome patients are H-Y-positive. Hum Genet 54: 315-319
369. Wollmann HA, Schönau E, Blum WF, Meyer F, Kruse K, Ranke MB (1995) Dose-dependent responses in insulin-like growth factors, insulin-like growth factor-binding protein-3 and parameters of bone metabolism to growth hormone therapy in young adults with growth hormone deficiency. Horm Res 43: 249-256
370. Wolthers OD, Pedersen S (1992) Controlled study of linear growth in asthmatic children during treatment with inhaled glucocorticosteroids. Pediatrics 89: 839-842
371. Wolthers OD, Pedersen S (1993) Short term growth during treatment with inhaled fluticasone propionate and beclomethasone diproprionate. Arch Dis Child 68: 673-676
372. Yamamoto T, Katsumata N, Tachibana K, Friesen HG, Nagy JI (1992) Distribution of a novel peptide in the anterior pituitary, gastric pyloric gland, and pancreatic islets of rat. J Histochem Cytochem 40: 221-229
373. Yordam N, Kandemir N, Erkul I, Kurdoglu S, Hatun S (1995) Review of Turkish patients with growth hormone insensitivity (Laron type). Eur J Endocrinol 133: 539-542
374. Zabransky S, Schnabel C, Hänold S (1994) Welche diagnostische Bedeutung kommt der Bestimmung der Konzentration des Wachstumshormons im Morgenurin zur Erkennung von Zuständen mit Wachstumshormonmangel zu? In: Ranke MB, Stolecke H (Hrsg) Diagnostik des Wachstumshormon-Mangels - aktuelle methodische und klinische Aspekte. Dokument + Bild, Ankum-Kettenkamp, S 181-194
375. Zachmann M, Zagalak M, Gitzelmann RP, Prader A (1979) Modification of 15N-balance by growth hormone, testosterone, and thyroxine in patients with growth hormone deficiency and hypothyreoidism In: Klein ER, Klein PD (eds) Stable isotopes. Academic Press, London, pp 13-15
376. Zadik Z, Kowarski A (1989) Incidence of neurosecretory dysfunction among children aged 8-14 years in Rehovot, Israel. Acta Paediatr Scand 349: 77-80
377. Zadik Z, Chalew SA, Kowarski A (1992) The diagnostic value of integrated growth hormone secretion studies shorter than 24 hours in normal- and short-growing children. Horm Res 38: 250->255
378. Zadik Z, Landau H, Chen M, Altman Y, Liebberman E (1992)Assessment of growth hormone (GH) axis in Turner's syndrome using 24-hour intergraded concentrations of GH, insulin-like growth factor-I, plasma GH-binding activity, HG binding to IM9 cells, and GH response to pharmacological stimulation. J Clin Endocrinol Metab 75: 412-416
379. Zadik Z, Chalew S, Zung A et al (1994) Effect of long-term growth hormone therapy on bone age and pubertal maturation in boys with and without classic growth hormone deficiency. J Pediatr 125: 189-195
380. Zamboni G, Dufillot D, Antoniazzi F, Valentini R, Gendrel D, Tatò L (1996)Growth hormone-binding proteins and insulin-like growth factor-binding protein-energy malnutrition, before and after nutritional rehabilitation. Pediatr Res 39: 410-414
381. Zucchini S, Ambreseto P, Carla G, Tani G, Franzoni E, Cacciari E (1995) Primary empty sella: differences and similatrities between children and adults. Acta Paediatr 84: 1382-1385

14 Physiologie und klinischer Ablauf der Pubertät

H. STOLECKE

Mit dem Begriff *Pubertät* bezeichnet man den Lebensabschnitt, in dem sich das Kind zum erwachsenen Menschen entwickelt. Diese Phase der physiologischen Wachstums- und Differenzierungsvorgänge bestimmt das gesamte 2. Lebensjahrzehnt.

Körperlich entwickeln sich unter dem Einfluß der Gonadenhormone die primären Geschlechtsorgane schrittweise zur funktionellen Reife, parallel dazu bilden sich die sekundären geschlechtsspezifischen Merkmale aus. Intellektuelle, psychische und soziale Fähigkeiten gewinnen eigenständige Strukturen, ein Vorgang, der als „Ich-Findung" apostrophiert werden kann.

14.1 Induktion der Pubertät

Der Beginn der Pubertät ist von einem bestimmten Stand der *biologischen Reife* abhängig. Dieser Begriff steht für ein summatives Ergebnis integriert ablaufender zentralnervöser Veränderungen, die der hypophysären Ebene übergeordnet sind und das physiologische „timing" der regelhaften Pubertät gewährleisten. Einige Aspekte sind genauer bekannt und sollen im folgenden kurz erörtert werden.

14.1.1 Allgemeine Faktoren

Ähnlich wie für das Längenwachstum zeigte sich auch für die pubertäre Entwicklung ein *säkularer Trend* hin zu einem früheren Beginn. So trat die Menarche 1840 mit etwas über 17,0 Jahren ein, im Jahre 1970 jedoch bereits mit 12,8 Jahren in den USA und mit 13,4 Jahren in Europa [113, 114, 127]. Unabhängig von dieser Entwicklung, die in den Industrieländern etwa seit Mitte dieses Jahrhunderts weitgehend zum Stillstand gekommen ist, sind natürlich auch *familiär-genetische Faktoren* im Rahmen der physiologischen Varianz maßgeblich.

Eine unzureichende sozioökonomische Situation mit äußerer Not, Mangelernährung und chronischen Erkrankungen hemmt eine optimale biologische und psychosoziale Entwicklung; dies gilt ebenso für extreme körperliche Anstrengung (Leistungstraining) oder psychopathologische Eßstörungen (s. Kap. 15).

14.1.2 Einflüsse der Epiphyse?

Tumoröse Erkrankungen der Epiphyse galten schon früh als Hinweis dafür, daß extrahypophysäre Einflüsse die pubertäre Entwicklung beim Menschen modulieren können. Nichtparenchymale Tumoren führen häufig zur Pubertas praecox, parenchymale Tumoren zu hypogonadalen Zustandsbildern.

Durch Tierexperimente konnte in diesem Zusammenhang gezeigt werden, daß das in negativer Abhängigkeit von retinalen Lichtreizen gebildete Melatonin ebenso wie der in der Epiphyse entstehende Serotoninmetabolit 5-Metoxytryptophol hemmend auf die Gonadenfunktion wirken. Destruierende Prozesse heben diesen Effekt auf und können zur Pubertas praecox führen. Hingegen könnte eine hypogonadale Symptomatik bei parenchymalen Tumoren auf eine Mehrproduktion dieser oder anderer antigonadotroper Substanzen deuten.

Bei Primaten, also auch beim Menschen, erscheint Melatonin eher nachrangig als intrinsischer Hemmfaktor wirksam zu sein, so daß auch die Überlegung, der in den Industrieländern heute frühere Pubertätsbeginn könne durch intensivere Lichtexposition (künstliche Lichtquellen) vorverlegt worden sein, spekulativ bleibt. Offenbar sind den Pubertätsbeginn bestimmende Mechanismen in ihrer Evolution speziesspezifisch definiert [30, 91, 98, 99, 121]. Andererseits gewinnen die oben genannten tierexperimentellen Daten durch die Beobachtung zusätzliches Gewicht, daß bei hypogonadotropem Hypogonadismus Melatonin in der Nachtphase erhöht ist und nach Substitution mit Testosteron auf normale Werte zurückgeht (s. 15.5.3).

Inzwischen ist es die allgemeine Erfahrung, daß auch zahlreiche andere tumoröse Erkrankungen des

ZNS wie auch bestimmte Fehlbildungen (s. unten) zu einer Pubertas praecox vera mit allen endokrinologischen und klinischen Konsequenzen einer typischen Reifeentwicklung führen können. Sie sind somit ein indirekter Beweis dafür, daß die Mechanismen innerhalb des ZNS, die die pubertäre Entwicklung hemmen, geschädigt und daher ganz oder teilweise unwirksam geworden sind.

14.1.3 Reifungsvorgänge im ZNS: Gonadostat und LHRH-Pulsgenerator

Analysen der Plasmakonzentrationen der gonadotropen und gonadalen Hormone führten zunächst zur sog. *Gonadostattheorie.* Sie geht davon aus, daß von Beginn an ein intakter Rückkopplungsmechanismus zwischen Hypothalamus, Hypophyse und Gonaden besteht. Das Niveau dieses Feedbackregelkreises wird mit Beginn der Pubertät durch die biologische Reifung auf hypothalamischer Ebene verändert. Die Sensibilität hypothalamischer Zentren gegenüber den Sexualhormonen nimmt ab, so daß über eine höhere Inkretion von Gonadotropin-releasing-Hormon und Gonadotropinen die Gonaden zur Bildung höherer Sexualhormonkonzentrationen stimuliert werden. Das so entstehende neue Niveau der Hormonproduktion unterliegt wie vorher der negativen Feedbackkontrolle [48, 65] (Abb. 14.1).

Untersuchungen zur Rolle der *Monoamine im Gehirn* für die pubertäre Entwicklung wurden dahingehend gedeutet, daß eine Steroidsensibilität zentraler adrenerger Neurone besteht. Auf dieser Basis ändere sich die Gonadostateinstellung dadurch, daß eine zunehmende terminale Arborisierung dieser Neurone entsteht, ihre Zahl evtl. zunimmt und sie mit GnRH-

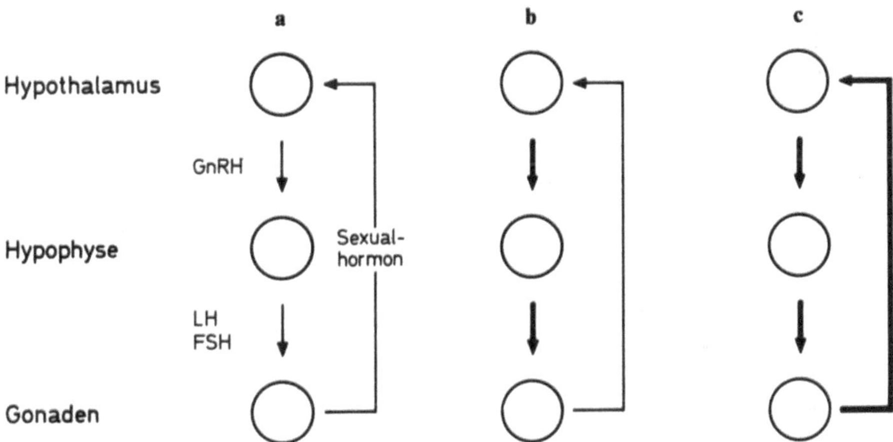

Abb. 14.1a–c. Änderung des „set point" des Gonadostaten. **a** Vorpubertäres, niedriges Niveau der Hormonkonzentrationen im Gesamtsystem. **b** Aktivierung des Hypothalamus zur Mehrproduktion von GnRH und konsekutive Erhöhung der hypophysären Gonadotropine LH und FSH. **c** Stimulation der endokrinen Gonadenaktivität und Erhöhung der Hormonspiegel im Gesamtsystem durch Verminderung der Feedbackempfindlichkeit des hypothalamischen Steuerzentrums

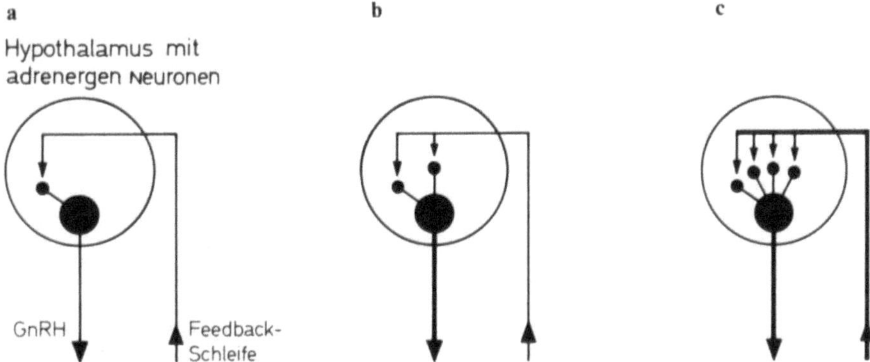

Abb. 14.2a–c. Änderung der effektiven Gonadostatsensibilität durch terminale Arborisierung steroidsensibler, adrenerger Neuronen

bildenden Neuronen Synapsen entwickeln. Das Ergebnis wäre eine vermehrte Aktivität der Achse Hypothalamus - Hypophyse - Gonaden [104] (Abb. 14.2).

Diese Hypothese bedeutet, daß die mit Beginn der Pubertät postulierte rückläufige Steroidsensibilität der den Gonadostaten tragenden Strukturen nur scheinbar oder relativ wäre, da die neuronale Rezeptorkapazität für gonadale Hormone insgesamt eher anstiege und somit am einzelnen Rezeptor sogar eine niedrigere Steroidsensibilität möglich wäre. Zudem dürfte die sich erhöhende Konzentration der Gonadenhormone durch einen zunehmenden Verteilungsraum wenigstens teilweise ausgeglichen werden und nicht zwangsläufig zu einer erhöhten Steroidkonzentration am neuronalen Rezeptor führen. Die Entwicklung des *„set point"* des Gonadostaten würde also durch einen Wachstums- und Reifungsprozeß adrenerger Strukturen erfolgen und durch deren Wachstumspotential limitiert werden; die Erwachsenensituation wäre damit erreicht.

Die geschilderten Vorstellungen, die einen praktisch linearen Prozeß unterstellen und sich letzlich an der Zunahme der durchschnittlichen Gonadenhormonkonzentration orientieren, erklären indessen nicht ausreichend die *altersspezifischen Änderungen* des „set point" des Gonadostaten. Sie berücksichtigen v. a. nicht die funktionell entscheidende *Pulsatilität* der GnRH-Ausschüttung.

Die pubertäre Entwicklung entsteht nach heutiger Auffassung durch 2 integrierte Reifungsprinzipien:

- durch eine veränderte Sensibilität („set point") des Gonadostaten gegenüber Sexualhormonen und
- durch eine zunehmende pulsatile Ausschüttung des GnRH (= LHRH), die eine regelhafte Hormonbildung auf hypophysärer (LH und FSH) und konsekutiv auf gonadaler Ebene (Sexualsteroide) sichert (*hypothalamischer Pulsgenerator*).

Dabei ist derzeit nicht näher zu erläutern, welche Abläufe für die zeitlich strukturierte Sensibilitätsänderung der hypothalamohypophysären Strukturen im Sinne des negativen Feedback gegenüber den gonadalen Steroiden verantwortlich sind („gonadal steroid dependent component") [18, 49]. Es handelt sich hier offenbar um ein grundlegendes biologisches Funktionsprinzip, das bereits in der 2. Hälfte der Schwangerschaft etabliert wird. Dieser „set point" des Gonadostaten ist im frühen Säuglingsalter niedrig; er steigt in den folgenden Jahren deutlich an, um unmittelbar vor dem Beginn der pubertären Entwicklung wieder abzufallen (Abb. 14.3).

Basis für die LHRH-Ausschüttung im Sinne des hypothalamischen Pulsgenerators stellt ein neurales System mit spontaner Autorhythmizität dar. Diese ist bereits embryonal vorhanden und während des Kindesalters hinsichtlich Frequenz und Amplitude physiologisch durch zentrale Faktoren begrenzt, so daß keine pubertäre Reifung erfolgt („intrinsic gonadal steroid independent component") [18, 49]. Zahlreiche Substanzen wurden in diesem Zusammenhang als Neuromodulatoren bzw. -transmitter für die LHRH-Ausschüttung beschrieben [4, 14, 18–20, 66, 71, 74, 79, 92, 115]; im wesentlichen sind zu nennen (+ = stimulierend, – = hemmend):

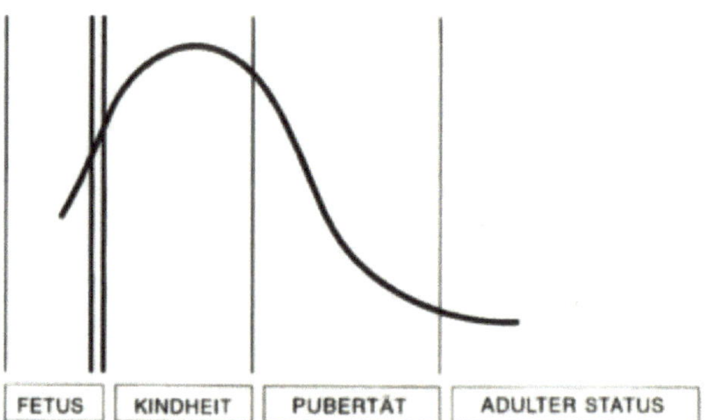

Abb. 14.3. Änderung der Sensibilität des LHRH-Pulsgenerators

- \+ Glutamat,
- \+ N-Methyl-D-Aspartat (NMDA),
- – γ-Aminobuttersäure (GABA),
- – endogene opoide Peptide,
- – dopaminerge, noradrenerge, serotoninerge Neurone.

Theoretische Überlegungen zur integrierten Funktion der verschiedenen Faktoren und tierexperimentelle Befunde sprechen für eine Schlüsselrolle des Glutamats; dessen stimulierender Effekt auf die pulsatile LHRH-Ausschüttung und damit für den Beginn der pubertären Entwicklung beruhe auf einer Aktivitätsminderung hemmender, GABA-stimulierter Interneurone, die über NMDA-Rezeptoren aktiviert werden und den Pulsgenerator hemmen. Somit hätten NMDA-Rezeptoren eine duale Rolle bei der Regulation der LHRH-Sekretion [18].

In den ersten 2 (–3) Lebensjahren besteht offenbar hinsichtlich des Zusammenspiels von negativem Feedback durch gonadale Steroide und Hemmung des LHRH-Pulsgenerators eine zu den späteren Jahren der Vorpubertät unterschiedliche Situation [48]. Die Sensibilität des Gonadostaten gegenüber den gonadalen Steroiden ist noch nicht voll ausgebildet; entsprechend finden sich episodisch höhere Konzentrationen für die Gonadotropine basal und nach LHRH-Stimulation. Gleiches gilt für die Sexualsteroide, die bei Knaben in den ersten 6 Lebensmonaten, bei Mädchen bis zum Ende des 1. Lebensjahres Werte bis in den pubertären Bereich hinein erreichen („Minipubertät"; [41]).

In dieser Phase spielt das negative Feedback wahrscheinlich eine dominierende Rolle, die anschließend von dem zentralen intrinsischen Hemmechanismus übernommen wird, damit die pubertätsauslösende Steigerung der pulsatilen LHRH-Ausschüttung unterbleibt. Etwa bis zum 5. Lebensjahr läßt sich eine nächtliche, schlafinduzierte Steigerung vornehmlich der FSH-Ausschüttung nachweisen, die also die prinzipiell vorhandene und im Kindesalter abnehmend ausgeprägte hypothalamische Aktivität reflektiert [10, 109]. Anschließend ist dann bis zum Beginn der Pubertät die intrinsische Hemmung des Pulsgenerators optimiert entwickelt.

Die pubertäre Entwicklung wird schließlich durch eine gegenüber hemmenden Faktoren gegenläufige zentralnervöse Strukturierung von Gonadostat und LHRH-Pulsgenerator eingeleitet und fortgeführt. Der „set point" ändert sich im Sinne einer verminderten Feedbacksensibilität. Die in Amplitude und Frequenz zunehmende pulsatile LHRH-Ausschüttung entwikkelt die hormonalen Voraussetzungen für die neue biologische Ebene [10, 24, 34, 49, 58, 89, 109], dies nicht zuletzt durch eine Upregulation der eigenen Rezeptoren in der Hypophyse [29, 49]. Beim weiblichen Geschlecht entsteht als weitergehende Differenzierung des Rückkopplungsmechanismus ein positiver Östrogenfeedback, der im reifen Zyklus den mittzyklischen „LH peak" und damit die Ovulation induziert (s. 14.3).

14.1.4 Molekulargenetische Aspekte

Zunächst sei daran erinnert, daß entwicklungsgeschichtlich die LHRH-bildenden Neurone von der Olfaktorius-Placode zum medial-basalen Hypothalamus wandern [106]. Dieser Vorgang wird wesentlich über das sog. KAL-Gen auf dem X-Chromosom (Genort Xp22.3) gesteuert. Fehlt dieses Gen, kommt es zum Kallmann-Syndrom [53] (s. Kap. 15).

Das die LH- und FSH-Ausschüttung stimulierende Gonadotropin-releasing-Hormon (GnRH, LHRH) ist ein Oligopeptid aus 10 Aminosäuren, das aus größeren Vorstufen entsteht. Das LHRH-kodierende Gen liegt auf dem Chromosom 8 [1].

Die Gonadotropine sind Glykoproteine, die aus 2 Untereinheiten (α- und β-Untereinheit) bestehen. Die α-Untereinheit ist den hypophysären Glykoproteinen LH, FSH und TSH gemeinsam, während die β-Untereinheit hormonspezifisch ausgebildet ist. Das Gen für die Expression der β-Untereinheit des LH liegt auf dem Chromosom 19 (Genort 19q13.32), dasjenige für die β-Untereinheit des FSH auf dem Chromosom 11 am Genort 11p13 [39, 116, 123] (s. auch Kap. 3).

14.1.5 Geschlechtsspezifische Prägung („imprinting") des ZNS

Eine beim Menschen nach wie vor nicht präzise zu beantwortende Frage bezieht sich auf eine geschlechtsspezifische Prägung des ZNS, wie sie bei mehreren Tierspezies, insbesondere bei Ratten, in umfassenden Befunden beschrieben wurde. Eine Schlüsselrolle spielt dabei die Aromataseaktivität in den zentralnervösen Strukturen und ihre funktionelle Einbindung durch Einflüsse der Sexualsteroide [8, 9, 13, 27, 28, 45, 47, 59, 62, 63, 72, 77, 78, 85, 103, 126].

Die systematisch sich ändernde Frequenz pulsatiler LH-Ausschüttung im reifen weiblichen Zyklus wie der positive Östrogenfeedback kann im Sinne einer geschlechtsspezifischen Prägung interpretiert werden. Demgegenüber ist bisher für eine männliche Prägung kein unmittelbar vergleichbarer Hinweis gegeben. So wird etwa die hohe pränatale Androgenexposition bei Mädchen mit kongenitaler NNR-Hyperplasie (AGS) als gegen eine grundlegende „androgene" Prägung sprechend diskutiert, da derartige Patientinnen bei korrekter Substitution mit NNR-Steroiden einen regelhaften Zyklus entwickeln können.

Befunde zur Androgenwirkung innerhalb des ZNS aus den letzten Jahren konnten die Argumente hinsichtlich einer sexualspezifischen Prägung weiter differenzieren, wobei beim Menschen auch psychosoziale Studien und solche zum Sexualverhalten zu erwähnen sind [6, 7, 12, 44, 50, 64]. Genetisch orientierte [51, 57, 88, 94, 97], zerebralmorphologische [2, 87, 128] und komplexe metabolische oder endokrine Abläufe [26, 35, 36, 42, 56, 82, 102, 119, 129], diese nicht zuletzt im Zusammenhang mit der Aromatase und sexualspezifischen Eigenschaften einzelner hormonal direkt oder indirekt wirksamer Parameter, sind benannt worden.

Es erscheint zunehmend evident, daß die männliche und weibliche „Prägung" von einer dosisdifferenten Östrogenexposition zentralnervöser Strukturen auch in ihrer funktionellen Struktur (z. B. Ausprägung von Östrogenrezeptoren) abhängt. Die Wirkung von Androgenen ist dabei teilweise an eine Aromatisierung gebunden, sofern sie wie Testosteron, nicht aber Dihydrotestosteron im ZNS entsprechend metabolisiert werden können [33, 107].

14.2 Klinischer Ablauf der normalen Pubertät

Die Reifeentwicklung kann am besten unter den folgenden Gesichtspunkten beurteilt werden:

- zeitliche Struktur,
- Ausprägung der Pubertätsmerkmale,
- endokrine Abläufe,
- psychologische Aspekte.

14.2.1 Zeitliche Struktur der pubertären Entwicklung

Beginn und Verlauf der Pubertät folgen einer typischen Matrix, die sich am durchschnittlich zu beobachtenden chronologischen Alter orientiert, mit dem ein bestimmtes Pubertätsereignis korreliert ist. Abbildung 14.4 faßt die so dargestellten Abläufe zusammen, die im Rahmen der Züricher longitudinalen Wachstumsstudie erarbeitet wurden [68–70, 95, 96].

Die pubertäre Entwicklung beginnt beim Knaben mit etwa 12 Jahren, beim Mädchen mit knapp 11 Jahren und verläuft bei beiden Geschlechtern über etwa 5 Jahre, wenn man die auxologischen Parameter „minimal height velocity" und „99 % adult height" einbezieht.

Wichtig ist, daß trotz einer erheblichen altersbezogenen Streuung klinischer Pubertätsmerkmale von etwa ± 2,5 Jahren (= ± 2 SD) jeweils ein kontinuierlicher Verlauf beobachtet werden kann, bei dem sich eine harmonische Entwicklung aller Einzelmerkmale zeigt (Abb. 14.5). Dabei ist es für die Beratung der jugendlichen Patienten und ihrer Angehörigen nützlich, die Streuung zeitlicher Beziehungen zwischen pubertären Merkmalen zu berücksichtigen. So ist z. B. die Faustregel irreführend, daß mit Eintritt der Menarche das Längenwachstum praktisch abgeschlossen ist; im Mittel sind zu diesem Zeitpunkt 95,3 % der Endlänge erreicht, die Streuung liegt zwischen 89,3 und 99,2 %, so daß im Einzelfall aus dieser Beziehung keine verbindlichen Rückschlüsse möglich sind [68–70, 95].

Während die dargestellten mittleren Zeitangaben voraussetzen, daß chronologisches und biologisches (= Knochen-) Alter praktisch gleich sind, kann in den Extrembereichen der Streuungen eine Abweichung von dieser Kongruenz von etwa ± 1,25 Jahren als noch physiologisch angenommen werden. Da nun der Pubertätsbeginn letztendlich von der biologischen Reife abhängt, führt eine etwa gleichgroß anzunehmende, ebenfalls noch physiologische Dissoziation zwischen Pubertätsbeginn und Knochenalter zu einer Streuung des Pubertätsbeginns, wie er in Abb. 14.5 dargestellt ist und der zwischen 9,5 und 14,0 Jahren beim Knaben und 8,5 und 13,0 Jahren beim Mädchen liegt. Ein im angegebenen Streubereich liegender früher oder später Beginn der Reifeentwicklung hat zwar einen nennenswerten Einfluß auf die Steigerung der Wachstumsgeschwindigkeit, jedoch ändert sich die potentielle Endlänge nicht entscheidend [17].

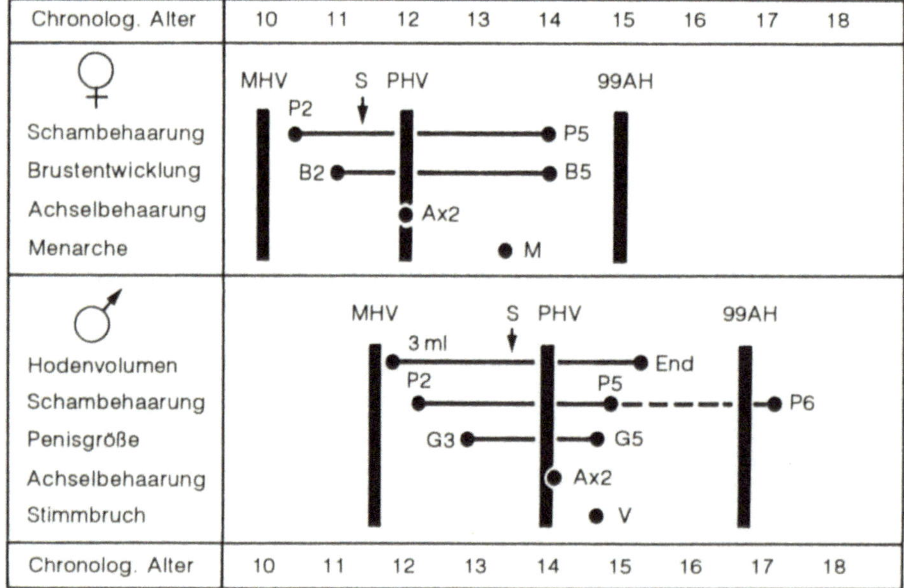

Abb. 14.4. Zeitliche Struktur bei der Entwicklung der klinischen pubertären Merkmale. *MHV* „minimal height velocity", *PHV* „peak height velocity", *99AH* 99 % der Endlänge, *S* Erscheinen des Sesambeins am Daumen (Röntgenaufnahme der Hand), *M* Menarche, *V* Stimmbruch. (Nach Daten der Züricher longitudinalen Wachstumsstudie [95, 96])

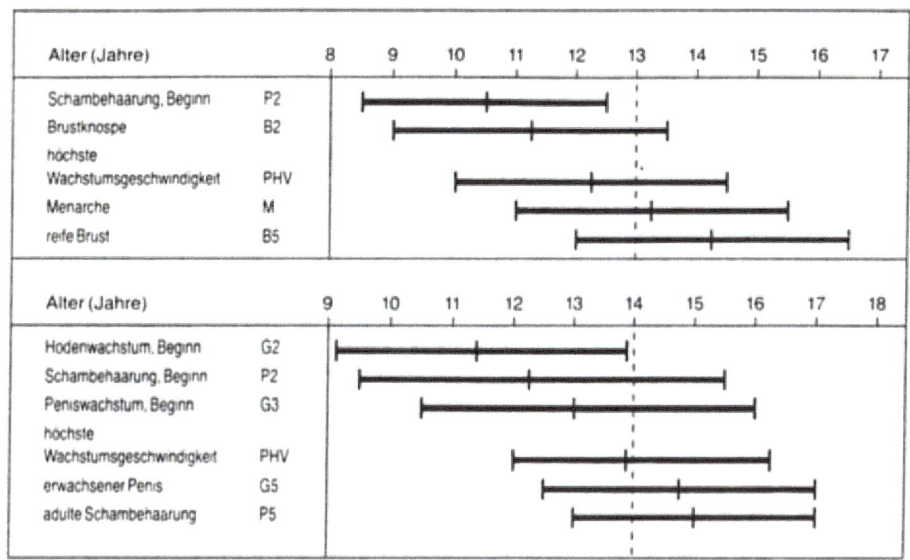

Abb. 14.5. Chronologische Streubreite der klinischen Pubertätsmerkmale (Mittel ± 2 SD), *PHV* „peak height velocity". (Nach Daten der Züricher longitudinalen Wachstumsstudie [95, 96])

> **!** Für die Praxis bleibt es jedoch bei der Regel, den Beginn der Reifeentwicklung bei einem Knochenalter nach Greulich u. Pyle von 12–13 Jahren bei Knaben und von 10–11 Jahren bei Mädchen zu erwarten. Mögliche Extremvarianten, also die normal-frühe oder normal-späte Pubertätsentwicklung, sind stets Ausschlußdiagnosen und geben Anlaß, die Befunde differentialdiagnostisch zu diskutieren. Je nach Verlauf wird man sich im Einzelfall zu einer weiterführenden Diagnostik entschließen.

14.2.2 Ausprägung der Pubertätsmerkmale

Die bei der klinischen Untersuchung zu dokumentierenden pubertären Merkmale sind geschlechtsspezifische Daten, die im Sinne des allgemeinmedizinischen Charakters der Pädiatrie auch als gynäkologische und andrologische Aspekte anzusprechen sind. Dies ist wichtig, weil viele Befunde bei Jugendlichen ätiologisch und nosologisch ganz anders beurteilt werden müssen, als es im Erwachsenenalter üblich ist.

Da von der durchschnittlichen Matrix deutlicher abweichende Befunde während der pubertären Entwicklung als mögliche krankhafte Störung angesehen oder individuell als mangelhaft erfahren werden, werden diese in Kap. 15 ausführlich besprochen.

Entwicklung bei Mädchen

Bei jungen Mädchen beginnt die Pubertät weitgehend koinzident mit der Brustdrüsenentwicklung (*Thelarche*) und der Schamhaarentwicklung (*Pubarche*). Es werden jeweils 5 nach Tanner benannte Stadien der Ausprägung (B 1–5 bzw. P 1–5) dokumentiert. Sie

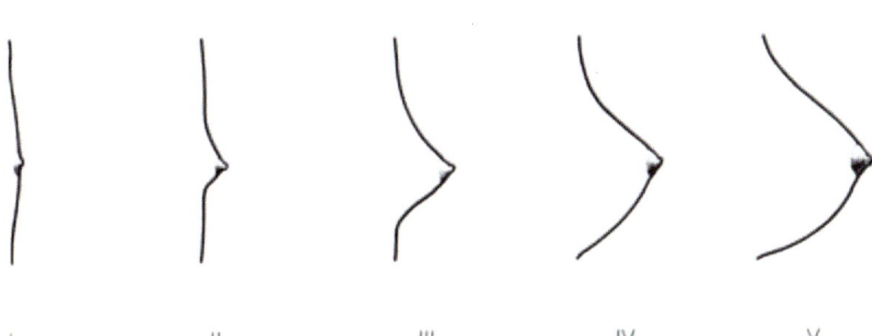

Abb. 14.6. Stadien der Brustdrüsenentwicklung. (Aus Stolecke 1987 [109])

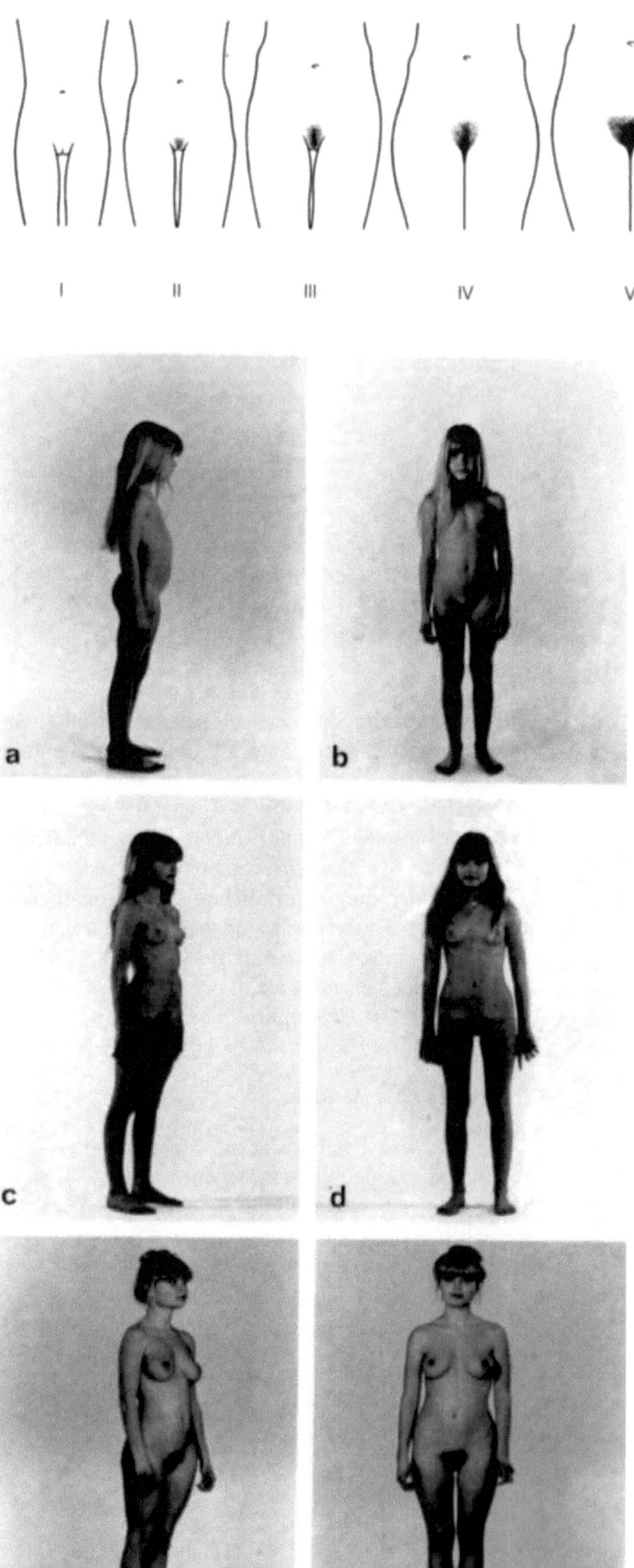

Abb. 14.7. Stadien der Pubesentwicklung beim Mädchen. (Aus Stolecke 1987 [109])

Abb. 14.8a–f. Beispiele für die pubertären Entwicklungsstadien. **a, b** Alter 9 Jahre, Stadium I (präpubertär); **c, d** Alter 12 Jahre, B III–IV, P IV; **e, f** Alter 17 Jahre, B V, P V; Längsschnittdokumentation Johnson & Johnson, Wiss. Abteilung. (Aus Stolecke 1987 [109])

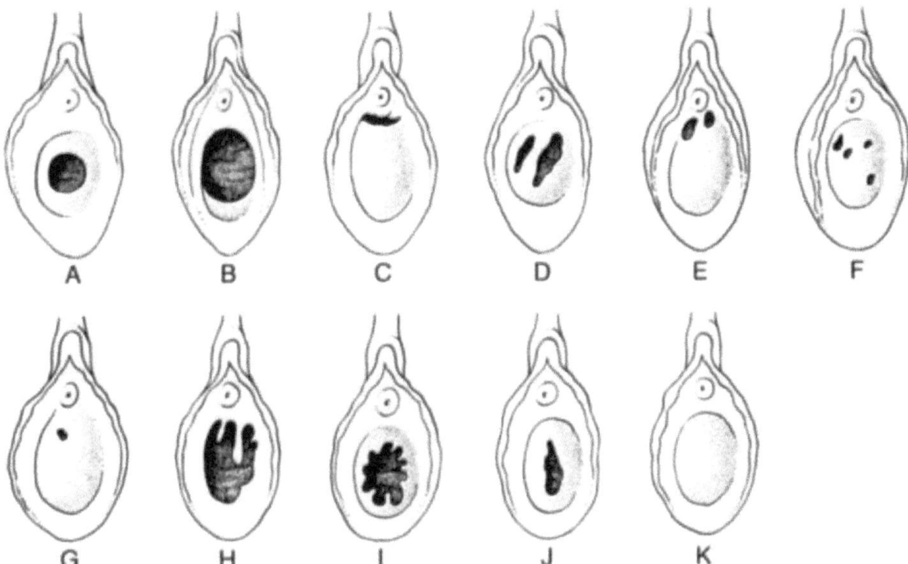

Abb. 14.9. Hymenvarianten. *A* Hymen anularis, *B* Hymen semilunaris, *C* Hymen semilunaris altus (der Meatus urethrae kann verdeckt sein), *D* Hymen bifenestratus (septus), *E* Hymen bifenestratus altus (exzentrische Form möglich), *F* Hymen cribriformis, *G* Hymen fimbriatus, *H* Hymen micropunctatus (punctalis), *I* Hymen denticulatus, *J* Hymen labialis, *K* Hymen imperforatus. (Aus Stolecke u. Terruhn 1987 [112])

sind schematisch in den Abb. 14.6 und 14.7 dargestellt; Abb. 14.8 zeigt einen photographisch dokumentierten individuellen Verlauf. Die sehr variable *Axillarhaarbildung* wird am besten deskriptiv mit „fehlend, beginnend, vorhanden und stärker ausgeprägt" bezeichnet, wobei man abkürzend von den Stadien Ax 1-4 sprechen kann.

Die *Mammae* bilden sich hinsichtlich Form, Konsistenz und Volumen individuell sehr unterschiedlich aus. Auch die Ausprägung von Mamille und Warzenhof variiert erheblich. Seitendifferenzen sind v. a. in den Stadien 2-4 häufig ausgeprägt; sie verlieren sich meist ganz oder weitgehend während der weiteren Entwicklung (Differentialdiagnose s. Kap. 15).

Brustdrüsen- und Pubesentwicklung werden im 1. und 2. Jahr der Pubertät von dem *Pubertätswachstumsschub* begleitet (s. Kap. 12). Die 1. Menstruationsblutung (*Menarche*) tritt in Mitteleuropa durchschnittlich mit 13,4 Jahren ein (s. 14.1.1 und auch Abb. 14.5). Sie stellt meist eine durch abfallende Östrogenkonzentrationen induzierte Abbruchblutung dar, da ein typischer Zyklus noch nicht ausgebildet ist (s. Kap. 7). Die weibliche Beckenform und ein entsprechendes Fettverteilungsmuster prägen sich zunehmend aus.

Die *genitalen Veränderungen* sind erst bei entsprechender Untersuchung zu dokumentieren. Die Klitoris nimmt an Größe zu, ebenso zeigen die Labia minora ein deutliches Wachstum, so daß sie teilweise bei nicht entfalteten großen Labien sichtbar werden. Diese zeigen eine Fettgewebezunahme wie der Mons pubis. Der Genitalbereich ist stärker pigmentiert. Bei Inspektion des Introitus sieht man einen sukkulenten Hymenalsaum. Er ist bei durchschnittlicher Entwicklung 2-3 cm im Durchmesser schmerzfrei dehnbar. Zahlreiche anatomische Varianten (Abb. 14.9; [112]) sind zu berücksichtigen, bei Jugendlichen auch andere Einflüsse wie Tamponhygiene, Sexualaktivität oder vorangegangene gynäkologische Untersuchungen [37]. Die Scheidenzytologie zeigt ebenfalls eine fortschreitende Reifung.

Die Entwicklung von Uterus und Ovarien kann sonographisch tadellos beurteilt werden (s. 25.1.10), wenngleich die erhebliche Streubreite der Maße einen aktuellen Befund entwicklungsdiagnostisch relativiert und den Kontext von Verlauf und anderen Entwicklungsparametern verlangt. Eine gynäkologische Tastuntersuchung und eine Vaginokolposkopie sollten zusätzlich begründet sein.

Entwicklung bei Knaben

Auch die pubertäre Entwicklung bei Knaben wird klinisch in 5 (bis 6) Tanner-Stadien eingeteilt, wobei das *genitale Wachstum* (Penis, Skrotalfach mit zunehmender Texturierung, Stadien G 1-5) und die *Ausprägung der Pubes* [P 1-5 (6)] beurteilt werden. Die *Axillarbehaarung* kann wie bei den Mädchen mit den Stadien Ax 1-4 beschrieben werden (Abb. 14.10 und 14.11).

Als 1. Zeichen der Reifeentwicklung vergrößern sich die *Testes* über ein Volumen von 3 ml (Orchido-

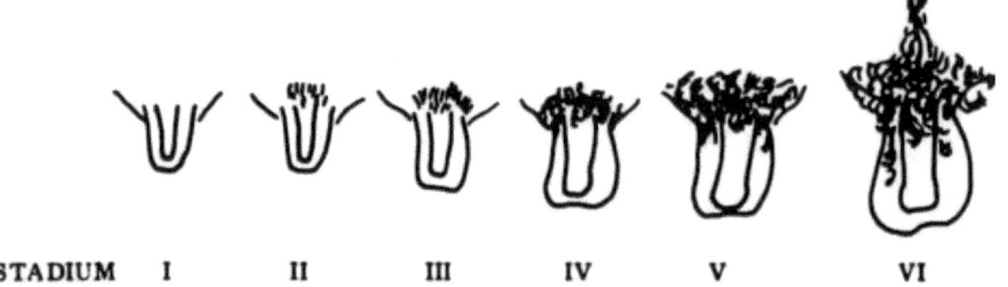

Abb. 14.10. Stadien der Genital- und Pubesentwicklung beim Knaben. Die römischen Ziffern bezeichnen die Reifestadien nach Tanner

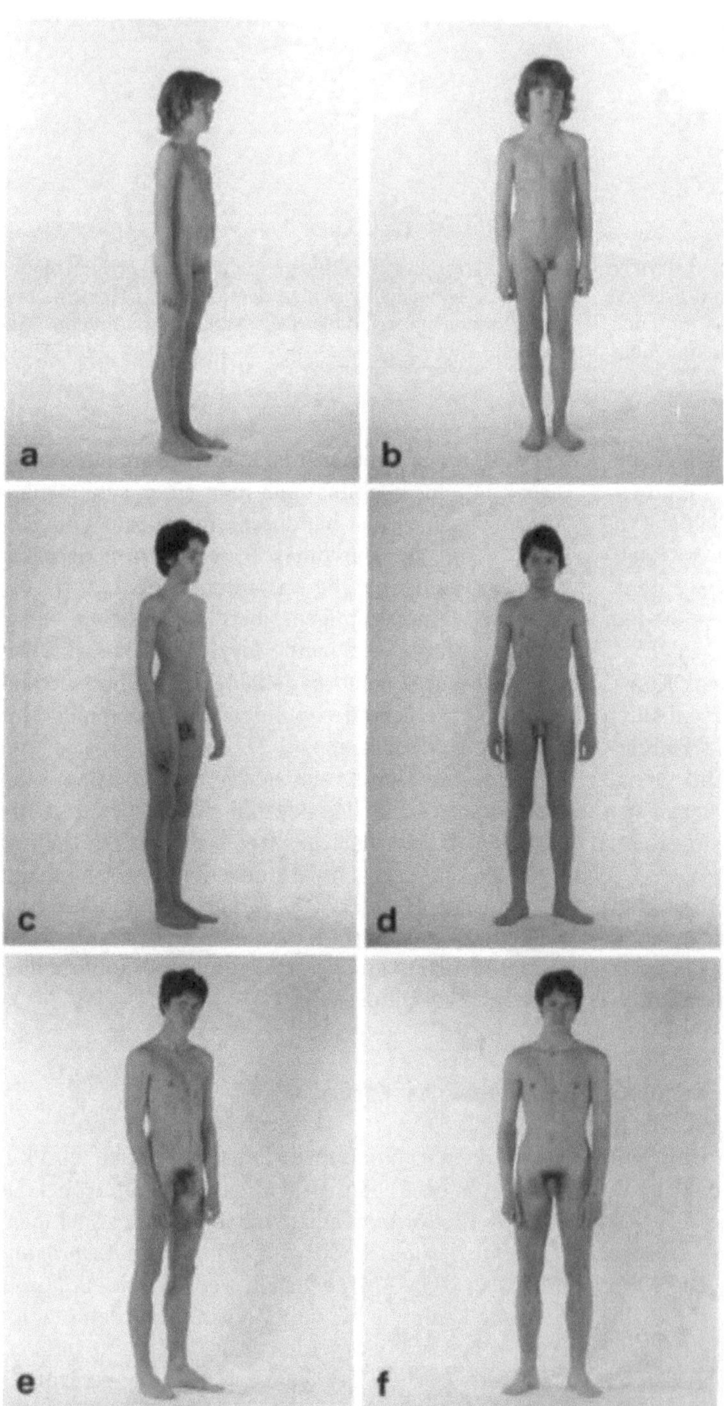

Abb. 14.11a–f. Pubertäre Entwicklung beim Knaben. **a, b** 9,3 Jahre alt, Stadium I (präpubertär); **c, d** 13,3 Jahre alt, G III–IV, P II–III; **e, f** 16,3 Jahre alt, G V, P V; Längsschnittdokumentation Johnson & Johnson, Wiss. Abteilung

meter nach Prader [46]; s. auch Kap. 5 und 25). Dieses Reifemerkmal bleibt zunächst unbemerkt, so daß der entsprechende Zeitpunkt nicht genau erfragt werden kann. Neben der unmittelbaren genitalen Entwicklung kommt es zunehmend zur *Pigmentation* der Genitalregion. Schon im 1. Jahr können *nächtliche Pollutionen* auftreten.

Der *puberale Wachstumsschub* ist gegen Ende des 2. Entwicklungsjahres auf seinem Höhepunkt. Kurze Zeit später ist meist ein Stadium P4 erreicht; Axillarbehaarung und Bartwuchs werden deutlicher sichtbar. Gegen Ende des Reifungsablaufs im 4. Jahr kommt es zum *Stimmbruch*; das Genitale ist voll entwickelt. Im Ejakulat finden sich reife Spermatozoen.

Eine typische Erscheinung der männlichen Pubertät ist die bei 40–60% der Knaben auftretende Wachstumsreaktion der Brustdrüsenanlage (*Pubertätsgynäkomastie*). Diese bleibt meist auf den submamillären Bereich beschränkt. Seitendifferenzen und Einseitigkeit kommen vor. Bis auf wenige Ausnahmen bildet sich diese Reaktion in einigen Monaten, gelegentlich erst nach 1–2 Jahren zurück. In einigen Fällen kann sich die Brüstdrüse allerdings erheblich vergrößern und zu psychischen Irritationen führen (Diskussion und Differentialdiagnose s. Kap. 15).

14.2.3 Puberale Hautveränderungen

Eine typische mit der Pubertät verbundene Hautreaktion ist die Acne vulgaris, deren Intensität oft Krankheitswert hat. Die endokrinologischen Abläufe gelten als permissiv für ihre Entstehung. Befallen sind das Gesicht und die oberen Anteile des Rumpfes; nur an diesen Stellen finden sich Talgdrüsenfollikel. Für die Akne charakteristisch sind die Talgdrüsenhypersekretion (Seborrhö), die Keratose besonders des proximalen Ausführungsganges (Komedonenbildung) und die bakterielle Besiedlung des distalen Follikelkanals mit Proprionibacterium acnes.

Die Aknebakterien sind an der Entstehung der Komedonen und der entzündlichen Veränderungen vornehmlich durch die Bildung einer Lipase beteiligt, die aus Triglyceriden toxisch wirkende freie Fettsäuren abspaltet. Es entstehen offene und geschlossene Komedonen (schwarze und weiße Punkte), Papeln, Pusteln und seltener furunkelähnliche Veränderungen, die zu das Aussehen beeinträchtigenden Narben führen können.

Während die „*Pubertätsakne*" einen in der Regel passageren und gutartigen Verlauf und selten Formen von gravierendem Krankheitswert zeigt, gibt es chronisch-systematische, bis weit in das Erwachsenenalter hineinreichende Akneerkrankungen, die bei Frauen meist in den Bereich der hyperandrogenämischen Ovarialinsuffizienz gehören. Eine differenzierte Therapie mit Antiandrogenen, Vitamin-A-Säure-Präparaten und Antibiotika sollte nur in Zusammenarbeit mit Dermatologen und jugendmedizinisch erfahrenen Endokrinologen erfolgen [16, 54, 73, 110, 120].

Als weiteres pubertäres Entwicklungsmerkmal der Haut ist die beginnende Funktion der apokrinen (geruchbildenden) Schweißdrüsen zu nennen (Axilla, Genitalregion).

14.3 Endokrinologische Merkmale der Pubertätsentwicklung

Die geschilderte körperliche Entwicklung setzt voraus, daß charakteristische hormonale Abläufe zeitgerecht, also quantitativ und qualitativ regelhaft, eintreten. Das hier wirksame endokrine System zeigt die bereits erwähnte typische Verknüpfung von pulsatiler LHRH- und konsekutiver LH- und FSH-Sekretion mit einem durch Feedbackmechanismen kontrollierten Regelkreis. Dabei kommt den Gonadenhormonen, einschließlich des Inhibins (s. 14.3.5), und v. a. beim weiblichen Geschlecht dem multifaktoriellen intrafollikulären Milieu eine besondere Bedeutung zu (Abb. 14.12 und 14.13; s. auch Kap. 6, 7 und 16; weitergehende Darstellungen und Literatur bei [38, 49, 105]).

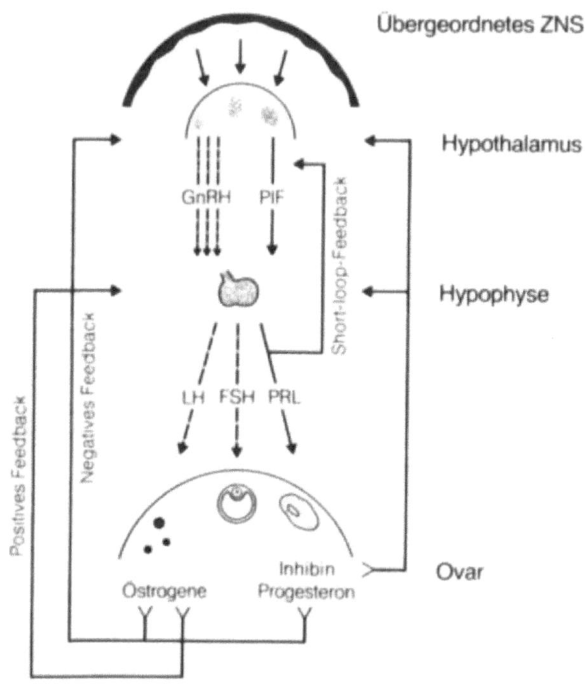

Abb. 14.12. Feedbackverknüpfungen zwischen Hypothalamus, Hypophyse und Ovar, *PRL* Prolaktin, *PIF* „prolactin inhibiting factor". (Aus Stolecke 1987 [109])

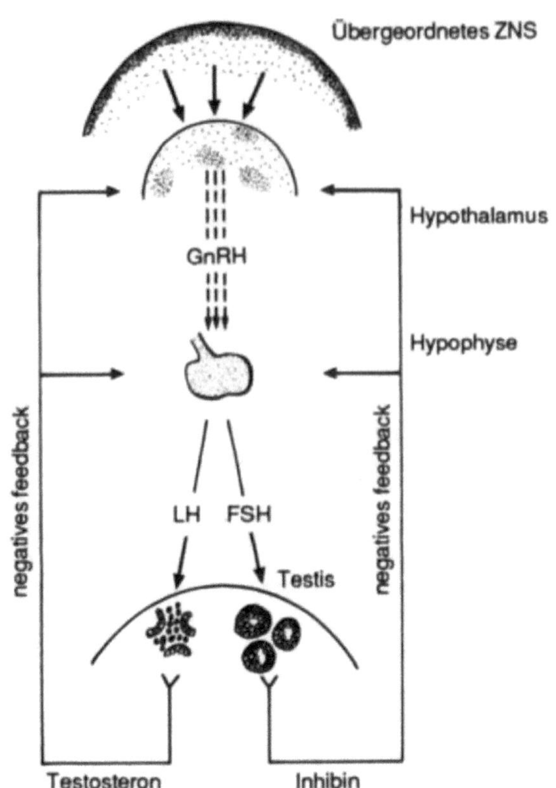

Abb. 14.13. Feedbackverknüpfungen zwischen Hypothalamus, Hypophyse und Testes

14.3.1
Prinzipien der Feedbackkontrolle

Das *negative Östrogenfeedback* ist zunächst eine Wirkung auf hypophysärer Ebene, die offenbar zeitlich begrenzt ist und sich weitergehend im Hypothalamus realisiert. Dort kann auch Testosteron zu Östrogen aromatisiert werden, so daß diese lokale Konversion zur Östrogenverfügbarkeit über die systemischen Konzentrationen im Blut hinaus beiträgt.

Bei einer Östrogenexposition, die über 3–4 Tage mehrfach höher als die durchschnittliche Basalkonzentration in der Proliferationsphase liegt, kommt es zu einer akuten LH-Stimulation, die für die Ovulation verantwortlich ist *(positiver Östrogenfeedback)*. Im regelhaft strukturierten Zyklus ist dies das typische mittzyklische Sekretionsmuster (Abb. 14.14).

Der *negative Androgenfeedback* wird offenbar durch Opiate moduliert und findet vorrangig im Hypothalamus statt. Das Prinzip besteht in einer Reduktion der GnRH-Pulsfrequenz mit konsekutiver Hemmung der LH-Sekretion und wird über Androgenrezeptoren und via Aromatisation über Östrogenrezeptoren umgesetzt. Das Ausmaß der Aromatisation ist offenbar eine während der pubertären Entwicklung schrittweise reifende Funktion, wie sich aus Untersuchungen über das Verhältnis bioaktiver zu immunologisch gemessenen Gonadotropinen und deren Korrelation zu Testosteron schließen läßt [60]. Der 5α-Reduktion und damit der Bildung und Wirkung von DHT kommt im Rahmen des negativen Feedback eine untergeordnete Rolle zu.

14.3.2
Gonadotropine (LH, FSH)

Gonadotropine werden im Zusammenhang mit der klinischen Erstvorstellung v. a. mit radioimmunologischen Methoden im Plasma gemessen. Spezielle Fragestellungen erfordern auch andere methodische Verfahren, wie z. B. den Rezeptorassay, oder eine die unmittelbare biologische Wirkung erfassende Analyse. Testanordnungen, die die Sekretion aktuell stimulieren, und Längsschnittanalysen der spontanen Konzentrationen erweitern das diagnostische Pro-

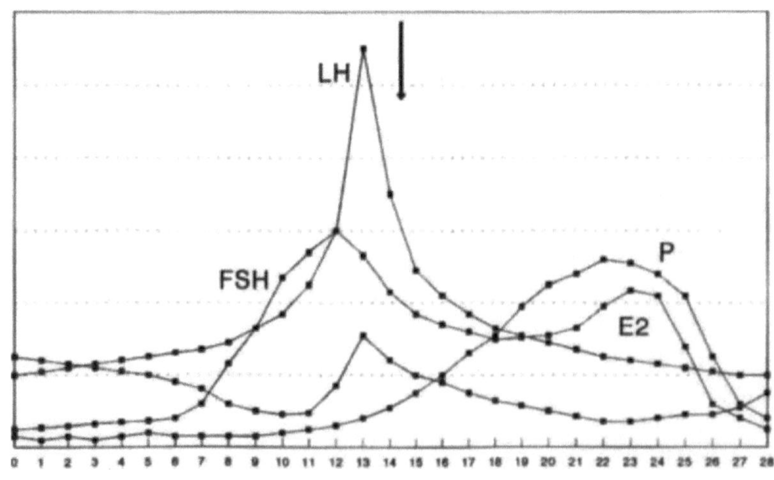

Abb. 14.14. Normaler monatlicher Zyklus; Verlauf hormonaler Parameter; *P* Progesteron, *E2* Östradiol

gramm. Die jeweils ermittelten absoluten Werte beziehen sich auf einen Referenzstandard und können darüber hinaus nur interpretiert werden, wenn die meßmethodischen Voraussetzungen im einzelnen berücksichtigt werden.

Der endokrinologische Beginn der Pubertät geht wie zu erwarten den sichtbaren klinischen Zeichen voraus. Bei Knaben wurde dies kürzlich durch die Bestimmung der Gonadotropine mit ultrasensitivem Assay als logarithmische Funktion zum Testisvolumen definiert, ein Prinzip, das auch für die Dokumentation des weiteren Reifungsfortschrittes geeignet ist und eine spezielle Verlaufsstruktur aufweist [76]. Im Verlauf der Pubertät steigen die mittleren Konzentrationen der Gonadotropine an, wobei punktuelle Werte aufgrund der pulsatilen Sekretionsdynamik erheblich streuen. Bei Mädchen dominiert im Gegensatz zu den Daten bei Knaben in den beiden Jahren vor Pubertätsbeginn zunächst die mittlere Konzentration von FSH gegenüber derjenigen von LH (s. auch Kap. 25).

Genauere Informationen über Frequenz und Amplitude erhält man durch Analysen der Spontansekretion mit Werten in 20minütigem Abstand. Das insgesamt angehobene Amplitudenniveau läßt sich zunächst in der Schlafphase finden und entwickelt sich mit Fortschreiten der Pubertät zu einem auch zeitlich strukturierten kontinuierlichen Muster [1a, 11, 22, 23, 46].

Die Pulsatilität ist für LH im Gegensatz zu FSH besonders augenfällig; die Pulsfrequenz liegt schließ-

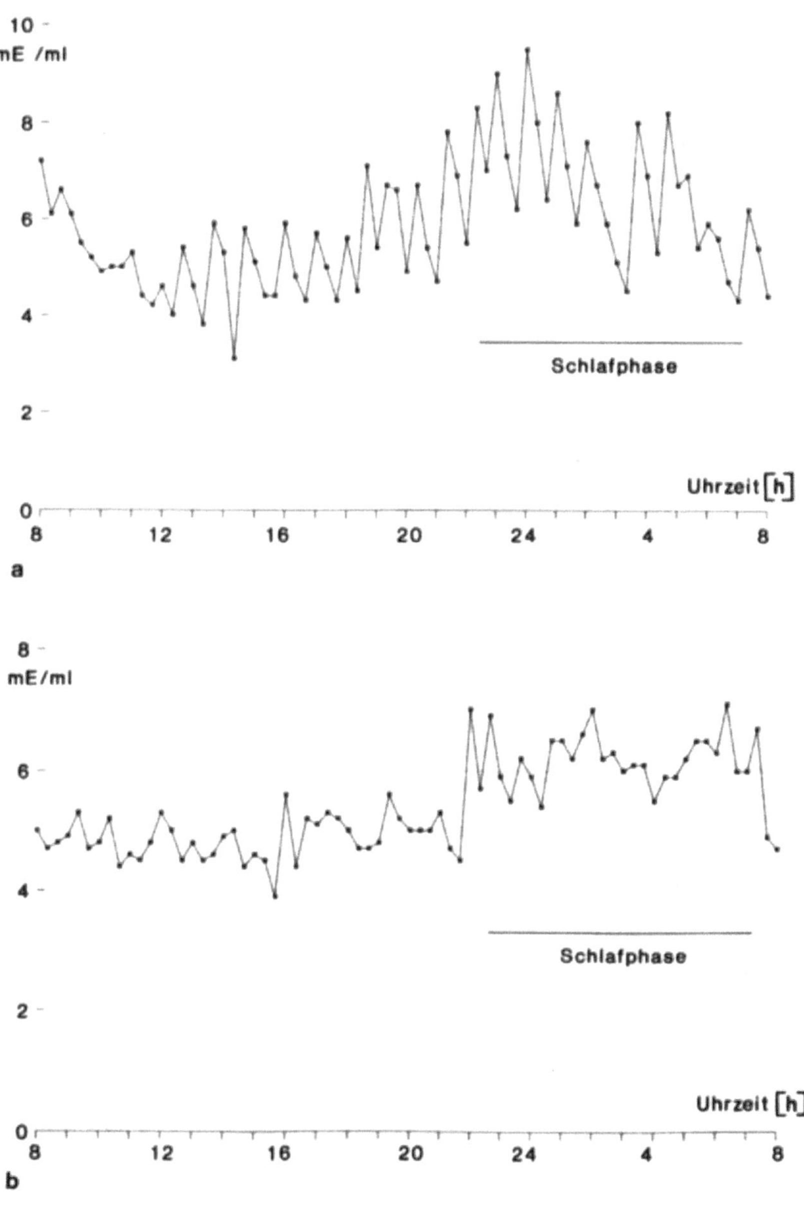

Abb. 14.15a, b. Spontansekretionsprofil einer 11jährigen Patientin für **a** LH und **b** FSH über 24 h; 20-min-Intervalle. (Abteilung Pädiatrische Endokrinologie, Universität Essen)

lich bei ca. 90 min (Abb. 14.15). Eine spezielle Differenzierung zeigt sich innerhalb des funktionell etablierten weiblichen Zyklus mit phasenstrukturierten Änderungen v. a. der Pulsfrequenz und des mittzyklischen (präovulatorischen) Anstiegs.

Die Gabe von GnRH (= LHRH) in nichtphysiologischer Dosierung (25 – 50 μg/m² KO i.v.) wird schon seit langem als standardisierter Test zur Untersuchung der LH- und FSH-Freisetzung aus der Hypophyse benutzt. Seine diagnostische Bedeutung besteht in erster Linie darin, daß eine Reaktion der Hypophyse auf einen spezifischen Reiz nachgewiesen werden kann. Mit Beginn der Pubertät nimmt die hypophysäre Sensibilität auf LHRH zu (s. auch 14.1.3 und Kap. 25).

Untersuchungen, bei denen der Test mit *LHRH-Agonisten* durchgeführt wurde, haben bei Knaben einen indirekten Nachweis erbracht, daß die zentralen Reifungsvorgänge nicht nur die höhere Reagibilität der LH- und FSH-Ausschüttung betreffen, sondern auch die schon erwähnte Zunahme der Aromataseaktivität [31, 43].

> ! Aufgrund der geschilderten Sekretions- und Regulationsmodalitäten sind Meßwerte für die Gonadotropine nur im Kontext mit am klinischen Befund orientierten, systematischen endokrinologischen Erhebungen und den zugrundeliegenden Meßmethoden zu interpretieren.

14.3.3 Gonadale Hormone

Knaben

Die Testosteronkonzentration im Serum nimmt von Werten unter 20 ng/dl ausgehend schrittweise zu. Im Stadium 3 der Reifeentwicklung mißt man Werte um 150 ng/dl; es folgt dann ein rascher Anstieg bis zu Werten des Erwachsenenbereiches von 300 – 1000 ng/dl. Individuell bestehen große Streuungen, wenn man die Werte auf das chronologische Alter bezieht.

Präzisere Informationen erhält man insbesondere über den Beginn und den sich anschließenden Fortschritt der Entwicklung, wenn die diurnale Rhythmik des Testosterons im Serum mit einer zunehmenden Differenz innerhalb paarweise gemessener Werte (8 und 20 Uhr) zugunsten der morgendlichen Werte berücksichtigt wird [125]. Auch die Bestimmung des freien Testosterons, seine systematische Beziehung zu den Östradiolkonzentrationen und zu SHBG (s. unten) sowie die klinische Definition eines Stadiums P2a (keine Pubes, Testisvolumen größer oder gleich 3 ml) charakterisieren den Beginn der Pubertät zum frühesten Zeitpunkt und den Progreß bei 82 % der Probanden 6 Monate später [13a].

Die Gabe einer 1maligen Dosis von 5000 IE hCG i.m. führt im Normalfall zu einer ausgeprägten Steigerung der Testosteronkonzentration im Serum, wobei die Reaktion über 6 Tage verfolgt werden sollte (s. auch Kap. 5 und 25).

Testosteron im Serum stammt beim Knaben zu 90 % aus den Testes; etwa 10 % reflektieren die periphere Konversion von Androstendion. Im Blut wird Testosteron an ein β-Globulin, das „sexualhormonbindende Globulin“ (SHBG, s. 14.3.6), an Transcortin und an Albumin gebunden transportiert.

In einigen Geweben, wie z. B. in der Prostata und der Genitalhaut, wird Testosteron zu DHT reduziert (5α-Reductase). Die androgene Wirkung wird dort offenbar durch diese Umwandlung moduliert, wie ja auch die Entwicklung der äußeren männlichen Genitalorgane DHT-abhängig ist. In den Testes wird auch Östradiol gebildet: die Konzentration im Serum liegt am Ende der Reifungsphase um 30 pg/ml.

Mädchen

Bei heranwachsenden Mädchen kommt es neben der beschriebenen Erhöhung der Gonadotropine zu einem kontinuierlichen Anstieg der mittleren Östrogenkonzentrationen. Östradiol, das wichtigste im Plasma meßbare Östrogen, steigt von Werten < 20 pg/ml auf eine Größenordnung um 40 pg/ml im Stadium 3 – 4 der Pubertät an. Erst Werte über 40 pg/ml gewährleisten eine ausreichende endometriale Stimulation und damit die Voraussetzung für den Eintritt der Menarche. Auch Östradiol wird an SHBG gebunden transportiert.

Als Zeichen der zunehmenden funktionellen Reife bildet sich neben den zu Beginn des Kapitels geschilderten zentralnervösen Differenzierungsvorgängen ein positives Östrogenfeedback aus; im reifen Zyklus ist es für den mittzyklischen „LH peak“ verantwortlich. Die im Plasma meßbaren Werte für Östradiol liegen bei etabliertem Zyklus je nach Zyklusphase zwischen 30 und 450 pg/ml. Die Konzentrationen von Progesteron in der 2. Zyklushälfte entwickeln sich im Sinne einer wachsenden Funktion und erreichen erst viele Jahre nach der Menarche den Erwachsenenstatus (s. Abb. 14.14 und Kap. 7).

Testosteron entsteht bei Mädchen hauptsächlich durch periphere Konversion aus Androstendion und zeigt im jugendlichen Erwachsenenalter Konzentrationen zwischen 30 und 80 ng/dl.

14.3.4
Beurteilung des individuellen Reifungsfortschrittes

Die systematische Darstellung der pubertären Entwicklung orientiert sich ebenso wie Erhebungen zu anderen meßbaren Vorgängen an den durchschnittlich festzustellenden Befunden („Cross-sectional-Daten"). Die Variabilität der Einzelwerte wird üblicherweise als Standardabweichung und „range" angegeben. Die im biologischen Bereich bestehenden, prinzipiell erheblichen Streubreiten des Normalen lassen sich damit zwar mathematisch-statistisch eingrenzen, sie lassen jedoch für ein *singuläres individuelles Untersuchungsergebnis* eine unstrittige Zuordnung im Sinne regelhaft oder abweichend bzw. krankhaft oft nicht zu.

Daraus folgt, daß patientenbezogene Längsschnittdokumentationen (Verlaufsbeobachtungen) notwendig werden. Vielfach ergibt sich aber auch die Möglichkeit, ein inhärentes dynamisches Prinzip zu nutzen, um die generelle Streubreite eines Meßwertes einzugrenzen und damit die Beurteilung zu präzisieren.

Als klinisches Beispiel sei die Brustdrüsenentwicklung genannt. Statistisch kann im Rahmen der *Normstreuung* ein Stadium 2 (bis 3) mit 9 oder erst mit 15 Jahren auftreten. Der zeitliche Rahmen reduziert sich aber um 50 %, wenn man den Entwicklungsfortschritt von Stadium 2–3 zu 5 als Kriterium für einen regelhaften Progreß unabhängig vom chronologischen Alter zugrundelegt (Abb. 14.16).

Für das Prinzip dieses Verfahrens, *biologische Zusammenhänge in ihrer Dynamik* zu erfassen, indem Bezüge unter verschiedenen, an einem bestimmten Entwicklungsablauf beteiligten sensiblen Parametern hergestellt werden, gibt es viele klinisch-endokrinologische Beispiele. Genannt seien die erwähnte Analyse der diurnalen Testosteronkonzentrationen in Beziehung zum Hodenvolumen [125] oder die Beziehungen zwischen FSH, LH, Testosteron und Inhibin und dem Wachstumsfortschritt der Testes [76]. Auch die bis weit in das jugendliche Erwachsenenalter hineinreichende funktionelle Reifung der Progesteronbildung in der 2. Zyklushälfte und der Quotient mit Östradiol ist hier zu nennen. Man kann zusammenfassend von einem Konzept sprechen, die Beurteilung des pubertären Reifungsprozesses an Kriterien zu binden, die eine diagnostische Aussage über allgemeine Grobraster hinaus und damit über den *individuellen Fortschritt* zulassen [112a].

14.3.5
Inhibin

Inhibin gehört zu einer Gruppe von Glykoproteinhormonen und Wachstumsfaktoren, die unterschiedliche biologische Wirkungen haben. Es besteht aus 1 α-Untereinheit und 1 von 2 β-Untereinheiten, so daß mit Inhibin A und B 2 Dimere vorhanden sind, die funktionell offenbar gleichartig wirken. Zu der Glykoproteinfamilie des Inhibin gehören auch Dimere zweier anderer Untereinheiten des Inhibins, das Activin A und B, die die FSH-Sekretion in der Hypophyse stimulieren.

Inhibin wird in den Sertoli- bzw. Granulosazellen gebildet und spielt über eine Feedbackregulation mit FSH eine wesentliche Rolle für die Reifung der Samenzellen und der Follikel im Ovar. Entsprechend der puberalen Reifungsvorgänge steigen die mittleren Konzentrationen im Plasma deutlich an.

Inhibin wurde auch in anderen Organen nachgewiesen und ist offenbar unterschiedlich in die jeweils spezifischen funktionellen Abläufe auch in autokrin-parakriner Weise eingebunden. In der aktuellen Literatur gibt es zur Systematik und zu distinkten klinischen Themen viele Einzelergebnisse, für die hier einige Originalarbeiten angegeben werden: [3, 5, 21, 25, 40, 55, 61, 76, 81, 86, 90, 93, 100, 101, 117].

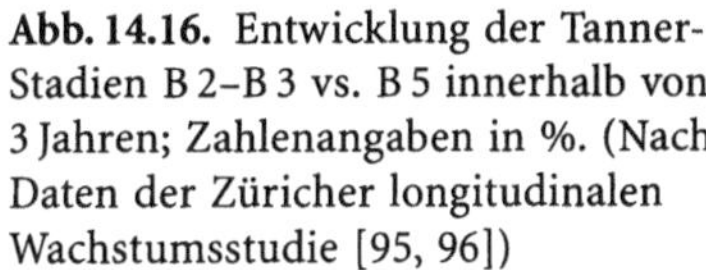
Abb. 14.16. Entwicklung der Tanner-Stadien B 2–B 3 vs. B 5 innerhalb von 3 Jahren; Zahlenangaben in %. (Nach Daten der Züricher longitudinalen Wachstumsstudie [95, 96])

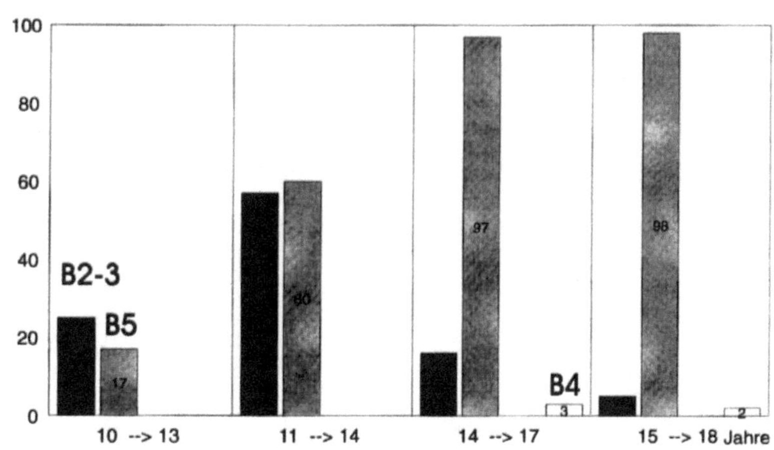

14.3.6
Sexualhormonbindendes Globulin (SHBG)

SHBG ist ein Glykoprotein in der Größenordnung von 100 kD und besteht aus heterogenen Monomeren [52]. Es bindet als Transportprotein 97–99 % des Testosterons bzw. Östradiols, so daß die biologisch aktive freie Fraktion der Sexualsteroide physiologisch niedrig bleibt. Zur Zeit der pubertären Entwicklung sinken die SHBG-Konzentrationen deutlich ab, bei Mädchen weniger ausgeprägt als bei Knaben. Dies ist ein biologisch-systematischer Befund, der allerdings durch die Sexualhormone modifiziert wird. Androgene, so auch Oxandrolon [75], senken die SHBG-Konzentrationen. Östrogene erhöhen sie.

14.3.7
Wachstumshormon, IGF-I, Adrenarche, PSA

Die mit Beginn der Pubertät ansteigende Sexualhormonkonzentration wirkt permissiv im Sinne einer Steigerung der Wachstumshormon- und IGF-I-Ausschüttung [80, 83, 108, 124].

Auch die Adrenarche entwickelt sich weiter, so daß die Werte für Androstendion und DHEAS reifebezogen interpretiert werden müssen (Normalwerte s. Kap. 25).

Die Werte für das prostataspezifische Antigen (PSA) im Serum steigen im Verlauf der männlichen Pubertät systematisch an [122].

14.3.8
Körperfett und pubertäre Entwicklung

Vielfach werden Hormonstörungen als Auslösemechanismen für Übergewicht angesehen. Ein Zusammenhang zwischen Körperfett und hormonalen Funktionen entsteht indessen ganz überwiegend als sekundäres Phänomen im Sinne einer Insulinresistenz und einer überdurchschnittlichen Cortisolausschüttung. Im Einzelfall kann es notwendig sein, differentialdiagnostisch eine der seltenen primären Endokrinopathien auszuschließen (s. auch Kap. 20).

Auch in der Phase der pubertären Entwicklung wird vermehrt sich entwickelndes Körperfett, in vielfacher Hinsicht physiologisch, zum Anlaß, eine endokrine Störung zu diskutieren. Zwei aktuelle Studien haben dieses Thema aufgearbeitet und folgende Ergebnisse erbracht [32, 118]:

- Das Alter des Pubertätsbeginns zeigt keine Beziehung zur Körperfettmasse oder zur Fettverteilung.
- Die Fettverteilung zeigt zu Beginn der Pubertät eine Beziehung zur Hormonaktivität.
- Die Körperfettmasse weist eine negative Relation zum Progreß der pubertären Entwicklung hinsichtlich der Menarche auf, ohne daß sich endokrine Abhängigkeiten nachweisen lassen.
- Als prädiktiv für die Insulinsensibilität ist der „body mass index“ (BMI), das Geschlecht und das jeweilige Tanner-Stadium.
- Die Insulinsensibilität ist nicht mit den Sexualhormonkonzentrationen assoziiert; sie korreliert bei Mädchen invers mit dem BMI, einer Adipositas der Eltern und mit IGF-I-Konzentrationen, darüber hinaus bei Knaben mit der totalen Fettmasse und dem Tanner-Stadium.

14.3.9
Medikamentöse Verschiebung der Menstruation

Gelegentlich wird der Wunsch geäußert, einen absehbaren Termin für die Menstruation zu verschieben. Die Anlässe sind in aller Regel Termine für Prüfungen, aktive Teilname an Sportereignissen, Reisen, Festlichkeiten oder Vorstellungsgespräche. Oft bestehen bei den Menses mehr oder weniger beeinträchtigende Beschwerden, oder die jungen Mädchen möchten einfach die mit der Regel verbundenen Umstände aktuell vermeiden. Voraussetzung ist natürlich ein zeitlich berechenbarer Zyklus, der durch hormonale Manipulation verlängert oder verkürzt werden kann.

Zyklusverlängerung durch die Gabe eines Östrogen-Gestagen-Präparates vom Typ des Primosiston (Primosiston, 3mal 1 Tablette vom 25. Zyklustag an bis zu 14 Tagen). Wird eine hormonale Kontrazeption mit einem Kombinationspräparat durchgeführt, kann die Einnahme über den sonst üblichen Zeitrahmen hinaus ausgedehnt werden. Dabei ist natürlich sicherzustellen, daß je nach Abpackung wirkstofffreie Dragees *nicht* verwendet werden. Werden Stufenpräparate angewandt, sollten die Dragees der letzten Stufe aus einer neuen Packung weiter eingenommen werden. Statt dessen kann auch, wie oben angegeben, ein Östrogen-Gestagen-Präparat für die Verlängerung des Zyklus verwendet werden.

Zyklusverkürzung. Frühestens vom 12. Zyklustag kann ein Präparat vom Typ des Primosistons für 7 Tage eingenommen werden; 1–3 Tage nach beendigter Einnahme kommt es zur Blutung. Ein Kontrazeptivum vom Kombinationstyp kann frühestens vom 12. Tag an abgesetzt werden; ein Stufenpräparat sollte mit der 2. Stufe beginnend zu Ende eingenommen werden.

14.3.10 Psychologische und psychosoziale Aspekte

Für die seelische und soziale Reifung ist die pubertäre Phase eine entwicklungsintensive Zeit. Die körperlichen Veränderungen werden heute zum durchschnittlichen Termin erwartet und verursachen durch die zumindest sachbezogene Aufklärung im Schulalter kaum noch Ängste und Unsicherheit. Diese motivieren sich eher aus einer vermeintlichen oder berechtigten Erkenntnis, daß die eigene Körperlichkeit Wünsche offenläßt.

Die heranwachsenden Jungen und Mädchen empfinden, anfangs noch kaum bewußt, wie die zunehmenden körperlichen Reifungsvorgänge sexuelle Themen und Bedürfnisse einschließen und so das Gefühl für eine neue Dimension vermitteln: Ich werde erwachsen, werde eine Frau, werde ein Mann. Diese vordergründig ganz selbstverständlich erscheinende sachliche Feststellung fordert indessen den Kontext mit einem Prozeß, der seinerseits als neu, beunruhigend, herausfordernd, gewünscht und doch auch vereinsamend und angstbesetzt erlebt wird: die Suche nach dem „eigenen Ich".

Dissonante Empfindungen und Reaktionen entstehen. Sie hängen wesentlich davon ab, unter welchen Bedingungen sich die psychischen Strukturen in der Kindheit entwickeln konnten, welche intellektuellen, musischen oder sportlichen Interessen und Fähigkeiten im Rahmen der Gesamtentwicklung modulierend einwirken oder welche Einflüsse im sozialen Umfeld, also z. B. in der Familie oder der Peer-Gruppe wirksam werden.

Stimmungslabilität, oft mit rasch wechselnden Extremen, ist der Ausdruck eines Orientierung suchenden Aufbruchs in eine eigene Zukunft. Der Wunsch nach individueller Partnerschaft, die Suche nach eigenständigen geistigen und moralischen Überzeugungen werden erst allmählich in ihren Möglichkeiten erkennbar. Schwärmerische Ideen und illusionäre Tagträume lassen Scheinwelten entstehen, die durch lebhafte Phantasie und emotionale Überhöhung begeistern. Provokativ sich darstellende modische Attitüden, eine unrealistisch-suchende Selbsteinschätzung mit Persönlichkeits- oder Beziehungssubstituten, wie z. B. Designermode, Motorrad und phonstarke Hits, reflektieren die unvermeidbaren Schwierigkeiten und Mißerfolge, die „Ideallinie", den eigenen Weg, zu finden.

Je nach primärer Persönlichkeitsstruktur, gruppendynamischen Einflüssen und der Anfälligkeit für PR-manipuliertes „In-sein" wechseln laute, extrovertierte, häufig mit sexuell betonten Rollenklischees aufgemachte Verhaltensmuster mit introvertierter, depressiv gestimmter Abkehr, mit oft regressiver Empfindlichkeit, Einsamkeits- und Minderwertigkeitsgefühlen. Individuell wie in der Clique können spezielle Rituale entstehen, die vielfach in primitive Agressivität oder gar Kriminalität münden. Auch die Begeisterungsfähigkeit für „alternative" oder „progressive" Lehren und Aktivitäten ist groß.

Die Störanfälligkeit dieses Reifungsprozesses ist nicht zu unterschätzen. Die Diskrepanz zwischen körperlicher Reife und tragfähigen geistigen, seelischen und sozialen Strukturen führt zu einem instabilen Spannungsfeld. Die verstärkt als existentielles Ziel propagierte konsumorientierte Lebensweise erzeugt einen frühen Lerneffekt im Sinne einer Deformierung, die Erich Fromm als „Marketing-Charakter" bezeichnet. Gezielt eingesetzte Medieninhalte tragen mit optimierter Raffinesse und oftmals unglaublicher Rücksichtslosigkeit zu einem Konstrukt derartiger „normativer" Ansprüche bei.

Das skizzierte entwicklungspsychologische Spannungsfeld ist als primär entwicklungsphysiologischer Vorgang auf überzeugende, zuwendende Hilfe angewiesen, soll die in ihm lebendige und wertvolle Dynamik nicht über unkritische, „am Markt entstehende" Mittelmäßigkeit verspielt werden. Jugendliche suchen mit sehr unterschiedlichen Aktivitäten nach solchen Hilfen und nach orientierenden Hinweisen, nach glaubhaften Leitbildern, die sich bewähren, auf die sie sich verlassen können. Individuelle Bildung und Ausbildung sind auch hier wichtige Voraussetzungen.

Als Ärztinnen und Ärzte können wir auch auf diesem Gebiet viele wichtige Beiträge leisten, wenn es uns gelingt, eine Art „neutrale 3. Instanz" auszufüllen, wenn wir zuhören, Fragen stellen, akzeptieren, bewerten helfen, Position beziehen, vermitteln, Denkanstöße geben, Grenzen und Perspektiven aufzeigen und zu ihrem Verständnis beitragen (Literaturhinweise: [15, 84]).

Literatur

1. Adelman JP, Mason AJ, Hayflick JS, Seeburg PH (1986). Isolation of the gene and hypothalamic cDNA for the common presursor of gonadotropin-releasing hormone and prolactin-release-inhibiting factor in human and rat. Proc Natl Acad Sci USA 83: 179–183

1a. Albertsson-Wikland K, Rosberg S, Lannering B, Dunkel L, Selstam G, Norjavaara E. Twenty-four-hour profiles of luteinizing hormone, follicle-stimulating hormone, testosterone, and estradiol levels: A semilongitudinal study throughout puberty in healthy boys. J Clin Endocrinol Metab 1997; 82: 541–9

2. Allen LS, Gorski RA (1992) Sexual orientation and the size of the anterior commissure in the human brain. Proc Natl Acad Sci USA 89: 7199–7202

3. Aloi JA, Dalkin AC, Schwartz NB et al. (1995) Ovarian inhibin subunit gene expression: regulation by gonadotropins and estradiol. Endocrinology 136: 1227–1232

4. Arslan M, Pohl CR, Plant TM (1988) DL-2-amino-5-phosphonopentanoic acid, a specific N-methyl-D-aspartic acis receptor antagonist, suppresses pulsatile LH release in the rat. Neuroendocrinology 47: 465-468
5. Baccetti B, Burrini AG, Capitani S et al. (1993) Studies on varicocele. II. The inhibin secretion. J Submicrosc Cytol Pathol 25: 137-144
6. Bagatell CJ, Heiman JR, Rivier JE, Bremner WJ (1994) Effects of endogenous testosterone and estradiol on sexual behavior in normal young men. J Clin Endocrinol Metab 78: 711-716
7. Balen AH, Schachter ME, Montgomery D, Reid RW, Jacobs HS (1993) Polycystic ovaries are a common finding in untreated female to male transsexuals. Clin Endocrinol (Oxf) 38: 325-329
8. Balthazart J, Ball GF (1995) Sexual differentiation of brain and behavior in birds. Trends Endocrinol Metab 6: 21-29
9. Balthazart J, Foidart A (1993) Brain aromatase and the control of male sexual behavior. J Steroid Biochem Mol Biol 44: 521-540
10. Beck W, Wuttke W (1980) Diurnal variations of plasma luteinizing hormone, follicle-stimulating hormone, and prolactin in boys and girls from birth to puberty. J Clin Endocrinol Metab 50: 635-640
11. Belgorosky A, Chahin S, Chaler E, Maceiras M, Rivarola MA (1996) Serum concentrations of follicle stimulating hormone and luteinizing hormone in normal girls and boys during prepuberty and at early puberty. J Endocrinol Invest 19: 88-91
12. Bender BG, Harmon RJ, Linden MG, Robinson A (1995) Psychosocial adaptation of 39 adolescents with sex chromosome abnormalities. Pediatrics 96: 302-308
13. Beyer C, Wozniak A, Hutchison JB (1993) Sex-specific aromatization of testosterone in mouse hypothalamic neurons. Neuroendocrinology 58: 673-681
13a. Biro FM, Lucky AW, Huster GA, Morrison JA (1995) Pubertal staging in boys. J Pediatr 127: 100-102
14. Black SM, Kaplan SL, Bristow JD, Grumbach MM (1994) Nitric oxide synthesized by GnRH neurons is a mediator of N-methyl-D-aspartate (NMDA)-induced GnRH secretion. Endocrinology 135: 1709-1712
15. Blos P (1983) Adoleszenz - eine psychoanalytische Interpretation. Klett-Cotta, Stuttgart
16. Boudou P, Chivot M, Vexiau P et al. (1994) Evidence for decreased androgen 5α-reduction in skin and liver of men with severe acne after 13-cis-retinoic acid treatment. J Clin Endocrinol Metab 78: 1064-1069
17. Bourguignon J-P (1991) Growth and timing of puberty: reciprocal effects. Horm Res 36: 131-135
18. Bourguignon J-P (1995) The neuroendocrinology of puberty. Growth Gen Horm 11 (3): 1-6
19. Bourguignon J-P, Gerard A, Mathieu J, Mathieu A, Franchimont P (1990) Maturation of the hypothalamic control of pulsatile gonadotropin-releasing hormone secretion at onset of puberty. I. Increased activation of N-methyl-D-aspartate receptors. Endocrinology 127: 873-881
20. Bourguignon J-P, Gerard A, Gonzalez M-LA, Purnelle G, Franchimont P (1995) Endogenous glutamate involvement in pulsatile secretion of gonadotropin-releasing hormone: evidence from effect of glutamine and developmental changes. Endocrinology 136: 911-916
21. Brennemann W, Klingmüller D, Eter N, Bidlingmaier F (1995) Immunoreactive inhibin concentrations in human gonads and adrenals during the first years of life. Horm Res 44: 115-120
22. Bridges NA, Hindmarsh PC, Matthews DR, Brook CGD (1994) The effect of changing gonadotropin-releasing hormone pulse frequency on puberty. J Clin Endocrinol Metab 79: 841-847
23. Bridges NA, Matthews DR, Hindmarsh PC, Brook CGD (1994) Changes in gonadotropin secretion during childhood and puberty. J Endocrinol 141: 169-176
24. Carley KP, Valk TW, Kelch RP, Marshall JC (1981) Estimation of GnRH pulse amplitude during pubertal development. Pediatr Res 15: 157-160
25. Chen C-LC (1993) Inhibin and activin as paracrine/autocrine factors. Endocrinology 132: 4-5
26. Chowen JA, Busiguina S, García-Segura LM (1995) Sexual dimorphism and sex steroid modulation of glial fibrillary acidic protein messenger RNA and immunoreactivity levels in the rat hypothalamus. Neuroscience 69: 519-532
27. Clancy AN, Michael RP (1994) Effects of testosterone and aromatase inhibition on estrogen receptor-like immunoreactivity in male rat brain. Neuroendocrinology 59: 552-560
28. Clancy AN, Zumpe D, Michael RP (1995) Intracerebral infusion of an aromatase inhibitor, sexual behavior and brain estrogen receptor-like immunoreactivity in intact male rats. Neuroendocrinology 61: 98-111
29. Clayton RN (1989) Gonadotropin-releasing hormone: its actions and receptors. J Endocrinol 120: 11-16
30. Cohen HN, Hay ID, Annesley TM et al. (1982) Serum immunoreactive melatonin in boys with delayed puberty. Clin Endocrinol (Oxf) 17: 517-521
31. Cuttler L, Rosenfield RL, Ehrmann DA et al. (1993) Maturation of gonadotropin and sex steroid responses to gonadotropin-releasing hormone agonist in males. J Clin Endocrinol Metab 76: 362-366
32. DeRidder CM, Thijssen JHH, Bruning PF, Van den Brande JL, Zonderland ML, Erich WBM (1992) Body fat mass, body fat distribution, and pubertal development: a longitudinal study of physical and hormonal sexual maturation of girls. J Clin Endocrinol Metab 75: 442-446
33. Döhler KD, New MI (1989) Sexualentwicklung. In: Hesch RD (Hrsg) Innere Medizin der Gegenwart, Bd Endokrinologie A. Urban & Schwarzenberg, München, S 501-512
34. Dunkel L, Alfthan H, Stenman U-H, Tapanainen P, Perheentupa J (1990) Pulsatile secretion of LH and FSH in prepubertal and early pubertal boys revealed by ultrasensitive time resolving immunofluorometric assays. Pediatr Res 27: 215-219
35. El-Migdadi F, Gallant S, Brownie AC (1995) Sex differences in cytochromes oxidase and P45011 in the rat adrenal cortex. Mol Cell Endocrinol 112: 185-194
36. El-Migdadi F, Gallant S, Brownie AC (1995) Sex differences in the steroidogenic and respiratory electron transport chains in the rat adrenal cortex. Endocr Res 21: 109-114
37. Emans SJ, Woods ER, Allred EN, Grace E (1994) Hymenal findings in adolescent women: impact of tampon use and consensual sexual activity. J Pediatr 125: 153-160

38. Erickson GF, McLachlan RI, McClure N, Healy DL, Burger HG (1995) The ovary: basic principles and concepts; A. Physiology, B. Clinical. In: Felig P, Baxter JD, Frohman LA (eds) Endocrinology and metabolism. McGraw-Hill, New York London Milan Toronto Tokyo Sydney, pp 973-1052
39. Fiddes JC, Talmadge K (1984) Structure, expression, and evolution of the genes for human glycoprotein hormones. Rec Progr Horm Res 40: 43-78
40. Findlay JK (1993) An update on the roles of inhibin, activin, and follistatin as local regulators of folliculogenesis. Biol Reprod 48: 15-23
41. Forest MG (1990) Pituitary gonadotropin and sex steroid secretion during the first two years of life. In: Grumbach MM, Sizonenko PC, Aubert ML (eds) Control of the onset of puberty. Williams & Wilkins, Baltimore, pp 451-478
42. Genazzani AR, Palumbo MA, De Micheroux AA et al. (1995) Evidence for a role for the neurosteroid allopregnanolone in the modulation of reproductive function in female rats. Eur J Endocrinol 133: 375-380
43. Ghai K, Rosenfield RL (1994) Maturation of the normal pituitary-testicular axis, as assessed by gonadotropin-releasing hormone agonist challenge. J Clin Endocrinol Metab 78: 1336-1340
44. Giusti M, Falivene MR, Carraro A, Cuttica CM, Valenti S, Giordano G (1995) The effect of non-steroidal anti-androgen flutamide on luteinizing hormone pulsatile secretion in male-to-female transsexual subjects. J Endocrinol Invest 18: 420-426
45. Godwin J, Crews D (1995) Sex differences in estrogen and progesterone receptor messenger ribonucleic acid regulation in the brain of little striped whiptail lizards. Neuroendocrinology 62: 293-300
46. Goji K, Tanikaze S (1993) Spontaneous gonadotropin and testosterone concentration profiles in prepubertal and pubertal boys: temporal relationship between luteinizing hormone and testosterone. Pediatr Res 34: 229-236
47. Gorski RA (1993) Estradiol acts via the estrogen receptor in the sexual differentiation of the rat brain, but what does this complex do. Endocrinology 133: 431-432
48. Grumbach MM, Kaplan SL (1990) The neuroendocrinology of human puberty: an ontogenetic perspective. In: Grumbach MM, Sizonenko PC, Aubert ML (eds) Control of the onset of puberty. Williams & Wilkins, Baltimore, pp 1-68
49. Grumbach MM, Styne DM (1992) Puberty: ontogeny, neuroendocrinology, physiology, and disorders. In: Wilson JD, Foster DW (eds) Williams textbook of endocrinology. WB Saunders, Philadelphia London Toronto, pp 1139-1221
50. Gunasegaram R, Loganath A, Peh KL, Ratnam SS (1995) Aromatization of [4-^{14}C]testosterone to [^{14}C]estradiol-17β by testicular tissue from male-to-female transsexuals on estrogen therapy. Arch Androl 35: 127-133
51. Hamer DH, Hu S, Magnuson V, Hu N, Pattatucci AML (1993) Male sexual orientation and genetic evidence. Science 262: 2063-2065
52. Hammond GL, Bocchinfuso WP (1996) Sex hormone-binding globulin: gene organization and structure function analyses. Horm Res 45: 197-201
53. Hardelin JP, Levilliers J, Young J et al. (1993) Xp 22.3 deletions in isolated familial Kallmann's syndrome. J Clin Endocrinol Metab 76: 827-831
54. Healy E, Simpson N (1994) Fortnightly review: Acne vulgaris. BMJ 308: 831-833
55. Hee JP, MacNaughton J, Bangah M et al. (1993) Follicle-stimulating hormone induces dose-dependant stimulation of immunoreactive inhibin secretion during the follicular phase of the human menstrual cycle. J Clin Endocrinol Metab 76: 1340-1343
56. Hu S-B, Nowak FV (1995) Sex-specific changes in preoptic regulatory factor-1 and preoptic regulatory factor-2 mRNA expression in the rat brain during development. Endocrine 3: 421-424
57. Hu S, Pattatucci AML, Patterson C et al. (1995) Linkage between sexual orientation and chromosome Xq28 in males but not in females. Nature Genet 11: 248-256
58. Jackacki RI, Kelch RP, Sauder SE, Lloyd JS, Hopwood NJ, Marshall JC (1982) Pulsatile secretion of luteinizing hormone in children. J Clin Endocrinol Metab 55: 453-458
59. Juárez J, Corsi-Cabrera M, Del Río-Portilla I (1995) Effects of prenatal testosterone treatment on sex differences in the EEG activity of the rat. Brain Res 694: 21-28
60. Kletter GB, Padmanabhan V, Brown MB, Reiter EO, Sizonenko PC, Beitins IZ (1993) Serum bioactive gonadotropins during male puberty: a longitudinal study. J Clin Endocrinol Metab 76: 432-438
61. Krummen LA, Woodruff TK, DeGuzman G et al. (1993) Identification and characterization of binding proteins for inhibin and activin in human serum and follicular fluids. Endocrinology 132: 431-443
62. Kühnemann S, Brown TJ, Hochberg RB, MacLusky NJ (1994) Sex differences in the development of estrogen receptors in the rat brain. Horm Behav 28: 483-491
63. Kühnemann S, Brown TJ, Hochberg RB, MacLusky NJ (1995) Sexual differentiation of estrogen receptor concentrations in the rat brain: effects of neonatal testosterone exposure. Brain Res 691: 229-234
64. Kuhnle U, Bullinger M, Schwarz HP, Knorr D (1993) Partnership and sexuality in adult female patients with congenital adrenal hyperplasia. First results of a cross-sectional quality-of-life evaluation. J Steroid Biochem Mol Biol 45: 123-126
65. Kulin HE, Grumbach MM, Kaplan SL (1969) Changing sensivity of pubertal gonadal hypothalamic feedback mechanism in man. Science 166: 1012-1018
66. Kuljis RO, Advis JP (1989) Immunocytochemical and physiological evidence of a synapse between dopamine- and luteinizing hormone releasing hormone-containing neurons in the ewe median eminence. Endocrinology 124: 1579-1581
67. Labhard A (1986) Clinical Endocrinology. Theory and praxis. Springer, Berlin Heidelberg New York
68. Largo RH, Prader A (1983) Pubertal development in Swiss boys. Helv Paediatr Acta 38: 211-228
69. Largo RH, Prader A (1983) Pubertal development in Swiss girls. Helv Paediatr Acta 38: 229-243
70. Largo RH, Prader A (1987) Somatische Pubertätsentwicklung bei Mädchen. Monatschr Kinderheilkd 135: 479-484
71. Leranth C, MacLusky NJ, Sakamoto H et al. (1985) Glutamic acid decarboxylase-containing axons synapse on

LHRH-neurons in the rat medial preoptic area. Neuroendocrinology 40: 536-539
72. Lisciotto CA, Morrell JI (1994) Sex differences in the distribution and projections of testosterone target neurons in the medial preoptic area and the bed nucleus of the stria terminalis of rats. Horm Behav 28: 492-502
73. Lucky AW (1995) Hormonal correlates of acne and hirsutism. Am J Med 98 (Suppl) 1A: 89S-94S
74. Mahachoklertwattana P, Sanchez J, Kaplan SL, Grumbach MM (1994) N-methyl-D-aspartate (NMDA) receptors mediate the release of gonadotropin-releasing hormone (GnRH) by NMDA in a hypothalamic GnRH neuronal cell line (GT1-1). Endocrinology 134: 1023-1030
75. Malhotra A, Poon E, Tse W-Y, Pringle PJ, Hindmarsh PC, Brook CGD (1993) The effects of oxandrolone on the growth hormone and gonadal axes in boys with constitutional delay of growth and puberty. Clin Endocrinol (Oxf) 38: 393-398
76. Manasco PK, Umbach DM, Muly SM et al. (1995) Ontogeny of gonadotropin, testosterone, and inhibin secretion in normal boys through puberty based on overnight serial sampling. J Clin Endocrinol Metab 80: 2046-2052
77. Maszak G, Becker K, Conway S (1995) The development of sexually dimorphic sensitivity to growth hormone (GH) feedback of the clonidine-induced GH surge in the rat. Neuroendocrinology 62: 301-307
78. Matuszczyk JV, Larsson K (1995) Sexual preference and feminine and masculine sexual behavior of male rats prenatally exposed to antiandrogen or antiestrogen. Horm Behav 29: 191-206
79. Mauras N, Veldhuis JD, Rogol AD (1986) Role of endogenous opiates in pubertal maturation: opposing actions of naltrexone in prepubertal and late pubertal boys. J Clin Endocrinol Metab 62: 1256-1263
80. Mauras N, Rogol AD, Haymond MW, Veldhuis JD (1996) Sex steroids, growth hormone, insulin-like growth factor-1: neuroendocrine and metabolic regulation in puberty. Horm Res 45: 74-80
81. Mayo KE (1994) Inhibin and activin: molecular aspects of regulation and function. Trends Endocrinol Metab 5: 407-415
82. McCormick CM, Smythe JW, Beers D (1994) Sex differences in type I corticosteroid receptor binding in selective brain areas of rats. Ann NY Acad Sci 746: 431-433
83. Metzger DL, Kerrigan JR, Rogol AD (1994) Gonadal steroid hormone regulation of the somatotropic axis during puberty in humans: mechanisms of androgen and estrogen action. Trends Endocrinol Metab 5: 290-296
84. Möcks P, Schmidt MH (1990) Die regelhafte Pubertät - psychologische und psychosoziale Aspekte. In: Burmeister W, Heimann G, Sitzmann FC (Hrsg) Jugendmedizin - Band 94 Bücherei des Pädiaters. Enke, Stuttgart, pp 11-21
85. Montano MM, Welshons WV, Vom Saal FS (1995) Free estradiol in serum and brain uptake of estradiol during fetal and neonatal sexual differentiation in female rats. Biol Reprod 53: 1198-1207
86. Moodbidri SB, Garde SV, Sheth AR (1992) Inhibin: unity in diversity. Arch Androl 28: 149-157
87. Panzica GC, Aste N, Viglietti-Panzica C, Ottinger MA (1995) Structural sex differences in the brain: influence of gonadal steroids and behavioral correlates. J Endocrinol Invest 18: 232-252
88. Pattatucci AML, Hamer DH (1995) Development and familiality of sexual orientation in females. Behav Genet 25: 407-420
89. Penny R, Olambiwonu NO, Frasier SD (1977) Episodic fluctuations of serum gonadotropins in pre- and postpubertal girls and boys. J Clin Endocrinol Metab 45: 307-312
90. Perheentupa A, Bergendahl M, De Jong FH, Huhtaniemi I (1993) Differential regulation of FSH and inhibin gene expression and synthesis by testosterone in immature and mature male rats. J Endocrinol 137: 69-79
91. Plant TM (1988) Puberty in primates. In: Knobil E, Neill JD (eds) The physiology of reproduction. Raven, New York, pp 1763-1788
92. Plant TM, Gay VL, Marshall GR et al. (1989) Puberty in monkeys is triggered by chemical stimulation of the hypothalamus. Proc Natl Acad Sci USA 86: 2506-2510
93. Plymate SR, Paulsen CA, McLachlan RI (1992) Relationship of serum inhibin levels to serum follicle stimulating hormone and sperm production in normal men and men with varicoceles. J Clin Endocrinol Metab 74: 859-864
94. Pool R (1993) Evidence for homosexuality gene. Science 261: 291-292
95. Prader A, Largo RH, Wolf C (1984) Timing of pubertal growth and maturation in the first Zurich longitudinal growth study. Acta Paediatr Hung 25: 155-159
96. Prader A, Largo RH, Molinari L, Issler C (1989) Physical growth of Swiss children from birth to 20 years of age - first Zurich longitudinal study of growth and development. Helv Paediatr Acta (Suppl) 52: 1-125
97. Reite M, Sheeder J, Teale P, Richardson D, Adams M, Simon J (1995) Meg based brain laterality: sex differences in normal adults. Neuropsychologia 33: 1607-1613
98. Reiter RJ (1980) The pineal and its hormones in the control of reproduction in mammals. Endocr Rev 1: 109-131
99. Relkin R (1983) The pineal gland. In: Relkin R (ed) Current endocrinology. Elsevier, New York, pp 121-163
100. Roberts VJ, Peto CA, Vale W, Sawchenko PE (1992) Inhibin/activin subunits are costored with FSH and LH in secretory granules of the rat anterior pituitary gland. Neuroendocrinology 56: 214-224
101. Robertson DM, Sullivan J, Watson M, Cahir N (1995) Inhibin forms in human plasma. J Endocrinol 144: 261-269
102. Roelfsema F, Van den Berg G, Frölich M et al. (1993) Sex-dependent alteration in cortisol response to endogenous adrenocorticotropin. J Clin Endocrinol Metab 77: 234-240
103. Roselli CE, Resko JA (1993) Aromatase activity in the rat brain: hormonal regulation and sex differences. J Steroid Biochem Mol Biol 44: 499-508
104. Ruf KB (1973) How does the brain control the process of puberty? J Neurol 204: 95-101
105. Santen RJ (1995) The testis. In: Felig P, Baxter JD, Frohman LA (eds) Endocrinology and metabolism. McGraw-Hill, New York London Milan Tokyo Sydney Toronto, pp 885-972

106. Schwanzel-Fuduka M, Bick MD, Pfaff DW (1989) Luteinizing hormone-releasing hormone (LHRH)- expressing cells do not migrate normally in an inherited hypogonadal (Kallmann) syndrome. Mol Brain Res 6: 311-326
107. Sholl SA, Goy RW, Kim KL (1989) 5-alpha-reductase, aromatase, and androgen receptor levels in the monkey brain during fetal development. Endocrinology 124: 627-634
108. Spiteri-Grech J, Nieschlag E (1992) The role of growth hormone and insulin-like growth factor I in the regulation of male reproductive function. Horm Res 38 (Suppl 1): 22-27
109. Stolecke H (1987) Klinische und endokrinologische Merkmale der weiblichen Pubertät. In: Stolecke H, Terruhn V (Hrsg) Pädiatrische Gynäkologie. Springer, Berlin Heidelberg New York, S 83-103
110. Stolecke H (1990) Spezielle klinische Probleme - Abschn. 3.1: Akne. In: Burmeister W, Heimann G, Sitzmann FC (Hrsg) Jugendmedizin; Bd 94 Bücherei des Pädiaters. Enke, Stuttgart, S 26-27
111. Stolecke H (1990) Die regelhafte Pubertät, Abschn. 1.2: Klinischer Ablauf der Reifeentwicklung. In: Burmeister W, Heimann C, Sitzmann FC (Hrsg) Jugendmedizin; Bd 94 Bücherei des Pädiaters. Enke, Stuttgart, S 1-21
112. Stolecke H, Terruhn V (Hrsg) (1987) Pädiatrische Gynäkologie. Springer, Berlin Heidelberg New York
112a. Stolecke H (1997) Progression der geschlechtsspezifischen Entwicklung. In: Ranke MB, Stolecke H: Pubertätsentwicklung. Dokument + Bild, Ankum-Kettenkamp, p. 19-35
113. Tanner JM (1973) Trend toward earlier menarche in London, Oslo, Copenhagen, The Netherlands and Hungary. Nature 243: 95-97
114. Tanner JM, Eveleth PB (1975) Changes at age in menarche in Scandinavian countries, 1840-1978. In: Berenberg SR (ed) Puberty, biologic and psychosocial components. HE Stenfert Krose, Leiden, pp 256
115. Thind KK, Goldsmith PC (1988) Infundibular gonadotropin releasing hormone neurons are inhibited by direct opioid and autoregulatory synapses in juvenile monkeys. Neuroendocrinology 47: 203-216
116. Thorner MO, Vance ML, Horvath E, Kovacs K (1992) The anterior pituitary. In: Wilson JD, Foster DW (eds) Williams textbook of endocrinology. WB Saunders, Philadelphia London Toronto Sydney Tokyo, pp 221-310
117. Tilbrook AJ, De Kretser DM, Clarke IJ (1993) Human recombinant inhibin A and testosterone act directly at the pituitary to suppress plasma concentrations of FSH in castrated rams. J Endocrinol 138: 181-189
118. Travers SH, Jeffers BW, Bloch CA, Hill JO, Eckel RH (1995) Gender and Tanner stage differences in body composition and insulin sensitivity in early pubertal children. J Clin Endocrinol Metab 80: 172-178
119. VanFurth WR, Wolterink G, Van Ree JM (1995) Regulation of masculine sexual behavior: involvement of brain opioids and dopamine. Brain Res Rev 21: 162-184
120. VanWayjen RGA, Van den Ende A (1995) Experience in the long-term treatment of patients with hirsutism and/ or acne with cyproterone acetate-containing preparations: efficacy, metabolic and endocrine effects. Exp Clin Endocrinol Diabetes 103: 241-251
121. Vaughan GM, Meyer GG, Reiter RJ (1978) Evidence for a pineal-gonadal relationship. In: Reiter RJ (ed) The pineal and reproduction. Karger, Basel, pp 191-233
122. Vieira JGH, Nishida SK, Pereira AB, Arraes RF, Verreschi ITN (1994) Serum levels of prostate-specific antigen in normal boys throughout puberty. J Clin Endocrinol Metab 78: 1185-1187
123. Warkins PC, Eddy R, Beck AK et al. (1987) DNA sequence and regional assignment of the human follicle-stimulating hormone β-subunit gene to the short arm of human chromosome 11. DNAcid 6: 205-212
124. Weissberger AJ, Ho KKY (1993) Activation of the somatotropic axis by testosterone in adult males: evidence for the role of aromatization. J Clin Endocrinol Metab 76: 1407-1412
125. Wu FCW, Brown DC, Butler GE, Stirling HF, Kelnar CJH (1993) Early morning plasma testosterone is an accurate predictor of imminent pubertal development in prepubertal boys. J Clin Endocrinol Metab 76: 26-31
126. Yahr P, Greene SB (1992) Effects of unilateral hypothalamic manipulations on the sexual behaviors of rats. Behav Neurosci 106: 698-709
127. Zacharias LM, Rand M, Wurtman R (1976) A prospective study of sexual development in American girls: the statistics of menarche. Obstet Gynecol Surv 31: 325-337
128. Zhou JN, Hofman MA, Gooren LJG, Swaab DF (1995) A sex difference in the human brain and its relation to transsexuality. Nature 378: 68-70
129. Ziegler NI von, Lichtensteiger W (1992) Asymmetry of brain aromatase activity: region- and sex-specific developmental patterns. Neuroendocrinology 55: 512-518

15 Störungen der Pubertätsentwicklung

H. Stolecke

Zeichen einer geschlechtlichen Entwicklung werden im Kindesalter spontan als krankhaft angesehen, so daß diese Kinder rasch in der Sprechstunde vorgestellt werden. Bleibt eine Reifeentwicklung zum durchschnittlich erwartbaren Zeitpunkt aus, entsteht bei Angehörigen wie bei den betroffenen Jungen und Mädchen selbst zwar weniger spontan, aber zunehmend das verunsichernde Gefühl, es könne eine körperliche Unzulänglichkeit oder gar eine krankhafte Störung vorliegen.

In jedem Falle gilt es, Normvarianten abzugrenzen und pathologische Verläufe rechtzeitig zu diagnostizieren, um ihre Prognose nicht durch Zeitverlust zu belasten.

15.1 Klassifikation

Aus systematischen Gründen ist es nützlich, eine vorzeitige Pubertätsentwicklung (Pubertas praecox, „precocious puberty") von einer vorzeitigen Geschlechtsentwicklung (Pseudopubertas praecox, „sexual precocity") zu unterscheiden.

Die *vorzeitige Pubertätsentwicklung* ist durch die zeitliche Vorverlegung der pubertätsspezifischen, hypothalamisch induzierten endokrinen Kaskade gekennzeichnet. Sie ist unter diesem Aspekt zwar an physiologischen Abläufen orientiert und daher regelmäßig isosexuell, stellt aber als Symptom einer zentralnervösen Desintegration oder substantiellen Schädigung immer einen pathologischen Zustand dar.

Die *vorzeitige Geschlechtsentwicklung* ist über die zeitliche Diskrepanz zur Normentwicklung hinaus v.a. eine qualitative Störung. Hier handelt es sich in keinem Fall um eine durchgehende hypothalamisch-hypophysär-gonadale Aktivierung. Charakteristisch ist vielmehr eine erhöhte Konzentration von typischen Sexualhormonen oder von Hormonen, die qualitativ eine entsprechende Wirkung auf die Genitalorgane bzw. die Entwicklung „pubertärer" Merkmale haben. Die jeweils zugrundeliegende Krankheit bestimmt auch, ob heterosexuelle Symptome auftreten, was beim weiblichen Geschlecht z.T. obligat zu beobachten ist. Die vielfach benutzte Bezeichnung „Pseudopubertas praecox" verdeutlicht diese Tatsachen nicht ausreichend.

Der Begriff *Pubertas tarda* ist wenig aussagekräftig, weil er summarisch und ursächlich nicht differenzierend als Schlagwort für den Gesamtkomplex einer verzögerten, unvollständig bleibenden oder ausbleibenden Pubertätsentwicklung gebraucht wird.

15.2 Vorzeitige Pubertätsentwicklung

Die zeitliche Grenze, die eine frühnormale von einer vorzeitigen Entwicklung trennt, ist biologisch nicht exakt zu begründen, weil ein bestimmter Entwicklungsstand ein Mosaik vieler, z.T. nicht bekannter Faktoren darstellt. Dennoch ist es sinnvoll, das chronologische Alter als definierenden Parameter zu wählen. So wird eine klare diagnostische Zuordnung möglich. Zudem ist eine derartige Definition durch ausreichend repräsentative statistische Erhebungen gestützt.

Eine vorzeitige Pubertätsentwicklung liegt vor, wenn klinische und endokrinologische Befunde im Sinne einer begonnenen pubertären Entwicklung

- vor dem vollendeten 8. Lebensjahr bei Mädchen und
- vor dem vollendeten 9. Lebensjahr bei Knaben

zu dokumentieren sind. Die typische Aktivierung der pulsatilen LHRH-Ausschüttung auf hypothalamischer Ebene führt zu einer entsprechenden hypophysären Gonadotropininkretion und damit zu einer gonadalen Stimulation mit Sexualhormonkonzentrationen im pubertären Bereich (*Pubertas praecox vera hypothalamica*).

Die *Ursache* einer Pubertas praecox vera läßt sich nur bei einem Teil der Fälle klären. Bei 80–90% der Mädchen und 30–40% der Knaben finden sich auch bei Anwendung aller heute verfügbaren diagnostischen Verfahren keine Befunde, die die Desynchronisation zwischen chronologischem und biologischem Alter erklären könnten. Die folgende Übersicht informiert über die bekannten Ursachen der Pubertas praecox:

Ursachen der Pubertas praecox

- Idiopathische Form
  - Sporadisch
  - Familiär
- Nachweisbare zerebralorganische Schäden
  - Hypothalamusnahe ZNS-Tumoren
    Pinealistumoren
    Gliatumoren
    Meningiome
    Kraniopharyngeome
  - Hamartome des Tuber cinereum
  - Porenzephalie, Hydrozephalus, Mikrozephalie
  - Tuberöse Sklerosen
  - Postentzündliche Schäden
  - Nach Traumen
  - Nach Bestrahlungen
- Vorzeitige Akzeleration des Knochenalters

15.2.1 Idiopathische Form der Pubertas praecox

> ! Als Grundsatz gilt: Die Diagnose der idiopathischen Pubertas praecox ist eine Ausschlußdiagnose und veranlaßt damit immer eine differentialdiagnostische Diskussion.

Das diagnostische Programm muß indessen nicht nur die erkennbaren Ursachen, wie sie in der Übersicht s.o. aufgelistet sind, erfassen, sondern zumindest gleichzeitig den Nachweis führen, daß es sich tatsächlich um eine *Aktivierung der hypothalamischen LHRH-Ausschüttung* handelt. Anderenfalls liegt keine Pubertas praecox im hier diskutierten Sinne vor, auch wenn klinisch eine typische isosexuelle Reifung begonnen hat.

Eine idiopathische Form der Pubertas praecox tritt bei Mädchen etwa 10mal so häufig auf wie bei Knaben, ohne daß diese Erfahrung weitergehend interpretiert werden kann. Bei etwa 80 % der betroffenen Kinder zeigen sich EEG-Veränderungen, wiederum 10mal häufiger als unter regelhaften Entwicklungsmodalitäten. Dies weist auf diagnostisch nicht genauer erfaßbare ZNS-Schädigungen hin. Autosomal-rezessiv erbliche familiäre Formen der zentralen Pubertas praecox sind sehr selten [54, 72, 126].

Anamnese

Die Anamnese kann die Annahme einer idiopathischen Pubertas praecox im Sinne einer *Extremvariante* unterstützen, wenn familiär sehr frühe oder schon grenzwertig verfrühte Pubertätsentwicklungen vorgekommen sind. Spezifische Hinweise zur Ätiologie ergeben sich ansonsten nicht. Sind auxologische Aufzeichnungen und konkrete Angaben zum zeitlichen Verlauf der bisherigen Entwicklung verfügbar, kann man ihre Dynamik beurteilen. Eine sehr rasch ablaufende Entwicklung spricht gegen eine idiopathische Pubertas praecox und muß, insbesondere wenn heterosexuelle Symptome bestehen, den Verdacht auf einen tumorösen Prozeß aufkommen lassen. Eine *transiente Form* und eine sehr *langsam fortschreitende Variante* sind ebenfalls beschrieben worden [41, 120]. Bei Mädchen sollte man gezielt nach vaginalen Blutungen fragen.

Klinische Befunde

Während der allgemeinmedizinische Status in der Regel keine krankhaften Befunde ergibt, fällt die verfrühte pubertäre Entwicklung, die bei der idiopathischen Form stets eine *isosexuelle Entwicklung* ist, unmittelbar auf. Es werden im Detail dokumentiert:

- auxologische Daten, ggf. im Kontext zu früheren Erhebungen,
- Stadien der Entwicklung nach Tanner,
- Testisvolumen und gestreckte Penislänge,
- Hymenalsaum und Östrogenisation der bei der Inspektion sichtbaren Vaginalschleimhaut,
- Entwicklung der kleinen Labien,
- eventuelle Sekretion aus den Mamillen.

Die Beurteilung der Haut kann differentialdiagnostisch wichtige Hinweise in Richtung tuberöse Sklerose, Neurofibromatose [57] oder McCune-Albright-Syndrom (s. 15.4.1) geben, Erkrankungen, die mit einer hypothalamohypophysären Aktivierung im Sinne der Pubertas praecox einhergehen können. Pathologische Resistenzen im Abdominalbereich sind immer Anlaß zu weitergehender, u. U. auch invasiver Diagnostik. Gleiches gilt, wenn neurologische Auffälligkeiten oder andere Hinweise v. a. auf einen ZNS-Tumor bestehen.

Diagnose

Das diagnostische Vorgehen, die skizzierten Daten zu Anamnese und klinischen Befunden sind in der folgenden Übersicht zusammengefaßt.

Diagnostische Kriterien bei Pubertas praecox vera

- Anamnese
  - Chronologische Daten zur Pubertät der Eltern
  - Beginn der verfrühten Entwicklung, bisher beobachtete Symptome
  - Beschwerden?
  - Zurückliegende Untersuchungsdaten
  - Medikamente
- Klinische Untersuchung
  - Somatographische Daten
  - Dokumentation des aktuellen Pubertätsstatus
  - Detaillierte neurologische Untersuchung, einschließlich ophthalmologischer Befunderhebung
  - Hautveränderungen?
  - Bei Mädchen: gynäkologische Untersuchung
- Elektroenzephalogramm

Entscheidend sind für die Annahme einer idopathischen Form der vorzeitigen Entwicklung v. a. die folgenden *endokrinologischen Befunde*:

- Anstieg der Sexualhormonkonzentrationen in den pubertären Bereich,
- pubertäre Reaktion von LH (z. T. auffallend hohe Werte) und FSH nach LHRH [25, 35] oder nach LHRH-Agonisten [49, 67],
- nächtliche bzw. ganztägige pulsatile LH-Sekretion mit pubertärer Amplitude und Frequenz,
- altersentsprechende Normwerte für PRL, die adrenalen Steroide, die Schilddrüsenhormonparameter, β-hCG (bei Knaben),
- IGF-I und IGFBP-3 entsprechen dem Pubertätsstatus [70].

Das *Skelettalter* beschleunigt sich unter dem Einfluß der Sexualhormone rasch, so daß eine Akzeleration um so ausgeprägter gefunden wird, je länger sich Diagnostik und Therapiebeginn hinziehen. Die Endlängenprognose der betroffenen Jungen und Mädchen verschlechtert sich dann zunehmend und irreparabel. Ein grundlegendes Therapieziel wird verfehlt.

Bei der *bildgebenden Diagnostik* zeigen CT- oder MRT-Untersuchungen [16, 168] im Bereich des ZNS keine pathologisch verwertbaren Befunde. Sonographisch sind die Nebennieren unauffällig. Bei Mädchen kann die Entwicklung von Uterus (Querschnitt >4 cm) und Ovarien (Volumen >3 cm^3, multizystische Binnenstruktur mit Follikeldurchmessern >4 mm) sonographisch gut dokumentiert werden [53, 56].

Therapie

Eine Behandlung der Pubertas praecox vera ist nicht möglich, wenn man die zugrundeliegende zeitliche Desintegration der zentralnervösen Funktionen beseitigt sehen möchte. Auch eine symptomatische Therapie blieb lange Zeit nur bedingt erfolgreich, weil die eingesetzten – im wesentlichen antigonadotrop und die Sexualhormoneffekte abschwächend wirkenden – Medikamente die angestrebten Therapieziele nur teilweise erfüllten.

Diese *Therapieziele* bestehen vorrangig darin, daß:

- ein weiteres Fortschreiten der pubertären Reifung vermieden wird, bis mindestens ein frühnormales Pubertätsalter erreicht ist,
- sich bereits entstandene Reifezeichen möglichst weitgehend zurückbilden,
- das Knochenalter nicht weiterhin voraneilt und somit eine optimierte Endlänge erreicht werden kann,
- seelische Schäden und psychosoziale Probleme bei den Kindern und ihren Angehörigen vermieden werden.

Behandlungsversuche mit Medroxyprogesteronacetat und Chlormadinonacetat zeigten, daß die pubertäre Fortentwicklung mit diesen Substanzen gut unterdrückt werden konnte. Meist bildeten sich auch die sekundären Merkmale mehr oder weniger zurück. Chlormadinonacetat wurde 1971 vorübergehend aus dem Handel gezogen, da bei behandelten Beagle-Hündinnen Brustdrüsentumoren beobachtet wurden. Eine neue Dokumentation berichtet über den Therapieerfolg mit Medroxyprogesteronacetat bei 26 Mädchen. Die optimale Endlänge wurde mit 159 ± 10 cm (SD) erreicht, wenn die Medikation bei einem Knochenalter unter 12 Jahren beendet wurde. Jenseits dieses Knochenalters wurden 153 ± 6 cm (SD) erreicht; unbehandelte Patientinnen hatten eine Endlänge von 149 ± 5 cm (SD) [18].

Vor etwa 2 Dekaden wurde ein synthetisches Derivat des 17α-Hydroxyprogesterons, das Cyproteronacetat, in die Therapie eingeführt. In Dosen von 70 – 150 mg/m^2 KO/Tag per os erwies sich auch dieses Steroid im geschilderten Sinne wirksam. Mangels anderer Möglichkeiten wurde Cyproteronacetat verbreitet eingesetzt. Die entscheidende Frage, ob es auch die für die Wachstumsprognose bedeutsame Akzeleration der Skelettreife verhindert bzw. anhält, wurde unterschiedlich beurteilt. Die einzige Untersuchung mit einer unbehandelten Vergleichsgruppe ergab keinen Unterschied des Längen-SDS zu der mit Cyproteronacetat behandelten Gruppe [157a]. Eine neuere Studie hat schließlich gezeigt, daß eine durch ein akzeleriertes Knochenalter reduzierte Endlängenerwartung durch Cyproteronacetat nicht verbessert wird, daß eine derartige Therapie die Skelettalterprogression nicht aufhalten, sie jedoch verlangsamen kann [144].

Cyproteronacetat hat einen suppressiven Effekt auf die ACTH-Sekretion, so daß eine sekundäre NNR-Insuffizienz entsteht. Sie wird allerdings klinisch kaum manifest, da Cyproteronacetat einen glucocorticoidähnlichen Effekt hat [51a, 149a]. Überlegungen und Konsequenzen zu diesem Punkt sind inzwischen wie die Therapiemodalität selbst nur noch von historischer Bedeutung.

LHRH-Agonisten (LHRHa): Struktur und Wirkungsweise

Seit 1980 wurde durch die Synthese von sog. LHRH-(Super-)Agonisten eine neue Behandlungsmodalität entwickelt. Das natürliche LHRH ist ein Dekapeptid mit folgender Struktur:

$$\begin{array}{cccccccccc} \text{Glu} - & \text{His} - & \text{Pro} - & \text{Ser} - & \text{Trp} - & \text{Gly} - & \text{Leu} - & \text{Arg} - & \text{Pro} - & \text{Gly} - \text{NH}_2 \\ 1 & 2 & 3 & 4 & 5 & 6 & 7 & 8 & 9 & 10 \end{array}$$

Die Substitution des Glycins durch andere Aminosäuren oder hydrophob wirkende Veränderungen (Nafarelin) an Position 6 sowie der Ersatz des Glycinamid-(C-)Terminus durch Alkylamine bewirken, daß die neuen Derivate die typische LHRH-Wirkung unterschiedlich intensiver und länger zeigten. Beispiele mit Angabe der Struktur, der Dosierung und Wirkstärke (natürliches LHRH = 1) sind in Tabelle 15.1 aufgeführt.

Weitere LHRH-Agonisten sind an Position 6 mit D-Alanin, D-Tyrosin, D-Histidin und anderen Varianten substituiert, am C-Terminus in der Regel mit Pro^9-NEt.

Bei kontinuierlicher (täglicher) Gabe von LHRH-Agonisten oder nach monatlich verabreichten Depotpräparaten sistiert die pulsatile Gonadotropininkretion, die LH- und FSH-Konzentrationen sinken in einen supprimierten Bereich ab. Die anfangs zu beobachtende Stimulation des Hypophysen-Gonaden-Systems verliert sich rasch. Damit gehen auch die Serumkonzentrationen der Sexualsteroide schließlich wieder auf präpubertäre Werte zurück. Bei täglicher subkutaner Gabe wird dieser Status in etwa 2–3 Wochen erreicht, mit Depotpräparaten etwas später. Im LHRH-Test findet man nur noch einen geringen bis ausbleibenden Anstieg der Gonadotropinkonzentrationen im Sinne einer weitgehenden oder vollständigen Suppression.

Ursache für diese „paradoxe Suppression" ist eine Downregulation. Die gonadotropen Zellen des Hypophysenvorderlappens verlieren ihre Sensibilität gegenüber der physiologischen Stimulation, weil die LHRH-Agonisten die endogene pulsatile Sekretion des LHRH hinsichtlich Dosis und Wirkmuster überdecken. Lediglich eine Basalsekretion bleibt erhalten. Allerdings ändert sich der erreichte Stand der biologischen Entwicklung des Pulsgenerators offenbar nicht mehr, da sich die Pulsatilität der LH-Konzentrationen nach Beendigung einer GnRHa-Therapie nur noch über die Amplitude und nicht über die Frequenz ändert [136]. Zu erwähnen ist auch, daß die FSH-Ausschüttung durch GnRHa weniger nachhaltig supprimiert wird und sich die diskrete Kosekretion mit LH verliert; dies kann auf eine partiell GnRH-unabhängige FSH-Regulation hinweisen [50].

Die Reduktion zellulärer Ansprechbarkeit als Schutz vor einer unphysiologischen Stimulation ist offenbar ein biologisches Prinzip, das in verschiedenen endokrinen Regelsystemen vorkommt und frühere klinisch-experimentelle Ergebnisse im nachhinein erläutert [150, 151].

LHRH-Agonisten: Therapieergebnisse, Nebenwirkungen und Begleitbefunde

Über die klinischen Erfahrungen mit der neuen Therapie liegen inzwischen zahlreiche Berichte und längerfristige Dokumentationen vor [15, 24, 28, 29, 61, 64, 97, 112, 114, 115, 116b, 128, 129, 146, 152, 153]. Sie zeigen, daß das Prinzip der Downregulation sowohl endokrinologisch als auch klinisch effektiv ist. Folgende Befunde sind bei Verlaufsuntersuchungen in Betracht zu ziehen und individuell ausgerichtet zu diskutieren:

- klinische Reifezeichen,
- Wachstumsgeschwindigkeit,
- Wachstumsprognose,
- Nebenwirkungen,
- Therapievariante LHRH + GH,
- Beendigung der Therapie,
- Veränderung endokrinologischer Parameter,
- Knochenstoffwechsel,
- psychologische Betreuung.

Tabelle 15.1. Struktur, Dosierung und Wirkstärke von LHRH-Derivaten

	Struktur	Dosierung	Wirkstärke
Leuprolide	(D-Leu6-Pro9-NEt)LHRH	20–50 µg/kg/Tag s.c. 140–300 µg/kg/Monat Depot i.m.	20
Deslorelin	(D-Trp6-Pro9-NEt)LHRH	4–8 µg/kg/Tag s.c.	150
Nafarelin	(D-Nal(2)6-Pro9-NEt)LHRH	4 µg/kg/Tag s.c. 800–1600 µg/Tag intranasal	150
Buselerin	(D-Ser[tBu]6-Pro9-NEt)LHRH	20–40 µg/kg/Tag s.c. 1200–1800 µg/Tag intranasal	20
Dekapeptyl (Tryptorelin)	(D-Trp6-)LHRH	75 (50–150) µg/kg/Monat Depot i.m.	35

Die *klinischen Reifezeichen* nehmen nicht weiter zu; sie können sich in unterschiedlichem Ausmaß zurückbilden. Zu Beginn der Therapie kommt es bei prämenarchalen Mädchen mit abfallenden Östradiolkonzentrationen meist zu einer *Abbruchblutung*, über die man Eltern und Kind informieren muß.

Der Einfluß der LHRHa-Therapie auf *Wachstum und Endlängenmaß* läßt sich anhand der beobachteten Veränderungen der Wachstumsgeschwindigkeit, des Skelettalterprogresses und der Wachstumsprognose diskutieren (s. z.B. [64]). Ergebnisse zur tatsächlich erreichten Endlänge sind inzwischen von verschiedenen Zentren mitgeteilt worden [3, 8, 19, 23, 74, 123, 142, 148]; sie liegt bei durchschnittlichen Verläufen bei einem Zuwachs von etwa 7–11 cm gegenüber der Prognose vor der Therapie, wobei zwar die Ziellänge nicht ganz erreicht wird, gegenüber Spontanverläufen aber ein eminenter Erfolg des Therapieprinzips belegt werden konnte. Natürlich spielt im Einzelfall die Ausgangssituation eine wesentlich modulierende Rolle.

Nach Beginn der Therapie nimmt die *Wachstumsgeschwindigkeit* in der Regel rasch auf präpubertäre Werte ab, wenn das Knochenalter unter 10 Jahren liegt [112]. Jenseits eines Knochenalters von 13 Jahren bei Therapiebeginn bleibt die Wachstumsgeschwindigkeit deutlich unter derjenigen gesunder Kinder mit entsprechendem chronologischen Alter. Dies erklärt sich aus der Tatsache, daß das Knochenalter dieser Patienten jenseits des Alters liegt, zu dem die „peak height velocity" beobachtet wird. Die Wachstumsgeschwindigkeit ist damit hier als „entwicklungsphysiologisch angemessen" anzusehen.

Im Verlauf der Behandlung entsteht bei fortgeschrittenem Knochenalter eine inverse Korrelation der Wachstumsgeschwindigkeit mit dem Ausmaß der vorgegebenen Skelettreife, die bei normalerweise der Präpubertät zuzurechnendem Knochenalter chronologisch fortschreitet. Später (Knochenalter > 13 Jahre) bleibt ein Progreß weitgehend aus, weil gonadale Steroide therapiebedingt nicht verfügbar sind. Bringt man nun diese Fakten in die Berechnung einer *Wachstumsprognose* auf der Basis „height SD for bone age" ein, so ergibt sich generell eine deutliche Zunahme während des Therapieverlaufs. Sie ist besonders ausgeprägt zu erwarten, wenn das Knochenalter bei Therapiebeginn unter 10 Jahren liegt [112].

Voraussetzung ist dabei, daß die *Therapie nicht zu früh beendet* wird, was in jedem Fall bedeutet, daß die pubertäre Entwicklung rasch wieder stimuliert wird. Nach den vorliegenden Befunden kann man indessen davon ausgehen, daß bei einem Knochenalter von mehr als 13 Jahren die verbesserte Wachstumsprognose zumindest bei Mädchen auch ohne weitere LHRHa-Gabe erhalten bleibt [112], weil die Patientinnen sich dann auxologisch auf dem absteigenden Schenkel des pubertären Wachstumsspurts befinden. Für Knaben dürften entsprechende Kriterien gelten (Knochenalter etwa 14–15 Jahre).

Bei unbehandelten Patienten findet sich eine pubertätsspezifisch *erhöhte GH-Ausschüttung* [131], die als Effekt der stimulierten Sexualsteroidinkretion zu deuten ist und unter der Therapie mit der Suppression der gonadalen Steroide wieder auf eine vorpubertäre Größenordnung zurückgeht. IGF-I *und* IGFBP-3 werden vor Behandlungsbeginn ebenfalls der pubertären Aktivierung entsprechend auf das chronologische Alter bezogen erhöht gemessen. In der Behandlungsphase fallen die Konzentrationen meist mehr oder weniger ab [4, 96, 155]. Offenbar ist dabei entscheidend, daß sich das biologisch aktive freie IGF-I vermindert. Dies bedeutet eine Veränderung des molaren Verhältnisses von IGF-I und IGFBP-3, wobei bei Gabe von LHRHa-Depotpräparaten der Wert für IGF-I unverändert erhöht bleiben kann und IGFBP-3 weiter ansteigt [70]. Die Serumwerte für IGF-I und IGFBP-3, ausgedrückt als SDS und auf das Knochenalter bezogen, korrelieren mit der Wachstumsrate vor Behandlungsbeginn und während des 1. Therapiejahres [70].

Unmittelbare *Nebenwirkungen* der Behandlung mit LHRH-Superagonisten sind derzeit nicht bekannt, sieht man einmal von einer gewissen lokalen Schmerzhaftigkeit bei der Applikation von Depotpräparaten ab. Allerdings können Aussagen zu Langzeitfolgen jedweder Art derzeit noch nicht gemacht werden.

Als *neue Variante* in der Therapie der Pubertas praecox vera wurde kürzlich eine kombinierte Gabe von LHRH-Agonisten und Wachstumshormon vorgeschlagen. Erste Ergebnisse [122, 155] zeigen, daß die zusätzliche GH-Behandlung die Wachstumsrate, den Skelettalterprogreß und die typischen biochemischen Wachstumsparameter stimuliert, im Endeffekt aber eine weitergehende Verbesserung der prospektiven Endlänge möglich erscheint.

Verschiedene spezielle *Begleitbefunde* sind bei Untersuchungen von Kindern mit Pubertas praecox vera mitgeteilt worden. Die Spezifität der Behandlungsmodalität bedingt, daß keine nachteiligen Einflüsse auf andere Hormonsysteme bekannt sind.

Die Adrenarche wird weder hinsichtlich des Beginns noch, was Ausmaß und Geschwindigkeit der adrenalen Androgensekretion betrifft, beeinflußt [112, 161]. Allerdings wurde eine qualitativ auffällige adrenale Reaktion nach ACTH beschrieben, die hinsichtlich der Response von 17α-Hydroxypregnenolon und 17α-Hydroxyprogesteron als „exaggerated" bezeichnet wurde. Im Rahmen eines Follow-up fand sich eine dem polyzystischen Ovarsyndrom ähnliche Symptomatik, indessen ohne Hyperandrogenämie [84, 85].

Während der rückläufigen GH-Konzentrationen unter GnRH-Behandlung ändern sich diejenigen des GH-Bindungsproteins nicht oder steigen an [33, 76, 110, 155]. Untersuchungen zum Knochenstoffwechsel zeigen bei Kindern mit Pubertas praecox Veränderungen entsprechend der Knochenreife und dem pubertären Entwicklungsstand. Die GnRH-Therapie bewirkt absinkende Werte für Osteocalcin, für die Ausscheidung von Hydroxyprolin im Harn und von dem aminoterminalen Propetid des Typ-III-Prokollagens mit Reduktion vorrangig der trabekulären Knochenmasse. Die Knochendichte entspricht primär dem Knochenalter und erhöht sich unter Therapie. Die SDS für chronologisches Alter und Knochenalter ändert sich während der GnRH-Behandlung nicht [3, 62, 108, 133].

Ein wichtiger Teil der Behandlung ist die *psychologische Betreuung* der Kinder, die geistig ihrem chronologischen Alter entsprechend entwickelt sind und durch die körperlichen Reifungsvorgänge verunsichert werden. Dazu tragen nicht unerheblich meist die neugierige Beobachtung und die rücksichtslosen Verhaltensweisen in der Umgebung der Kinder bei. Auch die Eltern empfinden die vorzeitige Pubertätsentwicklung ihres Kindes oft als Peinlichkeit und bedürfen gründlicher Information und ermutigenden Zuspruchs, um ihrem Kind auch durch behutsame, dem Alter angepaßte Aufklärung über die körperlichen Vorgänge helfen zu können.

Durch die oft schon entstandene Überlänge hält man die Kinder für älter, so daß unbeabsichtigt überhöhte Anforderungen an ihre psychosoziale und intellektuelle Reife gestellt werden, zumal IQ und schulische Leistungen temporär günstiger erscheinen können. Dennoch kann man davon ausgehen, daß weitergehende psychische Störungen nicht systematisch mit der vorzeitigen Reifeentwicklung zusammenhängen. Die (psycho-) sexuelle Aktivität im Jugendalter kann sich etwas früher als durchschnittlich entwickeln [37].

15.2.2 Pubertas praecox vera bei zerebralorganischen Erkrankungen

In der Übersicht S. 379 sind die wichtigsten Ursachen der Pubertas praecox genannt, die auf einer definierten zerebralorganischen Ursache beruhen. Im Vordergrund stehen tumoröse Erkrankungen, die ebenso wie Fehlbildungen grundsätzlich bedacht werden müssen, auch wenn die vorzeitige Entwicklung pubertärer Reifezeichen zunächst das alleinige Symptom ist.

Bei den Tumoren handelt es sich meist um von der Glia ausgehende Neubildungen (Astrozytome, Optikusgliome, Ependymome), um Pinealistumoren, Meningiome, Tumorbildung bei Neurofibromatose Typ I und gelegentlich auch um Kraniopharyngeome. Hypothalamische Hamartome sind insofern eine Besonderheit, als sie eine ektope Häufung LHRH-bildender Neurone darstellen, die die LH- und FSH-Bildung autonom stimulieren, durch ihre geringe Größe aber meist keine weitergehenden neurologischen Symptome zeigen [94, 147].

Andere Erkrankungen des ZNS, die eine Pubertas praecox bedingen können und denen kein tumoröser Prozeß zugrundeliegt, sind ganz unterschiedlicher Natur [55]. Neben primären Mißbildungen, syndromhaften Entitäten (z. B. „septooptic dysplasia" [44, 65]) sind Entzündungen, degenerative Störungen, Traumen und Strahlentherapiefolgen zu nennen. Auch postoperativ kann es zu einer vorzeitigen Reifeentwicklung kommen.

Diagnostik

Die Diagnostik folgt den auf S. 380 zusammengestellten Erhebungen, die im Einzelfall aufeinander abgestimmt werden müssen.

Therapie

Die Therapie einer Pubertas praecox aufgrund von Fehlbildungen und anderen nichttumorösen Ursachen kann häufig nur symptomatisch, d.h. mit LHRH-Agonisten erfolgen. Möglichkeiten einer operativen Therapie sind durch die Nähe der meisten tumorösen Prozesse zum Hypothalamus begrenzt. Eine Bestrahlung setzt eine entsprechende Sensibilität des Tumors voraus. Hamartome sprechen gut auf eine Behandlung mit LHRH-Superagonisten an; eine neurochirurgische Entfernung ist möglich und kann kurativ sein [1, 147].

15.2.3 Pubertas praecox bei akzeleriertem Knochenalter

Auf die Bedeutung des Knochenalters für den Pubertätsbeginn wurde verschiedentlich hingewiesen. Bei Kindern, bei denen sich das Knochenalter akzeleriert entwickelt hat, kommt es bei pubertätsreifem Skelettalter zu einer frühen oder verfrühten Pubertät. Sieht man einmal von ausgeprägten Formen einer konstitutionellen Entwicklungsbeschleunigung ab, ist die Ursache meist eine übermäßige Androgen- oder Östrogenexposition. Primär bestehen Symptome im Sinne einer vorzeitigen Geschlechtsentwicklung. Als klassisches Beispiel ist die zu spät einsetzende hormonale Behandlung von Kindern mit angeborener virilisierender NNR-Hyperplasie (AGS, s. Kap. 21) zu nennen. Differentialdiagnostisch kommen hier alle das Knochenalter beschleunigenden Prozesse in Frage, wie sie in 15.4 angesprochen werden.

Auch wenn die zugrundeliegende endokrine Störung eliminiert oder anderweitig adäquat behandelt wird, bleibt der Skelettalterprogreß bestehen und bedeutet eine Spontanpubertät, wenn ein entsprechendes Knochenalter erreicht ist.

15.3 Prämature Teilentwicklungen

Unter diesem Begriff werden die prämature Thelarche beim Mädchen, eine vorzeitige Sekundärhaarentwicklung (meist der Pubes) bei beiden Geschlechtern und die sehr seltene prämature Menarche zusammengefaßt. Dabei sind per definitionem weitergehende Zeichen einer pubertären Entwicklung nicht vorhanden.

> ! Die Diagnose einer prämaturen Teilentwicklung ist in jedem Fall eine Ausschlußdiagnose und kann auch bei endokrinologisch eindeutigen, punktuellen Befunden endgültig erst aus dem Verlauf als bewiesen gelten.

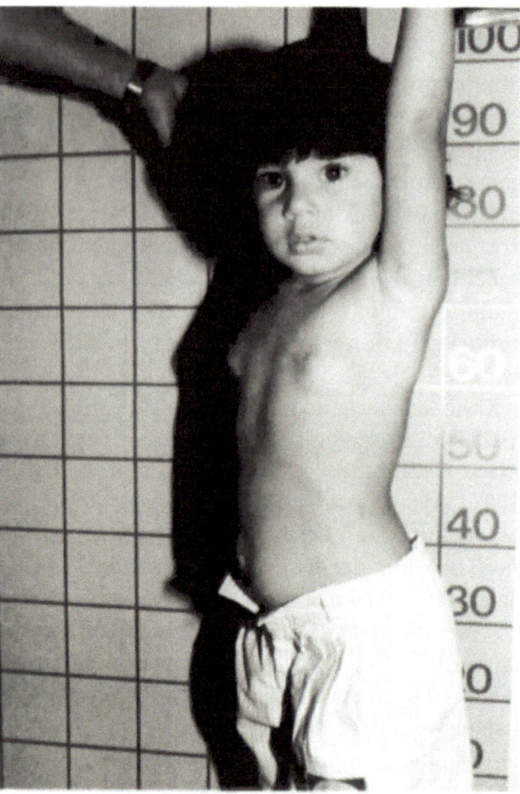

Abb. 15.1. Prämature Thelarche bei 3jährigem Mädchen

15.3.1 Prämature Thelarche

Anamnestisch kann man erfahren, ob sich die postpartale Reaktion der Brustdrüsenanlage auf mütterliche Hormone nicht vollständig zurückgebildet hat, oder ob es sich sicher um einen neu entstandenen Befund handelt; nur dieser stellt eine prämature Thelarche dar.

Klinik

Klinisch entwickelt sich bei Mädchen im Säuglings- und Kleinkindalter die Brustdrüsenanlage meist bis zu einem Stadium II–III nach Tanner (Abb. 15.1). Einseitige und asymmetrische Befunde sind – wie bei der normalen pubertären Entwicklung – v.a. zu Beginn nicht selten. Eine Vergrößerung der Brustwarzen bzw. des Warzenhofes findet sich noch nicht. Ebenso fehlen in der Regel auch andere für die Pubertät charakteristischen Merkmale wie eine beschleunigte Wachstumsrate, ein akzeleriertes Skelettalter, ein fortgeschrittener Östrogeneffekt an der Vaginalschleimhaut und eine sonographisch festzustellende Wachstumsreaktion von Uterus und Ovarien; letztere können multiple Mikrozysten aufweisen [43, 107]. Die Ultraschalluntersuchung ist hier auch differentialdiagnostisch von Bedeutung [53, 56, 145]. Im typischen Fall bleibt also die Brustdrüsenvergrößerung das einzige prämature Merkmal.

Diagnose

Endokrinologisch finden sich basal fluktuierende Konzentrationen der Gonadotropine mit nächtlichen FSH-Anstiegen und Östradiolkonzentrationen, die in pubertäre Bereiche hineinreichen können [48]. Dies sind Befunde, die in den ersten Lebensjahren eine im Prinzip altersspezifische physiologische Situation beschreiben. Es ist gut vorstellbar, daß Östrogenspiegel, die häufiger punktuell hohe Werte erreichen, zu diskreten spezifischen Symptomen führen können. Die methodischen Probleme der radioimmunologischen oder immunradiometrischen Gonadotropinbestimmungen wurden schon vor längerer Zeit mit der Empfehlung diskutiert, zur differentialdiagnostischen Abgrenzung der Pubertas praecox das „bioaktive" LH zu messen [93].

Die Reaktion von LH und FSH nach Gabe von LHRH [114, 118] zeigt recht einheitlich FSH-betonte Responses bei LH-Anstiegen entsprechend der Präpubertät. Das Verhältnis von LH zu FSH nach LHRH von < 1 wurde als Befund beschrieben, der für eine prämature Thelarche und gegen eine begonnene Pubertas praecox spricht [114]. Nach Stimulation mit einem LHRH-Agonisten kann das ovarielle Sekretionspotential für Östradiol weitergehend beurteilt werden, ebenso die Gonadotropinausschüttung (s.u. „exaggerated premature thelarche") [48].

Die Analyse der Spontansekretion von LH und FSH insbesondere in der Nachtphase ergibt differentialdiagnostisch weitere Hinweise. Eine nachweisbare Pulsatilität des LH mit punktuell hohen Konzentrationen spricht für eine zumindest partielle zentrale Aktivierung in Richtung einer Pubertas praecox [66]. Ob eine erhöhte Empfindlichkeit des Brustdrüsengewebes besteht, bleibt mangels entsprechender Untersuchungsbefunde spekulativ.

Der weitere Verlauf entscheidet individuell über die letzliche Zuordnung. Klinisch können Phasen beobachtet werden, in denen das Ausmaß der entstandenen Brustdrüsenentwicklung stationär bleibt, in denen eine neuerliche Zunahme des Befundes festzustellen ist oder in denen sich die Drüsenkörpervergrößerung schließlich ganz zurückbildet. Eine solche Rückbildung erfolgt meist innerhalb weniger Monate, vornehmlich bei Kindern unter 2 Jahren. Die Thelarche kann aber auch über Jahre bestehen bleiben und letztlich in eine zeitgerechte endogene Pubertät einmünden.

In einigen Fällen entstehen Verläufe, die endokrinologisch eine weitergehende Aktivierung in Richtung Pubertas praecox zeigen, ohne aber alle Kriterien für diese Diagnose zu erfüllen oder eine Progression des Zustandsbildes zu zeigen. In der Literatur wird von „exaggerated premature thelarche" gesprochen [47, 48, 117] und der Übergang in eine diagnostisch eindeutige Pubertas praecox vera beschrieben [121]. Im Einzelfall ist jedoch eine Prognose nicht sicher möglich. Damit definiert sich der wichtigste Grundsatz bei der Betreuung von Mädchen mit prämaturer Thelarche:

> ! **Der individuelle Verlauf bei prämaturer Thelarche ist nach diagnostischer Klärung zunächst im Abstand von 2–3 Monaten zu beobachten. Neben der klinischen Dokumentation gehören zur Kontrolluntersuchung eine sonographische Dokumentation von Uterus und Ovarien und Bestimmungen von Östradiol und den Gonadotropinen, letztere je nach Befundkonstellation auch nach LHRH-Agonisten oder als Spontansekretionsprofil.**

Therapie

Eine ätiotrope Therapie der prämaturen Thelarche ist nicht bekannt und bei unkompliziertem Verlauf auch nicht notwendig. Bei grenzwertig fortschreitendem Verlauf oder eindeutigem Übergang in eine Pubertas praecox ist die Behandlung mit LHRH-Agonisten notwendig.

> ! Chirurgische Interventionen jeder Art ohne den Nachweis einer offensichtlichen Abszeßbildung sind schwerwiegende Fehler und können die spätere Entwicklung der Brust irreparabel schädigen!

15.3.2 Prämature Adrenarche

Die prämature Adrenarche tritt bei Knaben und Mädchen – bei diesen häufiger – auf. Sie äußert sich in einer vorzeitigen Entwicklung vornehmlich der Schambehaarung, seltener auch der Axillarbehaarung. Die Entwicklung der Pubes als Leitsymptom hat auch zu der beschreibenden Bezeichnung *prämature Pubarche* geführt, während prämature Adrenarche eine endokrinologische Diagnose ist (s. unten und Kap. 5.2).

Auch hier sind bei typischer Ausprägung Zeichen einer weitergehenden Pubertätsentwicklung nicht festzustellen. Einen gewissen Rückschluß in Richtung einer zentralnervösen Regulationsstörung läßt die Tatsache zu, daß eine prämature Adrenarche häufiger bei zerebral geschädigten Kindern auftritt, wenngleich konkrete Anhaltspunkte über den Charakter einer gestörten übergeordneten Regulation bisher fehlen.

Als diskreter Hinweis auf eine prämature adrenale Androgenerhöhung wird eine überdurchschnittliche Wachstumsrate schon im frühen Kindesalter ohne sonstige klinische Symptome beschrieben [124], wenngleich das charakteristische klinische Bild meist zwischen dem 5. und 8. Lebensjahr auftritt. In besonders ausgeprägten Verläufen einer prämaturen Adrenarche, wie übrigens auch in Fällen einer zentralen Pubertas praecox, wird ein Zusammenhang mit einer später auftretenden hyperandrogenämischen Ovarialinsuffizienz („polycystic ovary syndrome") diskutiert [84, 85, 88, 113, 167]. Eine veränderte Dynamik oder das Fehlen typischer endokrinologischer Kriterien der Adrenarche wurde bei Patienten mit AGS (C_{21}-Hydroxylase-Mangel) beschrieben [20, 138].

Diagnose

Endokrinologisch findet man als typischen Befund eine erhöhte DHEAS-Konzentration: >250 ng/ml. Auch DHEA und Androstendion werden in einer Größenordnung gemessen, die höher als die dem chronologischen Alter entsprechenden Werte liegen. Testosteron liegt allenfalls im oberen präpubertären Normbereich; die Gonadotropine zeigen altersgerechte Werte. Prolaktin ist nicht erhöht, während bei Mädchen frühpubertäre Konzentrationen für Östradiol beschrieben wurden. Ob es sich hier um punktuelle Anhebungen in der unmittelbar präpubertären Phase handelt, bleibt dahingestellt.

Differentialdiagnostisch [7, 113] ist in erster Linie an eine klinisch sich spätmanifestierende Form der kongenitalen NNR-Hyperplasie mit Androgenüberproduktion (AGS) zu denken (s. Kap. 21). Prinzipiell kommen aber alle androgenorientierten hormonaktiven Prozesse in Frage, wie sie in 15.4 besprochen werden. Auch eine konstitutionelle Entwicklungsbeschleunigung mit eben beginnender Reifeentwicklung ist zu diskutieren. Die jeweiligen endokrinologischen Befunde klären die Diagnose.

Die Diagnose „prämature Adrenarche" steht also immer am Ende einer differentialdiagnostischen Erhebung. Sie ist in aller Regel als gutartige zeitliche Variante der Pubes- und ggf. Axillarhaarentwicklung anzusehen. Sie führt als solche nicht zu einem verfrühten Pubertätsbeginn; auch die Längenmaßentwicklung (Endlängenprognose) wird nicht nachteilig beeinflußt [124], wenngleich das Knochenalter meist 1–1,5 Jahre akzeleriert gefunden wird und so eine vom chronologischen Alter her gesehen früh beginnende pubertäre Entwicklung möglich ist.

Eine *Therapie* ist in diagnostisch eindeutigen Fällen nicht notwendig und wird daher auch nicht weiter diskutiert.

15.3.3 Isolierte Menarche

Eine menstruelle Blutung ohne sonstige Hinweise auf eine endogene Reifeentwicklung kommt als Rarität offenbar vor [105]. Eine schlüssige Erklärung fehlt. Differentialdiagnostisch ist nach einer akzidentellen Aufnahme östrogenhaltiger Präparate zu fahnden. Eine genaue gynäkologische Untersuchung sollte in jedem Fall durchgeführt werden, um andere Blutungsursachen festzustellen (Fremdkörper, Verletzungen, Tumor).

15.3.4 „Hormonal overlap syndrome"

Bei diesem Syndrom handelt es sich um eine seltene Störung der Gonadotropininkretion bei ausgeprägter primärer und unbehandelter Hypothyreose (Grumbach-van Wyk-Syndrom) oder bei primärer adrenaler Insuffizienz. Zusammen mit den durch das negative Feedback erhöhten TSH- bzw. ACTH-Konzentrationen werden auch hohe Werte für FSH v. a. in der Nachtphase gemessen, während die LH-Konzentrationen nicht ansteigen. Es ist anzunehmen, daß FSH-gesteuert bei Mädchen eine gonadale Stimulation mit entsprechender Östrogenbildung und klinischen Symptomen einer pubertären Entwicklung entsteht, während bei betroffenen Knaben das Testisvolumen zunimmt, eine Testosteronsynthese aber mangels LH-Stimulation praktisch nicht stattfindet. Bei hypothyreoten Patienten wurde auch eine prolaktininduzierte Galaktorrhö beschrieben [9, 31, 98, 156].

Die erhöhte Gonadotropininkretion geht auf präpubertäre Werte zurück, wenn die Schilddrüsenunterfunktion oder der Morbus Addison nach den geltenden Regeln behandelt werden; damit verliert sich auch die vorzeitige Aktivierung einer pubertären Entwicklung.

Der Mechanismus, der dem Overlapsyndrom bei Hypothyreose zugrundeliegt, ist bisher nicht eindeutig geklärt. TRH hat bei gesunden Kindern eine stimulierende Wirkung auch auf die FSH-Ausschüttung, die dadurch bei partieller Aktivierung des hypothalamischen Pulsgenerators als von der Hypothyreose unabhängigem und zusätzlichem Phänomen additiv stimuliert werden könnte (s. Diskussion und Literatur bei [55]). Einen neuen Aspekt zeigt eine experimentelle In-vitro-Studie, mit der belegt wird, daß sehr hohe TSH-Konzentrationen den FSH-Rezeptor stimulieren können [2]. Dieser Befund läßt sich indessen nicht in das Konzept einer zentralen Regulationsstörung einfügen.

15.4 Vorzeitige Geschlechtsentwicklungen

Bei einer vorzeitigen Geschlechtsentwicklung führen androgene und östrogene Hormone zu pubertätsähnlichen Veränderungen im Genitalbereich; auch entwickeln sich sekundäre Merkmale. Die Bildung der genannten Hormone gehorcht aber weder der physiologischen Kaskade der hypothalamisch-hypophysärgonadalen Stimulation und Regulation, noch ist sie systematisch isosexuell ausgelegt. Aus diesen Gründen wird auch die nicht ausreichend umfassende Bezeichnung Pseudopubertas praecox benutzt. Folgende Ursachen sind zu diskutieren, wobei auch auf die Kap. 5, 7 und 21 verwiesen wird:

- 1. McCune-Albright-Syndrom,
- 2. paraneoplastische Bildung von Peptiden mit LH-Wirkung bei Knaben,
- 3. kongenitale NNR-Hyperplasie mit Androgenexzeß (alle Formen bei Knaben, Late-onset-Formen bei Mädchen),

- 4. Tumore mit intrinsischer Aromataseaktivität bei Mädchen,
- 5. adrenale hormonaktive Tumoren,
- 6. autonome Ovarialzysten,
- 7. hormonbildende Ovarialtumoren,
- 8. Testotoxikose,
- 9. hormonbildende Testistumoren,
- 10. exogene Hormonexposition.

15.4.1 McCune-Albright-Syndrom

Eine spezielle Abgrenzung hat das fast ausschließlich bei Mädchen vorkommende McCune-Albright-Syndrom erfahren [119, 127, 149]. Warum das Syndrom soviel häufiger beim weiblichen Geschlecht vorkommt, ist nicht geklärt. Die klassischen Befunde sind eine vorzeitige, gonadal autonome, isosexuelle Entwicklung pubertärer Merkmale, eine polyostische fibröse Dysplasie und großflächige Pigmentierungen der Haut. Inzwischen ist das ursprünglich beschriebene Syndrom als Teil eines breiteren Spektrums fakultativ multipler hormonaler Überfunktionen erkannt worden.

Molekulargenetik

Bis auf die als atypisch bezeichneten Ausnahmen [51] des Syndroms fanden sich aktivierende bzw. onkogenetische Mutationen des Gens, das für das G-Protein $G_s\alpha$ kodiert. Beschrieben wurden eine Substitution des Arginins durch Histidin oder Cystein in Position 201 in Exon 8 [17, 95, 141]. Funktionell entsteht eine konstitutive Aktivierung von Adenylcyclase, Proteinkinase und eine mitogene Wirkung in den befallenen Geweben. Sind wachstumshormonbildende Zellen involviert, kommt es zur übermäßigen GH-Synthese. Die Mutation entsteht offenbar früh in der Embryogenese, so daß ein Mosaik entsteht [17, 26, 40, 46, 95, 104, 109, 137, 140, 141, 169].

Klinik

Die Symptome des klassischen Krankheitsbildes sind durch die *gonadotropinunabhängige Entwicklung* pubertärer Merkmale charakterisiert. Meist asymmetrisch ausgeprägt findet man Pigmentierungen der Haut, wobei die befallenen Pigmentareale vorrangig über den spezifischen Knochenläsionen zu sehen sind.

Die ossären Veränderungen sind v. a. in den langen Röhrenknochen lokalisiert. Unmittelbare Beschwerden oder auffallende klinische Befunde bestehen zunächst nicht. Im Röntgenbild sieht man Bereiche unregelmäßig verteilter zystischer Aufhellungen. Spontanfrakturen oder asymmetrische Deformierungen kommen vor, andererseits können Hyperostosen an der Schädelbasis und im Bereich des Gesichtsschädels entstehen. Die Knochenveränderungen kommen auch isoliert vor und sind dann unter dem Namen Osteodystrophia fibrosa disseminata Jaffé-Lichtenstein bekannt.

Bei betroffenen Mädchen sieht man im Ultraschallbild *ovarielle Zysten*, deren zeitlich unregelmäßig strukturierte hormonale Aktivität mit dem Zystenvolumen korrelierend variiert. Bei den seltener erkrankenden Knaben nimmt das Testisvolumen durch Tubulusvergrößerung und Leydig-Zellhyperplasie häufig asymmetrisch zu.

Offenbar häufiger als bislang angenommen kommen zusätzlich zu den typischen Befunden des McCune-Albright-Syndroms Überfunktionen anderer endokriner Drüsen vor, auch im Sinne einer multiplen endokrinen Neoplasie Typ I (MEN I) [109]. Beobachtet wurden Hyperthyreose, Cushing-Syndrom, Hyperkalzämien, Hyperinsulinismus, Gigantismus bzw. Akromegalie und eine Rachitis durch Phosphatverlust im proximalen Tubulus. Im Rahmen der MEN I sind Hyperparathyreoidismus, Pankreastumoren (Gastrinome, Insulinome, selten auch benigne oder maligne Tumoren ohne endokrine Funktion), hypophysäre Tumoren und andere adenomatöse Neoplasien (Schilddrüse, Nebenniere, Lipome/Liposarkome, Karzinoide und bronchiale Adenome) zu nennen.

Endokrinologie

Der früher geäußerte Verdacht, es könne sich primär um eine hypothalamische Läsion handeln, gilt als nicht bestätigt. Die Gonadotropine sind nicht oder uncharakteristisch erhöht. LHRH-Agonisten beeinflussen die Sexualsteroidbildung praktisch nicht, was eine übergeordnete Stimulation ausschließt.

Bei Mädchen werden in den Ovarialzysten autonom je nach Funktionslage große Östrogenmengen gebildet. Die Testosteronproduktion in den Testes erkrankter Knaben ist ebenfalls autonom. Die Situation zeigt Parallelen zur familiären Testotoxikose (s. 15.4.4).

Die erwähnten nosologischen Kombinationen des McCune-Albright-Syndroms zeigen je nach Organ- oder Zelltyp endokrinologisch entsprechende Befunde.

Therapie und Prognose

Eine pathophysiologisch begründete Therapie des klassischen McCune-Albright-Syndroms, also ohne Beteiligung anderer Organe oder Zellsysteme, gibt es zwangsläufig nicht. Etwas breiter untersucht ist die Wirkung des Aromatasehemmers Testolacton, mit dem die erhöhte Östrogenbildung bei erkrankten Mädchen mit einigem Erfolg beeinflußt wird (10–40 mg/kg KG/Tag oral als Einzeldosis) [39, 42, 59].

Die Prognose des klassisch ausgebildeten Syndroms ist dennoch günstig. Die Skelettveränderungen zeigen im Verlauf keine wesentlichen Zunahmen. Die spätere pubertäre Entwicklung verläuft schließlich normal; die Wachstumsprognose hängt allerdings davon ab, inwieweit ein früher Skelettalterprogreß hintangehalten werden konnte.

Kombinierte Überfunktionen anderer hormonbildender Strukturen sind nur bedingt symptomatisch zu beeinflussen, z. B. durch Octreotid bei GH-Überproduktion [40, 46]. Bei tumorösen Prozessen, etwa im Sinne der multiplen endokrinen Neoplasie, ist primär eine chirurgische Behandlung indiziert.

15.4.2 Paraneoplastische Hormonbildung mit LH-Wirkung

Chorionepitheliome, einige Teratome, Germinome und Hepatome (Nachweis von α1-Fetoprotein) bilden hCG oder andere Peptide mit LH-Wirkung [22, 60, 89, 143]. Derartige, in der Regel maligne Tumoren treten zwar bei beiden Geschlechtern auf, induzieren aber durch die isolierte LH-Aktivität nur eine Stimulation der Leydig-Zellen in den Testes, so daß es durch die erhöhte Testosteronsekretion zu einer vorzeitigen Geschlechtsentwicklung kommt. Die tubulären Elemente entwickeln sich kaum, so daß die Testes sich nur wenig vergrößern. Treten Teratome oder Germinome im suprasellären Bereich auf, können auch andere endokrine sowie neurologische Ausfälle auftreten.

Bei Mädchen ist unabhängig von einer Peptidbildung mit LH-Effekt eine östrogengesteuerte Entwicklung sexueller Merkmale möglich, wenn der Tumor eine Aromataseaktivität entwickelt hat [111].

Können die Tumoren chirurgisch entfernt werden, gehen auch die klinisch-endokrinologischen Symptome zurück. Durch frühe Metastasenbildung primär maligner Tumoren ist allerdings die Prognose sehr schlecht.

15.4.3 Autonome Ovarialzysten

Einfache Ovarialzysten stehen mit 35 %, bezogen auf die Gesamtzahl von Ovarialtumoren (Häufigkeit etwa 2,6 auf 1000000), im Vordergrund. Dabei sei daran erinnert, daß auch kleine, multiple Zysten mit einem Durchmesser bis zu ca. 5 cm spontan vorkommen. Sie entstehen durch eine ungewöhnliche Flüssigkeitsansammlung in atretisch werdenden Follikeln (*Follikelzysten*) und werden in der Regel spontan resorbiert (s. auch Kap. 7).

Größere Zysten imponieren bei der klinischen Untersuchung als Tumoren, die ultrasonographisch genauer erfaßt und meist zweifelsfrei als einfache Zysten definiert werden können. Etwa 50 % sind Follikelzysten, ansonsten handelt es sich um *Thekaluteinzysten*, *Corpus-luteum-Zysten* und *Paraovarialzysten*. Als weiterführende Untersuchung bei allen unklaren Befunden (cave zystische Granulosazelltumoren [5, 14]) gilt die Laparoskopie.

Ein Teil der Zysten kann hormonaktiv sein und evtl. eine endokrine Autonomie entwickeln. Die Granulosa- und Thekazellen bilden Östrogene, so daß im Kindesalter klinisch Zeichen einer verfrühten pubertären Entwicklung, einschließlich uteriner Blutungen, auftreten. Diese Abläufe können passager sein, so daß nach entsprechender endokrinologischer Diagnostik der individuelle Verlauf über den Zeitpunkt und das Ausmaß der Therapie entscheidet. (Zum McCune-Albright-Syndrom s. 15.4.1.)

Eine konservativ-aktive *Therapie* einfacher Ovarialzysten gibt es nicht. Zysten mit einem Durchmesser von über 10 cm, v. a. solche mit hormonaler Autonomie, zunehmender Größe oder nicht erkennbarer Regression, müssen operativ entfernt werden, wobei ein mikrochirurgisches Vorgehen erhaltensfähige Anteile des betroffenen Ovars berücksichtigt. Punktionen bringen in der Regel nur vorübergehende Befundbesserungen. Der Abfall der Östrogenkonzentrationen postoperativ führt wenige Tage später zu einer Abbruchblutung.

15.4.4 Testotoxikose

Dabei handelt es sich um eine auf das männliche Geschlecht begrenzte autosomal-dominante Störung der Testosteronbildung, die in der frühen Kindheit *gonadotropinunabhängig, autonom-überschießend* erfolgt. Auch die Bezeichnungen „familiäre testikuläre Hyperplasie" bzw. „familial male (-limited) precocious puberty" sind geläufig [36, 45, 135]. Es besteht eine Leydig-Zellhyperplasie. Die Größenzunahme der Testes und das Ausmaß der Spermiogenese sind erwartungsgemäß variabel. Klinisch imponiert eine vorzeitige Entwicklung isosexueller Reifezeichen.

Molekulargenetisch konnten verschiedene Mutationen des *LH-Rezeptor-Gens* als Ursache der Testotoxikose nachgewiesen werden. Dadurch kommt es zu einer konstitutiven Aktivierung des an das GTP-bindende Protein (G-Protein) gekoppelten Rezeptors. Beschrieben sind Mutationen, die für folgende Substitutionen im Rezeptorprotein kodieren [27, 78, 79, 82, 139, 162, 163]:

- im 2. transmembranen Segment (Threonin → Methionin, Position 389),
- im 6. transmembranen Segment (Aspartat [678] → Glycin in Kodon 578, Alanin → Valin in Kodon 572),
- im Bereich des Carboxyterminus der 3. zytosolischen Schleife (Alanin [568] → Valin).

Yano et al. beschrieben einen Fall mit sporadischem Vorkommen einer familiär beobachteten Mutation [162].

Therapeutisch werden Spironolacton als Testosteronrezeptorblocker, Testolacton als Antiandrogen und bei verfrüht hypothalamohypophysär beginnender Pubertät LHRH-Agonisten eingesetzt [83]. Letztere sind ja ansonsten entsprechend der Pathogenese unwirksam. Auch Ketoconazol ist als Behandlungsversuch zu diskutieren, wobei in einem kasuistischen Beitrag über der Medikation zugeschriebene, schwere Nebenwirkungen (Leber-, Nierenversagen, Pneumonitis, 1200 mg/Tag seit 1 Jahr) berichtet wurde [6].

15.4.5 Hormonaktive Testistumoren

Es handelt sich meist um Leydig-Zelladenome, die im Kindesalter selten sind und differentialdiagnostisch gegenüber einer kongenitalen NNR-Hyperplasie (AGS) mit atypisch im Hodenbereich befindlichem hyperplastischem NNR-Gewebe abgegrenzt werden müssen; ansonsten s. Kap. 6 und 21.

15.4.6 Exogene Hormonexposition

Hier ist eine langfristige und dosisrelevante Gabe von anabolen Steroiden zu nennen. Auch wiederholte hCG-Behandlungen zur Korrektur einer testikulären Lageanomalie können Zeichen einer vorzeitigen Reifeentwicklung bedingen. Östrogene finden sich noch gelegentlich in Kosmetika. Auch an hormonhaltige Lebensmittel muß trotz vielfältiger Kontrollen gedacht werden.

Eine akzidentelle Intoxikation von Hormonen, v. a. bei Kleinkindern, kann dosisabhängig zu entsprechenden Symptomen führen. In Frage kommen dabei besonders hormonale Kontrazeptiva, andere Steroidpräparate, Schilddrüsenhormone und Vitamin D.

15.5 Verspätete, unvollständige und ausbleibende Pubertätsentwicklung

Wenn zum durchschnittlich erwartbaren Zeitpunkt Zeichen der pubertären Entwicklung ausbleiben, fragen sich die betroffenen Jungen und Mädchen sowie ihre Angehörigen mit zunehmender Sorge, ob nicht eine krankhafte Störung vorliegen könne. Manche Kinder neigen dazu, diese Sorge zu dissimulieren; sie empfinden aber, wie alle anderen, die ausbleibende Entwicklung zunehmend als körperlichen Mangel, der im Umgang mit den Altersgenossen täglich erfahren wird.

Die betroffenen Jungen und Mädchen werden in der Sprechstunde meist mit der Anmerkung vorgestellt, sie seien „in letzter Zeit nicht mehr gewachsen", seltener wird die fehlende Reifeentwicklung direkt angesprochen. Eine kompetente Klärung der individuellen Situation ist in zweifacher Hinsicht wichtig: Einmal gilt es wie bei den vorzeitigen Entwicklungen, akut- oder chronisch-krankhafte Zustände zu diagnostizieren und soweit möglich zu behandeln; zum anderen müssen Varianten einer ansonsten regelhaften biologischen Entwicklung erkannt werden, um sie sowohl den Patienten als auch den Angehörigen zu erläutern und ihnen psychologisch geschickt über die schwierige Phase hinwegzuhelfen. Oft ist allein die Versicherung, es handle sich gewiß nicht um eine krankhafte Störung, eine bedeutsame Erleichterung.

Als Normvarianten, die im Einzelfall eine erhebliche Abweichung vom durchschnittlichen Zeitrahmen darstellen können („Extremvarianten"), sind die grenzwertig späte, sonst aber regelhafte Pubertätsentwicklung und die konstitutionelle Entwicklungsverzögerung zu nennen (s. auch 12.5.4). Natürlich kommen differentialdiagnostisch alle Formen eines organischen oder funktionellen Hypogonadismus in Betracht. Klinisch ist das Ausmaß der jeweiligen Insuffizienz entsprechend der primären Ursache sehr unterschiedlich.

Die Diagnose ist oft schon klinisch weitgehend unstrittig möglich. Sie muß aber in jedem Einzelfall endokrinologisch und ggf. durch zusätzliche Untersuchungen, wie z. B. bildgebende Verfahren, Chromosomenanalyse, molekulargenetische oder bioptische Untersuchungen, bewiesen werden.

> ! Eine symptomatische Hormonbehandlung ohne ausreichend geklärte Diagnose ist in keinem Fall vertretbar!

15.5.1 Primärer (hypergonadotroper) Hypogonadismus

Die im folgenden genannten Entitäten sind in anderem Zusammenhang angesprochen worden (entsprechende Hinweise in Klammern); es handelt sich immer um eine gestörte Gonadenentwicklung oder -funktion:

- Ullrich-Turner-Syndrom (s. 13.3.1),
- Noonan-Syndrom (s. 13.3.3),
- Gonadendysgenesien 46,XX und 46,XY (s. Kap. 7 und 23.3),
- Entwicklungs- und Funktionsstörungen der Testes; Anorchie (s. 6.5 und Kap. 23),
- Ovarialhypoplasie und „gonadotropinresistentes Ovar" (s. Kap. 7).

Eine überschießende Inkretion der Gonadotropine ist unter Basalbedingungen erst kurz vor dem erwartbaren Zeitpunkt zu finden, zu dem die Pubertät normalerweise beginnt. Dabei ist das Knochenalter maßgebend. Im LHRH-Test wird der hypergonadotrope Hypogonadismus oft schon früher und eindeutiger erkennbar.

Gynäkologische Diagnose primäre Amenorrhö

Bei Mädchen kann sich, v. a. bei partiell vorhandener Ovarialfunktion, der diagnostische Weg über die anamnestische Angabe einer ausbleibenden Menarche (*primäre Amenorrhö*) ergeben; dabei werden natürlich auch zentrale Formen des Hypogonadismus (s. 15.5.2) sowie Störungen angesprochen, die keinen endokrinologischen Hintergrund haben (s. folgende Übersicht).

Differentialdiagnose des Symptombegriffes „primäre Amenorrhö"

- Konstitutionelle Entwicklungsverzögerung
- Polysymptomatische Dysmorphiesyndrome
  - Ullrich-Turner-Syndrom
  - Noonan-Syndrom
  - Prader-Labhart-Willi-Syndrom
  - Laurence-Moon-Biedl-Bardet-Syndrom
  - X0/XY-Syndrom
- Gonadendysgenesie
  - Typ 46, XX
  - Typ 46, XY (Swyer-Syndrom)
- Mayer-Rokitansky-Küster-Hauser-Syndrom
- Testikuläre Feminisierung
- Fehlentwicklung genitaler Strukturen ohne Syndromcharakter
  - Atresia hymenalis
  - Vaginale Quersepten
  - Kombinierte Fehlbildungen
- Endokrinopathien
  - Mit Manifestation im 1. Lebensjahrzehnt
    „Hyperphysärer Minderwuchs" mit assoziierter Insuffizienz der LHRH-/Gonadotropinbildung
    Kongenitale NNR-Hypoplasie mit Gonadotropindefekt
    Therapieimbalancen (z. B. bei Hypothyreose, AGS u. a.)
  - Mit Manifestation im 2. Lebensjahrzehnt
    Hypogonadismus
    Ovarialhypoplasie
    Polyzystisches Ovarsyndrom (hyperandrogenämische Ovarialinsuffizienz)
    Organisch bedingte Insuffizienz der LHRH-/Gonadotropinbildung
    Funktionelle Insuffizienz der LHRH-/Gonadotropinbildung

Bei den in der obigen Übersicht unter Endokrinopathien aufgelisteten Diagnosen ist das Symptom „primäre Amenorrhö" davon abhängig, ob die zugrundeliegende Störung eine pubertäre Entwicklung ganz oder weitgehend ausschließt, also zeitlich gesehen *vor* einer möglichen Menarche wirksam wird. Ansonsten ist es durchaus möglich, daß eine Amenorrhö erst nach der Menarche und nach einer Phase mit mehr oder weniger unregelmäßigen Menstruationen eintritt (*sekundäre Amenorrhö*). Dies ist insbesondere bei Patientinnen der Fall, bei denen ein zentraler funktioneller Hypogonadismus vorliegt.

15.5.2 Zentraler (sekundärer und tertiärer, hypogonadotroper) Hypogonadismus

Das für die pubertäre Entwicklung entscheidende zentralnervöse Reifungsmerkmal ist die pulsatile LHRH-Ausschüttung (Pulsgenerator). Sie führt zu der stufenweise strukturierten und feedbackregulierten Aktivitätssteigerung des Funktionskreises zwischen Hypothalamus, Hypophyse und Gonaden.

Ist die Leistungsfähigkeit dieses Pulsgenerators quantitativ und/oder qualitativ gestört (*tertiärer Hypogonadismus*), bleiben die nachgeordneten Funktionen der Hypophyse und der Gonaden zwangsläufig unzureichend. Die gleiche Konsequenz für die klinische Situation entsteht, wenn ein primärer hypophysärer Defekt besteht (*sekundärer Hypogonadismus*), der allerdings sehr viel seltener ist als die hypothalamische Insuffizienz. Man spricht zusammenfassend von einem *zentralen Hypogonadismus*, der organisch oder funktionell bedingt sein kann.

15.5.2.1 Pathophysiologie organisch bedingter Formen

Die unzureichende Bildung von LHRH ist die häufigste Form des zentralen Hypogonadismus. Verschiedene nach funktionell-klinischen Gesichtspunkten definierte Entitäten zeigen die Insuffizienz der LHRH-Bildung als primären Defekt, der als *sporadisch* oder *genetisch bedingt* klassifiziert wird. Die Bezeichnung „sporadisch" ist dabei als „ursächlich noch nicht definiert" zu lesen, da man davon ausgehen kann, daß so bezeichnete Zustandsbilder letztlich als genetisch bedingt erkannt werden. Bei den in der folgenden Übersicht genannten genetisch verursachten Entitäten ist die endokrine Insuffizienz stets essentieller Teil eines umfassenderen und syndromhaft ausgebildeten Krankheitsbildes.

Ursachen des organisch bedingten zentralen (hypogonadotropen) Hypogonadismus

- Unzureichende LHRH-Bildung und -Ausschüttung
  - Sporadisch
  - Genetisch bedingt
    - Isolierter LHRH-Defekt mit An-/Hyposmie (Kallmann-Syndrom)
    - Mit adrenaler Hypoplasie
    - Mit zerebellarer Ataxie
    - Mit Basalzellnävussyndromen
  - In Kombination mit Wachstumshormonmangel
- Isolierte Insuffizienz der hypophysären LH- und FSH-Sekretion
- Tumoröse und systemische ZNS-Erkrankungen und -Fehlbildungen

Kallmann-Syndrom

Diese häufigste Form des isolierten hypogonadotropen Hypogonadismus (Prävalenz ca. 1:7500 Jungen, ca. 1:50000 Mädchen [55]) ist zusätzlich durch eine Agenesie der Hypoplasie der Lobi olfactorii mit Anosmie oder Hyposmie gekennzeichnet. Das Ausmaß des anatomischen Defektes korreliert dabei mit dem der LHRH-Bildungsstörung, was auf einen sog. *Felddefekt* hinweist. In der fetalen Entwicklung wandern die LHRH-sekretorischen Neurone, die im Bereich der Olfaktoriusanlage entstehen, nicht oder nur unvollständig zum medial-basalen Hypothalamus, wo sie normalerweise die Struktur des LHRH-Pulsgenerators bilden.

Beim Kallmann-Syndrom kommen genetische Varianten mit X-chromosomaler, autosomal-dominanter oder -rezessiver Vererbung vor. Man spricht von heterogenen Mutationen, d.h. die verschiedenen Formen der Heredität sind durch unterschiedliche Genmutationen bedingt. Gut untersucht ist die Mutation in Xp22.3, wobei eine umfassendere Deletion in diesem Bereich zu der durch einen Steroidsulfatasemangel hervorgerufenen syndromhaften Assoziation mit Ichthyos, mentaler Retardierung und Chondrodysplasia punctata führt [34, 99]. Die Diagnose kann zumindest bei Knaben klinisch schon im Säuglingsalter vermutet werden, wenn eine testikuläre Lageanomalie und eine Penishypoplasie bestehen [12].

Als Baumann-Variante wird eine Ausprägung des Syndroms bezeichnet, bei der die LHRH-Aktivität im Streubereich der Norm gefunden wird [71].

Andere Syndrome mit einem isolierten LHRH-Defekt

Es handelt sich stets um genetisch bedingte Insuffizienzen der LHRH-Bildung, die Teil seltener Erkrankungen sind. Im Einzelfall rechtzeitig in Erwägung gezogen, wird die komplexe Diagnose u. U. schon früh und in Teilen prospektiv zu stellen sein.

Aus einer großen Zahl sei hier beispielhaft auf 2 Entitäten hingewiesen. Der Kombination *LHRH-Defekt mit angeborener adrenaler Hypoplasie* bei Knaben liegt eine Deletion der Region Xp21 zugrunde. Je nach Ausmaß der Deletion kommen Glycerolkinasemangel und Muskeldystrophie Duchenne hinzu. Diese Kombination ist ein Beispiel dafür, daß gemeinsame Deletionen benachbart lokalisierter Gene nosologische Auswirkungen haben können, die vom Krankheitsbild her prima vista ohne Zusammenhang erscheinen. Dies gilt auch für die Kombination *LHRH-Defekt und zerebellare Ataxie* oder für *Assoziationen mit Basalnävussyndromen.* Die genannten Kombinationen sind X-chromosomal gebunden und in der Literatur bei männlichen Patienten beschrieben worden [55].

Zur Kombination eines LHRH-Mangels mit Wachstumshormonmangel („hypophysärer Minderwuchs") sei auf Kap. 13 verwiesen. Auch einige polysymptomatische Dysmorphiesyndrome (z.B. Prader-Labhart-Willi- oder Laurence-Moon-Biedl-Bardet-Syndrom) weisen einen zentralen Hypogonadismus, im Einzelfall auch als Mischform mit einem gonadalen Defekt, auf.

Isolierte FSH- oder LH-Insuffizienz [55]

Als mögliche Ursache eines isolierten FSH-Mangels ist schon früher eine unzureichende Bildung der β-Untereinheit diskutiert worden. Der isolierte LH-Mangel wird als spezielle Form eines LHRH-Defektes aufgefaßt. Für das männliche Geschlecht ist auch die Bezeichnung „fertile Eunuchen" geprägt worden, da eine Spermatogenese bei mangelhafter Testosteronbildung nachzuweisen ist. Als endokrin isoliertes Symptom kommt ein LH-Mangel auch bei Tumoren der hypothalamohypophysären Region vor.

Tumoröse und systemische ZNS-Erkrankungen und Fehlbildungen

Hier handelt es sich um eine in der Regel anatomisch gestörte Integrität hypothalamohypohysärer Funktionen. Die primäre Problematik bestimmt dabei das Krankheitsgeschehen.

15.5.2.2 Funktionelle Formen des zentralen Hypogonadismus

Eine physiologische Reifung und Funktion der Gonadotropinsekretion und damit die normale gonadale Entwicklung ist an eine umfassend intakte Gesundheit der Kinder und Jugendlichen gebunden. Jede gravierende oder chronisch beeinträchtigende gesundheitliche Störung kann das Hormonsystem des Organismus nachteilig beeinflussen. Der individuelle Verlauf hängt von der dominierenden Erkrankung und deren Behandlungsmöglichkeiten ab. Funktionelle hypogonadale Störungen sind grundsätzlich reversible Störungen, deren symptomatische Therapie im einzelnen Fall indiziert sein kann.

In der folgenden Übersicht sind die pathophysiologisch wichtigsten Themen angesprochen. Die genannten Endokrinopathien werden in den speziellen Kapiteln ausführlich beschrieben, zu den nichthormonal bedingten Störungen sei auf die allgemeinpädiatrische und internistische Literatur verwiesen.

Ursachen des funktionell bedingten zentralen (hypogonadotropen) Hypogonadismus

- Endokrinopathien
  - Erworbene Funktionsstörungen der Schilddrüse
  - Late-onset-Formen der kongenitalen NNR-Hyperplasie (AGS: C_{21}-/C_{11}-Hydroxylase-Defekt, partieller 3β-HSD-Mangel)
  - Cushing-Syndrom
  - Morbus Addison
  - Immunopolyendokrinopathien
  - Androgenorientierte tumoröse Prozesse der NNR und Gonaden
  - Schlecht eingesteller Diabetes mellitus
  - Hyperandrogenämische Ovarialinsuffizienz bei Mädchen (PCO-Syndrom)
- Chronisch-konsumierende Erkrankungen nichtendokriner Genese
  - Systematische Störungen der Herz-Kreislauf-, Nieren-, Lungen-, Magen-Darm- und Stoffwechselfunktionen
  - Medikamenten-/Drogenabusus
  - Leistungssport (bei Mädchen; bei Knaben?)
  - Allgemeine und altersspezifische psychische Belastungen, speziell psychogene Eßstörungen (Anorexia nervosa, Bulimie)

15.5.3 Prinzipielle Diagnostik bei Verdacht auf Hypogonadismus

Die Diagnostik entspricht zunächst dem geläufigen allgemeinen Vorgehen, ausgerichtet auf die spezielle Frage nach der vermeintlich oder faktisch fehlenden oder unzureichenden pubertären Entwicklung.

> ! Es gilt, für die individuelle Situation objektive Daten zu ermitteln, die eine eindeutige Zuordnung ermöglichen. An die statistischen Streubreiten etwa für den Beginn einer Pubertätsentwicklung oder einzelner pubertätsspezifischer Ereignisse zu erinnern, vertagt eine kompetente Diagnose und verstärkt die psychische Belastung.

Dabei wird nicht verkannt, daß partielle Defizienzen der als wachsende Funktionen anzusehenden pubertären Reifungsmechanismen diagnostisch besonders schwierig zu erfassen sind. So bleibt bei einer Reihe der heranwachsenden Mädchen und Jungen die kritische Verlaufsdokumentation das diagnostisch abschließende Verfahren. Die Erfahrung zeigt, daß sich Teilleistungsstörungen offenbar noch nach Jahren ausgleichen können, was indessen nicht prognostizierbar und hinsichtlich der Diagnostik sowie einer in solchen Fällen zeitlich limitierten symptomatischen Therapie zunächst unerheblich ist.

Anamnese

Die Anamnese umfaßt entsprechend der in den Übersichten der Seiten 390–392 genannten Ursachen folgende Punkte:

- Pubertätsbeginn; Verlauf der bisherigen Entwicklung?
- Hinweise auf eine exogene gonadale Schädigung?
- „Entwicklungsstörungen“ in der Familie?
- Chronische allgemeinmedizinische oder endokrine Erkrankungen?
- Onkologische oder hämatologische Erkrankungen bzw. Therapien?
- Psychische Situation?
- Suchtprobleme? Medikamentenabusus?
- Bei Mädchen: Amenorrhö? Menstruelle Blutungsstörungen? Behaarungsauffälligkeiten?
- (Extremer) Leistungssport?

Klinik

Die klinische Befunderhebung besteht grundsätzlich in einem ausführlichen allgemeinmedizinischen Status, einschließlich der detaillierten neurologischen

Untersuchung. Die spezielle Problemstellung wird durch folgende Erhebungen erfaßt:

- auxologische Beurteilung, ggf. anhand von Verlaufsdaten, Ziellänge, individuelle Endlängenprognose (nach aktueller Bestimmung des Knochenalters);
- Körpergewicht, Verteilung des Fettgewebes;
- Pubertätsstadien nach Tanner;
- bei Knaben: Volumina der Testes, gestreckte Penislänge;
- bei Mädchen: problemorientiert gynäkologische Untersuchung (Vaginoskopie, Ultraschall).

Endokrinologische Parameter und Funktionsuntersuchungen

Endokrinologische Daten sind keine routinemäßig abzuarbeitende Vorgabe; sie begründen sich vielmehr aus den Ergebnissen von Anamnese und klinischem Befund. So sind aus der folgenden Auflistung gezielt Meßwerte auszuwählen, die die Arbeitsdiagnose klären können. Im einzelnen sind zu nennen:

- Punktuelle Basisdaten im Serum
  - LH, FSH, Prolaktin, ggf. β-hCG
  - Testosteron, Östradiol
  - Androstendion, DHEA(S), 17α-Hydroxyprogesteron
  - 11-Desoxycortisol, Cortisol
  - Schilddrüsenparameter
  - IGF-I, IGFBP-3
  - Andere bei spezieller Indikation
- Dynamische Testuntersuchungen
  - hCG-Test (Jungen)
  - HMG-Test (Mädchen)
  - LHRH-/LHRH-Agonistentest
  - Andere bei spezieller Indikation
- Spontansekretionsprofil über 24 h für LH und FSH, bei spezieller Indikation auch für andere Parameter

Ein *primärer Hypogonadismus*, zumal bei syndromhaften Entitäten, wird in der Regel schon im 1. Lebensjahrzehnt geklärt (deutliche Steigerung der Sexualsteroide im hCG- bzw. HMG-Test, überschießende Ausschüttung von LH und FSH nach LHRH/LHRHa). Diagnostisch nicht abschließend beurteilte Verdachtsdiagnosen können im begonnenen 2. Lebensjahrzehnt durch die dann nachweisbare Hypersekretion der Gonadotropine bei erniedrigten Sexualsteroidkonzentrationen erkannt werden.

Eine Ausnahme hinsichtlich erniedrigter Testosteronspiegel kann das Klinefelter-Syndrom machen, bei dem zwar eine nachhaltige Erhöhung von LH und FSH besteht, Testosteron aber noch im Normbereich gefunden wird. Typischerweise tritt die weitgehende oder vollständige testikuläre Insuffizienz erst im jugendlichen Erwachsenenalter ein („postpubertäres Atrophiesyndrom").

Endokrinologische Kriterien eines *zentralen Hypogonadismus* sind die erniedrigten Sexualsteroidkonzentrationen und eine fehlende oder qualitativ (pulsatil) und quantitativ unzureichende pulsatile Spontansekretion des LHRH und der Gonadotropine, insbesondere des LH. Neuere Untersuchungen bei männlichen Patienten dokumentieren erhöhte Melatoninkonzentrationen in der Nachtphase, die sich nach Substitution mit Testosteron normalisieren [91, 92].

Die *Bedeutung des LHRH-Tests* wird für die Diagnostik des zentralen Hypogonadismus oft ganz inadäquat überschätzt. Er ist hier nur aussagefähig, wenn es sich um ausgeprägte zentrale Defektsituationen jenseits eines pubertätsfähigen Knochenalters handelt. Der LHRH-Test differenziert bei praktisch vollständiger Insuffizienz der LHRH-Ausschüttung auch nicht zwischen hypothalamischem und hypophysärem Defekt, weil die gonadotropen Zellen des Hypophysenvorderlappens kein hypothalamisches „priming" erfahren und ihre Reaktionsfähigkeit weitgehend reduziert ist. Auch muß auf die große Streubreite der LH- und FSH-Reaktion nach LHRH-Gabe hingewiesen werden, wenngleich im Mittel eine systematische Entwicklung der Reaktionsgröße darstellbar ist. Da aber ein hypogonadotroper Hypogonadismus selten eine vollständige Defizienz bedeutet, vielmehr Teilleistungsstörungen zahlenmäßig dominieren, informiert der klassische LHRH-Test im wesentlichen über die jeweils punktuelle Reaktionslage der Hypophyse hinsichtlich ihrer stimulierbaren LH- und FSH-Reserven.

Eine *Spontansekretionsanalyse* von LH und FSH im Zeitraster von 20 min über 24 h dokumentiert – trotz der auch hier biologisch vorgegebenen Streubreiten – differenziert über den Stand der funktionellen Reifung des LHRH-Gonadotropin-Systems. Die entscheidenden Größen sind das mittlere Konzentrationsniveau, die pulsatile Frequenz, die Pulsamplitude und als zusätzliche rechnerische Charakteristika die integrierte mittlere Konzentration oder die Pulsamplitudensumme. Weitergehende mathematische Modelle zur Zeitreihenanalyse pulsatil strukturierter endokriner Parameter sind hier anwendbar. Hypogonadale Störungen hypothalamohypophysärer Genese, insbesondere Teilinsuffizienzen, können genauer eingegrenzt werden, zumal klinisch oftmals eine wenig auffällige und ätiologisch mehrdeutige Symptomatik besteht (z. B. Zyklusstörungen oder zögerlich fortschreitende Entwicklung).

15.5.4
Therapie hypogonadaler Störungen

Jede Form eines nachgewiesenen Hypogonadismus erfordert eine *substitutive Therapie*, die je nach Ausgangssituation die pubertäre Entwicklung und einen regelhaften adulten Status gewährleistet. Wenn auch die geschlechtsspezifischen Aspekte dabei im Vordergrund stehen, müssen auch andere metabolisch bedeutsame Wirkungen der Sexualsteroide angesprochen werden. Die wichtigste Größe ist hier die *„peak bone mass"*, die am Ende des 2. Lebensjahrzehnts erreicht sein sollte und deren Aufbau durch hypogonadale Störungen beeinträchtigt ist [63, 154].

Grundsätzlich muß vor einer Behandlung mit Sexualhormonen die individuelle Situation diagnostisch sorgfältig zugeordnet werden.

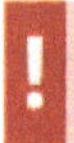

Eine probatorische Behandlung ohne kompetente Diagnostik ist als Kunstfehler anzusehen!

15.5.4.1
Primärer Hypogonadismus

Die Therapie besteht in der Gabe von Sexualhormonen. Die klinische Entwicklung zeigt die erwünschten Fortschritte: die erhöhten Werte für LH und FSH gehen zurück. Die nachfolgenden Tabellen 15.2 und 15.3 zeigen das Schema einer aufbauenden Medikation bei praktisch vollständiger Insuffizienz. Bei partiellen Störungen der Sexualsteroidbildung ist der Bezugspunkt innerhalb der Schemata entsprechend zu wählen. Inwieweit Testosteronpräparationen – mit gegenüber den bisherigen Standardestern Propionat und Enantat günstigerer Pharmakokinetik (z. B. Buciclat oder Undecanoat) – und andere Applikationsformen (Pflaster, Pellets) oder Injektionsfrequenzen vorzuziehen sind, bleibt weiteren Ergebnissen vorbehalten [116, 116a, 133a].

▶ Einleitung und Fortführung der sexuellen Entwicklung

• 1.–6. Monat	Testosteron als Depotpräparation (Mischung aus Propionat und Enantat) 50 mg monatlich i.m
• 6.–12. Monat	Dosiserhöhung auf 100 mg monatlich
• 2. Jahr	Bei gleicher Dosis variable Injektionsfrequenz von 2–4 Wochen; Testosteron i.S. 8 Tage p.i. um 250 ng/dl
• ab 3. Jahr	Testosteronenantat (Depot), 250 mg alle 3–4 Wochen

Tabelle 15.2. Substitution mit Sexualhormonen bei Mädchen

▶ **Einleitung und Fortführung der sexuellen Entwicklung, beginnend ab einem Knochenalter von 11 [–12] Jahren**			
• Bis 6. Monat		Tagesdosis in [mg]	
Östradiolvalerat		0,2	oder
Konjugierte Östrogene		0,3	
• 6.–12. Monat			
Östradiolvalerat	1.–25. Tag	0,5	oder
Konjugierte Östrogene		0,6	und
Retroprogesteron[a]	14.–25. Tag	10,0	
	25.–28. Tag	Keine Einnahme	
▶ **Fortführung der medikamentös gesteuerten sexuellen Entwicklung nach 1jähriger Einleitungsphase**			
• 2. Jahr		Tagesdosis in mg	
Östradiolvalerat	1.–25. Tag	1,0–1,5	oder
Konjugierte Östrogene		0,9–1,25	und
Retroprogesteron[a]	14.–25. Tag	10,0	
• Ab 3. Jahr bei gleicher Zeitstruktur			
		Tagesdosis in mg	
Östradiolvalerat		2,0	oder
Konjugierte Östrogene		1,25	und
Retroprogesteron[a]	14.–25. Tag	10,0	
	26.–28. Tag	Keine Einnahme	

[a] Als Gestagen ist anstelle des Retroprosterons auch Chlormadinonacetat (2,0 mg), Medroxyprogesteronacetat (2,5–5,0 mg) oder Medrogeston (5 mg) geeignet (jeweils Tagesdosis).

15.5.4.2
Zentraler Hypogonadismus

Auch bei zentralem Hypogonadismus ist die Behandlung mit Sexualsteroiden v. a. ein praktikabler Weg für eine längerfristige Behandlung. Dabei werden sich natürlich die Gonadenvolumina nicht nennenswert entwickeln, wenn nicht eine Partialfunktion vorhanden war. Dies ist klinisch nur bei Knaben evident und gibt Anlaß zur Frage, ob das Hodenvolumen nicht besser entwickelt werden könne. Zeitlich limitiert können dann Gonadotropine oder eine LHRH-Pumpe eingesetzt werden [11, 38, 66, 68, 69, 75, 100, 134, 157, 160, 164, 165].

Zweifellos ist die Sexualsteroidtherapie zentraler Formen des Hypogonadismus ein Kompromiß an die problemlose Durchführung der Substitution. Der eigentlichen Ursache entsprechend müßte eine LHRH- bzw. Gonadotropinbehandlung erfolgen. Beide Möglichkeiten bestehen, wobei aber durch die parenterale Applikation einerseits und die Anpassung an die pulsatile Dynamik andererseits gerade im Jugendalter Probleme entstehen. Die Probleme bestehen in der Abhängigkeit von den Injektionsterminen oder bei einer LHRH-Therapie von einer ständig am Körper zu tragenden kleinen Pumpe mit subkutanem Zugang, über die LHRH in regelmäßigen Pulsdosen zwischen 5 und 10 μg/2 – 3 h verabreicht wird.

Die Effizienz beider Verfahren ist gut belegt, wobei die LHRH-Therapie heute ganz im Vordergrund steht. Sie erscheint aber für eine Dauerbehandlung z. Z. nicht gut geeignet, ist jedoch im Erwachsenenalter zumindest dann indiziert, wenn Voraussetzungen für eine Fertilität erwünscht sind [32, 75, 86, 87, 158].

15.6
Sonstige Auffälligkeiten und Störungen der pubertären Entwicklung

Hier sollen einige Befunde angesprochen werden, die im Verlauf der pubertären Entwicklung evident werden und Krankheitswert erlangen können. Häufig handelt es sich allerdings um passagere Ereignisse oder um grenzwertige Varianten innerhalb der physiologischen Entwicklung. Teilweise werden die Themen in anderen Kapiteln erwähnt, so daß auf diese verwiesen werden kann. Im einzelnen handelt es sich um folgende Störungen:

- ausgeprägte Formen der Akne vulgaris (s. Kap. 14),
- auffallende Ausbildung des Körperhaarkleides bei Mädchen,
- Adipositas (s. Kap. 20),
- Gynäkomastie,
- Varianten und Störungen der Brustdrüsenentwicklung beim Mädchen,
- Unregelmäßigkeiten der Menses (s. Kap. 14 und 16),
- psychogene Eßstörungen.

15.6.1
Auffallende Ausbildung des Körperhaarkleides bei Mädchen

Eine deutlicher sichtbare Körperbehaarung bei Mädchen und jungen Frauen wird meist als „Vermännlichung“ angesehen und kann u. U. krisenhaft das Selbstbild und die kommunikativen Aktivitäten, v. a. innerhalb der Altersgruppe, beeinträchtigen. Eine zusätzlich ausgeprägte Akne verschlimmert die Situation weiter.

Vermehrte Körperbehaarung fällt v. a. bei dunkel tingierter Haarfarbe auf. Sie ist meist konstitutionell vorgegeben und als klinische Variante anzusehen. Im Einzelfall ist aber immer eine differentialdiagnostische Klärung vornehmlich durch endokrinologische Untersuchungen erforderlich. Liegt kein pathologischer Befund vor, kommen im Einzelfall nur kosmetische Maßnahmen in Frage. Als mögliche Ursachen sind zu diskutieren:

- „idiopathischer Hirsutismus“,
- hyperandrogenämische Ovarialinsuffizienz (PCO-Syndrom),
- Ovarialtumoren mit androgenorientierter Hormonaktivität,
- Cushing-Syndrom,
- kongenitale Nebennierenrindenhyperplasie (AGS vom „Non-classical-Typ“),
- adrenale Tumoren mit Androgenüberproduktion,
- medikamentöse Nebenwirkungen,
- syndromhafte Entitäten.

15.6.2
Gynäkomastie

Bei 40 – 60 % der pubertierenden Knaben tritt eine bei der klinischen Untersuchung sichtbare Wachstumsreaktion der Brustdrüsenanlage auf, wobei einseitige, nennenswert seitendifferente und vom Ausmaß her variable Befunde vorkommen. Man spricht in ausgeprägten Fällen von einer *Pubertätsgynäkomastie* (Abb. 15.2).

Bei den meisten Jungen beschränkt sich die Brustdrüsenentwicklung auf den submamillären Bereich. Bei einigen Knaben kann sich eine erhebliche Vergrößerung einstellen (B III–IV), so daß der Befund im

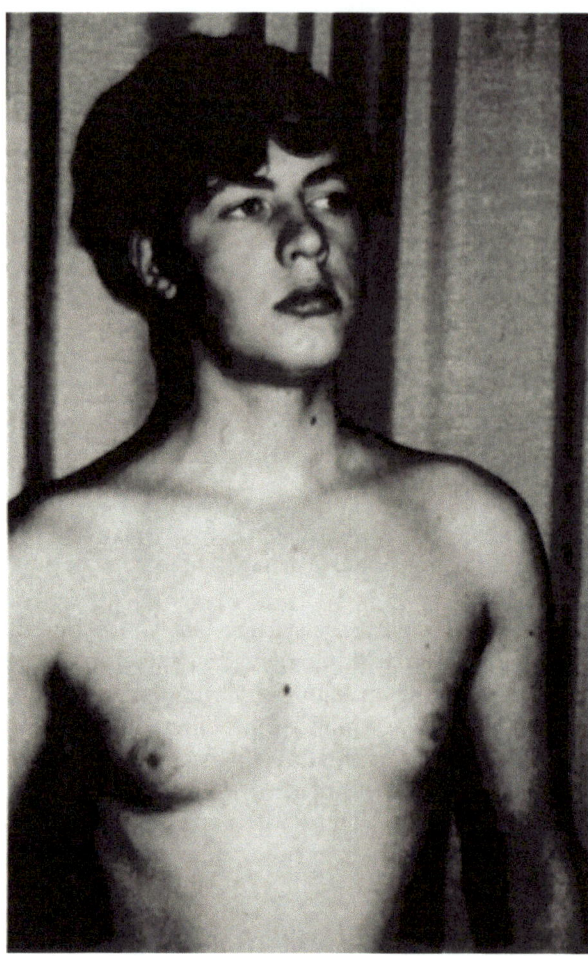

Abb. 15.2. 13jähriger Patient mit Gynäkomastie

Extremfall weitgehend dem einer vollentwickelten weiblichen Brust entspricht. Klinisch zeigen die Jungen sonst keine weitergehenden Auffälligkeiten. Die typisch männliche Pubertät verläuft regelhaft [58]. Offenbar besteht eine familiäre Disposition [10]. Der *Spontanverlauf* ist in der Regel günstig. Vergleichsweise gering oder moderat ausgebildete Befunde bilden sich in wenigen Monaten bis zu 2 Jahren vollständig zurück.

Die entgegen dem eigenen Geschlecht auftretende Entwicklung ist für die betroffenen Jungen eine große seelische Belastung, weil sie die männliche Identität in Frage zu stellen scheint. So versuchen sie, schon eine relativ geringe Brustbildung durch kaschierende Kleidung zu verbergen und z. B. Sportveranstaltungen in Schule und Freizeit zu umgehen. Sie geraten so oft in eine psychosoziale Isolation.

Histologie

Die Drüsenvergrößerung kommt vornehmlich durch Zahl- und Größenzunahme der Ausführungsgänge zustande; bindegewebige Strukturen sind vermehrt. In Einzelfällen kommt es zu duktalen terminalen Aufzweigungen und Drüsenläppchenstrukturen, so daß als Rarität eine Sekretion möglich wird. Bei längerdauernden Verläufen verdichtet sich das periduktale Bindegewebe und Stroma und führt zu fibrosierenden und hyalinen Umformungen, die einer Rückbildungsfähigkeit der Gynäkomastie entgegenstehen [58].

Endokrinologie

Untersuchungen zeigen normale, dem pubertären Status entsprechende Werte für Testosteron, LH und FSH. Demgegenüber wird eine relative Erhöhung von Östradiol vornehmlich zu Beginn der männlichen Pubertät im Verhältnis zu den Testosteronkonzentrationen [103] beschrieben. Andere Autoren bestätigen diesen Befund nicht, teilen aber eine signifikant niedrigere Konzentration für freies Testosteron bei erhöhtem SHBG mit [13]. Im Sinne einer vermehrten peripheren Konversion oder einer nicht ausreichenden Sekretion adrenaler Androgene werden niedrige Quotienten von Androstendion und DHEAS zu Östron und Östradiol gedeutet [103]. Es bleibt zu klären, ob diese Befunde durch eine zeitlich zögerlich fortschreitende Aktivierung der Androgenbildung in der Nebennierenrinde zustande kommen.

Im 24-h-Profil können die Östradiolspiegel fluktuieren und sind zeitweise, v. a. in den Vormittagsstunden, faktisch erhöht gefunden worden. Sie sinken zur Norm ab, wenn sich die Gynäkomastie zurückgebildet hat [80, 81]. Auch punktuelle Werte wie die integrierten 24-h-Konzentrationen von Prolaktin werden vielfach leicht erhöht gemessen [21, 81], was schon früher als permissive Östrogenwirkung im Sinne einer Zunahme von Prolaktinrezeptoren im Brustdrüsengewebe gedeutet wurde. Bei familiär gehäuftem Auftreten einer Gynäkomastie wurde eine gesteigerte extraglanduläre Aromatisation von C_{19}-Steroiden gefunden, so daß eine vermehrte Konversion zu Östrogenen die Entstehung einer Gynäkomastie begünstigen dürfte [10].

> **!** Aus den skizzierten Resultaten ergibt sich, daß die Pubertätsgynäkomastie durch eine hormonale Imbalance mit passagerer Östrogendominanz vornehmlich in der Tagphase zustande kommt.

Therapie

Eine Therapie der Pubertätsgynäkomastie, die pathophysiologisch begründet und klinisch zuverlässig ist, konnte bisher nicht etabliert werden. Versuchsweise wurden Substanzen mit unterschiedlicher Wirkungsweise eingesetzt, u. a. Testolacton (Aromatasehemmer

[166]) und Tamoxifen (Antiöstrogen [77]). Meist findet man einen partiellen Rückbildungseffekt; eine vollständige Regression ist selten. Eine schmerzhafte Gynäkomastie kann bei 80 % der Fälle mit 20–40 mg/Tag Tamoxifen beschwerdefrei werden [77]. Die spontane Tendenz zur Rückbildung relativiert natürlich die Aussagen über einen medikamentösen Effekt, wenn nicht eine Studie mit größeren Fallzahlen und Kontrollgruppen vorgelegt wird.

In ausgeprägten Fällen mit erheblicher psychosozialer Belastung bleibt nur der Rat, den Drüsenkörper chirurgisch entfernen zu lassen.

Differentialdiagnose

Die sehr viel selteneren Gynäkomastien sind mit familiärem (idiopathischem) Auftreten, bei bestimmten Syndromen, nach Medikamenten oder im Rahmen definierter Erkrankungen zu berücksichtigen. Die folgende Übersicht informiert über die wichtigsten Entitäten und ursächlichen Substanzen, die im Einzelfall diskutiert werden müssen.

Differentialdiagnose der Gynäkomastie
- Postpartale Brustdrüsenreaktion
- Pubertätsgynäkomastie
- Idiopathische Formen
- Gynäkomastie bei endokrinen Störungen
  - Klinefelter-Syndrom
  - Reifenstein-Syndrom
  - Tumoren
    - Nebennierenrindentumoren
    - Hodentumoren
    - Paraneoplastische Syndrome
    - Hypophysentumoren
  - Schilddrüsenüberfunktion
- Medikamentös induzierte Gynäkomastie
  - Östrogene
  - Testosteron
  - Anabole Steroide
  - Gonadotropine
  - Antiandrogene
  - Spironolacton
  - Cimetidin
  - Digitalis
  - Psychopharmaka
  - Marihuana, Methadon
- Gynäkomastie bei chronischen Erkrankungen
  - Leukose
  - Urämie bzw. chronische Hämodialyse
  - Leberzirrhose
  - Lepra
- Andere Formen (Rückenmarkserkrankungen u. a.)

Die Pubertätsgynäkomastie ist in der letzten Konsequenz eine Ausschlußdiagnose.

15.6.3 Störungen der Brustentwicklung bei Mädchen

Innerhalb der normalen Entwicklung gibt es erhebliche individuelle Unterschiede in Größe, Form und Konsistenz der Brüste wie auch hinsichtlich der Ausbildung von Brustwarzen und Warzenhof. Auch Haare im Bereich der Areola kommen mit ethnographischen Unterschieden vor und sollten nicht vorschnell als „Vermännlichung“ mißdeutet werden. Gelegentlich können auch die Drüsen der Areola etwas Sekret absondern; dies hat nichts mit einer Galaktorrhö zu tun. Blutig tingierte Sekrete können bei duktaler Hyperplasie vorkommen und werden bei beiden Geschlechtern als Rarität beobachtet [101], beim Knaben: [102].

Mädchen, die Sportarten ausüben, bei denen eine ständige Mitbewegung der Brust unvermeidlich ist, sollen einen geeigneten Büstenhalter tragen, da es sonst zu Exkoriationen der Brustwarzen mit diagnostischen Fehldeutungen kommen kann [90, 125].

Bei der klinischen Untersuchung von Mädchen in oder nach Abschluß der Pubertät ergibt sich in aller Regel die Möglichkeit, auf die Bedeutung der Selbstuntersuchung der Brust hinzuweisen und den normalen Befund zu erläutern. Die Mädchen müssen aufgefordert werden, sich bei jeder vermuteten Abweichung oder Veränderung ihrem Arzt vorzustellen. Dies gilt insbesondere für tumoröse Befunde, bei denen es sich vorrangig um Zysten und Fibrome handelt, die aber im Einzelfall auch bösartige Neubildungen darstellen können [30, 52, 73, 106, 130, 159].

Angeborene Fehlbildungen sind singulär oder Teil eines Fehlbildungssyndroms und meist schon beim Kind zu erkennen. Zu nennen sind:

- Polythelie (zusätzliche Brustwarzen),
- Athelie (fehlende Brustwarzen),
- Polymastie (überzählige Brustdrüsen) und
- Amastie (fehlende Brustanlage).

Auch Hohlwarzen kann man zu den angeborenen Fehlbildungen rechnen. Die Behandlung der genannten Anomalien ist Sache des in diesen Dingen versierten Operateurs.

Ein häufiger Konsultationsgrund ist eine Asymmetrie der Brustentwicklung. Bis etwa zur Mittpubertät ist dies eine gut bekannte Variante, bei der sich die Mammae unterschiedlich rasch ausbilden. Meist hat sich die Seitendifferenz spätestens gegen Ende der Pubertät ganz oder doch soweit ausgeglichen, daß keine optische Beeinträchtigung mehr besteht. Bei etwa 25% der Fälle bleibt eine deutlich sichtbare Asymmetrie erhalten. Im Einzelfall ist zu entscheiden, ob eine operativ plastische Korrektur notwendig ist, um den Patientinnen v.a. psychosoziale Verunsicherungen zu ersparen. Eine anlagebedingte Asymmetrie ist zu unterscheiden von Seitendifferenzen, die durch tumoröse Prozesse zustande kommen.

Vergleichbare Überlegungen gelten bei der sog. juvenilen Hypertrophie, die ein- oder beidseitig auftreten kann und familiär gehäuft gefunden wird. Auch sehr schlaffe Brüste schon im jugendlichen Alter sind Anlaß, eine kosmetisch-chirurgische Korrektur zu diskutieren. Eine spezielle Mißentwicklung ist die tuberöse Brust, bei der sich die Basis in horizontaler wie in vertikaler Richtung nur limitiert ausdehnt.

15.6.4 Psychogene Eßstörungen

Hier sind neben der alimentären Adipositas als systematische Störungen Anorexia nervosa und Bulimie zu nennen. Es handelt sich um psychopathologische Reaktionen, wobei endokrinologische Abweichungen stets sekundär entstehen und funktioneller Art sind. Im Einzelfall kann es wegweisend sein, wenn bei der Beurteilung eines Symptoms, das als hormonal bedingt angesehen wird (sekundäre Amenorrhö, „mangelhafte Brustentwicklung" → Anorexie, „starke Gewichtsschwankungen" → Adipositas, Bulimie) die Primärerkrankung aufgedeckt wird. Ansonsten sei auf die spezielle Literatur verwiesen.

Literatur

1. Albright AL, Lee PA (1993) Neurosurgical treatment of hypothalamic hamartomas causing precocious puberty. J Neurosurg 78: 77-82
2. Anasti JN, Flack MR, Froehlich J, Nelson LM, Nisula BC (1995) A potential novel mechanism for precocious puberty in juvenile hypothyroidism. J Clin Endocrinol Metab 80: 276-279
3. Antoniazzi F, Cisternino M, Nizzoli G et al. (1994) Final height in girls with central precocious puberty: comparison of two different luteinizing hormone-releasing hormone agonist treatments. Acta Paediatr 83: 1052-1056
4. Antoniazzi F, Bertoldo F, Zamboni G et al. (1995) Bone mineral metabolism in girls with precocious puberty during gonadotropin-releasing hormone agonist treatment. Eur J Endocrinol 133: 412-417
5. Arisaka O, Matsumoto T, Hosaka A et al. (1992) Cystic adult granulosa cell tumor causing precocious pseudopuberty in a six-year-old girl. Acta Paediatr 81: 1061-1064
6. Babovic-Vuksanovic D, Donaldson MDC, Gibson NA, Wallace AM (1994) Hazards of ketoconazole therapy in testotoxicosis. Acta Paediatr 83: 994-997
7. Balducci R, Boscherini B, Mangiantini A, Morellini M, Toscano V (1994) Isolated precocious pubarche: an approach. J Clin Endocrinol Metab 79: 582-589
8. Bar A, Linder B, Sobel EH, Saenger P, Dimartino-Nardi J (1995) Bayley-Pinneau method of height prediction in girls with central precocious puberty: correlation with adult height. J Pediatr 126: 955-958
9. Barnes ND, Hayles AB, Ryan RJ (1973) Maturation in juvenile hypothyreoidism. Mayo Clin Prog 48: 849
10. Berkovitz GD, Guerami A, Brown TR, MacDonald PC, Migeon CJ (1985) Familial gynecomastia with increased extraglandular aromatization of plasma carbon-19-steroids. J Clin Invest 75: 1763-1769
11. Birkhäuser MH (1994) Treatment by pulsatile administration of GnRH in male hypogonadotropic hypogonadism. Prog Reprod Biol Med 16: 18-28
12. Birnbacher R, Wandl-Vergesslich K, Frisch H (1994) Diagnosis of X-recessive Kallmann syndrome in early infancy. Evidence of hypoplastic rhinencephalon. Eur J Pediatr 153: 245-247
13. Biro FM, Lucky AW, Huster GA, Morrison JA (1990) Hormonal studies and physical maturation in adolescent gynecomastia. J Pediatr 116: 450-455
14. Biskotti CV, Hart WR (1987) Juvenile granulosa cell tumors of the ovary. Arch Pathol Lab Med 113: 40-46
15. Boepple PA, Mansfield MJ, Wiermann ME et al. (1986) Use of a potent, long acting agonist of gonadotropin-releasing hormone in the treatment of precocious puberty. Endocr Rev 7: 24-33
16. Bonneville JF, Cattin F (1995) The role of magnetic resonance imaging in the diagnosis of endocrine tumours of the sellar region in children. Horm Res 43: 151-153
17. Boston BA, Mandel S, LaFranchi S, Bliziotes M (1994) Activating mutation in the stimulatory guanine nucleotide-binding protein in an infant with Cushing's syndrome and nodular adrenal hyperplasia. J Clin Endocrinol Metab 79: 890-893
18. Boulgourdjian E, Escobar ME, Martinez A, Heinrich JJ, Bergadá C (1995) Bone age at discontinuation of medroxyprogesterone acetate therapy in girls with precocious puberty: effect on final height. Horm Res 44: 12-16
19. Brauner R, Adan L, Malandry F, Zantleifer D (1994) Adult height in girls with idiopathic true precocious puberty. J Clin Endocrinol Metab 79: 415-420
20. Brunelli VL, Chiumello G, David M, Forest MG (1995) Adrenarche does not occur in treated patients with congenital adrenal hyperplasia resulting from 21-hydroxylase deficiency. Clin Endocrinol (Oxf) 42: 461-466
21. Butenandt O (1983) Plasma-Prolaktin-Spiegel und Pubertätsgynäkomastie. Monatsschr Kinderheilkd 131: 455-457
22. Butenandt O, Knorr D, Hecker W, Löhrs U (1980) Precocious puberty in a boy with hCG producing hepatoma. Helv Paediatr Acta 35: 155-158
23. Cacciari E, Cassio A, Balsamo A et al. (1994) Long-term follow-up and final height in girls with central precocious puberty treated with luteinizing hormone-releasing hormone analogue nasal spray. Am J Dis Child 148: 1194-1199

24. Carel J-C, Lahlou N, Guazzarotti L et al. (1995) Treatment of central precocious puberty with depot leuprorelin. Eur J Endocrinol 132: 699-704
25. Cavallo A, Richards GE, Busey S, Michaels SE (1995) A simplified gonadotropin-releasing hormone test for precocious puberty. Clin Endocrinol (Oxf) 42: 641-646
26. Chanson P, Dib A, Visot A, Derome PJ (1994) McCune-Albright syndrome and acromegaly: clinical studies and responses to treatment in five cases. Acta Endocrinol (Copenh) 131: 229-234
27. Clark PA, Clarke WL (1995) Testotoxicosis: an unusual presentation and novel gene mutation. Clin Pediatr (Phila) 34: 271-274
28. Clemons RD, Kappy MS, Stuart TE, Perelman AH, Hoekstra FT (1993) Long-term effectiveness of depot gonadotropin-releasing hormone analogue in the treatment of children with central precocious puberty. Am J Dis Child 147: 653-657
29. Comite F, Cassorla F, Barnes KM et al. (1986) LHRH analogue therapy for central precocious puberty. JAMA 255: 2613-2616
30. Corpron CA, Black CT, Singletary SE, Andrassy RJ (1995) Breast cancer in adolescent females. J Pediatr Surg 30: 322-324
31. Costin G, Kershnar AK, Kogut MD, Turkington RW (1972) Prolactin activity in juvenile hypothyreoidism and precocious puberty. Pediatrics 50: 881
32. Delemarre-van de Waal HA (1993) Induction of testicular growth and spermatogenesis by pulsatile, intravenous administration of gonadotrophin-releasing hormone in patients with hypogonadotrophic hypogonadism. Clin Endocrinol (Oxf) 38: 473-480
33. Dimartino-Nardi J, Wu R, Varner R, Wong WLT, Saenger P (1994) The effect of luteinizing hormone-releasing hormone analog for central precocious puberty on growth hormone (GH) and GH-binding protein. J Clin Endocrinol Metab 78: 664-668
34. Duke VM, Winyard PJD, Thorogood P, Soothill P, Bouloux PMG, Woolf AS (1995) KAL, a gene mutated in Kallmann's syndrome, is expressed in the first trimester of human development. Mol Cell Endocrinol 110: 73-79
35. Eckert KL, Wilson DM, Bachrach LK et al. (1996) A single-sample, subcutaneous gonadotropin-releasing hormone test for central precocious puberty. Pediatrics 97: 517-519
36. Egli CA, Rosenthal SM, Grumbach MM, Montalvo JM, Gondos B (1985) Pituitary gonadotropin independent male-limited autosomal dominant sexual precocity in nine generations: familial testotoxicosis. J Pediatr 106: 33
37. Ehrhardt AA, Meyer-Bahlburg HFL (1994) Psychosocial aspects of precocious puberty. Horm Res 41 (Suppl 2): 30-35
38. Erickson GF, McLachlan RI, McClure N, Healy DL, Burger HG (1995) The Ovary: basic principles and concepts; A. Physiology, B. Clinical. In: Felig P, Baxter JD, Frohman LA (eds) Endocrinology and metabolism. McGraw-Hill, New York London Milan Toronto Tokyo Sydney, pp 973-1052
39. Feuillan PP, Jones J, Cutler GB Jr (1993) Long term testolactone therapy for precocious puberty in girls with the McCune-Albright syndrome. J Clin Endocrinol Metab 77: 647-651
40. Feuillan PP, Jones J, Ross JL (1995) Growth hormone hypersecretion in a girl with McCune-Albright syndrome: comparison with controls and response to a dose of long-acting somatostatin analog. J Clin Endocrinol Metab 80: 1357-1360
41. Fontoura M, Brauner R, Prevot C, Rappaport R (1989) Precocious puberty in girls: early diagnosis of a slowly progressing variant. Arch Dis Child 64: 1170-1176
42. Foster CM, Pescovitz OH, Comite F et al. (1985) Testolacton treatment of precocious puberty in McCune-Albright syndrome. Acta Endocrinol (Copenh) 109: 254-257
43. Freedman SM, Kreitzer PM, Elkowitz SS, Soberman N, Leonidas JC (1993) Ovarian microcysts in girls with isolated premature thelarche. J Pediatr 122: 246-249
44. Freude S, Frisch H, Wimberger D et al. (1992) Septo-optic dysplasia and growth hormone deficiency: accelerated pubertal maturation during GH therapy. Acta Paediatr Scand 81: 641-645
45. Frost GJ, Parkin JM, Scott D, Watson MJ (1985) Pseudoprecocious puberty caused by bilateral idiopathic testicular hyperplasia. Acta Paediatr Scand 74: 623
46. Garcia MB, Koppeschaar HPF, Lips CJM, Thijssen JHH, Krenning EP (1994) Acromegaly and hyperprolactinemia in a patient with polyostotic fibrous dysplasia: dynamic endocrine studies and treatment with the somatostatin analogue octreotide. J Endocrinol Invest 17: 59-65
47. Garibaldi L (1995) Progression of premature thelarche to precocious puberty. J Pediatr 127: 336
48. Garibaldi LR, Aceto T Jr, Weber C (1993) The pattern of gonadotropin and estradiol secretion in exaggerated thelarche. Acta Endocrinol (Copenh) 128: 345-350
49. Garibaldi LR, Aceto T Jr, Weber C, Pang S (1993) The relationship between luteinizing hormone and estradiol secretion in female precocious puberty: evaluation by sensitive gonadotropin assays and the leuprolide stimulation test. J Clin Endocrinol Metab 76: 851-856
50. Genazzani AD, Massolo F, Ferrari E, Gandolfi A, Petraglia F, Genazzani AR (1996) Long-term GnRH-agonist administration revealed a GnRH-independent mechanism stimulating FSH discharge in humans. Eur J Endocrinol 134: 77-83
51. Gessl A, Freissmuth M, Czech T et al. (1994) Growth hormone-prolactin-thyrotropin-secreting pituitary adenoma in atypical McCune-Albright syndrome with functionally normal GSa protein. J Clin Endocrinol Metab 79: 1128-1134
51a. Girard J, Baumann JB, Bühler U, Zuppinger K, Haas HG, Staub JJ, Wyss HI (1978) Cyproterone acetate: ACTH and adrenal function. J Clin Endocrinol Metab 41: 581-586
52. Greydanus DE, Parks DS, Farrel EG (1989) Breast disorders in children and adolescents. Pediatr Clin North Am 36: 601-638
53. Griffin IJ, Cole TJ, Duncan KA, Hollman AS, Donaldson MDC (1995) Pelvic ultrasound findings in different forms of sexual precocity. Acta Paediatr 84: 544-549
54. Grumbach MM, Kaplan SL (1988) Recent advances in the diagnosis and management of sexual precocity. Acta Paediatr Jap 30: 155-175
55. Grumbach MM, Styne DM (1992) Puberty: ontogeny, neuroendocrinology, physiology, and disorders. In:

Wilson JD, Foster DW (eds) Williams textbook of endocrinology. WB Saunders, Philadelphia London Toronto, pp 1139-1221

56. Haber HP, Wollmann HA, Ranke MB (1995) Pelvic ultrasonography: early differentiation between isolated premature thelarche and central precocious puberty. Eur J Pediatr 154: 182-186
57. Habiby R, Silverman B, Listernick R, Charrow J (1995) Precocious puberty in children with neurofibromatosis type 1. J Pediatr 126: 364-367
58. Hauffa BP (1990) Spezielle klinische Probleme - Pubertätsgynäkomastie. In: Stolecke H (Hrsg) Jugendmedizin. Enke, Stuttgart, S 30-36
59. Hauffa BP, Havers W, Stolecke H (1987) Short-term effects of testolacton compared to other treatment modalities on longitudinal growth and ovarian activity in a girl with McCune Albright syndrome. Helv Paediatr Acta 42: 471-480
60. Heinrich UE, Bolkenius M, Daum R, Oppermann HC, Mehls O, Brandis WE (1981) Virilizing hepatoblastoma - significance of alpha-1-fetoprotein and human chorionic gonadotropin as tumor markers in diagnosis and follow-up. Eur J Pediatr 135: 313-318
61. Heinrichs C, Craen M, Vanderschueren-Lodeweyckx M, Malvaux P, Fawe L, Bourguignon JP (1994) Variations in pituitary-gonadal suppression during intranasal buserelin and intramuscular depot-triptorelin therapy for central precocious puberty. Acta Paediatr 83: 627-633
62. Hertel NT, Stoltenberg M, Juul A et al. (1993) Serum concentrations of type I and III procollagen propeptides in healthy children and girls with central precocious puberty during treatment with gonadotropin-releasing hormone analog and cyproterone acetate. J Clin Endocrinol Metab 76: 924-927
63. Holmes SJ, Shalet SM (1996) Role of growth hormone and sex steroids in achieving and maintaining normal bone mass. Horm Res 45: 86-93
64. Hümmelink R, Oostdijk W, Partsch CJ, Odink RJH, Drop SLS, Sippell WG (1992) Growth, bone maturation and height prediction after three years of therapy with the slow release GnRH-agonist decapeptyl-depot in children with central precocious puberty. Horm Metab Res 24: 122-126
65. Huseman CA, Kelch RP, Hopwood NJ, Zipf WB (1978) Sexual precocity in association with septo-optic dysplasia and hypothalamic hypopituitarism. J Pediatr 92: 748-752
66. Hyun Park K, Il Park W, Seok Lee B et al. (1994) Pulsatile gonadotrophin-releasing hormone therapy in patients with pituitary tumours treated by surgery and irradiation. Clin Endocrinol (Oxf) 40: 407-411
67. Ibánez L, Potau N, Zampolli M et al. (1994) Use of leuprolide acetate response patterns in the early diagnosis of pubertal disorders: comparison with the gonadotropin-releasing hormone test. J Clin Endocrinol Metab 78: 30-35
68. Jones TH, Darne JF (1993) Self-administered subcutaneous human menopausal gonadotrophin for the stimulation of testicular growth and the initiation of spermatogenesis in hypogonadotrophic hypogonadism. Clin Endocrinol (Oxf) 38: 203-208
69. Jones TH, Darne JF, McGarrigle HHG (1994) Diurnal rhythm of testosterone induced by human chorionic gonadotrophin (hCG) therapy in isolated hypogonadotrophic hypogonadism: a comparison between subcutaneous and intramuscular hCG administration. Acta Endocrinol (Copenh) 131: 173-178
70. Juul A, Scheike T, Nielsen CT, Krabbe S, Müller J, Skakkebæk NE (1995) Serum insulin-like growth factor I (IGF-I) and IGF-binding protein 3 levels are increased in central precocious puberty: effects of two different treatment regimens with gonadotropin-releasing hormone agonists, without or in combination with an antiandrogen (cyproterone acetate). J Clin Endocrinol Metab 80: 3059-3067
71. Kadva A, Di WL, Djahanbakhch O, Monson J, Silman R (1996) Evidence for the Bauman variant in Kallmann's syndrome. Clin Endocrinol (Oxf) 44: 103-110
72. Kaplan SL, Grumbach MM (1990) Pathogenesis of sexual precocity. In: Grumbach MM, Sizonenko PC, Aubert ML (eds) Control of the onset of puberty. Williams & Wilkins, Baltimore, pp 620-660
73. Karnak I, Kotiloglu E, Tanyel FC, Hi[ccedil]sönmez A (1995) Axillary breast tissue in an adolescent girl. J Pediatr Surg 30: 1369
74. Kletter GB, Kelch RP (1994) Clinical review 60: effects of gonadotropin-releasing hormone analog therapy on adult stature in precocious puberty. J Clin Endocrinol Metab 79: 331-334
75. Kliesch S, Behre HM, Nieschlag E (1994) High efficacy of gonadotropin or pulsatile gonadotropin-releasing hormone treatment in hypogonadotropic hypogonadal men. Acta Endocrinol (Copenh) 131: 347-354
76. Kobayashi Y, Murata A, Yasuda T et al. (1994) Suppression of sex steroids by a gonadotrophin-releasing hormone agonist increases serum growth hormone-binding protein activity in girls with central idiopathic precocious puberty. Clin Endocrinol (Oxf) 40: 351-355
77. König R, Schönberger W, Neumann P, Benes P, Grimm W (1987) Behandlung der ausgeprägten Pubertätsgynäkomastie mit Tamoxifen. Klin Pädiatr 199: 389-391
78. Kraaij R, Post M, Kremer H et al. (1995) A missence mutation in the second transmembrane segment of the luteinizing hormone receptor causes familial male-limited precocious puberty. J Clin Endocrinol Metab 80: 3168-3172
79. Kremer H, Mariman E, Otten BJ et al. (1993) Cosegregation of missense mutations of the luteinizing hormone receptor gene with familial male-limited precocious puberty. Hum Mol Genet 2: 1779-1783
80. Large DM, Anderson DC (1979) Twenty-four hour profiles of circulating androgens and estrogens in male puberty with and without gynecomastia. Clin Endocrinol (Oxf) 11: 505-521
81. Large DM, Anderson DC, Laing I (1980) Twenty-four hour profiles of serum prolactin during male puberty with and without gynecomastia. Clin Endocrinol (Oxf) 12: 293-302
82. Latronico AC, Anasti J, Arnhold IJP et al. (1995) A novel mutation of the luteinizing hormone receptor gene causing male gonadotropin-independent precocious puberty. J Clin Endocrinol Metab 80: 2490-2494
83. Laue L, Jones J, Barnes KM, Cutler GB Jr (1993) Treatment of familial male precocious puberty with spironolactone, testolactone, and deslorelin. J Clin Endocrinol Metab 76: 151-155

84. Lazar L, Kauli R, Bruchis C, Nordenberg J, Galatzer A, Pertzelan A (1995) High prevalence of abnormal adrenal response in girls with central precocious puberty at early pubertal stages. Eur J Endocrinol 133: 407-411
85. Lazar L, Kauli R, Bruchis C, Nordenberg J, Galatzer A, Pertzelan A (1995) Early polycystic ovary-like syndrome in girls with central precocious puberty and exaggerated adrenal response. Eur J Endocrinol 133: 403-406
86. Leitner C, Happ J, Kollmann F, Althoff PH (1986) Einleitung der Pubertät durch pulsatile Luteinisierungshormon Releasing Hormon (LHRH) Therapie bei einem Jungen mit Kallmann-Syndrom. Monatsschr Kinderheilkd 134: 138-141
87. Leyendecker G, Wildt L (1984) Pulsatile Therapie der hypothalamischen Amenorrhö mit Gonadotropin-Releasing-Hormon. Dtsch Med Wochenschr 109: 462-465
88. Likitmaskul S, Cowell CT, Donaghue K et al. (1995) 'Exaggerated adrenarche' in children presenting with premature adrenarche. Clin Endocrinol (Oxf) 42: 265-272
89. Lippe BM, Edwards MSB, Braunstein CD, Halks-Miller M (1984) A non-malignant teratoma secreting hCG: expanding the spectrum of ectopic hormone production. J Pediatr 105: 765
90. Lorentzen D, Lawson L (1987) Selected sport bras: a biomechanical analysis of breast motion while jogging. Physiol Sports Med 5: 128-139
91. Luboshitzky R, Lavi S, Thuma I, Lavie P (1995) Increased nocturnal melatonin secretion in male patients with hypogonadotropic hypogonadism and delayed puberty. J Clin Endocrinol Metab 80: 2144-2148
92. Luboshitzky R, Lavi S, Thuma I, Lavie P (1996) Testosterone treatment alters melatonin concentrations in male patients with gonadotropin-releasing hormone deficiency. J Clin Endocrinol Metab 81: 770-774
93. Lucky AW, Rich BH, Rosenfield RL, Fang VS, Roche-Binder NBA (1980) Bioactive LH: a test to discriminate true precocious puberty from premature thelarche and adrenarche. J Pediatr 97: 214-219
94. Mahachoklertwattana P, Kaplan SL, Grumbach MM (1993) The luteinizing hormone-releasing hormone-secreting hypothalamic hamartoma is a congenital malformation: natural history. J Clin Endocrinol Metab 77: 118-124
95. Malchoff CD, Reardon G, MacGillivray DC, Yamase H, Rogol AD, Malchoff DM (1994) An unusual presentation of McCune-Albright syndrome confirmed by an activating mutation of the Gs a-subunit from a bone lesion. J Clin Endocrinol Metab 78: 803-806
96. Mansfield MJ, Rudlin CR, Crigler JF et al. (1988) Changes in growth and serum growth hormone and plasma somatomedin C levels during suppression of gonadal sex steroid secretion in girls with central precocious puberty. J Clin Endocrinol Metab 66: 3-9
97. Marcondes JAM, Abujamra AC, Minanni SL et al. (1993) Long-term treatment of central precocious puberty with a long-acting analogue of luteinizing hormone release hormone (D-Tryp6-GnRH) in monthly injections. Its possible use in normal puberty. Horm Metab Res 25: 105-109
98. Marilus R, Dickerman Z, Kaufmann H, Versano I, Laron Z (1981) Addison's disease assiciated with precocious sexual development in a boy. Acta Paediatr Scand 70: 587-590
99. Martul P, Pineda J, Levilliers J et al. (1995) Hypogonadotrophic hypogonadism with hyposmia, X-linked ichthyosis, and renal malformation syndrome. Clin Endocrinol (Oxf) 42: 121-128
100. Matsumoto AM (1994) Hormonal therapy of male hypogonadism. Endocrinol Metabol Clin North Am 23: 857-875
101. Menken KU, Roll C (1993) Bloody nipple discharge in a 3-year-old girl. Eur J Pediatr 152: 1047
102. Miller JD, Brownell MD, Shaw A (1990) Bilateral breast masses and bloody nipple discharge in a 4-year-old boy. J Pediatr 116: 744-747
103. Moore DC, Schlaepfer LV, Paunier L, Sizonenko PC (1984) Hormonal changes during puberty: V. Transient pubertal gynecomastia: abnormal androgen-estrogen ratios. J Clin Endocrinol Metab 58: 492-499
104. Mullis PE, Wagner JK (1995) Molecular biology and its application in paediatric endocrinology. Eur J Pediatr 154 (Suppl 4): S30-S39
105. Murram D, Dewhurst J, Grant DB (1983) Premature menarche: a follow-up study. Arch Dis Child 58: 142
106. Nahoul K, Kottler M-L (1992) Relationships between androgen and estrogen sulfates in breast cyst fluid. Clin Chim Acta 209: 179-187
107. Nakamura M, Okabe I, Itoh K (1994) Ovarian microcysts with premature thelarche. J Pediatr 124: 993
108. Neely EK, Bachrach LK, Hintz RL et al. (1995) Bone mineral density during treatment of central precocious puberty. J Pediatr 127: 819-822
109. O'Halloran DJ, Shalet SM (1994) A family pedigree exhibiting features of both multiple endocrine neoplasia type 1 and McCune-Albright syndromes. J Clin Endocrinol Metab 78: 523-525
110. Oliveira SB, Donnadieu M, Chaussain JL (1993) Changes in growth hormone-binding protein in girls with central precocious puberty treated with a depot preparation of luteinizing hormone-releasing hormone analogue. Horm Res 39: 42-46
111. O'Marcaigh AS, Ledger GA, Roche PC, Parisi JE, Zimmerman D (1995) Aromatase expression in human germinomas with possible biological effects. J Clin Endocrinol Metab 80: 3763-3766
112. Oostdijk W, Hümmelink R, Odink RJH et al. (1990) Treatment of children with central precocious puberty by a slow-release gonadotropin releasing hormone agonist. Eur J Pediatr 149: 308-313
113. Oppenheimer E, Linder B, Dimartino-Nardi J (1995) Decreased insulin sensitivity in prepubertal girls with premature adrenarche and acanthosis nigricans. J Clin Endocrinol Metab 80: 614-618
114. Partsch CJ, Hümmelink R, Lorenzen F, Sippell WG (1989) Deutsche Decapeptyl-Studiengruppe - Bedeutung und Charakteristika des LHRH-Tests in der Diagnostik der vorzeitigen Pubertätsentwicklung bei Mädchen: Der stimulierte LH/FSH-Quotient differenziert zwischen zentraler Pubertas praecox und praematurer Thelarche. Monatsschr Kinderheilkd 137: 284-288
115. Partsch CJ, Hümmelink R, Peter M et al. (1993) Comparison of complete and incomplete suppression of pituitary-gonadal activity in girls with central precocious

puberty: influence on growth and predicted final height. Horm Res 39: 111-117

116. Partsch C-J, Weinbauer GF, Fang R, Nieschlag E (1995) Injectable testosterone undecanoate has more favourable pharmacokinetics and pharmacodynamics than testosterone enanthate. Eur J Endocrinol 132: 514-519

116a. Partsch CJ, Behre HM, Sippell WG, Nieschlag E (1997) Substitution mit Testosteron: Pharmakologische Aspekte und klinische Anwendung. In: Ranke MB, Stolecke H (Hrsg.). Pubertätsentwicklung. Ausgewählte Beiträge zu aktuellen klinisch-endokrinologischen Themen. Ankum-Kettenkamp, Dokument + Bild: 129-177

116b. Partsch CJ, Sippell WG (1997) Therapie der zentralen Pubertas praecox: GnRH-Agonisten mit und ohne Wachstumshormon. In: Ranke MB, Stolecke H (Hrsg.). Pubertätsentwicklung. Ausgewählte Beiträge zu aktuellen klinisch-endokrinologischen Themen. Ankum-Kettenkamp, Dokument + Bild: 261-287

117. Pasquino AM (1995) Progression of premature thelarche to precocious puberty. Reply J Pediatr 127: 336-337

118. Pasquino AM, Tebaldi L, Cioschi L et al. (1985) Premature thelarche: a follow-up study of 40 girls. Arch Dis Child 60: 1180-1192

119. Pasquino AM, Tebaldi L, Cives C, Maciocci M, Boscherini B (1987) Precocious puberty in the McCune-Albright syndrome. Acta Paediatr Scand 76: 841-843

120. Pasquino AM, Cives C, Macciocci M, Tebaldi L, Musleh M, Boscherini B (1989) Transient true precocious puberty. A report of five cases. Eur J Pediatr 148: 735-736

121. Pasquino AM, Pucarelli I, Passeri F, Segni M, Mancini MA, Municchi G (1995) Progression of premature thelarche to central precocious puberty. J Pediatr 126: 11-14

122. Pasquino AM, Municchi G, Pucarelli I, Segni M, Mancini MA, Troiani S (1996) Combined treatment with gonadotropin-releasing hormone analog and growth hormone in central precocious puberty. J Clin Endocrinol Metab 81: 948-951

123. Paul D, Conte FA, Grumbach MM, Kaplan SL (1995) Long term effect of gonadotropin-releasing hormone agonist therapy on final and near-final height in 26 children with true precocious puberty treated at a median age of less than 5 years. J Clin Endocrinol Metab 80: 546-551

124. Pere A, Perheentupa J, Peter M, Voutilainen R (1995) Follow up of growth and steroids in premature adrenarche. Eur J Pediatr 154: 346-352

125. Powell B (1983) Bicyclist's nipples. N Engl J Med 249: 2457-2459

126. Prasher VP (1993) Familial precocious puberty in girls. J R Soc Med 86: 61

127. Rieth KG, Comite F, Shaker TH, Cutler GB (1984) Pituitary and ovarian abnormalities demonstrated by CT and ultrasound in children with features of McCune-Albright syndrome. Radiology 153: 389-393

128. Rime JL, Zumsteg U, Blumberg A, Hadziselimovic F, Girard J, Zurbrügg RP (1988) Long-term treatment of central precocious puberty with an intranasal LHRH analogue: control of pituitary function by urinary gonadotropins. Eur J Pediatr 147: 263-269

129. Roger M, Chaussain JL, Berlier P et al. (1986) Long-term treatment of male and female precocious puberty by periodic administration of a long-acting preparation of D-Trp6-luteinizing hormone-releasing hormone microcapsules. J Clin Endocrinol Metab 62: 670-677

130. Rogers DA, Lobe TE, Rao BN et al. (1994) Breast malignancy in children. J Pediatr Surg 29: 48-51

131. Ross JL, Pescovitz OH, Barnes K, Loriaux DL, Cutler GB (1987) Growth hormone secretory dynamics in children with precocious puberty. J Pediatr 110: 369-372

132. Rousseau F, Rouillard P, Morel ML, Khandjian EW, Morgan K (1995) Prevalence of carriers of premutation-size alleles of the FMRI gene and implications for the population genetics of the fragile X syndrome. Am J Hum Genet 57: 1006-1018

133. Saggese G, Bertelloni S, Baroncelli GI, Di Nero G, Battini R (1993) Growth velocity and serum aminoterminal propeptide of type III procollagen in precocious puberty during gonadotropin-releasing hormone analogue treatment. Acta Paediatr 82: 261-266

133a. Sandow J, von Rechenberg W (1997) LHRH-Agonisten und Antagonisten: Pharmakologie und klinische Anwendung. In: Ranke MB, Stolecke H (Hrsg.). Pubertätsentwicklung. Ausgewählte Beiträge zu aktuellen klinisch-endokrinologischen Themen. Ankum-Kettenkamp, Dokument + Bild: 239-259

134. Santen RJ (1995) The Testis. In: Felig P, Baxter JD, Frohman LA (eds) Endocrinology and metabolism. McGraw-Hill, New York London Milan Tokyo Sydney Toronto, pp 885-972

135. Schedewie HK, Reiter EO, Beitins IZ et al. (1981) Testicular Leydig cell hyperplasia as a cause of familial sexual precocity. J Clin Endocrinol Metab 52: 271

136. Schroor EJ, Van Weissenbruch MM, Delemarre-van de Waal HA (1995) Long-term GnRH-agonist treatment does not postpone central development of the GnRH pusle generator in girls with idiopathic precocious puberty. J Clin Endocrinol Metab 80: 1696-1701

137. Schwindinger WF, Levine MA (1993) McCune-Albright syndrome. Trends Endocrinol Metab 4: 238-242

138. Sellers EP, MacGillivray MH (1995) Blunted adrenarche in patients with classical congenital adrenal hyperplasia due to 21-hydroxylase deficiency. Endocr Res 21: 537-544

139. Shenker A, Laue L, Kosugi S, Merendino JJ Jr., Minegishi T, Cutler GB Jr (1993) A constitutively activating mutation of the luteinizing hormone receptor in familial male precocious puberty. Nature 365: 652-654

140. Shenker A, Weinstein LS, Moran A et al. (1993) Severe endocrine and nonendocrine manifestations of the McCune-Albright syndrome associated with activating mutations of stimulatory G protein Gs. J Pediatr 123: 509-518

141. Shenker A, Weinstein LS, Sweet DE, Spiegel AM (1994) An activating Gsa mutation is present in fibrous dysplasia of bone in the McCune-Albright syndrome. J Clin Endocrinol Metab 79: 750-755

142. Sippell WG (1994) Diagnosis and treatment of central precocious puberty - can final height be improved. Horm Res 41 (Suppl 2): 14-15

143. Sklar CJ, Grumbach MM, Kaplan SL, Conte FA (1981) Hormonal and metabolic abnormalities associated with central nervous system germinoma in children and adolescents and the effect of therapy: report of ten patients. J Clin Endocrinol Metab 52: 9-14

144. Sorgo W, Kiraly E, Haupenthal M et al. (1986) Precocious puberty (PP): effects on growth in patients treated with cyproterone acetate (CYP). Acta Endocrinol (Copenh) 111 (Suppl 274): 1
145. Stanhope R, Abdulwahid NA, Adams J, Brook CGD (1986) Studies of gonadotrophin pulsatility and pelvis ultrasound examinations distinguish between isolated premature thelarche and central precocious puberty. Eur J Pediatr 145: 190-194
146. Stanhope R, Pringle PJ, Brook CGD (1988) Growth, growth hormone, and sex steroid secretion in girls with central precocious puberty treated with gonadotropin releasing hormone (GnRH) analogue. Acta Paediatr Scand 77: 525-530
147. Starkesci PJ, Lee PA, Albright AL, Migeon CJ (1990) Hypothalamic hamartomas and sexual precocity - evaluation of treatment options. Am J Dis Child 144: 225-228
148. Stasiowska B, Vannelli S, Benso L (1994) Final height in sexually precocious girls after therapy with an intranasal analogue of gonadotrophin-releasing hormone (buserelin). Horm Res 42: 81-85
149. Stier B, Ranke MB (1987) Pubertas praecox bei McCune-Albright Syndrom - Fallbericht und Literatur-Übersicht. Klin Pädiatr 199: 376-381
149a. Stivel MS, Kauli R, Kaufman H, Laron Z (1982) Adrenocortical function in children with precocious sexual development during treatment with cyproterone acetate. Clin Endocrinol 16: 163-169
150. Stolecke H (1974) Therapeutische Anwendung von Thyreotropin-releasing-Hormon bei hypophysärem Minderwuchs mit sekundärer Hypothyreose. Monatsschr Kinderheilkd 122: 607
151. Stolecke H, Andler W (1979) HCG-induced Leydig-cell refractoriness. XII. Acta Endocrinologica Congress, München, poster no 122
152. Styne DM, Harris DA, Egli CA et al. (1985) Treatment of true precocious puberty with a potent luteinizing hormone-releasing factor agonist: effect on growth, sexual maturation, pelvic ultrasound, and the hypothalamic-pituitary-gonadal axis. J Clin Endocrinol Metab 61: 142-151
153. Swaenepoel C, Chaussain JL, Roger M (1991) Long-term results of long-acting luteinizing-hormone-releasing hormone agonist in central precocious puberty. Horm Res 36: 126-130
154. Takahashi Y, Minamitani K, Kobayashi Y, Minagawa M, Yasuda T, Niimi H (1996) Spinal and femoral bone mass accumulation during normal adolescence: comparison with female patients with sexual precocity and with hypogonadism. J Clin Endocrinol Metab 81: 1248-1253
155. Tato L, Saggese G, Cavallo L et al. (1995) Use of combined GnRH agonist and hGH therapy for better attaining the goals in precocious puberty treatment. Horm Res 44 (Suppl 3): 49-54
156. Van Wyk JJ, Grumbach MM (1960) Syndrome of precocious menstruation and galactorrhea in juvenile hypothyreoidism: an example of hormonal overlap in pituitary feedback. J Pediatr 57: 416
157. Vicari E, Mongioì A, Calogero AE et al. (1992) Therapy with human chorionic gonadotrophin alone induces spermatogenesis in men with isolated hypogonadotrophic hypogonadism - long-term follow-up. Int J Androl 15: 320-329
157a. Werder EA, Mürset G, Zachmann M, Brook CGD, Prader A (1974) Treatment of precocious puberty with cyproterone acetate. Pediatr Res 8: 248-256
158. Werder K von, Eversmann T (1984) Therapie des männlichen hypogonadotropen Hypogonadismus durch pulsatile GnRH-Applikation. Dtsch Med Wochenschr 109: 432-434
159. West KW, Rescorla FJ, Scherer LR III, Grosfeld JL (1995) Diagnosis and treatment of symptomatic breast masses in the pediatric population. J Pediatr Surg 30: 182-187
160. Whitcomb RW, Crowley WF Jr (1993) Male hypogonadotropic hypogonadism. Endocrinol Metab Clin North Am 22: 125-143
161. Wierman ME, Beardsworth DE, Crawford JD et al. (1986) Adrenarche and skeletal maturation during luteinizing hormone releasing hormone analogue suppression of gonadarche. J Clin Invest 77: 121-126
162. Yano K, Hidaka A, Saji M et al. (1994) A sporadic case of male-limited precocious puberty has the same constitutively activating point mutation in luteinizing hormone/choriogonadotropin receptor gene as familial cases. J Clin Endocrinol Metab 79: 1818-1823
163. Yano K, Saji M, Hidaka A et al. (1995) A new constitutively activating point mutation in the luteinizing hormone/choriogonadotropin receptor gene in cases of male-limited precocious puberty. J Clin Endocrinol Metab 80: 1162-1168
164. Yen SSC (1993) Female hypogonadotropic hypogonadism: hypothalamic amenorrhea syndrome. Endocrinol Metab Clin North Am 22: 29-58
165. Zachmann M (1991) Therapeutic indications for delayed puberty and hypogonadism in adolescent boys. Horm Res 36: 141-146
166. Zachmann M, Eiholzer U, Muritano M, Werder EA, Manella B (1986) Treatment of pubertal gynecomastia with testolactone. Acta Endocrinol (Copenh) 279 (Suppl): 218-226
167. Zhang LH, Rodriguez H, Ohno S, Miller WL (1995) Serine phosphorylation of human P450c17 increases 17,20-lyase activity: implications for adrenarche and the polycystic ovary syndrome. Proc Natl Acad Sci USA 92: 10619-10623
168. Zucchini S, Di Natale B, Ambrosetto P, De Angelis R, Cacciari E, Chiumello G (1995) Role of magnetic resonance imaging in hypothalamic-pituitary disorders. Horm Res 44 (Suppl 3): 8-14
169. Zung A, Chalew SA, Schwindinger WF et al. (1995) Urinary cyclic adenosine 3',5'-monophosphate response in McCune-Albright syndrome: clinical evidence for altered renal adenylate cyclase activity. J Clin Endocrinol Metab 80: 3576-3581

16 Zyklusstörungen

I. Rey-Stocker

16.1
Einführung

Dysfunktionelle Blutungen, Oligomenorrhö, sekundäre Amenorrhö und Dysmenorrhö sind die häufigsten Zyklusstörungen in der Adoleszenz [3, 12].

Die Regulation des normalen Menstruationszyklus ist progesteronabhängig. Während im 1. Jahr nach der Menarche die Ovulation noch bei 80 % der jungen Mädchen ausbleibt, treten im 2. und 3. Jahr Ovulationen vermehrt auf, doch sind sie meistens von einem insuffizienten Corpus luteum und einer zu kurzen Lutealphase begleitet. Im 5. Jahr nach der Menarche liegt der mittlere Progesteronspiegel noch immer signifikant niedriger als bei der erwachsenen Frau, und 20–35 % der Adoleszentinnen haben keine regelmäßigen Ovulationen [18].

Damit eine Ovulation zustande kommen kann, bedarf es einer subtilen funktionellen Koordination innerhalb des Regelkreises Hypothalamus – Hypophyse – Ovarien.

16.2
Gonadotrope Kontrolle der Ovarialfunktion

Die physiologischen Abläufe [16] lassen sich folgendermaßen skizzieren:

Der hypothalamische Oszillator (Pulsgenerator) spielt eine entscheidende Rolle; die dort induzierte GnRH-Freisetzung muß in Impulsen etwa alle 90 min während der Follikelphase und alle 3 h während der Lutealphase stattfinden, damit eine Ovulation ausgelöst werden kann.

Verschiedene Neurotransmitter (Noradrenalin, Dopamin, β-Endorphin) modulieren die Aktivität des hypothalamischen Oszillators und werden selbst durch die ovariellen Sexualsteroide kontrolliert.

Die Hypophyse ist Zielorgan des durch Östradiol ausgelösten positiven Feedbacks. Bei physiologischer GnRH-Pulsatilität und einer Konzentration von mindestens 300 pg/ml Östradiol während 48 h folgt in der Zyklusmitte eine rasche Ausschüttung der Gonadotropine, wobei der LH-Peak für die Ovulation entscheidend ist.

Neben den Sexualsteroiden sind auch ovarielle Peptide an der gonadotropen Kontrolle der Ovarialfunktion beteiligt, v. a. Inhibin, das in den Granulosazellen synthetisiert wird und in der periovulatorischen Phase eine selektive Inhibition der hypophysären FSH-Ausschüttung bewirkt.

16.3
Intraovarielle Physiologie

Am Ende der Lutealphase des Zyklus wird aus einer Kohorte von gleichmäßig heranwachsenden Follikeln derjenige selektioniert, der zur Ovulation im folgenden Zyklus bestimmt ist. Er unterscheidet sich von den übrigen Follikeln durch seine größere Zahl an FSH-Rezeptoren. FSH aktiviert die Aromatase der Granulosazellen und beschleunigt die Synthese von Östradiol, das seinerseits lokal auf den Follikel einwirkt und sein Wachstum stimuliert. Die restlichen Follikel der Kohorte vermögen ihre thekalen Androgene nur teilweise in Östradiol umzuwandeln. Ihr „lokales Klima“ ist von den Androgenen geprägt und bewirkt ihre Atresie.

Der dominante Follikel ist in der späteren Follikelphase hauptsächlich für die Östradiolsynthese verantwortlich. In seinen Granulosazellen erfolgt unter der synergistischen Einwirkung von FSH und Östradiol die Bildung von LH-Rezeptoren und die Synthese kleiner Progesteronmengen, die rückwirkend an der ovulationsauslösenden LH-Ausschüttung mitbeteiligt sind (Tabelle 16.1).

Das Fehlen der Ovulation in den ersten Jahren nach der Menarche ist physiologisch und Ausdruck einer nicht beendeten Reifeentwicklung. Weshalb bei 10 % der Mädchen dysfunktionelle Blutungen, Oligo- oder sekundäre Amenorrhö auftreten, ist unbekannt. In gewissen Fällen sind diese Störungen genetisch bedingt, besonders dort, wo Mutter und Schwestern dieselben Zyklusstörungen aufgewiesen haben. In anderen Fällen werden sie durch psychische oder phy-

Tabelle 16.1. Der Menstruationszyklus

Dauer	*21–35 Tage*
Polymenorrhö	<21 Tage
Oligomenorrhö	>35 Tage
Primäre Amenorrhö	>16. Altersjahr
	> 3 Jahre nach Entwicklung sekundärer Geschlechtsmerkmale
Sekundäre Amenorrhö	> 3 Monate Aussetzen der Periodenblutung
Metrorrhagie	zu häufige und azyklische Blutungen
Phasen	
Follikelphase	10–20 Tage, hypotherm
	vom 1. Mensestag bis LH-Gipfel (Follikelreifung)
– kurz	<10 Tage
– lang	<20 Tage
Ovulation	1–3 Tage
	16 h nach LH-Spitze: Ruptur des dominanten präovulatorischen Follikels von 20–24 mm Durchmesser
	Ausstoßung der Ovozyte
Lutealphase	11–16 Tage, hypertherm
	Aktivität des Corpus luteum
– kurz	<11 Tage
– lang	>16 Tage
Blutung	*3–7 Tage*
Menorrhagie	>7 Tage
Gesamtblutverlust	*20–80 ml*
Hypomenorrhö	<20 ml
Hypermenorrhö	<80 ml
	bei 2/3 der Patientinnen Hb <12 mg% (7450 nmol/l)

Jede Unterbrechung des subtilen Gleichgewichts zwischen hypothalamo-hypophysären und ovariellen Hormonen verhindert die Ovulation.

sische Streßsituationen ausgelöst. Sehr selten liegt ihnen eine organische Erkrankung zugrunde.

Junge Mädchen fühlen sich durch einen gestörten Menstruationszyklus verunsichert. Das mit Sympathie geführte klärende Gespräch ist ein wesentlicher Bestandteil der Therapie.

16.4 Dysfunktionelle Blutungen

Definition und Pathophysiologie

Als dysfunktionell werden abnorme Blutungen bezeichnet, die weder durch eine Endokrinopathie noch durch eine organische Läsion des Uterus verursacht werden. Bei 90 % der Fälle treten sie im Verlauf eines anovulatorischen Zyklus als *verlängerte oder zu starke Blutungen unterschiedlicher Frequenz* auf; folgende Formen sind definiert:

- *Hypermenorrhö:* starke Blutung von mehr als 150 ml/Periode mit Verbrauch von mehr als 20 Vorlagen oder Tampons und Abgang von Koagula;
- *Menorrhagie:* Blutung von mehr als 7 Tagen Dauer;
- *Polymenorrhö:* Blutung mit einem Intervall von weniger als 21 Tagen;
- *Metrorrhagie:* azyklische Blutung, einschließlich Zwischenblutung.

Fehlt ein funktionstüchtiges Corpus luteum, entsteht eine dauernde und ungehinderte Östrogenstimulation des Endometriums. Die Östrogensekretion kann niedrig, zu Höchstwerten ansteigend, stabil oder fluktuierend sein. Sowohl abfallende als auch ungenügende Östrogenspiegel können eine inkomplette Desquamation des Endometriums bewirken und zur Ursache einer verlängerten oder verstärkten Blutung werden. Durch die fehlende oder unzureichende Progesteronsekretion wird das Endometrium nicht sekretorisch umgewandelt. Die Entwicklung der Spiralarterien ist inkomplett und die Synthese der uterinen Prostaglandine gestört.

Bei Patientinnen mit anovulatorischen dysfunktionellen Blutungen ist das endometriale PGE_2, das vasodilatatorische und antithrombotische Eigenschaften hat, im Menstruationsblut erhöht. Das PGF_2, das die Konstriktion der Spiralarterien im Endometrium bewirkt, ist vermindert [10]. Östradiol induziert eine Zunahme der mitotischen Aktivität der Endometriumzellen und die Synthese von neuen Östradiolrezeptoren. Bei gleichzeitigem Progesterondefizit führt die verlängerte Östrogeneinwirkung zur verstärkten Proliferation von Stroma und Drüsen und schließlich zur glandulär-zystischen Hyperplasie des Endometriums.

Diagnose und Differentialdiagnose

Anamnestisch sind folgende Themen anzusprechen:

- Menarchealter und Menstruationszyklus bei Mutter und Schwestern,
- Entwicklung des Längenwachstums und der sekundären Geschlechtsmerkmale,
- erstmaliges Auftreten von Akne, Hirsutismus, Adipositas,
- Daten der pathologischen Blutungen,
- Zusammenhang mit Unterleibschmerzen, pathologischem Ausfluß, Allgemeinerkrankung, chronischem emotionellem, beruflichem oder physischem Streß.

Um organische Ursachen auszuschließen, muß jede Patientin sorgfältig allgemeinmedizinisch untersucht werden, möge sie noch so jung sein. Die Untersuchung besteht aus folgenden Erhebungen:

1. Untersuchung des Allgemeinstatus:
   - Längenwachstum, Gewicht, Blutdruck, Habitus, sekundäre Geschlechtsmerkmale, Zeichen von Virilisation, Galaktorrhö.
2. Gynäkologische Untersuchung:
   - Palpation des Abdomens, Inspektion des äußeren Genitales, Vaginoskopie oder Spekulumuntersuchung der gesamten Vaginalwand und der Portio uteri.
3. Sonographische Untersuchung zur Beurteilung von Uterus, Ovarien und Endometrium;
4. Blutbild, Serumeisen und Ferritin;
5. Gerinnungsstatus in speziellen Situationen;
6. β-hCG auch bei geringstem Verdacht auf Frühabort.

Die *Differentialdiagnose* bezieht sich auf folgende Befunde:

1. Pathologische Schwangerschaft (Abort, Eileiterschwangerschaft),
2. Verletzung (Koitus, Sturz, Fremdkörper),
3. Entzündung (Infektion, Fremdkörper),
4. Tumor:
   - Polypen von Vagina und Zervix,
   - Rhabdomyosarkom (polyploider hochmaligner Tumor der Vulva, Vagina, Zervix und Harnblase),
   - Adenokarzinom der Vagina und Zervix,
   - hormonsezernierende Tumoren des Ovars und der NNR.
5. Endokrine Dysfunktion mit gestörtem azyklischem Feedback:
   - Syndrom der polyzystischen Ovarien (PCO-Syndrom),
   - Late-onset-AGS (s. Kap. 21),
   - Schilddrüsenfunktionsstörungen;
6. Blutgerinnungsstörungen:
   - kongenitales Defizit der Gerinnungsfaktoren V, VII, VIII, X,
   - kongenitale Thrombopathie,
   - Thrombopenie,
7. Blutungen unter hormonaler oder intrauteriner Kontrazeption.

Therapie

Während der ersten Jahre nach der Menarche unterscheiden wir klinisch-symptomatisch 3 verschiedene Situationen [7]:

- 1. Die Blutung ist unbedeutend; das Kind ist nicht anämisch. Die Beruhigung der Patientin und ihrer Eltern genügt vorerst. Eine genaue Registrierung der folgenden Blutungen und eine kurzfristige Kontrolle sind notwendig.
- 2. Die Blutung ist stark und verlängert; der Zyklus ist verkürzt. Es besteht eine leichte Anämie (Hb > 9 g%). Ist die Störung von kurzer Dauer, genügt eine antianämische und evtl. antifibrinolytische Behandlung. Bei Wiederholung der Zyklusstörung muß eine mehrmonatige zyklusgerechte Behandlung mit einem Progesteronderivat vorgenommen werden.
- 3. Die Blutung ist so stark, daß sie rasch zur Anämie führt. Sie bedarf in Notsituationen des Blutersatzes und der klinischen Überwachung.

Als 1. Schritt empfiehlt sich die Gabe von

- Äthinylöstradiol und Norethisteronacetat, z. B. Primosiston (Schering) 1 Tablette alle 4 h bis zum Blutungsstopp, dann 3mal 1 Tablette/Tag während der folgenden 10 Tage, oder
- konjugierten Östrogenen (z. B. Presomen, Kali-Chemie, 20 mg i.v. initial, darauf 10 mg i.v. nach 1,6 und 12 h),
- evtl. zusätzlich ε-Aminocapronsäure (2 g i.v., nach 3 h zu wiederholen).

> **!** In jedem Fall muß durch eine Progestagentherapie während 12 Tagen die sekretorische Umwandlung und die komplette Desquamation des Endometriums erzwungen werden.

Als symptomatisch anzusehen ist die Behandlung der dysfunktionellen Uterusblutungen mit Antifibrinolytika (ε-Aminocapronsäure, Tranexamsäure, Paraaminomethylbenzoesäure) oder durch Verordnung eines hormonalen Kontrazeptivums mit stark gestagenem Anteil (z.B. eine Kombination von 0,05 mg Äthinylöstradiol und 0,25 mg Levonorgestrel).

Das prinzipiell anzustrebende *Therapieziel* liegt in der Wiederherstellung des normalen hormonalen Milieus. Zwei endokrinologisch ausgerichtete Möglichkeiten sind etabliert, zum einen die Gabe von 17-Hydroxyprogesteronderivaten über Monate, zum anderen eine Stimulation der hypothalamo-hypophysären LHRH-Gonadotropin-Ausschüttung. Im einzelnen kann folgendermaßen vorgegangen werden:

- Verabreichung von Abkömmlingen des 17-Hydroxyprogesterons vom 14.–25. Tag nach Beginn der Periodenblutung über mehrere Monate; diese Behandlung hat weder eine androgene noch antigonadotrope Wirkung und verhindert die Ovulation nicht:
  - Retroprogesteron: Duphaston (Duphar) 20 mg/Tag,
  - Medroxyprogesteron: Prodafem (Upjohn) 10 mg/Tag,
  - Promageston: Surgeston (Cassenne) 0,25–0,5 mg/Tag.
- Ovulationsauslösung mittels 5-Tage-Behandlung mit Clomiphencitrat in monatlichen Intervallen: 2mal 50 mg vom 3.–7. Tag nach Mensesbeginn.

Bei Störung des positiven Feedbacks, den Östrogen auf die hypophysären Östrogenrezeptoren ausübt, führt eine Blockade dieser Östrogenrezeptoren durch Clomiphen zu vermehrter hypothalamischer Stimulation, zur verstärkten Gonadotropinausschüttung und in mehr als 50 % der Fälle zur Ovulation [8]. Diese Behandlung birgt das Risiko einer ungewollten Schwangerschaft in sich, worauf das junge Mädchen aufmerksam gemacht werden muß.

Die Rezidivgefahr bei dysfunktionellen Uterusblutungen ist groß. Die Behandlung muß sich daher über mehrere Monate erstrecken. Nach deren Absetzen empfiehlt sich eine Überwachung des Zyklus mittels Basaltemperaturmessung oder Menstruationskalender. Dauern die anovulatorischen Zyklen an, so ist eine nochmalige mehrmonatige Behandlung mit Gestagenen oder mit Clomiphen indiziert.

50 % der jungen Mädchen entwickeln in den nächsten 4 Jahren einen normalen ovulatorischen Zyklus. Bei den übrigen bleibt der Zyklus labil; die Fertilität ist reduziert und das Risiko einer Hyperplasie des Endometriums und der Entwicklung eines Adenokarzinoms ist erhöht [15].

16.5 Oligomenorrhö und sekundäre Amenorrhö

Eine Amenorrhö bis zu 6 Monaten wird im 1. Jahr nach der Menarche als normal betrachtet. Im 2. Jahr sollten die Intervalle zwischen den Menstruationen kürzer werden. Ende des 3. Jahres nach der Menarche wird normalerweise ein regelmäßiger Menstruationszyklus erreicht (Abb. 16.1).

Oligomenorrhö und sekundäre Amenorrhö sind ein pathophysiologisches Kontinuum mit unterschiedlichem Schweregrad. Während der Adoleszenz beruhen sie meistens auf einer funktionellen Störung der Wechselwirkungen zwischen Hypothalamus, Hypophyse und Ovarien.

16.5.1 Oligomenorrhö

Sie entspricht einem Menstruationszyklus, der mehr als 35 Tage und weniger als 3 Monate dauert. Die Oligomenorrhö tritt häufig in den ersten 3 Jahren nach der Menarche bei fehlender Ovulation oder bei ungenügender Corpus-luteum-Funktion auf und stellt während dieser Zeit ein normales Stadium der Reifung dar. Bei einer Begleitsymptomatik von Hirsutismus, Akne oder Adipositas weist sie auf das mögliche Vorliegen eines Syndroms der polyzystischen Ovarien oder einer Störung von Nebenniere oder Schilddrüse hin, die alle behandlungsbedürftig sind [6].

> ! Wiederholt sich die Oligomenorrhö über die 3 ersten postmenarchalen Jahre hinaus, so bedarf sie der endokrinen Abklärung.

16.5.2 Sekundäre Amenorrhö

Sie tritt bei Adoleszenten häufig auf und ist Ausdruck einer zentralen Funktionsstörung mit erniedrigter pulsatiler GnRH-Sekretion bei normalen oder niedrigen Gonadotropin- und Östradiolkonzentrationen. Sie tritt häufig in Zusammenhang mit folgenden funktionellen oder organischen Erkrankungen auf:

- psychogen-emotioneller oder physischer Streß,
- Abmagerungskur und Verlust von 10 % des Ausgangsgewichtes,
- schwere Allgemeinerkrankung,
- nach Absetzen einer hormonalen Kontrazeption („Post-pill-Amenorrhö"),
- posttraumatisch,

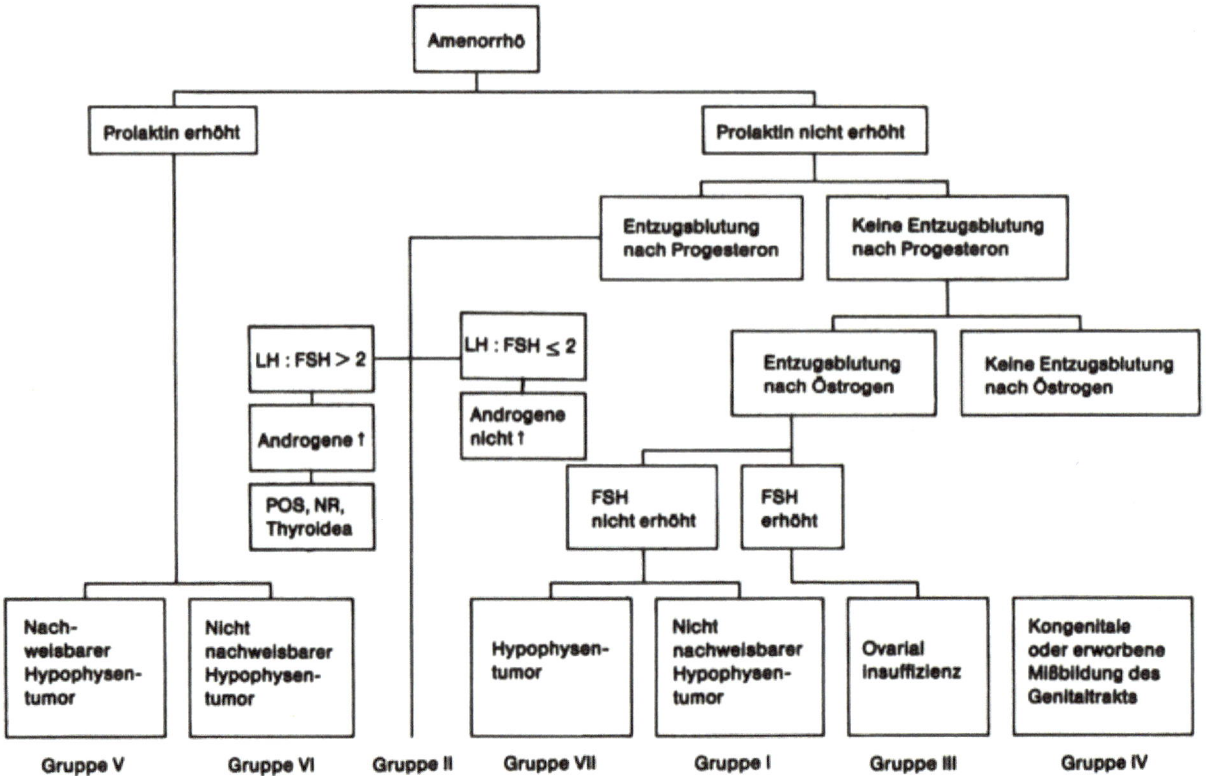

Abb. 16.1. Klinische Klassifikation der Amenorrhö und Unterteilung der Gruppe II. (Nach WHO Scientific Group, Hamburg 1976)

- Tumoren im hypothalamo-hypophysären Bereich (Adenom, Kraniopharyngeom),
- Hyperandrogenämie mit chronisch-azyklisch erhöhtem Östrogenspiegel und gestörtem LH-FSH-Verhältnis,
- beginnende Schwangerschaft.

Sehr selten ist die sekundäre Amenorrhö Ausdruck einer partiellen Ovarialinsuffizienz mit niedrigen Östradiol- und hohen FSH-Spiegeln.

Die Abklärung jeder sekundären Amenorrhö setzt eine gründliche Anamnese und ein ausführliches Gespräch mit dem jungen Mädchen voraus, das auf seine Lebenssituation eingeht und die Streßfaktoren eruiert. Sie bedingt eine sorgfältige allgemeine und gynäkologische Untersuchung, eine echographische Beurteilung von Uterus, Ovarien und Endometrium, wiederholte Bestimmungen der FSH-Spiegel und je nach Situation weiterer Hormonparameter. Bei Verdacht auf einen raumfordernden Prozeß wird die Abklärung durch neurologische Untersuchung, Schädelaufnahme, CT und MRT erweitert. Schließlich gibt der Gestagentest (Medroyxprogesteronacetat 2mal 5 mg/Tag während 5 Tagen) darüber Aufschluß, ob eine genügende ovarielle Östrogensekretion zur Bildung eines proliferativen Endometriums vorliegt, das durch die Gestagengabe sekretorisch umgewandelt wird, und ob die Östrogensekretion schließlich bei Absetzen der Behandlung zu einer Uterusabbruchblutung führen kann.

> ! Bei positivem Gestagentest liegt eine nicht kompensierte, dauernde Östrogenwirkung auf das Endometrium und die Mammae vor. Diese muß über Monate mit Progestagenen behandelt werden.

Eine derartige Therapie ist möglichst so lange fortzusetzen, bis spontane Ovulationen mit nachfolgender zyklischer Progesteronsekretion einsetzen. Bei stärkerer Hyperandrogenämie genügt die alleinige Progestagensubstitution nicht; besser eignet sich dazu die kontrazeptive Pille mit einem antiandrogen wirkenden Gestagen.

> ! Bei negativem Gestagentest handelt es sich um eine Form der Amenorrhö, die mit Östrogenmangel (Östradiol im Serum < 40 pg/ml) einhergeht.

Der Östrogenmangel führt oft zu einer Reduktion der „peak bone mass", derjenigen Knochenmasse, die normalerweise am Ende der Adoleszenz erreicht wird. Dadurch erhöht sich das spätere *Osteoporoserisiko.* Um dieses zu verhindern, muß möglichst rasch mit einer sequentiellen Östrogen-Gestagen-Substitution begonnen werden.

Dabei muß sorgfältig abgeklärt werden, inwieweit eine Schwangerschaftsverhütung notwendig ist, ob die hormonale Kontrazeption, die die hypothalamo-hypophysäre Regulation stillegt, durch andere Verhütungsmaßnahmen ersetzt werden kann. Ist das Risiko einer unerwünschten Schwangerschaft ausgeschlossen, so empfehlen sich folgende Substitutionsmöglichkeiten:

- Östradiolvalerianat + Norgestrel (Cyclo-Progynova, Schering; Cylacur, Schering),
- konjugierte natürliche Östrogene + Medrogeston (Presomen comp., Kali-Chemie; Premella, Wyeth),
- Östradiol transkutan + Progestagen per os (Östrogel, Besins-Iscovesco; Estraderm 50, Ciba; Systen 50, Cilag),
- Östradiol + Norethisteronacetat transkutan (Estracomb, Ciba).

> ! **Die Behandlung muß so lange fortgesetzt werden, bis die Eierstöcke ihre Funktion aufnehmen und spontane ovulatorische Zyklen zustande kommen.**

16.6 Dysmenorrhö

95 % der die Menstruation begleitenden Schmerzzustände sind funktioneller Art, 5 % sind organisch bedingt.

16.6.1 Primäre Dysmenorrhö

Bei der funktionellen oder primären Dysmenorrhö handelt es sich um intermittierende Unterbauch- und Rückenschmerzen, die von Nausea, Erbrechen, Durchfall, Kopfschmerz und extremer Blässe begleitet sein können. Sie beginnen am Vorabend oder am 1. Tag der Periode und klingen dann ab, wenn der Blutfluß richtig in Gang gekommen ist.

Es gibt Dysmenorrhöformen, die stereotyp jeden Monat so stark sind, daß die Menstruation mit Angst erwartet wird, und es gibt solche, die nur sporadisch auftreten. Ausnahmsweise treten monatliche Unterbauchschmerzen schon vor der Menarche auf, in den meisten Fällen jedoch erst einige Monate danach, wenn das Endometrium sekretorisch umgewandelt wird.

Eine prospektive Studie zeigt, daß von 2700 Adoleszentinnen 59 % unter schmerzhaften Perioden leiden und 14 % so sehr, daß sie der Schule oder Arbeit mindestens 1/2 Tag/Monat fernbleiben müssen [9].

Die *Ätiologie* der primären Dysmenorrhö ist nicht bekannt. Folgende Faktoren werden diskutiert:

Zervixfaktor. Hippokrates nahm an, daß die Behinderung des Blutabflusses durch einen stenosierten oder spastisch verengten Zervikalkanal und die dadurch bedingte Rückstauung im Uteruscavum die schmerzhaften Kontraktionen auslöst. Hysterographische Untersuchungen konnten keine Pathologie der Zervix nachweisen. Es ist jedoch bekannt, daß viele Formen der Dysmenorrhö nach Schwangerschaft und Geburt abklingen [2].

Endokrine Faktoren. Vasopressin führt in Gegenwart von Progesteron zu Kontraktionen des Uterus. Die Vasopressinspiegel sind bei dysmenorrhoischen Frauen erhöht [5].

Prostaglandine. Die Kontraktionen des Uterus werden durch Prostaglandine stimuliert. Eine exzessive Synthese von Prostaglandin F2α im sekretorischen Endometrium und dessen rasche Resorption bei beginnender Menstruation bewirken den erhöhten uterinen Basaltonus, die verstärkten schmerzhaften Kontraktionen und die sie begleitende Ischämie im Myometrium [10]. Die erhöhte Prostaglandinsynthese könnte ein psychosomatischer Ausdruck nicht verarbeiteter allgemeiner Probleme sein oder mit der sich manifestierenden und nicht akzeptierten Feminität stehen. In gewissen Fällen könnte eine spastische Abflußstörung die Prostaglandinresorption im Uteruscavum erhöhen. Sporttätige junge Mädchen leiden seltener unter einer behandlungsbedürftigen Dysmenorrhö [17].

Genetischer Faktor [1]. 30 % der unter Dysmenorrhö leidenden jungen Mädchen stammen von Müttern, die ebenfalls unter schmerzhaften Perioden litten, und nur 6,8 % beklagen sich über Dysmenorrhö, wenn die Perioden ihrer Mütter beschwerdefrei verliefen.

Therapie

Für die Therapie haben sich verschiedene Modalitäten bewährt. Besteht kein Bedürfnis nach hormonaler Schwangerschaftsverhütung, so sind *Prostaglandinsynthetasehemmer* vom Typ nichtsteroidaler Entzündungshemmer die 1. Wahl. Durch Hemmung der Prostaglandinsynthese im Endometrium nehmen Basaltonus, Frequenz und Amplitude der Uteruskontraktionen rasch ab. Die Behandlung sollte möglichst frühzeitig, d.h. einige Stunden vor Blutungsbeginn einsetzen und sich über 2–3 Tage erstrecken, bis der Blutfluß richtig in Gang gekommen und der Schmerz abgeklungen ist. Empfehlenswerte Medikamente sind: Naproxen, 500 mg, oder Ibuprofen, 400 mg initial, möglichst 24–48 h vor Blutungsbeginn, dann 4mal 250 bzw. 200 mg tgl.. Die Nebenwirkungen sind in der folgenden Übersicht zusammengestellt.

Nebenwirkungen der nichtsteroidalen Endzündungshemmer (Prostaglandinsynthetasehemmer) [13]

- Magen-Darm:
  - Nausea, Erbrechen
  - Konstipation oder Durchfall
- ZNS:
  - Kopfweh, Schwindel
  - Seh- und Hörstörungen
  - Reizbarkeit, Schläfrigkeit
- Andere:
  - Allergische Reaktionen
  - Bronchospasmus
  - Wasserretention
  - Hämatologische Erkrankung

Ist die Behandlung mit Prostaglandinsynthetasehemmern kontraindiziert, ungenügend zur Schmerzbehebung oder besteht gleichzeitig die Notwendigkeit der Schwangerschaftsverhütung, so sind als *Hormontherapie* niedrigdosierte Östrogen-Gestagen-Kombinationen der modernen oralen Kontrazeption eine hervorragende und rasch wirksame Therapie. Monophasische Präparate sind wirksamer als sequentielle oder triphasische.

Auch *Calciumantagonisten* können eingesetzt werden. Sie erniedrigen die Blutspiegel von Vasopressin und Prostaglandinen und vermindern Frequenz und Dauer der Uteruskontraktionen.

16.6.2 Sekundäre Dysmenorrhö

Führt die Behandlung mit Hemmern der Prostaglandinsynthese oder der Ovulation nicht zur Behebung der Periodenschmerzen, so besteht der Verdacht, daß es sich nicht um eine funktionelle, sondern um eine *organische Störung* handelt, die einer sorgfältigen sonographischen, evtl. auch pelviskopischen oder hysterosalpingographischen Abklärung bedarf. Sehr hilfreich ist zur Diagnosestellung die Untersuchung mittels Magnetresonanztomographie.

Die organisch bedingte sekundäre Dysmenorrhö entsteht durch:

- eine *Infektion* des Uterus und der Adnexe (Endometritis, Salpingitis);
- *pathologische Veränderungen* des Uterus; Beispiele sind eine fixierte Retroflexion mit Blutstauung während der Periode oder Uterusmißbildungen (z.B. Uterus duplex mit fehlender Abflußmöglichkeit eines Hemiuterus in die Vagina), oder durch
- eine *Endometriose.*

Prämenstruelles Syndrom, Dysmenorrhö, Portioschiebeschmerz, druckdolente Ligamenta sacro-uterina wecken den Verdacht auf das Vorliegen einer Endometriose. Sie findet sich bei 47 % der jungen Mädchen, die diese Symptomatik aufweisen [11]. Es handelt sich um eine evolutive Krankheit, die die Fertilität schwerwiegend zu beeinträchtigen droht. In der Adoleszenz sind die Läsionen kaum über das Anfangsstadium hinausgewachsen und einer rechtzeitigen Behandlung zugänglich. Eine möglichst frühzeitige Diagnosestellung und die entsprechende Therapie führen zu rascher Befreiung von Schmerzen und zur Prävention späterer irreversibler Schäden.

Die Pelviskopie ermöglicht nicht nur eine sichere Diagnosestellung, sondern auch eine gleichzeitige therapeutische Laservaporisation der identifizierbaren Endometrioseherde. Weitere Therapiemöglichkeiten sind medikamentöse Pseudogravidität, Danazol und GnRH-Agonisten.

Das junge Mädchen muß über seine Krankheit informiert werden, um entweder möglichst rasch eine Schwangerschaft zu planen, so lange sie noch möglich ist, oder aber determiniert eine Behandlung zumindest mit Ovulationshemmern so lange fortzusetzen, bis eine Schwangerschaft geplant werden kann [3].

Die Ätiologie der Endometriose ist nicht bekannt. Diskutiert wird das Vorliegen retrograder Menstruationen, die hämatogene oder lymphogene Dissemination aktiver endometrialer Zellen und ein polygener multifaktorieller Vererbungsmodus [14].

Literatur

1. Andersch B, Milson I (1982) An epidemiologic study of young women with dysmenorrhea. Am J Obstet Gynecol 144: 655–660
2. Asplund J (1952) The uterine cervix and isthmus under normal and pathologic conditions. Acta Radiol (Suppl) 91: 1
3. Benassi L (1989) Dismenorrea nella adolescenza. Ginecol Infanz Adolesc 5: 1
4. Coupey SM, Ahlstrom P (1989) Common menstrual disorders. Pediatr Clin North Am 36: 551–571

5. Coutinho EM, Lopes ACV (1968) Response of the non pregnant uterus to vasopressin as an index of ovarian function. Am J Obstet Gynecol 102: 476
6. Dramusic V, Goh H et al. (1987) Obesity and polycystic ovary syndrome. Gincol Infanz Adolesc III 3-4: 153-158
7. Huffmann J (1981) The gynecoloy of childhood and adolescence, 2nd edn. Saunders, Philadelphia
8. Keller JP (1975) Ovulationsauslösung mit Clomifen und Cyclofenil. In: Oblensky W, Käser O (Hrsg) Ovulation und Ovulationsauslösung. Huber, Bern
9. Klein HR, Litt IF (1981) Epidemiology of adolescent dysmenorrhea. Pediatrics 68: 661-664
10. Lumsden MA, Kelly RW et al. (1986) The concentrations of prostaglandins in endometrium during the menstrual cycle. In: Prostaglandins, leucotriens and medicine. Raven, New York, pp 217-227
11. Ranney B (1980) Etiology, prevention and inhibition of endometriosis. Clin Obstet Gynecol 23: 875
12. Rosenfield RL, Barnes RB (1993) Menstrual disorders in adolescence. Endocrinol Metab Clin North Am 22: 491-505
13. Sanfilippo JS (1995) Dysmenorrhea in adolescents. The female patient. Excerpta Medica 5 (2): 17-20
14. Simpson J, Elias S, Malinak I et al. (1981) Hereditable aspects of endometriosis. Genetic studies. Am J Obstet Gynecol 37: 327
15. Southan AM, Richart RM (1966) The prognosis for adolescents with menstrual abnormalities. Am J Obstet Gynecol 94 (5): 637-645
16. Yen SSC, Jaffe RB (1986) Reproductive Endocrinology, 2nd edn. Saunders, Philadelphia
17. Yliklorkala O, Dawood MW (1978) New concepts in dysmenorrhea. Am J Obstet Gynecol 130: 733-738
18. Zufferey MM, Lemarchand-Béraud T et al. (1989) Maturation of the gonadal axis in adolescent girls and effect of oral contraception. In: Genazzani AR, Petraglia F et al. (eds) Advances in gynecological endocrinology. Parthenon, New Jersey, pp 37-42

17 Schwangerschaftsverhütung bei Jugendlichen

I. Rey-Stocker

17.1
Psychologische und psychosoziale Aspekte

Außer in China und in vielen moslemischen Ländern werden sexuelle Beziehungen weltweit zu einem immer früheren Zeitpunkt aufgenommen. Eine neue multizentrische Studie zeigt, daß der 1. Geschlechtsverkehr in Europa im Durchschnitt mit 15,5 Jahren stattfindet [1]. In Großstädten findet er ausnahmsweise bei Kindern von 12–13 Jahren statt, evtl. schon vor Eintritt der Menarche. Das mittlere Alter zum Zeitpunkt des 1. Geschlechtsverkehrs wird in einer Mitteilung von 1995 [2] für 3 große europäische Städte (Wien, Stockholm, Basel) mit 15,3, 15,8 und 15,5 Jahren angegeben.

Im allgemeinen gilt, daß je früher die Menarche eintritt, desto eher erfolgt der 1. Geschlechtsverkehr und desto häufiger fehlt ein kontrazeptiver Schutz. In den sehr jungen Altersgruppen ist die Partnerbeziehung oft oberflächlich und von kurzer Dauer. Tritt eine Schwangerschaft ein, so wird sie in der Mehrzahl der Fälle unterbrochen, wobei der Eingriff unter 16 Jahren nicht risikofrei ist: vor Ende des 3. Schwangerschaftsmonats treten infektiöse und hämorrhagische Komplikationen vermehrt auf.

Findet die Unterbrechung zu einem späteren Zeitpunkt der Schwangerschaft statt, so nimmt das Komplikationsrisiko noch zu. Wird die Schwangerschaft aber ausgetragen, so treten bei unter 15jährigen vermehrt EPH-Gestosen mit Plazentainsuffizienz auf. Es besteht ein erhöhtes Risiko zur Frühgeburt, und die sich einstellende soziale und psychologische Problematik ist kaum lösbar. Die junge Mutter unterbricht ihre Ausbildung und verläßt in vielen Fällen das Elternhaus. Affektiv verlassen und sozial ungeschützt geht sie häufig mit ihrem Kind einer gefahrvollen Zukunft entgegen.

Was bewegt sehr junge Mädchen zur Aufnahme geschlechtlicher Beziehungen? Ist es das Suchen nach Liebe, Wärme, Verständnis in der Partnerschaft, die zu Hause fehlen? Prädisponierend sind v. a. Mißerfolg in der Schule oder im Beruf, ein durch Konflikte, Trennung oder Tod belastetes Familienverhältnis und ein gespanntes Verhältnis zum Vater.

Im allgemeinen nehmen junge Mädchen um so später geschlechtliche Beziehungen auf, je besser ihre Erziehung und ihre Ausbildung ist. Je älter sie sind, desto mehr halten sie ihrem Partner die Treue. Aber auch bei ihnen findet der 1. Geschlechtsverkehr oft völlig ungeplant und überraschend statt, obgleich ihm in vielen Fällen eine mehrmonatige Zeit des Kennenlernens vorausgegangen ist. Untersuchungen aus verschiedenen Quellen zeigen, daß er in über $^1/_3$ der Fälle ohne jeden Verhütungsschutz ausgeführt und daß in $^1/_4$ der Fälle eine unzureichende Methode angewendet wird. Die Gründe für die fehlende Kontrazeption unter Jugendlichen sind die Unkenntnis der reproduktiven Vorgänge, die Unfähigkeit zu planen, der Wunsch nach Romantik, die Ablehnung von allem, was „gegen die Natur" geht und der geheime Wunsch nach einem eigenen Kind [10].

Auch in industrialisierten Ländern sind die Heranwachsenden oft sexuell schlecht aufgeklärt. Der Arzt müßte sich daher nicht nur um das körperliche Wohlergehen seiner jungen Patienten kümmern. Er hat das Privileg wie sonst kaum jemand, mit ihnen über Sexualität zu sprechen, wenn sie es wünschen. Zeit, Sympathie und Aufmerksamkeit, die er ihnen schenkt, sind die Grundlage, um sie vor Schaden zu bewahren und ihnen zu helfen, zu verantwortungsbewußten Menschen heranzureifen. Oft zeigen sich schwere Identitätskrisen oder Angst vor der männlichen Sexualität, die sich hinter der Klage von Dyspareunie und Anorgasmie verbergen. Gerade beim heranwachsenden Mädchen hängt die sexuelle Freude nicht immer mit Genitalkontakt zusammen. Dieser kann im Gegenteil als bedrohend empfunden werden, wenn er nur auf Drängen des Partners hin stattfindet oder nur um sich nicht vom sexuellen Verhalten Gleichaltriger zu unterscheiden.

Für manche Mädchen ist es befreiend zu wissen, daß Sexualität einerseits ihre schönste Vollendung in der Liebesbeziehung findet, welche die seelische und geistige Dimension mit erfaßt, daß aber andererseits Sexualität auch ohne Liebe Lust und Freude bereiten kann. Nur das Wissen um beide Möglichkeiten kann ihnen den Weg aufzeigen, den sie selbst wählen und einschlagen wollen [9]. Gleichzeitig müssen junge

Menschen mit aller Kraft zur Kontrazeption motiviert werden, so lange sie die Verantwortung für ein eigenes Kind nicht übernehmen können.

17.2 Empfängnisverhütende Methoden [6]

Ein geeignetes Kontrazeptivum muß sicher, reversibel, frei von Nebenwirkungen und einfach in der Anwendung sein. Keine Methode erfüllt diese Bedingungen ganz. Dennoch ist jede Methode besser als völlige Schutzlosigkeit, und jedes Kontrazeptivum gefährdet die Gesundheit weniger als eine unerwünschte Schwangerschaft. Die Zuverlässigkeit einer gewählten Methode wird durch den *Pearl-Index* (PI) charakterisiert; er entspricht der Zahl der ungewollten Schwangerschaften/100 Paare/Jahr.

17.2.1 Coitus interruptus

Der Coitus interruptus ist die unter Jugendlichen am häufigsten angewandte Kontrazeption. Sie eignet sich v. a. als Notlösung bei unerwartetem Geschlechtsverkehr. Dabei stellt sie hohe Anforderungen an die Selbstdisziplin des männlichen Partners. Auch müssen junge Menschen darauf aufmerksam gemacht werden, daß das Präejakulat Spermien enthält. Der Pearl-Index liegt bei 8–12.

17.2.2 Natürliche Methoden

Kalendermethode nach Knaus-Ogino

Sie beruht auf der kalendarischen Beurteilung der fertilen und infertilen Tage unter Berücksichtigung des kürzesten und längsten Zyklus während der vorausgegangenen 6 Monate. Als Beginn der fertilen Periode gilt der Tag, der sich nach Subtraktion der Zahl 19 von der Dauer des kürzesten Menstruationszyklus ergibt. Das Ende der fertilen Periode ergibt sich nach Subtraktion von 9 Tagen von der Dauer des längsten Zyklus während der letzten 6 Monate [12].

Beispiel. Kürzester Zyklus 22 Tage, längster Zyklus 32 Tage: die fertile Periode (22 – 19 und 32 – 9) erstreckt sich auf den 3.–23. Tag nach Mensesbeginn, während der Abstinenz eingehalten werden muß.

Je unregelmäßiger der Zyklus bei jungen Mädchen ist, desto mehr verlängert sich das notwendige Karenzintervall und desto ungeeigneter ist die Methode (PI 14 – 37).

Temperaturmethode

Sie bedingt die tägliche Messung der sublingualen, vaginalen oder rektalen Temperatur während 5 min morgens vor dem Aufstehen, wenn möglich immer zur selben Zeit. 24 h nach dem Eisprung bewirkt der thermogene Effekt des Progesterons einen Temperaturanstieg von 0,5 °C, der bis zur nächsten Periode anhält. 3 Tage nach dem Temperaturanstieg ist der Progesteronspiegel hoch genug, um die Ovulation mit Sicherheit unterdrücken zu können. Wird konsequent vom 1. Tag der Periode an bis zum 3. Tag des Temperaturanstiegs auf jeden Sexualkontakt verzichtet, so ist die Methode ebenso sicher wie die kontrazeptive Pille (PI 1).

Zervikalschleimmethode nach Billings

Der präovulatorische Östradiolanstieg bewirkt die zervikale Schleimsekretion, die von vielen Frauen verspürt werden kann. Sie unterscheiden diese „feuchte“ Zyklusphase von der „trockenen“ prä- und postmenstruellen Phase. Die Methode bedingt den Verzicht auf Sexualkontakt vom 1. Tag der beginnenden Schleimabsonderung bis zum 3. Tag nach Abschluß derselben (PI 15 – 30).

Symptothermale Methode

Sie kombiniert die verschiedenen Ovulationssymptome (Zervikalschleim, Dilatation des Zervikalkanals feststellbar durch Autopalpation, Spannen der Brüste, Unterbauchschmerzen, Gemütsverfassung) mit der Temperaturmessung und erlaubt eine Verkürzung des mit Abstinenz verbundenen Intervalls.

Um einigermaßen zuverlässig zu sein, müssen die natürlichen Methoden über mehrere Monate eingeübt werden. In seltenen Fällen werden sie von jungen Mädchen aus religiösen Gründen oder aus dem Wunsche der Selbstkontrolle motiviert und mit Disziplin angewandt. Der PI liegt zwischen 5 und 18.

17.2.3 Mechanische Methoden

Kondom

Kondome aus Latex gibt es in verschiedenen Größen, mit oder ohne Gleitmittel oder Spermizidfilm. Sie sind elektronisch geprüft und sollen 40 l Luft fassen, bevor sie platzen. Junge Menschen wissen meistens nicht genau, wie ein Kondom richtig benutzt wird. Sie müssen über folgende Bedingungen aufgeklärt werden:

- Das Kondom muß vor dem Geschlechtsverkehr über den erigierten Penis gestülpt werden.
- Unmittelbar nach der Ejakulation muß es entfernt werden, so lange der Penis noch steif ist; erschlafft er in der Vagina, so kann das Kondom dort verlorengehen, und es gelangt Sperma in die Vagina.
- Durch Verletzung mit Fingernägeln kann das Kondom einreißen.
- Es eignet sich nur zum Einmalgebrauch.
- Ein zusätzliches Spermizid erhöht die Sicherheit der Methode.
- PI 0,4–3.

Für junge Menschen bietet die Anwendung des Kondoms viele Vorteile. Kondome sind leicht zu beschaffen, bieten Schutz gegen sexuell übertragbare Infektionen und möglicherweise auch gegen bösartige Erkrankungen der Zervix. Korrekt appliziert weisen sie eine hohe Sicherheit auf. Ihre Nachteile beruhen auf dem Verlust der Spontaneität, auf der physischen Barriere und der Rupturgefahr. Manchmal ist es für junge Mädchen hilfreich, wenn man sie darauf hinweist, daß das Überstülpen des Kondoms auf den Penis durch die Partnerin auf liebevolle oder spielerische Weise das Befremdende der Situation erleichtert.

Bei jungen Mädchen, die ihren Partner nur oberflächlich kennen, nichts über seine Vergangenheit wissen, stellen sexuell übertragbare Krankheiten einschließlich Aids eine reale Gefahr dar, auf die mit Nachdruck aufmerksam gemacht werden muß. Es sollte ihnen dringend die Notwendigkeit eines Kondoms bei jedem Sexualkontakt erläutert werden, immer mit dem Hinweis, einen zusätzlichen Kontrazeptionsschutz durch ein vaginales Spermizid, evtl. sogar durch Pille oder Diaphragma, vorzusehen.

Diaphragma

Dieses besteht aus einer flexiblen Gummischale verschiedener Größe, die anläßlich einer gynäkologischen Untersuchung angepaßt und immer zusammen mit einem Spermizid eingeführt werden muß. Das Diaphragma ermöglicht nur eine partielle Abdichtung der Zervix und wirkt v. a. als Träger für das Spermizid, das an den äußeren Muttermund gebracht wird, dort verweilt und die Migration der Spermatozoen in den Zervikalkanal verhindert. Diese Methode eignet sich nur für junge Mädchen, bei welchen wiederholter Geschlechtsverkehr zur Erweiterung des Hymens und der Vagina geführt hat. Liegt ein retroflektierter Uterus vor, so ist die Methode kontraindiziert. Junge Patientinnen müssen über den richtigen Gebrauch des Diaphragmas aufgeklärt werden:

- Diaphragma vor Gebrauch auf eventuelle Risse untersuchen, Blase leeren.
- Innere Fläche und Ränder des Diaphragmas mit Spermizid bestreichen; Diaphragma gefaltet einführen, dann entfalten, damit es vorne unterhalb der Symphyse und sakralwärts im hinteren Scheidengewölbe liegt.
- Diaphragma 2 h vor dem Geschlechtsverkehr einführen und mindestens bis zu 6 h danach unverändert in der Scheide belassen.
- Findet nach Ablauf von 4 h ein weiterer Geschlechtsverkehr statt, so muß vorsichtshalber nochmals eine Portion Spermizid in die Scheide eingeführt werden.

Es empfiehlt sich, vor dem 1. Gebrauch die Patientinnen das Diaphragma mindestens 2mal selbst einführen zu lassen und die richtige Applikation zu kontrollieren (PI 6).

Vaginalschwamm

Er besteht aus Polyurethan und ist mit Spermizid durchtränkt. Bei Kompression durch den Penis wird das Spermizid ausgepreßt und bespült den äußeren Muttermund. Der Vaginalschwamm muß ebenfalls 6 h nach dem Geschlechtsverkehr in der Vagina belassen werden. Die Methode hat die Vorteile, daß sie einfach ist, keine Technik erlernt werden muß und ihre Wirkung sich auf 24 h erstreckt. Ihr Nachteil besteht in seltenen lokalen Reizungen durch das Spermizid. Ein retroflektierter Uterus ist auch für den Vaginalschwamm eine Kontraindikation.

17.2.4 Spermizide

Dabei handelt sich um chemische Substanzen, die die Spermatozoen immobilisieren und zerstören. Die aktiven Substanzen sind Benzalconiumchlorid, Phenylquecksilbernitrat, Nonoxynol-9, Menfegol und Triton X in Form von Vaginaltabletten, -creme, -schwamm oder Film auf Kondomen. Sie bieten auch einen gewissen Schutz vor aufsteigenden Infektionen. Die Sicherheit der Methode hängt von der korrekten Befolgung der Gebrauchsanweisung ab:

- Einführen des Vaginalovulums in das hintere Scheidengewölbe in liegender Stellung vor jedem Geschlechtsverkehr.
- 10 min liegenbleiben ohne Koitus und ohne aufzustehen; bei Benutzung der Scheidencreme oder des Vaginalschwamms ist diese 10minütige Wartezeit nicht notwendig.
- Absehen von Scheidenspülung, Intimspray oder Bad 2 h vor bis 6 h nach dem Geschlechtsverkehr.

- Absehen vom Gebrauch von Seife sowohl für das Waschen der Hände als auch der Genitalgegend durch beide Partner 2 h vor bis 6 h nach dem Geschlechtsverkehr; der Gebrauch von Seife auch nur in Spuren hebt die spermizide Wirkung von Benzalconium auf.

Diese Methode ist sicherer als bisher angenommen wurde. So finden Hauser [3] einen PI von 0,8 und Huber [5] einen solchen von 1,5, wobei sämtliche Schwangerschaften bei Jugendlichen eintraten, die die vaginale Kontrazeption unregelmäßig anwendeten und auch ungeschützte sexuelle Beziehungen aufnahmen. Die Nachteile der Methode liegen in gelegentlich auftretenden lokalen Reizerscheinungen und in dem als unangenehm empfundenen Herausrinnen des chemischen Spermizids. Die Kombination von Kondom und vaginalem Spermizid verbessert die kontrazeptive Sicherheit, schützt vor sexuell übertragbaren Infektionen und erhöht das partnerschaftliche Verantwortungsbewußtsein.

17.2.5 Hormonale Antikonzeption

Sie ist die sicherste reversible Verhütungsmethode und wird von jungen Mädchen vorrangig akzeptiert und ihnen am häufigsten verordnet.

Kombinationspille (PI 0,3 – 0,5)

Diese besteht aus einem östrogenen und einem gestagenen Anteil. Natürliches Östrogen und Progesteron eignen sich nicht zur oralen Kontrazeption, da sie zu rasch in der Leber abgebaut werden. Es kommen daher synthetische Sexualsteroide zur Anwendung, die weniger schnell metabolisiert werden.

Östrogener Anteil. Er besteht meist aus Äthinylöstradiol, ausnahmsweise aus dessen Ester Mestranol, und liegt in der Pille in folgender Dosierung vor:

- Äthinylöstradiol (EE) 0,2 – 0,05 mg (Mikropille 0,05 mg),
- Mestranol 0,5 – 0,10 mg.

Gestagener Anteil. Gestagene sind Sexualsteroide, die die sekretorische Umwandlung des proliferativen Endometriums bewirken. In den heutigen Kombinationspillen finden sich Gestagene, die sich entweder vom Testosteron (Nor-Steroide) oder vom Progesteron ableiten und folgendermaßen dosiert sind:

- Norethisteronabkömmlinge:
  - Norethisteronacetat 0,5 – 2 mg,
  - Ethynodiolacetat 0,6 – 4 mg,
  - Lynestrenol 0,65 – 2 mg.
- D-Norgestrel-(Levonorgestrel-)Abkömmlinge:
  - Desogestrel 0,15 mg,
  - Gestoden 0,075 mg,
  - Norgestimat 0,25 mg.
- 17-Hydroxyprogesteron-Abkömmlinge:
  - Cyproteronacetat 2 mg,
  - Chlormadinoacetat 2 mg.

Abkömmlinge des Nortestosterons haben neben der gestagenen eine schwach androgene und östrogene Wirkung. Abkömmlinge des 17-Hydroxyprogesterons haben neben der gestagenen eine antiandrogene und antiöstrogene Wirkung.

Verteilung der Pillenbestandteile

Einphasenpräparate

Diese Kombinationspillen im engeren Sinne bestehen aus gleichbleibendem Östrogen- und Gestagenanteil pro Pille. Die Pille wird während 21 Tagen tgl. möglichst zur gleichen Zeit eingenommen. Dann folgt eine Pillenpause von 7 Tagen. Bei jungen Mädchen wird, wenn möglich, eine niedrigdosierte Pille gewählt, z. B. 0,03 mg Äthinylöstradiol + 0,075 mg Gestoden pro Pille.

Bei Epileptikerinnen führt die antiepileptische Behandlung (mit Ausnahme von Depakine und Natriumvalpronat) zu einer beschleunigten Enzyminduktion in der Leber und verstärktem Abbau der Sexualsteroide, so daß die kontrazeptive Sicherheit gefährdet ist und bei ihnen eine der höherdosierten Pillen mit 0,05 mg Äthinylöstradiol gewählt werden muß.

Zweiphasenpräparate

Diese Sequentialpillen bestehen aus 2 verschiedenen Tablettentypen: Während der ersten 7 Tage wird eine Pille eingenommen, die nur Östrogene enthält (0,05 mg Äthinylöstradiol). Während der folgenden 15 Tage besteht die Pille aus einer Kombination von 0,05 mg Äthinylöstradiol + Gestagen. Dann folgt eine Pillenpause von 6 Tagen.

- Ein Beispiel:
  - 7 Pillen à 0,05 mg Äthinylöstradiol,
  - 15 Pillen à 0,05 mg Äthinylöstradiol + 0,125 mg Desogestrel,
  - 6 Tage Einnahmepause.

Die Zweiphasenpräparate gleichen sich dem physiologischen Zyklus am meisten an und eignen sich für Patientinnen, die eine über den ganzen Zyklus verteilte Gestagengabe schlecht ertragen.

Mehrstufenpräparate

Sie enthalten eine Kombination von Östrogen und Gestagen in unterschiedlicher Dosierung. Die Pille wird während 21 Tagen eingenommen. Dann folgt eine Pillenpause von 7 Tagen.

- Beispiel Zweistufenpräparat:
  - 11 Pillen à 0,05 mg EE + 0,05 mg Levonorgestrel;
  - 10 Pillen à 0,05 mg EE + 0,125 mg Levonorgestrel.
- Beispiel Dreistufenpräparat:
  - 6 Pillen à 0,03 mg EE + 0,05 mg Gestoden;
  - 5 Pillen à 0,04 mg EE + 0,07 mg Gestoden;
  - 10 Pillen à 0,03 mg EE + 0,10 mg Gestoden.

Die Mehrstufenpräparate imitieren den Normalzyklus ebenfalls. Das bereits ab Einnahmebeginn in der Pille vorhandene Gestagen erhöht die kontrazeptive Sicherheit.

> ! Zweiphasen- und Mehrstufenpräparate eignen sich besser als die Kombinationspille für junge Patientinnen mit hypoplastischem Genitale, Hypomenorrhö, verminderter Libido, Nervosität und rezidivierender Vaginalmykose.

Wirkungsweise der kontrazeptiven Pille

Das Prinzip der hormonalen Kontrazeption mit Östrogen- bzw. Gestagenpräparaten wird durch folgende Mechanismen charakterisiert:

- Zentrale Hemmung der Ovulation:
  - Hemmung der pulsatilen Sekretion von GnRH,
  - Hemmung der hypophysären Ansprechbarkeit auf GnRH,
  - Erhöhung des Prolaktinspiegels.
- Periphere Hemmung von Eitransport, Spermienaszension, Implantation:
  - Störung der Tubenmotilität, Reduktion der Zilienzahl;
  - reduzierte mittzyklische Eröffnung des Muttermunds;
  - verminderte Sekretion von Zervikalschleim, erhöhte Viskosität desselben und Zunahme proteolytischer Enzyme, die die Penetrationsfähigkeit der Spermatozoen reduzieren und eine biochemische Barriere bilden;
  - Hemmung der ovariellen Östrogen- und Progesteronsynthese;
  - Unvollständige sekretorische Umwandlung des Endometriums.

Interferenz mit Medikamenten

Falls sie über mehrere Tage eingenommen werden, führen folgende Medikamente zur Induktion steroidabbauender hepatischer Enzyme, zu anschließendem Abfall der Östrogen- und Gestagenspiegel, Zwischenblutungen, Ovulation und evtl. Schwangerschaft:

- Rifampicin,
- Antiepileptika (ausgenommen Valpronat, Clonazepam),
- Spironolacton,
- Chlorpromazin,
- Griseosulvin,
- Barbiturate,
- Phenazetin.

> ! Nach ihrem Absetzen wirkt die Enzyminduktion noch 2–4 Wochen weiter, so daß während dieser Zeit eine andere kontrazeptive Methode angewandt werden muß.

Ampicillin und Tetracycline führen zu Veränderungen der Darmflora und reduzierter Östrogenabsorption mit nicht mehr gewährleisteter Ovulationshemmung. Nach längerer Antibiotikaeinnahme entwickelt sich aber eine Resistenz der Darmbakterien gegen das Antibiotikum; die reduzierte Östrogenabsorption wird aufgehoben und der antikonzeptive Schutz ist wieder intakt.

Nebenwirkungen der Kombinationspille

Zahlreiche Nebenwirkungen sind bekannt; sie können vorrangig durch den Östrogen- oder den Gestagenanteil bedingt sein. Der Östrogenanteil ist v. a. verantwortlich für folgende Nebenwirkungen:

- Kopfweh, verschwindet meistens im 2.–3. Einnahmezyklus,
- Migräne; Absetzen der Kombinationspille und Verordnung einer anderen Kontrazeption, evtl. Gestagenpille oder Depotprogesteron,
- Nausea, Erbrechen; verschwindet meistens im 2.–3. Einnahmezyklus; besser abendliche Einnahme der Pille; wenn keine Besserung, Umstellung auf Gestagenpille oder auf ein Depotpräparat,
- Ödeme, Gewichtszunahme; gesteigerte Wasserretention durch Störung des Renin-Angiotensin-Aldosteron-Systems; Umstellen auf eine Pille mit geringerem Östrogenanteil,
- Mastalgie infolge der Wasserretention; Behandlung mit Progesterongel (Progestogel, Besins-Iscovesco); evtl. Umstellung auf Pille mit geringerem Östrogen- oder höherem Gestagenanteil,
- Chloasma; lichtabhängige, durch Östrogene verstärkte Hyperpigmentierung in Gesicht und Hals. Die Pille soll abends eingenommen werden, damit die Östrogenwirkung tagsüber gering bleibt, evtl. muß auf eine Gestagenpille übergegangen werden. Zudem soll die Haut tagsüber maximal vor der Sonne geschützt werden (Schutzfaktor 20). Abends empfiehlt sich eine Lokalbehandlung der pigmentierten Hautstellen mit Hydrochinon und Vitamin-A-Säure.

Vor allem bedingt durch den Gestagenanteil sind folgende Nebenwirkungen:

- Depression, Antriebslosigkeit; Einwirkung der Gestagene auf Neurotransmitter und Serotoninstoffwechsel; Umstellen auf Zweiphasenpräparat, evtl. zusätzlich Vitamin B_6,
- Libidoverlust; auf östrogenbetonte Pille umsteigen, am besten Zweiphasenpräparat,
- Akne, Seborrhö, Haarausfall, Hirsutismus; Umstellen auf Pille mit antiandrogener Partialwirkung.

Schwere Komplikationen

Die früher gefürchteten Nebenwirkungen der kontrazeptiven Pille (Hypertonie, Thrombose, Veränderung des Glucose- und Lipidstoffwechsels) sind infolge der modernen niedrigdosierten Mikropillen und der Neuentwicklung der 3 vorteilhaften Gestagene (Desogestrel, Norgestimat, Gestoden) sehr selten geworden.

Als absolute Kontraindikationen gelten:

- Schwangerschaft,
- Hypertonie,
- Porphyrie,
- fokale Migräne,
- kardiovaskuläre Krankheiten,
- hormonabhängige Tumoren (Mamma- und Endometriumkarzinom, Melanom),
- latenter Diabetes.

Relative Kontraindikationen sind:

- Rauchen,
- Gallenblasenerkrankungen,
- manifester Diabetes mellitus,
- familiäre Lipidstoffwechselstörung,
- Epilepsie,
- Ulkusleiden,
- Colitis ulcerosa,
- Bettruhe,
- operative Eingriffe.

Therapeutische Indikationen der kontrazeptiven Pille

Die Kombinationspille hat neben ihrem kontrazeptiven auch einen therapeutischen Effekt, v. a. bei:

- Akne, Hirsutismus,
- prämenstruellem Syndrom, Dysmenorrhö,
- Hypermenorrhö,
- Endometriose und
- Mastalgie.

Zudem besteht unter dieser Behandlung ein reduziertes Erkrankungsrisiko an Adnexitis (mit etwa 50 %) und benignen wie malignen Ovarialtumoren, wobei unter niedrigdosierten Mikropillen (0,2 – 0,03 mg Äthinylöstradiol) infolge ihrer reduzierten gonadotropen Inhibition ausnahmsweise funktionelle Ovarialzysten auftreten können.

Auch das Risiko, an benignen oder malignen Endometriumsproliferationen, an einer fibrozystischen Brusterkrankung (etwa bis zu 50 %), an Duodenalulzera, rheumatischer Arthritis oder Schilddrüsenleiden zu erkranken, wird durch die kontrazeptive Medikation vermindert. Schließlich wird auch die Mortalität junger Mädchen durch die kontrazeptive Pille günstig beeinflußt, indem sie die mit Risiken belastete Schwangerschaft und Geburt verhindert: Mortalität während Schwangerschaft und Geburt (15 – 19 Jahre) 12,9/1000000/Jahr, während oraler Antikonzeption (Nichtraucherinnen) minus 1,2/1000000/Jahr [4].

Wahl der Pille

Bei jeder neuen Patientin empfiehlt es sich, mit einer Mikropille zu beginnen, die eines der 3 neuen Gestagene enthält: Desogestrel, Gestoden oder Norgestimat. Treten unter dieser Behandlung über 2 Monate dauernde Zwischenblutungen auf, klingt eine vorbestehende Dysmenorrhö nicht ab oder ist die Patientin bezüglich regelmäßiger Pilleneinnahme unzuverlässig, so ist auf ein höherdosiertes Präparat überzugehen, z. B. Äthinylöstradiol 0,05 mg + Levonorgestrel 0,125 mg.

Bei vorbestehenden oder unter der Pille auftretenden Androgenisierungserscheinungen ist auf eine Pille überzugehen, deren Gestagen nicht von Nortestosteron abstammt, z. B. Äthinylöstradiol 0,035 mg + Cyproteronacetat 2 mg oder Äthinylöstradiol 0,05 mg + Cyproteronacetat 2 mg.

Schwangerschaftsverhütung bei Jugendlichen [12]

Vor jeder Pillenverordnung muß eine genaue Anamnese mit Fahndung nach Risikofaktoren (Nikotin, Diabetes, Epilepsie) aufgenommen und die Patientin untersucht werden. Das unerläßliche Minimalprogramm der Untersuchung besteht aus:

- Messung von Blutdruck und Gewicht,
- Inspektion und Palpation der Brüste und des Abdomens,
- gynäkologische Untersuchung, einschließlich bakteriologische Untersuchung des Vaginalsekrets und Pap-Test der Exo- und Endozervix,
- zudem soll eine Urinuntersuchung auf Eiweiß (Ausschluß einer Nephropathie) und auf Glucose (Ausschluß eines Diabetes mellitus) vorgenommen werden.

Weitere gynäkologische Kontrollen sollten erstmals nach 3 Monaten, bei guter Pillenverträglichkeit anschließend alle 12 Monate erfolgen.

Aufnahme der oralen Kontrazeption

Einnahme der 1. Pille am 1. Tag der Periode, Beendigung der 21tägigen Packung, 7 Tage Pause und sofort Beginn der 2. Packung (bei Sequentialpille 22tägige Packung und 6 Tage Pause). Liegt eine Oligomenorrhö vor, so wird die nächste Periode besser nicht abgewartet, sondern medikamentös provoziert (z. B. 20 mg Duphaston/Tag für 10 Tage). Bei prämenstrueller Depression oder Libidoverlust ist der Übergang auf ein Zweiphasen- oder Mehrstufenpräparat angezeigt. Bei vorhandener Epilepsie, die mit anderen Antiepileptika, außer mit Valpronat behandelt wird, muß eine Makropille mit mindestens 0,05 mg Äthinylöstradiol verschrieben werden.

Gestagenpille (Minipille)

Die Gestagenpille ist bei Jugendlichen nur selten indiziert und bedingt die kontinuierliche tägliche Einnahme stets zu derselben Zeit. Ein Abweichen von der genauen Zeiteinhaltung beeinträchtigt die kontrazeptive Sicherheit (PI 0,3 - 1,2). Gestagenpillen sind Abkömmlinge des 19-Nortestosterons:

- Lynestrenol 0,5 mg,
- Norgestrel 0,03 mg,
- Norethisteron 0,35 mg.

ıre Wirkungsweise beruht auf:

- fehlender Zervikalschleimsekretion,
- fehlender Öffnung des Zervikalkanals,
- Umwandlung des Endometriums, so daß es für die Nidation ungeeignet wird,
- veränderten Gonadotropinfluktuationen,
- veränderter Tubenperistaltik.

Die Gestagenpille führt zu keiner *Interferenz* mit Medikamenten. Sie ist indiziert bei Nebenwirkungen des Östrogenanteils der Kombinationspille, wie Migräne, Hypertonie, Chloasma, aber auch bei latentem Diabetes mellitus, Adipositas, kardiovaskulären Krankheiten, Sichelzellanämie und hämolytischer Anämie.

Nebenwirkungen

Folgende Nebenwirkungen sind bekannt:

- Auftreten von Zyklusstörungen, Zwischenblutungen und sekundärer Amenorrhö in 1/3 der Fälle,
- leicht erhöhtes Risiko für Extrauteringravidität und
- leicht vermehrtes Auftreten von Ovarialzysten.

Kontraindikationen

- Schwangerschaft
- Leberadenom
- Steroidabhängige Karzinome (Mamma, Endometrium, Melanom)
- Unfähigkeit zur regelmäßigen Pilleneinnahme

Depotgestagene

Sie sind in folgenden Formen wirksam (PI 0,3 - 1,2):

- Injektion i.m. Medroxyprogesteronacetat (MPA), 150 mg i.m., alle 10 Wochen (Depo Provera, Upjohn),
- Vaginalring (5. Tag nach beginnender Periode für 21 Tage),
- subkutane Mikrokapseln, z. B. Norplant, Wyeth. Es handelt sich um eine subkutane Implantation von 6 Kapseln à 36 mg Levonorgestrel. Der kontrazeptive Schutz erstreckt sich über 5 Jahre (PI 1).

Bei allen Depotgestagenen besteht das Risiko harmloser, oft aber unangenehmer Zyklusstörungen. Unter Depo Provera entsteht eine Amenorrhö zu 43 % und immer wiederkehrende Zwischenblutungen zu 15 % [11].

Die Vorteile dieser Methode liegen v. a. in der hohen Verläßlichkeit und der fehlenden Interferenz mit Medikamenten. Ihre Nachteile sind die fehlende Zykluskontrolle, die verlangsamte Rückkehr ovulatorischer Zyklen nach Absetzen der Therapie, die Beeinträchtigung des Lipidstoffwechsels bei prädisponierten Patientinnen und evtl. Farbveränderungen der Haut an der subkutanen Implantationsstelle.

Depotgestagene sind indiziert bei Nebenwirkungen des Östrogenanteils der Kombinationspille. Zudem eignet sich Depo Provera vorzüglich bei sozial gefährdeten, verwahrlosten oder debilen Jugendlichen, ebenso wie bei psychiatrischen Patientinnen, bei denen die regelmäßige Pilleneinnahme nicht möglich ist.

17.2.6 Intrauterinspirale (IUD)

Die neuesten IUD bestehen aus einem Polyäthylenskelett, umwickelt von einem Kupferfaden (375 mm^2) von verschiedener Länge. Die Wirkungsweise ist multifaktoriell. Diskutiert wird eine endometriale Leukozytose, eine Phagozytose der Spermien, ein spermizider Effekt des Kupfers und eine intrauterine Prostaglandinfreisetzung. Das IUD ist wegen des inhärenten Risikos einer aufsteigenden Infektion und einer späteren definitiven Tubensterilität in 6 % der Fälle nur ausnahmsweise für junge Mädchen geeignet (PI 1), und nur für solche, die in einer festen Partnerbeziehung stehen und bei denen das Risiko einer sexuell übertragbaren Infektion gering ist. Die Insertionsfehlerrate ist wegen des noch engen Zervikalkanals bei jungen nulliparen Frauen erhöht [7].

17.2.7 Postkoitale Interzeption

Die postkoitale Interzeption ist keine Kontrazeption. Sie wirkt bei ungeschütztem Koitus zur Ovulationszeit auf eine evtl. befruchtete Eizelle ein, verändert das Endometrium und verhindert die Implantation.

Postkoitale Pille

Verabreichung in den ersten 72 h nach dem unzureichend oder nicht geschützten Geschlechtsverkehr von 2mal 2 Kombinationspillen zu je 0,05 mg Äthinylöstradiol + 0,25 mg Levonorgestrel im Intervall von 12 h, stets zusammen mit einem Antiemetikum. Die Patientin muß angehalten werden, bis zum Eintreten der Periode auf Geschlechtsverkehr zu verzichten und danach eine sichere Kontrazeption zu befolgen. Nebenwirkungen sind Nausea und Erbrechen bei 20 % der Fälle.

Die Behandlung verändert die Tubenperistaltik, den Eitransport und das Endometrium derart, daß die Nidation verhindert wird und die Eizelle abstirbt. In 2–3 % der Fälle entwickelt sich die Schwangerschaft trotzdem weiter. Eine teratogene Wirkung der postkoitalen Pille auf den Fetus ist offensichtlich nicht gegeben.

Spätestens 3 Wochen nach Pilleneinnahme muß die Patientin gynäkologisch untersucht werden, um eine eventuelle Schwangerschaft diagnostizieren oder die Aufnahme einer regelmäßigen Antikonzeption kontrollieren zu können.

Kontragestion

Durch Antiprogesteron RU 486 (2mal 300 mg/Tag am 26. und 28. Zyklustag) werden die Progesteronrezeptoren des Endometriums blockiert. Ist die Patientin schwanger, entwickelt sich die befruchtete Eizelle nicht weiter. Ist die Patientin nicht schwanger, so tritt eine normale Menstruation ein. Die Methode ist um so sicherer, je früher sie angewandt wird. Bei Anwendung bis zum 41. Tag der Amenorrhö findet noch bei 92 % der Fälle eine Ausstoßung der Frucht statt.

Postkoitale Insertion einer Intrauterinspirale (IUD)

Es handelt sich um die effizienteste postkoitale Therapie, weil das IUD bis zum 5. postovulatorischen Tag eingesetzt werden kann. Innerhalb dieser Frist angewendet, kommt es nur zu 1 Schwangerschaft auf 1300 ungeschützte Menstruationszyklen. Bei jungen Nulliparae ist die postkoitale Insertion eines IUD wegen des engen Zervikalkanals nicht durchführbar.

Die Prophylaxe der unerwünschten Schwangerschaft für junge Mädchen besteht

- in der Abstinenz sexueller Beziehungen, die eine tiefe Verbundenheit nicht ausschließt, und
- in einer Kontrazeption, die konsequent so lange durchgeführt wird, bis eine Schwangerschaft mit Verantwortung ausgetragen werden kann.
- Versagt die Prophylaxe, so ist das Risiko groß, daß die Schwangerschaft frühzeitig abgebrochen wird.

Literatur

1. Creatsas GK, Vekemans M, Horejsi J et al. (1993) Sexuality in Europe: a multicenter study. Adolesc Pediatr Gynecol 8: 59–63
2. Grin W (1995) Bessere und frühere Aufklärung. Sexualmedizin 17: 1
3. Hauser GA (1979) Das Schaumovulum im Postkoitaltest. Sexualmedizin 3: 112
4. Henzl M (1986) Contraceptive hormones and their clinical use. In: Yen S, Jaffe B (eds) Reproductive endocrinology. Saunders, Philadelphia, p 667
5. Huber A (1980) Probleme der Kontrazeption bei der Jugendlichen. Excerpta Medica, Amsterdam, S 62
6. Huber J (1988) Fragen der Kontrazeption. Enke, Stuttgart
7. McIntosh N, Kinsic B et al. (1991) 15 BN, JHPTEGO Corporation, Baltimore
8. Pöldinger W (1990) Der schwierige Arzt. Swiss Med 1: 31–33
9. Salomon W, Haase W (1977) Intravaginale Kontrazeption. Sexualmedizin 3: 198–202
10. Schmid-Tannwald I (1980) Prädisponierende Faktoren für unerwünschte Schwangerschaften bei Minderjährigen? In: Huber A (Hrsg) Probleme der Kontrazeption bei der Jugendlichen. Expertengespräch, Salzburg 29–30.9.79. Excerpta Medica, Amsterdam, S 8–12
11. Sivin I, Stern J, Diaz S et al. (1992) Rates and outcome of planned pregnancy after use of Norplant capsules. Am J Obstet Gynecol 166: 1208–1213
12. Tauber H, Möslein S (1989) Kontrazeption. In: Bettendorf G, Breckwoldt M (Hrsg) Reproduktionsmedizin. Fischer, Stuttgart, S 624–657

Teil IV

Klinik, Diagnostik und Therapie spezieller Entitäten

Diabetes mellitus

P. Hürter

18.1 Definition und Klassifikation des Typ-I-Diabetes

Das Syndrom Diabetes mellitus kann als genetisch und klinisch heterogene Gruppe von Störungen definiert werden, die durch das Leitsymptom Glucoseintoleranz charakterisiert ist.

Eine Vielzahl neuer Erkenntnisse auf dem Gebiet der Ätiopathogenese des Diabetes machte es notwendig, dieses heterogene Syndrom neu zu definieren. Eine internationale Expertenkommission, die National Diabetes Data Group, hat sich 1979 um die Neuordnung der Begriffe bemüht [77], die später auch von der WHO akzeptiert wurde (WHO Study Group on Diabetes 1985 [108]). Das System der neuen Nomenklatur, wie es heute gilt, zeigt die folgende Übersicht.

Klassifikation des Diabetes mellitus

- Typ I: insulinabhängiger Diabetes, „insulin-dependent type", IDDM
- Typ II: insulinunabhängiger Diabetes, „non-insulin-dependent type", NIDDM
- Typ IIa: ohne Adipositas
- Typ IIb: mit Adipositas
- Andere, mit bestimmten Krankheiten oder Syndromen verknüpfte Formen des Diabetes mellitus:
  - Pankreaserkrankungen
  - Endokrine Syndrome
  - Durch Medikamente, Hormone oder Chemikalien ausgelöste Störungen
  - Störungen des Insulinrezeptors
  - Genetische Syndrome
  - Andere Formen
- „Verminderte Glucosetoleranz", „impaired glucose tolerance", IGT
- Gestationsdiabetes

Bei Kindern und Jugendlichen tritt fast ausnahmslos der insulinabhängige Typ-I-Diabetes[1] auf, während bei Erwachsenen der insulinunabhängige Typ-II-Diabetes[2] überwiegt.

Der Typ-I-Diabetes ist durch das meist plötzliche Auftreten von Symptomen, den Insulinmangel, die Ketoseneigung und die lebenslange Abhängigkeit von täglichen Insulininjektionen gekennzeichnet.

Noch seltener wird ein Diabetes diagnostiziert, der als sekundärer Diabetes Teil oder Folge einer anderen Erkrankung oder eines anderen Syndroms ist.

Schließlich beschrieben Rimoin u. Schimke 1971 [85] mehr als 30 verschiedene genetische Syndrome mit Glucoseintoleranz, z. B. Prader-Labhart-Willi-Syndrom, zystische Fibrose, DIDMOAD-Syndrom („diabetes insipidus diabetes mellitus optic atrophy deafness syndrome"); s. auch folgende Übersicht.

Syndrome mit Glucoseintoleranz

- Mit Pankreasdegeneration assoziierte Syndrome
  - Hereditäre, chronisch-rezidivierende Pankreatitis
  - Zystische Fibrose (Mukoviszidose)
  - Schmidt-Syndrom (autoimmunologische Polyendokrinopathie)
  - Hämochromatose
  - Thalassämie
  - α-1-Antitrypsin-Mangel
- Hereditäre endokrine Erkrankungen mit Glucoseintoleranz
  - Isolierter Wachstumshormonmangel
  - Hereditärer Panhypopituitarismus
  - Laron-Zwergwuchs
  - Phäochromozytom
  - Syndrom der multiplen endokrinen Adematose I

---

[1] Synonyme: JOD, „juvenile onset diabetes; IDDM, „insulin-dependent diabetes mellitus".

[2] Synonyme: MOD, „maturity onset diabetes"; NIDDM, „non-insulin-dependent diabetes mellitus".

- Angeborene Stoffwechselstörungen mit Glucoseintoleranz
  - Glykogenspeicherkrankheit Typ I (von Gierke)
  - Akute intermittierende Porphyrie
  - Hyperlipidämie
- Syndrome mit nichtketotischem, insulinresistenten, früh auftretenden Diabetes mellitus
  - Ataxia teleangiectatica
  - Myotonische Dystrophie
  - Lipoatrophische Diabetessyndrome
  - Leprechaunismus
  - Insulinresistenz und Acanthosis nigricans
  - Mendenhall-Syndrom
- Hereditäre neuromuskuläre Erkrankungen mit Glucoseintoleranz
  - Muskeldystrophien
  - Spät auftretende proximale Myopathie
  - Huntington-Chorea
  - Machado-Krankheit
  - Herrmann-Syndrom
  - Wolfram-Syndrom (DIDMOAD-Syndrom)
  - Friedreich-Ataxie
  - Alström-Hallgren-Syndrom
  - Laurence-Moon-Biedl-Syndrom
  - Pseudo-Refsum-Syndrom
- Progeroide Syndrome mit Glucoseintoleranz
  - Cockayne-Syndrom
  - Werner-Syndrom
- Glucoseintoleranz als Folge von Adipositas
  - Prader-Labhart-Willi-Syndrom
  - Achondroplasiezwergwuchs
- Mischsyndrome mit Glucoseintoleranz
  - Steroidinduzierte okuläre Hypertension
  - Multiple epiphysäre Dysplasie und kindlicher Diabetes
  - Sekretion abnormer Insuline
- Zytogenetische Störungen mit Glucoseintoleranz
  - Down-Syndrom
  - Klinefelter-Syndrom
  - Turner-Syndrom

Die Diagnose Typ-I-Diabetes muß bei Kindern und Jugendlichen gestellt werden, wenn die klassischen Symptome Polyurie, Polydipsie, Glucosurie und Ketonurie auftreten und ein Plasmaglucosewert über 200 mg/dl (11,1 mmol/l) nachweisbar ist.

Als weiteres Kriterium kann der HbA1c-Wert zur Diagnose eines Typ-I-Diabetes herangezogen werden [63]. Ein HbA1c-Wert unterhalb der einfachen Standardabweichung des Mittelwertes bei Stoffwechselgesunden schließt einen Diabetes aus, während ein Wert oberhalb der doppelten Standardabweichung die Diagnose Diabetes wahrscheinlich macht. Bei einem Normalwert von 5,0 % und einer Standardabweichung von 0,8 % schließt ein HbA1c unter 5,8 % einen Diabetes aus, während ein Wert über 6,6 % einen Diabetes wahrscheinlich macht.

18.2 Epidemiologie

18.2.1 Prävalenz

Während der Typ-II-Diabetes eine Erkrankung der letzten Lebensabschnitte darstellt, tritt der Typ-I-Diabetes vorwiegend während der ersten 20 Lebensjahre auf. Der Typ I ist im Vergleich zum Typ II zwar eine seltene, jedoch die häufigste endokrinologische Erkrankung des Kindes- und Jugendalters.

Über die Diabeteshäufigkeit bei Kindern und Jugendlichen liegen für die Bundesrepublik Deutschland als Gesamtheit keine Daten vor. Geht man von den sehr genauen Erhebungen in der ehemaligen DDR aus, so ergeben sich folgende Prävalenzdaten: In der DDR lebten 1988 4,32 Mio. Kinder und Jugendliche unter 20 Jahren. 2969 von ihnen waren Typ-I-Diabetiker, d. h. 1988 gab es in der DDR 1 Typ-I-Diabetiker auf 14550 0- bis 19jährige bzw. 69 Typ-I-Diabetiker auf 100000 0- bis 19jährige [71]. Rechnet man diese Prävalenzdaten der ehemaligen DDR auf die gesamte Bundesrepublik Deutschland hoch, so müßten von 17,32 Mio. Kindern und Jugendlichen unter 20 Jahren 12634 an einem Typ-I-Diabetes leiden.

Diabetes tritt grundsätzlich in jeder Altersstufe auf. Im 1. Lebensjahr ist die Erkrankung sehr selten. Sie nimmt im Laufe der Lebensjahre an Häufigkeit deutlich zu. In Tabelle 18.1 sind die *Prävalenzdaten* verschiedener Altersgruppen in der ehemaligen DDR und ihre Hochrechnung für die gesamte Bundesrepublik Deutschland dargestellt. Danach steht einer Gruppe von 0- bis 14jährigen Kindern eine etwa gleich große Gruppe von 15- bis 19jährigen Jugendlichen mit Typ-I-Diabetes gegenüber.

18.2.2 Inzidenz

Nach Michaelis et al. [71] betrug die Inzidenz für Kinder und Jugendliche unter 20 Jahren in der ehemaligen DDR im Jahre 1988 8,17 pro 100000. Bei 4,32 Mio. 0- bis 19jährigen wurden 1988 353 Diabetesmanifestationen registriert. Rechnet man diese Inzidenzdaten des Jahres 1988 für die gesamte Bundesrepublik Deutschland hoch, so ergeben sich bei 17,32 Mio. 0- bis 19jährigen 1457 Manifestationen eines Typ-I-Diabetes.

Tabelle 18.1. Prävalenz des Typ-I-Diabetes bei Kindern und Jugendlichen in der Bundesrepublik Deutschland im Jahr 1988. (Aus Michaelis et al. 1993 [71])

	Ehemalige DDR			Gesamte BRD	
Alter [Jahre]	Bevölkerung [Mio.]	Prävalenz pro 100 000	Bestand absolut	Bevölkerung [Mio.]	Bestand absolut
0– 4	1,117	6,62	74	4,264	282
5– 9	1,159	38,83	450	4,196	1 628
10–14	0,952	89,28	821	3,829	3 476
15–19	1,094	145,79	1594	4,972	7 248
Gesamt	4,322	68,69	2969	17,324	12 634

Tabelle 18.2. Inzidenz des Typ-I-Diabetes bei Kindern und Jugendlichen in der Bundesrepublik Deutschland im Jahr 1988. (Aus Michaelis et al. 1993 [71])

	Ehemalige DDR			Gesamte BRD	
Alter [Jahr]	Bevölkerung [Mio.]	Inzidenz pro 100 000	Neuerkrankungen absolut	Bevölkerung in [Mio.]	Neuerkrankungen absolut
0– 4	1,117	2,68	30	4,264	115
5– 9	1,159	7,07	82	4,196	298
10–14	0,952	11,13	106	3,829	432
15–19	1,094	12,34	135	4,972	612
Gesamt	4,322	8,17	353	17,324	1457

Tabelle 18.2 zeigt die *Inzidenzdaten* verschiedener Altersgruppen in der ehemaligen DDR und ihre Hochrechnung für die gesamte Bundesrepublik Deutschland. Charakteristisch ist der kontinuierliche Anstieg der Inzidenzrate bis ins Pubertätsalter. Nach Michaelis et al. [71] erreicht die Inzidenzrate ihren Gipfel mit 13 Jahren (13,81 : 100000) und fällt nach dem 14. Lebensjahr deutlich ab. Bis zur Pubertät ist die Geschlechtsrelation identisch.

Die ab 20 Jahren nachweisbare und bis zum 60. Lebensjahr anhaltende Dominanz des männlichen Geschlechts bahnt sich bereits mit der Altersgruppe der 15- bis 19jährigen an.

Eine Zunahme der jährlichen Inzidenzraten konnte im Zeitintervall 1966–1986 bei 0- bis 14jährigen Kindern in Finnland (+ 3,4 %), Schweden (+ 3,7 %), Norwegen (+ 2,8 %), Polen (+ 5,6 %), Österreich (+ 5,1 %), England (+ 2,6–12,2 %) und Neuseeland (+ 10,1 %) nachgewiesen werden [30]. Michaelis et al. [71] errechneten im Zeitraum 1960–1975 bei den 0- bis 9jährigen jährliche Steigerungsraten von 12,6 %, bei den 10- bis 19jährigen von 3,8 %.

Allerdings stagniert das Diabetesrisiko bei den 0- bis 9jährigen seit 1975. Als Ursache hierfür wird die in Frequenz und Dauer erhöhte Muttermilchernährung von Säuglingen und die Einführung neuer Vakzinationen und Vermeidung anderer Umweltfaktoren diskutiert.

18.3 Klinik und Verlauf

Der Typ-I-Diabetes gehört zu den Erkrankungen, deren Diagnose keine Schwierigkeit bereitet, wenn man daran denkt. Bei Kindern und Jugendlichen vergehen meist nur Tage bis maximal 3–4 Wochen zwischen dem 1. Auftreten der klinischen Symptome und der Diagnosestellung. Jedes Kind, bei dem ein Typ-I-Diabetes diagnostiziert wird, sollte sofort zur Initialbehandlung und Schulung in eine Kinderklinik eingewiesen werden. Charakteristische Phasen bestimmen den Verlauf des Diabetes bei Kindern und Jugendlichen. Sie stehen in unmittelbarem Zusammenhang mit dem Erlöschen der Restsekretion von endogenem Insulin und damit dem täglichen Insulinbedarf.

18.3.1 Symptomatologie

Die Manifestation eines Typ-I-Diabetes kann bei Kindern sehr unterschiedlich verlaufen. Der Zustand eines diabetischen Kindes oder Jugendlichen hängt davon ab, wie früh die Diagnose gestellt wurde. Wir unterscheiden 3 Manifestationsformen:

Leichte Manifestationsform

Leitsymptome, die Arzt und Patienten daran denken lassen müssen, daß ein Diabetes vorliegt, sind starker Durst, vermehrtes Trinken und Urinlassen, Gewichtsabnahme, Abgeschlagenheit und Mattigkeit, Leistungs- und Konzentrationsschwäche, Zustände von Heißhunger. Wegen der Polyurie fangen manchmal kleinere Kinder, die bereits trocken waren, wieder an einzunässen.

Mittelschwere Manifestationsform

Zu den beschriebenen Symptomen bei leichter Manifestation treten bei mittelschwerer Manifestation insbesondere die Zeichen der hypertonen Dehydratation auf. Exsikkosezeichen wie trockene Haut und Schleimhäute, belegte, trockene Zunge, rissige Lippen, eingesunkene, weiche Augäpfel, Stehenbleiben hochgehobener Hautfalten sind charakteristisch. Der Gewichts- bzw. Flüssigkeitsverlust ist sehr ausgeprägt.

Schwere Manifestationsform

Die Zeichen der schwersten diabetischen Stoffwechselentgleisung, die von einer leichten Ketoazidose bis zum Coma diabeticum reichen kann und immer durch eine ausgeprägte Dehydratation gekennzeichnet ist, sind:

- Acetongeruch der Ausatmungsluft und des Urins,
- Übelkeit, Erbrechen,
- Kopfschmerzen,
- abdominelle Beschwerden,
- Kußmaulatmung,
- Bewußtseinsstörung mit Unruhe und Angstzuständen, Bewußtseinstrübung bis Bewußtlosigkeit,
- generalisierte hirnorganische Anfälle.

18.3.2 Differentialdiagnose

Obwohl die Diagnose des manifesten Typ-I-Diabetes bei Kindern und Jugendlichen leicht zu stellen ist, kommt es immer wieder vor, daß eine Erkrankung als Diabetes diagnostiziert wird, die ein oder mehrere Leitsymptome des Diabetes aufweist. Zum anderen wird manchmal ein Diabetes nicht erkannt, weil die typischen Symptome verkannt und einer anderen Erkrankung zugeordnet werden.

Die Differentialdiagnose der diabetischen Leitsymptome Polydipsie und Polyurie, Glukosurie und Hyperglykämie, Ketonämie und Azetonurie wird daher erörtert.

Polydipsie und Polyurie

Neben Diabetes mellitus weist v. a. der Diabetes insipidus eine gesteigerte Flüssigkeitsdiurese auf. Infolge einer Störung der tubulären Wasserrückresorption treten beim Diabetes insipidus Polyurie, Polydipsie und ein ausgeprägter Gewichtsverlust auf.

Hyperglykämie und Glukosurie

Von jedem Menschen werden im Urin winzige Mengen Glucose ausgeschieden. Uringlucosekonzentrationen bis 30 mg/dl gelten noch als normal. Vereinbarungsgemäß spricht man daher erst bei Werten über 30 mg/dl von einer Glukosurie.

Der Diabetes mellitus renalis ist durch eine Störung der tubulären Glucoserückresorption gekennzeichnet, d. h. die maximale tubuläre Rückresorption von Glucose (TmG) aus dem Primärharn, die normalerweise etwa 350 mg Glucose/min beträgt, ist vermindert. Es kann sich um eine harmlose, dominant vererbbare Anomalie handeln, die als *familiäre renale Glukosurie* bezeichnet wird und keiner Therapie bedarf, oder es liegt eine *Tubulopathie* mit echtem Krankheitswert vor.

Bei Kindern werden nicht selten Glukosurien beobachtet, ohne daß eine Tubulopathie oder ein manifester Diabetes nachweisbar sind. Die Glukosurien sind meist flüchtig während eines Klinikaufenthaltes nachweisbar.

Wenn von einem Kind nicht Glucose, sondern ein anderer Zucker vermehrt im Urin ausgeschieden wird, muß geklärt werden, ob es sich um Fructose oder Galactose handelt, d. h. ob eine der seltenen Störungen des Fructose- oder Galactosestoffwechsels vorliegt.

Harmlose, klinisch stumme Stoffwechselstörungen sind die symptomatische *Fruktosurie*, die selten einmal bei Erkrankungen der Leber auftreten kann, und die essentielle Fruktosurie, eine extrem seltene Stoffwechselanomalie mit einer geschätzten Häufigkeit von 1 : 1200000.

Die hereditäre *Fructoseintoleranz* ist eine autosomal-rezessiv vererbbare Enzymopathie, die bereits im Säuglingsalter manifest wird und ein schweres Krankheitsbild aufweist, bei dem Leberstörungen im Vordergrund stehen. Nach fructose- bzw. saccharosehaltigen Mahlzeiten tritt ein Fructoseanstieg im Blut auf, der von schwersten Hypoglykämien begleitet wird.

Hyperketonämie und Azetonurie

Beim Fasten ist die Ausscheidung von Ketonkörpern im Harn physiologisch. Durch den vermehrten Abbau von Triglyceriden (Lipolyse) erfolgt eine erhebliche

Stimulation der Ketogenese. Eine verstärkte Ketonämie mit Ketonurie ist die Folge.

In der Regel ist die mit Schnelltests leicht zu diagnostizierende Ketonurie ungefährlich. Bei gleichzeitiger Normoglykämie ist sie kein Hinweis für das Vorliegen eines Diabetes.

18.3.3 Verlaufsphasen

Der klinische Verlauf des Diabetes bei Kindern und Jugendlichen ist durch 3 voraussehbare Phasen gekennzeichnet (Tabelle 18.3).

Tabelle 18.3. Phasen des Diabetesverlaufs bei Kindern und Jugendlichen

	Dauer	Insulintagesbedarf
1. Initialphase	1–2 Wochen	0,5–1,5 IE/kgKG
2. Remissionsphase		
A. Stabile Phase	1–2 Jahre	<0,5 IE/kgKG
B. Labile Phase	3–4 Jahre	0,5–0,8 IE/kg KG
3. Postremissionsphase	Lebenslang	>0,8 IE/kg KG

Initialphase

Bei Manifestation des Typ-I-Diabetes ist der Insulinbedarf zunächst relativ hoch, und zwar um so höher, je länger der Diabetes undiagnostiziert vorlag. In Abhängigkeit vom Manifestationstyp liegt er bei Patienten mit ausgeprägter Dehydratation und Ketoazidose zwischen 1,5 und 2,0 IE/kg KO/Tag. Bei Kindern mit mittelgradiger Dehydratation ohne Ketoazidose zwischen 1,0 und 1,5 IE/kg KG/Tag, bei der leichten Manifestationsform zwischen 0,5 und 1,0 IE/kg KG/Tag.

Remissionsphase

Bei etwa 90 % der Patienten kann die Insulindosis einige Tage nach Beginn der Behandlung nach und nach reduziert werden. Der Patient kommt in die Remissionsphase, die durch eine unterschiedlich ausgeprägte Restsekretion von endogenem Insulin charakterisiert ist.

Während der stabilen Phase der Remission, die etwa 1–2 Jahre dauert und auch als „partielle temporäre Remission" bezeichnet wird [1], beträgt der Insulintagesbedarf weniger als 0,5 IE/kg KG. Während dieser Zeit, die Jack et al. [58] als „Honigmondphase" des Diabetes beschrieben haben, ist eine sehr gute Stoffwechseleinstellung meist ohne Glukosurie und ohne Schwierigkeiten zu erzielen. Eltern und Kinder lernen, mit der Erkrankung umzugehen.

Mit Nachlassen der Restsekretion von Insulin steigt der exogene Insulinbedarf langsam an. Diese labile Phase der Remission, in der häufig unberechenbar große Mengen von endogenem Insulin produziert werden, die nicht zur Stabilisation der Stoffwechselsituation, sondern zu deren Labilisierung beitragen (Hypoglykämieneigung), ist durch einen mittleren Insulintagesbedarf gekennzeichnet, der in der Regel zwischen 0,5 und 0,8 IE/kg KG liegt. Die Dauer dieser Phase des mittleren Insulinbedarfs ist individuell sehr unterschiedlich und hängt vom Zeitpunkt des vollständigen Versiegens der B-Zell-Residualfunktion ab, der in der Regel erst 5–6 Jahre nach Diabetesmanifestation auftritt.

Postremissionsphase

Während der Postremissionsphase steigt der Insulinbedarf weiter an. Er liegt zwischen 0,8 und 1,0 IE/kg KG/Tag, nicht selten über 1,0 IE/kg KG/Tag. Mit Tattersall u. Lowe [102] sind wir der Auffassung, daß eine Tagesdosis von 1 IE/kg KG in der Regel nicht überschritten werden muß. Wenn mehr Insulin injiziert wird, muß eine Überinsulinierung in Erwägung gezogen werden.

18.3.4 Sonderformen

Drei Sonderformen, die in der pädiatrischen Diabetologie von praktischer Bedeutung sind, werden vorgestellt:

- der labile oder instabile Diabetes (Brittle-Diabetes),
- das heute extrem seltene Mauriac-Syndrom,
- der neonatale Diabetes.

Brittle-Diabetes

Ob bei einem Typ-I-Diabetiker ein labiler oder ein instabiler Diabetes, der auch als Brittle-Diabetes bezeichnet wird, vorliegt, hängt zunächst von der Einstellung und Erfahrung des behandelnden Arztes ab. Bei jedem diabetischen Kind bereitet es Schwierigkeiten, eine konstant gute Stoffwechseleinstellung zu erzielen. Jedes diabetische Kind neigt bei unzulänglicher Insulinsubstitution und fehlerhafter diätetischer Behandlung mit mangelhafter Stoffwechselkontrolle zur Ketoazidose. Daher erscheint fast jedes diabetische Kind einem Arzt, der ausschließlich Erwachsenendiabetiker betreut, als labiler oder instabiler Diabetiker, während der Pädiater mit Diabeteserfahrung immer wieder beobachtet, daß es kaum jemals einen „nicht einstellbaren" Diabetes bei Kindern und Jugendlichen gibt.

Schade et al. diskutieren organische Ursachen für extreme Blutglucoseschwankungen [92], die ausgeschlossen werden müssen, bevor psychosoziale Ursachen angenommen werden dürfen.

Zweiterkrankungen (chronische Infektionserkrankungen, endokrine Erkrankungen, Malabsorptions- oder Maldigestionserkrankungen etc.) müssen in Betracht gezogen werden, aber auch eine fehlerhafte Behandlung des Diabetes (inkorrekte Spritztechniken, übermäßige, wechselnde oder verminderte Nahrungszufuhr, Bulimie, Anorexie, Naschen, mangelhafte, d.h. sporadische oder fehlende Stoffwechselkontrollen, erratische körperliche Aktivität) müssen als wichtige Ursachen ausgeschlossen werden. Bei Jugendlichen mit Diabetes muß auch an Alkoholabusus gedacht werden.

Eine besondere Bedeutung für die Entstehung eines labilen Diabetes hat die Insulinüberdosierung, insbesondere mit Verzögerungsinsulinen. Die Insulinüberdosierung ist eine der häufigsten Ursachen einer labilen, schwer einstellbaren Stoffwechsellage mit meist ausgeprägten Hypoglykämien und gegenregulatorischen Hyperglykämien im Sinne eines Somogyi-Phänomens.

Schließlich kann auch eine ineffektive Schulung der Kinder und Jugendlichen und ihrer Eltern zur Entstehung einer langfristig instabilen Stoffwechselsituation führen.

Erst nach Ausschluß aller möglichen organischen Ursachen für einen instabilen Diabetes muß die psychosoziale Situation des Patienten und seiner Familie in Betracht gezogen werden.

Jeder diabetologisch tätige Arzt mit langjähriger Erfahrung bei der Betreuung und Behandlung vieler Typ-I-Diabetiker kennt die Verhaltenscharakteristika einer sehr kleinen Zahl von Patienten, die aufgrund einer ausgeprägten psychischen Störung artifiziell schwerste Entgleisungen ihrer Stoffwechselsituation herbeiführen. Das Resultat sind einerseits schwere lebensbedrohliche Hypoglykämien (Hypoglycaemia factitia) oder ketoazidotische Komata. Pickup berichtet über solche Extremfälle [81].

Ohne die enge Mitarbeit eines diabeteserfahrenen Psychiaters sind solche Probleme nicht zu lösen. Die um Hilfe und Therapie bemühten Ärzte dürfen nie vergessen, daß hinter den manchmal nie zugegebenen Manipulationen dieser psychisch schwerkranken Menschen eine nicht beherrschbare Sucht zum Tode im Sinne eines „unbewußten Suizids" (Thanatophilie) steht.

Mauriac-Syndrom

Bei diabetischen Kindern und Jugendlichen, die über einen langen Zeitraum insuffizient behandelt werden, entwickelt sich, allerdings extrem selten, ein Syndrom, das erstmalig 1930 von Mauriac beschrieben und nach ihm benannt wurde [70].

Minderwuchs, Stammfettsucht, „Puppengesicht" und Hepatomegalie sind die charakterischen Symptome dieses während der ersten 15 Jahre der Insulinära häufiger aufgetretenen Syndroms.

Wir haben dieses Syndrom sehr selten bei Patienten gesehen, die aus Ländern eingewandert waren, in denen die Versorgung der Diabetiker mit Insulin nicht gesichert ist (z.B. Spätheimkehrer aus Mittelasien).

Neonataler Diabetes

Der Neugeborenendiabetes wird definiert als Hyperglykämiesyndrom, das während des 1. Lebensmonats auftritt, mit Insulin behandelt werden muß und länger als 2 Wochen anhält. Von Mühlendahl u. Herkenhoff evaluierten 123 Publikationen und konnten 57 Kasuistiken auswerten [75]: 27 Patienten wiesen einen permanenten Diabetes auf, 18 einen transitorischen und 13 einen vorübergehend transitorischen, der zwischen dem 7. und 20. Lebensjahr endgültig manifest wurde. Der neonatale Diabetes war bei 6 Kindern mit dem Wolcot-Rallison-Syndrom assoziiert, bei 2 Patienten mit Hyperurikämie (Phosphoribosyl-ATP-Pyrophosphatase-Aktivität erhöht), bei 2 Kindern mit Zöliakie. Die Mehrzahl der Kinder war „small for date" bei der Geburt. Die Inzidenz des neonatalen Diabetes wird auf 1:500000 geschätzt.

18.4 Spätkomplikationen und Prognose

Akute Komplikationen (Hypoglykämie, diabetische Ketoazidose) können mit den heute zur Verfügung stehenden Behandlungsmethoden weitgehend vermieden werden. Das trifft nicht für die Spätkomplikationen zu. Vor allem vaskuläre Spätschäden, d.h. Organveränderungen, die sich zunächst am Auge (Retinopathie) und an der Niere (Nephropathie) manifestieren, aber auch andere Organsysteme (Neuropathie) betreffen können, sind heute bestimmend für das Lebensschicksal diabetischer Kinder und Jugendlicher.

18.4.1 Ätiopathogenese der diabetischen Spätkomplikationen

Zwei differente Krankheitsprozesse mit unterschiedlicher Pathogenese und Morphologie müssen bei der diabetischen Angiopathie unterschieden werden:

- unspezifische Läsionen der großen Gefäße (Atherosklerose): die *diabetische Makroangiopathie*,
- spezifische Endothelläsionen im Bereich der terminalen Strombahn (Arteriolen, Kapillaren, Venolen) mit sekundärer Permeabilitätserhöhung und Verdickung der Basalmembran, die zu hämodynamischen Veränderungen mit multifokaler Ischämie und Hypoxie führen: die *diabetische Mikroangiopathie.*

Die Atherosklerose der großen Gefäße kommt bei diabetischen Kindern und Jugendlichen praktisch nicht vor. Die diabetische Mikroangiopathie stellt dagegen die ernsthafteste Bedrohung der Gesundheit diabetischer Kinder und Jugendlicher dar. Sie tritt in 3 unterschiedlichen Gewebestrukturen auf: in der Retina (Retinopathie), in den Nierenglomerula (Nephropathie) und im Nervengewebe (Neuropathie).

Über die Ätiopathogenese der diabetischen Spätkomplikationen bestehen verschiedene Vorstellungen. Die anhaltende Hyperglykämie bei nicht ausreichend kompensiertem Stoffwechsel führt zu einer Utilisation von Glucose durch nichtglykolytische Stoffwechselreaktionen und zur Reaktion von Glucose mit Proteinen und Zellen. Die am besten bekannten Reaktionsformen sind die nichtenzymatischen Glykosylierungen von Plasmaproteinen und Zellproteinen und der Polyolstoffwechselweg. Diese beiden hyperglykämieinduzierten Reaktionsformen scheinen neben anderen, weniger gut gesicherten biochemischen Vorgängen bei der Entstehung der diabetischen Mikroangiopathie eine herausragende Rolle zu spielen.

AGE-Produkte

Die der nichtenzymatischen Glykosylierung zugrundeliegenden Reaktionen sind in Abb. 18.1 dargestellt. Bei Proteinen mit langsamer Umsatzrate kommt es zu Folgereaktionen der Amadori-Produkte („advanced glycosylation end products"). Über die AGE-Produkte erfolgt die Vernetzung von Plasmaproteinen mit Matrixkomponenten von Kapillaren (z. B. Retina, Glomerulum, Vasa nervorum) und auch eine Vernetzung der Matrixkomponenten untereinander. Diese Reaktionen führen zu irreversiblen Plasmaproteinablagerungen und zu einer Störung des Basalmembranaufbaus. Zelloberflächen weisen einen spezifischen Rezeptor für AGE-Proteine auf, auch Makrophagen, wodurch die Freisetzung wachstumsstimulierender

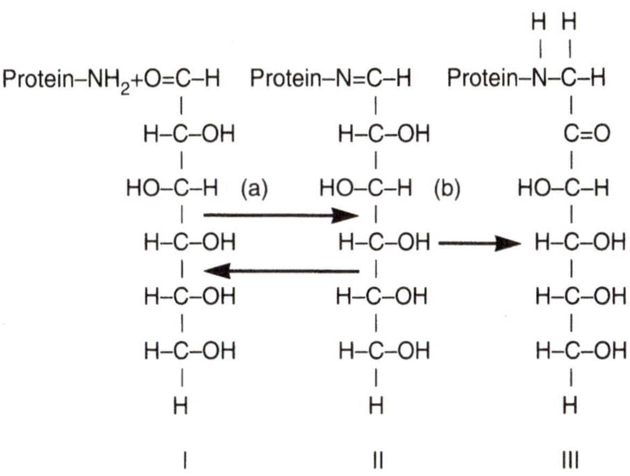

Abb. 18.1. Nichtenzymatische Glykosylierung von Proteinen: (*a*) zeigt den Kondensationsschritt zwischen Glucose (*I*) und der Aminogruppe des Proteins, (*b*) die Amadori-Umlagerung des Aldimins (Schiff-Base) (*II*) zum Ketoamin (*III*). (Aus Hürter 1997 [53])

Faktoren (IGF-I, TNF-α, IL-1 etc.) stimuliert werden kann. Diese Faktoren spielen offensichtlich bei den proliferativen Vorgängen im Entstehungsprozeß der Mikroangiopathie eine wichtige Rolle.

Polyolstoffwechsel

Bei Hyperglykämie kommt es in verschiedenen Geweben zur Anhäufung von Sorbit und Fructose. So könnten Polyolakkumulationen z. B. im Nervengewebe zur diabetischen Neuropathie führen. Für die Entstehung der diabetischen Katarakt wurde der osmotische Effekt von Sorbitol und Fructose bewiesen.

Hämodynamik

Hämodynamische Faktoren wie die renale Hyperfiltration bei gesteigertem renalen Blutfluß und die retinale Hyperperfusion werden ebenfalls für die Pathogenese der Mikroangiopathie verantwortlich gemacht.

Gerinnungssystem

Schließlich können auch Thrombozytenaggregationen und deren Folgen zu ischämisch-hypoxischen Gefäßokklusionen führen.

Die Kausalkette, in der die pathophysiologischen Vorgänge ablaufen, die letztendlich zu den pathoanatomischen Veränderungen an den Gefäßwänden und Nerven führen, ist noch weitgehend unklar. AGE-Produkte scheinen eine primäre, die Prozesse auslösende Rolle zu spielen. Hinzu kommen als wichtige pathogenetisch wirksame Systeme Polyolstoffwechsel, Hämodynamik, Gerinnungssystem und zelluläre Wachstumsfaktoren. Nicht erklärbar ist auch, wann und unter welchen Bedingungen die Vorgänge reversibel bzw. irreversibel sind. Sicher ist dagegen der kausale

Zusammenhang zwischen Hyperglykämie sowie Auftreten und Fortschreiten der diabetischen Folgeerkrankungen.

18.4.2 Diabetische Retinopathie

Verschiedene Augenkomplikationen können bei Diabetes auftreten. Am häufigsten betroffen ist die Retina (Retinopathie), sehr viel seltener die Linse (Katarakt), die vordere Augenkammer (Glaukom), die Nerven der Augenmuskeln (Lähmung) und die Iris (Rubeosis).

Die Retinopathie ist die häufigste, auch schon bei Jugendlichen zu beobachtende Form der diabetischen Mikroangiopathie. Die Ergebnisse epidemiologischer Studien sind sehr unterschiedlich. Die Prävalenz schwankt zwischen 65 und 90 % nach 30 Jahren Diabetesdauer.

Stadieneinteilung

Die heute übliche Stadieneinteilung faßt die folgende Übersicht zusammen.

Stadieneinteilung der diabetischen Retinopathie

- Backgroundretinopathie (Retinopathia simplex)
  - Vermehrte Gefäßdurchlässigkeit (Fluoreszenzangiographie)
  - Mikroaneurysmen, Retinablutungen
  - Harte Exsudate
  - Makulaödem
- Präproliferative Retinopathie
  - Cotton-wool-Exsudate
  - Exzessive Retinablutungen
  - Venöse Kaliberschwankungen der Retinagefäße
- Proliferative Retinopathie
  - Glaskörperblutungen
  - Neovaskularisation
  - Retinaablösung
  - Rubeosis iridis
  - Erblindung

Die Backgroundretinopathie ist durch Permeabilitätsstörungen, Mikroaneurysmen, intraretinale Punktblutungen, Ablagerungen von Eiweiß und Lipiden (harte Exsudate) und ein Makulaödem charakterisiert.

Bei der präproliferativen Retinopathie treten lokale Infarkte in der Retina auf, die als weißliche Areale oder Cotton-wool-Herde imponieren. Retinablutungen und Kaliberschwankungen der Gefäße werden sichtbar.

Die proliferative Retinopathie weist durch Ischämie bedingte Neovaskularisationen in Retina und Glaskörper auf. Die neuen Gefäße rupturieren. Glaskörper und massive Retinablutungen treten auf. Durch narbige Schrumpfung kann es zur Ablösung der Retina kommen. In der Endphase der proliferativen Retinopathie treten erhebliche Visusverluste bis zur Erblindung auf.

1992 veröffentlichten Kohner u. Porta ein standardisiertes Screeningprogramm für diabetische Augenveränderungen mit typischen Fundusphotographien [64].

Diagnostik und Therapie

In den letzten Jahren hat sich die Fluoreszenzangiographie des Augenhintergrundes als Früherkennungsmethode bewährt. Als früheste Hinweise für eine Retinopathie werden Mikroaneurysmen und Fluoreszeinaustritte sichtbar gemacht. Als nichtinvasive Methode zur Früherkennung einer Retinopathie wurde die nonmydriatische Photographie des Augenhintergrundes mit Hilfe einer Funduskamera eingeführt. Die am häufigsten verbreitete diagnostische Methode ist nach wie vor die Fundoskopie in Mydriasis, mit der die Frühstadien der Retinopathie allerdings nicht sicher erkannnt werden können.

Es gibt heute keine wirklich gesicherte erfolgreiche medikamentöse Therapie der Retinopathie. Mit der Photokoagulation versuchte man, die proliferative Form der Retinopathie zu behandeln. Als erfolgreiche visuserhaltende Methode hat sich die Laserkoagulation durchgesetzt. Bei Glaskörperblutungen wird die Vitrektomie als zusätzliche chirurgische Therapiemöglichkeit angewendet. Gute Visusergebnisse lassen sich nur bei frühzeitiger Operation mit guter Vorbehandlung durch ausgiebige Laserkoagulation erreichen [37].

18.4.3 Diabetische Nephropathie

Obwohl fast alle Patienten mit Typ-I-Diabetes histologisch nachweisbare renale Läsionen entwickeln, tritt nur bei 40–50 % von ihnen eine Nephropathie mit finalem Nierenversagen auf.

Stadieneinteilung

Während der Entwicklung einer Nephropathie treten typische Veränderungen der Nierenfunktion auf (Abb. 18.2). Nach Mogensen kommt es nach Manifestation des Typ-I-Diabetes zunächst zu einer passageren renalen Hypertrophie mit Überfunktion [73]. Die glomeruläre Filtrationsrate liegt über 150 ml/min (normal: 114 ± 14 ml/min). Es besteht eine Normoalbuminurie mit Werten zwischen 2,5 und 26,0 mg/

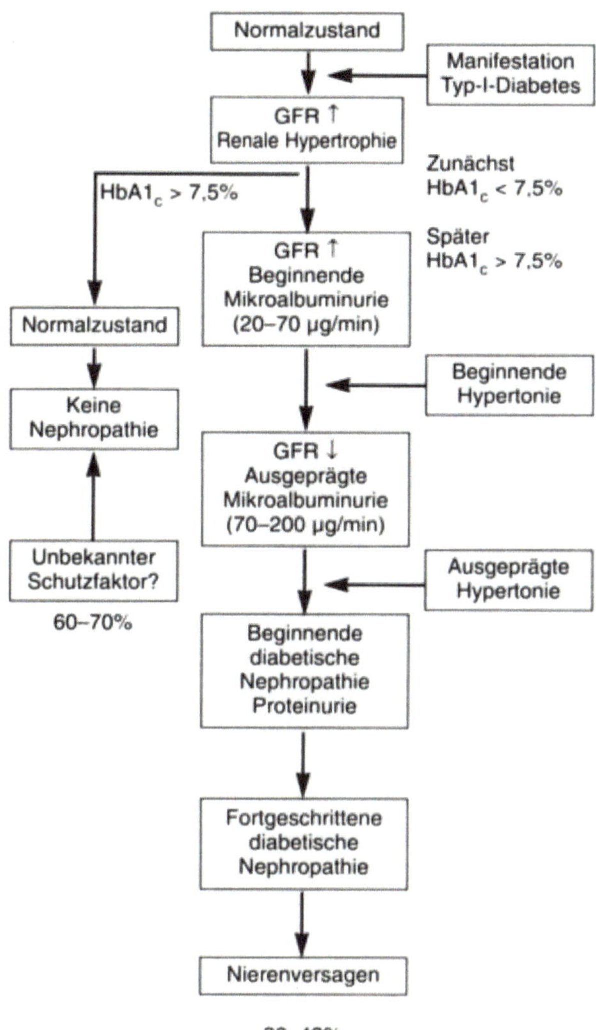

Abb. 18.2. Entwicklung der diabetischen Nephropathie; *GFR* glomeruläre Filtrationsrate. (Aus Hürter 1997 [53]), mod. nach Mogensen 1988 [73])

24 h [104]. Als drohende Nephropathie wird ein diagnostisch faßbares Stadium bezeichnet, das durch eine persistierende Mikroalbuminurie (30 – 300 mg/24 h), eine Verminderung der glomerulären Filtrationsrate und die Entwicklung einer arteriellen Hypertension charakterisiert ist. Dem schließen sich Stadien der manifesten Nephropathie mit konstanter Proteinurie (Albuminausscheidung von mehr als 300 mg/24 h), Niereninsuffizienz und schließlich finales Nierenversagen an.

In der folgenden Übersicht ist der typische Ablauf der diabetischen Nephropathie von der Hyperfunktion bis zum finalen Nierenversagen dargestellt (nach Holl et al. [52]).

Ablauf der diabetischen Nephropathie

- Hyperfunktion
  - Glomeruläre Filtrationsrate (GFR) erhöht
  - Nierenvolumen vergrößert
  - Teilweise Mikroalbuminurie
- Latenzstadium
  - Nur mit speziellen histologischen Untersuchungstechniken (Morphometrie) sind Auffälligkeiten nachzuweisen
- Beginnende Nephropathie
  - Mikroalbuminurie
    Nachturin: $> 15\,\mu g/min/1{,}73\,m^2$
    24-h-Urin: $> 30\,mg/Tag/1{,}73\,m^2$
- Manifeste Nephropathie
  - Proteinurie
    Nachturin: $> 200\,\mu g/min/1{,}73\,m^2$
    24-h-Urin: $> 300\,mg/Tag/1{,}73\,m^2$
  - Sekundäre Hypertonie
- Niereninsuffizienz
  - Zunehmende Einschränkung der glomerulären Filtrationsrate, Anstieg des Serumkreatinins, sekundäre Hypertonie

Diagnostik und Therapie

Die erhöhte glomeruläre Filtrationsrate drückt sich sonographisch durch ein vergrößertes Nierenvolumen aus (Stadium der Hyperfunktion). Im Latenzstadium versagen diagnostische Methoden. Für das Stadium der beginnenden Nephropathie ist die konstante bzw. persistierende Mikroalbuminurie charakteristisch. Die Mikroalbuminurie kann mit Teststreifen (Albustix, Combur etc.) nicht nachgewiesen werden. Für den semiquantitativen Nachweis einer Mikroalbuminurie gibt es heute Teststreifen (Mikrobumin, Bayer; Micral-Test, Boehringer Mannheim). Der sicherste Nachweis gelingt mit quantitativen Meßmethoden (Radioimmunoassay, ELISA, Immundiffusion etc.).

Drei Untersuchungsmethoden finden heute Verwendung:

- Untersuchung des *Spontanurins*: pathologisch sind Werte über 20 mg/l. Verbessert wird die Wertigkeit der Methode durch die gleichzeitige Bestimmung des Urinkreatinins. Ein U_{Alb}-U_{Krea}-Quotient über 3,5 ist pathologisch.
- Untersuchung der *Urinalbuminausscheidung im 24-h-Urin*: pathologisch sind Werte über $30\,mg/24\,h/1{,}73\,m^2$.
- Untersuchung der *Urinalbuminexkretionsrate im Nachturin*: pathologisch sind Werte über $15\,\mu g/min/1{,}73\,m^2$. Die Patienten messen den Zeitraum zwischen letzter Miktion vor dem Schlafen und 1. Miktion am Morgen. Der gesamte Morgenurin wird untersucht. Diese Methode gilt als die sicherste zum Nachweis einer Mikroalbuminurie [52].

Bei der manifesten Nephropathie ist die Proteinurie so ausgeprägt, daß sie mit konventionellen Meßmethoden nachgewiesen werden kann. Die Albuminausscheidung im 24-h-Urin liegt über 300 mg/1,73 m^2.

Als Folge der Nephropathie entwickelt sich eine arterielle Hypertension. Im Stadium der Niereninsuffizienz steigen Harnstoff und Kreatinin im Serum an, die GFR sinkt ab, das Nierenvolumen wird sonographisch nachweisbar geringer. Ein terminales Nierenversagen kann auftreten.

Wegen der ätiopathogenetischen Bedeutung des arteriellen Bluthochdrucks für die diabetische Nephropathie ist die regelmäßige Blutdruckmessung auch bei Kindern und Jugendlichen mit Typ-I-Diabetes dringend notwendig. Der Nachweis einer Hypertension und/oder Mikroalbuminurie ist so wichtig, weil unverzüglich mit der Therapie begonnen werden muß, um ein weiteres Fortschreiten des nephropathischen Prozesses zu minimieren bzw. zu unterbinden.

Eine antihypertensive Therapie ist in der Lage, die Mikroalbuminurie wieder zum Verschwinden zu bringen. Am besten wirksam sind ACE-Hemmer. In einer Metaanalyse von 100 Studien mit insgesamt 2494 Patienten wurde die Überlegenheit der ACE-Hemmer gegenüber anderen Antihypertensiva (kardioselektive β-Blocker, Diuretika, Calciumantagonisten etc.) bewiesen [65]. Auch bei Kindern mit Mikroalbuminurie ohne Hypertension wurden ACE-Hemmer erfolgreich eingesetzt [18]. In Deutschland ist eine Multicenterstudie geplant. Wegen seiner relativ langen Halbwertszeit hat sich Enalapril (Xanef, Pres; tgl. 1 Einzeldosis) bewährt.

Eine weitere Maßnahme zur Prävention bzw. Behandlung der diabetischen Nephropathie ist die Reduktion der täglichen Eiweißaufnahme. Schon bei Beginn des Diabetes sollte bei Kindern darauf geachtet werden, die Eiweißzufuhr nicht zu hoch zu wählen (ca. 10 % der Gesamtkalorienzufuhr). Daraus folgt, daß mindestens 50 % der Energiezufuhr in Form von Kohlenhydraten zugeführt werden müssen. Vor allem Jugendliche sollten nicht mehr als 1 g Eiweiß/kg KG tgl. erhalten.

Die wirksamste Maßnahme zur Verhinderung einer diabetischen Nephropathie bleibt die Vermeidung langfristiger ausgeprägter Hyperglykämien. HbA1c-Werte unter 7,5 % und Blutdruckwerte unter 135/85 mmHg sind nach Mogensen die einzigen therapeutischen Möglichkeiten, um eine beginnende Nephropathie in ihrem Verlauf günstig zu beeinflussen [73].

Bei ungünstigem Verlauf und drohendem Nierenversagen ergeben sich Indikationen zum Einsatz der Dialyse und Nierentransplantation. Da die Hämodialyse bei Diabetikern mit häufigen Komplikationen behaftet ist, sollte frühzeitig (bei Kreatininwerten über 5 mg/dl = 45 mmol/l) die Transplantation geplant werden. Neuere Berichte zeigen, daß die Transplantationserfolge bei Diabetikern nicht viel schlechter als bei Nichtdiabetikern sind. Daneben gibt es zunehmend günstige Ergebnisse bei simultaner Transplantation von Niere und Pankreas.

18.4.4 Diabetische Neuropathie

Diabetische Spätschäden des Nervensystems sind polymorph in bezug auf Pathogenese und klinische Symptomatologie. Daher sind die epidemiologischen Daten über die Prävalenz der diabetischen Neuropathie sehr unterschiedlich. Sie schwanken zwischen 5 und 60 %.

Klassifikation

International anerkannte Definitionen und Bemessungsskalen der diabetischen Neuropathie stammen von Dyck [34]. Sie entsprechen der in der folgenden Übersicht dargestellten Klassifikation (nach Reimers u. Auer 1995 [84]).

Klassifikation der diabetischen Neuropathie

- Neuropathie vom symmetrisch-sensomotorischen Typ
- Neuropathie vom asymmetrisch-proximalen, motorisch-schmerzhaften Typ
- Mononeuropathie
- Autonome Neuropathie
  - Kardiale Neuropathie
  - Gastrointestinale Neuropathie
  - Urogenitale Neuropathie
  - Neuropathie der Pupille
  - Neuropathie der Schweißsekretion

Die mit über 80 % häufigste Form der diabetischen Neuropathie ist die vom symmetrisch-sensomotorischen Typ. Sie beginnt an den Beinen, später sind auch die Arme betroffen. Die Beschwerden bleiben beinbetont. Kribbeln, Brennen, Ameisenlaufen, Hyperästhesie, Schmerzmißempfindung und Temperaturmißempfindung sind die wichtigsten sensiblen Symptome, Lähmungen, Eigenreflexabschwächung, Faszikulieren und Muskelkrämpfe die häufigsten motorischen.

Der asymmetrisch-proximale, motorisch-schmerzhafte Typ der Neuropathie tritt in etwa 5 % der Fälle auf. Charakteristisch sind einseitige Schmerzen von bohrendem, wühlendem oder brennendem Charakter an Hüfte und Oberschenkel, die in Ruhe, z. B. während der Nacht, zunehmen. Eine mögliche Lähmung betrifft meist das Heben des Oberschenkels und die Streckung des Unterschenkels.

Sehr viel seltener sind diabetische Mononeuropathien, z. B. im Bereich des N. oculomotorius, des Plexus lumbosacralis und des Plexus brachialis. Auch die sog. Engpaßsyndrome wie das Karpaltunnelsyndrom werden den Mononeuropathien zugeordnet.

Autonome Neuropathien treten selten isoliert auf; sie betreffen meist mehrere Organsysteme.

Die folgenschwerste ist die *kardiale Neuropathie*, weil sie zum „stummen Infarkt" führen kann. Symptome der kardialen Neuropathie sind Blutdruckabfall, Schwäche, Schwindel, Ohnmacht.

Die *gastrointestinale Neuropathie* kann mit Störungen der Ösophagusfunktion und der Magen- oder Darmentleerung einhergehen. Bei ösophagealer Beteiligung treten dysphagische Beschwerden, Sodbrennen, Übelkeit und Erbrechen auf, bei der sehr viel häufigeren Magenbeteiligung Übelkeit, Erbrechen, Völlegefühl, Blähungen, Aufstoßen und abdominelle Schmerzen. Führendes Symptom bei der Neuropathie des Dünndarms ist die Diarrhö, bei der des Dickdarms die Obstipation.

Die *Pseudoperitonitis diabetica* imitiert verschiedene abdominale Krankheitsbilder und führt daher häufig zu Fehldiagnosen (akute Appendicitis, Ileitis terminalis, Colitis etc.). Immer wieder werden Patienten mit Diabetes unnötig operiert. Die Pseudoperitonitis diabetica tritt immer im Zusammenhang mit akuten Stoffwechselentgleisungen auf. Sie wird daher auch bei Kindern und Jugendlichen mit Typ-I-Diabetes nicht selten beobachtet.

Die *urogenitale Neuropathie* tritt dagegen ausschließlich bei erwachsenen Diabetikern auf und ist durch Sexualstörungen bei beiden Geschlechtern charakterisiert.

Sehr selten ist die *Neuropathie der Pupille*, die geringe Beschwerden verursacht (Störungen der Hell-Dunkel-Adaptation mit Blendungsgefühl). Auch Störungen der *Schweißsekretion* mit verminderter Hitzetoleranz haben kaum klinische Bedeutung.

Diagnostik

Die wichtigste Maßnahme zur Identifikation einer diabetischen Neuropathie ist die sorgfältige Erhebung der Anamnese, d. h. besonders der von den Patienten geklagten Beschwerden.

An 2. Stelle steht die Erhebung des neurologischen Befundes. Apparative Diagnostik hat nur einen geringen Stellenwert. Auf eine Elektroneuro- oder Elektromyographie kann bei der diabetischen Neuropathie meist verzichtet werden. Die Messung der Leitgeschwindigkeit erfaßt z. B. nur die Funktion der schnell leitenden Nervenfasern. Die für die Wahrnehmung des Schmerzes und die autonomen Funktionsstörungen wichtigen dünnen, unbemarkten Fasern werden nicht erfaßt.

Die wichtigen Untersuchungen des Vibrationsempfindens und der Wahrnehmung von Berührungs-, Schmerz- und Temperaturreizen können mit einfachen Geräten (Stimmgabel, Reflexhammer etc.) durchgeführt werden.

Therapie

In mehreren Studien, zuletzt im DCCT [28], konnte eindeutig belegt werden, daß eine signifikante Verbesserung objektiver und subjektiver Parameter der Neuropathie nur durch eine langfristig nahe normoglykämische Stoffwechseleinstellung möglich ist.

Neben dieser kausalen Therapie gibt es nur symptomatische Maßnahmen zur Reduzierung der Symptome und Beschwerden bei der diabetischen Neuropathie. Bei Schmerzen können Antineuralgika, z. B. die Antiepileptika Carbamazepin (Tegretal retard, Timonil retard, Sirtal retard), und Phenytoin (Phenhydan, Zentropil), aber auch Analgetika und Thymoleptika, z. B. die Antidepressiva Amitripylin, Desipramin und Imipramin, eingesetzt werden.

Beschwerden der gastrointestinalen Neuropathie können mit Prokinetika bei Störungen im Bereich des Ösophagus und des Magens behandelt werden. Bei diabetischer Diarrhö kann eine bakterielle Fehlbesiedlung evtl. mit Antibiotika therapiert werden.

Abschließend muß betont werden, daß Dysfunktionen und Beschwerden im Sinne einer diabetischen Neuropathie meist erst nach 10- bis 15jähriger Diabetesdauer auftreten, d. h. nicht bei Kindern, frühestens bei Jugendlichen mit Typ-I-Diabetes.

18.4.5 Veränderungen an Haut und Gelenken

Die Häufigkeit von Hautinfektionen mit pyogenen Keimen und Pilzen ist bei Kindern und Jugendlichen mit Diabetes erhöht, v. a. bei Patienten mit unbefriedigender Stoffwechseleinstellung. Als Ursachen werden funktionelle Defekte zellulärer und humoraler Abwehrmechanismen und die besseren Ernährungsbedingungen für das Keimwachstum diskutiert.

Unabhängig von der Dauer des Diabetes und der Qualität der Stoffwechseleinstellung treten bei etwa 3 % der diabetischen Patienten Läsionen der Haut auf, die als *Necrobiosis lipoidica* bezeichnet werden. Sie sind bei weiblichen Diabetikern etwa 4mal häufiger anzutreffen als bei männlichen. Es handelt sich um eine atrophische Dermatitis, meist im Bereich des Schienbeins (Abb. 18.3). Die Läsionen treten häufig in der Mehrzahl auf und haben einen Durchmesser von 2–6 cm. Die Necrobiosis ist nicht schmerzhaft. Das Zentrum der Plaques ist durchsichtig. Daher scheint das subkutane Fettgewebe gelblich durch. Oberfläch-

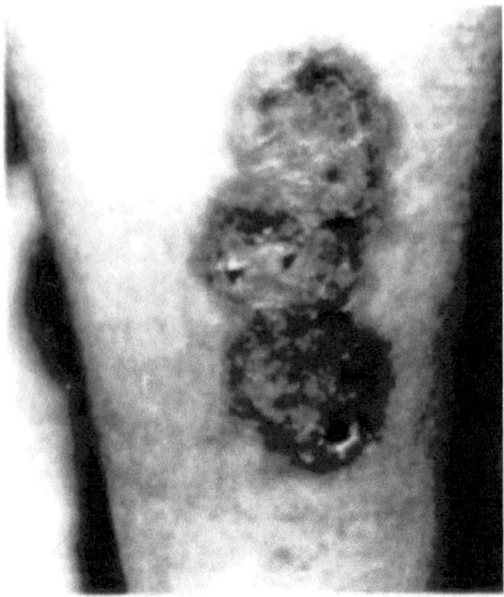

Abb. 18.3. Necrobiosis lipoidica bei einem 14jährigen Mädchen mit Typ-I-Diabetes; Bereich des Schienbeins. (Aus Hürter 1997 [53])

lich sind meist kleine Teleangiektasien zu sehen. Die Ursache der Necrobiosis lipoidica und eine spezifische Behandlung sind nicht bekannt. Lokale Corticoidinjektionen zeigen keine sicheren Effekte.

1974 wurde eine als *Cheiroarthropathie* bezeichnete Diabeteskomplikation bei Kindern und Jugendlichen von Rosenbloom u. Frias [89] und Benedetti et al. [7] beschrieben. Es handelt sich um eine schmerzlose Einschränkung der Beweglichkeit in den Gelenken. Am häufigsten betroffen sind die Fingergelenke. Die Unfähigkeit, die Hand in den Fingergelenken zu strecken, ist leicht zu prüfen (Abb. 18.4). Sie kann zu ernsthaften Funktionsstörungen der Hände führen. Grundsätzlich können alle Gelenke von der Versteifung im Sinne eines Limited-joint-mobility-Syndroms betroffen sein (Schultergelenk u. a.). Die Häufigkeitsangaben schwanken bei Jugendlichen mit Typ-I-Diabetes zwischen 9 und 30 % und hängen von Diabetesdauer und Qualität der Stoffwechseleinstellung ab. Eine Therapie ist nicht bekannt.

Die zugrundeliegenden Veränderungen der kollagenen Bindegewebestrukturen werden biochemisch auf die Bildung von AGE-Produkten zurückgeführt.

18.4.6 Prognose

Vor Beginn der Insulinära war die Prognose des insulinabhängigen Diabetes schlecht. Die Patienten starben häufig 2–4 Monate nach Manifestation der Erkrankung. Todesursache war immer eine diabetische Ketoazidose mit Koma [34].

Nach Einführung des Insulins in die Therapie hoffte man, daß Patienten mit Typ-I-Diabetes ein fast normales Leben zu erwarten hätten. Im Laufe der 40er Jahre stellte sich diese Annahme als Irrtum heraus. Durch die Entwicklung diabetischer Spätkomplikationen ist die Lebenserwartung diabetischer Kinder und Jugendlicher weiterhin verkürzt, die Lebensqualität vermindert.

Man muß heute noch davon ausgehen, daß nach 20 Jahren Diabetesdauer 40 % der Patienten eine Nephropathie und 80 % eine Retinopathie aufweisen. 1 Drittel aller Nierentransplantationen betrifft Diabetiker, 1 Drittel der an terminaler Niereninsuffizienz sterbenden Patienten sind Diabetiker. Die diabetische Makroangiopathie tritt zwar nie bei Kindern und Jugendlichen mit Diabetes auf, im Erwachsenenalter erkranken jedoch Typ-I-Diabetiker früher und häufiger an einer Arteriosklerose.

Daten aus der ehemaligen DDR zeigen, daß Diabetespatienten eine 4fach größere Mortalität aufweisen als Stoffwechselgesunde.

Deckert et al. publizierten 1978 eine umfangreiche Studie über die Prognose insulinabhängiger Diabeti-

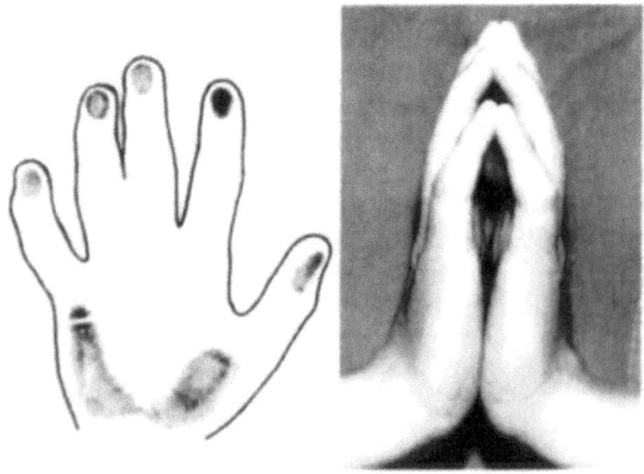

Abb. 18.4. Cheiroarthropathie bei einem 16jährigen Jungen (Diabetesdauer 14 Jahre); *links* Handabdruck, *rechts* maximal mögliche Streckung der Fingergelenke. (Aus Hürter 1997 [53])

ker (Manifestationsalter bis 30 Jahre) [25]. Sie fanden, daß 50 % der Patienten vor Vollendung des 50. Lebensjahres starben, im Vergleich zu 10 % der Normalbevölkerung. Nach 35 Jahren Diabetesdauer waren 50 % der Patienten gestorben. Weibliche Diabetiker überlebten signifikant länger als männliche. Die Überlebenszeit der Patienten, deren Diabetes zwischen dem 20. und 30. Lebensjahr auftrat, war signifikant länger als die der Patienten mit Manifestation vor dem 20. Lebensjahr. Etwa 30 % der Diabetiker starben an Nierenversagen, 25 % an Myokardinfarkt. Die Suizidrate war nicht höher als in der Normalbevölkerung. An Hypoglykämie starben mehr (5 %) als an diabetischer Ketoazidose (2 %), obwohl beide Ursachen eine untergeordnete Rolle spielen. 16 % der Patienten wurden blind, weitere 14 % wiesen ausgeprägte Visuseinschränkungen auf.

18.5 Stationäre Behandlung diabetischer Kinder und Jugendlicher

Die Initialbehandlung nach Manifestation des Typ-I-Diabetes erfolgt immer stationär in der Klinik. Nach der Entlassung aus dem Krankenhaus muß die Betreuung diabetischer Kinder und Jugendlicher ambulant durch den Hausarzt (Kinderarzt) und eine Diabetesambulanz, die einer Kinderklinik angeschlossen ist, durchgeführt werden.

Aus medizinischen und psychosozialen Gründen sollte die Zahl der Klinikaufenthalte auf ein Mindestmaß reduziert werden. Nur wenige Indikationen zu stationären Behandlungen in der Klinik können akzeptiert werden.

18.5.1 Stationäre Behandlung nach Manifestation des Diabetes

Initialtherapie ohne Infusionsbehandlung (leichte Dehydratation)

Bei etwa 30 % der Kinder und Jugendlichen wird die Diagnose Typ-I-Diabetes so frühzeitig gestellt, daß sich keine erhebliche Dehydratation entwickeln kann. Eine Infusionsbehandlung ist nach Aufnahme der Patienten in die Klinik daher nicht notwendig.

Polidipsie und Polyurie, verbunden mit Gewichtsabnahme, führen zur Verdachtsdiagnose Diabetes, die durch Hyperglykämie und Glukosurie, häufig auch Ketonurie, bestätigt wird. Der neu entdeckte Diabetiker wird in die Klinik eingewiesen. Meist liegen die Blutglucosewerte bei einer leicht verlaufenden Manifestation zwischen 200 und 400 mg/dl. Im Urin werden zwischen 1 und 5g% Glucose ausgeschieden. Der Ketonkörpernachweis im Urin ist zwar meist positiv, eine Azidose liegt jedoch nicht vor.

Der diabetische Patient hat keine Beschwerden und muß nicht ins Bett. Zunächst wird der für das Kind notwendige Kalorienbedarf errechnet und ein Kostplan erarbeitet. Mit Hilfe einer Kohlenhydrattabelle stellen Eltern, Patient und Ernährungsberaterin die Mahlzeiten gemeinsam zusammen (s. [94]). Die orale Flüssigkeitszufuhr (Tee, Mineralwasser) muß ausreichend hoch sein, da wegen der verstärkten osmotischen Diurese eine meist leichte Dehydratation vorliegt, auch wenn klinische Exsikkosezeichen fehlen.

Konventionelle Übergangstherapie

Bei Kleinkindern und Schulkindern unter 12 Jahren gehen wir davon aus, daß wegen der zu erwartenden Remissionsphase gute Stoffwechseleinstellungen mit sehr niedrigen Insulintagesdosen unter 0,5 IE/kg KG zu erwarten sind. Das entspricht einer Tagesdosis, die oft weit unter 15 IE, oft um 4 oder 6 IE liegt. Eine konventionelle Übergangstherapie mit 2 Insulininjektionen tgl. ist daher in dieser Altersphase oft ausreichend.

Wir injizieren initial als Einzeldosis meist zwischen 4 und 10 IE Insulin; das entspricht etwa 0,2–0,3 IE/kg KG. Die Tagesdosis beträgt bei Behandlungsbeginn während der Initialphase 0,5–1,0 IE/kg KG. Vom weiteren Verlauf des Blutglucosespiegels hängt es ab, ob mehr oder weniger Insulin substituiert werden muß. Die Blutglucosekonzentration wird zunächst in stündlichen Abständen gemessen, nach 3–6 h seltener. Treten keine Komplikationen auf, so wird die Blutglucosekonzentration im Rhythmus des Tagesprofils bestimmt.

Intensivierte Insulintherapie

Schulkinder ab 12 Jahren und Jugendliche benötigen von Anfang an höhere Insulintagesdosen, auch wenn sie in die Remissionsphase kommen. Daher entscheiden wir uns fast immer, bei ihnen bereits unmittelbar nach Diabetesmanifestation mit einer intensivierten Insulintherapie mit 4 Insulininjektionen tgl. zu beginnen. Diese Patienten erhalten morgens, mittags und abends vor den 3 Hauptmahlzeiten Normalinsulininjektionen als Prandialrate, abends spät die Verzögerungsinsulininjektion als Basalrate.

Dieses Vorgehen hat nur Vorteile. Der Patient kann von vornherein nach dem Prinzip der differenzierten Prandial- und Basalinsulinsubstitution geschult werden. Er lernt kein anderes Therapieprinzip kennen, muß daher später nicht umgeschult werden. Er übt von Anfang an, die Insulindosis flexibel an den Bedarf anzupassen, begreift schnell die Notwendigkeit mehrfacher Blutglucosebestimmungen, erkennt die vielen Variationsmöglichkeiten dieser Therapieform, gewinnt sehr bald vielfältige diabetologische Erfahrungen mit Einsicht in seine individuellen Stoffwechselreaktionen und kann daher sein Leben als Diabetiker sehr viel freier und variabler gestalten als ein Patient mit tgl. 1 oder 2 Insulininjektionen, d. h. mit konventioneller Übergangstherapie.

Remissionphase

Mehr als 90 % aller diabetischen Kinder und Jugendlichen kommen 1 - 2 Wochen nach Beginn der Insulinbehandlung in die Phase niedrigen Insulinbedarfs bei ausgeglichener Stoffwechselsituation, die als „temporäre partielle Remission" bezeichnet wird.

Die Remissionsphase ist unterschiedlich ausgeprägt und hält unterschiedlich lange an. Bei manchen Kindern müssen nur noch 4 oder 6 IE Insulin tgl. injiziert werden, um Blutzuckerwerte unter 120 mg/dl bei Aglukosurie zu erreichen.

Bei einigen Kindern bleibt die Stoffwechselsituation auch stabil, wenn kein Insulin mehr substituiert wird, d. h. etwa 1 % aller diabetischen Kinder erleben eine „temporäre totale oder echte Remission".

Immer, das muß den Eltern unmißverständlich mitgeteilt werden, erlischt die endogene Insulinsekretion vollständig; das Kind tritt in die Postremissionsphase ein. Endogenes Insulin ist nicht mehr verfügbar. Der Typ-I-Diabetiker muß vollständig mit exogenem Insulin substituiert werden. Das ist auch der Zeitpunkt, an dem spätestens die Übergangstherapie mit tgl. 2 Insulininjektionen verlassen und durch eine intensivierte Dauertherapie ersetzt werden sollte.

Initialtherapie mit Infusionsbehandlung (ausgeprägte Dehydratation, Ketoazidose, Coma diabeticum)

Ganz anders als bei der beschriebenen milden Diabetesmanifestation ist das diagnostische und therapeutische Vorgehen bei der mittelschwer verlaufenden Manifestationsform mit ausgeprägter Dehydratation ohne Ketoazidose (etwa 55 % der Fälle) und der schweren Manifestationform mit ausgeprägter Dehydratation und Ketoazidose (etwa 15 % der Fälle), die bei Bewußtseinsverlust sogar in ein Coma diabeticum (etwa 1 % der Fälle) übergehen kann.

Diagnose

Unmittelbar vor Beginn der Therapie sind die folgenden diagnostischen Maßnahmen durchzuführen:

- Gewicht und Länge des Patienten messen,
- Bestimmung der Blutglucose,
- Bestimmung des Säure-Basen-Status: pH, pCO_2, Basenexzeß, HCO_3,
- Bestimmung der Uringlucose,
- Ketonkörpernachweis im Urin,
- Blutdruckmessung.

Wünschenswert, aber für die Initialtherapie nicht dringend erforderlich, sind folgende Untersuchungen:

- Elektrolyte im Plasma: Na^+, Cl^-, K^+,
- Blutbild mit Hämatokrit,
- Osmolalität im Plasma,
- Gesamteiweiß, Harnstoff, Kreatinin, Calcium, Phosphor im Plasma.

Therapeutische Maßnahmen

Das Prinzip der Behandlung bei Patienten mit ausgeprägter Dehydratation mit und ohne Ketoazidose ist durch 3 Maßnahmen bestimmt:

- Rehydratation und Ausgleich der Elektrolytverluste,
- Insulinsubstitution,
- Kalorienzufuhr.

Rehydratation und Ausgleich der Elektrolytverluste
Die wichtigste Maßnahme zur Behandlung des Flüssigkeitsverlusts, des hypovolämischen Schocks und der metabolischen Azidose besteht in einer ausreichenden Flüssigkeitszufuhr. Während der ersten 24 h der Behandlung werden das angenommene Flüssigkeitsdefizit von 50 - 100 ml/kg KG und zusätzlich der Tagesbedarf des Patienten ersetzt.

Für die Infusionsbehandlung eignet sich am besten eine Lösung, die Natrium und Chlorid in dem für das Plasma und den Extrazellularraum gültigen physiologischen Verhältnis aufweist, d. h. etwa 150 mÄq/l Na^+ und 100 mÄq/l Cl^- wie in einer isotonen Ringer-Lactatlösung (z. B. Sterofundin).

Infusionslösungen, die als Anion bereits HCO_3 zum Puffern enthalten (z. B. Sterofundin CD), sind nicht zu empfehlen, da sie leicht zu Bicarbonatüberdosierungen mit Alkalose führen können.

Streng abzuraten ist von der Verwendung hypotoner Infusionslösungen (z. B. halbisotone 0,45 %ige NaCl-Lösung). Immer wieder begegnet man dem Fehlschluß, daß eine hypertone Dehydratation mit einer hypotonen Infusionslösung behandelt werden muß. Diese Therapie birgt die Gefahr in sich, daß durch ein Überangebot an „freiem Wasser" vermehrt Flüssigkeit vom Extra- in den Intrazellularraum eindringt. Insbesondere bei diabetischer Ketoazidose, aber auch z. B. bei hypernatriämischer Dehydratation, entwickelt sich eine intrazelluläre Hirnschwellung. Ein Coma diabeticum, hirnorganische Anfälle und irreversible Hirnschäden können auftreten.

Wenn der Blutglucosewert unter 300 mg/dl absinkt, wird eine halbisotone Ringer-Lactatlösung mit 5% Glucose (z. B. Sterofundin HG5) infundiert.

Bei ausgeprägtem hypovolämischem Schock sollte vor Beginn der Rehydratationsbehandlung eine Schocktherapie mit der Gabe von Humanalbuminlösung durchgeführt werden (5 ml 20%ige Humanalbuminlösung/kg KG).

Die Rehydratation, d. h. der Ausgleich des Flüssigkeitsdefizits, erfolgt innerhalb der ersten 12 h nach Beendigung der initialen Schocktherapie.

Mit dieser Infusionstherapie wird das Defizit an Natrium und Chlorid voll ersetzt. Die Behandlung des Kaliumdefizits hat spätestens bei Wiedereinsetzen der intrazellulären Glykogen- und Proteinsynthese zu beginnen, d. h. etwa 1–2 h nach Therapiebeginn. Wenn die Diurese ausreichend in Gang gekommen ist, wird mit der Kaliumsubstitution begonnen. Wir infundieren 1 ml einer 1,0molaren KCl-Lösung/kg KG in 6 h. Bei hoher Insulindosierung kommt es beim Verschwinden der Ketonämie und der Azidose zu einem stärkeren Absinken des Kaliumspiegels als bei niedriger Insulindosierung. Insgesamt sind nie größere Kaliummengen als 4 mÄq/kg KG in 24 h notwendig. Bei höherer Kaliumsubstitution droht die Gefahr einer transitorischen Hyperkaliämie.

> ! Eine 1molare Kaliumsalzlösung darf nie als Bolus infundiert werden!

Insulinsubstitution

In der Pädiatrie wird heute fast ausschließlich das von Alberti 1974 eingeführte Prinzip der niedrigdosierten Insulininfusion angewendet [2].

Eine maximale hypoglykämisierende Insulinaktivität im Plasma ist oft mit sehr niedrigen Insulindosen erreichbar. Hohe Insulindosen sind ineffektiv, da die biologische Halbwertszeit von intravenös injiziertem Insulin nur 3–5 min beträgt, die Zahl der Insulinrezeptoren an den Zellmembranen begrenzt ist und die Affinität der Rezeptoren durch die bestehende Azidose reduziert wird. Mit dem Verschwinden der Ketoazidose können die durch große Insulingaben verursachten hohen Insulinspiegel zu bedrohlichen Hypoglykämien führen, die häufig durch ausgeprägte Hypokaliämien kompliziert werden.

Wir folgen der Empfehlung von Martin u. Martin [69] und injizieren initial 0,1 IE Normalinsulin/kg KG intravenös. Anschließend infundieren wir 0,1 IE Normalinsulin/kg KG/h bis der Blutglucosewert 200 mg/dl erreicht. Dann wird die Insulininfusion mit 0,05 IE/kg KG/h fortgesetzt.

Bei Blutglucosewerten unter 150 mg/dl infundieren wir 0,025 IE/kg KG/h; bei Werten unter 100 mg/dl wird kein Insulin mehr substituiert.

Azidosebehandlung

Durch die Substitution von Insulin werden Ketonkörper oxidiert. Dabei wird Bicarbonat freigesetzt. Die Auffüllung des Extrazellularraumes durch die Infusion von Flüssigkeit steigert die Ausscheidung von Säureäquivalenten durch die Niere. Auch dabei wird Bicarbonat gebildet. Daher muß die exogene Zufuhr von Bicarbonat äußerst zurückhaltend durchgeführt werden.

Kalorienzufuhr

Eine der gefürchtetsten Komplikationen während der Insulininfusionsbehandlung ist die Entwicklung einer Hypoglykämie. Bei Erreichen eines Blutglucosespiegels von 300 mg/dl muß die Infusion mit glucosehaltigen Lösungen (z. B. Sterofundin HG5) fortgesetzt werden. Sobald der Zustand des Patienten es erlaubt, wird mit der Gabe von Tee mit Traubenzucker, geschlagener Banane, geriebenem Apfel oder anderen leicht verdaulichen Kohlenhydratnahrungsmitteln begonnen.

18.5.2 Stationäre Behandlung während des weiteren Diabetesverlaufs

Eine der Aufgaben der ambulanten Langzeitbehandlung diabetischer Kinder und Jugendlicher ist es, die Zahl der Klinikaufenthalte auf ein Mindestmaß zu reduzieren. Stationäre „Neueinstellungen", die unabhängig vom aktuellen Stand der Stoffwechseleinstellung in regelmäßigen Abständen durchgeführt werden, sind abzulehnen. Selbstverständlich gibt es Situationen, die die stationäre Aufnahme eines diabetischen Kindes oder Jugendlichen dringend notwendig machen. Folgende Indikationen zur Klinikaufnahme können akzeptiert werden:

- Manifestation des Typ-I-Diabetes,
- Umstellung der Insulinsubstitutionsmethode,
- akute Stoffwechselentgleisung (z. B. Hypoglykämie mit Bewußtlosigkeit, diabetische Ketoazidose),
- chronische Stoffwechselentgleisung (z. B. mangelnde Mitarbeit der Eltern oder des Patienten),
- Zweiterkrankungen (z. B. Pneumonie, akute Durchfallerkrankung, Unfälle),
- Operationen (z. B. Appendektomie, Tonsillektomie, Herniotomie),
- psychiatrische Erkrankungen (Anorexia nervosa, Bulimie, Hypoglycaemia factitia).

Chirurgische Eingriffe

Operative Eingriffe, auch geringfügige (z.B. Zahnextraktionen, Adenotomien, Leistenbruchoperationen), die bei stoffwechselgesunden Kindern heute ambulant durchgeführt werden, machen bei diabetischen Patienten stets eine klinische Stoffwechselüberwachung notwendig.

Wenn bei einem diabetischen Patienten ein chirurgischer Eingriff notwendig ist, wird das Kind am Abend vor dem Eingriff stationär aufgenommen.

Morgens vor der Operation wird mit der Infusionsbehandlung begonnen. Der für den Patienten notwendige Flüssigkeitsbedarf wird berechnet. Eine halbisotone Ringer-Lactatlösung mit 5 %igem Glucosezusatz (Sterofundin HG5) wird infundiert.

Während der Operationsvorbereitungen, des chirurgischen Eingriffs und während der postoperativen Phase bis zum Erwachen des Patienten wird in halbstündigen Abständen die Blutglucosekonzentration gemessen. Zur schnellen Orientierung eignet sich die Bestimmung mit Hilfe eines Reflektometers oder Blutglucosesensors.

Die Insulinsubstitution erfolgt bei Zweiterkrankungen, die eine Infusionsbehandlung erfordern, und bei operativen Eingriffen im Bypass als Infusion wie bei der diabetischen Ketoazidose.

Psychiatrische Erkrankungen

Psychische Fehlentwicklungen, erst recht aber psychiatrische Erkrankungen, erfordern nicht selten die stationäre Aufnahme in einer kinder- und jugendpsychiatrischen Abteilung, wenn eine ambulante Psychotherapie ohne Aussicht auf Erfolg bleibt oder bereits gescheitert ist. Bei Kindern und Jugendlichen mit Typ-I-Diabetes ist es sehr wichtig, daß während dieser oft monatelangen psychiatrischen Behandlungsphasen die diabetologische Betreuung gewährleistet ist. Während des stationären Aufenthaltes steht wegen der Priorität des psychotherapeutischen Prozesses der Diabetes meist im Hintergrund. Um so wichtiger ist, daß bei evtl. auftretenden Stoffwechselentgleisungen ein erfahrenes Diabetesteam sofort helfen kann. Die kinder- und jugendpsychiatrische Einheit sollte daher möglichst einer Kinderklinik mit einem Behandlungszentrum für diabetische Kinder und Jugendliche angeschlossen sein.

18.6 Ambulante Langzeitbehandlung

18.6.1 Ziele der ambulanten Langzeitbetreuung

Die ambulante Langzeitbehandlung diabetischer Kinder und Jugendlicher hat folgende allgemeine Ziele [54]:

- Vermeidung akuter Stoffwechselentgleisungen (schwere Hypoglykämie, Ketoazidose, diabetisches Koma);
- Reduktion der Häufigkeit diabetesbedingter Folgeerkrankungen, auch im subklinischen Stadium; dies setzt eine möglichst normnahe Blutzuckereinstellung sowie die frühzeitige Erkennung und Behandlung von zusätzlichen Risikofaktoren (Hypertension, Hyperlipidämie, Adipositas, Rauchen) voraus;
- normale körperliche Entwicklung (Längenwachstum, Gewichtszunahme, Pubertätsbeginn) und altersentsprechende Leistungsfähigkeit.
- Die psychosoziale Entwicklung der Patienten sollte durch den Diabetes und seine Therapie möglichst wenig beeinträchtigt werden. Die gesamte Familie muß in den Behandlungsprozeß eingeschlossen werden. Selbständigkeit und Eigenverantwortung der Patienten sind altersentsprechend zu stärken. Insulininjektionen und Mahlzeiten sollten flexibel auf den Tagesablauf des Patienten abgestimmt sein; der Therapieplan sollte die soziale Integration nicht behindern.

Die bei der Verwirklichung dieser Ziele beteiligten Personen und Institutionen sind in Abb. 18.5 dargestellt. Den diabetischen Kindern und Jugendlichen sowie ihrer Familie steht behandelnd, beratend, betreuend und helfend das Dreierteam der Diabetesambulanz, also der Arzt, der Diabetes- und der Ernährungsberater gegenüber. Psychologe und Sozialarbeiter müssen für Kriseninterventionen verfügbar sein. Im Labor werden die für die Beurteilung der aktuellen Stoffwechselsituation und für die Früherkennung von Folgeerkrankungen notwendigen Parameter gemessen. Bei Auftreten von Zweit- oder Folgeerkrankungen müssen Neurologe, Augenarzt, Chirurg und Gynäkologe ansprechbar sein. Für die soziale Integration diabetischer Kinder und Jugendlicher sind Schule, Sport und Beruf wichtige Bewährungsfelder.

Das heute unstrittige metabolische Ziel der Langzeitbehandlung diabetischer Kinder und Jugendlicher ist, von Beginn der Erkrankung an ein Stoffwechselgleichgewicht mit möglichst normalen Blutglucosewerten zwischen 60 und 160 mg/dl zu erreichen (Abb. 18.6).

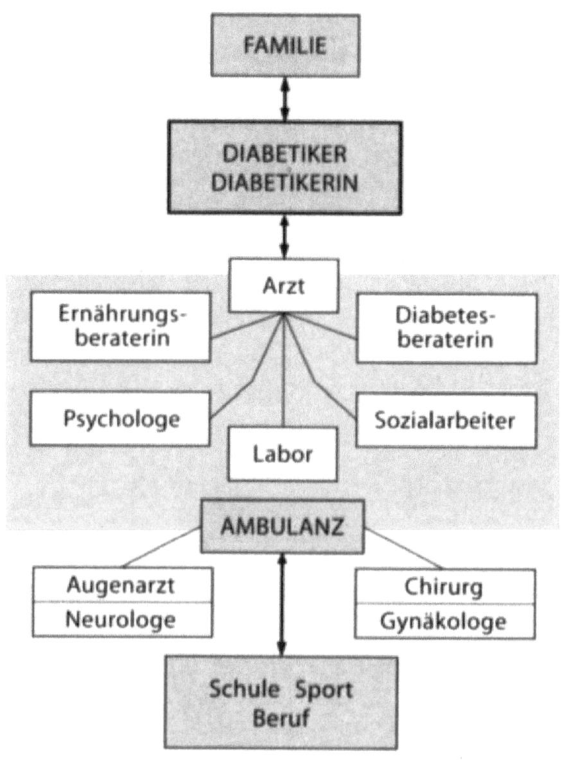

Abb. 18.5. Personen und Institutionen, die bei der Langzeitbehandlung diabetischer Kinder und Jugendlicher beteiligt sind

Die entsprechende Formulierung der Deutschen Diabetes-Gesellschaft lautet: „Unabhängig vom Diabetestyp und der Behandlungsart muß von Anfang an eine möglichst weitgehende Normalisierung der Blutglucosekonzentration angestrebt werden" [8].

Genaue Angaben über die Therapieziele für Blutglucose, HbA1c, Cholesterin, Triglyceride und den „body mass index" enthalten die *Consensus Guidelines for the Management of Insulin-dependent (type I) Diabetes* der Euopean IDDM Policy Group aus dem Jahre 1993 [35], die von der Saint Vincent Declaration und damit der International Diabetes Federation und der WHO getragen werden [48].

Unter Hinweis auf die Ergebnisse des DCCT forderte die American Diabetes Association 1996 [4] in ihren *Standards of Medical Care for Patients with Diabetes mellitus* als Therapieziel HbA1c-Werte um 7,2 %. Das entspricht einem mittleren Blutglucosewert von etwa 155 mg/dl.

Grundlage dieser therapeutischen Forderung ist die Notwendigkeit, ausgeprägte, langfristige Hyperglykämien (Blutglucosewerte über 180 mg/dl) zu vermeiden, weil sie für die Entstehung der diabetischen Spätkomplikationen (Retinopathie, Nephropathie, Neuropathie) die wichtigste Ursache darstellen.

Andererseits sollten jedoch auch Hypoglykämien (Blutglucosewerte unter 50 mg/dl) vermieden werden, insbesondere schwere Hypoglykämien, d. h. mit Bewußtseinstrübung, Bewußtseinsverlust und/oder Krämpfen einhergehende Episoden, bei denen sich der Patient nicht mehr selbst helfen kann und auf fremde Hilfe angewiesen ist.

Die wichtigste therapeutische Maßnahme im Rahmen der Stoffwechseleinstellung ist die Insulinbehandlung (s. Abb. 18.6). Je mehr sie physiologischen

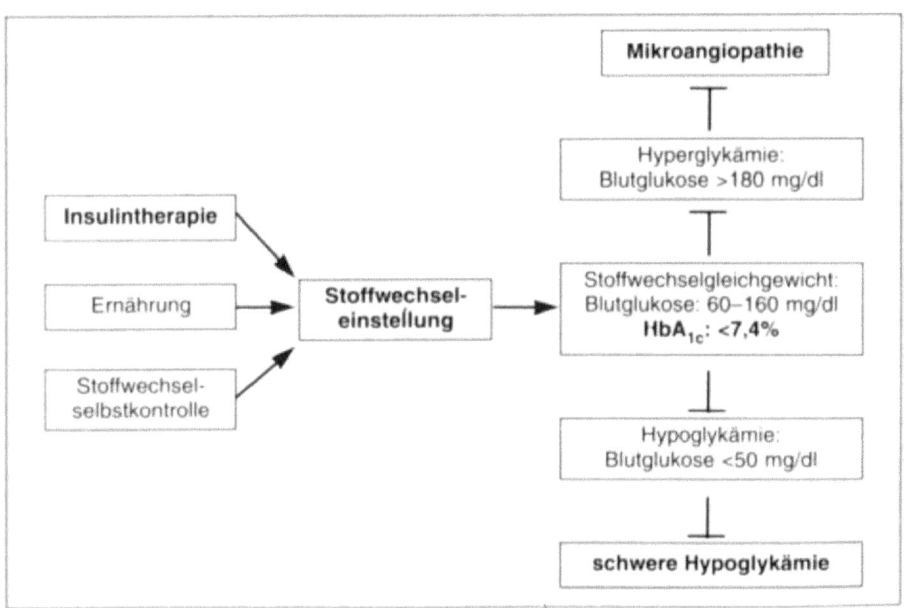

Abb. 18.6. Beziehung der 3 medizinischen Maßnahmen Insulintherapie, Ernährung und Stoffwechselselbstkontrolle zu den metabolischen Zielen der Langzeitbehandlung diabetischer Kinder und Jugendlicher. (Aus Hürter 1997 [53])

Insulinsekretionsmustern angenähert wird, desto mehr Freiheiten sind nicht nur im Bereich der Ernährung, sondern auch im gesamten täglichen Leben möglich.

Die Effektivität der Stoffwechseleinstellung muß täglich kontrolliert werden, denn die Behandlungsmaßnahmen stellen nur teilweise berechenbare, veränderliche Größen dar. Wegen dieser Variabilität, v. a. aber wegen der Notwendigkeit, längerdauernde Hyperglykämien und schwere Hypoglykämien zu vermeiden, sind regelmäßige Stoffwechselselbstkontrollen mit Hilfe von Blutglucosebestimmungen (4-6 tgl.) dringend erforderlich.

Der wichtigste Langzeitparameter zur Beurteilung der Qualtität der Stoffwechseleinstellung ist der HbA1c-Wert. Er sollte mindestens 1mal im Quartal bei jedem diabetischen Kind und Jugendlichen bestimmt werden. Da der HbA1c-Wert bei allen Bemühungen um eine Qualitätskontrolle der Diabetestherapie eine zentrale Rolle einnimmt, muß er auch bei unterschiedlichen Bestimmungsmethoden vergleichbar sein.

Bei der Bewertung benutzen wir den von Heinze et al. vorgeschlagenen SD-Score [49]. In Übereinstimmung mit den Empfehlungen der European IDDM Policy Group [35] bezeichnen wir HbA1c-Werte unterhalb der 3fachen Standardabweichung des bei stoffwechselgesunden Kindern und Jugendlichen gemessenen Mittelwertes als Ausdruck einer „guten" Stoffwechseleinstellung. Werte oberhalb der 5fachen Standardabweichung sehen wir als Hinweis auf eine „schlechte" Stoffwechselsituation.

Im Vergleich zu einem mit der HPLC-Biorad-Diamat-Methode bei stoffwechselgesunden Patienten gemessenen HbA1c von 5,0 ± 0,8 % (Mittelwert ± Standardabweichung) entspricht ein HbA1c-Wert unter 7,4 % einer „guten", ein HbA1c-Wert über 9,0 % einer „schlechten" Stoffwechseleinstellung [53].

Die American Diabetes Association [4] empfiehlt (bei einem HbA1c-Referenzmittelwert von 5,0 % und einer Standardabweichung von 0,5 % bei Stoffwechselgesunden) für insulinbehandelte Patienten HbA1c-Werte unter 7,0 %, d. h. Werte unterhalb der 4fachen Standardabweichung. Bei Werten oberhalb der 6fachen Standardabweichung, d. h. oberhalb 8,0 % sieht sie einen Handlungsbedarf („action suggested").

Diesem Therapieziel entsprechen folgende Blutglucosewerte:

- präprandiale Glucose 80-120 mg/dl,
- postprandiale Glucose < 180 mg/dl (1,5-2 h),
- Glucose vor dem Schlafen 100-140 mg/dl.

> ! Um schwere Hypoglykämien zu vermeiden, wird davor gewarnt, Präprandialwerte von 80 mg/dl und Blutglucosewerte unter 100 mg/dl vor dem Schlafengehen zu unterschreiten.

Dahl-Jørgensen et al. analysierten die Ergebnisse mehrerer Langzeitstudien im Hinblick auf die Beziehung zwischen HbA1c-Wert und Auftreten diabetischer Spätkomplikationen (Retino- und Nephropathie) [23]. Sie kommen zu dem Schluß, daß langfristige HbA1c-Werte unterhalb der 4fachen Standardabweichung von der Norm ausreichen, um bei den meisten Patienten mit Typ-I-Diabetes ernste Komplikationen zu verhindern. Allerdings sind langfristige HbA1c-Werte unterhalb der 2fachen Standardabweichung von der Norm notwendig, um das Auftreten mikrovaskulärer Komplikationen ganz zu vermeiden.

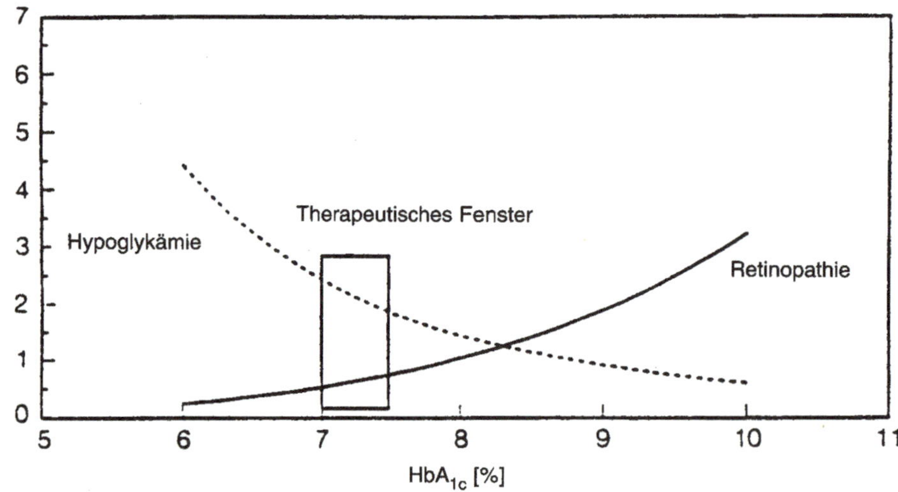

Abb. 18.7. Graphische Darstellung des relativen Risikos für Retinopathie und Hypoglykämie mit dem Postulat eines „therapeutischen Fensters" (HbA1c-Werte zwischen 7,0 und 7,5 %). (Aus Hürter 1997 [53], nach Dahl-Jørgensen et al. 1994 [23])

Sie halten diese metabolischen Therapieziele auch im Hinblick auf das Risiko schwerer Hypoglykämien für realistisch. In Abb. 18.7 ist die Beziehung zwischen HbA1c, Hypoglykämie und Retinopathie schematisch dargestellt [23]. Die graphische Darstellung des relativen Risikos für Hypoglykämie und Retinopathie wurde aus den Daten verschiedener Langzeitstudien entwickelt. Die Autoren postulieren ein „therapeutisches Fenster“ mit HbA1c-Werten zwischen 7,0 und 7,5 %. Sie sind der Auffassung, daß sowohl die Risiken für das Auftreten diabetischer Folgeerkrankungen als auch die Risiken für die Inzidenz schwerer Hypoglykämien innerhalb dieser therapeutischen Grenzen verantwortbar minimiert werden können.

18.6.2 Praxis der Insulintherapie

Die Vielfalt der Insulinpräparate, die heute in Deutschland erhältlich sind, erlaubt eine exakte, der individuellen Stoffwechselsituation des Patienten angepaßte Insulinsubstitution. Eine erfolgreiche Insulinbehandlung verlangt vom behandelnden Arzt sehr viel Erfahrung, die wegen der Seltenheit des Typ-I-Diabetes bei Kindern und Jugendlichen schwierig zu erlangen ist. Experte wird nur, wer über Jahre zahlreiche Typ-I-Diabetiker langfristig behandelt und betreut. Diabetischen Kindern, Jugendlichen und ihren Eltern wird mit dem Insulin ein hochwirksames Medikament in die Hand gegeben, das falsch dosiert gefährliche, lebensbedrohliche Stoffwechselentgleisungen (schwere Hypoglykämien) provozieren kann. Daher ist es unerläßlich, daß nicht nur der behandelnde Arzt Experte auf dem Gebiet des Typ-I-Diabetes ist, sondern auch die Patienten und ihre Eltern. Sie können gegenüber dem Arzt einen großen Erfahrungsvorsprung gewinnen, weil sie täglich, Tag und Nacht, mit dem Typ-I-Diabetes konfrontiert sind und in einem viel unmittelbareren Therapiekontext mit ihm stehen als der Arzt. Eine erfolgreiche Insulinbehandlung ist daher nur zu realisieren, wenn Arzt und Patient vertrauensvoll miteinander arbeiten und sich gegenseitig ihre Diabeteserfahrungen mitteilen.

Die Effektivität der Insulinbehandlung hängt von der richtigen Wahl der Dosis, des Präparates und der Substitutionsmethode ab. Viele Faktoren (Alter, Größe, Gewicht, Geschlecht, körperliche Aktivität, Eßgewohnheiten, Lebensweise, Sozialverhalten, Art der schulischen bzw. beruflichen Tätigkeit, aber auch Manifestationsalter, Diabetesdauer, Verlauf des Typ-I-Diabetes, Art und Häufigkeit akuter und chronischer Komplikationen etc.) sind bei der Wahl der Dosis, des Präparates und der Substitutionsmethode zu beachten.

Wahl der Insulindosis

Die Insulindosis hängt ausschließlich vom aktuellen Insulinbedarf des Patienten ab. Es sollte nicht der Ehrgeiz des Arztes oder der Eltern sein, mit einer möglichst geringen Insulindosis auszukommen. Die Prognose des Diabetes hängt nicht von der Höhe der Insulindosis ab, sondern allein von der Qualität der Stoffwechseleinstellung. Die Insulindosis muß mit Hilfe täglicher Stoffwechselselbstkontrollen (Blutglucosebestimmungen) empirisch ermittelt werden. Sie ist richtig gewählt, wenn

- die Blutglucosewerte zwischen 60 und 160 mg/dl liegen,
- im Urin wenig oder keine Glucose ausgeschieden wird,
- der HbA1c-Wert unterhalb der 3fachen Standardabweichung des Normalwertes liegt.

Die Kenntnis der Insulinsekretionsraten stoffwechselgesunder Erwachsener erlaubt die Schätzung des Insulinbedarfs diabetischer Kinder und Jugendlicher. Nach Waldhäusl et al. [106] beträgt die basale Insulinsekretionsrate beim fastenden Erwachsenen 14–17 mIE/min. Das entspricht etwa 0,7–1,0 IE/h bzw. 17–24 IE/Tag. Bei Annahme eines Gewichtsbereichs von 50–75 kg errechnet sich ein nahrungsunabhängiger Basalinsulintagesbedarf von etwa 0,35 IE/kg KG.

Die Insulinfreisetzung nach oraler Gabe von 10–12 g Kohlenhydraten entsprechend einer Kohlenhydrateinheit (KE) beträgt nach Waldhäusl et al. etwa 1,35 IE (nahrungsabhängiger Prandialinsulinbedarf) [107].

> **!** **Der nahrungsunabhängige Basalinsulinbedarf ist vom Körpergewicht ableitbar (0,35 IE/kg), während der nahrungsabhängige Prandialinsulinbedarf von der Nahrungszufuhr abhängt (1,35 IE/KE).**

Unter Berücksichtigung dieser von Waldhäusl u. Bratusch-Marrain [105] angegebenen Richtwerte benötigt z. B. ein 10jähriges stoffwechselgesundes Kind mit einem Körpergewicht von 30 kg und einer Kohlenhydratzufuhr von 14 KE etwa 30 IE Insulin täglich (Basalbedarf: $0{,}35 \times 30 = 10{,}5$ IE; Prandialbedarf: $14 \times 1{,}35 = 19$ IE).

> **!** **Der Insulintagesbedarf diabetischer Kinder beträgt etwa 1,0 IE/kg KG (Basalbedarf: 0,35 IE/kg KG; Prandialbedarf: 0,65 IE/kg KG).**

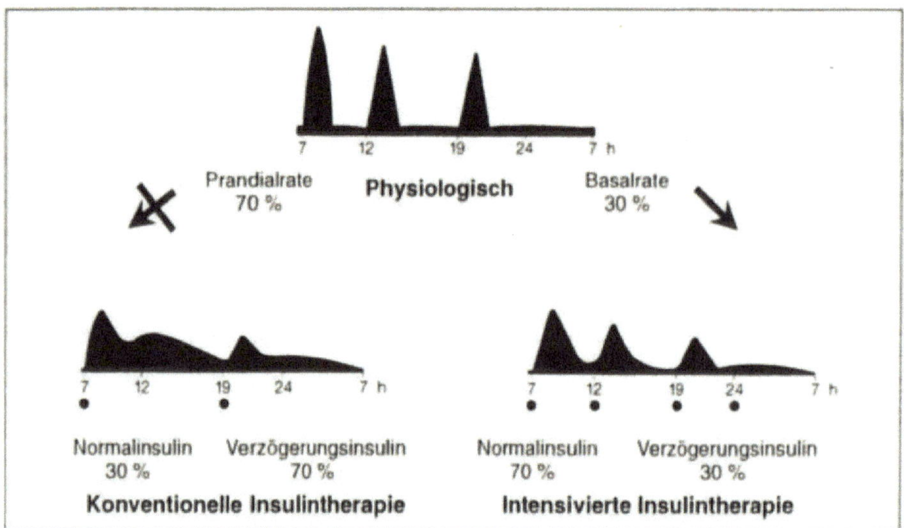

Abb. 18.8. Gegenüberstellung der 2 Substitutionsmethoden der konventionellen Insulintherapie und der intensivierten Insulintherapie. Verhältnis Prandialrate/Basalrate beim Stoffwechselgesunden 70 %/30 %, Verhältnis Normal-/Verzögerungsinsulin bei konventioneller Insulintherapie 30 %/70 %, bei intensivierter Insulintherapie 70 %/30 %. (Aus Hürter 1997 [53])

Wahl des Insulinpräparates

Im Prinzip benötigt man für eine sachgerechte Insulintherapie nur Normal- und Verzögerungsinsulinpräparate. Als Verzögerungsinsulin hat sich das NPH-Insulin am besten bewährt und die größte Verbreitung gefunden. Kombinationsinsuline, d. h. konstante Mischungen aus Normalinsulin und NPH-Insulin, ergänzen das Insulinangebot. Fast alle diabetischen Kinder und Jugendlichen werden heute mit Humaninsulinpräparaten behandelt.

Wahl der Insulinsubstitutionsmethode

Grundsätzlich werden heute immer noch 2 Methoden der Insulinsubstitution unterschieden, nämlich die konventionelle und die intensivierte Insulintherapie (Abb. 18.8).

Prinzip der konventionellen Insulintherapie

Bei dieser Therapieform (Tabelle 18.4) wird tgl. 1- bis 2mal Insulin injiziert. Es liegt eine eindeutige Dominanz der Verzögerungsinsulinwirkung vor. Durchschnittlich 70 % der Tagesdosis bestehen aus Verzögerungsinsulin, nur etwa 30 % aus Normalinsulin. Die Folge ist, daß die Nahrungszufuhr in unphysiologischer Weise an die vorgegebene Verzögerungsinsulinwirkung angepaßt werden muß. Die Patienten sind in ein genau festgelegtes *Insulindiätregime* eingebunden. Diese Therapieform wurde während der 30er Jahre entwickelt und bis Anfang der 80er Jahre in der Diabetologie ausschließlich angewendet.

Prinzip der intensivierten Insulintherapie

Die intensivierte Insulintherapie (Tabelle 18.4) imitiert das physiologische Insulinsekretionsmuster Stoffwechselgesunder.

Tabelle 18.4. Charakteristika der konventionellen und intensivierten Insulintherapie bei Kindern und Jugendlichen

Charakteristika	Konventionelle Insulintherapie	Intensivierte Insulintherapie
Zahl der Injektionen pro Tag	1–2	4
Anteil Normalinsulin	30– %	70–60 %
Anteil Verzögerungsinsulin	70–60 %	30–40 %
Dominierender Insulinanteil	Verzögerungsinsulin	Normalinsulin
Anpassung	Nahrungszufuhr an Insulinwirkung	Insulinwirkung an Nahrungszufuhr
Kostform	Strenge Diät	Frei gewählte Kost
Differenzierung Prandial-/Basalinsulin	Nein	Ja

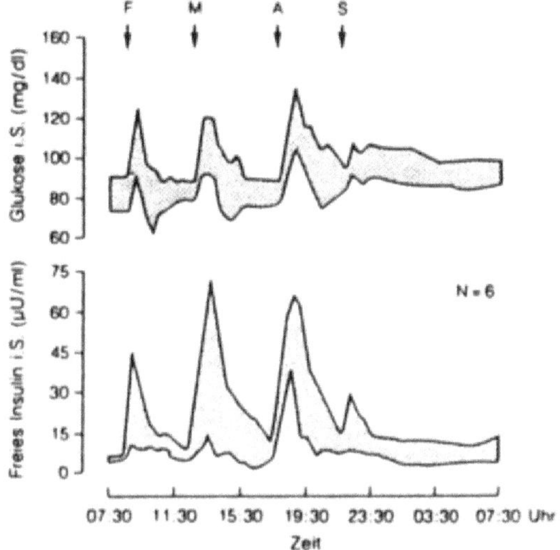

Abb. 18.9. 24-h-Profil der Seruminsulin- und Glucosekonzentration bei Stoffwechselgesunden. *F* Frühstück, *M* Mittagessen, *A* Abendessen, *S* Spätmahlzeit. (Aus Hürter 1997 [53], nach Shade et al. 1983 [96])

In Abb. 18.9 sind die Insulinsekretionsphasen stoffwechselgesunder Freiwilliger in Abhängigkeit von 3 Hauptmahlzeiten (Frühstück, Mittag-, Abendessen) dargestellt [96]. Man erkennt deutlich das Nebeneinander von Basal- und Prandialratensekretion. Während die Basalinsulinkonzentration 15 µIE/ml nicht überschreitet, steigt das Prandialinsulin schon während der Mahlzeit bis auf 75 µIE/ml an. Die dazugehörigen Blutglucosewerte liegen in einem engen Bereich (60 - 130 mg/dl).

Vorbild für die intensivierte Insulintherapie ist die differenzierte Prandial- und Basalratensekretion der B-Zellen des Stoffwechselgesunden (Abb. 18.10). Dennoch bleibt auch die subtilste intensivierte Insulintherapie a priori unphysiologisch. Bei der physiologischen Insulinsekretion gelangt das Insulin primär in die Leber, sekundär in die Peripherie; bei der subkutanen Insulininjektion ist es umgekehrt.

Bei der intensivierten Insulintherapie versucht man, den nahrungsabhängigen Insulinbedarf als Prandialrate durch Normalinsulininjektionen vor den Mahlzeiten zu decken, den nahrungsunabhängigen Insulinbedarf als Basalrate durch Verzögerungsinsulininjektionen.

Das Prandialinsulin soll für die Metabolisierung der durch die Nahrung aufgenommenen Kohlenhydrate sorgen, das Basalinsulin für die Regulation der hepatischen Glucoseproduktion.

Bei der durch den postprandialen Blutglucoseanstieg ausgelösten Insulinsekretion der B-Zellen gelangt das Insulin primär in die Leber und bringt dort die hepatische Gluconeogenese praktisch zum Erlöschen. Sekundär reguliert das in die peripheren Organe gelangte Insulin die durch intestinale Glucoseresorption bedingte Hyperglykämie.

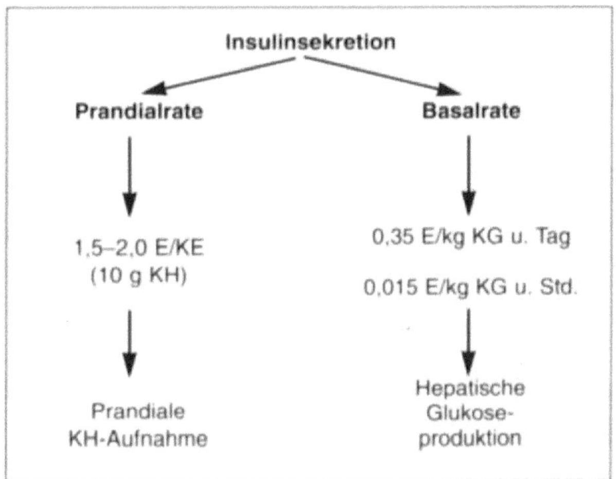

Abb. 18.10. Insulinsekretion beim Stoffwechselgesunden: nahrungsabhängige Prandialrate während und nach Kohlenhydrataufnahme, nahrungsunabhängige Basalrate zur Regulation der hepatischen Glucoseproduktion. (Aus Hürter 1997 [53])

Durch den langen Weg des subkutan applizierten Prandialinsulins zur Leber wird die hepatische Glucoseproduktion bei der intensivierten Insulintherapie postprandial nur unzureichend gedrosselt. Die oft sehr hohen Postprandialwerte sind daher bei unzureichender Basalinsulinsubstitution durch die Addition von intestinaler Glucoseresorption und hepatischer Gluconeogenese verursacht.

Die Kunst der intensivierten Insulintherapie besteht einerseits in der aktuellen Anpassung der Prandialinsulindosis an die geplante Nahrungszufuhr, andererseits in der subtilen Regulation der hepatischen Glucoseproduktion durch eine rationale Basalinsulinsubstitution.

Im Gegensatz zur konventionellen Insulintherapie bestehen bei der differenzierten Prandial- und Basalinsulinsubstitution der intensivierten Insulintherapie etwa 70 % der Tagesdosis aus Normalinsulin, nur 30 % aus Verzögerungsinsulin (s. Abb. 18.8). Dabei wird die Normalinsulinwirkung an die geplante Nahrungszufuhr angepaßt. Der Patient kann selbst über Zeitpunkt und Menge der Mahlzeiten frei entscheiden und ist nicht mehr an ein vorgegebenes Insulindiätregime gebunden.

Entwicklung der intensivierten Insulintherapie

Die von der Physiologie der Insulinsekretion bei Stoffwechselgesunden abgeleitete differenzierte Prandial- und Basalinsulinsubstitution wurde zunächst mit Hilfe glucosegeregelter, rückgekoppelter Insulininfusionssysteme („closed-loop system") oder tragbarer, programmierbarer Insulininfusionspumpen („open-loop system") entwickelt. In der Pädiatrie konnte sich die Insulininfusionspumpentherapie nicht durchsetzen.

Um so größer war von Anfang an die Akzeptanz der intensivierten Insulintherapie, die eine Imitation der Insulininfusionspumpentherapie darstellt und zuerst 1980 von Rizza et al. beschrieben wurde [86]. Sie erfuhr seither eine Reihe von Modifikationen. Inzwischen stellt sie, insbesondere seit den publizierten Ergebnissen der Diabetes Control and Complications Trial Research Group 1993 [28] und 1994 [29], die Methode der Wahl zur Vollsubstitution während der Postremissionsphase dar.

Kleinkinder und jüngere Schulkinder

Bei Kleinkindern, aber auch bei Schulkindern unter 12 Jahren ist der exogene Insulintagesbedarf während der Remissionsphase oft so gering, daß eine differenzierte Prandial- und Basalinsulinsubstitution mit 4 Insulininjektionen tgl. nicht durchführbar ist. Der durch die Mahlzeiten induzierte Insulinbedarf wird bei diesen Patienten durch die vorhandene B-Zell-Restsekretion gedeckt. Daher kann sich die Insulingabe meist auf die Substitution der nahrungsunabhängigen Basalrate beschränken.

Dieser Basisbedarf kann durch ein Insulin mit langsamem Wirkungseintritt und langer Wirkungsdauer gedeckt werden, am besten durch ein NPH-Insulin, das sehr selten 1mal, meist 2mal tgl. injiziert wird. Bei dieser Teilsubstitution beträgt das Verhältnis zwischen Prandial- und Basalinsulin bzw. zwischen Normal- und Verzögerungsinsulin zunächst 0 : 100 %.

In Abb. 18.11 wird deutlich, wie im Laufe der Zeit der exogene Insulinbedarf des Kindes in dem Maße

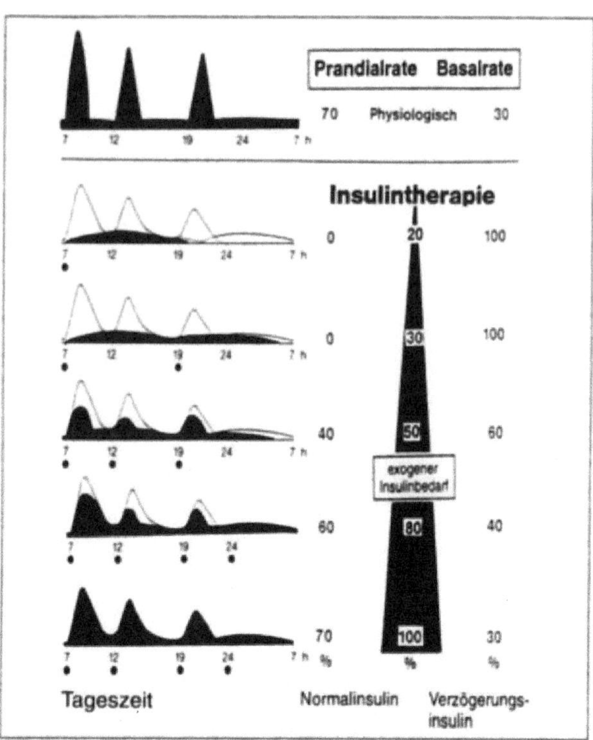

Abb. 18.11. Übergangstherapie mit Teilsubstitution während der Remissionsphase, später intensivierte Dauertherapie mit Vollsubstitution während der Postremissionsphase. Zunahme des exogenen Insulinbedarfs mit Veränderung des Verhältnisses Normal-/Verzögerungsinsulin. (Aus Hürter 1997 [53])

zunimmt wie die B-Zell-Residualfunktion abnimmt. Während der stabilen Phase der Remission (partielle temporäre Remission; s. Tabelle 18.2) müssen weniger als 50 % des Insulingesamtbedarfs substituiert werden (< 0,5 IE/kg KG/Tag), während der labilen Phase 50 - 100 % (0,5 - 0,8 IE/kg KG/Tag) und während der Postremissionsphase 100 % (0,8 - 1,0 IE/kg KG/Tag). Das Verhältnis zwischen Prandial- und Basalinsulin bzw. Normal- und Verzögerungsinsulin verschiebt sich während dieses Prozesses kontinuierlich zugunsten des Normalinsulins. Der prandiale Insulinanteil nimmt durch die Verminderung der B-Zell-Restsekretion immer mehr zu, während der basale Insulinanteil bei 40 - 35 % des Gesamtbedarfs sistiert.

Die Folge ist, daß die Insulintherapie dem steigenden Prandialinsulinbedarf ständig neu angepaßt werden muß. Vorübergehend können konstante Mischungen aus 25 - 30 % Normal- und 75 - 70 % Verzögerungsinsulin verwendet werden (Kombinationsinsuline), besser geeignet sind jedoch von vornherein freie Mischungen aus Normal- und Verzögerungsinsulin (NPH-Insulin), die unmittelbar vor der Injektion hergestellt werden.

Bei freier Mischung sind weitere Varianten möglich. Zunächst werden nur morgens (7 Uhr) und

Tabelle 18.5. Wahl der Therapieform unmittelbar nach Diabetesmanifestation (Kinderkrankenhaus auf der Bult, Hannover)

Jahr	Zahl	Alter		Therapieform	
		<12 Jahre	≥12 Jahre	Übergangs-therapie	Intensivierte Dauertherapie
1989	30	21	9	29	1
1990	20	14	6	15	5
1991	27	22	5	20	7
1992	34	23	11	22	12
1993	34	18	16	11	23
1994	30	22	8	21	9
1995	31	22	9	19	12

abends (18 Uhr) freie Mischungen injiziert. Später kann auch mittags und/oder spät abends vor dem Schlafengehen Normalinsulin bei Bedarf zusätzlich substituiert werden.

Andererseits kann es auch sinnvoll sein, abends die freie Mischung von Normal- und Verzögerungsinsulin zu trennen, d.h. um 18 Uhr Normalinsulin als Prandialinsulin, spät abends um 23 Uhr Verzögerungsinsulin als Basalinsulin zu injizieren.

Die Abb. 18.11 zeigt, daß die Übergangstherapie mit Teilsubstitution während der Remissionsphase kontinuierlich in eine intensivierte Dauertherapie mit Vollsubstitution während der Postremissionsphase übergeht, wenn der Verzögerungsinsulinanteil bzw. die Basalrate etwa 30–35 % des Gesamtbedarfs nicht überschreitet. Demgegenüber entwickelt sich die Übergangstherapie zu einer konventionellen Dauertherapie, wenn bei Vollsubstitution 60–70 % des Gesamtbedarfs durch Verzögerungsinsulin und nur 30–40 % durch Normalinsulin ersetzt werden.

Die daraus resultierende Gefahr der Überinsulinierung mit konstanter Hyperinsulinämie trotz relativ schlechter Stoffwechseleinstellung ist bewiesen worden. Hinzu kommt, daß die erheblichen Belastung durch eine strenge, geregelte Diabetesdiät mit allen ihren Zwängen und Restriktionen heute kaum noch akzeptiert werden kann. Daher wird die konventionelle Dauertherapie heute von fast allen Diabetologen abgelehnt. Weniger als 5 % der Jugendlichen unserer Diabetesambulanz entscheiden sich während der Postremissionsphase gegen die intensivierte und für die konventionelle Insulintherapie.

Ältere Schulkinder und Jugendliche

Bei Schulkindern und Jugendlichen jenseits des 12. Lebensjahres ist ein anderes Vorgehen möglich. Bei ihnen ist der exogene Insulinbedarf auch während der Remissionsphase so groß, daß bereits initial eine differenzierte Prandial- und Basalinsulinsubstitution praktiziert werden kann. Seit 1990 erhalten daher fast alle von uns behandelten Patienten dieser Altersgruppe unmittelbar nach Manifestation des Diabetes eine intensivierte Dauertherapie (Tabelle 18.5).

In Abb. 18.12 sind die unterschiedlichen Entwicklungsmöglichkeiten der Insulintherapie bei Kleinkin-

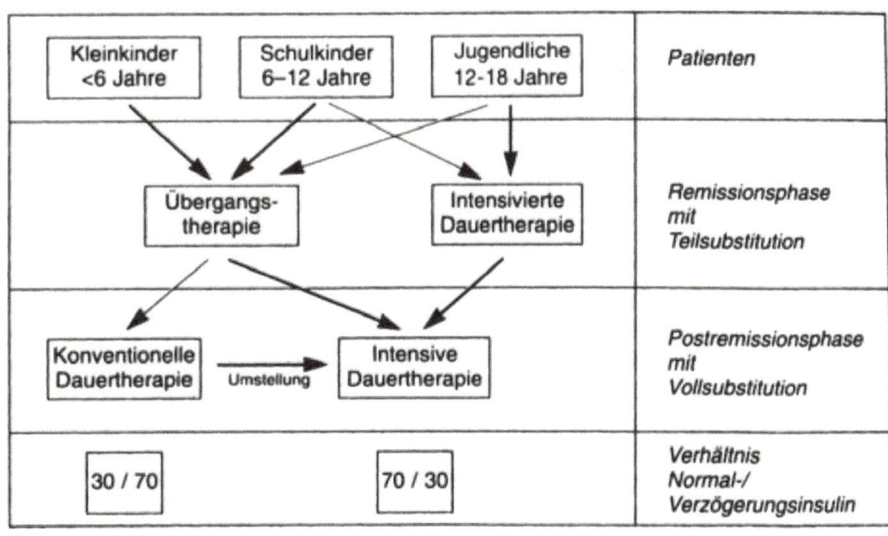

Abb. 18.12. Übergang der bei Kleinkindern, Schulkindern und Jugendlichen nach Diabetesmanifestation gewählten Form der Insulintherapie mit Teilsubstitution während der Remissionsphase zu den Formen der Dauertherapie mit Vollsubstitution während der Postremissionsphase. (Aus Hürter 1997 [53])

dern, Schulkindern und Jugendlichen während der Remissions- und Postremissionsphase dargestellt: Die bei Kindern unter 12 Jahren zunächst durchgeführte konventionelle Übergangstherapie geht erst mit Überwiegen des Normalinsulinanteils bei differenzierter Prandial- und Basalinsulinsubstitution kontinuierlich in eine intensivierte Dauertherapie über. Bei einem kleinen Teil der Patienten entwickelt sich bei weiterbestehendem Überwiegen des Verzögerungsinsulinanteils eine konventionelle Dauertherapie. Zu einem späteren Zeitpunkt können diese Patienten, wenn sie es wollen, von der konventionellen auf die intensivierte Dauertherapie umgestellt werden.

Bei Schulkindern und Jugendlichen über 12 Jahren wird in der Regel von Anfang an eine intensivierte Dauertherapie durchgeführt, zunächst mit Teil-, später mit Vollsubstitution. Bei einigen dieser Patienten kann aus psychosozialen Gründen oder auch bei intellektuellen Defiziten eine Übergangstherapie gewählt werden, die später in eine konventionelle Dauertherapie übergeht. Andererseits können sich auch Schulkinder unter 12 Jahren bzw. deren Eltern bei entsprechenden Voraussetzungen sofort für eine intensivierte Dauertherapie entscheiden.

Durchführung der konventionellen Übergangstherapie

Das Prinzip der konventionellen Übergangstherapie besteht darin, daß tgl. 1- bis 2mal Insulin injiziert wird und eine eindeutige Dominanz der Verzögerungsinsulinwirkung vorliegt. 60 – 100 % der Tagesdosis besteht aus Verzögerungsinsulin, nur 0 – 40 % aus Normalinsulin. Die Folge ist, daß in unphysiologischer Weise die Nahrungszufuhr an die vorgegebene Verzögerungsinsulinwirkung angepaßt werden muß.

Die konventionelle Insulintherapie wird heute noch während der Remissionsphase bei Kleinkindern und jüngeren Schulkindern als Übergangstherapie zur intensivierten Dauertherapie eingesetzt. Nach unseren Erfahrungen entscheiden sich heute weniger als 5 % der Patienten, diese Therapieform als konservative Dauertherapie fortzusetzen.

In Abb. 18.13 sind 6 mögliche Substitutionsmethoden der konventionellen Insulintherapie dargestellt. Welche der Methoden angewendet wird, hängt von der Diabetesdauer, vom Insulinbedarf und davon ab, wie einfach oder wie schwierig eine gute Stoffwechseleinstellung zu realisieren ist.

Durchführung der intensivierten Insulintherapie

Als Therapie der Wahl hat sich beim Typ-I-Diabetes die differenzierte Prandial- und Basalinsulinsubstitution durchgesetzt. Grundlage der intensivierten Insulintherapie ist das physiologische Insulinsekretionsmuster bei Stoffwechselgesunden (s. Abb. 18.9). Ein ständiger Basalinsulinspiegel ist notwendig, um die hepatische Glucoseproduktion zu regeln, die während einer Fastenphase bei Erwachsenen etwa 2,0 mg/kg/min beträgt [106]. Niedrige Insulinkonzentrationen führen zur Entkopplung der hepatischen Glucoseproduktion (Hyperglykämie), hohe zu deren Hemmung (Hypoglykämie). Der Basalinsulinsekretion steht die prandiale Insulinausschüttung gegenüber, die während und nach der Nahrungsaufnahme erfolgt und die Fluktuation der Blutglucosekonzentration in engen Grenzen hält (s. Abb. 18.10).

Prandialinsulinsubstitution

Sie erfolgt vor den Hauptmahlzeiten (Frühstück, Mittag-, Abendessen) durch die Injektion von Normalinsulin.

KE-Regel zur Ermittlung der Mahlzeiteninsulindosis

Die Prandialinsulindosis hängt zunächst einmal von der Menge der zugeführten Kohlenhydrate ab. Daher hat es sich als didaktisch sinnvoll erwiesen, die „Mahlzeiteninsulindosis" als *Quotient von Normalinsulin zu KE* anzugeben[3] (Tabelle 18.6).

> **!** Der Mahlzeiteninsulinquotient liegt in der Regel zwischen 1,5 und 2,0 IE/KE (*KE-Regel*). Er ist jedoch intra- und interindividuell sehr unterschiedlich groß und muß daher vom Patienten ständig neu ermittelt werden.

Wichtige Einflußgrößen sind Alter, Größe, Gewicht, Geschlecht und Eßgewohnheiten (z. B. Zusammensetzung der Mahlzeiten: schnell und langsam resorbierbare Kohlenhydrate, Ballaststoff-, Eiweiß-, Fettgehalt). Von besonderer Bedeutung ist, ob noch eine Restsekretion von endogenem Insulin vorliegt. In diesem Fall kann der Quotient unter 1,0 IE/KE liegen.

Zirkadiane Veränderungen der Insulinwirksamkeit beeinflussen ebenfalls den Normalinsulin-KE-Quotienten. Während der Zeit der Morgenhyperglykämie (*Dawnphänomen*) [93] zwischen etwa 4 und 9 Uhr werden in der Regel deutlich mehr als 2 IE/KE benötigt. Am späten Nachmittag zwischen 17 und 20 Uhr liegt ebenfalls eine Hyperglykämieneigung vor (*Duskphänomen*), so daß etwa 2 IE/KE injiziert werden müssen.

---

[3] 1 Kohlenhydrateinheit (KE) entspricht 10 – 12 g Kohlenhydraten.

Abb. 18.13. Stufenplan der Insulinbehandlung mit Umstellung von konventioneller auf intensivierte Insulintherapie

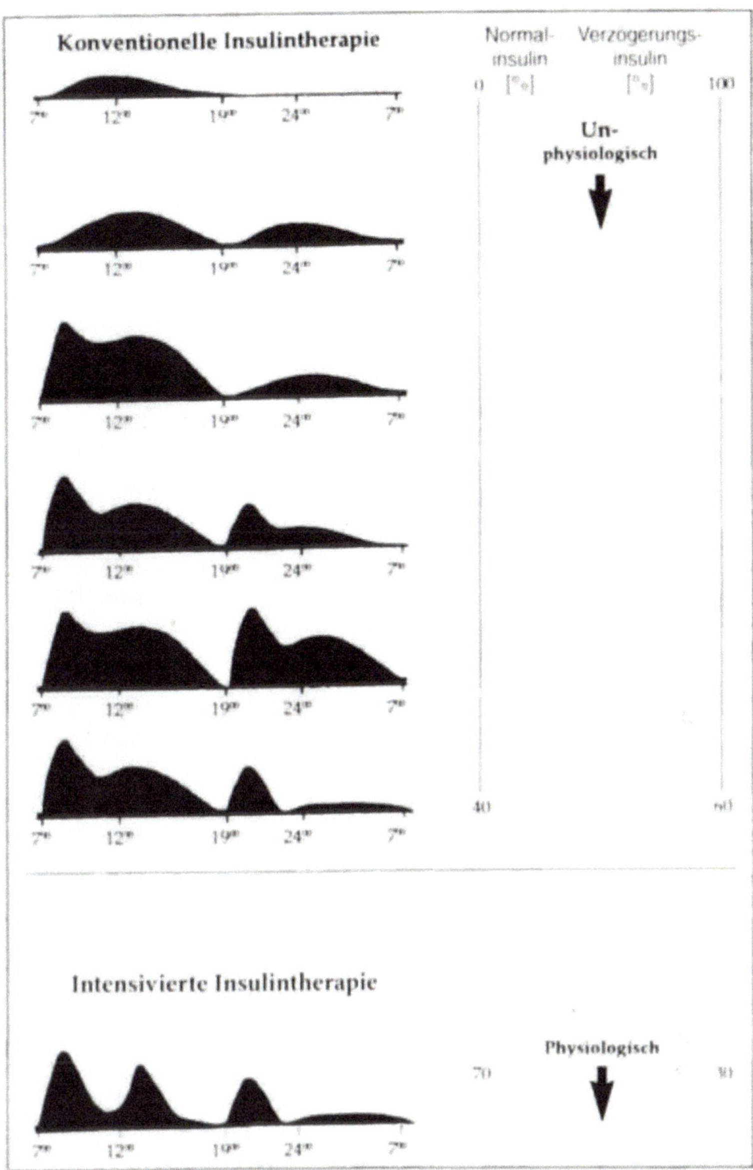

Tageszeit

Tabelle 18.6. Insulin-/KE-Quotient zur Ermittlung des Mahlzeiteninsulins (KE-Regel)

Tageszeit	Insulin/KE-Quotient
Morgens	1,5–2,0 IE/KE
Mittags	1,0–1,5 IE/KE
Abends	etwa 1,5 IE/KE
Bereich	1,0–2,0 IE/KE

Am späten Vormittag und um die Mittagszeit zwischen 11 und 14 Uhr sowie nach Mitternacht zwischen 0 und 2 Uhr besteht eine ausgesprochene Hypoglykämieneigung. Während dieser Zeit muß das Insulin daher sehr vorsichtig dosiert werden. Meist kommen die Patienten um die Mittagszeit mit 1,0–1,5 IE/KE, um Mitternacht mit 0,5–1,0 IE/KE aus.

Weitere Einflußfaktoren für die Größe des Normalinsulin-KE-Quotienten sind der Spritz-Eß-Abstand, die Injektionsart, die Beschaffenheit des Injektionsortes und auch die Effizienz der Basalinsulinsubstitution.

BG-Regel zur Ermittlung der Korrekturinsulindosis

Die Prandialinsulindosis hängt jedoch nicht nur von der geplanten Nahrungszufuhr ab, sondern auch vom aktuellen Blutglucosewert zum Zeitpunkt der Injektion. Die mit der KE-Regel errechnete Mahlzeiteninsulindosis muß daher korrigiert werden.

Tabelle 18.7. Korrekturtabelle für die Berechnung des Korrekturinsulins (BG-Regel)

BG [mg/dl]	Korrektur (E Normalinsulin)
<40	-2
40- 80	-1
80-120	±0
120-160	+1
160-200	+2
200-240	+4
>240	+6

Die Glucosekonzentration wird bei Kindern und Jugendlichen durch 1 IE Insulin um durchschnittlich 40 mg/dl gesenkt. Doch dieser Wert weist große individuelle Schwankungen auf und hängt v. a. vom Gewicht und damit vom Alter des Kindes ab. So kann die Absenkungsrate durch 1 IE Normalinsulin bei einem Jugendlichen nur 30 mg/dl, bei einem Kleinkind dagegen bis zu 90 mg/dl und mehr betragen.

Geht man von einer durchschnittlichen Absenkungsrate von 40 mg/dl aus (40er-Regel), so müssen 2 IE Insulin injiziert werden, um einen Präprandialwert von 180 auf 100 mg/dl zu senken. Daraus läßt sich eine BG-Regel für die Korrektur der Mahlzeiteninsulindosis bzw. die Ermittlung der *Korrekturinsulindosis* ableiten (Tabelle 18.7).

Bei einem Präprandialwert von 80-120 mg/dl muß nicht korrigiert werden. Es wird die mit Hilfe des Insulin-KE-Quotienten (KE-Regel) ermittelte Mahlzeiteninsulindosis injiziert. Diese Dosis wird bei Werten zwischen 120 und 160 mg/dl um 1 IE, bei Werten zwischen 160 und 200 mg/dl um 2 IE erhöht, etc. Bei Werten zwischen 40 und 80 mg/dl wird sie um 1 IE erniedrigt, bei Werten unter 40 mg/dl um 2 IE.

Die BG-Regel ist nicht nur präprandial, sondern auch dann anwendbar, wenn ein Stoffwechselgleichgewicht besteht (z. B. abends spät vor dem Schlafengehen oder auch nachts). Bei Blutglucosewerten oberhalb des Zielbereichs (80-120 mg/dl) kann daher auch ohne Nahrungszufuhr entsprechend der BG-Regel Normalinsulin injiziert werden.

> **!** Bei der KE- und der BG-Regel handelt es sich um grobe Faustregeln. Sie berücksichtigen nicht die individuellen Unterschiede des Insulinbedarfs verschiedener Patienten. Die KE-Regel für die Berechnung der Mahlzeiteninsulindosis gibt nur grob die zirkadian wechselnden Insulinbedarfswerte pro KE wieder. Die BG-Regel für die Berechnung der Korrekturinsulindosis ist besonders starr, weil sie einen Mittelwert für die Absenkungsrate (40 mg/dl) für alle Altersstufen annimmt und den Zirkadianrhythmus der Insulinwirkung nicht berücksichtigt.

Ermittlung der individuellen Blutglucoseanstiegsraten (Modifikation der KE-Regel)

Bei der Ermittlung der Mahlzeiteninsulindosis helfen dem Patienten wichtige Erfahrungswerte, deren Kenntnis er einfach erwerben kann. So kann er feststellen, um wieviel mg/dl der Blutglucosespiegel nach Verzehr gleicher Testmengen (z. B. 1 KE) unterschiedlicher kohlenhydrathaltiger Nahrungsmittel (z. B. Traubenzucker, Nudeln, Brot) ansteigt.

Mit Hilfe dieser individuellen Erfahrungswerte kann der Patient die relativ grobe KE-Regel zur Berechnung der Mahlzeiteninsulindosis modifizieren.

Ermittlung der individuellen und zirkadianen Blutglucoseabsenkungsraten (Modifikation der BG-Regel)

Der Patient kann ebenfalls selbst messen, welche zirkadianen Unterschiede die Normalinsulinwirkung bei ihm aufweist. Er kann feststellen, um wieviel mg/dl der Blutglucosewert morgens, mittags, abends, spät vor dem Schlafen und nachts nach der Injektion von 1 IE Normalinsulin abgesenkt wird. Aus der zirkadian unterschiedlichen Blutglucoseabsenkungsrate kann er die Insulindosis ermitteln, die für die Korrektur seiner Mahlzeiteninsulindosis notwendig ist. 1 IE Normalinsulin senkt den Blutglucosewert bei ihm z. B. morgens um 30 mg/dl, mittags um 50 mg/dl, abends um 40 mg/dl, spät vor dem Schlafen um 60 mg/dl und 1 Uhr nachts um 80 mg/dl.

Basalinsulinsubstitution

Die Basalinsulinsubstitution soll die basale Insulinsekretion nachahmen, die bei stoffwechselgesunden Erwachsenen etwa 1 IE/h beträgt. Das entspricht einem basalen Insulintagesbedarf von etwa 0,35 IE/kg KG. Die Basalrate beträgt bei Kindern und Jugendlichen ebenfalls durchschnittlich 0,35 IE/kg KG/Tag [43]. Die Basalrate kann vor Beginn einer intensivierten Insulintherapie im Hungerversuch (Fastentag) ermittelt werden.

Basalinsulinpräparate

Für die Basalinsulinsubstitution sind Verzögerungsinsuline vom NPH- oder Zinkinsulintyp geeignet.

Aufgrund unserer Erfahrungen sind NPH-Insuline für die Basalinsulinsubstitution besser als Zinkinsuline geeignet. Wegen ihrer kürzeren Wirkdauer (16-17 h) und ihrem Wirkungsmaximum nach 5-7 h kann der unterschiedliche Basalinsulinbedarf während der verschiedenen Tageszeiten besser durch NPH-Insuline gedeckt werden. Sie müssen allerdings täglich mehrfach injiziert werden.

Für die Basalinsulinsubstitution des Tages müssen NPH-Insuline immer morgens vor der 1. Hauptmahlzeit gespritzt werden. Wegen des erhöhten Insulinbedarfs am späten Nachmittag (Duskphänomen) ist häufig auch mittags vor der 2. Mahlzeit eine NPH-Insulinapplikation nützlich. Abends zur 3. Hauptmahlzeit kann meist auf Basalinsulin verzichtet werden, da der Zielwert spät abends vor dem Schlafen nicht zu niedrig sein sollte (100 - 140 mg/dl). Möglichst spät abends (23 Uhr) wird das Basalinsulin für die Nacht injiziert.

Die Erfahrung zeigt, daß während der 1. Nachthälfte (0 - 3 Uhr) ein verminderter Insulinbedarf besteht (Hypoglykämieneigung), während der 2. Nachthälfte (4 - 8 Uhr) dagegen ein hoher (Hyperglykämieneigung; Dawnphänomen). Das Wirkungsspektrum der NPH-Insuline wird dem nicht gerecht. Wenn sie um 23 Uhr injiziert werden, wirken sie nach Mitternacht häufig zu stark, während ihre Wirkung in den frühen Morgenstunden zu gering ist.

Für die Basalinsulinsubstitution der Nacht hat sich daher ein Zinkinsulinpräparat vom Schwein bewährt (Semilente MC Novo Nordisk). Es weist einen gegenüber dem NPH-Insulin verzögerten Wirkungseintritt auf und entfaltet das Maximum seiner Wirkung später und intensiver, d. h. zur Zeit des Dawnphänomens. Es muß allerdings um etwa 10 - 20 % niedriger dosiert werden als NPH-Insulin, um Hypoglykämien nachts zu vermeiden.

Mehr als 1 Viertel der von uns mit intensivierter Insulintherapie behandelten Patienten verwenden dieses Insulinpräparat für die Basalinsulinsubstitution der Nacht. Am Tage erfolgt die Basalinsulinsubstitution mit NPH-Insulin.

Richtwerte für die Durchführung der intensivierten Insulintherapie

In Tabelle 18.8 sind die Richtwerte zusammengestellt, die für die Durchführung der intensivierten Insulintherapie notwendig sind. Individuelle Abweichungen von diesen Erfahrungswerten müssen bei jedem Patienten stets neu ermittelt werden.

Der Insulintagesbedarf beträgt bei Kindern 0,8 - 1,0 IE/kg KG. Bei Jugendlichen kann er während der Pubertät (12 - 16 Jahre) bis auf 1,2 IE/kg KG ansteigen. Während der Adoleszenz (15 - 19 Jahre) nähert sich der Insulintagesbedarf nach und nach Erwachsenenwerten und beträgt etwa 0,8 IE/kg KG. Bei Erwachsenen liegt der Insulintagesbedarf zwischen 0,6 und 0,7 IE/kg KG.

Der Basalinsulintagesbedarf beträgt bei Kindern, Jugendlichen und Erwachsenen etwa 0,35 IE/kg KG.

Die Prandialinsulindosis setzt sich aus Mahlzeiten- und Korrekturinsulindosis zusammen. Die Mahlzeiteninsulindosis wird grob mit Hilfe der KE-Regel bestimmt. Die Feinabstimmung erfolgt über die Kenntnis der individuellen Blutglucoseanstiegsraten nach 1 KE (etwa 20 - 80 mg/dl). Die Korrekturinsulindosis wird mit der BG-Regel grob bestimmt. Die Feinabstimmung erfolgt über die Kenntnis der zirkadianen und individuellen Blutglucoseabsenkungsrate nach 1 IE Normalinsulin (20 - 80 mg/dl).

Bei Präprandialwerten unterhalb des Zielbereichs wird die Korrekturinsulindosis von der Mahlzeiteninsulindosis abgezogen, bei Werten oberhalb des Zielbereichs hinzugezählt.

Die American Diabetes Association [4] schlägt folgende Zielwerte bzw. Zielbereiche für Blutglucosewerte vor:
- Der Zielbereich für den Präprandialwert sollte 80 - 120 mg/dl betragen.
- 1 h postprandial sollten die Blutglucosewerte möglichst unter 160 mg/dl liegen bzw. 180 mg/dl nicht überschreiten, 2 h postprandial sollten sie unter 140 mg/dl liegen und 160 mg/dl nicht überschreiten.
- Spät abends vor dem Schlafen sollten die Zielwerte zwischen 100 und 140 mg/dl liegen und 100 mg/dl möglichst nicht unterschreiten.

Diese Zielwert- und Zielbereichsangaben sind Empfehlungen. Wenn sie weitgehend realisiert werden können, ist das metabolische Therapieziel erreicht: Die Blutglucosewerte liegen zwischen 60 und 160 mg/dl, der mittlere Blutglucosewert um 150 mg/dl und der HbA1c-Wert unter 7,4 %. Realität ist jedoch, daß auch in den besten Diabeteszentren mit den engagiertesten Diabetesteams nur etwa 25 - 35 % der Patienten mit Typ-I-Diabetes dieses Therapieziel langfristig erreichen.

Der tägliche Kalorienbedarf beträgt bei Kindern 45 - 70 kcal/kg KG (= 190 - 290 kJ/kg KG), bei Jugendlichen 35 - 45 kcal/kg KG (= 145 - 190 kJ/kg KG) und bei Erwachsenen 25 - 35 kcal/kg KG (= 100 - 145 kJ/kg KG).

Daraus ergibt sich ein für Kinder, Jugendliche und Erwachsene unterschiedliches Verhältnis zwischen Prandialinsulin- und Basalinsulindosis: Kinder 35/65; Jugendliche 40/60; Erwachsene 50/50.

Tabelle 18.8. Richtwerte für die Durchführung der intensivierten Insulintherapie

Insulintagesbedarf	Kinder Jugendliche Erwachsene	0,8–1,0 IE/kg KG 1,2–0,8 IE/kg KG 0,6–0,7 IE/kg KG
Basalinsulintagesbedarf	Kinder Jugendliche Erwachsene	} 0,3–0,35 IE/kg KG
Prandialinsulintagesbedarf (Mahlzeiten- ± Korrekturinsulin)	KE-Regel morgens mittags abend nachts	 1,5–2,5 IE/KE 1,0–1,5 IE/KE 1,5–2,0 IE/KE 0,5–1,0 IE/KE
	BG-Regel	±1 IE/40 mg/dl
Blutglukoseanstiegsrate nach 1 KE		+20–80 mg/dl
Blutglukoseabsenkungsraten nach 1 IE Normalinsulin	morgens mittags abends nachts	- 20–30 mg/dl - 40–50 mg/dl - 30–40 mg/dl - 60–80 mg/dl
Zielbereich Blutglukose	präprandial postprandial: 60 min 120 min spät vor dem Schlafen	80–120 mg/dl < 160 mg/dl < 140 mg/dl 100–140 mg/dl
Therapieziel	Blutglukose Mittlerer Blutglukosewert $HbA1_c$-Wert	60–160 mg/dl 150 mg/dl <7,4 %[a]
Täglicher Kalorienbedarf	Kinder Jugendliche Erwachsene	45–70 kcal/kg KG 35–45 kcal/kg KG 25–35 kcal/kg KG
Verhältnis Basalinsulin/Prandialinsulin	Kinder Jugendliche Erwachsene	35/65 40/60 50/50

[a] Bei Normalwert 5,0 ± 0,8 % ($\bar{x} \pm s$)

18.6.3 Besonderheiten und Nebenwirkungen der Insulintherapie

Die Insulinsubstitution wird durch einen individuell sehr unterschiedlich ausgeprägten Zirkadianrhythmus der Insulinwirkung und damit des Insulinbedarfs beeinflußt. Die häufige Morgenhyperglykämie (Dawnphänomen) und die Nachmittagshyperglykämie (Duskphänomen) erschweren die Stoffwechseleinstellung. Die posthypoglykämische Hyperglykämie (Somogyi-Phänomen) wird in ihrer Häufigkeit und Bedeutung meist überschätzt.

Die Nebenwirkungen Insulinallergie, Insulinresistenz und Lipodystrophie sind durch die Verwendung hochgereinigter Insulinpräparationen sehr selten geworden.

Zirkadianrhythmus der Insulinwirkung und des Insulinbedarfs

Beim Typ-I-Diabetiker wird die täglich notwendige Insulinsubstitution durch den zirkadianen Wechsel der Insulinwirkung und damit des Insulinbedarfs außerordentlich kompliziert. Die endogene Insulinsekretion, die sich ständig auf die zirkadianen Einflüsse der insulinantagonistischen Faktoren einstellt und sie ausgleicht, kann nur annäherungsweise imitiert werden. Das hängt u. a. auch damit zusammen, daß die zirkadianen Rhythmen der Hormonsekretion und Wirkungen von Patient zu Patient unterschiedlich ausgeprägt sind und sich auch bei einem Patienten von einem Tag zum anderen ändern können.

Für die Praxis der Insulintherapie können daher nur grobe Faustregeln mitgeteilt werden. Bei jedem Patienten müssen die individuellen Rhythmen der Insulinwirkung immer wieder neu empirisch ermit-

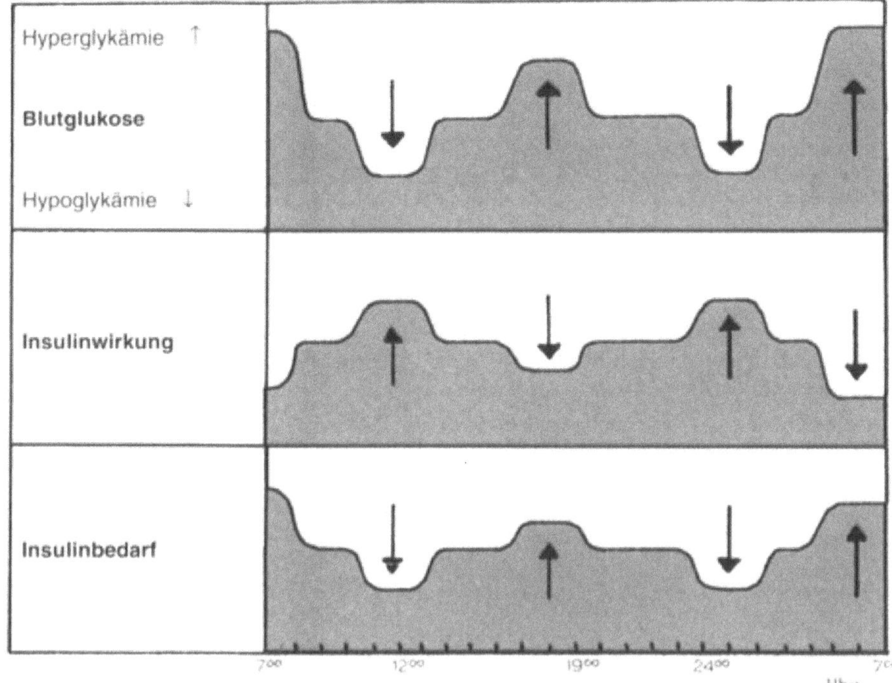

Abb. 18.14. Zirkadianrhythmus der Insulinwirkung und des Insulinbedarfs mit den entsprechenden Veränderungen des Blutglucosespiegels. (Aus Hürter 1997 [53])

telt werden. Trotzdem sollte jeder Typ-I-Diabetiker wissen, daß bei der Insulinsubstitution folgende zirkadianen Grundrhythmen der Insulinwirkung und damit des Insulinbedarfs berücksichtigt werden müssen (Abb. 18.14).

Während der frühen Morgenstunden, etwa zwischen 4 und 9 Uhr, besteht ein erhöhter Insulinbedarf, der durch die verstärkte Wirkung insulinantagonistischer Hormone, v. a. des Wachstumshormons, bedingt ist. Wenn der erhöhte Insulinbedarf nicht gedeckt wird, resultiert die als Dawnphänomen bezeichnete *Morgenhyperglykämie*. Der Insulinbedarf der frühen Morgenstunden kann mit Hilfe einer vorprogrammierten Insulinpumpe gedeckt werden, aber auch durch die Injektion eines Verzögerungsinsulins spät abends vor dem Schlafengehen (23 Uhr). Die Morgenhyperglykämie bzw. der gesteigerte Insulinbedarf hat zur Folge, daß die Prandialinsulindosis morgens vor dem 1. Frühstück relativ hoch ist (> 2,0 IE/KE).

Um die Mittagszeit, etwa zwischen 11 und 14 Uhr, ist der Insulinbedarf niedrig. Eltern diabetischer Kinder berichten immer wieder über eine ausgeprägte *Hypoglykämieneigung* während dieser Tageszeit. Das ist um so gefährlicher, weil früh morgens injiziertes NPH-Insulin mittags das Maximum seiner Wirkung entfaltet. Diese Insulinwirkung wird durch Normalinsulin, das ebenfalls morgens injiziert worden ist, noch verstärkt. Das Prandialinsulin für die Mittagsmahlzeit muß daher deutlich niedriger als morgens dosiert werden. (ca. 1,5 IE/KE).

Am späten Nachmittag, etwa zwischen 17 und 19 Uhr, besteht ein erhöhter Insulinbedarf. Er wurde auch bei Stoffwechselgesunden nachgewiesen (verminderte Glucosetoleranz) und u. a. auf den Anstieg nicht veresterter, freier Fettsäuren zurückgeführt. Die Folge des nicht gedeckten Mehrbedarfs an Insulin bezeichnet man als *Nachmittagshyperglykämie* (Duskphänomen). Der erhöhte Insulinbedarf am Nachmittag wird durch NPH-Injektionen am Morgen nicht ausgeglichen, da das NPH-Insulin nicht mehr wirkt. Bei intensivierter Insulintherapie muß daher wegen der Nachmittagshyperglykämie oft vor dem Mittagessen zusätzlich zum Prandialinsulin Verzögerungsinsulin injiziert werden. Die Prandialinsulindosis vor der Abendmahlzeit ist meist niedriger als die für das 1. Frühstück, aber höher als die für die Mittagsmahlzeit. Sie liegt zwischen 1,5 und 2,0 IE/KE.

Eine 2. Phase erhöhter Insulinwirkung, die beachtet werden muß, besteht für die Zeit nach Mitternacht (etwa 24–2 Uhr). Es ist eine Phase größter *Hypoglykämiegefahr*. Ungünstig wirkt sich die Injektion von NPH-Insulin um 18 Uhr aus, da es um Mitternacht das Maximum seiner Wirkung entfaltet. Eine Basalinsulinsubstitution mit NPH-Insulin um 18 Uhr ist daher nicht sinnvoll. Während der Zeit niedrigen Insulinbedarfs um Mitternacht besteht eine ausgeprägte Insulinwirkung, während der Zeit hohen Insulinbedarfs in den frühen Morgenstunden eine geringe Insulinwirkung. Die Basalinsulininjektion sollte daher so spät wie möglich erfolgen (23 Uhr). Das Insulin Semilente MC Novo Nordisk hat sich wegen seines gegenüber dem NPH-Insulin verzögert auftretenden Wirkungsmaximums als Basalinsulin für die Nacht bewährt.

Dawn- versus Somogyi-Phänomen

Morgenhyperglykämien sind bei diabetischen Patienten seit langem bekannt. Sie wurden 1959 von Somogyi als Ergebnis der hormonalen Gegenregulation nach unbemerkten nächtlichen Hypoglykämien gedeutet. Die seither als Somogyi-Phänomen bezeichnete *posthypoglykämische Hyperglykämie* wurde auch von Pädiatern beschrieben und vielfach nachgewiesen [11, 31, 110]. Als Ursache für hohe morgendliche Nüchternblutglucosewerte wurden daher in erster Linie asymptomatische nächtliche Hypoglykämien angenommen [42].

Das Somogyi-Phänomen gewann unter Diabetikern und Diabetologen in der Folgezeit eine große Popularität. Es erlangte eine so große Beachtung, weil nicht nur die Morgenhyperglykämie damit erklärt wurde, sondern auch andere, bis dahin schwierig deutbare Hyperglykämiezustände.

Diese auf dem *Gegenregulationsprinzip* basierenden Überlegungen erfreuen sich bis heute bei Diabetologen und Patienten großer Beliebtheit und werden zur Erklärung hoher Blutglucosewerte immer wieder ins Feld geführt. Gegenregulatorisch bedingte Hyperglykämien treten jedoch selten und nicht sehr ausgeprägt bei Typ-I-Diabetikern auf, weil bei ihnen die Glucosegegenregulation gestört ist. Der 1. Schritt der Gegenregulation beim Stoffwechselgesunden, das Sistieren der Insulinsekretion zur Entkopplung der hepatischen Glucoseproduktion, entfällt beim Typ-I-Diabetes.

Für die bei diabetischen Kindern, noch häufiger bei Jugendlichen, auftretenden Morgenhyperglykämien mußte daher eine andere pathophysiologische Erklärung gefunden werden. Untersuchungen mit glucosegeregelten Insulininfusionssystemen erbrachten dann auch den Beweis, daß der Anstieg der Blutglucosewerte in den frühen Morgenstunden auf eine zunehmende Insulinresistenz mit nachlassender Insulinwirkung zurückzuführen ist. Schmidt et al. bezeichneten diese durch eine passagere Insulinresistenz bedingte Morgenhyperglykämie als „Dawnphänomen" [93].

In mehreren Untersuchungen konnte bewiesen werden, daß die Insulinresistenz während der frühen Morgenstunden auf die nächtliche *Wachstumshormonsekretion* zurückzuführen ist [13, 20, 78]. Wachstumshormon reduziert nicht nur die Insulinsensitivität, sondern stimuliert auch die hepatische Glucoseproduktion.

Ergänzend konnte nachgewiesen werden, daß Wachstumshormon bei Vorliegen eines Typ-I-Diabetes vermehrt sezerniert wird [33]. Die deutlich erhöhte Wachstumshormonsekretion während der Pubertät [68] erklärte außerdem, warum Jugendliche in dieser Altersphase häufig einen deutlichen Anstieg des Insulintagesbedarfs aufweisen (1,2 IE/kg KG und mehr) und häufig unzureichend mit HbA1c-Werten über 9 % behandelt sind.

Da das Dawnphänomen vom Ausmaß der Wachstumshormonsekretion abhängt, beeinflußt es v. a. die Insulinbehandlung von Kindern und Jugendlichen. Bei Erwachsenen, v. a. bei älteren, hat das Dawnphänomen dagegen eine geringere praktische Bedeutung.

Die bei Kindern und Jugendlichen mit Typ-I-Diabetes häufig auftretende Morgenhyperglykämie ist in der Regel Folge einer wachstumshormonbedingten passageren Insulinresistenz in den frühen Morgenstunden (Dawnphänomen). Eine posthypoglykämische Hyperglykämie (Somogyi-Phänomen) tritt extrem selten auf. In der Regel sind nach nächtlichen Hypoglykämien (< 50 mg/dl um 3 Uhr) niedrige Nüchternblutglucosewerte (< 80 mg/dl) nachweisbar. Nüchternblutglucosewerte > 250 mg/dl erfordern eine Erhöhung der nächtlichen Basalinsulindosis, Nüchternblutglucosewerte < 100 mg/dl eine Reduzierung. Das Auftreten eines Dawnphänomens kann nicht vorausgesehen werden. Es kommt während der Wachstumsphasen von Kindern und Jugendlichen etwa 3- bis 4mal/Woche vor.

Insulinallergie

Allergische Hautreaktionen im Bereich der Injektionsstellen können durch Insulin selbst ausgelöst werden, aber auch durch Depotstoffe [Zinkchlorid, Zinkacetat, Aminoquinurid-2-HCI (Surfen), Protaminsulfat], Konservierungsmittel (Cresol, Phenol, Methyl-4-Hydroxybenzoat) und Desinfektions- und Reinigungsmittel, die entweder der Säuberung der Haut oder der Spritzen und Kanülen dienen.

Insulinallergien und Hautreaktionen sind bei diabetischen Kindern und Jugendlichen sehr selten. Bei den meisten Patienten verschwinden die Reaktionen nach wenigen Tagen. Extrem selten wird eine Intrakutantestung notwendig. Es kommt praktisch nie vor, daß auf alle ausgetesteten Präparate eine allergische Reaktion folgt. Ein oder mehrere gut verträgliche Insulinpräparate finden sich immer, so daß eine Desensibilisierungsbehandlung praktisch nie notwendig wird.

Insulinresistenz

Humorale, im Blut zirkulierende Antikörper können nicht nur die Ursache allergischer Hautreaktionen vom Soforttyp, sondern auch von verminderter Insulinansprechbarkeit oder -resistenz sein. Bei erwachsenen Diabetikern wird eine Insulinresistenz dann angenommen, wenn mehr als 200 IE Insulin tgl. benötigt werden.

Heute setzt sich immer mehr die Auffassung durch, bei Erwachsenen bereits von Insulinresistenz zu sprechen, wenn der Insulintagesbedarf an mehreren aufeinanderfolgenden Tagen 100 IE überschreitet. Diese Definition kann nicht für Kinder gelten. Nach Guthrie et al. liegt bei diabetischen Kindern eine Insulinresistenz bereits vor, wenn tgl. mehr als 2,5 IE/kg KG injiziert werden müssen [47]. Murthy et al. [76] fahndeten 1969 in der Literatur nach Fällen von Insulinresistenz im Kindesalter. Sie entdeckten nur 16 veröffentlichte Kasuistiken und vermuteten, daß unter etwa 5000 diabetischen Kindern 1 Fall von Insulinresistenz auftreten müßte.

Lipodystrophien

Immer wieder müssen Eltern und Patienten darauf hingewiesen werden, daß die Insulininjektionsstellen gewechselt werden müssen. Der Abstand der Injektionen voneinander sollte mindestens 1,5–2,0 cm betragen. Häufig beobachtet man, daß Kinder mit Vorliebe in einen eng begrenzten Bezirk von 1–2 cm^2 injizieren. Offenbar wird ein solcher Bezirk im Laufe der Zeit weniger schmerzempfindlich.

An Orten gehäufter Insulininjektionen können Veränderungen des subkutanen Fettgewebes auftreten, die als Lipodystrophien bezeichnet werden. Handelt es sich um Mehrbildungen des Fettgewebes, die als deutlich sichtbare Vorwölbungen imponieren, so werden sie *Lipome* oder *Lipohypertrophien* genannt. Bei Atrophien des Fettgewebes, die zu tiefen Mulden führen können, spricht man von *Lipoatrophien* (Abb. 18.15).

Die Therapie der Lipodystrophien besteht darin, daß auf andere Injektionsareale ausgewichen wird und die veränderten Stellen in Ruhe gelassen werden. Allerdings dauert es oft Monate, bis Lipome und Lipoatrophien vollständig verschwunden sind.

18.6.4 Hypoglykämie

Hypoglykämien sind die praktisch wichtigsten und häufigsten akuten Nebenwirkungen der Insulintherapie. Sie treten bei gut eingestellten Diabetikern fast täglich auf. Schwere Hypoglykämien, bei denen sich der Patient nicht mehr selbst helfen kann und auf fremde Hilfe angewiesen ist, sollten möglichst vermieden werden. Eine niedrige Inzidenz schwerer Hypoglykämien stellt daher ein Qualitätsmerkmal für eine gute Diabetestherapie dar.

Klassifikation

Für die Praxis der Diagnostik und Behandlung der therapiebedingten Hypoglykämie ist die Klassifikation der Hypoglykämien wichtig.

Cryer et al. unterscheiden 3 Arten von Hypoglykämien [21]:

- asymptomatische, biochemische Hypoglykämie (Blutglucose < 50 mg/dl),
- milde bis mittelgradige symptomatische Hypoglykämie,
- schwere Hypoglykämie.

Die asymptomatische Form kann nur mit Hilfe einer Blutglucosebestimmung diagnostiziert werden. Die milde bis mittelgradige symptomatische Hypoglykämie kann der Patient erkennen und selbst behandeln. Bei der schweren Hypoglykämie kann sich der Patient nicht mehr selbst helfen, sondern ist auf fremde Hilfe angewiesen.

Klinik

Patienten mit Typ-I-Diabetes beschreiben eine Vielzahl subjektiver Symptome bei Auftreten einer Hypoglykämie. In Tabelle 18.9 sind mehrere individuelle Hypoglykämiesymptome zusammengestellt. Hepburn et al. haben die Häufigkeit dieser Symptome in 8 Patientenkollektiven ermittelt [50].

Darüber hinaus werden von Kindern und Jugendlichen häufig folgende Symptome angegeben: innere Unruhe, feuchte, kalte, blasse Haut, Leibschmerzen,

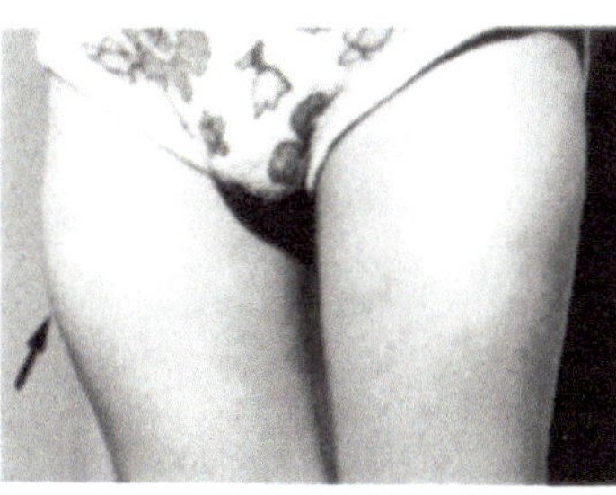

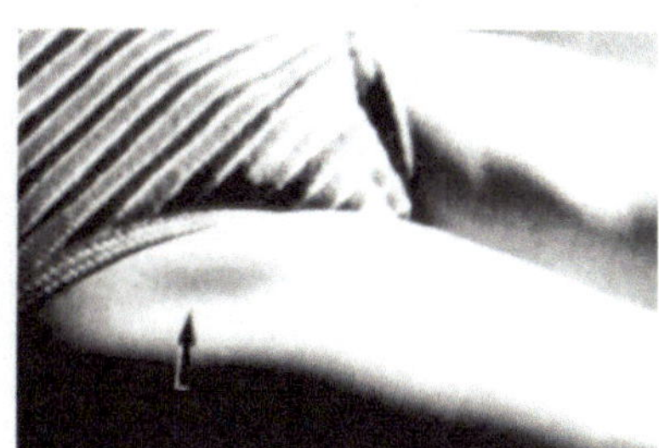

Abb 18.15. Lokale Nebenwirkungen der Insulininjektion (Lipodystrophie), *links* Lipom (Lipohypertrophie), *rechts* Lipoatrophie. (Aus Hürter 1997 [53])

Tabelle 18.9. Häufigkeit individueller Hypoglykämiesymptome. (Nach Hepburn et al. 1993 [53])

	[%]
Schwitzen	47–84
Zittrigkeit	32–78
Mattigkeit	28–71
Sehstörungen	24–60
Hungergefühl	39–49
Herzklopfen	8–62
Sprachstörung	7–41
Periorale Anästhesie	10–39
Schwindel	11–41
Kopfschmerzen	24–36
Ängstlichkeit	10–44
Übelkeit	5–20
Konzentrationsstörung	31–75
Müdigkeit	38–46
Schläfrigkeit	16–33
Konfusion	13–53

Flimmern vor den Augen, Doppeltsehen. Die Patienten verhalten sich aggressiv, „lassen sich gehen" oder „spielen den Clown". Die Reaktionsfähigkeit kann vermindert sein.

Bei schwerer Hypoglykämie tritt zunächst Bewußtseinstrübung auf; die Patienten taumeln, irren herum, können stürzen, sich verletzten. Sie sind nicht mehr in der Lage, einen „klaren Gedanken zu fassen". Sie können sich nicht mehr helfen, keinen Blutglucosetest durchführen, keine Nahrung zu sich nehmen. Sie werden bewußtlos, Krämpfe können auftreten (fokale oder generalisierte zerebrale Anfälle).

Einteilung und Zuordnung der Hypoglykämiesymptome

Es ist heute üblich, die Hypoglykämiesymptome in 2 Gruppen einzuteilen, in

- neuroglykopenische und
- neurogene oder autonome Symptome.

Neuroglykopenische Symptome sind Folge des Glucosemangels im Gehirn. Veränderungen der Wahrnehmung und des Verhaltens treten auf (z. B. Bewußtlosigkeit, Krämpfe). Neurogene oder autonome Symptome sind Folge pathophysiologischer Veränderungen des autonomen Nervensystems (Nebennierenmark, sympathisches und parasympathisches Nervensystem).

In der folgenden Übersicht sind die wichtigsten neurogenen und neuroglykopenischen Symptome einander gegenübergestellt [21].

Hypoglykämiewahrnehmung

Auch die Hypoglykämiewahrnehmung ist bei Patienten mit Typ-I-Diabetes gestört. Die neurogenen bzw. autonomen Symptome, die wichtige Warnsymptome darstellen und den Patienten vor schweren Hypoglykämien schützen, treten beim Diabetiker bei sehr unterschiedlichen Blutglucoseschwellenwerten auf.

Nachfolgend sind die wichtigsten Faktoren zusammengestellt, die die Wahrnehmbarkeit autonomer Hypoglykämiesymptome beeinflussen:

- Qualität der Stoffwechseleinstellung,
- Blutglucoseausgangswert,
- Schnelligkeit des Blutglucoseabfalls,
- Häufigkeit aufeinanderfolgender Hypoglykämien,
- Diabetesdauer.

Ursachen der Hypoglykämie

Die 3 wichtigsten Ursachen einer Hypoglykämie sind:

- verstärkte Insulinwirkung,
- vermindertes Kohlenhydratangebot,
- intensive körperliche Anstrengungen.

Die wichtigste und häufigste Ursache für die Entwicklung einer schweren Hypoglykämie bei Patienten mit Typ-I-Diabetes ist die therapiebedingte Hyperinsulinämie. Verminderte Nahrungszufuhr und verstärkte körperliche Aktivität spielen eine nachgeordnete Rolle.

Die wichtigsten neurogenen und neuroglykopenischen Symptome

- Neurogene Symptome:
  - zittrig,
  - schwankend,
  - tachykard,
  - nervös,
  - ängstlich,
  - schwitzend,
  - hungrig,
  - unruhig (niedriger Blutzucker und Hypoglykämie werden wahrgenommen).
- Neuroglykopenische Symptome:
  - konfus,
  - müde,
  - schläfrig,
  - matt,
  - unkoordiniert,
  - sich warm fühlend,
  - verhaltensauffällig,
  - Schwierigkeiten beim Sprechen,
  - Schwierigkeit beim Denken,
  - Bewußtlosigkeit, Krämpfe, Tod.

Therapie

Therapie bei Auftreten neurogener Symptome

Um zu verhindern, daß sich eine schwere Hypoglykämie entwickelt, muß der Patient sofort nach Einsetzen hypoglykämischer Symptome mehrere Stücke Traubenzucker (Dextro-Energen), mehrere Löffel Traubenzucker (Dextropur) oder Tee bzw. andere Flüssigkeiten mit Traubenzucker zu sich nehmen. Weniger gut geeignet sind Obst (Banane, Apfelsine, Weintrauben) und Obstsäfte (Apfelsaft, Traubensaft).

Therapie bei Auftreten neuroglykopenischer Symptome

Bei Bewußtseinstrübung, Bewußtseinsverlust oder Krämpfen, d. h. bei schwerer Hypoglykämie, kann sich der Patient nicht mehr selbst helfen. So schnell wie möglich muß 1 mg Glukagon i.m. injiziert werden. Die Injektion muß evtl. nach 5 oder 10 min wiederholt werden. Wichtig ist, daß nach Einsetzen der Glukagonwirkung kohlenhydrathaltige Nahrungsmittel gegessen werden, um das erneute Auftreten einer schweren Hypoglykämie zu verhindern.

Die wichtigsten Maßnahmen zur Behandlung der leichten bis mittelgradigen symptomatischen Hypoglykämie und der schweren Hypoglykämie

- Bei neurogenen bzw. autonomen Symptomen:
  - orale Gabe von Glucose (Traubenzucker) in Form von Täfelchen, Pulver oder aufgelöst in Flüssigkeit,
  - orale Gabe von kohlenhydrathaltigen Nahrungsmitteln mit hohem glykämischem Index, wie z. B. Coca Cola.
- Bei neuroglykopenischen Symptomen:
  - i.m.-Gabe von 1 mg Glukagon, evtl. Wiederholung der Glukagoninjektion nach 5 oder 10 min,
  - i. v.-Gabe von Glucoselösung: mindestens 1 ml 40- oder 50 %ige Glucoselösung/kg KG.

Jeder Typ-I-Diabetiker muß einen Ausweis bei sich tragen, der Informationen über seinen Namen, seine Anschrift, seine Erkrankung, den behandelnden Arzt und die Klinik enthält, in der er behandelt und betreut wird.

Hypoglykämiehäufigkeit

Die wichtigsten Ursachen für die unterschiedlichen Angaben der Hypoglykämiehäufigkeit sind nach Cryer et al. [21]:

- die unterschiedliche Definition der schweren Hypoglykämie,
- die Schwierigkeit, schwere Hypoglykämien vollständig zu erfassen,
- die erheblichen Unterschiede in der Qualität der Insulinbehandlung und Stoffwechselselbstkontrolle.

Definition der schweren Hypoglykämie

Verschiedene Definitionen sind für die schwere Hypoglykämie vorgeschlagen worden:

- Episoden, die Fremdhilfe erfordern,
- Episoden, die die Injektion von Glukagon (i.m.) und/oder Glucose (i. v.) notwendig machen,
- Episoden, die mit Bewußtlosigkeit und/oder Krämpfen einhergehen.

Die „Fremdhilfedefinition" ist v. a. bei Kindern ungeeignet. Hypoglykämiesymptome werden von Kleinkindern sehr unsicher wahrgenommen und angegeben. Sie werden auch von Schulkindern oft unterschiedlich eingeschätzt, nicht selten vorgetäuscht. Diese Definition kann, wenn sie unkritisch angewendet wird, zu sehr hohen Inzidenzraten führen und macht die Vergleichbarkeit der Ergebnisse aus verschiedenen Studien problematisch.

Auch die Definition „parenterale Gabe von Glukagon" ist unsicher, da die Eltern aus Furcht vor schweren Hypoglykämien dieses Hormon nicht selten ohne Notwendigkeit einsetzen.

Am sichersten kann die Inzidenz schwerer Hypoglykämien mit Hilfe der „Coma- bzw. Anfallsdefinition" ermittelt werden. Auch anamnestisch erinnern sich Eltern und Kinder am genauesten an hypoglykämische Episoden, die mit Bewußtlosigkeit und/oder Krämpfen einhergingen.

Wir werteten 2704 protokollierte Patientenjahre von 432 Kindern und Jugendlichen unserer Diabetesambulanz anamnestisch aus und fanden keine signifikanten Unterschiede zwischen konventioneller und intensivierter Insulintherapie bei der Inzidenz schwerer Hypoglykämien [95]. Abb. 18.16 zeigt, daß die Häufigkeit schwerer Hypoglykämien in der Gesamtpopulation 13,2 Episoden/100 Patientenjahre beträgt.

Etwa 2 Drittel der schweren Hypoglykämien gingen mit Bewußtlosigkeit einher, die Hälfte mit Krampfanfällen, bei nur 1 Drittel wurde eine stationäre Krankenhausaufnahme notwendig. Bei 57,4 % der 432 Patienten trat nie eine schwere Hypoglykämie auf. Der HbA1c-Median dieser Gruppe war signifikant niedriger als der der Patienten mit mehr als 2 Episoden.

In den Jahren 1994 und 1995 haben wir die anamnestisch erhobenen Inzidenzdaten durch Daten überprüft, die aktuell bei den ambulant von uns betreuten Patienten ermittelt wurden. Es zeigte sich, daß die „Fremdhilfedefinition" für anamnestische

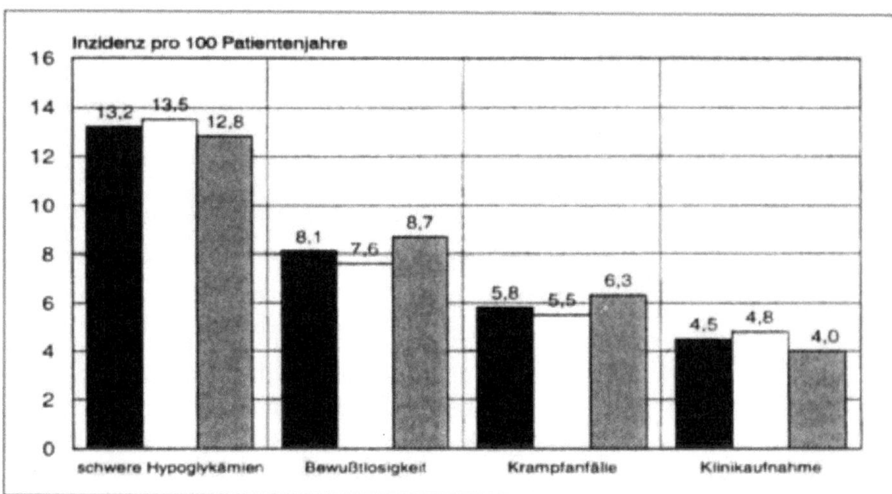

Abb. 18.16. Inzidenz schwerer Hypoglykämien (432 Patienten, 2704 protokollierte Patientenjahre; Kinderkrankenhaus auf der Bult, Hannover); *schwarz* gesamt; *weiß* Patienten mit konventioneller Insulintherapie; *schraffiert* Patienten mit intensivierter Insulintherapie. (Aus Hürter 1997 [53])

Erhebungen ungenaue Daten ergibt. Die Inzidenz schwerer Hypoglykämien mit Fremdhilfe lag daher 1994 und 1995 deutlich höher. Sie betrug 19,1 bzw. 17,2 Episoden/100 Patientenjahre gegenüber 13,2 Episoden/100 Patientenjahre bei der anamnestischen Studie. Fast identische Werte wurden dagegen für schwere Hypoglykämien mit Bewußtlosigkeit erhoben (8,2 bzw. 7,7 gegenüber 8,1/100 Patientenjahre).

Kinder und Jugendliche mit Typ-I-Diabetes müssen nur noch selten wegen einer schweren Hypoglykämie stationär aufgenommen werden. Eltern und andere Bezugspersonen (Lehrer, Erzieher in Kindergärten etc.) sind offenbar inzwischen so gut informiert und geschult, daß sie selbst eine schwere Hypoglykämie behandeln können.

18.6.5 Insulintherapie und Ernährung

Die Ernährung diabetischer Kinder und Jugendlicher folgt den Grundsätzen der Ernährung stoffwechselgesunder Kinder und Jugendlicher. Der Bedarf an Kalorien, Kohlenhydraten, Fett, Eiweiß, Vitaminen, Mineralsalzen und Flüssigkeit ist bei Diabetikern denselben individuellen und interindividuellen Schwankungen unterworfen wie bei stoffwechselgesunden Kindern und Jugendlichen. Die wichtigsten Faktoren, die diesen Bedarf bestimmen, sind das Alter, die Körpergröße, das Körpergewicht und das Geschlecht, aber auch die von Tag zu Tag und Stunde zu Stunde wechselnde Lebensweise mit unterschiedlichster körperlicher, geistiger und seelischer Aktivität. Der ständige Wechsel des Nahrungsbedarfs und der damit verbundenen Nahrungszufuhr ist das wichtigste Charakteristikum der Ernährung von Kindern und Jugendlichen.

Die konventionelle Übergangstherapie mit 1 oder 2 Insulininjektionen tgl. erlaubt kaum Schwankungen der täglichen Nahrungszufuhr. Häufige, genau berechnete Mahlzeiten müssen befolgt werden, um die Nahrungszufuhr an die vorgegebene Insulinwirkung anzupassen.

Bei der intensivierten Insulintherapie mit differenzierter Basal- und Prandialinsulinsubstitution können die Patienten dagegen jederzeit frei entscheiden, wann und wieviel sie essen wollen.

Voraussetzung ist allerdings, daß sie in genauer Kenntnis der Zusammensetzung der Nahrungsmittel und ihrer Blutglucosewirksamkeit die adäquate Prandialinsulindosis ermitteln. Die Insulindosis wird an die frei geplante Nahrungszufuhr angepaßt.

Wichtige Hilfsmittel für die Ernährung bei konventioneller wie intensivierter Insulintherapie sind eine *Kohlenhydrataustauschtabelle* [94] und eine Tabelle mit Angaben zum *glykämischen Index der Lebensmittel* [15]. Bei der konventionellen Übergangstherapie werden die Tabellen für die Berechnung der vorgeschriebenen Mahlzeiten benötigt, bei der intensivierten Insulintherapie für die Abschätzung der Zusammensetzung und Glucosewirksamkeit der frei gewählten Nahrungsmittel.

Verteilung der Nahrungsmittel bei konventioneller Übergangstherapie

Bei der konventionellen Insulintherapie müssen genau berechnete Mahlzeiten eingenommen werden, um eine gute Stoffwechseleinstellung zu erreichen, denn die Nahrungsmittelmengen müssen dem Wirkungsprofil des Insulinpräparates angepaßt werden: die Nahrungszufuhr richtet sich nach der vorgegebenen Insulinwirkung.

Um ein Stoßangebot von Nährstoffen zu verhindern, die den Blutglucosespiegel über Gebühr ansteigen lassen, müssen die Nahrungsmittel auf möglichst viele kleine Mahlzeiten verteilt werden. Je häufiger Mahlzeiten eingenommen werden, desto leichter ist eine gute Stoffwechseleinstellung zu erzielen. Daher muß jeder Diabetiker, der nur 1- oder 2mal tgl. Insulin spritzt, sich an mindestens 6 Mahlzeiten gewöhnen: 1. Frühstück, 2. Frühstück, Mittagessen, Kaffeetrinken (Vesper), Abendessen, Spätmahlzeit.

Bei Kindern ist es sinnvoll, zwischen das 2. Frühstück und das Mittagessen eine weitere kleine Zwischenmahlzeit einzuschieben, evtl. auch zwischen das Kaffeetrinken und das Abendessen. Ein 3. Frühstück ist v. a. dann angezeigt, wenn die Schule lange dauert und die Kinder erst um 14 Uhr zu Hause sind.

An Sonn- und Feiertagen oder auch während der Ferien kann die Mahlzeitenfolge durchaus verändert werden, wenn die Familie länger ausschlafen will. Allerdings sollten die Insulininjektionen entsprechend verschoben werden. Der Abstand zwischen 1. und 2., 4. und 5. sowie 6. und 7. Mahlzeit sollte immer etwa 2 h betragen.

Die Verteilung der Nahrungsmittel auf die Mahlzeiten hängt von verschiedenen Faktoren ab. Wichtig sind die von Familie zu Familie, aber auch von Land zu Land wechselnden Eßgewohnheiten. So wird in Deutschland zu den 3 Hauptmahlzeiten (1. Frühstück, Mittag- und Abendessen) etwa gleich viel gegessen, während in den angloamerikanischen und skandinavischen Ländern die Hauptmahlzeit am Nachmittag eingenommen wird.

Ausschlaggebend für die Verteilung der Nahrungsmittel ist jedoch die Wirkungsweise des injizierten Insulins. Bei der konventionellen Insulintherapie ist das Wirkprofil bei den vorgefertigten Kombinationsinsulinen wie bei selbsthergestellten Mischungen vom Wirkspektrum des dominierenden Verzögerungsinsulins geprägt. Das bedeutet für die Morgeninjektion eine ausgeprägte Wirkung am späten Vormittag und um die Mittagszeit, eine nachlassende Wirkung am Nachmittag, für die Abendinjektion eine deutliche Wirkung am späten Abend und auch noch um Mitternacht, sowie ein Nachlassen der Wirkung während der 2. Nachthälfte. In Anpassung an dieses Grundschema muß v. a. die Verteilung der kohlenhydrathaltigen Nahrungsmittel festgelegt werden, da sie in erster Linie die Höhe des Blutglucosespiegels beeinflussen.

Auch hier müssen die Wirkungsspektren der Insulinpräparate berücksichtigt werden. Die von den Eltern oder Patienten selbst gemessenen Blutglucosetagesprofile geben die beste Auskunft. Sie zeigen, daß die verschiedenen Präparate zwar charakteristische Blutglucoseverläufe induzieren, jedoch trotzdem starke individuelle Schwankungen zulassen.

Man würde bei einem Kind, das 1mal tgl. ein Verzögerungsinsulin injiziert, 17 Kohlenhydrateinheiten nach dem Schema 2/3/3/4/1/3/1 verteilen, während ein Patient, der 2mal am Tag Kombinationsinsulin spritzt, die Verteilung 3/2/2/3/2/3/2 erproben könnte. Beim 2. Beispiel kommt es darauf an, ob ein Kombinationsinsulin mit geringem (z. B. 10 %) oder hohem Normalinsulinanteil (40 %) injiziert wird. Wieder anders sind die KE-Verteilungsmuster bei Kindern, die eine freie Mischung aus Normal- und Verzögerungsinsulin verwenden.

Die Überlegungen zeigen, wie kompliziert und schwierig es ist, die Nahrungszufuhr mit Hilfe vieler kleiner berechneter Mahlzeiten an die vorgegebene Verzögerungsinsulinwirkung anzupassen. Vor allem entspricht diese Ernährungsform in keiner Weise den Eßgewohnheiten, dem wechselnden Nahrungsbedarf und dem Lebensstil von Kindern und Jugendlichen.

Verteilung der Nahrungsmittel bei intensivierter Insulintherapie

Bei der intensivierten Insulintherapie wird die Insulinwirkung den zugeführten Nahrungsmittelmengen einer Mahlzeit angepaßt: die Insulindosis richtet sich nach der geplanten Nahrungszufuhr.

Mindestens 3mal tgl. wird eine bedarfsabhängige Dosis Normalinsulin injiziert. Die „Freiheit" des Diabetikers besteht darin, den Zeitpunkt und die Nahrungsmenge der Mahlzeiten freizügig bestimmen zu können. Die bei Stoffwechselgesunden üblichen Hauptmahlzeiten – in der Regel tgl. 3 – kommen zu ihrem Recht. Der Patient kann sich richtig satt essen. Es besteht kein Zwang zu vielen kleinen Zwischenmahlzeiten.

Die KE-Verteilung ist bei dieser Therapieform durch die Injektion von Prandialinsulin jeweils vor den 3 Hauptmahlzeiten geprägt. Viele Variationen sind möglich. 16 KE können z. B. nach dem Schema 4/1/1/5/4/1 verteilt werden. Der Patient kann aber auch 15, 21 oder 25 KE tgl. essen. Er muß nur entsprechend mehr oder weniger Prandialinsulin injizieren. Auf Zwischenmahlzeiten kann ganz verzichtet werden. Der Diabetiker ist frei in der Nahrungszufuhr. Er kann viel, wenig oder nichts essen, so wie er es will. Auch Süßigkeiten und Fast Food sind erlaubt, wenn sie unter dem Schutz des Insulins gegessen werden. Wesentlich ist die Abschätzung der Menge an verwertbaren Kohlenhydraten anhand einer Kohlenhydrataustauschtabelle und die Beurteilung der Blutglucosewirksamkeit mit Hilfe des glykämischen Index.

Die Blutglucosewirksamkeit kann der Patient auch selbst ermitteln, indem er die Blutglucoseanstiegsrate für verschiedene Nahrungsmittel (jeweils 1 KE) bestimmt.

Objektive und subjektive Parameter für die Beurteilung der Qualität und Quantität der Ernährung

Die Ernährung muß die Nahrungsmenge enthalten und die Nahrungszusammensetzung aufweisen, die den für das Wachstum und die Entwicklung sowie für die Erhaltung der Struktur und die Funktion der Organe notwendigen Bedarf an Baustoffen und Brennstoffen deckt.

Objektives Zeichen dafür, daß ein diabetisches Kind oder Jugendlicher richtig ernährt wird, ist eine normale Größen- und Gewichtszunahme und ein normaler Körpermasse-Index. Subjektive Zeichen sind die Angaben des Patienten, daß er satt wird und daß die Wünsche und Erwartungen, die er an die Nahrung stellt, befriedigt werden.

Die Größen- und Gewichtszunahme diabetischer Kinder und Jugendlicher kann mit Hilfe von Perzentilenkurven kontrolliert werden [82].

Der BMI („body mass index") ist definiert als Körpergewicht in Kilogramm dividiert durch das Quadrat der Körperlänge in Metern. Die Definition des BMI als abstrakte Verhältniszahl hat seine Anwendung in der täglichen Praxis erschwert.

Spezielle „Diabetikerlebensmittel"

Unter dem Etikett „Diabetikerlebensmittel" werden eine Fülle unnötiger, meist teurer Lebensmittel angeboten: Diabetikermehl, -nudeln, -reis, -backmehlmischungen, -Instant-Kakaopulver, -brot, -zwieback sowie Fertigmischungen für Diabetikerdesserts (Puddingpulver, Gelee, Fruchtmix, Creme) u. v. m..

Eltern müssen immer wieder darauf hingewiesen werden, daß die üblichen, in normalen Lebensmittelgeschäften erhältlichen Nahrungsmittel für die Ernährung ihrer Kinder am besten geeignet sind.

Nur nichtalkoholische Getränke, die mit Süßstoffen gesüßt sind (z. B. Deit, Diät-Fanta, Diät-Lift, Flori-Fit, Gerolsteiner-calorienarm, Schweppes Slimline, Cola light) können als spezielle Diabetikergetränke akzeptiert werden. Für alle anderen Lebensmittel gilt das Statement der Diabetes and Nutrition Study Group of the European Association for the Study of Diabetes aus dem Jahre 1995 [27]: „Es sind keine Gründe bekannt, die eine Ermunterung zu speziell hergestellten Diabetiker- oder Diätlebensmitteln rechtfertigen könnten. Energiefreie Süßstoffe können in Getränken nützlich sein. Fructose und andere kalorienhaltige Zuckeraustauschstoffe bringen Diabetikern keinen wesentlichen Vorteil gegenüber der Verwendung von Saccharose außer einer verminderten Kariesbildung. Viele Lebensmittel, die derzeit als ‚geeignet für Diabetiker' angepriesen werden, haben einen hohen Fett- und Energiegehalt und sind meistens teurer als übliche Produkte."

18.6.6 Stoffwechselselbstkontrolle

Die Methode der Wahl für die Stoffwechselselbstkontrolle bei diabetischen Kindern und Jugendlichen ist die Blutglucosebestimmung. Bei intensivierter Insulintherapie mit 4 Insulininjektionen tgl. sind mindestens 4 Blutglucosebestimmungen tgl. notwendig. Von den Blutglucosemessungen vor den 3 Hauptmahlzeiten hängt die Höhe der Prandialinsulindosis ab. Sie sind daher unverzichtbar. Da mit dieser Therapieform Aglukosurie angestrebt und häufig erreicht wird, sind Uringlucosemessungen obsolet.

Bei allen unklaren Stoffwechselsituationen müssen Extrabestimmungen durchgeführt werden. Das Stoffwechselkontrollsystem kann gelockert werden, wenn eine ausgesprochen stabile Stoffwechselsituation vorliegt.

Bei konventioneller Übergangstherapie während der Remissionsphase ist die Stoffwechselsituation häufig so stabil, daß einige Diabetologen und Eltern meinen, auf Blutglucosebestimmungen verzichten zu können. Uringlucosemessungen sollen während dieser Diabetesphase ausreichen. Wir meinen, daß sie sehr frühzeitig durch Blutglucosebestimmungen ergänzt werden sollten, akzeptieren jedoch das Nebeneinander von Urin- und Blutglucosemessung.

Für die Protokollierung der Befunde der Stoffwechselselbstkontrolle sind zahlreiche Protokollbögen entwickelt worden und in Gebrauch. In Abb. 18.17 sind die beiden von uns verwendeten Protokollbögen dargestellt.

Protokollbogen für die konventionelle Übergangstherapie

Vier Spalten sind für die Protokollierung der Insulindosis vorgesehen, jeweils 4 für die morgens, mittags, abends und spät vor dem Schlafengehen durchzuführenden Urin- und Blutglucoseuntersuchungen. In das rechte untere dreieckige Fähnchen wird das Ergebnis der Uringlucosebestimmung mit Diastix oder Diabur-Test 5000 eingetragen: entweder mit Zahlen (0, Spur, 1/2, 1, 2, 3, 5) oder aber mit Farben. Die Farbstifte

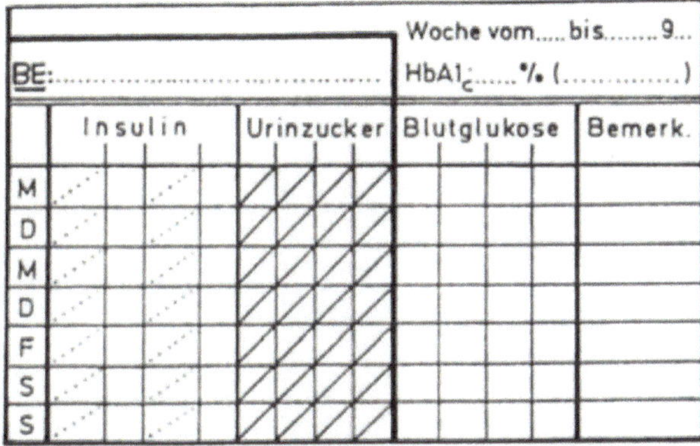

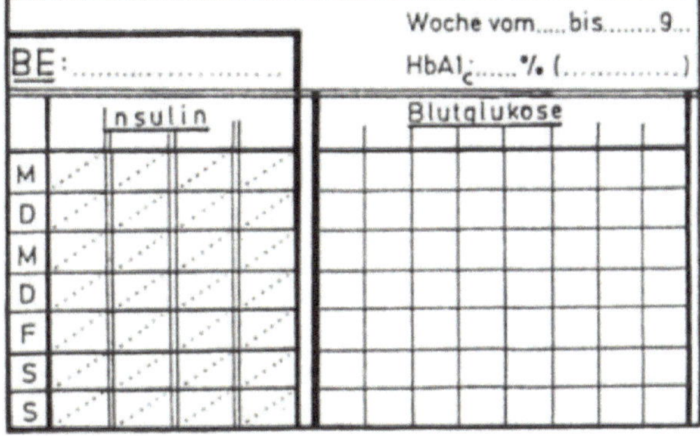

Abb. 18.17. Protokollbögen für die Eintragung von Stoffwechselselbstkontrollwerten; *oben* konventionelle Übergangstherapie, *unten* intensivierte Insulintherapie

werden von den Firmen Bayer oder Boehringer Mannheim zur Verfügung gestellt. Die Farbmethode hat den Vorteil großer Übersichtlichkeit und motiviert auch Kinder, die Tests selbst durchzuführen und die Ergebnisse einzutragen. Die linken oberen Dreiecke sind für die Eintragungen des Ergebnisses der Untersuchung auf Ketonkörper vorgesehen. In die Bemerkungsspalte können besondere Vorkommnisse, z. B. Hypoglykämien, eingetragen werden.

Protokollbogen für intensivierte Insulintherapie

Bei diesem Protokollbogen fehlen die Uringlucosespalten. Dafür sind für die Blutglucosewerte insgesamt 8 Spalten vorgegeben. In beiden Protokollbögen kann die Standard-KE-Verteilung eingetragen werden.

18.6.7 Metabolische Ergebnisse der Diabetestherapie

Die Konzentration der glykosylierten Minorkomponenten des Hämoglobins (HbA1 bzw. HbA1c) ist heute der wichtigste Parameter für die metabolische Qualitätskontrolle der Insulinbehandlung diabetischer Kinder und Jugendlicher.

Ergebnisse aus Diabeteszentren für Kinder und Jugendliche

Die in Tabelle 18.10 zusammengestellten Durchschnittswerte des Gesamt-HbA1 bei diabetischen Kindern und Jugendlichen zeigen exemplarische Versuche verschiedener pädiatrischer Diabeteszentren, die Behandlungsbemühungen mit Hilfe der seit etwa 1982 verfügbaren HbA1-Bestimmungsmethode zu objektivieren. Zur Identifikation therapiebeeinflussender Faktoren differenzieren die Autoren ihre Patienten nach folgenden Kriterien:

- Vor- und Nachpubertät (Christensen et al. 1983 [17]),
- Häufigkeit von Blutglucosekontrollen (Wing et al. 1985 [105]),
- intensivierte bzw. konventionelle Insulintherapie (Wolf et al. 1987 [111]),
- Intensität der Betreuung (Anderson et al. 1989 [6]),
- Höhe der mittleren Blutglucosewerte (Chase et al. 1989 [16]),
- Geschlecht (D'Antonio et al. 1989 [22]).

Signifikante Unterschiede, die auf eine isolierte Variable zurückzuführen sind, wurden selten nachgewiesen, da der Behandlungserfolg von einer Vielzahl von

Tabelle 18.10. HbA1-Werte (Mittelwerte) bei Kindern und Jugendlichen mit Typ-I-Diabetes (gemessen mit Mikrosäulenmethoden)

Autor	HbA1 [%]	Alter [Jahre]	*n*
Christensen et al.	11,6	0–11	40
1983	11,6	12–19	37
Wing et al.	11,5	13,7	54
1985	10,9	13,5	77
	11,2	12,4	53
Wolf et al.	10,8	15,4	125
1987	9,8	19,0	23
Anderson et al.	10,5	12,9	30
1989	10,1	14,4	30
	10,4	12,5	30
	11,0	14,0	30
Chase et al.	9,9	18,4	69
1989	11,7	17,8	79
	13,7	17,3	82
D'Antonio et al.	11,0	13,8	29
1989	11,5	14,9	32

Tabelle 18.11. HbA1c-Werte (Mittelwert bzw. Median) bei Kindern und Jugendlichen mit Typ-I-Diabetes (gemessen mit der HPLC-Biorad-Diamat-Methode)

Autor	$HbA1_c$ [%]	Alter [Jahre]	*n*
Goldenstein et al. 1980	10,0[a]	13,7	180
Joner et al. 1992	8,6[a]	18,1	249
Bougnères et al. 1993	9,3[a]	14,2	95
	9,8[a]	14,6	91
DCCT 1994	9,6[a]	15,0	92
	8,1[a]	24,0	39
	9,5[a]	15,0	103
	9,8[a]	24,0	44
Holl et al. 1995	7,3[b]	0–10	142
	7,8[b]	11–18	216
Eigene Befunde 1993	8,1[b]	14,7	473

[a] Mittelwert
[b] Median

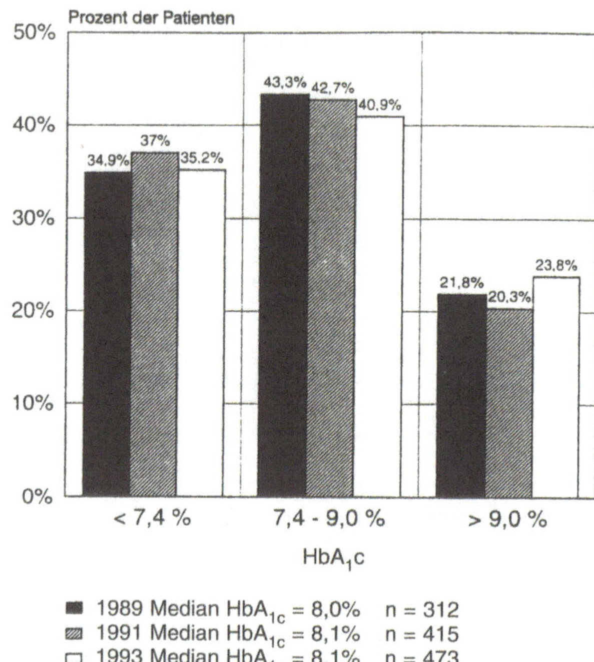

Abb. 18.18. Qualität der Stoffwechseleinstellung (Median der individuellen Mittelwerte des HbA1c der Jahre 1989, 1991 und 1993 im Kinderkrankenhaus auf der Bult, Hannover). Prozentualer Anteil der Gruppen mit guter (HbA1c < 7,4 %), befriedigender (HbA1c 7,4–9,0 %) und schlechter Stoffwechseleinstellung (HbA1c > 9,0 %). (Aus Hürter 1997 [53])

Faktoren abhängt (medizinische, psychologische, soziale und pädagogische Einflußgrößen).

Die durchschnittlichen HbA1-Werte liegen bemerkenswert nahe beieinander, meist zwischen der 3- bis 5fachen Standardabweichung der Mittelwerte von Stoffwechselgesunden. Nach dem SD-Score der European IDDM Policy Group [35] entsprechen die Durchschnittswerte einer befriedigenden Einstellungsqualität.

In Tabelle 18.11 sind die von verschiedenen Diabeteszentren publizierten Durchschnittswerte der mit der HPLC-Biorad-Diamat-Methode bei diabetischen Kindern und Jugendlichen gemessenen HbA1c-Werte zusammengestellt. Da die HbA1c-Werte bei Diabetikern nicht normal verteilt sind, werden einige der Durchschnittswerte in jüngeren Publikationen als Median angegeben [24, 61].

Eigene Ergebnisse

Wie schwierig bei diabetischen Kindern und Jugendlichen eine gute Stoffwechseleinstellung mit HbA1c-Werten unterhalb der 3fachen Standardabweichung des Mittelwertes von Stoffwechselgesunden zu erzielen ist, beweist die differenzierte Analyse unserer eigenen Ergebnisse [57]. Die Mediane der individuellen Mittelwerte des HbA1c lagen bei unseren Patienten in den Jahren 1989, 1991 und 1993 bei 8,0 % bzw. 8,1 %.

Abbildung 18.18 zeigt, daß 35–37 % der Patienten eine gute Stoffwechseleinstellung mit HbA1c-Werten unter 7,4 % aufwiesen, 41–43 % eine befriedigende mit HbA1c-Werten zwischen 7,4 und 9,0 %, 20–24 % dagegen eine schlechte mit HbA1c-Werten über 9,0 %.

Die metabolischen Ergebnisse der Insulintherapie zeigen, daß etwa 1 Drittel unserer Patienten die für die Vermeidung von mikrovaskulären Komplikationen notwendigen Therapieziele (HbA1c-Werte unter 7,4 %) erreicht. Die Hälfte der Patienten ist befriedigend eingestellt. Bei etwa 20 % der Patienten ist aufgrund der HbA1c-Werte über 9 % mit der Entwicklung diabetischer Gefäßerkrankungen zu rechnen.

Die am schwierigsten zu behandelnde Altersgruppe ist die der Jugendlichen. Bei den Jugendlichen mit Typ-I-Diabetes wird die Diskrepanz zwischen Anspruch und Wirklichkeit am deutlichsten. Einerseits steht mit der intensivierten Insulintherapie eine Behandlungsmethode zur Verfügung, mit der der Glucosestoffwechsel weitgehend normalisiert werden kann, andererseits weist diese Patientengruppe exemplarisch eine Vielzahl der somatischen, pädagogischen und psychosozialen Probleme und Konflikte auf, die eine erfolgreiche Realisierung der Therapie erschweren können. Bessere Behandlungsergebnisse als bisher erfordern eine noch intensivere ambulante Behandlung mit mehr Schulung und psychosozialer Betreuung der diabetischen Kinder und Jugendlichen sowie ihrer Eltern. Die Arbeit des Diabetesteams sollte sich besonders auf die Patienten mit schlechter Stoffwechseleinstellung konzentrieren. Die bisher vorliegenden Ergebnisse der Therapie des Typ-I-Diabetes bei Kindern und Jugendlichen zeigen, daß wir noch weit von der Erfüllung des optimistischen Wunschtraums entfernt sind, den Dahl-Jørgensen et al. so formulieren: „We may then see no more severe diabetic complications by the year 2005!" [23].

18.7 Rehabilitation diabetischer Kinder und Jugendlicher

Der Typ-I-Diabetes ist eine lebenslange chronische Erkrankung, die zwar nicht geheilt, aber durch eine sorgfältige ambulante Langzeitbehandlung so gut kontrolliert werden kann, daß die Patienten fast ohne Klinikaufenthalte ein relativ freies Leben führen können.

Die durch die Trias Insulinsubstitution, Ernährung und Stoffwechselselbstkontrolle geprägte Diabetestherapie bestimmt das tägliche Leben der Patienten und ihrer Familien. Daraus erwachsen zahlreiche Probleme, die ohne fremde Hilfe häufig nicht gelöst werden können. Das bisher dargestellte System der metabolischen Langzeitbehandlung muß daher durch ein Rehabilitationssystem ergänzt werden, dessen Aufgabe darin besteht, diabetischen Kindern und Jugendlichen ein aktives, freies und glückliches, möglichst wenig durch den Diabetes eingeengtes Familien-, Schul-, Berufs- und Sozialleben zu ermöglichen.

Die medizinische, soziale, pädagogische und psychologische Betreuung diabetischer Kinder und Jugendlicher hat das Ziel, diese möglichst konfliktfrei und ohne Schaden in unsere leistungs- und konsumorientierte Gesellschaft zu integrieren. Das erfordert sehr viel mehr organisierte und institutionalisierte Versorgungskapazität, als bisher angeboten werden kann.

18.7.1 Medizinische Behandlung

Es besteht allgemeiner Konsens, daß Kinder und Jugendliche nach der Manifestation ihres Diabetes einer stationären Erstbehandlung bedürfen. Die Indikationen für stationäre Aufnahmen nach der Manifestation können 2 Gruppen zugeordnet werden:

- Ungeplante Aufnahmen wegen akuter medizinisch und/oder psychosozial bedingter Krisen,
- geplante Aufnahmen zur Kontrolle und Verbesserung der Stoffwechseleinstellung (z. B. Umstellung von konventioneller auf intensivierte Insulintherapie). Die Aufenthalte sollten mit einer strukturierten Diabetesschulung verbunden sein.

Die medizinische Langzeitbetreuung von Kindern und Jugendlichen mit Typ-I-Diabetes sollte ambulant erfolgen.

Vorstellungen in der Diabetesambulanz

Im Mittelpunkt der Vorstellung in der Diabetesambulanz steht das Gespräch zwischen dem Patienten, seinen Eltern und dem Arzt. Kinder bis zum 12.–14. Lebensjahr kommen gemeinsam mit ihren Eltern in die Sprechstunde, meist mit der Mutter. Es gehört zur Kunst des Arztes, die Kinder in das Gespräch miteinzubeziehen. Häufig dominieren die Mütter. Sie fühlen sich für die Behandlung des Diabetes zuständig und verantwortlich; sie suchen im intensiven Dialog mit dem Arzt Rat und Hilfe. Dabei kommen die Kinder oft zu kurz. Väter sind bedauerlicherweise häufig nicht mit in das Diabetessystem einbezogen. Sehr zu begrüßen ist es, wenn auch die Geschwister des diabetischen Kindes mit in die Ambulanz kommen, oder auch der „beste Freund" bzw. die „beste Freundin".

Während der Zeit der Individuation zwischen dem 12. und 15. Lebensjahr wird die Anwesenheit eines/einer Freundes/in oft als hilfreich empfunden, wenn die jungen Patienten lernen müssen, den Dialog mit dem Arzt allein ohne Muter oder Vater zu führen.

Der Lösungsprozeß von den Eltern sollte vom Arzt behutsam gefördert werden, ohne die Eltern zu kränken. Diabetische Jugendliche wollen und können, wenn sie das 15. oder 16. Lebensjahr erreicht haben, für ihren Diabetes allein verantwortlich sein. Sie möchten die Ambulanzgespräche ohne ihre Eltern führen.

Erörterung der aktuellen Stoffwechselsituation

In der Sprechstunde wird der Verlauf der Stoffwechseleinstellung seit dem vorausgegangenen Besuch eingehend diskutiert. Die Ergebnisse der Stoffwechselselbstkontrolle der letzten 4–6 Wochen, die selbständigen therapeutischen Entscheidungen, ihre Folgen für die Stoffwechseleinstellung und besondere Stoffwechselereignisse (z. B. Hypoglykämien) werden retrospektiv erörtert. Grundlage der Stoffwechseleinstellung sind die protokollierten Aufzeichnungen der Ergebnisse der Stoffwechselselbstkontrolle und der Therapie.

Erörterung der aktuellen Lebenssituation in der Familie

Diabetische Kinder und Jugendliche sind mehr als ihre stoffwechselgesunden Altersgenossen auf die Hilfe und Fürsorge ihrer Eltern angewiesen. Sie sind in besonderem Maße an ihre Familie fixiert, in der sie Rückhalt, Verständnis, Geborgenheit und Sicherheit finden. Eine intakte Familienstruktur ist daher die beste Gewähr und wichtigste Voraussetzung für eine erfolgreiche Diabetesbehandlung.

Die Erörterung der aktuellen Lebenssituation ist neben der Diskussion der Stoffwechseleinstellung ein weiterer wichtiger Bestandteil des Gesprächs zwischen dem diabetischen Kind, seinen Eltern und dem Arzt.

Jede Altersstufe, in der sich ein diabetisches Kind befindet, ist mit charakteristischen Problemen belastet. Sie werden am ehesten gemeistert, wenn sie von allen Mitgliedern eines intakten Familienverbandes bearbeitet werden. Immer wieder fühlen sich Mütter bei der Betreuung und Behandlung ihres diabetischen Kindes von ihren Ehemännern alleingelassen. Die Mütter müssen sich nicht nur um das diabetische Kind kümmern, sondern auch um die Geschwister, die sich ebenfalls oft alleingelassen und vernachlässigt fühlen. Besonders schwierig ist die Betreuungs- und Behandlungssituation bei diabetischen Kindern von alleinerziehenden Müttern oder Vätern. Sie sind fast immer, v. a. wenn sie berufstätig sein müssen, überfordert und in hohem Maße hilfsbedürftig.

Soziale Betreuung

Da diabetische Kinder und Jugendliche in ihrer Lebensweise möglichst wenig durch die notwendigen therapeutischen und diagnostischen Maßnahmen eingeschränkt werden sollten, muß immer wieder geprüft werden, wie die Patienten in das Familien-, Kindergarten-, Schul-, Sozial- und Berufsleben integriert sind. Mit den Familien müssen die von staatlichen und privaten Organisationen angebotenen Hilfen kritisch abwägend erörtert werden.

Kindergarten

Keinerlei Bedenken bestehen, ein diabetisches Kind im Vorschulalter in den Kindergarten zu schicken. Wichtig ist, daß die Kindergärtnerin von den Eltern eingehend über den Diabetes informiert wird.

Schule

Diabetische Kinder sollten stets, wie alle anderen Kinder auch, eine ihrer individuellen Begabung entsprechende Schulausbildung erhalten.

Die Schule ist oft weit vom Elternhaus entfernt. Lange Wege müssen zu Fuß, mit dem Fahrrad oder mit öffentlichen Verkehrsmitteln zurückgelegt werden. Die Kinder sollten wissen, daß Hypoglykämien v. a. auf dem Heimweg auftreten können. An anderer Stelle wurde bereits darauf hingewiesen, daß bei sehr langdauerndem Schulunterricht die Einführung eines 3. Frühstücks sinnvoll ist, da die Mittagsmahlzeit häufig erst um 14 Uhr oder noch später eingenommen werden kann.

Die intellektuelle Leistungsfähigkeit von diabetischen Kindern und Jugendlichen unterscheidet sich nicht von der stoffwechselgesunder Gleichaltriger. Sie sind den schulischen Anforderungen ebenso gewachsen wie andere in ihrem Alter. Verschiedene Studien weisen auf eine verstärkte Leistungsorientierung und Leistungsbereitschaft bei Jugendlichen mit Diabetes und ihren Familien hin [10]. Obwohl keine repräsentativen Daten für die Bundesrepublik vorliegen, wird in Patientenstatistiken von Kinderkliniken wiederholt die Beobachtung gemacht, daß ein überdurchschnittlich hoher Prozentsatz von Jugendlichen mit Diabetes die Hochschulreife oder einen entsprechend qualifizierten Schulabschluß anstrebt.

Berufsausbildung

Grundsätzlich steht diabetischen Jugendlichen jeder Beruf offen. Die Berufswahl sollte daher in erster Linie durch Interessen, Begabung, Leistungsfähigkeit und Schulbildung bestimmt werden. Allerdings gibt es Berufe, die für Diabetiker besonders gut geeignet sind, und solche, die nur dann möglich sind, wenn große Kompetenzen bei der Realisierung einer intensivierten Insulintherapie vorliegen. Dazu gehören Berufe mit wechselnden Arbeitszeiten und unterschiedlichen körperlichen Belastungen. Dagegen muß von Berufen abgeraten werden, die eine Gefährdung des Diabetikers oder seiner Mitmenschen möglich machen. 1984 hat der „Ausschuß Soziales" der Deutschen Diabetes-Gesellschaft *„Empfehlungen zur Beratung über die Berufswahl und Berufsausübung von Diabetikern"* herausgebracht [79].

Wie in den meisten Ländern werden Diabetiker auch in der Bundesrepublik vom Wehrdienst und damit auch vom Ersatzdienst ausgeschlossen.

Bis auf Ausnahmen sollte der Diabetes daher heute nicht mehr als 1. Kriterium für die Berufswahl von Jugendlichen gelten. Es ist jedoch hier nochmals hervorzuheben, daß die Leistungsfähigkeit und berufliche Integration nur realisiert werden können, wenn Patienten umfassend und alltagsorientiert geschult sind und ihre Diabetestherapie fachgerecht und flexibel an die beruflichen Anforderungen anpassen können.

Mit dem Auftreten erster klinisch relevanter Folgeerkrankungen im frühen oder mittleren Erwachsenenalter ändert sich dieses optimistische Bild. Die Zahl der geeigneten Berufe schränkt sich ebenso deutlich ein wie die Perspektive, einen Arbeitsplatz zu finden und auszufüllen.

Führerschein

In unserer durch Mobilität gekennzeichneten Gesellschaft hat der Erwerb des Führerscheins und das Führen eines Kraftfahrzeuges für alle Jugendlichen und jungen Erwachsenen aus praktischen und psychologischen Gründen einen hohen Stellenwert. Für Jugendliche mit Diabetes können die krankheitsspezifischen Regelungen und Einschränkungen beim Erwerb der Fahrerlaubnis daher besonders kränkend sein. An den speziellen Regelungen wird für viele junge Diabetiker in krasser Weise ihr „Anderssein" deutlich.

Der gemeinsame Beirat für Verkehrsmedizin der Bundesministerien für Verkehr und Gesundheit hat ein Gutachten *„Krankheit und Kraftverkehr"* erstellt, das für die Beurteilung der Fähigkeit zum Erwerb des Führerscheins und zum Führen eines Kraftfahrzeugs herangezogen wird [39]. Danach kann die Fahrtauglichkeit des Diabetikers durch folgende Nebenwirkungen und Komplikationen beeinträchtigt werden: Retinopathie, Glaukom, Nephropathie, kardiale und zerebrale Angiopathie, Hypertonus, periphere Neuropathie, schwere akute Stoffwechselentgleisung, labile Stoffwechsellage, Hypoglykämie und Refraktionsanomalien.

Da bei Jugendlichen mit Typ-I-Diabetes nur bei Nichtbeachten der Diabetestherapie akute Komplikationen (Ketoazidose, Hypoglykämien) auftreten, steht dem Erwerb des Führerscheins der Kraftfahrzeugklassen I, III, IV und V nichts im Wege. Kraftfahrzeuge der Klasse II und Fahrzeuge zur Fahrgastbeförderung dürfen von insulinbehandelten Diabetikern nicht geführt werden. In extremen Einzelfällen wurde jedoch auch schon von dieser generellen Regel abgewichen.

Jugendliche mit Diabetes, die einen Führerschein erwerben wollen, sollten wissen, daß sie verpflichtet sind, auf einem entsprechenden Fragebogen ihre Erkrankung wahrheitsgemäß anzugeben. Daraufhin wird das zuständige Straßenverkehrsamt ein fachärztliches Gutachten anfordern. Die Fahrerlaubnis wird dabei v. a. von der Kooperationsbereitschaft der Diabetiker abhängig gemacht. Regelmäßige Stoffwechselkontrollen, eine gewissenhafte Langzeitbehandlung, die frühzeitige Diagnose und Behandlung von Hypoglykämien und die Beachtung der *„Ratschläge für insulinbehandelte Kraftfahrer"* [38] sind dabei von zentraler Bedeutung.

Soziale Hilfen

Diabetische Kinder und Jugendliche gehören einem Personenkreis an, der neben der ärztlichen, psychologischen und pädagogischen Betreuung und neben der Unterstützung bei der Berufsfindung und -ausbildung sowie der Sicherung des Arbeitsplatzes einen Anspruch auf Hilfe im sozialrechtlichen und steuerrechtlichen Sinne hat.

Die Gewährung entsprechender Hilfen setzt eine versorgungsärztliche Begutachtung voraus. Orientierungsdaten für die Begutachtung finden sich in den vom Bundesminister für Arbeit und Soziales 1983 herausgegebenen *„Anhaltspunkten für die ärztliche Gutachtertätigkeit im sozialen Entschädigungsrecht und nach dem Schwerbehindertengesetz"* [83]. Darin enthalten sind detaillierte Tabellen, die den sog. „Grad der Behinderung" (GdB) für verschiedene Krankheitsbilder verbindlich definieren. Der lange Zeit verwendete Begriff „Minderung der Erwerbsfähigkeit" (MdE) wurde dabei durch den Terminus „Grad der Behinderung" ersetzt, weil diese Einstufung unabhängig von berufsspezifischen Kriterien stattfindet. Die Anerkennung als Schwerbehinderter und die Ausstellung eines entsprechenden Ausweises setzt einen GdB von mindestens 50 voraus. Ein GdB unter 50 gilt als Behinderung, jedoch ohne den Schwerbehindertenstatus und die damit verbundenen Nachteilsausgleiche.

Für die Begutachtung des Diabetes bei Kindern und Jugendlichen gilt folgende Regelung: „Kinder mit Diabetes mellitus rechnen grundsätzlich und gehören stets zur Gruppe der mit Insulin schwer einstellbaren Diabetiker, bei denen ein Grad der Behinderung (GdB) von 40 bis 60 anerkannt wird. Organkomplikationen sind zusätzlich zu bewerten. ... Bei Diabetes mellitus ist Hilflosigkeit stets bis zur Vollendung des 16. Lebensjahres, bei fortbestehender unausgeglichener Stoffwechsellage bis zur Vollendung des 18. Lebensjahres anzunehmen (ständige Überwachung erforderlich wegen der Gefahr hypoglykämischer Schocks, zwecks strenger Einhaltung der Diät und zur Dosierung des Insulins sowie im Hinblick auf die notwendigen körperlichen Betätigungen)."

Mit dem Vorliegen eines Schwerbehindertenausweises (GdB mindestens 50) können verschiedene „Nachteilsausgleiche" verbunden sein. Sie betreffen v. a. das Lohn- bzw. Einkommenssteuergesetz, das Arbeitsrecht und u. U. das Bundessozialhilfegesetz.

Im Steuerrecht bedeutet das Vorliegen eines Schwerbehindertenausweises, daß Eltern eines betroffenen Kindes jährlich einen Pauschbetrag geltend machen können, dessen Höhe durch den Grad der Behinderung (GdB) definiert ist. Eine darüber erheblich hinausgehende steuerliche Hilfe ist bei Kindern und Jugendlichen mit dem Merkzeichen „H" verbunden, das für „Hilflosigkeit" in den Schwerbehindertenausweis eingetragen wird. Unabhängig vom Grad der Behinderung wird beim Vorliegen eines „H" ein steuerlicher Freibetrag von jährlich DM 7200,- anerkannt, der von den Eltern eines diabetischen Kindes in Anspruch genommen werden kann. Dies ist besonders bedenkenswert, weil Eltern hier finanzielle Hilfe erhalten, ohne dabei gleichzeitig den teilweise kritisch betrachteten Behindertenstatus für ihr Kind akzeptieren zu müssen. Zusätzlich können Steuerpflichtige, also die Eltern, die eine „hilflose Person" im eigenen Haus versorgen, entweder die tatsächlich entstandenen Kosten oder pauschal DM 1800,- steuerlich geltend machen (33b Abs. 6 EstG 1990). Die entsprechenden vom Versorgungsamt ausgestellten Unterlagen sind dem Finanzamt vorzulegen.

Als sog. 5. Säule der Sozialversicherung wurde die „Pflegeversicherung" eingeführt. Leider erhalten die meisten Eltern, die für ihre diabetischen Kinder Leistungen aus der Pflegeversicherung beantragen, den Bescheid, daß die Pflegeversicherung auf diabetische Kinder und Jugendliche nicht anwendbar ist. Die Begründung lautet, daß Pflegetätigkeiten im Sinne dieses Gesetzes auf die „klassischen Pflegetätigkeiten Körperpflege, Ernährung, Mobilität" beschränkt sind. Trotzdem sollten Eltern diabetischer Kinder versuchen, den Anspruch auf eine Leistung aus der Pflegeversicherung durchzusetzen (Pflegestufe II).

Der Medizinische Dienst der Krankenkassen (MDK) entscheidet, ob dem Antrag stattgegeben wird. Folgende Hinweise können dazu beitragen, die Entscheidung des MDK günstig zu beeinflussen:

- Vorlage einer Bescheinigung des behandelnden Arztes mit der Diagnose und den lebenslang notwendigen, wichtigsten therapeutischen und diagnostischen Maßnahmen (z. B. tgl. 4 Insulininjektionen, tgl. 4–6 Blutglucosebestimmungen etc.);
- Vorlage der Bescheinigung des Versorgungsamtes (wichtig Eintrag: H = Hilflosigkeit);
- Erstellen einer Liste mit den notwendigen Hilfeleistungen (nicht nur für die Pflege, sondern auch für medizinisch notwendige Behandlungen);
- Nachweis der Einschränkung oder Aufgabe der Berufsausübung;
- Darstellung der mit der notwendigen Stoffwechselselbstkontrolle verbundenen Aufgaben (auch Motivation und Schulung des Kindes);
- Hinweis auf Mehrkosten für die Krankenkassen bei mangelnder Pflege und präventiver Betreuung (Krankenhausaufenthalte, Folgeerkrankungen).

Diabetische Kinder und Jugendliche sowie ihre Eltern haben grundsätzlich Anspruch auf soziale Hilfen im sozialrechtlichen und steuerrechtlichen Sinne. Voraussetzung für die Eintragung eines Steuerfreibetrages ist eine Bescheinigung des Versorgungsamtes (GdB 30 v. H. und Hilflosigkeit bzw. GdB 50 v. H.). Weitere Hilfen sind nach Bestimmungen des Bundessozialhilfegesetzes möglich. Unsicherheit herrscht noch bei der Pflegeversicherung. Eltern sollten ermutigt werden, Ansprüche auch mit Hilfe der Judikative zu erstreiten.

18.7.2 Diabetesschulung

Die Diabetesschulung stellt einen unverzichtbaren Bestandteil der Diabetestherapie insgesamt und einen Schwerpunkt der psychosozialen Langzeitbetreuung von Kindern, Jugendlichen und ihren Eltern dar. In nationalen und internationalen Statements zur Qualitätssicherung in der Diabetologie wird dem durch Forderungen nach wiederholten intensiven Schulungen zur Förderung einer eigenverantwortlichen Therapie Rechnung getragen [3, 4, 35, 43, 54].

Gliederung der Diabetesschulung in der Pädiatrie

Ebenso wie die somatisch orientierte Behandlung des Diabetes lebenslang immer wieder überdacht und angepaßt werden muß, ist auch die Diabetesschulung ein dynamischer Prozeß. Dies gilt insbesondere für die Schulung in der Pädiatrie, die dem Wandel der Lebensumstände, Bedürfnisse und Fähigkeiten heranwachsender Kinder und Jugendlicher sowie ihrer Eltern Rechnung tragen muß [5]. Das Spektrum der Schulungsangebote wird zum einen durch die *Diabetesdauer* bestimmt, zum anderen durch den *Entwicklungsstand* und die Selbständigkeit des jeweiligen Kindes oder Jugendlichen mit Diabetes (Abb. 18.19).

Dem *Initialgespräch* als 1. Schulungsschritt nach der Manifestation, in dem wesentliche Weichen für den zukünftigen Umgang einer Familie mit der Stoffwechselstörung gestellt werden, folgt eine umfassende *stationäre Erstschulung* [26, 41]. Daran schließt sich nach der Entlassung aus der Klinik eine kontinuierliche ambulante Langzeitbetreuung an, in die eine individuelle, an aktuellen Fragen orientierte Schulung integriert ist. Da die Beratungszeit dabei in der Regel begrenzt ist, stellen mehrtägige strukturierte *Schulungsangebote für fortgeschrittene Eltern, Jugendliche und Kinder* eine notwendige Ergänzung dar. Während dieser Gruppenschulungen werden Fertigkeiten zur

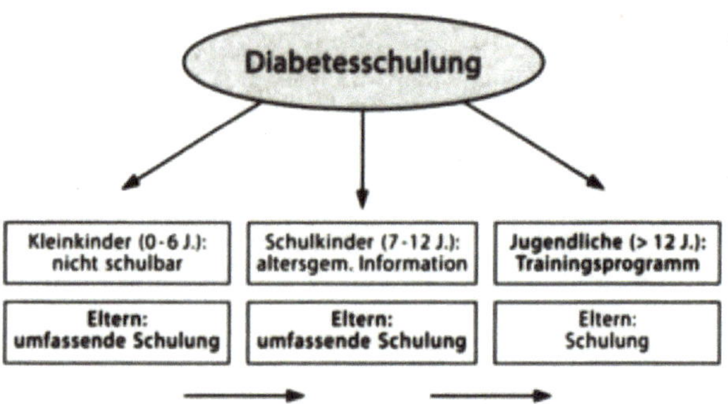

Abb. 18.19. Gliederung der Diabetesschulung im Überblick

Umsetzung der Therapie im täglichen Leben trainiert, neue Therapieprinzipien vorgestellt, Erfahrungen ausgetauscht, die Selbständigkeit und soziale Kompetenz von Kindern und Jugendlichen gefördert und Motivation aufgebaut [67, 91].

Initialgespräch

Der Diabetes eines Kindes trifft die Mehrheit der Familien völlig unvorbereitet. Sie erleben die Diagnose als außerordentliche seelische Belastung, die mit Angst, Trauer, Enttäuschung, depressiver Verstimmung oder großer Unsicherheit verbunden sein kann [60, 66]. Das Initialgespräch hat dementsprechend v. a. die Funktion, Gefühle der Familien aufzufangen und mit ihnen gemeinsam erste Perspektiven für die aktive Bewältigung der Erkrankung zu entwickeln. Wenn möglich, sollte das Gespräch noch am Tag der stationären Aufnahme stattfinden und das erkrankte Kind, seine Eltern, eine Diabetesberaterin oder Kinderkrankenschwester der Diabetesstation und den behandelnden Arzt als *kooperatives Team* zusammenführen. Die wichtigsten Inhalte des Initialgesprächs sind hier skizziert:

- Basisinformationen zum Diabetes
  - aktueller Gesundheitszustand des Kindes,
  - Aufklärung über die Chronizität,
  - Aufklärung über die lebenslang notwendige Insulinbehandlung,
  - Information über die Ursachen des Diabetes.
- Basisinformationen zur Prognose orientiert an individuellen Sorgen und Fragen
  - der Eltern (ggf. Geschwister, Ausbildung, Beruf, Kinder),
  - des Kindes (Sport, Ferien, Feiern, Schule).
- Perspektiven für die nächste Zukunft
  - Schulung während des stationären Aufenthaltes,
  - Betreuung nach der Entlassung.

Erstschulung nach Diabetesmanifestation

Während des 1. Klinikaufenthaltes ist es das Ziel der Schulung, Familien mit einem diabetischen Kind in die Lage zu versetzen, die Behandlung mit Insulinsubstitution, ausgewogener Ernährung und Stoffwechselkontrollen zu Hause eigenständig durchzuführen. Daneben sollten Eltern, Jugendliche und Kinder im Sinne des Empowermentkonzepts [6, 43] unterstützt werden, den Diabetes und die Therapie möglichst konfliktfrei und gelassen mit ihren persönlichen Lebenszielen und Gewohnheiten abzustimmen.

Initialschulung für Eltern

Bis ins Jugendalter ihres Kindes hinein tragen Eltern weitestgehend die Verantwortung für dessen Diabetestherapie. Die auf das Alter jedes Kindes abgestimmte Elternschulung stellt daher den Schwerpunkt des Schulungsangebots in der Pädiatrie dar.

Die strukturierte Schulung der Eltern sollte erst einige Tage nach der Diagnose beginnen, wenn die erste Verstörtheit der Familie überwunden ist und die Eltern psychisch stabilisiert sind. Dabei sollten die Schulungstermine so gewählt werden, daß *beide Elternteile* und evtl. auch andere Betreuer des Kindes teilnehmen können. So läßt sich von Beginn an vermeiden, daß ein Elternteil – meist die Mutter – überfordert wird, während sich der andere Elternteil hilflos und isoliert fühlt [112]. Bei jüngeren Kindern empfiehlt es sich, einen Elternteil mit in die Klinik aufzunehmen. Die medizinische Indikation zur *Mitaufnahme eines Elternteils* wird von Kostenträgern und Trägern von Kinderkrankenhäusern allgemein anerkannt, wenn es gilt, die Behandlung einer chronischen Erkrankung zu erlernen.

Das Curriculum der Elternschulung entspricht in den Grundzügen dem der Typ-I-Diabetesschulung für Erwachsene. Es umfaßt die Themen:

- Physiologie/Pathophysiologie,
- Insulintherapie und -dosierung,
- Stoffwechselkontrollen,
- Hypoglykämie,
- Therapieziele/Folgekomplikationen,
- Ernährungslehre,
- psychologische und pädagogische Aspekte,
- sozialmedizinische Fragestellungen.

Die Ausgestaltung der Unterrichtseinheiten muß jedoch auf die spezifischen Bedürfnisse von Eltern diabetischer Kinder zugeschnitten werden.

Schulung für Klein- und Vorschulkinder

Klein- und Vorschulkindern (bis ca. 6 Jahre) sollten einfache und dem kindlichen Erleben angemessene Erklärungen für den Klinikaufenthalt, die Erkrankung und die Behandlungsschritte angeboten werden, um Ängsten, Schuldgefühlen oder bedrohlichen Phantasien entgegenzuwirken. Während eine strukturierte Schulung jüngere Kinder noch überfordert, erleichtern ihnen ein *konsistentes Verhalten* und *abgestimmte Erklärungen* aller Mitglieder des Behandlungsteams und der Eltern die Orientierung in der neuen, noch unverständlichen Lebenssituation. Ältere Kindergartenkinder können durch kleine praktische Aufgaben, z. B. Hilfe bei der Vorbereitung von Injektionen oder Zwischenmahlzeiten, erste Bestätigungen in der Therapie erfahren. Die Verantwortung für die Behandlung dieser Kinder liegt jedoch in den Händen der Eltern, die eine entsprechend intensive Schulung und psychologische Beratung zur Bewältigung des Alltags benötigen [112].

Erstschulung für Schulkinder

Schulkinder zwischen etwa 6 und 12 Jahren sind im täglichen Leben bereits bei vielen Gelegenheiten auf eigene Entscheidungen angewiesen. Wie stoffwechselgesunde Gleichaltrige können und sollten Schulkinder mit Diabetes nicht ständig von ihren Eltern begleitet und beaufsichtigt werden. Zu ihrer Sicherheit benötigen sie kindgerechte Informationen über ihre Erkrankung, die Behandlung und das richtige Verhalten in besonderen Situationen, z. B. bei Hypoglykämiesymptomen, körperlicher Aktivität oder bei Mahlzeiten und Naschereien in der Schule. Obwohl die Verantwortung für die Therapie noch bei den Eltern liegt, sollte jedes Kind dieser Altersgruppe eine strukturierte Schulung erhalten, die eine möglichst wenig eingeschränkte, trotzdem aber sichere Gestaltung eines kindgemäßen Alltags fördert.

Zur Schulung von 6- bis 12jährigen Kindern steht ein standardisiertes Programm zur Verfügung [56], das seit einigen Jahren in einer großen Zahl von Kinderkliniken eingesetzt wird.

Erstschulung für Jugendliche

Zur Diabetesschulung von Jugendlichen im Alter von 12-18 Jahren liegt ein Programm vor, das individuell auf die Bedürfnisse und Voraussetzungen einzelner Patienten zugeschnitten werden kann [67]. Die Elemente des Programms können sowohl zur individuellen Erstschulung als auch zur Fortgeschrittenenschulung von kleinen homogenen Gruppen eingesetzt werden. Im Mittelpunkt der Unterrichtsmaterialien stehen 11 Hefte für Jugendliche in Form von Magazinen, die begleitend zur Schulung bearbeitet und in einem Ringordner gesammelt werden. 5 Hefte sind auf das Niveau von *Einsteigern* direkt nach der Manifestation zugeschnitten und vermitteln die notwendigen Grundlagen der Diabetestherapie zu den Themen Insulintherapie, Selbstkontrollen, Ernährung und Hypoglykämie. 2 Hefte richten sich an *Fortgeschrittene*, die ihren Diabetes mit einer intensivierten Insulintherapie eigenverantwortlich steuern wollen. Abhängig von der Auffassungsgabe des jeweiligen Jugendlichen können diese Hefte auch in der Erstschulung bearbeitet werden. Erfahrungsgemäß ist jedoch eine Vertiefung der Themen erforderlich, wenn Jugendliche einige Monate lang praktische Erfahrungen mit ihrer Erkrankung gesammelt haben. 4 weitere Hefte beschäftigen sich mit speziellen Themen wie Sport, Freizeit und Reisen, Kontrazeption und Kinderwunsch, Schule, Beruf und Führerschein sowie Folgeerkrankungen. Auch diese Hefte können bei Interesse in der Erstschulung eingesetzt werden; sie sind aber primär für Folgeschulungen konzipiert. Zusätzliche Materialien wie eine Kohlenhydrataustauschtabelle, Notfallhinweise, Protokollhefte, Informationsbroschüren für Lehrer und ein Ratgeber für Eltern vervollständigen das Programm.

Folgeschulungen während der Langzeitbetreuung

Schulungen während der Langzeitbetreuung können in verschiedenen Kontexten stattfinden:

- individuell während der regelmäßigen ambulanten Vorstellungen,
- im Rahmen von Vortragsveranstaltungen für Eltern und Jugendliche,
- bei stationären Aufenthalten wegen akuter Stoffwechselkrisen oder anderer Erkrankungen,
- als geplante stationäre Schulungswochen in Gruppen,
- als ambulante Schulung in geschlossenen Gruppen über mehrere Wochen.

Schulungskurse für Fortgeschrittene

Strukturierte Folgeschulungen in Gruppen schließen Angebote für Eltern, Schulkinder und Jugendliche ein. Sie haben das Ziel, die theoretischen und praktischen Grundlagen für eine eigenverantwortliche Diabetestherapie zu vertiefen und die Bewältigung der Erkrankung zu unterstützen. Bei Kindern und Jugendlichen geht es zusätzlich darum, ihre allgemeine psychosoziale Entwicklung durch zunehmende Selbständigkeit in der Diabetestherapie zu fördern.

18.7.3 Psychosoziale Situation und psychologische Betreuung

Diabetes und die psychosoziale Entwicklung von Kindern und Jugendlichen

Die Diabetesdiagnose bei einem Kind oder Jugendlichen trifft die meist unvorbereitete Familie wie ein Schock. Sie wird wie das Auftreten anderer schwerer Erkrankungen als kritisches Lebensereignis bezeichnet, das von allen Familienmitgliedern große Anpassungsleistungen erfordert. Die ersten Reaktionen der

Eltern, v. a. der Mütter, reichen von tiefer Verstörtheit, Leugnung der Realität, Depression, Angst und Schuldvorwürfen bis hin zu Gefühlen absoluter Hilflosigkeit.

Besonders jüngere Kinder, die den Diabetes noch nicht verstehen können, machen ihre Interpretation des Ereignisses von den emotionalen Reaktionen der Eltern abhängig. Häufig verhalten sich Kinder und Jugendliche in den ersten Tagen gefaßter und scheinen ihre Eltern sogar zu unterstützen, obwohl auch bei ihnen mehrheitlich milde Symptome wie Traurigkeit, Gefühle der Verlassenheit und sozialer Rückzug beobachtet werden. Erfahrungsgemäß kehrt sich diese Konstellation zumeist nach wenigen Wochen um. Viele Eltern von jüngeren Kindern berichten, daß ihre Kinder erst nach mehreren Wochen wirklich realisieren, daß der Diabetes bestehen bleibt. Heftige Trauerreaktionen und Widerstand gegen die anfangs akzeptierten therapeutischen Maßnahmen sind häufig zu beobachtende Verhaltensweisen, die Eltern erheblich verunsichern können.

Längsschnittstudien zeigen jedoch, daß sich die Mehrheit der Familien trotz aller anfänglichen Belastungen innerhalb des 1. Jahres nach Diabetesmanifestation mit der neuen Situation arrangiert und ihr emotionales Gleichgewicht wieder erlangt [59, 66]. Trotz dieser relativ großen Resilienz bei allen Familienmitgliedern zeigen die Untersuchungen aber auch, daß emotionale Störungen in Folge der Diagnose relativ häufig sind und daß sie v. a. bei Müttern über eine lange Periode anhalten können.

Bei Familien, deren Belastungskapazität bereits durch andere psychosoziale Probleme erschöpft ist, kann die zusätzliche chronische Erkrankung eines Kindes die Eltern völlig überfordern. Es besteht die Gefahr, daß vorhandene Problematiken verstärkt werden und die Bewältigung des Diabetes von Beginn an ungünstig verläuft. Hier ist nochmals auf die große Bedeutung einer der individuellen familiären Situation angemessenen Erstschulung zu verweisen, die nicht nur Wissen vermittelt, sondern auch die emotionale Bewältigung der Erkrankung unterstützt. Psychosoziale Beratung bis hin zu psychotherapeutischen Hilfen für Kinder und Eltern mit großen Akzeptanzproblemen werden heute als notwendige Bestandteile einer initialen Behandlung angesehen.

Vergleichbar mit den seelischen Belastungen durch die Diabetesmanifestation sind auch emotionale Störungen, die sich im Verlauf des Diabetes nach akuten Krisen, wie z. B. einer schweren Hypoglykämie mit Bewußtlosigkeit und Krampfanfall, ergeben können. Ebenso stellt die Diagnose erster Folgeerkrankungen für Jugendliche und Eltern eine enorme seelische Belastung dar, die oft dem Schock bei der Diabetesmanifestation gleichkommt. Diese situationsspezifischen emotionalen Störungen sind jedoch getrennt von allgemeinen Einflüssen der Belastungen durch die Therapie auf die psychische Entwicklung von Kindern und Jugendlichen mit Diabetes zu bewerten.

Kleinkinder und Kinder im Vorschulalter

Die typischen Belastungen von Familien mit diabetischen Kindern im Vorschulalter lassen sich wie folgt zusammenfassen:

- Probleme des Kindes
  - kein oder nur begrenztes Verständnis der schmerzhaften Therapiemaßnahmen,
  - Kein verläßliches Verständnis der Hypoglykämie,
  - Starke Abhängigkeit durch ständige besorgte Aufsicht,
  - Gefahr der Übernahme ängstlicher Grundhaltungen.
- Probleme der Eltern
  - Rebellion des Kindes gegen die Therapiemaßnahmen,
  - Abgrenzung hypoglykämischer Zustände von anders begründeten Stimmungsschwankungen,
  - Notwendigkeit ständiger Aufsicht,
  - Sorge um die Zukunft des Kindes,
  - Schuldgefühle
    wegen aktueller Stoffwechselschwankungen,
    wegen der Vererbbarkeit.
  - Sorgen wegen des Diabetesrisikos bei Geschwisterkindern.

Schulkinder

Die Situation von Schulkindern mit Diabetes ist v. a. durch die Probleme bei der Bewältigung des Alltags charakterisiert:

- Schwierigkeiten bei der Umsetzung der Therapie
  - Naschen,
  - Vergessen von Stoffwechselkontrollen,
  - Abhängigkeit bei der Insulindosierung,
  - Vergessen von Not-KE.
- Instrumentalisierung von Stoffwechselschwankungen zur Durchsetzung eigener Ziele und Wünsche.
- Angst, von anderen Kindern wegen des Diabetes abgelehnt zu werden.
- Belastung durch wahrgenommene Sorgen und Ängste der Eltern.
- Mitleid und Besorgnis anderer wird als lästig erlebt.

Jugendliche

Vergegenwärtigt man sich die Entwicklungsziele des Jugendalters, dann lassen sich leicht die großen Einflüsse des Typ-I-Diabetes und seiner Therapie auf den

Entwicklungsprozeß erkennen. Spezifische Probleme diabetischer Jugendlicher lassen sich wie folgt zusammenfassen:

- Erkennen der Lebenslänglichkeit des Diabetes
  - Angst vor Folgeerkrankungen,
  - Gefühl der körperlichen Minderwertigkeit,
  - Selbstwertprobleme.
- Beeinträchtigung der Entwicklung von Identität und Autonomie
  - Belastung durch elterliche Fürsorge und Kontrolle,
  - Ambivalenz zwischen Selbständigkeit und Wunsch nach Hilfe,
  - Gefühl der Abhängigkeit,
  - Gefühl „anders zu sein",
  - Angst vor Ausgrenzung und Ablehnung durch Gleichaltrige.
- Angst, wegen des Diabetes berufliche Nachteile zu erfahren.
- Unsicherheit hinsichtlich zukünftiger Partnerschaft und Familienplanung.

Psychische Störungen bei Kindern und Jugendlichen

Depressionen und Angststörungen

Im Bereich der Angststörungen spielen insbesondere neurotisch geprägte Ängste vor schweren Hypoglykämien eine Rolle [19, 51]. Sie können sowohl Jugendliche betreffen, die v. a. einen Kontrollverlust in der Öffentlichkeit fürchten, wie auch die Eltern von diabetischen Kindern. Überzogene Ängste können einerseits eine ständige gezielte Unterdosierung des Insulins und damit eine unzureichende Stoffwechseleinstellung zur Folge haben; andererseits werden extrem häufige Blutzuckerkontrollen beobachtet, die besonders ängstliche Eltern mehrfach in der Nacht bei ihren Kindern durchführen. Sozialer Rückzug ist eine weitere belastende Folge neurotisch geprägter Hypoglykämieangst, durch die die Lebensqualität der Eltern und Kinder erheblich eingeschränkt wird.

Manifeste Eßstörungen

Schwere Eßstörungen erfuhren in den letzten Jahren auch im Bereich des Diabetes zunehmendes Interesse. Einige Studien weisen darauf hin, daß v. a. für weibliche Jugendliche und junge Frauen mit Diabetes ein erhöhtes Risiko besteht, eine Eßstörung, v. a. im Sinne einer Bulimia nervosa, zu entwickeln [88, 97, 99]. Andere Studien konnten kein erhöhtes Risiko gegenüber stoffwechselgesunden Vergleichsgruppen feststellen [9, 36, 101]. Ein Teil dieser Widersprüche läßt sich – wie auch in Studien zur Prävalenz von Eßstörungen allgemein – auf unterschiedliche Erhebungsmethoden, Definitionen und jeweils ausgewählte Stichproben zurückführen. Weiterhin stellt sich besonders hier das methodische Problem, daß eine Reihe von Leitsymptomen für eine Eßstörung sich mit Verhaltensweisen decken, die im Kontext Diabetes medizinisch erforderlich sind.

Subklinische Eßstörungen

Das Risiko für subklinische Eßstörungen, insbesondere für leichte Störungen aus dem Formenkreis der Bulimie, scheint v. a. bei weiblichen Jugendlichen mit Diabetes erhöht zu sein [80]. Die Befunde legen die Hypothese nahe, daß der Typ-I-Diabetes eine prädisponierende Bedingung für die Entwicklung einer Eßstörung darstellen könnte [87]. Es wird dabei angenommen, daß die durch die Diabetesdiät notwendige ständige Beschäftigung mit dem Essen und die hohe kognitive Kontrolle des Eßverhaltens im Sinne eines „restraint eating" [51] zur Entwicklung einer Eßstörung beitragen.

Selbstschädigendes Verhalten

Bereits Campagnoli beschrieb 1979 „thanatophiles Verhalten" (unbewußte Suizidversuche durch grobe Mißachtung therapeutischer Maßnahmen) als eine bedrohliche Form neurotischer Fehlentwicklungen bei Kindern und Jugendlichen mit Diabetes [12]. Dieses selbstschädigende Verhalten führt zu häufigen, scheinbar unerklärlich schweren Hypoglykämien und Ketoazidosen. Die Verhaltensweisen reichen von heimlichen Insulininjektionen oder Überdosierungen (Hypoglycaemia factitia) mit suizidaler Absicht bis hin zu Manipulationen der Therapie, an der die gesamte Familie beteiligt ist. Bei rein somatisch orientierter Betrachtung besteht die Gefahr, daß diese Fälle vorschnell als Brittle-Diabetes behandelt werden.

Stereotype Einflüsse des Diabetes auf die psychische Entwicklung und seelische Gesundheit von Kindern und Jugendlichen lassen sich nicht nachweisen. Die Anforderungen der Therapie und die mit ihr verbundenen seelischen Belastungen bergen aber das Risiko der Überforderung von Kindern, Jugendlichen und ihren Eltern. Abhängig von der Persönlichkeit des Kindes, seiner Familie, des sozialen Umfelds und dem individuellen Diabetesverlauf kann die seelische Entwicklung von Kindern und Jugendlichen durch die Erkrankung so auf verschiedenste Art beeinflußt werden.

Psychosoziale Unterstützung von Kindern, Jugendlichen und ihren Eltern

Die vorangehenden Abschnitte zeigen, daß die erfolgreiche Behandlung des Diabetes wesentlich vom engagierten Therapiemanagement der Familie mit einem diabetischen Kind, den Bemühungen des Jugendlichen und der Unterstützung durch das weitere soziale Netzwerk abhängt. Viele verschiedene psychosoziale Probleme können einer fachgerechten metabolischen Therapie entgegenwirken. Sie können 3 Problembereichen zugeordnet werden:

- Verhaltensprobleme,
- Motivationsprobleme,
- durch psychiatrische Störungen bedingte Schwierigkeiten.

Psychosoziale Beratung

Psychosoziale Hilfen können in verschiedenen Kontexten stattfinden: Sie sind integraler Bestandteil der ärztlichen Beratung wärend der ambulanten Langzeitbetreuung. Auch das Arbeitsfeld von Diabetesberatern erstreckt sich in weiten Teilen auf psychosoziale Hilfen. Individuelle Beratungen durch Psychologen konzentrieren sich auf psychisch bedingte Akzeptanzprobleme, Ängste, Konflikte in Familien mit einem diabetischen Kind und Erziehungsfragen. Sozialarbeiter können bei sozialrechtlichen und alltagspraktischen Fragestellungen weiterhelfen. Darüber hinaus kann die psychosoziale Unterstützung von Familien über verschiedene Gruppenangebote, z. B. Elternabende, geleitete Gesprächsgruppen, psychotherapeutische und Selbsthilfegruppen, angeboten werden. Den Schwerpunkt der Hilfen in diesem Bereich stellen jedoch die oben vorgestellten Diabetesschulungen dar.

Das Interesse von Eltern diabetischer Kinder an psychosozialen Hilfen spiegelt das hohe Maß an Belastungen wider, daß für alle Familienmitglieder mit der Erkrankung verbunden ist. In einer 1991 veröffentlichen Studie [55] äußerten über die Hälfte der befragten Eltern diabetischer Kinder und Jugendlicher einen starken oder deutlichen Wunsch nach professioneller psychologischer Unterstützung für sich selbst und für ihre Kinder. Sie gaben dabei ein eindeutiges Votum für eine frühzeitige Intervention zum Zeitpunkt der Manifestation ab.

Psychotherapeutische Behandlung

Im Gegensatz zur großen Anzahl von Familien, die eine psychosoziale Beratung zur besseren Bewältigung des Diabetes wünschen und nutzen, ist die Gruppe der Kinder und Jugendlichen mit Diabetes, die einer psychotherapeutischen Behandlung bedürfen, relativ klein. Entsprechend findet sich nur eine geringe Anzahl von Publikationen, die spezielle psychotherapeutische Verfahren für Kinder und Jugendliche mit Diabetes zum Thema haben.

Häufig handelt es sich dabei um Kasuistiken oder um kleine, keinesfalls repräsentative Stichproben [90]. Eine wissenschaftliche Evaluation der Verfahren, z. B. über Kontrollgruppen, findet nur selten statt. Angesichts der Heterogenität der psychosozialen Belastungen und Probleme, die mit dem Diabetes eines Kindes für die gesamte Familie entstehen können, sollte die Tatsache nicht überraschen, daß nur über wenige standardisierte Konzepte zur psychotherapeutischen Behandlung dieser Gruppe berichtet wird. Es ist davon auszugehen, das eine individuelle, auf die aktuelle Problemkonstellation der Familie abgestimmte Beratung oder Behandlung standardisierten Konzepten oft überlegen ist.

Das Spektrum der publizierten psychotherapeutischen Techniken zur Behandlung diabetischer Kinder und Jugendlicher reicht von gruppenzentrierten Verfahren [6, 103], über psychoanalytische Sitzungen [74] und familientherapeutische Ansätze [72] bis hin zu Trainingsprogrammen zur Förderung sozialer Kompetenz [46, 62] oder verhaltensmedizinischen Verfahren [14, 98].

Literatur

1. Åkerblom HK (1980) Definition of remission in insulin-dependent, juvenile-onset diabetes mellitus (JDDM). Acta Paediatr Belg 33: 66
2. Alberti KGMM (1974) Diabetic ketoacidosis. Aspects of management. In: Ledingham JG (ed) Tenth Advances Medicine Symposium. Pitman Medical, Tunbridge Wells, pp 68
3. American Diabetes Association (1993) National standards for diabetes patient education and American Diabetes Association review criteria. Diabetes Care 16 (Suppl 2): 113 - 118
4. American Diabetes Association (1996) Clinical practice recommendations. Diabetes Care 19 (Suppl 1): 8 - 15
5. Anderson BJ (1990) Diabetes and adaptations in family systems. In: Holmes CS (ed) Neuropsychological and behavioral aspects of diabetes. Springer, New York, pp 85 - 101
6. Anderson RM (1995) Patient empowerment and the traditional medical model: a case of irreconcilable differences? Diabetes Care 18: 412 - 415
7. Benedetti A, Cattano G, Macor S, Noacco C (1975) Cheiroarthropathy of juvenile diabetes. Diabetologia 11: 33
8. Beyer J, Dieterle P, Gries FA, Hepp KD, Otto H, Schöffling K (1985) Therapie des Diabetes mellitus: Einstellungskriterien und Erfolgskontrollen. Diabetologie Informationen 7: 14 - 18
9. Birk R, Spencer ML (1989) The prevalence of anorexia nervosa, bulimia and induced glycosuria in IDDM females. Diabetes Educ 15: 336 - 341
10. Boeger A, Seiffge-Krenke I (1994) Symptombelastung, Selbstkonzept und Entwicklungsverzögerung bei gesunden und chronisch kranken Jugendlichen mit Typ-I-Diabetes. Z Kinder-Jugendpsychiat 22: 5 - 15
11. Bruck E, MacGillivray MH (1974) Post-hypoglycemic hyperglycemia in diabetic children. J Pediatr 84: 672
12. Campagnoli M (1979) A „fifth" pillar in diabetes therapy? Bull Int Diabetes Fed 24: 21 - 22

13. Campbell PJ, Bolli GB, Cryer PE, Gerich JE (1985) Pathogenesis of the dawn phenomenon in patients with insulin-dependent diabetes mellitus. New Engl J Med 312: 1473
14. Carney R, Schechter K, Davis T (1983) Improving adherence to blood glucose testing in insulin dependent diabetic children. Behav Ther 13: 247–254
15. Chantelau E (1995) Diät (?) bei Diabetes mellitus. In: Berger M (Hrsg) Diabetes mellitus. Urban & Schwarzenberg, München Wien Baltimore, S 137
16. Chase HP, Jackson WE, Hoops SL, Cockerham RS, Archer PG, O'Brien D (1989) Glucose control and the renal and retinal complications of insulin-dependent diabetes. JAMA 261: 1155–1160
17. Christensen NK, Terry RD, Wyatt S, Pichert JW, Lorenz RA (1983) Quantitative assessment of dietary adherence in patients with insulin-dependent diabetes mellitus. Diabetes Care 6: 245–250
18. Cook J, Daneman D, Spino M, Sochett E, Perlman K, Balfe JW (1990) Angiotensin converting enzyme inhibitor therapy to decrease microalbuminuria in normotensive children with insulin-dependent diabetes mellitus. J Pediatr 117: 39–45
19. Cox DJ, Irvine AI, Gonder-Frederick LA, Nowacek G, Butterfield J (1987) Fear of hypoglycemia: quantification, validation, and utilization. Diabetes Care 10: 617–621
20. Cryer PE, Binder C, Bolli GB, Cherrington AD, Gale EAM, Gerich JE, Sherwon RS (1989) Hypoglycemia in IDDM. Diabetes 38: 1193
21. Cryer PE, Fisher JN, Shamoon H (1994) Hypoglycemia. Diabetes Care 17: 734–755
22. D'Antonio JA, Ellis D, Doft BH, Becker D, Drash AL, Kuller LH, Orchard TJ (1989) Diabetes complications and glycemic control. Diabetes Care 12: 694–700
23. Dahl-Jørgensen K, Brinchmann-Hansen O, Bangstad HJ, Hanssen KF (1994) Blood glucose control and microvascular complications - what do we do now? Diabetologia 37: 1172–1177
24. Daneman D, Wolfson DH, Becker DJ, Drash AL (1981) Factors affecting glycosylated hemoglobin values in children with insulin dependent diabetes. J Pediatr 99: 847–853
25. Deckert T, Poulsen JE, Larsen M (1978) Prognosis of diabetics with diabetes onset before the age of thirtyone. II: Factors influencing the prognosis. Diabetologia 14: 371
26. Delamater AM, Bubb J, Davis SG, Smith JA, Schmidt L, White NH, Santiago JV (1990) Randomized prospective study of self-management training with newly diagnosed diabetic children. Diabetes Care 13: 492–498
27. Diabetes and Nutrition Study Group (DNSG) of the European Association for the Study of Diabetes (EASD) (1995) Statement 1995. Recommendation for the nutritional management of patients with diabetes mellitus. Diabetes Nutr Metab 8: 186–189
28. Diabetes Control and Complications Trial Research Group (1993) The effect of intensive treatment of diabetes on the development and progression of long-term complications in insulin-dependent diabetes mellitus. N Engl J Med 329: 977–986
29. Diabetes Control and Complications Trial Research Group (1994) Effect of intensive diabetes treatment on the development and progression of long-term complications in adolescents with insulin-dependent diabetes mellitus: Diabetes Control and Complications Trial. J Pediatr 125: 177–188
30. Diabetes Epidemiology Research International Group (1990) Secular trends in incidence of childhood IDDM in 10 countries. Diabetes 39: 859–864
31. Drash AL (1985) Current approaches to management and assessment of control of diabetes mellitus in childhood. In: Lifshitz F (ed) Pediatric endocrinology. A clinical guide. Marcel Dekker, New York Basel, pp 415
32. Dyck PJ (1988) Detection, characterization and staging of polyneuropathy: assessed in diabetics. Muscle Nerve 11: 21–32
33. Edge JA, Matthews DR, Dunger BD (1990) The dawn phenomenon is related to overnight growth hormone release in adolescent diabetics. J Clin Endocr 33: 729
34. Entmacher PS (1975) Longterm prognosis in diabetes mellitus. In: Sussmann KE, Meth RJS (eds) Diabetes mellitus. American Diabetes Association, New York, pp 191
35. European IDDM Policy Group (1993) Consensus guidelines for the management of insulin-dependent (type I) diabetes. Medicom Europe BV, Bussum
36. Fairburn CG, Peveler RC, Davies B, Mann JI, Mayou RA (1991) Eating disorders in young adults with insulin dependent diabetes mellitus: a controlled study. Br Med J 303: 17–20
37. Ferris FL (1993) How effective are treatments for diabetic retinopathy? J Am Med Wom Assoc 269: 1290–1291
38. Finck H, Malcherczyk L (1994) Diabetes und Soziales. Kirchheim, Mainz
39. Friedel B, Lewrenz H (1993) Krankheit und Kraftverkehr. In: Bundesminister für Verkehr (Hrsg) Gutachten des Gemeinsamen Beirats für Verkehrsmedizin beim Bundesminister für Verkehr und beim Bundesminister für Gesundheit, bearbeitet von Lewrenz H, Friedel B. Bundesministerium für Verkehr, Bonn
40. Funnell MM, Anderson RM, Arnold MS et al. (1991) Empowerment: an idea whose time has come in diabetes education. Diabetes Educ 17: 37–41
41. Galatzer A, Amir S, Gil R, Karp M, Laron Z (1982) Crisis intervention program in newly diagnosed diabetic children. Diabetes Care 5: 414–419
42. Gale EAM, Tattersall RB (1979) Unrecognised nocturnal hypoglycaemia in insulin-treated diabetics. Lancet 197/I: 1049
43. Glauber-Prang S, von Blanckenburg P, Kutter A, von Schütz W, Hürter P (1992) Basalratenermittlung im Rahmen der intensivierten konventionellen Insulintherapie. Arbeitstg Päd Diab, Hannover
44. Godina-Zarfl B, Elmadfa I (1994) Body Mass Index (BMI) bei 5–18jährigen Kindern und Jugendlichen in Österreich. Ernähr Umschau 41: 112
45. Green LB, Wysocki T, Reineck BM (1990) Fears of hypoglycemia in children and adolescents with diabetes. J Pediatr Psychol 15: 633–640
46. Gross AM, Heimann L, Shapiro R, Schultz RM (1983) Children with diabetes. Social-skills training and hemoglobin A1c levels. Behav Modif 7: 151–164
47. Guthrie RA, Murthy DYN, Womack WN, Jackson RL (1969) Insulin resistance in diabetes in juveniles. A case report in a child and review of literature. Pediatrics 40: 642
48. Heinze E, Holl RW (1993) Die Deklaration von Saint Vincent: Diabetes-Betreuung und -Forschung in Europa. Monatsschr Kinderheilkd 141: 348–350

49. Heinze E, Vetter U, Thon A, Kohne E (1983) Der SD-Score für die Minorkomponenten des HbA1. Dtsch Med Wochenschr 108: 1632-1634
50. Hepburn DA, MacLeod KM, Pell ACH, Scougall J, Frier BA (1993) Frequency and symptoms of hypoglycaemia experienced by patients with type2 diabetes treated with insulin. Diabetic Med 10: 231-237
51. Herman CP, Polivy J (1988) Restraint and excess in dieters and bulimics. In: Pirke KM, Vandereycken W, Ploog D (eds) The psychobiology of bulimia nervosa. Springer, Berlin Heidelberg New York, pp 33-41
52. Holl RW, Lang G, Grabert M, Teller W, Heinze E (1995) Spätkomplikationen bei Diabetes mellitus. Beginnt die Prävention schon in der Kindheit? Monatsschr Kinderheilkd 143 (Suppl 1): 12-25
53. Hürter P (1997) Diabetes bei Kindern und Jugendlichen, 5. Aufl. Springer, Berlin Heidelberg New York
54. Hürter P, Holl R (1995) Qualitätssicherung in der pädiatrischen Diabetologie. Statement der Arbeitsgemeinschaft Pädiatrische Diabetologie in der Deutschen Gesellschaft für Kinderheilkunde und der Deutschen Diabetes-Gesellschaft. Diabetes Stoffw 4: 481-485
55. Hürter A, Otten A (1991) Familien mit diabetischen Kindern und Jugendlichen: psychische und soziale Probleme und der Wunsch nach psychologischer Hilfe im Vergleich mit anderen chronischen Erkrankungen. In: Roth R, Borkenstein M (Hrsg) Psychosoziale Aspekte in der Betreuung von Kindern und Jugendlichen mit Diabetes. Karger, Basel, S 150-159
56. Hürter P, Jastram H-U, Regling B et al. (1989) Diabetes-Schulungsprogramm für Kinder. Deutscher Ärzte-Verlag, Köln
57. Hürter P, von Schütz W, Lange K (1995) Methoden der Insulinsubstitution bei Kindern und Jugendlichen mit Typ-I-Diabetes. Monatsschr Kinderheilkd 143 (Suppl 1): 39-53
58. Jack RL, Onofrio J, Waiches H, Guthrie RA (1971) The „honeymoon period“: partial remission of juvenile diabetes mellitus. Diabetes 20 (Suppl 1): 361
59. Jacobson AM, Hauser ST, Wertlieb D, Wolfsdorf JI, Orleans J, Vieyra M (1986) Psychological adjustment of children with recently diagnosed diabetes mellitus. Diabetes Care 9: 323-329
60. Jacobson AM, Hauser ST, Lavori P et al. (1990) Adherence among children and adolescents with insulin-dependent diabetes mellitus over a four-year longitudinal follow-up. 1. The influence of patient coping and adjustment. J Pediatr Psychol 15: 511-526
61. Käär ML, Åkerblom HK, Hultunen NP, Knip M, Säkkinen K (1984) Metabolic control in children and adolescents with insulin-dependent diabetes mellitus. Acta Paediatr Scand 73: 102-108
62. Kaplan RM, Chadwick MW (1987) Training sozialer Kompetenz bei Typ-I-Diabetes mellitus. In: Strian F, Hölzl R, Haslbeck M (Hrsg) Verhaltensmedizin und Diabetes mellitus. Springer, Berlin Heidelberg New York, S 309-325
63. Kimmerle, R, Heinemann L (1995) HbA1c oder Nüchternplasmaglucose für die Diabetes-Erkennung: Alternativen zum oralen Glucosetoleranztest? Diabetes Stoffw 4: 57-70
64. Kohner EM, Porta M (1992) Screening for diabetic retinopathy in Europe: a field guide-book. WHO, Copenhagen
65. Kosiske BL, Kalil RSN, Ma JZ, Liao M, Kane WF (1993) Effect of antihypertensive therapy on the kidney in patients with diabetes: a meta-regression analysis. Am Intern Med 118: 129-138
66. Kovacs M, Finkelstein R, Feinberg T, Crouse-Novak M, Paulauskas S, Pollock M (1985) Initial psychologic response of parents to the diagnosis of insulin-dependent diabetes mellitus in their children. Diabetes Care 8: 568-575
67. Lange K, Burger W, Haller R et al. (1995) Diabetes bei Jugendlichen: ein Schulungsprogramm. Kirchheim, Mainz
68. Martha PM, Rogol AD, Veldhuis JD, Kerrigan JR, Goodman DW, Blizzard RM (1989) Alteration in the pulsatile properties of circulating growth hormone concentrations during puberty in boys. J Clin Endocrinol 69: 563
69. Martin MM, Martin ALA (1976) Continuous low-dose infusion of insulin in the treatment of diabetic ketoacidosis in children. J Pediatr 89: 560
70. Mauriac P (1930) Gros ventre, hépatomégalie, trouble de la croissance chez les enfants diabétiques traités depuis pleusieurs années par l'insuline. Gaz Hebd Sci Méd Bordeaux 52: 402
71. Michaelis D, Jutzi E, Heinke P (1993) 30jähriger Inzidenz- und Prävalenztrend des juvenilen Typ-I-Diabetes in der ostdeutschen Bevölkerung. Diabetes Stoffw 2: 245-250
72. Minuchin S, Baker L, Rosman BL, Liebman R, Milman L, Todd TC (1975) A conceptual model of psychosomatic illness in children. Arch Gen Psychiatry 32: 1031-1038
73. Mogensen CE (1988) Theapeutic interventions in nephropathy of IDDM. Diabetes Care 11 (Suppl 1): 10
74. Moran GS, Fonagy P, Kurtz A, Bolton A, Brook C (1991) A controlled study of psychoanalytic treatment of brittle diabetes. J Am Acad Child Adolesc Psychiatry 30: 926-935
75. von Mühlendahl KE, Herkenhoff H (1995) Long-term course of neonatal diabetes. N Engl J Med 333: 704-708
76. Murthy DYN, Guthrie RA, Womack WN, Jackson RL (1969) Insulin binding in children with diabetes mellitus. Pediatrics 43: 558
77. National Diabetes Data Group (1979) Classification and diagnosis of diabetes mellitus and other categories of glucose intolerance. Diabetes 28: 1039
78. Periello G, De Feo P, Torlone E, Fanelli C, Santeusanio F, Brunetti P, Bolli GB (1990) Nocturnal spikes of growth hormone secretion cause the dawn phenomenon in type 1 (insulin-dependent) diabetes mellitus by decreasing hepatic (and extra-hepatic) sensitivity to insulin in the absence of insulin. Diabetologia 33: 52
79. Petrides P (1984) Empfehlungen zur Beratung über Berufsausbildung und Berufsausübung von Diabetikern. Dtsch Med Wochenschr 109: L1499
80. Peveler RC, Fairburn CG, Boller I, Dunger D (1992) Eating disorders in adolescents with IDDM: a controlled study. Diabetes Care 15: 1356-1360
81. Pickup JC (1985) Brittle diabetes. Blackwell, Oxford
82. Prader A, Largo RH, Molinari L, Issler C (1989) Physical growth of Swiss children from birth to 20 years of age. First Zürich longitudinal study of growth and development. Helv Paediatr Acta (Suppl) 52: 1-125
83. Rauschelbach H-H (1983) Anhaltspunkte für die ärztliche Gutachtertätigkeit im sozialen Entschädigungsrecht

und nach dem Schwerbehindertengesetz. Bundesministerium für Arbeit und Sozialordnung. Köllen, Bonn, S 240
84. Reimers K, Auer P (1995) Diabetische Neuropathien. In: Berger M (Hrsg) Diabetes mellitus. Urban & Schwarzenberg, München Wien Baltimore, S 64-78 u. 512-528
85. Rimoin DL, Schimke RN (1971) Disorders of the endocrine glands. Mosby, St. Louis
86. Rizza RA, Gerich JE, Haymond MW, Westland RE, Hall LD, Clemens AH, Service FJ (1980) Control of blood sugar in insulin-dependent diabetes: comparison of an artificial endocrine pancreas, continuous subcutaneous insulin infusion, and intensified conventional insulin therapy. N Engl J Med 303: 1313
87. Rodin GM, Daneman D (1992) Eating disorders and IDDM: a problematic association. Diabetes Care 15: 1402-1412
88. Rodin GM, Johnson LE, Garfinkel PE, Daneman D, Kenshole AB (1986) Eating disorders in female adolescents with insulin dependent diabetes mellitus. J Clin Psychiatry 161: 49-57
89. Rosenbloom AL, Frias JL (1974) Diabetes, short stature and joint stiffness - a new syndrom. Clin Res 22: 92A
90. Rubin RR, Peyrot M (1992) Psychosocial problems and interventions in diabetes. Diabetes Care 15: 1640-1657
91. Rubin RR, Peyrot M, Saudek CD (1993) The effect of a diabetes education program incorporating coping skills training on emotional well-being and diabetes self-efficacy. Diabetes Educ 19: 210-214
92. Schade DS, Eaton RP, Drumm DA, Duckworth W (1985) A clinical algorithm to determine the etiology of brittle diabetes. Diabetes Care 8: 5-11
93. Schmidt M, Hadji-Georgopoulos A, Rendell M, Margolis S, Kowarskli A (1981) The dawn phenomenon, an early morning glucose rise: implications for diabetic intraday blood glucose variation. Diabetes Care 4: 579-585
94. Schumacher W, Toeller M, Gries FA (1994) KH-Tabellen; Schätzhilfen für Kohlenhydratportionen. Kirchheim, Mainz
95. von Schütz W, Fuchs W, Stephan R, Lange K, Heiming R, Hürter P (1994) Incidence of severe hypoglycemia under conventional and intensive insulin therapy in diabetic children and adolescents. EASD-Kongreß. Diabetologia 37 (Suppl 1): A 19 (Abstract 66)
96. Shade D, Santiago J, Skyler J, Rizza R (1983) Intensive insulin therapy. Excerpta Medica, Amsterdam
97. Stancin T, Link DL, Reuter JM (1989) Binge eating and purging in young insulin-dependent diabetics. Diabetes Care 12: 601-603
98. Stark LJ, Dahlquist LM, Collins FL (1987) Improving children's compliance with diabetes management. Clin Psychol Rev 7: 223-242
99. Steel JM, Young RJ, Lloyd GG, Macintyre CA (1989) Abnormal eating attitudes in young insulin-dependent diabetics. Br J Psychiatry 155: 515-521
100. Sterky G (1963) Diabetic school children. Acta Paediatr Scand (Suppl) 144: 1
101. Striegel-Moore RH, Nicholson TJ, Tamborlane WV (1992) Prevalence of eating disorder symptoms in preadolescent and adolescent girls with IDDM. Diabetes Care 15: 1361-1368
102. Tattersall RB, Lowe J (1981) Diabetes in adolescence. Diabetologia 20: L517-523
103. Tattersall RB, McCullough DK, Aveline M (1985) Group therapy in the treatment of diabetes. Diabetes Care 8: 180-188
104. Viberti G (1988) Recent advances in understanding mechanisms and natural history of diabetic renal disease. Diabetes Care 11 (Suppl 1): 3
105. Waldhäusl W, Bratusch-Marrain P (1987) Factors regulating the disposal of an oral glucose load in normal, diabetic and obese subjects. Diabetes Metab Rev 3: 79
106. Waldhäusl W, Bratusch-Marrain P, Gasic S, Korn A, Nowotny P (1979) Insulin production rate following glucose ingestion estimated by splanchnic C-peptide output in normal man. Diabetologia 17: 221-227
107. Waldhäusl WK, Gasic S, Bratusch-Marrain P, Nowotny P (1983) The 75-g oral glucose tolerance test: effect on splanchnic metabolism of substrates and pancreatic hormone release in healthy man. Diabetologia 25: 489
108. WHO Study Group on Diabetes mellitus (1985) Technical Report Series 727. WHO, Geneva
109. Wing RR, Lamparski DM, Zaslow S, Betschart J, Siminerio L, Becker D (1985) Frequency and accuracy of self-monitoring of blood glucose in children: relationship to glycemic control. Diabetes Care 8: 214-218
110. Winter RJ (1981) Profiles of metabolic control in diabetic children. Frequency of asymptomatic nocturnal hypoglycemia. Metabolism 30: 666
111. Wolf J, Wolf E, Hürter P (1987) Intensivierte und konventionelle Insulintherapie (ICT) bei Kindern und Jugendlichen mit Typ-I-Diabetes. Monatsschr Kinderheilkd 135: 770-774
112. Wysocki T, Huxtable K, Linscheid TR, Wayne W (1989) Adjustment to diabetes mellitus in preschoolers and their mothers. Diabetes Care 12: 524-529

Euthyreote Struma

D. Reinwein

19.1 Definition

Es handelt sich dabei um eine Schilddrüsenvergrößerung, die „nicht entzündlich und nicht maligne ist und eine euthyreote Stoffwechselsituation unterhält" [12]. Zweifellos ist die einfache Struma infolge Jodmangels die häufigste endokrine Erkrankung. Sind mehr als 10 % der Bevölkerung betroffen, so spricht man von einer *Kropfendemie*, sonst vom sporadischen *Kropfvorkommen*. Die Einteilung der Schilddrüsengröße richtet sich nach der WHO-Klassifikation (s. Tabelle 4.3).

19.2 Vorkommen

Strumen machen mehr als 90 % aller Schilddrüsenkrankheiten aus. In den schwersten Endemiegebieten ist der Kropf wegen der damit zusammenhängenden hohen Frequenz von Kretinismus ein soziales Problem. Nach einer Studie an 13jährigen Schulkindern in den alten Bundesländern beträgt das mittlere Schilddrüsenvolumen für Jungen 8,5 ml, für Mädchen 10,1 ml verglichen mit schwedischen Kindern (4,2 ml) bei ausreichender Jodversorgung; danach haben 49 % der Jungen und 59 % der Mädchen eine Struma [5]. Die Jodausscheidung beträgt nur 39,6 µg/g Kreatinin gegenüber 170,2 µg/g Kreatinin in Schweden [6]. 50 % aller Strumen entwickeln sich bis zum 20. Lebensjahr. Ähnliche Zahlen wurden in der ehemaligen DDR beobachtet. Die Kropfhäufigkeit bei Neugeborenen liegt nach Untersuchungen im Göttinger Raum bei ca. 1 %. Kürzlich haben Delange u. Bürgi [2] über neuere Daten zu Strumaprävalenz und Jodmangel in Europa berichtet.

19.3 Pathogenese

Die Struma ist ein Symptom, das auf verschiedene Weise entstehen kann. Die endemische Struma ist bei über 90 % der Fälle *jodmangelbedingt*. Im Mittelpunkt der Strumapathogenese steht eine Mehrsekretion von TSH als Reaktion des intakten Regelmechanismus auf langdauernde schilddrüsenhemmende Einflüsse, wie z. B. Jodmangel, strumigene Substanzen oder Defekte der Hormonsynthese (Abb. 19.1). Sinken die freien

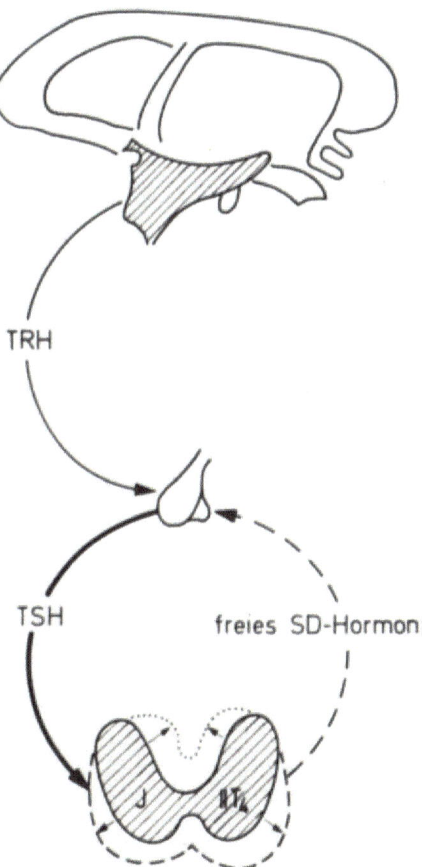

Abb. 19.1. Regelkreis bei blander Struma

Schilddrüsenhormone unter eine für den individuellen Hypophysenvorderlappen erkennbare Schwelle, so stellt dies den adäquaten Reiz für eine TSH-Mehrsekretion dar. TSH stimuliert die Hormonsynthese sowie -sekretion und führt darüber hinaus zu einer Proliferation des Schilddrüsengewebes durch Hypertrophie, dann durch Hyperplasie. Je nach Disposition kommt es zunächst zu einer diffusen und später zu einer knotigen Hyperplasie des Drüsenparenchyms, das sich regressiv mit und ohne Kolloid zu Zysten umwandeln kann.

Überraschend war die Feststellung, daß in leichten im Gegensatz zu schweren Endemiegebieten die TSH-Spiegel bei der Mehrzahl der Strumaträger normal sind. Nur etwa 20 % der Strumapatienten haben erhöhte TSH-Spiegel und/oder zeigen eine erhöhte TSH-Antwort auf die TRH-Stimulation. Der „normale" TSH-Spiegel wird autoregulativen Adaptationsmechanismen der Schilddrüse zugeschrieben. Ferner ist zu beachten, daß Struma und TSH-Spiegel sich nicht kontinuierlich, sondern schubweise ändern. Bei einem „normalen" Serum-TSH besteht demnach keine Wachstumstendenz.

19.4 Pathophysiologie

Die Pathophysiologie muß man im Zusammenhang mit den zugrundeliegenden Noxen betrachten. Bei der *endemischen Struma* stehen ein exogener Jodmangel mit einer Zufuhr von weniger als 0,04 mg Jod tgl., strumigene Stoffe im Wasser und in der Nahrung oder eine Kombination dieser Möglichkeiten im Vordergrund. Ist der Jodmangel extrem, drohen Entwicklungsstörungen, mentale Retardierung und Kretinismus [1]. Bei reifen und gesunden Neugeborenen in der ehemaligen DDR liegt die Jodausscheidung zwischen 1,0 und 2,9 µg Jod/dl und somit deutlich niedriger als der entsprechende Medianwert in Stockholm mit 9,6 µg/dl [8]. Strumigene Substanzen sind Cyanate, Goitrin, Progoitrin aus Kohl und Raps sowie Urochrome (Tabelle 19.1).

Zu beachten ist, daß Frauen 5- bis 8mal häufiger als Männer bei mäßigem Jodmangel eine Struma aufweisen und daß in den meisten Jodmangelgebieten keineswegs alle dort ansässigen Personen einen Kropf bekommen. Man erklärt diese Besonderheit mit unterschiedlichen *Manifestationsfaktoren* wie Pubertät, Gravidität, einseitige Ernährungsweisen und Abnormitäten der Follikelzelle selbst. Neuerdings werden außerdem spezifische Wachstumsfaktoren für Thyreozyten, wie EGF und IGF-I, sowie spezifische Jodlipide diskutiert [4]. Bei endemischem Jodmangel kommt es neben leichten Störungen der Schilddrüsenfunktion auch zu einer Beeinträchtigung des Hörvermögens, die durch die Korrektur des Jodmangels wieder beseitigt wird [22].

Die *sporadische Struma* tritt wiederum beim weiblichen Geschlecht 4- bis 8mal häufiger auf als beim

Tabelle 19.1. Klassifizierung der strumigenen Substanzen

1.	**Medikamente**	
1.1	**Verwendet bei der Behandlung der Hyperthyreose**	
	Carbimazol	
	Thiamazol	
	Propylthiouracil	
	Perchlorat	
1.2	**Verwendet bei der Behandlung anderer Erkrankungen**	
	Aminogluthethimid (Adrenostatium)	Selten
	Cobalt (Behandlung von Anämien)	Selten
	Jodenthaltende Medikamente	Oft
	Pyrazolonderivate, Phenylbutazon	Oft
	Lithium (Anwendung in der Psychiatrie)	Oft
	Sulfonamide und Paraaminosalicylsäure	Selten
	Thiocyanat (Hochdrucktherapie)	Selten
2.	**Natürlich vorkommende Substanzen**	
2.1	**Nahrungsmittel**	
	Sojabohnen, vorwiegend in den USA	Oft
	Pflanzen der Familie Brassicaceae (Thioglykoside), in Australien, Finnland, England	Oft
	Cassava (cyanogene Glykoside), in Afrika	Oft
2.2	**Andere diätetische Faktoren**	
	Jod	Selten
	Calcium	Extrem selten
	Fluorid	Extrem selten
	Kontaminiertes Trinkwasser	Extrem selten

männlichen. Auch hier besteht ein Mißverhältnis zwischen Hormonbedarf und -produktion mit Störungen bestimmter endokriner Phasen während des Wachstums und der Pubertät. Exogener Jodmangel ist die Ausnahme und macht sich vorzugsweise bei Neugeborenen bemerkbar. Meist handelt es sich um einen Defekt der Hormonsynthese in Form einer sog. Jodfehlverwertung (s. Kap. 4.9). Die Defekte sind leichterer Art. Strumen treten erst im späteren Kindesalter, selten bei Neugeborenen auf. Am häufigsten liegt eine Jodisationsstörung vor: Das Thyreoglobulin enthält – wie bei den Jodmangelstrumen – weniger Jod als normal. Hinzu kommen medikamentöse Faktoren (s. Tabelle 19.1) wie exzessive Jodzufuhr, Behandlung mit antithyreoidalen Substanzen oder mit strumigen wirksamen Medikamenten, wie z. B. Antirheumatika, Antidepressiva und Lithium. Ein hoher Serumjodidspiegel hemmt homöostatisch die Hormonsynthese und -sekretion, so daß ein endogener Jodmangel entsteht. Die gemeinsame pathogenetische Endstrecke ist eine Minderversorgung der Peripherie mit wirksamen Schilddrüsenhormonen. Der relativ hohe T_3-Spiegel gegenüber dem T_4-Spiegel im Serum gilt in diesen Fällen als ein Adaptationsphänomen, um möglichst effektiv das Hormondefizit zu kompensieren (kompensatorische T_3-Mehrsekretion).

19.5 Diagnostik

Die einfache Struma ist eine Ausschlußdiagnose. In der Diagnostik sind Größe, Beschaffenheit und evtl. Komplikationen der Struma abzuklären und ihre euthyreote Funktion zu beweisen.

Differentialdiagnostisch wichtig sind Fragen nach

- familiärer Belastung (Jodfehlverwertungen),
- Jodmangelgebiet,
- Alter bei Beginn der Erkrankung,
- Geschwindigkeit des Strumawachstums oder -änderung (Thyreoiditis, Zyste, Blutung, schnelle Größenzunahme) und
- ob möglicherweise Medikamente wie Jod oder solche mit antithyreoidalen Nebenwirkungen eingenommen werden (iatrogene Struma).

Bei einer Neugeborenenstruma ist an eine vorangegangene Applikation von Jod zu denken. In Frage kommen jodhaltige Expektoranzien während der Schwangerschaft, Amniographie mit jodhaltigen Kontrastmitteln, Vaginalspülungen der Mutter und Hautpflege (Nabel) des Neugeborenen mit jodhaltigen Desinfektionsmitteln. Häufig kann sich auch ohne Struma eine transiente Hypothyreose entwickeln.

Klinisch finden wir zwischen endemischer und sporadischer Struma keine Unterschiede. Sie werden daher gemeinsam in der folgenden Übersicht dargestellt.

Befundbeschreibung bei Struma [11]

- Eutop:
  - Im Halsbereich, substernal
  - Diffus
  - Einknotig
  - Mehrknotig
- Dystop:
  - Intrathorakal
  - Zungengrundstruma
- Pathogenetische Zuordnung des Symptoms Struma
  - Jodmangel (endemische Struma)
  - Strumigene Substanzen
  - Funktionelle Autonomie
  - Zystenbildung durch Blutung, nach Traumen
  - Immunthyreopathien
  - Schilddrüsentumoren
  - Neoplastische Produktion von TSH und TSH-ähnlichen Substanzen (z. B. Hypophysenadenom, Blasenmole)
  - Schilddrüsenhormonresistenz
  - Akromegalie

Symptome der Struma sind rein mechanisch bedingt. Trotz erheblicher Größe können Beschwerden fehlen. Andererseits gibt es manchmal bei kaum sichtbarem Kropf Phonationsstörungen, Heiserkeit, Globusgefühl und lästigen Zwang zum Räuspern. Anamnestische Angaben zur Funktion der Schilddrüse berücksichtigen Gewichtsänderungen, Herzklopfen, Schwitzen und Unruhe.

Zur Lokalisation kommt bei Kindern und Jugendlichen in jedem Fall eine Sonographie in Betracht, ein Szintigramm aber nur bei Struma nodosa (ein- oder mehrknotig) oder bei derber, harter Konsistenz (Thyreoiditis, Malignomverdacht). Bei Hinweisen auf eine chronische Thyreoiditis ist primär die Bestimmung der zirkulierenden Antikörper indiziert (s. Kap. 4.7.2).

Zur Funktionsbeurteilung ist die Bestimmung von Gesamt-T_4, fT_4 (oder Parameter für das freie T_4) und von TSH notwendig. Bei Verdacht auf Hypo- oder Hyperthyreose wird man die Funktionsdiagnostik entsprechend erweitern.

19.6 Differentialdiagnose

Bei Neugeborenen mit Struma handelt es sich bei der Hälfte der Fälle um eine Hypothyreose (s. Kap. 4.9.1).

Tumoren und Zysten sind Raritäten, auch im Kindesalter. Abgegrenzt werden müssen dagegen bei kindlichen Strumen die Hashimoto-Thyreoiditis und andere seltene Thyreoiditiden (s. Kap. 4.10). Differentialdiagnostisch kommen auch branchiogene Zysten, insbesondere median gelegene, in Betracht. Einzelne Besonderheiten des *Tastbefundes* geben differentialdiagnostische Hinweise:

- hufeisenförmige Struma von gummiartiger Konsistenz und knotiger Oberfläche: Verdacht auf Hashimoto-Thyreoiditis,
- kongenitale Strumen variieren erheblich in der Größe; bei Taubstummheit Verdacht auf Pendred-Syndrom,
- schmerzhafte Vergrößerung einer schon bestehenden Struma ist typisch für Blutungen in eine Zyste,
- druckschmerzhaft kleine, diffuse Struma oder schmerzhafter Schilddrüsenlappen mit Ausstrahlung: Verdacht auf subakute Thyreoiditis (s. S. 81),
- derbe, feste Knoten, einzeln oder multinodulär: Verdacht auf Schilddrüsenmalignom (s. S. 82).

> **!** **Bei einer einknotigen Struma im Kindesalter sollte in jedem Fall eine Schilddrüsenaspirationspunktion bzw. Probeexzision vorgenommen werden, weil die Gefahr eines Malignoms mehr als 5mal so groß ist wie bei Erwachsenen.**

19.7 Therapie

Zur Therapie der blanden Struma kommen 2 Verfahren in Frage:

- 1. *als Basistherapie* bei jeder Kropfform die Langzeit- bzw. meistens Dauermedikation mit Jodid oder L-Thyroxin oder die Kombination beider, und
- 2. die *operative Behandlung.*

> **!** **Die Radiojodtherapie ist bei Jugendlichen grundsätzlich kontraindiziert.**

Die Behandlung mit tgl. 0,1–0,2 mg Kaliumjodid kommt bei der Neugeborenen- und der juvenilen Struma in Betracht [7, 18].

Besonderheiten der Struma sind in folgenden Fällen maßgebend

- *Juvenile Strumen ab Größe Ib* sind behandlungsbedürftig. Bei kleineren Strumen kann man die Spontanentwicklung abwarten.
- *Solitärknoten,* die szintigraphisch kalt sind, gelten bei Jugendlichen grundsätzlich als malignomverdächtig; das gleiche gilt für röntgenvorbestrahlte Strumen mit und ohne kalte Bezirke.
- *Rezidivstrumen* sollte man wegen der Komplikationsrate von 30–42 % nur im äußersten Fall zum 2. Mal operieren. Besonders häufig rezidiviert nach Sauer [17] eine Struma bei operierten Pubertätsstrumen, nämlich etwa 5mal mehr als bei allen übrigen Kropfoperierten. Die logische Konsequenz daraus ist eine Medikation mit Schilddrüsenhormonen bzw. Jodid.

19.7.1 Therapie mit Schilddrüsenhormonen

Die Behandlung mit Schilddrüsenhormonen geht davon aus, daß eine hypophysäre TSH-Mehrsekretion Ursache des Strumawachstums ist und durch Medikation von Schilddrüsenhormon und/oder Jodid beeinflußt wird. Die Ziele der Behandlung sind:

- bei einfacher Struma die TSH-Sekretion eben zu supprimieren,
- bei Rezidivstrumen ebenso gerade die Grenze der TSH-Suppression zu erreichen und
- zur Rezidivprophylaxe nach Strumaresektion die TSH-Sekretion im unteren Normalbereich zu halten.

Grundsätzlich sollte bei der Medikation eine Basisfunktion der Schilddrüse um 50 % belassen werden, die – individuell verschieden – dann bei Kindern über 10 Jahren zwischen 0,05 und 0,20 mg L-Thyroxin liegt. Eine vermehrte TSH-Stimulation läßt sich mit den synthetischen Monopräparaten (als L-Thyroxin oder Trijodthyronin oder in der Kombination beider) supprimieren. Die synthetischen Präparate sind exakt dosierbare Hormone und liegen in Konzentrationen bzw. in Konzentrationsrelationen zueinander vor, die der physiologischen täglichen Sekretion entsprechen. Trijodthyronin kommt wegen der kurzen Halbwertszeit als Monosubstanz für die Langzeittherapie nicht in Betracht. Wegen der Unverträglichkeit der Kombinationspräparate bevorzugt man im allgemeinen L-Thyroxin. Kombinations- und Monopräparate liefern die gleichen Behandlungsergebnisse [11].

Reine L-Thyroxinpräparate (Euthyrox, L-Thyroxin 100 Henning) enthalten je Tablette 0,100 mg L-Thyroxin. Es gibt sie auch in Dosierungen von 0,025, 0,050, 0,075, 0,125, 0,15 und 0,200 mg.

Kombinationspräparate mit der Relation 5 Teile L-Thyroxin und 1 Teil L-Trijodthyronin (Novothyral,

Tabelle 19.2. Vorschläge für die Dosierung von L-Thyroxin im Kindesalter

Alter (Jahre)	0	1/4	1/2	1	3	5	7,5	12	Erwachsene
Tagesdosis µg L-Thyroxin	12,5	25	37,5	37,5	50	75	75 – 100	100	150 – 170

Thyroxin-T_3, Henning, 0,1 mg L-Thyroxin + 0,02 mg Trijodthyronin/Tablette) und mit der Relation 10 Teile L-Thyroxin und 1 Teil Trijodthyronin (Prothyrid, 0,100 mg Thyroxin + 0,01 mg Trijodthyronin/Tablette) erfüllen in beiden Zusammensetzungen ihren Zweck, wobei die periphere Dejodierung von T_4 zu T_3 durch den Organismus selbst zu berücksichtigen ist.

Die erforderliche Hormondosis ist individuell verschieden und unabhängig von Strumagröße und -beschaffenheit. Sie ist bei jugendlichen Strumapatienten etwas höher als im Erwachsenenalter und beträgt bei den 12- bis 16jährigen im Durchschnitt etwa 1 Tablette des Kombinationspräparats oder 1 – 11/2 Tabletten L-Thyroxin. Für die Tagesdosen der verschiedenen Lebensalter werden nach der Oberflächenregel die in der Tabelle 19.2 wiedergegebenen Mengen L-Thyroxin vorgeschlagen. Negative kardiologische Effekte wurden bei einer Studie mit 2,8 Jahren Behandlungsdauer ausgeschlossen [15].

Bei jugendlichen Patienten benötigt man in 30 % der Fälle eine höhere und in etwa 5 % der Fälle eine niedrigere Dosis als hier angegeben. Die Schilddrüsenhormone sollten wegen der besseren Resorption nüchtern eingenommen werden.

19.7.2 Therapie mit Jod

Bei Neugeborenen mit einer konnatalen euthyreoten Struma, die dann fast immer auf Jodmangel zurückzuführen ist, erweist sich die Jodidmedikation mit 150 µg Kaliumjodid als sehr erfolgreich [20]. Es empfiehlt sich, insbesondere bei leicht erregbaren Patienten mit der Hälfte der zu erwartenden Dauerdosis zu beginnen und nach 2 – 4 Wochen die Dosis zu steigern. Über die Behandlung der Jodmangelstruma im Kindesalter mit Jodid bzw. Jodid + L-Thyroxin gibt es nur wenige Studien mit meist geringer Fallzahl über nur kurze Zeiträume [3]. Alle zeigen eine der L-Thyroxin-Wirkung vergleichbare Wirkung. Eine Therapie mit 150 µg empfiehlt sich derzeit zumindest als Basistherapie.

Jodpräparate. Jodid zu 70 µg KJ (Jodetten, 100 µg KJ (Jodid), zu 2 mg KJ 1mal/Woche (Thyrojod-Depot); Jod + L-Thyroxin (Jodthyrox) in der Relation 1 : 100 µg : 100 µg.

19.7.3 Verlaufskontrolle

Die jeweilige Behandlung wird in etwa 6monatigen Abständen durch körperliche Untersuchung, Schilddrüsensonographie sowie Analysen von Serum-T_4, fT_4 und TSH kontrolliert. Ob und wann ein T_4-Wert unter Schilddrüsenhormonbehandlung als erhöht zu betrachten ist, hängt von den TBG-Spiegeln, der Benutzung von T_4-Monopräparaten oder -Kombinationspräparaten, der Einnahmezeit und den Bestimmungsmethoden ab.

Optimal ist eine Dosierung mit einem hochnormalen T_4-Spiegel von 10 – 12 µg/dl und einem nicht mehr meßbar kleinen TSH. Ob eine komplette Suppression des durch TRH-stimulierbaren TSH bessere Erfolge bringt, bleibt abzuwarten. Eine Unterdosierung ist therapeutisch unwirksam; eine Überdosierung kann eine Hyperthyreosis factitia unterhalten und ist durch Dosisreduktion korrigierbar. Kontraindikationen gegen diese Hormonbehandlung gibt es nicht. Bei Überdosierung (versehentlich, in suizidaler Absicht) kommt es nur selten zu einer akuten L-Thyroxin-Intoxikation [13].

Die Struma beginnt sich nach etwa 3monatiger Medikation zu verkleinern. Bei kleinen diffusen Strumen im Jugendalter kann man etwa 1 – 2 Jahre nach Rückgang der Struma die Hormonmedikation abbrechen und auf tgl. 0,1 mg Jodid im Sinne einer Kropfrezidivprophylaxe übergehen. Bei Strumen, die größer als Ib sind, sollte die Therapie konsequent bis in das Erwachsenenalter fortgesetzt und erst dann ein Auslaßversuch gemacht werden. Bei 70 – 80 % aller Patienten ist mit einem Rückgang der Struma zu rechnen.

19.7.4 Operative Therapie

Die operative Behandlung ist erst nach sicherem Ausschluß der medikamentösen Möglichkeiten indiziert. Da Strumen der Größe III bei Jugendlichen kaum vorkommen, gilt als Hauptindikation der kalte Solitärknoten oder/und die vom Tastbefund her malignomverdächtige Knotenstruma sowie Strumen mit lokalen Komplikationen, insbesondere bei Tauch- und substernalen Strumen. Bei Jugendlichen sollte man mit der Indikation zur Operation wegen der Rezidivgefahr grundsätzlich zurückhaltend sein [17]. Bringt die konsequente medikamentöse Therapie nicht den erwünschten Erfolg, empfiehlt es sich, mit der Strumaresektion bis nach dem 21. Lebensjahr zu warten. Auf jeden Fall ist die einfache Struma auch präoperativ mit Schilddrüsenhormonen zu behandeln, weil dadurch zumindest eine partielle Verkleinerung erfolgt und die Operationsbedingungen verbessert werden können.

Komplikationen nach Strumaresektion, von denen die Rekurrensparese mit persistierender Heiserkeit und der Hypoparathyreoidismus infolge operativ bedingter Insuffizienz der Nebenschilddrüse die wichtigsten sind, treten insgesamt bei weniger als 5 % der Fälle auf. Bei postoperativ aufgetretenen Tetanien oder Äquivalenten mit Akroparästhesien der Extremitäten, im Gesicht und im Bauchbereich sollte man die nächsten 3 Monate mit AT 10 oder Vitamin D_3 sowie Calcium behandeln und danach erst einen Auslaßversuch zur definitiven Beurteilung der Nebenschilddrüsenfunktion durchführen. Postoperativ ist in jedem Fall eine Strumarezidivprophylaxe mit Schilddrüsenhormonen in gleicher Weise wie oben geschildert durchzuführen. Postoperative Kontrolluntersuchungen empfehlen sich in Jahresabständen.

19.8 Prophylaxe

Die Jodprophylaxe der endemischen Struma hat in vielen Endemiegebieten der Welt, v. a. in der Schweiz, Österreich, in den USA und Südamerika, die Kropfhäufigkeit erheblich reduziert. Die Weltgesundheitsorganisation empfiehlt eine Jodprophylaxe uneingeschränkt für Länder mit einer den Verhältnissen in den alten Ländern der Bundesrepublik Deutschland entsprechenden Strumahäufigkeit und gleichzeitiger Jodmangelsituation [1]. Jodsalz ist, wie in anderen Ländern, längst eine Selbstverständlichkeit.

In der Bundesrepublik ist die Jodsalzprophylaxe nur auf freiwilliger Basis möglich. Das Speisesalz – im Handel werden 11 jodierte Speisesalze angeboten – enthält rund 20 mg Jod/kg Salz und würde rechnerisch bei Aufnahme von 5 g Salz/Tag eine zusätzliche Jodaufnahme von 100 µg/Tag bringen. Messungen [21] und Longitudinalstudien [10] ergaben aber nur eine völlig unzureichende Zunahme der Jodausscheidung mit 60 µg Jod/g Kreatinin. Dagegen kam es in der ehemaligen DDR nach Einführung der Jodprophylaxe 1985 zu einem deutlichen Abfall der Strumaprävalenz, gemessen an der Struma connata von 10,7 % 1978 auf 0,3 % 1986 [9], mit Anstieg der Harnjodausscheidung um 400 % und des Jodgehalts der Muttermilch um 45 %.

Von den Lebensmitteln, die in nennenswerten Mengen Jod enthalten, spielen nur Seefisch und Milch eine gewisse Rolle. Die Deutsche Gesellschaft für Ernährung (DGE) empfiehlt, täglich folgende Mengen Jod aufzunehmen:

- Säuglinge bis 11 Monate: 50 – 80 µg/Tag,
- Kinder 1 – 9 Jahre: 100 – 140 µg/Tag,
- Kinder ab 10 Jahre, Jugendliche und Erwachsene: 180 – 200 µg/Tag,
- Schwangere: 230 µg/Tag,
- Stillende: 260 µg/Tag.

> ! Da es in der Bundesrepublik Deutschland derzeit keine gesetzliche allgemeine Jodsalzprophylaxe gibt, ist nur zu empfehlen, die Bemühungen um die vermehrte freiwillige Benutzung des jodierten Speisesalzes zu unterstützen.

Eine solche Unterstützung ist auch inzwischen gesundheitspolitisch durch die „Verordnung zur Änderung der Vorschriften über jodiertes Speisesalz vom 19.6.1989“ erfolgt [14].

> ! Da das Problem Jodmangel hierzulande mit den jetzt bestehenden Mitteln allein nicht zu lösen ist, sollten Schwangere, Stillende, Säuglinge und Kleinkinder individuell bedarfsgerechte Jodmengen erhalten [16]. Die zusätzliche Gabe von Jodid in Form von Tabletten hat sich bewährt [19]. Gefahren oder Risiken in Richtung jodinduzierter Hyperthyreose (Jod-Basedow) sind damit nicht gegeben.

Literatur

1. Delange F (1994) The disorders induced by iodine deficiency. Thyroid 4: 107
2. Delange F, Bürgi H (1989) Iodine deficiency disorders in Europe. Bull WHO 67: 317
3. Einenkel D, Bauch K, Benker G (1992) Treatment of juvenile goitre with levothyroxine, iodide or a combination of both: the value of ultrasound greyscale analysis. Acta Endocr 127: 301
4. Gärtner R (1989) Pathophysiologische Grundlagen. In: Pickardt CR, Pfannenstiel P, Weinheimer B (Hrsg) Schilddrüse 1987. Thieme, Stuttgart. S 352
5. Gutekunst R, Smolarek H, Hasepusch U, Stubbe P, Friedrich HJ, Wood WG, Scriba PC (1986) Goitre epidemiology: thyroid volume, iodine exretion, thyroglobulin and thyrotrophin in Germany and Sweden. Acta Endocrinol (Copenh) 112: 494

6. Gutekunst R, Smolarek H, Wächter W, Scriba PC (1985) Strumaepidemiologie. IV. Schilddrüsenvolumina bei deutschen und schwedischen Schulindern. Dtsch Med Wochenschr 110: 50
7. Hehrmann R (1994) Jodmangelstruma. Medikamentöse Therapie bei Kindern, Jugendlichen, jungen Erwachsenen und Schwangeren. Apotheker J 16: 29
8. Heidemann PH, Stubbe P, von Reuss K, Schornbrand P, Larson A, von Petrykowski W (1984) Jodausscheidung und alimentäre Jodversorgung bei Neugeborenen in Jodmangelgebieten der Bundesrepublik. Dtsch Med Wochenschr 109: 773
9. Hesse V, Rönnefarth G, Sander I, Groppel B, Bauch KH (1988) Erste Erfolge des Jodierungsprogrammes der DDR-Kropfhäufigkeit und Jodversorgung bei Kindern vor und nach Einführung der Jodprophylaxe. Kinderärtzl Praxis 56: 233
10. Hintze G, Emrich D, Richter K, Thal H, Wasielewski T, Köbberling J (1988) Effect of voluntary intake of iodinated salt on prevalence of goitre in children. Acta Endocrinol (Copenh) 117: 333
11. Homoki J, Gargbrecht D, Loos U, Teller WM (1985) Therapie der juvenilen Struma. Vergleich zwischen Kombinationsbehandlung und Monotherapie. Monatsschr Kinderheilkd 133: 592
12. Krüskemper HL, Josef K, Köbberling J, Reinwein D, Schatz H, Seiff F (1985) Klassifikation der Schilddrüsenerkrankungen. Vorschlag der Sektion Schilddrüse der Deutschen Gesellschaft für Endokrinologie. Int Welt 8: 47
13. Kulig K, Golightly LK, Rumak BH (1985) Levothyroxine overdose associated with seizures in a young child. JAMA 254: 2109
14. Pahlke G (1989) Jodiertes Speisesalz als Lebensmittel des allgemeinen Verzehrs. Aktuel Ernähr 14: 223
15. Radetti G, Crepaz R, Paganini C, Pittschneider W (1994) Cardiac effects of a long-therm L-thyroxine treatment for goitre. Horm Res 41: 143
16. Ranke M (1991) Notwendigkeit einer individuellen Jodsalzprophylaxe. Kinderarzt 22: 617
17. Sauer H (1961) Über den Einfluß des Operationsalters auf die Rezidivhäufigkeit nach Strumektomie. Langenbecks Arch Chir 257: 116
18. Schumm-Draeger PM (1993) Medikamentöse Strumatherapie. Jodid, Schilddrüsenhormone oder kombinierte Therapie? Z Ges Inn Med 48: 592
19. Skibbe A, Klett M, Schmidt R, Troeger J (1994) Domestic use of iodized salt does rot compensate iodine deficiency. Horm Res 41: 136
20. Stubbe P, Heidemann P (1983) Struma neonatorum – Blande Stuma im Kindesalter. Dtsch Ärztebl 80: 40
21. Weber P, Manz F, Klett M, Horster FA (1987) Die Bedeutung von jodiertem Speisesalz für die Jodversorgung von Erwachsenen und Kindern. Monatsschr Kinderheilkd 135: 137
22. Yan-You W, Schu Hua Y (1985) Improvement in hearing among otherwise normal school children in iodine-deficient areas of Guizhon, China, following use of iodine salt. Lancet II: 518

20 Nosologische, metabolische und endokrinologische Aspekte der Adipositas*

H. Stolecke

20.1 Vorbemerkungen

Aus endokrinologischer Sicht wird mit dem Begriff Adipositas ein *Symptom* und keine eigenständige, insbesondere hormonale Erkrankung benannt. Diese Aussage widerspricht nicht der Tatsache, daß bei einer Reihe primär endokrinologischer Krankheiten *spezifische metabolische Veränderungen die Entstehung einer Adipositas begünstigen*, so daß, individuell unterschiedlich ausgeprägt, eine Adipositas das klinische Bild mitbestimmt. Hier sind v. a. das Cushing-Syndrom, eine Schilddrüsenunterfunktion oder die hyperandrogenämische Ovarialinsuffizienz zu nennen (s. Kap. 4, 5 und 7). Auch bestimmte Dysmorphiesyndrome gehen mit symptomatischer Adipositas einher [18, 61].

Mit großem Abstand die häufigste Form der Adipositas in der pädiatrischen Sprechstunde wird durch *Nahrungsluxuskonsum* bedingt; eine endokrinologische Störung mit Insulinresistenz, Hypercortisolismus und anderen hormonalen Veränderungen entsteht dabei *sekundär* und ist, abhängig von der Gewichtsreduktion, in der Regel rückbildungsfähig (s. 20.5.3.4).

Die wissenschaftlichen Fortschritte auf dem Gebiet der hormonalen Fettstoffwechselregulation haben mit der Entdeckung des Leptins und entsprechender Rezeptoren sicherlich wichtige neue Erkenntnisse erbracht. So wird *Leptin* als *ein* maßgeblicher Faktor in der (neuro-) endokrinen Steuerung des Fetthaushaltes ausgewiesen. Es ist allerdings nosologisch nicht begründet, das *polyätiologische Symptom Adipositas* generell als eine primäre, durch genetisch bedingte Veränderungen der Leptinexpression oder seiner Rezeptoren hervorgerufene Endokrinopathie zu definieren, auch dann nicht, wenn erwartungsgemäß im weiteren Verlauf systematischer Untersuchungen in distinkten Fällen oder Syndromen mit ausgeprägter Fettsucht ein kausaler Zusammenhang belegt werden kann.

* Das Kapitel berücksichtigt wesentliche Teile des von M.J. Müller und P. Hürter für die 2. Auflage dieses Buches verfaßten Kapitels „Adipositas".

20.2 Definition und Diagnose

Eine Adipositas besteht nach geltenden Kriterien, wenn der Anteil des Fettgewebes am Gesamtkörpergewicht bei Männern 20 % und bei Frauen 25 % übersteigt. Diese *Defintion* erfordert eine saubere Trennung der Begriffe „Adipositas" und „Übergewicht", da es neben „übergewichtig-adipösen" auch „übergewichtig-nichtadipöse" sowie „normgewichtig-adipöse" Menschen geben kann.

Die exakte Bestimmung der *Fettgewebemasse* ist mehr oder minder aufwendig. Im ärztlichen Alltag werden deshalb verschiedene *Gewichtsindizes* verwendet, wie das „Normalgewicht nach Broca" (Männer: Körpergröße - 100; Frauen: Körpergröße - 100 - 10 %) oder auch das „Idealgewicht" (Männer 10 % und Frauen 15 - 20 % unter dem „Normalgewicht nach Broca") zur Abgrenzung des mit der Adipositas verbundenen Krankheitsrisikos.

Diese Indizes setzen eine feste Beziehung zwischen Gewicht und Körpergröße voraus und sind deshalb im Kindes- und Jugendalter ungeeignete Kenngrößen. In der Pädiatrie wird deshalb das *Istgewicht* eines Kindes mit seinem aus Somatogrammen ermittelten *Sollgewicht* verglichen. Überschreitet das Istgewicht die 97. Perzentile oder das Sollgewicht um 20 %, so liegt definitionsgemäß eine Adipositas vor.

Ein idealer Index der Adipositas sollte unabhängig von der Körpergröße sein und eng zur Fettmasse des Körpers korrelieren. Der *„body mass index"* (BMI, Gewicht/Körpergröße in kg/m^2) erlaubt eine einfache Abschätzung der Fettmasse bei Erwachsenen sowie bei Kindern und Jugendlichen [14, 23a, 29, 38, 56]. Entsprechende altersabhängige Kurven sind in Abb. 20.1 dargestellt [56]. Der BMI steht in enger Beziehung zu dem mit Hilfe aufwendiger Methoden (Bestimmung des Gesamtkörperwassers per Isotopendilution; Bestimmung der Körperdichte durch Unterwasserwiegen; Bestimmung des Gesamtkörperkaliums) direkt oder indirekt erfaßten Fettgewebeanteil.

Die Abschätzung der Fettmasse mit dem BMI sollte durch die Quantifizierung der subkutanen Fettdepots

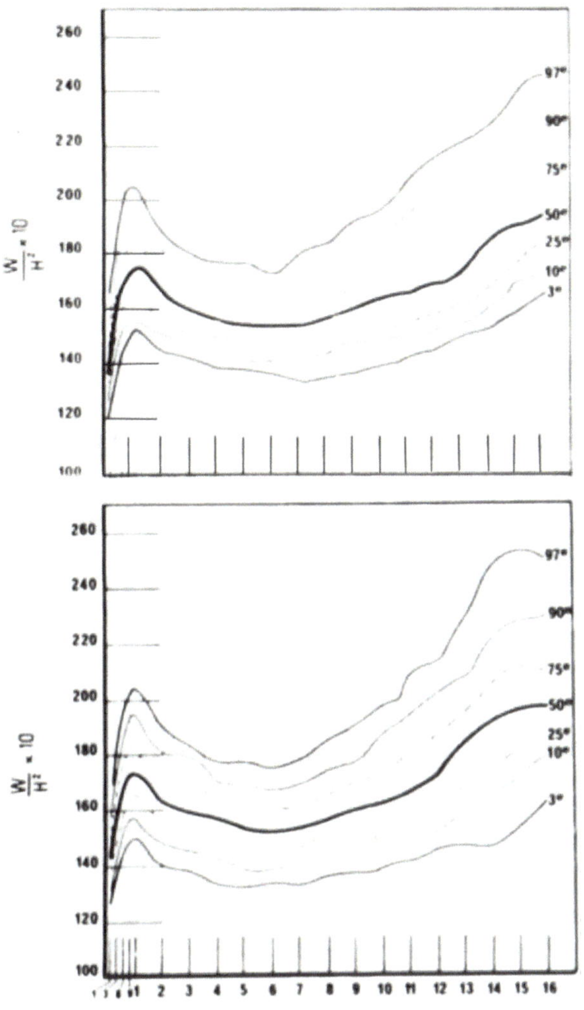

Abb. 20.1. Perzentilen des „body mass index" bei Jungen (*oben*) und Mädchen (*unten*). (Nach Rolland-Cachera et al. 1982 [56])

mit Hautfettfaltenmessungen ergänzt werden. Die Fettfaltenmessung erfolgt mit einem geeichten Caliper (Lange- oder Harpenden-Caliper) an

- 3 (Trizeps-, Subskapular-, Suprailiakalhautfettfalte),
- 4 (wie davor, zusätzlich Bizepshautfettfalte) oder
- 6 (wie davor, zusätzlich Abdominal- und Glutealhautfettfalte)

definierten Stellen des Körpers (Normalwerte der Trizepsfettfaltendicke in Tabelle 20.1 [41]; s. auch Kap. 25). Der Wert anthropometrischer Methoden zur Erfassung des Ernährungszustands wird häufig in der klinischen Routine gering eingeschätzt. Die Methoden gewinnen jedoch in der Hand des geübten Untersuchers und informieren verläßlich über den *Fettanteil* sowie den *Fettverteilungstyp*.

20.3 Epidemiologie

Adipositas ist ein familiär gehäuft auftretendes Phänomen [26, 29, 50]. Sie betrifft eine heterogene Gruppe von Menschen und ist schwer vorhersagbar. Die Prävalenz der Adipositas im Kindes- und Jugendalter hat in den letzten 10 Jahren um 9–54 % zugenommen und liegt bei etwa 25 % [27, 58].

20.4 Krankheitsrisiko

Adipositas ist auch bei Kindern und Jugendlichen mit einer erhöhten Morbidität assoziiert. Adipöse Kinder haben ein höheres Risiko, an Bluthochdruck und Dia-

Tabelle 20.1. Normalwerte der Hautfettfaltensumme (Trizeps-, Subskapular-, Suprailiakalhautfettfalte). (Nach Maaser et al. (1972 [41])

Jungen						Mädchen				
Perzentile					Alter					
97	75	50	25	03	[Jahre]	97	75	50	25	03
44,6	28,2	25,6	22,8	18,6	2	38,5	29,1	25,1	20,6	15,9
35,2	25,4	22,9	20,2	16,4	3	37,6	27,2	24,7	18,7	14,8
33,8	24,1	21,5	19,1	15,3	4	39,9	28,8	25,6	22,0	16,9
34,2	24,0	21,1	18,8	14,5	5	40,2	28,0	24,9	21,6	16,6
33,8	21,0	18,0	16,1	12,8	6	38,2	25,5	21,7	18,5	14,3
41,0	21,4	18,1	15,6	12,6	7	36,9	24,1	20,1	17,1	12,8
63,3	24,2	19,2	16,4	13,1	8	43,0	26,7	22,0	18,5	13,3
63,7	26,2	19,9	16,7	12,7	9	52,6	29,9	25,3	20,0	14,7
64,2	25,9	19,2	15,7	11,8	10	58,2	32,8	26,0	21,5	16,0
66,7	30,0	21,6	17,6	13,0	11	62,5	35,7	27,3	22,6	17,0
68,0	32,0	22,9	19,2	14,6	12	66,4	38,4	28,4	23,6	17,9
68,8	33,0	23,5	20,0	15,6	13	69,9	41,0	29,5	24,5	18,7
69,4	33,4	23,9	20,2	16,1	14	72,5	43,3	30,5	25,4	19,3

betes zu erkranken sowie Atemwegserkrankungen, orthopädische Probleme und psychosoziale Störungen zu erleiden [27]. Da eine große Zahl der dicken Erwachsenen bereits als Kind dick waren, trägt eine Adipositas im Jugendalter auch zu erhöhter Morbidität und Mortalität im Erwachsenenalter bei.

20.5 Ätiologie

Übergewicht ist in jedem Fall das Ergebnis einer zumindest zeitweise *positiven Energiebilanz*. Diese resultiert aus Energiezufuhr und -verwertung bzw. aus demVerbrauch von Kalorienträgern. Der Energieverbrauch ist normalerweise über einen weiten Bereich der Energiezufuhr angemessen, die Energiebilanz damit ausgeglichen. Abweichungen bedeuten ein Ungleichgewicht zwischen Energiezufuhr und -verbrauch, das es auszugleichen gilt [47, 54]. Dies sei an einem Beispiel erläutert:

Übersteigt die Energiezufuhr den -verbrauch um 250 kcal, so ist die Bilanz um 250 kcal positiv. Das Erreichen einer ausgeglichenen Energiebilanz ist nur durch eine Verminderung der Nahrungszufuhr um jeweils 250 kcal oder aber durch eine Steigerung des Energieverbrauchs möglich. Bei gleichbleibender Kalorienzufuhr müßte also der Energieumsatz zum Erreichen einer ausgeglichenen Energiebilanz um 250 kcal gesteigert werden.

Die Regulation des Energieverbrauchs betrifft den *Ruheumsatz* und zu jeweils geringeren Anteilen die *nahrungs- bzw. arbeitsinduzierte Thermogenese* (s. folgende Übersicht). Der Ruheumsatz eines Menschen wird wesentlich durch genetische Faktoren, den Schilddrüsenfunktionszustand und seine „fettfreie Masse" bestimmt. Eine Steigerung des Energieverbrauchs wird deshalb unter physiologischen Bedingungen lediglich durch die Zunahme der „fettfreien Masse" möglich. Da dies nur auf Kosten einer gleichzeitigen und disproportionalen Zunahme an Fettgewebe gelingt, wird eine ausgeglichene Energiebilanz bei hyperkalorischer Ernährung nur durch eine Gewichtszunahme erreicht. Bei gleichbleibender „metabolischer Effizienz" (z. B. 34 kcal/kg „fettfreie Masse"/Tag) bedeutet eine Steigerung des Ruheumsatzes um 250 kcal eine Zunahme an „fettfreier Masse" um etwa 7 kg innerhalb von 2 Jahren.

Da die Zunahme an „fettfreier Masse" mit einer gleichzeitigen Vermehrung der Fettmasse von etwa 18 kg assoziiert ist, darf die bereits bei geringen Abweichungen der Energiebilanz (+ 250 kcal) deutliche Gewichtszunahme von insgesamt 25 kg nicht überraschen. Die Gewichtszunahme erscheint unter hyperkalorischer Ernährung verständlich, ermöglicht sie doch das Wiedererreichen einer ausgeglichenen Energiebilanz.

Regulation der einzelnen Komponenten des Energieverbrauchs

- Ruheumsatz
  - Genetische Disposition
  - Alter
  - Geschlecht
  - Körperzellmasse
  - Schilddrüsenfunktion
- Nahrungsinduzierte Thermogenese
  - Kalorienmenge
  - Nahrungszusammensetzung
  - Ernährungszustand
  - Katecholamine
  - (Insulin)
  - Koffein, Nikotin
- Arbeitsinduzierte Thermogenese
  - Arbeitsintensität
  - Ernährungszustand

Die Bedeutung der mit einer Gewichtszunahme einhergehenden Vermehrung der „fettfreien Masse" für die Energiebilanz eines Menschen wird durch folgenden Befund belegt: Die Gewichtszunahme ist während einer 100tägigen identisch-hyperkalorischen Ernährung (+ 1000 kcal/Tag über dem jeweiligen Energiebedarf der untersuchten Personen) nicht linear, sondern beträgt im Mittel

- + 2,7 kg während der ersten 25 Tage,
- + 2,4 kg vom 26. bis zum 50. Tag,
- + 1,5 kg vom 51. bis zum 75. Tag und
- + 1,5 kg während der letzten 25 Tage [10].

Die mit dem Anstieg der fettfreien Masse verbundene Zunahme des Ruheumsatzes kompensiert also teilweise die hohe Kalorienzufuhr.

20.5.1 Genetische Faktoren

Es besteht ein genetisches Risiko, adipös zu werden. Das Körpergewicht von Kindern, die während ihres 1. Lebensjahres adoptiert wurden, zeigt eine enge Beziehung zu dem Gewicht ihrer biologischen Eltern und insbesondere ihrer leiblichen Mütter, nicht aber zu dem Gewicht ihrer Adoptiveltern [60]. Die Zwillingsforschung belegt darüber hinaus den genetischen Einfluß auf die Variationen des Körpergewichts [10, 60]. Die Gewichtszunahme von Zwillingen während einer hyperkalorischen Ernährung ist nahezu identisch, während die Variation der Gewichtszunahme zwischen einzelnen Zwillingspaaren hoch ist [10].

Auch ist die Variation des Energieverbrauchs innerhalb von Familien außerordentlich gering [9].

Diese Befunde machen eine genetische Disposition wahrscheinlich, ein eindeutiger genetischer Marker der Adipositas konnte bis heute jedoch nicht identifiziert werden [9]. Das Risiko, adipös zu werden, ist nicht unabwendbar: Umwelteinflüsse und menschliches Verhalten können auch bei genetischer Disposition das Normalgewicht sichern und erklären andererseits die Manifestation des adipösen Phänotyps. Das „Adipositasrisiko" kann das Eßverhalten, den Energieverbrauch oder gar beide Komponenten der Energiebilanz betreffen. Es erscheint heute wahrscheinlich, daß eine *veränderte Energiezufuhr* die Energiebilanz eines Menschen stärker als eine gestörte Adaptation des Energieverbrauchs beeinflußt [54].

20.5.2 Eßverhalten

Die *Steuerung des Appetits* unterliegt physiologischen und kulturellen Faktoren. Die Regulation der Nahrungsaufnahme ist komplex. Die biologischen Faktoren umfassen ein Netzwerk von

- Neurotransmittern,
- biogenen Aminen (z. B. Noradrenalin, Dopamin),
- Peptiden (z. B. Cholecystokinin, Corticotropin-releasing-Hormon, Leptin) und
- Opioiden.

Unser Wissen über die metabolische, humorale und neurochemische Kontrolle der Nahrungszufuhr beruht im wesentlichen auf tierexperimentellen Daten. Die Appetitkontrolle ist morphologisch-anatomisch im Bereich des Hypothalamus (Nucleus paraventricularis) und auch in tiefer gelegenen Zentren des Nervensystems lokalisiert. Informationen über die Energie- und Substratbilanzen erreichen diese Zentren über das autonome Nervensystem oder auch direkt über ein verändertes metabolisches und humorales Milieu oder an der Blut-Hirn-Schranke über im Blut zirkulierende, anorektisch wirksame Peptide, wie z. B. Satietin, Adipsin, Cachectin (= „tumor necrosis factor") und Leptin. Diese peripheren Informationen werden zentral integriert, und der Appetit adäquat gesteuert. Die Auslösung des Sättigungsgefühls nach der Nahrungsaufnahme wird durch sensorische, kognitive, postingestive und postabsorptive Mechanismen unterschiedlich erklärt.

Die Kenntnis dieser komplexen Zusammenhänge hat heute pharmakotherapeutische Ansätze zur Beeinflussung des Eßverhaltens ermöglicht. Ein Beispiel ist die Senkung des Appetits durch den Serotoninagonisten Fenfluramin. Es ist allerdings unklar, inwieweit die tierexperimentellen Daten auf den Menschen übertragbar sind und ob überhaupt bei Adipösen eine Störung der biologischen Regulation des Eßverhaltens vorliegt. Sicher erscheint für den Menschen, daß die einzelnen Nahrungsbestandteile den Appetit unterschiedlich beeinflussen; im Vergleich zu einer kohlenhydratreichen Diät sättigen Nahrungsfette kaum. Eine fettreiche Diät führt so leicht zu einer Hyperphagie.

Die Kalorienzufuhr bereits übergewichtiger Erwachsener ist selten exzessiv erhöht und bleibt auch über längere Lebensabschnitte konstant. Andererseits zeigen Kinder adipöser Eltern und auch dicke Kinder eine hohe spontane Nahrungsaufnahme [29, 50]. Neben der absoluten Kalorienmenge bevorzugen dicke und dünne Menschen in durchaus unterschiedlichem Ausmaß Kohlenhydrate bzw. Fette. Während sich dünne und untergewichtige Menschen eher kohlenhydratreich ernähren, essen dicke Menschen meist fettreiche Mahlzeiten. Dieses mag zu einer veränderten Regulation des Eßverhaltens bei einem Teil der Adipösen beitragen (s. oben). Andererseits muß eine fettreiche und hyperkalorische Ernährung die Energiebilanz erheblich beeinflussen, da überschüssige Nahrungsfette im Gegensatz zu Kohlenhydraten überwiegend gespeichert und nicht oxidiert werden.

20.5.3 Energieverbrauch

Ein absolut oder relativ (bezogen auf die Nahrungszufuhr) erniedrigter Energieverbrauch ist eine mögliche Ursache der Gewichtszunahme und damit auch der Adipositas. Der tägliche Energieverbrauch eines Menschen resultiert aus

- dem Ruheumsatz zu 65–75%,
- der nahrungsinduzierten Thermogenese (7–15%) und
- der arbeitsinduzierten Thermogenese (10–25%) [47, 48, 54].

Diese Unterscheidung ist nicht allein quantitativ bedeutsam, denn die einzelnen Kompartimente des Energiestoffwechsels werden durchaus unterschiedlich reguliert [47, 48]. Es überrascht dann nicht, daß die möglichen Einschränkungen des Energieverbrauchs bei adipösen Menschen in allen 3 Kompartimenten vermutet worden sind [54].

20.5.3.1 Ruheumsatz

Der Ruheumsatz adipöser Kinder, Jugendlicher und Erwachsener ist, bezogen auf ihre fettfreie Masse, meist normal. Allerdings ist er nach Manifestation der Adipositas auch Ergebnis dieses Zustands und kann so schwerlich ihre Ursache erklären. Ein eher niedriger Ruheumsatz begünstigt eine Gewichtszunahme von normalgewichtigen Neugeborenen und Erwachsenen. Tatsächlich ist der Ruheenergieverbrauch von normalgewichtigen Kindern adipöser Eltern deutlich niedriger als dies für vergleichbare Kinder nichtadipöser Eltern beobachtet wird [30] (Tabelle 20.2). Solche Kinder müssen sich zur Vermeidung einer exzessiven Gewichtszunahme bereits früh in ihrem Leben kontrolliert und „kalorienbewußt" ernähren.

Tabelle 20.2. Energieverbrauch und Energiezufuhr bei Kindern nicht-adipöser (*N*) und adipöser Eltern (*A*). (Nach Griffith and Payne (1976) [17])

	N (n = 12)	A (n = 8)
Größe (cm)	111	110
Gewicht (kg)	19,1	19,1
Körperfett (%)	14,3	16,8
Energieverbrauch (kcal/d)	1508	1174*
Energiezufuhr (kcal/d)	1433	1115*

* $p < 0,01$

20.5.3.2 Nahrungsinduzierte Thermogenese

Der nach Nahrungsaufnahme zu beobachtende Anstieg des Energieverbrauchs ist bei etwa 50 % der bereits manifest Adipösen vermindert. Dies begünstigt eine positive Energiebilanz, da im Vergleich zu Normalgewichtigen bei Adipösen ein größerer Teil der Nahrungsenergie gespeichert wird. Die Störung der Thermogenese ist eng mit der Fettmasse, der fettreichen Ernährung, der Insulinresistenz und dem gleichzeitig niedrigen Sympathikotonus assoziiert und betrifft besonders die Phasen der Gewichtszunahme. Umgekehrt haben eher untergewichtige Kinder mit einemTyp-I-Diabetes einen eher hohen Sympathikotonus und zeigen gleichzeitig eine stärkere Empfindlichkeit gegenüber Katecholaminen [54].

20.5.3.3 Arbeitsinduzierte Thermogenese

Es ist bisher nicht belegt, daß eine geringe körperliche Aktivität für sich allein zu einer Gewichtszunahme und letztlich zur Adipositas führen kann. Die Größe der Fettgewebedepots ist andererseits auch kein sensitiver Indikator körperlicher Aktivitäten eines Jugendlichen [2]. Es ist dennoch nicht zu übersehen, daß die körperlichen Belastungen vieler Jugendlicher heute ausgesprochen gering sind und nicht den allgemeinen gesundheitlichen Empfehlungen entsprechen [2]. Der Beitrag der für körperliche Arbeit aufzuwendenden Energien am täglichen Energieverbrauch und damit an der kurzfristigen Regulation der Energiebilanz ist im Rahmen der alltäglichen Belastungen unserer Zeit eher gering anzunehmen. Dieses mag die Zunahme der Adipositas im Vergleich zu früheren Zeiten teilweise erklären, ist aber sicher nicht die Ursache unterschiedlicher Körpergewichte in unserer Gesellschaft.

Von diesen kurzfristigen Effekten sind die längerfristigen Wirkungen der Arbeit zu unterscheiden. Regelmäßige körperliche Arbeit und Ausdauertraining erhöhen den Ruheumsatz eines Menschen und tragen so auch indirekt zur Energiebilanz bei [47, 54]. Muskelarbeit verbessert darüber hinaus die Stoffwechsellage eines Menschen, erhöht die Insulinsensitivität sowie den Sympathikotonus und steigert damit die „metabolische Effizienz" und auch die nahrungsinduzierte Thermogenese (s. oben). Ein aerobes Ausdauertraining fördert die Fettoxidation und beeinflußt so die tägliche Fettbilanz.

20.6 Hormonale Regulation der Energiebilanz und des Substratstoffwechsels

Katecholamine, Schilddrüsenhormone und Insulin sind nach wie vor die klassischen hormonalen Determinanten des Energiestoffwechsels [19, 47, 54]. Die grundsätzlichen Zusammenhänge lassen sich heute aufgrund detaillierter Kenntnisse, insbesondere der endokrinologischen Konsequenzen einer Adipositas, näher beschreiben und auf *andere Hormone* (Wachstumshormon, IGF, Cortisol, Leptin) ausdehnen. Auch können einige genetische Faktoren, die eine Adipositas mitbedingen, präziser angesprochen werden.

Im folgenden wird eine Übersicht zu den aktuell verfügbaren endokrinologischen Daten gegeben, wobei eine Gliederung nach hormonalen Funktionssystemen, ggf. im Kontext zu klinischen Befunden, gewählt wurde. Ein gesonderter Abschnitt faßt neue Forschungsergebnisse zu den *neuroaktiven Substanzen* zusammen. Einzelbefunde müssen indessen stets als *Glieder eines integrierten funktionellen Systems* gesehen werden.

20.6.1 Insulin, Glucose

Die *Insulinresistenz* ist das bestimmende Phänomen im Substratstoffwechsel adipöser Menschen. Bereits bei Jugendlichen können typische Befunde im Sinne einer Insulinresistenz positiv korreliert zum BMI gefunden werden [7], wobei systematische Veränderungen der Insulinsensitivität im Verlauf der pubertären Entwicklung zu berücksichtigen sind [62].

Bei adipösen Mädchen besteht insbesondere ein Zusammenhang zwischen basalen Insulinspiegeln, stimulierter Insulinsekretion, Insulinresistenz und der viszeralen Fettmasse [11]. Ursächlich entsteht offenbar ein Defekt der Hormonwirkung auf zellulärer Ebene. Man nimmt an, daß der Insulinrezeptor über eine Kopplung mit spezifischen zytosolischen Substraten unterschiedliche Signalabläufe induziert, wodurch der pleiotrope hormonale Response auf den Zellmetabolismus (z. B. Glykogensynthase, Glucosetransportsystem) und auf die Wachstumsvorgänge deutlich wird [34, 49]. Auch eine verminderte Rezeptoraktivierung wird als funktionelle Modulation im Sinne einer Insulinresistenz angesehen. So konnte in einem isolierten Zellsystem, in das der menschliche Insulinrezeptor übertragen wurde, eine über Isoformen der Proteinkinase C vermittelte Hemmung der Tyrosinkinaseaktivität des Rezeptors durch Hyperglykämie innerhalb weniger Minuten nachgewiesen werden [34].

Chronobiologische Untersuchungen der Glucosetoleranz bei adipösen Erwachsenen ergaben Hinweise auf ein abnormales Profil der Glucoseregulation insofern, als die Insulinsekretion und die Glucosekonzentrationen im Plasma in der späten Schlafphase der Nacht nicht unterdrückt werden und so hohe morgendliche Werte entstehen. Beziehungen zwischen einer reduzierten Ausschüttung des Wachstumshormons in der frühen Schlafphase und einer β-Zell-Insensitivität gegenüber dem akut inhibitorischen Effekt des Cortisols werden diskutiert [63].

Die Insulinresistenz betrifft zunächst die Insulinwirksamkeit am Skelettmuskel; diese ist bei Adipösen deutlich vermindert. Allerdings korreliert die Insulinresistenz nicht einfach linear mit dem Körpergewicht bzw. der Fettmasse und reduziert sich unter Gewichtsreduktion differenziert insofern, als bei verminderter Kalorienzufuhr eine inverse Relation zwischen zunehmender Insulinsensitivität und Gewichtsverlust besteht. Daraus kann gefolgert werden, daß bei Kalorienreduktion eine zunächst bestehende Insulinresistenz den Gewichtsverlust fördert [32].

Folge der verminderten Insulinwirkung am Muskel ist ein sowohl in seiner Dynamik als auch in seiner Menge verändertes Insulinsekretionsmuster, das durch eine weitgehende Aufhebung der regelrechten Pulsatilität der Sekretion und hohe Insulinplasmaspiegel charakterisiert ist. Die Hyperinsulinämie versucht zum einen, die defekte Insulinwirkung am Muskel zu kompensieren. Sie bedeutet aber andererseits eine vermehrte Stimulation der Adipozyten. Ergebnis ist eine anabole Stoffwechsellage, die durch eine erhöhte Speicherung von Neutralfetten bei gleichzeitig gedrosselter Lipolyse gekennzeichnet ist. Die anabole Stoffwechsellage der Adipozyten wird durch die gleichzeitig hohe Aktivität der Lipoproteinlipase, d. h. durch eine hohe Plasmaklärrate für Nahrungsfette, begünstigt [22]. Die Vergrößerung der Fettgewebemasse geht dann trotz des erhöhten Insulinmetabolismus [53] mit einer zunehmenden Insulinresistenz auch der Fettzellen einher.

Diese Komponente der Insulinresistenz begrenzt zunächst eine weitere exzessive Fettspeicherung im Adipozyten. Die Insulinresistenz bewirkt einerseits eine Einschränkung der Lipidspeicherung, begünstigt andererseits die Oxidation von Lipiden und trägt also zur Normalisierung der Fettbilanz bei. Die Lipidoxidation ist allerdings bei vielen adipösen Menschen deutlich eingeschränkt, was wiederum die häufig mit Adipositas und Hyperinsulinämie assoziierten Fettstoffwechselstörungen und die Atherosklerose erklärt.

20.6.2
ACTH, Cortisol und andere Steroide

Adipöse Patienten zeigen eine erhöhte Aktivität der CRH-ACTH-Cortisol-Achse. Bei erwachsenen Frauen mit viszeraler Fettsucht wurde im kombinierten CRH-AVP-Test eine erhöhte ACTH-Response mit konsekutiver Mehrproduktion von Cortisol gefunden [52], ebenso nach insulininduzierter Hypoglykämie [66]. Die Reaktion des ACTH ist offenbar in Abhängigkeit vom Phänotyp einer Adipositas variabel, während die erhöhte Cortisolproduktion eine systematische Veränderung darstellt [52]. Dennoch werden im Serum keine Cortisolkonzentrationen oberhalb des Normbereiches gemessen, da die Clearanceraten ebenfalls erhöht gefunden werden. Die freie Fraktion des Cortisols liegt ebenfalls im (oberen) Normbereich [25].

In einer Untersuchung von 92 adipösen Mädchen (mittleres Alter 15,1 Jahre, mittlerer BMI 31,2 kg/m^2) fanden sich bei viszeral-abdominell betonter Fettverteilung höhere Werte für freies Testosteron, niedrigere SHBG-Werte und niedrigere Werte für Gesamt- und freies Cortisol als bei einer hüftbetonten Fettverteilung. Nach deutlicher Gewichtsreduktion änderten sich bei den Patientinnen mit abdominal betonter Fettsucht die Steroidkonzentrationen gegensinnig und ausgeprägter als bei denjenigen mit hüftbetonter Fettverteilung, so daß das Fettverteilungsmuster einen Einfluß auf den Steroidstoffwechsel zeigt [65].

20.6.3
Schilddrüsenhormone

Hier ist zunächst auf die generelle Stoffwechselwirkung thyreoidaler Hormone zu verweisen. Im Zusammenhang mit Adipositas konnte im Tierversuch („obese Zucker littermates") gezeigt werden, daß die Serumkonzentrationen und die Synthese von T_3 in Type-I-5-Dejodinase-enthaltenden Geweben der Versuchstiere im Vergleich zu einer nichtadipösen Kontrollgruppe vermindert waren, obwohl T_4 als Substrat für die Dejodination in ausreichendem Maße zur Verfügung stand [33].

20.6.4 Wachstumshormon, IGF, Auxologie

Bei Kindern und Jugendlichen mit „einfacher" Adipositas finden sich in der Regel normale bis gering erhöhte Wachstumsraten und häufiger eine Beschleunigung des Skelettalters. Trotzdem weisen Untersuchungen zur Ausschüttung des Wachstumshormons (GH) nach Provokationstest, nach GHRH oder während einer 24-h-Spontansekretionsanalyse eine verminderte Sekretion nach. Die Diskrepanz dieser Befunde wird durch die bei diesen Patienten zu messenden *erhöhten Konzentrationen des freien IGF-I* interpretierbar. Dabei wird angenommen, daß die Hyperinsulinämie den nachgewiesenen Abfall des IGFBP-1 bewirkt; dadurch sei die Erhöhung des freien IGF-I zu erklären. Erhöhte Werte des freien IGF-I wiederum ermöglichen normales Wachstum bei feedbackerniedrigten GH-Konzentrationen. Erhöhte Spiegel des Gesamt-IGF-I und des IGFBP-3 im Serum werden im Sinne einer hypersensitiven Reaktion auf die GH-Wirkung gedeutet [23, 24, 64].

Bei Adipösen bleibt darüber hinaus die Wirkung einer artefiziellen Hyperglykämie, die Somatostatinausschüttung zu stimulieren, weitgehend aus; die durch GHRH oder Argininfusion provozierte GH-Ausschüttung wird im Gegensatz zu einer Somatostatin- oder Pirenzepingabe durch die Hyperglykämie nicht modifiziert [42].

20.6.5 Leptin

Leptin ist ein 16-kD-Protein mit Hormoncharakter, das im Fettgewebe gebildet und von den Fettzellen sezerniert wird. Das *kodierende Gen* (*ob*-Gen genannt) der Maus wurde zunächst geklont, später auch ein homologes Gen des Menschen [67]. Erste Versuche mit Leptininjektionen bei mutanten adipösen Mäusen, die Leptin aufgrund einer Nonsensemutation nicht bilden können, zeigten einen raschen Gewichts- und Fettgewebeverlust [12, 15]. Andere Mausmodelle, wie die *db/db*-Maus, reagierten jedoch nicht auf eine Leptingabe, so daß ein Defekt in der Signalkaskade anzunehmen war. Ein weiterer Schritt war deswegen die Identifizierung einer cDNA, die für einen hochaffinen leptinbindenden Rezeptor (OB-R) kodiert. Dabei zeigte sich, daß auch alternative Splicingtranskripte und Mutationen mit negativ-funktioneller Konsequenz möglich sind [1, 5, 6, 12, 39].

Beim Menschen sind im Prinzip vergleichbare molekulargenetische Befunde anzunehmen und in ersten Studien teilweise auch belegt; erst weitere experimentelle und klinische Daten werden zeigen, in welchem Umfang sich Konsequenzen für die Humanmedizin ergeben [13, 40, 55, 67].

Leptin wirkt offenbar in definierten Regionen des ZNS und wird nach Passage der Blut-Hirn-Schranke speziell im Plexus chorioideus, in den Nuclei arcuati, im Hypothalamus und in der Eminentia medialis – autoradiographisch nachweisbar – gefunden [4]. Es gibt bereits definitive Hinweise dafür, daß Leptin in den regulativen Verbund metabolischer Steuervorgänge insbesondere des Fetthaushaltes eingebunden ist. Dies kann möglicherweise über den Einfluß auf die Vorgänge der Thermogenese durch Effekte auf das sympathische Nervensystem geschehen [15], oder über eine negative Feedbackwirkung auf die Insulinsynthese durch Bindung an in den β-Zellen ausgebildeten Leptinrezeptoren als systematische Funktion [35]. Insulin selbst wiederum hat keine leptinstimulierende *akute* Wirkung, beeinflußt aber wahrscheinlich *indirekt* über die trophe Wirkung auf die Adipozyten die genetische Expression und Produktion von Leptin [37, 44, 46].

Inzwischen liegen auch verschiedene Mitteilungen *aus dem klinischen Bereich* vor [31, 45, 55, 59]. Es zeigte sich, daß Leptinspiegel im Serum eine *tageszeitliche Rhythmik* aufweisen; dabei werden die höchsten Werte zwischen Mitternacht und den frühen Morgenstunden gemessen, die niedrigsten nachmittags [59]. Radioimmunologisch gemessene *absolute Werte* lagen bei nichtadipösen *erwachsenen Probanden* (BMI 28 kg/m^2) im Mittel bei 69,3 ± 36,9 (SD) fmol/ml Plasma; bei adipösen Erwachsenen fanden sich unterschiedlich höhere Werte bis zu einem Maximalwert von 533,3 fmol/ml. Es besteht eine hochsignifikante Korrelation zum BMI ($r = 0{,}77$, $p < 0{,}001$ [45]). In einer anderen Studie wurden bei normalgewichtigen Erwachsenen 7,5 + 9,3 ng/ml und bei adipösen 31,3 + 24,1 ng/ml gemessen [16].

Bei *Kindern* mit Adipositas fanden sich ebenfalls hohe Leptinwerte; auch hier ist eine eindeutige Korrelation zum BMI gegeben ($r = 0{,}88$). Als Mittelwerte werden für die Kontrollgruppe 7,8 ± 6,5 (SD) ng/ml und für die Gruppe der Adipösen 38,6 ± 21,0 (SD) ng/ml angegeben. Außerdem variieren die Leptinkonzentrationen unabhängig von einer Adipositas mit dem jeweiligen Tanner-Stadium und sind bei Mädchen grundsätzlich höher als bei Knaben gemessen worden [31].

20.6.6 Katecholamine, Opioide, NGF, NPY

Die Rolle des autonomen Nervensystems bei der Entwicklung der Adipositas ist für adipöse Versuchstiere hinreichend belegt: Eine subdiaphragmale Vagotomie bewirkt eine Rückbildung der „hypothalamischen" Adipositas. Bei adipösen Erwachsenen wurde ein verminderter Sympathikotonus bei gleichzeitig hohem Parasympathikotonus beschrieben; die Plasmaspiegel der *Katecholamine* korrelieren negativ zur Fettgewebemasse und sind also bei besonders dicken Menschen erniedrigt [3, 43].

Der Umsatz von Noradrenalin ist eng mit dem Energieumsatz korreliert. Bei ausgeglichener Energiebilanz und hoher Kalorienzufuhr sind Energie- und Katecholaminumsatz gleichsinnig gesteigert und bei geringer Nahrungsaufnahme entsprechend gedrosselt [19]. Veränderungen im Stoffwechsel der Schilddrüsenhormone und der Plasmainsulinspiegel sind unter physiologischen Bedingungen für den Energieumsatz *bei ausgeglichener Bilanz* nicht bedeutsam, jedoch *für* die physiologischen Bedingungen entscheidend [19, 47].

Veränderungen der Energiebilanz sind unabhängig von der absoluten Höhe des Energieumsatzes denkbar. Eine hohe Energiezufuhr bedeutet zunächst bei gleichem Energieverbrauch sowohl einen etwas erhöhten Energieumsatz als auch eine positive Energiebilanz. Diese Situation ist durch einen gesteigerten Noradrenalinumsatz sowie hohe Plasmakonzentrationen an Trijodthyronin und Insulin charakterisiert. Ziel dieser hormonalen Konstellation ist eine weitere Steigerung des Energieverbrauchs, um damit wieder eine ausgeglichene Energiebilanz zu erreichen. Unterschreitet die Energiezufuhr den -verbrauch, dann ist die Energiebilanz negativ und der Energieverbrauch zu drosseln. Diese Situation ist durch einen niedrigen Katecholaminumsatz und niedrige Plasmaspiegel der Schilddrüsenhormone und des Insulins gekennzeichnet. Ziel des veränderten hormonalen Milieus ist die Einschränkung des Energieverbrauchs und dadurch das Wiedererreichen einer ausgeglichenen Energiebilanz [19, 47].

Es ist offensichtlich, daß dem Menschen eine Normalisierung der Fettbilanz bei fettreicher und hyperkalorischer Ernährung nur sehr begrenzt möglich ist. Dieses erklärt anschaulich, warum „Gewichtsprobleme" ohne Beschränkung der Nahrungszufuhr nicht lösbar sind.

Als weitere metabolisch wirksame Substanzen, die bei Adipositas bedeutsam sind, werden in der Literatur die *Opioide* genannt. Am Beispiel des β-Endorphins konnte in einer Infusionsstudie mit Adipösen und noch normalgewichtigen Verwandten 1. Grades von adipösen Patienten sowie einer Kontrollgruppe gezeigt werden, daß β-Endorphin, bereits basal bei Verwandten adipöser Patienten erhöht, bei dieser Gruppe zu einer signifikanten Erhöhung von Glucose, Insulin, Glukagon und C-Peptid führt, während in der Kontrollgruppe bei hoher Endorphindosis nur Glucose und Glukagon signifikant anstiegen [17].

Im Tierversuch wurden im Zusammenhang mit Adipositas eine Erhöhung des *„nerve growth factor"* (NGF) im braunen Fettgewebe [51] und eine übermäßige Expression des *hypothalamischen Neuropeptids Y* bei leptindefizienten oder -resistenten Mäusen beobachtet [57].

20.7 Differentialdiagnose

In Ambulanz und Klinik werden häufig Kinder mit Adipositas vorgestellt, bei denen eine „Drüsenstörung" angenommen wird. Obwohl bei über 95 % der Fälle eine *„einfache" Fettsucht durch Nahrungsluxuskonsum* vorliegt, müssen andere mit Adipositas einhergehende Krankheiten oder Syndrome, je nach klinischen Befunden und gezielt gemessenen hormonalen Daten, diskutiert werden.

Primär *endokrine Erkrankungen*, die mit Adipositas einhergehen, sind im Vergleich zu der Häufigkeit adipöser Patienten ausgesprochen selten. Zu diskutieren sind, wie eingangs erwähnt, das *Cushing-Syndrom*, eine *Unterfunktion der Schilddrüse* oder ein *Hyperinsulinismus* als Ausdruck einer Insulinresistenz, wie z. B. bei der hyperandrogenämischen Ovarialinsuffizienz. Eine allgemeine gonadale Unterfunktion geht beim Menschen selten mit Adipositas einher. Patienten mit *„hypophysärem Minderwuchs"* sind häufig adipös.

Das heute sehr selten beobachtete *Mauriac-Syndrom* bei langfristig unzureichend behandeltem Typ-I-Diabetes ist durch Hepatomegalie, Minderwuchs und Stammfettsucht charakterisiert. Klar abgegrenzt sind die *Syndrome nach Prader-Labhart-Willi und Laurence-Moon-Biedl-Bardet.*

Störungen im Bereich des Hypothalamus führen ebenfalls zu Adipositas. Ursachen können raumverdrängende Prozesse nach Trauma oder Infektion sein oder auch Tumoren, Zysten, eine Leukose, Gefäßveränderungen oder Mißbildungen. Kennzeichnend für die hypothalamische, meist sehr ausgeprägte Form der Fettsucht ist eine oft schlecht steuerbare Hyperphagie.

Sehr selten ist die 1901 von Fröhlich beschriebene *Dystrophia adiposogenitalis*, die pathogenetisch der hypothalamischen Fettsuchtform zugeordnet werden muß. Minderwuchs, Hypogonadismus, verzögerte Pubertät und psychische Auffälligkeiten sind typische Symptome dieses viel zu häufig schlagwortartig benannten klinischen Verdachts.

Ein *Hypogenitalismus* wird bei Knaben mit Adipositas meist nur vorgetäuscht, da das Genitale im präpubischen Fettgewebe verschwindet.

Extrem selten sind *Erkrankungen mit lokalisiertem Fettansatz. Lipomatosen* sind durch multiple Lipome gekennzeichnet, die, wenn sie schmerzhaft sind, als Lipomatosis dolorosa Dercum bezeichnet werden.

20.8 Therapie und Prävention

Die Entdeckung des Leptins hat Aktivitäten und Erwartungen ausgelöst, die eine einfache medikamentöse Regulierung jeglicher Adipositasprobleme als Zielvorgabe formulieren. Diese Vorstellung berücksichtigt völlig unzureichend den komplexen funktionellen Zusammenhang, in den Leptin eingebunden ist, ebenso wie die derzeit noch begrenzten Kenntnisse.

> ! Ähnlich wie bei allen anderen Hormonen kann nur eine wissenschaftlich und klinisch *gut begründete Indikation* die Medikation rechtfertigen. Eine „Fettpille" als Antidot für den Nahrungsluxuskonsum hat mit medizinischer Therapie nichts gemein und würde eine weitere Variante des Medikamentenmißbrauchs darstellen.

Es ist offensichtlich, daß sich die Menschen nur unzureichend an den Nahrungüberfluß in den westlichen Industrienationen anpassen können. Gewichtskonstanz oder eine Verminderung des Körpergewichts sind nur durch eine willentliche Begrenzung der Nahrungszufuhr möglich. Dieses bedeutet für den betroffenen Menschen eine bleibende und wesentliche Veränderung seines *Lebensstils*. Dies gilt um so mehr für das „dicke" Kind, da hier meist der Lebensstil der gesamten Familie verändert werden muß, was häufig mißlingt und die häufigen Frustrationen der Betroffenen und das Scheitern diätetischer Bemühungen erklärt.

Die Grenzen der Adipositastherapie sind durch die persönlichen Wertschätzungen des Adipösen, seiner Angehörigen und des kommunikativen Umfeldes vorgegeben. Es sind also grundsätzliche Grenzen, die das Symptom Adipositas nur als Einzelaspekt erkennbar werden läßt; angesprochen sind weitergreifend das *psychosoziale und geistig-kulturelle Niveau* heutiger, die allgemeinen gesellschaftlichen Maßstäbe definierender Vorgaben. Hier nun reguliert kein „Markt den Fortschritt und das Wohlergehen aller", hier gibt es keinen Weg über eine unreflektierte Meinung nach dem modischen Motto „denk' ich oder sag' ich mal"; auch löst ein motivationsarmer Hedonismus die lastend-banale Langeweile oder den stereotypen Aktionismus eines manipulierten Zeitvertreibs nicht auf.

Gewichtsreduktion ist bei Kalorienbegrenzung immer möglich, sie setzt aber Geduld und Einsicht in die Probleme voraus. Die Gespräche zwischen allen an der Behandlung beteiligten Personen (Kind, Eltern, Diätassistentin, Arzt) sind also die Basis einer Behandlung der Adipositas. Ein Diätprotokoll sollte Einblick in die Lebens- bzw. Eßgewohnheiten des Kindes und seiner Familie geben und Grundlage einer ersten Ernährungsberatung sein. Diese hat zunächst die Aufklärung über die einzelnen Kalorienträger und das Vermeiden möglicher Kostfehler zum Thema. Die diätetische Option bei Adipositas ist die kalorienreduzierte Vollkost. Eine Vollkost berücksichtigt den Bedarf an essentiellen Nährstoffen und an Energie sowie präventivmedizinische Erkenntnisse; sie ist in ihrer Zusammensetzung den üblichen Ernährungsgewohnheiten angepaßt [8, 20, 21, 28, 36].

Die Kalorienmenge sollte etwa 30 % unter dem tatsächlichen Bedarf liegen. Dieses Kaloriendefizit ergibt bei einem tatsächlichen Energiebedarf von 1200 kcal/Tag eine negative Energiebilanz von 360 kcal. Da das kalorische Äquivalent von 1 kg Körpergewicht ungefähr 7000 kcal beträgt, dauert es auch unter strenger Einhaltung der diätetischen Empfehlungen 15–20 Tage, bis ein Patient 1 kg abgenommen hat. Dieses Wissen sollte die Erwartungen aller Beteiligten bestimmen. Der Diätplan muß abwechslungsreich gestaltet werden. Die Ernährung sollte ballaststoffreich sein und die Gesamtkalorienmenge auf mehrere kleinere Mahlzeiten verteilt werden. Durch regelmäßig geführte Ernährungsprotokolle wird die Einhaltung des Diätplans belegt.

Niedrigkaloriendiäten, vorübergehende Krankenhaus- oder Heimaufenthalte, chirurgische Eingriffe oder auch eine medikamentöse Beeinflussung des Eßverhaltens oder des Energieverbrauchs sind bei Kindern entschieden abzulehnen. Bei wiederholtem Scheitern müssen die rein ernährungsmedizinischen Maßnahmen durch eine Verhaltenstherapie des Kindes und der Familie ergänzt werden.

Die Behandlung der Adipositas ist schwierig, ihre Prävention wäre ideal. Eine primäre Intervention der Adipositas ist nicht möglich und auch nicht sinnvoll. Eine sekundäre Prävention ist auf die Risikogruppen ausgerichtet. Diese umfaßt zunächst Kinder dicker Eltern und Kinder, die bereits einmal dick waren. Da das Manifestationsalter der Adipositas zwischen 6 und 13 Jahren liegt, muß eine mögliche Prävention im 6. Lebensjahr erfolgen. Die Bedeutung einer Prävention soll an einem Beispiel erklärt werden (s. auch Abb. 20.1):

Im Alter von 5 Jahren ist ein Junge auf der 50. Perzentile 1,10 m groß und 18 kg schwer; sein BMI beträgt 14,9 kg/m^2. Mit 12 Jahren ist der Junge 1,50 m groß und wiegt 40 kg (BMI 17,8 kg/m^2); die Gewichtszunahme beträgt damit 22 kg. Im Vergleich dazu wiegt ein 5jähriger Junge auf der 97. Perzentile bei 1,10 m Größe 22 kg (BMI 18,2 kg/m^2) und erreicht im Alter von 12 Jahren bei 1,50 m Größe 54 kg (BMI 24 kg/m^2; Gewichtszunahme: 32 kg). Bei entsprechend frühzeitiger diätetischer Beratung wäre das Ziel eine Gewichtszunahme von 22 kg und damit auch für den 2. Jungen ein normaler BMI im 12. Lebensjahr gewesen.

Da in keiner anderen Phase des Lebens die Behandlung der Adipositas so erfolgversprechend ist wie im frühen Kindesalter, sind Kinder- und Schulärzte aufgefordert, aktiv und konsequent an der sekundären Prävention der Adipositas zu arbeiten. Angesichts des hohen Krankheitsrisikos dicker Menschen und den damit verbundenen gesamtgesellschaftlichen Folgekosten ist die Prävention der Adipositas eine notwendige Maßnahme und eine erfolgversprechende Aufgabe.

Literatur

1. Andersson LB (1996) Genes and obesity. Ann Med 28: 5-7
2. Armstrong N, Balding J, Gentle P, Kirby B (1990) Patterns of physical activity among 11 to 16-year-old British children. BMJ 301: 203-207
3. Astrup A (1995) The sympathetic nervous system as a target for intervention in obesity. Int J Obes 19 (Suppl 7): S24-S28
4. Banks WA, Kastin AJ, Huang WT, Jaspan JB, Maness LM (1996) Leptin enters the brain by a saturable system independent of insulin. Peptides 17: 305-311
5. Barinaga M (1996a) Molecular biology - obesity: leptin receptor weighs in. Science 271: 29
6. Barinaga M (1996b) Obesity research - researchers nail down leptin receptor. Science 271: 913
7. Bergström E, Hernell O, Persson LÅ, Vessby B (1996) Insulin resistance syndrome in adolescents. Metabolism 45: 908-914
8. Blundell JE, Lawton CL, Hill AJ (1993) Mechanisms of appetite control and their abnormalities in obese patients. Horm Res 39 (Suppl 3): 72-76
9. Bogardus C, Lillioja S, Ravussin E et al. (1986) Familial dependence of the resting metabolic rate. N Engl J Med 315: 96-101
10. Bouchard C, Tremblay A, Depres JA et al. (1990) The response of long term overfeeding in identical twins. N Engl J Med 322: 1477-1482
11. Caprio S, Hyman LD, Limb C et al. (1995) Central adiposity and its metabolic correlates in obese adolescent girls. Am J Physiol Endocrinol Metab 269: E118-E126
12. Chen H, Charlat O, Tartaglia LA et al. (1996) Evidence that the diabetes gene encodes the leptin receptor: identification of a mutation in the leptin receptor gene in db/db mice. Cell 84: 491-495
13. Clement K, Garner C, Hager J et al. (1996) Indication for linkage of the human OB gene region with extreme obesity. Diabetes 45: 687-690
14. Cole TJ, Freeman JV, Preece MA (1995) Body mass index reference curves for the UK, 1990. Arch Dis Child 73: 25-29
15. Collins S, Kuhn CM, Petro AE, Swick AG, Chrunyk BA, Surwit RS (1996) Role of leptin in fat regulation. Nature 380: 677
16. Considine RV, Sinha MK, Heiman ML et al. (1996) Serum immunoreactive leptin concentrations in normal-weight and obese humans. N Engl J Med 334: 292-295
17. Cozzolino D, Sessa G, Salvatore T et al. (1996) The involvement of the opioid system in human obesity: a study in normal weight relatives of obese people. J Clin Endocrinol Metab 81: 713-718
18. Croft JB, Morrell D, Chase CL, Swift M (1995) Obesity in heterozygous carriers of the gene for the Bardet-Biedl syndrome. Am J Med Genet 55: 12-15
19. Danforth E, Burger AG (1989) The impact of nutrition on thyroid hormone physiology and action. Ann Rev Nutr 9: 201-205
20. Davis K, Christoffel KK (1994) Obesity in preschool and school-age children: treatment early and often may be best. Arch Pediatr Adolesc Med 148: 1257-1261
21. Dietz WH (1993) Therapeutic strategies in childhood obesity. Horm Res 39 (Suppl 3): 86-90
22. Eckel RH (1989) Lipoprotein lipase: a multifunctional enzyme relevant to common metabolic disease. N Engl J Med 320: 1060-1065
23. Frystyk J, Vestbo E, Skjærbæk C, Mogensen CE, Orskov H (1995) Free insulin-like growth factors in human obesity. Metabolism 44 (Suppl 4): 37-44

23a. Gasser T (1996) Development of fat tissue and body mass index from infancy to adulthood. Pediatr Nephrol 10: 340-342

24. Ghigo E, Procopio M, Maccario M et al. (1993) Repetitive GHRH administration fails to increase the response to GHRH in obese subjects. Evidence for a somatotrope defect in obesity. Horm Metab Res 25: 305-308
25. Glass AR (1989) Endocrine aspects of obesity. Med Clin North Am 73: 139-160
26. Goran MI, Carpenter WH, McGloin A, Johnson R, Hardin JM, Weinsier RL (1995) Energy expenditure in children of lean and obese parents. Am J Physiol Endocrinol Metab 268: E917-E924
27. Gortmaker SL, Dietz WH, Sobol AM, Wehler CA (1987) Increasing pediatric obesity in the United States. Am J Dis Child 141: 535-539
28. Gortmaker SL, Must A, Sobol AM, Peterson K, Colditz GA, Dietz WH (1996) Television viewing as a cause of increasing obesity among children in the United States, 1986-1990. Arch Pediatr Adolesc Med 150: 356-362
29. Greenlund KJ, Liu K, Dyer AR, Kiefe CI, Burke GL, Yunis C (1996) Body mass index in young adults: associations with parental body size and education in the CARDIA study. Am J Public Health 86: 480-485
30. Griffiths M, Payne PR (1976) Energy expenditure in small children of obese and non-obese parents. Nature 260: 689-694
31. Hassink SG, Sheslow DV, De Lancey E, Opentanova I, Considine RV, Caro JF (1996) Serum leptin in children with obesity: relationship to gender and development. Pediatrics 98: 201-203
32. Hoffman RP, Stumbo PJE, Janz KF, Nielsen DH (1995) Altered insulin resistance is associated with increased dietary weight loss in obese children. Horm Res 44: 17-22
33. Katzeff HL, Selgrad C (1993) Impaired peripheral thyroid hormone metabolism in genetic obesity. Endocrinology 132: 989-995

34. Kellerer M, Häring HU (1995) Pathogenesis of insulin resistance: modulation of the insulin signal at receptor level. Diabetes Res Clin Pract 28 (Suppl): S173–S177
35. Kieffer TJ, Heller RS, Habener JF (1996) Leptin receptors expressed on pancreatic β-cells. Biochem Biophys Res Commun 224: 522–527
36. Klesges RC, Klesges LM, Eck LH, Shelton ML (1995) A longitudinal analysis of accelerated weight gain in preschool children. Pediatrics 95: 126–130
37. Kolaczynski JW, Nyce MR, Considine RV et al. (1996) Acute and chronic effect of insulin on leptin production in humans – studies in vivo and in vitro. Diabetes 45: 699–701
38. Lazarus R, Baur L, Webb K, Blyth F (1996) Body mass index in screening for adiposity in children and adolescents: systematic evaluation using receiver operating characteristic curves. Am J Clin Nutr 63: 500–506
39. Lee GH, Proenca R, Montez JM et al. (1996) Abnormal splicing of the leptin receptor in diabetic mice. Nature 379: 632–635
40. Lönnqvist F (1996) The obese (ob) gene and its product leptin – a new route towards obesity treatment in man. Q J Med 89: 327–332
41. Maaser T, Stolley H, Droese W (1972) Die Hautfaltenmessung mit dem Kaliper; II. Standardwerte der subkutanen Fettgewebsdicke 2–14jähriger gesunder Kinder. Monatsschr Kinderheilkd 120: 350–356
42. Maccario M, Procopio M, Grottoli S et al. (1995) In obesity the somatotrope response to either growth hormone-releasing hormone or arginine is inhibited by somatostatin or pirenzepine but not by glucose. J Clin Endocrinol Metab 80: 3774–3778
43. MacDonald IA (1995) Advances in our understanding of the role of the sympathetic nervous system in obesity. Int J Obes 19 (Suppl 7): S2–S7
44. Malmström R, Taskinen MR, Karonen SL, Yki-Järvinen H (1996) Insulin increases plasma leptin concentrations in normal subjects and patients with NIDDM. Diabetologia 39: 993–996
45. McGregor GP, Desaga JF, Ehlenz K et al. (1996) Radioimmunological measurement of leptin in plasma of obese and diabetic human subjects. Endocrinology 137: 1501–1504
46. Mizuno TM, Bergen H, Funabashi T et al. (1996) Obese gene expression: reduction by fasting and stimulation by insulin and glucose in lean mice, and persistent elevation in acquired (diet-induced) and genetic (yellow agouti) obesity. Proc Natl Acad Sci USA 93: 3434–3438
47. Müller MJ (1990) Hormonal and metabolic determinants of energy expenditure in humans. In: Müller MJ, Danforth E, Burger AG, Siedentopp U (eds) Hormones and nutrition in obesity and cachexia. Springer, Berlin Heidelberg New York, pp 26
48. Müller MJ, Burger AG (1989) Wärmeproduktion und Wärmeabgabe. In: Hesch RD (Hrsg) Endokrinologie. Urban & Schwarzenberg, München, S 567
49. Müller-Wieland D, Streicher R, Siemeister G, Krone W (1993) Molecular biology of insulin resistance. Exp Clin Endocrinol 101: 17–29
50. Nguyen VT, Larson DE, Johnson RK, Goran MI (1996) Fat intake and adiposity in children of lean and obese parents. Am J Clin Nutr 63: 507–513
51. Nisoli E, Tonello C, Benarese M, Liberini P, Carruba MO (1996) Expression of nerve growth factor in brown adipose tissue: implications for thermogenesis and obesity. Endocrinology 137: 495–503
52. Pasquali R, Anconetani B, Chattat R et al. (1996) Hypothalamic – pituitary – adrenal axis activity and its relationship to the autonomic nervous system in women with visceral and subcutaneous obesity: effects of the corticotropin-releasing factor arginine-vasopressin test and of stress. Metabolism 45: 351–356
53. Rafecas I, Fernández-López J-A, Salinas I et al. (1995) Insulin degradation by adipose tissue is increased in human obesity. J Clin Endocrinol Metab 80: 693–695
54. Ravussin E, Bogardus C (1989) Relationship of genetics, age, and physical activity to daily energy expenditure and fuel utilization. Am J Clin Nutr 49: 968–973
55. Reed DR, Ding Y, Xu WZ, Cather C, Green ED, Price RA (1996) Extreme obesity may be linked to markers flanking the human OB gene. Diabetes 45: 691–694
56. Rolland-Cachera MF, Sempe M, Guilloud-Bataille M et al. (1982) Adiposity indices in children. Am J Clin Nutr 36: 178–183
57. Schwartz MW, Baskin DG, Bukowski TR et al. (1996) Specificity of leptin action on elevated blood glucose levels and hypothalamic neuropeptide Y gene expression in ob/ob mice. Diabetes 45: 531–535
58. Shear CL, Freedman DS, Burke GL et al. (1988) Secular trends in obesity in early life: the Bogalusa heart study. Am J Public Health 78: 75–80
59. Sinha MK, Ohannesian JP, Heiman ML et al. (1996) Nocturnal rise of leptin in lean, obese, and non-insulin-dependent diabetes mellitus subjects. J Clin Invest 97: 1344–1347
60. Stunkard AJ, Sørensen TIA, Hanis C et al. (1986) An adoption study of human obesity. N Engl J Med 314: 193–198
61. Swaab DF, Purba JS, Hofman MA (1995) Alterations in the hypothalamic paraventricular nucleus and its oxytocin neurons (putative satiety cells) in Prader-Willi syndrome: a study of five cases. J Clin Endocrinol Metab 80: 573–579
62. Travers SH, Jeffers BW, Bloch CA, Hill JO, Eckel RH (1995) Gender and Tanner stage differences in body composition and insulin sensitivity in early pubertal children. J Clin Endocrinol Metab 80: 172–178
63. VanCauter E, Polonsky KS, Blackman JD et al. (1994) Abnormal temporal patterns of glucose tolerance in obesity: relationship to sleep-related growth hormone secretion and circadian cortisol rhythmicity. J Clin Endocrinol Metab 79: 1797–1805
64. Vanderschueren-Lodeweyckx M (1993) The effect of simple obesity on growth and growth hormone. Horm Res 40: 23–30
65. Wabitsch M, Hauner H, Heinze E et al. (1995) Body fat distribution and steroid hormone concentrations in obese adolescent girls before and after weight reduction. J Clin Endocrinol Metab 80: 3469–3475
66. Weaver JU, Kopelman PG, McLoughlin L, Forsling ML, Grossman A (1993) Hyperactivity of the hypothalamo – pituitary – adrenal axis in obesity: a study of ACTH, AVP, γ-lipotrophin and cortisol responses to insulin-induced hypoglycaemia. Clin Endocrinol (Oxf) 39: 345–350
67. Zhang Y, Proenca R, Maffel M, Barone M, Leopold L, Friedman JM (1994) Positional cloning of the mouse obese gene and its human homologue. Nature 372: 425–432 [Erratum: Nature (1995) 374: 479]

Kongenitale Nebennierenrindenhyperplasie (angeborenes adrenogenitales Syndrom) mit C_{21}- und C_{11}-Hydroxylase-Mangel

H. Stolecke

Die Bezeichnung „kongenitale Nebennierenrindenhyperplasie“ ist mehr pathologisch-anatomisch, die Bezeichnung „angeborenes adrenogenitales Syndrom“ vornehmlich klinisch orientiert, so daß das Kürzel AGS üblich geworden ist. Gleichzeitig wird mit „kongenital“ bzw. „angeboren“ auf die Ätiologie der Erkrankung im Sinne eines erblichen Enzymdefektes der adrenalen Steroidbiosynthese hingewiesen.

Dieses Kapitel erörtert die klinisch im Vordergrund stehenden Hydroxylierungsdefekte an C_{21} und C_{11}, die auch als *virilisierende Formen* des AGS bezeichnet werden. Die Abkürzung AGS wird im klinischen Sprachgebrauch vorrangig für diese Formen benutzt. Andere Defekte der adrenalen Steroidbiosynthese, die mit einer Hyperplasie der NNR einhergehen („Lipoidhyperplasie“, 3β-Hydroxysteroid-Dehydrogenase-Δ^5/Δ^4-Isomerase-Mangel, abgekürzt: 3β-HSD), sind ebenso wie die Enzymdefekte ohne NNR-Hyperplasie in Kap. 5 dargestellt. Dort findet sich auch eine Zusammenstellung zur systematischen Nomenklatur der die Steroidsynthese steuernden Enzymsysteme vom Typ P 450. Die beiden hier diskutierten unzureichenden Aktivitäten der C_{21}- bzw. C_{11}-Hydroxylase beruhen auf einem Mangel der diese Reaktionen modulierenden Enzyme P 450c21 bzw. P 450c11.

21.1 Häufigkeiten

Das virilisierende AGS ist in seiner typischen Ausprägung keine seltene Krankheit. In verschiedenen Erhebungen durch retrospektive Analysen oder aufgrund von Screeningprogrammen bei Neugeborenen ergab sich für den *C_{21}-Hydroxylase-Mangel* (AGS21) eine mittlere Inzidenz weltweit von 1 : 13500. Dabei zeigten sich Streuungen zwischen ca. 1 : 11000 und 1 : 23000. Sie sind zumindest teilweise auf begrenzende Erhebungsmodalitäten zurückzuführen [11, 15, 34, 72, 88, 97, 99, 101]. Die größte europäische Untersuchung (Schweden) ergibt eine Inzidenz von 1 : 11786 [97].

Deutlich häufiger ist die Krankheit bei weitgehend isoliert lebenden Bevölkerungsgruppen, wie den Yupik-Inuits (1 : 288) und den Native Alaskan (1 : 809) sowie den Bewohnern der Insel La Réunion (1 : 4117) [72].

Nach klinischen Gesichtspunkten werden Patienten mit *klassischen* Formen des AGS21, d. h. mit unterschiedlich ausgeprägter Virilisierung mit und ohne erkennbaren Salzverlust in den ersten Lebenswochen unterschieden von den *nichtklassischen* Formen, die in älteren Publikationen unter den Bezeichnungen „late onset“ und „cryptic“ diskutiert wurden. Nach diesen Kriterien ist für die Häufigkeit des klinisch manifesten *Salzverlustsyndroms bei C_{21}-Hydroxylase-Mangel* etwa 40 – 60 % anzugeben; ethnographische Besonderheiten und Modalitäten bei der Zuweisung zu endokrinologischen Zentren lassen jedoch unterschiedliche und nur bedingt systematische Inzidenzen entstehen. In einer eigenen Serie von 74 Patienten fanden wir 51 mit einem Salzverlust. Nichtklassische Erkrankungen sind wesentlich häufiger; neuere Erhebungen mit begrenzten Patientenkollektiven in den USA weisen Frequenzen zwischen 1 : 27 und 1 : 333 bei einem Mittel von 1 : 100 aus [26, 61, 63].

Der Enzymmangel vom Typ P 450c21 (AGS21) dominiert gegenüber dem Defekt des P 450c11 (AGS11) bei weitem. Man kann davon ausgehen, daß etwa 95 % der Fälle eine unzureichende Aktivität der C_{21}-Hydroxylierung aufweisen [61, 63]. Eine ungewöhnliche Häufung für das AGS11 wird in einer Studie aus Saudi-Arabien berichtet [1].

Aufgrund des rezessiv-autosomalen Erbganges ist eine Geschlechtsdifferenz nicht zu erwarten. Demgegenüber weisen verschiedene Untersuchungen ein Erkrankungsverhältnis zu Ungunsten des weiblichen Geschlechts aus [34, 99, 100], was übereinstimmend dadurch erklärt wird, daß die Diagnose bei Knaben häufiger *nicht rechtzeitig* gestellt wird, weil ein unmittelbar auffallendes krankheitsspezifisches Symptom wie die genitale Fehlbildung beim Mädchen fehlt.

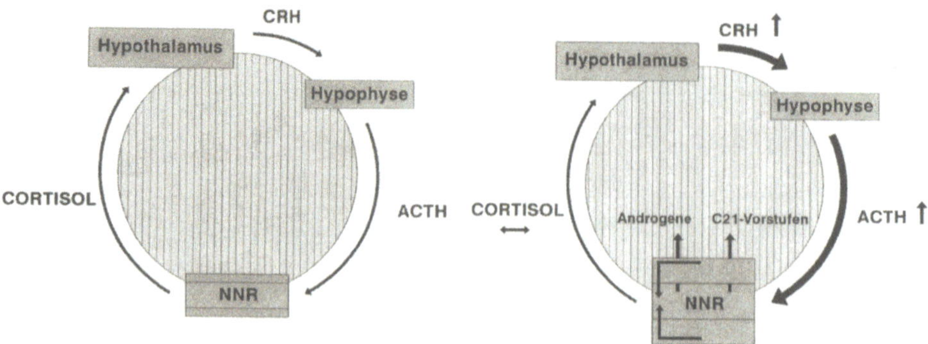

Abb. 21.1. Veränderungen im Feedbackregelkreis bei virilisierendem AGS; *links* regelhafte Verhältnisse, *rechts* NNR-Hyperplasie durch ACTH-Überstimulation und massive Erhöhung der Cortisolvorstufen und der Androgene durch C_{21}- bzw. C_{11}-Hydroxylase-Defekt

21.2 Pathophysiologie

Durch einen adrenalen Enzymdefekt geht die physiologische Balance innerhalb des Regelkreises Hypothalamus-Hypophyse-NNR verloren, weil Cortisol als Steuergröße des negativen Feedbacks nur limitiert gebildet werden kann. So kommt es reaktiv zu einer intensiven Ausschüttung von CRH und ACTH. Dadurch wird die *Cortisolkonzentration* eben ausreichend auf normaler Ebene gehalten, ohne daß allerdings nennenswerte Reserven der Sekretionsleistung bestehen. Die Überstimulation durch ACTH führt zur adrenalen Hyperplasie. Die enzymatisch nicht limitierten Steroide, insbesondere die Androgene, werden in unterschiedlichem Maße vermehrt gebildet (Abb. 21.1).

21.2.1 Androgenexzeß in utero

Adrenale Enzymdefekte als genetisch determinierte Störungen der Steroidbiosynthese sind bereits in utero wirksam. Der entstehende Androgenexzeß bei den hier diskutierten virilisierenden AGS-Formen wird etwa ab der 8.–10. Schwangerschaftswoche systemisch wirksam und kann somit, dem erreichten Status der fetalen Entwicklung entsprechend, bei weiblichen Feten im Bereich des Tuberculum genitale und des Sinus urogenitalis zu virilisierenden Fehlbildungen unterschiedlichen Ausmaßes führen (Typ Prader I–VI, s. Kap. 25), während die inneren Genitalorgane auch bei vollständiger Vermännlichung des äußeren Genitales stets regelhaft weiblich ausgebildet sind [94].

21.2.2 Adrenale Hyperplasie

Pathologisch-anatomisch kann die NNR-Hyperplasie das Organ bis zum 10fachen der Norm vergrößern. Die Hyperplasie ist zunächst diffus und neigt bei längerem Bestehen zur Knotenbildung. Histologisch ist bei diffuser Hyperplasie besonders eindrucksvoll die aus lipoidfreien Zellen bestehende „Fasciculoreticularis“ – Ausdruck der funktionellen Transformation der Zona fasciculata, die als typische Struktur weiter nachweisbar bleibt, jedoch in die dominierend ausgebildete Fasciculoreticularisstruktur fließend übergeht. Auch die Zona glomerulosa ist, besonders ausgeprägt beim C_{11}-Hydroxylase-Mangel, verbreitert.

Bemerkenswert differiert das makroskopische Bild bei Kindern mit C_{21}-Hydroxylase-Mangel und klinisch manifestem Salzverlust im Sinne einer „zerebriformen Hyperplasie“. Histologisch dominiert eine faszikuläre Struktur mit gering ausgebildeten retikulären Elementen im Bereich der Reste fetaler Rindenstrukturen. Eine Zona glomerulosa findet sich nicht [87].

21.2.3 Biochemie

Die Biochemie der Hydroxylierungsdefekte ist in Abb. 21.2 skizziert. Die Steroide jeweils vor der enzymatisch limitierten Reaktionsstufe werden erhöht gemessen, ebenso ihre Harnmetaboliten. Die durch die Enzymdefekte nicht beeinträchtigte und durch die erhöhte CRH-ACTH-Ausschüttung gesteigerte Androgensynthese führt zu entsprechend hohen Werten der typischen adrenalen Androgene Androstendion und DHEA, letzteres vorrangig als Sulfat. Testosteron ist aufgrund der peripheren Konversion des Androstendions erhöht. Cortisol wird, wie bereits angespro-

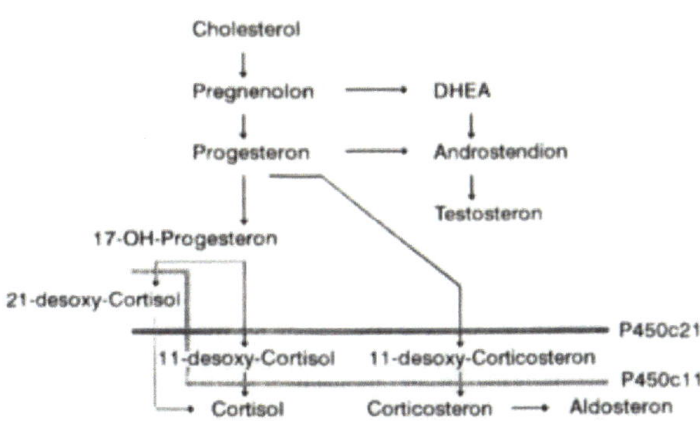

Abb. 21.2. Adrenale Steroidsynthese und Lokalisation der Enzymdefekte bei AGS11 und AGS21

chen, nicht erniedrigt, sondern im unteren Normbereich und mit erhaltenem zirkadianen Rhythmus gemessen; Cortisolbestimmungen sind daher diagnostisch irrelevant (s. auch 21.5).

21.2.4 Salzverlust (-syndrom)

Eine spezielle Diskussion wurde über die Bildung des Aldosterons bei C_{21}-Hydroxylase-Mangel geführt. Ausgangspunkt war die Tatsache, daß auch die Aldosteronbildung nur über eine Hydroxylierung des Progesterons an C_{21} möglich ist, daß aber bei Patienten mit C_{21}-Hydroxylase-Mangel keineswegs obligat ein Salzverlust vorliegt. Vielmehr sah man das *Salzverlustsyndrom* in Kombination mit den typischen endokrinologischen Befunden des AGS21 als eine eigenständige Ausformung des Krankheitsbildes. Dieses Faktum wurde mit unterschiedlichen Überlegungen erörtert:

- 1. Das Außmaß des C_{21}-Hydroxylase-Mangels ist bei Patienten mit Salzverlustsyndrom besonders hochgradig.
- 2. Es bestehen 2 unterschiedliche Hydroxylasen, die im Falle des Salzverlustsyndroms beide defizient sind.
- 3. „Zwei-Drüsen-Modell" der NNR: Cortisol und Androgene werden praktisch ausschließlich in der Zona fasciculata via ACTH und Aldosteron, in der Zona glomerulosa über die Aktivierung des Renin-Angiotensin-Systems gebildet; die Defizienz der C_{21}-Hydroxylase betrifft beim einfachen AGS nur die Zona fasciculata, bei kompliziertem Salzverlustsyndrom beide zonale Strukturen.

Nun ist heute unstrittig, daß es nur *ein* funktionell aktives Gen für das P450c21-Enzym gibt, daß eine strenge morphologische Abgrenzung hyperplastischer NNR-Strukturen nicht möglich ist und daß schließlich auch die Steroidsynthese nicht exklusiv einer zonalen Struktur zuzuordnen ist. Somit haben die Überlegungen zu Punkt 2 [67, 77] und 3 [51] ihre Bedeutung verloren. Die inzwischen verfügbaren Untersuchungsergebnisse der im folgenden dargestellten molekulargenetischen Zusammenhänge geben eine aktuelle Erläuterung zu dem Problem.

Bei einem Mangel der *C_{11}-Hydroxylase* ist steroidchemisch ein Salzverlust nicht zu erwarten, da das Indexsteroid für den Enzymmangel, das C_{11}-Desoxycorticosteron, als Mineralocorticosteroid wirkt und so zur Wasserretention und in über 50 % der Fälle zur Hypertonie führt [115]. In sehr seltenen Fällen ist allerdings ein Salzverlust beschrieben worden, wobei eine gewisse Resistenz Neugeborener gegenüber Mineralocorticoiden diskutiert wird [33, 35, 63, 116].

Untersuchungen der Plasmareninaktivität bei AGS-Patienten zeigen, daß erhöhte Werte im Sinne einer Mineralocorticoidstörung auch gefunden werden können, wenn keine klinischen Hinweise bestehen (s. auch 21.7) [23, 33, 41]. So dürfte die molekulare Heterogenität des P450c21-Enzyms, will man der angesprochenen These zur Varianz der anteiligen Hydroxylierung folgen, vielfältig sein.

Das Salzverlustsyndrom als systematische Störung sollte nicht mit den natriuretischen Effekten von Progesteron, 17-Hydroxyprogesteron und 16-hydroxylierten Steroiden verwechselt werden. Die klinisch zu beobachtende „Besserung" der Salz-Wasser-Regulation jenseits des Säuglingsalters ist v.a. darauf zurückzuführen, daß die 16-Hydroxylierung entsprechend dem Umbau der neonatalen NNR-Strukturen zunehmend geringer wird.

21.3 Genetische und molekulargenetische Aspekte

Wie bereits angesprochen, werden die virilisierenden AGS-Formen autosomal-rezessiv vererbt. Dies bedeutet, daß erkrankte Geschwister stets den gleichen Enzymdefekt aufweisen (s. dazu auch 21.3.1.3).

Die Genfrequenz liegt für alle klinischen Formen bei etwa 1 : 100, die Heterozygotenhäufigkeit bei etwa 1 : 50 [34, 48]. Demnach sind immerhin ca. 2 % unserer Bevölkerung heterozygote Genträger, wobei dies entsprechend der Verteilung der beiden Enzymdefekte in erster Linie für den C_{21}-Hydroxylase-Mangel gilt.

21.3.1 C_{21}-Hydroxylase-Mangel

Die Hydroxylierung des Steroidmoleküls an C_{21} erfolgt durch eine Hydroxylase, die das Cytochrom P 450c21 katalysiert. Für P 450c21 kodiert ein Gen, das mit CYP21B oder P 450c21B bezeichnet wird. Dieses Gen liegt innerhalb des HLA-Locus auf dem kurzen Arm von Chromosom 6 in tandemartiger Anordnung mit dem entsprechenden 21A-Gen sowie in unmittelbarer Nachbarschaft zu den ebenfalls dupliziert vorliegenden Genen für das C4-Serumkomplement sowie und für Tenascin-X, ein extrazelluläres Matrixprotein [5]. Während beide C4-Gene für aktives Komplementprotein kodieren, erwiesen sich die Gene P 450c21A und XA als „Pseudogene", die trotz Transkription in der NNR offenbar keine mRNA kodieren (Abb. 21.3) [4, 5, 7, 32, 64, 103, 104].

21.3.1.1 Assoziation mit Antigenen des HLA-Systems

Patienten mit AGS21 zeigen eine nicht zufällige Assoziation mit Antigenen des HLA-Systems im Sinne eines „genetic linkage disequilibrium". So fanden sich typischerweise Kopplungen mit dem HLA-Typ BW51/5 bei Patienten ohne manifesten Salzverlust, mit HLA BW47,DR7 bei Salzverlust und mit HLA B14,DR1 bei nichtklassischen Formen [7, 103].

Ein *Genkopplungsdysäquilibrium* konnte auch zwischen dem klassischen C_{21}-Hydroxylase-Mangel und der C4A-Form des Komplementsystems gezeigt werden. Bei Patienten, bei denen das HLA BW47-Antigen nachgewiesen wurde, fand sich regelmäßig der Haplotyp HLA BW47;C4A*Q0;C4B*3;Bf*F;C2*C, so daß ein gleichzeitiger Defekt der C_{21}-Hydroxylase und des C4A vorliegt [102].

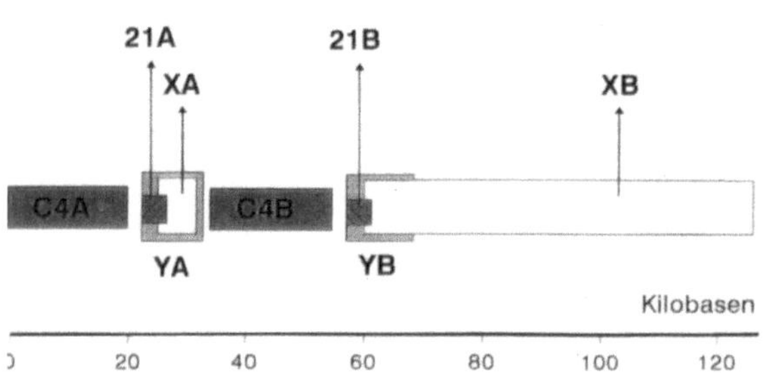

Abb. 21.3. Lokalisation und Nachbarstrukturen der für das Cytochrom P 450c21 kodierenden Gene auf dem kurzen Arm von Chromosom 6

21.3.1.2 Gendefekte

Die Gendefekte bestehen zu 15 % aus *Gendeletionen*, die zwischen den Exons 3 und 8 des 21A-Gens beginnen und bis zu den exakt korrespondierenden Basen des 21B-Gens reichen [17, 61, 63]. Das so entstandene 21A/B-Hybrid kann das P 450c21-Enzym nicht bilden, weil die dem 21A-Gen grundsätzliche eigene Deletion von 8 Basenpaaren in Exon 3 wirksam bleibt. Die verbleibenden 85 % der nachhaltig defekten Allele und diejenigen, die das milde, nichtklassische AGS21 bedingen, sind ursächlich durch eine *Genkonversion* verändert.

Große Genkonversionen, die praktisch die gesamte 21B-Gensequenz in eine 21A-Sequenz verändern, finden sich in 10 % der Allele, die ein klinisch schweres Krankheitsbild auslösen. Es entsteht also ein Zustand mit 2 funktionslosen 21A-Genen bei fehlendem 21B-Gen.

Die übrigen nachhaltig mutierten Allele haben wie Punktmutationen aussehende *Mikrokonversionen*; die bisher entdeckten verändern das 21B-Gen nur durch bekannte Sequenzen aus dem defekten 21A-Gen. Besonders häufig ist die Mutation A → G im Intron 2 mit ca. 35 % (Tabelle 21.1) [61, 83].

Rasch auszuführende molekulargenetische Verfahren sind zur Erkennung der häufigsten Mutationen ausgearbeitet worden [10, 83, 106].

21.3.1.3 Genetik und klinische Ausprägung

Die zur Erhaltung einer „cellular identity" evolutiv entstandene „genetic placidity" u. a. des HLA-Locus mit allelen Varianten und Genduplikationen hat auch die genetischen Strukturen, die dem AGS zugrundeliegen, im Sinne eines einheitlichen genetischen Prinzips vergleichbar beeinflußt. So hat jeder Mensch 2 Allele für jedes autosomale Gen, je eines väterlicher- und eines mütterlicherseits vererbt. Aufgrund der zahlreichen Defekte auf dem (aktiven) P 450c21B-Gen sind die meisten Patienten mit AGS21 „compound heterozygotes", d. h. sie haben einen jeweils unterschiedlichen Defekt des B-Gens auf jeder Kopie von Chromosom 6; W. L. Miller spricht von „homozygously affected due to compound heterozygosity" [61]. Dies bedeutet, daß eine einfache Korrelation zwischen dem geläufigen klinischen Einteilungsprinzip und den vielfältigen, die Erkrankung verursachenden genetischen Defekten nicht gelingt, vielmehr die jeweilige Kombination der präzise zu analysierenden Defekte und die das klinische Bild bestimmende „Defektdominanz" betrachtet werden müssen [13, 61, 83, 105].

Tabelle 21.1. Punktmutationen (Mikrokonversionen) des 21B-Gens als Ursache des AGS21, ** C_{21}-Hydroxylierungs-Aktivität minimal bis nicht vorhanden. (Nach Miller 1994 [61]; dort Originalzitate)

Mutation	Genort	Phänotyp
Pro^{30}→Leu	Exon 1	Nichtklassisch bis moderat virilisierend
A→G**	Intron 2	Moderat virilisierend bis ausgeprägte Form mit Salzverlust
8-bp-Deletion**	Exon 3	Ausgeprägte Form mit Salzverlust
$Ileu^{172}$→Asn	Exon 4	Moderat virilisierend
$Ileu^{236}$→Asp, Val^{239}→Glu** und Met^{239}→Lys	Exon 6	Ausgeprägte Form mit Salzverlust
Val^{281}→Leu	Exon 7	Nichtklassische Form
Gly^{292}→Ser	Exon 7	Ausgeprägte Form mit Salzverlust
T-Insertion bei 306**	Exon 7	Ausgeprägte Form mit Salzverlust
Gly^{318}→stop**	Exon 8	Ausgeprägte Form mit Salzverlust
Arg^{339}→His	Exon 8	Nichtklassische Form
Arg^{356}→Trp**	Exon 8	Moderat virilisierende bis ausgeprägte Form mit Salzverlust
Pro^{453}→Ser	Exon 10	Nichtklassische Form
GG→C bei 484**	Exon 10	Ausgeprägte Form mit Salzverlust

Hinsichtlich der klinischen Ausprägung wird davon ausgegangen, daß bei Compound-Heterozygotie die Enzymaktivität des weniger stark veränderten Allels maßgebend ist. So kann auch die in 21.2.4 zitierte Aussage über eine unterschiedliche Intensität des Hydroxylasemangels in Relation zum klinischen Bild präzisiert werden: Die krankheitsspezifische Varianz der anteiligen Hydroxylierung von 17-Hydroxyprogesteron bzw. Progesteron mit der klinischen Konsequenz eines AGS ohne oder mit Salzverlust ist Ausdruck unterschiedlicher Punktmutationen innerhalb der funktionellen P 450c21-Allele. Die Folge könnte eine schon früher diskutierte „bevorzugte" Hydroxylierung des Progesterons im Falle des einfachen AGS mit einer praktisch regelhaften Aldosteronsynthese sein [62].

Phänotypvarianten bei einem einzelnen Gendefekt schließlich weisen darauf hin, daß zusätzliche, derzeit nicht bekannte Determinanten eine Rolle spielen könnten; genannt werden in diesem Zusammenhang extraadrenale C_{21}-Hydroxylasen, die nicht von dem P 450c21-Enzym abhängen [59, 90].

21.3.2 C_{11}-Hydroxylase-Mangel

Für die 11β-Hydroxylierung gibt es 2 Gene, die auf dem langen Arm von Chromosom 8 (8q21–22) liegen und mit CYP11B1 und CYP11B2 bezeichnet werden; auch eine Benennung entsprechend der Enzymaktivität, für die sie kodieren, ist zumindest für den C_{11}-Hydroxylase-Mangel bei AGS11 geläufig: P 450c11B1. Das 2. Gen ist bei geringer C_{11}-Hydroxylase-Aktivität in vitro unter dem Gesichtspunkt AGS11 nicht aktiv, kodiert aber für die Corticosteronmethyloxydase-(P 450CMO-)Aktivität, deren Mangel durch 2 Formen definiert ist. Sie betreffen die Hydroxylierung und Hydroxydehydrogenierung an C_{18} bei der Aldosteronsynthese (CMO Typ I; CMO Typ II = Aldosteronsynthetase P 450cAS; s. auch Kap. 5). Eine Assoziation mit HLA-Eigenschaften besteht nicht.

Das CYP11B1-Gen ist bei AGS mit 11-Hydroxylierungs-Defekt mutiert. Bisher (Stand 1996) sind 13 verschiedene Mutationen beschrieben worden (Zusammenstellung und Originalzitate bei [68]; zusätzliche Einzelpublikation: [109]). Sie können analog zu Defekten des funktionellen CYP21B verschieden ausgeprägte Krankheitsbilder bedingen, so daß auch Spätmanifestationen und nur steroidanalytisch erfaßbare Formen vorkommen [3, 80].

21.4 Klinische Befunde

Anamnese und körperliche Untersuchung ergeben 3 prinzipielle Konstellationen, die je nach genetischer Struktur der Erkrankung kombiniert sein können:

- eine intersexuelle Fehlbildung eines primär weiblich wirkenden Genitales oder eine auffallende Pigmentierung des männlichen Genitales bereits beim Neugeborenen,
- akut auftretendes Erbrechen mit rascher Dehydratation ganz vorrangig im Alter von 2-5 Wochen,
- Zeichen einer vorzeitigen Entwicklung androgenabhängiger Merkmale wie Schambehaarung, Klitoris- und Penisvergrößerung; stimuliertes Längenwachstum, meist ebenfalls im frühen Säuglingsalter, aber auch erst nach Monaten [98] oder Jahren (Spätmanifestation) beginnend.

Der Verdacht, es könne sich um ein AGS handeln, begründet sich durch derartige Befunde unmittelbar, auch wenn gleichartige Symptome eine andere Ursache haben können. Die prompte Klärung der Diagnose ist zwingend (Untersuchungsprogramm s. 21.5).

> ! Erbrechen und Dehydratation stellen eine Notfallsituation dar (s. auch S. 497, 505 und 542-544)!

21.4.1 Äußeres Genitale

Bei genetisch weiblichen Neugeborenen fällt eine Fehlbildung des äußeren Genitales spontan auf. Das Ausmaß der Virilisierung variiert bei den sog. klassischen Formen des angeborenen AGS von einer leichten Klitorishypertrophie bis zur vollständigen Vermännlichung des äußeren Genitales (Beispiele in Abb. 21.4a-d; vgl. Stadien nach Prader in Kap. 25). In seltenen Fällen findet sich nur eine Fusion der hinteren Kommissur der Labien ohne Klitorishypertrophie [58]. Bei vollständiger äußerer Virilisierung können fehlende Testes im Skrotalfach und eine deutliche Pigmentierung des Genitales Verdachtsmomente sein, wenngleich in der Literatur 2mal lipomartige Gebilde als Pseudotestikel beschrieben wurden [94].

Ein unauffällig männliches Genitale weist als Hinweis auf eine unphysiologische Androgenexposition eine gewisse Vergrößerung und Pigmentierung auf. Dystopes und hyperplastisches NNR-Gewebe können zu einer Testisvergrößerung führen und differentialdiagnostische Schwierigkeiten bereiten [8, 12, 70].

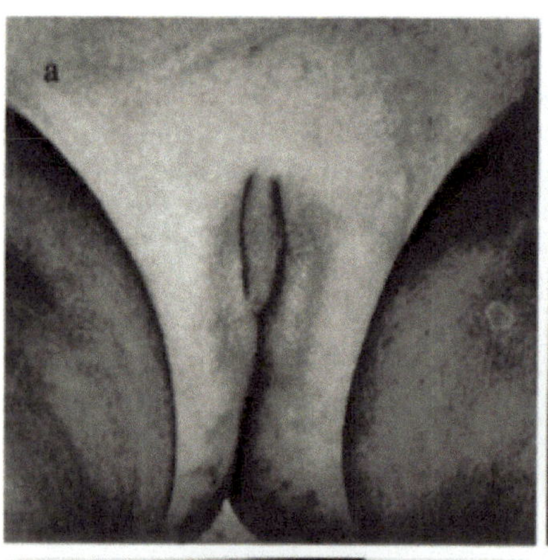

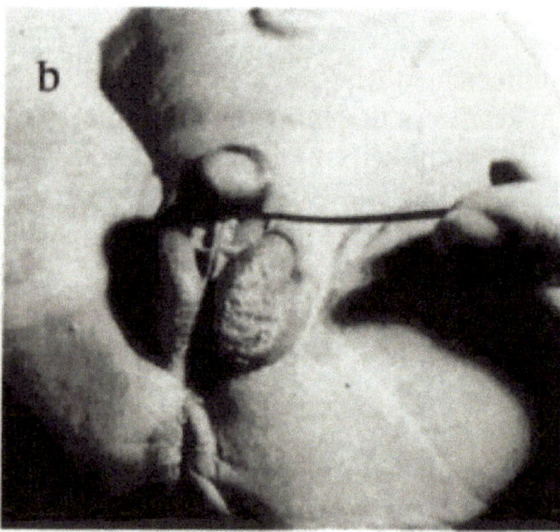

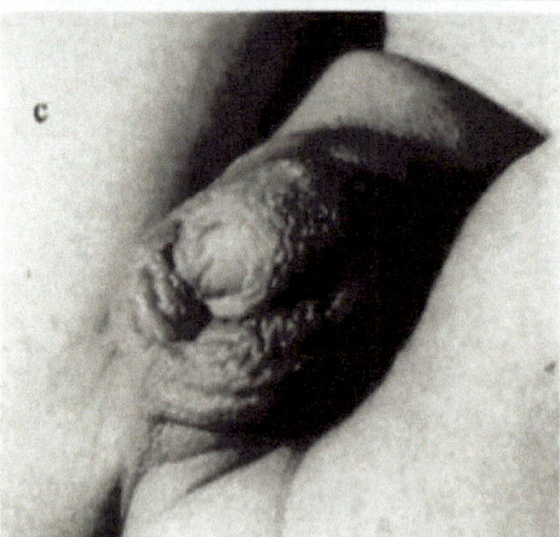

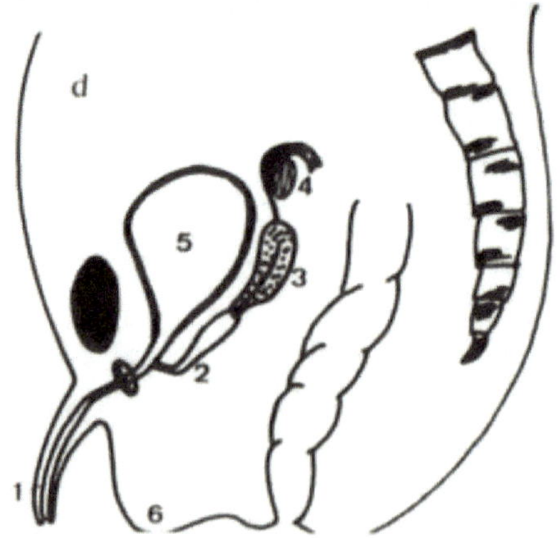

Abb. 21.4a-d. Virilisierungsgrade bei weiblichen Kindern. **a** Geringe Klitorishypertrophie. **b** Ausgeprägte Klitorishypertrophie mit Sinus urogenitalis, dessen Öffnung proximal der gut sichtbaren Urethralrinne liegt. **c** Maximale Virilisierung. **d** Anatomische Skizze zu **c**. Vollständige Virilisierung des äußeren Genitales, *1* penile Urethra, *2* Vagina, *3* Uterus, *4* Tube und Ovar, *5* Blase, *6* leeres Pseudoskrotalfach. Alle Kinder sind Mädchen

21.4.2 Salzverlustsyndrom

Ein Salzverlustsyndrom, bis auf seltene Ausnahmen (s. auch 21.2.4) und damit praktisch nur im Rahmen des AGS mit C_{21}-Hydroxylase-Mangel vorkommend, verursacht kaum vor der 2. Lebenswoche klinische Symptome. Meist treten sie zwischen der 3. und 5. Woche auf. Die Säuglinge erbrechen zunehmend und verfallen v. a. auch durch den Flüssigkeitsverlust rasch. Exsikkose, Apathie und Kreislaufkollaps kennzeichnen ein addisonartiges, akut lebensbedrohliches Zustandsbild (s. auch 21.5, 21.6 und 24.5).

21.4.3 Spätmanifestation

Es handelt sich hier um die bereits diskutierten nichtklassischen Formen als Ausdruck unterschiedlich mutierter Allelkombinationen, früher auch als „late onset" und „cryptic AGS" bezeichnet.

Mangels unmittelbar ins Auge fallender Symptomatik bleiben diese Krankheitsformen oft lange unerkannt. Treten dann im Kindes- oder auch erst im Jugendalter Zeichen einer Androgenüberproduktion auf, wird zunächst an eine erworbene, tumorbedingte Genese gedacht. Die Diagnostik wird sicher auch derartige Prozesse einbeziehen, zunächst aber ist an einen adrenalen Enzymdefekt zu denken. Dabei ergibt sich der klinische Verdacht bei Mädchen meist früher, weil die androgenorientierte Symptomatik hier als unmittelbar pathologisch auffällt. Hinweise sind:

- vorzeitiges Auftreten von Sekundärbehaarung (s. auch 21.6),
- Beschleunigung des Längenwachstums,
- Akne im Kindesalter,
- auffällig zunehmende Körperbehaarung (Hirsutismus, s. auch 21.7.7),
- verzögerter Verlauf der begonnenen Pubertät bei Mädchen,
- Amenorrhö, je nach Verlauf primär oder sekundär auftretend, u. U. nur Zyklusstörungen nach Eumenorrhö [37],
- Fertilitätsprobleme,
- Akzeleration des Knochenalters, u. U. mit reduzierter Endlängenprognose.

21.4.4 Sonstige Befunde

Eine überdurchschnittliche Häufung assoziierter Anomalien konnte bei einer Gruppe von 105 Patienten mit virilisierender kongenitaler NNR-Hyperplasie nicht gefunden werden [47]. Beschrieben wurde eine geringe Virilisierung (moderate Klitorishypertrophie) bei einem gesunden Mädchen, dessen Mutter ein virilisierendes AGS hatte und während der Schwangerschaft offenbar nicht adäquat behandelt wurde [46].

21.5 Spezielle Diagnostik

Liegt bei einem Neugeborenen eine intersexuelle Fehlbildung des Genitales vor oder kommt es in den ersten Wochen zu Erbrechen und Entgleisung der Flüssigkeitsbalance, ist in erster Linie ein AGS diagnostisch zu beweisen oder auszuschließen. Im weiteren Verlauf der Entwicklung ist dann insbesondere bei den Vorsorgeuntersuchungen auf Symptome einer übermäßigen Androgeninkretion zu achten. Damit ergibt sich das Untersuchungsprogramm entsprechend der folgenden Übersicht.

AGS-Untersuchungsprogramm

- 1. Vollständige Anamnese
  - Genaue Dokumentation der klinischen Befunde (insbesondere Genitalstatus, Körperbehaarung, auxologische Entwicklung, Turgor, Blutdruck)
- 2. Bei Neugeborenen:
  - 2.1 Ionogramm, ggf. mit Verlaufskontrolle
  - 2.2 Ultraschalluntersuchung des Abdomens, insbesondere NNR-Loge und kleines Becken [29]
  - 2.3 Blutabnahme zur Bestimmung endokrinologischer Parameter (s. auch 21.5.1 und 21.5.2)
  - 2.4 Bei intersexuellem Genitale: Chromosomenanalyse in Verbindung mit 2.1 – 2.3, provisorisch „drumsticks" ausreichend
- 3. Bei Säuglingen und Kleinkindern sowie altersunabhängig bei klinischem Verdacht zusätzlich:
  - 3.1 Skelettalter
  - 3.2 Bei Mädchen: bildgebende Darstellung der Anatomie von Scheide und Urethra
  - 3.3 Immunzytogenetische und molekularbiologische Untersuchungen unter Einschluß der Familienangehörigen, insbesondere zur Erkennung und Beratung der heterozygoten Merkmalsträger

- 3.4 ACTH-Test
  - 3.4.1 Zur Diagnostik von nichtklassischen Formen
  - 3.4.2 Mit gleicher Fragestellung wie 3.3
- 3.5 Bestimmung der Plasmareninaktivität (Cave Abnahmemodalitäten; s. auch 21.7.2 und Kap. 25)

Entscheidend für die Diagnose ist die endokrinologische und molekulargenetische (s. auch 21.3.1) Beweisführung und die so mögliche differenzierte Zuordnung des C_{21}- bzw. C_{11}-Hydroxylase-Mangels.

21.5.1 Steroidbestimmungen bei C_{21}-Hydroxylase-Mangel

Serum und Plasma

Die charakteristischen Steroide in Serum oder Plasma sind 17α-Hydroxyprogesteron (17-OHP) und 21-Desoxycortsiol. Sie sind radioimmunologisch meßbar; methodisch können für die tägliche Routine industriell vorgefertigte Kits benutzt werden, deren Validität sich aus dem Vergleich zu Bestimmungen mit Originalverfahren (Endpunktbestimmung nach chromatographischer Auftrennung, evtl. mit massenspektrometrischer Spezifizierung) ergibt [108].

! *Grundsätzlich gilt:* Konzentrationen im oberen Grenzwertbereich müssen kontrolliert werden! Im Zweifelsfall ist eine Analyse nach Stimulation mit ACTH vorzusehen! Eine ACTH-Stimulation gilt als primärer diagnostischer Ansatz bei Spätmanifestationen im Sinne der nichtklassischen Krankheitsformen.

In klassischen Fällen ist 17-OHP der Indexparameter und bereits basal unstrittig erhöht. Im Einzelfall werden Werte bis zu 1–2 Zehnerpotenzen (!) über der Norm gefunden. Die *kritische Grenze* für mittels direktem Assay (Kit) gemessene Werte liegt jenseits der ersten beiden Lebenswochen bei 450 ng/dl. Nach Extraktion und Chromatographie liegen die oberen Grenzwerte für weibliche Kinder bei 180 ng/dl; männliche Säuglinge können etwa 20 % höhere Werte aufweisen. Mit zunehmendem Alter liegen die Höchstwerte im direkten Assay unter 275 ng/dl, nach Chromatographie unter 200 ng/dl.

Zu beachten ist, daß gesunde Neugeborene innerhalb der ersten beiden Wochen Konzentrationen bis um 700 ng/ml als basale Normwerte zeigen, wobei in den ersten 12–24 h postnatal physiologisch noch wesentlich höhere Werte mit kontinuierlich abfallender Tendenz gemessen werden [63]. Dies bedeutet, daß endokrinologisch eine Bestimmung des 17-OHP am 1. Lebenstag nicht sinnvoll ist. Früh- und Neugeborene mit ernsthaften Adaptationsstörungen weisen meist erheblich erhöhte Werte für 17-OHP und Androstendion auf, ohne daß dies spontan einen 21-Hydroxylierungsdefekt belegen könnte [25].

Die Bestimmung niedrigkonzentrierter Steroidhormone aus Medien wie z. B. Plasma erfordert Verfahren mit hoher Sensitivität. Das massenspektrometrische Verfahren der Einzelmassenregistrierung („selected ion monitoring", SIM) ermöglicht eine hohe Sensitivität und eine hohe Spezifität. Werden stabil-isotop markierte Analoge der Analyten als interne Standards verwendet, spricht man von Isotopenverdünnungsanalyse. Da diese Methode unabhängig von Faktoren wie Kreuzreaktivität oder Matrixeffekt ist, stellt sie das Referenzverfahren (Goldstandard) für die Evaluation immunologischer Bestimmungsmethoden dar. Die Kombination mit der Gaschromatographie bietet den zusätzlichen Vorteil der simultanen Bestimmung mehrerer Steroidhormone in einem sog. „Profil" (Abb. 21.5d, S. 500; [108]).

Bei Patienten mit AGS werden Androstendion und Testosteron im Serum erhöht gemessen, DHEA nicht regelmäßig. Der Quotient DHEA zu Androstendion ist stets erniedrigt. Eindeutig angehobene Werte für DHEA bzw. DHEAS bei genetisch weiblichen Neugeborenen mit geringer Klitorisvergrößerung oder bei offensichtlich intersexuellem Genitale genetisch männlicher Neugeborener veranlassen v. a. in Verbindung mit einem akuten Salz- und Flüssigkeitsverlust, einen 3β-HSD-Mangel anzunehmen und fordern entsprechende Steroidanalysen (s. Kap. 4). Aldosteron und die Plasmareninaktivität werden bei AGS21 ohne Salzverlust im Normbereich gemessen (Normwerte und Streubereiche s. Kap. 25).

Harn

Steroidbestimmungen im Harn sind ebenfalls für die endokrinologische Diagnostik sehr hilfreich und gewährleisten später als zeitlich integrale Parameter eine gute Therapiekontrolle [28, 38–40, 50]. Charakteristisch für einen C_{21}-Hydroxylase-Mangel ist, die engere postnatale Phase ausgenommen, die Erhöhung von *Pregnantriol* und *Pregnantriolon.* Beide Steroide werden heute gaschromatographisch – ggf. mit massenspektrometrischer Identifikation verbunden – aus einem Aliquot einer 24-h-Harnprobe bestimmt. Junge Neugeborene zeigen noch ein unreifes Muster metabolischer Vorgänge, so daß die Harnsteroide sowohl physiologisch als auch bei AGS21 ein spezielles Profil zeigen (s. Abb. 21.5a–c und e, S. 499–500).

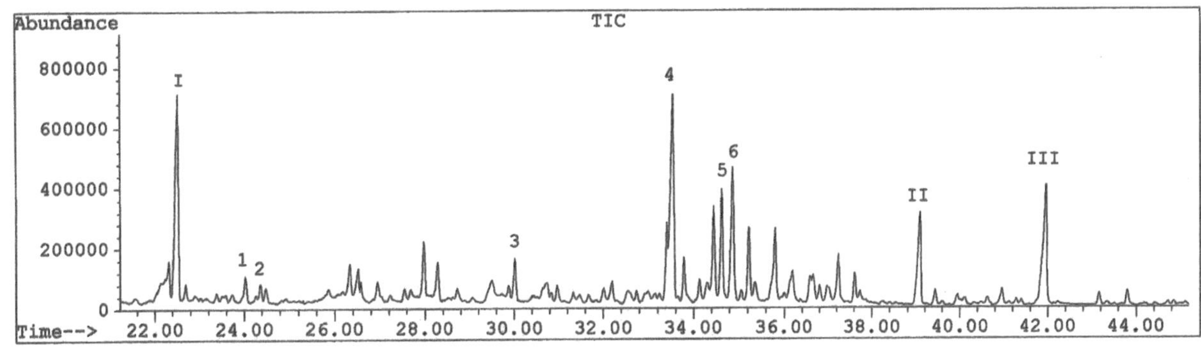

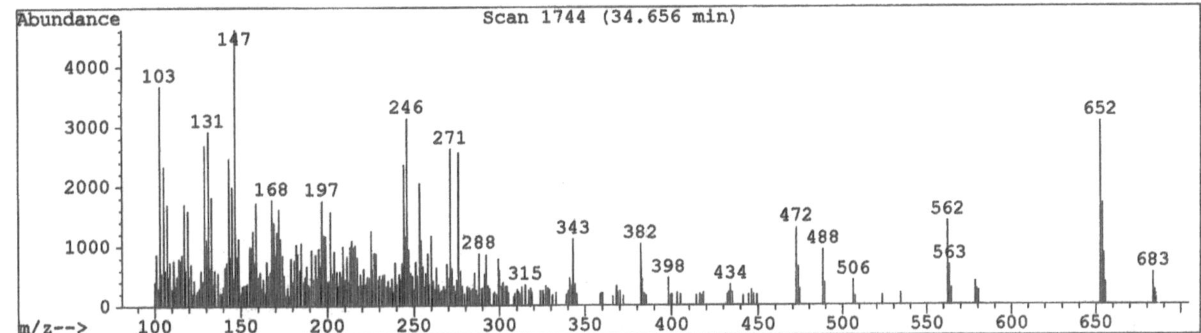

Abb. 21.5a,b. Harnsteroidprofilanalyse mittels Gaschromatogrpahie-Massenspektrometrie (GC/MS) im Full-Scan-Modus. Eingesetzt wurde der Extrakt (Methyloxim-Trimethylsilyl-Derivat) eines 20 ml-Aliquotes von einem 24-h-Harn eines gesunden, 7jährigen Mädchens. Das Chromatogramm des Totalionenstromes (*TIC*) zeigt die Auftrennung in verschiedene Peaks. Über Peakflächenintegration können die Konzentrationen ermittelt werden. Die einzelnen Steroidmetaboliten werden über die entsprechenden Massenspektren (z.B. zeigt Scan 1744 in Peak 5 das Massenspektrum für Tetrahydrocortisol, s. unten) identifiziert. Wichtigste Steroidmetaboliten: Androsteron (*1*); Ätiocholanolen (*2*); Pregnantriol (*3*); Tetrahydrocortison (*4*); Tetrahydrocortisol (*5*); 5α-Tetrahydrocortisol (*6*). I, II und III bezeichnen interne Standards. (Aufgenommen auf einem HP 5890 GC gekoppelt an eine HP 5972 MS; OV 1 Fused Silica Kapillare, 25 m × 0,2 mm)

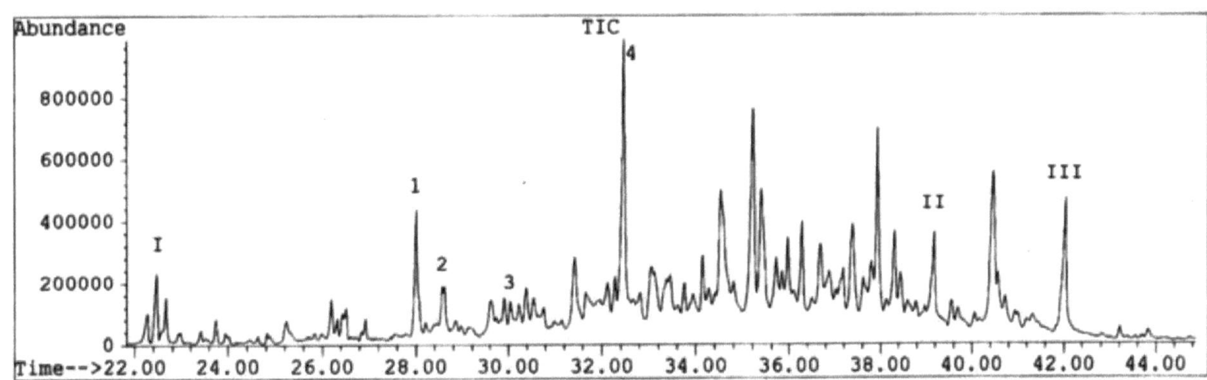

Abb. 21.5c. Analyse eines komplexen Steroidgemisches (Fraktion der freien und glucuronierten Harnsteroidmetaboliten) am Beispiel eines 6 Tage alten Neugeborenen (46,XX) mit 21-Hydroxylase-Mangel (Genitale Stadium Prader III). Die Besonderheiten des Steroidstoffwechsels in dieser Altersgruppe erfodern ein spezielles präparatives Vorgehen (Abtrennung der in der Fötalzone der Nebenniere produzierten Steroidsulfate) und ein Höchstmaß an Sicherheit bei der Identifizierung der einzelnen Steroidmetaboliten. Die GC/MS-Analyse im Full-Scan-Modus erlaubt anhand der charakteristischen Massenspektren die Identifizierung der für den 21-Hydroxylase-Mangel beweisenden Steroiden: 15β-Hydroxy-Pregnanolen (*1*), 17-Hydroxy-Pregnanolon (*2*), Pregnantriol (*3*) und 11-Keto-Pregnantriol (*4*) im Chromatogramm des Totalionenstromes (*TIC*). I, II und III bezeichnen interne Standards. (Aufgenommen aud einem HP 5890 GC gekoppelt an ein HP 5972 MS; OV1 Fused Silica Kapillare, 25 m × 0,2 mm)

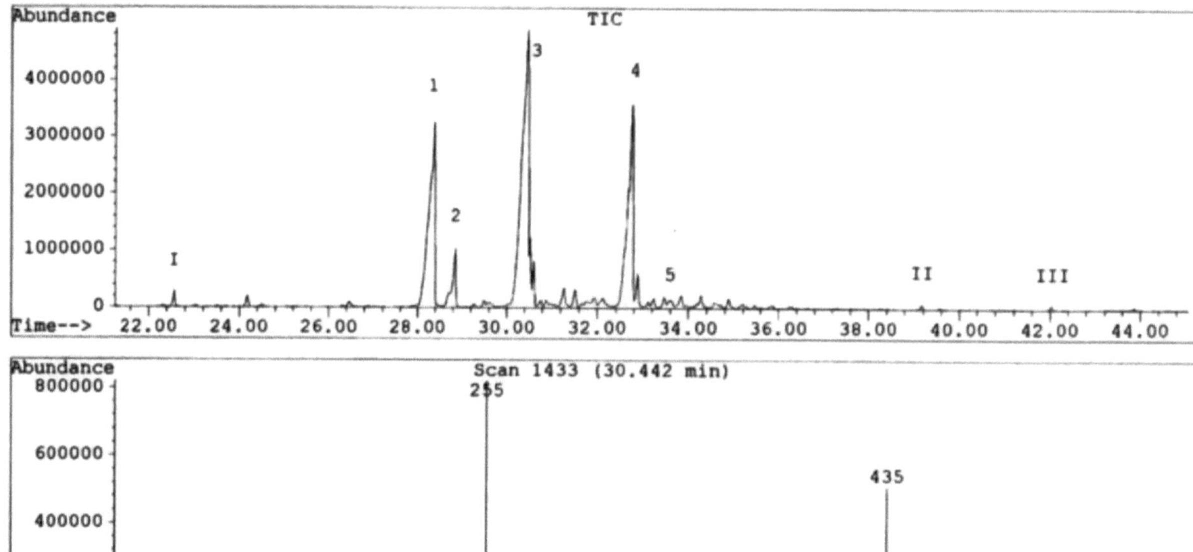

Abb. 21.5e. Harnsteroidprofilanalyse mittels GC/MS (Full-Scan-Modus) bei einem 8jährigen Jungen mit 21-Hydroxylase-Mangel und Salzverlust sowie „non compliance" bei der Einnahme der Medikamente. Aufarbeitung und Analyse der Probe wie unter 21.5 a,b beschrieben. Das Chromatogramm des Totalionenstromes (*TIC*) zeigt – im Vergleich zu den nun relativ kleinen Peaks der internen Standards (I, II, III) – die exzessive Ausscheidung mehrerer, für diesen Enzymdefekt charakteristischer, aufgestauter Metaboliten des 17-Hydroxyprogesterons: 17-Hydroxy-Pregnanolon[5β] (*1*); 17-Hydroxy-Pregnanolon[5α] (*2*); Pregnantriol (*3*); 11-Keto-Pregnantriol (*4*). Die Ausscheidung von Cortisolmetaboliten – wie Tetradydrocortison (*5*) – ist äußerst gering. Das dargestellte Massenspektrum (Scan 1433, Peak 3) stellt Pregnantriol dar. Aufgenommen auf einem HP 5890 GC gekoppelt an ein HP 5972 MS; OV1 Fused Silica Kapillare, 25 m × 0,2 mm

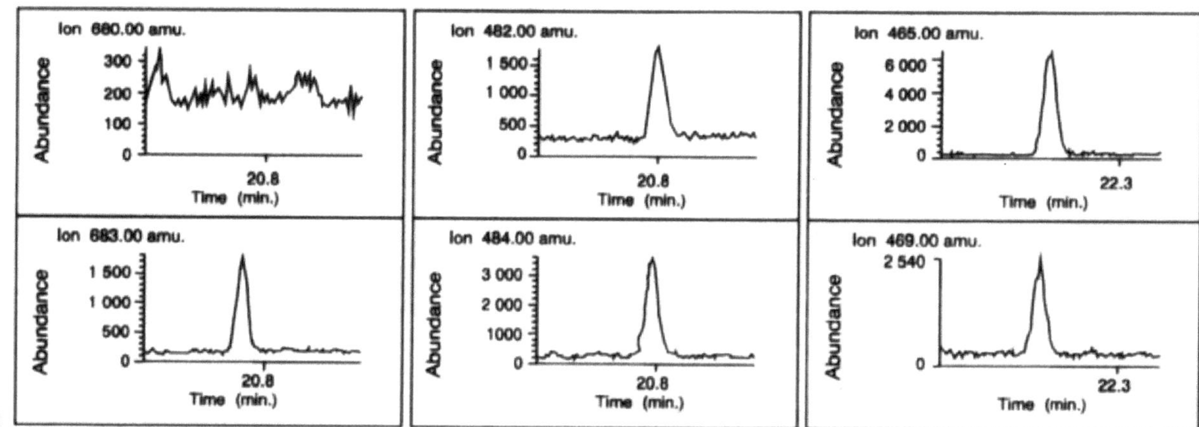

Abb. 21.5d. Plasmasteroidanalyse mit Diagnose eines 21-Hydrolase-Mangels bei einem 3 Tage alten Neugeborenen mit virilisiertem Genitale. 100 μl Plasma wurden extrahiert und mit Heptafluorbuttersäureanhydrid derivatisiert. Die Ionenspuren der Analyten (Testosteron m/z 680; 4-Androstendion m/z 482; 17α-Hydroxyprogesteron m/z 469) und ihrer korrespondierenden, stabilisotop markierten Analoge (interne Standards: $[^2H_3]$-Testosteron m/z 683; $[^2H_2]$-Androstendion m/z 484; $[^2H_4]$17α-Hydroxyprogesteron m/z 469) sind paarweise übereinandergestellt. Konzentrationen: Testosteron: nicht nachgewiesen; 4-Androstendion: 4,47 ng/ml; 17α-Hydroxyprogesteron: 22,12 ng/ml. (Aufgenommen auf einem DANI 6500 GC gekoppelt an ein HP 5970 MS; OV1 Fused Silica Kapillare, 25 m × 0,2 mm. [108]

Alle Teilabbildungen wurden zur Verfügung gestellt von Dr. A.S. Wudy und Prof. J. Homoki, Universitäts-Kinderklinik Ulm.

Ansonsten wird Pregnantriol normalerweise je nach Alter zwischen 0,05 und 1,0 mg/24 h („range" präpubertär) und zwischen 0,15 und 2,9 mg/24 h („range" pubertär) ausgeschieden, Pregnantriolon oftmals nur in Spuren [38]. Bei AGS21 sind Konzentrationen bis zu 3 Zehnerpotenzen über dem Normwert zu finden (s. Abb. 21.5).

Speichel

Auch im Speichel lassen sich die diagnostisch wichtigen Steroide bestimmen. Diese Analysen wurden v. a. für eine engermaschige Verlaufskontrolle unter Therapie empfohlen. Im Vergleich zu Meßwerten in Serum und Harn haben sie jedoch keine größere Verbreitung gefunden [27, 43, 111, 112].

Andere Steroidbestimmungen

Außer den genannten Parametern sind für die Diagnose keine sonstigen Steroidanalysen notwendig. Bestimmungen von Steroidgruppen im Harn [C_{17}-Ketosteroide, C_{17}-ketogene Steroide, C_{17}-Hydroxycorticosteroide (C_{17}-OHCS)] haben heute nur noch historischen Wert und reichen für eine diagnostische Absicherung in keinem Fall aus.

Salzverlust (-syndrom)

Liegt ein C_{21}-Hydroxylase-Mangel mit Salzverlust vor, findet sich zusätzlich zu den geschilderten hormonalen Daten ein verminderter Wert für *Aldosteron* und eine erhöhte *Plasmareninaktivität* (PRA). Es sei daran erinnert, daß ein erhöhter Wert für die PRA auch ohne weitergehende klinische Symptome auf eine gestörte Elektrolytbalance hinweist [42]. Typisch ist schließlich bei akuter klinischer Manifestation die deutliche Verschiebung der *Serumelektrolyte*: Kalium $> 5{,}5$ mmol/l bei erniedrigten Werten für Natrium und Chlor.

Spätmanifestationen (nichtklassische, „Late-onset-Formen")

Die endokrinologischen Konsequenzen eines AGS21 vom nichtklassischen Typ sind im Prinzip die gleichen wie bei einer typisch ausgeprägten, klassischen Manifestation. Die sehr viel geringere hormonale Expression dieser Varianten führt allerdings dazu, daß im Einzelfall die für den Enzymdefekt charakteristischen Steroide im Serum basal in Konzentrationen gemessen werden, die mit dem Normbereich überlappen. Erst die Bestimmung nach normierter *Stimulation mit ACTH* bringt dann eine diagnostisch klärende Zuordnung. Während 17-OHP bei Gesunden nach ACTH allenfalls geringfügig ansteigt, werden bei Patienten mit Spätmanifestation eindeutig pathologische Größenordnungen gemessen (s. Diagramme in Kap. 25).

Harnsteroidanalysen im Sinne eines gaschromatographisch entwickelten Steroidprofils können spätmanifestierende AGS21-Formen gut belegen. Dabei werden bestimmte Quotienten aus Endstufenmetaboliten und Cortisolsynthesevorläufern beurteilt, z. B. Pregnantriol zu Tetrahydrocortison [38].

Bei klinisch asymptomatischen Formen (früher „cryptic AGS") entsprechen die endokrinologischen Befunde wiederum dem steroidchemisch grundlegenden Befund, der in der Regel erst nach ACTH eindeutig wird. Es kommt jedoch nicht zu einer klinisch erkennbaren Konsequenz. Patienten mit dieser Form werden ausschließlich bei Familienuntersuchungen eines Indexfalles erkannt. Die Befunde sind für eine genetische Beratung bedeutsam.

21.5.2 Steroidbestimmungen bei C_{11}-Hydroxylase-Mangel

Serum und Plasma

Das Steroidmuster ist in erster Linie durch die Erhöhung des *11-Desoxycortisols* („compound S") und des eine Salz-Wasser-Retention und Hypertonie verursachenden 11-Desoxycorticosterons (DOC) gekennzeichnet. In besonderen Fällen wird nur eines der genannten Steroide erhöht gefunden, so daß auch bei C_{11}-Hydroxylase-Mangel eine Differenzierung des hydroxylierenden Systems zu diskutieren ist [24, 114, 115]. Androstendion, DHEA und Testosteron sind ebenfalls erhöht, aber auch 17-OHP und 21-Desoxycortisol. Aldosteron und die Plasmareninaktivität werden supprimiert.

In klinisch milden oder asymptomatischen Fällen mit uncharakteristischen basalen Steroidwerten kann der zugrundeliegende Enzymdefekt endokrinologisch ebenfalls über die ACTH-Belastung verifiziert werden.

Harn

Im Harn finden sich die Tetrahydrometaboliten der erhöhten Indexsteroide im Serum entsprechend vermehrt. Es sind dies TH-S und TH-DOC. Pregnantriol, Pregnantriolon und die Androgenderivate werden ebenfalls erhöht gemessen. Die Metaboliten ergeben in der gaschromatographischen Analyse ein charakteristisches Profil.

21.5.3 Erkennung heterozygoter Merkmalsträger

AGS21

Ist in einer Familie ein Kind mit AGS21 bekannt, ist es v. a. für die Geschwister wichtig, ob sie selbst für die Krankheit heterozygot im strengen Sinne des Wortes sind oder nicht. Derartige Familienmitglieder bleiben nicht nur klinisch unauffällig wie die im voranstehenden Abschnitt angesprochenen asymptomatischen Formen, vielmehr haben sie immer ein genetisch vollständig gesundes Chromosom 6. Es sei zur grundsätzlichen Unterscheidung noch einmal an den Begriff der „Compound-Heterozygotie" erinnert, der ja eine genetisch distinkte Form der Erkrankung mit 2 mutierten Allelen darstellt (s. auch 21.3.1).

Um eine echte Heterozygotie zu erkennen, wurden bei bekanntem Indexfall zunächst *HLA-Typisierungen* in der Familie vorgenommen. Ohne Indexfall bot dieses Verfahren nur ein gezieltes Screening auf die krankheitsgekoppelten Allele, v. a. auf BW47, und bedeutete positiv befunden ein 50faches Risiko für eine Heterozygotie [36].

Die Untersuchung des HLA-Genotyps wurde dann mit der *Analyse des 17-OHP nach ACTH* verbunden; 17-OHP und das Verhältnis 17-OHP zu Cortisol ist bei Trägern eines defekten P450c21-Gens höher als bei Gesunden oder Familienmitgliedern mit homozygot normalem Befund [57]. Der 17-OHP-Response nach ACTH fiel bei einer genetischen Anlage für ein AGS21 mit Salzverlust höher aus als bei Heterozygotie für ein „einfaches" AGS21 [36]. Der Anstieg des 17-OHP wird nach diesen Untersuchungen mit 160 ± 100 ng/dl unabhängig vom Geschlecht angegeben ($x \pm 2$ SD), wobei weibliche Jugendliche nach Beginn der Pubertät nur in der frühen Follikelphase (3.–8. Zyklustag) untersucht werden sollten [48]. Ohne Indexfall gelang die Zuordnung im Sinne von heterozygot jedoch nicht zuverlässig, da die endokrinologischen Daten eine Überlappung von etwa 20 % mit dem Bereich der Normreaktion aufwiesen [49, 62].

In 2 Veröffentlichungen wird eine eindeutige Erkennung heterozygoter Träger für einen 21-Hydroxylierungs-Defekt mitgeteilt. 1987 publizierten Gourmelen et al. eine Studie [22], in der ein ACTH-induzierter Anstieg von 21-Desoxycortisol bei Patienten mit AGS21 gefunden wurde, nicht aber bei heterozygoten Merkmalsträgern; in beiden Kollektiven war der hormonale Befund von dem Manifestationstyp der Erkrankung unabhängig. 1990 wurde von Peter et al. der *Quotient 17-OHP:11-DOC im Serum 60 min nach ACTH* (250 µg i.v.) als ohne Überlappung mit der Normreaktion diskriminierend angegeben; bei allen untersuchten heterozygoten Merkmalsträgern fand sich ein Quotient von > 12 [76]. Eine breitere Würdigung dieser Befunde hat sich allerdings bisher noch nicht ergeben.

Molekulargenetische Untersuchungen haben im Gegensatz zur Verifizierung der verschiedenen Krankheitsformen des AGS wie auch der pränatalen Diagnose (s. 21.5.4) zur Erkennung heterozygoter Merkmalsträger derzeit noch keinen exklusiven Stellenwert, wenngleich die inzwischen im Prinzip erreichbare diagnostische Präzision unbestritten ist. Molekulargenetische Verfahren, die größere DNA-Sonden mit Southern-blot-Hybridisierung zur Grundlage hatten, erreichen diese mögliche diagnostische Aussage nicht. So zeigte eine eigene Studie an 117 Probanden (16 Patienten mit, 6 Patienten ohne Salzverlust, 53 obligat heterozygote und 51 gesunde Probanden, jeweils aus dem Familienkreis der untersuchten Patienten), daß nur 70 % der heterozygoten Merkmalsträger für ein AGS21 mit Salzverlust mit der gewählten Sondentechnik erkannt werden können [96]; dies aber gelang mindestens auch mit einem ACTH-Test und spezifischer Steroidanalyse.

Die rasche Entwicklung effizienter Verfahren zur Genuntersuchung mit PCR, SSCP und Sequenzanalyse und die bisher vorliegenden Erkenntnisse zu den bei AGS21 vorkommenden Genmutationen haben dazu geführt, daß molekulargenetische Familienuntersuchungen zumindest bei einem Indexfall als Methode der Wahl angesehen werden.

AGS11

Da bei 11β-Hydroxylase-Mangel eine HLA-Genkopplung nicht besteht, ist eine entsprechende Typisierung ohne diagnostische Bedeutung. Auch Hormonanalysen basal und nach ACTH bei obligat heterozygoten Eltern eines erkrankten Kindes ergaben keine verwertbaren Befunde [74, 79].

21.5.4 Pränatale Diagnose

Der Wert einer Pränataldiagnose des AGS liegt heute darin, daß eine intrauterine Therapie versucht wird, um bei weiblichen Feten die zu erwartende Virilisierung in ihrem Ausmaß zumindest zu reduzieren (s. unten). Voraussetzung ist, daß eine zuverlässige Diagnose bei dem ungeborenen Kind gestellt werden kann, die darüber hinaus früh genug, d. h. optimal vor der 8.–10. SSW erfolgen muß.

AGS21

Die Bestimmung des *17-OHP im Fruchtwasser* ist diagnostisch aussagefähig, zumindest, wenn bei dem Feten ein AGS mit Salzverlustsyndrom vorliegt; auch *Androstendion* wird erhöht gefunden [18, 19, 44, 73, 75, 92]. Da Fruchtwasser aber erst um die 16. SSW gewonnen werden kann, erfolgt die Diagnose für eine begründete intrauterine Therapie zu spät.

Der 2. und zusätzliche Weg zur Diagnose besteht in der *HLA-Typisierung von Amnionzellen*, zeitlich für einen betroffenen Feten wiederum zu spät, wenngleich weitgehend geeignet, einen für das defekte P450c21-Gen homozygoten Feten zu erkennen, ebenso wie heterozygote oder gesunde Feten, vorausgesetzt, es ist in der Familie ein Indexfall bekannt. Es bestehen allerdings eine Reihe von Problemen, die eine Interpretation der HLA-Typisierung von Amnionzellen erschweren [65, 78].

Aktuell und letztlich die Methode der Wahl ist heute die *molekulargenetische Untersuchung*, bei der die fetalen P450c21-Gene aus Amniozyten oder einer Chorionzottenbiopsie amplifiziert werden. Dieses Verfahren kann bereits um die 8.–10. SSW auch unabhängig von einem Indexfall angewandt werden [61, 81].

AGS11

Es liegen Mitteilungen über relevante Steroidanalysen aus dem Fruchtwasser vor [84]. Molekularbiologische Untersuchungen sind entsprechend den erwähnten diagnostischen Befunden (s. 21.3.2) prinzipiell möglich. Derzeit liegen noch keine, die unmittelbare Thematik der pränatalen Diagnose betreffenden Mitteilungen vor.

21.6 Differentialdiagnose

In erster Linie müssen andere Ursachen für einen Androgenexzeß diskutiert werden. Sie bestehen praktisch ausschließlich in hormonaktiven Tumoren der

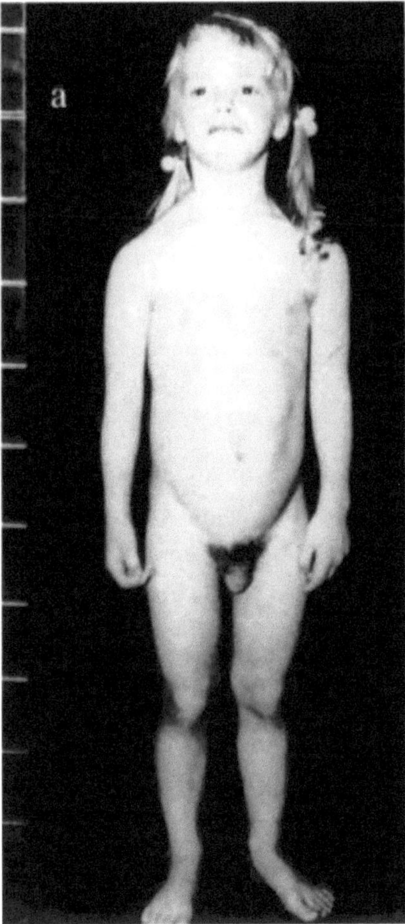

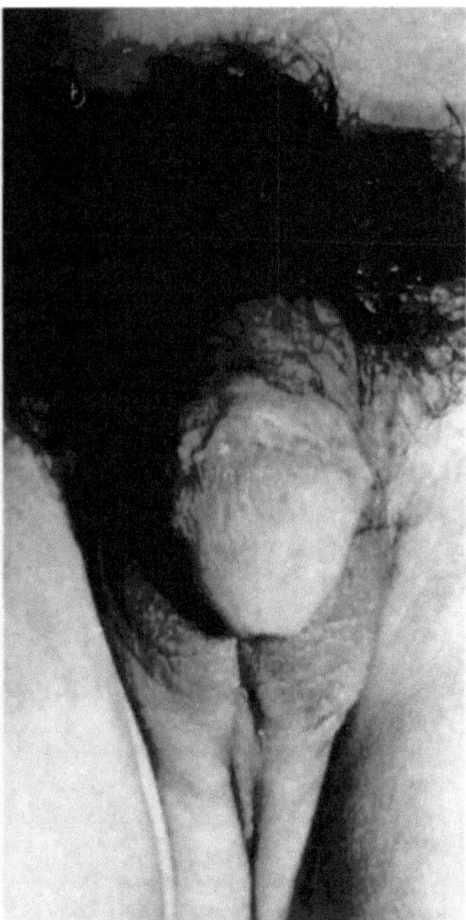

Abb. 21.6a. Patientin mit unzureichend behandeltem AGS, **b** Genitale des Mädchens

NNR und der Gonaden. Spätmanifestierende AGS-Formen können sich in sekundären Symptomen, v. a. im Sinne einer gestörten pubertären Entwicklung, bemerkbar machen.

Eine prämature Adrenarche muß endokrinologisch eindeutig abgeklärt werden, da eine milde AGS-Form vorliegen kann [45, 55].

Genitalfehlbildungen sind Anlaß, andere Formen der Intersexualität zu erörtern (Kap. 23). Die Virilisierung eines weiblichen Feten über die Mutter (Hormonexposition, androgenproduzierender Tumor) sind im Einzelfall natürlich bedeutsame Ausnahmen. Bei männlichen Säuglingen mit Salzverlustsyndrom ist auch an einen Pseudohypoaldosteronismus oder einen komplexen Glycerolkinasemangel (s. Kap. 5) zu denken.

Ziel aller diagnostischen Maßnahmen ist es, ein angeborenes AGS in seinen verschiedenen Formen möglichst früh zu erkennen, um ohne Zeitverlust eine adäquate Therapie einleiten zu können. Kinder und Jugendliche, bei denen die Diagnose zu spät gestellt wurde oder die unzureichend behandelt wurden, erfahren oft ein das ganze Leben beeinträchtigendes Schicksal. An ein besonders negatives Beispiel aus einer früheren Publikation sei deshalb erinnert (Abb. 21.6) [95].

21.7 Therapie

Es gibt bisher keine Möglichkeit, eine genetisch bedingte Störung, wie sie bei den verschiedenen Formen des AGS vorliegt, zu beseitigen. Die Behandlung muß daher an den Folgen dieser Defekte ansetzen und die primär unzureichende Synthese der adrenalen Endprodukte Cortisol und Aldosteron durch exogene Zufuhr ausgleichen.

21.7.1 Grundsätze

Die Prinzipien für eine Behandlung von AGS-Patienten lassen sich folgendermaßen umreißen:

- Der enzymatisch bedingte Engpaß für die Cortisolsynthese wird durch die substitutive Gabe des Hormons kompensiert.
- Bei Salzverlust durch eine unzureichende Aldosteronbildung ist zusätzlich ein Mineralocorticoid ebenfalls substitutiv zu verabreichen.
- Die Behandlung muß lebenslang durchgeführt werden.
- In Situationen, die einen erhöhten Bedarf an Cortisol bedingen, ist die Substitutionsdosis mindestens zu verdoppeln.
- Ist eine orale Medikation nicht möglich (z. B. Erbrechen, vorgesehene Operation), müssen die Hormone parenteral zugeführt werden.
- Die Korrektur zumindest der sichtbaren genitalen Fehlbildung bei Mädchen ist im 2. Lebensjahr vorzusehen.
- Der individuelle Verlauf muß über ein systematisches Follow-up-Programm v. a. im Kindes- und Jugendalter kontrolliert und begleitet werden.

Mit der Substitution von Cortisol balanciert sich der negative Feedbackmechanismus insofern wieder ein, als nunmehr die in diesem Regelkreis wirksame Steuergröße Cortisol nicht mehr nur über die massive ACTH-Ausschüttung in ausreichender Plasmakonzentration vorhanden ist. Die ACTH-Spiegel sinken ab, ebenso die enzymatisch nicht limitierten Cortisol- und Aldosteronvorstufen sowie die Androgene. Liegt ein Salzverlust vor, führt die zusätzliche Substitution von Mineralocorticoiden zu einer entsprechenden Balance im Salz-Wasser-Haushalt. Das Plasmavolumen normalisiert sich; die Plasmareninaktivität geht auf physiologische Werte zurück.

Die Substitution muß lebenslang erfolgen. Eine qualitative oder quantitative Änderung der unzureichenden Hydroxylierungsaktivitäten ist nicht zu erwarten. Die klinisch zu beobachtende „Besserung" eines Salzverlustsyndroms im späteren Säuglings- und Kleinkindalter ist eine Fehlinterpretation eines AGS-unabhängigen Reifungsprozesses der NNR (s. auch Kapitel 5).

Da sich die NNR-Hyperplasie unter adäquater Behandlung zurückbildet, besteht praktisch keine funktionelle Reservekapazität.

! In Streßsituationen (massive körperliche Anstrengungen, hoch fieberhafte Erkrankungen, operative Eingriffe) muß die Substitutionsdosis erhöht, in der Regel verdoppelt bis verdreifacht werden, und ggfs. parenteral erfolgen.

Stets sind individuell angepaßte Kontrolluntersuchungen durch pädiatrisch-endokrinologisch geschulte Ärztinnen und Ärzte sicherzustellen. Jenseits des Jugendalters sollten ebenfalls endokrinologisch erfahrene Fachleute der Erwachsenenmedizin die Betreuung fortführen.

21.7.2
Substanzen, Dosis und Verabreichungsmodalitäten

Zur Substitutionstherapie eignet sich das originäre NNR-Hormon *Hydrocortison* (= Cortisol) besonders gut. Es ist primär Glucocorticoid und hat zusätzlich eine moderate Mineralocorticoidwirkung. Die hier benötigte *Richtdosis* beträgt 15 - 20 mg/1,0 m^2 KO. Einige Patienten benötigen Dosen unter- oder oberhalb dieser Dosis; sie muß im Verlauf individuell einreguliert werden. Dabei sind die Entwicklung des Knochenalters und das Längenwachstum besonders qualifizierte *Langzeitparameter* zur Beurteilung des Krankheitsverlaufes unter substitutiver Therapie [30, 31, 69, 82]. Nicht zuletzt ist die optimale medikamentöse Behandlung Voraussetzung für eine gute psychische und soziale Krankheitsbewältigung [52, 53].

> ! Die Qualität der medikamentösen Einstellung entscheidet von Beginn an über den regelhaften oder deformierten Ablauf grundlegender Entwicklungsabläufe wie Längenwachstum, Körperproportionen, Pubertät und psychische Gesundheit!

Die *Rhythmik der physiologischen Sekretion* ist bei der exogenen Gabe natürlich nur bedingt nachzuvollziehen. Man erreicht diese Modalität näherungsweise durch 3 Einzeldosen, die sich zeitlich an dem diurnalen Grobraster der Cortisolsekretion orientieren. So ergibt sich folgendes Schema:

- morgens 7 - 8 Uhr 50 % der Tagesdosis,
- mittags 13 - 14 Uhr 15 % der Tagesdosis,
- abends nach 22 Uhr 35 % der Tagesdosis.

Die Abenddosis ist eine Konzession an die Praktikabilität. Um die nächtliche bzw. in den frühen Morgenstunden (2 - 6 Uhr) aufkommende ACTH-Sekretion via negatives Feedback adäquat zu beeinflussen, müßte die Abenddosis eigentlich nachts gegeben werden, da die Halbwertszeit von Hydrocortison nur 110 min beträgt und orale Depotpräparationen derzeit jedenfalls nicht verfügbar sind.

> ! Hydrocortison gibt es als Tabletten zu 10 mg. Sie können gut halbiert und auch noch ausreichend zuverlässig geviertelt werden. Kleinere Einzeldosen erfordern meist eine apothekenseitige Anfertigung.

Es ist prinzipiell eher nachteilig, *synthetische Steroide* zu verwenden, von speziellen Situationen im jugendlichen Alter abgesehen, in denen für die Nachtphase ein länger wirkendes Steroid zur ACTH-Suppression in den frühen Morgenstunden zweckmäßig ist (s. auch 21.7.5, letzter Absatz). Ansonsten besteht durch die spezifische Pharmakodynamik stets die Gefahr der Überdosierung. Die sog. Äquivalenzdosis (s. Tabelle 5.8) ist nur auf die jeweilige Referenzfunktion bezogen, die nicht zwangsläufig alle Funktionsebenen des Hydrocortisons einschließt.

> ! Selbst eine geringe Überdosierung eines Glucocorticoids bedeutet immer, daß der Prozeß des Längenwachstums beeinträchtigt wird. Dies würde die Wachstumsprognose, die oft durch das schon bei Diagnose akzelerierte Knochenalter eingeschränkt ist, zusätzlich verschlechtern.

Liegt ein Salzverlustsyndrom vor, muß das Aldosterondefizit zusätzlich ausgeglichen werden. Originäre Mineralocorticoide liegen nicht in oral zu verabreichenden Präparationen vor, so daß sich die Substitution mit 9α-Fluorocortisol durchgesetzt und in der Praxis bewährt hat. Die Dosis beträgt generell 0,05 - 0,2 mg/Tag, wobei die individuelle Überwachung die Dosis letztlich bestimmt (Blutdruck, Elektrolyte, Osmolarität, insbesondere Plasmareninaktivität).

Noch einmal sei erwähnt, daß eine erhöhte Plasmareninaktivität auch ohne unmittelbare klinische Hinweise auf einen Salzverlust der empfindlichste Hinweis auf eine Imbalance im Salz-Wasser-Haushalt ist - korrekte Bedingungen bei der Abnahme und Verarbeitung der Blutprobe vorausgesetzt (20 min Liegen, Abnahme in eisgekühlten Röhrchen, Zentrifugieren in Kühlzentrifuge, ggf. Einfrieren bis zur Analyse). Somit ist eine zusätzliche Mineralocorticoidgabe indiziert [25].

21.7.3
Akute Salzverlustkrise

> ! Eine akute Salzverlustkrise stellt immer einen lebensbedrohlichen Zustand und damit einen Notfall dar! Dies gilt besonders für Säuglinge, bei denen die Diagnose noch nicht gestellt wurde. Rasche Exsikkose und rapider Verfall infolge der adrenalen Insuffizienz treten oft ohne nennenswerte Vorboten ein!
> Zur Akuttherapie s. S. 542 - 544.

21.7.4 Pränatale Therapie

Das Prinzip besteht in der Gabe eines aufgrund seiner Pharmakodynamik länger als die natürlichen Glucocorticosteroide wirkenden synthetischen Hormons (Dexamethason) an die Mutter. Eine Behandlung wird empfohlen, wenn die Eltern bereits ein erkranktes Kind haben (Indexfall) und die Schwangerschaft in jedem Fall ausgetragen werden soll [14, 18, 19, 60, 71, 89, 107].

Eine wirksame Suppression der fetalen NNR muß entsprechend den entwicklungsphysiologischen Abläufen vor der 8. SSW erfolgen, so daß zunächst verdachtsweise behandelt wird, bis die Diagnose mit molekulargenetischen Verfahren aus Material einer Chorionzottenbiopsie gestellt wird (frühestens möglich um die 10. SSW). Gleichzeitig kann geklärt werden, ob das zu erwartende Kind ein Mädchen ist. Ergeben die Untersuchungen, daß das ungeborene Kind nicht erkrankt oder männlich ist, wird die Dexamethasongabe beendet.

Die zunächst verabreichte Dosis lag bei 0,5 mg Dexamethason alle 12 h oder 1 mg tgl. einzeitig. Die Ergebnisse waren nicht konstant, eine partielle Virilisierung des weiblichen Genitales wurde nicht zuverlässig verhindert [56]; dies ist nach wie vor die Erfahrung, nach der etwa 2 Drittel der aus einer behandelten Schwangerschaft geborenen Mädchen einer genitalen Korrektur bedürfen [61].

Die inzwischen vorliegenden, allerdings erst über 1 Dekade reichenden Erfahrungen erscheinen geeignet, die pränatale Behandlung mit Dexamethason in der empfohlenen Dosis als zumindest vertretbar anzusehen, da gravierende Nebenwirkungen bisher nicht dokumentiert wurden. In einer Round-table-Diskussion anläßlich des Joint Meeting der Lawson Wilkins Endocrine Society und der European Society for Paediatric Endocrinology im Sommer 1993 wurden Grundsätze für die pränatale Therapie konzipiert, die derzeit als Leitlinie anzusehen sind [54, 61]. Dabei wurde ausdrücklich hervorgehoben, daß diese Behandlung *keine Routinetherapie* ist, vielmehr *experimentellen Charakter* hat und entsprechenden Zentren vorbehalten bleiben soll.

- Für die Diagnostik sind molekulargenetische Untersuchungen in entsprechend ausgewiesenen Labors optimal.
- Die Behandlung sollte in der 4. SSW beginnen.
- Die Dexamethasondosis sollte tgl. bei 20 μg/kg KG der Mutter liegen.
- Eine Langzeitverlaufskontrolle ist im Sinne eines Studienprotokolls vorzusehen, insbesondere auch was bisher nicht bekannte Auswirkungen auf die Mutter betrifft sowie auch Auswirkungen auf als Feten behandelte, aber nicht erkrankte oder männliche Kinder und auf die AGS-erkrankten Mädchen selbst.

21.7.5 Kontrolle und Verlauf

Ein langfristig guter Behandlungserfolg verlangt regelmäßige Kontrolluntersuchungen, im Säuglingsalter monatlich bis vierteljährlich, später bei gutem Verlauf halbjährlich. Klinische und endokrinologische Daten lassen erkennen, ob die Therapie zuverlässig durchgeführt wurde und individuell gut adaptiert ist. In Tabelle 21.2 sind die Beurteilungskriterien zusammengestellt.

Die Erfahrung und neuere Untersuchungsergebnisse zeigen nun, daß die substitutive Therapie nicht in vollem Umfang eine physiologische Normalität bedingt. Dies gilt zunächst für die einschlägigen Laborwerte, die als punktuelle Daten von der Tageszeit, damit also auch vom Zeitpunkt der Medikation abhängen und trotz individuell variierter Dosierung stärker streuen können. Sie sollten grundsätzlich durch Langzeitparameter ergänzt werden, wenn eine Dosiskorrektur überlegt wird. Auch ein häufigeres Monitoring des 17-OHP über eine Blutprobe auf Filterpapier wird zur Verlaufskontrolle vorgeschlagen [86].

Als Detailbefunde der grundlegenden hypothalamohypophysären Balancestörung trotz Medikation wurden erhöhte ACTH-Werte basal und nach CRH beschrieben, zusammen mit strukturellen Auffälligkeiten der Hypophyse im MRT [93]. Bei nichtklassischen Formen des AGS21 fand sich im Vergleich zu einer Kontrollgruppe zur Nachtzeit ein milder Cortisolmangel und eine höhere Pulsamplitude der spontanen Wachstumshormonausschüttung anstelle einer angehobenen Basalsekretion [21].

Eine optimale therapeutische Situation ist immer dann gegeben, wenn Knochenalter und chronologisches Alter gleichmäßig fortschreiten und die Wachstumsrate dem Knochenalter entspricht. Labortechnisch gelten Harnsteroidanalysen v. a. dann als wichtige Information, wenn punktuelle Werte der Serumparameter ungünstig ausfallen. Die Harnsteroidkonzentration spiegelt die Steroidbildung über den Tag integriert wider, so daß die gemessenen Serumwerte weitergehend interpretiert werden können.

Bei verspäteter Diagnose oder langfristig unzureichender Therapie ist das Knochenalter meist weit vorausgeeilt und die Wachstumsprognose trotz zeitweili-

Tabelle 21.2. Kontrollparameter bei Patienten mit AGS21 und AGS11

Parameter	Sollwert
1. Klinische Daten	
1.1 Wachstumsrate	Normal
1.2 Blutdruck (AGS11)	Altersgerecht
1.3 Operationsergebnis bei Mädchen	Beschwerdefrei, keine Stenose
1.4 Status der sexuellen Entwicklungsmerkmale	Altersgerecht bzw. kein Fortschritt vor pubertätsreifem Knochenalter; ggf. Kontrolle des LHRH-Agonist-Effektes; nach begonnener Pubertät Fortschritt der Tanner-Stadien; ♀: Menstruationen
2. Technische Daten	
2.1 Knochenalter	$\Delta CA:\Delta KA = 1{,}0$
2.2 ♀: Ultraschall	Uterus/Ovarien altersgerecht
2.3 Serumparameter	
17-OHP	< 200 ng/dl morgens 8–10 Uhr (nach Medikation)
Androstendion	Altersgemäße Werte
Testosteron	Altersgemäße Werte
Zusätzlich bei C_{11}-OHase-Mangel:	
11-Desoxycorticosteron	Normwert
11-Desoxycortisol	Normwert
Plasmareninaktivität	1,24 ± 1,09 (SD) ng/ml/h
2.4 Harnsteroide	
Pregnantriol	< 0,5 mg/24 h präpubertär; < 2,5 mg/24 h ab Stadium 3–4 der Pubertät
Pregnantriolon	< 0,1 mg/24 h
THDOC	Zusätzlich bei C_{11}-OHase-Mangel: Normwert

ger Überlänge für das chronologische Alter erheblich vermindert. Ist noch ein nennenswertes Restwachstum zu erwarten, kann man versuchen, durch Hintanhalten der endogenen pubertären Entwicklung mit LHRH-Agonisten die Endlänge zu verbessern. Als nachteilig für die Endlänge bei frühzeitig behandelten AGS-Patienten wurde ein hoher BMI im frühen Kindesalter beschrieben [113]; dies ist auch ein Hinweis darauf, eine Übermedikation mit Cortisol zu vermeiden.

Gelingt es mit der Standardtherapie nicht, die Kontrollparameter in einen befriedigenden Bereich zu bringen, kann man im 2. Lebensjahrzehnt vornehmlich die abendliche Hydrocortisongabe durch eine Äquivalenzdosis des Dexamethasons ersetzen. Diese seltenen Situationen sollten immer mit einem pädiatrischen Endokrinologen besprochen werden, da Dosis und Zeitpunkt der Medikation individuell abzustimmen sind [110]. Als nicht gut erklärte Rarität sind Verläufe zu bezeichnen, die aus unbekannten Gründen mit der konservativen Behandlungsweise nicht beherrscht werden können. Die bilaterale Adrenalektomie ist dann die Ultima ratio [66].

21.7.6 Adrenarche und AGS-Therapie

1995 publizierte Studien berichten über nicht qualifiziert ansteigende Werte für DHEAS bei behandelten AGS-Patienten. Dieser Befund wird als Hinweis für eine ausbleibende oder nur wenig sich ausprägende Adrenarche interpretiert [6, 85]. Eine weitergehende Analyse dieser Beobachtung, die nach unserer Erfahrung auch sehr niedrige oder erniedrigte Werte einschließt, gibt es zur Zeit nicht.

Andererseits weist Miller [61] darauf hin, daß mit der Adrenarche praktisch alle Androgene, ihre peripheren Konversionsprodukte und Harnmetaboliten ansteigen, und entsprechende Werte bei Patienten mit AGS nicht als unzureichender Therapieeffekt mißdeutet werden sollten. Werde die Glucocorticoiddosis fehlinterpretiert erhöht, sei sie unnötig hoch und beeinträchtige das Längenwachstum. Die Bestimmung des 17-OHP sei als Leitparameter zu bevorzugen, da dieses Hormon zwar eine deutliche diurnale Schwankung zeige, aber von der Adrenarche weitgehend unabhängig bleibe.

Offenbar nimmt DHEAS bei Patienten mit AGS eine noch nicht abschließend geklärte Sonderrolle ein.

21.7.7 AGS und polyzystisches Ovarsyndrom

Es gibt Hinweise, die für eine prädisponierende Rolle des virilisierenden AGS für die Ausbildung einer hyperandrogenämischen Ovarialinsuffizienz im Sinne des PCO-Syndroms sprechen [2, 9]. Klinisch fallen mehr oder weniger deutliche Zeichen eines Hirsutismus und Menstruationsstörungen bis hin zur Amenorrhö auf. Eine erhöhte LH-Ausschüttung im Sinne einer perinatalen Prägung neuroendokriner Funktionen in männliche Richtung und die dem Syndrom eigene Insulinresistenz wurden besonders herausgestellt [2, 20, 37, 91].

21.7.8 Chirurgische Maßnahmen bei Mädchen

Die bei Mädchen durch ein virilisierendes AGS verursachte Genitalfehlbildung ist chirurgisch tadellos zu korrigieren [16]. Dies gilt sowohl für das kosmetische Ergebnis als auch im Hinblick auf die funktionellen Erfordernisse. Die Klitorishypertrophie wird durch Verkleinerung des Organs unter Schonung der sensiblen Anteile beseitigt. Die Einbettung in das präpubische Fettgewebe erreicht optisch weitgehend unauffällige Verhältnisse. Die früher durchgeführte Ektomie gilt heute als Fehler. Je nach Ausmaß der Fehlbildung im Bereich des Sinus urogenitalis ist eine einfache Eröffnung des Introitus bis hin zu einer weitgehenden Vaginalplastik notwendig.

Als Zeitpunkt für eine korrigierende Operation ist das 2. Lebensjahr zu empfehlen, zumindest für die Klitorisplastik. Dies ist für die Entwicklung der psychosozialen Geschlechtsrolle besonders bedeutsam.

Literatur

1. Al-Jurayyan NAM (1995) Congenital adrenal hyperplasia due to 11β-hydroxylase deficiency in Saudi Arabia: clinical and biochemical characteristics. Acta Paediatr 84: 651-654
2. Barnes RB, Rosenfield RL, Ehrmann DA et al. (1994) Ovarian hyperandrogynism as a result of congenital adrenal virilizing disorders: evidence for perinatal masculinization of neuroendocrine function in women. J Clin Endocrinol Metab 79: 1328-1333
3. Birnbaum MD, Rose LI (1984) Late onset adrenocortical hydroxylase deficiencies associated with menstrual dysfunction. Obstet Gynecol 63: 445-450
4. Bristow J, Gitelman SE, Tee MK, Staels B, Miller WL (1993) Abundant adrenal-specific transcription of the human P450c21A „pseudogene". J Biol Chem 268: 12919-12924
5. Bristow J, Tee MK, Gitelman SE, Mellon SH, Miller WL (1993) Tenascin-X. A novel extracellular matrix protein encoded by the human XB gene overlapping P450c21. J Cell Biol 122: 265-278
6. Brunelli VL, Chiumello G, David M, Forest MG (1995) Adrenarche does not occur in treated patients with congenital adrenal hyperplasia resulting from 21-hydroxylase deficiency. Clin Endocrinol (Oxf) 42: 461-466
7. Carroll MC, Campbell RD, Porter RR (1985) Mapping of 21-hydroxylase genes adjacent to complement component C4 genes in HLA, the major histocompatibility complex in man. Proc Natl Acad Sci USA 82: 521-525
8. Chrousos GP, Loriaux DL, Sherins RJ, Cutler GB Jr (1981) Bilateral testicular enlargement resulting from inapparent 21-hydroxylase deficiency. J Urol 126: 127-128
9. Chryssikopoulos A, Phocas I, Sarandakou A, Trakakis E, Rizos D (1995) New reliable biochemical marker for screening 21α-hydroxylase deficiency without index person among hirsute women in agreement with HLA-haplotyping. J Endocrinol Invest 18: 754-761
10. Chung B, Hu M-C, Guzov VM, Wu D-A (1995) Structure and expression of the CYP21 (P450c21, steroid 21-hydroxylase) gene with respect to its deficiency. Endocr Res 21: 343-352
11. Cutfield WS, Webster D (1995) Newborn screening for congenital adrenal hyperplasia in New Zealand. J Pediatr 126: 118-121
12. Cutfield RG, Bateman JN, Odell WD (1983) Infertility caused by bilateral testicular masses secondary to congenital adrenal hyperplasia (21-hydroxylase deficiency). Fertil Steril 40: 809-814
13. Day DJ, Speiser PW, White PC, Barany F (1995) Detection of steroid 21-hydroxylase alleles using gene-specific PCR and a multiplexed ligation detection reaction. Genomics 29: 152-162
14. Dörr HG, Sippell WG (1993) Prenatal dexamethasone treatment in pregnancies at risk for congenital adrenal hyperplasia due to 21-hydroxylase deficiency: effect on midgestational amniotic fluid steroid levels. J Clin Endocrinol Metab 76: 117-120
15. Dörr HG, Sippell WG, Bidlingmaier F, Berges V, Knorr D (1990) Erfahrungen mit einem gezielten Screening zur Früherkennung des kongenitalen adrenogenitalen Syndroms (AGS) mit 21-Hydroxylase Defekt. Monatsschr Kinderheilkd 138: 17-22

16. Duckett JW, Baskin LS (1993) Genitoplasty for intersex anomalies. Eur J Pediatr 152 (Suppl 2): S80–S84
17. Ezquieta B, Oliver A, Gracia R, Gancedo PG (1995) Analysis of steroid 21-hydroxylase gene mutations in the Spanish population. Hum Genet 96: 198-204
18. Forest M, Betuel H, David M (1989) Prenatal treatment in congenital adrenal hyperplasia due to 21-hydroxylase deficiency: update 88 of the French multicenter study. Endocr Res 15: 277-301
19. Forest MG, David M, Morel Y (1993) Prenatal diagnosis and treatment of 21-hydroxylase deficiency. J Steroid Biochem Mol Biol 45: 75-82
20. Gatee OB, Al Attia HM, Salama IA (1996) Hirsutism in the united Arab emirates: a hospital study. Postgrad Med J 72: 168-171
21. Ghizzoni L, Mastorakos G, Vottero A, Magiakou MA, Chrousos GP, Bernasconi S (1996) Spontaneous cortisol and growth hormone secretion interactions in patients with nonclassic 21-hydroxylase deficiency (NCCAH) and control children. J Clin Endocrinol Metab 81: 482-487
22. Gourmelen M, Gueux B, Pham-Huu-Trung MT, Fiet J, Raux-Demay MC, Girard F (1987) Detection of heterozygous carriers for 21-hydroxylase deficiency by plasma 21-deoxycortisol measurement. Acta Endocrinol (Copenh) 116: 507-510
23. Grant DB, Dillon MJ, Atherden SM, Levinsky RJ (1977) Congenital adrenal hyperplasia: renin and steroid values during treatment. Eur J Pediatr 126: 89-94
24. Gregory T, Gardner LI (1976) Hypertensive virilizing adrenal hyperplasia with minimal impairment of synthetic route of cortisol. J Clin Endocrinol Metab 43: 769-776
25. Grumbach MM, Conte FA (1992) Disorders of sex differentiation. In: Wilson JD, Foster DW (eds) Williams textbook of endocrinology. Saunders, Philadelphia London Toronto Sydney Tokyo, pp 853 (871)-951
26. Gunn S, Therrell B, Owerbach D (1993) Nonclassical congenital adrenal hyperplasia mutation frequencies in the Texas newborn population. 301 [Abstract 1001](Abstract)
27. Hampl R, Foretová L, Sulková J, Stárka L (1990) Daily profiles of salivary cortisol in hydrocortisone treated children with congenital adrenal hyperplasia. Eur J Pediatr 149: 232-234
28. Hatun S, Yordam N, Çalikoglu AS (1994) Serum 3α-androstanediol glucuronide measurements in children with congenital adrenal hyperplasia. Acta Endocrinol (Copenh) 131: 504-508
29. Hauffa BP, Menzel D, Stolecke H (1988) Age related changes in adrenal size during the first year of life in normal newborns, infants, and patients with congenital adrenal hyperplasia due to 21-hydroxylase deficiency: comparison of ultrasound and hormonal parameters. Eur J Pediatr 148: 43-49
30. Hauffa BP, Winter A, Stolecke H (1989) Wachstumsgeschwindigkeit und Endlänge bei Kindern mit 21-Hydroxylasemangel: Effekt einer Langzeittherapie. Monatsschr Kinderheilkd 137: 552-558
31. Hauffa BP, Winter A, Stolecke H (1993) Short term growth and adult height in children and adolescents with 21-hydroxylase deficiency: effects of treatment. Pediatr Res 33: S55
32. Higashi Y, Yoshioka H, Yamane M, Gotoh O, Fujii-Kuriyama Y (1986) Complete nucleotide sequence of two steroid 21-hydroxylase genes tandemly arranged in human chromosom: a pseudogen and a genuine gene. Proc Natl Acad Sci USA 83: 2841-2845
33. Hochberg Z, Benderly A, Kahana L et al. (1986) Requirement of mineralocorticoid in congenital adrenal hyperplasia due to 11-hydroxylase deficiency. J Clin Endocrinol Metab 63: 36-40
34. Hoepffner W, Barke G (1988) Zur Häufigkeit des adrenogenitalen Syndroms in der DDR auf der Basis von Erhebungen in zwei Bezirken. Kinderäztl Praxis 56: 39-44
35. Holcombe JH, Keenan BS, Nichols BL, Kirkland RT, Clayton GW (1980) Neonatal salt loss in the hypertensive form of congenital adrenal hyperplasia. Pediatrics 65: 777-781
36. Holler W, Scholz S, Knorr D, Bidlingmeier F, Keller E, Ekkehard DA (1985) Genetic differences between the salt-wasting, simple virilizing, and non-classical types of congenital adrenal hyperplasia. J Clin Endocrinol Metab 60: 775-780
37. Holmes-Walker DJ, Conway GS, Honour JW, Rumsby G, Jacobs HS (1995) Menstrual disturbance and hypersecretion of progesterone in women with congenital adrenal hyperplasia due to 21-hydroxylase deficiency. Clin Endocrinol (Oxf) 43: 291-296
38. Homoki J, Solyom J, Teller WM (1988) Detection of late onset steroid 21-hydroxylase deficiency by capillary gas chromatographic profiling of urinary steroids in children and adolescents. Eur J Pediatr 147: 257-262
39. Homoki J, Sólyom J, Wachter U, Teller WM (1992) Urinary excretion of 17-hydroxypregnanolones in patients with different forms of congenital adrenal hyperplasia due to steroid 21-hydroxylase deficiency. Eur J Pediatr 151: 24-28
40. Honour JW, Rumsby G (1993) Problems in diagnosis and management of congenital adrenal hyperplasia due to 21-hydroxylase deficiency. J Steroid Biochem Mol Biol 45: 69-74
41. Horner JM, Hintz RL, Luetscher JA (1979) The role of renin and angiotensin in salt-loosing, 21-hydroxylase deficient congenital adrenal hyperplasia. J Clin Endocrinol Metab 48: 776-782
42. Hughes IA, Wilton A, Lole CA, Gray OP (1979) Continuing need for mineralocorticoid therapy in salt-loosing congenital adrenal hyperplasia. Arch Dis Child 54: 350-358
43. Hughes IA, Dyas JH, Robinson J, Walker RF, Fahmy DR (1985) Monitoring treatment in congenital adrenal hyperplasia. Use of serial measurements of 17-OH-progesterone in plasma, capillary blood and saliva. Ann NY Acad Sci 458: 193-202
44. Hughes IA, Dyas J, Riad-Fahmy D, Laurence KM (1987) Prenatal diagnosis of congenital adrenal hyperplasia: reliability of amniotic fluid steroid analysis. J Med Genet 24: 344-349
45. Ibáñez L, Bonnin MR, Zampolli M, Prat N, Alia PJ, Navarro MA (1995) Usefulness of an ACTH test in the diagnosis of nonclassical 21-hydroxylase deficiency among children presenting with premature pubarche. Horm Res 44: 51-56
46. Kai H, Nose O, Iida Y, Ono J, Harada T, Yabuuchi H (1979) Female pseudohermaphroditism caused by

maternal congenital adrenal hyperplasia. J Pediatr 95: 418-420

47. Kirkland RT, Kirkland JL, Librik L, Clayton GW (1972) The incidence of associated anomalies in 105 patients with congenital adrenal hyperplasia. Pediatrics 49: 608-612
48. Knorr D (1989) Störungen der Steroidbiosynthese. In: Hesch RD (Hrsg) Endokrinologie - Teil B: Krankheitsbilder. Urban & Schwarzenberg, München, S 913-923
49. Knorr D, Bidlingmeier F, Höller W, Kuhnle U (1983) Diagnosis of heterozygosity in congenital adrenal hyperplasia (CAH) and control of treatment. J Steroid Biochem 19: 645-653
50. Kraan GPB, Wolthers BG, Van der Molen JC, Nagel GT, Drayer NM, Joannou GE (1993) New identified 15β-hydroxylated 21-deoxy-pregnanes in congenital adrenal hyperplasia due to 21-hydroxylase deficiency. J Steroid Biochem Mol Biol 45: 421-434
51. Kuhnle U, Chow D, Rappaport R, Pang S, Levine LS, New MI (1981) The 21-hydroxylase activity in the glomerulosa and fasciculata of the adrenal cortex in congenital adrenal hyperplasia. J Clin Endocrinol Metab 52: 534-538
52. Kuhnle U, Bullinger M, Schwarz HP, Knorr D (1993) Partnership and sexuality in adult female patients with congenital adrenal hyperplasia. First results of a cross-sectional quality-of-life evaluation. J Steroid Biochem Mol Biol 45: 123-126
53. Kuhnle U, Bullinger M, Schwarz HP (1995) The quality of life in adult female patients with congenital adrenal hyperplasia: a comprehensive study of the impact of genital malformations and chronic disease on female patients life. Eur J Pediatr 154: 708-716
54. Lawson Wilkins Pediatric Endocrine Society and European Society for Paediatric Endocrinology (1993) Fourth joint meeting. San Francisco, California, June 3-7, 1993. Pediatr Res 33 (Suppl) S1-S98 (Abstract)
55. Likitmaskul S, Cowell CT, Donaghue K et al. (1995) 'Exaggerated adrenarche' in children presenting with premature adrenarche. Clin Endocrinol (Oxf) 42: 265-272
56. Loeuille GA, David M, Forest MG (1990) Prenatal treatment of congenital adrenal hyperplasia: report of a new case. Eur J Pediatr 149: 237-240
57. Lorenzen F, Pang S, New MI et al. (1980) Studies on the c-21 and C-19 steroids and HLA genotyping in siblings and parents of patients with congenital adrenal hyperplasia due to 21-hydroxylase deficiency. J Clin Endocrinol Metab 50: 572-579
58. Marshall WN, Lightner ES (1980) Congenital adrenal hyperplasia presenting with posterior labial fusion without clitoromegaly. Pediatrics 66: 312-315
59. Mellon SH, Miller WL (1989) Extra-adrenal steroid 21-hydroxylation is not mediated by P450c21. J Clin Invest 84: 1497-1502
60. Mercado AB, Wilson RC, Cheng KC, Wei J-Q, New MI (1995) Prenatal treatment and diagnosis of congenital adrenal hyperplasia owing to steroid 21-hydroxylase deficiency. J Clin Endocrinol Metab 80: 2014-2020
61. Miller WL (1994) Genetics, diagnosis, and management of 21-hydroxylase deficiency. J Clin Endocrinol Metab 78: 241-246
62. Miller WL, Levine LS (1987) Molecular and clinical advances in congenital adrenal hyperplasia. J Pediatr 111: 1-17
63. Miller WL, Tyrrell JB (1995) The adrenal cortex. Part: Disorders of steroid hormone synthesis. In: Felig P, Baxter JD, Frohman LA (eds) Endocrinology and metabolism. McGraw-Hill, New York, pp 626-642
64. Miller WL, Gitelman SE, Bristow J, Morel Y (1992) Analysis of the duplicated human C4/P450c21/X gene cluster. J Steroid Biochem Mol Biol 43: 961-971
65. Morel Y, David M, Forest MG et al. (1989) Gene conversions and rearrangements cause discordance between inheritance of forms of 21-hydroxylase deficiency and HLA types. J Clin Endocrinol Metab 68: 592-599
66. von Mühlendahl KE, Sippell WG (1989) Adrenalektomie als Therapie bei schwer einstellbarem adrenogenitalen Syndrom. Monatsschr Kinderheilkd 137: 341-344
67. Murtaza L, Sibert JR, Hughes I, Balfour IC (1980) Congenital adrenal hyperplasia - a clinical and genetic survey (Are we detecting salt-losers?). Arch Dis Child 55: 622-625
68. Nakagawa Y, Yamada M, Ogawa H, Igarashi Y (1995) Missense mutation in CYP11B1 (CGA[Arg-384] → GGA[Gly]) causes steroid 11β-hydroxylase deficiency. Eur J Endocrinol 132: 286-289
69. New MI, Gertner JM, Speiser PW, Del Balzo P (1991) Growth and final height in congenital adrenal hyperplasia (classical 21-hydroxylase deficiency) and in non-classical 21-hydroxylase deficiency. In: Carallo I, Job JC, New MI (eds) Growth disorders: the state of the art. Raven Press, New York, pp 105-110
70. Oberman AS, Flatau E, Luboshitzky R (1993) Bilateral testicular adrenal rests in a patient with 11-hydroxylase deficient congenital adrenal hyperplasia. J Urol 149: 350-352
71. Pang S, Clark A (1990) Newborn screening, prenatal diagnosis, and prenatal treatment of congenital adrenal hyperplasia due to 21-hydroxylase deficiency. Trends Endocrinol Metab 1: 302-315
72. Pang S, Clark A (1993) Congenital adrenal hyperplasia due to 21-hydroxylase deficiency: newborn screening and its relationship to the diagnosis and treatment of the disorder. Screening 2: 105-139
73. Pang S, Levine LS, Cederquist KK et al. (1980) Amniotic fluid concentration of Delta-5 and Delta-4 steroids in fetuses with congenital adrenal hyperplasia due to 21-hydroxylase deficiency and in anencephalic fetuses. J Clin Endocrinol Metab 51: 223-230
74. Pang S, Levine LS, Lorenzen F et al. (1980) Hormonal studies in obligat heterozygotes and siblings of patients with 11β-hydroxylase deficiency congenital adrenal hyperplasia. J Clin Endocrinol Metab 50: 586-595
75. Pang S, Pollack MS, Loo M et al. (1985) Pitfalls of prenatal diagnosis of 21-hydroxylase deficiency congenital adrenal hyperplasia. J Clin Endocrinol Metab 61: 89-96
76. Peter M, Sippell WG, Lorenzen F, Willig RP, Westphal E, Grosse-Wilde H (1990) Improved test to identify heterozygotes for congenital adrenal hyperplasia without index case examination. Lancet 335: 1296-1299
77. Pham-Huu-Trung MT, Roux MC, Gourmelen M, Baron MC, Girard F (1976) Plasma aldosterone concentrations related to 17-hydroxyprogesterone in congenital adrenal hyperplasia. Acta Endocrinol (Copenh) 82: 572-578

78. Pollack MS, Heagney SD, Braun DO, Neill GJ (1981) Technical and theoretical considerations in the HLA typing of amniotic fluid cells for prenatal diagnosis and paternity testing. Prenatal Diagnosis 1: 183-190
79. Rösler A, Cohen H (1995) Absence of steroid biosynthetic defects in heterozygote individuals for classic 11β-hydroxylase deficiency due to a R448H mutation in the CYP11B1 gene. J Clin Endocrinol Metab 80: 3771-3773
80. Rösler A, Leiberman E, Sack J et al. (1982) Clinical variability of congenital adrenal hyperplasia due to 11-hydroxylase deficiency. Horm Res 16: 133-141
81. Rumsby G, Honour JW, Rodeck C (1993) Prenatal diagnosis of congenital adrenal hyperplasia by direct detection of mutations in the steroid 21-hydroxylase gene. Clin Endocrinol (Oxf) 38: 421-425
82. Sandrini R, Jospe N, Migeon CJ (1993) Temporal and individual variations in the dose of glucocorticoid used for the treatment of salt-losing congenital virilizing adrenal hyperplasia due to 21-hydroxylase deficiency. Acta Paediatr 82 (Suppl 388): 56-60
83. Schulze E, Scharer G, Rogatzki A et al. (1995) Divergence between genotype and phenotype in relatives of patients with the intron 2 mutation of steroid-21-hydroxylase. Endocr Res 21: 359-364
84. Schumert Z, Rosenmann A, Landau H, Rosler A (1980) 11-Deoxycortisol in amniotic fluid: prenatal diagnosis of congenital adrenal hyperplasia due to 11β-hydroxylase deficiency. Clin Endocrinol (Oxf) 12: 257-264
85. Sellers EP, MacGillivray MH (1995) Blunted adrenarche in patients with classical congenital adrenal hyperplasia due to 21-hydroxylase deficiency. Endocr Res 21: 537-544
86. Shimon I, Kaiserman I, Sack J (1995) Home monitoring of 17α-hydroxyprogesterone levels by filter paper blood spots in patients with 21-hydroxylase deficiency. Horm Res 44: 247-252
87. Siebenmann RE (1986) Adrenal cortex. 4. The adrenogenital syndrome; pathology of the congenital adrenal syndromes. In: Labhart A (ed) Clinical endocrinology - theory and practice). Springer, Berlin Heidelberg New York, pp 349 (427)-486 (431)
88. Solyom J, Hughes IA (1989) Value of selective screening for congenital adrenal hyperplasia in Hungary. Arch Dis Child 64: 338-342
89. Speiser PW, Laforgia N, Kato K et al. (1990) First trimester prenatal treatment and molecular genetic diagnosis of congenital adrenal hyperplasia (21-hydroxylase deficiency). J Clin Endocrinol Metab 70: 838-848
90. Speiser PW, Agdere L, Veshiba H, White PC, New MI (1991) Aldosterone synthesis in patients with salt-wasting congenital adrenal hyperplasia (21-hydroxylase deficiency) and complete absence of adrenal 21-hydroxylase (P450c21). N Engl J Med 3221: 145-149
91. Speiser PW, Serrat J, New MI, Gertner JM (1992) Insulin insensitivity in adrenal hyperplasia due to nonclassical steroid 21-hydroxylase deficiency. J Clin Endocrinol Metab 75: 1421-1424
92. Speiser PW, White PC, Dupont J, Zhu D, Mercado AB, New MI (1994) Prenatal diagnosis of congenital adrenal hyperplasia due to 21-hydroxylase deficiency by allele-specific hybridization and Southern blot. Hum Genet 93: 424-428
93. Speiser PW, Heier L, Serrat J, New MI, Nass R (1995) Failure of steroid replacement to consistently normalize pituitary function in congenital adrenal hyperplasia: Hormonal and MRI data. Horm Res 44: 241-246
94. Stolecke H (1970) Kongenitale Nebennierenrindenhyperplasie mit maximaler Virilisierung (penile Urethra). Kasuistik der Weltliteratur und ein eigener Beitrag. Z Kinderheilkd 107: 343-350
95. Stolecke H (1977) Kongenitale Nebennierenrindenhyperplasie (kongenitales adrenogenitales Syndrom). Beispiele und Analyse ungünstiger Verläufe. Therapiewoche 27: 4499-4505
96. Strumberg D, Hauffa BP, Horsthemke B, Stolecke H, Grosse-Wilde H (1990) Molecular detection of carriers for congenital adrenal hyperplasia (CAH) due to 21-hydroxylase deficiency. Horm Res 33: 14
97. Thilén A, Larsson A (1990) Congenital adrenal hyperplasia in Sweden 1969-1986. Acta Paediatr Scand 79: 168-175
98. Thilén A, Woods KA, Perry LA, Savage MO, Wedell A, Ritzén EM (1995) Early growth is not increased in untreated moderately severe 21-hydroxylase deficiency. Acta Paediatr 84: 894-898
99. Thompson R, Seargeant L, Winter JSD (1989) Screening for congenital adrenal hyperplasia: distribution of 17α-hydroxyprogesterone concentrations in neonatal blood spot specimens. J Pediatr 114: 400-404
100. Virdi NK, Rayner PHW, Rudd BT et al. (1987) Should we screen for congenital adrenal hyperplasia? A review of 117 cases. Arch Dis Child 62: 659-662
101. Werder EA, Siebenmann RE, Knorr-Mürset G et al. (1980) The incidence of congenital adrenal hyperplasia in Switzerland - a survey of patients born in 1960-1974. Helv Paediatr Acta 35: 5-11
102. White PC, New MI, Dupont B (1984) HLA-linked congenital adrenal hyperplasia results from a defective gene encoding a cytochrome P-450 specific for steroid 21-hydroxylation. Proc Natl Acad Sci USA 81: 7505-7509
103. White PC, Grossberger D, Onufer BJ et al. (1985) Two genes encoding steroid 21-hydroxylase are located near the genes encoding the fourth component of complement in man. Proc Natl Acad Sci USA 82: 1089-1093
104. White PC, New MI, Dupont B (1986) Structure of the human steroid 21-hydroxylase genes. Proc Natl Acad Sci USA 83: 5111-5115
105. Wilson RC, Mercado AB, Cheng KC, New MI (1995) Steroid 21-hydroxylase deficiency: genotype may not predict phenotype. J Clin Endocrinol Metab 80: 2322-2329
106. Wilson RC, Wei J-Q, Cheng KC, Mercado AB, New MI (1995) Rapid deoxyribonucleic acid analysis by allele-specific polymerase chain reaction for detection of mutations in the steroid 21-hydroxylase gene. J Clin Endocrinol Metab 80: 1635-1640
107. Wudy SA, Homoki J, Teller WM (1994) Successful prenatal treatment of congenital adrenal hyperplasia due to 21-hydroxylase deficiency. Eur J Pediatr 153: 556-559
108. Wudy SA, Wachter UA, Homoki J, Teller WM (1995) 17α-hydroxyprogesterone, 4-androstenedione, and testosterone profiled by routine stable isotope dilution/gas chromatography-mass spectrometry in plasma of children. Pediatr Res 38: 76-80
109. Yang LX, Toda K, Miyahara K et al. (1995) Classic steroid 11-hydroxylase deficiency caused by a C→G transver-

sion in exon 7 of CYP11B1. Biochem Biophys Res Commun 216: 723–728

110. Young MC, Hughes IA (1990) Dexamethasone treatment for congenital adrenal hyperplasia. Arch Dis Child 65: 312–314
111. Young MC, Robinson JA, Read GF, Riad-Fahmy D, Hughes IA (1988) 17-OH-progesterone rhythms in congenital adrenal hyperplasia. Arch Dis Child 63: 617–623
112. Young MC, Walker RF, Riad-Fahmy D, Hughes IA (1988) Adrostendion rhythms in saliva in congenital adrenal hyperplasia. Arch Dis Child 63: 624–628
113. Yu ACM, Grant DB (1995) Adult height in women with early-treated congenital adrenal hyperplasia (21-hydroxylase type): relation to body mass index in earlier childhood. Acta Paediatr 84: 899–903
114. Zachmann M, Völlmin JA, New MI, Curtius HC, Prader A (1971) Congenital adrenal hyperplasia due to deficiency of 11-hydroxylation of 17-hydroxylated steroids. J Clin Endocrinol Metab 33: 501–510
115. Zachmann M, Tassinari D, Prader A (1983) Clinical and biochemical variability of congenital adrenal hyperplasia due to 11-hydroxylase deficiency. A study of 25 patients. J Clin Endocrinol Metab 56: 222–229
116. Zadik Z, Kahana L, Kaufman H, Benderli H, Hochberg Z (1984) Salt loss in the hypertensive forms of congenital adrenal hyperplasia (11-hydroxylase deficiency). J Clin Endocrinol Metab 58: 384–388

Klinische Krankheitsbilder durch Störungen der Bildung gastrointestinaler Hormone

D. Grandt, H. Goebell, V. Eysselein

22.1 Beteiligung gastrointestinaler Hormone bei verschiedenen Krankheitsbildern

Die pathophysiologische Bedeutung gastrointestinaler Hormone für die durch endokrin aktive Tumoren des Gastrointestinaltraktes bedingten Krankheitsbilder ist offensichtlich. Unabhängig von den hormonproduzierenden Tumoren sind verschiedene gastrointestinale Hormone aber auch bei anderen Krankheitsbildern verändert, ohne daß die pathophysiologische Bedeutung immer verstanden wird. In Tabelle 22.1 wird hierzu eine Übersicht gegeben; s. auch Übersichtsartikel bei [7, 13].

22.1.1 Gastrin [61, 62]

Erhöhte Serumspiegel von Gastrin werden v. a. dann gefunden, wenn der Feedbackmechanismus mit Bremsung der Gastrinfreisetzung aus den G-Zellen

Tabelle 22.1. Verhalten gastrointestinaler Hormone bei einigen Krankheiten

Hormon	Krankheit	Befund	Mechanismus
Gastrin	Zurückgebliebener Antrumrest bei Billroth-II („excluded antrum")	Im Serum erhöht	Ungebremste Freisetzung
	Vagotomie	Im Serum erhöht	Ungebremste Freisetzung
	Benigne Magenausgangsstenose, idiopathische hypertrophische Pylorusstenose	Im Serum erhöht	Ungebremste Freisetzung
	Magenkarzinom mit atrophischer Fundusgastritis	Im Serum erhöht	Ungebremste Freisetzung
	Perniziöse Anämie	Im Serum erhöht	Ungebremste Freisetzung
	Ulcus duodeni	Bei Teil der Patienten postprandial erhöhte Serumspiegel	Erhöhte Empfindlichkeit der G-Zellen auf vagale Reize
	Niereninsuffizienz	Im Serum erhöht	Abbau gestört
	Ausgedehnte Dünndarmresektion	Im Serum erhöht	Abbau gestört
	Phäochromozytom	Im Serum erhöht	Freisetzung durch Katecholamine
Pankreozymin	Sprue, Zöliakie	Im Serum kein Anstieg	Gestörte Bildung
	Pankreasinsuffizienz	Im Serum erhöht	Wegfall des Feedback?
Sekretin	Sprue, Zöliakie	Im Serum kein Anstieg	Gestörte Bildung
GIP	Diabetes mellitus	Im Serum erhöht?	Störung des Feedback
	Adipositas	Im Serum erhöht?	Mit Insulin?
	Sprue, Zöliakie	Im Serum kein Anstieg	Gestörte Bildung
Substanz P	Hirschsprung-Krankheit	Fehlt im aganglionären Segment	?
	Chorea Huntington	Fehlt in der Substantia nigra	?

des Antrums wegen zu niedriger oder fehlender Säuresekretion gestört ist. Dies trifft für manche Fälle mit chronisch-atrophischer Gastritis zu, insbesondere bei der Sonderform der perniziösen Anämie mit Atrophie der Fundusdrüsen. Nach Billroth-II-Operation mit zurückgelassenem Antrumrest an der zuführenden Schlinge kommt es aus gleichen Gründen zur ungebremsten Gastrinproduktion. Die erhöhten Serumgastrinspiegel dieser Patienten fallen jedoch nach Sekretininjektion ab (Differentialdiagnose zum Zollinger-Ellison-Syndrom). Ebenso findet sich nach selektiver proximaler Vagotomie ein erhöhter Gastringehalt des Blutes. Bei einer Magenausgangstenose, durch Entzündung oder idiopathisch durch Hypertrophie bedingt, kommen erhöhte Gastrinspiegel mit Salzsäurehypersekretion vor. Auch bei chronischer Niereninsuffizienz und nach ausgedehnten Dünndarmresektionen wird eine Hypergastrinämie mit oder ohne vermehrter Säuresekretion beschrieben. Ein gestörter Abbau des Gastrins wird angenommen. Bei Phäochromozytom wurden erhöhte Serumspiegel gefunden, die postoperativ abfallen; die Katecholamine setzen Gastrin frei.

22.1.2 Cholecystokinin-Pankreozymin (CCK)

Wegen unzuverlässiger Bestimmungsmethoden ist wenig über die pathophysiologischen Veränderungen dieses Hormons bekannt. Eine Erhöhung des Serumnüchternspiegels wurde bei exokriner Pankreasinsuffizienz beschrieben. Eine Rolle des CCK in der Pathogenese der Fettsucht wird diskutiert [46]. Es soll die Nahrungsaufnahme und den Appetit hemmen. In diesem Zusammenhang ist das Vorkommen von CCK im Gehirn interessant. Eine verminderte Freisetzung von CCK aus der Duodenalschleimhaut bei gestörter Mukosastruktur im Rahmen des Spruesyndroms wurde beschrieben [19]. Nach Gabe von Aminosäuren in das Duodenum fanden sich bei diesen Patienten sowohl eine verminderte Pankreasenzymsekretion als auch eine verminderte Gallenblasenkontraktion, bei erhaltener Reaktion des Organs auf exogen gegebenes CCK.

22.1.3 Sekretin

Eine pathophysiologische Bedeutung kann einer verminderten Freisetzung von Sekretin (und CCK) für die Steatorrhö bei Sprue zukommen. Aufgrund der gluteninduzierten Schleimhautatrophie wird die nahrungsinduzierte Freisetzung von Sekretin und CCK vermindert und eine exokrine Pankreasinsuffizienz vorgetäuscht. Während der Pankreolauryltest bei diesen Patienten pathologisch ausfällt zeigt das Pankreas auf direkte Stimulation im Sekretin-Pankreozymin-Test eine hochnormale Enzymsekretion [6].

22.1.4 Gastrisches inhibitorisches Polypeptid (GIP) [1]

Die Freisetzung von Insulin in Gegenwart von Glucose durch GIP weist diesem Hormon eine Rolle in der enteroinsulären Achse und der Glucoseregulation des Organismus zu. Erhöhte GIP-Werte wurden bei Diabetes mellitus und Adipositas im Sinne einer Störung eines Feedbackmechanismus gefunden. Bei Spruepatienten wird GIP postprandial vermindert freigesetzt.

22.1.5 Substanz P

Diesem Polypeptid, das v. a. im Kolon, aber auch im Gehirn gefunden wird, kommt möglicherweise in der Pathogenese der Hirschsprung-Krankheit und der Chorea Huntington eine Rolle zu [22]. Es soll dabei im aganglionären Kolonsegment bzw. in der Substantia nigra des Gehirns nicht mehr nachweisbar sein. Als sensorischer Neurotransmitter ist es bei der Vermittlung entzündungsbedingter Schmerzen beteiligt. Inwieweit es pro- oder antiinflammatorische Effekte vermittelt, wird noch diskutiert [15, 18, 47, 52].

22.2 Hormonproduzierende Tumoren im Gastrointestinaltrakt [3, 4, 10, 32, 43]

Die seit 1970 stetig wachsende Kenntnis der Zahl gastrointestinaler Polypeptide und der sie produzierenden Zelltypen ist durch methodische Fortschritte bei den radioimmunologischen Bestimmungen und der Immunhistochemie möglich geworden. Die morphologische und funktionelle Ähnlichkeit der polypeptidproduzierenden Zellen des Magen-Darm-Pankreas-Trakts und außerhalb liegender Organe ließ diese auf einen gemeinsamen Ursprung im Ektoblast zurückführen und als sog. *APUD-Zellen* charakterisieren („amine precursor uptake and decarboxylation") [43]. Aus Zellen dieses Ursprungs sich zusammensetzende Tumoren werden daher als *APUDome* bezeichnet. Zu einigen Tumoren ließen sich aufgrund der alleinigen oder überwiegenden Sekretion eines Polypeptids bestimmte Symptome assoziieren [4]. Eine Übersicht gibt Tabelle 22.2.

Tabelle 22.2. Syndrome mit polypeptidproduzierenden Tumoren im Gastrointestinaltrakt. (Nach Holst 1979 [18a])

Syndrom	Andere Bezeichnungen	Produzierte Polypeptide	Hauptsymptome
Zollinger-Ellison Typ I und II	G-Zell-Hyperplasie (I), Gastrinom (II)	Gastrin	Exzessive HCl-Bildung, Magen-Darm-Ulzera
Verner-Morrison-Syndrom	WDHA[a], pankreatische Cholera, Vipom	Vasoaktives intestinales Polypeptid (VIP) u. a.	Wäßrige Diarrhöen
Wermer-Syndrom	Multiple, endokrine Adenomatose (MEA I)	Gastrin, Parathormon u. a.	Multipel
Glukagonom	–	Glukagon	Bullöse Dermatose, Diabetes
Somatostatinom	–	Somatostatin	Diabetes, Steatorrhö, Achlorhydrie
PPom	–	Pankreatisches Polypeptid	Diarrhö
Insulinom	–	Insulin	Hypoglykämie
Karzinoid	–	Serotonin	Diarrhö, Flush

[a] WDHA „watery diarrhea hypokalemia achlorhydria syndrome".

Durch die bessere methodische Aufarbeitung und Charakterisierung von Polypeptiden werden bisher unbekannte Syndrome und Tumoren in Zukunft bekannt werden. Für den Kliniker mag es daher wichtig sein zu wissen, welche verschiedenen Hormone bzw. Polypeptide die wichtigsten Symptome hervorrufen können, wenn sie im Überschuß produziert werden (Tabelle 22.3) [3, 10, 32]. Histologisch sind die polypeptidproduzierenden Tumoren des Pankreas oder Darms oft nicht einheitlich zusammengesetzt, obwohl ein sekretorisches Produkt die Symptomatik bestimmen kann. Daneben können in kleineren Mengen andere Polypeptide sezerniert werden, z. B. pankreatisches Polypeptid (PP). Die Symptome eines Tumors können sich somit im Laufe von Jahren ändern. In Metastasen können andere Zellen vorherrschen als im Primärtumor. Aus diesen Gründen ist auch die radioimmunologische Messung mehrerer Polypeptide soweit möglich im Serum empfehlenswert. Hormonproduzierende Tumoren des Gastrointestinaltrakts sind insgesamt selten, von einzelnen Formen sind nur einige Fälle bekannt geworden. Es muß aber auch im Kindesalter mit ihrem Auftreten gerechnet werden.

Tabelle 22.3. Hauptsymptome hormonproduzierender Tumoren und die im Überschuß produzierten Polypeptide. (Nach Holst [18a])

Symptom	Peptide
Diarrhö	Vasoaktives intestinales Polypeptid (VIP) Gastrin Calcitonin 5-Hydroxytryptamin/Kallikrein Substanz P Prostaglandine Pankreatisches Polypeptid (PP)
Gestörte Glucosetoleranz	Gastrin Glukagon VIP Somatostatin ACTH
Flushing	Substanz P VIP 5-Hydroxytryptamin/Kallikrein

22.2.1 Zollinger-Ellison-Syndrom (Gastrinom)

Die Erstbeschreibung eines mit schweren Ulzerationen an Magen und Darm, einer extremen Salzsäuresekretion des Magens und einem Pankreastumor einhergehenden Syndroms bei 2 Patienten erfolgte im Jahre 1955 durch Zollinger und Ellison. Sie war ein wesentlicher Anstoß zur weiteren Erforschung der Rolle gastrointestinaler Hormone und mit deren Überproduktion einhergehender Krankheitsbilder. Das ZES ist relativ häufig: mehr als 2000 Fälle wurden seit der Erstbeschreibung beobachtet. Es kommt in allen Altersstufen vor, also auch im Säuglings- und Kindesalter [26, 28, 35, 66].

Ätiologie und Pathogenese [1, 16, 65, 80]

Als verursachend erwies sich beim ZES eine autonome Überproduktion von Gastrin. Im Pankreas sind Gastrinome meist im Kopf der Drüse lokalisiert. Entgegen früheren Annahmen sind Gastrinome mindestens ebenso häufig, vielleicht sogar häufiger extrapankreatisch, v. a. im proximalen Duodenum, lokalisiert. Nur bei der Hälfte der duodenalen Gastrinome handelt es sich um solitäre Tumoren. Ihre Größe ist außerordentlich variabel: von 2 mm bis 20 cm. Die Mehrzahl (ca. 60 %) ist maligne, allerdings mit sehr langsamem Wachstum und langsamer Metastasierungstendenz. Metastasen duodenaler Gastrinome entwickeln sich v. a. in den regionalen Lymphknoten, die bis zu 25 Jahren ohne Progression ruhen können. Metastasen in der Leber hingegen wachsen rascher und führen im Mittel innerhalb von 8 Jahren zum Leberversagen [66].

Bei ca. 20 % der Fälle ist das ZES Teil einer sog. *multiplen endokrinen Adenomatose* (MEA-I-Syndrom, s. unten), bei dem noch andere Drüsen Hormone im Überschuß produzieren. Einzelne Fälle mit der Kombination eines Phäochromozytoms und eines gastrinproduzierenden Pankreastumors wurden beschrieben.

Selten, in etwa 1 % der beobachteten Fälle, liegt dem ZES eine *G-Zell-Hyperplasie* des Antrums ohne eigentliche Tumorbildung zugrunde. Die autonome Überproduktion von Gastrin führt zu einer Hyperplasie der Parietalzellen des Magens, die ihrerseits das Leitsymptom der übermäßigen Säureproduktion mit den weiteren pathophysiologischen Folgen bedingt.

Symptome und klinische Befunde

Die Patienten bieten als Leitsymptome die dyspeptischen Beschwerden einer Ulkuskrankheit und/oder Diarrhöen. Die Ulzera entwickeln sich zu ca. 70 % im Duodenum, zumeist im Bulbus duodeni, aber typischerweise auch postbulbär bis hinein in das Jejunum. Ulzera im Magen kombinieren sich häufig mit Duodenalulzera, und schwere Ösophagitiden mit Ulzerationen kommen vor. Das multiple und atypisch lokalisierte Auftreten von Ulzerationen muß an das ZES denken lassen, häufig ist der endoskopische Befund aber nicht von Ulzera anderer Genese zu unterscheiden. Charakteristika des ZES sind das schlechte Ansprechen auf eine antisekretorische Therapie in üblicher Dosis sowie die Häufung von u. U. lebensbedrohenden Ulkuskomplikationen (Blutung, Perforation, Stenose). Aber auch Durchfälle können ganz im Vordergrund stehen. Sie werden durch exzessive HCl-Mengen im Dünndarm verursacht. Auch eine Steatorrhö und eine Vitamin-B_{12}-Malabsorption werden gefunden. Der niedrige intraluminale pH behindert die Aufnahme von Vitamin B_{12} durch Inaktivierung des intrinsischen Faktors und kann durch Inaktivierung der Pankreaslipasen eine Steatorrhö erzeugen.

Diagnose [1, 14, 16, 66]

Magensäuresekretion. Mehr als 90 % der Patienten mit Gastrinom haben eine basale Magensäuresekretion von mehr als 15 mmol/h. Die basale Säurebildung beträgt bei ca. 2/3 der ZES-Patienten mehr als 60 % der maximal mit Pentagastrin stimulierten Sekretion. Aufgrund der Überlappungen gibt die Säuresekretionsmessung unter standardisierten Bedingungen zwar einen wichtigen Hinweis auf das Vorliegen eines ZES, kann es aber nicht beweisen.

Serumgastrinspiegel. Die z. Z. beste Methode zum Nachweis eines ZES ist die Bestimmung der Serumgastrinspiegel im Nüchternzustand mit der radioimmunologischen Methode. Der obere Normwert der Nüchternserumspiegel liegt in den meisten Labors bei 150 pg/ml oder darunter. Serumgastrinspiegel über 1000 pg/ml in Verbindung mit Hyperazidität sind pathognomonisch für das ZES. Werte über 1500 pg/ml weisen auf ein metastasierendes Gastrinom hin. Bei Patienten mit metastasierendem Gastrinom findet man auch häufig erhöhte Serumspiegel von α- und β-hCG. Wichtig zu differenzieren ist die häufigste Ursache der Hypergastrinämie: die Achlorhydrie. Beim Kind wird die Einordnung dieser Gastrinerhöhungen dadurch erleichtert, daß mit Erhöhungen durch andere pathophysiologische Situationen, wie z. B. Perniziosa oder zurückgelassenem Antrumrest, i. allg. nicht zu rechnen ist.

Bei Nüchterngastrinwerten zwischen 150 und 1000 pg/ml muß man eine genauere Differenzierung vornehmen. Hier können die Messungen der Gastrinspiegel *vor* und *nach* einer Testmahlzeit sowie *vor* und *nach* einer Sekretininjektion helfen. Nach einer *Testmahlzeit* kommt es zu einer mäßigen Erhöhung der Gastrinwerte. Bei ZES erfolgt praktisch kein oder nur ein geringer Anstieg, bei der G-Zell-Hyperplasie des Antrums ist dagegen die Gastrinfreisetzung deutlich und beträgt mehr als 50 % der Nüchternwerte.

Wir führen anschließend, nach einem 1stündigen Intervall, noch den *Sekretintest* durch. 2 IE/kg KG Sekretin werden als Bolus intravenös injiziert. Bei Ulcus duodeni und G-Zell-Hyperplasie fällt der Gastrinspiegel ab, bei ZES steigt er dagegen deutlich an. Der Sekretintest soll bei 90 % der ZES-Patienten positiv ausfallen; falsch-positive Anstiege sollen nicht vorkommen. Die seltene G-Zell-Hyperplasie des Antrums mit Hypergastrinämie als Sonderform des ZES läßt sich am besten durch die Testmahlzeit und den Sekretintest von anderen, unspezifischen Gastrinerhöhungen abtrennen (Abb. 22.1).

> **!** **Für die Diagnostik empfiehlt sich bei klinisch passendem Bild die Bestimmung des Nüchterngastrinspiegels im Serum und bei Werten zwischen 150 und 1000 pg/ml die Durchführung einer Testmahlzeit und eines Sekretintests mit Gastrinbestimmungen.**

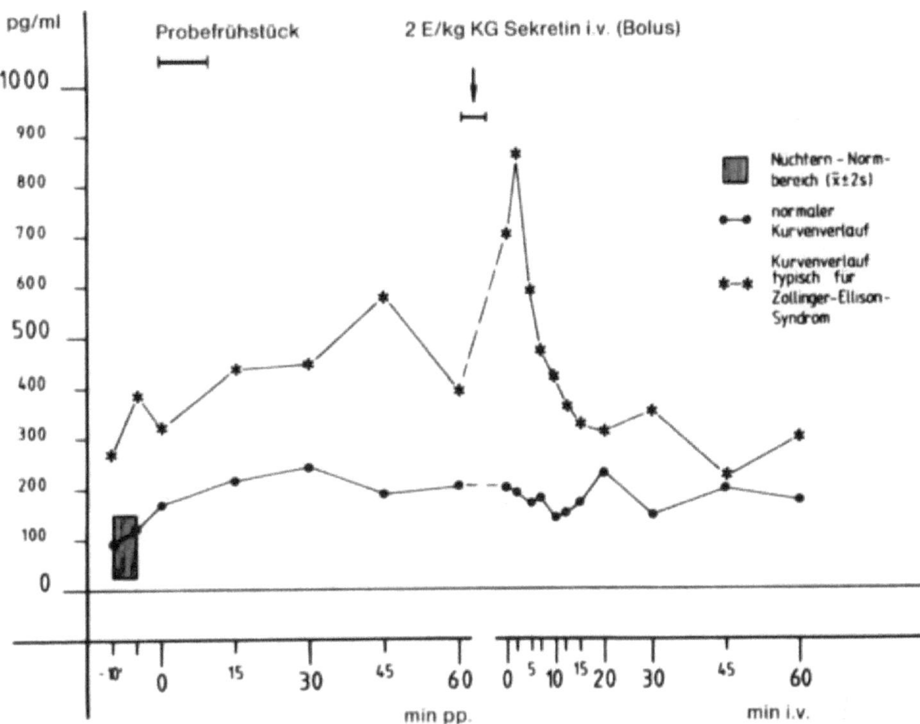

Abb. 22.1. Durchführung des Sekretintests in der Diagnostik des Zollinger-Ellison-Syndroms. Das vorangehende Probefrühstück dient der Differenzierung der G-Zellhyperplasie. Bei ZES kommt es nach Sekretininjektion zu einem raschen Anstieg des Gastrinspiegels im Blut

Lokalisationsdiagnostik. Die schwierige und häufig erfolglose präoperative Lokalisationsdiagnostik wurde durch die Entwicklung des endoskopischen Ultraschalls und der Somatostatinrezeptor-Szintigraphie erheblich verbessert. In geübter Hand erreicht der endoskopische Ultraschall für intrapankreatische Tumoren eine Sensitivität von 80 %. Die Somatostatinrezeptor-Szintigraphie kann Metastasen von Gastrinomen und Karzinoiden im gesamten Körper nachweisen [33, 49, 70].

Therapie [11, 12, 24, 28, 31, 33, 38, 65]

Nachdem früher die nichtsupprimierbare Säureproduktion und die rezidivierenden Ulzera für die hohe Mortalität verantwortlich waren, ist heute im Zeitalter der Protonenpumpeninhibitoren das Wachstum des Tumors und seiner eventuellen Metastasen die Ursache der hohen Mortalität. Therapie der Wahl ist die operative komplette Entfernung des Tumors, die insgesamt bei ca. 30 % aller Patienten und bei ca. 50 % der Patienten mit extrapankreatischem Tumor gelingt. Für Gastrinome im Pankreas ist die Enukleation die Therapie der Wahl, für Tumoren im Pankreasschwanz die Pankreasschwanzresektion. Die früher empfohlene totale Gastrektomie ist heute verlassen worden.

Während unter H_2-Blocker-Therapie bei fast 50 % der Patienten eine Resistenz unter Therapie auftrat, scheint dies bei Protonenpumpeninhibitoren nicht der Fall zu sein. Omeprazol (60 – 80 mg/Tag) führt bei 90 – 100 % der Patienten zum Abheilen der Ulzera innerhalb von 4 Wochen, auch bei den unter hochdosierter H_2-Blocker-Therapie unzureichend kontrollierten Patienten. Die Säuresekretion 24 h nach Omeprazoleinnahme sollte unter 10 mmol/h gehalten werden, bei Patienten mit Zustand nach Billroth-II-Operation oder mit Refluxösophagitis sogar unter 5 mmol/h, bzw. unter 1 mmol/h bei Auftreten von Rezidivulzera. Bei Dosen über 80 mg/Tag sollte Omeprazol auf 2 Einzeldosen verteilt werden.

Somatostatin und Octreotid senken zwar auch die Gastrinspiegel und damit die Magensäuresekretion, bieten aber in der Langzeittherapie keinen Vorteil gegenüber Omeprazol.

Auch beim metastasierenden Gastrinom ist eine operative Resektion der Metastasen vorteilhaft. Ob eine Chemotherapie (mit Streptozotocin, evtl. mit 5-Fluorouracil und Doxorubicin) frühzeitig oder erst bei Anzeichen für ein Tumorwachstum einsetzen soll, ist umstritten [11, 12, 24, 31].

Prognose

30 % der Patienten können durch vollständige Resektion des Tumors geheilt werden. Aufgrund der potenten antisekretorischen Wirkung der Protonenpumpeninhibitoren wird heute die Mortalität bei den anderen Patienten nicht mehr durch die Ulkuskomplikationen, sondern durch invasives Wachstum des Tumors bestimmt [30]. Sammelstatistiken zeigen 5-Jahres-Überlebensraten von 62–75 %. Für Patienten mit hepatischer Metastasierung liegen die 5- und 10-Jahres-Überlebensraten allerdings nur bei 20 % und 10 % [66].

22.2.2 Multiple endokrine Adenomatose (MEA-I-Syndrom) und Inselzelltumoren mit mehrfacher Hormonbildung

[6, 24, 32, 39]

MEA-I-Syndrom (Wermer-Syndrom)

[29, 34, 39, 40, 54, 56]

Bei der multiplen endokrinen Adenomatose handelt es sich um ein autosomal-dominant vererbtes Krankheitsbild, das durch die Überfunktion mehrerer endokriner Drüsen charakterisiert ist. Der verantwortliche Gendefekt liegt auf dem Chromosom 11 [56]. Die Erkrankung manifestiert sich, wenn zusätzlich zu dem ererbten Defekt auf *einem* Chromosom 11 eine somatische Mutation auf dem anderen Chromosom 11 auftritt, wodurch es – so wird postuliert – zu einem Ausfall eines noch unbekannten Tumorsuppressorgens kommt. Meist im 3. Lebensjahrzehnt tritt bei ca. 80–90 % der Patienten ein Hyperparathyreoidismus auf. 80 % der Patienten entwickeln einen endokrin aktiven Pankreastumor, der sich z. T. erst 15–20 Jahre später manifestiert. Gastrin, Insulin, Glukagon und VIP sind mit 50, 20, 3 und 1 % die wichtigsten Tumorprodukte. Klinisch relevant sind die folgenden Aspekte:

- 1. Familienmitglieder der Patienten mit MEA I sollten untersucht werden. Die Bestimmung genetischer Marker wird hierbei in Zukunft eine wichtige Rolle spielen [34, 54].
- 2. Gastrinome bei Patienten mit MEA I sind häufig im Duodenum lokalisiert, so daß die Pankreasresektion (im Gegensatz zu Patienten mit MEA I und Insulin- oder VIP-produzierendem Tumor) keine Heilung bringt.
- 3. Patienten mit MEA 1 können nacheinander mehrere endokrin aktive Pankreastumoren entwickeln, so daß regelmäßige Kontrolluntersuchungen erforderlich sind.

Auch Hypophysenadenome (20–65 %), Nebennierenadenome (25–35 %) und Schilddrüsenadenome (5–30 %) kommen bei MEA I vor. Nicht zur MEA I, sondern zum Krankheitsbild der MEA IIa/b, das ebenfalls autosomal-dominant vererbt und auf einem auf Chromosom 10 lokalisierten Defekt basiert, gehören das C-Zell-Karzinom der Schilddrüse und das Phäochromozytom.

Inselzelltumoren mit mehrfacher Hormonbildung

Einzelne Fälle wurden beschrieben, bei denen aus Inselzelltumoren gleichzeitig verschiedene Polypeptide in großen Mengen gebildet werden, wodurch gemischte Syndrome entstehen. Die Produktion von Gastrin, ACTH, Insulin, Glukagon und Parathormon wurde beobachtet. Eine Lokalisation derartiger Tumoren ist auch im Mediastinum, in der Lunge und der Nebennierenrinde bekanntgeworden. Meist bestand Malignität.

22.2.3 VIPom (pankreatische Cholera, Verner-Morrison-Syndrom)

Dieses Syndrom wurde erstmals 1958 von Verner und Morrison beschrieben [58a] und ist durch die Produktion von vasoaktivem intestinalem Polypeptid (VIP) durch einen meist pankreatischen oder seltener neurogenen Tumor bedingt [17, 25, 51]. Es handelt sich in der Mehrzahl der Fälle um große, solitäre Tumoren im Pankreasschwanz, von denen 60 % maligne sind. Die Hälfte der Patienten hat z. Z. der Diagnosestellung Metastasen. Bei Kindern unter 10 Jahren und bei 5 % der Erwachsenen wird VIP durch ein Ganglioneurom oder Ganglioneuroblastom gebildet.

Klinik

VIP stimuliert die Wasser- und Elektrolytsekretion im Dünndarm, hemmt die Magensäuresekretion und steigert die Glucosesekretion aus der Leber, führt zu einer Vasodilatation mit reflektorischer Tachykardie und setzt den Tonus der Gallenblase herab. Die klinische Symptomatik besteht in initial episodischer, später kontinuierlicher sekretorischer Diarrhö von mindestens 700 ml, nicht selten aber auch mehr als 5000 ml tgl., einer daraus resultierenden schweren Hypokaliämie und Dehydratation sowie Azidose. Häufig findet man bereits eine hypokaliämische Nephropathie. Charakteristischerweise persistiert die Diarrhö auch während des Fastens. Als Folge der Hypokaliämie und Dehydratation können Adynamie, Übelkeit, Darmkrämpfe und eine rapide Gewichtsabnahme auftreten. 20 % der Patienten klagen außerdem über eine Flushsymptomatik, die auf die VIP-induzierte Vasodilatation zurückgeht und einer Tachyphylaxie zu unterliegen scheint. Weiterhin besteht eine verminderte Magensäuresekretion bis zur Achlorhydrie. Aufgrund dieser Symptome und Befunde wurde auch von einem *WDHA-Syndrom* gesprochen („watery diarrhea, hypokalemia, achlorhydria"). Die VIP-Infusion erzeugt die genannten Symptome, so daß VIP trotz der Freisetzung auch anderer Peptide als entscheidender Mediator dieses Krankheitsbildes angesehen wird.

Symptomatik des Verner-Morrison-Syndroms

- Choleraartige Durchfälle, 1–6 l/Tag
- Hypokaliämie mit Adynamie
- Hypochlorhydrie oder Achlorhydrie
- Diabetische Glucosetoleranz
- Metabolische Azidose
- Hyperkalzämie
- Hautflush
- Tetanie (Hypomagnesiämie)

Diagnose

Die Diagnose wird bei typischer Klinik durch den Nachweis erhöhter VIP-Serumspiegel gestellt. Es muß beachtet werden, daß die gemessenen VIP-Serumspiegel zwischen verschiedenen Radioimmunoassays stark variieren. Während bei den VIPomen des Pankreas meist auch PP im Serum erhöht gefunden wurde, soll dies bei den neurogenen Tumoren nicht der Fall sein. Selten sind auch bei anderen Tumoren, wie z. B. dem Bronchialkarzinom, erhöhte VIP-Plasmaspiegel nachzuweisen. Die VIP-Produktion erklärt nur einen Teil der Krankheitsfälle mit klassischer WDHA-Symptomatik. Beim „Pseudo-Verner-Morrison-Syndrom" sind normale VIP-Spiegel bei typischem klinischem Bild zu erwarten. Die Ursache des Syndroms ist unbekannt. Interessanterweise wurde teilweise die Symptomatik nach Pankreasresektion gebessert.

> ! Eine große Zahl von Polypeptiden kann Diarrhöen hervorrufen [57], und auch andere Syndrome, wie der Abusus von Abführmitteln und Diuretika, sowie villöse Tumoren des Dickdarms müssen in die Überlegungen miteinbezogen werden.

Zollinger-Ellison-Syndrom, Schilddrüsenkarzinom mit Calcitoninbildung und Karzinoid müssen ausgeschlossen werden.

Therapie

Zunächst sollte eine Korrektur der Elektrolyt- und Flüssigkeitsverluste erfolgen. Rehydratation und Kaliumsubstitution erfordern bis zu 5 l Flüssigkeit und z. T. mehr als 350 mmol Kalium tgl.. Dann sollte der Versuch der Tumorlokalisation gemacht werden, wozu Sonographie, Endosonographie, CT und Angiographie eingesetzt werden können. Die Pankreasfunktion, Morphologie des Dünndarms und Röntgenbilder des Dickdarms erbringen normale Befunde.

Die Operation ist die Therapie der Wahl, denn sie führt bei ca. 30 % der Patienten zu einer Heilung. Symptomatisch kann Octreotid (3mal 50–100 µg/Tag s.c.) kurz- und meist auch langfristig bei ca. 90 % der Patienten die Symptome kontrollieren, wobei im Laufe der Zeit eine Dosissteigerung bis zu 1200 µg/Tag erforderlich sein kann. Bei unzureichendem Ansprechen kann die zusätzliche Gabe von Glucocorticoiden (initial 40–100 mg/Tag) helfen. Alternativ ist eine Chemotherapie in Erwägung zu ziehen. In Einzelfällen wurden symptomatische Besserungen auch durch Gabe von Indomethacin und Clonidin erzielt.

22.2.4 Somatostatinom

Das Somatostatinom ist mit weniger als 50 beschriebenen Fällen der seltenste endokrin aktive Pankreastumor [2, 37, 57]. Symptome sind Diabetes mellitus (durch Verminderung von Insulinsekretion), Steatorrhö (durch Hemmung der Pankreasenzymsekretion) und Gallenblasenerkrankungen (durch Hemmung der Gallenblasenentleerung). Es besteht eine Hypochlorhydrie des Magens, da Somatostatin potent die Magensäuresekretion hemmt. Mehr als die Hälfte der Patienten mit Somatostatinom haben weitere Endokrinopathien, wie z. B. MEN I, MEN II, Gastrinom oder Insulinom. Die Operation ist die Therapie der Wahl, obwohl 60–90 % der Patienten z. Z. der Diagnose bereits Metastasen haben.

22.2.5 GRFom

Erst vor wenigen Jahren wurden GRF („growth hormone-releasing factor") produzierende Tumoren im Pankreas beschrieben [2]. GRFome finden sich auch im Dünndarm und in der Lunge. Das klinische Bild entspricht dem der klassischen Akromegalie; die Patienten sind aber meist jünger. Im Gegensatz zur Akromegalie sind die Wachstumshormonspiegel im Plasma stärker erhöht (GRF meist über 300 pg/ml) und das Ansprechen auf Dopaminagonisten ist schlechter. Therapie der Wahl ist neben der Operation die Gabe von Octreotid [11a, 14a, 24, 33a, 53a, 55a]. Die meisten Patienten mit pankreatischem GRFom haben weitere Endokrinopathien, wie MEA I [53], Cushing- oder Zollinger-Ellison-Syndrom.

22.2.6 PPom

Erhöhte Plasmaspiegel von pankreatischem Polypeptid (PP) verursachen keine klinischen Symptome. PPome verhalten sich somit klinisch wie nichtsezernierende endokrine Pankreastumoren. Abdominelle Schmerzen und – wegen bevorzugter Lokalisation im Pankreaskopf – Ikterus sind durch das Tumorwachstum bedingt. Erhöhte PP-Plasmaspiegel finden sich auch bei anderen endokrinen Tumoren wie Gastrinom oder Karzinoid, nicht aber beim Adenokarzinom des Pankreas. 60–90 % der Patienten mit PPom haben Metastasen z. Z. der Diagnose, nachweisbar durch Sonographie, endoskopischen Ultraschall, CT oder Angiographie [50]. Therapie der Wahl ist die Operation, die wegen der hohen Rate von Metastasen zum Diagnosezeitpunkt nur selten zu langfristiger Tumorfreiheit führt [45].

22.2.7 Glukagonom [16, 64, 68]

Diese Assoziation zwischen Pankreastumor und einem durch Dermatitis und Diabetes mellitus gekennzeichneten klinischen Bild ist bereits seit 1942 bekannt, konnte aber erst nach Entwicklung des Radioimmunoassays durch den Nachweis erhöhter Glukagonspiegel im Serum erklärt werden.

Klinik und Diagnose

Glukagonome sind maligne, meist solitäre im Pankreasschwanz lokalisierte Tumoren. Bei Diagnosestellung sind sie häufig 5–10 cm groß und mit mehr als 50 % Wahrscheinlichkeit bereits in Leber oder Lymphknoten metastasiert. Klinisch sind Hautveränderungen, Diabetes mellitus oder Glucoseintoleranz sowie Gewichtsverlust typisch. 10 % der Patienten leiden unter Diarrhö oder thrombembolischen Komplikationen. Es besteht eine Anämie sowie eine Erniedrigung der Aminosäurespiegel im Blut. Der Nachweis erhöhter Glukagonspiegel im Plasma sichert die Diagnose, wobei Plasmaspiegel oberhalb von 1000 pg/ml (Normbereich bis 200 pg/ml) als beweisend angesehen werden. Die Hautveränderungen beginnen oft als Erythem perioral und intertriginös und werden, da sie den anderen Symptomen oft um bis zu 8 Jahre vorausgehen können, häufig als Pemphigoid, Akrodermatitis oder Psoriasis fehlgedeutet. Im Vollbild folgen den erythematösen Veränderungen zentrale Nekrosen (wanderndes nekrolytisches Erythem), die unter Hinterlassung einer Hyperpigmentierung abheilen. Bei einigen Patienten geht der Diabetes mellitus den anderen Symptomen voraus.

Therapie

Die Erniedrigung der Aminosäurespiegel im Blut (Hypoaminoazidämie) ist möglicherweise für die Hautveränderungen verantwortlich. Die parenterale Aminosäuresubstitution verbessert die Hautsymptome, ohne die Glukagonserumspiegel zu beeinflussen. Somatostatin und sein Analogon Octreotid reduzieren die Glukagonspiegel und können bei 30 % der Patienten die Symptomfreiheit erzielen. Unabhängig davon sollte aber immer die Operation angestrebt werden, die zwar kaum die definitive Heilung, aber eine deutliche Besserung der Symptomatik durch Tumorverkleinerung ermöglicht [16].

22.2.8 Karzinoidsyndrom

Karzinoide sind langsam wachsende maligne Tumoren. Sie gehen wie Inselzellkarzinome des Pankreas und C-Zell-Karzinome der Schilddrüse aus den APUD-Zellen hervor. 90 % der Karzinoide treten im Gastrointestinaltrakt auf; 95 % dieser Karzinoide findet man in Appendix, Rektum und Dünndarm. Klinische Symptome resultieren aus der Freisetzung von Serotonin in die Zirkulation. Während die seltenen extragastrointestinalen Karzinoide z. B. der Lunge frühzeitig Symptome verursachen, sind Karzinoide, die über die V. porta drainieren, wegen der Inaktivierung von Serotonin bei der Leberpassage bis zum Auftreten hepatischer Metastasen häufig asymptomatisch. Das Karzinoidsyndrom, wie 1907 erstmals beschrieben, findet sich daher hierbei erst im Stadium der hepatischen Metastasierung.

Vorgehen und Prognose hängen v. a. von der Lokalisation des Tumors ab. Karzinoide von Appendix, Rektum und Dünndarm werden daher getrennt abgehandelt. Karzinoide des Pankreas sind selten und haben eine Sonderstellung, da sie meist neben Serotonin weitere Peptide sezernieren und sich biologisch und im Ansprechen auf die Chemotherapie wie Inselzellkarzinome verhalten.

Wichtigste Symptome des Karzinoidsyndroms	
Allgemein	Kachexie
Magen-Darm-Trakt	Diarrhöen, krampfartige Schmerzen, Blutung, Ileussymptomatik
Haut	Episodenartige Rötung (Flush), Teleangiektasien, v.a. an der oberen Körperpartie, pellagroide Veränderungen, Gesichtsödeme
Lunge	Bronchospasmen, Asthma, Husten, Dyspnö
Herz	Tachykardien, Endokardfibrose mit Klappenbeteiligung
Leber	Vergrößerung mit Knoten
Kreislauf	Rechtsherzinsuffizienz, Pleuraerguß, Aszites

Karzinoidtumoren des Appendix

Karzinoide des Appendix werden meist als Zufallsbefunde bei Appendektomie gefunden. Die Prävalenz von 0,34% in einer Untersuchung von 34505 appendektomierten Patienten läßt annehmen, daß Karzinoide des Appendix häufig lebenslang nicht bemerkt werden und keinen Einfluß auf die Lebenserwartung haben [2]. Obwohl histologisch praktisch immer invasives Wachstum mit Befall der Lymphgefäße, der Serosa und des umgebenden Fettgewebes besteht, ist die Prognose gut. Bei Tumoren unter 1 cm Durchmesser wird die Appendektomie als sicher ausreichend, bei Tumoren unter 2 cm als wahrscheinlich ausreichend angesehen. Bei Tumorendurchmessern von mehr als 2 cm ist das Risiko der Metastasierung höher, so daß zumindest bei jüngeren Patienten eine Hemikolektomie empfohlen wird.

Karzinoidtumoren des Rektums

Rektale Karzinoide produzieren kein Serotonin. Als Zufallsbefunde bei der Endoskopie entdeckt, finden sich diese Tumoren meist 4–13 cm proximal der Linea dentata. 80% der Rektumkarzinoide sind kleiner als 1 cm; nur bei 2% der Fälle findet sich multiples Auftreten. Die Wahrscheinlichkeit der Metastasierung korreliert mit der Tumorgröße: nie bei einem Durchmesser unter 1 cm, immer bei mehr als 2 cm Durchmesser. Therapeutisch genügt bei Tumoren unter 1 cm die Abtragung und bei 1–2 cm großen Karzinoiden die lokale Resektion. Ab 2 cm Tumorgröße sollte ein dem Rektumkarzinom analoges operatives Vorgehen erfolgen [14, 27].

Karzinoidtumoren des Dünndarms

Der Dünndarm ist die häufigste Lokalisation sich klinisch manifestierender Karzinoide. Dünndarmkarzinoide finden sich häufiger im distalen als im proximalen Dünndarm und sind zu 35% multizentrisch. Dünndarmkarzinoide metastasieren früher als Karzinoide anderer Lokalisationen, d.h. auch bei Tumoren unter 2 cm Durchmesser werden häufig Metastasen gefunden. Uncharakteristische abdominelle Beschwerden können der Diagnosestellung um bis zu 20 Jahre vorausgehen; manchmal kommt es zur Intussեption. Die typische klinische Symptomatik des Karzinoidsyndroms entwickelt sich erst nach dem Auftreten von Lebermetastasen, da vorher das in die V. porta freigesetzte Serotonin bei der Leberpassage inaktiviert wird.

Klinik und Diagnose des Karzinoidsyndroms

Leitsymptome sind die Flushsymptomatik, die Diarrhö und abdominelle Schmerzen [60]. Bei 10% der Patienten findet man Asthma und Pellagra. Als Spätfolgen tritt eine Schädigung des Endokards mit Trikuspidalinsuffizienz und Rechtsherzinsuffizenz auf [42, 48]. Erhöhte Serotoninspiegel oder der sensitivere Nachweis einer erhöhten Ausscheidung des Metaboliten 5-Hydroxyindolessigsäure (5-HIES mehr als 20 mg/24 h) im Urin sind beweisend. Bei histologisch als Karzinoid zu klassifizierenden Lebertumoren ohne gleichzeitig erhöhte Serotoninspiegel im Serum handelt es sich meist um die Metastase eines Inselzellkarzinoms. Karzinoide des Magens bilden größtenteils kein Serotonin, sondern nur 5-Hydroxytryptophan, das erst in der Niere zu Serotonin decarboxyliert wird. Man findet daher eine erhöhte Ausscheidung von Serotonin und 5-Hydroxytryptophan im Urin, nicht aber eine erhöhte Ausscheidung von 5-HIES. Bei niedriger Ausscheidung von 5-HIES soll nach einer erhöhten Serotoninausscheidung im Harn gesucht werden.

Karzinoide bilden außerdem Kallikrein, das aus Kininogen im Blut enzymatisch Bradykinin bildet, das seinerseits zu den typischen Flushsymptomen führt [67]. Bei extragastrointestinalen oder Pankreastumoren empfiehlt sich auch die Suche nach einer Erhöhung von ACTH, Insulin, Gastrin, VIP und PP im Serum.

Bildgebende Diagnostik. Die röntgenologische Untersuchung von Dünndarm und Kolon zur Lokalisation des Primärtumors, ggf. auch die Endosonographie sowie die Sonographie der Leber zur Metastasensuche mit sonographisch geführter Punktion bei Vorliegen von Lebermetastasen sollten durchgeführt werden [5, 23, 59, 67, 69].

Therapie des Karzinoidsyndroms

Diätetische Empfehlungen

Der Genuß serotoninhaltiger Lebensmittel (Walnüsse, Bananen, Ananas, Tomaten) sollte während der Diagnostik vermieden werden, verschlimmert aber nicht die klinische Symptomatik. Diesbezügliche diätetische Empfehlungen sind daher nach Diagnosestellung nicht erforderlich. Bei einigen Patienten können bestimmte Lebensmittel (häufig Schokolade und Alkohol) zur Serotoninausschüttung aus dem Tumor und zum Flush führen. Diese Lebensmittel müssen dann gemieden werden.

Chirurgische Therapie

Da es sich um einen sehr langsam wachsenden Tumor handelt und die Reduktion der Tumormasse auch bei nicht respektablem Tumor zur Reduktion der Serotoninspiegel und damit zur Linderung der Symptome führt, hat das operative Vorgehen einen hohen Stellenwert. Obwohl nur bei 50 % der Patienten eine vollständige Resektion des Tumors möglich ist, stellt die Operation ggf. auch nur zur Tumorverkleinerung die Therapie der Wahl dar. Rezidive treten spät auf, so daß zwar in 80 % nach 5 Jahren, aber nur in 20 % der Fälle nach 25 Jahren Rezidivfreiheit besteht [55].

Medikamentöse Therapie

Somatostatin und seine Analoga können am potentesten die Symptome des Karzinoidsyndroms lindern oder beseitigen. Wegen der mit der Zeit nachlassenden Wirkung dieser Substanzen sollte bei leichter Symptomatik zuächst auf andere Medikamente zurückgegriffen werden.

Für Cyproheptadin (3mal 4–8 mg/Tag) wurde ein guter Erfolg für die Behandlung der Diarrhö berichtet. Eine Hemmung der Serotoninsynthese wird mit Parachlorphenylalanin erreicht. Eine Linderung der Diarrhöen und des Flush kann bewirkt werden. Besonders hat sich die Gabe des Serotoninantagonisten Methysergid eingeführt (6–24 mg/Tag p.o.). Zur Kontrolle akuter Attacken können 10 mg Methysergid in 200 ml physiologischer Kochsalzlösung über 2 h infundiert werden. Diarrhöen, Asthma und Flush werden dadurch teilweise gebessert. Methysergid kann als Nebenwirkung zu einer retroperitonealen Fibrose führen. An weiteren Medikamenten zur Besserung der Symptome wurden Antihistaminika (v. a. bei Magenkarzinoid), Prednison (v. a. bei Bronchialkarzinoid) und Phenoxybenzamin (gegen Flush) versucht.

Octreotid. Mehr als 90 % der Patienten sprechen zumindest partiell auf Octreotid (initial 3mal 150 µg/Tag s.c.) an. Im Laufe der Zeit wird meist eine Dosiserhöhung erforderlich, die das Auftreten der Nebenwirkungen wie Steatorrhö und Cholecystolithiasis begünstigt. Leider verliert Octreotid im Mittel nach 1 Jahr seine Wirksamkeit, und nur bei 1 Drittel der Patienten ist nach 2 Jahren noch ein positiver Effekt feststellbar. Es ist daher ein Fehler, Octreotid zu früh, bei noch milden oder anderweitig zu kontrollierenden Symptomen einzusetzen [3, 9, 36].

Bei der lebensbedrohlichen Karzinoidkrise, die meist bei Einleitung einer Anästhesie auftritt und durch fortschreitenden Schock bis zum Herz-Kreislauf-Versagen gekennzeichnet ist, kann Octreotid intravenös verabreicht lebensrettend sein [44, 58, 63].

Interferon. α-Interferon führt in 65 % der Fälle zu einer teilweisen oder vollständigen Beseitigung der Flushsymptomatik und in 35 % zu einer signifikanten Besserung der Diarrhö. Im Durchschnitt hält dieser Effekt aber nur wenige Wochen an, so daß Interferon nicht als Standardtherapie empfohlen werden kann [8, 21].

Chemotherapie ist bei Patienten mit schwerer Symptomatik oder tumorbedingter Herzschädigung sinnvoll. Ansprechraten von 30 % und Wirksamkeit über einen Zeitraum von 4–7 Monaten werden berichtet. Die größten Erfahrungen liegen für die Kombination von Streptozotocin mit 5-Fluorouracil oder Cyclophosphamid vor. Für einen Wechsel der Therapieprotokolle zusammen mit einer arteriellen Embolisation der Leberherde wird ein Ansprechen von 90 % und ein Anhalten der Wirkung über 2 Jahre beschrieben [20, 41].

Literatur

1. Alam MJ, Buchanan KD (1993) Conflicting gastric inhibitory polypeptide data: possible causes. Diabetes Res Clin Pract 19 (2): 93–101
2. Anene C, Thompson JS, Saigh J, Badakhsh S, Eckl RE (1995) Somatostatinoma: atypical presentation of a rare pancreatic tumor. Am J Gastroenterol 90 (5): 819–821
3. Arnold R, Frank M, Kajdan U (1994) Management of gastroenteropancreatic endocrine tumors: the place of somatostatin analogues. Digestion 55 (Suppl 3): 107–113
4. Bieligk S, Jaffe BM (1995) Islet cell tumors of the pancreas. Surg Clin North Am 75 (5): 1025–1040
5. Carnaille B, Nocaudie M, Pattou F, Huglo D, Deveaux M et al. (1994) Scintiscans and carcinoid tumors. Surgery 116 (6): 1118–1121
6. Carroccio A, Iacono G, Montalto G et al. (1994) Pancreatic insufficiency in celiac disease is not dependent on nutritional status. Digest Dis Sci 39 (10): 2235–2242
7. Carvajal SH, Mulvihill SJ (1995) Intestinal peptides and their relevance in pediatric disease. Semin Ped Surg 4 (1): 9–21
8. De Vries EG, Kema IP, Slooff MJ et al. (1993) Recent developments in diagnosis and treatment of metastatic carcinoid tumours. Scand J Gastroenterol (Suppl) 200: 87–93

9. Deguchi H, Deguchi K, Tsukada T et al. (1994) Long-term survival in a patient with malignant carcinoid treated with high-dose octreotide. Intern Med 33 (2): 100-102
10. Delcore R, Friesen SR (1994) Gastrointestinal neuroendocrine tumors. J Am Coll Surg 178 (2): 187-211
11. Delcore R, Friesen SR (1994) The place for curative surgical procedures in the treatment of sporadic and familial Zollinger-Ellison syndrome. Curr Opinion Gen Surg pp 69-76
11a. Eissele R, Goke R, Willemer S et al. (1992) Gucagon-like peptide-1 cells in the gastrointestinal tract and pancreas of rat, pig and man. Eur J Clin Invest 22: 283-291
12. Farley DR, van Heerden JA, Grant CS, Thompson GB (1994) Extrapancreatic gastrinomas. Surgical experience. Arch Surg 129 (5): 506-512
13. Fritsch WP (1993) Clinical significance of gastrointestinal hormones. [German] Z Gastroenterol 31 (Suppl 5): 13-14
14. Fujimura Y, Mizuno M, Takeda M et al. (1993) A carcinoid tumor of the rectum removed by strip biopsy [see comments]. Endoscopy 25 (6): 428-430
14a. Fukase N, Takahashi H, Manaka H et al. (1992) Differences in glucagon-like peptide-1 and GIP responses following sucrose ingestion. Diabetes Res Clin Pract 15: 187-195
15. Garrett NE, Mapp PI, Cruwys SC, Kidd BL, Blake DR (1992) Role of substance P in inflammatory arthritis. Ann Rheum Dis 51 (8): 1014-1018
16. Grant CS (1993) Surgical management of malignant islet cell tumors. World J Surg 17 (4): 498-503
17. Grier JF (1995) WDHA (watery diarrhea, hypokalemia, achlorhydria) syndrome: clinical features, diagnosis, and treatment. South Med J 88 (1): 22-24
18. Henry JL (1993) Substance P and inflammatory pain: potential of substance P antagonists as analgesics. Agents Actions (Suppl) 41: 75-87
18a. Holst JJ (1979) Possible entries to the diagnosis of a glucagon-producing tumour. Scand J Gastroenterol (Suppl 53) 14: 53-56
19. Hopman WP, Rosenbusch G, Hectors MP, Jansen JB (1995) Effect of predigested fat on intestinal stimulation of plasma cholecystokinin and gall bladder motility in coeliac disease. Gut 36 (1): 17-21
20. Janson ET, Ronnblom L, Ahlstrom H et al. (1992) Treatment with alpha-interferon versus alpha-interferon in combination with streptozocin and doxorubicin in patients with malignant carcinoid tumors: a randomized trial. Ann Oncol 3 (8): 635-638
21. Janson ET, Kauppinen HL, Oberg K (1993) Combined alpha- and gamma-interferon therapy for malignant midgut carcinoid tumors. A phase I-II trial. Acta Oncol 32 (2): 231-233
22. Kowall NW, Quigley BJ Jr, Krause JE, Lu F, Kosofsky BE, Ferrante RJ (1993) Substance P and substance P receptor histochemistry in human neurodegenerative diseases. Regul Peptides 46 (1-2): 174-185
23. Krenning EP, Kwekkeboom DJ, Oei HY et al. (1994) Somatostatin receptor scintigraphy in carcinoids, gastrinomas and Cushing's syndrome. Digestion 55 (Suppl 3): 54-59
24. Lawson GR, Nelson R, Laker MF, Ghatei MA, Bloom SR, Aynsley-Green A (1992) Gut regulatory peptides and intestinal permeability in acute infantile gastroenteritis. Arch Dis Child 67: 272-276
25. Leavey SF, Holloway H, Courtney MG et al. (1995) Pancreatic vipomas: spectrum of presentation and evolution of diagnostic and therapeutic modalities. Irish J Med Sci 164 (1): 37-39
26. Maton PN (1993) Review article: the management of Zollinger-Ellison syndrome. Alimentary Pharmacol Therapeut 7 (5): 467-475
27. Matsui K, Iwase T, Kitagawa M (1993) Small, polypoid-appearing carcinoid tumors of the rectum: clinicopathologic study of 16 cases and effectiveness of endoscopic treatment. Am J Gastroenterol 88 (11): 1949-1953
28. Meko JB, Norton JA (1995) Management of patients with Zollinger-Ellison syndrome. Ann Rev Med 46: 395-411
29. Metz DC (1995) Multiple endocrine neoplasia type I. Semin Gastrointest Dis 6 (2): 56-66
30. Metz DC, Pisegna JR, Fishbeyn VA, Benya RV, Feigenbaum KM et al. (1992) Currently used doses of omeprazole in Zollinger-Ellison syndrome are too high. Gastroenterology 103 (5): 1498-1508
31. Modlin IM, Lawton GP (1994) Evolution of a operative strategy for diagnosis and management of duodenal gastrinomas. J Am Coll Surg 179 (5): 611-625
32. Modlin IM, Lewis JJ, Ahlman H, Bilchik AJ, Kumar RR (1993) Management of unresectable malignant endocrine tumors of the pancreas. Surg Gyn Obstet 176 (5): 507-518
33. Modlin IM, Cornelius E, Lawton GP (1995) Use of an isotopic somatostatin receptor probe to image gut endocrine tumors. Arch Surg 130 (4): 367-474
33a. Morawietz G, Rittinghausen S (1992) Variations in prevalence of endocrine tumors among different colonies of rats? A retrospetive study in the Hannover registry data base. Arch Toxicol 15 (Suppl): 205-214
34. Morelli A, Falchetti A, Castello R et al. (1995) Genetic screening to identify the gene carrier in Italian and German kindreds affected by multiple endocrine neoplasia type 1 (MEN 1) syndrome. J Endocrinol Invest 18 (5): 329-335
35. Moriura S, Ikeda S, Hirai M et al. (1993) Hepatic gastrinoma. Cancer 72 (5): 1547-1550
36. Nold R, Frank M, Kajdan U, Trost U, Klose KJ, Arnold R (1994) Combined treatment of metastatic endocrine tumors of the gastrointestinal tract with octreotide and interferon-alpha. [German] Z Gastroenterol 32 (4): 193-197
37. O'Brien TD, Chejfec G, Prinz RA (1993) Clinical features of duodenal somatostatinomas. Surgery 114 (6): 1144-1147
38. Orloff SL, Debas HT (1995) Advances in the management of patients with Zollinger-Ellison syndrome. Surg Clin North Am 75 (3): 511-524
39. Padberg B, Schroder S, Capella C, Frilling A, Kloppel G, Heitz PU (1995) Multiple endocrine neoplasia type 1 (MEN 1) revisited. Virchows Arch 426 (6): 541-548
40. Pang JT, Thakker RV (1994) Multiple endocrine neoplasia type 1 (MEN 1). Eur J Cancer 30A (13): 1961-1968
41. Peeters TL, Muls E, Janssens J et al (1992) Effect of motilin on gastric emptying in patients with diabetic gastroparesis. Gastroenterology 102 (1): 97-101
42. Pellikka PA, Tajik AJ, Khandheria BK et al. (1993) Carcinoid heart disease. Clinical and echocardiographic spectrum in 74 patients. Circulation 87 (4): 1188-1196

43. Philippe J (1992) APUDomas: acute complications and their medical management. Baillieres Clin Endocrinol Metab 6 (1): 217-228
44. Propst JW, Siegel LC, Stover EP (1994) Anesthetic considerations for valve replacement surgery in a patient with carcinoid syndrome. J Cardiothor Vasc Anesth 8 (2): 209-212
45. Pullan RD, Scriven MW, O'Dowd J, Edwards AT, Lewis MH (1993) Malignant pancreatic polypeptide secreting tumour of islet cells: a case for aggressive surgical palliation. HPB Surgery 6 (4): 301-309
46. Reidelberger RD (1994) Cholecystokinin and control of food intake. J Nutr 124 (Suppl 8): 1327S-1333S
47. Reinshagen M, Eysselein VE (1993) Sensory neuropeptides: pro-inflammatory or protective effect in the intestine? [German] Med Klin 88 (11): 653-657
48. Robiolio PA, Rigolin VH, Wilson JS et al. (1995) Carcinoid heart disease. Correlation of high serotonin levels with valvular abnormalities detected by cardiac catheterization and echocardiography. Circulation 92 (4): 790-795
49. Rosch T, Lightdale CJ, Botet JF et al. (1992) Localization of pancreatic endocrine tumors by endoscopic ultrasonography [see comments]. N Engl J Med 326 (26): 1721-1726
50. Sakai H, Kodaira S, Ono K et al. (1993) Disseminated pancreatic polypeptidioma. Intern Med 32 (9): 737-741
51. Scheffold N, Arnold R, Cyran J (1995) Metastasizing pancreatic vipoma. Its diagnosis and therapy with the somatostatin analog octreotide. [German] Deutsch Med Wochenschr 120 (43): 1463-1467
52. Sharkey KA (1992) Substance P and calcitonin gene-related peptide (CGRP) in gastrointestinal inflammation. Ann NY Acad Sci 664: 425-442
53. Shintani Y, Yoshimoto K, Horie H et al. (1995) Two different pituitary adenomas in a patient with multiple endocrine neoplasia type 1 associated with growth hormone-releasing hormone-producing pancreatic tumor: clinical and genetic features. Endocr J 42 (3): 331-340
53a. Sirianni MC, Annibale B, Tagliaferri F et al. (1992) Modulation of human natural killer activity by vasoactive intestinal peptide (VIP) family. VIP, glucagon and GHRF specifically inhibit NK activity. Regul Peptides 38: 79-87
54. Skogseid B, Oberg K (1995) Experience with multiple endocrine neoplasia type 1 screening. J Intern Med 238 (3): 255-261
55. Soreide O, Berstad T, Bakka A et al. (1992) Surgical treatment as a principle in patients with advanced abdominal carcinoid tumors. Surgery 111 (1): 48-54
55a. Takahashi J, Noma Y, Yoshimoto S, Fujita C, Shima K (1992) Decrease in plasma GLP-1 immunoreactivity in starved rats. Diabetes Res Clin Pract 15: 205-212
56. Teh BT, Cardinal J, Shepherd J et al. (1995) Genetic mapping of the multiple endocrine neoplasia type 1 locus at 11q13. J Intern Med 238 (3): 249-253
57. Tjon A, Tham RT, Jansen JB, Falke TH, Lamers CB (1994) Imaging features of somatostatinoma: MR, CT, US, and angiography. J Comput Assist Tomogr 18 (3): 427-431
58. Veall GR, Peacock JE, Bax ND, Reilly CS (1994) Review of the anaesthetic management of 21 patients undergoing laparotomy for carcinoid syndrome [see comments]. Br J Anaesth 72 (3): 335-341
58a. Verner JV, Morrison AB (1958) Islet cell tumor and a syndrome of refractory watery diarrhea and hypokalemia. Am J Med 25: 374-380
59. Virgolini I, Raderer M, Kurtaran A et al. (1994) Vasoactive intestinal peptide-receptor imaging for the localization of intestinal adenocarcinomas and endocrine tumors. N Engl J Med 331 (17): 1116-1121
60. von der Ohe MR, Camilleri M, Kvols LK, Thomforde GM (1993) Motor dysfunction of the small bowel and colon in patients with the carcinoid syndrome and diarrhea [published erratum appears in N Engl J Med 1993 329 (21): 1592]. N Engl J Med 329 (15): 1073-1078
61. Waldum HL, Brenna E, Kleveland PM, Sandvik AK (1995) Gastrin-physiological and pathophysiological role: clinical consequences. Digest Dis 13 (1): 25-38
62. Walsh JH (1992) Physiology and pathophysiology of gastrin. Mt Sinai J Med 59 (2): 117-124
63. Warner RR, Mani S, Profeta J, Grunstein E (1994) Octreotide treatment of carcinoid hypertensive crisis. Mt Sinai J Med 61 (4): 349-355
64. Wat MS, Lam KY, Lam KS (1995) Clinico-pathological correlation of glucagon-positive pancreatic endocrine tumours: a presentation of five cases. Eur J Surg Oncol 21 (4): 428-429
65. Weber HC, Orbuch M, Jensen RT (1995) Diagnosis and management of Zollinger-Ellison syndrome. Semin Gastrointest Dis 6 (2): 79-89
66. Weber HC, Venzon DJ, Lin JT et al. (1995) Determinants of metastatic rate and survival in patients with Zollinger-Ellison syndrome: a prospective long-term study. Gastroenterology 108 (6): 1637-1649
67. Wiedenmann B, Bader HM, Scherubl H et al. (1994) Gastroenteropancreatic tumor imaging with somatostatin receptor scintigraphy. Semin Oncol 21 5 (Suppl 13): 29-32
68. Wynick D, Hammond PJ, Bloom SR (1993) The glucagonoma syndrome.Clin Dermatol 11 (1): 93-97
69. Yoshikane H, Tsukamoto Y, Niwa Y et al. (1993) Carcinoid tumors of the gastrointestinal tract: evaluation with endoscopic ultrasonography. Gastrointest Endosc 39 (3): 375-383
70. Zimmer T, Faiss S, Buhr HJ, Hamm B, Wiedenmann B (1995) Imaging methods in diagnosis of neuroendocrine tumors of the gastrointestinal tract. [German] Bildgebung 62 (1): 5-13

Gestörte Geschlechtsdifferenzierung 23

H. Stolecke

23.1 Grundlagen

Die Entstehung des Geschlechts wird genetisch, also chromosomal bestimmt (*chromosomales Geschlecht*). Bei einem normalen Chromosomensatz mit 2 X-Chromosomen (46,XX) entstehen Ovarien. Testes entwickeln sich unter der gonosomalen Konstellation XY.

Voraussetzung dafür, daß sich Ovarien oder Testes regelhaft ausbilden können, ist die vollständige und ungestörte Umsetzung der genetischen Information (*gonadales Geschlecht*). Für die *Testisdifferenzierung* bedeutet dies eine spezifische, an das Y-Chromosom gebundene Genaktivität. Der testisdeterminierende Faktor (TDF) wird heute als *„sex determining region Y"* (SRY-Gen) definiert; dieses Gen liegt auf dem kurzen Arm des Y-Chromosoms distal von dem sog. ZFY-(„zinc finger Y"-)Locus, der zunächst als der für die Testesentwicklung maßgebliche Faktor angesehen wurde. Die Entwicklung der männlichen Gangstrukturen ist schließlich eine hormonale Leistung der fetalen Testes. Sie besteht darin, Testosteron zur Ausformung der Wolff- (männlichen, mesonephrischen) Gangstrukturen und das Anti-Müller-Hormon (AMH) zur Rückbildung des Müller- (weiblichen, paramesonephrischen) Gangsystems zu bilden. Die normale Entwicklung der äußeren männlichen Genitalstrukturen wird ebenfalls hormonal gesteuert; dazu muß Testosteron zu Dihydrotestosteron umgewandelt werden.

Die *ovarielle Entwicklung* ist an 2 intakte X-Chromosomen gebunden. Die Müller-Gänge bilden sich spontan und unabhängig von einer Ovaranlage zu weiblichen Genitalstrukturen aus. Die Wolff-Gänge, zunächst ebenfalls angelegt, bilden sich unter physiologischen Bedingungen zurück; sie sind aber offenbar für die primären Differenzierungsabläufe der Müller-Strukturen wichtig, da diese sich bei Fehlen der Wolff-Strukturen nicht regelhaft entwickeln. So ist geläufig, daß eine Nierenaplasie häufig mit hypoplastischen Entwicklungen von Uterus und Tuben sowie mit Vaginalagenesie einhergehen können. Die normale Differenzierung der Gangstrukturen definiert also bei beiden Geschlechtern das *anatomische Geschlecht*.

Nicht zweifelsfrei erfaßbar ist das *psychische Geschlecht*. Begriffe wie *juristisches* oder *soziales Geschlecht* ergeben sich aus Situationen, in denen primär eine eindeutige Zuordnung zum weiblichen oder männlichen Geschlecht nicht möglich war und über die Geschlechtsrolle sekundär entschieden wurde, meist nach weitergehender diagnostischer Klärung und therapeutischen, vielfach operativ anpassenden Maßnahmen.

Die Norm ist eine *harmonische Übereinstimmung* von chromosomalem, gonadalem und anatomischem Geschlecht. Ebenso fügt sich das individuelle Verständnis, männlich oder weiblich zu sein, in die physiologische Situation ein. Eine gestörte Geschlechtsentwicklung bedeutet dagegen, daß diese harmonische Übereinstimmung innerhalb der determinierenden und differenzierenden Abläufe nicht erreicht wurde. Es entsteht ein vielfältiges Muster von der regelhaften Entwicklung abweichender Befunde. Der Begriff „Intersexualität" versucht, diese sehr unterschiedlichen Ausprägungen einer diskordanten biologischen Konstellation zu apostrophieren.

23.2 Klassifikation

Einer systematischen Gliederung werden die angesprochenen ätiologischen Kategorien zugrundezulegen sein, also *genetisch bedingte Anomalien* und *Störungen der gonadalen bzw. anatomischen Differenzierung*. Klinische Befunde, die spontan den Verdacht auf eine Störung der Geschlechtsentwicklung aufkommen lassen, also z. B. genitale Fehlbildungen, bedürfen in jedem Fall einer ursächlichen Zuordnung, um einen adäquaten Behandlungsplan entwickeln zu können.

Die folgende Gliederung beschreibt zunächst genetisch bedingte gonadale Anomalien, wobei die XO/XY-Gonadendysgenesie und einige seltene testikuläre Defekte mit genitaler Fehlbildung einbezogen sind.

Sie benutzt aus klinisch-praktischen Gründen den klassischen Begriff *„Pseudohermaphroditismus masculinus bzw. femininus"* als Leitschiene für ätiologisch unterschiedliche, wesentlich durch spezifische endokrinologische Befunde mitgeprägte Krankheitsbilder. Die verschiedenen Entitäten sind durch regelhaft entwickelte männliche oder weibliche Gonaden ausgewiesen, jedoch zeigen die betroffenen Kinder oder schon Jugendliche fast immer Auffälligkeiten der Genitalorgane, wobei ein „intersexueller" Aspekt des äußeren Genitales unmittelbar auffällt.

23.3 Genetisch bedingte Anomalien der Gonaden

Gonadale Entwicklungsstörungen sind primär Themen der pädiatrischen Endokrinologie und fordern gleichzeitig zu einer interdisziplinären Zusammenarbeit auf (klinische und molekulare Genetik, Gynäkologie, Urologie, Chirurgie, Pathohistologie). Im einzelnen zu besprechen sind die in der folgenden Übersicht zusammengefaßten Entitäten.

Genetisch bedingte Gonadenanomalien

- Klinefelter-Syndrom
- Ullrich-Turner-Syndrom (s. Kap. 13.3.1)
- Gonadendysgenesie 46,XX
- Gonadendysgenesie 46,XY (Swyer-Syndrom)
- Gonadendysgenesie 45,X0/46,XY
- Strukturdefekte des Y-Chromosoms
- Hermaphroditismus verus

23.3.1 Klinefelter-Syndrom

Dieses Syndrom ist eine spezielle Form des männlichen Hypogonadismus, der durch die *chromosomale Konstellation 47,XXY* begründet ist. Diese Konstellation entsteht sporadisch durch eine „non-disjunction" in der 1. oder 2. meiotischen Teilung bei einem der Eltern und korreliert vorrangig mit einem fortgeschrittenen Lebensalter der Mutter (67 % mütterlicherseits, 33 % väterlicherseits bedingt). Auch eine mitotische „non-disjunction" kann ursächlich sein.

Klinik

Der *Phänotyp* ist zunächst unauffällig männlich; auch die inneren Genitalstrukturen sind regelhaft angelegt. Im 2. Lebensjahrzehnt beginnt *feingeweblich* eine fortschreitende Hyalinisierung und Fibrose der Tubuli seminiferi und eine pseudoadenomatöse Hyperplasie der Leydig-Zellen, so daß im Jugendalter schließlich kleine, *fibrös-konsistente Testes* auffallen.

Die *germinative Funktion* ist schließlich vollständig insuffizient, ebenso reduziert sich die *Hormonbildung* in den histologisch veränderten Leydig-Zellen („postpubertäres Atrophiesyndrom", hypergonadotroper Hypogonadismus). Weniger ausgeprägt sind diese typischen Befunde bei Mosaikformen mit einer normalen männlichen Zellinie (47,XXY/46,XY). Verschiedene Genotypvarianten wurden beschrieben (48,XXYY, 48,XXXY, 49,XXXYY, 49,XXXXY), wobei in aller Regel zusätzliche somatische Anomalien und eine mentale Retardierung festzustellen sind.

Die *pubertäre Entwicklung* beginnt weitgehend unauffällig, verläuft individuell unterschiedlich, meist jedoch zögerlich. Es entwickelt sich ein eunuchoider Habitus. Bei etwa 90 % der Patienten bildet sich eine Gynäkomastie aus.

Therapie

Eine Testosteronsubstitution bleibt symptomatisch. Ausgeprägte Gynäkomastien sollten operativ korrigiert werden; außerdem bedürfen die Patienten einer geschickten psychologischen Betreuung.

23.3.2 46,XX-Gonadendysgenesie

Es handelt es sich hierbei um eine Entwicklungsstörung der Ovarialanlage, ohne daß derzeit eine unmittelbare Ursache bekannt ist. *Familiäres Vorkommen*, bei 10 % der Fälle mit sensoneuraler Taubheit, lassen eine autosomal-rezessive oder X-Chromosom-abhängige Übertragung [2, 50] vermuten. Diskutiert wird die Mutation eines Gens, das für die intakte Ovarialentwicklung bedeutsam ist und über die mutante Veränderung zu der vollständigen oder teilweisen Dysgenesie führt.

Klinik

Anatomisch finden sich bilaterale „streaks" bei vollständiger Ausbildung des Syndroms, partielle Formen zeigen hypoplastische Ovarien oder eine Kombination von Streakgonade und hypoplastischem Ovar. Die äußeren und sonstigen inneren Genitalorgane sind regelrecht weiblich ausgebildet.

Der Phänotyp ist unauffällig weiblich, insbesondere besteht keine Wachstumsstörung; auch fehlen spezielle körperliche Stigmata. Eine spontane Pubertätsentwicklung bleibt in der Regel ganz aus und ist bei teilweiser Gonadenentwicklung unzureichend. Endokrinologisch ist das typische Bild des *hypergonadotropen Hypogonadismus* feststellbar.

Therapie

Als Behandlung ist eine Substitution entsprechend der in Kap. 15 dargestellten Verfahrensweise angezeigt.

23.3.3 46,XY-Gonadendysgenesie, Swyer-Syndrom

Dieses Syndrom zeigt klinisch eine heterogene Ausprägung, so daß auch die Ursache für die gonadale Entwicklungsstörung als summativer Effekt unterschiedlich wirksamer, bisher nicht im einzelnen bekannter Faktoren anzusehen ist.

Klinik

Bei der *klassischen Form* (Swyer-Syndrom) zeigen sich klinisch ein weiblicher Phänotyp und ein normales bis überdurchschnittliches Längenmaß. Fakultativ auftretende Dysmorphiesymptome wie bei Ullrich-Turner-Patientinnen sind nicht vorhanden.

Die Gonaden sind beidseits zu „streaks" degeneriert; die sonstigen inneren Genitalstrukturen regelhaft ausgebildet. Gelegentlich wird eine gewisse Vergrößerung der Klitoris beschrieben.

Es wurden auch *Varianten* der klassischen Form beschrieben. Dabei können sowohl die äußeren als auch die inneren Genitalstrukturen intersexuell ausgebildet sein. Ebenso finden sich rudimentär-hypoplastische Wolff-Residuen; die Müller-Derivate sind vielfach variabel entwickelt. Die Gonaden erweisen sich als bilaterale dysgenetische Testes oder als dysgenetischer Testis mit einer Streakgonade kontralateral („mixed gonadal dysgenesis"). Auf dieser Basis kann z. Z. der Pubertät eine partielle Virilisierung entstehen. Ein familiäres Vorkommen ist bekannt. Diese Situation sollte aber trotz einiger anatomischer Parallelen von der Mosaikform der gemischten Gonadendysgenesie (45,X0/46,XY) unterschieden werden.

Endokrinologie

Es läßt sich zumindest im 2. Lebensjahrzehnt ein hypergonadotroper Hypogonadismus nachweisen. Die Prävalenz *gonadaler Tumoren* ist hoch. Das Risiko liegt ab dem 2. Lebensjahrzehnt zwischen 20 und 30 %; speziell entwickeln sich Gonadoblastome und Germinome (Seminome, Dysgerminome), die hormonaktiv sein können [17]. Daraus ergibt sich die Empfehlung, die dysgenetischen Gonaden zu entfernen.

Molekulargenetik

Genetische Untersuchungen zeigen bei ca. 10 % der sporadischen Fälle submikroskopische Deletionen in der TDF-Region des Y-Chromosoms und Punktmutationen des SRY-Gens. Auch Veränderungen am X-Chromosom sind bekannt [17, 45, 51, 66, 73].

Therapie

Die Behandlung der Patienten mit Variantformen richtet sich zunächst an der Frage nach dem sozialen Geschlecht aus. Maßgebend ist die Ausbildung der äußeren Geschlechtsorgane und evtl. mögliche chirurgische Korrekturen. Die hohe Prävalenz für gonadale Tumoren, die schon im Kindesalter auftreten können, sollte wie erwähnt veranlassen, generell eine prophylaktische Gonadektomie zu empfehlen, zumal eine substitutive Sexualsteroidbehandlung, je nach Geschlechtsrolle mit Testosteron oder Östrogenen/Gestagenen, in aller Regel z. Z. der Pubertät notwendig ist.

23.3.4 Gemischte Gonadendysgenesie Typ 45,X0/46,XY

Klinik

Patienten mit diesem Mosaik, zu dem auch Varianten mit einer 47,XYY-Linie zu rechnen sind, weisen phänotypisch alle Übergänge von normal weiblichen über unterschiedlich intersexuell fehlgebildete bis zu normal männlich ausgebildeten Genitalorganen auf. Es besteht eine Wachstumsstörung. Somatische Dysmorphien wie bei Patientinnen mit Ullrich-Turner-Syndrom sind regelmäßig zu sehen.

Die gonadale Konstellation beeinflußt das Entwicklungsmuster der inneren Genitalorgane entscheidend. So können typische Seitendifferenzen enstehen. Streakgonaden lassen die Entwicklung der Müller-Gänge zu Tuben und Uterus zu; dysgenetische Testes führen zu unterschiedlicher Ausformung der Geschlechtsgänge. Derivate der Wolff-Gänge sind nur mit fetal funktionell wirksamen Testes vereinbar. Häufig sind, entsprechend der gonadalen Situation, asymmetrische Befunde. Wie bei allen dysgenetischen Gonaden ist auch hier mit einem erheblichen *Gonadoblastomrisiko* zu rechnen. So gilt wiederum die Regel, die dysgenetischen Gonaden prophylaktisch zu entfernen.

Zytogenetik

Das X0/XY-Mosaik entsteht wohl wesentlich im Rahmen eines *„anaphase lag"*, häufig finden sich strukturelle *Anomalien des Y-Chromosoms* [36, 67]. Die Bildung des Mosaiks ist somit als ein interchromosomales Rearrangement vorstellbar, bei dem das defekte Y-Chromosom verlorengeht. Eine pränatale Diagnose ist möglich [26].

Therapie

Die Entscheidungen über die soziale Geschlechtsrolle, evtl. notwendige chirurgische Eingriffe und die Modalitäten einer hormonalen Substitution ergeben sich aus der individuellen Situation.

23.3.5
Strukturdefekte des Y-Chromosoms

Beschrieben sind Deletionen sowohl im Bereich des kurzen als auch des langen Arms des Y-Chromosoms, Ringbildung, Isochromosome beider Arme und dizentrische Formen. Ein vollständiger Verlust kann zu einer X0-Situation führen (s. 23.3.4). Liegt eine Deletion des kurzen Armes vor, sind auch die TDF-Region und das SRY-Gen verloren, so daß eine männliche Differenzierung ausbleibt und sich ein Zustand herausbildet, der dem Ullrich-Turner-Syndrom entspricht. Spezielle Formen kommen durch Translokationen, z. B. balanciert Y-autosomal zustande [38]. Im übrigen bestimmen Ausmaß und Lokalisation der Strukturanomalie die klinische Konsequenz. Die Variation des Phänotyps ist also hinsichtlich der genitalen Entwicklung wiederum von unauffällig männlich über verschiedenartige intersexuelle Formen bis regelhaft weiblich möglich.

23.3.6
Hermaphroditismus verus [39]

Klinik

Bereits die Bezeichnung definiert das seltene Zustandsbild dadurch, daß bei dieser „Zwiegeschlechtlichkeit" auf Gonadenebene sowohl regelhaft ausgebildetes *testikuläres als auch ovarielles Gewebe* vorhanden ist. Alle anderen Formen der Intersexualität werden damit abgegrenzt. Die gonadale Struktur und die chromosomale Konstellation sind weiterführende Merkmale. So bezeichnet die übliche Einteilung 3 Formen: einen echten Hermaphroditismus *lateralis, bilateralis* und *unilateralis*:

- *Lateral* heißt, daß ein Testis auf einer, ein Ovar auf der anderen Seite zu finden ist (etwa 30 % der Fälle).
- *Bilateral* bedeutet beidseitige Ovotestes (etwa 20 % der Fälle) und
- *unilateral* einen Ovotestis auf einer Seite, einen Testis oder ein Ovar auf der anderen (etwa 50 % der Fälle).

Testes und Ovotestes können an jeder Stelle entlang des testikulären Deszensusweges liegen. Ovarien finden sich immer orthotop.

Zytogenetik

Bei praktisch immer intersexuellem äußeren Genitale sind die inneren Genitalstrukturen entsprechend der homolateralen Gonade ausgebildet, was auf die lokale Wirkung des von den fetalen Sertoli-Zellen gebildeten Anti-Müller-Hormons hinweist. Die *Chromosomenkonstellation* ist zu 60 % 46,XX und zu 12 % 46,XY; etwa gleich viele sind 46,XX/46,XY-Chimären; ansonsten finden sich auch gonosomale Mosaike mit numerischen Aberrationen. Familiäres Vorkommen der 46,XX-Form weist auf eine erbliche Variante hin. Als Ausnahme sind normale männliche Genitalien beschrieben worden [40].

Therapie

Therapeutische Entscheidungen berücksichtigen die funktionelle Situation der inneren und äußeren Genitalorgane, v. a. wenn die Geschlechtsrolle noch nicht festgelegt ist. Es sei daran erinnert, daß die testikulären Anteile in Ovotestes meist schlecht entwickelt sind und ein erhöhtes Malignitätsrisiko haben; eine Entfernung dieser Gonaden ist demnach zu erwägen. Ansonsten sind bei männlicher Geschlechtsrolle die Müller- und ovariellen Strukturen zu entfernen. Entsprechend sollten die männlichen Strukturen entfernt werden, wenn dem Kind eine weibliche Geschlechtsrolle zugesprochen wurde. Das äußere Genitale ist je nach individueller Situation durch plastisch-chirurgische Maßnahmen zu korrigieren. Zur Zeit der Pubertät ist ebenfalls eine individuell ausgerichtete Hormonsubstitution angezeigt.

23.4
Weiblicher Pseudohermaphroditismus

Folgende Krankheitsbilder sind zu diskutieren:

- Formen der angeborenen Nebennierenrindenhyperplasie mit Androgenexzeß (s. Kap. 5 und 21):
  - ausgeprägte Formen des 3β-Hydroxysteroid-Dehydrogenase-Mangels (3β-HSD) bei Frauen und
  - P 450c21- und P 450c11-Mangel („angeborenes adrenogenitales Syndrom", AGS);
- plazentarer P 450-Aromatase-Mangel;
- Übergang von Androgenen und Norgestagenen aus dem mütterlichen Kreislauf auf den Feten;
- ätiologisch unbekannte, nicht hormonal bedingte Form mit zusätzlichen Urogenitalfehlbildungen.

23.4.1 Plazentarer Aromatasemangel

Während der Schwangerschaft kommt es bei Fetus und Mutter zu Symptomen einer erhöhten Androgenwirkung, so daß ein weibliches Kind eine intersexuelle Fehlbildung des Genitales aufweisen kann. Ursache ist eine unzureichende Umwandlung der innerhalb der fetoplazentaren Einheit gebildeten Androgene zu Östrogenen in der Plazenta. Der Aromatasemangel kann sich auch in den Ovarien eines betroffenen Kindes erhalten [63].

23.4.2 Übertragung mütterlicher Androgene und Gestagene auf den Feten

Hier ist in erster Linie die Einnahme von Gestagenen des 19-nor-Testosterontyps zur Abortprophylaxe zu nennen. Offensichtlich besteht eine Dosis- und Zeitabhängigkeit [11]. Allerdings wurde in einer länger zurückliegenden Erhebung die Rate einer klinisch relevanten Virilisierung bei weiblichen Neugeborenen mit nur 2,75 % angegeben [30]. Auch eine entsprechende Wirkung von Danazol, eingesetzt zur Behandlung der Endometriose, ist beobachtet worden [15].

Schließlich sind alle Prozesse bei der schwangeren Mutter, die einen systemischen Androgenexzeß bedingen, als seltene Ursachen eines weiblichen Pseudohermaphroditismus zu bedenken (virilisierende Ovarialtumoren, adrenale Tumoren, adrenale Enzymdefekte im Sinne eines AGS).

23.4.3 Nichthormonal bedingte Formen

Bei weiblichen Kindern ist eine intersexuelle Genitalanomalie in Assoziation mit Fehlbildungen im Bereich der Nieren und ableitenden Harnwege oder des Intestinums bekannt. Auch die genitalen Gangstrukturen können betroffen sein. Die Bezeichnung „non-specific female pseudohermaphroditism" umschreibt das ätiologisch unbekannte Syndrom.

23.5 Männlicher Pseudohermaphroditismus

Bei der klinischen Untersuchung des betroffenen Neugeborenen fällt wie beim weiblichen Pseudohermaphroditismus eine intersexuelle genitale Fehlbildung unmittelbar auf. Damit stellt sich die Frage nach der Geschlechtszuordnung und der zugrundeliegenden Störung. Anatomisch weniger ausgeprägte Formen wie genitale Hypoplasie, Hypospadien oder ein Kryptorchismus werden spontan als Fehlbildung beim männlichem Geschlecht aufgefaßt.

Lassen sich Testes nachweisen, bedeutet der Begriff männlicher Pseudohermaphroditismus, daß die intersexuelle Fehlbildung durch eine *unvollständige Maskulinisierung* des äußeren Genitales und ggf. der Gonodukte zustande gekommen ist. Als Ursachen sind die in der folgenden Übersicht aufgeführten, diagnostisch abzugrenzenden Störungen zu nennen.

Dem männlichen Pseudohermaphroditismus zugrundeliegende Störungen
- Angeborene Störungen der Testosteronbiosynthese
- Testikuläre Insensitivität gegen LH und hCG
- Endorganresistenz gegen Androgene (Androgenrezeptorstörungen):
  - Testikuläre Feminisierung und Varianten
  - Reifenstein-Syndrom und Varianten
- 5α-Reductase-Mangel
- „Vanishing testis syndrome" und Varianten
- Oviduktpersistenz

23.5.1 Angeborene Störungen der Testosteronbiosynthese

Die Bildung des Testosterons kann auf 5 Ebenen der Steroidbiosynthese gestört sein. 3 Enzymsysteme behindern gleichzeitig die adrenale Hormonbildung und führen zur Hyperplasie der Nebennierenrinde (s. Kap. 5). Eine weitere enzymatische Insuffizienz betrifft die Umwandlung von Testosteron und Androstendion in Östradiol bzw. Östron.

Angeborene Defekte der Androgenbiosynthese führen beim männlichen Geschlecht zu unterschiedlich ausgeprägten genitalen Fehlbildungen, da die für die Entwicklung der männlichen Strukturen notwendigen Hormone Testosteron und Dihydrotestosteron (DHT) unzureichend verfügbar sind. Natürlich gibt es die verschiedenen Enzymdefekte auch bei genetisch weiblichen Kindern; hier bleiben sie aber durch die nicht hormonabhängige Differenzierung der Genitalorgane ohne unmittelbare Wirkung.

Bekannt sind folgende mit einer *Testosteron-(Androgen-)Bildungsstörung* systematisch verbundene, genetisch bedingte Defekte der Steroidbiosynthese (Abb. 23.1) [72]:

- 1. Mit NNR-Insuffizienz:
  - Mangel an P 450scc („cholesterol side chain cleavage deficiency"),

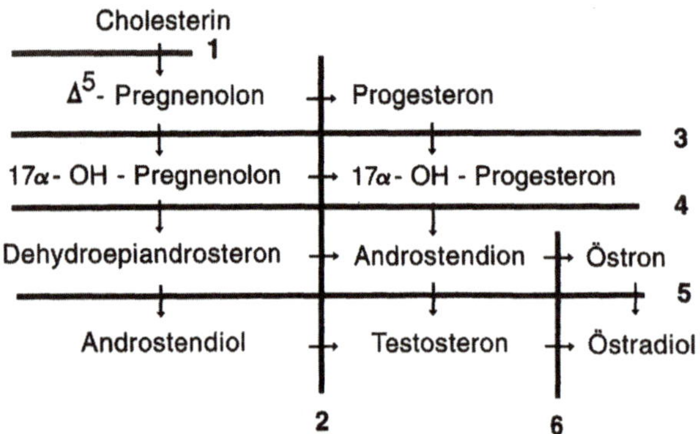

Abb. 23.1. Lokalisation der Enzymdefekte bei Testosteronsynthesestörungen

- Mangel an 3β-Hydroxysteroid-Dehydrogenase/ $\Delta^{4,5}$-Isomerase (3β-HSD),
- Mangel an P 450c17.

- 2. Nur testikuläre Insuffizienz:
  - Mangel an P 450c17 (17,20-Lyase),
  - Mangel an 17β-Hydroxysteroid-Oxidoreductase (17β-HSD).

Zu den adrenal vorkommenden Enzymdefekten sei auch auf die entsprechende Darstellungen in Kap. 5 verwiesen. An dieser Stelle werden nur die themaspezifischen Synthesestörungen diskutiert.

23.5.1.1 Mangel an P 450c17

Die Hydroxylierung an C_{17} in Nebennierenrinde und Gonaden mit nachfolgender Umwandlung von 17α-Hydroxypregnenolon bzw. von 17α-Hydroxyprogesteron in C_{19}-Steroide werden durch ein einziges Enzym katalysiert, das durch das P 450c17-Gen auf dem Chromosom 10 kodiert wird.

Molekulargenetisch ergeben sich Hinweise, daß die Lokalisation einer Genmutation bzw. eine „compound heterozygosity" mit 2 mutierten Allelen unterschiedliche Auswirkungen auf die Genexpression und damit auf das Muster der Enzymaktivität haben. So können zumindest *beide* Enzymwirkungen unzureichend oder *nur* die Lyasewirkung betroffen sein, wobei die dominierende klinische Manifestation als „isolierter" 17α-Hydroxylase-Mangel imponiert, molekulargenetisch aber eine kombinierte Insuffizienz vorliegt [71]. Derzeit ist es daher sinnvoll, den 17α-Hydroxylase-Mangel und den Lyasemangel getrennt anzusprechen.

17α-Hydroxylase-Mangel

Klinik

Beim Neugeborenen variiert der Phänotyp des äußeren Genitales von einem weiblichen Status über intersexuelle Formen bis zu einem männlichem Aspekt mit Hypospadie. Wolff-Derivate sind nicht oder nur unvollständig ausgebildet; Müller-Strukturen fehlen. Die Gonaden – stets Testes – liegen häufig abdominal oder inguinal dystop.

Der autosomal-rezessiv vererbte Defekt betrifft auch die adrenale Steroidbiosynthese, so daß klinisch Hypertension, Salz-Wasser-Retention, Volumenexpansion und hypokaliämische Alkalose entstehen. In der pubertären Phase kommt es aufgrund der Sexualsteroidinsuffizienz nicht zu einem altersspezifischen Entwicklungsfortschritt.

Endokrinologie

Im Serum werden erhöhte Konzentrationen von Desoxycorticosteron, Corticosteron, ihren jeweiligen an C_{18} hydroxylierten Derivaten sowie von Progesteron gemessen. In klassisch ausgeprägten Formen sind die Aldosteronsekretion und die Reninbildung supprimiert. 17α-Hydroxyprogesteron und Cortisol sind erniedrigt. Zur Zeit der Pubertät finden sich niedrige Testosteronwerte und erhöhte Konzentrationen von LH und FSH im Sinne eines primären Hypogonadismus.

Therapie

Die Behandlung besteht in einer Cortisolsubstitution. Die Pubertät wird entsprechend der Geschlechtszuordnung mit Sexualsteroiden entwickelt. Bei genetisch männlichen Patienten mit sozial weiblichem Geschlecht ist eine Gonadektomie angezeigt.

17,20-Lyase-Mangel

Klinik

Auch hier liegt eine autosomal-rezessive Vererbung vor. Das äußere Genitale kann weiblich ausgeprägt sein; es gibt aber wiederum alle Übergänge bis zu einem hypoplastisch-männlichen Phänotyp. Bei intersexuellem Genitale ist meist eine kurze Vaginaltasche ausgebildet. Die Wolff-Gänge bilden sich hypoplastisch bis normal aus; Müller-Strukturen fehlen. Die Gonaden sind häufig dystop liegende Testes. Im 2. Lebensjahrzehnt kommt es erwartungsgemäß nicht zu einer regelhaften pubertären Entwicklung; dies betrifft auch genetisch weibliche Kinder.

Endokrinologie

Die Serumwerte für Testosteron, Δ^4-Androstendion, DHEA und Östradiol sind erniedrigt. Nach hCG zeigt sich ein überhöhter Anstieg von 17α-Hydroxyprogesteron, 17α-Hydroxypregnenolon und ein erhöhter Quotient von 17α-Hydroxy-C_{21}-Steroiden zu C_{19}-Steroiden (DHEA und Δ^4-Androstendion). Später kommt es zu erhöhten LH- und FSH-Werten, die den primären Hypogonadismus charakterisieren.

Therapie

Die Behandlung besteht je nach sozialer Geschlechtszuordnung in der substitutiven Gabe von Sexualhormonen, die die Ausbildung pubertärer Merkmale ermöglichen. Eine Gonadektomie ist bei genetisch männlichen Patienten, die als Mädchen aufgezogen werden, angezeigt. Ansonsten muß das äußere Genitale chirurgisch individuell korrigiert werden.

23.5.1.2 17β-Hydroxysteroid-Oxidoreductase-Mangel
[20, 22, 58 – 60]

Als Synonyme sind die Bezeichnungen *17β-Hydroxysteroid-Dehydrogenase-Mangel (17β-HSD) und 17β-Ketosteroid-Reductase-Mangel* geläufig. Es handelt sich um ein NADPH-abhängiges, allgemein mikrosomales Enzym, das die Oxidoreduktion von Δ^4-Androstendion zu Testosteron, von Östron zu Östradiol und von DHEA zu Δ^5-Androstendiol katalysiert. 4 Isoenzyme der 17β-HSD, für die Gene an verschiedenen Loci kodieren, sind bekannt. Vor kurzem wurde für das Isoenzym 17β-HSD Typ 3, für das ein Gen auf dem Chromosom 9q22 kodiert und das nur in den Testes exprimiert wird, eine Punktmutation in Exon 3 beschrieben, die bei Angehörigen von 9 verzweigten arabischen Familien die typischen klinischen Befunde induzierte [60]. Inwieweit die auf dem Chromosom 17 tandemartig lokalisierten Gene, die ein Enzym für die Reaktion Östron zu Östradiol kodieren, auch für die Konversion von Δ^4-Androstendion zu Testosteron zuständig sein können, ist derzeit noch offen.

Klinik

Wiederum besteht eine autosomal-rezessive Vererbung. Das Genitale ist überwiegend weiblich, seltener intersexuell mit blind endender Vaginaltasche ausgebildet. Die Wolff-Strukturen sind hypoplastisch; Müller-Derivate fehlen. Die Gonaden entsprechen dem chromosomalen Geschlecht.

Bemerkenswert ist, daß sich in der Pubertät der Enzymdefekt funktionell zu einem wesentlichen Teil spontan bessert. Bei 46,XY-Patienten entwickelt sich eine deutliche Virilisierung, die auf die erhöhte LH-Stimulation der Leydig-Zellen zurückzuführen ist, die kompensatorisch hyperplastisch werden. Eine variabel ausgeprägte Gynäkomastie wird beobachtet.

Endokrinologie

Erhöhte Serumkonzentrationen werden für Östron und Δ^4-Androstendion gemessen, die im 1. Lebensjahrzehnt allerdings basal nicht regelmäßig nachweisbar sind; nach hCG steigen diese Steroide jedoch im Verhältnis zu Östradiol und Testosteron altersunabhängig nachhaltig an. Die spontanen LH- und FSH-Konzentrationen sind im 2. Lebensjahrzehnt erhöht.

Therapie

Für die Therapie ist wichtig, daß die meisten Kinder als Mädchen angesehen werden. Zur Zeit der Pubertät ist daher eine Orchidektomie und die Substitution mit weiblichen Sexualhormonen indiziert. Bei intersexuellem Genitale und männlicher Zuordnung wird eine plastische Korrektur mit 2 – 3 Jahren empfohlen. Schon im frühen Säuglingsalter ist eine Behandlungsphase mit Testosterondepotpräparaten (3mal 25 – 50 mg Testosteronenanthat in monatlichen Abständen, evtl. wiederholt) zweckmäßig.

23.5.2 Endorganresistenz gegenüber Androgenen

Syndrome der Androgenresistenz sind auf 3 prinzipielle Defekte zurückzuführen, deren molekulare Ursachen in den letzten Jahren weitgehend geklärt wurden:

- Mutationen des Androgenrezeptors,
- Postrezeptordefekt und
- 5α-Reductase-II-Mangel.

Der Androgenrezeptor wird von einem Gen auf dem langen Arm des X-Chromosoms (Xq11–Xq12) reguliert; er hat wie andere Steroidrezeptoren eine DNA-bindende und eine hormonbindende Domäne. X-chromosomal-rezessiv vererbbare *Mutationen des Androgenrezeptors* bestehen aus Deletionen und Punktmutationen, wobei letztere für verändertes RNA-Splicing, vorzeitige Beendigung der Transkription (Stoppkodon), Aminosäurensubstitutionen und „frameshift" verantwortlich sind [1, 4, 7, 8, 10, 12, 13, 23, 27, 33, 34, 42 – 44, 47 – 49, 55, 57, 62, 68, 74]. (Eine aktuelle und ausführliche Dokumentation zum Thema – insgesamt 395 Zitate – findet sich bei Quigley et al. [54]).

Funktionell entsteht je nach Position der Mutation eine vollständige oder partielle Insuffizienz der Androgenbindung bzw. eine qualitativ veränderte Funktion wie defekte Dimerisation, Thermolabilität oder defekte Ligandkernretention. Zum Teil ist die Bindungsaktivität erhalten (rezeptorpositive Formen), eine Umsetzung der genetischen Information ist aber nicht möglich.

Das Ausmaß der Androgenresistenz ist mit dem klinischen Bild nur bei komplettem funktionellem Ausfall des Androgenrezeptors verläßlich korreliert („*testikuläre Feminisierung*", s. auch 23.5.2.1). Partielle Defekte führen zu einer unterschiedlich ausgeprägten Androgenwirkung, wobei alle Übergangsformen zwischen geringfügig virilisiertem weiblichem Phänotyp und männlichen Individuen mit Infertilität vorkommen. Diese umfassende phänotypische Heterogenität ist noch nicht ausreichend erklärt. Klinisch hat sich so, wenngleich über die vorliegenden molekulargenetischen Befunde nicht mehr begründbar, eine gesonderte Klassifizierung für meist weitgehend virilisierte Phänotypen als *„Reifenstein-Syndrom"* erhalten (s. 23.5.2.2); Synonyma wie die Syndrome nach Lubs, Gilbert-Dreifuß und Rosewater sind nur nur noch historisch bedeutsam.

Bei einem Teil von „rezeptorpositiven" Patienten mit Zeichen einer Androgenresistenz werden im Steroidbindungssystem keine nachweisbaren Veränderungen gefunden. Man nimmt an, daß der Gendefekt sich nicht im Bereich der Region befindet, der für die Steroidbindung kodiert und spricht von einem *Postrezeptordefekt.*

Die 3. Ursache für eine Androgenresistenz ist der *Mangel an 5α-Reductase Typ 2.* Derzeit sind 3 verschiedene Deletionen im entsprechenden Gen beschrieben worden [6]; s. auch 23.5.2.3.

Die molekulargenetische Diagnose ist durch Analysen des Rezeptorgens aus Blutzellen oder des Androgenrezeptors aus Fibroblasten der Genitalhaut möglich.

23.5.2.1 Testikuläre Feminisierung und Varianten

Klinik

Patienten mit testikulärer Feminisierung sind im *klassischen Fall* äußerlich unauffällig weiblich. Die Vagina ist meist kurz und endet blind; Uterus und Tuben fehlen. Derivate der Wolff-Gänge fehlen ebenfalls, können aber manchmal als Rudimente gefunden werden. Die Gonaden sind Testes, die dystop liegen, gelegentlich aber in die Labien dezendieren. Ihre bei einer klinischen Untersuchung tastbare inguinale oder labiale Lage führt meist zu der richtigen (Verdachts-) Diagnose. In einer dänischen Studie fand sich eine Inzidenz von etwa 1:20400 [3].

Die pubertäre Entwicklung beginnt zeitgerecht und ist trotz altersgerechter Testosteronproduktion der männlichen Gonaden isosexuell. Es kommt zu einer normalen Brustdrüsenentwicklung. Der allgemeine körperliche Habitus ist weiblich. Die Sekundärbehaarung ist indessen nur spärlich oder gar nicht ausgebildet („hairless women"). Da ein Uterus nicht angelegt ist, können Menarche und menstruelle Blutungen nicht eintreten.

Als *Variante* werden Patientinnen angesehen, bei denen sich eine diskrete Klitorisvergrößerung zeigt. In der Pubertät entwickeln sich Pubes und Axillarbehaarung, und es wird eine geringe allgemeine Androgenisierung mehr oder weniger deutlich. Die Androgenresistenz ist bei diesen Mädchen nicht ganz vollständig ausgeprägt; die Bezeichnung „inkomplette Form der testikulären Feminisierung" beschreibt das klinische Bild mit der Prämisse eines als weiblich anzusehenden Phänotyps.

Endokrinologie

Erhöhte Konzentrationen von LH und Testosteron sind bereits vom 2. Lebenshalbjahr an meßbar. In der Pubertätszeit zeigt sich im Vergleich zu normal pubertierenden Knaben eine zunehmende Erhöhung der LH-Pulsfrequenz und -amplitude sowie eine entsprechend erhöhte LH- und Testosteronproduktion insgesamt.

Ebenfalls erhöht ist die testikuläre Östradiolbildung und die periphere Konversion von Δ^4-Androstendion und Testosteron zu Östradiol. So entstehen vergleichsweise hohe Östrogenkonzentrationen, die die normale Brustdrüsenentwicklung und den allgemeinen weiblichen Habitus ermöglichen. Östradiol bedingt eine Erhöhung des SHBG, so daß die mittleren Testosteronspiegel im Serum entsprechend höher als üblich gemessen werden.

Interessant sind Untersuchungen, die eine negative Regulation des Anti-Müller-Hormons durch Testosteron im 1. Lebensjahr und nach Beginn der Pubertät zeigen. Erhöhte AMH-Werte fanden sich bei Androgenresistenz und anderen Ursachen einer mangelhaften Androgenbildung, so daß AMH eine Markerfunktion bei der Diagnostik von Kindern mit intersexuellen Genitalbefunden haben könnte [31, 56].

Therapie

Die Behandlung ist individuell auszurichten. Bei vollständiger Androgenresistenz können die Testes bis zum Abschluß der zu einem weiblichen Erscheinungsbild führenden pubertären Phase belassen werden, sie müssen dann wegen ihrer dystopen Lage entfernt werden, wenngleich gonadale Tumoren nicht grundsätzlich maligne sind [3]. Bei Varianten mit leichter Klitorisvergrößerung und in der Pubertät diskreter Androgensymptomatik ist eine Gonadektomie umgehend indiziert. Prinzipiell entfernen wir die Gonaden auch im Kindesalter, wenn eine Hernie den Status erkennbar werden läßt oder wenn tastbare Gonaden vermutet und die Diagnose geklärt wurde. Die spätere Substitution mit weiblichen Sexualhormonen ist dann notwendig und birgt keine Probleme. Die Vaginaanlage ist nach spontaner Entwicklung und/oder Östrogensubstitution vielfach für eine Kohabitation ausreichend; ggf. kann sie durch eine Prothese gedehnt werden.

Spätestens der Beginn der Sexualhormonsubstitution gibt Gelegenheit, über die ausbleibende Regel und die Sterilität zu informieren; aus psychologischen Gründen sollte zumindest zu Beginn der Diskussion die genetisch männliche Situation nicht als solche erörtert werden; vielmehr ist die weibliche Identität nachdrücklich zu betonen, die anatomischen Befunde sind als „hormonal bedingte Entwicklungsstörung" ausreichend apostrophiert.

23.5.2.2 Reifenstein-Syndrom und Varianten

Patienten mit regelhafter männlicher Chromosomenkonstellation, vorrangig männlichem Genitalaspekt und partiell ausgebildeter Androgenresistenz werden unter der Bezeichnung Reifenstein-Syndrom zusammengefaßt. Die erhebliche Varianz des Phänotyps, die geringe Korrelation zwischen mangelhafter Genitalausbildung und Rezeptoranomalien und eine unterschiedliche Realisation der Androgenresistenz in verschiedenen Geweben weisen darauf hin, daß der zugrundeliegende Defekt durch Untersuchungen zur Androgenbindung nicht vollständig definiert werden kann.

Molekulargenetik

Zahlreiche molekulargenetische Befunde liegen vor, die den aktuellen Erkenntnissen entsprechend meist im Sinne einer partiellen Androgenresistenz dokumentiert werden (s. auch 23.5.2). Für das Reifenstein-Syndrom typische Befunde sind der Karyotyp 46,XY und der die Androgenresistenz charakterisierende X-gebundene, rezessive Vererbungsmodus.

Klinik

Das Genitale zeigt ein breites Spektrum, das von einem intersexuellen Aspekt mit blind endender Vaginaltasche über ein hypoplastisch ausgebildetes männliches Genitale bis zu normalem männlichen Genitale streut. Häufig finden sich eine Hypospadie 3. Grades bei kleinem Penis und testikuläre Lageanomalien. Die Gonaden sind Testes. Wolff-Derivate sind rudimentär bis normal ausgebildet; Müller-Strukturen fehlen, da die fetale Bildung des AMH nicht gestört ist.

Zur Zeit der Pubertät bildet sich die Sekundärbehaarung unterschiedlich aus. Durch periphere Konversion entsteht bei hohen Testosteronwerten relativ viel Östradiol, so daß sich fast regelmäßig eine teilweise ausgeprägte Gynäkomastie entwickelt. Die Testes bleiben klein, Spermien werden nicht gebildet. Die germinative Reifung verbleibt im Stadium der primären Spermatozyten. So sind die Patienten auch bei im Prinzip regelhafter männlicher Entwicklung infertil.

Endokrinologie

Man sieht prinzipiell ein vergleichbares *endokrinologisches* Datenmuster wie bei kompletter Androgenresistenz mit letzlich erhöhten Konzentrationen von LH, Testosteron und Östradiol. FSH ist nicht regelmäßig erhöht.

Therapie

Eine spezifische Therapie gibt es nicht. Die Geschlechtszuordnung ist von der genitalen Struktur und dem Alter bei Diagnosestellung abhängig. Angesichts der geringen Wirkung von Androgenen ist zu überlegen, ob zumindest Patienten mit intersexuellem Genitale nicht grundsätzlich als Mädchen heranwachsen sollten. Die Testes können dann schon im Säuglingsalter entfernt und das äußere Genitale plastisch korrigiert werden. In der Pubertät ist eine Substitution mit weiblichen Sexualhormonen effektiv.

Als Knaben aufwachsende Kinder können in der Pubertät evtl. mit DHT behandelt werden, da dieses Hormon eine höhere Bindungsaffinität zum Androgenrezeptor hat und nicht zu Östrogenen aromatisiert wird.

23.5.2.3 5α-Reductase-Mangel [69]

Eine mangelhafte Konversion von Testosteron zu DHT führt bei XY-Individuen in den DHT-abhängigen Geweben des Sinus urogenitalis, der Prostata und der äußeren Genitalien zu einer unzureichenden Androgenwirkung. Der Defekt wird autosomal-rezessiv vererbt. Ursache sind Mutationen des für die 5α-Reductase kodierenden Typ-2-Gens [6].

Klinik

Man sieht in der Regel ein Genitale mit intersexuellem Aspekt, kleinem hypospadischem Phallus und blind endender Vaginaltasche; die phänotypische Expression des Defektes kann allerdings variieren [9]. Die Wolff-Gänge sind regelhaft, die Müller-Strukturen nicht ausgebildet. Die Gonaden sind normale Testes, die häufig und in Abhängigkeit von der genitalen Struktur dystop liegen. Histologisch zeigt sich eine fehlende oder mangelhaft ausgebildete Spermatogenese. Zur Zeit der Pubertät entwickeln sich die androgenabhängigen Merkmale nur begrenzt.

Endokrinologie

Das Verhältnis von Testosteron zu DHT im Serum ist erhöht, so daß im Harn relativ mehr 5α- als 5β-C_{21}- und C_{19}-Steroide ausgeschieden werden. Sicher diskriminierende Werte ergeben sich v. a. im Kindesalter nach hCG-Stimulation.

Therapie

Theoretisch ist eine Behandlung mit DHT angezeigt [35], wodurch das Wachstum des Penis verbessert werden kann. Allerdings ist zu berücksichtigen, daß während der pubertären Entwicklung eine nachhaltige Virilisierung eintritt, da die Testosteronproduktion und damit DHT-Bildung ansteigt und der Enzymdefekt nicht vollständig ist. So verbessert sich die effektive Androgenwirkung. Darüber hinaus fanden sich bei Erwachsenen, deren Geschlechtszuordnung dem gonadalen Geschlecht entsprechend festgelegt worden war, ausreichende DHT-Konzentrationen im Serum, wenn supraphysiologische Testosterondosen verabreicht wurden. Diese Erfahrung läßt sich auch bei Knaben in der Pubertät als Behandlungsprinzip nutzen.

Die spontan eintretende Virilisierung in der Pubertät gibt weiterhin Anlaß, die Testes schon präpubertär operativ zu entfernen, wenn man sich bezüglich des sozialen Geschlechts für die weibliche Rolle entschieden hat. Später ist dann eine Substitution mit weiblichen Sexualhormonen vorzusehen.

23.5.3 Testikuläre Insensitivität gegen hCG und LH

Klinik

Das Syndrom kennzeichnet eine Leydig-Zellhypoplasie oder ein vollständiges Fehlen dieser Strukturen. Vorhandene Zellen reagieren *nicht* oder *nur partiell* auf hCG oder LH, da die Bindung der die Testosteronsynthese stimulierenden Gonadotropine an den testikulären Rezeptor unzureichend ist.

Alle Übergänge in der Ausbildung der Genitalorgane von einem rein weiblichen Aspekt über intersexuelle Fehlbildungen bis zu einer hypoplastisch erscheinenden männlichen Ausprägung sind bekannt. Müller-Derivate fehlen; das Wolff-Gangsystem ist meist entwickelt, so daß fetal für die Differenzierung der Wolff-Strukturen ausreichend Testosteron verfügbar gewesen sein muß [61].

Molekulargenetik

Ursächlich ist ein genetischer Defekt, der kürzlich im Sinne einer Nonsensemutation des LH-Rezeptor-Gens (Stoppkodon in der transmembranen Helix 5) nachgewiesen wurde [41]. Die Vererbung ist autosomal-rezessiv.

Endokrinologie

Es entsteht ein hypergonadotroper Hypogonadismus, der, im 2. Lebensjahrzehnt beginnend, substitutiv behandelt wird. Die Geschlechtsrolle ist nach praktisch-klinischen Gesichtspunkten zu diskutieren.

23.5.4 „Vanishing testes syndrome" und Varianten

Klinik und Diagnose

Fehlt die embryonale Testisfunktion zwischen der 8. und 10. Schwangerschaftswoche oder bleibt sie unzureichend, ist die männliche genitale Differenzierung nicht adäquat möglich. Es entstehen unterschiedlich ausgeprägte intersexuelle Fehlbildungen des Genitales und der Geschlechtsgänge. Nach der 14. SSW, wenn also die geschlechtsspezifischen genitalen Strukturen entwickelt sind, führt ein degenerativer Verlust testikulären Gewebes zur Anorchie. Das „Syndrom der rudimentären Testes" mit Mikrophallus entsteht bei partieller Insuffizienz der fetalen Testes um die 12. SSW.

Bei klinisch nicht nachweisbaren Testes kann eine Anorchie durch die Bestimmung des Testosterons im Serum vor und nach hCG bewiesen werden. Eventuell abdominal vorhandenes Gonadengewebe ist durch den eindeutigen Anstieg des Testosterons zu verifizieren. Zusätzlich sind bildgebende Verfahren aussagekräftig. Im Zweifelsfall ist eine Laparoskopie angezeigt.

Therapie

Die Behandlung folgt den allgemeinen Grundsätzen des operativ-korrigierenden Vorgehens und der substitutiven Sexualsteroidgabe.

23.5.5 Oviduktpersistenz

Endokrinologie und Molekulargenetik

Bei unauffällig männlichen Individuen können Müller-Strukturen erhalten bleiben. Ursächlich ist in der embryonalen Entwicklung eine unzureichende Bildung oder Funktion des *AMH* anzunehmen. So wurden Mutationen des AMH-Gens sowie auch eine entsprechende Veränderung am AMH-Rezeptor angenommen und eine offenbar vorhandene genetische Heterogenität entsprechend erläutert.

Inzwischen sind diverse Mutationen des auf dem Chromosom 19 liegenden, für AMH kodierenden Gens gefunden worden. In allen Fällen ist eine erhebliche Erniedrigung der AMH-Konzentrationen im Serum festzustellen sowohl bei für die Mutation homozygoten Patienten als auch bei solchen mit einer

„compound heterozygosity". Es besteht eine große Heterogenität der Mutationen, so daß in verschiedenen Familien in keinem Fall die gleiche Mutation gefunden wurde [31].

Der AMH-Rezeptor (Typ 2) gehört zu den Transmembran-Serin-/Threoninkinase-Rezeptoren [21] und wurde genauer charakterisiert [14]. Eine Mutation als Ursache des klinischen Syndroms wurde beschrieben [28].

Klinik und Therapie

Meist fällt die Situation erst auf, wenn eine operative Behandlung notwendig wird (Leistenbruch, Testisdystopie [32] oder -ektopie [46], abdominal-chirurgischer Eingriff). Anatomisch kann man im wesentlichen 2 Formen unterscheiden: Einerseits lassen sich in einer Hernie der unzureichend deszendierte Testis sowie Uterus und gleichseitige Tube finden, andererseits können die Testes und die weiblichen Gangderivate im kleinen Becken liegen. Familiäre Fälle sprechen für einen geschlechtsbegrenzt autosomal-rezessiven Erbgang. Eine degenerative Veränderung der Testes bei Oviduktpersistenz wurde beschrieben [29]. Die operative Korrektur ist durch die unmittelbare Nähe der Gangderivate im Einzelfall diffizil.

23.6 Singuläre klinische Syndrome mit gestörter sexueller Entwicklung

Hier sind beim männlichen Geschlecht multifaktoriell bedingte und oft kombinierte *Fehlbildungen mit Syndromcharakter* zu nennen, z. B. Aarskog-Syndrom oder Smith-Lemli-Opitz-Syndrom. Auch andere Fehlbildungssyndrome, die mit testikulären Lageanomalien oder genitalen Entwicklungsstörungen einhergehen (z. B. bei autosomal-chromosomalen Aberrationen) werden im Einzelfall weitergehende Untersuchungen veranlassen.

Eine *seltene Form der gestörten Geschlechtsdeterminierung* führt zu einem männlichen Phänotyp mit weiblichem Chromosomensatz 46,XX oder zu einem weiblichen, Turner-ähnliche Dysmorphien aufweisenden Phänotyp mit männlichen Gonosomen (44,XY). Ursache ist die Translokation von SRY-Sequenzen, die bei XX-Männern nachweisbar sind [5, 19]. Die Testes zeigen degenerative Veränderungen und eine gestörte Spermiogenese [65]. Bei weiblichen XY-Patientinnen ist es offenbar zu einem Verlust dieser DNA-Abschnitte gekommen, so daß keine Testes entwickelt sind.

Ursächlich anders entsteht die *kampomele Dysplasie mit Geschlechtsumkehr bei männlichem Chromosomensatz* (balancierte Translokation zwischen 5q und 8q). Jüngst wurde eine Kombination mit Gonadoblastom mitgeteilt [25].

Ätiologisch nicht geklärt ist das *Mayer-Rokitanski-Küster-Hauser-Syndrom*. Es handelt sich dabei um eine Hemmungsmißbildung mit vollständiger Vaginalaplasie und fehlgebildetem Uterus (Uterus bicornis rudimentarius solidus), so daß weder Regelblutungen entstehen können und eine Kohabitation erst nach plastischer Operation mit Bildung einer Neovagina möglich wird.

Erwähnt werden sollen noch molekulargenetische Untersuchungen des *Androgenrezeptorgens bei Knaben mit Hypospadie*. Ein molekularer Defekt findet sich in der Regel nicht. Patienten mit schweren Formen der Hypospadie und eher intersexuellem Aspekt hingegen stellen eine Untergruppe dar, bei der eine Untersuchung hinsichtlich einer Androgeninsensitivität zur exakten diagnostischen Einordnung angezeigt ist [24].

Schließlich werden auch *teratogene Ursachen* bei der Entstehung intersexueller Fehlbildungen diskutiert.

➤ Operative Korrekturen (1) und bildgebende Untersuchungen (2) s. in der Literatur:
1: [16, 18, 37, 52, 53],
2: [64, 70].

Literatur

1. Adeyemo O, Kallio PJ, Palvimo JJ, Kontula K, Jänne OA (1993) A single-base substitution in exon 6 of the androgen receptor gene causing complete androgen insensitivity: the mutated receptor fails to transactivate but binds to DNA *in vitro*. Hum Mol Genet 2: 1809–1812
2. Aittomäki K (1994) The genetics of XX gonadal dysgenesis. Am J Hum Genet 54: 844–851
3. Bangsboll S, Qvist I, Lebech PE, Lewinsky M (1992) Testicular feminization syndrome and associated gonadal tumors in Denmark. Acta Obstet Gynecol Scand 71: 63–66
4. Batch JA, Williams DM, Davies HR et al. (1992) Role of the androgen receptor in male sexual differentiation. Horm Res 38: 226–229
5. Boucekkine C, Toublanc JE, Abbas N et al. (1994) Clinical and anatomical spectrum in XX sex reversed patients. Relationship to the presence of Y specific DNA-sequences. Clin Endocrinol (Oxf) 40: 733–742
6. Boudon C, Lobaccaro JM, Lumbroso S et al. (1995) A new deletion of the 5α-reductase type 2 gene in a Turkish family with 5α-reductase deficiency. Clin Endocrinol (Oxf) 43: 183–188
7. Brown TR (1995) Androgen receptor dysfunction in human androgen insensitivity. Trends Endocrinol Metab 6: 170–175
8. Brown TR, Scherer PA, Chang Y-T et al. (1993) Molecular genetics of human androgen insensitivity. Eur J Pediatr 152 (Suppl. 2): S62–S69
9. Carpenter TO, Imperato-McGinley J, Boulware SD et al. (1990) Variable expression of 5-alpha-reductase defi-

ciency: presentation with male phenotype in a child of Greek origin. J Clin. Endocrinol Metab 71: 318-322
10. Choong CS, Strum MJ, Strophair JA et al. (1996) Partial androgen insensitivity caused by an androgen receptor mutation at amino acid 907 (Gly→Arg) that results in decreased ligand binding affinity and reduced androgen receptor messenger ribonucleic acid levels. J Clin Endocrinol Metab 81: 236-243
11. Darney PD (1995) The androgenicity of progestins. Am J Med 98 (Suppl 1A): 104S-110S
12. Davies HR, Hughes IA, Patterson MN (1995) Genetic counselling in complete androgen insensitivity syndrome: trinucleotide repeat polymorphisms, single-strand conformation polymorphism and direct detection of two novel mutations in the androgen receptor gene. Clin Endocrinol (Oxf) 43: 69-77
13. De Bellis A, Quigley CA, Marschke KB et al. (1994) Characterization of mutant androgen receptors causing partial androgen insensitivity syndrome. J Clin Endocrinol Metab 78: 513-522
14. Di Clemente N, Wilson C, Faure E et al. (1994) Cloning, expression, and alternative splicing of the receptor for anti-Müllerian hormone. Mol Endocrinol 8: 1006-1020
15. Duck SC, Katayama KP (1981) Danazol may cause female pseudohermaphroditism. Fertil Steril 35: 230-231
16. Duckett JW, Baskin LS (1993) Genitoplasty for intersex anomalies. Eur J Pediatr 152 (Suppl 2): S80-S84
17. Dumic M, Jukic S, Batinica S, Ille J, Filipovic-Grcic B (1993) Bilateral gonadoblastoma in a 9-month-old infant with 46,XY gonadal dysgenesis. J Endocrinol Invest 16: 291-293
18. Farkas A, Rosler A (1993) Ten years experience with masculinizing genitoplasty in male pseudohermaphroditism due to 17β-hydroxysteroid dehydrogenase deficiency. Eur J Pediatr 152 (Suppl 2): S88-S90
19. Fechner PY, Marcantonio SM, Jaswaney V et al. (1993) The role of the sex-determining region Y gene in the etiology of 46,XX maleness. J Clin Endocrinol Metab 76: 690-695
20. Gregory JW, Aynsley-Green A, Evans BAJ, Hughes IA, Werder EA, Zachmann M (1993) Deficiency of 17-ketoreductase presenting before puberty. Horm Res 40: 145-148
21. Grootegoed JA, Baarends WM, Themmen APN (1994) Welcome to the family: the anti-müllerian hormone receptor. Mol Cell Endocrinol 100: 29-34
22. Gross DJ, Landau H, Kohn G et al. (1986) Male pseudohermaphroditism due to 17β-hydroxysteroid dehydrogenase deficiency: gender assignment in early infancy. Acta Endocrinol (Copenh) 112: 238-246
23. Hiort O, Huang Q, Sinnecker GHG et al. (1993) Single strand conformation polymorphism analysis of androgen receptor gene mutations in patients with androgen insensitivity syndromes: application for diagnosis, genetic counseling, and therapy. J Clin Endocrinol Metab 77: 262-266
24. Hiort O, Klauber G, Cendron M et al. (1994) Molecular characterization of the androgen receptor gene in boys with hypospadias. Eur J Pediatr 153: 317-321
25. Hong JR, Barber M, Scott CI, Guttenberg M, Wolfson PJ (1995) 3-year-old phenotypic female with campomelic dysplasia and bilateral gonadoblastoma. J Pediatr Surg 30: 1735-1737
26. Hsu LYF (1989) Prenatal diagnosis of 45,X/46,XY mosaicism - a review and update. Prenat Diagn 9: 31-48
27. Imasaki K, Hasegawa T, Okabe T et al. (1994) Single amino acid substitution (^{840}Arg→His) in the hormone-binding domain of the androgen receptor leads to incomplete androgen insensitivity syndrome associated with a thermolabile androgen receptor. Acta Endocrinol (Copenh) 130: 569-574
28. Imbeaud S, Faure E, Lamarre I et al. (1995) Insensitivity to anti-Mullerian hormone due to a mutation in the human anti-Mullerian hormone receptor. Nature Genet 11: 382-388
29. Imbeaud S, Rey R, Berta P et al. (1995) Testicular degeneration in three patients with the persistent Müllerian duct syndrome. Eur J Pediatr 154: 187-190
30. Ishizuka N, Kawashima Y, Nakahisni T et al. (1964) Statistical observations on genital anomalies of newborns following the administration of progestins to their mothers. Obstet Gynecol Surv 19: 496-497
31. Josso N (1995) Paediatric applications of anti-Müllerian hormone research. 1992 Andrea Prader lecture. Horm Res 43: 243-248
32. Josso N, Picard JY, Imbeaud S, Carré-Eusèbe D, Zeller J, Adamsbaum C (1993) The persistent Müllerian duct syndrome: a rare cause of cryptorchidism. Eur J Pediatr 152 (Suppl 2): S76-S78
33. Kasumi H, Komori S, Yamasaki N, Shima H, Isojima S (1993) Single nucleotide substitution of the androgen receptor gene in a case with receptor-positive androgen insensitivity syndrome (complete form). Acta Endocrinol (Copenh) 128: 355-360
34. Kazemi-Esfarjani P, Beitel LK, Trifiro M et al. (1993) Substitution of valine-865 by methionine or leucine in the human androgen receptor causes complete or partial androgen insensitivity, respectively with distinct androgen receptor phenotypes. Mol Endocrinol 7: 37-46
35. Keenan BS, Eberle AJ, Sparrow JT et al. (1987) Dihydrotestosterone heptanoate: synthesis, pharmacokinetics, and effects on hypothalamic-pituitary-testicular function. J Clin Endocrinol Metab 64: 557-563
36. Kocova M, Feldman Siegel S, Wenger SL, Lee PA, Nalesnik M, Trucco M (1995) Detection of Y chromosome sequences in a 45,X/46,XXq-patient by southern blot analysis of PCR-amplified DNA and fluorescent in situ hybridization (FISH). Am J Med Genet 55: 483-488
37. Kogan SJ (1993) Feminizing genital reconstruction for male pseudohermaphroditism. Eur J Pediatr 152 (Suppl 2): S85-S87
38. Kohdr G, Cadena GD, Ong TC et al. (1979) Y-autosome translocation, gonadal dysgenesis, and gonadoblastoma. Am J Dis Child 133: 277-282
39. Krob G, Braun A, Kuhnle U (1994) True hermaphroditism: geographical distribution, clinical findings, chromosomes and gonadal histology. Eur J Pediatr 153: 2-10
40. Kropp BP, Keating MA, Moshang T, Duckett JW (1995) True hermaphroditism and normal male genitalia: an unusual presentation. Urology 46: 736-739
41. Laue L, Wu S-M, Kudo M et al. (1995) A nonsense mutation of the human luteinizing hormone receptor gene in Leydig cell hypoplasia. Hum Mol Genet 4: 1429-1433
42. Lobaccaro J-M, Lumbroso S, Berta P, Chaussain J-L, Sultan C (1993) Complete androgen insensitivity syndrome associated with a *de novo* mutation of the androgen receptor gene detected by single strand conformation polymorphism. J Steroid Biochem Mol Biol 44: 211-216

43. Lobaccaro J-M, Lumbroso S, Poujol N et al. (1995) Complete androgen insensitivity syndrome due to a new frameshift deletion in exon 4 of the androgen receptor gene: functional analysis of the mutant receptor. Mol Cell Endocrinol 111: 21-28
44. Lumbroso S, Lobaccaro JM, Georget V et al. (1996) A novel substitution (Leu707Arg) in exon 4 of the androgen receptor gene causes complete androgen resistance. J Clin Endocrinol Metab 81: 1984-1988
45. Marcantonio SM, Fechner PY, Migeon CJ, Perlman EJ, Berkovitz GD (1994) Embryonic testicular regression sequence: a part of the clinical spectrum of 46,XY gonadal dysgenesis. Am J Med Genet 49: 1-5
46. Martin EL, Bennett AH, Cromie WJ (1992) Persistent Müllerian duct syndrome with transverse testicular ectopia and spermatogenesis. J Urol 147: 1615-1617
47. McPhaul MJ, Marcelli M, Zoppi S, Griffin JE, Wilson JD (1993) Genetic basis of endocrine disease 4: the spectrum of mutations in the androgen receptor gene that causes androgen resistance. J Clin Endocrinol Metab 76: 17-23
48. Mowszowicz I, Lee H-J, Chen H-T et al. (1993) A point mutation in the second zinc finger of the DNA-binding domain of the androgen receptor gene causes complete androgen insensitivity in two siblings with receptor-positive androgen resistance. Mol Endocrinol 7: 861-869
49. Nakao R, Yanase T, Sakai Y, Haji M, Nawata H (1993) A single amino acid substitution (Gly743→Val) in the steroid-binding domain of the human androgen receptor leads to Reifenstein syndrome. J Clin Endocrinol Metab 77: 103-107
50. Nazareth HR, Farah LMS, Cunha AJB et al. (1977) Pure gonadal dysgenesis (type XX). Report on a family with four affected sibs. Hum Genet 37: 117-120
51. Ogata T, Matsuo N (1992) Comparison of adult height between patients with XX and XY gonadal dysgenesis: support for a Y specific growth gene(s). J Med Genet 29: 539-541
52. Packer MG (1993) Surgical approach to male pseudohermaphroditism. Eur J Pediatr 152 (Suppl 2): S91-S92
53. Powell DM, Newman KD, Randolph J (1995) A proposed classification of vaginal anomalies and their surgical correction. J Pediatr Surg 30: 271-276
54. Quigley CA, De Bellis A, Marschke KB, El-Awady MK, Wilson EM, French FS (1995) Androgen receptor defects: historical, clinical, and molecular perspectives. Endocr Rev 16: 271-321
55. Quigley CA, Evans BAJ, Simental JA et al. (1992) Complete androgen insensitivity due to deletion of exon C of the androgen receptor gene highlights the functional importance of the second zinc finger of the androgen receptor *in vivo*. Mol Endocrinol 6: 1103-1112
56. Rey R, Mebarki F, Forest MG et al. (1994) Anti-Müllerian hormone in children with androgen insensitivity. J Clin Endocrinol Metab 79: 960-964
57. Ris-Stalpers C, Hoogenboezem T, Sleddens HFBM et al. (1994) A practical approach to the detection of androgen receptor gene mutations and pedigree analysis in families with X-linked androgen insensitivity. Pediatr Res 36: 227-234
58. Rösler A (1992) Steroid 17β-hydroxysteroid dehydrogenase deficiency in man: an inherited form of male pseudohermaphroditism. J Steroid Biochem Mol Biol 43: 989-1002
59. Rösler A, Kohn G (1983) Male pseudohermaphroditism due to 17β-hydroxysteroid dehydrogenase deficiency: studies on the natural history of the defect an effect of androgens on gender role. J Steroid Biochem 19: 663-674
60. Rösler A, Silverstein S, Abeliovich D (1996) A (R80Q) mutation in 17β-hydroxysteroid dehydrogenase type 3 gene among Arabs of Israel is associated with pseudohermaphroditism in males and normal asymptomatic females. J Clin Endocrinol Metab 81: 1827-1831
61. Saldanha PH, Arnhold IJP, Luthold W et al. (1987) A clinico-genetic investigation of Leydig cell hypoplasia. Am J Med Genet 26: 337-344
62. Saunders PTK, Padayachi T, Tincello DG, Shalet SM, Wu FCW (1992) Point mutations detected in the androgen receptor gene of three men with partial androgen insensitivity syndrome. Clin Endocrinol (Oxf) 37: 214-220
63. Shozu M, Akasofu K, Takenori T et al. (1991) A new cause of female pseudohermaphroditism: placental aromatase deficiency. J Clin Endocrinol Metab 72: 560-566
64. Somkuti SG, Semelka RC, Davenport ML, Fritz MA (1996) Preoperative evaluation of intersex patients with pelvic magnetic resonance imaging in search of Y chromosome-bearing gonadal tissue. Fertil Steril 65: 1062-1064
65. Turner B, Fechner PY, Fuqua JS et al. (1995) Combined Leydig cell and Sertoli cell dysfunction in 46,XX males lacking the sex determining region Y gene. Am J Med Genet 57: 440-443
66. Vilain E, Jaubert F, Fellous M, McElreavey K (1993) Pathology of 46,XY pure gonadal dysgenesis: absence of testis differentiation associated with mutations in the testis-determining factor. Differentiation 52: 151-159
67. Weckworth PF, Johnson HW, Pantzer JT et al. (1988) Dicentric Y chromosome and mixed dysgensis. J Urol 139: 91-94
68. Wilson CM, Griffin JE, Wilson JD, Marcelli M, Zoppi S, McPhaul MJ (1992) Immunoreactive androgen receptor expression in subjects with androgen resistance. J Clin Endocrinol Metab 75: 1474-1478
69. Wilson JD, Griffin JE, Russell DW (1993) Steroid 5α-reductase 2 deficiency. Endocr Rev 14: 577-593
70. Wright NB, Smith C, Rickwood AMK, Carty HML (1995) Imaging children with ambiguous genitalia and intersex states. Clin Radiol 50: 823-829
71. Yanase T, Imai T, Simpson ER, Waterman MR (1992) Molecular basis of 17α-hydroxylase/17,20-lyase deficiency. J Steroid Biochem Mol Biol 43: 973-979
72. Zachmann M (1992) Recent aspects of steroid biosynthesis in male sex differentiation. Clinical studies. Horm Res 38: 211-216
73. Zeng Y, Ren Z, Zhang M, Huang Y, Zeng F, Huang S (1993) A new de novo mutation (A113T) in HMG box of the SRY gene leads to XY gonadal dysgenesis. J Med Genet 30: 655-657
74. Zoppi S, Wilson CM, Harbison MD et al. (1993) Complete testicular feminization caused by an amino-terminal truncation of the androgen receptor with downstream initiation. J Clin Invest 91: 1105-1112

24 Endokrinologische Notfallsituationen

B. P. Hauffa

In der pädiatrischen Altersgruppe sind endokrinologische Notfallsituationen selten. Kliniken, in denen viele endokrinologisch kranke Kinder betreut werden, müssen aber mit der Behandlung endokrinologischer Notfälle vertraut sein.

Gesicherte Erkenntnisse über den Wert einzelner therapeutischer Maßnahmen stammen oft nur aus Untersuchungen erwachsener Patienten. Auf die Anwendung dieser Maßnahmen oder den Einsatz von hier genannten Medikamenten (Tabelle 24.1 und 24.2), die für diese Indikationen beim Kind zum Teil (noch) nicht zugelassen sind, darf jedoch in lebensbedrohlichen Situationen nicht verzichtet werden.

Als endokrinologische Notfälle sollen hier nur die Über- oder Unterfunktionszustände endokrinologischer Regelsysteme verstanden sein, die so ausgeprägt sind, daß sie mit einer akuten Lebensbedrohung einhergehen.

24.1 ADH-bedingte hyponatriämische Krise (Syndrom der inappropriaten ADH-Sekretion, SIADH; exogener ADH-Exzeß) [1, 2, 19, 21]

Vorkommen. ZNS-Infektionen (Meningitis, Enzephalitis), ZNS-Trauma, ZNS-Tumoren (prä- und postoperativ), andere ZNS-Läsionen (Blutungen), pulmonale Infektionen, Beatmung („positive pressure ventilation"), Pneumothorax, intrathorakale Tumoren, Zustände mit Abfall des linksatrialen Drucks, Medikamente [Zytostatika, Antikonvulsiva, Morphin, dDAVP-Überdosierung, unangepaßt hohe Wasserzufuhr unter dDAVP-Therapie (z. B. bei Enuresis)], Drogen („ecstasy").

Tabelle 24.1. Infusionslösungen für endokrinologische Notfallsituationen

Substanz	(mg/ml)	(mmol/ml)	(mval/ml)	(mosmol/l)	Darreichungsform
10 % Calciumgluconat	100	0,225	0,45	700	Ampullen à 10 ml
20 % Glucose	200	1	–	1010	Infusionsflaschen à 250 ml und 500 ml
40 % Glucose	400	2	–	2020	dito
50 % Glucose	500	2,5	–	2530	dito
7,45 % KCl	74,5	1	1	2000	Ampullen à 20 ml, Injektionsflaschen à 100 ml
10 % Magnesiumsulfat	100	0,4	0,8	400	Ampullen à 5 ml und 10 ml
20 % Magnesiumsulfat	200	0,8	1,6	800	dito
50 % Magnesiumsulfat	500	2,0	4,0	2000	dito
10 % Mannit	100	–	–	550	Infusionsflaschen à 250 ml
20 % Mannit	200	–	–	1100	Infusionsflaschen à 500 ml
0,9 % NaCl	9	0,154	0,154	310	Infusionsflaschen à 250, 500 und 1000 ml
3 % NaCl	30	0,513	0,513	1000	Infusionsflaschen à 100 ml
8,4 % $NaHCO_3$	84	1	1	2000	Ampullen à 20 ml, Infusionsflaschen à 100 ml

Tabelle 24.2. Medikamente für endokrinologische Notfallsituationen

Substanz	Darreichungsform	Handelspräparate
Altinsulin (human)	1 Inj.-Fl. = 10 ml = 400 IE	Berlinsulin H Normal U-40, H-Insulin Hoechst, Huminsulin Normal 40, Insulin Actrapid HM, Insulin Velasulin Human
	1 Inj.-Fl. = 10 ml = 1000 IE	Huminsulin Normal 100
Calcitonin (Lachs)	1 Amp. = 1 ml = 50 IE, 1 Amp. = 1 ml = 100 IE	Azucalcit, Calci, Calcimonta, Calcitonin dura, Calcitonin-ratiopharm, Casalm, Osteostabil
	1 Amp. = 0,5 ml = 50 IE, 1 Amp. = 1 ml = 100 IE	Calsynar, Karil
Clodronat	1 Amp. = 5 ml = 300 mg	Bonefos pro infusione
	1 Amp. = 10 ml = 300 mg(Infusionslösungskonzentrat)	Ostac pro infusione
Dexamethason (als Dihydrogenphosphat)	1 Amp. = 1 ml = 4 mg, 1 Amp. = 2 ml = 8 mg, 1 Amp. = 5 ml = 20 mg, 1 Amp. = 2 ml = 48 mg, 1 Amp. = 5 ml = 120 mg	Decadron-Phosphat
	1 Amp. = 1 ml = 4 mg	Dexa-Allvoran, Dexabene, dexa-clinit, Dexamethason-mp Ampullen
	1 Amp. = 1 ml = 5 mg	Dexamed, Dexamethason-Rotexmedica
	1 Amp. = 1 ml = 4 mg, 1 Amp. = 2 ml = 8 mg	Dexahexal
	1 Amp. = 2 ml = 4 mg/8 mg	Dexa-ratiopharm 4/8
	1 Amp. = 1 ml = 4 mg, 1 Amp. = 2 ml = 8 mg, 1 Amp. = 5 ml = 40 mg, 1 Amp. = 10 ml = 100 mg	Fortecortin Monoampullen/Monofertigspritzen
Hydrocortison als Hemisuccinat	1 Mischamp. = 2 ml = 100 mg 1 Mischamp. = 2 ml = 250 mg	Hydrocortison 100/250/500/1000 Upjohn
	1 Mischamp. = 4 ml = 500 mg	
	1 Mischamp. = 8 ml = 1000 mg	
	1 Mischamp. = 2 ml = 100 mg	Hydrocortison 100/250-Rotexmedica
	1 Mischamp. = 2 ml = 250 mg	
Glucagon	1 Inj.-Fl. = 1 ml = 1 mg	GlucaGen, Glucagon Lilly
Plicamycin	1 Amp. = 2,5 mg (102,75 mg Trockensubstanz)	Mithramycin Pfizer (USA)
Thiamazol	1 Amp. = 1 ml = 40 mg	Favistan, Thiamazol-40 mg inject

Diagnostische Kriterien

- Hyponatriämie (<< 134 mmol/l) mit Hypoosmolalität (< 275 mosmol/kg) von extra- und intrazellulärer Flüssigkeit,
- Urinosmolalität höher als Serumosmolalität,
- für das Ausmaß der Hyponatriämie zu hohe Ausscheidung von Na^+ im Urin, (meist > 20 mmol/l im Spontanurin),
- bei normaler Nieren- und Nebennierenfunktion,
- bei Normovolämie oder leichter Volumenexpansion,
- bei normaler Schilddrüsenfunktion.

Allgemeines Vorgehen

- Bei dDAVP-Überdosierung Zufuhr unterbrechen;
- Flüssigkeitszufuhr auf 800 ml/m² KO/Tag reduzieren.

Spezielle Maßnahmen bei akuter Hyponatriämie << 125 mmol/l mit schweren ZNS-Symptomen

- 4–6 ml/kg KG einer 3%-Kochsalzlösung als Kurzinfusion (über 30 min), dann auf langsamere Infusionsgeschwindigkeit zurückgehen (etwa 1–2,5 ml/kg KG/h einer 3%-Kochsalzlösung).
- *Ziel:* Die Serumnatriumkonzentration soll in den ersten 4 h zügig (etwa 3 mmol/l/h), danach langsa-

mer angehoben werden. In den ersten 24 h soll das Serumnatrium um nicht mehr als 12–25 mmol/l vom Ausgangswert auf ein Serumnatrium von maximal 125 mmol/l ansteigen.
- In den folgenden 24 h allmähliches Anheben des Serumnatriums (0,9 %-Kochsalzlösung) auf 135 mmol/l. *Cave:* Schnellere Korrektur der Serumnatriumkonzentration kann zu ZNS-Schäden führen (zentrale pontine Myelinolyse).
- Furosemid 1 mg/kg KG i. v. (ED) in wiederholten Gaben.

Therapiekontrolle
- Intensivüberwachung,
- stündlich Serumnatrium und -kalium, wenn möglich Serumosmolalität,
- Kontrolle von Einfuhr und Ausfuhr (Blasenkatheter),
- stündlich Urinnatrium und -kalium, wenn möglich Urinosmolalität,
- Körpergewicht 12stündlich (Bettenwaage),
- Augenhintergrund (Stauungspapille),
- bei Komplikationen zusätzliche Überwachungsmaßnahmen (Messung des zentralen Venendrucks, kontinuierliche intrakranielle Druckmessung).

24.2 Thyreotoxische Krise [3, 5]

Vorkommen. Bei vorher unerkannter, nicht oder unzureichend behandelter Hyperthyreose, ausgelöst durch Infektionen, Trauma, Operationen (der Schilddrüse, schilddrüsenfern), Jodexposition (z. B. jodhaltige Kontrastmittel, Antiarrhythmika); bei Neugeborenen mit Autoimmunhyperthyreose der Mutter; Thyreotoxicosis factitia [Ingestion großer Mengen von Schilddrüsenhormon, akzidentell (Kleinkinder) oder in suizidaler Absicht].

Diagnostische Kriterien
- Klinisches Bild der schweren Hyperthyreose (beim Kind meist mit milder diffuser Struma) mit gastrointestinalen Symptomen und hohem Fieber,
- zusätzlich Verwirrtheit (psychotische Symptome) mit Übergang in einen komatösen Zustand,
- Herzinsuffizienz mit Tachykardie, Arrhythmie,
- Blutdruckerhöhung mit vergrößerter Blutdruckamplitude,
- TSH supprimiert (< 0,5 mE/l), Erhöhung von freiem Thyroxin [gr> 28 pmol/l (> 2,2 ng/dl)] und fT_3 [gr> 10,0 pmol/l (> 6,5 pg/ml)].

Allgemeines Vorgehen
- Zur späteren Sicherung der Diagnose Blut zur Messung von TSH, freien Schilddrüsenhormonen und TSH-Rezeptor- und Schilddrüsenautoantikörpern gewinnen. Bei typischer Anamnese sofort behandeln, Ergebnisse der Hormonuntersuchungen nicht abwarten.
- Auslösende Krankheiten mitbehandeln. Bei Hinweisen auf bakteriellen Infekt antibiotische Kombinationstherapie.
- Intravenöse Flüssigkeitstherapie unter Intensivüberwachungsmaßnahmen beginnen; hochkalorische Ernährung (i. v., Sonde).
- Eiskrawatten und Kühldecken benutzen, ggf. Kühlung über kalte Lösungen [Infusion rektal, peritoneal (unter Kontrolle der zentralen Körpertemperatur)]; bei der antipyretischen Therapie Acetylsalicylsäure vermeiden (weitere Anregung des Stoffwechsels möglich).
- Sedierung mit Diazepam 5–15 mg/Tag i. v. oder einer Mischung aus Promethazin 1 mg/kg KG und Pethidin 1 mg/kg KG (ED).

Spezielle Maßnahmen
- Thiamazol initial 1 mg/kg KG i. v., dann 25–30 mg/m^2 KO/Tag i. v., aufgeteilt auf 4 Dosen.
- Dexamethason initial 0,25 mg/kg KG i. v., danach 0,1 mg/kg KG/Tag, aufgeteilt auf 4 Dosen.
- Propranolol 0,01 mg/kg KG alle 10 min unter EKG-Monitorkontrolle langsam i. v. bis zur Kontrolle der hyperdynamen Kreislaufverhältnisse (maximale kumulative Initialdosis 5 mg); anschließend 2 mg/kg KG/Tag p.o. (aufgeteilt auf 4 Gaben); eine Steigerung auf 4–6 mg/kg KG/Tag p.o. ist möglicherweise erforderlich.
- Bei unzureichender Wirkung 24–48 h nach Einleitung dieser Maßnahmen bzw. frühzeitiger Kenntnis von der Ingestion exzessiv großer Mengen Schilddrüsenhormon, aber nicht mehr möglicher primärer Detoxifikation: Versuch der Plasmapherese.
- Bei sich verschlechternder klinischer Situation eines hyperthyreoten Neugeborenen einer Mutter mit Autoimmunhyperthyreose zusätzlich Austauschtransfusion als Versuch der Entfernung von schilddrüsenstimulierenden Immunglobulinen.

Therapiekontrolle
- Intensivüberwachung (Temperatursonde, EKG-Monitoring, ZVD-Messung u. a.).

Bemerkung. Wegen der guten Wirksamkeit von i. v. verabreichtem Thiamazol und den Risiken einer Jodgabe bei jodinduzierter hyperthyreoter Krise wird die zusätzliche Verabreichung von hochdosiertem Jodid von vielen Zentren als überflüssig angesehen. Jodidpräparate zur i.v.-Anwendung sind in Deutschland nicht mehr erhältlich. Im Kindesalter kommt aber eine jodinduzierte Hyperthyreose praktisch nicht vor. Wird im Einzelfall die zusätzliche Jodidgabe erwogen, sollte die Dosis von 0,5–1 g Natriumjodid in 5%iger Glucose als Dauerinfusion (muß von der Krankenhausapotheke hergestellt werden) über 12 h 1mal tgl. nicht überschritten werden. Beginn der Jodzufuhr 1–2 h nach der 1. Thiamazolgabe.

Wegen der Toxizität und schlechten Steuerbarkeit sollte auf eine Anwendung von Lithium im Kindesalter verzichtet werden.

Eine Digitalisierung hat keine gesicherte Wirkung auf eine begleitende Herzinsuffizienz und sollte nicht routinemäßig durchgeführt werden.

24.3 Hyperkalzämische Krise [4, 6, 8, 9, 15, 18]

Vorkommen. Vitamin-D-Intoxikation unter Vitamin-D-Therapie (z. B. ausbleibende Dosisreduktion bei Immobilisation infolge orthopädischer oder chirurgischer Maßnahmen, am Ende des Längenwachstums), onkologische Erkrankungen des Kindesalters (Non-Hodgkin-Lymphom, Rhabdomyosarkom, Wilms-Tumor u. a.), als Manifestation eines primären Hyperparathyreoidismus (im Kindesalter extrem selten, dann oft familiär).

Diagnostische Kriterien

- Therapie mit Vitamin D oder dessen Derivaten, bekannte Tumorkrankheit, familiäre Form der Hyperkalzämie,
- gastrointestinale Symptome, Dystrophie, Schwäche,
- Somnolenz, Verwirrtheit, Halluzinationen, Koma,
- Tachykardie, Hypotonie,
- Exsikkose, Oligurie, Anurie (nach vorangegangener Polyurie),
- Serumcalcium meist > 3,75 mmol/l (7,5 mval/l, 15,0 mg/dl); Serumphosphor (anorganisch) meist < 0,85 mmol/l; Erhöhung von Serumharnstoff und Kreatinin, Nierenversagen möglich; je nach zugrundeliegender Erkrankung Parathormon erhöht oder supprimiert,
- bei Verdacht auf Nebenschilddrüsenadenom Versuch der sonographischen Darstellung.

Allgemeines Vorgehen

- Zufuhr von Calciumsalzen bzw. Vitamin D und -Derivaten sofort beenden.
- Bei unbekannter Erkrankung Entnahme von Blut zur späteren Sicherung der Diagnose (3 ml Blut in ein vorgekühltes EDTA-Röhrchen auf Eiswasser, sofort abzentrifugieren, möglichst Kältezentrifuge; Plasma einfrieren: Bestimmung des intakten Parathormons und des PTHrP; weitere 3 ml Blut abzentrifugieren, Serum einfrieren: Bestimmung von Calcium, Phosphat, Vitamin-D-Metaboliten).
- Rehydratation mit initial 0,9% NaCl-Lösung 100–160 ml/kg KG/Tag, bis ZVD +10 bis +12 mmHg erreicht.
- Nach Rehydratation, wenn keine Niereninsuffizienz vorhanden: bilanzierte forcierte Diurese mit 120–240 ml/kg KG/24 h Flüssigkeit (etwa doppelte Erhaltungsmenge für das Alter) und initial 15 mmol/kg KG/24 h Na^+, 3 mmol/kg KG/24 h K^+ und 0,5–1 mmol/kg KG/24 h Mg^{2+} (später nach Ausscheidung und Serumwerten modifizieren) sowie Furosemid (ED 1–2 mg/kg KG alle 4–6 h). *Ziel:* Urinvolumen 3–6 ml/kg KG/h (Wirkeintritt sofort, calciumsenkende Wirkung gut: 0,5–1 mmol/l/24 h).
- Bei persistierender Niereninsuffizienz Hämodialyse mit calciumfreier Dialysatlösung.

Spezielle Maßnahmen

- Calcitonin 5–10 IE (0,5–0,1 ml)/kg KG/Tag i.v. in 2 ED (Wirkeintritt innerhalb 24 h, calciumsenkende Wirkung mäßig: 0,25–0,75 mmol/l, beste Wirkung bei Vitamin-D-Überdosierung).
- Hydrocortisonhemisuccinat 200 mg/m^2 KO/Tag i.v. in 4 ED (Wirkeintritt 12–72 h; wirkt nicht bei primärem Hyperparathyreoidismus).
- Mithramycin 25 μg/kg KG/Tag in 1 ED als Kurzinfusion in 5% Glucose über 8 h. Wiederholung an 5(–21) Tagen möglich. (Wirkeintritt innerhalb 24–48 h; manchmal nachhaltige Wirkung nur 1 Dosis. *Cave* mit Zytostatikum: bei wiederholter Anwendung Knochenmark-, Leber- und Nierentoxizität).
- Clodronat 5 mg/kg KG/Tag i.v. in mehreren ED (Kurzinfusion in isotonischer NaCl-Lösung 2–4 h) über 5 Tage (Wirkeintritt innerhalb 48–72 h; nur bei tumorbedingter Hyperkalzämie anwenden; calciumsenkende Wirkung gut: 1 mmol/l).
- Indomethacin 1 mg/kg KG/Tag per Magensonde (Versuch bei tumorbedingter Hyperkalzämie, die medikamentös sonst nicht kontrolliert werden kann).
- Bei nicht kontrollierbarem primärem Hyperparathyreoidismus notfallmäßige Parathyreoidektomie.

Therapiekontrolle

- ZVD-Messung, EKG-, RR-Monitoring,
- stündliche Bilanzierung (Blasenkatheter), Messung von Ca^{2+}, Na^{+}, K^{+}, Kreatinin, Harnstoff-N im Serum,
- Blutbild, Blutgasanalyse zunächst stündlich,
- bei Einsatz von Mithramycin plasmatische Gerinnung.

Bemerkungen. Intravenöse Verabreichung von Phosphat oder EDTA bei hyperkalzämischer Krise führen zur Ablagerung von Calciumphosphatsalzen oder unlöslichen Calcium-EDTA-Komplexen in Geweben und damit zu deren Schädigung; sie muß vermieden werden.

24.4 Hypokalzämische Tetanie [10, 17]

Vorkommen. Parathyreoprive Tetanie nach Operationen, Erstmanifestation eines idiopathischen Hypoparathyreoidismus (bei autoimmunbedingter pluriglandulärer Insuffizienz gelegentlich kombiniert mit M. Addison und anderen Ausfällen); phosphathaltige Klistiere bei Säuglingen und Kleinkindern. *Neonatalzeit:* DiGeorge-Syndrom; schwere Suppression des endogenen PTH bei Neugeborenen von Müttern mit Hyperparathyreoidismus; Pseudohypoparathyreoidismus; Formen des Vitamin-D-Mangels; in der Frühphase der Ersatztherapie einer Vitamin-D-Mangel-Rachitis.

Diagnostische Kriterien

- Symptome wie Neugeborenenapnoe, generalisierte Neugeborenenkrampfanfälle, Laryngospasmus, Karpopedalspasmen, positives Chvostek-Zeichen, Pseudotumor cerebri; EKG: QT-Verlängerung, Herzrhythmusstörungen,
- Serumgesamtcalcium
  - $< 1{,}5$ mmol/l (< 3 mval/l, < 6 mg/dl) bei Frühgeborenen in den ersten Lebenswochen,
  - $< 1{,}75$ mmol/l ($< 3{,}5$ mval/l, < 7 mg/dl) bei reifen Neugeborenen in den ersten Lebenswochen,
  - < 2 mmol/l (< 4 mval/l, < 8 mg/dl) bei älteren Kindern und Jugendlichen;
  - ionisiertes Ca^{2+} im Serum $< 0{,}9$ mmol/l ($< 1{,}8$ mval/l, $< 3{,}6$ mg/dl).

Allgemeines Vorgehen

- Bei unklarer Grunderkrankung zusätzlich zum Notfallabor diagnostische Blutentnahme (3 ml Blut in ein vorgekühltes EDTA-Röhrchen auf Eiswasser, sofort abzentrifugieren, möglichst Kältezentrifuge; Plasma einfrieren: Bestimmung des intakten Parathormons; 3 ml Blut, abzentrifugieren, Serum einfrieren: Bestimmung von Calcium, Phosphat, Magnesium, Vitamin-D-Metaboliten).

Spezielle Maßnahmen

- 10 % Calciumgluconat 2 ml/kg KG [Jugendliche: 20(–50) ml als ED] langsam i. v. (1 – 2 ml/min unter Monitorkontrolle. *Cave:* Bradykardie, Asystolie bei zu schneller Injektion); Dosis evtl. wiederholen.
- Gefolgt von 10 % Calciumgluconat (3–) 5 (–15) ml/kg KG/Tag i. v. (Kurzinfusionen, wenn kompatibel, laufender Infusion beimischen. *Cave:* Paravasat; möglichst zentralvenösen Zugang benutzen). Kurzfristig kann auch eine höhere Calciumzufuhr zur Beherrschung der Symptomatik erforderlich werden (z. B. 10 % Calciumgluconat 15 ml/kg KG/6 h).
- Bei calciumrefraktärer neurologischer Symptomatik an begleitende Hypomagnesämie denken; nach diagnostischer Blutentnahme 0,5 mmol/kg KG Mg^{2+} (= 1,25 ml 10 % Mg^{2+}/kg KG) langsam i. v.).

Therapiekontrolle

- EKG-Monitoring,
- Serumcalcium (zunächst alle 4 – 6 h); Calciumzufuhr adjustieren, daß eine Serumcalciumkonzentration von 2 mmol/l (4 mval/l, 8 mg/dl) errreicht wird.

Bemerkungen. Bei persistierendem Hypoparathyreoidismus nach Behebung des akuten bedrohlichen Zustands Beginn einer Dauertherapie mit Vitamin D oder -Derivaten.

24.5 Addison-Krise und iatrogene akute NNR-Insuffizienz [12, 16, 22, 24]

Vorkommen. Akute primäre NNR-Insuffizienz mit lebensbedrohlichem Glucocorticoid- und Mineralocorticoidmangel meist als Folge eines Autoimmunprozesses mit Zerstörung der NNR und hinzukommender Erkrankung (z. B. Infekt); selten Zerstörung der NNR durch Blutung, Nebennierenvenenthrombose, -infarkt bei Sepsis (Waterhouse-Friderichsen-Syndrom), Zustand nach bilateraler Adrenalektomie; NNR-Enzymdefekt (am häufigsten AGS vom Typ des 21-Hydroxylase-Mangels) ohne Substitution; akute sekundäre NNR-Insuffizienz mit nur Glucocorticoidmangel bei hypothalamischen oder hypophysären Läsionen und Hinzukommen einer Belastung (z. B. Infekt); plötzlicher Wegfall einer Langzeittherapie mit Glucocorticoiden.

Diagnostische Kriterien

- Erbrechen, Durchfall, Gewichtsabnahme, Schwäche, Muskelhypotonie, Akrozyanose, Zeichen der Hypovolämie bis hin zum Kreislaufschock, manchmal Hypothermie, zerebrale Krampfanfälle, Bewußtseinsstörung, Koma.

- Serum-Na^+ < 130 mmol/l, Serum-K^+ erhöht (meist > 6,5 mmol/l), oft Hyperkaliämie-EKG (hohe, spitze T-Wellen, QRS-Verbreiterung, Dysrhythmien). Blutgasanalyse: metabolische (hypochlorämische) Azidose, Blutzucker oft < 40 mg/dl, Serumkreatinin erhöht; Urin-Na^+ > 20 mmol/l.
- Sonstiges: evtl. andere Zeichen des M. Addison (Hyperpigmentierung von Handlinien, frischen Narben oder Brustwarzen); evtl. Fieber, Meningismus, Petechien, flächenhafte Hautblutungen (Waterhouse-Friderichsen-Syndrom); positive Familienanamnese, Klitorishyperplasie, starke Gewichtsabnahme und krisenhafte Verschlechterung in der 2. Lebenswoche (weibliche Neugeborene mit 21-Hydroxylase-Mangel und Salzverlust); evtl. sogar Zeichen des M. Cushing (plötzlicher Wegfall einer Glucocorticoidlangzeittherapie); Zeichen anderer hormonaler Ausfälle (hypothalamohypophysäre Läsion).

Allgemeines Vorgehen

- Bei unbekannter Erkrankung Asservieren einer Urinprobe (wenn möglich, 30 - 60 ml zur späteren gaschromatographischen Analyse bei selteneren Enzymdefekten der Steroidbiosynthese) und Entnahme von Blut zur späteren Sicherung der Diagnose [3 ml Blut in ein vorgekühltes EDTA-Röhrchen auf Eiswasser, sofort abzentrifugieren (möglichst Kältezentrifuge); Plasma einfrieren: Bestimmung von ACTH und Plasmareninaktivität; weitere 3 ml Blut, abzentrifugieren, Serum einfrieren: Bestimmung von Cortisol, Aldosteron, 17-Hydroxyprogesteron und 11-Desoxycortisol];
- danach rasche Volumenexpansion mit 20 ml/kg KG physiologische Kochsalzlösung mit Glucose (Mischung von 450 ml 0,9 % NaCl mit 50 ml 40 % Glucose) über 30 min i.v. durchführen; gefolgt von
- Volumenerhaltungs und -ersatztherapie: 1500 ml/m^2 KO + 10 % des Körpergewichts (durchschnittlicher vorangegangener Flüssigkeitsverlust) berechnen; 1/3 dieses Volumens in Form obiger Mischung in den ersten 8 h i.v.; weitere Flüssigkeitstherapie nach klinischer Beurteilung; in den ersten Stunden nur kaliumfreie Flüssigkeit, Kalium zusetzen erst nach erfolgreicher Rehydratation und Normalisierung des Serumkaliums.

Spezielle Maßnahmen

- Glucocorticoide: Hydrocortisonhemisuccinat i.v. als Bolus nach Alter:
  - < 6 Monate: 25 mg;
  - 6 Monate - 6 Jahre: 50 mg;
  - > 6 Jahre: 100 mg.

  Anschließend im Bypass als Dauerinfusion Hydrocortisonhemisuccinat 150 mg/m^2KO/24 h.

Sonstiges

- Mineralocorticoidpräparate zur intravenösen Therapie stehen nicht zur Verfügung. Elektrolytentgleisungen müssen durch Ausnutzung der mineralocorticoiden Partialwirkung hoher Hydrocortisondosen, durch ausreichende Natriumchloridzufuhr und durch symptomatische Maßnahmen zur Bekämpfung der Hyperkaliämie beherrscht werden. *Cave:* Synthetische Glucocorticoide haben keine nennenswerte Mineralocorticoidpartialwirkung und müssen nach der Initialbehandlung (Notarzt, Transport) durch Hydrocortison ersetzt werden.
- Hyperkaliämie mit ausgeprägten EKG-Veränderungen und Herzrhythmusstörungen: bis zum Wirkeintritt aller eingeleiteten allgemeinen und speziellen Maßnahmen: Calciumgluconat 10 % 0,5 - 1 ml/kg KG ED langsam unter Monitorkontrolle i.v.; Wirkeintritt sofort, Wirkdauer kurz (meist 30 min), bei Erfolg der 1. Injektion ggf. wiederholen (bis zu 3- bis 4mal tgl.). Zusätzlich:
- Salbutamol 4 µg/kg KG i.v. (als Kurzinfusion über 20 min). Wirkeintritt 40 min nach Infusionsende; Wirkdauer mindestens 2 h; Effekt variabel (kaliumsenkende Wirkung: 1 - 3 mmol/l). Bei Erfolg ggf. wiederholen. Zusätzlich bei unzureichender Wirkung:
- Glucoseinfusion 6 g/kg KG/4 h mit Altinsulin im Bypass (0,4 IE/kg KG in 48 ml 0,9 % NaCl-Lösung; Infusionsgeschwindigkeit (Perfusor) nach Blutglucosekonzentration (BZ) richten:
  - BZ > 200 mg/dl erfordert 12 ml/h (0,1 IE/kg KG/h);
  - BZ 150 - 200 mg/dl erfordert 6 ml/h (0,05 IE/kg KG/h);
  - BZ 100 - 150 mg/dl erfordert 3 ml/h (0,025 IE/kg KG/h);
  - BZ < 100 mg/dl: keine Insulininfusion.

  Wirkeintritt 1 h nach Beginn; kurze Wirkdauer. Zusätzlich bei unzureichender Wirkung:
- Natriumpolystyrolsulfonat (Kationenaustauscher) 0,5 - 1,0 g/kg KG in 20 ml (Neugeborene) - 200 ml (ältere Jugendliche), 40 % Sorbit als Retentionseinlauf (Retentionszeit 6 h).
- Metabolische Azidose: Die beste Therapie der metabolischen Azidose ist Volumenexpansion und hochdosierte Hydrocortisongabe, wie oben beschrieben. Bei Basenexzeß < -15 mmol/l Errechnung der Puffermenge als 8,4 % $NaHCO_3$ [ml] = negativer Basenexzeß [mmol/l] × 0,3 × Körpergewicht [kg]; 1/3 dieses Volumens 1 : 1 mit Aqua pro injectione verdünnt langsam i.v., den Rest nach weiteren Kontrollen des Säure-Basen-Haushalts über die nächsten Stunden.

Therapiekontrolle
- EKG- und RR-Monitoring,
- Serumelektrolyte,
- Blutgasanalyse, Blutglucose,
- Urinvolumen zunächst stündlich; dann in größeren Abständen nach klinischem Verlauf.

Bemerkungen. Umstellung auf orale Gabe von Glucocorticoiden und Mineralocorticoiden meist nach 24-48 h möglich; bei Neugeborenen mit AGS und schwerem Salzverlust oft längere i.v.-Therapie nötig. Hat der Patient einen Notfallausweis?

24.6 Diabetisches Koma [7, 11, 13, 14, 23]

Vorkommen. Foudroyant verlaufende oder spät erkannte Erstmanifestation eines Diabetes mellitus Typ I; akute Stoffwechselentgleisung bei bekanntem Diabetes mellitus Typ I (z. B. Infektionen). Selten: transienter neonataler Diabetes mellitus; zentraler dienzephaler Diabetes mellitus bei Zwischenhirnerkrankungen, nach Trauma und neurochirurgischen Eingriffen in der Zwischenhirnregion; bei sekundärem Diabetes als Folge einer anderen Erkrankung oder eines Syndroms.

Diagnostische Kriterien
- Polydipsie, Polyurie, ausgeprägter Gewichtsverlust mit anderen Zeichen der schweren Exsikkose, hypovolämischer Schock, Koma,
- gastrointestinale Symptome (Übelkeit, Erbrechen, an Appendizitis erinnernder Bauchbefund),
- bei Typ-I-Diabetes fast immer Ketoazidose mit Acetongeruch der Ausatemluft („Nagellackentfernergeruch"), Kußmaulatmung,
- Symptome begleitender Erkrankungen (z. B. bakterielle Infektionen),
- Blutglucose >> 200 mg/dl (11,1 mmol/l) meist 400-800 mg/dl (22,2-44,4 mmol/l), selten > 1000 mg/dl (55,5 mmol/l); Uringlucose meist 3-10 g/l (16,55-55,5 mmol/l) (Stix); Ketonkörper im Urin +++; Lactat bei (seltener) Laktazidose massiv erhöht; pH < 7,2; pCO_2 erniedrigt; Basenüberschuß < -10 mmol/l (nicht beim seltenen hyperosmolaren Koma); Serumkreatinin leicht erhöht; Hämoglobin, Hämatokrit erhöht.

Allgemeines Vorgehen
- Rehydratation, Elektrolytausgleich, Kalorienzufuhr: durchschnittliches Flüssigkeitsdefizit 100 ml/kg KG; bei hypovolämischem Schock in der 1. Stunde 20 % des Defizits, in den folgenden 11 h 80 % des Defizits als isotone Ringer-Lactatlösung infundieren (*Ausnahmen:* mit Biguaniden behandelte Diabetiker, Patienten mit Störung der Leberfunktion, mit Glykogenosen: 0,9 % NaCl-Lösung einsetzen); danach weiter mit 1500 ml/m^2 KO/4 h Flüssigkeit [wenn BZ < 300 mg/dl (16,65 mmol/l) halbisotone Ringer-Lactatlösung mit 5 % Glucose].
- 1-2 h nach Beginn der Insulinsubstitution (s. unten), wenn die Diurese ausreichend in Gang gekommen ist, Kaliumersatz mit 1 mmol/kg KG K^+/6 h als Zusatz zur Infusion. *Cave:* eine Kaliumdosis von 4 mmol/kg KG/24 h sollte nicht überschritten werden.
- Azidosebehandlung: die beste Azidosebehandlung ist die Rehydratation und Insulinsubstitution. Bei negativem Basenexzeß < -15 mmol/l Errechnung der Puffermenge als 8,4 % $NaHCO_3$ [ml] = negativer Basenexzeß [mmol/l] × 0,3 × Körpergewicht [kg]; 1/3 dieses Volumens 1 : 1 mit Aqua pro injectione verdünnt langsam (Kurzinfusion) i. v..

Spezielle Maßnahmen
- Insulinsubstitution: Altinsulin (Human) im Bypass (0,4 IE/kg in 48 ml 0,9 % NaCl-Lösung; Infusionsgeschwindigkeit (Perfusor) nach Blutglucosekonzentration (BZ) richten:
  - BZ > 200 mg/dl erfordert 12 ml/h (0,1 IE/kg/h);
  - BZ 150-200 mg/dl erfordert 6 ml/h (0,05 IE/kg/h);
  - BZ 100-150 mg/dl erfordert 3 ml/h (0,025 IE/kg/h);
  - BZ < 100 mg/dl keine Infusion.

Besonderheiten und Komplikationen im Verlauf
- Aspiration und Aspirationspneumonie: antibiotische Kombinationstherapie.
- Hirnödem mit Einklemmung (sehr selten, Mortalität 90 %). Tritt auf ohne Warnzeichen, 5-15 h nach Therapiebeginn, wenn zunächst alles darauf hinweist, daß der Patient sich in zufriedenstellender Weise erholt: plötzliche Änderung des mentalen Status, abnorme neurologische Zeichen, Wiederabrutschen ins Koma, Atemstillstand. Erhöhtes Risiko bei: langer Vorgeschichte der Erstmanifestation, pH < 7,2, Kopfschmerzen unter Therapie, Infusionsmenge > 4000 ml/m^2 KO/24 h (bei Schock und erniedrigtem ZVD gelegentlich aber unumgänglich!), Absenken des BZ > 100 mg/dl/h [5,55 mmol/l/h].

Therapie des Hirnödems mit Einklemmung
- Die Zeit für eine effektive Mannitoltherapie (1 g/kg KG i. v. über 30 min) ist kurz (< 10 min). Bei klinischen Zeichen sofortiger Start, keine neuroradiologische Diagnostik abwarten (Risiken gering: bei intakter Nierenfunktion höchstens Verzögerung des Einsetzens der Euglykämie).

- Intubation, Sedierung, Muskelrelaxation, Hyperventilation (*Ziel:* pCO_2 20–24 mmHg).
- Furosemid 1 mg/kg KG alle 6–8 h (*Ziel:* Urinausfuhr > 0,25–0,5 ml/kg KG/h).
- Dexamethason 1 mg/kg KG/24 h in 3–4 Dosen.
- Behandlung von Krampfanfällen, Fieber. Bei unzureichendem Ansprechen auf obige Maßnahmen evtl. hochdosierte Barbiturattherapie (z. B. Phenobarbital 10–20 (–40) mg/kg KG/24 h in 8 ED).

Therapiekontrolle
- Überwachung der Komatiefe mit dem Glasgow Coma Scale;
- EKG-, Blutdruck-Monitoring, RR-Monitoring, ZVD-Messung;
- Urinausfuhr; zunächst 30minütlich (1. Stunde nach Therapiebeginn), dann 1- bis 2stündlich;
- BZ, Elektrolyte, Blutgase und Säure-Basen-Haushalt; 6- bis 12stündlich Hämoglobin, Hämatokrit;
- jede Urinportion auf Glucose und Ketonkörper testen;
- bei Hirnödem und Einklemmung immer kontinuierliche intrakranielle Druckmessung.

Bemerkungen. Bei komplikationslosem Verlauf sind nach 24–36 h Dehydratation und Ketoazidose meist weitgehend behoben, so daß es möglich wird, auf subkutane Gaben eines Gemischs von Altinsulin und Depotinsulin überzugehen (s. auch Kap. 18).

24.7 Hypoglykämische Krise [20, 25]

Vorkommen. Hyperinsulinämische Hypoglykämieformen (Neugeborene diabetischer Mütter, Erythroblastosis fetalis, Nesidioblastose; Fehler bei der Insulintherapie des Diabetes mellitus Typ I); Störungen der hepatischen Glucosebereitstellung (z. B. hereditäre Fructoseintoleranz, Glykogenspeicherkrankheiten, schwere Lebererkrankungen); Aminosäure-, Fettsäurestoffwechselstörungen; Defekte gegenregulatorischer Hormone (kombinierter angeborener Wachstumshormon- und ACTH-Mangel); Salicylat-, Alkoholintoxikation.

Diagnostische Kriterien
- Hyperadrenerge Symptome: Zittern, Schwitzen, Blässe, Tachykardie, Übelkeit, Erbrechen,
- ZNS-Symptome: Kopfschmerzen, Konzentrationsschwäche, Verwirrtheit, Koma, Krampfanfälle; Apnoe,
- Blutglucose << 40 mg/dl (<< 2,22 mmol/l),
- bekannte Grunderkrankung.

Allgemeines Vorgehen
- Venösen Zugang schaffen; bei unklarer Diagnose 4 ml Blut entnehmen (Bestimmung von Glucose, Lactat, freien Fettsäuren, Ketonkörpern, Insulin, Cortisol, Wachstumshormon); dann sofort
- 2–3 ml/kg KG 20 % Glucose i. v., gefolgt von
- kontinuierlicher Glucosezufuhr in Höhe von 150 % der hepatischen Glucoseproduktionsrate (normale Glucoseproduktionsrate: Neugeborene 5–8 mg/kg KG/min; ältere Säuglinge und Kinder 3–5 mg/kg KG/min); Na^+ 3 mmol/kg KG/24 h und K^+ 2 mmol/kg KG/24 h zusetzen.

Spezielle Maßnahmen
- Bei Hypoglykämien im Rahmen der Insulinbehandlung eines Diabetes mellitus Typ I: 1 mg Glucagon i.m. (kann auch schon vor Eintreffen des Arztes von geschulten Helfern verabreicht werden).

Besonderheiten und Komplikationen im Verlauf
- Posthypoglykämiekoma: Sind normale Blutglucosewerte erreicht und werden aufrechterhalten, folgt die Besserung neurologischer Symptome prompt. Besteht ein Koma 30 min nach Erreichen einer Normoglykämie fort, muß an das Vorliegen eines Hirnödems gedacht werden (Therapie ggf. mit Mannitol 0,25–0,5 g/kg KG als Kurzinfusion in 15–30 min i. v.; Dexamethason z. B. 1 mg/kg KG/24 h in 3 Dosen i. v.; Furosemid 1 mg/kg KG alle 6–8 h, *Ziel:* Urinausfuhr > 0,25–0,5 ml/kg KG/h).

Therapiekontrolle
- Blutglucose zunächst 30minütlich, danach in größeren Abständen.

Bemerkungen. Bei Neugeborenen und Säuglingen mit ausgeprägtem Hyperinsulinismus ist in der Regel eine kontinuierliche hohe Glucosezufuhr erforderlich, die nur über einen zentralvenösen Zugang gelingt. *Cave:* ständige kurzdauernde Unterbrechungen der Glucosezufuhr (Neuanlegen eines peripheren Zugangs, Verzögerung im Erneuern der Perfusorspritze): sofortige tiefe Hypoglykämie.

Literatur

1. Ayus JC, Arieff AI (1993) Pathogenesis and prevention of hyponatremic encephalopathy. Endocrinol Metab Clin North Am 22: 425–446
2. Ayus JC, Krothapalli RK, Arieff AI (1987) Treatment of symptomatic hyponatremia and its relation to brain damage. N Engl J Med 317: 1190–1195
3. Benua RS, Becker DV, Hurley JR (1994) Thyroid storm. In: Bardin CW (ed) Current therapy in endocrinology and metabolism, 5th edn. Mosby, St. Louis, pp 75–77

4. Bilezikian JP (1994) Hypercalcemia. In: Bardin CW (ed) Current therapy in endocrinology and metabolism, 5th edn. Mosby, St. Louis, pp 511-514
5. Cohen JH, Ingbar SH, Braverman LE (1989) Thyrotoxicosis due to ingestion of excess thyroid hormone. Endocr Rev 10: 113-124
6. Domínguez AS, Olivié MAA, Sousa TR et al. (1996) Plasma parathyroid hormone related protein levels in patients with cancer, normocalcemic and hypercalcemic. Clin Chim Acta 244: 163-172
7. Duck SC, Wyatt DT (1988) Factors associated with brain herniation in the treatment of diabetic ketoacidosis. J Pediatr 113: 10-14
8. Edelson GW, Kleerekoper M (1995) Hypercalcemic crisis. Med Clin North Am 79: 79-92
9. Goldbloom RB, Gillis DA, Prasad M (1972) Hereditary parathyroid hyperplasia: a surgical emergency of early infancy. Pediatrics 49: 514-523
10. Guise TA, Mundy GR (1995) Clinical review 69: evaluation of hypocalcemia in children and adults. J Clin Endocrinol Metab 80: 1473-1478
11. Harris GD, Fiordalisi I, Finberg L (1988) Safe management of diabetic ketoacidemia. J Pediatr 113: 65-68
12. Henriques HF, Lebovic D (1995) Defining and focusing perioperative steroid supplementation. Am Surg 61: 809-813
13. Hürter P (1992) Diabetes bei Kindern und Jugendlichen, 4. Aufl. Springer, Berlin Heidelberg New York
14. Kecskes SA (1993) Diabetic ketoacidosis. Pediatr Clin North Am 40: 355-363
15. Leblanc A, Caillaud JM, Hartmann O et al. (1984) Hypercalcemia preferentially occurs in unusual forms of childhood non-Hodgkin's lymphoma, rhabdomyosarcoma, and Wilms' tumor. A study of 11 cases. Cancer 54: 2132-2136
16. Murdoch IA, Dos Anjos R, Haycock GB (1991) Treatment of hyperkalaemia with intravenous salbutamol. Arch Dis Child 66: 527-528
17. Reber PM, Heath H III (1995) Hypocalcemic emergencies. Med Clin North Am 79: 93-106
18. Rosenmund A (1993) Hyperkalzämie als Notfall. Schweiz Med Wochenschr 123: 735-738
19. Sarnaik AP, Meert K, Hackbarth R et al. (1991) Management of hyponatremic seizures in children with hypertonic saline: a safe and effective strategy. Crit Care Med 19: 758-762
20. Service FJ (1995) Medical progress: hypoglycemic disorders. N Engl J Med 332: 1144-1152
21. Sterns RH, Riggs JE, Schochet SS Jr (1986) Osmotic demyelination syndrome following correction of hyponatremia. N Engl J Med 314: 1535-1542
22. Urban MD, Kogut MD (1994) Adrenocortical insufficiency in the child. In: Bardin CW (ed) Current therapy in endocrinology and metabolism, 5th edn. Mosby, St. Louis, pp 131-135
23. Vernon DD, Postellon DC (1986) Nonketotic hyperosmolal diabetic coma in a child: management with low-dose insulin infusion and intracranial pressure monitoring. Pediatrics 77: 770-772
24. Werbel SS, Ober KP (1993) Acute adrenal insufficiency. Endocrinol Metab Clin North Am 22: 303-328
25. Wolfsdorf JI (1988) Disorders of the endocrine system. In: Graef JW (ed) Manual of pediatric therapeutics. Little & Brown, Boston Toronto, pp 308-310

Teil V

Anthropometrische Dokumentation, Funktionstests und Normalwerte

Klinische und laboranalytische Meßwerte 25

B. P. HAUFFA

25.1 Anthropometrische Tafeln und Tabellen

25.1.1 Körperlänge, Körperhöhe, Körpergewicht

Die Körperlänge/-höhe ist nicht nur ein Maß für das erreichte Wachstum; aus mehreren Messungen im Lauf der Zeit errechnet man die Wachstumsgeschwindigkeit, den wichtigsten Parameter zur Beurteilung von Wachstumsstörungen. Für die präzise und reproduzierbare Messung ist folgendes zu beachten:

- *Bis zu einer Länge von 80 cm* wird die Körperlänge im Liegen mit einer Meßschale ermittelt. Hierzu sind immer 2 Personen erforderlich: 1 Person fixiert den Kopf des Kindes in Richtung der Kör-

Abb. 25.1. Wachstums- und Gewichtskurven in Perzentilen nach Brandt und Reinken [15] (westdeutsche Jungen 0–18 Jahre)

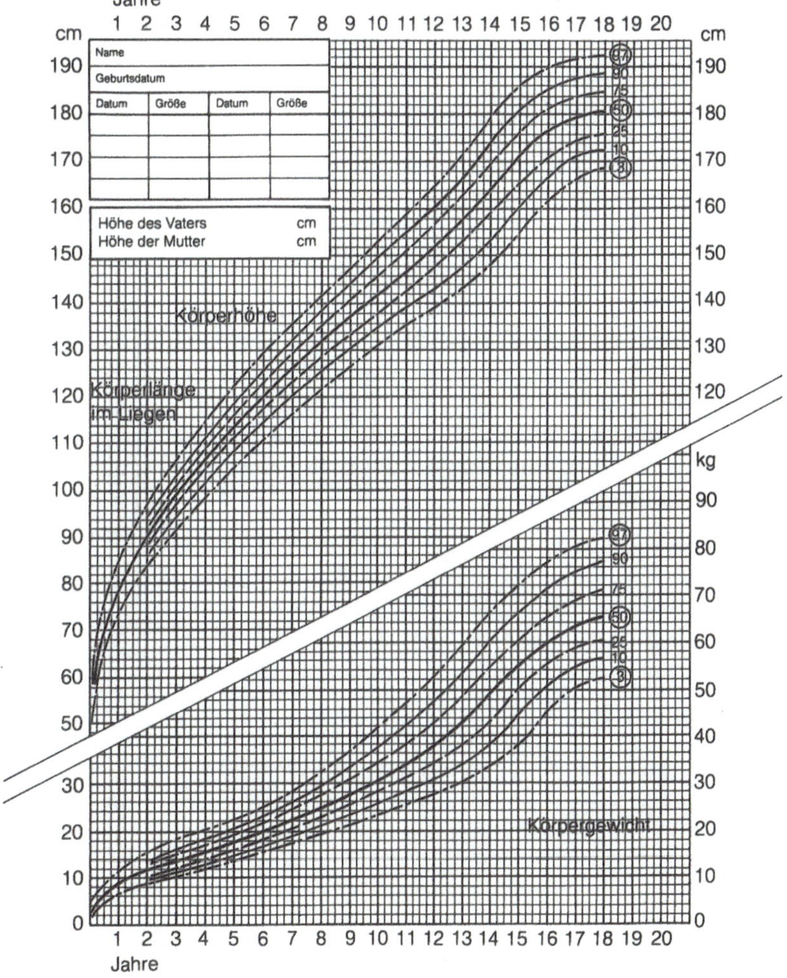

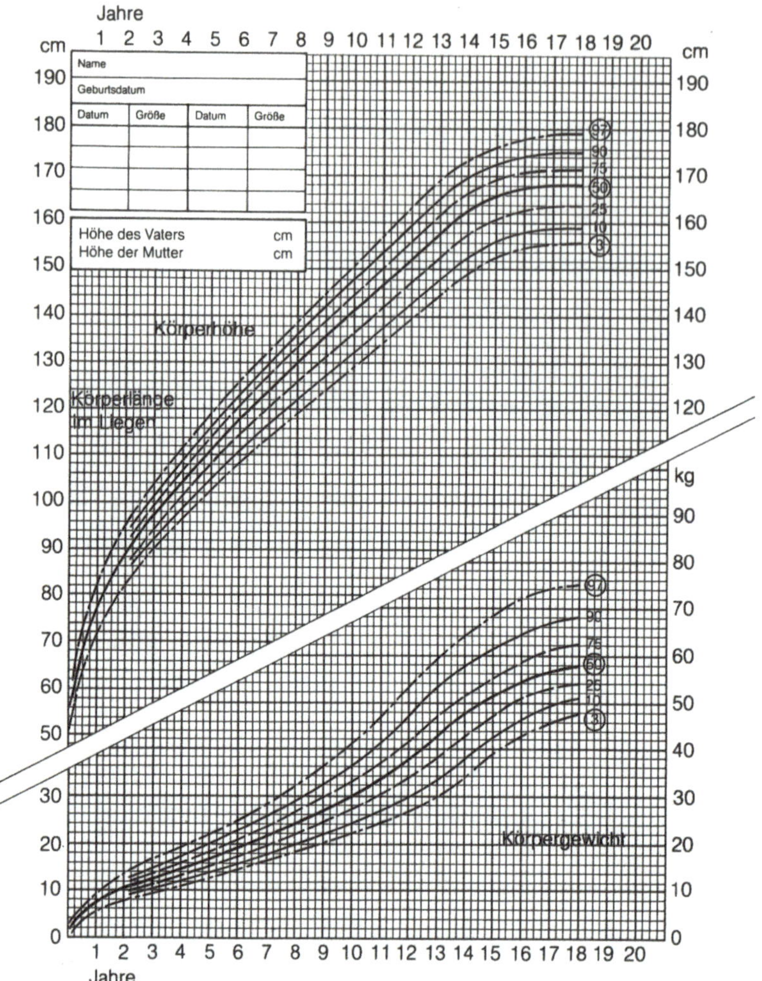

Abb. 25.2. Wachstums- und Gewichtskurven in Perzentilen nach Brandt und Reinken [15] (westdeutsche Mädchen 0–18 Jahre)

perachse und in Kontakt mit der festen oberen Begrenzung der Schale, die 2. Person unterstützt die Streckung der Beine, bringt die bewegliche untere Begrenzung in Fußsohlenkontakt und liest die Länge ab. Alle anderen Längenmeßmethoden im Säuglings- und Kindesalter ergeben keine ausreichend reproduzierbaren Ergebnisse.

- *Jenseits von 80 cm* wird die Körperhöhe im Stehen gemessen. Hierzu dürfen ausschließlich fest an der Wand montierte geeichte Meßlatten mit einem Maßstab aus Metall benutzt werden. Besonders bewährt haben sich nach Art des Harpenden-Stadiometers konstruierte Vorrichtungen, bei denen die Körperlänge auf einem Zählwerk auf Millimetergenauigkeit abgelesen werden kann. Bei diesen Vorrichtungen liegt der durchschnittliche Meßfehler (einfache Standardabweichung mehrfacher Messungen bei mehreren Kindern durch verschiedene Untersucher) bei 2,6–5,0 mm [19]. Auf den Kopfteil einer Waage montierte, meist biegsame Meßlatten sind wegen des hohen Meßfehlers obsolet.

Zur Messung wird der Patient aufgefordert, sich mit Fersen und Rücken in Kontakt mit dem Stadiometer zu begeben, die Füße flach auf den Boden zu stellen und sich so aufrecht wie möglich hinzustellen. Der Untersucher unterstützt die Streckung und richtet den Kopf des Patienten so aus, daß sich unterer Orbitarand und knöcherner Gehörgang in einer waagerechten Ebene (Frankfurter Ebene) befinden, bevor er den Kopfteil der Meßvorrichtung auf den Kopf des Patienten senkt und die Körperhöhe abliest. Bei Patienten im frühen Kindesalter ist hierzu noch eine Hilfsperson erforderlich [16]. An die Wachstumskurven, mit denen man die so ermittelte Körperlänge/-höhe vergleicht, müssen folgende Anforderungen gestellt werden:

- Sie sollen aktuell sein, d. h. den säkularen Trend der letzten Jahre widerspiegeln;
- sie müssen für die Region, aus der die Kinder stammen, repräsentativ sein;
- sie müssen den Vergleich einer einzelnen Messung, aber auch von longitudinal bei einem Patienten erhobenen Meßreihen ermöglichen.

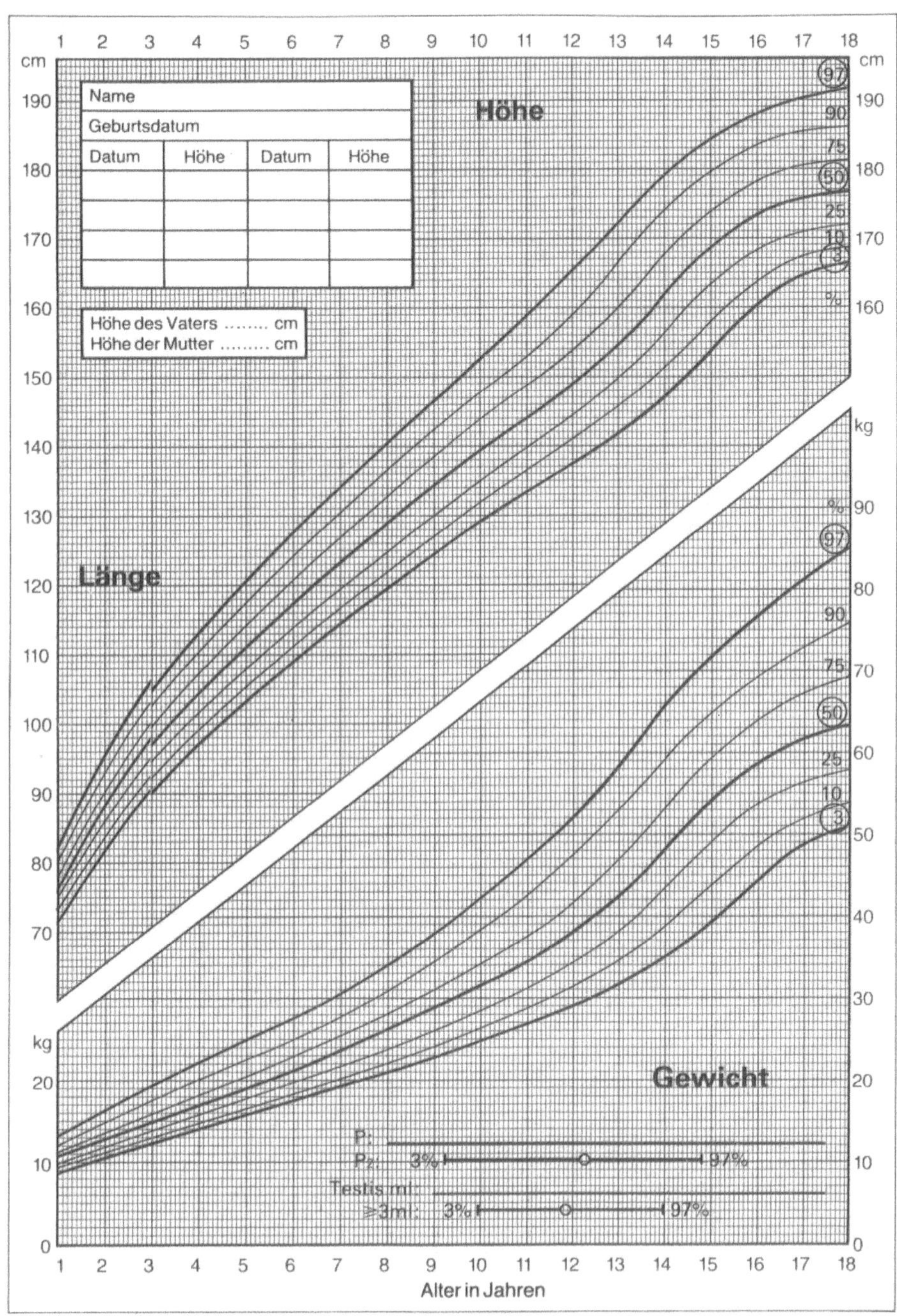

Abb. 25.3. Wachstums- und Gewichtskurven in Perzentilen nach Prader et al. [10] (schweizerische Jungen 0–18 Jahre)

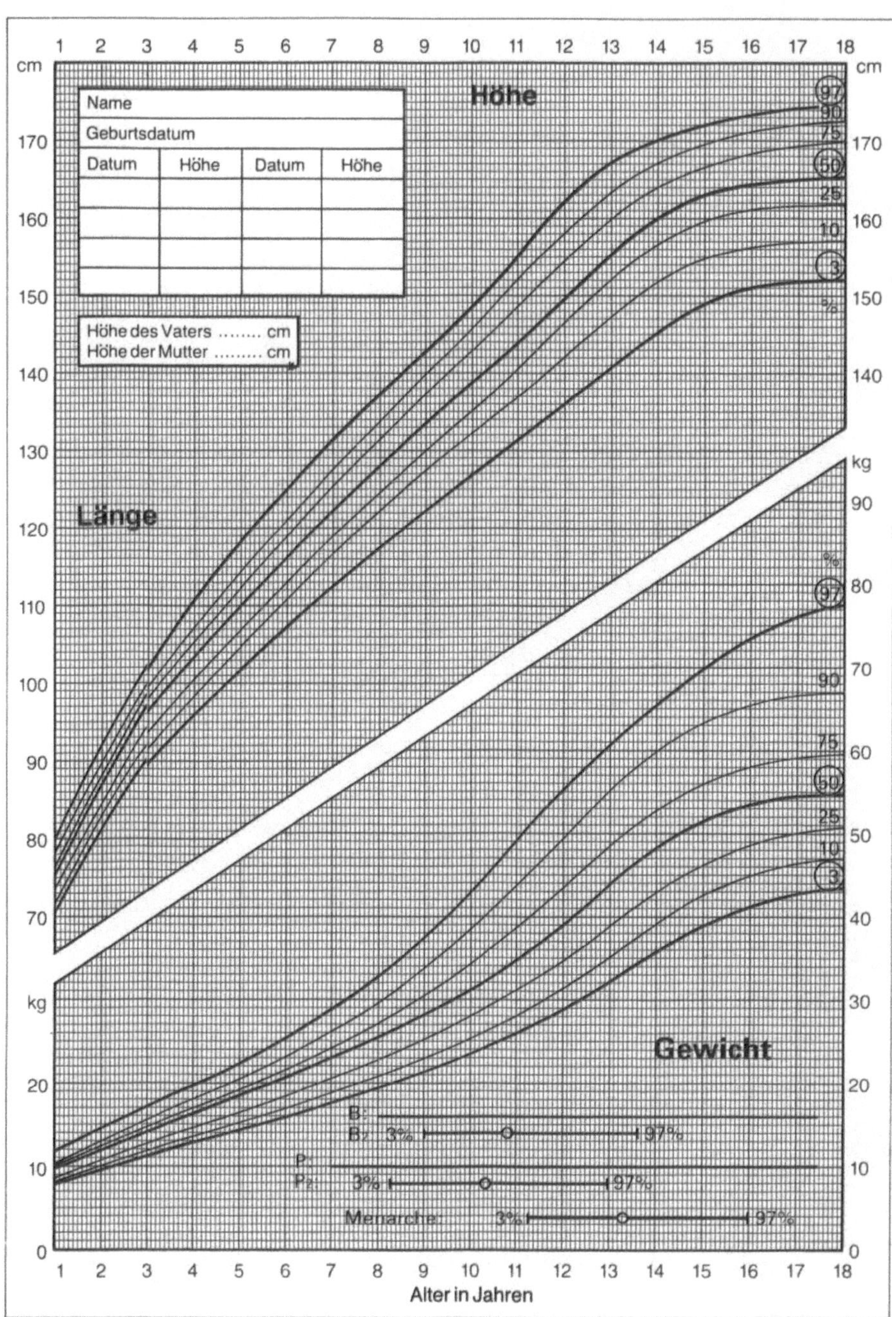

Abb. 25.4. Wachstums- und Gewichtskurven in Perzentilen nach Prader et al. [10] (schweizerische Mädchen 0–18 Jahre)

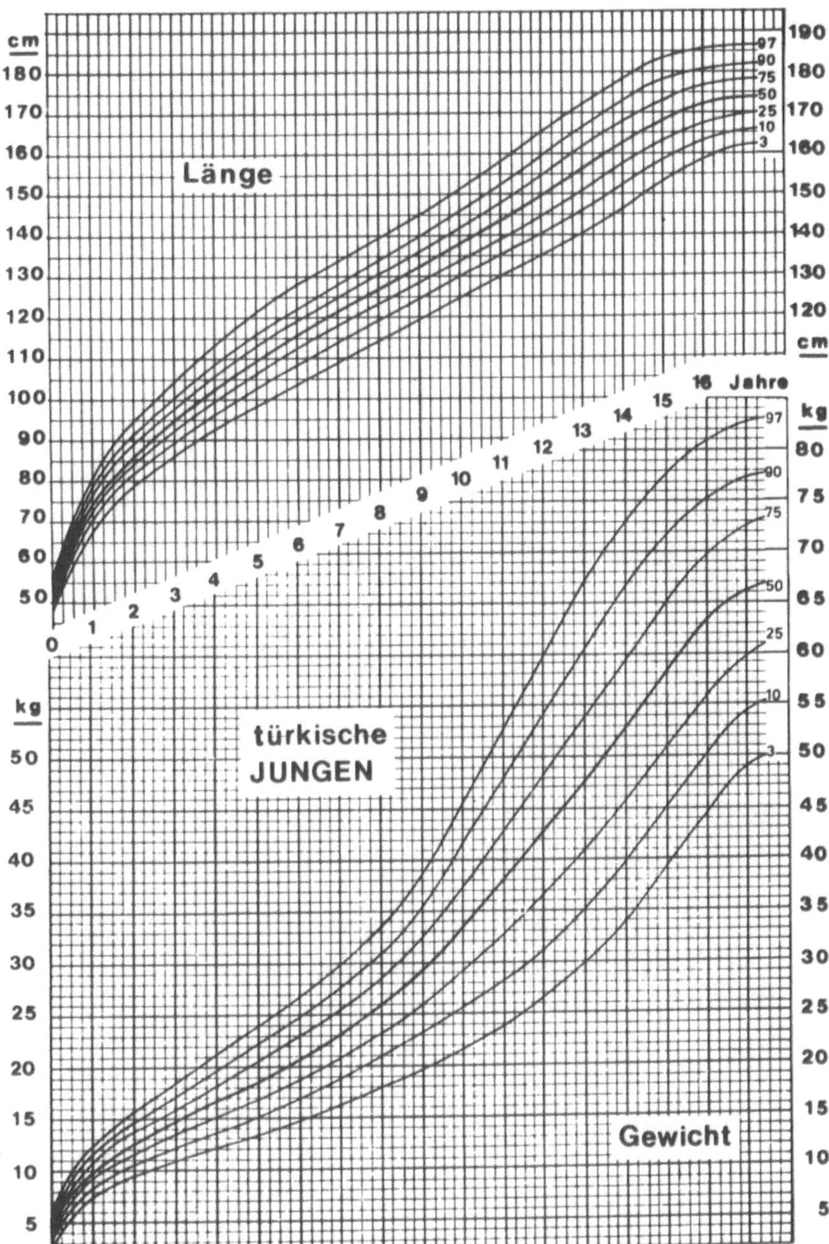

Abb. 25.5. Wachstums- und Gewichtskurven in Perzentilen nach Neyzi et al. [1] (türkische Jungen 0–16 Jahre)

Für die Bundesrepublik sind u. a. die Wachstumskurven von Brandt und Reinken [15] gut geeignet (Abb. 25.1 und 25.2). Für Kinder im Süden der Bundesrepublik und der Alpenländer sind die Wachstumskurven der 1. Züricher longitudinalen Wachstumsstudie [10] gut zu verwenden (Abb. 25.3 und 25.4). Zur besseren Beurteilung von in der Bundesrepublik lebenden türkischen Kindern dienen die Wachstumskurven nach Neyzi [1] (Abb. 25.5 und 25.6).

Für jedes Alter sind Perzentilenkurven angegeben. Fällt die Länge eines Patienten auf die 25. Perzentile, läßt sich dieses Ergebnis durch die Aussage veranschaulichen, daß von 100 Gleichaltrigen 75 größer und 24 kleiner sind als der Patient. Bei Körperlängen/-höhen >97. Perzentile liegt ein Hochwuchs vor, bei Körperlängen <3. Perzentile spricht man von Kleinwuchs. Eine nicht so unmittelbar eingängige Weise, das Abweichen eines individuellen Körpermaßes vom Populationsmittelwert zu ermitteln, ist das Eintragen auf Standardabweichungskurven. Sind die betrachteten Größen normalverteilt, entspricht ein Meßwert auf der +2-SD-Linie etwa der 97. Perzentile, ein Wert auf der −2-SD-Linie etwa der 3. Perzentile.

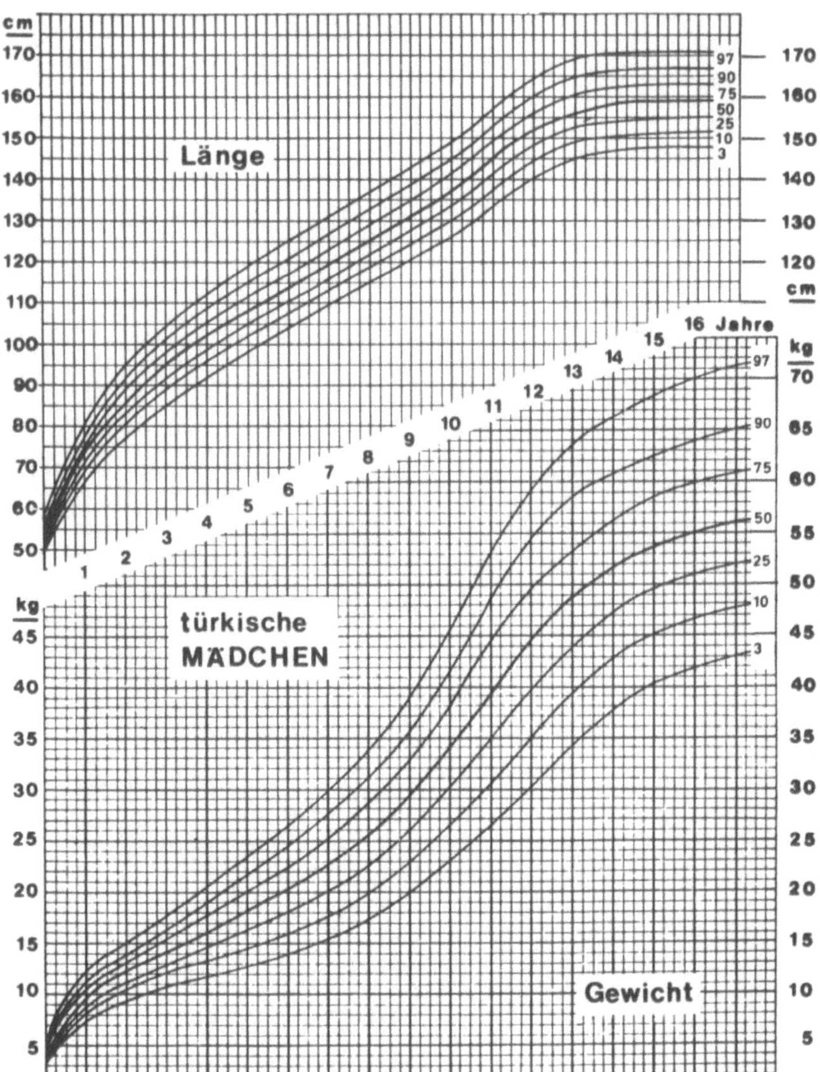

Abb. 25.6. Wachstums- und Gewichtskurven in Perzentilen nach Neyzi et al. [1] (türkische Mädchen 0–16 Jahre)

Das Körpergewicht wird auf geeichten Waagen beim unbekleideten Kind ermittelt. Die Abb. 25.1 bis 25.6 enthalten in ihren unteren Abschnitten Perzentilenkurven für das Körpergewicht, ermittelt an gesunden Kindern [1, 3, 10, 15].

Den Versuch, außer der Population auch die Elterngröße bei der Beurteilung der Körperhöhe eines Kindes mitzuberücksichtigen, machen die Diagramme nach Tanner für 2- bis 9jährige Kinder [17] (Abb. 25.7 und 25.8). In der linken Hälfte des Diagramms wird die Körperhöhe des Kindes gegen das chronologische Alter aufgetragen. Zieht man nun von diesem Punkt die Waagerechte hinüber in den rechten Teil des Diagramms, kann man dort, an der Stelle der Kreuzung mit der im Punkt der mittleren Elterngröße errichteten Senkrechten, den für die Elterngröße korrigierten Perzentilenrang der Körperhöhe des Kindes ablesen. Diese Diagramme sind hilfreich bei einem Verdacht auf Vorliegen der Normvarianten „familiärer Hochwuchs" und „familiärer Kleinwuchs".

Die Frage, ob krankheitsspezifische Wachstumskurven nützlich sind, kann bejaht werden [11]. Krankheitsspezifische Wachstumskurven erlauben es, zusätzlich zur Grunderkrankung vorliegende wachstumsmindernde Faktoren zu erkennen, ermöglichen eine bessere Abschätzung der erreichbaren Endlänge, geben durch ihren Verlauf Hinweise auf eine mögliche Genese der Wachstumsstörung bei der jeweiligen Grunderkrankung und erlauben es, den Einfluß therapeutischer Maßnahmen auf das Längenwachstum zu erkennen [12]. Krankheitsspezifische Wachstumskurven wurden veröffentlicht für Patientinnen mit Ullrich-Turner-Syndrom [14], mit Achondroplasie [7], Hypochondroplasie [2], kongenitaler spondylo-

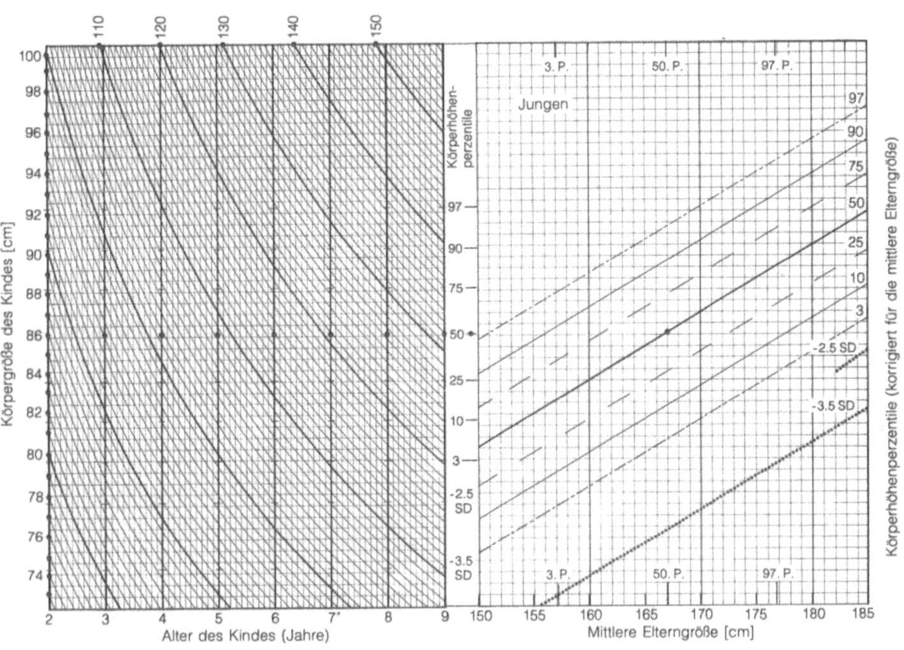

Abb. 25.7. Elterngrößenkorrigierte Körperhöhenstandards für 2- bis 9jährige Jungen nach Tanner [17]. (Wiedergabe mit freundlicher Genehmigung der Castlemead Publications, Großbritannien)

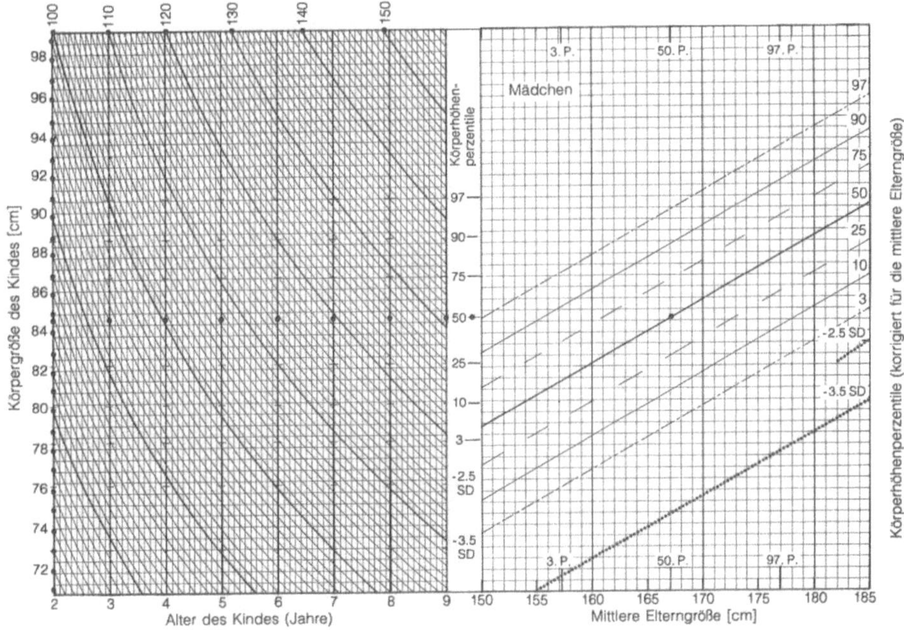

Abb. 25.8. Elterngrößenkorrigierte Körperhöhenstandards für 2- bis 9jährige Mädchen nach Tanner [17]. (Wiedergabe mit freundlicher Genehmigung der Castlemead Publications, Großbritannien)

epiphysärer Dysplasie, diastropher Dysplasie oder Pseudoachondroplasie [8], Marfan-Syndrom [18], Muskeldystrophie Typ Duchenne [5], Noonan-Syndrom [13], Prader-Willi-Syndrom [6], Russell-Silver-Syndrom [20], Trisomie 21 [4] und Williams-Syndrom [9].

Literatur

1. Aksu F, von Schnakenburg K (1980) Percentilkurven für die Längen- und Gewichtsbeurteilung türkischer Kinder. Kinderarzt 11: 199-205
2. Appan S, Laurent S, Chapman M, Hindmarsh PC, Brook CG (1990) Growth and growth hormone therapy in hypochondroplasia. Acta Paediatr Scand 79: 796-803
3. Brandt I (1986) Growth dynamics of low-birth-weight infants with emphasis on the perinatal period. In: Falkner F, Tanner JM (eds) Human growth, 2nd edn. Plenum, New York, pp 415-475
4. Cronk CE, Crocker AC, Pueschel SM, Shea AM, Zackai E, Pickens G, Reed RB (1988) Growth charts for children with Down's syndrome: 1 month to 18 years of age. Pediatrics 81: 102-110
5. Eiholzer U, Boltshauser E, Frey D, Molinari L, Zachmann M (1988) Short stature: a common feature in Duchenne muscular dystrophy. Eur J Pediatr 147: 602-605
6. Holm VA (1995) Appendix B: growth charts for Prader-Willi syndrome. In: Greenswag LR, Alexander RC (eds) Management of Prader-Willi syndrome, 2nd edn. Springer, New York Berlin Heidelberg, pp 335-338
7. Horton WA, Rotter JI, Rimoin DL, Scott CI, Hall JG (1978) Standard growth curves for achondroplasia. J Pediatr 93: 435-438
8. Horton WA, Hall JG, Scott CI, Pyeritz RE, Rimoin DL (1982) Growth curves for height for diastrophic dysplasia, spondyloepiphyseal dysplasia congenita, and pseudoachondroplasia. Am J Dis Child 136: 316-319
9. Pankau R, Partsch C-J, Gosch A, Oppermann HC, Wessel A (1992) Statural growth in Williams-Beuren syndrome. Eur J Pediatr 151: 751-755
10. Prader A, Largo RH, Molinari L, Issler C (1989) Physical growth of Swiss children from birth to 20 years of age. First Zurich longitudinal study of growth and development. Helv Paediatr Acta (Suppl) 52: 1-125
11. Ranke MB (1989) Disease-specific growth charts - do we need them? Acta Paediatr Scand (Suppl) 356: 17-25
12. Ranke MB (1996) Disease-specific standards in congenital syndromes. Horm Res 45: 35-41
13. Ranke MB, Heidemann P, Knupfer C, Enders H, Schmaltz AA, Bierich JR (1988) Noonan syndrome: growth and clinical manifestations in 144 cases. Eur J Pediatr 148: 220-227
14. Ranke MB, Chavez-Meyer H, Blank B, Frisch H, Häusler G (1991) Spontaneous growth and bone age development in Turner syndrome: results of a multicentric study 1990. In: Ranke MB, Rosenfeld RG (eds) Turner syndrome: growth promoting therapies. Excerpta Medica, Amsterdam New York Oxford, pp 101-106
15. Reinken L, van Oost G (1992) Longitudinale Körperentwicklung gesunder Kinder von 0 bis 18 Jahren. Klin Pädiatr 204: 129-133
16. Tanner JM (1962) Notes on techniques at Harpeden growth study. In: Tanner JM (ed) Growth at adolescence, 2nd edn. Blackwell Scientific, Oxford, pp 240-245
17. Tanner JM, Goldstein H, Whitehouse RH (1970) Standards for children's height at age 2-9 years allowing for height of parents. Arch Dis Child 45: 755-762
18. Vetter U, Meyerhofer R, Lang D, von Bernuth G, Ranke MB, Schmaltz AA (1990) The Marfan syndrome - analysis of growth and cardiovascular manifestation. Eur J Pediatr 149: 452-456
19. Voss LD, Bailey BJR, Cumming K, Wilkin TJ, Betts PR (1990) The reliability of height measurement (The Wessex growth study). Arch Dis Child 65: 1340-1344
20. Wollmann HA, Kirchner T, Enders H, Preece MA, Ranke MB (1995) Growth and symptoms in Silver-Russell syndrome: review on the basis of 386 patients. Eur J Pediatr 154: 958-968

25.1.2 Wachstumsgeschwindigkeit

Ist mehr als eine Körperlängen- bzw. Körperhöhenmessung vorhanden und liegen diese Messungen 6 Monate oder länger auseinander, lassen sich Wachstumsgeschwindigkeiten errechnen. Die Wachstumsgeschwindigkeit (cm/Jahr) spiegelt gut kurzfristige Einflüsse auf das Wachstum wider und kann mit alters- und geschlechtsabhängigen Wachstumsgeschwindigkeitskurven verglichen werden. Da sich die Wachstumsgeschwindigkeit über die letzten 3 Jahrzehnte mit dem säkularen Trend nur wenig geändert hat, eignen sich die Wachstumsgeschwindigkeitskurven nach Tanner [2, 3] und Prader [1] zum Gebrauch (Abb. 25.9 und 25.10).

Beispiel: Bei einem 4 2/12jährigen Jungen, der nach den Eintragungen im Vorsorgeuntersuchungsheft immer entlang der 3 %-Linie gewachsen ist, wurde eine Körperhöhe von 97,9 cm gemessen. Bei einer Kontrolluntersuchung im Alter von 4 11/12 Jahren beträgt die Körperhöhe des Jungen 99,1 cm. Der Junge ist in den zurückliegenden 9 Monaten 1,2 cm gewachsen. Aus dieser Körperhöhendifferenz muß zunächst durch Hochrechnung auf 12 Monate die Wachstumsgeschwindigkeit, ausgedrückt in cm/Jahr, errechnet werden; sie beträgt hier 1,6 cm/Jahr. Zum Eintrag in die Wachstumsgeschwindigkeitskurve wird nun auf der Zeitachse der Beginn des Untersuchungsintervalls (chronologisches Alter von 4 2/12 Jahren) aufgesucht und in Höhe von 1,6 cm/Jahr (Ordinate) durch eine waagerechte Linie mit dem Endpunkt des Untersuchungsintervalls (4 11/12 Jahre) verbunden.

Durch dieses Vorgehen wird nicht nur die aktuelle Wachstumsgeschwindigkeit eines Patienten, sondern auch die Länge des Untersuchungsintervalls und der Bezug zum chronologischen Alter sowie zu einer normalen altersgleichen Referenzpopulation auf einen Blick deutlich: Die Wachstumsgeschwindigkeit des Jungen lag unterhalb der 3. Perzentile für sein chronologisches Alter; sie muß als erheblich erniedrigt angesehen werden. Sind bei einem Kind über längere Zeit in mehreren aneinandergrenzenden Untersuchungsintervallen die Wachstumsgeschwindigkeiten errechnet worden, kann durch Verbindung der waagerechten Wachstumsgeschwindigkeitslinien mit senkrechten Linien eine Wachstumsgeschwindigkeitskurve in Form eines Treppenzugs erstellt werden.

Im Gegensatz zu anderen Perzentilenkurven liegt bei der Wachstumsgeschwindigkeit die Untergrenze

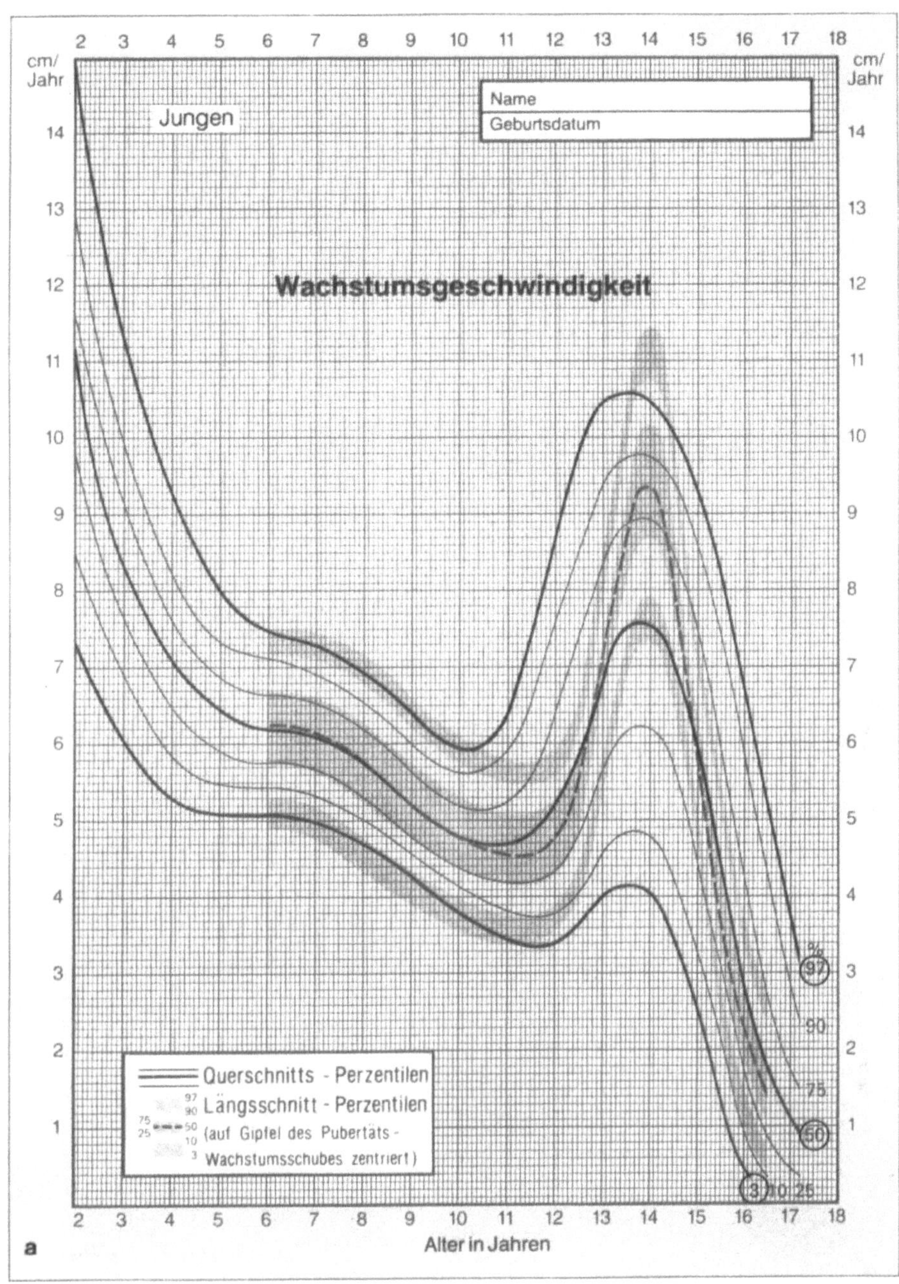

Abb. 25.9 a,b. Wachstumsgeschwindigkeitskurven in Querschnitts- und Längsschnittperzentilen von Jungen und Mädchen im Alter von 2–18 Jahren; **a** Jungen, **b** Mädchen. (Nach der 1. Züricher longitudinalen Wachstumsstudie [1])

des Normbereichs nicht bei der 3. Perzentilen. Wenn ein Kind in mehreren aufeinanderfolgenden Beobachtungsintervallen mit seiner Wachstumsgeschwindigkeit unterhalb der 25. Perzentile bleibt, wird die Körperhöhenkurve dieses Kindes die Perzentilen nach unten schneidend verlaufen; daher ist die 25. Perzentile als Unterrand der Norm für die Wachstumsgeschwindigkeit allgemein akzeptiert.

Vom 8. Lebensjahr an bei Mädchen (vom 11. Lebensjahr an bei Jungen) wird die Streubreite für die Wachstumsgeschwindigkeit sehr groß. Dies ist durch die große Variabilität nicht nur des Ausmaßes des Pubertätswachstumsschubs, sondern auch des Zeitpunkts seines Beginns bedingt. In der Gruppe der 12jährigen Jungen gibt es Individuen, die kurz vor Pubertätsbeginn stehen und das individuelle Minimum ihrer Wachstumsgeschwindigkeit erreicht haben; andererseits sind in dieser Gruppe auch normale Frühentwickler erfaßt, die bereits mit dem Pubertätswachstumsschub begonnen haben. Korri-

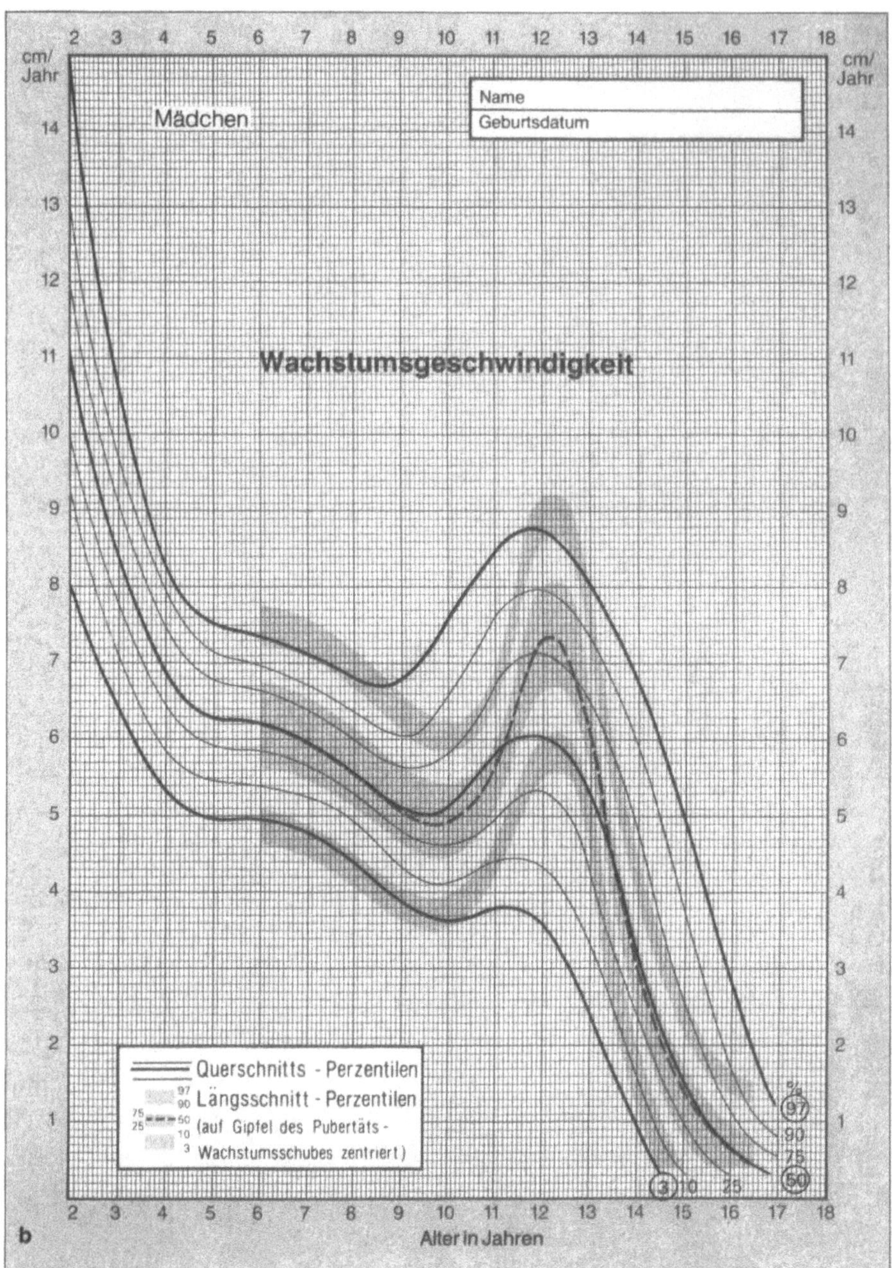

Abb. 25.9 b

giert man die in Längsschnittuntersuchungen ermittelten Wachstumsgeschwindigkeiten während der Pubertät, indem man sie bezüglich des Höhepunkts des Pubertätswachstumsschubs synchronisiert, erhält man ein schärfer abgegrenztes Bild des Pubertätswachstumsschubs in der Normalpopulation, wie es der Realität beim individuellen Patienten entspricht. Diese sog. tempokonditionierten Wachstumsgeschwindigkeitsperzentilen sind in den Abb. 25.9 und 25.10 als grau schattierte Bänder unterlegt.

Liegt von einem Patienten in der Pubertät nur eine einzige Wachstumsgeschwindigkeit vor, weiß man also nicht, wo sich der Patient auf der Zeitachse in Bezug auf seinen Pubertätswachstumsschub befindet, muß man mit den nicht tempokonditionierten Perzentilen vergleichen. Wenn der Patient vor und zu Pubertätsbeginn öfter untersucht wurde, liegen also mehrere Wachstumsgeschwindigkeiten und klinische Beurteilungen des Pubertätsstadiums vor, kann die Wachstumsgeschwindigkeit in Bezug auf Wachstums-

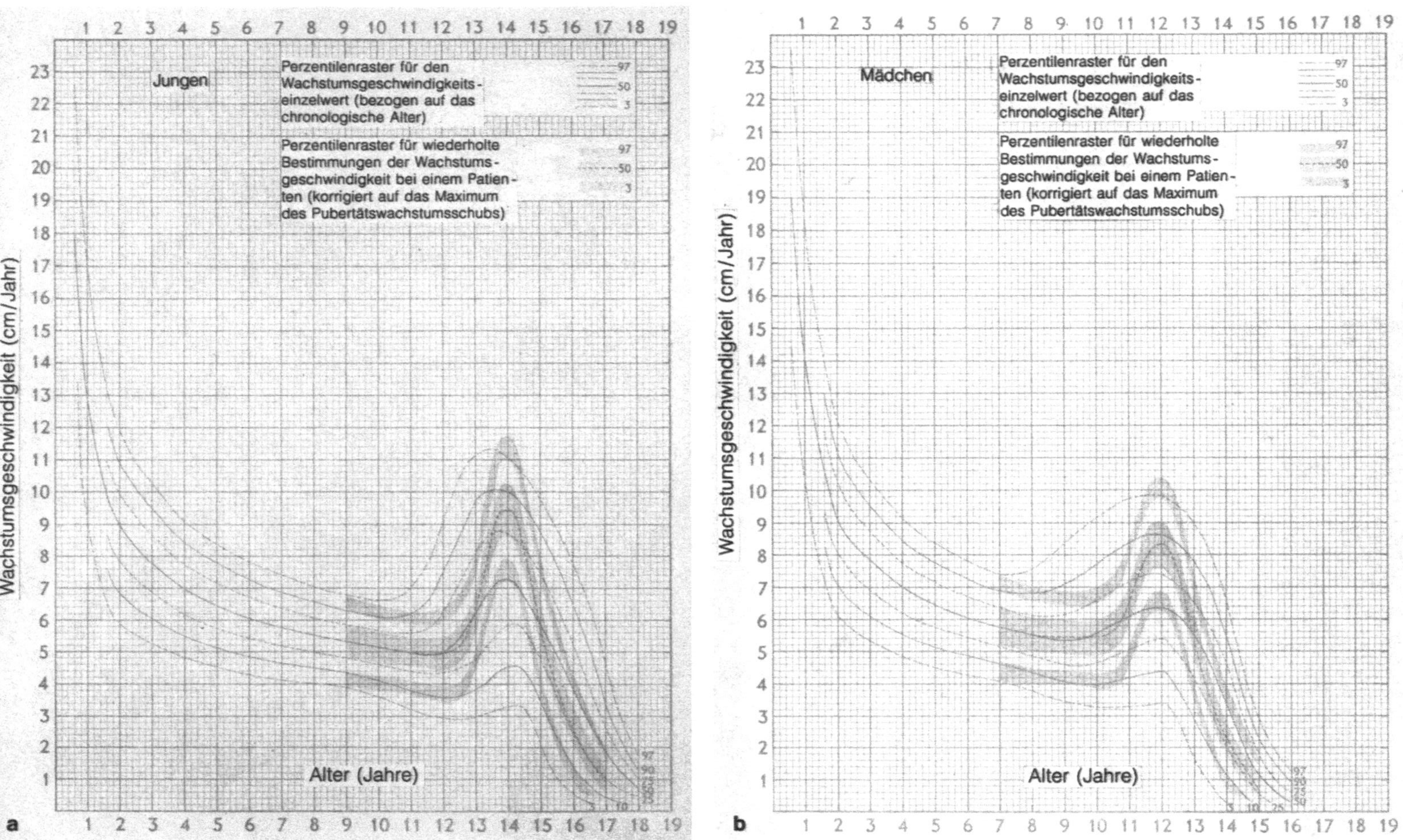

Abb. 25.10 a,b. Wachstumsgeschwindigkeitskurven in Querschnitts- und Längsschnittperzentilen von Jungen und Mädchen im Alter von 0–16 Jahren nach Tanner [2, 3]; **a** Jungen, **b** Mädchen

und Pubertätsverlauf eingeordnet werden. Dann muß zum Vergleich die tempokonditionierte Wachstumskurve herangezogen werden.

Beispiel: Ein 12jähriger Junge, der 1 1/2 Jahre zuvor mit einer Geschwindigkeit von 5,0 cm/Jahr gewachsen ist, im letzten halben Jahr seine Wachstumsgeschwindigkeit aber auf 6,4 cm erhöht und sekundäre Geschlechtsmerkmale entwickelt hat, sollte deshalb mit den ersten 6 Monaten des aufsteigenden Schenkels der tempokonditionierten Pubertätswachstumsgeschwindigkeitskurve verglichen werden.

Literatur

1. Prader A, Largo RH, Molinari L, Issler C (1989) Physical growth of Swiss children from birth to 20 years of age. First Zürich longitudinal study of growth and development. Helv Paediatr Acta (Suppl) 52: 1-125
2. Tanner JM, Whitehouse RH, Takaishi M (1966) Standards from birth to maturity for height, weight, height velocity, and weight velocity: British children, 1965. Part I. Arch Dis Child 41: 454-471
3. Tanner JM, Whitehouse RH, Takaishi M (1966) Standards from birth to maturity for height, weight, height velocity, and weight velocity: British children, 1965. Part II. Arch Dis Child 41: 613-635

25.1.3 Hautfaltendickestandards

Ein gutes Maß für den Fettanteil an der Körpermasse stellt die Hautfaltendicke dar, die am genauesten als subskapulare Hautfaltendicke und als Trizepshautfaltendicke zu bestimmen ist. Mit den Fingern wird eine Falte, bestehend aus Haut und Unterhautgewebe, abgehoben und während des gesamten Meßvorgangs festgehalten. Diese Falte wird zwischen die Backen der Hautfaltenmeßzange gebracht und 3-5 s später die Dicke der Hautfalte abgelesen. Zur Messung wird übereinkunftsgemäß nur die linke Körperseite benutzt [1]. Aktuelle Standards für beide Lokalisationen

Tabelle 25.1. Standards für die Trizepshautfaltendicke in Perzentilen (1. Züricher longitudinale Wachstumsstudie)

Alter (Jahre)	n	Mädchen						
		Perzentilen						
		3	10	25	50	75	90	97
0,08	138	4,0	4,2	5,0	5,5	6,3	6,8	7,6
0,25	152	5,3	6,0	7,0	8,0	9,0	10,0	12,0
0,50	161	6,6	7,4	8,3	10,0	11,4	13,0	14,2
0,75	154	6,0	7,6	9,0	10,2	11,7	13,4	14,2
1,00	162	6,3	7,6	9,1	10,4	12,0	14,0	16,0
1,50	142	7,4	8,2	9,2	10,4	11,8	13,4	14,6
2,00	154	7,0	8,0	9,0	10,2	11,6	12,8	14,4
3,00	148	6,7	7,8	8,6	10,2	11,4	13,0	13,8
4,00	136	6,5	7,7	8,7	10,2	11,4	12,8	14,0
5,00	145	6,4	7,5	8,7	10,0	11,2	12,8	14,0
6,00	143	6,2	7,4	8,5	9,6	11,0	12,8	13,9
7,00	142	6,1	7,2	8,4	9,8	11,2	13,3	15,2
8,00	140	6,1	7,1	8,5	10,1	12,0	14,3	17,5
9,00	141	6,0	7,1	8,7	10,7	13,1	15,6	18,9
9,50	133	6,0	7,1	8,7	11,0	13,4	16,2	19,2
10,00	135	6,0	7,1	8,7	11,1	13,6	16,6	19,4
10,50	135	6,0	7,0	8,6	10,0	13,5	16,9	19,9
11,00	132	6,0	7,0	8,5	10,8	13,4	17,0	20,5
11,50	134	6,0	7,0	8,3	10,6	13,3	17,0	21,1
12,00	134	6,0	7,0	8,2	10,5	13,2	17,0	21,0
12,50	133	6,0	7,0	8,1	10,5	13,2	16,9	20,4
13,00	131	6,0	7,1	8,1	10,4	13,2	17,0	19,9
13,50	125	6,1	7,1	8,1	10,4	13,3	17,1	19,6
14,00	124	6,1	7,2	8,3	10,5	13,6	17,3	20,0
14,50	126	6,2	7,3	8,5	10,7	13,9	17,5	20,7
15,00	128	6,2	7,4	8,7	10,8	14,2	17,8	21,5
15,50	115	6,3	7,5	9,0	11,0	14,5	18,0	22,1
16,00	125	6,4	7,6	9,2	11,2	14,7	18,2	22,8
17,00	121	6,6	7,8	9,7	11,8	14,8	18,3	24,4
18,00	120	6,8	8,0	10,3	12,2	14,7	18,2	25,0
19,00	112	7,0	8,2	10,5	12,2	14,8	18,1	24,3
20,00	116	7,2	8,5	10,5	12,2	14,9	18,1	22,3

Tabelle 25.1. (Fortsetzung)

Alter (Jahre)	n	Knaben Perzentilen 3	10	25	50	75	90	97
0,08	150	3,6	4,0	4,4	5,2	5,8	6,2	7,2
0,25	155	5,0	5,5	6,4	7,6	9,4	10,1	11,1
0,50	159	6,2	7,4	8,2	10,2	11,6	13,1	14,4
0,75	155	6,9	8,0	9,2	10,7	12,1	13,9	15,6
1,00	161	6,4	8,0	9,2	11,0	12,2	13,4	15,2
1,50	154	6,3	8,0	9,2	10,6	12,3	14,0	15,1
2,00	155	7,0	8,8	9,2	10,6	11,6	13,0	14,2
3,00	152	5,7	7,2	8,4	9,8	11,0	12,4	13,7
4,00	147	5,8	6,9	8,1	9,4	10,8	12,4	13,6
5,00	140	5,9	6,6	7,6	9,0	10,5	12,0	13,2
6,00	145	5,6	6,3	7,3	8,5	10,1	11,4	12,5
7,00	146	5,2	6,1	7,0	8,2	9,9	10,9	12,2
8,00	146	5,0	5,9	7,0	8,2	9,9	11,5	12,9
9,00	145	4,9	5,8	7,0	8,3	10,0	12,1	14,2
10,00	143	4,8	5,8	7,0	8,3	10,0	12,4	15,8
10,50	148	4,8	5,8	6,9	8,3	10,0	12,3	16,5
11,00	144	4,7	5,7	7,0	8,3	10,0	12,2	16,8
11,50	139	4,7	5,7	6,9	8,3	9,9	12,3	17,2
12,00	139	4,6	5,6	6,9	8,2	9,9	12,7	17,7
12,50	142	4,6	5,5	6,7	8,1	9,7	13,0	17,9
13,00	138	4,5	5,3	6,5	7,9	9,4	12,9	17,3
13,50	135	4,3	5,0	6,3	7,5	9,1	12,2	16,4
14,00	137	4,2	4,8	6,0	7,1	8,7	11,3	15,4
14,50	131	4,0	4,6	5,7	6,8	8,4	10,4	14,6
15,00	135	3,9	4,5	5,4	6,6	8,1	9,9	14,3
15,50	131	3,9	4,4	5,3	6,4	7,9	9,7	14,3
16,00	127	3,9	4,4	5,2	6,3	7,8	9,7	14,8
16,50	124	3,8	4,5	5,2	6,3	7,8	9,8	15,4
17,00	131	3,8	4,5	5,2	6,3	7,8	18,1	15,8
18,00	128	3,7	4,5	5,3	6,4	7,9	10,3	15,8
19,00	124	3,8	4,6	5,3	6,5	8,2	10,8	15,6
20,00	115	3,7	4,7	5,3	6,5	8,4	11,1	15,2

Tabelle 25.2. Standards für die Trizepshautfaltendicke in Perzentilen (1. Züricher longitudinale Wachstumsstudie)

Alter (Jahre)	n	Mädchen Perzentilen 3	10	25	50	75	90	97
0,08	138	4,5	5,0	5,0	5,9	7,2	7,2	8,0
0,25	152	4,4	5,0	6,0	6,7	7,3	8,5	10,5
50,0	161	4,4	4,9	6,0	7,1	7,6	9,3	10,8
0,75	154	4,3	4,9	5,8	7,0	7,7	9,5	10,4
1,00	162	4,3	4,8	6,0	6,8	7,7	9,4	11,1
1,50	140	4,2	4,7	5,4	6,2	7,5	8,5	9,7
2,00	154	4,1	4,5	5,0	5,8	7,2	7,9	9,0
3,00	147	4,8	4,2	4,8	5,2	6,6	7,6	9,2
4,00	135	3,8	4,1	4,5	5,4	6,5	7,4	9,0
5,00	145	3,8	4,0	4,3	5,2	6,3	7,3	8,9
6,00	143	3,4	3,9	4,3	4,8	6,0	7,0	8,4
7,00	142	3,3	3,9	4,3	5,2	5,9	7,0	8,8
8,00	140	3,4	3,9	4,3	5.2	6,1	7,5	9,9
9,00	140	3,6	4,0	4,5	5,2	6,6	8,5	11,8
9,50	133	3,8	4,1	4,6	5,6	7,0	9,2	13,3

Tabelle 25.2. (Fortsetzung)

Alter (Jahre)	n	Mädchen Perzentilen 3	10	25	50	75	90	97
10,00	135	3,8	4,2	4,7	5,7	7,4	10,0	15,3
10,50	135	3,8	4,3	4,9	5,9	7,9	10,8	17,5
11,00	132	3,8	4,4	5,0	6,0	8,3	11,5	19,5
11,50	134	3,9	4,5	5,2	6,4	8,8	12,2	20,9
12,00	134	4,1	4,6	5,4	6,8	9,2	12,8	21,5
12,50	131	4,4	5,0	5,8	7,3	9,8	13,7	20,9
13,50	125	4,6	5,2	6,1	7,6	10,1	14,1	20,3
14,00	122	4,9	5,4	6,3	7,9	10,4	14,5	20,0
14,50	125	5,0	5,6	6,6	8,1	10,8	14,9	19,9
15,00	126	5,1	5,8	6,8	8,1	11,1	15,3	20,1
15,50	114	5,3	6,0	7,0	8,3	11,4	15,7	20,4
16,00	123	5,5	6,2	7,2	8,7	11,8	15,9	21,0
17,00	117	5,9	6,5	7,5	9,4	12,2	16,2	22,5
18,00	118	6,2	6,7	7,6	9,6	12,2	16,1	23,5
19,00	110	5,8	6,7	7,6	9,4	11,9	15,8	23,2
20,00	116	5,2	6,6	7,6	8,8	11,6	15,6	22,3

Alter (Jahre)	n	Knaben Perzentilen 3	10	25	50	75	90	97
0,08	150	3,8	4,0	4,6	5,1	5,4	6,2	7,0
0,25	155	4,0	4,9	5,1	6,0	7,2	8,3	9,2
0,50	158	4,2	5,0	5,6	6,6	7,6	8,9	10,2
0,75	155	4,3	4,7	5,8	6,8	7,8	9,0	10,1
1,00	160	4,4	5,0	5,7	6,7	7,8	8,8	9,8
1,50	153	4,1	4,7	5,2	5,9	6,8	8,0	9,1
2,00	155	4,0	4,4	5,0	5,4	6,2	7,0	9,0
3,00	152	3,9	4,2	4,6	5,0	6,0	6,7	9,0
4,00	147	3,6	4,0	4,4	4,9	5,5	6,4	7,3
5,00	140	3,3	3,8	4,2	4,6	5,1	6,0	6,9
6,00	145	3,1	3,6	4,0	4,4	4,8	5,4	6,5
7,00	146	3,3	3,6	4,0	4,4	4,8	5,6	6,6
8,00	146	3,4	3,6	4,0	4,4	5,0	6,0	7,0
9,00	146	3,4	3,6	4,2	4,5	5,2	6,2	7,7
10,00	143	3,4	3,7	4,2	4,7	5,4	6,5	8,7
10,50	147	3,4	3,8	4,2	4,8	5,6	6,7	9,3
11,00	144	3,4	3,8	4,2	4,9	5,8	7,0	9,7
11,50	139	3,5	3,8	4,3	5,0	6,0	7,4	10,1
12,00	139	3,5	3,8	4,4	5,1	6,1	7,8	10,5
12,50	142	3,5	3,9	4,5	5,1	6,2	7,9	10,7
13,00	138	3,6	4,0	4,5	5,2	6,3	7,9	10,8
13,50	135	3,6	4,1	4,6	5,2	6,3	8,0	10,8
14,00	136	3,8	4,2	4,6	5,3	6,4	8,0	11,0
14,50	131	3,9	4,4	4,8	5,5	6,6	8,0	11,0
15,00	134	4,1	4,6	5,0	5,7	6,8	8,0	11,2
15,50	129	4,3	4,8	5,3	6,0	7,1	8,2	11,5
16,00	126	4,5	5,0	5,6	6,2	7,4	8,6	11,9
16,50	123	4,7	5,2	5,8	6,5	7,7	8,9	12,4
17,00	130	4,8	5,3	6,0	6,7	7,9	9,3	12,9
18,00	128	4,9	5,4	6,0	7,0	8,3	10,2	14,3
19,00	124	4,8	5,4	6,0	7,2	8,7	10,9	15,7
20,00	116	4,5	5,2	6,0	7,3	8,7	11,2	17,2

sind für den deutschen Sprachraum von Reinken et al. [3] und von Prader et al. [2] publiziert worden (Tabellen 25.1 und 25.2). Bei Werten oberhalb der 95. Perzentile liegt gewöhnlich eine ausgeprägte Fettsucht vor. Auf ungleichmäßige Fettverteilung und besondere Fettverteilungsmuster ist zu achten.

Literatur

1. Cameron N (1986) Methods of auxological anthropometry. In: Falkner F, Tanner JM (eds) Human growth, vol 2, 2nd edn. Plenum, New York
2. Prader A, Largo RH, Molinari L, Issler C (1989) Physical growth of Swiss children from birth to 20 years of age. First Zürich longitudinal study of growth and development. Helv Paediatr Acta (Suppl) 52: 1-125
3. Reinken l, Stolley H, Droese W, van Oost G (1980) Longitudinale Körperentwicklung gesunder Kinder. II. Größe, Gewicht, Hautfettfalten von Kindern im Alter von 1,5-16 Jahren. Klin Pädiat 192: 25-33

25.1.4 Oberlänge-Unterlänge-Verhältnis, Sitzhöhe

Bei der Diagnostik von Wachstumsstörungen, die mit dysproportioniertem Wachstum einhergehen (z. B. angeborene Störungen des Bindegewebestoffwechsels, Klinefelter-Syndrom, Zustand nach Radiatio der Wirbelsäule), ist die Kenntnis des Längenverhältnisses von Rumpf und Beinen von Bedeutung. Bei dem an einer senkrechten Fläche stehenden Patienten wird mit einem Metallmaß die Strecke vom Boden bis zum Oberrand der Symphyse gemessen. Die so ermittelte Unterlänge wird zur Ermittlung der Oberlänge von der Körperhöhe subtrahiert, der Quotient aus Oberlänge und Unterlänge wird mit den Standards der Abb. 25.11 verglichen. Präziser und genauer, aber auch aufwendiger kann die Oberlänge durch die Messung der Sitzhöhe erfaßt werden. Hierzu muß das Stadiometer mit einem Sitz von 60 cm Höhe ausgestattet sein. Wird die Sitzhöhe von der Körperhöhe subtrahiert, ergibt sich die subischiale Beinlänge. Standards für beide Maße finden sich bei Prader et al. [2].

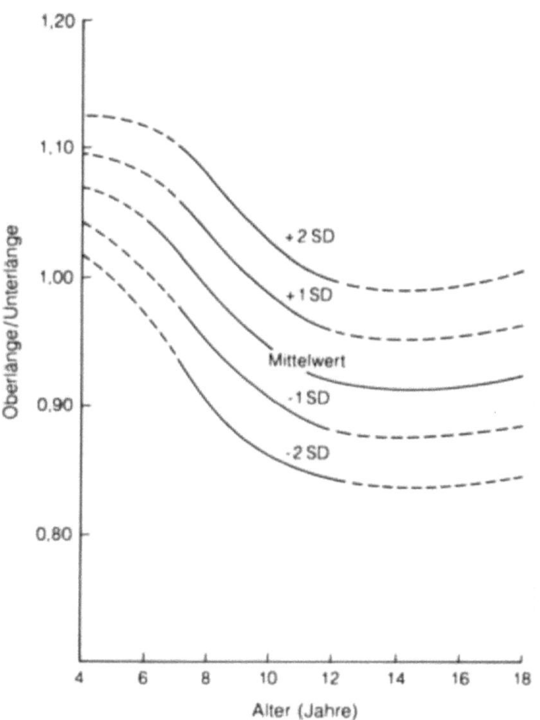

Abb. 25.11. Standards für den Oberlänge-Unterlänge-Quotient nach McKusick [1]

Literatur

1. McKusick VA (1966) Heritable disorders of connective tissue. Mosby, St. Louis
2. Prader A, Largo RH, Molinari L, Issler C (1989) Physical growth of Swiss children from birth to 20 years of age. First Zürich longitudinal study of growth and development. Helv Paediatr Acta (Suppl) 52: 1-125

25.1.5 Bestimmung der prospektiven Endlänge

Verschiedene Methoden zur Voraussage der Erwachsenengröße sind beschrieben; nur die Methoden nach Bayley u. Pinneau [1], nach Tanner [4] und Roche, Wainer u. Thissen [3] haben praktische Bedeutung erlangt. Der Methode von Bayley u. Pinneau wird beim ambulanten Patienten der Vorzug gegeben. Das Ergebnis kann schnell während der Konsultation errechnet und mit Patient und Eltern besprochen werden. Die Methode ergibt außerdem auch bei den meisten endokrinen Erkrankungen mit Störung des Längenwachstums einigermaßen zuverlässige Werte [5]. Voraussetzung für ihre Anwendung ist das Vorliegen eines aktuellen Röntgenbildes der ganzen linken Hand, einschließlich der Radius- und Ulnaepiphysen, sowie einer gleichzeitig durchgeführten Messung der Körperhöhe. Die Beurteilung des Knochenalters geschieht mit Hilfe des Atlasses von Greulich u. Pyle [2]. Mit den so gewonnenen Daten geht man in die Tabelle zur Berechnung der prospektiven Endlänge aus Knochenalter und Körperlänge ein (Tabelle 25.3). Die Zahlen geben den Prozentanteil der Erwachsenenlänge an, der zu einem bestimmten Knochenalter erreicht ist. Bei einem Abweichen des Knochenalters von mehr als 1 Jahr zum chronologischen Alter sind die Zahlen in den Spalten „retardiert" bzw. „akzele-

Tabelle 25.3. Tabelle zur Berechnung der prospektiven Endlänge aus Knochenalter und Körperlänge modifiziert nach Bayley u. Pinneau. Die Zahlen geben den Prozentanteil der Erwachsenenlänge an, der zu einem bestimmten Knochenalter erreicht ist

Skelettalter in Jahren und Monaten	Skelettalter (Jungen)			Skelettalter (Mädchen)		
	Azeleriert	Normal	Retardiert	Akzeleriert	Normal	Retardiert
6,0			68,0		72	73,3
6,6			70,0		73,8	75,1
7,0	67,0	69,5	71,8	71,2	75,7	77,0
7,6	68,5	70,9	73,8	73,2	77,2	78,8
8,0	69,6	72,3	75,6	75,0	79,0	80,4
8,6	70,9	73,9	77,3	77,1	81,0	82,3
9,0	72,0	75,2	78,6	79,0	82,7	84,1
9,6	73,4	76,9	80,0	80,9	84,4	85,8
10,0	74,7	78,4	81,2	82,8	86,2	87,4
10,6	75,8	79,5	81,9	85,6	88,4	89,6
11,0	76,7	80,4	82,3	88,3	90,6	91,8
11,6	78,6	81,8	83,2	89,1	91,4	92,6
12,0	80,9	83,4	84,5	90,1	92,2	93,2
12,6	82,8	85,3	86,0	92,4	94,1	94,9
13,0	85,0	87,6	88,0	94,5	95,8	96,4
13,6	87,5	90,2		96,2	97,4	97,7
14,0	90,5	92,7		97,2	98,0	98,3
14,6	93,0	94,8		98,0	98,6	98,9
15,0	95,8	96,8		98,6	99,0	99,4
15,6	97,1	97,6		99,0	99,3	99,6
16,0	98,0	98,2		99,3	99,6	99,8
16,6	98,5	98,7		99,5	99,7	99,9
17,0	99,0	99,1		99,8	99,9	100,0
17,6		99,4		99,95	99,95	
18,0		99,6			100,0	
18,6		100,0				

riert“ zu benutzen. Die Ergebnisse dieser Methode dürfen nicht überbewertet werden: Die Zuverlässigkeit der Voraussage wächst mit zunehmender Annäherung des Patienten an seine Endlänge, sowie dann, wenn mehrere, in zeitlichem Abstand aufeinanderfolgende Berechnungen zu demselben Ergebnis kommen. Sie hängt ab von der Vertrautheit des Untersuchers mit der Methode, vom Knochenalter selbst und von der gleichmäßigen Übereinstimmung aller Teile des Hand- und Unterarmskeletts mit den Standardröntgenbildern. Der Voraussagefehler ist größer bei niedrigem Knochenalter und dissoziierter Knochenreifung, da das Knochenalter dann aus verschiedenen Standardabbildungen ermittelt werden muß. Bei der Besprechung des Ergebnisses der Endlängenbestimmung mit Patienten und Eltern sollte immer darauf hingewiesen werden, daß die tatsächliche Erwachsenengröße in einem Streubereich um den errechneten Mittelwert liegt, dessen Größe durch den Vorhersagefehler und die zugrundeliegende Erkrankung bestimmt ist.

Literatur

1. Bayley N, Pinneau S (1952) Tables for predicting adult height from skeletal age. J Pediatr 14: 423–441
2. Greulich WW, Pyle SI (1959) Radiographic atlas of skeletal development of the hand and wrist, 2nd edn. Stanford University Press, Stanford
3. Roche AF, Wainer H, Thissen D (1975) Predicting adult stature for individuals. Monographs in Paediatrics, vol 3. Karger, Basel
4. Tanner JM, Whitehouse RH, Marshall WA, Healy MJR, Goldstein H (1975) Assessment of skeletal maturity and prediction of adult height (TW2 method). Academic Press, New York
5. Zachmann M, Sobradillo B, Frank M, Frisch H, Prader A (1978) Bayley-Pinneau, Roche-Wayner-Thissen, and Tanner height predictions in normal children and in patients with various pathologic conditions. J Pediatr 93: 749–755

25.1.6 Einteilung der Pubertätsstadien und Standards für den normalen zeitlichen Ablauf der Pubertät

Der Stand der Pubertätsentwicklung wird ausschließlich mit den Pubertätsstadien nach Tanner beschrieben [1].

Bei *Jungen* werden folgende Stadien der Schambehaarung (PH) und Genitalentwicklung (G) unterschieden (Abb. 25.12):

- PH 1: keine Schambehaarung vorhanden; G 1: präpubertär; Hoden, Skrotum und Penis sind von ähnlicher Größe und Proportion wie in früher Kindheit.

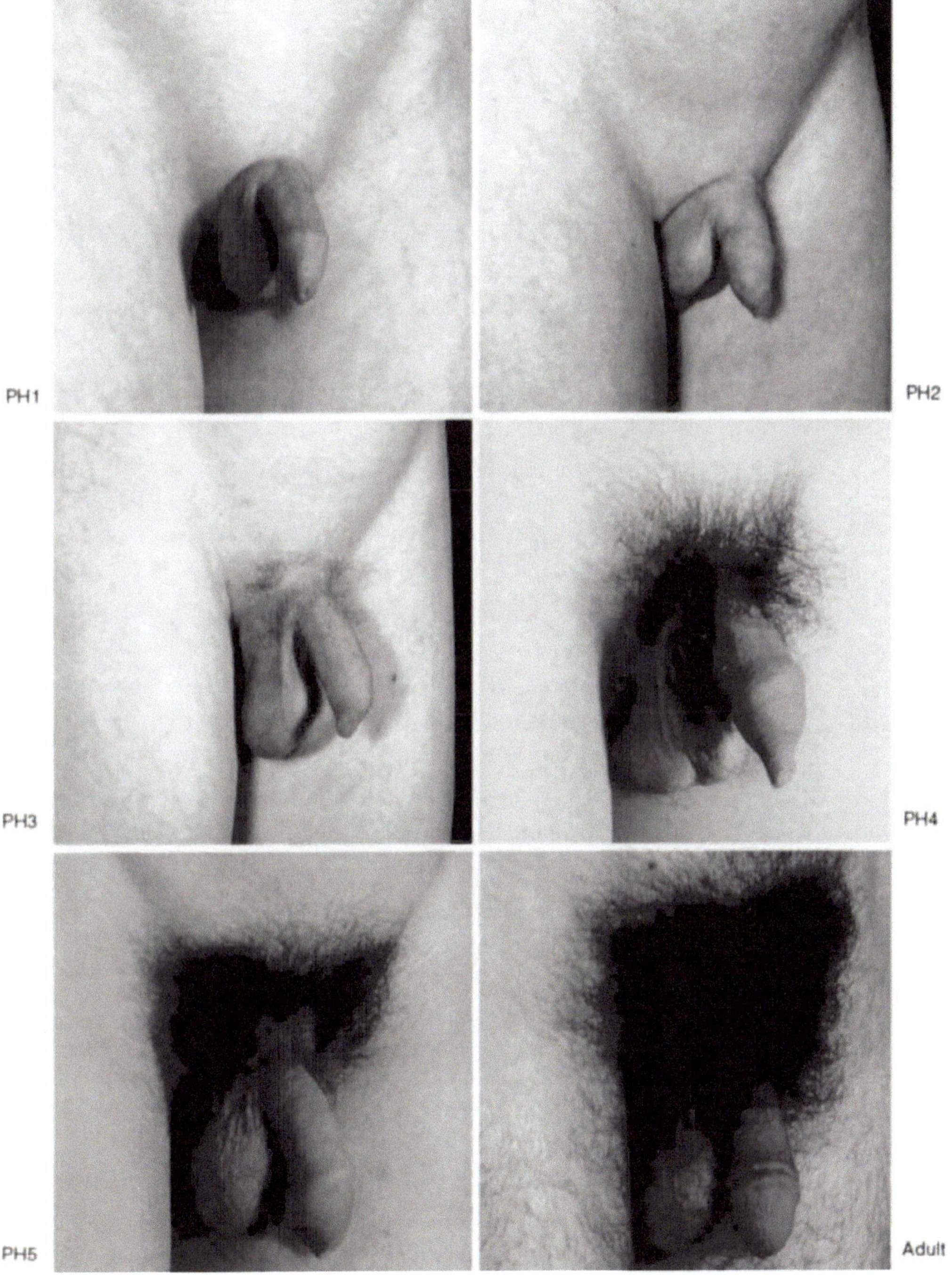

Abb. 25.12. Stadien der Pubertätsentwicklung nach Tanner beim Jungen

- PH 2: spärliches Wachstum längerer, leicht pigmentierter, gerader oder nur wenig gekräuselter Schamhaare, die sich von der Vellusbehaarung der Bauchhaut eindeutig unterscheiden, überwiegend an der Peniswurzel; G 2: Vergrößerung von Hoden und Skrotum mit Rötung der Skrotalhaut und Änderung der Textur.
- PH 3: Schambehaarung ist dunkler pigmentiert, mehr gekräuselt und breitet sich über die Symphyse aus; G 3: Peniswachstum hat zu einer Verlängerung, in geringerem Maße auch zu einer Verbreiterung des Penis geführt; weiteres Wachstum von Hoden und Skrotum.

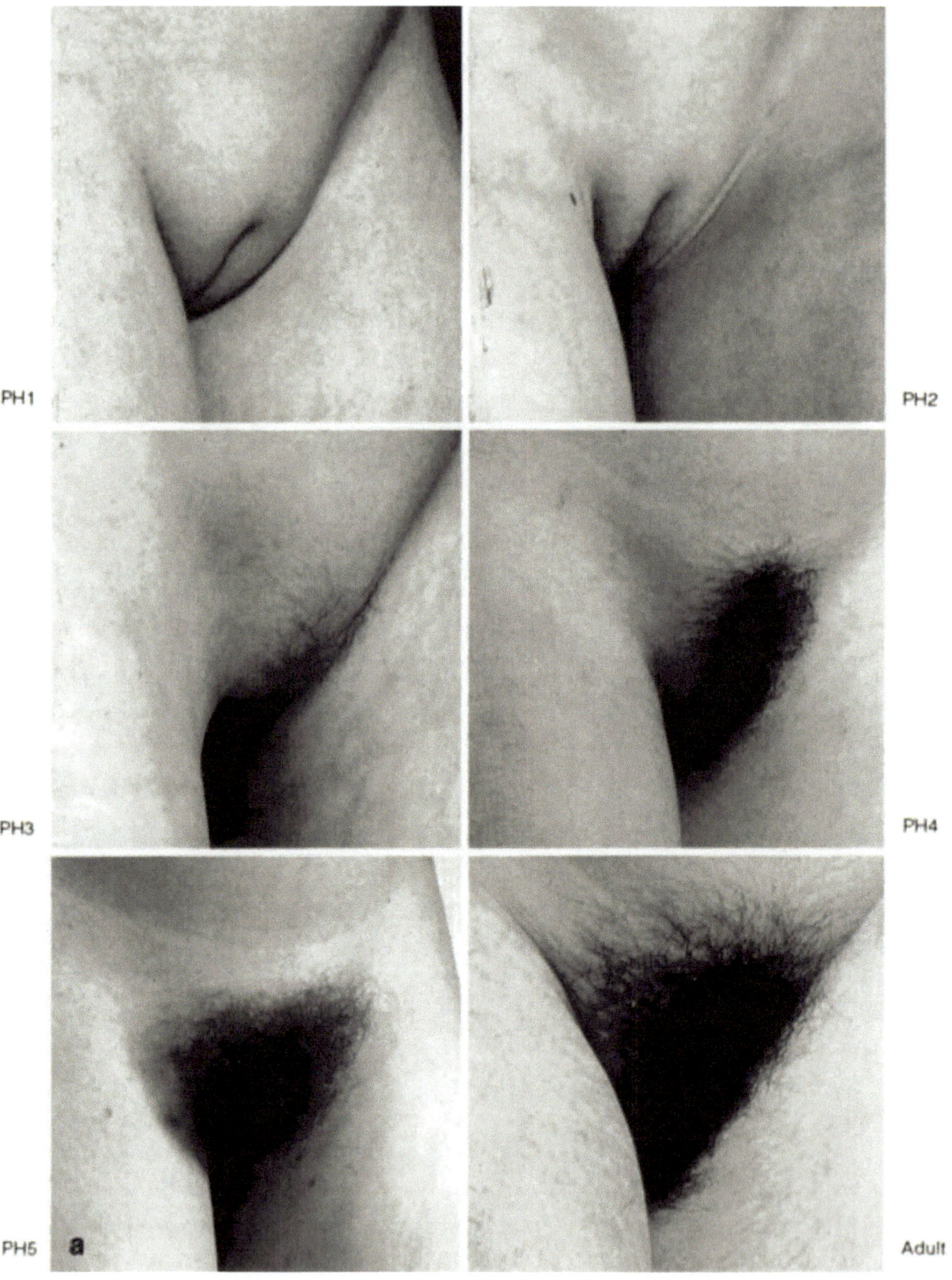

Abb. 25.13 a,b. Stadien der Pubertätsentwicklung nach Tanner beim Mädchen. **a** Schambehaarung, **b** Brustentwicklung

- PH 4: Schambehaarung vom adulten Typ, die sich jedoch über eine kleinere Fläche als beim Erwachsenen erstreckt; kein Übergreifen der Schambehaarung auf die Oberschenkelinnenseite; G 4: weitere Vergrößerung von Penislänge und -umfang mit deutlich sichtbarer Glans, weiteres Wachstum von Hoden und Skrotum.
- PH 5: Schambehaarung von Typ und Menge her adult, in Form eines umgekehrten Dreiecks; Übergreifen auf die Oberschenkelinnenseite, aber nicht auf die Linea alba; kein Überschreiten der waagerechten Abschlußlinie nach oben; G 5: adulte Form und Größe von Testes und Skrotum; deren Wachstum ist abgeschlossen.

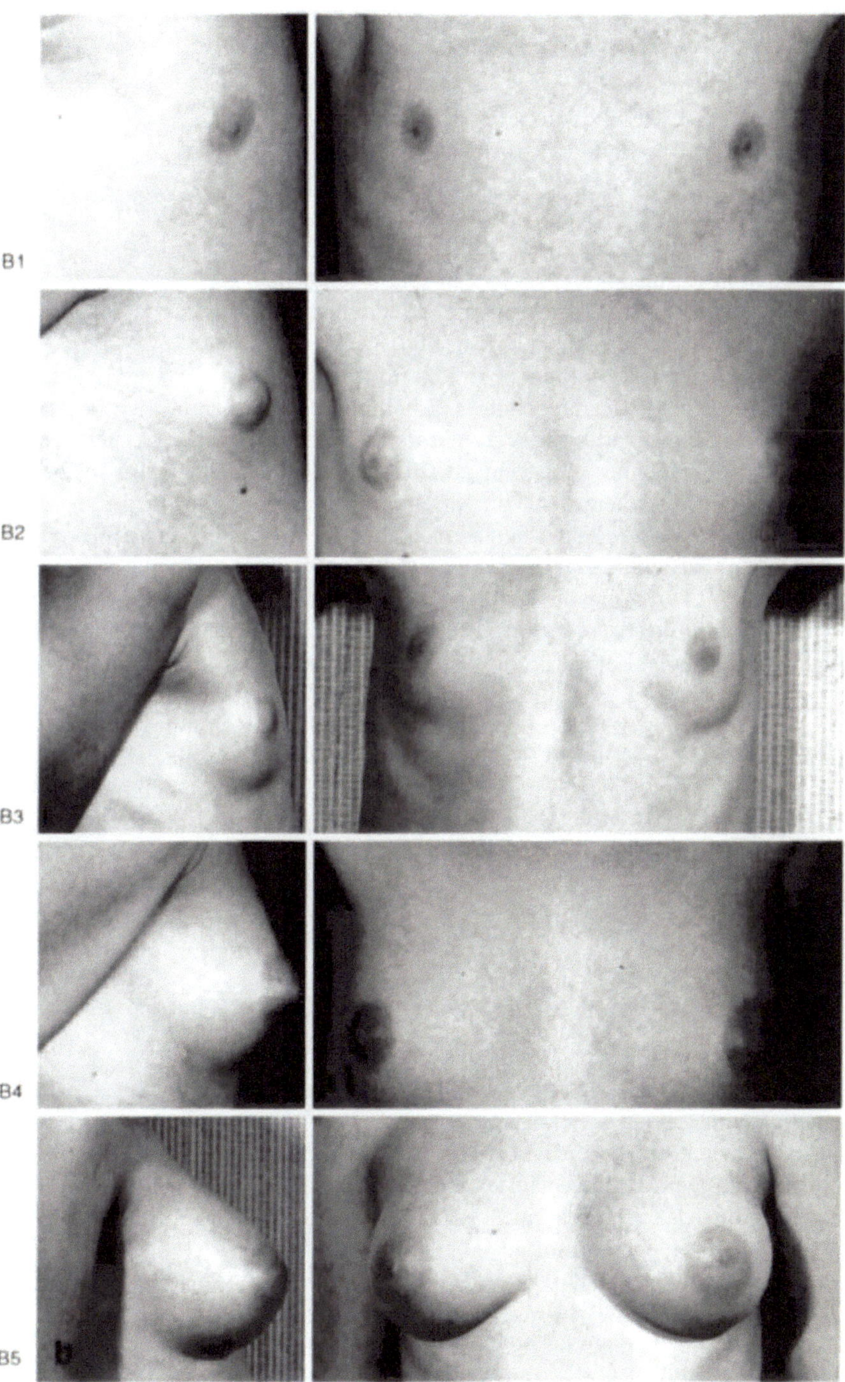

Abb. 25.13 b

Bei *Mädchen* orientiert sich die Stadieneinteilung ebenfalls an der Schambehaarung (PH) und an der Brustentwicklung (B) (Abb. 25.13):

- PH 1: keine Schambehaarung vorhanden; B 1: präpubertär; nur die Papille ist über das Thoraxniveau erhoben; kein tastbarer Drüsenkörper.
- PH 2: spärliches Wachstum längerer, leicht pigmentierter, gerader oder nur wenig gekräuselter Schamhaare, die sich von der Vellusbehaarung der Bauchhaut eindeutig unterscheiden, überwiegend entlang der Labia majora; B 2: Knospenbruststadium: Anhebung von Brust und Papille über Thoraxniveau; Areolendurchmesser vergrößert; kleiner tastbarer Drüsenkörper subareolär.
- PH 3: Schambehaarung ist dunkler pigmentiert, mehr gekräuselt und breitet sich über die Symphyse aus; B 3: weitere Vergrößerung von Brustdrüsenkörper und Areola ohne Trennung ihrer Konturen; Brustdrüsenkörper größer als Areola.
- PH 4: Schambehaarung vom adulten Typ, die sich jedoch über eine kleinere Fläche als beim Erwachsenen erstreckt; kein Übergreifen der Schambehaarung auf die Oberschenkelinnenseite; B 4: in der seitlichen Projektion bilden Areola und Papille eine der Brustdrüse aufgesetzte 2. Erhebung.
- PH 5: Schambehaarung von Typ und Menge her adult, in Form eines umgekehrten Dreiecks; Übergreifen auf die Oberschenkelinnenseite, aber nicht auf die Linea alba; kein Überschreiten der waagerechten Abschlußlinie nach oben; B 5: Brust adult in Größe und Form; nur die Papille ragt über die seitliche Kontur der Brust hinaus; die Areole geht ohne Erhebung in die Kontur der übrigen Brust über.

Literatur

1. Tanner JM (1962) Growth at adolescence, 2nd edn. Blackwell, Oxford Edinburgh

25.1.7 Penislänge

Die Messung der gestreckten Penislänge dient der Objektivierung des Symptoms Hypogenitalismus. Häufig genug gibt diese Beschreibung nur den subjektiven Eindruck des Untersuchers vom Erscheinungsbild der äußeren Geschlechtsmerkmale des Patienten wieder, ohne daß wirklich eine Untermaßigkeit vorliegt [3]. Die Meßdaten, mit geeigneten Altersnormwerten verglichen, bestätigen oder entkräften den Verdacht auf Hypogenitalismus.

Zur Messung wird am liegenden Patienten ein starrer Maßstab mit unmittelbar am Seitenrand beginnender Zentimetereinteilung auf die Vorderfläche der Symphyse fest aufgesetzt, um das Fettgewebe des Mons pubis soweit wie möglich zu komprimieren. Der Penis wird nun durch Zug an der zwischen Daumen und Zeigefinger gehaltenen Glans (nicht Vorhaut) maximal gestreckt und die Länge auf dem entlang des Dorsum penis gehaltenen Maßstab an der Spitze der Glans abgelesen. Die Länge der Vorhaut darf nicht mitgemessen werden. Die so erhaltene Penislänge korreliert gut mit der Länge des erigierten Penis und ist eine ausreichend reproduzierbare Meßgröße [4].

Mit dieser Technik gemessene Normalwerte [1, 2, 4] finden sich in Tabelle 25.4. Als untere Grenze des Normalbereichs für männliche Individuen ist hier ein Wert 2,5 Standardabweichungen unterhalb des Mittelwertes angenommen, der nur von 0,6 % aller gesunden männlichen Jugendlichen unterschritten wird.

Tabelle 25.4. Gestreckt gemessene Penislänge von gesunden Jungen und Männern, *SD* einfache Standardabweichung. (Nach [1, 2, 4])

		Mittelwert (cm)	SD	Mittelwert (cm) – 2,5 SD
Frühgeborene	30 Wochen	2,5	0,4	1,5
	34 Wochen	3,0	0,4	2,0
Reifgeborene	bei Geburt	3,5	0,4	2,4
	0–5 Monate	3,9	0,8	1,9
	6–12 Monate	4,3	0,8	2,3
	>1–2 Jahre	4,7	0,8	2,6
	>2–3 Jahre	5,1	0,9	2,9
	>3–4 Jahre	5,5	0,9	3,3
	>4–5 Jahre	5,7	0,9	3,5
	>5–6 Jahre	6,0	0,9	3,8
	>6–7 Jahre	6,1	0,9	3,9
	>7–8 Jahre	6,2	1,0	3,7
	>8–10 Jahre	6,3	1,0	3,8
	>10–11 Jahre	6,4	1,1	3,7
Erwachsene		13,3	1,6	9,3

Literatur

1. Feldman KW, Smith DW (1975) Fetal phallic growth and penile standards for newborn male infants. J Pediatr 86: 395–398
2. Flatau E, Josefsberg Z, Reisner SH, Bialik O, Laron Z (1975) Penile size in the newborn infant. J Pediatr 87: 663–664
3. Hauffa BP (1990) Hypogenitalismus. In: Stolecke H (Hrsg) Jugendmedizin. Enke, Stuttgart, S 36–41
4. Schonfeld WA, Beebe GW (1942) Normal growth and variation in the male genitalia from birth to maturity. J Urol 48: 759–777

25.1.8 Hodenvolumen

Der Hoden läßt sich am besten als ein Rotationsellipsoid mit dem Volumen

$$V = \pi/6 \times A \times B^2$$

beschreiben (*A* langer Durchmesser in cm, *B* kurzer Durchmesser in cm, *V* Volumen in ml). Die zur Berechnung benötigten Längen A und B werden am liegenden Patienten mit einer Schieblehre gemessen. Normwerte für die Pubertätsstadien sind mit dieser Methode erstellt worden [1].

Am meisten durchgesetzt hat sich aber das einfach anzuwendende Prader-Orchidometer [2], bei dessen Benutzung die Hoden palpatorisch mit Ellipsoidkörpern definierten Volumens verglichen werden. Abb. 6.1 zeigt Normalwerte für das Hodenwachstum während der Pubertät in bezug auf das chronologische Alter [4]. Werte zwischen der 10. und 90. Perzentile werden als normal angesehen, jedoch können bei 20 % aller gesunden Jungen Werte über der 90. oder unter der 10. Perzentile vorkommen (s. auch Kap. 12).

Hinzugekommen ist die Volumetrie des Hodens durch Ultraschall unter Benutzung der obengenannten Formel, eine sehr genau reproduzierbare, aber zeitaufwendige Methode.

Die beiden erstgenannten palpatorischen Methoden berücksichtigen in unterschiedlichem Maße die Dicke der Skrotalhaut, miterfaßte Nebenhodenstrukturen und den bei der Untersuchung ausgeübten Druck. So ist es nicht verwunderlich, daß damit im Volumenbereich 1–15 ml das tatsächliche Hodenvolumen um bis zu 30 % überschätzt werden kann. Erst im Volumenbereich > 20 ml ergibt sich eine gute Übereinstimmung.

Während die sonographische Volumenbestimmung Werte ergibt, die mit dem tatsächlichen Hodenvolumen im Bereich 1–23 ml bei einer Variabilität (für einen und mehrere Beobachter) von 5 % gut übereinstimmen, ist für die beiden palpatorischen Methoden die Variabilität der Resultate sowohl bei einem Untersucher als auch im Vergleich mehrerer Untersucher beträchtlich: sie liegt im Mittel bei 20 % [3].

Man muß daher die Schieblehrenmessung als auch den Volumenvergleich mit dem Prader-Orchidometer als semiquantitative Methoden zur Ermittlung des Hodenvolumens ansehen. Sie gewinnen ihren Wert durch die schnelle Durchführbarkeit in der Praxis- oder Ambulanzsituation.

Literatur

1. Daniel WA Jr, Feinstein RA, Howard-Peebles P, Baxley WD (1982) Testicular volumes of adolescents. J Pediatr 101: 1010–1012
2. Prader A (1966) Testicular size: assessment and clinical importance. Triangle 7: 240–243
3. Rivkees SA, Hall DA, Boepple PA, Crawford JD (1987) Accuracy and reproducibility of clinical measures of testicular volume. J Pediatr 110: 914–917
4. Zachmann M, Prader A, Kind HP, Häfliger H, Budliger H (1974) Testicular volume during adolescence: cross-sectional and longitudinal studies. Helv Paediatr Acta 29: 61–72

25.1.9 Anogenitale Ratio und Stadien der Virilisierung des weiblichen Genitales nach Prader

Intrauteriner Androgenexzeß in der Phase der geschlechtlichen Differenzierung führt beim weiblichen Neugeborenen zur Virilisierung des äußeren Genitals, dessen Ausmaß sich am besten durch die Stadieneinteilung nach Prader [2] beschreiben läßt (Abb. 25.14). Ein gutes Maß für die androgenbedingte posteriore Fusion der Labien ist die anogenitale Ratio. Durch Beugung der Beine in der Hüfte und in den

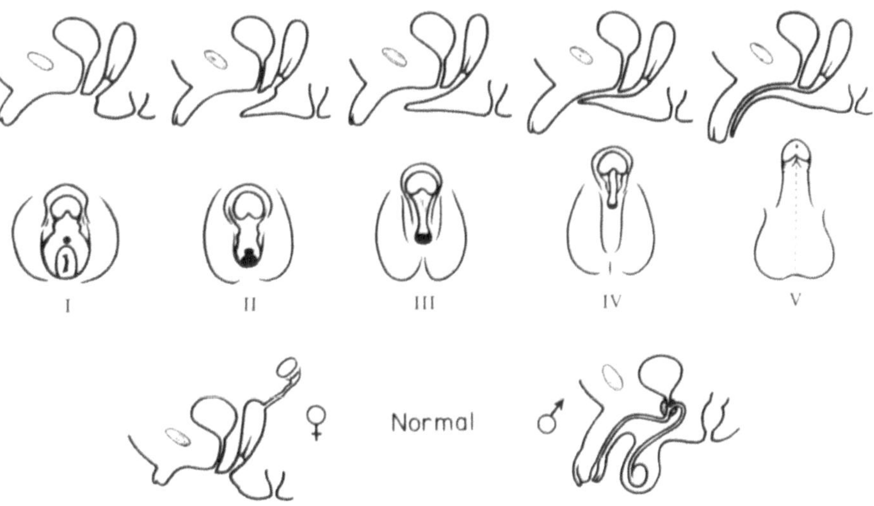

Abb. 25.14. Stadien der Virilisierung des weiblichen äußeren Genitales bei adrenogenitalem Syndrom nach Prader

Kniegelenken wird die Perinealregion des Neugeborenen für die Messung exponiert. Mit einer Meßzange werden gemessen:

- der Abstand von der Mitte des Anus bis zur Basis der Klitoris (AK) sowie
- von der Mitte des Anus bis zur posterioren Kommissur der Vagina (APK).

Die anogenitale Ratio ist der Quotient APK/AK. Normalwert im Kindesalter ist 0,37 ± 0,07 (Mittelwert ± SD). Eine anogenitale Ratio > 0,50 fällt außerhalb des 95%-Vertrauensbereiches, zeigt eine posteriore Fusion an und gibt Anlaß zu weiterer Diagnostik [1].

Literatur

1. Callegari C, Everett S, Ross M, Brasel JA (1987) Anogenital ratio: measure of fetal virilization in premature and full-term newborn infants. J Pediatr 111: 240–243
2. Prader A (1954) Der Genitalbefund beim Pseudohermaphroditismus femininus des kongenitalen adrenogenitalen Syndroms. Morphologie, Häufigkeit, Entwicklung und Vererbung der verschiedenen Genitalformen. Helv Paediatr Acta 9: 231–248

25.1.10 Standards für Uterusvolumen, Ovarvolumen und dessen Binnenstruktur

Eine sonographische Untersuchung des kleinen Beckens erlaubt in den meisten Fällen die Sichtbarmachung und Größenbestimmung von Ovarien und Uterus (Tabellen 25.5 bis 25.7). Die Uterusgröße stellt eine Art Bioassay für die wirksame Östrogenkonzentration dar; Ovarvolumen und -binnenstruktur erlauben Rückschlüsse auf die Gonadotropinsekretion. Die Größenbestimmung geschieht durch Berechnung des Volumens mit

$$V\ [\text{ml}] = \pi/6 \times A \times B \times C.$$

(*A* anterioposteriorer Durchmesser, *B* transverser Durchmesser, *C* longitudinaler Durchmesser in cm) [1].

Tabelle 25.5. Sonographisch bestimmtes Ovarvolumen und Ovarbinnenstruktur bezogen auf das chronologische Alter. (Nach Salardi et al. 1985 [1])

Chronologisches Alter (Jahre)	Anzahl der Patienten	Ovarvolumen (ml) x	SD	Ovarzysten < 9 mm (in % der Untersuchungen)	Ovarzysten > 9 mm
2	5	0,75	0,41	–	–
3	6	0,66	0,17	–	–
4	14	0,82	0,36	14,3	–
5	4	0,86	0,03	–	–
6	9	1,19	0,36	11,1	–
7	8	1,26	0,59	25,0	–
8	10	1,06	0,58	20,0	–
9	11	1,98	0,76	54,5	–
10	12	2,22	0,69	50,0	–
11	12	2,52	1,30	58,3	–
12–13	10	3,95	1,70	60,0	20

Tabelle 25.6. Uterusvolumen in bezug auf das chronologische Alter und den Pubertätsstatus, Mittelwert; einfache Standardabweichung in Klammern. (Nach Salardi et al. 1985 [1])

Chronologisches Alter (Jahre)	Präpubertäre Mädchen	SD	Mädchen nach Pubertätsbeginn
2,0–< 2,99	1,98	(1,58)	–
3,0–< 3,99	1,64	(0,81)	–
4,0–< 4,99	2,10	(0,57)	–
5,0–< 5,99	2,36	(1,39)	–
6,0–< 6,99	1,80	(1,57)	–
7,0–< 7,99	2,32	(1,07)	–
8,0–< 8,99	3,11	(1,69)	3,19 (0,37)
9,0–< 9,99	3,18	(1,24)	4,60 (1,99)
10,0–< 10,99	4,95	(3,00)	8,39 (3,98)
11,0–< 11,99	6,71	(1,72)	6,66 (3,20)
12,0–< 13,99	–	14,82 (7,57)	

Tabelle 25.7. Mittelwerte (Standardabweichung) für Uterus- und Ovarvolumina bezogen auf das Pubertätsstadium (Brustentwicklung nach Tanner). (Zit. nach Silardi et al. 1985 [1])

Pubertätsstadium (Brustentwicklung)	Uterusvolumen (cm^3)	Ovarvolumen (cm^3)
B 2	7,03 (4,04)	2,45 (1,00)
B 3	8,27 (3,45)	1,80 (0,49)
B 4	16,9 (7,46)	4,58 (1,40)
B 5	22,46	7,47

Literatur

1. Salardi S, Orsini LF, Cacciari E, Bovicelli I, Tassoni P, Reggiani A (1985) Pelvic ultrasonography in premenarcheal girls: relation to puberty and sex hormone concentrations. Arch Dis Child 60: 120-125

25.1.11 Körperoberfläche

Viele biologische Vorgänge, v. a. der Austausch von Masse und Energie des menschlichen Körpers mit der Umgebung, sind eine Funktion der Körperoberfläche. In der Erwachsenenmedizin gebräuchliche Formeln zur Berechnung der Körperoberfläche [1] sind nicht für Säuglinge, Neugeborene und Frühgeborene validiert und neigen dazu, die Körperoberfläche in dieser Altersgruppe zu unterschätzen. Aktuelle Nomogramme zur Bestimmung der Körperoberfläche aus Körperlänge/-höhe und -gewicht, die diese Altersgruppe in geeigneter Weise berücksichtigen [2], zeigen die Abb. 25.15a und b.

Literatur

1. Du Bois D, Du Bois EF (1916) A formula to estimate the approximate surface area if height and weight are known. Arch Intern Med 17: 863-871
2. Haycock GB, Schwartz GJ, Wisotsky DH (1978) Geometric method for measuring body surface area: a height-weight formula validated in infants, children and adults. J Pediatr 93: 62-66

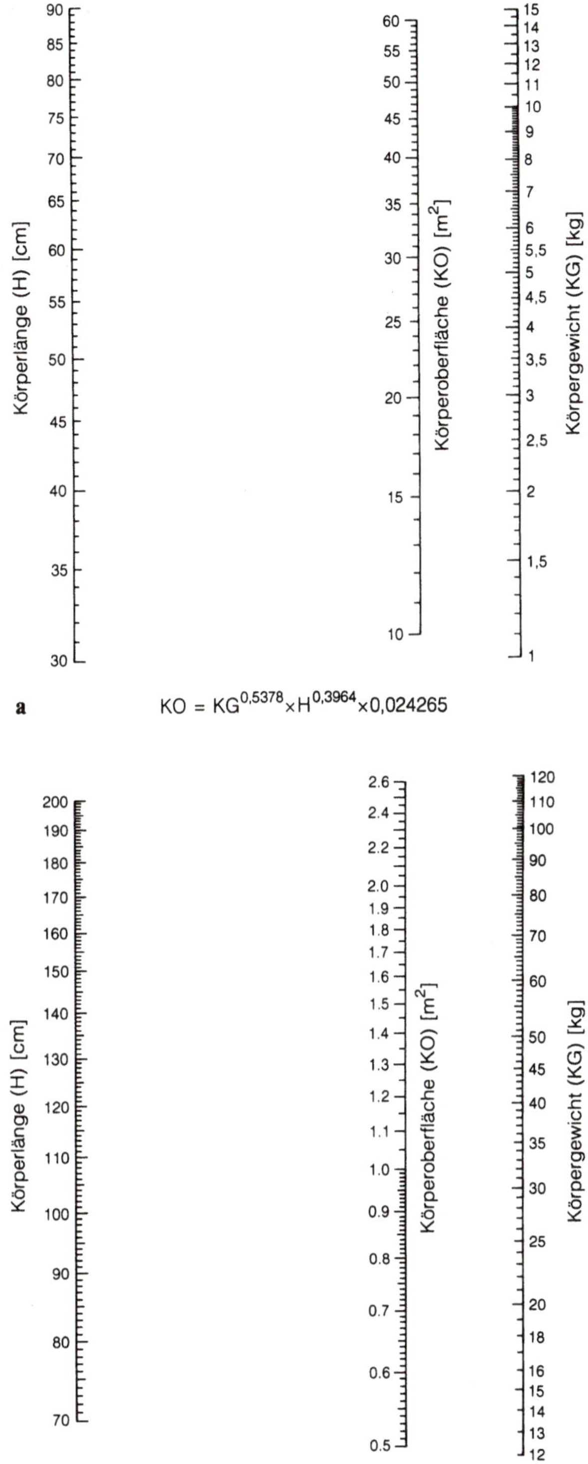

Abb. 25.15 a,b. Nomogramm zur Darstellung der Beziehung von Körperlänge/-höhe, Körpergewicht und Körperoberfläche **a** bei Kindern und **b** bei Erwachsenen. (Nach Haycock et al. 1978 [2])

25.2 Endokrinologische Testverfahren

Messungen von Hormonkonzentrationen in Blut und Urin unter Basalbedingungen erlauben nicht immer eine Unterscheidung zwischen „normal" und „pathologisch". Breite, sich überlappende Meßbereiche bei der normalen Population und bei pathologischen Zuständen, die Unmöglichkeit, von einer normalen Hormonkonzentration unter Ruhebedingungen auf eine ebenso normale Funktion des hormonalen Regelkreises unter Belastung zu schließen, sowie das zeitlich sich verändernde Sekretionsmuster (z. B. pulsatile Sekretion, Zirkadianperiodik, monatliche Zyklusschwankungen) vieler Hormone schränken die Aussagekraft eines einzelnen Hormonmeßwerts bei einem Patienten ein. Die gleichzeitige Messung von glandulärem und übergeordnet glandotropem Hormon (z. B. Cortisol und ACTH), multiple Blutentnahmen über 24 h oder integrative Verfahren („constant withdrawal", 24-h-Urin-Exkretion) verbessern die Aussagekraft von Hormonbestimmungen. Zusätzliche Information über den funktionellen Zustand eines hormonalen Regelkreises geben die dynamischen Funktionstests, die sich vom Prinzip her in Stimulations- und Suppressionstests gliedern. Um eine einheitliche Beurteilung zu ermöglichen, müssen diese Tests unter standardisierten Bedingungen durchgeführt werden.

25.2.1 Insulininduzierte Hypoglykämie (Insulintoleranztest)

Prinzip. Rascher Abfall der Blutglucosekonzentration um mehr als 50 % vom Ausgangswert und kurzdauerndes Erreichen von Glucosekonzentrationen ≤ 2,2 mmol/l (≤ 40 mg/dl) sind starke Stimuli für die Ausschüttung von Wachstumshormon, Cortisol und Prolaktin (Streß, Gegenregulation). Der genaue Mechanismus ist unbekannt. Es gibt Hinweise darauf, daß die katecholamininduzierte Aufhebung der Somatostatinsekretion eine wichtige Rolle spielt [5].

Indikation. Verdacht auf Wachstumshormonmangel, Insuffizienz der Hypothalamus-Hypophyse-Nebennierenrinden-Achse, multiple hypothalamisch-hypophysäre Ausfälle.

Durchführung nur in mit der Testdurchführung erfahrenen Zentren. Patient nüchtern (nichts p.o. seit mindestens Mitternacht); stabiler venöser Zugang. Bereithalten: Blutglucoseteststreifen und Reflektometer (geeignet zur Messung niedriger Konzentrationen); 10 % Glucoselösung 2 ml/kg KG (bei Verdacht auf multiple hypothalamisch-hypophysäre Ausfälle zusätzlich Hydrocortison 100 mg) injektionsfertig aufgezogen. Testbeginn zwischen 8 und 10 Uhr (Zirkadianperiodik des Cortisols).

Blutentnahmen zur Bestimmung von Wachstumshormon, Cortisol und Blutglucose aus jeder Blutprobe (je 1,5 - 2 ml EDTA-Blut, abhängig von den jeweiligen Laborerfordernissen); zusätzlich zur späteren enzymatischen Blutzuckerbestimmung im Labor sofortige, reflektometrische Blutzuckerbestimmung am Patienten. Blutentnahmen zum Zeitpunkt -15 min und 0 min; unmittelbar danach Bolusinjektion von 0,1 IE Altinsulin/kg KG i. v. (errechnete Dosis in 0,9 % NaCl-Lösung verdünnen). Weitere Blutentnahmen zu den Zeiten +20 min, +30 min, +45 min, +60 min, +90 min.

Normalwerte. Blutglucosenadir zwischen 20 und 30 min. Ein Wachstumshormonanstieg im Testverlauf (meist nach 30 - 60 min) auf ≥ 10 µg/l (Wert methodenabhängig; muß von jedem Zentrum validiert werden) schließt einen klassischen Wachstumshormonmangel, nicht jedoch einen funktionellen Wachstumshormonmangel (z. B. neurosekretorische Dysfunktion) aus [1, 2]. Zum Ausschluß eines Hypocortisolismus muß die Plasmacortisolkonzentration im Testverlauf einen Wert von mindestens 550 nmol/l (20 µg/dl) erreichen oder um mehr als 165 nmol/l (6 µg/dl) über den Basalwert ansteigen (meist zwischen 30 und 90 min) [3].

Bemerkungen. Kontraindikation: Anfallsneigung, koronare Herzerkrankung. Bei Patienten mit Hinweis auf ein Fehlen gegenregulatorischer Hormone (Verdacht auf multiple hypothalamisch-hypophysäre Ausfälle, Spontanhypoglykämien) 0,05 IE Altinsulin/kg KG; bei Patienten mit schwerer Adipositas, mit Hypercortisolismus oder Akromegalie 0,15 - 0,175 IE Altinsulin/kg KG i. v.. Bei unzureichender Hypoglykämie Test am nächsten Tag mit nächsthöherer Altinsulindosis (im Einzelfall bis 0,3 IE/kg KG) wiederholen.

Ein mit der Testdurchführung vertrauter Arzt muß in der Zeit der Untersuchung auf der Station (in der Ambulanz) anwesend und kurzfristig erreichbar sein. Der Patient muß während des Tests sorgfältig auf Zeichen der Hypoglykämie (Tachykardie, Schwitzen, Hitzegefühl, Heißhunger, Lethargie) beobachtet werden; Beobachtungen protokollieren. Bei Auftreten dieser Zeichen und fehlendem Anstieg der Blutglucosekonzentration bei der nächsten Blutentnahme: Beendigung der Hypoglykämie (nicht des Tests!) nach dieser Blutentnahme durch Injektion von 2 ml/kg KG 10 % Glucose über 3 min. Bei schweren Hypoglykämiesymptomen wie Krampfanfällen, Bewußtlosigkeit, Blutdruckabfall sofortige Blutentnahme und Beendigung der Hypoglykämie durch Injektion von 2 ml/

kg KG 10 % Glucose über 3 min, gefolgt von Dauerinfusion (0,1 ml/kg KG/min); bei klinischen Verdachtsmomenten auf Vorliegen eines Cortisolmangels 100 mg Hydrocortison i.v., 5 min nach diesen Maßnahmen Kontrolle der Blutglucosekonzentration (kapillär, 2. venöser Zugang); Anpassen der Infusionsgeschwindigkeit, damit eine Blutglucosekonzentration von 3,3–8 mmol/l (60–145 mg/dl) erhalten bleibt. Auch nach Unterbrechen der Hypoglykämie müssen die Blutentnahmen zur Messung von Wachstumshormon und Cortisol zeitgerecht weiter erfolgen, damit eine mögliche diagnostische Aussage des Tests nicht verlorengeht.

> ! Cave bei Gabe großer Volumina hochkonzentrierter Glucoselösung bei anhaltender symptomatischer Hypoglykämie die Induktion eines *hyperosmolaren Koma*. Cave bei paravenösen Injektionen der Insulindosis und sofortiger sequentieller Dosiserhöhung bei unzureichender Hypoglykämie die Gefahr der Späthypoglykämie. Nach Ende des Tests kohlenhydratreiche Mahlzeit anbieten; Patienten erst nach erfolgreicher oraler Kohlenhydrataufnahme entlassen [4].

Literatur

1. Hindmarsh PC, Swift PGF (1995) An assessment of growth hormone provocation tests. Arch Dis Child 72: 362–367
2. Kaplan SL, Abrams CAL, Bell JJ, Conte FA, Grumbach MM (1968) Growth and growth hormone. I. Changes in serum level of growth hormone following hypoglycemia in 134 children with growth retardation. Pediatr Res 2: 43–63
3. Nelson JC, Tindall DJ Jr (1978) A comparison of the adrenal responses to hypoglycemia, metyrapone and ACTH. Am J Med Sci 275: 165–172
4. Shah A, Stanhope R, Matthew D (1992) Hazards of pharmacological tests of growth hormone secretion in childhood. BMJ 304: 173–174
5. Shibasaki T, Hotta M, Masuda A et al. (1985) Plasma GH responses to GHRH and insulin-induced hypoglycemia in man. J Clin Endocrinol Metab 60: 1265–1267

25.2.2 Arginininfusionstest

Prinzip. Die Aminosäure Arginin stimuliert die Wachstumshormonsekretion, wahrscheinlich durch Suppression der endogenen Somatostatinfreisetzung [1].

Indikation. Verdacht auf Wachstumshormonmangel.

Durchführung. Patient nüchtern (nichts p.o. seit mindestens Mitternacht); stabiler venöser Zugang. Testbeginn zwischen 8 und 10 Uhr. Arginin in einer Dosis von 0,5 g/kg KG wird als Argininhydrochloridlösung über 30 min infundiert. 0,5 g Arginin/kg entsprechen 2,9 mmol/kg bzw. 2,9 ml/kg einer 21 %igen L-Arginin-Hydrochlorid-Lösung (1 Amp. = 20 ml Arginin-HCl; 1 ml = 1 mmol Arginin-H^+; Osmolalität 2000 mosmol/l). Die errechnete Menge mit der gleichen Menge Aqua dest. pro infusione mischen; über 30 min infundieren.

- Blutentnahmen: Je 1 ml Blut 15 min vor Infusionsbeginn (–15 min), unmittelbar vor Infusionsbeginn (0 min), 20 min nach Infusionsbeginn (+20 min), bei Infusionsende (+30 min), 10 min nach Infusionsende (+40 min), 30 min nach Infusionsende (+60 min) sowie 60 und 90 min nach Infusionsende (+90 min, +120 min) zur Wachstumshormonbestimmung.

Normalwerte. Anstieg des Wachstumshormons 30–60 min nach Infusionsbeginn auf Spitzenwerte ≥ 10 μg/l (schließt einen klassischen Wachstumshormonmangel, nicht jedoch einen funktionellen Wachstumshormonmangel, z. B. neurosekretorische Dysfunktion aus) [2].

Bemerkungen. Bei Patienten mit ausgeprägter metabolischer Azidose kann diese vorübergehend verstärkt werden.

Literatur

1. Alba-Roth J, Müller OA, Schopohl J, von Werder K (1988) Arginine stimulates growth hormone secretion by suppressing endogenous somatostatin secretion. J Clin Endocrinol Metab 67: 1186–1189
2. Parker ML, Hammond JM, Daughaday WH (1967) Arginine provocative test: aid in diagnosis of hyposomatotropism. J Clin Endocrinol Metab 27: 1129–1136

25.2.3 Clonidintest

Prinzip. Clonidin ist ein selektiver zentraler α-adrenerger Agonist und bewirkt eine Wachstumshormonausschüttung durch Stimulation von α-adrenergen Rezeptoren des ZNS. Es gibt Hinweise darauf, daß diese Wachstumshormonausschüttung nicht GHRH-vermittelt ist [1].

Indikation. Verdacht auf Wachstumshormonmangel (kann unter ambulanten Bedingungen durchgeführt werden).

Durchführung. Patient nüchtern (nichts p.o. seit mindestens Mitternacht); Blutdruck messen, venösen Zugang schaffen; danach Patienten vor Testbeginn mindestens 15 min ruhen lassen. Testbeginn zwischen 8 und 10 Uhr: Abnahme von 1 ml venösen Blutes zur Bestimmung von Wachstumshormon zum Zeitpunkt 0 min; sofort anschließend 150 μg/m² KO Clonidin p.o. verabreichen (mit Wasser einnehmen). Weitere Blutentnahmen von je 1 ml Blut zu den Zeiten 30, 60, 90 und 120 min. Blutdruckkontrollen zu den Zeiten 15, 30, 60, 90, 120 und 240 min.

Normalwerte. Beginn des Wachstumshormonanstiegs nach 30 min; beim gesunden Patienten meist 90 min nach Clonidingabe Maximum des Wachstumshormonanstiegs auf Werte ≥ 15 μg/l. Falsch-negative Ergebnisse wurden etwa zu 5 %, falsch-positive Ergebnisse wurden gar nicht beobachtet [2, 3].

Bemerkungen. Mit leichtem Blutdruckabfall (im Mittel um 20 mmHg systolisch, um 10 mmHg diastolisch) muß gerechnet werden. Müdigkeit und Somnolenz können einige Stunden anhalten. Der Patient soll 2 h über das Testende hinaus nachbeobachtet werden. Bei ambulant durchgeführten Tests muß für eine Begleitung auf dem Heimweg gesorgt sein.

Literatur

1. Evain-Brion D, Donnadieu M, Liapi C, Argente J, Tonon M-C, Garnier P, Job J (1986) Plasma growth hormone releasing factor levels in children: physiological and pharmacologically induced variations. Horm Res 24: 116–120
2. Gil Ad I, Topper E, Laron Z (1979) Oral clonidine as growth hormone stimulation test. Lancet II: 278–280
3. Lanes R, Hurtado E (1982) Oral clonidine – an effective growth hormone-releasing agent in prepubertal subjects. J Pediatr 100: 710–714

25.2.4 L-Dopa-Test

Prinzip. L-Dopa aktiviert zentrale α-adrenerge Rezeptoren. Diese Aktivierung führt zu vermehrter Freisetzung von hypothalamischem GHRH in die portalen Gefäße der Hypophyse mit nachfolgender Ausschüttung von Wachstumshormon [1, 3].

Indikation. Verdacht auf Wachstumshormonmangel bei Kontraindikation gegen einen der oben genannten Tests.

Durchführung. Patient nüchtern (nichts p.o. seit mindestens Mitternacht); venösen Zugang schaffen; Abnahme von 1 ml venösen Blutes zur Bestimmung von Wachstumshormon zum Zeitpunkt –15 min und 0 min; dann sofort anschließend Gabe von L-Dopa p.o.; Dosierung (mit Wasser einzunehmen) nach Körpergewicht:

- < 15 kg: 125 mg p.o.,
- 15–30 kg: 250 mg p.o.,
- > 30 kg: 500 mg p.o..

Weitere Blutentnahmen von je 1 ml Blut zu den Zeiten 30, 60, 90 und 120 min.

Normalwerte. Wachstumshormonkonzentrationen von ≥ 10 μg/l im Testverlauf schließen einen klassischen Wachstumshormonmangel aus; von manchen Zentren wird ein Anstieg von ≥ 8 μg/l als ausreichend angesehen. Falsch-negative Ergebnisse wurden bei bis zu 20 % der Patienten ohne Wachstumsstörungen beobachtet [2].

Bemerkungen. 1–2 h nach Einnahme der Testdosis kann es zu Übelkeit und Erbrechen kommen.

Literatur

1. Chihara K, Kashio Y, Kita T, Okimura Y, Kaji H, Abe H, Fujita T (1986) L-Dopa stimulates release of hypothalamic growth hormone-releasing hormone in humans. J Clin Endocrinol Metab 62: 466–473
2. Stahnke N, Willig RP (1981) Endokrine Diagnostik von hypothalamisch-hypophysären Störungen im Kindesalter. Monatsschr Kinderheilkd 129: 81–90
3. Weldon VV, Gupta SK, Haymond MW et al. (1973) The use of L-dopa in the diagnosis of hyposomatotropism in children. J Clin Endocrinol Metab 36: 42–46

25.2.5 GHRH-Test

Prinzip. GHRH (Wachstumshormon-releasing-Hormon, Somatocrinin) bindet an spezifische Rezeptoren der somatotropen Zellen des HVL und führt über Ca^{++}-abhängige Mechanismen zur Ausschüttung von Wachstumshormon. Das Ausmaß der GHRH-induzierten Wachstumshormonausschüttung wird modifiziert durch gleichzeitigen Einfluß von endogenem Somatostatin auf die somatotropen Zellen [1].

Indikation. Differenzierung zwischen hypothalamischer und hypophysärer Form bei noch nicht lange bestehendem, durch andere Funktionstests nachgewiesenem Wachstumshormonmangel [3].

Durchführung. Patient nüchtern (nichts p.o. seit mindestens Mitternacht); 1 h vor Testbeginn venösen Zugang legen, zum Offenhalten nur glucosefreie Elektrolytlösungen verwenden. Testbeginn zwischen 8 und 10 Uhr. Entnahme von je 1 ml Blut zur Bestim-

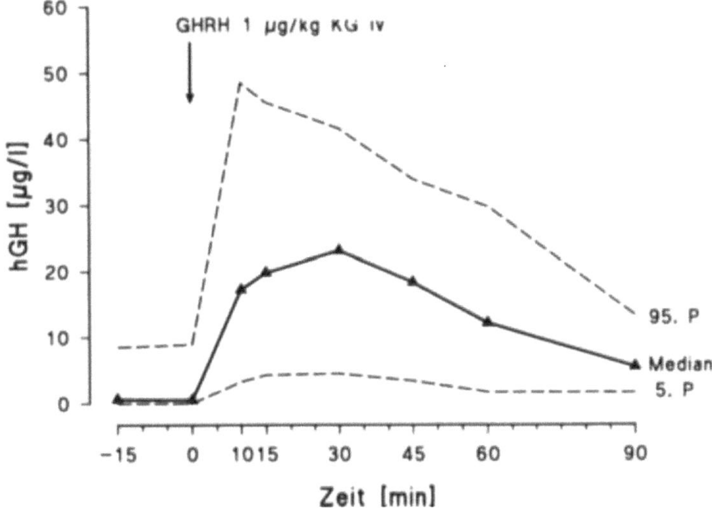

Abb. 25.16. Wachstumshormonanstieg nach hGHRH 1 µg/kg i.v. (Median, 5. und 95. Perzentile). Der *Pfeil* gibt den Injektionszeitpunkt an. (Mod. nach Hauffa u. Stolecke 1986 [2])

mung der Wachstumshormonkonzentration 30 min, 15 min und unmittelbar vor Verabreichung von GHRH (-30 min, -15 min, 0 min), gefolgt von GHRH 1 µg/kg KG als Bolus i.v.. Weitere Blutentnahmen 10, 15, 30, 45, 60 und 90 min nach Injektion [4].

Normalwerte siehe Abb. 25.16 (große Variabilität) [2]. In etwa 90 % aller gesunden Individuen und Patienten mit hypothalamisch bedingtem Wachstumshormonmangel von kurzer Krankheitsdauer kommt es zu einem Anstieg des Wachstumshormons auf Werte ≥ 10 µg/l.

Bemerkungen. In den ersten 2-3 min nach Injektion kann vorübergehend Gesichtsrötung und ein Wärmegefühl auftreten. Mit dem GHRH-Test allein kann die Diagnose eines Wachstumshormonmangels nicht gestellt werden.

Literatur

1. Guillemin R, Zeytin F, Ling N et al. (1984) Growth Hormone-releasing factor: chemistry and physiology. Proc Soc Exp Biol Med 175: 407-413
2. Hauffa BP, Stolecke H (1986) Kombinierte Anwendung von Wachstumshormonspontansekretionsanalyse und GHRH-Test in der erweiterten Diagnostik von Wachstumsstörungen. Monatsschr Kinderheilkd 134: 580
3. Schriock EA, Lustig RH, Rosenthal SM, Kaplan SL, Grumbach MM (1984) Effect of growth hormone (GH)-releasing hormone (GHRH) on plasma GH in relation to magnitude and duration of GH deficiency in 26 children and adults with isolated GH deficiency or multiple pituitary hormone deficiencies: evidence for hypothalamic GHRH deficiency. J Clin Endocrinol Metab 58: 1043-1049
4. Schriock EA, Rosenthal SM, Egli CA et al. (1986) Studies with growth hormone-releasing factor (GRF) in the human. Effect of a single pulse, continuous infusion, or multiple pulses of GRF on growth hormone (GH) release in normal and GH-deficient children and adults. In: Raiti S, Tolman RA (eds) Human growth hormone. Plenum, New York, pp 387-403

25.2.6 CRH-Test

Prinzip. CRH (Corticotropin-releasing-Hormon, Corticorelin) bindet an spezifische Rezeptoren der ACTH-produzierenden Zellen des HVL und führt über Ca^{++}-abhängige Mechanismen zur intrazellulären cAMP-Anreicherung mit nachfolgender Ausschüttung von ACTH. Diese ist durch Glucocorticoide hemmbar [3]. Der durch exogenes CRH ausgelöste ACTH-Anstieg hat einen Anstieg des Plasmacortisols zur Folge.

Indikation. Differentialdiagnose der Hypercortisolämie unklarer Genese, Abklärung der Substitutionsbedürftigkeit bei passageren Formen des hypothalamischen Hypoadrenalismus (z. B. nach Entfernung eines ACTH-produzierenden Mikroadenoms, Ende einer Behandlung mit synthetischen Glucocorticoiden in pharmakologischen Dosen) [1, 2].

Durchführung. Ab mittags 14 Uhr nichts p.o. (außer Mineralwasser). Testbeginn 18-20 Uhr. 2 h vor Testbeginn venösen Zugang legen. Als Testsubstanz wird humanes CRH (hCRH) in einer Dosis von 1 µg/kg KG verwendet. Entnahme von je 2-3 ml Blut (laborabhängig) in vorgekühlte (+4 °C) EDTA-Plastikröhrchen zur Bestimmung der ACTH- und Cortisolkonzentration 15 min zuvor und unmittelbar vor Verabreichung von hCRH (-15 min, 0 min), gefolgt von hCRH in der errechneten Menge als i.v.-Bolus. Weitere Blutentnah-

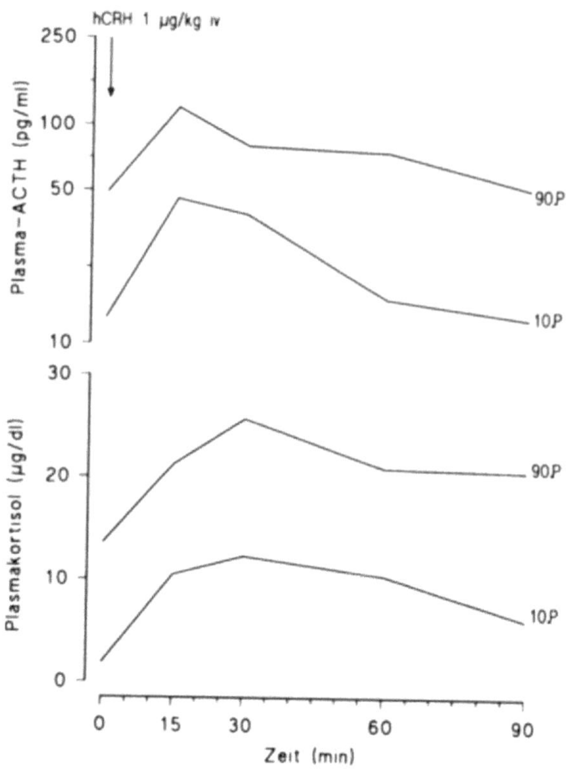

Abb. 25.17. Anstieg von Plasma-ACTH (pg/ml) und Kortisol (µg/dl) nach hCRH 1 µg/kg KG als Bolus i.v. bei Kindern und Jugendlichen ohne Störung der Hypothalamus-Hypophysen-Nebennieren-Achse. Testbeginn 18 Uhr. (Nach Hauffa BP, unveröffentlichte Beobachtung, 1990)

men 15, 30, 60 und 90 min nach Injektion. Bei der Blutentnahme Hämolyse vermeiden. Probenröhrchen nach Blutentnahme bis zum Abzentrifugieren in Eiswasser aufbewahren, spätestens bis 3 h nach Testende in einer Kühlzentrifuge abzentrifugieren, Plasma bei -20 °C einfrieren. Die Proben dürfen die Kühlkette nicht verlassen [4].

Normalwerte. Meßwerte für ACTH und Cortisol sind sehr methodenabhängig. Die Normalwerte des Tests müssen daher beim jeweiligen Labor erfragt werden. Eigene Werte bei Kindern ohne Störung der Hypothalamus-Hypophyse-Nebennierenrinden-Achse (Bestimmung der ACTH-Konzentration durch RIA nach Extraktion) finden sich in Abb. 25.17.

Bemerkungen. Am Testtag dürfen keine Glucocorticoide gegeben werden. Bei Langzeittherapie mit Glucocorticoiden Test nur durchführen, wenn diese ohne Gefahr für den Patienten 7 Tage vor dem Test abgesetzt werden kann. Wegen der ausgeprägteren Differenz zwischen basalen und stimulierten Cortisolwerten in den Abendstunden wird in vielen Zentren der abendlichen Testdurchführung der Vorzug gegeben (s. Abb. 25.17) [4]. Bei Durchführung des Tests in den Morgenstunden oder mit ovinem statt humanem CRH müssen andere Referenzbereiche zugrundegelegt werden. In der obigen Dosierung wurde als Nebenwirkung von hCRH bei weniger als 10 % der Kinder kurz nach der Injektion eine vorübergehende Gesichtsrötung beobachtet.

Literatur

1. Chrousos GP, Schürmeyer TH, Doppman J, Oldfield EH, Schulte HM, Gold PW, Loriaux DL (1985) Clinical applications of corticotropin-releasing factor. Ann Intern Med 102: 344-358
2. Hauffa BP, Stolecke H, Schulte HM (1986) Successful preoperative lateralization of an ACTH-producing pituitary microadenoma by simultaneous bilateral inferior petrosal venous sinus sampling with corticotropin-releasing hormone stimulation in a 5 10/12 year old girl with Cushing's disease. Eur J Pediatr 145: 559-562
3. Millan MA, Samra AB, Wynn PC, Catt KJ, Aguilera G (1987) Receptors and actions of corticotropin-releasing hormone in the primate pituitary gland. J Clin Endocrinol Metab 64: 1036-1041
4. Schulte HM, Chrousos GP, Oldfield EH, Gold PW, Cutler GB, Loriaux DL (1985) Ovine corticotropin-releasing factor administration in normal men. Pituitary and adrenal responses in the morning and evening. Horm Res 21: 69-74

25.2.7 TRH-Test

Prinzip. TRH (Thyreotropin-releasing-Hormon, Protirelin) ist ein hypothalamisches Tripeptid, das nach Bindung an spezifische Rezeptoren der thyreotropen Zellen des HVL über Ca^{++}-vermittelte Vorgänge zur Freisetzung von TSH führt; parallel dazu kommt es über ungeklärte Mechanismen zur Prolaktinausschüttung. Bei wachstumshormonproduzierenden Mikroadenomen des HVL kann es unphysiologisch nach TRH zur Ausschüttung von Wachstumshormon kommen.

Indikation. Durch die Einführung neuer hochempfindlicher TSH-Bestimmungsmethoden ist die Bedeutung des TRH-Tests geringer geworden [3]: Differentialdiagnose von Zuständen mit diskreter basaler TSH-Erhöhung (4-10 mE/l) und -Erniedrigung (0,2-0,5 mE/l) bei euthyreoter Stoffwechsellage; Diagnostik bei Diskrepanzen zwischen klinischer Einschätzung der Stoffwechsellage und Plasmakonzentration der peripheren Schilddrüsenhormone (z. B. Verdacht auf Schilddrüsenhormonresistenz); Diagnostik bei gleichzeitigem Vorliegen anderer hypothalamisch-hypophysärer Ausfälle; selten: Diagnose und

Tabelle 25.8. Normalwerte bei TRH-Test. (Mod. nach Andler et al. 1978 [1])

Zeit (min)	Mittelwert TSH (mIE/l)	Bereich (±2 SD) TSH (mIE/l)
0	2,3	0,5– 4,0
20	18,2	6,8–29,6
30	16,7	5,6–28,3
45	13,7	4,1–23,3
60	10,4	1,2–19,6

postoperative Verlaufskontrolle bei Akromegalie und Verdacht auf wachstumshormonproduzierendes Mikroadenom.

Durchführung. Testbeginn morgens, Patient nüchtern. Vor dem Test Patienten die Blase entleeren lassen. Legen eines venösen Zugangs. Entnahme von 1–2 ml Blut zur Bestimmung von TSH (0-Wert), dann langsame i.v.-Injektion (über 90 s) von TRH 100 μg/m^2 KO; weitere Blutentnahmen nach 20, 30, 45 und 60 min; bei Verdacht auf hypothalamische Hypothyreose weitere Blutentnahmen zu den Zeitpunkten 90 und 120 min.

Normalwerte siehe Tabelle 25.8. Zu den Zeiten 90 und 120 min sollte die TSH-Konzentration weiter abgesunken sein.

Die Prolaktinkonzentration steigt in etwa zeitgleich mit dem TSH auf das 2- bis 5fache des Ausgangswerts an; bei medikamenteninduzierter Hyperprolaktinämie ist meist nach TRH noch ein weiterer Anstieg des Prolaktins zu beobachten, bei tumorbedingter Hyperprolaktinämie nicht.

Bemerkungen. Das Maximum des TSH-Anstiegs ist in der Regel zwischen 20 und 30 min nachzuweisen. Ein verlangsamter Anstieg, der sich zu den Zeiten 90 und 120 min noch fortsetzt, spricht für das Vorliegen einer hypothalamischen Hypothyreose [1, 2]. Bei schilddrüsengesunden Früh- und Reifgeborenen kann im 1. Lebenshalbjahr ein TSH-Anstieg nach 30 min von bis zu 35 mIE/l beobachtet werden [4]. Ein Anstieg des Wachstumshormons nach TRH ist beim Gesunden selten. Von den in der Pädiatrie gebräuchlichen Substanzen mit hemmender Wirkung auf den TSH-Anstieg nach TRH sind besonders zu erwähnen: Phenytoin, synthetische Glucocorticoide, Salicylat in hoher Dosierung, Heparin. Mögliche Nebenwirkungen der TRH-Injektion sind Heißhunger, jäh aufsteigende Übelkeit, Erbrechen, Gesichtsrötung, Harndrang, Nasenjucken.

Literatur

1. Andler W, Stolecke H, Kohns U (1978) Thyroid function in children with growth hormone deficiency, either idiopathic or caused by diseases of the central nervous system. Eur J Pediatr 128: 273–281
2. Suter SN, Kaplan SL, Aubert ML, Grumbach MM (1978) Plasma prolactin and thyrotropin and the response to thyrotropin-releasing factor in children with primary and hypothalamic hypothyroidism. J Clin Endocrinol Metab 47: 1015–1020
3. Spencer CA, Schwarzbein D, Guttler RB, LoPresti JS, Nicoloff JT (1993) Thyrotropin (TSH)-releasing hormone stimulation test responses employing third and forth generation TSH assays. J Clin Endocrinol Metab 76: 494–498
4. Rapaport R, Sills I, Patel U et al. (1993) Thyrotropin-releasing hormone stimulation tests in infants. J Clin Endocrinol Metab 77: 889–894

25.2.8 GnRH-(LHRH-)Test

Prinzip. LHRH (Luteinisierendes-Hormon-releasing-Hormon, Gonadorelin); GnRH (Gonadotropin-releasing-Hormon) ist ein hypothalamisches Dekapeptid, das nach spezifischer Bindung an die Zelloberflächenrezeptoren von LH- und FSH-produzierenden Zellen über eine Mobilisierung von intrazellulärem Calcium zur Ausschüttung von LH und FSH führt. Man geht von der Existenz eines Releasinghormons für beide Gonadotropine aus; Unterschiede im Ausmaß der Freisetzung und in der Relation beider Hormone zueinander werden durch Unterschiede in der Pulsatilität von LHRH, durch unterschiedliche Sensitivität des hypothalamisch-hypophysär-gonadalen Regelkreises für zirkulierende Sexualsteroide und durch Ausschüttung selektiv inhibierender Peptide (z. B. Inhibin) erklärt [1].

Indikation. Differentialdiagnose der vorzeitigen und verzögerten Geschlechtsentwicklung (manchmal wiederholte Tests erforderlich), Diagnostik bei multiplen hypothalamischen Ausfällen, Kontrolle der Suppressionswirkung von LHRH-Superagonisten während der Therapie einer Pubertas praecox.

Durchführung. Vor Testbeginn Legen eines venösen Zugangs. Entnahme von 3 ml Blut zur Messung der LH- und FSH-Konzentration (0 min), dann langsame (über 1 min) Injektion von 25 μg/m^2 KO LHRH. Weitere Blutentnahmen zu den Zeiten 10, 20, 30, 60 und 120 min.

Normalwerte. Referenzwerte für normale Kinder variieren in verschiedenen Assaysystemen für Gonadotropine. Die Abhängigkeit des Gonadotropinan-

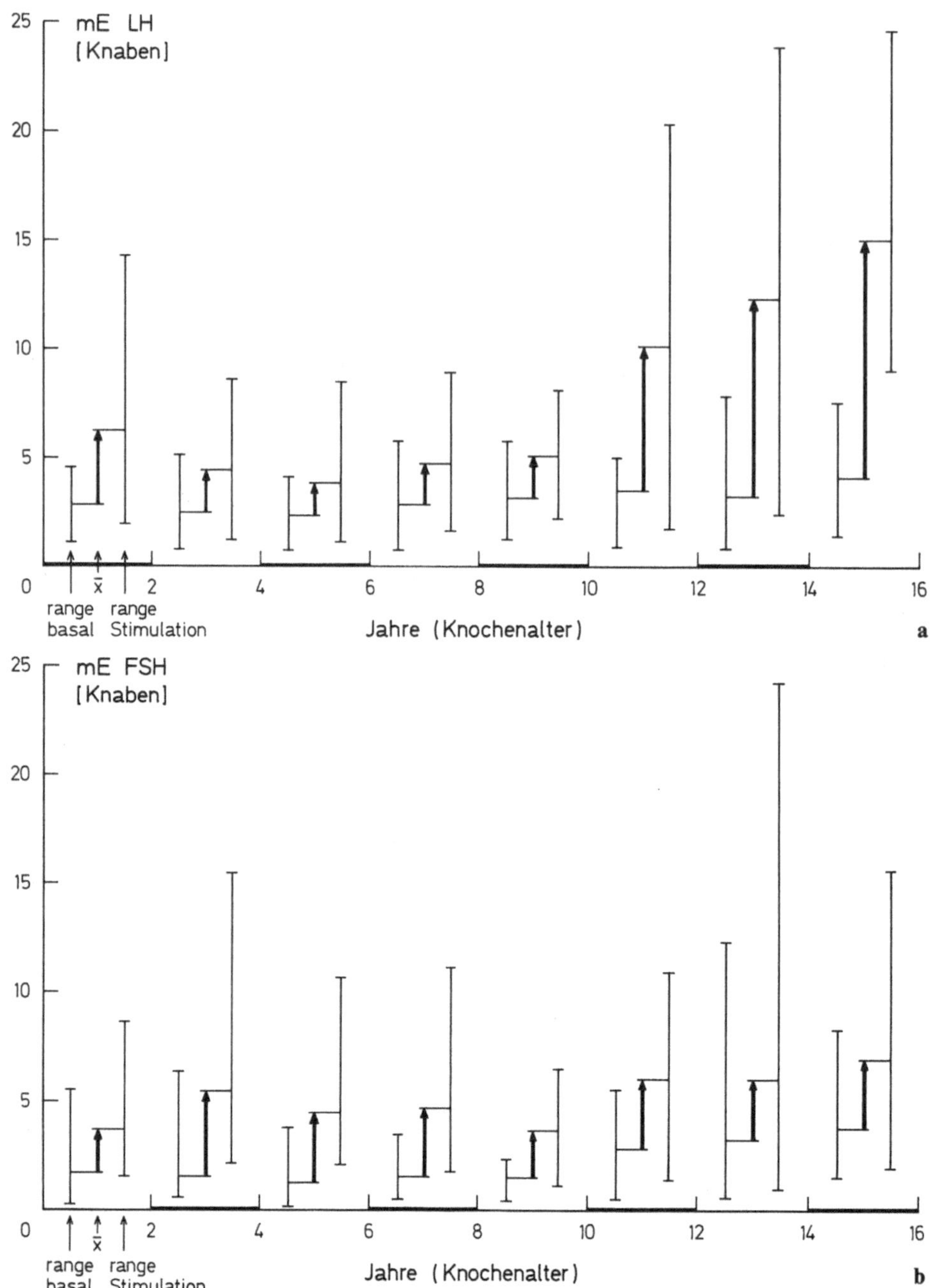

Abb. 25.18 a,b. Response von LH (**a**) und FSH (**b**) nach Gabe von 1,5 μg LHRH/kg KG i. v. bei Knaben. Bestimmung vor und 30 min nach Injektion mittels RIA-Kit (Fa. Hoechst/Behringwerke AG). Standard für LH: MRC 68/40; Standard für FSH: MRC 68/39. (Nach Schönberger et al. 1977 [3])

stiegs vom biologischen Alter und Geschlecht wird in den Abb. 25.18 und 25.19 sichtbar [3]. Basale und stimulierte (30-min-Wert) Konzentrationen beider Gonadotropine bei gesunden Kindern und Jugendlichen, gegliedert nach Pubertätsstadien, finden sich in den Tabellen 25.9 und 25.10 [2].

Bemerkungen. Mit Nebenwirkungen muß nicht gerechnet werden.

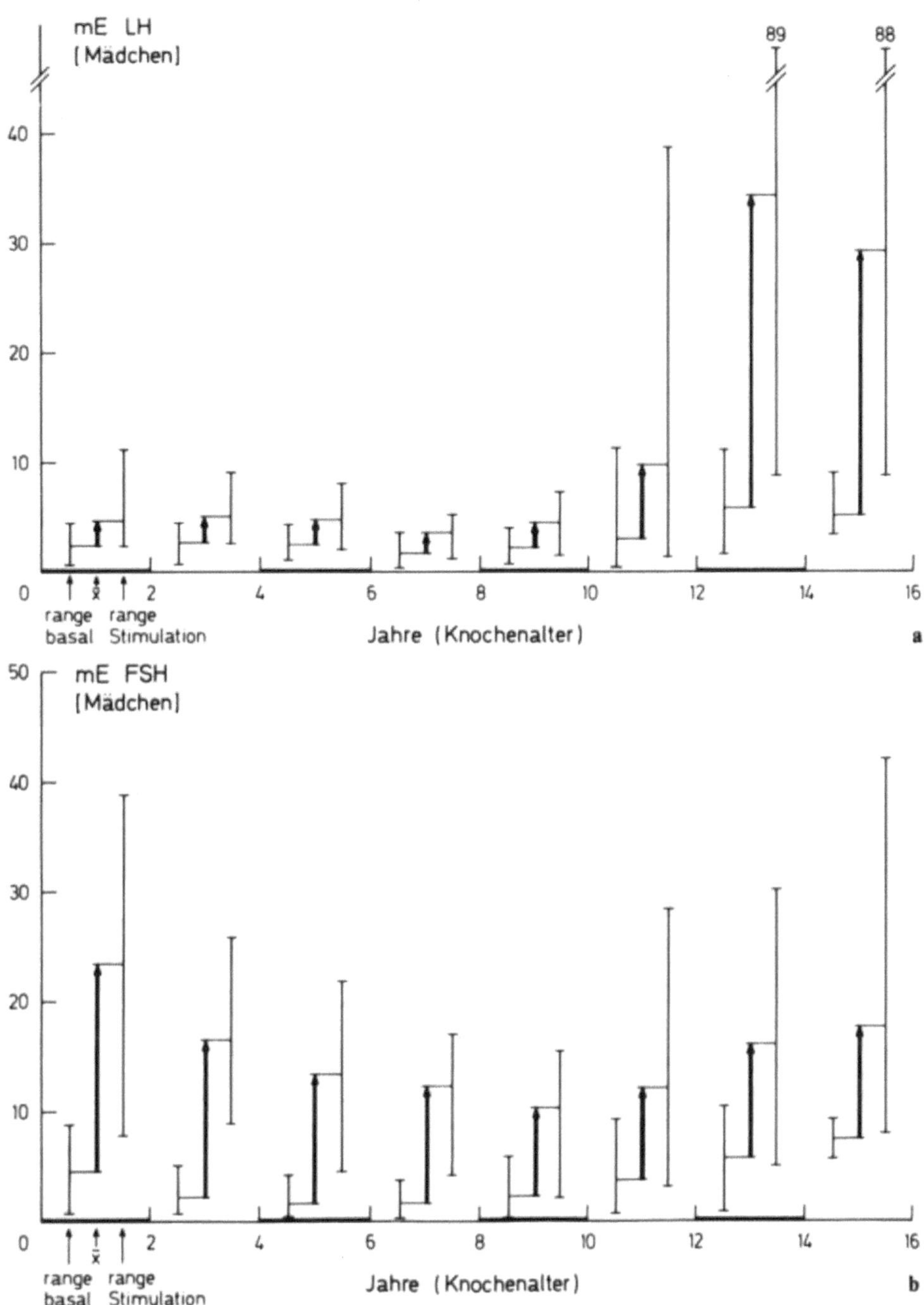

Abb. 25.19 a,b. Response von LH (**a**) und FSH (**b**) nach Gabe von 1,5 µg LHRH/kg KG i.v. bei Mädchen. Bestimmung vor und 30 min nach Injektion mittels RIA-Kits (Fa. Hoechst/Behringwerke AG)

Tabelle 25.9. Basale und stimulierte (30-min-Wert nach 60 μg/m² KO LHRH i.v.) LH-Konzentrationen (RIA mit monoklonalem Antikörper) in IE/l bei Jungen und Mädchen zu verschiedenen Pubertätsstadien. *A* präpubertär, chronologisches Alter 2–9 Jahre; *B* präpubertär, chronologisches Alter > 9 Jahre. Angegeben ist der Median (Bereich). (Nach Partsch et al. 1990 [2])

Pubertätsstadium	Mädchen		Jungen	
	Basal	30 min	Basal	30 min
1A	0,3 (< 0,3–0,5)	2,1 (1,6–5,3)	< 0,3 (< 0,3–2,5)	3,6 (1,3–3,8)
1B	0,4 (< 0,3–2,0)	3,6 (1,6–11,3)	0,5 (< 0,3–1,7)	12,3 (2,2–21,2)
2	0,4 (< 0,3–1,2)	5,5 (3,3–17,4)	0,8 (< 0,3–1,7)	11,6 (3,3–18,9)
3	1,6 (0,7–4,7)	17,5 (4,4–23,1)	1,4 (0,4–5,7)	15,4 (6,3–18,4)
4	1,3 (1,1–3,7)	18,1 (4,4–33,2)	1,9 (1,2–3,4)	17,6 (12,2–29,4)
5	3,9 (1,1–7,4)	17,1 (10,4–34,4)	1,8 (0,3–4,8)	17,6 (12,2–19,9)

Tabelle 25.10. Basale und stimulierte (30-min-Wert nach 60 μg/m² KO LHRH i.v.) FSH-Konzentrationen (RIA mit monoklonalem Antikörper) in IE/l bei Jungen und Mädchen zu verschiedenen Pubertätsstadien. *A* präpubertär, chronologisches Alter 2–9 Jahre; *B* präpubertär, chronologisches Alter > 9 Jahre. Angegeben ist der Median (Bereich). (Nach Partsch et al. 1990 [2])

Pubertätsstadium	Mädchen		Jungen	
	Basal	30 min	Basal	30 min
1A	1,8 (< 0,5–3,2)	11,0 (6,8–16,2)	1,3 (< 0,5–2,2)	4,0 (2,6–6,3)
1B	2,9 (1,3–6,6)	11,2 (7,4–15,5)	2,2 (< 0,5–2,5)	4,9 (3,5–6,9)
2	3,6 (1,6–7,3)	10,3 (5,6–16,3)	2,3 (< 0,5–4,3)	4,8 (3,1–5,9)
3	5,2 (3,9–7,0)	10,7 (8,1–14,8)	3,6 (2,7–4,4)	6,0 (4,3–7,8)
4	5,5 (3,1–8,1)	10,5 (7,3–15,8)	4,2 (3,0–5,2)	6,9 (4,9–9,6)
5	6,1 (3,3–10,3)	11,0 (7,0–18,0)	5,0 (0,3–8,5)	7,4 (4,5–10,4)

Literatur

1. Clayton RN, Catt KJ (1981) Gonadotropin-releasing hormone receptors: characterization, physiological regulation, and relationship to reproductive function. Endocr Rev 2: 186–209
2. Partsch CJ, Hümmelink R, Sippell WG (1990) Reference ranges of lutropin and follitropin in the luliberin test in prepubertal and pubertal children using a monoclonal immunoradiometric assay. J Clin Chem Clin Biochem 28: 49–52
3. Schönberger W, Grimm W, Scheidt E, Ziegler W, Scheunemann W, Rohr-Weirich H, Grammel H (1977) Untersuchungen über den Einfluß individueller Merkmale auf das Ergebnis der LHRH-Stimulation im Kindesalter. Tagung der Deutschen Gesellschaft für Kinderheilkunde, Kiel 1977

25.2.9 GnRH-(LHRH-)Pumpentest

Prinzip. Ausbleibende Reifung des hypothalamischen LHRH-Pulsgenerators mit Fehlen pulsatiler LHRH-Stimulation der gonadotropen Zellen des HVL führt bei Patienten mit hypothalamischen Formen des hypogonadotropen Hypogonadismus, aber auch bei Jugendlichen mit konstitutioneller Entwicklungsverzögerung zum Ausbleiben der Pubertät, beim Jungen biochemisch gekennzeichnet durch niedrige, präpubertäre Testosteronkonzentrationen und einen fehlenden oder geringen LH-Anstieg nach 1maliger Gabe von LHRH (s. Tabelle 25.9, 1A). Die Differenzierung zwischen beiden Ursachen einer ausbleibenden

Pubertätsentwicklung gelingt mit dem einfachen LHRH-Test nicht.

Unter längerdauernder pulsatiler Stimulation mit LHRH im 90-min-Rhythmus über mehrere Tage bis Wochen kommt es in beiden Gruppen zu einer pulsatilen Gonadotropinsekretion mit pubertärem Anstieg der Gonadotropine nach LHRH, gefolgt von Leydig-Zellaktivierung und steigenden Plasmatestosteronkonzentrationen.

Es wird jedoch angenommen, daß männliche Patienten mit hypothalamischem Hypogonadismus nach den ersten 36 h einer LHRH-Stimulation eine vorübergehende Phase der relativen Entleerung des schnell freisetzbaren LH-Pools oder einer verminderten Bereitschaft zur De-novo-LH-Synthese durchmachen. In dieser Phase können sie in den meisten Fällen anhand eines verminderten LH-Anstiegs im LHRH-Test von Jungen mit konstitutioneller Entwicklungsverzögerung unterschieden werden [1].

Indikation. Differentialdiagnose zwischen konstitutioneller Entwicklungsverzögerung und hypothalamischem Hypogonadismus bei ausbleibender Pubertät (männliche Jugendliche).

Durchführung. Untersuchungsbeginn um 8 Uhr an Tag 1 mit dem LHRH-Test 1 (*vor* pulsatiler LHRH-Stimulation). Testdosis: LHRH 60 μg/m² KO als Einzeldosis i.v., ansonsten Durchführung wie in Kap. 25.2.8 beschrieben. Um 18 Uhr Anlegen einer Miniaturinfusionspumpe an den venösen Zugang und Beginn der pulsatilen LHRH-Gabe (5 μg LHRH alle 90 min i.v. über 1 min Laufzeit). Um 6 Uhr an Tag 3 Ende der pulsatilen LHRH-Gabe. Um 8 Uhr (Tag 3) Wiederholung des LHRH-Tests (LHRH-Test 2, *nach* pulsatiler LHRH-Stimulation).

Beurteilung. Der maximale LH-Anstieg im LHRH-Test ($\Delta LH = LH_{Peak} - LH_{basal}$) vor pulsatiler Stimulation (LHRH-Test 1) fällt in beiden Gruppen höher aus als nach pulsatiler Stimulation (LHRH-Test 2). Bei Patienten mit hypogonadotropem Hypogonadismus wird im LHRH-Test 2 (*nach* pulsatiler Stimulation) ein ΔLH von ≤ 3 IE/l, bei männlichen Jugendlichen mit konstitutioneller Entwicklungsverzögerung ein ΔLH von > 3 IE/l erwartet [1].

Bemerkungen. Der angegebene Cut-off-Wert ist assayabhängig. Bei dem oben angegebenen Wert wies der LHRH-Langzeittest für die Diagnose des hypothalamischen Hypogonadismus eine Sensitivität von 100 %, eine Spezifität von 88 % und eine diagnostische Wertigkeit von 96 % auf [2].

Zu beachten sind Fehler bei der Programmierung der Miniaturinfusionspumpen; unzureichende Berücksichtigung des Totraums des Infusionssystems.

Literatur

1. Partsch CJ, Hermanussen M, Sippell WG (1985) Differentiation of male hypogonadotropic hypogonadism and constitutional delay of puberty by pulsatile administration of gonadotropin-releasing hormone. J Clin Endocrinol Metab 60: 1196–1203
2. Smals AGH, Hermus ARM, Boers GHJ, Pieters GFF, Benraad TJ, Kloppenborg PWC (1994) Predictive value of luteinizing hormone releasing hormone (LHRH) bolus testing before and after 36-hour pulsatile LHRH administration in the differential diagnosis of constitutional delay of puberty and male hypogonadotropic hypogonadism. J Clin Endocrinol Metab 78: 602–608

25.2.10 Oraler Glucosetoleranztest

Prinzip. Die oral aufgenommene, enteral resorbierte Glucose flutet über den Portalkreislauf an und führt bei intakter Inselzell- und Leberfunktion über ein „enteroinsuläres" Informationssystem zur gleichzeitigen Aktivierung von gegenregulatorischen Vorgängen (Ausschüttung von Insulin) mit dem Effekt, daß ein exzessiver Anstieg der Blutglucosekonzentration von vornherein verhindert wird. Durch Messung der Blutglucose- und ggf. auch Insulinkonzentration nach Kohlenhydratgabe können Störungen dieser Glucosehomöostase erfaßt werden [1]. Wahrscheinlich durch Einfluß hypothalamischer Glucorezeptoren auf die GHRH-Wirkung und vermehrte Somatostatinausschüttung kommt es nach Glucosegabe zur Suppression der Wachstumshormonausschüttung [3], bei den meisten wachstumshormonproduzierenden Mikroadenomen des HVL bleibt die Suppression aus.

Indikation. Verdacht auf Vorliegen einer Störung der Glucosehomöostase; Differentialdiagnose der Akromegalie.

Durchführung. 3 Tage vor dem Test kohlenhydratreiche Ernährung (≥ 60 % der zugeführten Kalorien als Kohlenhydrate). Ab 20 Uhr am Vorabend des Tests nichts p.o. (12stündige Nahrungskarenz). Testbeginn morgens nüchtern. Zum Zeitpunkt 0 min Blutentnahme (1–2 ml) zur Bestimmung der Nüchternglucose- (und ggf. Insulin- oder Wachstumshormon-) Konzentration. Bei ausschließlicher Messung von Blutglucose ist Kapillarblut ausreichend. Anschließend Gabe von 2 g/kg KG Glucose (max. 100 g) p.o. Alternativ Gabe einer äquivalenten Menge (8 ml/kg KG) eines kommerziell erhältlichen Oligosaccharidgemisches (max. 400 ml; bessere gastrointestinale Verträglichkeit wegen geringerer Osmolalität). Die Gesamtmenge sollte langsam (in 2–5 min) getrunken werden. Weitere Blutentnahmen zu den Zeitpunkten 30, 60, 90, 120 und 180 min [2].

Normalwerte siehe Abb. 25.20. Diese Normalwerte gelten für Kapillarblut: bei Bestimmung der Glucosekonzentration im venösen Blut fallen die Spitzenwerte bis zu 30 %, der 3-h-Wert bis zu 16 % geringer aus; einen Umrechnungsfaktor gibt es nicht. Eine pathologisch verminderte Glucosetoleranz liegt vor, wenn 2 oder mehr Blutglucosewerte nach Belastung oberhalb der 97. Perzentile liegen. Dem 1- bzw. 2-h-Wert wird eine besondere Bedeutung beigemessen [1]. Beim Gesunden gelingt es, initial erhöhte Wachstumshormonkonzentrationen auf Werte unter 1 μg/l abzusenken [4].

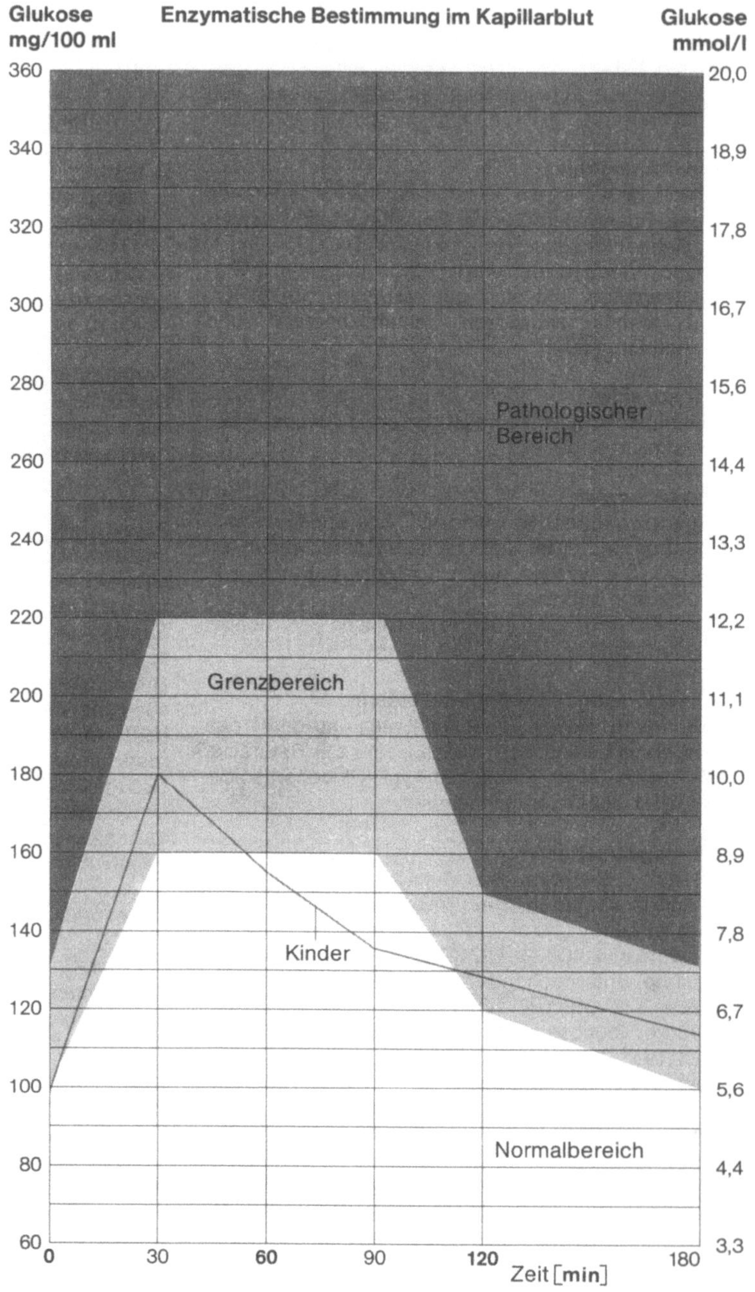

Abb. 25.20. Perzentilenkurven zur Bewertung der Ergebnisse von oralen Glucosetoleranztests bei Kindern zwischen 6 und 16 Jahren. (Nach Hürter et al. 1975 [2])

Bemerkungen. Als Folge der Osmolalität der Lösungen können Übelkeit und Erbrechen auftreten. Glucosetoleranztests sollten wegen der Gefahr eines falsch-positiven Testergebnisses unmittelbar nach schweren Erkrankungen oder Operationen nicht durchgeführt werden. Zeitliche Abstände von 2 Wochen bis zu 2 Monaten zum Ereignis werden empfohlen.

Literatur

1. Hürter P (1992) Diabetes bei Kindern und Jugendlichen. Klinik Therapie Rehabilitation. 4. Aufl. Springer, Berlin Heidelberg New York
2. Hürter P, Jochum KH, Haeckel R (1975) Standardisierung des oralen Glucosetoleranztestes mit einem Oligosaccharidgemisch (Dextro OGT) bei Schulkindern. Monatsschr Kinderheilkd 123: 466-467
3. Masuda A, Shibasaki T, Nakahara M et al. (1985) The effect of glucose on growth hormone (GH)-releasing hormone-mediated GH secretion in man. J Clin Endocrinol Metab 60: 523-526
4. Stewart PM, Smith S, Seth J et al. (1989) Normal growth hormone response to the 75 g oral glucose tolerance test measured by immunoradiometric assay. Ann Clin Biochem 26: 205-206

25.2.11 Intravenöser Glucosetoleranztest

Prinzip. Im Vergleich zum oralen Glucosetoleranztest ist hier die Stimulation der Insulinsekretion nach Glucosegabe geringer; Stimuli der Insulinfreisetzung, wie sie bei der Aufnahme der Glucose durch die resorptive Oberfläche des Darms ausgelöst werden, entfallen bei der intravenösen Verabreichung der Glucose. Getestet werden hier fast ausschließlich die regulativen Vorgänge, die zur Verminderung einer erhöhten Glucosekonzentration im Blut beitragen. Als Maß für ihre Intaktheit dient die prozentuale Eliminationskonstante der Glucose („Glucoseassimilationskonstante").

Indikation. Beurteilung der Glucosetoleranz bei Verdacht auf Vorliegen einer Assimilationsstörung.

Durchführung. Ab 20 Uhr am Vorabend des Tests nichts p.o. (12stündige Nahrungskarenz). Testbeginn morgens nüchtern. 3 min vor Beginn der Glucoseinfusion (Zeitpunkt -5 min) Blutentnahme (1-2 ml) zur Bestimmung der Nüchternglucose-(und ggf. Insulin-)Konzentration. Bei ausschließlicher Messung von Blutglucose ist Kapillarblut ausreichend. Wenn die Blutglucosekonzentration zum Punkt -5 min 7,77 mmol/l (140 mg/dl) nicht überschreitet, anschließend Gabe von 1 ml/kg einer 50 % Glucoselösung über 2 min langsam i.v.. Weitere Blutentnahmen unmittelbar nach Ende (0-min-Wert) sowie 1, 3, 5, 10, 15, 20, 30, 40 und 60 min nach Beendigung der Glucoseinjektion.

Bestimmung der Glucoseassimilationskonstanten k nach der graphischen Methode [1]: Auftragen der Glucosekonzentrationen auf semilogarithmisches Papier mit logarithmischer Aufteilung der Ordinate, Verbinden der Punkte mit einer Geraden, Ermittlung des Schnittpunkts dieser Geraden mit der Ordinate = hypothetische Glucosekonzentration zum Zeitpunkt 0 min (c_0). Aufsuchen der Glucosehalbwertszeit t (min), bei der die Glucosekonzentration um die Hälfte auf die Konzentration $^1/_2\, c_0$ abgefallen ist. Weitere Berechnung der Glucoseassimilationskonstanten k nach:

$$k = \ln 2 : t \times 100 = 0{,}693 : t \times 100.$$

Bei stark verminderter Glucosetoleranz erhält man sehr flache Kurven mit einem Wert t außerhalb des vorgegebenen Koordinatensystems. In diesem Fall empfiehlt sich eine Berechnung nach:

$$k = \frac{\log c_1 - \log c_2}{t_2 - t_1} \times \ln 10 \times 100$$

c_1 und c_2 sind Glucosekonzentrationen zu den Zeiten t_1 und t_2, die aus der Reihe der Blutabnahmezeiten gewählt werden können [2]. Für den Fall von t_1 = 20 min und t_2 = 40 min vereinfacht sich die Formel zu:

$$k = 11{,}51\ (\log c_1 - \log c_2).$$

Normalwerte siehe Tabelle 25.11; k-Werte, die niedriger als die untere Grenze des 2-SD-Bereichs sind, weisen auf eine pathologisch verminderte Glucosetoleranz hin [3].

Bemerkungen. Glucosetoleranztests sollten unmittelbar nach schweren Erkrankungen oder Operationen wegen der Gefahr falsch-positiver Testergebnisse nicht durchgeführt werden. Zeitliche Abstände von 2 Wochen bis zu 2 Monaten zum Ereignis werden empfohlen.

Tabelle 25.11. Mittelwerte und Bereich der doppelten Standardabweichung der Glucoseassimilationskonstanten k bei gesunden Kindern. (Nach Hürter et al. 1969 [3])

Chronologisches Alter (Jahre)	Mittelwert	2-SD-Bereich
<2	3,41	1,86-6,25
2-3	2,48	1,83-3,37
4-5	2,21	1,52-3,21
6-16	2,00	1,32-3,01

Literatur

1. Amatuzio DS, Schultz AL, Vanderbildt EDR, Nesbitt S (1953) Interpretation of the rapid intravenous glucose tolerance test in normal individuals and in mild diabetes mellitus. J Clin Invest 32: 428-435
2. Conard V, Franckson JRM, Bastenie PH, Krestens J, Kovacs L (1953) Etude critique du triangle d'hyperglycémie intraveineux chez l'homme normal et de termination d'un „Coefficient d'Assimilation glucidique". Arch Int Pharmacodyn 93: 132-134
3. Hürter P, Barth N, Bierich JR (1969) Der i.v.-Glucosetoleranztest bei stoffwechselgesunden und diabetischen Kindern. Monatsschr Kinderheilkd 117: 518-522

25.2.12 Dexamethasonhemmtest

Prinzip. Hochpotente synthetische Glucocorticoide wie Dexamethason supprimieren schon in kleinen Mengen die Hypothalamus-Hypophyse-Nebennierenrinden-Achse (Suppression von ACTH, CRH), ohne die Messung der endogenen Steroide (z. B. Cortisol) zu stören. Durch Gabe von Dexamethason kann die funktionelle Integrität der negativen Rückkopplung dieses Regelkreises überprüft werden [2]. Das Ausmaß der Suppression, meßbar am Abfall der Serumkonzentration von ACTH, Cortisol und anderen ACTH-abhängigen Nebennierenrindensteroiden oder an der Abnahme der Steroidexkretion im Urin, hängt von der aufgenommenen Dexamethasondosis ab [5].

Indikation. *Niedrigdosierter Dexamethasonhemmtest:* Differenzierung zwischen Zuständen mit geringer Erhöhung von Plasma- und Urincortisol ohne primäre krankhafte Störung der Hypothalamus-Hypophyse-Nebennierenrinden-Achse (z. B. Adipositas) und Hypercortisolismus mit Störung des Regelkreises (Cushing-Syndrom und M. Cushing) [6]; Nachweis der Nebennierenrinde als Ort der ACTH-abhängigen Überproduktion von Androgenen (z. B. milder 3β-ol-Dehydrogenase-Mangel bei Frauen mit Hirsutismus). *Hochdosierter Dexamethasonhemmtest:* Differentialdiagnose zwischen Cushing-Syndrom (z. B. adrenale Tumoren) und M. Cushing (ACTH-produzierendes Mikroadenom des HVL) [3].

Durchführung. In der Regel erfordert die Fragestellung, daß einer 2tägigen Beobachtungsperiode ein 2tägiger niedrigdosierter *und* ein 2tägiger hochdosierter Dexamethasonhemmtest folgen (Zeitbedarf 6 Tage). Der Dexamethasonhemmtest wird bei Kindern unter stationären Bedingungen durchgeführt (Tabelle 25.12).

Normalwerte (methodenabhängig): Die Ausscheidung von freiem Cortisol auf Ausscheidung pro m^2 KO und Ausscheidung pro g Kreatinin umrechnen.

- Beobachtungsperiode:
  - freies Cortisol im Urin:
    35-235 nmol/m^2/Tag (12-85 μg/m^2/Tag);
  - Plasmacortisol (5.-95. Perzentile):
    8-10 Uhr: 290-770 nmol/l (10,4-27,8 μg/dl);
    16-18 Uhr: 135-475 nmol/l (4,9-17,2 μg/dl).
  - Plasma-ACTH:
    8-10 Uhr: 4,4-15,4 pmol/l (20-70 pg/ml);
    16-18 Uhr: 1,1-5,5 pmol/l (5-25 pg/ml).
- Niedrigdosierter Test: Tag 4 (2. Tag des niedrigdosierten Tests):
  - freies Cortisol im Urin:
    < 70 nmol/m^2/Tag (< 25 μg/m^2/Tag);
  - Plasmacortisol:
    8-10 Uhr: < 140 nmol/l (< 5 μg/dl);
    16-18 Uhr: < 85 nmol/l (< 3 μg/dl).
  - Plasma-ACTH:
    < 2,2 pmol/l (< 10 pg/ml).

Die Urinausscheidung ACTH-abhängiger adrenaler Androgene sollte um mehr als 50 % zurückgegangen sein. Etwa 96 % aller Patienten mit ACTH-produzierendem Mikroadenom (M. Cushing) und 3 % aller Gesunden liegen über diesen Werten.

- Hochdosierter Test: Tag 6 (2. Tag des hochdosierten Tests): Patienten mit ACTH-produzierendem Mikroadenom supprimieren die Ausscheidung von freiem Cortisol und die Cortisol- und ACTH-Plasmakonzentration um mehr als 50 % des Ausgangswerts. Dies ist bei 88 % der Patienten mit M. Cushing der Fall. Aber auch 14 % der Patienten mit ektoper ACTH-Sekretion sind supprimierbar.

Bemerkungen. Die Dexamethasonresorption und der Dexamethasonabbau bei Kindern weisen große interindividuelle Unterschiede auf [5]. Deshalb lehnen einige Zentren der pädiatrischen Endokrinologie den Dexamethasonkurztest mit nur 1 Dosis am Vorabend der Blutentnahme als zu unzuverlässig ab. Unkritische Übertragung der bei Erwachsenen erprobten Standarddosen (2 mg/Tag bei niedrigdosiertem und 8 mg/Tag bei hochdosiertem Test) führen bei jungen Kindern bereits bei Anwendung der „niedrigen" Dosis zu exzessiver Suppression, so daß das Ziel des niedrigdosierten Tests nicht erreicht werden kann [6, 7]. Phenytoin in therapeutischen Dosen führt zur Verminderung der suppressiven Wirkung der niedrigen, nicht aber der hohen Dexamethasondosis, so daß ein Testergebnis wie bei M. Cushing vorgetäuscht werden kann [1]. Andere Substanzen wie Östrogen-Gestagen-Kombinationen und Sympathikomimetika führen zu ähnlichen Veränderungen im Test [4].

Tabelle 25.12. Durchführung des kombinierten Dexamethasonhemmtests

	Tag 1	2	3	4	5	6
Dexamethasondosis (Kapseln mit berechneter Dosis) individuell vom Apotheker anfertigen lassen)	Kein Dexamethason	Kein Dexamethason	20 µg/kg/Tag aufgeteilt auf 4 ED p.o.; Start 8 Uhr	20 µg/kg/Tag aufgeteilt auf 4 ED p.o.; Start 8 Uhr	80 µg/kg/Tag aufgeteilt auf 4 ED p.o.; Start 8 Uhr	80 µg/kg/Tag aufgeteilt auf 4 ED p.o.; Start 8 Uhr
Blutentnahmen (laborabhängig): je 3 ml Blut in vorgekühl tes (+4 °C) EDTA-Plastikröhrchen, auf Eiswasser aufbewahren; spätestens 3 h nach Entnahme in einer Kühlzentrifuge abzentrifugieren; Plasma einfrieren; Bestimmung von ACTH und Cortisol, je nach Fragestellung auch von anderen Steroiden	Ja (9 + 16 Uhr)	Ja (9 + 16 Uhr)	Ja (9 + 16 Uhr)	Ja (9 + 16 Uhr)	Ja (9 + 16 Uhr)	Ja (9 + 16 Uhr)
24-h-Urin: Bestimmung von freiem Cortisol und Kreatinin; bei Hyperandrogenämie auch gaschromatographische Bestimmung individueller Androgenmetabolite (Urinvolumen dokumentieren!)	Ja	Ja	Möglich	Ja	Möglich	Ja

Literatur

1. Jubiz W, Meikle AW, Levinson RA et al. (1970) Effect of diphenylhydantoin on the metabolism of dexamethasone. Mechanism of the abnormal dexamethasone suppression in humans. N Engl J Med 283: 11–14
2. Liddle GW (1960) Tests of pituitary-adrenal suppressibility in the diagnosis of Cushing's syndrome. J Clin Endocrinol Metab 20: 1539–1560
3. Nieman LK, Chrousos GP, Oldfield EH, Avgerinos PC, Cutler GB Jr, Loriaux DL (1986) The ovine corticotropin-releasing hormone stimulation test and the dexamethasone suppression test in the differential diagnosis of Cushing's syndrome. Ann Intern Med 105: 862–867
4. Rush AJ, Schlesser MA, Giles DE et al. (1982) The effect of dosage on the dexamethasone suppression test in normal controls. Psychiatry Res 7: 277–285
5. Shen SX, Young MC, Hinoshosa-Sandoval M, Hughes IA (1989) 17-OH-progesterone response to acute dexamethasone administration in congenital adrenal hyperplasia. Horm Res 32: 136–141
6. Streeten DHP, Faas FH, Elders MJ, Dalakos TG, Voorhess M (1975) Hypercortisolism in childhood: shortcomings of conventional diagnostic criteria. Pediatrics 56: 797–803
7. Styne DM, Grumbach MM, Kaplan SL, Wilson CB, Conte FA (1984) Treatment of Cushing's disease in childhood and adolescence by transsphenoidal microadenomectomy. N Engl J Med 310: 889–893

25.2.13 Metyrapontest

Prinzip. Dieser Test untersucht die Integrität der Feedbackkontrolle der Hypothalamus-Hypophyse-Nebennierenrinden-Achse durch pharmakologische Blockade der Cortisolbiosynthese mit der Substanz Metyrapon auf dem Schritt der 11-β-Hydroxylierung des 11-Desoxycortisols zum Cortisol (s. Kap. 5). Ein Anstieg der Plasmakonzentration des 11-Desoxycortisols und ein Abfall der Cortisolplasmakonzentration sind unmittelbare Folge der Metyrapongabe. Absinken des Cortisols im Plasma ruft bei intaktem Regelkreis prompte ACTH-Ausschüttung hervor, die die adrenale Steroidbiosynthese anregt. Für die Dauer der metyraponbedingten Enzymblockade führt dies jedoch zunächst nur zu weiterem Anstieg des 11-Desoxycortisols im Plasma und seines Hauptmetaboliten Tetrahydro-11-Desoxycortisol im Urin [1].

Indikation. Geeignet zur Untersuchung des Funktionszustandes der Hypothalamus-Hypophyse-Nebennierenrinden-Achse nach Langzeitsteroidmedikation und in der Differentialdiagnose zwischen autonom funktionierenden NNR-Tumoren und NNR-Hyperplasie anderer Genese.

Durchführung. Der Test sollte unter stationären Bedingungen erfolgen.

- Tag 1 8 Uhr:
  - Basalwerte: Entnahme von 2–3 ml Blut (Menge laborabhängig) in vorgekühlte EDTA-Kunststoffröhrchen. Röhrchen auf Eiswasser zum Labor transportieren, dort in einer Kühlzentrifuge bei +4 °C abzentrifugieren. Kühlkette darf nicht unterbrochen werden. Plasma bis zur Bestimmung von ACTH, 11-Desoxycortisol und Cortisol bei −20 °C einfrieren.

- Tag 1 24 Uhr:
  - Gabe von 1 g/m² KO Metyrapon p.o. zusammen mit kleinem Imbiß (z. B. Joghurt).
- Tag 2 8 Uhr
  - Stimulierte Werte: Entnahme von 2-3 ml Blut (Menge laborabhängig) in vorgekühlte EDTA-Kunststoffröhrchen. Weiterverarbeitung der Proben s. Tag 1.

Normalwerte (methodenabhängig):

- Tag 1 8 Uhr:
  - Cortisol (5.-95. Perzentile) 290-770 nmol/l (10,4-27,8 µg/dl)
  - ACTH 4,4-15,4 pmol/l (20-70 pg/ml)
  - 11-Desoxycortisol 5,8-23 nmol/l (2-8 ng/ml)
- Tag 2 8 Uhr
  - Cortisol 220 nmol/l (< 8 µg/dl)
  - ACTH > 44 pmol/l (> 200 pg/ml)
  - 11-Desoxycortisol > 200 nmol/l (> 70 ng/ml)

Die Konzentration des Cortisols sollte nach Metyrapon weniger als 30 % der Summe der Plasmakonzentrationen von 11-Desoxycortisol und Cortisol betragen.

Bemerkungen. Der Test verliert im klinischen Alltag zunehmend an Bedeutung. Der gelegentlich noch beschriebene Langzeittest mit wiederholten Metyrapongaben über 3 Tage bringt gegenüber dem Kurztest keine Vorteile. Nebenwirkungen in Form von gastrointestinalen Beschwerden, Übelkeit und Erbrechen können auftreten. Phenytoin, orale Kontrazeptiva und andere Pharmaka, von denen bekannt ist, daß sie die mikrosomalen Enzyme der Leber anregen, führen zum beschleunigten Abbau des Metyrapons und machen den Test unzuverlässig. 4 % aller Gesunden zeigen ebenfalls einen beschleunigten Metyraponabbau und einen falsch-negativen Test [1].

Die Cortisolkonzentration und die Cortisol-11-Desoxycortisol-Relation dienen der Beurteilung einer ausreichenden Metyraponeinwirkung, die 11-Desoxycortisol- und ACTH-Konzentration dienen der Beurteilung der Hypothalamus-Hypophyse-Nebennierenrinden-Achse. Anstieg des 11-Desoxycortisols ist beim M. Cushing gesteigert; ACTH-Ausschüttung und 11-Desoxycortisol-Anstieg sind bei hypothalamisch oder hypophysär bedingtem Hypoadrenalismus abgeschwächt. Patienten mit androgenproduzierenden Nebennierentumoren reagieren kaum [1].

Literatur

1. Orth DN, Kovacs WJ, Debold CR (1992) The adrenal cortex. In: Wilson JD, Foster DW Williams' textbook of endocrinology, 8th edn. Saunders, Philadelphia London Toronto

25.2.14 ACTH-Test I

Prinzip. ACTH (Corticotropin) bindet an spezifische Rezeptoren der Zona-fasciculata-Zellen der NNR und führt zur unmittelbaren Steigerung der adrenalen Steroidogenese, indem es den Zugang freien Cholesterols zum seitenkettenabspaltenden Schlüsselenzym der Cortisolbiosynthese, P 450ssc, erleichtert [2]. Ist funktionierendes NNR-Gewebe vorhanden, steigt nach Gabe von ACTH die Plasmakonzentration von Cortisol und in geringerem Ausmaß auch der Vorläufersteroide an.

Indikation. Verdacht auf NNR-Insuffizienz und verminderte Ansprechbarkeit der Nebenniere auf ACTH.

Durchführung. Patient nüchtern; 1 h vor Testbeginn venösen Zugang legen, zum Offenhalten glucosefreie Elektrolytlösungen verwenden. Testbeginn zwischen 8 und 10 Uhr. Entnahme von 1 ml Blut zur Bestimmung der Plasmacortisolkonzentration. Anschließend Gabe von 250 µg $ACTH^{1-24}$/1,73 m² KO als Bolus i.v.. Weitere Blutentnahmen zu den Zeiten +30, +60 und +120 min [1].

Normalwerte (methodenabhängig). Anstieg vom Nadir vor Testbeginn um mehr als 190 nmol/l (7 µg/dl). Spitzenwerte nach Stimulation 550-1240 nmol/l (20-45 µg/dl), meist nach 60 oder 120 min erreicht.

Bemerkungen. Als Nebenwirkungen können gastrointestinale Symptome, Übelkeit und Erbrechen auftreten. Bei vorbestehendem ACTH-Mangel kann sich nach dem Test eine NNR-Insuffizienz manifestieren. Manche Autoren empfehlen daher die Gabe einer 1maligen Dosis von 0,5 mg/kg KG Prednison p.o. am Ende des Tests.

Beim M. Addison und verminderter Ansprechbarkeit auf ACTH fehlt ein Cortisolanstieg, bei zentralem Hypocortisolismus fällt der Cortisolanstieg geringer aus und tritt verzögert auf, gelegentlich erst nach weiteren ACTH-Dosen.

Literatur

1. Girard J, Breitenstein R, Vest M (1969) Nebennierenfunktionsprüfung mit Synacthen bei Kindern. Schweiz Med Wochenschr 99: 7-10
2. Kimura T (1981) ACTH stimulation on cholesterol side chain cleavage activity of adrenocortical mitochondria. Mol Cell Biochem 36: 105-122

25.2.15
ACTH-Test II

Prinzip siehe ACTH-Test I. Besteht ein nur gering ausgeprägter Enzymdefekt der Cortisolbiosynthese, können unter Basalbedingungen gelegentlich normale oder grenzwertig erhöhte Konzentrationen der für den jeweiligen Enzymdefekt typischen Vorläuferhormone im Blut gefunden werden, die eine eindeutige Abgrenzung von gesunden Patienten nicht zulassen. Eine Diagnose kann in dieser Situation nach maximaler Stimulation des Stoffwechselwegs mit ACTH gestellt werden: Während sich die Cortisolkonzentration im Plasma kaum ändert, kommt es durch vermehrte Bereitstellung von Precursorsteroide zu einem deutlichen Konzentrationsanstieg des dem Enzymblock unmittelbar vorausgehenden Steroids.

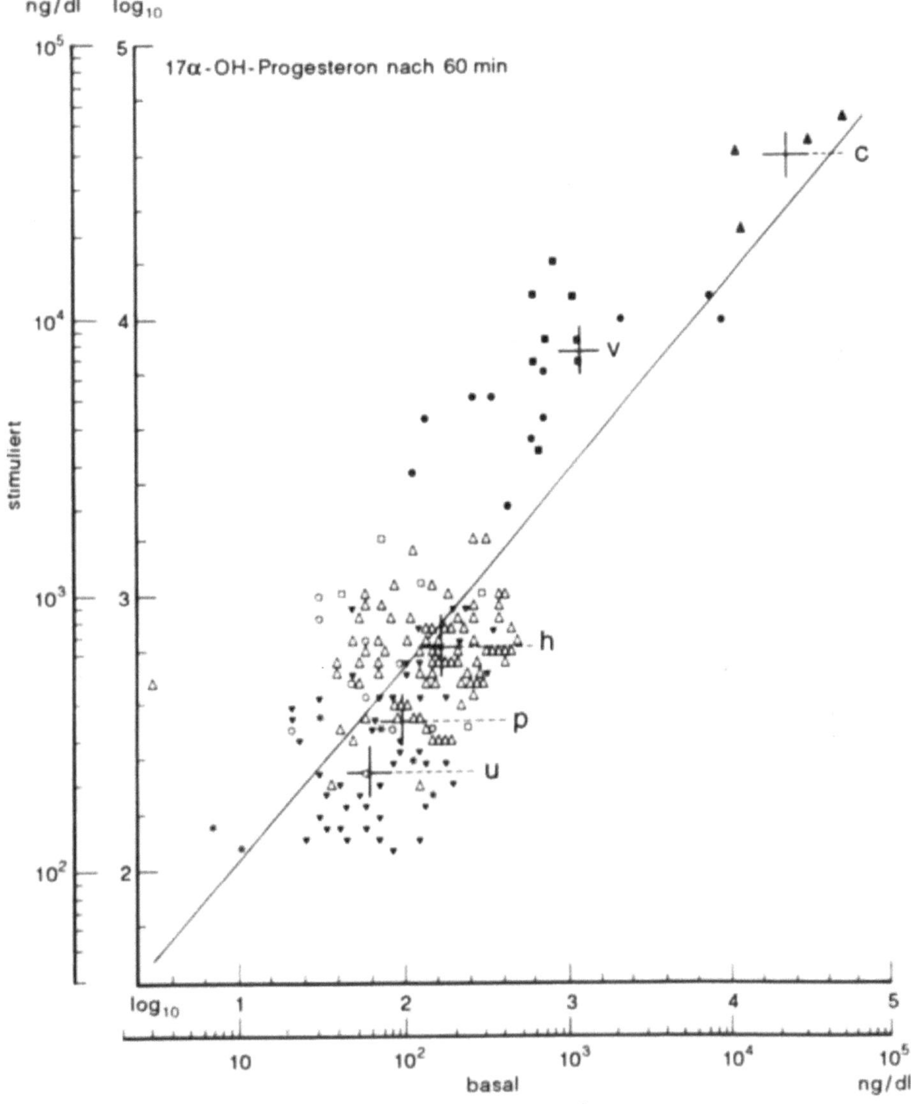

Abb. 25.21. Nomogramm der Beziehung zwischen basalen und stimulierten (60 min nach 250 µg ACTH$^{1-24}$ i.v.) 17-Hydroxyprogesteron-Konzentrationen bei verschiedenen Gruppen: ▼ US-Bevölkerung; * US-Bevölkerung, genetisch nicht betroffen; ▲ Patienten mit klassischer Form des 21-Hydroxylase-Mangels; • Late-onset-Form des 21-Hydroxylase-Mangels; ▪ kryptische Form des 21-Hydroxylase-Mangels; Δ heterozygot für die klassische Form des 21-Hydroxylase-Mangels; o heterozygot für die Late-onset-Form des 21-Hydroxylase-Mangels; □ heterozygot für die kryptische Form des 21-Hydroxylase-Mangels; durch Buchstaben gekennzeichnete Kreuze zeigen den Mittelwert jeder Gruppe an: *c* klassischer 21-Hydroxylase-Mangel; *v* Patienten mit symptomatischem nichtklassischem 21-Hydroxylase-Mangel; *h* Heterozygote für klassischen und nichtklassischen, symptomatischen sowie kryptischen 21-Hydroxylase-Mangel; *u* Familienmitglieder, durch HLA-Typisierung als „genetisch nicht betroffen" identifiziert; *p* US-Bevölkerung, nicht erkrankt, nicht HLA-typisiert. (Nach New u. Levine 1984 [2])

Tabelle 25.13. Basalwerte und stimulierte Werte (60 min nach 250 µg $ACTH^{1-24}$ i. v.) von 17-Hydroxypregnenolon und DHEA im Plasma von nicht hirsuten, eumenorrhoischen, normalgewichtigen Frauen (Kontrollgruppe) und hirsuten Frauen mit partiellem 3β-ol-Dehydrogenase-Mangel (und verstärkter Adrenarche). Angegeben sind Mittelwert ± 1 SD. (Nach Frank-Raue et al. 1989 [1])

	Basalwerte		Stimulierte Werte	
	17-Hydroxypregnenolon nmol/l (ng/dl)	DHEA nmol/l (ng/dl)	17-Hydroxypregnenolon nmol/l (ng/dl)	DHEA nmol/l (ng/dl)
Kontrollgruppe	13,0 ± 11,5 [433 ± 390]	23,6 ± 15,0 [868 ± 553]	25,0 ± 10,5 [828 ± 344]	30,0 ± 9,0 [1102 ± 329]
3β-HSD-Mangel	17,0 ± 15,5 [563 ± 518]	38,4 ± 23,0 [1416 ± 850]	71,5 ± 10,0 [2371 ± 327]	71,2 ± 20,4 [2622 ± 752]

Indikation. Verdacht auf minimalen Defekt der NNR-Steroidbiosynthese (nichtklassische Varianten eines 21-Hydroxylase-, 11-Hydroxylase- bzw. 3β-ol-Dehydrogenase-Mangels, Heterozygotendiagnostik).

Durchführung. Patient nüchtern; 1 h vor Testbeginn venösen Zugang legen, zum Offenhalten glucosefreie Elektrolytlösungen verwenden. Testbeginn zwischen 8 und 10 Uhr. Entnahme von je 1-5 ml Blut zur Bestimmung des „Leitsteroids" für den jeweiligen Enzymdefekt (21-Hydroxylase-Mangel: 17-Hydroxyprogesteron; 11β-Hydroxylase-Mangel: 11-Desoxycortisol; 3β-ol-Dehydrogenase-Mangel: Pregnenolon, 17-Hydroxypregnenolon, DHEA). Anschließend 250 µg $ACTH^{1-24}$ (unabhängig von Alter und Größe) als Bolus in 1-2 min i. v.. Weitere Blutentnahmen zu den Zeiten +30 und + 60 min.

Normalwerte. Den Zusammenhang zwischen basalen und stimulierten (60-min-Wert) Konzentrationen von 17-Hydroxyprogesteron bei nichtklassischen Formen des 21-Hydroxylase-Mangels und bei Heterozygoten illustriert das Nomogramm nach New (Abb. 25.21). Ein breiter Überlappungsbereich existiert zwischen der Normalbevölkerung und obligaten Heterozygoten für einen 21-Hydroxylase-Mangel, während die 17-Hydroxyprogesteron-Konzentrationen bei Patienten mit nichtklassischem 21-Hydroxylase-Mangel nach ACTH auf Werte zwischen 33,3 und 302,6 nmol/l (1100-100000 ng/dl) ansteigen [2]. Andere Autoren fanden einen Anstieg um mehr als 7,6 nmol/l (> 250 ng/dl) als hinweisend auf das Vorliegen eines nichtklassischen 21-Hydroxylase-Mangels [3]. Basale und stimulierte 17-Hydroxypregnenolon- und DHEA-Plasmakonzentrationen bei gesunden Frauen und bei Frauen mit Hirsutismus und mildem 3β-ol-Dehydrogenase-Mangel zeigt Tabelle 25.13 [1].

Bemerkungen. Für die Messung der Precursorsteroide vor und nach ACTH gilt in besonderem Maße, daß nur spezifische Methoden verwendet werden dürfen, die Kreuzreaktionen mit anderen Steroiden weitgehend ausschließen. Am besten eignen sich hier Methoden mit vorheriger chromatographischer Auftrennung der Steroide.

Literatur

1. Frank-Raue K, Junga G, Raue F, Korth-Schütz S, Vecsei P, Ziegler R (1989) 3β-Hydroxysteroiddehydrogenase-Mangel und 21-Hydroxylase-Mangel bei Hirsutismus. Dtsch Med Wochenschr 114: 1955-1959
2. New MI, Levine LS (1984) Congenital adrenal hyperplasia. Springer, Berlin Heidelberg New York
3. Weil J, Bidlingmaier F, Sippell WG, Butenandt O, Knorr D (1979) Comparison of two tests for heterozygosity in congenital adrenal hyperplasia (CAH). Acta Endocrinol (Copenh) 91: 109-121

25.2.16 ACTH-Langzeittest

Prinzip siehe ACTH-Test I. Die Diagnose seltener Enzymdefekte der Steroidbiosynthese gelingt oft nur über eine gaschromatographische Auftrennung und ggf. massenspektrometrische Identifizierung der Steroidmetaboliten im Urin [2]. Voraussetzung ist ein steroidreicher Urin, der durch eine längerdauernde ACTH-Vorbehandlung der NNR erzielt wird. Bei manchen Formen der primären NNR-Insuffizienz wird die diagnostische Zuordnung durch den Nachweis ausbleibender adrenaler Steroidsynthese auch nach langdauernder ACTH-Stimulation erleichtert [1].

Indikation. Verdacht auf Vorliegen eines Hypocortisolismus aufgrund proximaler Defekte der Steroidbiosynthese (20,22-Desmolase-Mangel, 17-Hydroxylase-Mangel u. a.).

Durchführung. Der Test sollte unter stationären Bedingungen erfolgen.

- Tag 1 8 Uhr: Start 24-h-Sammelurin I (*vor* ACTH)
- Tag 2 8 Uhr: Ende 24-h-Sammelurin I (*vor* ACTH); danach: i.m.-Injektion von 0,5 mg/m^2 KO Depot-ACTH$^{1-24}$
- 20 Uhr: i.m.-Injektion von 0,5 mg/m^2 KO Depot-ACTH$^{1-24}$
- Tag 3 8 Uhr: i.m.-Injektion von 0,5 mg/m^2 KO Depot-ACTH$^{1-24}$
- 20 Uhr: i.m.-Injektion von 0,5 mg/m^2 KO Depot-ACTH$^{1-24}$
- Tag 4 8 Uhr: i.m.-Injektion von 0,5 mg/m^2 KO Depot-ACTH$^{1-24}$, dann: Start 24-h-Sammelurin II (*unter* ACTH)
- 20 Uhr: i.m.-Injektion von 0,5 mg/m^2 KO Depot-ACTH$^{1-24}$
- Tag 5 8 Uhr: Ende 24-h-Sammelurin II (*unter* ACTH); dann: Start 24-h-Sammelurin III (*nach* ACTH)
- Tag 6 8 Uhr Ende 24-h-Sammelurin III (*nach* ACTH)

Bemerkungen. Proben genau beschriften, Urinvolumina angeben. Die Erstellung der gaschromatographischen Steroidprofile und ihre Interpretation ist wenigen spezialisierten Zentren vorbehalten. In dieser Testvariante wird ausschließlich Depot-ACTH intramuskulär verwendet. Unter Umständen kann es sinnvoll sein, die ACTH-Stimulation auf 7 Tage auszudehnen. Unverträglichkeitsreaktionen bei wiederholter ACTH-Applikation können vorkommen, sind aber selten.

Literatur

1. Hauffa BP, Miller WL, Grumbach MM, Conte FA, Kaplan SL (1985) Congenital adrenal hyperplasia due to deficient cholesterol side-chain cleavage activity (20,22-desmolase) in a patient treated for 18 years. Clin Endocrinol (Oxf) 23: 481–493
2. Shackleton CHL (1986) Profiling steroid hormones and urinary steroids. J Chromatogr 379: 91–156

25.2.17 hCG-Test

Prinzip. Humanes Choriongonadotropin (hCG) ist bis auf 1 um 30 Aminosäuren längere β-Kette und zusätzliche Kohlenhydratreste an deren Carboxylende dem luteinisierenden Hormon (LH) ähnlich. hCG agiert mit dem LH-Rezeptor an der Leydig-Zellmembran im Hoden, was zur intrazellulären cAMP-Freisetzung und Aktivierung einer Proteinkinase führt. Über weitere Zwischenschritte wird Cholesterol vermehrt dem mitochondrialen seitenkettenabspaltenden P 450ssc-Enzym zugeführt, was zur Zunahme der Testosteronbiosynthese führt: der Testosteronspiegel im Blut steigt an [4]. Dieser Anstieg ist direkt vom Vorhandensein von LH-Rezeptoren und Leydig-Zellen sowie von einer intakten Testosteronbiosynthese abhängig; indirekt ist ein normaler Testosteronanstieg nach hCG an die funktionelle Integrität des Hypothalamus-Hypophyse-Hoden-Regelkreises gebunden.

Das in einer Testvariante vor und während der Testdurchführung gegebene Dexamethason soll die Steroidbiosynthese der NNR supprimieren und sicherstellen, daß das gemessene Testosteron und seine Vorläufersteroide den Gonaden entstammen und ein möglicher Anstieg nicht durch Erhöhung adrenaler Steroide vorgetäuscht wird [1].

Indikation

- A. Nachweis testikulären Gewebes mit funktionierenden Leydig-Zellen bei Verdacht auf Anorchie (bilateraler Kryptorchismus)
- B. Überprüfung der Hodenfunktion bei hypergonadotropem Hypogonadismus
- C. Verdacht auf Testosteronbiosynthesedefekt (bei inkompletter geschlechtlicher Differenzierung)

Bei Patienten im Verlauf der Pubertät liegen basale und stimulierte Werte zwischen den beiden oben genannten Bereichen [5, 7].

Beispiel für Variante 2 (mit Dexamethason): Jeder Testosteronanstieg in diesem Test um mehr als 0,4 nmol/l (12 ng/dl) nach hCG zeigt die Existenz von Leydig-Zellen (Hodenrest) an (mod. nach Grant et al. 1976 [3] und Weil et al. [6]).

Die Plasmacortisolkonzentration und die Ausscheidung der freien Corticoide im Urin kann zum Nachweis der adäquaten NNR-Suppression benutzt werden. Ab Tag 3 des Tests liegt das Cortisol im Plasma meist unter 82 nmol/l (< 3 μg/dl); die freien Corticoide im Urin sind meist unter 30 % des Ausgangswertes abgefallen (Urin I vs. Urine II–V).

Bei Testosteronbiosynthesestörungen fällt der Testosteronanstieg gering aus oder bleibt ganz aus. Dafür kommt es (mit Ausnahme des 20,22-Desmolase-Mangels) zum Anstieg der dem Stoffwechselblock vorangehenden Testosteronprecursoren im Plasma. Manchmal läßt sich die Diagnose einer Testosteronbiosynthesestörung nur aus dem Urin sicherstellen; daher empfiehlt sich bei dem aufwendigen Testdesign immer auch die Asservierung von Urinen

Durchführung

Variante 1: hCG-Test ohne Dexamethasongabe (Indikation C)

- Tag 1 (8 Uhr) Blutentnahme 1 (*vor* hCG-Injektion: 10 ml EDTA-Blut) zur Bestimmung von LH, FSH, Testosteron und seiner Vorstufen, Beginn der Sammlung des ersten 24-h-Urins (Urin I, *vor* hCG)
- Tag 2 (8 Uhr) Abschluß des 1. 24-h-Sammelurins (Urin I, *vor* hCG); anschließend: hCG 5000 IE/m^2 KO i.m.
- Tag 3 (8 Uhr) Blutentnahme 2 (*nach* hCG-Injektion: 8 ml EDTA-Blut) zur Bestimmung von Testosteron und seiner Vorstufen, Beginn der Sammlung eines 2. 24-h-Urins (Urin II; *nach* hCG)
- Tag 4 (8 Uhr) Abschluß des 2. 24-h-Sammelurins (Urin II; *nach* hCG)
- Tag 5 (8 Uhr) Blutentnahme 3 (*nach* hCG-Injektion: 8 ml EDTA-Blut) zur Bestimmung von Testosteron und seiner Vorstufen, Beginn der Sammlung eines 3. 24-h-Urins (Urin III; *nach* hCG)
- Tag 6 (8 Uhr) Abschluß des 3. 24-h-Sammelurins (Urin III; *nach* hCG)
- Tag 7 (8 Uhr) Blutentnahme 4 (*nach* hCG-Injektion: 10 ml EDTA-Blut) zur Bestimmung von Testosteron und seiner Vorstufen, Beginn der Sammlung eines 4. 24-h-Urins (Urin IV; *nach* hCG)
- Tag 8 (8 Uhr) Abschluß des 4. 24-h-Sammelurins (Urin IV; *nach* hCG)

Variante 2: hCG-Test mit Dexamethasonhemmung (Indikationen A und B)

- Tag 1 (8 Uhr): Blutentnahme 1 (*vor* Dexamethason/*vor* hCG: 6 ml Blut) zur Bestimmung von LH, FSH, Testosteron und Cortisol
  Beginn mit Dexamethason 20 µg/kg KG alle 6 h p.o. (Tagesdosis 80 µg/kg)
- Tag 2 Dexamethason 20 µg/kg KG alle 6 h p.o. (Tagesdosis 80 µg/kg)
- Tag 3 Dexamethason 20 µg/kg KG alle 6 h p.o. (Tagesdosis 80 µg/kg)
- Tag 4 (8 Uhr) Blutentnahme 2 (*vor* hCG/*unter* Dexamethason: 4 ml Blut) zur Bestimmung von Testosteron und Cortisol
  anschließend: hCG 5000 IE/m^2 KO i.m.
  weiter Dexamethason 20 µg/kg KG alle 6 h p.o. (Tagesdosis 80 µg/kg)
- Tag 5 Dexamethason 20 µg/kg KG alle 6 h p.o. (Tagesdosis 80 µg/kg)
- Tag 6 (8 Uhr) Blutentnahme 3 (*nach* hCG/*unter* Dexamethason: 4 ml Blut) zur Bestimmung von Testosteron und Cortisol
  weiter Dexamethason 20 µg/kg KG alle 6 h p.o. (Tagesdosis 80 µg/kg)
- Tag 7 Weiter Dexamethason 20 µg/kg KG alle 6 h p.o. (Tagesdosis 80 µg/kg)
- Tag 8 (8 Uhr) Blutentnahme 4 (*nach* hCG/*unter* Dexamethason: 4 ml Blut) zur Bestimmung von Testosteron und Cortisol
  weiter Dexamethason 20 µg/kg KG alle 6 h p.o. (Tagesdosis 80 µg/kg)
- Tag 9 Weiter Dexamethason 20 µg/kg KG alle 6 h p.o. (Tagesdosis 80 µg/kg)
- Tag 10 (8 Uhr) Blutentnahme 5 (*nach* hCG/*unter* Dexamethason: 4 ml Blut) zur Bestimmung von Testosteron und Cortisol
  anschließend Dexamethasongabe über die nächsten 48 h schleichend beenden

Normalwerte (methodenabhängig). Beispiel für Variante 1 (ohne Dexamethason); angegeben ist jeweils der Bereich (mod. nach Tapanainen et al. 1983 [5] und Winter et al. 1972 [7]):

Präpubertäre Jungen:

- Basalwert (Blutentnahme 1) 0,1 – 0,6 nmol/l (4 – 18 ng/dl)
- Maximalwert nach Stimulation (Blutentnahmen 2 – 4) 3,1 – 13,8 nmol/l (90 – 400 ng/dl)

Erwachsene Männer:

- Basalwert (Blutentnahme 0) 13,8 – 41,6 nmol/l (400 – 1200 ng/dl)
- Maximalwert nach Stimulation (Blutentnahmen 2 – 4) 31,2 – 65,9 nmol/l (900 – 1900 ng/dl)

zur gaschromatographischen Bestimmung der individuellen Androgene und ihrer Metaboliten (s. auch Kap. 23).

Bemerkungen. Häufige Ursache für fehlenden Testosteronanstieg bei adipösen Kindern ist eine Injektion ins Fettgewebe (schlechte Resorption); es muß immer sicher intramuskulär injiziert werden. Sind in der Diagnostik eines Patienten LHRH- und hCG-Test vorgesehen, muß der LHRH-Test wegen der Kreuzreaktion des hCG mit dem LH-Antikörper der meisten LH-Radioimmunoassays als 1. Test durchgeführt werden. Wiederholte hochdosierte hCG-Gaben führen zur Downregulation der LH-Rezeptoren sowie zu vermehrtem Östradiolanstieg und sind nicht mit einer verbesserten diagnostischen Aussage verbunden [2]. Bei Verdacht auf Störungen der Testosteronbiosynthese dürfen zur Bestimmung der Steroidkonzentrationen nur spezifische Methoden (Plasma: Radioimmunoassay nach vorangegangener Extraktion und chromatographischer Trennung der Precursoren; Urin: Gaschromatographie) benutzt werden. Manche Enzymdefekte, die den Cortisol- und den Testosteronsyntheseweg betreffen, treten gelegentlich nur in der NNR, nicht aber im Hoden auf (z. B. Formen des 3β-ol-Dehydrogenase-Mangels); die Diagnostik dieser seltenen Formen wird durch gleichzeitige Dexamethasongabe erleichtert. hCG ist nebenwirkungsarm: bei obiger Testdosis kommt es nur gelegentlich zu genitaler Hyperämie und vermehrten Erektionen.

> **!** Zu vermeiden ist die Verwechslung der Proben; Proben genau beschriften, Urinvolumina angeben.

Literatur

1. Cacciari E, Cicognani A, Tassoni P, Flamigni P, Bolelli F, Pirazzoli P, Salardi S (1974) Plasma testosterone and estradiol concentration in prepubertal boys with cryptorchidism before and after dexamethasone and after human chorionic gonadotropin administration. Helv Paediatr Acta 29: 27–34
2. Dunkel L, Perheentupa J, Apter D (1985) Kinetics of the steroidogenic response to single versus repeated doses of human chorionic gonadotropin in boys in prepuberty and early puberty. Pediatr Res 19: 1–4
3. Grant DB, Laurance BM, Atherden SM, Ryness J (1976) HCG stimulation test in children with abnormal sexual development. Arch Dis Child 51: 596–601
4. Ritzén EM (1983) Steps in male reproductive endocrinology susceptible to regulation. In: Benagiano G, Diczfalusy E (eds) Endocrine mechanisms in fertility regulation. Raven, New York
5. Tapanainen J, Martikainen H, Dunkel L, Perheentupa J, Vikho R (1983) Steroidogenic response to a single injection of hCG in pre- and early pubertal cryptorchid boys. Clin Endocrinol 18: 355–362
6. Weil J, Bidlingmaier F, Knorr D (1979) Endokrinologische Frühdiagnose der Anorchie. Pädiatr Prax 21: 273–275
7. Winter JSD, Taraska S, Faiman C (1972) The hormonal response to hCG stimulation in male children and adolescents. J Clin Endocrinol Metab 34: 348–353

25.2.18 Durstversuch (s. auch Kap. 11 und 18)

Prinzip. Während des Durstens steigt die Serumosmolalität an. Dies ist beim Gesunden ein Stimulus für die hypothalamischen Osmorezeptoren, die Freisetzung von antidiuretischem Hormon (Arginin-Vasopressin, AVP) zu veranlassen. AVP wirkt auf die distalen Teile des intakten Nephrons im Sinne einer Erhöhung der Rückresorption von freiem Wasser mit dem Ziel einer Normalisierung der Serumosmolalität. Direkte Folgen sind eine Abnahme der Urinmenge, ein Anstieg der Urinosmolalität und des spezifischen Gewichts des Urins. Der Durstversuch dient der Unterscheidung von Diabetes insipidus und verringerter Konzentrationsleistung der Niere bei z. B. psychogener Polydipsie. Bei ausbleibender Konzentrationsleistung des Endorgans kann mit Hilfe von exogenem dDAVP zwischen AVP-Mangel (zentraler Diabetes insipidus) und Endorganresistenz (renaler Diabetes insipidus) unterschieden werden.

Indikation. Differentialdiagnose der Konzentrationsschwäche der Niere bei Verdacht auf partiellen zentralen Diabetes insipidus, Polydipsie (Teil 1) oder renalen Diabetes insipidus (Teil 2).

Durchführung

Teil 1 (Durstversuch)

- Zeitpunkt – 1 h
  Venösen Zugang legen; bei Kindern ohne Kontrolle der Blasenfunktion auch Blasenkatheter legen
- Zeitpunkt – ½ h
  Leichte Mahlzeit, Trinkflüssigkeit < 125 ml
- Zeitpunkt 0
  Beginn des Tests: Blase entleeren, Urinmenge notieren, Urin asservieren für die Bestimmung von spezifischem Gewicht, Osmolalität, Natrium; Entnahme von 3 ml Blut zur Messung der Serumosmolalität, der Konzentration von Natrium und AVP im Serum, des Hämoglobins und des Hämatokrits. Blutdruck, Körpergewicht, Körpertemperatur und Hydratationszustand bestimmen.

Von diesem Zeitpunkt an von *jeder* Urinportion spezifisches Gewicht und Osmolalität bestimmen.

Zu den Zeitpunkten +2, +4, +6, +8 h etc. Blase entleeren, Urinmenge notieren, 2-h-Urinvolumen berechnen. Entnahme von 3 ml Blut zur Messung der Serumosmolalität, von Natrium und AVP im Serum. Blutdruck, Körpergewicht, Körpertemperatur und Hydratationszustand bestimmen.

Abbruchkriterien

- Abnahme des Körpergewichts um 5 % des Ausgangsgewichts und mehr oder
- spezifisches Gewicht des Urins ≥ 1,025 oder
- Symptome der Hämokonzentration mit oder ohne Anstieg des Hämatokrits ≥ 0,65 oder
- Körpertemperatur (rektal) ≥ 38,5 °C; klinische Zeichen der schweren Dehydratation, klinisch signifi-

kanter Blutdruckabfall; Auftreten von starken Kopfschmerzen und anderen neurologischen Symptomen (mod. nach [2]).

Teil 2 (dDAVP-Test)
Muß der Durstversuch wegen eines der oben genannten Abbruchkriterien beendet werden, ohne daß das spezifische Gewicht des Urins 1,010 übersteigt, wird der dDAVP-Test angeschlossen (mod. nach [1]).

- Zu Beginn: Erneut Blase entleeren, Urinmenge notieren, Urin asservieren für die Bestimmung von spezifischem Gewicht, Osmolalität, Natrium; Entnahme von 3 ml Blut zur Messung der Serumosmolalität, der Konzentration von Natrium und AVP im Serum, des Hämoglobins und des Hämatokrits. Körpergewicht, Körpertemperatur und Hydratationszustand bestimmen.
- Dann: Kinder und Jugendliche ≥ 14 Jahre: 40 µg dDAVP intranasal,
- Kinder 2 - 14 Jahre: 20 µg dDAVP intranasal,
- Säuglinge/Kleinkinder ≤ 2 Jahre: 10 µg dDAVP intranasal;

jeweils die Hälfte in ein Nasenloch.

Wo eine sichere intranasale Applikation nicht gewährleistet ist:

- Säuglinge/Kleinkinder ≤ 2 Jahre: dDAVP 0,5 µg/m² KO i.v.,
- Kinder > 2 Jahre: dDAVP 2 µg i.v.

Zu den Zeitpunkten +1, +3 und +5 h Blase entleeren, Urinmenge notieren, Intervallurinvolumen berechnen. Entnahme von 3 ml Blut zur Messung der Serumosmolalität und des Serumnatriums, des Hämoglobins und Hämatokrits. Körpergewicht, Körpertemperatur und Hydratationszustand bestimmen.

Normalwerte
Durstversuch: Der Zunahme der Plasmaosmolalität entsprechender Anstieg des AVP im Serum (laboreigene Diagramme benutzen; Beispiel s. S. 269); Anstieg der Urinosmolalität auf Werte deutlich oberhalb der Serumosmolalität, maximal:

- 600 - 700 mosmol/kg beim sehr unreifen Frühgeborenen,
- 700 - 800 mosmol/kg beim reifen Neugeborenen,
- ca. 900 mosmol/kg beim Säugling,
- 1200 mosmol/kg beim älteren Kind und Jugendlichen (spezifisches Gewicht des Urins > 1,025).

Ein Diabetes insipidus muß angenommen werden bei nur geringer Abnahme des Urinvolumens, Anstieg des spezifischen Gewichts des Urins auf nicht mehr als 1,010, Anstieg der Urinosmolalität auf nicht mehr als die Serumosmolalität (300 mosmol/kg).

! Lange Beobachtungszeiten können erforderlich sein, bis Patienten mit psychogener Polydipsie ihren Urin ausreichend konzentrieren können. Bei dringendem Verdacht ist dem Durstversuch eine 3tägige Phase mit altersentsprechender Flüssigkeitszufuhr unter Kontrolle der Serumosmolalität und des Serumnatriumwertes vorzuschalten.

dDAVP-Test: Konzentration des Urins nach dDAVP auf

- 250 - 600 mosmol/kg bei Säuglingen (Alter 1 Woche bis 3 Monate),
- 500 - 1700 mosmol/kg bei älteren Kindern und Jugendlichen.

Bei Endorganresistenz gegenüber AVP steigt die Urinosmolalität nicht an. Unzureichender Anstieg nach dDAVP kann auch ein Hinweis auf Polydipsie sein (s. oben): Test nach 3 Tagen mit kontrollierter Flüssigkeitszufuhr wiederholen.

Bemerkungen. Der Durstversuch überschreitet vom Zeitbedarf her meist nicht 26 h. Bei anamnestischen Hinweisen auf partiellen Diabetes insipidus Beginn um 7 Uhr, bei Hinweisen auf psychogene Polydipsie Beginn um 21 Uhr, damit die kritische Phase des Tests (beginnende Dehydratation) in die Tagesstunden fällt. Während beider Testabschnitte darf der Proband feste Kost zu sich nehmen; flüssige Nahrung ist nicht erlaubt. Bei Säuglingen darf nach dDAVP 50 % der normalen Nahrungsmenge gegeben werden. Bei freiem Zugang zu Flüssigkeit und exzessivem Trinken besteht ein Risiko für eine Wasserintoxikation.

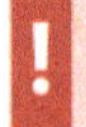

! Vorsicht bei Kindern mit Vitien, die keine Volumenbelastung vertragen.

Literatur

1. Aronson AS, Svenningsen NW (1974) dDAVP test for estimation of renal concentrating capacity in infants and children. Arch Dis Child 49: 654 - 659
2. Blunck W (1977) Pädiatrische Endokrinologie. Hormone-Wachstum-Pubertät. Urban & Schwarzenberg, München Wien Baltimore

25.2.19 PTH-Test

Prinzip. Parathormon (PTH) bindet an spezifische Rezeptoren von Knochenzellen und Zellen der kortikal gelegenen Anteile von proximalen und distalen

Nierentubuli. Dadurch kommt es zur Aktivierung der Adenylcyclase mit Zunahme der intrazellulären cAMP-Konzentration. In der Niere wird cAMP vermehrt ausgeschieden. Bei Endorganresistenz der Niere gegenüber PTH kann dieser Effekt nicht beobachtet werden.

Indikation. Differentialdiagnostische Abgrenzung des Pseudohypoparathyreoidismus mit Endorganresistenz der Niere zu anderen Formen des Hypoparathyreoidismus und zum Gesunden.

Durchführung. Das biosynthetisch erzeugte, die ersten 38 Aminosäuren des intakten menschlichen PTH umfassende Fragment ($hPTH^{1-38}$) wird wegen seiner besser standardisierten Wirkung und besseren Verträglichkeit ausschließlich als Testsubstanz verwendet.[1]

Am Vortag des Tests ab 20 Uhr nichts mehr p.o. (Kinder < 2 Jahre ab 24 Uhr) mit Ausnahme von Wasser bei Bedarf.

Am Testtag um 6 Uhr Entleerung der Blase (bei jüngeren Kindern mit Blasenkatheter; Katheter danach abstöpseln); der gewonnene Urin wird verworfen. In der Zeit von 6-8 Uhr Gabe von 150-300 ml Wasser.

Um 8 Uhr den 2-h-Nüchternurin (Urin 0) durch spontane Blasenentleerung oder über den liegenden Katheter gewinnen. Blutdruck messen. Venösen Zugang legen. Blutentnahme (Zeitpunkt 0 min) von 2 ml zur Bestimmung von Calcium, Phosphat, Kreatinin im Serum und 3 ml in vorgekühlte EDTA-Röhrchen zur Bestimmung von intaktem PTH und cAMP. Röhrchen auf Eiswasser zum Labor bringen und ohne Unterbrechung der Kühlkette in einer Kühlzentrifuge abzentrifugieren; bei -20 °C einfrieren. Zugang mit geringen Mengen 0,9 % NaCl-Lösung offenhalten (z. B. 3 ml/h).

Dann Injektion von $hPTH^{1-38}$ in einer Dosis von 0,5 µg/kg KG i.v. verdünnt in 10-20 ml 0,9 % NaCl-Lösung über 1-2 min. Weitere Blutentnahmen zu den Zeiten +5, +10 und +30 min zur Bestimmung von Serumphosphat, Kreatinin und cAMP. Blutdruckkontrollen zu den Zeiten +5 und + 30 min.

Gewinnung des Urins 30 min (Urin I) und 60 min (Urin II) nach Injektion von $hPTH^{1-38}$.

Normalwerte. Die Plasma-cAMP-Konzentration steigt bereits 5 min nach Injektion um mehr als 120 nmol/l an. Die cAMP-Ausscheidung im Urin pro 100 ml glomerulärer Filtration (GF), berechnet nach

$$\frac{\text{Urin-cAMP [nmol/dl]}}{\text{Urinkreatinin [mg/dl]}} \times \text{Serumkreatinin [mg/dl]}$$

steigt bei Probanden ohne Endorganresistenz der Niere um mehr als 113 nmol/dl GF an. Die tubuläre Phosphatrückresorption, berechnet nach

$$\text{TRP [\%]} = 100 \times \left[1 - \frac{\text{Urinphosphat}}{\text{Serumphosphat}} \times \frac{\text{Serumkreatinin}}{\text{Urinkreatinin}}\right]$$

nimmt nach 60 min um Werte zwischen 5 und 15 % ab [1].

Bemerkungen. In seltenen Fällen kann es zur Rötung an der Injektionsstelle oder leichtem Absinken des Blutdrucks kommen.

Literatur

1. Kruse K, Kracht U (1987) A simplified diagnostic test in hypoparathyroidism and pseudohypoparathyroidism type I with synthetic 1-38 fragment of human parathyroid hormone. Eur J Pediatr 146: 373-377

[1] Zum Zeitpunkt der Drucklegung war biosynthetisches PTH in Deutschland nicht mehr im Handel verfügbar.

25.2.20 Übersicht über die in der endokrinologischen Funktionsdiagnostik eingesetzten Substanzen und ihre Handelsformen

Übersicht über die in der endokrinologischen Funktionsdiagnostik eingesetzten Substanzen und ihre Handelsformen

Substanz (Freiname)	Handelsform	Handelsname
$ACTH^{1-24}$ (Tetracosactid)	1 Amp. = 1 ml = 250 µg 1 Amp. = 0,5 ml = 0,5 mg 1 Amp. = 1 ml = 1 mg	Synacthen Synacthen Depot 0,5 mg Synacthen Depot 1 mg
Altinsulin (human)	1 Inj.-Fl. = 10 ml = 400 IE	Berlinsulin H, Normal U-40, H-Insulin Hoechst, Huminsulin Normal 40, Insulin Actrapid HM, Insulin Velasulin Human
Arginin-HCl	1 Amp. = 20 ml 21 %ige Lösung = 4,21 g 1 ml = 1 mmol L-Arginin-H^+	1m-L-Arginin-Hydrochlorid-Lösung salvia, L-Arginin-hydrochlorid-1molar, Fresenius-21,7 %; 1-M-L-Argininhydrochlorid-Lösung, Pfrimmer; L-Arginin-Hydrochlorid 21,0 %, Braun
Clonidin	Tabl. á 0,075 mg/0,1 mg/0,15 mg/0,3 mg	Catapresan, Clonidin Riker, Clonidin ratiopharm, Clonistada, Haemiton, Paracefan
dDAVP (Desmopressin)	Lösung (intranasale Anwendung) 1 ml = 100 µg (2,5 ml mit Rhinyle; 5 ml Dosierspray; 1 Rhinette = 1 Einmalpipette á 0,2 ml Lösung); Lösung zur Injektion: 1 Amp. = 1 ml = 4 µg	Minirin
Dexamethason	Tabl. á 0,5 mg/0,75 mg/1,5 mg/4 mg	Dexamethason Ferring, Dexamethason Jenapharm, Dexamethason-mp, Dexamonozon, Fortecortin, Predni-F-Tablinen
$hGHRH^{1-44}$ (Somatorelin)	1 Amp. = 50 µg Trockensubstanz + 1 ml Lösungsmittel	GHRH Ferring
GnRH, LHRH (Gonadorelin)	Trockensubstanz + Lösungsmittel/ Inj.lösung, 1 ml = 25 µg, 1 ml = 100 µg	LHRH Ferring, Relefact LH-RH
hCG (Choriongonadotropin)	Trockensubstanz mit 250/500/100/1500/ 2500/5000 IE (+ 1 ml Lösungsmittel)	Choragon, Predalon, Pregnesin, Primogonyl
$hCRH^{1-41}$ (Corticorelin)	1 Amp. = 100 µg Trockensubstanz + 1 ml Lösungsmittel	CRH Ferring
$hPTH^{1-38}$	z. Z. nicht erhältlich	
L-Dopa (Levodopa)	Tabletten á 500 mg	Dopaflex
Metyrapon	1 Kapsel = 0,25 g	Metopiron (über die Apotheke herstellen lassen)
Oligosaccharidgemisch für oGTT	400 ml enthält: Mono-/Oligosaccharide (Stärkehydrolysat) entsprechend 100 g wasserfreier Glucose	Dextro O.G-T.
TRH (Protirelin)	1 Amp. = 1 ml = 0,2 mg (0,4 mg), 1 Amp. = 1 ml = 0,2 mg, 1 Amp. = 1 ml = 0,2 mg (0,4 mg), 1 Amp. = 2 ml = 0,2 mg (0,4 mg)	Antepan 200 (400), Relefact TRH 200 (400), TRH Ferring, TRH Berlin-Chemie, Thyroliberin 200 (400), TRH Merck

25.3 Normalwerte für die Konzentrationen einiger Hormone in Körperflüssigkeiten unter Basalbedingungen

Die in den Tabellen 25.14 und 25.15 angegebenen Werte sind nur als Beispiele aufzufassen und entbinden den pädiatrisch-endokrinologisch tätigen Arzt nicht von der Notwendigkeit, sich über die Aussagekraft der verwendeten Labormethoden ein Bild zu machen – insbesondere dann, wenn er die Messungen anderen Labors überläßt. Die Methoden müssen nicht nur den Qualitätskontrollrichtlinien der Deutschen Gesellschaft für klinische Chemie entsprechen, sie müssen auch im pädiatrischen Konzentrationsbereich, der in der Regel niedriger als der Erwachsenenreferenzbereich ist, genaue und reproduzierbare Messungen ermöglichen. Auch käuflich erhältliche Radioimmunoassaykits müssen vor ihrem Routineeinsatz im pädiatrisch-endokrinologischen Labor wie Originalmethoden validiert werden. Jedes Labor sollte seine eigenen pädiatrischen Referenzwerte erstellen. Mit unterschiedlichen Methoden erarbeitete Referenzwerte für einen Analyten unterscheiden sich u. U. erheblich; ein Antikörper von einem anderen Tier der gleichen Spezies kann die Ergebnisse eines RIA-Kits von Grund auf verändern.

Die technischen Bedingungen der Materialgewinnung müssen beachtet werden. Eine Blutentnahme im Nüchternzustand ist für die Untersuchung der Serumkonzentration von Phosphor, Triglyceriden, Insulin, C-Peptid und für die Messung des Nüchternblutzukkers erforderlich.

Für die Beurteilung der Plasmakonzentrationen von Analyten, die bekannten zirkadianen Schwankungen unterliegen (z. B. ACTH, ACTH-abhängige Steroide wie Cortisol, 17-Hydroxyprogesteron etc.) ist die Blutentnahmezeit auf dem Laborschein anzugeben. Für Analyte, deren Konzentration sich mit der Gonadarche ändert (z. B. Testosteron, Östradiol), ist der Vergleich mit auf das Knochenalter oder das Pubertätsstadium bezogenen Normwertetabellen aussagekräftiger; Knochenalter (soweit bestimmt) und das Pubertätsstadium nach Tanner müssen bei derartigen Fragestellungen auf dem Laborschein mit aufgeführt sein. Bei zyklusabhängigen Analyten (z. B. Progesteron, Östradiol, aber auch 17-Hydroxyprogesteron etc.) muß die Position der Blutentnahme im Zyklus angegeben werden. Alle vom Patienten eingenommenen Medikamente, die die Konzentration der Analyte in biologischen Flüssigkeiten verändern können, werden auf dem Laborschein aufgeführt (z. B. Phenytoin → periphere Schilddrüsenhormone; Dexamethason → Cortisol und andere ACTH-abhängige Steroide; hormonale Kontrazeptiva → Östrogen, Progesteron, LH, FSH etc.).

Für die Gewinnung und weitere Bearbeitung von Blutproben müssen im Fall des ACTH und des intakten PTH sowie für die Messung der Plasmareninaktivität besondere Vorkehrungen getroffen werden: Die Blutentnahme muß in vorgekühlte EDTA-Plastikröhrchen erfolgen, die dann auf Eiswasser ins Labor transportiert werden und dort innerhalb von 3 h in einer Kühlzentrifuge von den korpuskulären Blutelementen getrennt werden müssen. Das Plasma sollte bei –20 °C aufbewahrt werden. Jede Unterbrechung der Kühlkette begünstigt den Verlust oder die chemische Veränderung des Analyten.

Die Messung von Steroiden, die im Plasma in nur geringer Konzentration vorkommen, erfordert vor dem Einsatz der Probe im Radioimmunoassay die Extraktion der Steroidfraktion aus dem Plasma und die chromatographische Abtrennung des Analyten von anderen, mit dem Antikörper kreuzreagierenden Steroiden. Selbst bei sehr spezifischen Antikörpern kann auf dieses Prinzip nur bei im Plasma in hoher Konzentration vorliegenden Steroiden wie Cortisol und DHEAS bei Routinefragestellungen verzichtet werden.

Die Diagnose seltener Defekte der Steroidbiosynthese kann gelegentlich nur unter Zuhilfenahme der Gaschromatographie gelingen. Die gaschromatographische Messung von Steroiden und ihren Metaboliten im Harn ist, besonders in Kombination mit der Massenspektrometrie, eine sehr leistungsfähige Methode, aber wenigen Labors vorbehalten. Der umständliche Versand der 24-h-Urinproben entfällt, wenn man ein Aliquot des Urins nach Rücksprache mit dem Gaschromatographielabor nach den dort üblichen Methoden im eigenen Labor über eine käuflich erhältliche Kartusche (z. B. sep-Pak C_{18} oder andere) extrahiert. Die Steroide verbleiben in der Kartuschenfüllung; es muß dann nur noch die kleine Kartusche verschickt werden; dies kann in einem Plastikumschlag (ohne Trockeneis) geschehen.

Tabelle 25.14. Normalwerte für die Konzentration einiger Hormone in Körperflüssigkeiten unter Basalbedingungen

Analyt	Matrix	Chronologisches Alter	Referenzbereich [SI-Einheiten]	Referenzbereich [konventionelle Einheiten]	Bemerkungen/Literatur
ACTH	P		2-11 pmol/l	9-52 pg/ml	7.00-10.00 Uhr
ADH (Vasopressin)	P	<1 Mo		8,6 ± 5,7 pg/ml	normale Serumosmolalität
		1 Mo-1 Jahr		5,0 ± 3,1 pg/ml	von 285-295 mOsmol/kg
		>1 Jahr		3,3 ± 1,8 pg/ml	(x ± 1 SD) [9]
		Erwachsene		2,9 ± 1,0 pg/ml	
Aldosteron	P	1 Wo	970-5850 pmol/l	35-211 ng/dl	8.00-10.00 Uhr
		2 Wo-3 Mo	390-2910 pmol/l	15-105 ng/dl	normale Kost [11]
		3 Mo-1 Jahr	170-2550 pmol/l	6- 82 ng/dl	
		>1-15 Jahre	280-2440 pmol/l	10- 88 ng/dl	
3α-Androstandiol-diglukuronid	S		0,1-2,0 nmol/l		Vorpubertät; Jungen/Mädchen
			1,0-3,1 nmol/l		Pubertätsmitte (Mädchen)
			1,7-6,0 nmol/l		Pubertätsmitte (Jungen [10]
Androstendion	S, P	<2 Monate	0,5-5,2 nmol/l	15-150 ng/dl	„direkter" RIA [6]
		2-12 Monate	≤2,6 nmol/l	≤75 ng/dl	
	P	2.- 5. Jahr	0,1-1,6 nmol/l	4- 47 ng/dl	Mädchen
		6.- 9. Jahr	0,2-2,4 nmol/l	7- 69 ng/dl	RIA nach Extraktion
		10.-11. Jahr	1,4-21, nmol/l	40- 60 ng/dl	und Chromatographie;
		12.-16. Jahr	0,4-5,6 nmol/l	10-160 ng/dl	nach [12]
		>16. Jahr	06,-9,4 nmol/l	18-268 ng/dl	
		2.- 7. Jahr	0,1-1,5 nmol/l	3- 44 ng/dl	Jungen
		8.- 9. Jahr	0,2-3,5 nmol/l	5-100 ng/dl	RIA nach Extraktion
		10.-11. Jahr	0,7-6,2 nmol/l	19-178 ng/dl	und Chromatographie;
		12.-13. Jahr	0,6-4,3 nmol/l	16-122 ng/dl	nach [12]
		14.-15. Jahr	0,7-5,0 nmol/l	21-143 ng/dl	
		15.-17. Jahr	1,1-6,0 nmol/l	31-171 ng/dl	
		>17. Jahr	1,5-9,2 nmol/l	44-264 ng/dl	
	P	6-<12 Jahre	0,2-1,1 nmol/l	5- 32 ng/dl	Jungen
		12-<14 Jahre	0,1-2,5 nmol/l	3- 75 ng/dl	Ria nach Extraktion
		14-<16 Jahre	0,5-2,7 nmol/l	13- 76 ng/dl	und Chromatographie;
		16-<18 Jahre	0,6-6,0 nmol/l	18-174 ng/dl	nach [5]
		6-< 8 Jahre	0,2-0,4 nmol/l	5- 11 ng/dl	Mädchen
		7-<12 Jahre	0,5-1,6 nmol/l	14- 47 ng/dl	RIA nach Extraktion
		12-<14 Jahre	0,7-4,1 nmol/l	20-117 ng/dl	und Chromatographie;
		14-<21 Jahre	1,2-5,5 nmol/l	35-189 ng/dl	nach [5]
		16-<18 Jahre	1,3-6,4 nmol/l	36-184 ng/dl	
		18-<21 Jahre	1,1-6,1 nmol/l	32-174 ng/dl	
Cortisol	P, S		290-770 nmol/l	10,4-27,8 µg/dl	5.-95. Perzentile 8.00-10.00 Uhr
Corticosteron	P	7 Tage	<0,1-32,6 nmol/l	<0,05-11,3 ng/ml	RIA nach Extraktion
		2 Wo-3 Monate	<0,1- 9,8 nmol/l	<0,05- 3,4 ng/ml	und Chromatographie
		3 Mo-1 Jahr	<0,1-15,8 nmol/l	<0,05- 5,5 ng/ml	Blutentnahme 8.00-10.00
		1- 3 Jahre	<0,1-24,2 nmol/l	<0,05- 8,4 ng/ml	Uhr
		3- 5 Jahre	0,8-26,8 nmol/l	0,29- 9,3 ng/ml	normale Kost; nach [11]
		5- 7 Jahre	<0,1-18,4 nmol/l	<0,05- 6,4 ng/ml	
		7-11 Jahre	<0,1-35,2 nmol/l	<0,05-12,2 ng/ml	
		11-15 Jahre	<0,1-14,1 nmol/l	<0,05- 4,9 ng/ml	
C-Peptid	S		0,17-0,99 nmol/l	0,5-3,0 mg/dl	nüchtern; Werte abhängig vom Körpergewicht

Tabelle 25.14. (Fortsetzung)

Analyt	Matrix	Chronologisches Alter	Referenzbereich [SI-Einheiten]	Referenzbereich [konventionelle Einheiten]	Bemerkungen/Literatur
Dehydroepiandrosteron (DHEA)	P, S	6–< 8 Jahre	0,4– 5,4 nmol/l	14– 158 ng/dl	Bereich (für das chronologische Alter); Jungen und Mädchen; RIA nach Extraktion und Chromatographie; nach [5]
		8–<10 Jahre	0,2– 7,6 nmol/l	8– 220 ng/dl	
		10–<12 Jahre	0,7– 8,8 nmol/l	22– 254 ng/dl	
		12–<14 Jahre	1,5–18,8 nmol/l	46– 544 ng/dl	
		14–<16 Jahre	1,4–32,2 nmol/l	42– 931 ng/dl	
		16–<18 Jahre	3,1–30,7 nmol/l	91– 887 ng/dl	
		18–<21 Jahre	3,1–41,4 nmol/l	91–1195 ng/dl	
		6–< 8 Jahre	0,2– 5,4 nmol/l	8–158 ng/dl	Bereich (für das Knochenalter); Jungen und Mädchen; RIA nach Extraktion und Chromatographie; nach [5]
		8–<10 Jahre	1,0– 6,2 nmol/l	31–181 ng/dl	
		10–<12 Jahre	1,5–12,4 nmol/l	46–359 ng/dl	
		12–<14 Jahre	1,4–16,6 nmol/l	42–481 ng/dl	
		14–<16 Jahre	4,4–24,3 nmol/l	128–701 ng/dl	
Dehydroepiandrosteron-Sulfat (DHEA-S)	P, S	<14 Tage	0,2–5,5 μmol/l	9 –205 μg/dl	10.–90. Perzentile; chronologisches Alter Jungen und Mädchen; „direkter" RIA
		14 Tage–<3 Mo	0,1–1,2 μmol/l	6 – 47 μg/dl	
		≥3 Monate	<0,1–0,6 μmol/l	0,6– 23 μg/dl	
		6–< 8 Jahre	<0,1–0,6 μmol/l	3– 25 μg/dl	Bereich (für das chonologische Alter); Jungen und Mädchen; „direkter" RIA; nach [5]
		8–<10 Jahre	0,1–2,3 μmol/l	4– 87 μg/dl	
		10–<12 Jahre	0,2–6,4 μmol/l	8–238 μg/dl	
		12–<14 Jahre	0,2–7,4 μmol/l	8–274 μg/dl	
		14–<16 Jahre	0,9–6,6 μmol/l	35–241 μg/dl	
		16–<18 Jahre	1,3–7,7 μmol/l	48–286 μg/dl	
		18–<21 Jahre	2,1–6,7 μmol/l	79–247 μg/dl	
		6–< 8 Jahre	0,1–1,7 μmol/l	7– 64 μg/dl	Bereich (für das Knochenalter; Jungen und Mädchen; „direkter" RIA; nach [5]
		8–<10 Jahre	0,1–2,4 μmol/l	4– 92 μg/dl	
		10–<12 Jahre	0,2–4,5 μmol/l	8–169 μg/dl	
		12–<14 Jahre	0,8–7,4 μmol/l	33–273 μg/dl	
		14–<16 Jahre	1,7–7,7 μmol/l	64–286 μg/dl	
11-Deoxycorticosteron	P	>7 Tage–15 Jahre	>0,1–1,3 nmol/l	>0,03–0,45 ng/ml	RIA nach Extraktion und Chromatographie, Blutentnahme 8.00–10.00 Uhr normale Kost; nach [11]
11-Deoxycortisol	P, S		11,5–2,3 nmol/l	400–800 ng/dl	postadrenarch; „direktes Assay
Dihydrotestosterin (DHT)	P		0,05–0,2 nmol/l	1,6– 7,1 ng/dl	Jungen, präpubertär
			0,3 –0,6 nmol/l	9,1–19,7 ng/dl	Pubertätsmitte
			0,6 –1,7 nmol/l	19,6–51,6 ng/dl	erwachsener Männer
			0,07–0,1 nmol/l	1,5– 5,4 ng/dl	Mädchen, präpubertär
			0,1 –0,4 nmol/l	4,7–12,4 ng/dl	Pubertätsmitte
			0,2 –0,6 nmol/l	7,2–19,0 ng/dl	erwachsene Frauen
1,25-Dihydroxycholecalciferol	S	6–19 Monate	75–204 pmol/l	31–84 pg/ml	HPLC-RIA [8]
		>18 Monate	48–182 pmol/l	20–76 pg/ml	
FSH	S	1–< 3 Jahre	0,4–2,7 IU/l	0,4–2,7 mIU/ml	Jungen (RIA); nach [4]
		3–< 6 Jahre	0,6–2,3 IU/l	0,6–2,3 mIU/ml	
		6–<10 Jahre	0,8–1,9 IU/l	0,8–1,9 mIU/ml	
		10–<15 Jahre	1,2–2,9 IU/l	1,2–2,9 mIU/ml	
	S	1–< 3 Jahre	0,9–3,7 IU/l	0,9–3,7 mIU/ml	Mädchen (RIA); nach [4]
		3–< 6 Jahre	1,6–3,2 IU/l	1,6–3,2 mIU/ml	
		6–<10 Jahre	1,0–3,9 IU/l	1,0–3,9 mIU/ml	
		10–<12 Jahre	1,4–4,7 IU/l	1,4–4,7 mIU/ml	
		12–<15 Jahre	1,7–6,6 IU/l	1,7–6,6 mIU/ml	

Tabelle 25.14. (Fortsetzung)

Analyt	Matrix	Chronologisches Alter	Referenzbereich [SI-Einheiten]	Referenzbereich [konventionelle Einheiten]	Bemerkungen/Literatur
Glukagon	P		14-29 pmol/l	50-100 pg/ml	
HbA_1	B			<8,5 %	
25-Hydroxy-Cholecalciferol	S	6-18 Monate >18 Monate	17-111 nmol/l 50-250 nmol/l	6,8-44 ng/ml 20-100 ng/ml	HPLC-RIA [8]
17-Hydroxy-progesteron	P	<14 Tage 14 Tage-3 Mo 3-12 Mo	1,9-22,9 nmol/l 2,6-13,2 nmol/l 0,6- 8,2 nmol/l	62,2-757,0 ng/dl 86,5-436,0 ng/dl 21,0-271,0 ng/dl	„direktes Assay" 5-95 %-Bereich; nach [6]
	P	1.-2. Woche 2.-4. Woche 2. Monat 3. Monat-3. Jahr 4.-7. Jahr 8.-11. Jahr 12.-17. Jahr >17. Jahr	1,3-6,9 nmol/l 1,6-5,5 nmol/l 1,1-5,4 nmol/l 0,3-3,7 nmol/l 0,3-2,9 nmol/l 0,3-4,3 nmol/l 0,3-3,4 nmol/l 0,8-6,5 nmol/l	45 -230 ng/dl 56 -183 ng/dl 37 -181 ng/dl 10 -125 ng/dl 13 - 96 ng/dl 10 -145 ng/dl 11 -114 ng/dl 27 -217 ng/dl	Mädchen RIA nach Extraktion und Chromatographie; nach [12]
	P	1.-2. Woche 3.-4. Woche 2. Monat 3. Monat 4. Monat-11. Jahr 12.-15. Jahr 16.-17. Jahr >17. Jahr	1,8-7,5 nmol/l 0,7-8,0 nmol/l 1,9-5,7 nmol/l 1,0-5,1 nmol/l 0,2-3,5 nmol/l 0,3-4,2 nmol/l 0,5-5,0 nmol/l 1,0-5,4 nmol/l	60 -247 ng/dl 25 -265 ng/dl 65 -190 ng/dl 34 -171 ng/dl 8 -117 ng/dl 12 -139 ng/dl 18 -167 ng/dl 36 -179 ng/dl	Jungen RIA nach Extraktion und Chromatographie; nach [12]
IGF I	S	1 Mo-<2 Jahre 2-<6 Jahre 6-8 Jahre >8-10 Jahre >10-<14 Jahre 14-18 Jahre erwachsener Mann		0,17-0,53 U/ml 0,23-1,05 U/ml 0,26-1,44 U/ml 0,24-1,49 U/ml 0,35-2,22 U/ml 0,68-4,23 U/ml 0,36-1,84 U/ml	Jungen; 95 %-Vertrauensbereich der logtransformierten Werte
	S	1 Mo-<2 Jahre 22-<6 Jahre 6-8 Jahre >8-10 Jahre >10-<14 Jahre 14-18 Jahre erwachsene Frau		0,14-0,63 U/ml 0,17-1,11 U/ml 0,24-0,92 U/ml 0,37-1,31 U/ml 0,37-4,44 U/ml 0,52-5,63 U/ml 0,47-1,94 U/ml	Mädchen; 95 %-Vertrauensbereich der logtransformierten Werte
IGFBP-3	S	<1 Wo 1-<4 Wo 1-<3 Mo 3-<6 Mo 6-<12 Mo 1-<3 Jahre 3-<5 Jahre 5-<7 Jahre		0,42-1,39 mg/l 0,77-2,09 mg/l 0,87-2,54 mg/l 0,98-2,64 mg/l 1,07-2,76 mg/l 1,41-2,97 mg/l 1,52-3,32 mg/l 1,66-3,59 mg/l	5.-95. Perzentile (RIA); nach [1]
		7-< 9 Jahre 9-<11 Jahre 11-<13 Jahre 13-<15 Jahre 125-<17 Jahre		1,73-3,63 mg/l 1,99-3,97 mg/l 2,19-4,62 mg/l 2,24-5,21 mg/l 2,36-5,00 mg/l	Jungen; 5.-95. Perzentile (RIA) nach [1]

Tabelle 25.14. (Fortsetzung)

Analyt	Matrix	Chronologisches Alter	Referenzbereich [SI-Einheiten]	Referenzbereich [konventionelle Einheiten]	Bemerkungen/Literatur
IGFBP-3		7-< 9 Jahre		1,88-3,92 mg/l	Mädchen; 5.-95.
		9-<11 Jahre		2,20-4,45 mg/l	Perzentile (RIA) nach [1]
		11-<13 Jahre		2,24-5,11 mg/l	
		13-<15 Jahre		2,39-5,29 mg/l	
		15-<17 Jahre		2,26-4,85 mg/l	
Insulin	S		14-179 pmol/l	2-25 µlU/ml	Nüchternwert (RIA)
LH	S	1-< 3 Jahre	1,1- 2,5 lU/l	1,1- 2,4 mlU/ml	Jungen (RIA); nach [4]
		3-< 6 Jahre	0,8- 2,5 lU/l	0,8- 2,5 mlU/ml	
		6-<10 Jahre	1,4- 1,9 lU/l	1,4- 1,9 mlU/ml	
		10-15 Jahre	1,5- 5,4 lU/l	1,5- 4,9 mlU/ml	
	S	1-< 3 Jahre	0,7- 1,5 lU/l	0,7- 1,5 mlU/ml	Mädchen (RIA); nach [4]
		3-< 6 Jahre	1,3- 2,6 lU/l	1,3- 2,6 mlU/ml	
		6-<10 Jahre	0,9- 2,7 lU/l	0,9- 2,7 mlU/ml	
		10-<12 Jahre	1,1- 4,8 lU/l	1,1- 4,8 mlU/ml	
		12-<15 Jahre	1,7-12,1 lU/l	1,7-12,1 mlU/ml	
Östron (E_1)	P	1. Wo-7 Mo	<26- 78 pmol/l	< 7- 21 pg/ml	Jungen (Bereich)
		6-12 Mo	<26- 78 pmol/l	< 7- 21 pg/ml	RIA nach Extraktion und
		2. Jahr	<26- 68 pmol/l	< 7- 18 pg/ml	Chromatographie [7]
		2-7 Jahre	<26- 48 pmol/l	< 7- 13 pg/ml	
		P I und >7 Jahre	<27- 70 pmol/l	< 7- 19 pg/ml	
		P II	41-111 pmol/l	11- 30 pg/ml	
		P III	41-115 pmol/l	11- 31 pg/ml	
		P IV	56-152 pmol/l	15- 41 pg/ml	
		P V	78-174 pmol/l	15- 41 pg/ml	
		Erwachsene	81-178 pmol/l	21- 47 pg/ml	
				22- 48 pg/ml	
	P	1. Wo-7 Mo	<26-100 pmol/l	< 7- 27 pg/ml	Mädchen (Bereich)
		6-12 Mo	<26- 60 pmol/l	< 7- 16 pg/ml	RIA nach Extraktion und
		2. Jahr	<26- 52 pmol/l	< 7- 14 pg/ml	Chromatographie [7]
		2-7 Jahre	<26- 63 pmol/l	< 7- 17 pg/ml	
		P I und >7 Jahre	<26-107 pmol/l	< 7- 29 pg/ml	
		P II	<26-137 pmol/l	< 7- 37 pg/ml	
		P III	30-196 pmol/l	8- 53 pg/ml	
		P IV	37-285 pmol/l	10- 53 pg/ml	
		P V	44-525 pmol/l	12-142 pg/ml	
		Erwachsene	74-673 pmol/l	20-182 pg/ml	
Östradiol (E_2)	P	1. Wo-7 Mo	<26-129 pmol/l	< 7- 25 pg/ml	Jungen (Bereich)
		6-12 Mo	<20- 70 pmol/l	< 7- 19 pg/ml	RIA nach Extraktion und
		2. Jahr	<26- 61 pmol/l	< 7- 14 pg/ml	Chromatographie [7]
		2-7 Jahre	<26- 40 pmol/l	< 7- 14 pg/ml	
		P I und >7 Jahre	<26- 51 pmol/l	< 7- 14 pg/ml	
		P II	<26- 55 pmol/l	< 7- 15 pg/ml	
		P III	29- 96 pmol/l	8- 26 pg/ml	
		P IV	33-118 pmol/l	9- 32 pg/ml	
		P V	44-142 pmol/l	12- 39 pg/ml	
		Erwachsene	48-136 pmol/l	13- 37 pg/ml	

Tabelle 25.14. (Fortsetzung)

Analyt	Matrix	Chronologisches Alter	Referenzbereich [SI-Einheiten]	Referenzbereich [konventionelle Einheiten]	Bemerkungen/Literatur
Östradiol (E_2)		1. Wo–7 Mo 6–12 Mo 2. Jahr 2–7 Jahre P I und >7 Jahre P II P III P IV P V Erwachsene	<26– 201 pmol/l <26– 162 pmol/l <26– 88 pmol/l <26– 44 pmol/l <26– 73 pmol/l <26– 129 pmol/l 26– 220 pmol/l 44– 341 pmol/l 44– 918 pmol/l 62–1065 pmol/l	< 7– 55 pg/ml < 7– 44 pg/ml < 7– 24 pg/ml < 7– 12 pg/ml < 7– 20 pg/ml < 7– 35 pg/ml 7– 60 pg/ml 12– 93 pg/ml 12–250 pg/ml 17–290 pg/ml	Mädchen (Bereich) RIA nach Extraktion und Chromatographie [7]
Parathormon (PTH), intakt	P		1,06–6,90 pmol/l	10– 65 pg/ml	
Parathormon (PTH), C-terminal	P			61–315 pg/ml	
Plasmareninaktivität (PRA)	P		0,50–1,74 ng/l×s	1,8–6,3 ng/ml×h	Messung des pro Stunde in 1 ml Plasma gebildeten Angiotensin I als Maß für die Enzymaktivität
Pregnantriol	U	< 1 Jahr 1–< 2 Jahre 2–< 6 Jahre 5–< 7 Jahre 7–<10 Jahre 10–<12 Jahre 12–<14 Jahre 14–<17 Jahre 17–<20 Jahre	<0,1– 0,3 µmol/d <0,1– 0,8 µmol/d <0,1– 0,4 µmol/d 0,1– 0,7 µmol/d <0,1– 1,8 µmol/d <0,1– 2,3 µmol/d <0,1– 2,9 µmol/d 0,2– 9,9 µmol/d 1,2– 7,9 µmol/d	2– 117 µg/d 4– 270 µg/d 5– 144 µg/d 42– 248 µg/d 6– 630 µg/d 9– 775 µg/d 15– 986 µg/d 72–3360 µg/d 430–2690 µg/d	Jungen Bereich (für das Knochenalter); Gaschromatographie nach Hydrolyse und Derivatisierung [3]
	U	< 3 Jahre 3–< 6 Jahre 6–<11 Jahre 11–<14 Jahre 14–<17 Jahre 17–<20 Jahre	<0,1– 0,2 µmol/d <0,1– 0,4 µmol/d <0,1– 1,1 µmol/d <0,1– 4,5 µmol/d <0,1–11,4 µmol/d 0,6– 5,5 µmol/d	2– 95 µg/d 7– 149 µg/d 16– 390 µg/d 30–1530 µg/d 20–3840 µg/d 230–1870 µg/d	Mädchen Bereich (für das Knochenalter); Gaschromatographie nach Hydrolyse und Derivatisierung [3]
Prolaktin	P, S		2,7–265 µg/l 2–14,5 µg/l	53–420 µU/ml 41–289 µU/ml	Frauen Männer
Progesteron	P		0,5– 4,5 nmol/l 0,7– 2,5 nmol/l 9–95 nmol/l 0,6– 2,9 nmol/l	0,15– 1,4 ng/ml 0,22– 0,78 ng/ml 2,8 –30 ng/ml 0,19– 0,9 ng/ml	Kinder Männer Frauen (Lutealphase) Frauen (Follikelphase) „direktes" RIA
	P	1. Woche <2 Wo–15. Jahr	<0,1–6,7 nmol/l <0,1–4,0 nmol/l	<0,03–2,13 ng/ml <0,03–1,26 ng/ml	Bereich RIA nach Extraktion und Chromatographie Blutentnahme 8.00–10.00 Uhr normale Kost; nach [11]
SHBG	P, S		10– 73 nmol/l 16–120 nmol/l		Männer Frauen

Tabelle 25.14. (Fortsetzung)

Analyt	Matrix	Chronologisches Alter	Referenzbereich [SI-Einheiten]	Referenzbereich [konventionelle Einheiten]	Bemerkungen/Literatur
Thyrotropin (TSH)	S	>14 Tage	0,5–4,0 mU/l	0,5–4,0 μU/ml	
Tyhroxin (T_4)	S	postpartal 24–38 Std 7 Tage 1–12 Monate >1 Jahr	75–241 nmol/l 150–274 nmol/l 100–259 nmol/l 78–199 nmol/l 76–152 nmol/l	5,9–19,5 μg/dl 11,7–21,3 μg/dl 8,1–20,1 μg/dl 6,2–15,4 μg/dl 5,9–11,8 μg/dl	modifiziert nach [2]
freies T_4	S		10–28 pmol/l	0,8–2,2 ng/dl	Analog-Methode
Trijodthyronin (T_3)	S	postpartal 24–548 Std 1 Mo–6 Jahre >6 Jahre	0,2–1,4 nmol/l 0,2–1,0 nmol/l 1,6–3,4 nmol/l 1,0–3,2 nmol/l	10– 90 ng/dl < 80 ng/dl 100–200 ng/dl 65–210 ng/dl	modifiziert nach [2]
freies T_3	S		5,1–10,0 pmol/l	3,3–6,5 pg/ml	Analog-Methode
T_3 uptake	S		0,25–0,35	25–35 %	
Thyroxin-bindendes Globulin (TBG)	S			15–26 mg/l	
Thyroglobulin (TG)	S			<5–50 ng/ml	
Testosteron	P	1 Woche 2–4. Woche 2. + 3. Monat 6.–12. Monat 2.–7. Jahr 8. + 9. Jahr 10. Jahr 11. Jahr 12. + 13. Jahr 14. + 15. Jahr 16. + 17. Jahr ≥18. Jahr	0,5– 1,7 nmol/l 1,5– 8,2 nmol/l 3,1– 8,8 nmol/l 0,1– 0,5 nmol/l 0,1– 0,3 nmol/l 0,2– 0,7 nmol/l 0,2– 1,2 nmol/l 0,1– 5,4 nmol/l 0,4– 9,5 nmol/l 1,0–16,3 nmol/l 1,7–27,7 nmol/l 10,9–24,6 nmol/l	13 – 50 ng/dl 43 –236 ng/dl 90 –255 ng/dl 2 – 13 ng/dl 2 – 9 ng/dl 4,2– 19 ng/dl 5,5– 36 ng/dl 9 –157 ng/dl 11 –274 ng/dl 29 –470 ng/dl 50 –800 ng/dl 315 –710 ng/dl	Jungen (10.–90. Perzentile) RIA nach Extraktion und Chromatographie [7]
		P II P III P IV P V	0,4– 2,4 nmol/l 2,1– 9,5 nmol/l 4,9–17,8 nmol/l 11,1–26,9 nmol/l	12 – 69 ng/dl 60 –275 ng/dl 142 –515 ng/dl 319 –775 ng/dl	
	P	1. Woche 2.–4. Woche 2. + 3. Monat 6.–12. Monat 2.–7. Jahr 8.–11. Jahr 12. + 13. Jahr ≥14. Jahr	0,3– 0,5 nmol/l 0,2– 0,4 nmol/l 0,2– 0,5 nmol/l 0,1– 0,2 nmol/l 0,1– 0,3 nmol/l 0,2– 0,5 nmol/l 0,2– 1,0 nmol/l 0,6– 1,6 nmol/l	8,4 – 15 ng/dl 5,4 – 12 ng/dl 4,4 – 13 ng/dl 2 – 7 ng/dl 2 – 9 ng/dl 5 – 15 ng/dl 7 – 30 ng/dl 16 – 47 ng/dl	Mädchen (10.–90. Perzentile) RIA nach Extraktion und Chromatographie [7]
		P V	1,0– 1,7 nmol/l	30 – 50 ng/dl	

Tabelle 25.15. Hormonkonzentrationen und ihre Einheiten (SI-Konversionstabelle)

Analyt	Matrix	Konventionelle Einheit	Konversions-faktor	SI-Einheit	Signifikante Stellen	Änderung in Schritten nicht kleiner als
ACTH (Corticotropin)	P	pg/ml	0,2202	pmol/l	XX	1 pmol/l
Ätiocholanolon	U	mg/24 Std	3,443	µmol/d	XX	1 µol/d
Androstendion	S	ng/dl	0,03492	nmol/l	XX,X	0,5 nmol/l
Androsteron	U	mg/24 Std	3,443	µmol/d	XX	1 µml/d
Aldosteron	S	ng/dl	27,74	pmol/l	XX0	10 pmol/l
Aldosteron	U	µg/24 Std	2,774	nmol/d	XXX	5 nmol/d
Cholecalciferol (Vit D_3)	P	ng/ml	2,599	nmol/l	XXX	5 nmol/l
25-OH-Cholecalciferol	P	ng/ml	2,496	nmol/l	XXX	4 nmol/l
Cortisol	S	µg/dl	27,59	nmol/l	XX0	10 nmol/l
Cortisol	U	µg/24 Std	2,759	nmol/d	XX0	10 nmol/d
Dehydroepiandrosteron	S	ng/dl	0,03467	nmol/l	XX,X	0,2 nmol/l
Dehydroepiandrosteron	U	mg/24 Std	3,467	µmol/d	XX	1 µmol/d
Dehydroepiandrosteronsulfat	S	µg/dl	0,02714	µmol/l	XX,X	0,1 µmol/l
11-Deoxycorticosteron	P	ng/ml	3,026	nmol/l	XX	1 nmol/l
11.Deoxycortisol	S	ng/ml	2,886	nmol/l	XX0	10 nmol/l
FSH	S	mIU/ml	1,00	IU/l	XX	1 U/l
Glukagon	S	pg/ml	1	ng/l	XX0	10 ng/l
Glukose	P	mg/dl	0,05551	mmol/l	XX,X	0,1 mmol/l
17-Hydroxypregnenolon	P	ng/dl	0,03008	nmol/l	XX,X	0,5 nmol/l
17-Hydroxyprogesteron	P	ng/dl	0,03026	nmol/l	XX,X	0,5 nmol/l
Insulin	P, S	µU/ml; mU/l	7,175	pmol/l	XXX	6 pmol/l
Insulin	P, S	µg/l	172,2	pmol/l	XXX	5 pmol/l
Kalium	S	mVal/l	1,00	mmol/l	X,X	0,1 mmol/l
Kalium	U	mg/24 Std	0,02558	mmol/d	XXX	1 mmol/d
Kalzitonin	S	pg/ml	1,00	ng/l	XXX	10 ng/l
Kalzium	S	mg/dl	0,2495	mmol/l	X,XX	0,02 mmol/l
Kalzium	S	mVal/l	0,500	mmol/l	X,XX	0,02 mmol/l
Kalzium	U	mg/24 Std	0,02495	mmol/d	X,X	0,1 mmol/d
Kreatinin	S	mg/dl	88,40	µmol/l	XXO	10 µmol/l
Kreatinin	U	g/24 Std	8,840	mmol/d	XX,X	0,1 mmol/d
LH	S	mIU/ml	1,00	IU/l	XXX	1 IU/l
Natrium	S	mVal/l	1,00	mmol/l	XXX	1 mmol/l
Natrium	U	mg/24 Std	0,04350	mmol/d	XXX	1 mmol/d
Östradiol	S	pg/ml	3,671	pmol/l	XXX0	10 pmol/l
Östron	P, S	pg/ml	3,699	pmol/l	XXX	5 pmol/l
Osmolalität	S, U	mOsm/kg	1,00	mmol/kg	XXX	1 mmol/kg
Phosphat (anorg. P)	S	mg/dl	0,3229	mmol/l	X,XX	0,06 mmol/
Phosphat (anorg. P)	U	mg/24 Std	0,03229	mmol/d	XXX	0,05 mmol/l
Pregnandiol	U	mg/24 Std	3,120	µmol/d	XX,X	0,5 µol/d
Pregnantriol	U	mg/24 Std	2,972	µmol/d	XX,X	0,5 µmol/d
Progesteron	S	ng/ml	3,180	nmol/l	XX	2 nmol/l
Prolaktin	S	ng/ml	1,00	µg/l	XX	1 µg/l
Plasmareninaktivität	P	ng/ml/Std	0,2778	$ng \cdot l^{-1} \cdot s^{-1}$	X,XX	0,02 $ng \cdot l^{-1} \cdot s^{-1}$
Testosteron	S	ng/ml	3,467	nmol/l	XX,X	0,5 nmol/l
Thyroxin (T4)	S	µg/dl	12,87	nmol/l	XXX	1 nmol/l
Thyroxin, freies (fT4)	S	ng/dl	12,87	pmol/l	XX	1 pmol/l
Trijodthyronin (T3)	S	ng/dl	0,01536	nmol/l	X,X	0,1 nmol/l
TSH	S	µU/ml	1,00	mU/l	XX	1 mU/l
T3 uptake	S	%	0,01	1	X,XX	0,01
Wachstumshormon	P,S	ng/ml	1,00	µg/l	XX,X	0,5 µg/l

Literatur

1. Blum WF, Ranke MB, Kietzmann K, Gauggel E, Zeisel HJ, Bierich JR (1990) A specific radioimmunoassay for the growth hormone (GH)-dependent somatomedin-binding protein: its use for diagnosis of GH deficiency. J Clin Endocrinol Metab 70: 1292-1298
2. Fisher DA (1978) Thyroid physiology and function tests in infancy and childhood. In: Werner SC, Ingbar SH (eds) The thyroid, 4th edn. Harper & Row, New York
3. Gleispach H (1973) Die Ausscheidung von 17-Oxosteroiden, Pregnanen und von Testosteron im menschlichen Harn in Abhängigkeit von Alter und Geschlecht. Z Klin Chem Klin Biochem 11: 482-486
4. Hauffa BP (1980) Überprüfung der Zuverlässigkeit von RIA-Kits zur Messung von LH und FSH im Kindesalter und Untersuchungen der Gonadotropine bei Kindern mit Pubertas praecox und adrenogenitalem Syndrom. Dissertation, Essen
5. Hauffa BP, Kaplan SL, Grumbach MM (1984) Dissociation between plasma adrenal androgens and cortisol in Cushing's disease and ectopic ACTH-producing tumour: relation to adrenarche. Lancet I: 1373-1376
6. Hauffa BP, Menzel D, Stolecke H (1988) Age-related changes in adrenal size during the first year of life in normal newborns, infants and patients with congenital adrenal hyperplasia due to 21-hydroxylase deficiency: comparison of ultrasound and hormonal parameters. 148: 43-49
7. Knorr D, Graubner H (1990) Erkrankungen der männlichen und weiblichen Gonaden. In: Bachmann K-D, Ewerbeck H, Kleihauer E, Rossi E, Stalder G (Hrsg) Pädiatrie in Praxis und Klinik, Bd III. G. Fischer /G. Thieme, Stuttgart New York
8. Markestad T, Halvorsen S, Seeger K, Aksnes L, Aarskog D (1984) Plasma concentrations of vitamin D metabolites before and after treatment of vitamin D deficiency rickets in children. Acta Paediatr Scand 73: 225-231
9. Rascher W, Rauh W, Brandeis WE et al. (1986) Determinants of plasma arginine-vasopressin in children. Acta Paediatr Scand 75: 111-117
10. Riddick LM, Garibaldi LR, Wang ME et al. (1991) 3α-Androstanediol glucuronide in premature and normal pubarche. J Clin Endocrinol Metab 72: 46-50
11. von Schnakenburg K, Bidlingmaier F, Knorr D (1980) 17-Hydroxyprogesterone, androstenedione, and testosterone in normal children and in prepubertal patients with congenital adrenal hyperplasia. Eur J Pediatr 133: 259-267
12. Sippell WG, Dörr HG, Bidlingmaier F, Knorr D (1980) Plasma levels of aldosterone, corticosterone, 11-deoxycorticosterone, progesterone, 17-hydroxyprogesterone, cortisol, and cortisone during infancy and childhood. Pediatr Res 14: 39-46

Sachverzeichnis